Editor David Tovey **Clinical Editors** Mike Bedford, Klara Brunnhuber, Luis Gabriel Cuervo Amore, Richmal Oates-Whitehead, Anjana Patel, Bazian Ltd **Senior Editor** Karen Pettersen **Assitstant Editors** Claire Castle, Alan Thomas **Quality Assurance Editor** James Woodcock **North American Editor** David Goldmann **Publishing Manager** Polly Brown **Production Editor** Michelle McNeely **Editorial Assistant** Marie Traisneau **Production Assistant** Julia Stimpson **Technical Editors** Andy Baker, Jemma Carter, Maysoon Delahunty, Anne Lawson, Sean McNamara, Adrienne Penfield **Indexer** Angela Cottingham **Technology Manager** Jonathan Peterson **Technology Team** Michael Blake, Alex Hooper, Jeremy Gillies, Kourosh Mojar, James Freeman **Webmaster/Product Manager** David Ansley **Typesetting** BMJ Journal Production **Print Production** Catherine Harding-Wiltshire **Information Specialist Manager** Andrea Lane **Information Specialists** Mick Arber, Olwen Beaven, Sarah Greenley, Jane McHugh, Alex McNeil, Tamara Rader, Judith van Berkom **Information Specialist Administrator** Varsha Mistry **Business Manager** Rachel Armitage **Business Development Manager** Charlotte Pestridge **Department Administrator** Hannah Lawrence **Marketing and Sales Manager** Diane Harris **Marketing and Sales Team** Jaspal Chaggar, Miranda Lonsdale, Kate McPartlin, Nisha Patel

Inhaltliche Anregungen und Ergänzungen zur Originalausgabe bitte an:
BMJ Publishing Group, BMA House, Tavistock Square, WC1H 9JR, United Kingdom
Tel: +44 (0)20 7387 4499, Fax: +44 (0)20 7383 6242, www.clinicalevidence.com
CEfeedback@bmjgroup.com

Günter Ollenschläger
Heiner C. Bucher
Norbert Donner-Banzhoff
Johannes Forster
Wolfgang Gaebel
Regina Kunz
Otto-Albrecht Müller
Edmund A. M. Neugebauer
Johann Steurer

(Herausgeber)

Kompendium evidenzbasierte Medizin

Clinical Evidence Concise

Aus dem Englischen von
Michael Herrmann

Verlag Hans Huber

Lektorat: Dr. Klaus Reinhardt
Umschlaggestaltung: Atelier Mühlberg, Basel
Herstellung: Daniel Berger
Druckvorstufe: Jung Crossmedia, Lahnau
Druck und buchbinderische Verarbeitung: Kösel, Krugzell
Printed in Germany

Bibliographische Information der Deutschen Bibliothek
Die Deutsche Bibliothek verzeichnet diese Publikation in der Deutschen Nationalbibliographie; detaillierte bibliographische Daten sind im Internet über http:// dnd.ddb.de abrufbar.

Anregungen und Zuschriften an:
Verlag Hans Huber
Lektorat Medizin
Länggass-Strasse 76
CH-3000 Bern 9
Tel: 0041 (0)31 300 4500
Fax: 0041 (0)31 300 4593
E-Mail: verlag@hanshuber.com
Internet: www.verlag-hanshuber.com

5. Auflage 2006

ISBN 3-456-84330-5

Inhalt

20. Neurologische Erkrankungen . . . 1001

21. Schlafstörungen . . . 1053

22. Psychiatrische Erkrankungen . . . 1063

Herausgeber und Kommentatoren der deutschsprachigen Ausgabe

E-Mail-Adresse für Rückmeldungen: **clinicalevidence@hanshuber.com**

Herausgeber

Geschäftsführender Herausgeber:
Prof. Dr. Dr. med. Günter Ollenschläger
FRCP Edin
Ärztliches Zentrum für Qualität
in der Medizin (ÄZQ)
(Agency for Quality in Medicine)
Wegelystraße 3
10623 Berlin

Prof. Dr. med. Heiner C. Bucher MPH
Institut für klinische Epidemiologie
Universitätsspital Basel
CH-4031 Basel

Prof. Dr. med. Norbert Donner-Banzhoff, MHSc
Abt. für Allgemeinmedizin
Fachbereich Medizin
Universität Marburg
35033 Marburg

Prof. Dr. med. Johannes Forster
St. Josefskrankenhaus
Abt. für Kinder- und Jugendmedizin
Sautierstr. 1
79104 Freiburg

Univ.-Prof. Dr. med. Wolfgang Gaebel
Klinik und Poliklinik für Psychiatrie
und Psychotherapie
der Heinrich-Heine-Universität Düsseldorf
Rheinische Kliniken Düsseldorf
Bergische Landstraße 2
40629 Düsseldorf

Dr. med. Regina Kunz
Institut für klinische Epidemiologie
Universitätsspital Basel
Hebelstasse 10
CH-4031 Basel

Prof. Dr. med. Otto-Albrecht Müller
Rotkreuz-Krankenhaus
Nymphenburger Str. 163
80634 München

Prof. Dr. rer. nat. Edmund A. M. Neugebauer
Institut für Forschung in der operativen
Medizin (IFOM)
Lehrstuhl für Chirurgische Forschung
Fakultät für Medizin der Universität Witten/
Herdecke gGmbH
Ostmerheimer Str. 200
51109 Köln

Prof. Dr. med. Johann Steurer
Horten-Zentrum für praxisorientierte
Forschung und Wissenschaft der
Universität Zürich
CH-8091 Zürich

Kommentatoren

Dr. med. Markus Aschwanden
Abteilung für Angiologie
Universitätsspital Basel
CH-4031 Basel

Dr. med. Dirk Bassler
Department of Pediatrics
McMaster University
1200 Main Street West
Hamilton, Ontario L9S 4J9
Kanada

Prof. Dr. med. Edouard Battegay
Medizinische Universitäts-Poliklinik
Universitätsspital Basel
CH-4031 Basel

Prof. Dr. med. Manuel Battegay
Abteilung für Infektiologie und Spitalhygiene
Universitätsspital Basel
CH-4031 Basel

Prof. Dr. Dr. Michael Bauer
Charité – Universitätsmedizin Berlin
Campus Charité Mitte (CCM)
Klinik für Psychiatrie und Psychotherapie
Schumannstr. 20/21
10117 Berlin

Dr. med. Annette Becker, MPH
Maastrichter Str. 20
52074 Aachen

Prof. Dr. med. Mathias Berger
Universitätsklinik für Psychiatrie und Psychosomatik
Klinikum der Albert-Ludwigs-Universität Freiburg
Hauptstr. 5
79104 Freiburg

Prof. Dr. med. Johannes Bitzer
Universitäts-Frauenklinik
Universitätsspital Basel
CH-4031 Basel

Dr. med. Konrad E. Bloch
Medizinische Universitätsklinik
Universitätsspital Zürich
CH-8091 Zürich

Prof. Dr. med. Ulrike Blume-Peytavi
Klinik für Dermatologie
Charité – Universitätsmedizin Berlin
Campus Charité Mitte
Schumannstr. 20/21
10117 Berlin

Annkathrin Born
Division of Evidence Based Medicine (dEBM)
Klinik für Dermatologie
Charité – Universitätsmedizin Berlin
Campus Charité Mitte
Schumannstr. 20/21
10117 Berlin

Dorothe Bösinger
Fachschwester für Neonatologie und pädiatrische Intensivmedizin
Zentrum für Kinderheilkunde und Jugendmedizin
Mathildenstraße 1
79106 Freiburg

Prof. Dr. med. Dr. h.c. Markus W. Büchler
Abteilung Allgemein-, Viszeral- und Unfallchirurgie
Chirurgische Klinik
Universität Heidelberg
Im Neuenheimer Feld 110
69120 Heidelberg

Prof. Dr. Dr. Dietrich van Calker
Universitätsklinik für Psychiatrie und Psychosomatik
Klinikum der Albert-Ludwigs-Universität Freiburg
Hauptstr. 5
79104 Freiburg

Dr. med. Wilhelm Dengler
Klinik für Psychiatrie, Psychotherapie und Psychosomatik
Kreiskrankenhaus Freudenstadt
Karl-von-Hahn-Str. 120
72250 Freudenstadt

Prof. Dr. med. Hans-Christoph Diener
Neurologische Universitätsklinik
Universität Essen
Hufelandstr 55
45147 Essen

PD Dr.med. Franz Eberli
Abteilung für Kardiologie
Universitätsspital Zürich
Rämistrasse 100
CH-8091 Zürich

Prof. Dr. med. Jörg Michael Fegert
Universitätsklinikum Ulm
Klinik für Kinder- und Jugendpsychiatrie/ Psychotherapie
Steinhövelstraße 5
89075 Ulm

PD Dr. med. dent. Andreas Filippi
Klinik für Zahnärztliche Chirurgie, Radiologie, Mund- und Kieferheilkunde
Zentrum für Zahnmedizin
Universität Basel
Hebelstr. 3
CH-4056 Basel

Prof. Dr. med. Daniel Fink
Klinik für Gynäkologie
Departement Frauenheilkunde
Universitätsspital Zürich
CH-8091 Zürich

Prof. Dr. med. Helmut Friess
Abteilung Allgemein-, Viszeral- und Unfallchirurgie
Chirurgische Klinik
Universität Heidelberg
Im Neuenheimer Feld 110
69120 Heidelberg

PD Dr. med. Hansjakob Furrer
Ambulatorium für Infektionskrankheiten
Inselspital Bern
CH-3010 Bern

Dr. med. Ruth Gilbert
Institute of Child Health
Centre for Evidence-based Child Health
30 Guilford Street
London WC1N 1EH
UK

Dr. med. Peter Greiner
Zentrum für Kinderheilkunde und Jugendmedizin
Universitätsklinikum Freiburg
Mathildenstr. 1
79106 Freiburg

Dr. med. Markus Gulich, MSc
Abteilung Allgemeinmedizin der Universität Ulm
Helmholtzstr. 20
89069 Ulm

Prof. Dr. med. Niklaus Gyr MPH
Departement Innere Medizin
Universitätsspital Basel
CH-4031 Basel

Priv. Doz. Dr. med. Michael Haake
Orthopädische Klinik der Universität Regensburg
Kaiser-Karl V.-Allee 3
93077 Bad Abbach

Dr. Anton Härtling
St. Josefskrankenhaus
Abt. für Kinder- und Jugendmedizin
Sautierstr. 1
79104 Freiburg

PD Dr. Christoph Hatz
Schweizerisches Tropeninstitut
CH-4002 Basel
christoph.hatz@unibas.ch

Prof. Dr. med. Florian Heinen
Dr. von Haunersches Kinderspital
Klinikum der Universität München
Lindwurmstr. 4
80337 München

Prof. Dr. med. Sabine C. Herpertz
Klinik für Psychiatrie und Psychotherapie der Universität Rostock
Gelsheimer Str. 20
18147 Rostock

Prof. Dr. med. Fritz Hohagen
Klinik für Psychiatrie und Psychotherapie
Ratzeburger Allee 160
23538 Lübeck

Dr. med. David Holzmann
Klinik für Otorhinolaryngologie, Hals- und Gesichtschirurgie
Universitätsspital Zürich
Frauenklinikstr. 24
CH-8091 Zürich

Dr. med. Jörg Humburg
Universitäts-Frauenklinik
Universitätsspital Basel
CH-4031 Basel

Dr. med. Claudia Hutzli
Klinik für Gynäkologie
Dept. Frauenheilkunde
UniversitätsSpital Zürich
Frauenklinikstrasse 10
CH-8091 Zürich

Prof. Dr. med. Ralf Ihl
Alexianer-Krankenhaus Köln
Kölner Str. 64
51149 Köln

Prof. Dr. Bruno Imthurn
Klinik für Endokrinologie
Departement Frauenheilkunde
UniversitätsSpital Zürich
CH-8091 Zürich

Prof. Dr. med. Peter Itin
Dermatologische Klinik
Universitätsspital Basel
CH-4031 Basel

Prof. Dr. med. Kurt Jäger
Abteilung für Angiologie
Universitätsspital Basel
CH-4031 Basel

Dr. med. Thomas Junghanss
Sektion Klinische Tropenmedizin
Universitätsklinikum Heidelberg
INF 324
69120 Heidelberg

Dr. med. Claude Kaufmann
Augenklinik
Universitätsspital Zürich
CH-8091 Zürich

Prof. Dr. med. Klaus-Michael Keller
FB Kinderheilkunde und Jugendmedizin
Deutsche Klinik für Diagnostik
Aukammallee 33
65191 Wiesbaden

Prof. Dr. med. Bernd Kirchhof
Universität zu Köln
Zentrum für Augenheilkunde
Joseph-Stelzmann-Str. 9
50931 Köln

Dr. med. Jörg Kleef
Abteilung Allgemein-, Viszeral- und Unfallchirurgie
Chirurgische Klinik
Universität Heidelberg
Im Neuenheimer Feld 110
69120 Heidelberg

Prof. Dr. med. Jürgen-Christian Krieg
Klinik für Psychiatrie und Psychotherapie der Philipps-Universität
Rudolf-Bultmann-Str. 8
35033 Marburg

Dr. med. Marcus Krüger
Zentrum für Kinderheilkunde und Jugendmedizin
Mathildenstraße 1
79106 Freiburg

Dr. med. Ulrich Lattermann
St. Josefskrankenhaus
Abt. Frauenheilkunde und Geburtshilfe
Sautierstr. 1
79104 Freiburg

PD Dr. med. Stephan Lautenschlager
Dermatologisches Ambulatorium Triemli
Herman Greulich Strasse 70
CH-8004 Zürich

Dr. med. dent. Irène Hitz Lindenmüller
Klinik für Zahnärztliche Chirurgie, Radiologie, Mund- und Kieferheilkunde
Zentrum für Zahnmedizin
Universität Basel
Hebelstr. 3
CH-4056 Basel

PD Dr. med. Philippe A. Lyrer
Neurologische Klinik
Universitätsspital Basel
CH-4031 Basel

Dr. med. Arthur Marx MPH
World Health Organisation
Communicable Diseases Surveillance and Response(CSR)
Alert and Response Operations (ARO)
Emerging and Dangerous Pathogens (EDP)
20 Avenue Appia, L474
CH-1211 Genève 27

Dr. phil. Gabriele Meyer
Universität Hamburg
FB 13, IGTW – Gesundheit
Martin-Luther-King-Platz 6
20146 Hamburg

Prof. Dr. Jürg Meyer
Institut für Präventivzahnmedizin und Orale Mikrobiologie
Zentrum für Zahnmedizin
Universität Basel
Hebelstr. 3
CH-4056 Basel

PD Dr. med. Klaus Mörike
Abteilung Klinische Pharmakologie
Institut für Pharmakologie und Toxikologie
Universitätsklinikum Tübingen
Wilhelmstraße 56
72074 Tübingen

Prof. Dr. med. Ingrid Mühlhauser
Universität Hamburg
FB 13, IGTW – Gesundheit
Martin-Luther-King-Platz 6
20146 Hamburg

Prof. Dr. med. Thomas Nicolai
Universitäts-Kinderklinik München
Lindwurmstr.4
80337 München

Dr. med. Alain J. Nordmann MSc
Institut für klinische Epidemiologie
Universitätsspital Basel
CH-4031 Basel

Dr. Reto Nüesch, PD, DTM&H
Medizinische Universitäts-Poliklinik
Universitätsspital Basel

Prof. Dr.med. Oswald Oelz
Stadtspital Triemli
Birmensdorferstr. 497
CH-8063 Zürich

Dr. med. Stephanie von Orelli
Klinik für Gynäkologie
Departement Frauenheilkunde
Frauenklinikstrasse 10
CH-8091 Zürich

Prof. Dr. med. Matthias Pfisterer
Abteilung für Kardiologie
Universitätsspital Basel
CH-4031 Basel

Prof. Dr. med. Christian F. Poets
Abt. Neonatologie
Universitätsklinikum Tübingen
Rümelinstr. 19–23
72070 Tübingen

PD Dr. med. Martin Pohl
Pädiatrische Nephrologie
Zentrum für Kinderheilkunde und Jugendmedizin
Universitätsklinikum Freiburg
Mathildenstr. 1
79106 Freiburg

Dr. med. Judit Pók
Klinik für Gynäkologie
Departement Frauenheilkunde
Frauenklinikstrasse 10
CH-8091 Zürich

Uwe Popert
Arzt für Allgemeinmedizin
Goethestr. 70
34119 Kassel

Prof. Dr. Peter Rickenbacher
Kardiologie
Medizinische Universitätsklinik
Kantonsspital
CH-4101 Bruderholz

Prof. Dr. med. Anke Rohde
Gynäkologische Psychosomatik
Universitätsfrauenklinik Bonn
Sigmund-Freud-Str. 25
53105 Bonn

Prof. Dr. med. Christoph Rudin
Universitätskinderklinik beider Basel
Römergasse 8
CH-4005 Basel

Prof. Dr. med. Berthold Rzany
Division of Evidence Based Medicine (dEBM)
Klinik für Dermatologie
Charité – Universitätsmedizin Berlin
Campus Charité Mitte
Schumannstr. 20/21
10117 Berlin

Dr. med. Stefan Sauerland
Institut für Forschung in der operativen Medizin (IFOM)
Lehrstuhl für Chirurgische Forschung
Fakultät für Medizin der Universität Witten/Herdecke gGmbH
Ostmerheimer Str. 200
51109 Köln

Dr. med. Beat Schär
Abteilung für Kardiologie
Universitätsspital Basel
CH-4031 Basel

Dr. med. David Scheiner
Klinik für Gynäkologie
Departement Frauenheilkunde
Frauenklinikstrasse 10
CH-8091 Zürich

Dr. med. Christina Schlatter
Klinik für Gynäkologie
Departement Frauenheilkunde
Frauenklinikstrasse 10
CH-8091 Zürich

Prof. Dr. med. Hans-Joachim Schmoll
Universitätsklinik und Poliklinik für Innere Medizin IV
Martin-Luther-Universität Halle-Wittenberg
Ernst-Grube-Str. 40
06120 Halle

PD Dr. med. Peter Schulze
Klinik für Dermatologie
Charité – Universitätsmedizin Berlin
Campus Charité Mitte
Schumannstr. 20/21
10117 Berlin

PD Dr. med. Wolfgang Schwenk
Klinik für Allgemein-, Visceral-, Gefäß-, und Thoraxchirurgie
Medizinische Fakultät Charité der Humboldt-Universität zu Berlin
Schumannstr. 20/21
10117 Berlin

Dr. Andreas Shamiyeh
Ludwig Boltzmann Insitut für operative Laparoskopie
2. Chirurgie
AKh Linz
Krankenhausstr.9
A-4020 Linz

Dr.med. Matthias Streich
Klinik für Gynäkologie
Universitäts-Spital
Frauenklinikstr. 10
CH-8091 Zürich

Dr. med. Dr. phil. Michael A. Thiel
Augenklinik
Universitätsspital Zürich
CH-8091 Zürich

Prof. Dr. med. Petra Thürmann
Philipp Klee-Institut für Klinische Pharmakologie
Klinikum Wuppertal
Heusnerstr. 40
42283 Wuppertal

Dr. med. Uwe Trefzer
Klinik für Dermatologie
Charité – Universitätsmedizin Berlin
Campus Charité Mitte
Schumannstr. 20/21
10117 Berlin

PD Dr. med. dent. Jens Christoph Türp
Klinik für Rekonstruktive Zahnmedizin
und Myoarthropathien
Universitätskliniken für Zahnmedizin
Universität Basel
Hebelstrasse 3
CH-4056 Basel

Prof. Dr. med. Dieter Ukena
Klinik für Pneumologie
Klinikum Bremen-Ost
Züricher Str. 40
28325 Bremen

PD Dr. med. Pietro Vernazza
Fachbereich Infektiologie
Departement Innere Medizin
Kantonsspital St. Gallen
CH-9007 St. Gallen

Prof. Dr. med. Markus Vogt
Medizinische Klinik
Kantonsspital Zug
Artherstrasse 27
CH-6300 Zug

Dr. med. Hannelore Wächtler
Ärztin für Allgemeinmedizin
Lehrbeauftragte für Allgemeinmedizin
an der Universität Kiel
Dorfstraße 27
23701 Eutin

Prof. Dr. med. Christian Waydhas
Klinik und Poliklinik für Unfallchirurgie
Universitätsklinikum Essen
Hufelandstr. 55
45127 Essen

Prof. Dr. med. Jochen A. Werner
Klinik für Hals-Nasen-Ohren-Heilkunde
Philipps-Universität
Deutschhausstraße 3
35037 Marburg

Dr. med. Eduard Wight
Universitäts-Frauenklinik
Universitätsspital Basel
CH-4031 Basel

Dr. med. Stefan Wilm
Abteilung für Allgemeinmedizin
Universitätsklinikum Düsseldorf
Postfach 101007
40001 Düsseldorf

Dr. med. Nedim Yücel
Lehrstuhl für Unfallchirurgie/Orthopädie
der Universität Witten/Herdecke
am Klinikum Köln-Merheim
51109 Köln

Prof. Dr. med. Werner Zimmerli
Departement für Innere Medizin
Kantonsspital Liestal, Universitätskliniken
CH-4410 Liestal

Einleitung

Die alltägliche Anwendung evidenzbasierter Medizin ist in den deutschsprachigen Ländern noch neu und daher mit Vorurteilen konfrontiert. Eines dieser Vorurteile ist, dass evidenzbasiertes Vorgehen sich nur für sehr spezielle Fragestellungen eigne, ein anderes, dass es zwangsläufig in der Erstellung von Leitlinien münden müsse. Dieses Buch zeigt, dass es auch anders geht.

Die Grundidee des *Clinical-Evidence*-Projekts ist, systematisch für die wichtigsten klinischen Probleme, wie sie auch in einem Lehrbuch aufgeführt würden, Belege zur Verfügung zu stellen. Damit wird vermieden, dass spezielle Fragen, zu denen gerade sehr viel Forschungsliteratur zu finden ist, überproportionales Gewicht erhalten; und der ärztlichen Entscheidung im individuellen Fall wird nicht vorgegriffen.

Das *Kompendium evidenzbasierte Medizin* ist in großen Teilen die Übersetzung eines internationalen, vom Verlag der British Medical Association herausgegebenen Buchprojekts. Insofern liegt trotz aller Standardisierung und mehrfachen Überprüfung die Verantwortung für alle Bewertungen bei den zu Beginn jedes Kapitels genannten Originalautoren. Einzelheiten zum Auswahl- und Bewertungsverfahren und zur Darstellung entnehmen Sie bitte den anschließenden Ausführungen der britischen Kollegen.

Als deutschsprachige Herausgeber hatten wir das Bedürfnis, über die Kontrolle der Übersetzung hinaus mit diesem Buch zur Verwurzelung evidenzbasierter Medizin beizutragen. Deshalb haben wir, wo immer es uns sinnvoll erschien, deutschsprachige Experten gebeten, die Aussagen des Kompendiums zu kommentieren und dabei insbesondere auf Diskrepanzen zur hierzulande üblichen Krankenversorgung einzugehen. Wenn sich dabei gelegentlich Widersprüche zu den Aussagen der Kapitelautoren ergeben, ist das durchaus im Sinn evidenzbasierter Medizin, zu der auch die ständige Revision der eigenen Ergebnisse gehört.

Ebenso wichtig ist uns völlige Transparenz. Im Unterschied zur englischen Originalfassung finden Sie deshalb in jedem Kapitel die gesamte zugrundliegende Literatur. Weitergehende und aktualisierte Informationen sind über das Internet abrufbar (s. letzte Seite).

Der Verlag Hans Huber hat das Vorhaben kompetent und mit großem Einsatz gefördert. Wir danken besonders unserem Lektor, Herrn Dr. Klaus Reinhardt, ohne dessen Kreativität, Einfühlungsvermögen und Geduld das Projekt nicht zustande gekommen wäre.

Wir hoffen, dass das vorliegende Kompendium den praktizierenden Ärztinnen und Ärzten einige Fragen nach der wissenschaftlichen Grundlage ihres Tuns beantwortet und so zur Versachlichung des Schlagwortes „EbM“ beiträgt.

Im Oktober 2005

Die Herausgeber

Aus der Einleitung der Originalausgabe

Über das *Kompendium evidenzbasierte Medizin*

Das *Kompendium evidenzbasierte Medizin* (*Clinical Evidence Concise*) ist eine kurze Zusammenfassung der wichtigsten Informationen aus allen Kapitel der 13. Ausgabe von *Clinical Evidence.* In *Clinical Evidence* ist der aktuelle Stand des Wissens über Prävention, Behandlung und Diagnostik zahlreicher Erkrankungen auf der Basis einer sorgfältigen Literaturrecherche und -bewertung zusammengefasst. Es handelt sich hierbei jedoch weder um ein medizinisches Lehrbuch noch um eine Sammlung von Leitlinien. In übersichtlicher Form wird die Qualität der zu jeder therapeutischen Maßnahme gefundenen Belege beschrieben und auch deutlich heraus gearbeitet, wo keine ausreichend gesicherten Daten zur Verfügung stehen.
Das *Kompendium evidenzbasierte Medizin* enthält die Belege zu mehreren hundert therapeutischen oder präventiven Maßnahmen, die aus Tausenden von Originalstudien gesammelt wurden. Für jedes Krankheitsbild werden die therapeutischen Maßnahmen gemäß ihrer Wirksamkeit in verschiedene Kategorien eingeteilt. Alle dieser Zusammenfassung zugrunde liegenden Details, einschließlich klinischer Fragestellungen, Literaturangaben, Abbildungen, Tabellen und Anhänge finden Sie auf der beiliegenden CD-ROM.
Die erste englischsprachige Ausgabe von *Clinical Evidence* wurde im Juni 1999 veröffentlicht und enthielt auf mehr als 600 Seiten Informationen zu 63 Themen. Da die Inhalte der jeweils nach 6 Monaten neu erscheinenden Ausgabe regelmäßig aktualisiert und weitere Themen aufgenommen werden, umfasst die Ausgabe vom Juni 2005 bereits 206 Themen. Unser Ziel ist eine Erweiterung auf etwa 400 Krankheitsbilder, womit wir hoffen, 80 % aller in der Praxis auftretender klinischer Fragestellungen nach den Kriterien der EBM belegen zu können. Die ständig steigende Menge an Informationen lässt sich zwar leicht in elektronischen Medien verarbeiten (*Clinical Evidence* ist online unter www.clinicalevidence.com, auf CD-ROM und für Palmtop-Plattformen erhältlich), bereitet aber große Probleme bei der Präsentation in Buchform. Die 400 Themen würden einem Volumen von mindestens 4 000 Buchseiten entsprechen!
Deshalb haben wir uns entschieden, aus Gründen der leichteren Handhabung und der besseren Übersicht eine stark komprimierte Zusammenfassung aller Ergebnisse als *Clinical Evidence Concise (Kompendium evidenzbasierte Medizin)* herauszugeben. Nachdem bei einer Komprimierung immer auch Details übergangen werden müssen, sollte sich der Leser des *Kompendiums evidenzbasierte Medizin* jedoch über die Grenzen der dort enthaltenen Informationen im Klaren sein. Es ist nicht möglich, Empfehlungen zu geben, die gleichzeitig umfassend und auf jeden klinischen Einzelfall anwendbar sind. So bedeutet z. B. die Aussage „Nutzen belegt", dass das betreffende Medikament in Bezug auf mindestens eine untersuchte Untergruppe und hinsichtlich mindestens eines Ergebniskriteriums zu einem bestimmten Zeitpunkt in signifikant höherem Maße wirksam als schädlich war. Es darf daraus jedoch nicht geschlossen werden, dass bei jedem Patienten oder hinsichtlich anderer Ergebnisparameter und anderer Zeitpunkte im Behandlungszeitraum zuverlässig eine entsprechende Wirksamkeit erwartet werden kann.

Clinical Evidence (in Papier- oder elektronischen Formaten) und das *Kompendium evidenzbasierte Medizin* sind gemeinsam durch folgende Hauptmerkmale charakterisiert:

- laufende Aktualisierung und Erweiterung
- Orientierung an klinischen Fragestellungen
- Aufdeckung von Evidenzlücken
- leicht verständliche, numerisch dargestellte Information
- Schwergewicht auf aus Patientensicht wichtigen Therapieergebnissen
- quantifizierte, aktuelle Hintergrundinformation zu jedem Krankheitsbild.

Spezifische Merkmale des *Kompendium evidenzbasierte Medizin* sind:

- Konzentration auf die wesentlichen Hauptinformationen
- Konzentration auf den NNT-Wert (*number needed to treat*) als Messwert für den Therapieeffekt (siehe unten).

Messung der Therapieeffekte

Es ist nicht einfach, eine Kurzfassung hochkomplexer Informationen für die praktische Anwendung zu erstellen, die trotz der notwendigen Komprimierung der Information nicht irreführend ist. Das *Kompendium evidenzbasierte Medizin* enthält aus diesem Grund, soweit wie möglich, Schätzungen zum Ausmaß der positiven Auswirkungen, indem die in einer exemplarischen Studie gemessenen mittleren NNTs einschließlich des 95%-Konfidenzintervalls (CI) angegeben werden. Auch wenn sich daraus bereits gewisse Hinweise auf die therapeutischen Effekte ergeben, bleiben aber noch Unsicherheiten über die beim einzelnen Patienten zu erwartende NNT. Bei einem Patienten mit einem geringen Risiko für den betreffende Ergebnisparameter ist die NNT vermutlich deutlich höher, während sie bei einem Hochrisikopatienten wahrscheinlich geringer ist. Wir haben die NNTs nicht auf die verschiedenen Basisrisiken in den untersuchten Populationen angepasst, da die hierfür zur Verfügung stehenden Methoden nicht ausreichend robust sind. Dies bedeutet jedoch, dass die NNTs aus einer Studie (z. B. Amoxicillin versus Placebo) nicht einfach mit NNTs aus anderen Studien (z. B. Erythromycin versus Placebo) verglichen werden können. Die NNTs im Text sollten am besten als optimistische Abschätzungen der Therapieeffekte interpretiert werden, da die Ergebnisse in kontrollierten Studien aufgrund einer höheren Patientencompliance oft besser ausfallen als im medizinischen Alltag.

In zukünftigen Ausgaben des *Kompendiums evidenzbasierte Medizin* werden wir die Resultate unserer Recherchen eventuell in anderer Form präsentieren. So haben wir bereits mit Erklärungen ohne jegliche numerische Information, mit einer Sammlung von absoluten und relativen Risiken oder mit der Odds Ratio allein experimentiert. Obwohl die Odds Ratio wahrscheinlich die „übertragbarste" statistische Größe ist, traf sie jedoch auf wenig Akzeptanz bei den an der Evaluierung beteiligten, klinisch tätigen Ärzten. Die aktuell gewählte Darstellungsform ist also ein pragmatischer Kompromiss zwischen akademischer Präzision und praktischer Anwendbarkeit. Wir freuen uns über Verbesserungsvorschläge von Ihrer Seite und werden diese mit großem Interesse lesen.

Benutzung des Kompendiums evidenzbasierte Medizin

Das *Kompendium evidenzbasierte Medizin* ist gedacht als erste Entscheidungshilfe für den klinisch tätigen Arzt, der sich ein Bild über die verschiedenen Behandlungsoptionen machen möchte. Für eine genaue Analyse der vorliegenden Belege empfiehlt es sich jedoch, auf die ausführliche englische Druckversion bzw. Online-Version von *Clinical Evidence* zurückzugreifen. In den elektronischen Versionen sind, wo immer möglich, Links zu den Abstracts der Orginalarbeiten in PubMed oder veröffentlichten Online-Versionen eingebaut. Auf diese Weise soll *Clinical Evidence* für den klinisch tätigen Arzt auch eine ganz wesentliche Funktion beim raschen Auffinden der relevanten Originalarbeiten übernehmen.
Zu jedem Thema findet sich in der Internet-Version eine Indexseite, auf der die therapeutischen Maßnahmen, in Abhängigkeit von ihrer Wirksamkeit tabellarisch verschiedenen Kategorien zugeordnet sind. Zusammenfassende Kernaussagen über die verfügbaren Belege zu jeder therapeutischen Maßnahme sind unterhalb dieser Tabelle in alphabetischer Reihenfolge aufgeführt. Die kompletten Details zur gefundenen Evidenz, bestehend aus der klinischen Fragestellung, einer summarischen Erklärung, einer Auflistung von Nutzen und Schäden sowie einem Kommentar können über einen Hyperlink von der Kategorientabelle aus erreicht werden.

Einteilung in Kategorien

Für eines der ersten und bekanntesten Produkte der Cochrane Collaboration, *A guide to effective care in pregnancy and childbirth* (1), entwickelten wir Kategorien zur Bewertung der Wirksamkeit therapeutischer Maßnahmen, die auch in diesem Buch verwendet wurden:

- **Nutzen belegt**: Maßnahmen, deren Wirksamkeit durch eindeutige Belege aus RCTs gesichert ist und bei denen das Risiko von Schäden im Vergleich zum Nutzen klein ist
- **Nutzen wahrscheinlich**: Maßnahmen, deren Wirksamkeit weniger gut belegt ist als bei den unter „Nutzen belegt" aufgeführten Therapien
- **Nutzen und Schaden abzuwägen**: Maßnahmen, bei denen Arzt und Patient die positiven und negativen Auswirkungen der Therapie in Abhängigkeit von den individuellen Begebenheiten und Präferenzen abwägen müssen
- **Wirksamkeit unbekannt**: therapeutische Maßnahmen, zu denen gegenwärtig noch keine ausreichenden oder keine ausreichend guten Belege vorliegen.
- **Nutzen unwahrscheinlich**: Maßnahmen, bei denen die Unwirksamkeit oder Schädlichkeit weniger gut belegt ist als bei den unter „Unwirksamkeit oder Schädlichkeit wahrscheinlich" aufgeführten Therapien
- **Unwirksamkeit oder Schädlichkeit wahrscheinlich**: Maßnahmen, deren Unwirksamkeit oder Schädlichkeit durch eindeutige Belege klar erwiesen ist.

Die therapeutischen Maßnahmen diesen Kategorien zuzuordnen ist jedoch nicht immer ganz einfach. Dies liegt zum einen daran, dass die Kategorien eine Mischung verschiedener Hierarchiestufen darstellen: Höhe des Nutzens bzw. Schadens, Evidenzniveau (RCT oder Beobachtungsstudie) und Zuverlässigkeitsniveau der Befunde (repräsentiert durch das Konfidenzintervall). Zum anderen beruhen viele der für die klinischen Entscheidungen relevantesten Belege auf Vergleichen zwischen verschiedenen therapeutischen Maßnahmen und nicht auf Vergleichen mit Placebo oder Nichtbehandlung. Soweit notwendig, haben wir den jeweiligen Vergleich angegeben. Ein drittes Problem ist die Tatsache, dass bestimmte Maßnahmen nur an einer bestimmten Patientengruppe (z. B. einer Hochrisikogruppe) getestet oder als wirksam bewertet wurden. Auch dieses haben wir, soweit möglich, deutlich gekennzeichnet. Vielleicht die schwierigste Aufgabe war es jedoch, eine konsistente Einordnung über die verschiedenen Themen hinweg beizubehalten. Um diese Probleme zu reduzieren, arbeiten wir weiter an einer Verfeinerung der Kriterien zur Einteilung der therapeutischen Maßnahmen unter die verschiedenen Kategorien.

Im *Kompendium evidenzbasierte Medizin* sind die Maßnahmen, anders als in der englischsprachigen Langversion, innerhalb der Kategorien in alphabetischer Reihenfolge aufgelistet, um den spontanen Eindruck zu vermeiden, dass zuerst aufgeführte Maßnahmen wirksamer seien als andere.

Wir wären an Rückmeldungen hinsichtlich der Präsentation der Informationen sehr interessiert, um zukünftige Ausgaben weiter optimieren zu können. Bitte schicken Sie Ihre Kommentare, Vorschläge oder Korrekturen an cefeedback@bmjgroup.com.

Über Clinical Evidence

Die Idee, *Clinical Evidence* zu schreiben, wurde 1995 anlässlich eines Telefongesprächs geboren. Tom Mann und seine Kollegen beim NHS Executive (ausführendes Organ des National Health Service, der Gesundheitsbehörde Großbritanniens) fragten bei der BMJ Publishing Group an, ob es möglich sei, ein Buch über medizinische Wirksamkeitsbelege nach Art des *British National Formulary* (Zusammenstellung der in Großbritannien zugelassenen Medikamente) zu schreiben. Sie sahen, dass klinisch tätige Ärzte unter wachsendem Druck standen, auf dem Laufenden zu bleiben und ihre Tätigkeit stärker auf Belege zu gründen, dass jedoch nur wenige über genügend Zeit oder Möglichkeiten verfügten, dies auch zu tun. Ihre Idee bestand darin, ein Taschenbuch zu veröffentlichen, das genaue und regelmäßig überarbeitete Zusammenfassungen der besten zur Verfügung stehenden Belege für medizinische Maßnahmen enthielt. Sie dachten jedoch nicht, dass der NHS ein derartiges Buch selbst zusammenstellen könnte. „Es wäre herrlich", sagte Tom Mann, „wenn irgend jemand das einfach machen würde." Ein kleines Team bei BMJ begann, an einer Pilotversion eines Buches zu arbeiten, das damals *Clinical Effectiveness Directory* hieß.
Seit dieser ersten Version hat sich vieles verändert. In Zusammenarbeit mit dem American College of Physicians – American Society of Internal Medicine wurden ein internationales Beratungsgremium gebildet, Treffen klinisch tätiger Ärzte abgehalten, Gespräche mit Interessengruppen von Patienten geführt und unzählige gute Ideen früherer Konzepte unserer Autoren gesammelt. Immer behielten wir währenddessen eine Gleichung von Slawson et al. (2) im Hinterkopf: Die Nützlichkeit einer Information ist gleich ihrer Relevanz multipliziert mit ihrer Validität, geteilt durch die zum Erhalt der Information benötigte Arbeit. Um so nützlich wie möglich zu sein, bemühten wir uns um ein hohes Maß an Relevanz und Validität und ein geringes Maß an Arbeit, was die durch den Leser benötigte Zeit und Anstrengung betrifft. Wir achteten auch auf Prinzipien der Transparenz und Deutlichkeit. Die Leser mussten verstehen, woher unsere Information stammte und wie sie zusammengetragen wurde.

Eine einzigartige Informationsquelle

Clinical Evidence zählt zu einer ständig wachsenden Anzahl von Quellen von evidenzbasierten Informationen für klinisch tätige Ärzte. Es hat jedoch einige Merkmale, die es unserer Meinung nach einzigartig machen.

- Die Inhalte gehen von klinischen Fragen aus, nicht von der Verfügbarkeit von Belegen aus der Forschung. Anstatt mit den Belegen zu beginnen und sie zusammenzufassen, wurde versucht, wichtige klinische Fragestellungen herauszufiltern und die besten zur Verfügung stehenden Belege zu ihrer Beantwortung zu suchen und zusammenzufassen.
- Wichtige Lücken werden identifiziert, es wird jedoch nicht der Versuch unternommen, sie zu füllen. In einem Satz von Jerry Osheroff ausgedrückt, der maßgeblich an der neueren Forschung zu von klinisch tätigen Ärzten benötigten Informationen beteiligt war: „*Clinical Evidence* zeigt die sowohl die gute als auch die schlechte Seite der Medaille." (3) Unserer Meinung nach könnte es für klinisch tätige Ärzte von Nutzen sein zu wissen, an welchen Punkten ihre Unsicherheit eher von lücken-

haften Forschungsbelegen herrührt als von Lücken in ihrem eigenen Wissen.

- Das Buch wird kontinuierlich überarbeitet. Das bedeutet, dass Sie sich darauf verlassen können, dass es Sie in den behandelten Gebieten auf dem Laufenden hält.
- Im Buch werden absichtlich keine Empfehlungen gegeben. Unserer Meinung nach lassen sich einfache Zusammenfassungen besser verwenden. Die Erfahrungen mit Leitlinien für die klinische Praxis haben gezeigt, dass es nahezu unmöglich ist, Empfehlungen zu geben, die auf jede Situation anwendbar sind. Unterschiede in den zugrundeliegenden individuellen Risiken und Vorlieben des Patienten sowie in den jeweiligen vor Ort zur Verfügung stehenden Maßnahmen haben immer zur Folge, dass die Belege individuell interpretiert werden müssen und nicht am grünen Tisch darüber entschieden werden kann. *Clinical Evidence* liefert das Rohmaterial zur Entwicklung lokal anwendbarer Richtlinien für die klinische Praxis und dafür, dass Ärzte und Patienten sich eine eigene Meinung über die beste Vorgehensweise bilden können. Wir stellen Ihnen die Belege zur Verfügung, Sie treffen die Entscheidungen.

Häufig werden wir danach gefragt, wodurch sich *Clinical Evidence* von den beiden anderen Quellen von Informationen hoher Qualität unterscheidet: der *Cochrane Library* und den Zeitschriften *ACP Journal Club*, *Evidence-Based Medicine*, *Evidence-Based Mental Health* und *Evidence-Based Nursing*. *Clinical Evidence* ist eine Ergänzung zu der Arbeit der Cochrane Collaboration, die qualitativ hochstehende Systematic Reviews kontrollierter Studien schreibt und veröffentlicht (4), unterscheidet sich jedoch auch von ihr. *Clinical Evidence* kann als „Benutzeroberfläche" der Cochrane Library angesehen werden, da deren und andere Informationen hoher Qualität mit großer Genauigkeit an einem Ort zusammengetragen werden. Viele unserer Berater und Autoren sind aktive Mitglieder der Cochrane Collaboration. *Clinical Evidence* ist ebenso eine Ergänzung zu den evidenzbasierten Zeitschriften und unterscheidet sich dennoch von ihnen. In den Zeitschriften werden die besten und klinisch relevantesten Artikel der weltweiten medizinischen Fachliteratur ausgewählt und zusammengefasst. Gemeinsam bilden diese Zeitschriften ein wachsendes Archiv von qualitativ hochstehenden Abstracts einzelner Artikel, von denen viele nun auf der CD-ROM *Best Evidence* erschienen sind. Der Ansatz von *Clinical Evidence* unterscheidet sich hiervon. Das Buch beginnt nicht mit den Zeitschriftenartikeln, sondern mit klinischen Fragestellungen. Einige können beantwortet werden. Zu anderen wiederum kann nur gesagt werden, dass keine guten Belege gefunden wurden.

Eine fortlaufende Arbeit

Clinical Evidence ist ein in Entwicklung befindliches Projekt. Uns war vor Beginn klar, dass wir uns an eine enorme Aufgabe heranwagten, je mehr wir jedoch daran arbeiteten, umso deutlicher wurde deren enorme Größe. Wir wissen um die Differenz zwischen dem, was wir erreichen wollen, und dem, was wir bislang erreicht haben. Wir haben uns zwar sehr darum bemüht sicherzustellen, dass gründliche Durchsuchungen durchgeführt wurden und die Studien objektiv beurteilt wurden (siehe unten), dabei haben wir jedoch sicherlich einige bedeutsame Studien ausgelassen. Um keine ungerechtfertigten Forderungen hinsichtlich der Genauigkeit der Information zu stellen, wurden eher Sätze verwendet wie „es fanden sich keine systematischen

Übersichten" als „es gibt keine systematischen Übersichten". Außerdem halfen uns einige Autoren dadurch, dass sie nach unseren Richtlinien selbst nach Studien suchten und sie beurteilten. Um die Methoden, die in jedem einzelnen Beitrag verwendet wurden, so genau wie möglich darzustellen, baten wir jede Autorengruppe, ihre Methoden kurz darzustellen und so die durchgeführten Suchverfahren und das Auswahlverfahren für die einzelnen Studien zu beschreiben.

Überarbeitung und Ergänzung von *Clinical Evidence*

Wir erwarten, dass *Clinical Evidence* sich im Verlauf seiner Existenz rasch weiterentwickeln wird. *Clinical Evidence* könnte zu einer Produktfamilie werden, die für unterschiedliche Leserkreise in unterschiedlichen Formaten und Sprachen erscheint. Es wird sich insbesondere gemäß der Bedürfnisse der klinisch tätigen Ärzte weiterentwickeln. Wir haben uns sehr darum bemüht, diesen Bedürfnissen zu entsprechen (nicht zuletzt dadurch, dass wir zu jedem Zeitpunkt klinisch tätige Ärzte mit einbezogen haben), aber erst wenn *Clinical Evidence* in der täglichen klinischen Praxis verwendet wird, können wir in Erfahrung bringen, wie es am besten weiter zu entwickeln ist. Darum ist uns Ihr Kommentar so wichtig. Schreiben Sie an cefeedback@bmjgroup.com.

Spezielle Fragen der Darstellung in Clinical Evidence

Negativaussagen

Überraschende Probleme gab es bei der richtigen Darstellung von negativen Ergebnissen. Wir mussten uns immer wieder daran erinnern, dass fehlende Belege für den Nutzen nicht dasselbe ist wie fehlender Nutzen. Oder, um es anders auszudrücken: Wenn wir sagen, dass keine guten Belege für die Wirksamkeit einer Therapie gibt, dann sagen wir damit nicht, dass diese Therapie unwirksam ist. Wir hoffen, dass im Text diese Unterscheidung deutlich wird.

Outcomes

Clinical Evidence konzentriert sich auf für die Patienten relevante Ergebnisse wie Schwere der Symptome, Lebensqualität, Überleben, Behinderung, Gehstrecke oder Lebendgeburtenrate, nicht auf Surrogatendpunkte wie Blutfette, Blutdruck oder Ovulationsrate. Jedes Kapitel führt die patientenorientierten Outcomes auf und beschreibt wenn möglich ihre Messung. Für den Augenblick zurückgestellt haben wir die schwierige Frage, was eine klinisch bedeutsame Veränderung eines Outcomes ausmacht.

Auswirkungen, nicht nur Wirksamkeit

Ein Hauptziel von *Clinical Evidence* besteht darin, zu unterstreichen, wie wichtig das Abwägen zwischen Nutzen und Schaden, Vorteilen und Nachteilen der unterschiedlichen Therapieoptionen ist. Daher wird über die gesamten (positiven wie negativen) Auswirkungen von Maßnahmen gesprochen und nicht nur über ihre Wirksamkeit, und zu jeder Frage oder Therapieoption werden Daten zu Nutzen und Schaden unter getrennten Überschriften angegeben.

Schäden

Zu „Schäden" gehören Therapienebenwirkungen und Unannehmlichkeiten für den Patienten. Es ist nicht einfach, gute Belege für Schäden zu finden. Idealerweise würden diese aus RCTs stammen, aber viele Studien sind zu klein oder zu kurz, um seltene oder indirekte Wirkungen zu erfassen, und viele berichten unzureichend über Nebenwirkungen. Wir baten die Autoren darum, diese negativen Wirkungen immer im Hinterkopf zu behalten. Soweit gute Belege verfügbar waren, machen wir Angaben über die Häufigkeit von Nebenwirkungen. Da RCTs aber eine unzuverlässige Quelle von Schäden sind und da Ärzte zuallererst Schäden vermeiden sollten, berücksichtigen wir auch schwächere Belege für Schäden.

Informationen zu Medikamenten

Es wird nicht der Versuch unternommen, Informationen zu Medikamentendosierungen, Darreichungsformen, Indikationen und Kontraindikationen zu geben. Hierzu sollten Leser die länderspezifischen Medikamentenverzeichnisse verwenden. Medikamentendosierungen sind aufgeführt, wenn sich die Frage nach der unterschiedlichen Wirkung verschiedener Dosierungen stellt.

Informationen über Kosten
Wir haben uns dafür entschieden, keine Informationen zu den Kosten oder der Kosteneffektivität der Maßnahmen zu geben. Grund hierfür ist nicht, dass wir die Kosten für unwesentlich halten, sondern die Tatsache, dass die Frage der Qualität von Belegen bezüglich der Kosten sehr umstritten ist und dass die Kosten innerhalb eines Landes und von Land zu Land erheblich differieren. Unserer Meinung nach wird es jedoch für Kliniker zunehmend unhaltbar werden, ohne Rücksicht auf die Ressourcen zu handeln, und in weiteren Ausgaben von *Clinical Evidence* werden möglicherweise relevante Informationen über Kosten gegeben werden.

Zahlenangaben
Wenn möglich, wurden Daten in derselben Form wie in den Originalstudien angegeben. Manchmal wurden jedoch die verwendeten Einheiten oder die Art der Information abgeändert, damit Vergleiche mit den Ergebnissen anderer Studien möglich wurden.

Internationale Orientierung
Clinical Evidence orientiert sich an den weltweit verfügbaren Belegen. D. h. einige der genannten Medikamente sind nicht in allen Ländern zugelassen. Außerdem mussten wir die Praxis in ärmeren Ländern berücksichtigen, so dass manchmal noch über überholte Maßnahmen berichtet wird (z. B. die AIDS-Behandlung mit einer Substanz im Vergleich zur Kombinationstherapie).

Interessenkonflikte
In Übereinstimmung mit der Politik des BMJ (5) wird nicht der Versuch unternommen, Interessenkonflikte zu vermeiden, sie werden hingegen verdeutlicht, damit die Leser selbst beurteilen können, welchen eventuellen Einflüssen die Interpretation der Belege durch die Autoren unterlag. Daher wurden alle Autoren gebeten, alle möglichen Interessenkonflikte anzugeben; sie werden am Ende des Artikels angegeben. Gab der Autor keine Interessenkonflikte an, wurde „keine angegeben" geschrieben.

Verwendung der Informationen aus *Clinical Evidence*
Die Art der in *Clinical Evidence* enthaltenen Information ist notwendig, jedoch nicht ausreichend für eine wirksame, qualitativ hochwertige Gesundheitsfürsorge. Sie ist als Hilfe für klinische Entscheidungen gedacht und sollte gemeinsam mit anderen bedeutsamen Informationsquellen verwendet werden. Diese anderen Quellen sind unter anderem Einschätzungen des zugrundeliegenden Risikos des Patienten für eine Erkrankung oder ein Outcome anhand der Anamnese, körperlichen Untersuchung und weiterer Befunde, der Vorlieben des Patienten, wirtschaftlichen Argumenten, Verfügbarkeit von Therapien und örtlicher Erfahrung.
Einige Angaben über die Anwendung von Forschungsbelegen in der Praxis sind auf unserer Webseite (www.clinicalevidence.com) und auf der hinteren inneren Umschlagseite dieser Ausgabe erhältlich.

Die Erstellung von Clinical Evidence

Die Zusammenfassungen in *Clinical Evidence* sind Ergebnis eines strengen Verfahrens, durch das sichergestellt werden soll, dass die darin enthaltenen Informationen sowohl verlässlich als auch für die klinische Praxis relevant sind.

Auswahl der Themen

In *Clinical Evidence* sollen häufige oder wichtige Erkrankungen behandelt werden, die in der Erstversorgung und im Krankenhaus zu finden sind. Die Entscheidung darüber, welche Erkrankungen in den ersten Ausgaben behandelt werden sollten, wurde anhand von Daten über Behandlungshäufigkeit, Morbidität und Mortalität und durch Beratung von Allgemeinmedizinern und Patientengruppen getroffen. Für die Zukunft geplante Themen finden Sie auf unserer Website www.clinicalevidence.com; Anregungen sind willkommen.

Auswahl der Fragen

Die Fragen in *Clinical Evidence* betreffen den Nutzen und Schaden präventiver und therapeutischer Maßnahmen mit Schwerpunkt auf den für die Patienten maßgeblichen Outcomes. Die Fragen werden von Beratern für die einzelnen Abschnitte und Autoren in Zusammenarbeit mit Hausärzten und Patientengruppen nach ihrer Relevanz für die klinische Praxis ausgewählt. In jede neue Ausgabe von *Clinical Evidence* werden neue Fragen und Überarbeitungen zu bereits vorhandenen Fragen einbezogen werden. Leser können neue klinische Fragestellungen auf der Webseite von *Clinical Evidence* (www.clinicalevidence.com) oder durch direktes Anschreiben von Clinical Evidence einbringen.

Durchsuchen und Beurteilen der Literatur

Zu jeder Fragestellung wird nach Literatur in der Cochrane Library, Medline, Embase und manchmal weiteren elektronischen Datenbanken gesucht. Dabei wird zunächst nach guten systematischen Übersichten von RCTs gesucht, danach nach seit der letzten systematischen Übersicht erschienenen guten RCTs. Wenn gute systematische Übersichten nicht zu finden sind, suchen wir nach einzelnen RCTs. Das Suchdatum ist bei jedem Kapitel angegeben. Von den gefundenen Studien wird nur ein kleiner Teil ausgewählt und zusammengefasst. Die Auswahl wird durch kritische Bewertung der Abstracts der gefundenen Studien vorgenommen; dies geschieht unabhängig durch zwei Spezialisten, die validierte Kriterien ähnlich denen von Sackett et al. (6) und Jadad (7, 8) verwenden. Werden mehr als ein oder zwei gute Reviews oder Studien gefunden, werden diejenigen ausgewählt, die unter Verwendung des gesamten Artikeltextes als die robustesten oder relevantesten angesehen werden. Werden wenige oder gar keine guten Reviews oder Studien gefunden, so werden andere Studien verwendet; ihre Beschränkungen werden genannt. Autoren, die nach ihrer Erfahrung auf dem Gebiet und ihren Kenntnissen auf dem Gebiet der Epidemiologie ausgewählt werden, werden darum gebeten, unsere Studienauswahl durchzusehen und von ihnen gewünschte Ergänzungen oder Ausschlüsse zu begründen.

Unser Suchverfahren und die Beurteilungskriterien sind auf unserer Internetsite einzusehen (www.clinicalevidence.com).

Zusammenfassung der Belege, Korrektur und Bearbeitung
Die Autoren fassen die Belege zu jeder Fragestellung zusammen. Jedes Kapitel wird dann durch Berater für die einzelnen Abschnitte und mindestens drei externe Kliniker mit entsprechender Erfahrung auf dem Gebiet korrigiert. Der revidierte Text wird dann von Bearbeitern mit klinischer und epidemiologischer Vorbildung gründlich bearbeitet, und die Daten werden mit Hilfe der Originalstudien überprüft.

Literatur

1. Enkin M, Keirse M, Renfrew M, et al. A guide to effective care in pregnancy and childbirth. Oxford: Oxford University Press, 1998.
2. Slawson DC, Shaughnessy AF, Bennett JH. Becoming a medical information master: feeling good about not knowing everything. J Fam Pract 1994; 38:505–513.
3. Ely JW, Osheroff JA, Ebell MJ, et al. Analysis of questions asked by family doctors regarding patient care. BMJ 1999; 319:358–361.
4. http://hiru.mcmaster.ca/cochrane/default.htm
5. Smith R. Beyond conflict of interest. BMJ 1998; 317:219–292.
6. Sackett DL, Haynes RB, Guyatt GH, Tugwell P. Clinical Epidemiology: A basic science for clinical medicine. 2nd ed. Boston: Little Brown, 1991.
7. Jadad A. Assessing the quality of RCTs: Why, what, how and by whom? In: Jadad A. Randomised Controlled Trials. London: BMJ Books, 1998:45–60.
8. Jadad AR, Moore RA, Carroll D, Jenkinson C, et al. Assessing the quality of reports of randomized clinical trials: is blinding necessary? Control Clin Trials 1996; 17:1–12.

EbM-Glossar

Regina Kunz

Absolute Risikoreduktion (ARR)

Effektmaß für →dichotome Endpunkte; beschreibt die absolute Differenz der Rate an ungünstigen Ereignissen in der experimentellen Gruppe (E) im Vergleich zur Kontrollgruppe (K), wenn die experimentelle Behandlung wirksam ist (ARR = K – E). Der Kehrwert der ARR ergibt die →Number Needed to Treat (1/ARR = NNT).

Absolute Risikozunahme (ARI, Absolute Risk Increase)

Beschreibt die absolute Differenz der Rate an ungünstigen Ereignissen in der experimentellen Gruppe (E) im Vergleich zur Kontrollgruppe (K), wenn die experimentelle Behandlung schlechter ist (ARI = |K – E|). Der Kehrwert der ARI ergibt die →Number Needed to Harm (1/ARI = NNH).

Bias (systematischer Fehler)

Tendenz der Studienergebnisse, systematisch von den „wahren" Ergebnissen abzuweichen. Bias führt entweder zu einer Über- oder Unterschätzung der wahren Wirkung einer Maßnahme oder Exposition. Die Ursachen dafür liegen vor allem im Design und der Durchführung der Studie und führen zu systematischen Unterschieden zwischen den Vergleichsgruppen, z. B. bei der Auswahl der Teilnehmer (Selektionsbias), der Erhebung der Endpunkte (Measurement Bias oder Messungsbias) oder dem Verlust von Teilnehmern in der Studie (Attrition Bias oder Verschleiß-Bias). Ergebnisse aus Studien mit geringem Risiko für Bias werden als valide angesehen.

Confounding

Confounding liegt vor, wenn ein Faktor (Confounder), der nicht direkt Gegenstand der Untersuchung ist, sowohl mit der Intervention / Exposition als auch mit der Zielgröße assoziiert ist und dadurch bei Aussagen über die Beziehung zwischen Intervention / Exposition und Zielgröße „Verwirrung" stiftet. Häufige Confounder sind z. B. Alter, Geschlecht oder Nikotingenuss. Confounding lässt sich durch ein entsprechendes Studiendesign (z. B. Randomisierung oder Matching) oder durch die Anwendung bestimmter statistischer Verfahren bei der Analyse (Stratifizierung, multivariate Analyse) kontrollieren.

Control Event Rate (CER; Ereignisrate in der Kontrollgruppe)

Anteil der Teilnehmer in der Kontrollgruppe, die in einem definierten Zeitraum ein Ereignis oder einen Endpunkt erleiden. Die Ereignisrate in der Kontrollgruppe wird zur Berechnung der →absoluten Risikoreduktion und →relativen Risikoreduktion benötigt.

Cross-over-Design

Studiendesign, in dem die zu vergleichenden Interventionen in den Vergleichsgruppen in zeitlicher Folge angewandt werden. Dabei erhält z. B. die eine Gruppe zunächst Therapie A, dann Therapie B, die andere Gruppe zuerst Therapie B und dann Therapie A.

Diskrete Variablen

Diskrete Variablen weisen im Gegensatz zu kontinuierlichen Variablen nur eine begrenzte Zahl eindeutig voneinander abgrenzbarer Zuständen auf (z. B. Augenfarbe: blau, grau, braun, grün). Eine Sonderform sind dichotome Variablen, die lediglich zwei Alternativen aufweisen, z. B. Raucher / Nichtraucher, lebend oder tot, Test-positiv oder Test-negativ.

Dichotome Variable

→diskrete Variable

Effektmaß
Maßzahl, um die Stärke eines Effekts zu quantifizieren. Gebräuchliche Effektmaße für →dichotome Endpunkte sind das →relative Risiko (RR) oder die →Odds Ratio (OR), gebräuchliche Effektmaße für →kontinuierliche Endpunkte sind in Einzelstudien die standardisierte mittlere Differenz (SMD) und in Meta-Analysen die gewichtete mittlere Differenz (Weighted Mean Difference, WMD).

Effectiveness (Wirksamkeit unter Alltagsbedingungen)
Beschreibt die Wirksamkeit einer Maßnahme unter Routinebedingungen. Im Gegensatz zur Efficacy („Wirksamkeit unter Idealbedingungen") untersuchen Effectiveness-Studien die Frage: Wirkt die Maßnahme unter den Bedingungen der Routineversorgung?

Efficacy (Wirksamkeit unter Idealbedingungen)
Beschreibt die Wirksamkeit einer Maßnahme unter Idealbedingungen. Efficacy-Studien zeichnen sich durch hohe innere Validität aus, die Ergebnisse sind jedoch möglicherweise nur bedingt auf die Routineversorgung übertragbar.

Evidenz (Evidence)
Der Begriff „Evidenz" im Kontext der evidenzbasierten Medizin leitet sich vom englischen Wort „evidence" = Nach-, Beweis ab und bezieht sich auf die Informationen aus klinischen Studien, die einen Sachverhalt erhärten oder widerlegen.

Evidenzbasierte Medizin (Evidence-Based Medicine, EbM)
Unter evidenzbasierter Medizin (EbM) oder evidenzbasierter Praxis im engeren Sinne versteht man eine Vorgehensweise des medizinischen Handelns, individuelle Patienten auf der Basis der besten zur Verfügung stehenden Daten zu versorgen. Diese Technik umfasst die systematische Suche nach der relevanten Evidenz in der medizinischen Literatur für ein konkretes klinisches Problem, die kritischen Beurteilung der Validität der Evidenz nach klinisch-epidemiologischen Gesichtspunkten; die Bewertung der Größe des beobachteten Effekts sowie die Anwendung dieser Evidenz auf den konkreten Patienten mit Hilfe der klinischen Erfahrung und der Vorstellungen der Patienten. Ein verwandter Begriff ist die evidenzbasierte Gesundheitsversorgung („Evidence-Based Health Care"), bei der die Prinzipien der EbM auf alle Gesundheitsberufe und alle Bereiche der Gesundheitsversorgung, einschließlich Entscheidungen zur Steuerung des Gesundheitssystems, angewandt werden.

Experimental Event Rate (EER; Ereignisrate in der experimentellen Gruppe)
Anteil der Teilnehmer in der experimentellen Gruppe einer klinischen Studie, die in einem definierten Zeitraum ein Ereignis oder einen Endpunkt erleiden. Die Ereignisrate (→Risiko) in der experimentellen Gruppe wird zur Berechnung der →absoluten Risikoreduktion und →relativen Risikoreduktion benötigt.

Externe Validität (Übertragbarkeit, Anwendbarkeit)
Beschreibt die Übertragbarkeit von Studienergebnissen auf die Patienten in der Routineversorgung, d. h. auf Patienten, die nicht an der Studie teilgenommen haben (→Validität).

Fall-Kontroll-Studie
Retrospektive Beobachtungsstudie, bei der eine Gruppe von Personen mit einer Zielerkrankung („Fällen") und eine Gruppe von Personen ohne die Erkrankung („Kontrollen") auf das Vorhandensein von Expositionsfaktoren (Risiko- oder protektive Faktoren) verglichen werden.

Gewichtete mittlere Differenz (Weighted Mean Difference, WMD)

Effektmaß für kontinuierliche Endpunkte (→Effektmaß), die auf derselben Skala gemessen werden (z. B. Größe) zur Beschreibung des Gesamteffekts, wenn Studien in Meta-Analysen gepoolt werden. Dabei erhalten die Einzelstudien ein unterschiedliches Gewicht, um wichtige Studieninformationen, wie z. B. Größe der Studie oder Präzision des Effekts, zu berücksichtigen.

Heterogenität / Homogenität

In systematischen Reviews oder Meta-Analysen bezeichnet Homogenität (Heterogenität), inwieweit die in den eingeschlossenen Studien gefundenen Effekte ähnlich (homogen) oder verschieden (heterogen) sind. Mit statistischen Heterogenitätstests kann festgestellt werden, ob die Unterschiede zwischen den Studien größer sind, als zufallsbedingt zu erwarten wäre. Als Ursachen für Heterogenität kommen Unterschiede in den Patientencharakteristika, Intervention oder Endpunkte zwischen den Studien in Frage, was aus klinischer Sicht beurteilt werden muss. Die Durchführung einer →Meta-Analyse aus heterogenen Studien ist problematisch.

Intention-to-treat-Analyse

Analyse-Technik, bei der die Patienten nach ihrer ursprünglichen Gruppenzuteilung analysiert werden, unabhängig davon, ob sie die zugeordnete (intendierte) Therapieform vollständig, partiell oder gar nicht erhalten haben, oder ob sie in die alternative Behandlungsgruppe übergewechselt sind.

Innere Validität

→Validität

Inzidenz

Die Inzidenz beschreibt die in einem bestimmten Zeitraum neu aufgetretene Anzahl an Krankheitsfällen in einer definierten Population.

Klinische Studie

Unscharf definierter Begriff für eine Studie, in der eine Intervention an einer Gruppe von Patienten untersucht wird. Oberbegriff für unterschiedliche Studientypen, z. B. nicht kontrollierte, kontrollierte und randomisierte klinische Studien.

Kohortenstudie

Vergleichende Beobachtungsstudie, in der Personen (Kohorte) mit bzw. ohne eine Intervention / Exposition (zu der sie nicht von dem Studienarzt zugeteilt wurden) über einen definierten Zeitraum beobachtet werden, um Unterschiede im Auftreten der Zielerkrankung festzustellen. Kohortenstudien können prospektiv oder retrospektiv durchgeführt werden.

Konfidenzintervall (Vertrauensbereich, Confidence Interval – CI)

Bereich, in dem der „wahre" Wert einer Messung (Effektgröße) mit einer bestimmten Wahrscheinlichkeit erwartet werden kann (üblicherweise 95 %: 95 %-Konfidenzintervall). Die Effektgröße kann dabei z. B. ein Therapieeffekt, ein Risiko oder die Sensitivität eines diagnostischen Tests sein. Das Konfidenzintervall beschreibt die Unsicherheit über die Zuverlässigkeit der Aussage zur Effektgröße. Die Breite des Konfidenzintervalls hängt u. a. von der Zahl der in die Studie eingeschlossenen Patienten ab und wird mit zunehmender Patientenzahl enger, d. h. die Effektgröße kann präziser geschätzt werden.

Kontinuierliche / stetige Variablen
Im Gegensatz zu →diskreten Variablen können kontinuierliche Variablen theoretisch eine unendlich große Zahl von Werten entlang eines Kontinuums annehmen. Körpergröße, Gewicht und viele Laborwerte sind kontinuierliche Variablen.

Likelihood Ratio
→Wahrscheinlichkeitsverhältnis

Meta-Analyse
Statistisches Verfahren, um die Ergebnisse mehrerer Studien, die die gleiche Frage bearbeiten, quantitativ zu einem Gesamtergebnis zusammenzufassen und dadurch die Aussagekraft (Genauigkeit der Effektschätzer) gegenüber Einzelstudien zu erhöhen. Meta-Analysen werden mit zunehmender Häufigkeit in systematischen →Reviews eingesetzt. Allerdings beruht nicht jede Meta-Analyse auf einem systematischen Review.

Nachtest-Wahrscheinlichkeit einer Erkrankung (Post-Test Probability)
Beschreibt die Wahrscheinlichkeit über das Vorliegen einer Erkrankung unter Berücksichtigung der Ergebnisse eines diagnostischen Tests. Bei Tests mit hoher Testgenauigkeit ändern sich die geschätzten Nachttest-Wahrscheinlichkeiten beträchtlich gegenüber den Vortest-Schätzungen.

Negativer prädikativer Wert
Anteil der Personen mit negativem Testergebnis, bei denen die gesuchte Krankheit tatsächlich nicht vorliegt. Dieser Wert hängt von der →Prävalenz der Erkrankung in der untersuchten Gruppe ab.

Nullhypothese
Bei der Durchführung statistischer Signifikanztests wird die Hypothese aufgestellt, dass zwischen den verschiedenen Gruppen einer Studie kein Unterschied besteht. Aus statistischer Sicht ist z. B. eine Behandlung wirksam, wenn man durch den statistischen Test die Nullhypothese, dass es zwischen den Ergebnissen der experimentellen und der Kontrollgruppe keinen Unterschied gibt, verwerfen kann (→statistische Signifikanz).

Number Needed to Treat (NNT)
Klinisch intuitives Effektmaß für →dichotome Endpunkte, um die Auswirkung einer Behandlung zu beschreiben. Gibt die Anzahl an Patienten wieder, die behandelt werden müssen, um 1 zusätzliches ungünstiges Ereignis zu verhindern. Die NNT wird als 1/ARR (→absolute Risikoreduktion) berechnet.

Number Needed to Harm (NNH)
Klinisch intuitives Effektmaß für dichotome Endpunkte, um die ungünstigen Auswirkung einer Behandlung zu beschreiben. Gibt die Anzahl an Patienten wieder, bei deren Behandlung mit einem zusätzlichen Fall unerwünschter Ereignisse / einer Komplikation gerechnet werden muss. Die NNT wird als 1/ARI (→absolute Risikozunahme) berechnet.

Odds (Chance)
Beschreibt in einer Gruppe das Verhältnis zwischen der Anzahl von Teilnehmern mit einem Endpunkt und der Anzahl von Teilnehmern ohne diesen Endpunkt. Wenn also 30 von 100 Teilnehmern den Endpunkt entwickeln (und 70 nicht), beträgt die Odds $\frac{30}{70}$ oder 0.42 (→Risiko).

Odds Ratio (OR, Chancenverhältnis)
Effektmaß für →dichotome Daten. Bezeichnet das Verhältnis (Ratio) der Odds, dass ein Ereignis oder Endpunkt in der experimentellen Gruppe eintritt, zu der Odds, dass das Er-

eignis in der Kontrollgruppe eintritt. Eine OR von 1 bedeutet, dass zwischen den Vergleichsgruppen kein Unterschied besteht. Bei ungünstigen Endpunkten zeigt eine OR < 1, dass die experimentelle Intervention wirksam ist, um die Odds für das Auftreten dieser ungünstigen Endpunkte zu senken (→relatives Risiko).

p-Wert

p-Werte (Probability) beschreiben die Wahrscheinlichkeit, dass der beobachtete (oder ein noch extremerer) Effekt einer Studie aufgetreten sein könnte, wenn die →Nullhypothese richtig und der Effekt auf das Spiel des Zufalls zurückzuführen ist. Je kleiner der Wert, desto deutlicher spricht das beobachtete Ergebnis gegen die Nullhypothese. Es ist eine Konvention, dass ein p-Wert gleich oder kleiner 0.05 als statistisch signifikant angesehen wird. Wenn die Signifikanz von Effekten interpretiert wird, sollten p-Werte immer im Zusammenhang mit →Konfidenzintervallen verwendet werden.

Placebo

In einer pragmatischen Definition ein meist zu Studienzwecken eingesetztes „Schein-Medikament" ohne pharmakologisch aktive Substanz. Das Placebo darf hinsichtlich seiner äußeren Eigenschaften nicht von der aktiven Behandlung (dem Verumpräparat) unterscheidbar sein, wenn es seinen Zweck erfüllen soll.

Positiver prädiktiver Wert

Anteil der Personen mit positivem Testergebnis, bei denen die gesuchte Krankheit auch tatsächlich vorliegt. Dieser Wert hängt von der →Prävalenz der Erkrankung in der untersuchten Gruppe ab.

Power (statistische Trennschärfe)

Die Fähigkeit einer Studie, einen tatsächlich vorhandenen Unterschied statistisch signifikant (→statistische Signifikanz) nachzuweisen und die →Nullhypothese zu verwerfen, wenn sie tatsächlich falsch ist. Der Nachweis bezieht sich auf a priori festgelegte Unterschiede in den Endpunkten („Outcomes") von Therapie- und Kontrollgruppe. Da die Power u. a. entscheidend vom Stichprobenumfang abhängt, kann der allgemein übliche Wert von 80 % nur durch eine ausreichend große Stichproben sichergestellt werden.

Prävalenz

Die Prävalenz beschreibt den Anteil Erkrankter an der Gesamtzahl einer definierten Population zu einem bestimmten Zeitpunkt.

Publikationsbias (Publication Bias)

Systematischer Fehler (→Bias) aufgrund einer selektiven Publikationspraxis, bei der Studien mit positiven und signifikanten Ergebnissen eine größere Chance haben, publiziert zu werden als Studien mit negativen und nicht-signifikanten Resultaten. Ein →systematischer Review oder eine →Meta-Analyse, die sich ausschließlich auf publizierte Studien stützt, läuft Gefahr, den Effekt der untersuchten Intervention zu überschätzen.

Randomisierte kontrollierte Studie (RCT)

Eine experimentelle Studie, bei der die Patienten nach einem Zufallsverfahren (mit →verdeckter Zuordnung) auf die Therapie- bzw. die Kontrollgruppe verteilt (→Randomisierung) und auf das Auftreten der festgelegten Endpunkte in den einzelnen Gruppen nachbeobachtet werden.

Randomisierung

Verfahren, das eine zufällige Verteilung der Patienten auf eine Therapie- und eine Kontrollgruppe bewirkt (→randomisierte kontrollierte Studie). Dies kann durch (computergenerierte) Zufallszahlen oder andere Mechanismen erreicht werden. Damit soll sicher gestellt werden, dass alle Teilnehmer die gleiche Chance haben, der einen oder anderen Gruppe zugeordnet zu werden und es wahrscheinlich ist, dass sich (bei ausreichender Studiengröße) bekannte wie unbekannte Risiko- und Prognosefaktoren ausgeglichen auf die beiden Gruppen verteilen. Wenn sich zwischen den beiden Gruppen in den Endpunkten ein Unterschied zeigt, kann dieser tatsächlich der experimentellen Intervention zugeordnet werden.

Referenzstandard (Goldstandard)

Bei der Erfassung der Testgenauigkeit (Accuracy) von diagnostischen Tests gilt als Referenzstandard das Verfahren, das die derzeit beste zur Verfügung stehende Methode beschreibt und an dem neue bzw. alternative Methoden gemessen werden.

Relative Risikoreduktion (RRR)

Die relative Senkung der Rate an ungünstigen Ereignissen in der experimentellen Gruppe (E) einer Studie im Vergleich zur Kontrollgruppe. Sie wird wie folgt berechnet: $RRR = \frac{(K-E)}{K}$ (→absolute Risikoreduktion). Beispiel: Das Risiko für eine gastro-intestinale Blutung auf einer Intensivstation beträgt ohne Behandlung (Kontrollgruppe) 10 % oder 0.10, bei Prophylaxe mit H2-Blockern (E) 7 % oder 0.07: Die RRR beträgt $\frac{(0.10-0.07)}{0.10}$ = 0.3 oder 30 %

Relatives Risiko (RR)

Effektmaß für →dichotome Variablen. Das relative Risiko in einer Therapiestudie bezeichnet das Verhältnis zwischen des Risikos in der experimentellen Gruppe und dem Risiko in der Kontrollgruppe. Ein relatives Risiko von 1 bedeutet, dass zwischen den Vergleichsgruppen kein Unterschied besteht. (→absolute Risikoreduktion, →relative Risikoreduktion, →Odds Ratio). Bei ungünstigen Ereignissen zeigt ein RR < 1, dass die experimentelle Intervention wirksam ist, um das Auftreten von ungünstigen Ereignissen zu senken.

Risiko (Rate, Ereignisrate)

Der Anteil von Personen in einer Gruppe, bei denen ein bestimmter Endpunkt auftritt. Wenn z. B. in einer Gruppe von 100 Personen 30 einen bestimmten Endpunkt entwickeln (und bei 70 Personen das Ereignis nicht auftritt), ist das Risiko (oder die Ereignisrate) $\frac{30}{100}$ oder 0.3 oder 30 % (→Odds).

Sensitivität (richtig positive Rate eines Tests)

Anteil der Test-positiven Personen unter allen Erkrankten einer Stichprobe, d. h. die Wahrscheinlichkeit, mit einem diagnostischen Test die Kranken auch als krank zu identifizieren. Eine hohe Sensitivität wird angestrebt, wenn eine Erkrankung mit hoher Sicherheit ausgeschlossen werden soll.

Spezifität (richtig-negative Rate eines Tests)

Anteil der Test-negativen Personen unter allen Nicht-Erkrankten einer Stichprobe, d. h. die Wahrscheinlichkeit, mit einem diagnostischen Test Nicht-Erkrankte korrekt zu identifizieren. Eine hohe Spezifität wird angestrebt, wenn eine Erkrankung mit großer Sicherheit bestätigt werden soll.

Standardabweichung

Maß für die Streuung von Messwerten um den Durchschnittswert.

Statistische Signifikanz

Ein statistisch signifikantes Ergebnis einer Studie ist ein Ergebnis, das gegen die →Nullhypothese spricht. Die Aussage basiert auf einem statistischen Test, der zur Prüfung einer vorab festgelegten Hypothese mit vorab festgelegter Irrtumswahrscheinlichkeit durchgeführt wird. Statistische Signifikanz darf nicht mit klinischer Relevanz gleich gesetzt werden (→p-Wert).

Surrogatendpunkte (intermediäre Endpunkte)

Endpunkte, die selbst nicht von unmittelbarer Bedeutung für die Patienten sind, aber stellvertretend für wichtige Endpunkte stehen können (z. B. Blutdruck als Risikofaktor für Schlaganfall). Surrogatendpunkte sind oft physiologische oder biochemische Marker, die relativ schnell und einfach gemessen werden können und denen eine Vorhersagefunktion für spätere Ereignisse zugemessen wird. Für viele Surrogatendpunkt ist eine zuverlässige Vorhersage auf ein späteres Ereignis nicht nachgewiesen.

Systematischer Fehler

→Bias

Systematischer Review (Synonym: Systematische Übersicht)

Sekundärforschung, bei der zu einer klar formulierten Frage alle verfügbaren Primärstudien systematisch und nach expliziten Methoden identifiziert, ausgewählt und kritisch bewertet und die Ergebnisse extrahiert und deskriptiv oder mit statistischen Methoden quantitativ (→Meta-Analyse) zusammengefasst werden. Nicht jeder systematische Review führt zu einer Meta-Analyse.

Validität (innere Validität, Glaubwürdigkeit)

Innere Validität bezeichnet das Ausmaß, mit dem die Ergebnisse einer Studie die „wahren" Effekt einer Intervention / Exposition wiedergegeben werden, d. h. frei von systematischen Fehlern (→Bias) sind. Die innere Validität beruht auf der Integrität des Studiendesigns und ist Voraussetzung für die Anwendbarkeit der Studienergebnisse in der Routineversorgung (→externe Validität).

Verblindung

Geheimhaltung der Gruppenzuordnung (Therapie oder Kontrolle) vor Patienten, Studienärzten, Pflegepersonal und Auswertern, die an einer Studie teilnehmen. Damit soll verhindert werden, dass durch das Wissen um die Gruppenzugehörigkeit die Therapieantwort der Patienten, das Verhalten der Ärzte oder die Bewertung der Ergebnisse beeinflusst wird. In einfach-blinden Studien wissen nur die Patienten nicht über ihre Zuordnung Bescheid, in doppel-blinden Studien bleibt die Zuordnung Patient und behandelndem Arzt verborgen. Die Verblindung von Ärzten und Patienten ist nicht immer durchführbar (z. B. beim Vergleich von chirurgischen mit medikamentösen Verfahren), wobei eine Verblindung der Endpunkt-Auswerter in der Regel möglich ist (→Bias).

Verdeckte Zuordnung (Concealment of Allocation)

Methodisches Verfahren zum Schutz vor Selektionsbias. Geheimhaltung der randomisierten Zuteilungsfolge zu Therapie- oder Kontrollgruppe bis zum Zeitpunkt des Studieneinschlusses und der Zuordnung des Patienten zu einer Studiengruppe (→Bias).

Vortest-Wahrscheinlichkeit einer Erkrankung (Pre-Test Probability)

Schätzung der Wahrscheinlichkeit für das Vorhandsein einer Erkrankung vor der Durchführung eines Tests. Sie beruht im Allgemeinen auf der →Prävalenz der Erkrankung in einem bestimmten Umfeld (z. B. Normalbevölkerung, Primär-, Sekundärversorgung, im Krankenhaus, in der eigenen Praxis). Sind diese Informationen nicht verfügbar, müssen sie gegebenenfalls geschätzt werden.

Wahrscheinlichkeitsverhältnis (Likelihood Ratio = LR)

Das Verhältnis der Wahrscheinlichkeit, dass ein positives (oder negatives) Testergebnis bei einer Person mit der Erkrankung auftritt, zur Wahrscheinlichkeit, dass dieses positive (oder negative) Testergebnis bei einer Person ohne diese Erkrankung auftritt. Die LR ermöglicht eine Aussage darüber, wie stark sich durch das Testergebnis die Wahrscheinlichkeit für oder gegen das Vorliegen einer Erkrankung ändert (→Nachtestwahrscheinlichkeit).

Abkürzungen

AR	absolutes Risiko
ARR	absolute Risikoreduktion
ARI	absolute Risikozunahme
CI	Konfidenzintervall
CCT	kontrollierte klinische Studie
HR	Hazard Ratio
NNH	Number needed to harm
NNT	Number needed to treat
NS	nicht signifikant
OR	Odds Ratio
p	p-Wert
RCT	randomisierte kontrollierte Studie
RR	relatives Risiko
RRI	relative Risikozunahme
RRR	relative Risikoreduktion
WMD	gewichteter Mittelwert der Differenz

Berechnung des Risikos

AR	= Zahl der (erwünschten oder unerwünschten) Ereignisse in einer Interventions- oder Kontrollgruppe / Zahl der Mitglieder dieser Gruppe
ARC	= AR in der Kontrollgruppe
ART	= AR in der Interventionsgruppe
ARR	= ARC – ART
RR	= ART/ARC = 1 – RRR
RRR	= (ARC – ART) / ARC = 1 – RR
NNT	= 1 / ARR

- Wenn das RR (oder die OR) 1 ist oder das CI 1 einschließt, gibt es keine signifikante Differenz zwischen Interventions- und Kontrollgruppe.
- Wenn das RR > 1 ist und das CI 1 nicht einschließt, sind Ereignisse in der Interventionsgruppe signifikant wahrscheinlicher als in der Kontrollgruppe.
- Wenn das RR < 1 ist und das CI 1 nicht einschließt, sind Ereignisse in der Interventionsgruppe signifikant unwahrscheinlicher als in der Kontrollgruppe.

Ein RR von 0,8 bedeutet eine RRR von 0,2; d. h. eine Reduktion des Risikos eines unerwünschten Outcomes in der Interventionsgruppe im Vergleich zur Kontrollgruppe um 20 %.

Die RRR ist bei unterschiedlichen absoluten Risiken meist konstant. Bei Personen mit hohem absoluten Risiko ist aber die ARR höher und die NNT niedriger.

Beispiel: Wenn das absolute Risiko einer Person für einen Schlaganfall, geschätzt nach ihrem Alter und anderen Risikofaktoren (s. Anhang 1), bei 25 % liegt und durch eine Behandlung auf 20 % reduziert wird, dann beträgt die absolute Risikoreduktion 25 % – 20 % = 5 % oder 0,05; die relative Risikoreduktion (25 % – 20 %) / 20 % = 20 % oder 0,2; die NNT 1 / 0,05 = 20. Bei einer zweiten Person, deren absolutes Risiko eines Schlaganfalls ohne Behandlung nur 2,5 % beträgt, bewirkt dieselbe Behandlung ebenfalls eine relative Risikoreduktion von 20 %, reduziert aber ihr absolutes Risiko eines Schlaganfalls nur auf 2 %, d. h. die absolute Risikoreduktion liegt nur bei 0,5 % und die NNT bei 200.

Angina pectoris, instabile

Suchdatum: November 2002

Madhu Natarajan

Frage **Welche Effekte haben unterschiedliche Behandlungsmethoden?**

Nutzen belegt

Azetylsalizylsäure[1]

Einer systematischen Übersicht zufolge senkt Azetylsalizylsäure im Vergleich zu Placebo das Risiko für Tod, Myokardinfarkt und Schlaganfall bei Patienten mit instabiler Angina pectoris. Die Belege lassen bei Azetylsalizylsäuredosen über 325 mg/d weder einen kardiovaskulären Zusatznutzen noch zusätzlichen Schaden erkennen.

Nutzen wahrscheinlich

Clopidogrel/Ticlopidin[2, 3]

Zwei RCTs zufolge senkt Clopidogrel oder Ticlopidin im Vergleich zu Placebo oder ausschließlich konventioneller Behandlung die Mortalität und Myokardinfarktrate. Eine RCT zeigte, dass Clopidogrel im Vergleich zu Placebo die 6–9-Monats-Inzidenz von größeren Blutungen, jedoch nicht von hämorrhagischen Schlaganfällen erhöht. Ticlopidin kann eine reversible Neutropenie verursachen. Diese Substanzen können bei Patienten, die gegen Azetylsalizylsäure allergisch sind, eine Alternative sein.

Direkte Thrombinhemmer[8, 9]

Einer systematischen Übersicht zufolge senkt eine einwöchige Therapie mit direkten Thrombinhemmern im Vergleich zu Heparin die 30-Tages-Inzidenz für Tod und Myokardinfarkt.

Intravenös verabreichte Glykoprotein-IIb/IIIa-Hemmer[4, 5]

Einer systematischen Übersicht zufolge senken Glykoprotein-IIb/IIIa-Hemmer verglichen mit Placebo Todesfälle und Myokardinfarkte, erhöhen jedoch das Risiko größerer Blutungskomplikationen.

Niedermolekulare Heparine[7, 8]

Eine systematische Übersicht bei Patienten unter Azetylsalizylsäure zeigte, dass zusätzlich verabreichtes niedermolekulares Heparin im Vergleich zu Placebo oder keiner Behandlung innerhalb der ersten 7 Tage nach Einsetzen der Symptome nicht zu einer Zunahme der Blutungskomplikationen führt. Jedoch stellte sich heraus, dass eine längerfristige Behandlung mit niedermolekularem Heparin verglichen mit Placebo die Inzidenz von Tod und Myokardinfarkt nicht signifikant senkt. Eine systematische Übersich zeigte hinsichtlich der Inzidenz von Tod oder Myokardinfarkt keinen signifikanten Unterschied zwischen niedermolekularem und unfraktioniertem Heparin. Die Langzeitbehandlung mit niedermolekularem Heparin erhöhte im Vergleich zu Placebo, nicht jedoch verglichen mit unfraktioniertem Heparin die Inzidenz größerer Blutungen.

Unfraktioniertes Heparin plus Azetylsalizylsäure[6, 7]

Eine systematische Übersicht ergab, dass unfraktioniertes Heparin in Ergänzung zu Azetylsalizylsäure bei Patienten mit instabiler Angina nach 1-wöchiger Behandlung die Inzidenz von Tod und Myokardinfarkt senkt. Eine zweite Übersicht fand hingegen nach 12 Wochen keinen signifikanten Effekt.

Wirksamkeit unbekannt

Betablocker, Nitrate[14–17]

Es fanden sich nur unzureichende Wirksamkeitsbelege für diese therapeutischen Maßnahmen bei Myokardinfarkt oder den Todesfallraten. RCTs zeigten jedoch, dass diese Interventionen Häufigkeit und Schweregrad von Thoraxschmerzen senken können.

Routinemäßige frühinvasive Behandlung[21–26]

In fünf RCTs wurde über verschiedene kombinierte Ergebnisse berichtet. Zwei RCTs ergaben, dass eine frühinvasive Behandlung im Vergleich zur konservativen Therapie die 6-Monats-Inzidenz von Tod und anderen Herzkomplikationen senkt. Die verbleibenden drei RCTs zeigten jedoch nach 12 oder mehr Monaten hinsichtlich der Inzidenz von Tod und Herzkomplikationen keinen signifikanten Unterschied zwischen frühinvasiver und konservativer Behandlung.

Nutzen unwahrscheinlich

Kalziumantagonisten[18]

Einer systematischen Übersicht zufolge senken Kalziumantagonisten verglichen mit Placebo oder Standardtherapie weder die Mortalität noch die Infarktrate. Beobachtungsstudien sprechen dafür, dass kurz wirksame Dihydropyridin-Kalziumantagonisten die Mortalität erhöhen können.

Warfarin[10–13]

Einer RCT zufolge senkt Warfarin als Zusatz zu Azetylsalizylsäure die 12-Wochen-Inzidenz von Herzereignissen und Tod. Vier RCTs zeigten jedoch nach 5 Monaten oder länger keinen signifikanten Effekt, und eine RCT ergab, dass Warfarin mit einer erhöhten Inzidenz größerer Blutungen einhergeht.

Unwirksamkeit oder Schädlichkeit wahrscheinlich

Oral verabreichte Glykoprotein-IIb/IIIa-Hemmer[5]

Einer systematischen Übersicht zufolge senken Glykoprotein-IIb/IIIa-Hemmer verglichen mit Azetylsalizylsäure die kombinierten Endpunkte Tod, Myokardinfarkt oder rezidivierende Ischämie nicht, sondern erhöhen mit oder ohne Azetylsalizylsäure die Häufigkeit von Blutungen.

Definition Die instabile Angina unterscheidet sich von der stabilen Angina, vom akuten Myokardinfarkt und von nicht kardial bedingten Schmerzen durch das Symptommuster (Schmerzen in Ruhe oder bei geringgradiger Aktivität), den Schweregrad der Symptome (kurzfristig zunehmende Intensität, Häufigkeit oder Dauer) und das Fehlen anhaltender ST-Hebungen im Ruhe-EKG. Die instabile Angina ist durch verschiedene klinische Muster charakterisiert, wie etwa „Ruheangina bis zu einer Woche Dauer", „sich bis zu mäßigen oder starken Schmerzen steigernde Angina", „über 24 Stunden anhaltende Postinfarkt-Angina".

Inzidenz/Prävalenz In industrialisierten Ländern beträgt die jährliche Inzidenz der instabilen Angina etwa 6 auf 10.000 Personen der Allgemeinbevölkerung.

Ätiologie/Risikofaktoren Die Risikofaktoren sind die gleichen wie bei anderen Manifestationen einer ischämischen Herzkrankheit: höheres Alter, vorangehende atheromatöse Herz-Kreislauf-Erkrankung, Diabetes mellitus, Zigarettenrauchen, Hypertonie, Hypercholesterinämie, männliches Geschlecht und ischämische Herzkrankheit in der Familienanamnese. Eine instabile Angina kann auch in Verbindung mit anderen Kreislauferkrankungen auftreten, z. B. mit Herzklappenschäden, Arrhythmien und Kardiomyopathie.

Prognose

Bei mit ASS behandelten Patienten beträgt die Inzidenz relevanter unerwünschter Ergebnisse (z. B. Tod, akuter Myokardinfarkt oder refraktäre Angina mit Indikation zur notfallmäßigen Revaskularisation) 5–10 % innerhalb der ersten 7 Tage und etwa 15 % nach 30 Tagen. Zwischen 5 % und 14 % der Patienten mit instabiler Angina sterben im ersten Jahr nach der Diagnose, wobei etwa die Hälfte der Todesfälle innerhalb von 4 Wochen nach der Diagnose eintritt. Es gibt keinen Einzelfaktor, der Patienten mit höherem Risiko für unerwünschte Komplikationen ausweist. Zu den Risikofaktoren gehören der Schweregrad des klinischen Bildes (z. B. Dauer des Schmerzes, Geschwindigkeit des Krankheitsverlaufs, Nachweis einer Herzinsuffizienz), anamnestische Faktoren (z. B. instabile Angina, akuter Myokardinfarkt oder Linksherzinsuffizienz in der Vorgeschichte), weitere klinische Variablen (z. B. Alter, Diabetes), EKG-Veränderungen (z. B. Ausprägung der ST-Senkung, tiefe T-Wellen-Inversion, passagere ST-Hebung), biochemische Variablen (z. B. Troponinspiegel) und Veränderungen des klinischen Zustands (z. B. rezidivierender Thoraxschmerz, stumme Ischämie, hämodynamische Labilität).

Literatur

1. Antiplatelet Trialists' Collaboration. Collaborative overview of randomised trials of antiplatelet therapy. I: Prevention of death, myocardial infarction, and stroke by prolonged antiplatelet therapy in various categories of patients. *BMJ* 1994;308:81–106. Search date 1990; primary sources Medline and Current Contents.
2. Yusuf S, Zhao F, Mehta S, et al. The Clopidogrel in Unstable angina to prevent Recurrent Events (CURE) trial. *N Engl J Med* 2001;345:494–502.
3. Balsano F, Rizzon P, Violi F, et al, and the Studio della Ticlopidina nell'Angina Instabile Group. Antiplatelet treatment with ticlopidine in unstable angina: a controlled multicentre clinical trial. *Circulation* 1990;82:17–26.
4. Bosch X, Marrugat J. Platelet glycoprotein IIb/IIIa blockers for percutaneous coronary revascularization, and unstable angina and non-ST-segment elevation myocardial infarction (Cochrane Review). In: The Cochrane Library, Issue 2, 2002. Oxford: Update Software. Search date 2001; primary sources Cochrane Library, Medline, Embase, reference lists of articles, medical internet sites, and hand searches of abstracts from cardiology congresses.
5. McDonagh MS, Bachmann LM, Golder S, et al. A rapid and systematic review of the clinical effectiveness and cost-effectiveness of glycoprotein IIb/IIIa antagonists in the medical management of unstable angina. *Health Technol Assess* 2000;4:1–95. Search date not stated; primary sources Cochrane Library, Embase, Medline, National Research Register, and various Internet and online resources.
6. Oler A, Whooley MA, Oler J, et al. Adding heparin to aspirin reduces the incidence of myocardial infarction and death in patients with unstable angina: a meta-analysis. *JAMA* 1996;276:811–815. Search date 1995; primary sources Medline, hand searches of reference lists, and consultation with experts.
7. Eikelboom JW, Anand SS, Malmberg K, et al. Unfractionated heparin and low molecular weight heparin in acute coronary syndrome without ST elevation: a meta-analysis. *Lancet* 2000;355:1936–1942. Search date not stated; primary sources Medline and Embase, reference lists of published papers, and experts canvassed for unpublished trials, and personal data.
8. Magee KD, Sevcik W, Moher D, et al. Low molecular weight heparins versus unfractionated heparin for acute coronary syndromes (Cochrane Review). In: The Cochrane Library, Issue 1, 2003. Oxford: Update Software. Search date 2000; primary sources Cochrane Controlled Trials Register, Medline, Embase, Cinahl, reference lists of articles, and pharmaceutical companies.
9. The Direct Thrombin Inhibitor Trialists' Collaborative Group. Direct thrombin inhibitors in acute coronary syndromes: principal results of a meta-analysis based on individual patients' data. *Lancet* 2002;359:294–302. Search date not stated; primary sources Medline, Embase, Cochrane Library, and conference abstracts and proceedings.
10. Cohen M, Adams PC, Parry G, et al. Combination antithrombotic therapy in unstable rest angina and non-Q-wave infarction in nonprior aspirin users. Primary end points analysis from the ATACS trial. Antithrombotic Therapy in Acute Coronary Syndromes Research Group. *Circulation* 1994;89:81–88.

11. Anand SS, Yusuf S, Pogue J, et al. Long-term oral anticoagulant therapy in patients with unstable angina or suspected non-Q-wave myocardial infarction: organization to assess strategies for ischaemic syndromes (OASIS) pilot study results. *Circulation* 1998;98:1064–1070.
12. OASIS Investigators. Effects of long-term, moderate-intensity oral anticoagulation in addition to aspirin in unstable angina. *J Am Coll Cardiol* 2001;37:475–484.
13. Hunyh T, Theroux P, Bogaty P, et al. Aspirin, warfarin, or the combination for secondary prevention of coronary events in patients with acute coronary syndromes and prior coronary artery bypass surgery. *Circulation* 2001;103:3069–3074.
14. Karlberg KE, Saldeen T, Wallin R, et al. Intravenous nitroglycerine reduces ischaemia in unstable angina pectoris: a double-blind placebo-controlled study. *J Intern Med* 1998;243:25–31.
15. Douchet S, Malekianpour M, Theroux P, et al. Randomized trial comparing intravenous nitroglycerin and heparin for treatment of unstable angina secondary or restenosis after coronary artery angioplasty. *Circulation* 2000;101:955–961.
16. HINT Research Group. Early treatment of unstable angina in the coronary care unit: a randomized, double blind, placebo controlled comparison of recurrent ischaemia in patients treated with nifedipine or metoprolol or both. *Br Heart J* 1986;56:400–413.
17. Gottlieb SO, Weisfeldt ML, Ouyang P, et al. Effect of the addition of propranolol to therapy with nifedipine for unstable angina pectoris: a randomized, double-blind, placebo-controlled trial. *Circulation* 1986;73:331–337.
18. Held PH, Yusuf S, Furberg CD. Calcium channel blockers in acute myocardial infarction and unstable angina: an overview. *BMJ* 1989;299:1187–1192. Search date not stated; primary sources not specified in detail.
19. Furberg CD, Psaty BM, Meyer JV. Nifedipine: dose-related increase in mortality in patients with coronary heart disease. *Circulation* 1995;92:1326–1331. Search date and primary sources not stated.
20. WHO-ISH Study. Ad hoc subcommittee of the liaison committee of the World Health Organization and the International Society of Hypertension: effects of calcium antagonists on the risks of coronary heart disease, cancer and bleeding. *J Hypertens* 1997:15:105–115.
21. FRISC II Investigators. Invasive compared with non-invasive treatment in unstable coronary-artery disease: FRISC II prospective randomised multicentre study. Fragmin and Fast Revascularisation during Instability in Coronary artery disease Investigators. *Lancet* 1999;354:694–695.
22. Cannon CP, Weintraub WS, Demopoulos LA, et al. Treat angina with Aggrastat and determine Cost of Therapy with an Invasive or Conservative Strategy (TACTICS). *New Engl J Med* 2001;344:1879–1887.
23. The TIMI IIIB Investigators. Effects of tissue plasminogen activator and a comparison of early invasive and conservative strategies in unstable angina and non-Q-wave myocardial infarction. Results of the TIMI IIIB trial. *Circulation* 1994;89:1545–1556.
24. Anderson V, Cannon CP, Stone PH, et al, for the TIMI IIIB Investigators. One-year results of the thrombolysis in myocardial infarction (TIMI) IIIB clinical trial: a randomized comparison of tissue-type plasminogen activator versus placebo and early invasive versus early conservative strategies in unstable angina and non-Q wave myocardial infarction. *J Am Coll Cardiol* 1995;26:1643–1650.
25. Boden WE, O'Rourke RA, Crawford MH, et al, for the VANQWISH Trial Investigators. Outcomes in patients with acute non-Q-wave myocardial infarction randomly assigned to an invasive as compared with a conservative management strategy. *N Engl J Med* 1998;338:1785–1792.
26. Fox KAA, Poole-Wilson PA, Henderson RA, et al. Interventional versus conservative treatment for patients with unstable angina or non-ST-elevation myocardial infarction; the British Heart Foundation RITA 3 randomised trial. *Lancet* 2002;360:743–751.

Kommentar

Franz Eberli

Die Vorbehandlung mit der Kombination Acetylsalicylsäure und Clopidogrel hat sich bei Hochrisikopatienten in der konservativen und interventionellen Behandlung des akuten Koronarsyndroms als vorteilhaft erwiesen. Ebenso führt die kombinierte Therapie Acetylsalicylsäure und Clopidogrel über neun Monate bei konservativ *und* bei perkutan revaskularisierten Patienten mit akutem Koronarsyndrom und hohem Risiko zu einem besseren Langzeitresultat.

Neuere Studien haben gezeigt, dass die Glykoprotein IIb/IIIa-Antagonisten ihren größten Wert im akuten Koronarsyndrom in der Kombination mit der perkutanen Intervention haben. In der konservativen, medikamentösen Therapie des akuten Koronarsyndroms haben sie keinen Platz mehr.

Angina pectoris, instabile

Drei Studien der neuen Ära haben den Wert der invasiven vs. der konservativen Therapie verglichen. Diese neuen Studien haben unwiderruflich belegt, dass ein früh invasives Vorgehen der konservativen Therapie beim akuten Koronarsyndrom ohne ST-Hebung überlegen ist. Diese drei Studien (FRISC-II, TACTICS-TIMI-18, RITA-3) ergaben alle einen Vorteil bezüglich der kombinierten Endpunkte Tod, Myokardinfarkt und erneute Ischämie innerhalb von 30 Tagen. Bei allen blieb im Langzeitverlauf das Resultat erhalten. Diese Studien und zusätzlich die ISAR-COOL-Studie haben zudem belegt, dass ein medikamentöses „Abkühlen" des akuten Koronarsyndroms über mehrere Tage keinen Vorteil bringt, sondern die Ereignisrate deutlich erhöht. Auf Grund dieser Studien wird die frühe perkutane Intervention unter dem Schutz der Glykoprotein IIb/IIIa-Antagonisten als eine Klasse 1-Indikation bei Patienten mit akutem Koronarsyndrom ohne ST-Hebung aufgeführt.

Angina pectoris, stabile

Suchdatum: Dezember 2003

Laurence O'Toole

Frage **Welche Effekte hat eine Langzeit-Monotherapie bei stabiler Angina pectoris?**

Nutzen wahrscheinlich (konsenbasiert)

Betablocker[13, 22–26]

Einer kleinen RCT zufolge besteht nach 6 Monaten in Bezug auf die Häufigkeit einer Angina oder die Belastungsdauer kein signifikanter Unterschied zwischen einem Betablocker (Propanolol) und Placebo. Unter Umständen fehlte es dieser Studie jedoch an Aussagekraft, um einen klinisch bedeutsamen Unterschied zwischen den Gruppen aufzudecken. Es herrscht Übereinstimmung dahingehend, dass Betablocker in der Behandlung der Symptome einer stabilen Angina wirksam sind. RCTs zufolge besteht weder hinsichtlich der Häufigkeit von Anginaattacken, der Belastungsdauer und der Mortalität noch in Bezug auf nicht tödliche kardiovaskuläre Ereignisse nach 6 Monaten bis zu 3 Jahren ein signifikanter Unterschied zwischen Betablockern und Kalziumantagonisten. Unter Umständen fehlte es diesen Studien jedoch an Aussagekraft, um klinisch bedeutsame Unterschiede zwischen den Gruppen aufzudecken. Eine RCT ergab auch bezüglich der Lebensqualität keinen signifikanten Unterschied zwischen Betablockern und Kalziumantagonisten.

Kalziumantagonisten[22, 23, 27]

Einer kleinen RCT zufolge besteht hinsichtlich der Häufigkeit von Anginaattacken kein signifikanter Unterschied zwischen Bepridil und Placebo. Es zeigte sich, dass Bepridil im Vergleich zu Placebo nach 6 Monaten die Belastungsdauer verlängert. Konsens herrscht dahingehend, dass Betablocker in der Behandlung der Symptome einer stabilen Angina wirksam sind. RCTs zufolge besteht weder hinsichtlich der Häufigkeit von Anginaattacken, der Belastungsdauer und der Mortalität noch in Bezug auf nicht tödliche kardiovaskuläre Ereignisse nach 6 Monaten bis zu 3 Jahren ein signifikanter Unterschied zwischen Kalziumantagonisten und Betablockern. Unter Umständen fehlte es diesen Studien jedoch an Aussagekraft, um klinisch bedeutsame Unterschiede zwischen den Gruppen aufzudecken. Eine RCT ergab auch bezüglich der Lebensqualität keinen signifikanten Unterschied zwischen Kalziumantagonisten und Betablockern. Einer RCT zufolge besteht bezüglich der Häufigkeit von Anginaattacken und der Lebensqualität kein signifikanter Unterschied zwischen Amlodipin und Isosorbidmononitrat. Es zeigte sich, dass Amlodipin im Vergleich zu Isosorbidmononitrat nach 6 Monaten die Belastungsdauer erhöht. Der RCT zufolge kommt es unter Amlodipin häufiger zu peripheren Ödemen als unter Isosorbidmononitrat, während unter letzterem häufiger Kopfschmerzen auftreten.

Nitrate[27]

Es fanden sich keine RCTs, in denen eine Langzeit-Monotherapie mit Nitraten bei stabiler Angina mit Placebo verglichen wurde. Es herrscht jedoch Übereinstimmung dahingehend, dass Nitrate in der Behandlung der Symptome einer stabilen Angina wirksam sind. Einer RCT zufolge besteht bezüglich der Häufigkeit von Anginaattacken und der Lebensqualität kein signifikanter Unterschied zwischen Isosorbidmononitrat und Amlodipin. Es zeigte sich, dass Amlodipin im Vergleich zu Isosorbidmononitrat nach 6 Monaten die Belastungsdauer erhöht. Der RCT zufolge kommt es unter Amlodipin häufiger zu peripheren Ödemen als unter Isosorbidmononitrat, während unter letzterem häufiger Kopfschmerzen auftreten.

Kaliumkanalöffner

Es fanden sich keine RCTs über die Wirkungen einer Langzeit-Monotherapie mit Kaliumkanalöffnern bei stabiler Angina. Es herrscht jedoch Übereistimmung dahingehend, dass Kaliumkanalöffner in der Behandlung der Symptome einer stabilen Angina wirksam sind.

Definition

Angina pectoris, oft einfach Angina genannt, ist ein klinisches Syndrom, gekennzeichnet durch Beschwerden im Thorax sowie in Schulter, Rücken, Arm oder Kiefer.[1] Gewöhhnlich wird sie durch eine Atherosklerose der Koronararterien verursacht. Zu den selteneren Ursachen gehören eine Erkrankung der Herzklappen, eine hypertrophe Kardiomyopathie, eine nicht beherrschte Hypertonie sowie ein nicht mit der Atherosklerose verbundener Vasospasmus bzw. eine Funktionsstörung des Endothels. Die Differenzialdiagnostik der Angina beinhaltet nicht kardial bedingte Erkrankungen der Thoraxwand, des Ösophagus und der Lunge. Eine Angina kann als stabil oder instabil klassifiziert werden. Die **stabile Angina pectoris** ist definiert durch regelmäßige oder vorhersagbare Anginasymptome, die über mehr als 2 Monate hinweg auftreten. Die Symptome sind vorübergehender Natur, werden typischerweise durch Belastung hervorgerufen und durch Ruhe oder Nitroglycerin gelindert. Weitere Auslöser sind kalte Witterung, Essen oder seelisches Leid. Dieses Kapitel handelt speziell von der durch koronare Atherosklerose verursachten stabilen Angina. Eine **instabile Angina pectoris** wird diagnostiziert bei einer raschen Abnahme der körperlichen Belastbarkeit oder bei Episoden von Ruheschmerz. Dies geht gewöhnlich mit Instabilität der atherosklerotischen Plaques einher und sollte wegen des u. U. folgenden Herzinfarkts und Todes als medizinischer Notfall behandelt werden, der gewöhnlich die stationäre Aufnahme erfordert.

Inzidenz/ Prävalenz

Die Prävalenz der stabilen Angina ist noch immer unklar.[1–2] Schätzungen aus epidemiologischen Studien in Großbritannien zufolge hatten 6–16 % der Männer und 3–10 % der Frauen im Alter von 65–74 Jahren schon einmal Angina pectoris.[3–5] In Großbritannien sucht jährlich etwa 1 % der Bevölkerung auf Grund von Symptomen einer Angina den Allgemeinarzt auf[4], und 23000 Personen gehen jährlich zum ersten Mal mit Angina-Symptomen zum Hausarzt.[6] In diesen Studien wurde nicht zwischen stabiler und instabiler Angina pectoris unterschieden.[3–6]

Ätiologie/ Risikofaktoren

Eine stabile Angina als Folge eines Koronarleidens ist gekennzeichnet durch fokale atherosklerotische Plaques in der Intima der epikardialen Koronararterie. Die Plaques engen das Koronarlumen ein und können den Blutstrom zum Myokard einschränken, vor allem in Phasen erhöhten myokardialen Sauerstoffbedarfs. Die wesentlichen zur Entwicklung einer stabilen Angina führenden Risikofaktoren gleichen denen, die zur koronaren Herzkrankheit prädisponieren. Zu den Risikofaktoren gehören zunehmendes Alter, männliches Geschlecht, Übergewicht, Hypertonie, erhöhter Serum-Cholesterinspiegel, Rauchen und relative körperliche Inaktivität.[7]

Prognose

Eine stabile Angina ist Marker für eine ihr zu Grunde liegende koronare Herzkrankheit, die in Großbritannien für einen von vier Todesfällen verantwortlich ist.[8] Bei Menschen mit Angina kommt es 2–5 Mal häufiger als bei Personen ohne Angina auch zu weiteren Erscheinungen einer koronaren Herzkrankheit.[7, 9] Eine bevölkerungsbasierte Studie an 7100 Männern im Alter von 51–59 Jahren bei Studienbeginn ergab bei Personen, die bei der Eingangsuntersuchung eine Angina hatten, eine höhere Mortalität als bei Personen ohne anamnestisch bekannte koronare Herzkrankheit (16-Jahres-Überlebensrate: 53 % mit Angina vs. 72 % ohne koronare Herzkrankheit vs. 34 % mit anamnestisch bekanntem Myokardinfarkt).[10] Bei klinischen Studien an Patienten mit stabiler Angina besteht die Tendenz zur Aufnahme von Teilnehmern, bei denen eine koronare Revaskularisation nicht für nötig erachtet wird, und diese haben mit einer jährlichen Mortalität von 1–2 % und einer jährlichen Rate nicht tödlicher Myokardinfarkte von 2–3 % eine bessere Prognose.[11–14] Zu den Merkmalen, die für eine schlechte Prognose sprechen, gehören: schwerere Symptome, männliches Geschlecht,[15] abnormes Ruhe-EKG[16] (bei etwa 50 % der Patienten mit Angina vorhanden[17]), vorangegangener Myokardinfarkt[10, 18], linksventrikuläre Funktionsstörung[19], im Belastungstest leicht hervorzurufende oder ausgedehnte Koronarischämie (vorhanden bei etwa einem Drittel der wegen stabiler Angina stationär aufgenommenen Patienten) sowie eine signifikante Stenose aller drei großen Koronararterien oder der A. coronaria sinistra[6, 19]. Zusätzlich haben die koronaren Standardrisikofaktoren eine kontinuierliche schädigende Wirkung auf die Prognose von Patienten mit stabiler Angina.[9, 20, 21] Die Kontrolle dieser Risikofaktoren wird im *Clinical-Evidence*-Kapitel über die Sekundärprävention ischämischer kardialer Ereignisse besprochen (nur über Internet zugänglich.)

Literatur

1. Gibbons RJ, Abrams J, Chatterjee K, et al. ACC/AHA 2002 guideline update for the management of patients with chronic stable angina: a report of the American College of Cardiology/American Heart Association Task Force on Practice Guidelines (Committee to Update the 1999 Guidelines for the management of Patients with Chronic Stable Angina). 2002. Available at http://www.acc.org/clinical/guidelines/stable/stable.pdf (last accessed 12 January 2005).
2. Martin RM, Hemingway H, Gunnell D, et al. Population need for coronary revascularisation: are national targets for England credible? Heart 2002;88:627–633.
3. Joint Health Surveys Unit. Health survey for England 1998. The Stationery Office: London, 1999.
4. Royal College of General Practitioners, the Office of Population Censuses and Surveys and the Department of Health. Morbidity statistics from general practice: fourth national study 1991–1992. HMSO: London, 1995.
5. Gill D, Mayou R, Dawes M, et al. Presentation, management and course of angina and suspected angina in primary care. J Psychosom Res 1999;46:349–358.
6. Gandhi MM, Lampe FC, Wood DA. Incidence, clinical characteristics, and short-term prognosis of angina pectoris. Br Heart J 1995;73:193–198.
7. Dawber TR. The Framingham study. The epidemiology of atherosclerotic disease. Cambridge, MA: Harvard University Press, 1980.
8. Office for National Statistics. Social trends 27. The Stationery Office: London, 1997.
9. Sigurdsson E, Sigfusson N, Agnarsson U, et al. Long-term prognosis of different forms of coronary heart disease: the Reykjavik Study. Int J Epidemiol 1995;24:58–68.
10. Rosengren A, Wilhelmsen L, Hagman M, et al. Natural history of myocardial infarction and angina pectoris in a general population sample of middle aged men: a 16-year follow-up of the Primary Prevention Study, Goteborg, Sweden. J Intern Med 1998;244:495–505.
11. CASS Principle Investigators and their Associates. Coronary Artery Surgery Study (CASS): a randomised trial of coronary artery bypass surgery. Survival data. Circulation 1983;68:939–950.
12. Brunelli C, Cristofani R, L'Abbate A. Long-term survival in medically treated patients with ischaemic heart disease and prognostic importance of clinical and echocardiographic data. Eur Heart J 1989;10:292–303.
13. Dargie HJ, Ford I, Fox KM. Total Ischaemic Burden European Trial (TIBET). Effects of ischaemia and treatment with atenolol, nifedipine SR and their combination on outcome in patients with chronic stable angina. Eur Heart J 1996;17:104–112.
14. The IONA study group. Effect of nicorandil on coronary events in patients with stable angina: the Impact Of Nicorandil in Angina (IONA) randomised trial. Lancet 2002;359:1269–1275. [Erratum in: Lancet 2002;360:806]
15. Murabito JM, Evans JC, Larson MG, et al. Prognosis after the onset of coronary heart disease. An investigation of differences in outcome between sexes according to initial coronary disease presentation. Circulation 1993;88:2548–2555.

16. Hammermeister KE, DeRouen TA, Dodge HT. Variable predictors of survival in patients with coronary artery disease. Selection by univariate and multivariate analyses from clinical, electrocardiographic, exercise, arteriographic, and quantitative evaluation. Circulation 1979;59:421–430.
17. Connolly DC, Elveback LR, Oxman HA. Coronary heart disease in Residents of Rochester, Minnesota. IV. Prognostic value of the resting electrocardiogram at the time of diagnosis of angina pectoris. Mayo Clin Proc 1984;59:247–250.
18. Bluck WJ Jr, Crumpacker EL, Dry TJ, et al. Prognosis of angina pectoris: observations in 6882 cases. JAMA 1952;150(4):259–264.
19. Mock MB, Ringqvist I, Fisher LD, et al. Survival of medically treated patients in the Coronary Artery Surgery Study (CASS) registry. Circulation 1982;66:562–568.
20. Hagman M, Wilhelmsen L, Pennert K, et al. Factors of importance for prognosis in men with stable angina pectoris derived from a random population sample. The Multifactor Primary Prevention Trial, Gothenburg, Sweden. Am J Cardiol 1988;61:530–535.
21. Rosengren A, Hagman M, Wedel H, et al. Serum cholesterol and long-term prognosis in middle-aged men with myocardial infarction and angina pectoris. A 16-year follow-up of the Primary Prevention Study in Goteborg, Sweden. Eur Heart J 1997;18:754–761.
22. Schulpher M, Petticrew M, Kelland JL, et al. Resource allocation in chronic stable angina: a systematic review of the effectiveness, costs and cost-effectiveness of alternative interventions. Health Technol Assess 1998;2:i–iv,1–176.
23. Destors JM, Boissel JP, Philippon AM, et al. Controlled clinical trial of bepridil, propranolol and placebo in the treatment of exercise induced angina pectoris. Fundam Clin Pharmacol 1989;3:597–611.
24. Singh S. Long-term double-blind evaluation of amlodipine and nadolol in patients with stable exertional angina pectoris. Clin Cardiol 1993;16:54–58.
25. Vliegen HW, van der Wall EE, Niemeyer MG, et al. Long-term efficacy of diltiazem controlled release versus metoprolol in patients with stable angina pectoris. J Cardiovasc Pharmacol 1991;18(suppl 9):S55–S60.
26. Rehnqvist N, Hjemdahl P, Billing E, et al. Effects of metoprolol vs verapamil in patients with stable angina pectoris: the Angina Prognosis Study in Stockholm (APSIS). Eur Heart J 1996;17:76–81. [Erratum in: Eur Heart J 1996;17:483]
27. Hall R, Chong C. A double-blind parallel-group study of amlodipine versus long-acting nitrate in the management of elderly patients with stable angina. Cardiology 2001;96:72–77.

Kommentar

Peter Rickenbacher

Trotz limitierter Evidenz aus RCTs besteht ein Konsens, dass Betablocker, Kalziumantagonisten, Nitrate und Kaliumkanalöffner in der Behandlung der Symptome einer stabilen Angina pectoris wirksam sind. Diverse Vergleichsstudien konnten nicht zeigen, dass einzelne dieser Substanzklassen eine bessere antianginöse Wirksamkeit aufweisen als andere (1).
In internationalen Richtlinien werden Betablocker als Medikamente der ersten Wahl zur Behandlung der chronischen stabilen Angina pectoris zumindest bei Patienten nach Myokardinfarkt und/oder mit eingeschränkter linksventrikulärer Funktion empfohlen, falls keine Kontraindikationen vorliegen (2, 3). Diese Empfehlungen basieren auf RCTs, welche eine signifikante Senkung von Mortalität und Morbidität unter Betablockade nach Myokardinfarkt und bei Herzinsuffizienz zeigen konnten.
Nitroglyzerin als Kapsel oder Spray sublingual ist wirksam zur Coupierung akuter Angina-pectoris-Anfälle.
Die antianginöse Therapie wird ergänzt durch sekundärpräventive Maßnahmen, welche in einem separaten Kapitel aufgeführt sind.

1. Heidenreich PA, McDonald KM, Hastie T, et al. Meta-analysis of trials comparing betablockers, calcium antagonists, and nitrates for stable angina. JAMA 1999;281:1927–36.
2. Task Force of the European Society of Cardiology. Management of stable angina pectoris. Eur Heart J 1997;18:394–413.
3. Gibbons RJ, Abrams J, Chatterjee K, et al. ACC/AHA 2002 guideline update for the management of patients with chronic stable angina – summary article. Circulation 2003; 107: 149–158.

Herzinsuffizienz

Suchdatum: Februar 2004

Robert McKelvie

Frage **Welche Effekte haben nicht medikamentöse Behandlungsmethoden?**

Nutzen wahrscheinlich

Körperliches Training[24]

Einer systematischen Übersicht zufolge verbessert körperliches Training im Vergleich zur üblichen Versorgung die Raten der Todesfälle und der Hospitalisierungen.

Multidisziplinäre Interventionen (Schulung und Beratung)[14–23]

Einer systematischen Übersicht zufolge verringern multidisziplinäre Programme im Vergleich zur üblichen Versorgung die Häufigkeit stationärer Aufnahmen, senken jedoch die Mortalität nicht signifikant. Der Übersicht zufolge haben telefonischer Kontakt zum Patienten plus verbesserte Koordination der Primärversorgung keinen signifikanten Effekt auf die Rate stationärer Aufnahmen. Zwei darin eingeschlossenen RCTs zufolge senkt häusliche Unterstützung im Vergleich zur üblichen Versorgung nach 3–6 Jahren die Inzidenz kardiovaskulärer Komplikationen. Nachfolgende RCTs ergaben, dass Schulung und von Pflegepersonen geführte Unterstützung sowie multidisziplinäre Programme nach 12 Wochen bis zu einem Jahr die Rate der Todesfälle und Neueinweisungen senken und die Lebensqualität erhöhen.

Frage **Welche Effekte haben medikamentöse und invasive Behandlungsmethoden?**

Nutzen belegt

ACE-Hemmer[25–29, 68–71]

Systematischen Übersichten und RCTs zufolge senken ACE-Hemmer im Vergleich zu Placebo die ischämischen Komplikationen, die Mortalität sowie die Rate der durch Herzinsuffizienz bedingten stationären Einweisungen. Die relativen Vorteile sind bei verschiedenen Patientengruppen ähnlich, absolute Vorteile sind jedoch bei schwerer Herzinsuffizienz größer.

Angiotensin-II-Rezeptor-Blocker[30–32]

Eine systematische Übersicht und eine nachfolgende RCT lieferten Belege dafür, dass Angiotensin-II-Rezeptor-Blocker bei Patienten mit Herzinsuffizienz der NYHA-Stadien I bis IV im Vergleich zu Placebo die Mortalität und die Rate stationärer Einweisungen senken und eine wirksame Alternative bei Patienten darstellen, die ACE-Hemmer nicht vertragen. Einer systematischen Übersicht zufolge besteht hinsichtlich der Mortalität aller Ursachen und der Rate stationärer Einweisungen kein signifikanter Unterschied zwischen Angiotensin-Rezeptor-Blockern und ACE-Hemmern. Eine systematische Übersicht und eine nachfolgende RCT zeigten, dass Angiotensin-II-Rezeptor-Blocker plus ACE-Hemmer im Vergleich zur alleinigen Gabe von ACE-Hemmern die kardiovaskulär bedingte Mortalität und die Rate der Einweisungen wegen Herzinsuffizienz verringern. Effekte bezüglich der Mortalität aller Ursachen bleiben jedoch ungewiss.

Herzinsuffizienz

Betablocker[39–46]

Systematischen Übersichten zufolge gibt es zuverlässige Belege für die signifikante Verringerung von Mortalität bzw. Klinikaufnahmen durch Kombinationstherapie mit ACE-Hemmern und Betablockern bei Patienten mit Symptomen einer Herzinsuffizienz jeglichen Schweregrades. Begrenzten Hinweisen aus der Subgruppenanalyse einer RCT zufolge besteht bei Menschen afrikanischer Abstammung keine signifikante Wirkung auf die Mortalität.

Digoxin (verbessert den Krankheitsschweregrad von Patienten, die bereits Diuretika und ACE-Hemmer erhalten)[33, 34]

Einer systematischen Übersicht zufolge verringert Digoxin im Vergleich zu Placebo die klinische Verschlechterung einer Herzinsuffizienz bei herzinsuffizienten Patienten im Sinusrhythmus. Einer großen RCT an mit Diuretika und ACE-Hemmern behandelten Patienten zufolge senkt Digoxin im Vergleich zu Placebo signifikant die Häufigkeit der stationären Aufnahme wegen Verschlechterung der Herzinsuffizienz 37 Monate nach Studienbeginn. Hinsichtlich der Mortalität zeigte sich jedoch kein signifikanter Unterschied zwischen den Gruppen.

Nutzen wahrscheinlich

Eplerenon (bei Patienten mit Myokardinfarkt, kompliziert durch eine bereits behandelte linksventrikuläre Funktionsstörung und Herzinsuffizienz)[52]

Eine große RCT bei Patienten mit kürzlich abgelaufenem Myokardinfarkt, kompliziert durch eine Funktionsstörung des linken Ventrikels und klinische Herzinsuffizienz, die sich bereits in medizinischer Behandlung (ACE-Hemmer, Angiotensin-Rezeptor-Blocker, Diuretika, Betablocker oder koronare Reperfusion) befanden, zeigte, dass zusätzlich veabreichtes Eplerenon (ein Aldosteron-Rezeptor-Antagonist) verglichen mit zusätzlich veabreichtem Placebo die Mortalität senkt.

Implantierbare Defibrillatoren (bei stark arrhythmiegefährdeten Patienten)[55–60]

Eine RCT ergab gute Belege dafür, dass ein implantierbarer Defibrillator die Mortalität bei Personen mit Herzinsuffizienz, die eine fast tödliche ventrikuläre Arrhythmie erlebt haben, senkt. Zwei RCTs zufolge senken implantierbare Defibrillatoren bei Personen mit Herzinsuffizienz und hohem Arrhythmierisiko im Vergleich zur konservativen Behandlung die Mortalität

Spironolacton bei schwerer Herzinsuffizienz[51]

Einer großen RCT an Patienten mit schwerer Herzinsuffizienz unter Therapie mit Diuretika, ACE-Hemmern und Digoxin zufolge senkt die zusätzliche Gabe von Spironolacton im Vergleich zu zusätzlich verabreichtem Placebo signifikant die 2-Jahres-Mortalität.

Wirksamkeit unbekannt

Amiodaron[53–54]

Systematischen Übersichten zufolge existieren nur Belege von schwacher Aussagekraft dafür, dass Amiodaron im Vergleich zu Placebo die Mortalität senken kann. Wir waren jedoch nicht in der Lage, aussagefähige Schlussfolgerungen hinsichtlich der Effekte von Amiodaron bei herzinsuffizienten Personen zu ziehen.

Antikoagulation[61–63]

Einem vorläufigen Bericht aus einer RCT zufolge besteht nach 27 Monaten für die kombinierten Behandlungsergebnisse Tod, Myokardinfarkt und Schlaganfall kein signifikanter Unterschied zwischen Warfarin und keiner antithrombotischen Behandlung bzw. zwischen Warfarin und Azetylsalizylsäure. Unter Umständen fehlte es der Studie jedoch an Aussagekraft, um einen klinisch bedeutsamen Unterschied aufzudecken.

Thrombozytenaggregationshemmer[61–63, 65–67]

Einem vorläufigen Bericht aus einer RCT zufolge besteht nach 27 Monaten für die kombinierten Behandlungsergebnisse Tod, Myokardinfarkt und Schlaganfall kein signifikanter Unterschied zwischen Azetylsalizylsäure und keiner antithrombotischen Behandlung bzw. zwischen Azetylsalizylsäure und Warfarin. Unter Umständen fehlte es der Studie jedoch an Aussagekraft, um einen klinisch bedeutsamen Unterschied aufzudecken.

Nutzen unwahrscheinlich

Kalziumantagonisten[10, 48–50]

Eine systematische Übersicht ergab hinsichtlich der Mortalität keinen signifikanten Unterschied zwischen Dihydropyridin-Kalziumantagonisten der 2. Generation und Placebo. Auch in RCTs, in denen andere Kalziumantagonisten mit Placebo verglichen wurden, fand sich kein Beleg für einen Nutzen.

Unwirksamkeit oder Schädlichkeit wahrscheinlich

Antiarrhythmika außer Amiodaron

Aus einer systematischen Übersicht zur Behandlung nach Myokardinfarkt ließen sich Belege ableiten, denen zufolge andere Antiarrhythmika mit Ausnahme von Betablockern u. U. die Mortalität bei Patienten mit Herzinsuffizienz erhöht haben.

Positiv inotrope Substanzen (Ibopamin, Milrinon, Vesnarinon)[10, 35–38]

RCTs bei Patienten mit Herzinsuffizienz ergaben, dass positiv inotrope Substanzen mit Ausnahme von Digoxin (Ibopamin, Milrinon und Vesnarinon) im Vergleich zu Placebo die Mortalität über 6–11 Monate erhöhen. Eine systematische Übersicht von Patienten mit Herzinsuffizienz zeigte hinsichtlich eines Anstiegs der Mortalität keinen signifikanten Unterschied zwischen i.v. verabreichten, adrenerg wirkenden positiv inotropen Substanzen und Placebo oder Kontrollpersonen. Es fanden sich nur unzureichende Daten, um festzustellen, ob sich die Symptome bessern. Die Studie lässt vermuten, dass der Einsatz dieser Substanzen unsicher ist.

Frage **Welche Effekte haben Behandlungsmethoden bei diastolischer Herzinsuffizienz?**

Nutzen belegt

Angiotensin-II-Rezeptor-Blocker[30–32]

Einer RCT zufolge senkt Candesartan, ein Angiotensin-II-Rezeptor-Blocker, im Vergleich zu Placebo den kombinierten Endpunkt kardiovaskulär bedingter Tod und stationäre Aufnahme wegen Herzinsuffizienz, auch wenn der Unterschied nicht signifikant ist. Hinsichtlich des kardiovaskulär bedingten Todes zeigte sich zwischen den beiden Gruppen kein signifikanter Unterschied, jedoch fand sich, dass Candesartan verglichen mit Placebo die Rate stationärer Aufnahmen senkt.

Wirksamkeit unbekannt

Andere Behandlungsformen

Es fanden sich keine RCTs, in denen die Effekte anderer Behandlungsmethoden bei Patienten mit diastolischer Herzinsuffizienz untersucht wurden.

Definition Herzinsuffizienz tritt ein, wenn das Herz infolge von Funktionsstörungen nicht mehr in der Lage ist, bei normalem Füllungsdruck eine den Anforderungen des Stoffwechsels entsprechende Menge Blut zu pumpen. Zu den klinischen Charakteristika der Herzinsuffizienz gehören Atemnot, Belastungsintoleranz, Flüssigkeitsretention und eine schlechte Überlebensrate. Herzinsuffizienz kann durch systolische oder diastolische Funktionsstörung verursacht werden und geht mit neurohormonalen Veränderungen einher.[1] Die linksventrikuläre systolische Dysfunktion (LVSD) wird als linksventrikuläre Ejektionsfraktion von weniger als 0,40 definiert und kann symptomatisch oder asymptomatisch sein. Definition und Diagnose der diastolischen Herzinsuffizienz können schwierig sein. Kürzlich vorgeschlagene Kriterien umfassen: (1) den klinischen Nachweis einer Herzinsuffizienz, (2) eine normale oder nur leicht anomale LVSD und (3) den Nachweis von anomaler linksventrikulären Relaxation, Füllung, diastolischer Dehnbarkeit oder diastolischer Steifheit.[2] Die Beurteilung einiger dieser Kriterien ist jedoch nicht standardisiert.

Inzidenz/ Prävalenz

Sowohl Inzidenz als auch Prävalenz der Herzinsuffizienz steigen mit dem Alter an. Studien zur Herzinsuffizienz in den USA und in Europa ergaben, dass die Inzidenz unter 65 Jahren 100/100.000/Jahr für Männer und 40/100.000/Jahr für Frauen beträgt. Über 65 Jahre beträgt die Inzidenz jährlich 1100/100.000/Jahr für Männer bzw. 500/100.000/Jahr für Frauen.[3] Unter 65 Jahren beträgt die Prävalenz jeweils 0,1 % für Männer bzw. Frauen, über 65 Jahren liegt sie bei 4 bzw. 3 % für Männer bzw. Frauen. Die Prävalenz der asymptomatischen LVSD beträgt 3 % in der Allgemeinbevölkerung.[4–6] Das Durchschnittsalter von Personen mit asymptomatischer LVSF ist niedriger als bei Symptomträgern. Sowohl die Herzinsuffizienz als auch die asymptomatische LVSD kommen beim Mann häufiger vor.[4–6] Die Prävalenz der diastolischen Herzinsuffizienz ist bei nicht hospitalisierten Patienten unbekannt. Die Prävalenz der Herzinsuffizienz bei erhaltener systolischer Funktion unter hospitalisierten Patienten mit klinischer Herzinsuffizienz schwankt zwischen 13 % und 74 %.[7, 8] Weniger als 15 % der herzinsuffizienten Patienten unter 65 Jahren haben eine normale systolische Funktion, während die Prävalenz über 65 Jahre etwa 40 % beträgt.[7]

Ätiologie/ Risikofaktoren

Die häufigste Ursache einer Herzinsuffizienz ist die koronare Herzkrankheit.[3] Weitere häufige Ursachen sind Hypertonie und dilatative dekompensierte Kardiomyopathie. Auch unabhängig von einer Hypertonie bleibt eine Hypertrophie des linken Ventrikels ein Risikofaktor für das Entstehen einer Herzinsuffizienz. Weitere Risikofaktoren sind Zigarettenrauchen, Hyperlipidämie und Diabetes mellitus.[4] Die üblichen Ursachen einer linksventrikulären diastolischen Funktionsstörung sind eine Koronarerkrankung und die systemische Hypertonie. Weitere Ursachen sind die hypertrophe Kardiomyopathie, konstriktive oder infiltrative Kardiomyopathien und Herzklappenerkrankungen.[8]

Prognose

Die Prognose der Herzinsuffizienz ist schlecht, und die 5-Jahres-Mortalität schwankt zwischen 26 % und 75 %.[3] Bis zu 16 % der Patienten, die wegen einer Herzinsuffizienz in eine Klinik eingewiesen wurden, werden innerhalb von 6 Monaten abermals stationär aufgenommen. In den USA ist die Herzinsuffizienz die führende Ursache von Klinikeinweisungen bei Personen über 65 Jahre.[3] Bei Patienten mit Herzinsuffizienz erhöht ein erneuter Myokardinfarkt das Sterberisiko (RR 7,8; 95 %-CI 6,9–8,8). Etwa einem Drittel aller Todesfälle bei Patienten mit Herzinsuffizienz geht eine größere ischämische Komplikation voraus.[9] Der überwiegend durch ventrikuläre Arrhythmien verursachte plötzliche Herztod ist verantwortlich für 25–50 % aller Todesfälle und die häufigste Todesursache bei Herzinsuffizienz.[10] Das Vorliegen einer asymptomatischen LVSD erhöht das Risiko für eine kardiovaskuläre Komplikation. Eine große Präventionsstudie ergab, dass pro 5 %iger Senkung der Ejektionsfraktion die relativen Risiken (RR) ansteigen, und zwar für die Mortalität auf 1,20 (95 %-CI 1,13–1,29). Für die stationäre Aufnahme wegen Herzinsuffizienz betrug das relative Risiko 1,28 (95 %-CI 1,18–1,38) und für die Herzinsuffizienz 1,20 (95 %-CI 1,13–1,26).[4] Die jährliche Mortalitätsrate von Patienten mit diastolischer Herzinsuffizienz variiert in Beobachtungsstudien (1,3–17,5 %).[7] Zu den Gründen für diese Schwankung gehören das Alter, das Vorliegen einer Koronarerkrankung und Abweichungen im Partitionswert, der zur Definition einer anomalen systolischen Ventrikelfunktion verwandt wurde. Die jährliche Mortalität bei der linksventrikulären diastolischen Funktionsstörung ist niedriger als bei systolischer Funktionsstörung.[11]

Literatur

1. Poole-Wilson PA. History, definition, and classification of heart failure. In: Poole-Wilson PA, Colucci WS, Massie BM, et al, eds. *Heart failure. Scientific principles and clinical practice.* London: Churchill Livingston, 1997:269–277.
2. Working Group Report. How to diagnose diastolic heart failure: European Study Group on Diastolic Heart Failure. *Eur Heart J* 1998;19:990–1003.
3. Cowie MR, Mosterd A, Wood DA, et al. The epidemiology of heart failure. *Eur Heart J* 1997;18:208–225.
4. McKelvie RS, Benedict CR, Yusuf S. Prevention of congestive heart failure and management of asymptomatic left ventricular dysfunction. *BMJ* 1999;318:1400–1402.
5. Bröckel U, Hense HW, Museholl M. Prevalence of left ventricular dysfunction in the general population [abstract]. *J Am Coll Cardiol* 1996;27(suppl A):25.
6. Mosterd A, deBruijne MC, Hoes A. Usefulness of echocardiography in detecting left ventricular dysfunction in population-based studies (the Rotterdam study). *Am J Cardiol* 1997;79;103–104.
7. Vasan RS, Benjamin EJ, Levy D. Congestive heart failure with normal left ventricular systolic function. *Arch Intern Med* 1996;156:146–157.
8. Davie AP, Francis CM, Caruana L, et al. The prevalence of left ventricular diastolic filling abnormalities in patients with suspected heart failure. *Eur Heart J* 1997;18:981–984.
9. Yusuf S, Pepine CJ, Garces C, et al. Effect of enalapril on myocardial infarction and unstable angina in patients with low ejection fractions. *Lancet* 1992;340:1173–1178.
10. Gheorghiade M, Benatar D, Konstam MA, et al. Pharmacotherapy for systolic dysfunction: a review of randomized clinical trials. *Am J Cardiol* 1997;80(8B):14H–27H.
11. Gaasch WH. Diagnosis and treatment of heart failure based on LV systolic or diastolic dysfunction. *JAMA* 1994;271:1276–1280.
12. Bittner V, Weiner DH, Yusuf S, et al, for the SOLVD Investigators. Prediction of mortality and morbidity with a 6-minute walk test in patients with left ventricular dysfunction. *JAMA* 1993;270:1702–1707.
13. Rogers WJ, Johnstone DE, Yusuf S, et al, for the SOLVD Investigators. Quality of life among 5025 patients with left ventricular dysfunction randomized between placebo and enalapril. The studies of left ventricular dysfunction. *J Am Coll Cardiol* 1994;23:393–400.
14. McAlister FA, Lawson FME, Teo KK, et al. A systematic review of randomized trials of disease management programs in heart failure. *Am J Med* 2001;110:378–384. Search date 1999; primary sources Medline, Embase, Cinahl, Sigle, Cochrane Controlled Trials Register, the Cochrane Effective Practice and Organization of Care Study Register, hand searches of bibliographies of identified studies, and personal contact with content experts.
15. Krumholz HM, Amatruda J, Smith GL, et al. Randomized trial of an education and support intervention to prevent readmission of patients with heart failure. *J Am Coll Cardiol* 2002;39:83–89.
16. Kasper EK, Gerstenblith G, Hefter G, et al. A randomized trial of the efficacy of multidisciplinary care in heart failure outpatients at high risk of hospital readmission. *J Am Coll Cardiol* 2002;39:471–480.
17. McDonald K, Ledwidge M, Cahill J, et al. Heart failure management: multidisciplinary care has intrinsic benefit above the optimization of medical care. *J Card Fail* 2002;8:142–148.
18. Benatar D, Bondmass M, Ghitelman J, et al. Outcomes of chronic heart failure. *Arch Intern Med* 2003;163:347–352.
19. Doughty RN, Wright SP, Pearl A, et al. Randomized, controlled trial of integrated heart failure management: The Auckland Heart Failure Management Study. *Eur Heart J* 2002;23:139–146.

20. Riegel B, Carlson B, Kopp Z, et al. Effect of a standardized nurse case-management telephone intervention on resource use in patients with chronic heart failure. *Arch Intern Med* 2002;162:705–712.
21. Capomolla S, Febo O, Ceresa M, et al. Cost/utility ratio in chronic heart failure: comparison between heart failure management program delivered by day-hospital and usual care. *J Am Coll Cardiol* 2002;40:1259–1266.
22. Stomberg A, Martensson J, Fridlund B, et al. Nurse-led heart failure clinics improve survival and self-care behaviour in patients with heart failure: results from a prospective, randomized trial. *Eur Heart J* 2003;24:1014–1023.
23. Stewart S, Horowitz JD. Home-based intervention in congestive heart failure: long-term implications on readmission and survival. Circulation 2002;105:2861–2866.
24. ExTraMATCH Collaborative. Exercise training meta-analysis of trials in patients with chronic heart failure (ExTraMATCH). *BMJ* 2004;328:189–192. Search date not reported; primary sources Medline, Cochrane Reviews database, consulting with researchers in exercise physiology and heart failure, scrutinising reference lists from review articles, and abstracts presented at scientific sessions and published in *Circulation*, the *Journal of the American College of Cardiology*, and the *European Heart Journal*.
25. Garg R, Yusuf S, for the Collaborative Group on ACE Inhibitor Trials. Overview of randomized trials of angiotensin-converting enzyme inhibitors on mortality and morbidity in patients with heart failure. *JAMA* 1995;273:1450–1456. Search date 1994; primary sources Medline and correspondence with investigators and pharmaceutical companies.
26. Flather M, Yusuf S, Kober L, et al, for the ACE-Inhibitor Myocardial Infarction Collaborative Group. Long-term ACE-inhibitor therapy in patients with heart failure or left-ventricular dysfunction: a systematic overview of data from individual patients. *Lancet* 2000;355:1575–1581. Search date not reported; primary sources Medline, Ovid, hand searches of reference lists, and personal contact with researchers, colleagues, and principal investigators of the trials identified.
27. Packer M, Poole-Wilson PA, Armstrong PW, et al, on behalf of the ATLAS Study Group. Comparative effects of low and high doses of the angiotensin-converting enzyme inhibitor, lisinopril, on morbidity and mortality in chronic heart failure. *Circulation* 1999;100:2312–2318.
28. SOLVD Investigators. Effect of enalapril on survival in patients with reduced left ventricular ejection fractions and congestive heart failure. *N Engl J Med* 1991;325:293–302.
29. Agusti A, Bonet S, Arnau JM, et al. Adverse effects of ACE inhibitors in patients with chronic heart failure and/or ventricular dysfunction: meta-analysis of randomized clinical trials. *Drug Saf* 2003;26:895–908.
30. Jong P, Demers C, McKelvie RS, et al. Angiotensin receptor blockers in heart failure: meta-analysis of randomized controlled trials. *J Am Coll Cardiol* 2002;39:463–470. Search date 2001; primary sources Medline, Embase, Biological Abstracts, International Pharmaceutical Abstracts, Cochrane Controlled Trials Database, McMaster Cardiovascular Randomized Clinical Trial Registry, and Science Citation Index.
31. Granger CB, McMurray JJ, Yusuf S, et al. (CHARM Investigators and Committees). Effects of candesartan in patients with chronic heart failure and reduced left-ventricular systolic function intolerant to angiotensin-converting-enzyme inhibitors: the CHARM-Alternative trial. *Lancet* 2003;362:772–776.
32. McMurray JJ, Ostergren J, Swedberg K, et al. (CHARM Investigators and Committees). Effects of candesartan in patients with chronic heart failure and reduced left ventricular systolic function taking angiotensin-converting-enzyme inhibitors: the CHARM-Added trial. *Lancet* 2003;362:767–771.
33. Kraus F, Rudolph C, Rudolph W. Effectiveness of digitalis in patients with chronic heart failure and sinus rhythm. Review of randomized, double-blind and placebo controlled studies. [German]. *Herz* 1993;18:95–117. Search date 1992; primary source Medline.
34. Digitalis Investigation Group. The effect of digoxin on mortality and morbidity in patients with heart failure. *N Engl J Med* 1997;336:525–533.
35. Cohn J, Goldstein S, Greenberg B, et al. A dose-dependent increase in mortality with vesnarinone among patients with severe heart failure. *N Engl J Med* 1998;339:1810–1816.
36. Packer M, Carver JR, Rodeheffer RJ, et al, for the PROMISE Study Research Group. Effect of oral milrinone on mortality in severe chronic heart failure. *N Engl J Med* 1991;325:1468–1475.
37. Hampton JR, van Veldhuisen DJ, Kleber FX, et al. Randomised study of effect of ibopamine on survival in patients with advanced severe heart failure. *Lancet* 1997;349:971–977.
38. Thackray S, Easthaugh J, Freemantle N, et al. The effectiveness and relative effectiveness of intravenous inotropic drugs acting through the adrenergic pathway in patients with heart failure – a meta-regression analysis. *Eur J Heart Fail* 2002;4:515–529. Search date 2000; primary sources Medline, Embase, Cochrane Database of Trials, hand searches of reference lists, existing bibliographies, and reviews.
39. Brophy JM, Joseph L, Rouleau JL. β-blockers in congestive heart failure: a Bayesian meta-analysis. *Ann Intern Med* 2001;134:550–560. Search date 2000; primary sources Medline, Cochrane Library, Web of Science, and hand searches of reference lists from relevant articles.

40. Whorlow SL, Krum H. Meta-analysis of effect of β-blocker therapy on mortality in patients with New York Heart Association class IV chronic congestive heart failure. *Am J Cardiol* 2000;86:886–889. Search date not reported; primary sources Medline and hand searches of reference lists from relevant reviews.
41. Packer M, Coats A, Fowler MB. Effect of carvedilol on survival in severe chronic heart failure. *N Engl J Med* 2001;344:1651–1658.
42. The Beta-Blocker Evaluation of Survival Trial Investigators. A trial of the β-blocker bucindolol in patients with advanced chronic heart failure. *N Engl J Med* 2001;344:1659–1667.
43. Packer M, Fowler MB, Roecker EB, et al. Effect of carvedilol on the morbidity of patients with severe chronic heart failure: results of the carvedilol prospective randomized cumulative survival (COPERNICUS) study. *Circulation* 2002;106:2194–2199.
44. Krum H, Roecker EB, Mohacsi P, et al. Effects of initiating carvedilol in patients with severe chronic heart failure: results from the COPERNICUS Study. *JAMA* 2003;289:712–718.
45. The CAPRICORN Investigators. Effect of carvedilol on outcome after myocardial infarction in patients with left ventricular dysfunction: the CAPRICORN randomized trial. *Lancet* 2001;357:1385–1390.
46. Metra M, Giubbini R, Nodari S, et al. Differential effects of β-blockers in patients with heart failure: a prospective, randomized, double-blind comparison of the long-term effects of metoprolol versus carvedilol. *Circulation* 2000;102:546–551.
47. Poole-Wilson PA, Swedberg K, Cleland JG, et al. Comparison of carvedilol and metoprolol on clinical outcomes in patients with chronic heart failure in the Carvedilol Or Metoprolol European Trial (COMET): randomised controlled trial. *Lancet* 2003;362:7–13.
48. Cleophas T, van Marum R. Meta-analysis of efficacy and safety of second-generation dihydropyridine calcium channel blockers in heart failure. *Am J Cardiol* 2001;87:487–490. Search date not reported; primary source Medline.
49. Levine TB, Bernink P, Caspi A, et al. Effect of mibefradil, a T-type calcium channel blocker, on morbidity and mortality in moderate to severe congestive heart failure. The MACH-1 study. *Circulation* 2000;101:758–764.
50. Packer M, O'Connor CM, Ghali JK, et al, for the Prospective Randomized Amlodipine Survival Evaluation Study Group. Effect of amlodipine on morbidity and mortality in severe chronic heart failure. *N Engl J Med* 1996;335:1107–1114.
51. Pitt B, Zannad F, Remme WJ, et al, for the Randomized Aldactone Evaluation Study Investigators. The effects of spironolactone on morbidity and mortality in patients with severe heart failure. *N Engl J Med* 1999;341:709–717.
52. Pitt B, Willem R, Zannad F, et al. Eplerenone, a selective aldosterone blocker, in patients with left ventricular dysfunction after myocardial infarction. *N Engl J Med* 2003;348:1309–1321. [Erratum in: *N Engl J Med* 2003;348:2271].
53. Piepoli M, Villani GQ, Ponikowski P, et al. Overview and meta-analysis of randomised trials of amiodarone in chronic heart failure. *Int J Cardiol* 1998;66:1–10. Search date 1997; primary source unspecified computerised literature database.
54. Amiodarone Trials Meta-analysis Investigators. Effect of prophylactic amiodarone on mortality after acute myocardial infarction and in congestive heart failure: meta-analysis of individual data from 6500 patients in randomised trials. *Lancet* 1997;350:1417–1424. Search date not reported; primary sources literature reviews, computerised literature reviews, and discussion with colleagues.
55. The Antiarrhythmic versus Implantable Defibrillators (AVID) Investigators. A comparison of antiarrhythmic-drug therapy with implantable defibrillators I patients resuscitated from near-fatal ventricular arrhythmias. *N Engl J Med* 1997;337:1576–1583.
56. Moss AJ, Hall WJ, Cannom DS, et al. Improved survival with an implanted defibrillator in patients with coronary disease at high risk for ventricular arrhythmia. *N Engl J Med* 1996;335:1933–1940.
57. Moss AJ, Zoreba W, Hall J, et al, for the Multicenter Automatic Defibrillator Implantation Trial II Investigators. Prophylactic implantation of a defibrillator in patients with myocardial infarction and reduced ejection fraction. *N Engl J Med* 2002;346:877–883.
58. Bigger JT for The Coronary Artery Bypass Graft (CABG) Patch Trial Investigators. Prophylactic use of implanted cardiac defibrillators in patients at high risk for ventricular arrhythmias after coronary-artery bypass graft surgery. *N Engl J Med* 1997;337:1569–1575.
59. Teerlink JR, Jalaluddin M, Anderson S, et al. Ambulatory ventricular arrhythmias in patients with heart failure do not specifically predict an increased risk of sudden death. *Circulation* 2000;101:40–46.
60. Connolly SJ. Prophylactic antiarrhythmic therapy for the prevention of sudden death in high-risk patients: drugs and devices. *Eur Heart J* 1999;(suppl C):31–35.
61. Lip GYH, Gibbs CR. Anticoagulation for heart failure in sinus rhythm (Cochrane Review). In: The Cochrane Library, Issue 3, 2004. Chichester, UK: John Wiley & Sons, Ltd. Search date 2001; primary sources Cochrane Controlled Trials Register, Medline, Embase, NHS Database of Abstracts of Reviews of Effectiveness, abstracts from national and international cardiology meetings, authors of identified studies, and reference lists.

62. Jones CG, Cleland JGF. Meeting report: the LIDO, HOPE, MOXCON, and WASH studies. *Eur J Heart Fail* 1999;1:425–431.
63. Dunkman WB, Johnson GR, Carson PE, et al, for the V-HeFT Cooperative Studies Group. Incidence of thromboembolic events in congestive heart failure. *Circulation* 1993;87:94–101.
64. Al-Khadra AS, Salem DN, Rand WM, et al. Warfarin anticoagulation and survival: a cohort analysis from the studies of left ventricular dysfunction. *J Am Coll Cardiol* 1998;31:749–753.
65. Lip GYH, Gibbs CR. Antiplatelet agents versus control or anticoagulation for heart failure in sinus rhythm (Cochrane Review). In: The Cochrane Library, Issue 2, 2003. Oxford: Update Software. Search date 2000; primary sources Medline, Embase, Dare, abstracts from national and international meetings, and contact with relevant authors.
66. Al-Khadra AS, Salem DN, Rand WM, et al. Antiplatelet agents and survival: a cohort analysis from the Studies of Left Ventricular Dysfunction (SOLVD) Trial. *J Am Coll Cardiol* 1998;31:419–425.
67. Latini R, Tognoni G, Maggioni AP, et al, on behalf of the Angiotensin-converting Enzyme Inhibitor Myocardial Infarction Collaborative Group. Clinical effects of early angiotensin-converting enzyme inhibitor treatment for acute myocardial infarction are similar in the presence and absence of aspirin. Systematic overview of individual data from 96–712 randomized patients. *J Am Coll Cardiol* 2000;35:1801–1807.
68. SOLVD Investigators. Effect of enalapril on mortality and the development of heart failure in asymptomatic patients with reduced left ventricular ejection fractions. *N Engl J Med* 1992;327:685–691.
69. Rutherford JD, Pfeffer MA, Moyé LA, et al. Effects of captopril on ischaemic events after myocardial infarction. *Circulation* 1994;90:1731–1738.
70. Jong P, Yusuf S, Rousseau MF, et al. Effect of enalapril on 12-year survival and life expectancy in patients with left ventricular systolic dysfunction: a follow-up study. *Lancet* 2003;361:1843–1848.
71. The Heart Outcome Prevention Evaluation Study Investigators. Effects of an angiotensin-converting-enzyme inhibitor, ramipril, on cardiovascular events in high-risk patients. *N Engl J Med* 2000;342:145–153.
72. Yusuf S, Pfeffer MA, Swedberg K, et al. (CHARM Investigators and Committees). Effects of candesartan in patients with chronic heart failure and preserved left-ventricular ejection fraction: the CHARM-Preserved Trial. *Lancet* 2003;362:777–781.
73. The Task Force of the Working Group on Heart Failure of the European Society of Cardiology. The treatment of heart failure. *Eur Heart J* 1997;18:736–753.
74. Tendera M. Ageing and heart failure: the place of ACE inhibitors in heart failure with preserved systolic function. *Eur Heart J* 2000;2(suppl I):I8–I14.

Kardiovaskuläres Risiko: Änderung des Verhaltens

Suchdatum: September 2003

Margaret Thorogood, Melvyn Hillsdon und Carolyn Summerbell

Frage Welche Effekte haben Interventionen mit dem Ziel einer Verhaltensänderung?

Nutzen belegt (bezüglich des Auslösens der beabsichtigten Verhaltensänderung)

Raucherberatung durch ÄrztInnen und geschulte BeraterInnen[1–7]

Systematische Übersichten ergaben, dass der einmalige, einfache ärztliche Rat während einer Routinekonsultation die Anzahl von Rauchern, die mit dem Rauchen aufhören und ein Jahr lang nicht rückfällig werden, erhöht. Einer systematischen Übersicht zufolge erhöht auch eine Beratung durch geschulte BeraterInnen im Vergleich zur Minimalintervention die Entwöhnungsraten.

Ernährungsberatung bezüglich cholesterinsenkender Ernährung[16, 54–60]

Systematische Übersichten ergaben, dass der Rat zu einer cholesterinsenkenden Ernährung (mit dem Ziel der Reduktion der Gesamtfettaufnahme oder der Steigerung des Verhältnisses von mehrfach ungesättigten zu gesättigten Fettsäuren) langfristig (≥6 Monate) zu einer geringfügigen Senkung des Cholesterinspiegels im Blut führt.

Ernährungsberatung bezüglich einer Reduktion der Kochsalzaufnahme mit dem Ziel der Blutdrucksenkung[61]

Eine systematische Übersicht ergab, dass intensive Interventionen zur Senkung der Kochsalzaufnahme verglichen mit der üblichen Versorgung geringfügige Blutdrucksenkungen bewirken. Die Auswirkungen auf die Inzidenz von Tod und kardiovaskulären Ereignissen sind jedoch unklar.

Antidepressiva (Buproprion oder Nortriptylin) als Teil eines Raucherentwöhnungsprogramms (jedoch keine Belege für einen Nutzen von SSRIs oder Moclobemid)[20–22]

Systematischen Übersichten zufolge steigen die Raucherentwöhnungsraten zwar unter Bupropion und Nortriptylin, nicht jedoch unter SSRIs oder Moclobemid als Bestandteil eines Raucherentwöhnungsprogramms.

Raucherberatung für Menschen mit hohem tabakassoziierten Erkrankungsrisiko (Belege dafür, dass Beratung oder Bupropion in dieser Gruppe wirksam sind)[24, 28–35]

Systematische Übersichten und vier nachfolgende RCTs ergaben, dass Raucherberatung bei Menschen mit hohem Risiko für tabakassoziierte Erkrankungen das Einstellen des Rauchens verstärkt. Es fanden sich keine Belege dafür, dass eine hoch intensive Beratung bei hochgradig Gefährdeten effektiver ist als eine niedriggradige Beratung. Einer RCT zufolge erhöht Bupropion bei Rauchern mit Herz-Kreislauf-Erkrankung die Rate für das Einstellen des Rauchens.

Interventionen gegen das Rauchen bei Schwangeren[23–27]

Zwei systematische Übersichten ergaben, dass Raucherentwöhnungsprogramme bei Schwangeren die Abstinenzraten während der Schwangerschaft erhöhen. Einer RCT zufolge führen Nikotinpflaster im Vergleich zu Placebo bei Schwangeren nicht zu einer signifikanten Erhöhung der Abstinenzraten.

Bewegungsberatung für Frauen über 80 Jahre[53]

Eine RCT ergab, dass eine von Physiotherapeuten durchgeführte häusliche Bewegungsberatung bei über 80-jährigen Frauen die körperliche Aktivität erhöht und die Sturzgefahr verringert.

Interventionen der Lebensweise zur Beibehaltung einer Gewichtsreduktion[63, 87–95]

Zwei große RCTs ergaben, dass eine Beratung zum Abnehmen zu einer höheren Gewichtsreduktion führt als keine Beratung. Einer RCT zufolge fördert kognitive Verhaltenstherapie die Gewichtsreduktion wirksamer als die übliche Versorgung. Systematische Übersichten zeigten, dass Verhaltenstherapie zur Unterstützung einer Ernährungs- und Trainingsberatung möglicherweise wirksamer ist, um eine Gewichtsreduktion zu erreichen, als Ernährungsberatung allein. Eine systematische Übersicht ergab begrenzte Belege dafür, dass Pläne für einen partiellen Nahrungsersatz verglichen mit kalorienarmer Ernährung nach einem Jahr die Gewichtsreduktion bei Patienten, welche die Behandlung vollständig durchlaufen, verringern.

Nikotinersatz zum Einstellen des Rauchens[8–15]

Eine systematische Übersicht und eine nachfolgende RCT ergaben, dass Nikotinersatz als Bestandteil von Entwöhnungsprogrammen eine wirksame zusätzliche Komponente für Raucher mit einem Zigarettenkonsum von mindestens 10 Zigaretten pro Tag ist. Es fanden sich keine eindeutigen Belege dafür, dass irgendeine Form der Nikotinapplikation eine überlegene Wirksamkeit hat. In fünf RCTs mit Nachuntersuchungszeiträumen von 2–8 Jahren fanden sich in begrenztem Umfang Belege dafür, dass der Nutzen einer Nikotinsubstitution – gemessen an der Tabakentwöhnungsrate – mit der Zeit abnimmt.

Nutzen wahrscheinlich (bezüglich des Auslösens der beabsichtigten Verhaltensänderung)

Raucherberatung durch Pflegeberufe[3]

Eine systematische Übersicht belegt in begrenztem Umfang, dass nach Raucherberatung durch Pflegende die 1-Jahres-Entwöhnungsrate im Vergleich zur Kontrollgruppe ohne Beratung höher liegt.

Bewegungsberatung von Menschen mit sitzender Lebensweise[14, 38–52]

In systematischen Übersichten und nachfolgenden RCTs fanden sich begrenzte Belege dafür, dass eine Bewegungsberatung die körperliche Aktivität von Menschen mit sitzender Lebensweise im Vergleich zur Kontrollgruppe ohne Beratung erhöht. Begrenzte Belege aus RCTs lassen darauf schließen, dass es eher die (zusätzliche) Konsultation eines Bewegungstrainers als die eines Arztes ist, die zur 1-Jahres-Zunahme der körperlichen Aktivität führt. Begrenzten Hinweisen zufolge können Interventionen über die neuen Medien zu kurzfristigen Veränderungen der körperlichen Aktivität führen.

Lifestyle-Interventionen zur Aufrechterhaltung einer Gewichtsabnahme[63, 87–95]

Eine systematische Übersicht und zusätzliche RCTs belegen, dass die meisten Erhaltungsstrategien verglichen mit keinerlei Kontakt zu größeren oder kleineren Gewichtsabnahmen führen. Am wirksamsten scheinen Strategien zu sein, die den persönlichen Kontakt zu einem Therapeuten, familiäre Unterstützung, Walking-Programme oder Interventionen auf mehreren Ebenen umfassen oder hauptsächlich auf das Körpergewicht ausgerichtet sind.

Selbsthilfematerial für Menschen, die das Rauchen aufgeben wollen[5, 7]

Eine systematische Übersicht belegt, dass Selbsthilfematerial im Vergleich zu keinerlei therapeutischer Maßnahme das Aufgeben des Rauchens leicht verbessert. Es fand sich, dass individuell zugeschnittenes Material verglichen mit Standardmaterial oder stadienbasiertem Material effektiver ist. Eine nachfolgende RCT ergab hinsichtlich der Abstinenzraten nach 6 Monaten keinen signifikanten Unterschied zwischen Selbsthilfematerial auf der Grundlage des Veränderungsmodells und Standard-Selbsthilfeliteratur.

Telefonberatung zur Raucherentwöhnung[4]
Eine systematische Übersicht ergab begrenzte Belege dafür, dass Telefonberatung im Vergleich zu Interventionen ohne persönlichen Kontakt die Rate derer, die das Rauchen aufgeben, erhöht.

Wirksamkeit unbekannt (bezüglich des Auslösens der beabsichtigten Verhaltensänderung)

Beratung zur Lebensweise, um erneutes Zunehmen zu verhindern[62, 63, 97–100]
Einer kleinen RCT zufolge verstärkt eine Schulung niedriger Intensität zusammen mit finanziellen Anreizen im Vergleich zu keiner Behandlung die Gewichtsreduktion. Einer zweiten RCT zufolge wirkt sich ein per Post verschicktes Info-Blatt mit oder ohne damit verknüpfte finanzielle Anreize verglichen mit keinem Kontakt nicht signifikant auf die Prävention eines erneuten Zunehmens aus. Eine RCT zeigte, dass eine Beratung zur Lebensweise im Vergleich zu alleiniger Untersuchung bei Frauen in der Perimenopause eine Gewichtszunahme verhindert. Einer kleinen RCT, in der ein Ernährungskurs bei Studentinnen mit dessen Unterlassen verglichen wurde, zufolge besteht nach einem Jahr gemessen am Ausgangswert in beiden Gruppen keine signifikante Gewichtszunahme.

Körperliche Betätigung zur Unterstützung der Raucherentwöhnung[18, 19]
Eine systematische Übersicht ergab in sehr begrenztem Umfang Belege dafür, dass körperliche Betätigung die Raucherentwöhnung verstärken kann.

Training von Gesundheitsfachkräften im Fördern des Abnehmens[36, 37]
Eine systematische Übersicht mit RCTs von schlechter Qualität lieferte nur unzureichende Belege für die nachhaltige Wirkung von Interventionen zur Verbesserung des Adipositas-Managements von Gesundheitsfachpersonen. Eine nachfolgende Cluster-RCT ergab begrenzte Belege dafür, dass ein Training von Ärzten der Primärversorgung in Ernährungsberatung und einem Unterstützungsprogramm im Vergleich zur üblichen Versorgung das Körpergewicht der von ihnen Betreuten im Laufe eines Jahres senkt.

Training von Gesundheitsfachkräften zur Beratung bei der Raucherentwöhnung (erhöht die Häufigkeit von Interventionen gegen das Rauchen, verbessert jedoch u. U. nicht die Wirksamkeit)[36, 37]
Eine systematische Übersicht belegt, dass ein Training von Gesundheitsfachkräften die Häufigkeit angebotener Interventionen gegen das Rauchen erhöht. Es fanden sich jedoch keine aussagefähigen Belege dafür, dass Interventionen gegen das Rauchen effektiver sind, wenn die Gesundheitsfachkräfte, die sie durchführen, trainiert wurden. Einer RCT zufolge erhöht eine strukturierte Intervention durch ausgebildete kommunale PharmazeutInnen verglichen mit untrainierten kommunalen PharmazeutInnen die Raucherentwöhnungsraten.

Unwirksamkeit oder Schädlichkeit wahrscheinlich (bezüglich des Auslösens der beabsichtigten Verhaltensänderung)

Akupunktur zur Raucherentwöhnung[17]
Eine systematische Übersicht ergab hinsichtlich der 1-Jahres-Entwöhnungsrate mit Akupunktur keinen signifikanten Unterschied zwischen Interventions- und Kontrollgruppe.

Anxiolytika zur Raucherentwöhnung[21]
Eine systematische Übersicht ergab hinsichtlich der 1-Jahres-Entwöhnungsrate unter Anxiolytika keinen signifikanten Unterschied zwischen Interventions- und Kontrollgruppe.

Kardiovaskuläres Risiko: Änderung des Verhaltens

Definition

Zigarettenrauchen, Ernährungsverhalten und das Ausmaß an körperlicher Betätigung sind bedeutsame ätiologische Faktoren für viele Erkrankungen. Individuelle Verhaltensänderung kann dazu beitragen, Entstehung und Entwicklung chronischer Erkrankungen – vor allem kardiovaskulärer Erkrankungen – positiv zu beeinflussen. Die vorstehenden Ausführungen fassen den aktuellen Kenntnisstand zur Wirksamkeit spezifischer Verhaltensinterventionen zusammen.

Inzidenz/ Prävalenz

In den Industrieländern hat sich der Rückgang der Raucherrate verlangsamt, und die Prävalenz regelmäßigen Rauchens unter jungen Menschen steigt. Eine sitzende Lebensweise wird immer häufiger, und die Prävalenz der Adipositas nimmt rasch zu.

Literatur

1. Silagy C, Stead LF. Physician advice for smoking cessation. In: The Cochrane Library, Issue 3, 2004. Oxford: Update Software. Search date 2000; primary sources Cochrane Tobacco Addiction Group Trials Register and the Cochrane Controlled Trials Register.
2. Lancaster T, Stead LF. Individual behavioural counselling for smoking cessation. In: The Cochrane Library, Issue 3, 2004. Oxford: Update Software. Search date 2002; primary source Cochrane Tobacco Addiction Group Trials Register.
3. Rice VH, Stead LF. Nursing interventions for smoking cessation. In: The Cochrane Library, Issue 3, 2004. Oxford: Update Software. Search date 2003; primary sources Cochrane Tobacco Addiction Group Trials Register and Cinahl.
4. Stead LF, Lancaster T. Telephone counselling for smoking cessation. In: The Cochrane Library Issue 3, 2004. Oxford: Update Software. Search date 2002; primary source Cochrane Tobacco Addiction Group Trials Register.
5. Lancaster T, Stead LF. Self-help interventions for smoking cessation (Cochrane review). In: The Cochrane Library Issue 3, 2004. Oxford: Update Software. Search date 2002; primary sources previous reviews and meta-analyses, the Tobacco Addiction Review Group register of controlled trials identified from Medline Express (Silverplatter) to March 2002 and Science Citation Index to 7 March 2002.
6. Pieterse ME, Seydel ER, de Vries H, et al. Effectiveness of a minimal contact smoking cessation program for Dutch general practitioners: a randomized controlled trial. *Prev Med* 2001;32:182–190.
7. Aveyard P, Griffin C, Lawrence T, et al. A controlled trial of an expert system and self-help manual intervention based on the stages of change versus standard self-help materials in smoking cessation. *Addiction* 2003;98:345–354.
8. Silagy C, Mant D, Fowler G, et al. Nicotine replacement therapy for smoking cessation. In: The Cochrane Library, Issue 3, 2004. Oxford: Update Software. Search date 2004; primary source Cochrane Tobacco Addiction Group Trials Register.
9. Tonneson P, Paoletti P, Gustavsson G, et al. Higher dose nicotine patches increase one year smoking cessation rates: results from the European CEASE trial. *Eur Respir J* 1999;13:238–246.
10. Stapleton J. Cigarette smoking prevalence, cessation and relapse. *Stat Methods Med Res* 1998;7:187–203.
11. Stapleton JA, Sutherland G, Russell MA. How much does relapse after one year erode effectiveness of smoking cessation treatments? Long term follow up of a randomised trial of nicotine nasal spray. *BMJ* 1998;316:830–831.
12. Blondal T, Gudmundsson J, Olafsdottir I, et al. Nicotine nasal spray with nicotine patch for smoking cessation: randomised trial with six years follow up. *BMJ* 1999;318:285–289.
13. Daughton DM, Fortmann SP, Glover ED, et al. The smoking cessation efficacy of varying doses of nicotine patch delivery systems 4 to 5 years post-quit day. *Prev Med* 1999;28:113–118.
14. Yudkin P, Hey K, Roberts S, et al. Abstinence from smoking eight years after participation in randomised controlled trial of nicotine patch. *BMJ* 2003;327:28–29.
15. Glavas D, Rumboldt M, Rumboldt Z. Smoking cessation with nicotine replacement therapy among health care workers: randomized double-blind study. *Croat Med J* 2003;44:219–224.
16. Ebrahim S, Davey Smith G. Health promotion in older people for the prevention of coronary heart disease and stroke. *Health promotion effectiveness reviews series*, No 1. London: Health Education Authority, 1996. Search date 1994; primary sources Medline, hand searches of reference lists, and citation search on Bids for Eastern European trials.
17. White AR, Rampes H, Ernst E. Acupuncture for smoking cessation (Cochrane review) In: The Cochrane Library Issue 3, 2004. Oxford: Update Software. Search date 2002; primary sources Cochrane

Tobacco Addiction Group Register, Medline, Psychlit, Dissertation Abstracts, Health Planning and Administration, Social SciSearch, Smoking and Health, Embase, Biological Abstracts, and Drug.
18. Ussher MH, West R, Taylor AH, et al. Exercise interventions for smoking cessation (Cochrane review). In: The Cochrane Library, Issue 3, 2004. Chichester, UK: John Wiley & Sons, Ltd. Search date 2002; primary source Cochrane Tobacco Addiction Group Register.
19. Marcus BH, Albrecht AE, King TK, et al. The efficacy of exercise as an aid for smoking cessation in women. *Arch Intern Med* 1999;159:1229–1234.
20. Hughes JR, Stead LF, Lancaster T. Antidepressants for smoking cessation (Cochrane review). In: The Cochrane Library, Issue 3, 2004. Chichester, UK: John Wiley & Sons, Ltd. Search date 2002; primary source Cochrane Tobacco Addiction Group Trials Register.
21. Hughes JR, Stead LF, Lancaster T. Anxiolytics for smoking cessation. In: The Cochrane Library, Issue 3, 2004. Oxford: Update Software. Search date 2003; primary source Cochrane Tobacco Addiction Group Trials Register.
22. Jorenby DE, Leischow SJ, Nides MA, et al. A controlled trial of sustained-release bupropion, a nicotine patch, or both for smoking cessation. *N Engl J Med* 1999;340:685–691.
23. Lumley J, Oliver S, Waters E. Interventions for promoting smoking cessation during pregnancy. In: The Cochrane Library, Issue 3, 2004. Oxford: Update Software. Search date 1998; primary source Cochrane Tobacco Addiction Group Trials Register.
24. Law M, Tang JL. An analysis of the effectiveness of interventions intended to help people stop smoking. *Arch Intern Med* 1995;155:1933–1941. Search date not reported; primary sources Medline and Index Medicus.
25. Wisborg K, Henriksen TB, Jespersen LB, et al. Nicotine patches for pregnant smokers: a randomized controlled study. *Obstet Gynecol* 2000;96:967–971.
26. Hajek P, West R, Lee A, et al. Randomized trial of a midwife-delivered brief smoking cessation intervention in pregnancy. *Addiction* 2001;96:485–494.
27. Stotts A, DiClemente CC, Dolan-Mullen P. One-to-one. A motivational intervention for resistant pregnant smokers *Addict Behav* 2002;27:275–292.
28. Rigotti NA, Munafro MR, Murphy MFG, et al. Interventions for smoking cessation in hospitalised patients. In: The Cochrane Library, Issue 3, 2004. Oxford: Update Software. Search date 2002; primary sources Cochrane Controlled Trials Register, Centre for Disease Control Smoking and Health database, Cinahl, and experts.
29. van der Meer RM, Wagena EJ, Ostelo RW, et al. Smoking cessation for chronic obstructive pulmonary disease (Cochrane Review). In: The Cochrane Library, Issue 3, 2004. Chichester, UK: John Wiley & Sons, Ltd. Search date 2002; primary sources Medline, Embase, Psychlit, and Centrale.
30. Humerfelt S, Eide GE, Kvale G, et al. Effectiveness of postal smoking cessation advice: a randomized controlled trial in young men with reduced FEV1 and asbestos exposure. *Eur Respir J* 1998;11:284–290.
31. Reid R, Pipe A, Higginson L, et al. Stepped care approach to smoking cessation in patients hospitalized for coronary artery disease. *J Cardiopulm Rehabil* 2003;23:176–182.
32. Simon JA, Carmody TP, Hudes ES, et al. Intensive smoking cessation versus minimal counseling among hospitalized smokers treated with transdermal nicotine replacement: a randomized trial. *Am J Med* 2003;114:555–562.
33. Schnoll RA, Zhang B, Rue M, et al. Brief physician-initiated quit-smoking strategies for clinical oncology settings: a trial coordinated by the Eastern Cooperative Oncology Group. *J Clin Oncol* 2003;21:355–365.
34. Tonstad S, Farsang C, Klaene G, et al. Bupropion SR for smoking cessation in smokers with cardiovascular disease: a multicentre, randomised trial. *Eur Heart J* 2003;24:946– 955.
35. Burt A, Thornley P, Illingworth D, et al. Stopping smoking after myocardial infarction. *Lancet* 1974;1:304–306.
36. Lancaster T, Silagy C, Fowler G. Training health professionals in smoking cessation. In: The Cochrane Library, Issue 3, 2004. Oxford: Update Software. Search date 2000; primary source Cochrane Tobacco Addiction Group Trials Register.
37. Maguire TA, McElnay JC, Drummond A. A randomized controlled trial of a smoking cessation intervention based in community pharmacies. *Addiction* 2001;96:325–331.
38. Hillsdon M, Thorogood M. A systematic review of physical activity promotion strategies. *Br J Sports Med* 1996;30:84–89. Search date 1996; primary sources Medline, Excerpta Medica, Sport Scisearch, and hand searches of reference lists.
39. Dunn AL, Anderson RE, Jakicic JM. Lifestyle physical activity interventions. History, short- and long-term effects and recommendations. *Am J Prev Med* 1998;15:398–412. Search date not reported; primary sources Medline, Current Contents, Biological Abstracts, The Johns Hopkins Medical Institutions Catalog, Sport Discus, and Grateful Med.
40. Eden KB, Orleans CT, Mulrow CD, et al. Does counseling by clinicians improve physical activity? A summary of the evidence for the U.S. Preventive Services Task Force. *Ann Intern Med* 2002;137:208–215. Search date 2002; primary sources: the Cochrane Database of Systematic Reviews,

Cochrane Controlled Trials Register, Medline, Healthstar, contact with experts, and hand searches of reference lists.

41. Harland J, White M, Drinkwater C, et al. The Newcastle exercise project: a randomised controlled trial of methods to promote physical activity in primary care. *BMJ* 1999;319:828–832.
42. Taylor A, Doust J, Webborn N. Randomised controlled trial to examine the effects of a GP exercise referral programme in Hailsham, East Sussex, on modifiable coronary heart disease risk factors. *J Epidemiol Community Health* 1998;52:595–601.
43. Stevens W, Hillsdon M, Thorogood M, et al. Cost-effectiveness of a primary care based physical activity intervention in 45–74 year old men and women; a randomised controlled trial. *Br J Sports Med* 1998;32:236–241.
44. Halbert JA, Silagy CA, Finucane PM, et al. Physical activity and cardiovascular risk factors: effect of advice from an exercise specialist in Australian general practice. *Med J Aust* 2000;173:84–87.
45. Lamb SE, Bartlett HP, Ashley A, et al. Can lay-led walking programmes increase physical activity in middle aged adults? A randomised controlled trial. *J Epidemiol Community Health* 2002;56:246–252.
46. Hillsdon M, Thorogood M, White I, et al. Advising people to take more exercise is ineffective: a randomized controlled trial of physical activity promotion in primary care. *Int J Epidemiol* 2002;31:808–815.
27. Pinto BM, Friedman R, Marcus BH, et al. Effects of a computer-based, telephone-counseling system on physical activity. *Am J Prev Med* 2002;23:113–120.
48. Elley CR, Kerse N, Arroll B, et al. Effectiveness of counselling patients on physical activity in general practice: cluster randomised controlled trial. *BMJ* 2003;326:793–796.
49. Proper KI, Hildebrandt VH, Van der Beek AJ, et al. Effect of individual counseling on physical activity fitness and health: a randomized controlled trial in a workplace setting. *Am J Prev Med* 2003;24:218–226.
50. The Writing Group for the Activity Counseling Trial Research Group. Effects of physical activity counseling in primary care: the Activity Counseling Trial: a randomised controlled trial. *JAMA* 2001;286:677–687.
51. Norris SL, Grothaus LC, Buchner DM, et al. Effectiveness of physician-based assessment and counseling for exercise in a staff model HMO. *Prev Med* 2000;30:513–523.
52. Pereira MA, Kriska AN, Day RD, et al. A randomized walking trial in postmenopausal women: effects on physical activity and health 10 years later. *Arch Intern Med* 1998;158:1695–1701.
53. Campbell AJ, Robertson MC, Gardner MM, et al. Randomised controlled trial of a general practice programme of home based exercise to prevent falls in elderly women. *BMJ* 1997;315:1065–1069.
54. Brunner E, White I, Thorogood M, et al. Can dietary interventions change diet and cardiovascular risk factors? A meta-analysis of randomised controlled trials. *Am J Public Health* 1997;87:1415–1422. Search date 1993; primary sources computer and manual searches of databases and journals.
55. Tang JL, Armitage JM, Lancaster T, et al. Systematic review of dietary intervention trials to lower blood total cholesterol in free living subjects. *BMJ* 1998;316:1213–1220. Search date 1996; primary sources Medline, Human Nutrition, Embase, Allied and Alternative Health, and hand searches of *Am J Clin Nutr* and reference lists.
56. Stefanick ML, Mackey S, Sheehan M, et al. Effects of diet and exercise in men and postmenopausal women with low levels of HDL cholesterol and high levels of LDL cholesterol. *N Engl J Med* 1998;339:12–20.
57. Knopp RH, Retzlaff B, Walden C, et al. One year effects of increasingly fat-restricted, carbohydrate-enriched diets in lipoprotein levels in free living subjects. *Proc Soc Exp Biol Med* 2000;225:191–199.
58. Tomson Y, Johannesson M, Aberg H. The costs and effects of two different lipid intervention programmes in primary health care. *J Intern Med* 1995;237:13–17.
59. Hooper L, Summerbell CD, Higgins JPT, et al. Reduced or modified dietary fat for preventing cardiovascular disease. In: The Cochrane Library, Issue 3, 2004. Oxford: Update Software. Search date 1999; primary sources Cochrane Library, Medline, Embase, CAB Abstracts, CVRCT registry, related Cochrane Groups' Trial Registers, trials known to experts in the field, and biographies.
60. Howell WH, McNamara DJ, Tosca MA, et al. Plasma lipid and lipoprotein responses to dietary fat and cholesterol: a meta-analysis. *Am J Clin Nutr* 1997;65:1747–1764. Search date 1994; primary sources Medline, hand search of selected review publications, and bibliographies.
61. Hooper L, Bartlett C, Davey Smith G, Ebrahim S. Reduced dietary salt for prevention of cardiovascular disease (Cochrane Review). In: The Cochrane Library, Issue 3, 2004. Chichester, UK: John Wiley & Sons, Ltd. Search date not reported; primary sources The Cochrane Library, Medline, Embase, CAB Abstracts, CVRCT registry, Sigle, and bibliographies of identified studies and reviews.
62. Glenny AM, O'Meara S, Melville A, et al. The treatment and prevention of obesity: a systematic review of the literature. *Int J Obesity* 887:21;715–737. Published in full as NHS CRD report 1997, No 10. A systematic review of interventions in the treatment and prevention of obesity. (http://www.york.ac.uk/inst/crd/obesity.htm, last accessed 7 June 2004). Search date 1995; primary sources Medline, Embase, DHSS data, Current Research in UK, Science Citation Index, Social Science Citation Index, Conference Proceedings index, Sigle, Dissertation Abstracts, Sport, Drug Info, AMED (Allied

and alternative medicine), ASSI (abstracts and indexes), CAB, NTIS (national technical information dB), Directory of Published Proceedings (Interdoc), Purchasing Innovations database, Health promotion database, S.S.R.U., DARE (CRD, database of systematic reviews, NEED, CRD, database of health economic reviews), and all databases searched from starting date to the end of 1995.
63. The National Heart, Lung, and Blood Institute. Clinical guidelines on the identification, evaluation, and treatment of overweight and obesity in adults. Bethesda, Maryland: National Institutes of Health, 1998; (http://www.nhlbi.nih.gov/guidelines/obesity/ob_home.htm, last accessed 7 June 2004). Search date 1997; primary sources Medline, and hand searches of reference lists.
64. Douketis JD, Feightner JW, Attia J, et al. Periodic health examination, 1999 update. Detection, prevention and treatment of obesity. Canadian Task Force on Preventive Health Care. *Can Med Assoc J* 1999;160:513–525. Search date 1999; primary sources Medline, Current Contents, and hand searches of reference lists.
65. Heymsfield SB, van Mierlo CA, van der Knaap HC, et al. Weight management using a meal replacement strategy: meta and pooling analysis from six studies. *Int J Obes Relat Metab Disord* 2003;27:537–549.
66. Whelton PK, Appel LJ, Espeland MA, et al. Sodium reduction and weight loss in the treatment of hypertension in older persons. A randomized controlled Trial of Nonpharmacologic Interventions in the Elderly (TONE). *JAMA* 1998;279:839–846.
67. Wing RR, Venditti E, Jakicic JM, et al. Lifestyle intervention in overweight individuals with a family history of diabetes. *Diabetes Care* 1998;21:350–359.
68. Anderson RE, Wadden TA, Barlett SJ, et al. Effects of lifestyle activity v structured aerobic exercise in obese women. *JAMA* 1999;281:335–340.
69. Jakicic JM, Winters C, Lang W, et al. Effects of intermittent exercise and use of home exercise equipment on adherence, weight loss, and fitness in overweight women. *JAMA* 1999;282:1554–1560.
70. Sbrocco T, Nedegaard RC, Stone JM, et al. Behavioural choice treatment promotes continuing weight loss. *J Consult Clin Psychol* 1999;67:260–266.
71. Harvey-Berino J. Calorie restriction is more effective for obesity treatment than dietary fat restriction. *Ann Behav Med* 1999;21:35–39.
72. Wing RR, Jeffery RW. Benefits of recruiting participants with friends and increasing social support for weight loss and maintenance. *J Consult Clin Psychol* 1999;67:132–138.
73. Jeffery RW, Wing RR, Thorson C, et al. Use of personal trainers and financial incentives to increase exercise in a behavioural weight loss program. *J Consult Clin Psychol* 1998;66:777–783.
74. Craighead LW, Blum MD. Supervised exercise in behavioural treatment for moderate obesity. *Behav Ther* 1989;20:49–59.
75. Donnelly JE, Jacobsen DJ, Heelan KS, et al. The effects of 18 months of intermittent vs. continuous exercise on aerobic capacity, body weight and composition, and metabolic fitness in previously sedentary, moderately obese females. *Int J Obesity* 2000;24:566–572.
76. Rapoport L, Clark M, Wardle J. Evaluation of a modified cognitive-behavioural programme for weight management. *Int J Obesity* 2000;24:1726–1737.
77. Wing R, Epstein LH, Paternostro-Bayles M, et al. Exercise in a behavioural weight control program for obese patients with type 2 (non insulin dependent) diabetes. *Diabetologica* 1988;31:902–909.
78. Ramirez EM, Rosen JC. A comparison of weight control and weight control plus body image therapy for obese men and women. *J Consult Clin Psychol* 2001;69:444–446.
79. Stevens VJ, Obarzanek E, Cook NR, et al. for the Trials of Hypertension Prevention Research Group. Long term weight loss and changes in blood pressure: results of the Trials of Hypertension Prevention, Phase II. *Ann Intern Med* 2001;134:1–11.
80. Wylie-Rosett J, Swencionis C, Ginsberg M, et al. Computerized weight loss intervention optimises staff time: the clinical and cost results of a controlled clinical trial conducted in a managed care setting. *J Am Dietetic Assoc* 2001;101:1155–1162.
81. Bacon L, Keim NL, Van Loan MD, et al. Evaluating a 'non-diet' wellness intervention for improvements of metabolic fitness, psychological well-being and eating and activity behaviours. *Int J Obes Relat Metab Disord* 2002;26:854–865.
82. McManus K, Antinoro L, Sacks F. A randomized controlled trial of a moderate-fat, low-energy diet compared with a low-fat, low-energy diet for weight loss in overweight adults. *Int J Obes Relat Metab Disord* 2001;25:1503–1511.
83. Esposito K, Pontillo A, DiPalo C, et al. Effect of weight loss and lifestyle changes on vascular inflammatory markers in obese women: a randomized trial. *JAMA* 2003;289:1799–1804.
84. Heshka S, Anderson JW, Atkinson RL, et al. Weight loss with self-help compared with a structured commercial program: a randomized trial. *JAMA* 2003:289:1792–1798.
85. Munsch S, Biedert E, Keller U. Evaluation of a lifestyle change programme for the treatment of obesity in general practice. *Swiss Med Wkly* 2003;133:148–154.
86. Tate DF, Jackvony EH, Wing RR. Effects of Internet behavioral counseling on weight loss in adults at risk for type 2 diabetes: a randomized trial. *JAMA* 2003;289:1833–1836.

87. Bonato DP, Boland FJ. A comparison of specific strategies for long-term maintenance following a behavioural treatment program for obese women. *Int J Eat Disord* 1986;5:949–958.
88. Hillebrand TH, Wirth A. Evaluation of an outpatient care program for obese patients after an inpatient treatment. *Prev Rehabil* 1996;8:83–87.
89. Leermakers EA, Perri MG, Shigaki CL, et al. Effects of exercise-focused versus weight-focused maintenance programs on the management of obesity. *Addict Behav* 1999;24:219–227.
90. Simkin-Silverman LR, Wing RR, Boraz MA, et al. Maintenance of cardiovascular risk factor changes among middle-aged women in a lifestyle intervention trial. *Women's Health* 1998;4:255–271.
91. Wing RR, Jeffery RW, Hellerstedt WL, et al. Effect of frequent phone contacts and optional food provision on maintenance of weight loss. *Ann Behav Med* 1996;18:172–176.
92. Fogelholm M, Kukkonen-Harjula K, Nenonen A, et al. Effects of walking training on weight maintenance after a very-low-energy diet in premenopausal obese women: a randomized controlled trial. *Arch Intern Med* 2000;160:2177–2184.
93. Perri MG, Nezu AM, McKelvey WF, et al. Relapse prevention training and problem-solving therapy in the long-term management of obesity. *J Consult Clin Psychol* 2001;69:722–726.
94. Harvey-Berino J, Pintauro S, Buzzell P, et al. Does using the Internet facilitate the maintenance of weight loss? *Int J Obes Relat Metab Disord* 2002;26:1254–1260.
95. Borg P, Kukkonen-Harjula K, Fogelholm M, et al. Effects of walking or resistance training on weight loss maintenance in obese, middle-aged men: a randomized trial. *Int J Obes Relat Metab Disord* 2002;26:676–683.
96. Hardeman W, Griffin S, Johnston M, et al. Interventions to prevent weight gain: a systematic review of psychological models and behaviour change methods. *Int J Obesity* 2000;4:131–143. Search date not reported; primary sources Medline, Embase, Psychlit, The Cochrane Library, Current Contents, ERIC, Healthstar, Social Science Citation Index, and hand searches of reference lists.
97. Forster JL, Jeffery RW, Schmid TL, et al. Preventing weight gain in adults: a pound of prevention. *Health Psychol* 1988;7:515–525.
98. Jeffery RW, French SA. Preventing weight gain in adults: the pound of prevention study. *Am J Public Health* 1999;89:747–751.
99. Kuller LH, Simkin-Silverman LR, Wing RR, et al. Women's health lifestyle project: a randomized clinical trial. *Circulation* 2001;103:32–37.
100. Matvienko O, Lewis DS, Schafer E. A college science nutrition course as an intervention to prevent weight gain in female college freshmen. *J Nutr Educ* 2001;33:95–101.
101. Harvey EL, Glenny A, Kirk SFL, et al. Improving health professionals' management and the organisation of care for overweight and obese people. In: The Cochrane Library, Issue 3, 2004. Oxford: Update Software. Search date 2000; primary sources Specialised Registers of the Cochrane Effective Practice and Organisation of Care Group; the Cochrane Depression, Anxiety and Neurosis Group; the Cochrane Diabetes Group; the Cochrane Controlled Trials Register; Medline; Embase; Cinahl; Psychlit; Sigle; Sociofile; Dissertation Abstracts; Resource Database in Continuing Medical Education; and Conference Papers Index.
102. Ockene IS, Hebert JR, Ockene JK, et al. Effect of physician-delivered nutrition counseling training and an office-support program on saturated fat intake, weight, and serum lipid measurements in a hyperlipidemic population: Worcester area trial for counseling in hyperlipidemia (WATCH). *Arch Intern Med* 1999;159:725–731.

Kommentar

Alain J. Nordmann

Verhaltenstherapeutische Ansätze zur Modifikation kardiovaskulärer Risikofaktoren sind in der Regel effektiv. Einfache Beratungen, Nikotinersatz-Therapien und Antidepressiva (Buproprion, aber auch Nortriptylin) führen zu einer Nikotinreduktion bzw. -abstinenz.
Ärzte können durch einfache Beratungen während einer Routinekonsultation den Anstoß zur Nikotinabstinenz geben. Spezielle Lernprogramme, welche Ärzte anleiten, wie die Motivation ihrer Patienten für eine Nikotinabstinenz gesteigert werden kann, führen zu noch höheren Abstinenzraten (1). Unwirksam sind Akupunktur und Anxiolytika in der Raucherentwöhnung.
Es gibt gute Belege dafür, dass Diätberatungen zu einer anhaltenden (>6 Monate) Reduktion des Gesamtcholesterins um 0,2–0,3 mmol/l, und die Einschränkung der Salzeinnahme zu einem Blutdruckabfall führen. Während bereits gezeigt wurde, dass die diätetisch erzielte Reduktion des Gesamtcholesterins auch eine Reduktion kardiovaskulärer Ereignisse bewirkt, wurde dies für eine Einschränkung der Salzaufnahme bisher nicht gezeigt.

In der Behandlung der Adipositas haben sich kombinierte Ansätze (Diät und vermehrte körperliche Aktivität) wirksamer erwiesen als jede Intervention für sich allein. Dies lässt darauf schließen, dass multimodale Ansätze zur Modifikation kardiovaskulärer Risikofaktoren wirksamer sind als Einzelinterventionen.
In den Übersichtsarbeiten nicht berücksichtigt wurde eine ganze Reihe von im Jahre 2003 und 2004 erschienenen randomisierten klinischen Studien, welche den Effekt einer kohlenhydratarmen mit dem Effekt einer fettarmen Diät miteinander verglichen (2–5). Dabei zeigte sich in allen Studien konsistent eine erfolgreichere Gewichtsabnahme und oft auch eine Verbesserung anderer kardiovaskulärer Risikofaktoren in den Patienten, welche eine kohlenhydratarme Diät einnahmen. Allerdings gilt es die Resultate größerer und längerandauernder Studien abzuwarten, bevor kohlenhydratarme Diäten generell empfohlen werden können.

1. Cornuz J, Humair JP, Sematter L, et al. Efficacy of resident training in smoking cessation: a randomized, controlled trial of a program based on application of behavioral therapy and practice in standardized patients. *Ann Intern Med* 2002;136(6):429–37
2. Foster GD, Watt HR, Hill JO, et al. A randomized trial of low-carbohydrate diet for obesity. *N Engl J Med* 2003;348(21):2082–90
3. Samaha FF, Iqbal N, Seshadri P, et al. A low-carbohydrate as compared with a low-fat diet in severe obesity. *N Engl J Med* 2003;348(21):2074–81
4. Stern L, Iqbal N, Seshadri P, et al. The effects of low-carbohydrate versus conventional weight loss diets in severely obese adults: one year follow-up of a randomized trial. *Ann Intern Med* 2004;140(10):778–85
5. Yancy WS Jr, Olsen MK, Guyton JR, et al. A low-carbohydrate, ketogenic diet versus a low-fat diet to treat obesity and hyperlipidemia: a randomized, controlled trial. *Ann Intern Med* 2004;140(10):769–77

Kardiovaskuläres Risiko: Primärprävention

Suchdatum: November 2002

Charles Foster, Michael Murphy, Julian J. Nicholas, Michael Pignone und Bazian Ltd.

Nutzen wahrscheinlich

Vermehrter Verzehr von Obst und Gemüse[55–72]

Beobachtungsstudien ergaben begrenzte Hinweise darauf, dass der Verzehr von Obst und Gemüse das Auftreten von ischämischer Herzkrankheit bzw. Schlaganfall verringert. Art und Ausmaß von Effekten sind unsicher.

Körperliche Aktivität[6–55, 101, 102]

Eine RCT und viele Beobachtungsstudien ergaben, dass mäßige bis starke körperliche Aktivität das Auftreten von koronarer Herzkrankheit bzw. Schlaganfall verringert. Den Studienergebnissen zufolge kommt es nur selten zu akuten Todesfällen im zeitlichen Zusammenhang mit einer anstrengenden Tätigkeit. Das Todesrisiko ist größer bei Menschen mit sitzender Lebensweise, jedoch gleicht es die Vorteile körperlicher Aktivität nicht aus.

Einstellen des Rauchens[90–96]

Beobachtungsstudien belegen einen engen Zusammenhang zwischen Rauchen, der Gesamtmortalität und der Entstehung ischämischer Gefäßleiden. Mehrere große Kohortenstudien zeigen, dass das erhöhte mit dem Rauchen assoziierte Krankheitsrisiko nach Einstellen des Rauchens sinkt. Allerdings kann es – vor allem bei starken Rauchern – viele Jahre dauern, bis sich das Risiko dem von Nichtrauchern nähert. RCTs ergaben keine direkten Belege dafür, dass eine Raucherberatung verglichen mit keiner Beratung die kardiovaskuläre Gefährdung verringert. Beobachtungsstudien ergaben jedoch tragfähige Belege dadür, dass Rauchen ein wichtiger Risikofaktor für die Gesamtmortalität, koronare Herzkrankheit und Schlaganfall ist, und dass daher zum Einstellen des Rauchens ermutigt werden sollte. Am solidesten sind die Belege für Schlaganfall.

Nutzen und Schaden abzuwägen

Behandlung mit Antikoagulanzien (Warfarin)[156]

Einer RCT zufolge gleichen sich Vor- und Nachteile einer oralen Antikoagulation (zu einer Ziel-INR von 1,5) bei Personen ohne Symptome einer Herz-Kreislauf-Erkrankung aus, und der wirkliche Nutzen ist unsicher.

Azetylsalizylsäure bei geringgradig gefährdeten Personen[77, 118, 147–161]

Auf Grund der Studienlage bleibt unklar, welche Personen ohne Symptome einer Herz-Kreislauf-Erkrankung insgesamt von einer regelmäßigen Behandlung mit Azetylsalizylsäure profitieren und welche dadurch Nachteile erleiden. Bei stärker gefährdeten Personen überwiegen die Vorteile wahrscheinlich gegenüber den Risiken.

Wirksamkeit unbekannt

Antioxidanzien (außer β-Karotin und Vitamin E)[58, 73–82]

Es fanden sich nur unzureichende Belege für die Wirksamkeit von Vitamin C, Kupfer, Zink, Mangan oder Flavonoiden.

Unwirksamkeit oder Schädlichkeit wahrscheinlich

β-Karotin[73, 74]
Systematische Übersichten von RCTs ergaben keine Belege für einen Nutzen von β-Karotin als Nahrungsergänzung, und RCTs sprechen für seine Schädlichkeit.

Vitamin E[72, 74]
Systematische Übersichten von RCTs ergaben keine Belege für einen Nutzen von Vitamin E als Nahrungsergänzung, und RCTs sprechen für seine Schädlichkeit.

Frage **Welche Effekte haben Interventionen, die auf eine Senkung des Blutdrucks zielen?**

Nutzen belegt

Antihypertonika bei Menschen mit Hypertonie[118, 122–132]
Systematischen Übersichten zufolge senkt eine Initialbehandlung mit Diuretika, ACE-Hemmern oder Betablockern bei minimalen unerwünschten Wirkungen im Vergleich zu Placebo sowohl die Morbidität als auch die Mortalität. RCTs zeigten hinsichtlich Morbidität und Mortalität keine signifikanten Unterschiede zwischen diesen Wirkstoffen. In zwei systematischen Übersichten fanden wir begrenzte Hinweise darauf, dass Diuretika, Betablocker und ACE-Hemmer die koronare Herzkrankheit und Herzinsuffizienz stärker verringerten als Kalziumantagonisten. Letztere senkten hingegen das Risiko eines Schlaganfalls stärker als andere Substanzen. Eine RCT zeigte, dass ein Thiaziddiuretikum im Vergleich zu einem Alphablocker die Inzidenz kardiovaskulärer Komplikationen, vor allem der Rechtsherzinsuffizienz senkt. Einer RCT zufolge senkt Losartan (ein Angiotensin-Rezeptoren-Blocker) im Vergleich zu Atenolol bei Patienten mit Hypertonie und Hypertrophie des linken Ventrikels die Inzidenz kardiovaskulärer Komplikationen, vor allem der Rechtsherzinsuffizienz.

Diuretika bei Hochrisikopatienten[118, 122–132]
Systematischen Übersichten zufolge senken Diuretika im Vergleich zu Placebo das Risiko tödlicher und nichttödlicher Schlaganfälle sowie kardialer Ereignisse und die Gesamtmortalität. Der größte Nutzen wird bei Personen mit dem höchsten Ausgangsrisiko beobachtet. Dabei fand sich hinsichtlich Mortalität oder Morbidität kein signifikanter Wirkungsunterschied zwischen Diuretika und Betablockern.

Nutzen wahrscheinlich

Kochsalzrestriktion[106–109]
Es fanden sich keine RCTs zur Wirksamkeit einer Kochsalzrestriktion auf Morbidität oder Mortalität. Einer systematischen Übersicht zufolge kann salzarme Kost eher als die normale Ernährung den Blutdruck leicht senken. Personen über 45 Jahre profitierten von der Kochsalzrestriktion stärker als jüngere Menschen.

Lebertran als Nahrungsergänzung[114]
Es fanden sich keine RCTs zur Wirkung von Lebertran als Nahrungsergänzung auf die Morbidität oder Mortalität bei Patienten mit primärer Hypertonie. Einer systematischen Übersicht zufolge kommt es nach Lebertran-Aufnahme als Nahrungsergänzung in hohen Dosen von täglich 3g zur leichten Blutdrucksenkung.

Fettarme sowie obst- und gemüsereiche Ernährung[103]
Es fanden sich weder eine systematische Übersicht noch RCTs zur Wirksamkeit fettarmer sowie obst- und gemüsereicher Ernährung auf Morbidität oder Mortalität von Hypertoni-

kern. Allerdings belegt eine RCT, dass diese Kostform – verglichen mit einer Kontrolldiät – mit einer leichten Blutdrucksenkung einhergeht.

Körperliche Aktivität[6–55, 101, 102]

Es fanden sich keine RCTs bei Patienten mit primärer Hypertonie, in denen die Wirksamkeit körperlicher Aktivität auf Morbidität oder Mortalität untersucht wurde. Einer systematischen Übersicht zufolge führt aerobes Bewegungstraining (im Vergleich zu Kontrollen ohne Bewegungstraining) zur Blutdrucksenkung.

Kaliumsubstitution[113]

Es fanden sich keine RCTs bei Patienten mit primärer Hypertonie zum Einfluss einer Kaliumsubstitution auf Morbidität oder Mortalität. Einer systematischen Übersicht zufolge führt eine tägliche Kaliumzufuhr von 60 mmol (entsprechend 2 g – das ist in etwa der Kaliumgehalt von 5 Bananen) zu geringfügiger Blutdrucksenkung.

Einstellen des Rauchens[91–96]

Beobachtungsstudien zeigen, dass Rauchen ein Risikofaktor für Herz-Kreislauf-Erkrankungen ist. Allerdings fand sich kein direkter Beleg dafür, dass das Einstellen des Rauchens bei Hypertonikern zur Blutdrucksenkung führt.

Gewichtsabnahme[110–112]

Es fanden sich keine RCTs zum Einfluss einer Gewichtsabnahme auf Morbidität und Mortalität. Eine systematische Übersicht und zusätzliche RCTs ergaben, dass bei adipösen Hypertonikern eine leichte Gewichtsabnahme zur leichten Blutdrucksenkung führt.

Wirksamkeit unbekannt

Kalziumsubstitution[115]

Es fanden unzureichende Belege für Effekte einer Kalziumsubstitution auf Blutdruck, Morbidität und Mortalität, besonders bei Hypertonikern. Einer systematischen Übersicht zufolge kann eine Kalziumsubstitution sowohl bei Normotonen als auch bei Hypertonikern den systolischen Blutdruck geringfügig senken.

Magnesiumsubstitution

Es fanden sich keine RCTs zur Wirksamkeit einer Magnesiumsubstitution auf Morbidität oder Mortalität bei Hypertonikern, außerdem nur begrenzte und widersprüchliche Belege zur Blutdruckwirksamkeit einer Magnesiumsubstitution bei Hypertonikern mit normalen Magnesiumspiegeln.

Reduktion des Alkoholkonsums[104, 105]

Es fanden sich keine RCTs zum Einfluss einer Verringerung des Alkoholkonsums auf Morbidität oder Mortalität. Einer systematischen Übersicht zur Wirkung mittleren Alkoholkonsums (25–50 Drinks/Woche) existieren hinsichtlich einer Blutdrucksenkung infolge einer Einschränkung des Alkoholkonsums keine schlüssigen Belege.

Frage **Welche Effekte haben Interventionen, die auf eine Cholesterinsenkung zielen?**

Nutzen wahrscheinlich

Cholesterinsenkung bei Menschen mit hohem Erkrankungsrisiko[133–141, 145, 146]

Systematischen Übersichten zufolge vermindert die Reduktion der Cholesterinspiegel bei asymptomatischen Personen die Häufigkeit kardiovaskulärer Ereignisse. RCTs ergaben, dass das Ausmaß des Nutzens eher mit dem individuellen Ausgangsrisiko für kardiovaskuläre Ereignisse und dem Grad der Cholesterinsenkung als mit dem absoluten Cholesterinspiegel einer Person korreliert.

Fettarme Ernährung[103]
Systematischen Übersichten und RCTs zufolge lässt sich der Cholesterinspiegel eher durch die Kombination von cholesterinsenkender Ernährung und lipidsenkender Pharmakotherapie als durch bloße Änderung der Lebensweise senken.

Definition
Primärprävention bedeutet im Rahmen der vorliegenden Ausführungen die langfristige Versorgung von Personen mit erhöhtem Erkrankungsrisiko, jedoch ohne Belege für eine Herz-Kreislauf-Erkrankung. Zu den klinisch manifesten ischämischen Gefäßerkrankungen zählen: akuter Myokardinfarkt, Angina pectoris, Schlaganfall und periphere Gefäßerkrankungen. Bei vielen Erwachsenen finden sich auch bei Vorliegen von Atheromen bzw. erhöhtem Gefäßrisiko (einer oder mehrere Risikofaktoren – s.u. Ätiologie) keine Symptome oder offensichtliche Zeichen einer Gefäßerkrankung. In diesem Kapitel erstreckt sich Primärprävention auf Personen, die bislang noch keine klinisch erkennbare Herz-Kreislauf-Erkrankung hatten, oder auf Patienten, die in geringem Maße kardiovaskulär gefährdet sind. Die Prävention zerebrovaskulärer Komplikationen wird an anderer Stelle eingehend erörtert (siehe „Schlaganfall: Sekundärprävention“, S. 77).

Inzidenz/ Prävalenz
Dem WHO-Bericht von 1999 zufolge war die ischämische Herzkrankheit die häufigste Einzelursache für Todesfälle in Ländern mit hohen Einkommen und stand in Ländern mit mittleren und niedrigen Einkommen an zweiter Stelle hinter Atemwegsinfekten. Im Jahre 1998 war sie mit fast 7,4 Mio. geschätzten Todesfällen in den Mitgliedstaaten der WHO noch immer führende Todesursache. Diese Erkrankung bildete in Ländern mit mittleren und niedrigen Einkommen die achthöchste Krankheitsbelastung (30,7 Mio. behinderungsangeglichene Lebensjahre).[1]

Ätiologie/ Risikofaktoren
Zu den wichtigen Risikofaktoren einer ischämischen Gefäßerkrankung gehören erwiesener Maßen: fortgeschrittenes Alter, männliches Geschlecht, erhöhtes LDL-Cholesterin, reduziertes HDL-Cholesterin, erhöhter Blutdruck, Rauchen, Diabetes mellitus, Herz-Kreislauf-Erkrankungen in der Familienanamnese, Adipositas und sitzende Lebensweise. Für viele dieser Risikofaktoren ist durch Beobachtungsstudien belegt, dass das Risiko einer Herzkreislauf-Erkrankung ohne einen erkennbaren Schwellenwert kontinuierlich mit der Zunahme der Risikofaktoren steigt. Obwohl die Häufigkeit kardiovaskulärer Ereignisse bei Hochrisiko-Individuen per definitionem höher ist, treten die meisten ischämischen Gefäßereignisse bei Menschen mit mittlerem absoluten Erkrankungsrisiko auf, da diese Subpopulation wesentlich umfangreicher ist als die Subpopulation der Hochrisiko-Individuen (siehe Anhang 1).[2]

Prognose
Einer in Schottland durchgeführten Studie zufolge stirbt etwa die Hälfte der Menschen mit akutem Myokardinfarkt innerhalb von 28 Tagen nach dem Ereignis, und zwei Drittel der akuten Herzinfarkte ereignen sich, bevor der Betreffende eine Klinik erreicht. Die Vorteile einer „Intervention bei unselektierten Personen ohne nachgewiesene Herz-Kreislauf-Erkrankung (Primärprävention)“ sind gering, da in dieser Population auch das Ausgangsrisiko niedrig ist. Allerdings schwankt das absolute Risiko für ischämische Gefäßereignisse selbst bei Personen mit ähnlichen Blutdruckwerten oder Cholesterinspiegeln erheblich. Zur Schätzung des absoluten

Erkrankungsrisikos können einfache Risikoformeln oder Tabellen genutzt werden (siehe Anhang 1).[3–5]

Literatur

1. World Health Organization. The world health report 1999: making a difference. The World Health Organization. Geneva. 2000. http://www.who.int/whr2001/2001/archives/1999/en/index.htm (last accessed 7 August 2003).
2. Heller RF, Chinn S, Pedoe HD, et al. How well can we predict coronary heart disease? Findings of the United Kingdom heart disease prevention project. *BMJ* 1984;288:1409–1411.
3. Tunstall-Pedoe H, Morrison C, Woodward M, et al. Sex differences in myocardial infarction and coronary deaths in the Scottish MONICA population of Glasgow 1985 to 1991: presentation, diagnosis, treatment, and 28-day case fatality of 3991 events in men and 1551 events in women. *Circulation* 1996;93:1981–1992.
4. Anderson KV, Odell PM, Wilson PWF, et al. Cardiovascular disease risk profiles. *Am Heart J* 1991;121:293–298.
5. National Health Committee. Guidelines for the management of mildly raised blood pressure in New Zealand. Wellington Ministry of Health, 1993. http://www.nzgg.org.nz/library/gl_complete/bloodpressure/table1.cfm (last accessed 7 August 2003).
6. Batty GD. Physical activity and coronary heart disease in older adults. A systematic review of epidemiological studies. *Eur J Public Health* 2002;12:171–176. Search date 2001; primary sources Pubmed and reference sections of identified papers.
7. Powell KE, Thompson PD, Caspersen CJ, et al. Physical activity and the incidence of coronary heart disease. *Ann Rev Public Health* 1987;8:253–287. Search date 1995; primary sources computerised searches of personal files, *J Chronic Dis* 1983–1985, and *Am J Epidemiol* 1984–1985.
8. Berlin JA, Colditz GA. A meta-analysis of physical activity in the prevention of coronary heart disease. *Am J Epidemiol* 1990;132:612–628. Search date not stated; primary sources review articles and Medline.
9. Eaton CB. Relation of physical activity and cardiovascular fitness to coronary heart disease. Part I: a meta-analysis of the independent relation of physical activity and coronary heart disease. *J Am Board Fam Pract* 1992;5:31–42. Search date not stated; primary source Medline.
10. Fraser GE, Strahan TM, Sabate J, et al. Effects of traditional coronary risk factors on rates of incident coronary events in a low-risk population: the Adventist health study. *Circulation* 1992;86:406–413.
11. Lindsted KD, Tonstad S, Kuzma JW. Self-report of physical activity and patterns of mortality in Seventh-Day Adventist men. *J Clin Epidemiol* 1991;44:355–364.
12. Folsom AR, Arnett DK, Hutchinson RG, et al. Physical activity and incidence of coronary heart disease in middle-aged women and men. *Med Sci Sports Exerc* 1997;29:901–909.
13. Jensen G, Nyboe J, Appleyard M, et al. Risk factors for acute myocardial infarction in Copenhagen, II: smoking, alcohol intake, physical activity, obesity, oral contraception, diabetes, lipids, and blood pressure. *Eur Heart J* 1991;12:298–308.
14. Simonsick EM, Lafferty ME, Phillips CL, et al. Risk due to inactivity in physically capable older adults. *Am J Public Health* 1993;83:1443–1450.
15. Haapanen N, Miilunpalo S, Vuori I, et al. Association of leisure time physical activity with the risk of coronary heart disease, hypertension and diabetes in middle-aged men and women. *Int J Epidemiol* 1997;26:739–747.
16. Sherman SE, D'Agostino RB, Cobb JL, et al. Does exercise reduce mortality rates in the elderly? Experience from the Framingham Heart Study. *Am Heart J* 1994;128:965–672.
17. Rodriguez BL, Curb JD, Burchfiel CM, et al. Physical activity and 23-year incidence of coronary heart disease morbidity and mortality among middle-aged men: the Honolulu heart program. *Circulation* 1994;89:2540–2544.
18. Eaton CB, Medalie JH, Flocke SA, et al. Self-reported physical activity predicts long-term coronary heart disease and all-cause mortalities: 21-year follow-up of the Israeli ischemic heart disease study. *Arch Fam Med* 1995;4:323–329.
19. Stender M, Hense HW, Doring A, et al. Physical activity at work and cardiovascular disease risk: results from the MONICA Augsburg study. *Int J Epidemiol* 1993;22:644–650.
20. Leon AS, Myers MJ, Connett J. Leisure time physical activity and the 16-year risks of mortality from coronary heart disease and all-causes in the Multiple Risk Factor Intervention Trial (MRFIT). *Int J Sports Med* 1997;18(suppl 3):208–315.
21. Rosolova H, Simon J, Sefrna F. Impact of cardiovascular risk factors on morbidity and mortality in Czech middle-aged men: Pilsen longitudinal study. *Cardiology* 1994;85:61–68.
22. Luoto R, Prattala R, Uutela A, et al. Impact of unhealthy behaviors on cardiovascular mortality in Finland, 1978–1993. *Prev Med* 1998;27:93–100.
23. Woo J, Ho SC, Yuen YK, et al. Cardiovascular risk factors and 18-month mortality and morbidity in an elderly Chinese population aged 70 years and over. *Gerontology* 1998;44:51–55.

24. Gartside PS, Wang P, Glueck CJ. Prospective assessment of coronary heart disease risk factors: the NHANES I Epidemiologic Follow-up Study (NHEFS) 16-year follow-up. *J Am Coll Nutr* 1998;17:263–269.
25. Dorn JP, Cerny FJ, Epstein LH, et al. Work and leisure time physical activity and mortality in men and women from a general population sample. *Ann Epidemiol* 1999;9:366–373.
26. Hakim AA, Curb JD, Petrovitch H, et al. Effects of walking on coronary heart disease in elderly men: the Honolulu heart program. *Circulation* 1999;100:9–13.
27. Pate RR, Pratt M, Blair SN, et al. Physical activity and public health. A recommendation from the Centers for Disease Control and Prevention and the American College of Sports Medicine. *JAMA* 1995;273:402–407.
28. Lee IM, Rexrode KM, Cook NR, et al. Physical activity and coronary heart disease in women: is no pain, no gain passe? *JAMA* 2001;285:1447–1454.
29. Eaton CB. Relation of physical activity and cardiovascular fitness to coronary heart disease, Part II: cardiovascular fitness and the safety and efficacy of physical activity prescription. *J Am Board Fam Pract* 1992;5:157–165. Search date not stated; primary sources Medline and hand searches.
30. Blair SN, Kohl HW 3rd, Barlow CE, et al. Changes in physical fitness and all-cause mortality: a prospective study of healthy and unhealthy men. *JAMA* 1995;273:1093–1098.
31. Lakka TA, Laukkanen JA, Rauramaa R, et al. Cardiorespiratory fitness and the progression of carotid atherosclerosis in middle-aged men. *Ann Intern Med* 2001;134:12–20.
32. Williams PT. Physical fitness and activity as separate heart disease risk factors: a meta-analysis. *Med Sci Sports Exerc* 2001;33:754–761.
33. Sacco RL, Gan R, Boden-Albala B, et al. Leisure-time physical activity and ischemic stroke risk: the Northern Manhattan stroke study. *Stroke* 1998;29:380–387.
34. Shinton R. Lifelong exposures and the potential for stroke prevention: the contribution of cigarette smoking, exercise, and body fat. *J Epidemiol Community Health* 1997;51:138–143.
35. Gillum RF, Mussolino ME, Ingram DD. Physical activity and stroke incidence in women and men. The NHANES I epidemiologic follow-up study. *Am J Epidemiol* 1996;143:860–869.
36. Kiely DK, Wolf PA, Cupples LA, et al. Physical activity and stroke risk: the Framingham study [correction appears in *Am J Epidemiol* 1995;141:178]. *Am J Epidemiol* 1994;140:608–620.
37. Abbott RD, Rodriguez BL, Burchfiel CM, et al. Physical activity in older middle-aged men and reduced risk of stroke: the Honolulu heart program. *Am J Epidemiol* 1994;139:881–893.
38. Haheim LL, Holme I, Hjermann I, et al. Risk factors of stroke incidence and mortality: a 12-year follow-up of the Oslo study. *Stroke* 1993;24:1484–1489.
39. Wannamethee G, Shaper AG. Physical activity and stroke in British middle aged men. *BMJ* 1992;304:597–601.
40. Menotti A, Keys A, Blackburn H, et al. Twenty-year stroke mortality and prediction in twelve cohorts of the seven countries study. *Int J Epidemiol* 1990;19:309–315.
41. Lindenstrom E, Boysen G, Nyboe J. Risk factors for stroke in Copenhagen, Denmark. II. Lifestyle factors. *Neuroepidemiology* 1993;12:43–50.
42. Lindenstrom E, Boysen G, Nyboe J. Lifestyle factors and risk of cerebrovascular disease in women: the Copenhagen City heart study. *Stroke* 1993;24:1468–1472.
43. Folsom AR, Prineas RJ, Kaye SA, et al. Incidence of hypertension and stroke in relation to body fat distribution and other risk factors in older women. *Stroke* 1990;21:701–706.
44. Nakayama T, Date C, Yokoyama T, et al. A 15.5-year follow-up study of stroke in a Japanese provincial city: the Shibata study. *Stroke* 1997;28:45–52.
45. Lee IM, Hennekens CH, Berger K, et al. Exercise and risk of stroke in male physicians. *Stroke* 1999;30:1–6.
46. Evenson KR, Rosamond WD, Cai J, et al. Physical activity and ischemic stroke risk: the atherosclerosis in communities study. *Stroke* 1999;30:1333–1339.
47. Mittleman MA, Maclure M, Tofler GH, et al. Triggering of acute myocardial infarction by heavy physical exertion. Protection against triggering by regular exertion: determinants of myocardial infarction onset study investigators. *N Engl J Med* 1993;329:1677–1683.
48. Willich SN, Lewis M, Lowel H, et al. Physical exertion as a trigger of acute myocardial infarction: triggers and mechanisms of myocardial infarction study group. *N Engl J Med* 1993;329:1684–1690.
49. Thompson PD. The cardiovascular complications of vigorous physical activity. *Arch Intern Med* 1996;156:2297–2302.
50. Oberman A. Exercise and the primary prevention of cardiovascular disease. *Am J Cardiol* 1985;55:10–20.
51. Andersen RE, Wadden TA, Bartlett SJ, et al. Effects of lifestyle activity vs structured aerobic exercise in obese women: a randomized trial. *JAMA* 1999;281:335–340.
52. Dunn AL, Marcus BH, Kampert JB, et al. Comparison of lifestyle and structured interventions to increase physical activity and cardiorespiratory fitness: a randomized trial. *JAMA* 1999;281:327–434.
53. Pereira MA, Kriska AM, Day RD, et al. A randomized walking trial in postmenopausal women: effects on physical activity and health 10 years later. *Arch Intern Med* 1998;158:1695–1701.

54. DeBusk RF, Stenestrand U, Sheehan M, et al. Training effects of long versus short bouts of exercise in healthy subjects. *Am J Cardiol* 1990;65:1010–1013.
55. Ness AR, Powles JW. Fruit and vegetables and cardiovascular disease: a review. *Int J Epidemiol* 1997;26:1–13. Search date 1995; primary sources Medline, Embase, and hand searches of personal bibliographies, books, reviews, and citations in located reports.
56. Law MR, Morris JK. By how much does fruit and vegetable consumption reduce the risk of ischaemic heart disease? *Eur J Clin Nutr* 1998;52:549–556. Search date not stated; primary sources Medline, Science Citation Index, and hand searches of review articles.
57. Klerk M, Jansen MCJF, van't Veer P, et al. Fruits and vegetables in chronic disease prevention. Wageningen: Grafisch Bedrijf Ponsen and Looijen, 1998. Search date 1998; primary sources Medline, Current Contents, and Toxline.
58. Knekt P, Isotupa S, Rissanen H, et al. Quercetin intake and the incidence of cerebrovascular disease. *Eur J Clin Nutr* 2000;54:415–417.
59. Key TJA, Thorogood M, Appleby PN, et al. Dietary habits and mortality in 11 000 vegetarians and health conscious people: results of a 17 year follow up. *BMJ* 1996;313:775–779.
60. Pietinen P, Rimm EB, Korhonen P, et al. Intake of dietary fibre and risk of coronary heart disease in a cohort of Finnish men. *Circulation* 1996;94:2720–2727.
61. Mann JI, Appleby PN, Key TJA, et al. Dietary determinants of ischaemic heart disease in health conscious individuals. *Heart* 1997;78:450–455.
62. Geleijnse M. Consumptie van groente en fruit en het risico op myocardinfarct 1997. Basisrapportage. Rotterdam: Erasmus Universiteit (cited in appendix XIII of review by Klerk).
63. Todd S, Woodward M, Tunstall-Pedoe H, et al. Dietary antioxidant vitamins and fiber in the etiology of cardiovascular disease and all-cause mortality: results from the Scottish heart health study. *Am J Epidemiol* 1999;150:1073–1080.
64. Bazzano L, Ogden LG, Vupputuri S, et al. Fruit and vegetable intake reduces cardiovascular mortality: results from the NHANES I Epidemiologic Follow-up Study (NHEFS). Abstract presented at the 40th Annual conference on Cardiovascular Epidemiology and Prevention, San Diego California 1–4 March 2000.
65. Liu S, Lee I-M, Ajani U, et al. Intake of vegetables rich in carotenoids and risk of coronary heart disease in men: the Physicians' Health Study. *Int J Epidemiol* 2001;30:130–135.
66. Lui S, Manson JE, Lee I-M, et al. Fruit and vegetable intake and risk of cardiovascular disease: the Women's Health Study. *Am J Clin Nutr* 2000;72:922–928.
67. Cox BD, Whichelow MJ, Prevost AT. Seasonal consumption of salad vegetables and fresh fruit in relation to the development of cardiovascular disease and cancer. *Public Health Nutr* 2000;3:19–29.
68. van't Veer P, Jansen MCJF, Klerk M, et al. Fruits and vegetables in the prevention of cancer and cardiovascular disease. *Public Health Nutr* 2000;3:103–107.
69. Joshipura KJ, Ascherio A, Manson JE, et al. Fruit and vegetable intake in relation to risk of ischemic stroke. *JAMA* 1999;282:1233–1239.
70. Ness AR, Powles JW. Does eating fruit and vegetables protect against heart attack and stroke? *Chem Indus* 1996;792–794.
71. Ness AR, Powles JW. Dietary habits and mortality in vegetarians and health conscious people: several uncertainties exist. *BMJ* 1997;314:148.
72. Serdula MK, Byers T, Mokhad AH, et al. The association between fruit and vegetable intake and chronic disease risk factors. *Epidemiology* 1996;7:161–165.
73. Lonn EM, Yusuf S. Is there a role for antioxidant vitamins in the prevention of cardiovascular disease? An update on epidemiological and clinical trials data. *Can J Cardiol* 1997;13:957–965. Search date not stated; primary sources Medline, Science Citation Index, and hand searches.
74. Asplund K. Antioxidant vitamins in the prevention of cardiovascular disease: a systematic review. *J Intern Med* 2002;251:372–392. Search date 2001; primary sources Medline, Science Citation Index, and reference lists of published articles.
75. Ness AR, Powles JW, Khaw KT. Vitamin C and cardiovascular disease – a systematic review. *J Cardiovasc Risk* 1997;3:513–521. Search date 1996; primary sources Medline, Embase, and hand searches of personal bibliographies, books, reviews, and citations in located reports.
76. Houtman JP. Trace elements and cardiovascular disease. *J Cardiovasc Risk* 1996;3:18–25.
77. Nève J. Selenium as a risk factor for cardiovascular disease. *J Cardiovasc Risk* 1996;3:42–47.
78. Hertog MGL, Feskens EJM, Holliman PCH, et al. Dietary antioxidant flavonoids and risk of coronary heart disease: the Zutphen elderly study. *Lancet* 1993;342:1007–1011.
79. Yochum L, Kushi LH, Meyer K, et al. Dietary flavonoid intake and risk of cardiovascular disease in postmenopausal women. *Am J Epidemiol* 1999;149:943–949.
80. Knekt P, Jarvinen R, Reunanen A, et al. Flavonoid intake and coronary mortality in Finland: a cohort study. *BMJ* 1996;312:478–481.
81. Rimm EB, Katan MB, Ascherio A, et al. Relation between intake of flavonoids and risk for coronary heart disease in male health professionals. *Ann Intern Med* 1996;125:384–389.

82. Hertog MGL, Sweetnam PM, Fehily AM. Antioxidant flavonols and ischemic heart disease in a Welsh population of men: the Caerphilly study. *Am J Clin Nutr* 1997;65:1489–1494.
83. Hirvonen T, Virtamo J, Korhonen P, et al. Intake of flavonoids, carotenoids, vitamin C and E, and risk of stroke in male smokers. *Stroke* 2000;31:2301–2306.
84. Keli SO, Hertog MGL, Feskens EJM, et al. Dietary flavonoids, antioxidant vitamins, and incidence of stroke. *Arch Intern Med* 1996;156:637–642.
85. Leppl JM, Virtamo J, Fogelholm R, et al. Controlled trial of α-tocopherol and β-carotene supplements on stroke incidence and mortality in male smokers *Arterioscler Thromb Vasc Biol* 2000;20:230–235.
86. Egger M, Schneider M, Davey Smith G. Spurious precision? Meta-analysis of observational studies. *BMJ* 1998;316:140–144.
87. Doering WV. Antioxidant vitamins, cancer, and cardiovascular disease. *N Engl J Med* 1996;335:1065.
88. Pietrzik K. Antioxidant vitamins, cancer, and cardiovascular disease. *N Engl J Med* 1996;335:1065–1066.
89. Hennekens CH, Gaziano JM, Manson JE, et al. Antioxidant vitamin cardiovascular disease hypothesis is still promising, but still unproven: the need for randomised trials. *Am J Clin Nutr* 1995;62 (suppl):1377–1380.
90. Rose G, Hamilton PJ, Colwell L, et al. A randomised controlled trial of anti-smoking advice: 10-year results. *J Epidemiol Community Health* 1982;36:102–108.
91. US Department of Health and Human Services. The health benefits of smoking cessation: a report of the Surgeon General. Rockville, Maryland: US Department of Health and Human Services, Public Health Service, Centers for Disease Control, 1990. DHHS Publication (CDC) 90–8416.
92. Royal College of Physicians. *Smoking and health now.* London: Pitman Medical and Scientific Publishing, 1971.
93. Doll R, Peto R, Wheatley K, et al. Mortality in relation to smoking: 40 years' observations on male British doctors. *BMJ* 1994;309:901–911.
94. Kawachi I, Colditz GA, Stampfer MJ, et al. Smoking cessation in relation to total mortality rates in women: a prospective cohort study. *Ann Intern Med* 1993;119:992–1000.
95. Rosenberg L, Kaufman DW, Helmrich SP, et al. The risk of myocardial infarction after quitting smoking in men under 55 years of age. *N Engl J Med* 1985;313:1511–1514.
96. Rosenberg L, Palmer JR, Shapiro S. Decline in the risk of myocardial infarction among women who stop smoking. *N Engl J Med* 1990;322:213–217.
97. Shinton R, Beevers G. Meta-analysis of relation between cigarette smoking and stroke. *BMJ* 1989;298:789–794. Search date 1988; primary source index references from three studies on cigarette smoking and stroke on medicine.
98. Rogot E, Murray JL. Smoking and causes of death among US veterans: 16 years of observation. *Public Health Rep* 1980;95:213–222.
99. Wannamethee SG, Shaper AG, Ebrahim S. History of parental death from stroke or heart trouble and the risk of stroke in middle-aged men. *Stroke* 1996;27:1492–1498.
100. Whelton SP, Chin A, Xin X, et al. Effect of aerobic exercise on blood pressure: a meta-analysis of randomized, controlled trials. *Ann Intern Med* 2002;136:493–503.
101. Ebrahim S, Davey Smith G. Lowering blood pressure: a systematic review of sustained non-pharmacological interventions. *J Public Health Med* 1998;20:441–448. Search date 1995; primary source Medline.
102. Engstom G, Hedblad B, Janzon L. Hypertensive men who exercise regularly have lower rate of cardiovascular mortality. *J Hypertens* 1999;17:737–742.
103. Appel LJ, Moore TJ, Obarzanek E, et al. A clinical trial of the effects of dietary patterns on blood pressure. *N Engl J Med* 1997;336:1117–1124.
104. Beilin LJ, Puddey IB, Burke V. Alcohol and hypertension: kill or cure? *J Hum Hypertens* 1996;10 (suppl 2):1–5.
105. Xin X, HE J, Frontini MG, et al. Effects of alcohol reduction on blood pressure: a meta-analysis of randomized controlled trials. *Hypertension* 2001;38:1112–1117. Search date 1999; primary sources Medline and reference lists of retrieved articles.
106. Graudal NA, Galloe AM, Garred P. Effects of sodium restriction on blood pressure, renin, aldosterone, catecholamines, cholesterols, and triglyceride. *JAMA* 1998;279:1383–1391. Search date 1997; primary source Medline.
107. Whelton PK, Appel LJ, Espelland MA, et al. Sodium reduction and weight loss in the treatment of hypertension in older persons: a randomized controlled trial of non pharmacologic interventions in the elderly (TONE). *JAMA* 1998;279:839–846.
108. Sacks FM, Svetkey LP, Vollmer WM, et al. Effects on blood pressure of reduced dietary sodium and the Dietary Approaches to Stop Hypertension (DASH) diet. *N Engl J Med* 2001;344:3–10
109. Midgley JP, Matthew AG, Greenwood CMT, et al. Effect of reduced dietary sodium on blood pressure. *JAMA* 1996;275:1590–1597. Search date 1994; primary sources Medline and Current Contents.

110. Mulrow CD, Chiquette E, Angel L, et al. Dieting to reduce body weight for controlling hypertension in adults. In: The Cochrane Library, Issue 1, 2003. Oxford: Update Software. Search date 1998; primary source Cochrane Library, Medline, and contact with experts in the field.
111. Metz JA, Stern JS, Kris-Etherton P, et al. A randomized trial of improved weight loss with a prepared meal plan in overweight and obese patients. *Arch Intern Med* 2000;160:2150–2158.
112. Stevens VJ, Obarzanek E, Cook NR, et al. Long-term weight loss and changes in blood pressure: results of the Trials of Hypertension Prevention, Phase II. *Ann Intern Med* 2001;134:1–11.
113. Whelton PK, He J, Cutler JA, et al. Effects of oral potassium on blood pressure: meta-analysis of randomized controlled clinical trials. *JAMA* 1997;277:1624–1632. Search date 1995; primary source Medline.
114. Morris MC, Sacks F, Rosner B. Does fish oil lower blood pressure? A meta-analysis of controlled clinical trials. *Circulation* 1993;88:523–533. Search date not stated; primary source Index Medicus.
115. Griffith LE, Guyatt GH, Cook RJ, et al. The influence of dietary and nondietary calcium supplementation on blood pressure. *Am J Hypertens* 1999;12:84–92. Search date 1994; primary sources Medline and Embase.
116. Gueyffier F, Froment A, Gouton M. New meta-analysis of treatment trials of hypertension: improving the estimate of therapeutic benefit. *J Hum Hypertens* 1996;10:1–8. Search date 1997; primary source Medline.
117. Staessen JA, Gasowski J, Wang JG, et al. Risks of untreated and treated isolated systolic hypertension in the elderly: meta-analysis of outcome trials. *Lancet* 2000;355:865–872. Search date 1999; primary sources other systematic reviews and reports from collaborative trialists.
118. Hansson L, Zanchetti AZ, Carruthers SG, et al. Effects of intensive blood pressure lowering and low-dose aspirin in patients with hypertension: principal results of the Hypertension Optimal Treatment (HOT) trial. *Lancet* 1998;351:1755–1762.
119. Beto JA, Bansal VK. Quality of life in treatment of hypertension: a meta-analysis of clinical trials. *Am J Hypertens* 1992;5:125–133. Search date 1990; primary sources Medline and ERIC.
120. Croog SH, Levine S, Testa MA. The effects of antihypertensive therapy on quality of life. *N Engl J Med* 1986;314:1657–1664.
121. Boutitie F, Gueyffier F, Pocock S, et al. J-Shaped relationship between blood pressure and mortality in hypertensive patients: new insights from a meta-analysis of individual-patient data. *Ann Intern Med* 2002;136:438–448.
122. Psaty BM, Smith NS, Siscovick DS, et al. Health outcomes associated with antihypertensive therapies used as first line agents: a systematic review and meta-analysis. *JAMA* 1997;277:739–745. Search date 1995; primary source Medline.
123. Messerli FH, Grossman E, Goldbourt U. Are beta blockers efficacious as first-line therapy for hypertension in the elderly? A systematic review. *JAMA* 1998;279:1903–1907. Search date 1998; primary source Medline.
124. Blood Pressure Lowering Treatment Trialists' Collaboration. Effects of ACE inhibitors, calcium antagonists, and other blood-pressure-lowering drugs: results of prospectively designed overviews of trials. *Lancet* 2000;356:1955–1964. Search date 2000; primary sources WHO-International Society of Hypertension registry of randomised trials; trials were sought that had not published or presented their results before July 1995.
125. Staessen JA, Wang JG, Thijs L. Cardiovascular protection and blood pressure reduction: a meta-analysis. *Lancet* 2001;358:1305–1315. Search date 2001; primary sources Medline and hand searches of reference lists of overviews.
126. The ALLHAT Officers and Coordinators for the ALLHAT Collaborative Research Group. Major cardiovascular events in hypertensive patients randomized to doxazosin vs chlorthalidone: the Antihypertensive and Lipid-Lowering treatment to prevent Heart Attack Trial (ALLHAT). *JAMA* 2000;283:1967–1975.
127. Dahlof B, Devereux RB, Kjeldsen SE, et al. Cardiovascular morbidity and mortality in the Losartan Intervention For Endpoint reduction in hypertension study (LIFE): a randomised trial against atenolol. *Lancet* 2002;359:995–1003.
128. Neaton JD, Grimm RH, Prineas RJ, et al. Treatment of mild hypertension study: final results. *JAMA* 1993;270:713–724.
129. Materson BJ, Reda DJ, Cushman WC, et al. Single drug therapy for hypertension in men. *N Engl J Med* 1993;328:914–921.
130. Philipp T, Anlauf M, Distler A, et al. Randomised, double blind, multicentre comparison of hydrochlorothiazide, atenolol, nitrendipine, and enalapril in antihypertensive treatment: results of the HANE study. *BMJ* 1997;315:154–159.
131. Wright JM, Lee CH, Chambers CK. Systematic review of antihypertensive therapies: does the evidence assist in choosing a first line drug? *Can Med Assoc J* 1999;161:25–32. Search date 1998; primary sources Medline and Cochrane Library.
132. Cutler JA. Calcium channel blockers for hypertension – uncertainty continues. *N Engl J Med* 1998;338:679–680.

133. Pignone M, Phillips C, Mulrow C. Use of lipid lowering drugs for primary prevention of coronary heart disease: meta-analysis of randomised trials. *BMJ* 2000;321:983–986. Search date 1999; primary sources Medline, Cochrane Library, and hand searches of bibliographies of systematic reviews and clinical practice guidelines.
134. Cucherat M, Lievre M, Gueyffier F. Clinical benefits of cholesterol lowering treatments. Meta-analysis of randomized therapeutic trials. *Presse Med* 2000 May 13;29:965–976. Search date and primary sources not stated.
135. Katerndahl DA, Lawler WR. Variability in meta-analytic results concerning the value of cholesterol reduction in coronary heart disease: a meta-meta-analysis. *Am J Epidemiol* 1999;149:429–441. Search date 1995; primary sources Medline and meta-analysis bibliographies.
136. Ebrahim S, Davey Smith G, McCabe CCC, et al. What role for statins? A review and economic model. *Health Technol Assess* 1999;3(10):i–iv, 1–91. Search date 1997; primary sources Medline, Cochrane Controlled Trials Register, and personal contact with investigators working in the field of cholesterol lowering.
137. LaRosa JC, He J, Vupputuri S. Effect of statins on risk of coronary disease: a meta-analysis of randomized controlled trials. *JAMA* 1999;282:2340–2346. Search date 1998; primary sources Medline, bibliographies, and authors' reference files.
138. Heart Protection Study Collaborative Group MRC/BHF Heart Protection Study of cholesterol lowering with simvastatin in 20536 high-risk individuals: a randomised placebo-controlled trial. *Lancet* 2002;360:7–22.
139. Sawayama Y, Shimuzu C, Maeda N, et al. Effects of probucol and pravastatin on common carotid atherosclerosis in patients with asymptomatic hypercholesterolemia. Fukuoka Atherosclerosis Trial (FAST). *J Am Coll Cardiol* 2002;39:610–616.
140. Downs JR, Clearfield M, Weis S, et al. Primary prevention of acute coronary events with lovastatin in men and women with average cholesterol levels: results of the AFCAPS/TexCAPS. *JAMA* 1998;279:1615–1622.
141. Shepherd J, Cobbe SM, Ford I, et al. Prevention of coronary heart disease with pravastatin in men with hypercholesterolemia. *N Engl J Med* 1995;333:1301–1307.
142. Scandinavian Simvastatin Survival Study Group. Randomized trial of cholesterol lowering in 4444 patients with coronary heart disease: the Scandinavian simvastatin survival study (4S). *Lancet* 1995;344:1383–1389.
143. Long-term Intervention with Pravastatin in Ischemic Disease (LIPID) Study Program. Prevention of cardiovascular events and death with pravastatin in patients with coronary heart disease and a broad range of initial cholesterol levels. *N Engl J Med* 1998;339:1349–1357.
144. Sacks FM, Pfeffer MA, Moye LA, et al. Effect of pravastatin on coronary events after myocardial infarction in patients with average cholesterol levels. *N Engl J Med* 1996;335:1001–1009.
145. Jackson PR, Wallis EJ, Haq IU, et al. Statins for primary prevention: at what coronary risk is safety assured? *Br J Clin Pharmacol* 2001;52:439–446.
146. Bucher HC, Griffith LE, Guyatt G. Systematic review on the risk and benefit of different cholesterol-lowering interventions. *Arterioscler Thromb Vasc Biol* 1999:19;187–195. Search date 1996; primary sources Medline, Embase, and hand searches of bibliographies.
147. Hart RG, Halperin JL, McBride R, et al. Aspirin for the primary prevention of stroke and other major vascular events. Meta-analysis and hypotheses. *Arch Neurol* 2000;57:326–332. Search date 1998; primary sources unspecified computerised medical databases, Cochrane Collaboration Registry, and hand searches of references of Antiplatelet Trialists' Collaboration publications.
148. Hebert PR, Hennekens CH. An overview of the 4 randomized trials of aspirin therapy in the primary prevention of vascular disease. *Arch Int Med* 2000;160:3123–3127. Search date and primary sources not stated.
149. Sanmuganathan PS, Ghahramani P, Jackson PR, et al. Aspirin for primary prevention of coronary heart disease: safety and absolute benefit related to coronary risk derived from a meta-analysis of randomised trials. *Heart* 2001;85:265–271. Search date not stated; primary sources Medline and previous meta-analyses and review articles.
150. Hayden M, Pignone M, Phillips C, et al. Aspirin for the primary prevention of cardiovascular events: a summary of the evidence for the US preventive services task force. *Ann Intern Med* 2002;136:161–172. Search date 2001; primary source Medline.
151. Boltri JM, Akerson MR, Vogel RL. Aspirin prophylaxis in patients at low risk for cardiovascular disease: a systematic review of all-cause mortality. *J Fam Pract* 2002; 51:700–704. Search date not stated; primary sources Medline, the Cochrane Library, the Internet and reference lists of identified trials and reviews.
152. Collaborative group of the Primary Prevention Project (PPP). Low-dose aspirin and vitamin E in people at cardiovascular risk: a randomised trial in general practice. *Lancet* 2001;357:89–95.
153. Peto R, Gray R, Collins R, et al. Randomised trial of prophylactic daily aspirin in British male doctors. *BMJ* 1988;296:313–316.

154. Steering Committee of the Physicians' Health Study Research Group. Final report on the aspirin component of the ongoing physicians' health study. *N Engl J Med* 1989;321:129–135.
155. ETDRS Investigators. Aspirin effects on mortality and morbidity in patients with diabetes mellitus. Early Treatment Diabetic Retinopathy Study report 14. *JAMA* 1992;268:1292–1300.
156. Medical Research Council's General Practice Research Framework. Thrombosis prevention trial: randomised trial of low-intensity anticoagulation with warfarin and low dose aspirin in the primary prevention of ischaemic heart disease in men at increased risk. *Lancet* 1998;351:233–241.
157. Antiplatelet Trialists' Collaboration. Collaborative overview of randomised trials of antiplatelet therapy – I: prevention of death, myocardial infarction, and stroke by prolonged antiplatelet therapy in various categories of patients. *BMJ* 1994;308:81–106. Search date 1990; primary sources Medline, Current Contents, hand searches of reference list of trials and review articles, journal abstracts and meeting proceedings, trial register of the International Committee on Thrombosis and Haemostasis, and personal contacts with colleagues and antiplatelet manufactures.
158. He J, Whelton PK, Vu B, et al. Aspirin and risk of hemorrhagic stroke: a meta-analysis of randomized controlled trials. *JAMA* 1998;280:1930–1935. Search date 1997; primary sources Medline, the authors' reference files, and reference lists from original communications and review articles.
159. Derry S, Loke YK. Risk of gastrointestinal haemorrhage with long term use of aspirin: meta-analysis. *BMJ* 2000;321:1183–1187. Search date not stated; primary sources Medline, Embase, and reference lists from previous review papers and retrieved trials.
160. García Rodríguez LA, Hernández-Díaz S, De Abajo FJ. Association between aspirin and upper gastrointestinal complications: a systematic review of epidemiologic studies. *Br J Clin Pharmacol Zool* 2001;52:563–571.
161. Antithrombotic Trialists' Collaboration. Collaborative meta-analysis of randomised trials of antiplatelet therapy for prevention of death, myocardial infarction, and stroke in high risk patients. *BMJ* 2002;324:71–86.

Kommentar

Edouard Battegay

Diuretika, Betablocker, Kalziumantagonisten, ACE-Hemmer und Angiotensin II-Rezeptorenblocker sind nun im Vergleich zu Placebo oder untereinander bezüglich Senkung kardiovaskulärer Morbidität und Mortalität bei Behandlung von Hypertonie und auch isoliert systolischer Hypertonie bei älteren Patienten belegt und in europäischen, deutschen und amerikanischen Guidelines berücksichtigt. Bei linksventrikularer Hypertrophie im EKG übertrifft Losartan Atenolol bezüglich Reduktion von kardiovaskulärer Morbidität und Mortalität (1). Bei Mikroalbuminurie oder Proteinurie übertreffen Angiotensin-II-Rezeptoren-Blocker (2–4) und möglicherweise ACE-Hemmer (5) andere Substanzklassen beziehungsweise Placebo hinsichtlich des Fortschreitens der Niereninsuffizienz. Interessant ist auch die Beobachtung, dass unter Angiotensin-II-Rezeptoren-Blockern im Langzeitverlauf weniger Diabetes auftritt (1, 6). Ob sich dies im Langzeitverlauf auf kardiovaskuläre Morbidität und Mortalität auswirkt, ist allerdings noch nicht geklärt.
Gleichzeitig beeinflussen Genetik, Lifestyle und andere individuelle Faktoren das Ausmaß der Blutdrucksenkung auf eine bestimmte Substanzklasse und damit die Differenzialtherapie. In Megastudien bei heterogenen Patientenpopulationen als überlegen dokumentierte Substanzen senken bei einem individuellen Patienten den Blutdruck also vielleicht nicht. Wie soll die Evidenz bei einem solchen Patienten gewertet und klinisch vorgegangen werden?
Zwar hat sich die Behandlung der Dyslipidämie bei Hochrisikopatienten in der Primärprävention mehr oder weniger etabliert. In der Zwischenzeit sind auch erste Studien in der Sekundärprävention der koronaren Herzkrankheit publiziert, die Zielwerte zum Thema haben und eine evidenzbasierte Diskussion über den Wert unterschiedlicher Statine und unterschiedlicher Statindosierungen ausgelöst haben (7, 8). Diese Fragen sind aber weder in der Sekundärprävention im Langzeitverlauf noch in der Primärprävention endgültig geklärt, und weitere Studien werden in den nächsten Jahren erwartet.
Und schließlich ist die Frage von Nahrungssupplementen wie zum Beispiel Antioxidantien (Vitamin C, Falvonoide, etc.) für die Primärprävention der koronaren Herzkrankheit nach wie vor ungeklärt. Es ist keinerlei Evidenz für ein Benefit solcher Supplemente in der Primärprävention dokumentiert.

1. Dahlof B, Devereux RB, Kjeldsen SE, Julius S, Beevers G, Faire U *et al.* Cardiovascular morbidity and mortality in the Losartan Intervention For Endpoint reduction in hypertension study (LIFE): a randomised trial against atenolol. *Lancet.* 2002;359:995–1003.
2. Brenner BM, Cooper ME, de Zeeuw D, Keane WF, Mitch WE, Parving HH *et al.* Effects of losartan on renal and cardiovascular outcomes in patients with type 2 diabetes and nephropathy. *N.Engl.J. Med.* 2001;345:861–9.
3. Lewis EJ, Hunsicker LG, Clarke WR, Berl T, Pohl MA, Lewis JB *et al.* Renoprotective effect of the angiotensin-receptor antagonist irbesartan in patients with nephropathy due to type 2 diabetes. *N. Engl.J.Med.* 2001;345:851–60.
4. Parving HH, Lehnert H, Brochner-Mortensen J, Gomis R, Andersen S, Arner P. The effect of irbesartan on the development of diabetic nephropathy in patients with type 2 diabetes. *N.Engl.J.Med.* 2001;345:870–8.
5. Ravid M, Savin H, Jutrin I, Bental T, Katz B, Lishner M. Long-term stabilizing effect of angiotensin-converting enzyme inhibition on plasma creatinine and on proteinuria in normotensive type II diabetic patients. *Ann.Intern.Med.* 1993;118:577–81.
6. Julius S, Kjeldsen SE, Weber M, Brunner HR, Ekman S, Hansson L *et al.* Outcomes in hypertensive patients at high cardiovascular risk treated with regimens based on valsartan or amlodipine: the VALUE randomised trial. *Lancet.* 2004;363:2022–31.
7. Nissen SE, Tuzcu EM, Schoenhagen P, Brown BG, Ganz P, Vogel RA *et al.* Effect of intensive compared with moderate lipid-lowering therapy on progression of coronary atherosclerosis: a randomized controlled trial. *JAMA* 2004;291:1071–80.
8. Cannon CP, Braunwald E, McCabe CH, Rader DJ, Rouleau JL, Belder R *et al.* Intensive versus moderate lipid lowering with statins after acute coronary syndromes. *N.Engl.J.Med.* 2004;350:1495–504.

Kommentar: Hypertonie – Glanz und Grenzen evidenzbasierter Medizin

Norbert Donner-Banzhoff und Petra Thürmann

In kaum einem von *Clinical Evidence* behandelten Bereich ist die Beleglage so gut wie bei der Behandlung des Bluthochdrucks. Im Abschnitt über die medikamentöse Therapie (s. S. 23) werden mehrere systematische Übersichtsarbeiten referiert, die wiederum auf Dutzenden von RCTs basieren; Zehntausende von Probanden wurden in diesem Rahmen auf relevante Zielkriterien (Morbidität, Mortalität) untersucht. Damit sind die Wirkungen blutdrucksenkender Substanzen für Patienten und Ärzte recht präzise bestimmbar.

Die hervorragende Beleglage zu den pharmakologischen Aspekten der Blutdruckbehandlung will jedoch nicht zu den weit verbreiteten Klagen über die unzureichende Diagnose und Behandlung des hohen Blutdrucks in der Bevölkerung passen. Um den Widerspruch zu klären, machen wir uns zunächst klar, welch komplexer Ablauf zur erfolgreichen Blutdruckkontrolle führt: Eine Screening-Untersuchung muss überhaupt erst einmal stattfinden, die Messung korrekt durchgeführt und das Ergebnis dem Patienten verständlich mitgeteilt werden; bei erhöhtem Wert müssen Wiederholungs- bzw. Alternativmessungen durchgeführt, das absolute Risiko bestimmt und Organschäden erfasst werden. Über den einzuschlagenden Weg muss mit dem Patienten kommuniziert werden, damit dieser seine Entscheidung zu verhaltensbezogenen und/oder medikamentösen Maßnahmen treffen kann. Nur wenn er dazu langfristig motiviert ist, wird deren physiologische Wirkung greifen und die Zielkriterien Morbidität und Mortalität positiv beeinflussen. Letzteres kann nur geschehen, wenn die vorherigen Schritte lückenlos absolviert werden.

Vor diesem Hintergrund müssen wir eine gravierende Schieflage in den publizierten Belegen diagnostizieren: Der letzte Schritt, die physiologische Wirkung, ist „hyper-dokumentiert", gerade in Bezug auf Medikamente. Viel zu wenig wissen wir über die kommunikativen und motivationsbezogenen Aspekte der Blutdruckbehandlung; die Beratung zu vermehrter körperlicher Aktivität und diätetischen Interventionen wurde lediglich in Kurzzeitstudien mit Surrogat-Endpunkten (z. B. Blutdruck) evaluiert (1, 2).

Gute Langzeitstudien sind extrem teuer; nur das kommerzielle Interesse der pharmazeutischen Industrie – im Verein mit immer kritischeren Ärzten – hat zur Produktion entsprechender Belege geführt. Die verhaltensbezogenen Maßnahmen (z. B. Salzrestriktion, Gewichtsabnahme) dagegen müssen vielfach *gegen* kommerzielle Interessen und entsprechende Werbemaschinerien arbeiten – ein für behandelnde Ärzte immer wieder frustrierendes Schwimmen gegen den Strom.

Kardiovaskuläres Risiko: Primärprävention

In dem Maße, in dem sich Ärzte zunehmend am Belegmaterial klinischer Studien orientieren, richtet sich die Aufmerksamkeit auf die ökonomische Struktur der „Produktion von Belegmaterial" und die daraus resultierenden Akzente von Forschungspolitik. Aus einer Public-Health-Perspektive der Blutdruckkontrolle und Morbiditätsverhütung haben wir es mit einer gewaltigen Fehlleitung von Mitteln für Forschung und Entwicklung zu tun. Es müssen wohl staatliche und sonstige öffentliche Forschungsförderung, Kostenträger (Krankenkassen) und Universitäten vermehrt dafür sorgen, dass in der versorgungsnahen klinischen Forschung auch solche Fragestellungen bearbeitet werden, die nicht einem unmittelbaren wirtschaftlichen Verwertungsinteresse dienen.

1. Appel LJ, Moore TJ, Obarzanek E, et al. A Clinical Trial of The Effects of Dietary Patterns on Blood Pressure. *N Engl J Med* 1997;336:1117–24.
2. Appel LJ, Champagne CM, Harsha DW, et al. Effects of comprehensive lifestyle modification on blood pressure control: main results of the PREMIER clinical trial. *JAMA* 2003;289:2083–93.

Tabelle 1 Wirksamkeit von Maßnahmen zur Änderung der Lebensführung mit dem Ziel einer Blutdrucksenkung bei Patienten mit primärer Hypertonie: Ergebnisse der RCTs.

Maßnahme	Durchschnittliche Senkung des syst./diast. Blutdrucks (mm Hg)	Anzahl der RCTs (Probanden)	Teilnehmer	Dauer	Durchschnittliche Veränderung der Zielgröße
Sport	5/3	29 (1533)	80 % männlich, Alter 28–72	4 Wochen	50 Minuten Aerobic dreimal pro Woche
Fettarme vegetarische Diät mit viel Obst und Gemüse	5,5/3*	1 (459)	50 % männlich, durchschnittliches Alter 44	8 Wochen	
Gewichtsabnahme	3/3	18 (2611)	55 % männlich, durchschnittliches Alter 50	2–52 Wochen	3–9 % des Körpergewichts
Verminderte Salzzufuhr	4/2 2/0,5	58 (2161) 28 (1131)	Durchschnittliches Alter 49 Durchschnittliches Alter 47	1–52 Wochen 4 Wochen	118 mmol/Tag 60 mmol/Tag

* Daten von 459 Patienten mit systolischem Blutdruck < 160 mm Hg und diastolischem Blutdruck von 80 bis 95 mm Hg; in der Subgruppe von 133 Patienten mit systolischem RR ≥ 140 mm Hg oder diastolischem RR ≥ 90 mm Hg betrug die durchschnittliche Senkung des Blutdrucks 11,4/5,5 (syst./diast.).

Koronare Herzkrankheit: Sekundärprävention

Suchdatum: November 2002

Michael Pignone, Chararyit Rihal und Bazian Ltd.

Frage **Welche Effekte haben unterschiedliche Behandlungsmethoden?**

Nutzen belegt

Amiodaron bei Patienten mit hohem Risiko für arrythmiebedingten Tod[52, 53]

Zwei systematische Übersichten zeigten, dass Amiodaron im Vergleich zu Placebo bei Patienten mit hohem Risiko für arrythmiebedingten Tod nach Myokardinfarkt das Risiko eines plötzlichen Herztodes und die Gesamtmortalität nach einem Jahr senkt.

ACE-Hemmer bei Hochrisikopatienten ohne linksventrikuläre Dysfunktion[48]

Einer umfangreichen RCT zufolge senkt Ramipril nach etwa 5 Jahren bei Hochrisikopatienten ohne linksventrikuläre Dysfunktion im Vergleich zu Placebo die kombinierten Ergebnisse für „kardiovaskulär bedingten Tod, Schlaganfall und Myokardinfarkt".

ACE-Hemmer bei Patienten mit linksventrikulärer Dysfunktion[47]

Einer systematischen Übersicht zufolge führt die Therapie mit ACE-Hemmern über eine Dauer von 2 Jahren bei Patienten mit linksventrikulärer Dysfunktion nach Myokardinfarkt – verglichen mit Placebo – zur Abnahme von Mortalität, Hospitalisation wegen dekompensierter Herzinsuffizienz und Reinfarkten ohne Todesfolge.

Antikoagulanzien ohne Thrombozytenaggregationshemmer[34–36]

Einer systematischen Übersicht und nachfolgenden RCTs zufolge senken Antikoagulanzien in hoher bis mittlerer Dosierung und ohne weitere gerinnungswirksame Therapie im Vergleich zu Placebo oder keinen Antikoagulanzien bei KHK-Patienten das Risiko ernsthafter Gefäßkomplikationen, allerdings bei gleichzeitig deutlich erhöhtem Blutungsrisiko.

Orale Thrombozytenaggregationshemmer allgemein[10]

Einer systematischen Übersicht zufolge senkt die Langzeittherapie mit Thrombozytenaggregationshemmern im Vergleich zu Kontrollen (Placebo bzw. fehlende thrombozytenwirksame Therapie) signifikant das Risiko ernsthafter Gefäßkomplikationen bei Patienten mit hohem Risiko für koronarischämische Komplikationen.

Azetylsalizylsäure[10–16]

Einer systematischen Übersicht zufolge ist die Langzeittherapie mit Azetylsalizylsäure in Dosierungen von 75–150 mg/d ebenso wirksam wie höhere Dosen. Es fanden sich nur unzureichende Belege dafür, dass Dosen unterhalb von 75 mg/d gleichermaßen wirksam sind.

Betablocker[40–46]

Systematischen Übersichten zufolge vermindern Betablocker nach Myokardinfarkt die Gesamtmortalität, die koronare Mortalität, nichttödliche Reinfarkte und plötzliche Todesfälle. Einer systematischen Übersicht zufolge leiden etwa 25 % der Patienten unter Nebenwirkungen.

Kardiale Rehabilitation[111–113]

Einer systematischen Übersicht zufolge senkt kardiale, körperliches Training einschließende Rehabilitation das Risiko größerer Komplikationen der KHK. Eine nachfolgende RCT zeigte hinsichtlich der Lebensqualität keinen signifikanten Unterschied zwischen Standard-Rehabilitation und frühzeitiger Wiederaufnahme normaler Aktivitäten, auch wenn es der Studie u. U. an Aussagekraft fehlt, um einen klinisch bedeutsamen Unterschied zwischen den Gruppen aufzudecken.

Cholesterinsenkende Medikamente[69, 72–82]

Systematischen Übersichten und großen anschließenden RCTs zufolge mindert die Senkung der Cholesterinspiegel bei Patienten mit hohem Risiko koronarischämischer Komplikationen beträchtlich die Gesamtmortalität, die kardiovaskuläre Letalität und nichttödliche kardiovaskuläre Komplikationen. Systematische Übersichten und nachfolgende RCTS ergaben Belege von guter Qualität dafür, dass Statine die einzige konservative Behandlungsform zur Cholesterinsenkung sind, die auch die Mortalität senkt. Einer systematischen Übersicht zufolge steigt der absolute Nutzen mit steigendem Ausgangsrisiko, wird jedoch durch den absoluten Blutcholesterinspiegel der betreffenden Person nicht zusätzlich beeinflusst.

Koronar-Bypass im Vergleich zur ausschließlich medikamentösen Therapie[124, 125]

Einer systematischen Übersicht zufolge senkt ein Koronar-Bypass im Vergleich zur ausschließlich medikamentösen Therapie nach 5 und 10 Jahren das Risiko, an einer KHK zu sterben. Personen mit schlechter Funktion des linken Ventrikels hatten einen größeren Nutzen. Eine anschließende RCT an Personen mit asymptomatischer Erkrankung ergab, dass eine Revaskularisation mittels Koronar-Bypass oder perkutaner transluminaler Koronarangioplastie die 2-Jahres-Mortalität im Vergleich zur ausschließlich medikamentösen Behandlung senkt.

Perkutane transluminale Koronarangioplastie (PTCA) im Vergleich zur ausschließlich medikamentösen Therapie bei Patienten mit stabiler KHK[126–130]

Einer systematischen Übersicht zufolge bessert die PTCA im Vergleich zur ausschließlich medikamentösen Behandlung die Angina, geht jedoch mit einer höheren Anzahl an Koronar-Bypass-Operationen einher. Die Übersicht ergab für die PTCA im Vergleich zur medikamentösen Therapie eine höhere Mortalität und höhere Myokardinfarktraten, jedoch war der Unterschied nicht signifikant. RCTs zufolge geht die PTCA während des Eingriffs und kurz danach mit einem höheren Risiko für notfallmäßig durchgeführte Koronar-Bypass-Operationen und Myokardinfarkt einher. Einer RCT zufolge verringert die PTCA bei Personen über 75 Jahren im Vergleich zur ausschließlich medikamentösen Behandlung kardiale Komplikationen und bessert den Schweregrad der Angina.

Intrakoronare Stents (besser als alleinige PTCA)[137–146]

Einer systematischen Übersicht zufolge verringern intrakoronare Stents verglichen mit alleiniger PTCA signifikant die Notwendigkeit erneuter Revaskularisationen. Hinsichtlich der Mortalität und der Myokardinfarktrate fand sich kein signifikanter Unterschied, jedoch bestanden hohe Crossover-Raten zwischen ausschließlicher PTCA und Stent-Operation. RCTs zufolge verbessern intrakoronare Stents im Vergleich zur alleinigen PTCA nach 4–9 Monaten die Behandlungsergebnisse bei Personen nach vorangegangener Koronar-Bypass-OP mit chronischen Totalverschlüssen sowie nach Behandlung wegen Restenose nach initialer PTCA.

Körperliches Training ohne kardiale Rehabilitation[111, 113]

Einer systematischen Übersicht zufolge senkt körperliche Betätigung ohne weitere Interventionen im Vergleich zur Kontroll-Intervention („Standardversorgung“) signifikant die Mortalität.

Nutzen wahrscheinlich

Blutdrucksenkung bei Patienten mit hohem KHK-Risiko[83–88]

Es fanden sich keine direkten Belege für die Wirksamkeit einer Blutdrucksenkung bei Patienten mit nachgewiesener koronarer Herzkrankheit. Auf Grund von Beobachtungsstudien und der Extrapolation von Studien zur Blutdrucksenkung als Primärprävention empfiehlt sich eine Blutdrucksenkung bei Patienten mit hohem Risiko für koronarischämische Komplikationen. Der Nutzen ist am besten für Betablocker belegt, wenn auch nicht spezifisch durch Studien bei Hypertonikern. Der optimale Zielblutdruck ist bei diesen Patienten unklar. ACE-Hemmer, Kalziumantagonisten und Betablocker werden an anderer Stelle besprochen.

Bypass-OP im Vergleich zur PTCA bei Mehrgefäßerkrankung (weniger Bedarf an wiederholten Eingriffen)[124]

Einer systematischen Übersicht zufolge hat die Koronar-Bypass-Operation verglichen mit der PTCA weder eine signifikante Wirkung auf die Häufigkeit von Todesfällen und Myokardinfarkten noch auf die Lebensqualität. Die PTCA ist weniger invasiv, erhöht jedoch die Anzahl von Wiederholungseingriffen.

Verstärkter Verzehr von ölhaltigem Fisch[90, 92]

Einer RCT zufolge kommt es bei KHK-Patienten, denen verstärkter Fischverzehr (insbesondere von ölhaltigem Fisch) empfohlen wurde, zur Senkung der 2-Jahres-Mortalität. Einer zweiten RCT zufolge senken Lebertrankapseln die 3,5-Jahres-Mortalität signifikant.

Mediterrane Kost[93]

Einer RCT zufolge kommt es bei KHK-Patienten, denen empfohlen wurde, mehr Brot, Obst, Gemüse und Fisch und weniger Fleisch zu essen sowie Butter und Sahne durch Rapsölmargarine zu ersetzen, zur Senkung der 27-Monats-Mortalität.

Psychologische Behandlung[118–121]

RCTs ergaben nur begrenzte Hinweise dafür, dass psychologische Behandlung im Vergleich zu keiner psychologischen Behandlung bei KHK-Patienten die Raten an Myokardinfarkten und kardial bedingten Todesfällen senkt. Zwei RCTs zeigten, dass psychologische Behandlung im Vergleich zu keiner psychologischen Behandlung die Lebensqualität erhöht.

Einstellen des Rauchens[114–116]

Es fanden sich keine RCTs zum Einfluss der Aufgabe des Rauchens auf kardiovaskuläre Komplikationen bei KHK-Patienten. Belege von mäßiger Aussagekraft aus epidemiologischen Studien deuten darauf hin, dass KHK-Patienten, die das Rauchen aufgeben, ihr Risiko für rezidivierende koronare Komplikationen oder Tod rasch senken. Eine Therapie mit Nikotinpflastern scheint bei KHK-Patienten sicher zu sein.

Stress-Management[118–123]

Einer systematische Übersicht über RCTs von überwiegend schlechter Qualität zufolge kann Stress-Management bei KHK-Patienten die Infarktrate und die kardiale Letalität senken.

Thienopyridine[10, 19–30]

Einer systematischen Übersicht zufolge ist Clopidogrel bei Personen mit hohem Risiko für kardiovaskuläre Komplikationen mindestens so sicher und effektiv wie Azetylsalizylsäure.

Wirksamkeit unbekannt

Zu niedrigem Fettkonsum raten[89–91]

RCTs ergaben keine zuverlässigen Belege dafür, dass fettarme Ernährungsweisen die 2-Jahres-Mortalität senken.

Vitamin C[92, 103–109]

Eine gepoolte Analyse dreier kleiner RCTs ergab keine Belege dafür, dass Vitamin C im Vergleich zu Placebo irgendeinen substanziellen Nutzen liefert.

Vitamin E[92, 103–106]

Vier RCTs ergaben bei Patienten mit hohem kardiovaskulärem Risiko keine schlüssigen Belege für Effekte von Vitamin E im Vergleich zu Placebo oder anderen Antioxidanzien.

Nutzen unwahrscheinlich

Hormonsubstitutionstherapie[60–68]

Große RCTs zeigten bei postmenopausalen Frauen mit nachgewiesener KHK keinen signifikanten Unterschied zwischen Hormonsubstitutionstherapie und Placebo. Beobachtungsstudien und eine große RCT ergaben, dass eine Hormonsubstitutionstherapie im Vergleich zu Placebo das Risiko eines Mammakarzinoms, venöser Thromboembolien und eines Gallenblasenleidens erhöht.

Glykoprotein-IIb/IIIa-Blocker[31–33]

Systematischen Übersichten an Personen mit akuten Koronarsyndromen oder unter perkutanen Koronarinterventionen zufolge erhöhen orale Glykoprotein-IIb/IIIa-Blocker (mit oder ohne Azetylsalizylsäure) im Vergleich zu Azetylsalizylsäure allein das Risiko von Todesfällen und Blutungen.

Sotalol[52–54]

Eine RCT ergab ein begrenztes Maß an Belegen dafür, dass Sotalol gegenüber Placebo die 1-Jahres-Mortalität erhöht.

Unwirksamkeit oder Schädlichkeit wahrscheinlich

Antikoagulanzien zusätzlich zu Thrombozytenaggregationshemmern[34–39]

Eine systematische Übersicht und anschließende RCTs ergaben keine schlüssigen Belege dafür, dass eine zusätzlich zu Azetylsalizylsäure verabreichte orale Antikoagulation von niedriger (INR < 1,5) bis mäßiger (INR 1,5–3,0) Intensität das Risiko von Todesfällen und rezidivierenden kardialen Komplikationen senkt, vielmehr fand sich im Vergleich zu Azetylsalizylsäure allein ein erhöhtes Risiko größerer Blutungen.

β-Karotin[107–110]

Vier große RCTs zur Gabe von β-Karotin als Nahrungsergänzungmittel im Rahmen der Primärprävention ergaben keine kardiovaskulären Vorteile. Bedenklich ist, dass in zwei RCTs eine erhöhte Mortalität gefunden wurde.

Kalziumantagonisten[40, 57–59]

Einer systematischen Übersicht zufolge ist die Mortalität unter Dihydropyridinen im Vergleich zu Placebo nicht signifikant erhöht. Eine systematische Übersicht ergab für Kalziumantagonisten keinen Nutzen bei Patienten nach Myokardinfarkt oder mit KHK. Diltiazem und Verapamil können die Reinfaktrate und die Häufigkeit einer refraktären Angina bei nicht herzinsuffizienten Patienten nach Myokardikfarkt senken.

Klasse-I-Antiarrhythmika[40, 51]

Einer systematischen Übersicht zufolge erhöhen Klasse-I-Antiarrhythmika nach Myokardinfarkt im Vergleich zu Placebo signifikant das Risiko der kardiovaskulären Mortalität und des plötzlichen Todes.

Koronare Herzkrankheit: Sekundärprävention

Definition Sekundärprävention bedeutet im Rahmen der vorliegenden Ausführungen die langfristige Betreuung von Patienten nach einem akuten Myokardinfarkt oder mit hochgradiger Gefährdung durch koronarischämische Komplikationen aus anderen Gründen, wie etwa einer anamnestisch bekannten Angina oder Herzoperationen.

Inzidenz/ Prävalenz Koronarerkrankungen sind die führende Todesursache in entwickelten Ländern und werden auch in Entwicklungsländern zu einer bedeutenden Morbiditäts- und Mortalitätsursache. Es existieren ausgeprägte internationale, regionale und zeitliche Unterschiede der Letalität. In den USA nähert sich die Prävalenz der manifesten Koronarerkrankung 4 %.[1]

Ätiologie/ Risikofaktoren Die meisten koronarischämischen Komplikationen hängen mit atheromatösen Plaques zusammen, die eine akute Verengung von Koronargefäßen auslösen können. Atherome treten häufiger bei älteren Menschen, bei Patienten mit nachgewiesener Koronarerkrankung sowie bei Personen mit Risikofaktoren wie Rauchen, Hypertonie, hohen Cholesterinspiegeln und Diabetes mellitus auf.

Prognose Nahezu 50 % der Patienten mit akutem Herzinfarkt sterben, bevor sie stationär aufgenommen werden können. Von den stationär Aufgenommenen sterben 7–15 % in der Klinik und weitere 7–15 % im darauf folgenden Jahr. Patienten, die das akute Infarktstadium überleben, können auf der Grundlage ihres Ausgangsrisikos einer von drei prognostischen Gruppen zugeordnet werden: hohes (20 % aller Überlebenden), mäßiges (55 %) und niedriges (25 %) Risiko.[2–4] Die langfristige Prognose hängt ab vom Grad der linksventrikulären Funktionsstörung, vom Vorliegen einer Residualischämie sowie vom Ausmaß einer elektrischen Instabilität. Weitere Verfahren zur Risikostratifizierung beinhalten die Evaluation der linksventrikulären Funktion (durch Echokardiographie oder Radionuklid-Ventrikulographie) sowie der myokardialen Ischämie (durch nichtinvasive Belastungstests).[4–8] Patienten mit niedrigem linksventrikulärem Auswurfvolumen, Ischämie oder schlechtem Funktionsstatus können durch eine Herzkatheteruntersuchung weiter evaluiert werden.[9]

Literatur

1. Greaves EJ, Gillum BS. 1994 Summary: national hospital discharge survey. Advance data from Vital and Health Statistics, no. 278. Hyattsville, Maryland, USA: National Center for Health Statistics, 1996.
2. Shaw LJ, Peterson ED, Kesler K, et al. A meta-analysis of predischarge risk stratification after acute myocardial infarction with stress electrocardiographic, myocardial perfusion, and ventricular function imaging. *Am J Cardiol* 1996;78:1327–1337. Search date 1995; primary sources Medline and hand searches of bibliographies of review articles.
3. Kudenchuk PJ, Maynard C, Martin JS, et al. Comparison, presentation, treatment and outcome of acute myocardial infarction in men versus women (the Myocardial Infarction Triage and Intervention Registry). *Am J Cardiol* 1996;78:9–14.
4. The Task Force on the Management of Acute Myocardial Infarction of the European Society of Cardiology. Acute myocardial infarction: pre-hospital and in-hospital management. *Eur Heart J* 1996;17:43–63.
5. Peterson ED, Shaw LJ, Califf RM. Clinical guideline: part II. Risk stratification after myocardial infarction. *Ann Intern Med* 1997;126:561–582.
6. The Multicenter Postinfarction Research Group. Risk stratification and survival after myocardial infarction. *N Engl J Med* 1983;309;331–336.
7. American College of Cardiology/American Heart Association Task Force on Practice Guidelines (Committee on Exercise Testing). ACC/AHA guidelines for exercise testing. *J Am Coll Cardiol* 1997;30:260–315.
8. Fallen E, Cairns J, Dafoe W, et al. Management of the postmyocardial infarction patient: a consensus report – revision of the 1991 CCS guidelines. *Can J Cardiol* 1995;11:477–486.

9. Madsen JK, Grande P, Saunamaki, et al. Danish multicenter randomized study of invasive versus conservative treatment in patients with inducible ischemia after thrombolysis in acute myocardial infarction (DANAMI). DANish trial in Acute Myocardial Infarction. *Circulation* 1997;96:748–755.
10. Antithrombotic Trialists' Collaboration. Collaborative meta-analysis of randomised trials of antiplatelet therapy for prevention of death, myocardial infarction and stroke in high risk patients. *BMJ* 2002;324:71–86. Search date 1997; primary sources Medline, Embase, Derwent, Scisearch, and Biosis, in additional trials registers of Cochrane Stroke and Peripheral Vascular Diseases Group, hand searches of journals, abstracts, and conference proceedings, and contact with experts.
11. Taylor DW, Barnett HJM, Haynes RB, et al. Low-dose and high-dose acetylsalicylic acid for patients undergoing carotid endarterectomy: a randomised controlled trial. *Lancet* 1999;353:2179–2184.
12. He J, Whelton PK, Vu B, et al. Aspirin and risk of hemorrhagic stroke. A meta-analysis of randomised controlled trials. *JAMA* 1998;280:1930–1935.
13. Farrell B, Godwin J, Richards S, et al. The United Kingdom transient ischaemic attack (UK-TIA) aspirin trial: final results. *J Neurol Neurosurg Psychiatry* 1991;54:1044–1054.
14. Dutch TIA Trial Study Group. A comparison of two doses of aspirin (30 mg vs 283 mg a day) in patients after a transient ischemic attack or minor ischemic stroke. *N Engl J Med* 1991;325:1261–1266.
15. Thrift AG, McNeil JJ, Forbes A, et al. Risk factors for cerebral hemorrhage in the era of well-controlled hypertension. Melbourne Risk Factor Study (MERFS) Group. *Stroke* 1996;27:2020–2025.
16. Iso H, Hennekens CH, Stampfer MJ, et al. Prospective study of aspirin use and risk of stroke in women. *Stroke* 1999;30:1764–1771.
17. Derry S, Loke YK. Risk of gastrointestinal haemorrhage with long term use of aspirin: meta-analysis. *BMJ* 2000;321:1183–1187. Search date 1999; primary sources Medline, Embase, and reference lists of existing systematic reviews.
18. García Rodríguez LA, Hernández-Díaz S, de Abajo FJ. Association between aspirin and upper gastrointestinal complications. Systematic review of epidemiologic studies. *Br J Clin Pharmacol* 2001;52:563–571.
19. CAPRIE Steering Committee. A randomised, blinded, trial of clopidogrel versus aspirin in patients at risk of ischaemic events. *Lancet* 1996;348:1329–1339.
20. Scrutinio D, Cimminiello C, Marubini E, et al. Ticlopidine versus aspirin after myocardial infarction (STAMI) trial. *J Am Coll Cardiol* 2001;37:1259–1265.
21. Hankey GJ, Sudlow CLM, Dunbabin DW. Thienopyridine derivatives (ticlopidine, clopidogrel) versus aspirin for preventing stroke and other serious vascular events in high vascular risk patients. In: The Cochrane Library, Issue 4, 2002. Oxford: Update Software. Search date 1999; primary sources Medline, Embase, Cochrane Stroke Group Register, Antithrombotics Trialists' database, authors of trials, and drug manufacturers.
22. Moloney BA. An analysis of the side effects of ticlopidine. In: Hass WK, Easton JD, eds. *Ticlopidine, platelets and vascular disease*. New York: Springer, 1993:117–139.
23. Bennett CL, Davidson CJ, Raisch DW, et al. Thrombotic thrombocytopenic purpura associated with ticlopidine in the setting of coronary artery stents and stroke prevention. *Arch Int Med* 1999;159:2524–2528.
24. Bennett CL, Connors JM, Carwile JM, et al. Thrombotic thrombocytopenic purpura associated with clopidogrel. *N Engl J Med* 2000;342:1773–1777.
25. Hankey GJ. Clopidogrel and thrombotic thrombocytopenic purpura. *Lancet* 2000;356:269–270.
26. Müller C, Büttner HJ, Petersen J, et al. A randomized comparison of clopidogrel and aspirin versus ticlopidine and aspirin after the placement of coronary-artery stents. *Circulation* 2000;101:590–593.
27. Bertrand ME, Rupprecht H-J, Urban P, et al, for the CLASSICS Investigators. Double-blind study of the safety of clopidogrel with and without a loading dose in combination with aspirin compared with ticlopidine in combination with aspirin after coronary stenting. The Clopidogrel Aspirin Stent International Cooperative Study (CLASSICS). *Circulation* 2000;102:624–629.
28. Taniuchi M, Kurz HI, Lasala JM. Randomized comparison of ticlopidine and clopidogrel after intracoronary stent implantation in a broad patient population. *Circulation* 2001;104:539–543.
29. The Clopidogrel in Unstable Angina to Prevent Recurrent Events (CURE) Trial Investigators. Effects of clopidogrel in addition to aspirin in patients with acute coronary syndromes without ST-segment elevation. *N Engl J Med* 2001;345:494–502.
30. Second Chinese Cardiac Study (CCS-2) Collaborative Group. Rationale, design and organisation of the Second Chinese Cardiac Study (CCS-2): a randomised trial of clopidogrel plus aspirin, and of metoprolol, among patients with suspected acute myocardial infarction. *J Cardiovasc Risk* 2000;7:435–441.
31. Chew DP, Bhatt DL, Sapp S, et al. Increased mortality with oral platelet glycoprotein IIb/IIIa antagonists. *Circulation* 2001;103:201–206. Search date 2000; primary source Medline.
32. Newby LK, Califf RM, White HD, et al. The failure of orally administered glycoprotein IIb/IIIa inhibitors to prevent recurrent cardiac events. *Am J Med* 2002;112:647–658. Search date 2001.
33. SoRelle R. SmithKline Beecham halts tests of lotrafiban, an oral glycoprotein IIb/IIIa inhibitor. *Circulation* 2001;103:E9001–E9002.

34. Anand SS, Yusuf S. Oral anticoagulant therapy in patients with coronary artery disease: a meta-analysis. *JAMA* 1999;282:2058–2067. Search date 1999; primary sources Medline, Embase, Current Contents, hand searches of reference lists, and contact with experts and pharmaceutical companies.
35. Hurlen M, Abdelnoor M, Smith P et al. Warfarin, aspirin, or both after myocardial infarction. *N Engl J Med* 2002;347:969–974.
36. van Es RF, Jonker JJ, Verheugt FW, et al, for the Antithrombotics in the Secondary Prevention of Events in Coronary Thrombosis-2 (ASPECT-2) Research Group. Aspirin and coumadin after acute coronary syndromes (the ASPECT-2 study): a randomised controlled trial. *Lancet* 2002;360:109–113.
37. The Organization to Assess Strategies for Ischemic Syndromes (OASIS) Investigators. Effects of long-term, moderate intensity oral anticoagulation in addition to aspirin in unstable angina. *J Am Coll Cardiol* 2001;37:475–484.
38. Fiore LD, Ezekowitz MD, Brophy MT, et al, for the Combination Hemotherapy and Mortality Prevention (CHAMP) Study Group. Department of Veterans Affairs Cooperative Studies Program clinical trial comparing combined warfarin and aspirin with aspirin alone in survivors of acute myocardial infarction. Primary results of the CHAMP study. *Circulation* 2002;105:557–563.
39. Huynh T, Theroux P, Bogaty P, et al. Aspirin, warfarin, or the combination for secondary prevention of coronary events in patients with acute coronary syndromes and prior coronary artery bypass surgery. *Circulation* 2001;103:3069–3074.
40. Teo KK, Yusuf S, Furberg CD. Effects of prophylactic antiarrhythmic drug therapy in acute myocardial infarction. *JAMA* 1993;270:1589–1595. Search date 1993; primary sources Medline, hand searches of reference lists, and details of unpublished trials sought from pharmaceutical industry/other investigators.
41. Yusuf S, Peto R, Lewis J, et al. Beta blockade during and after myocardial infarction: an overview of the randomized trials. *Prog Cardiovasc Dis* 1985;27:335–371. Search date and primary sources not stated.
42. Pepine CJ, Cohn PF, Deedwania PC, et al. Effects of treatment on outcome in mildly symptomatic patients with ischemia during daily life: the atenolol silent ischemia study (ASIST). *Circulation* 1994;90:762–768.
43. Boissel J-P, Leizerovicz A, Picolet H, et al. Secondary prevention after high-risk acute myocardial infarction with low-dose acebutolol. *Am J Cardiol* 1990;66:251–260.
44. The Beta-Blocker Pooling Project Research Group. The Beta-Blocker Pooling Project (BBPP): subgroup findings from randomized trials in post infarction patients. *Eur Heart J* 1988;9:8–16. Search date 1983; primary sources not stated.
45. Beta-blocker Heart Attack Trial Research Group. A randomized trial of propranolol in patients with acute myocardial infarction: I. mortality results. *JAMA* 1982;247:1707–1714.
46. Ko DT, Hebert PR, Coffey CS et al. Beta-blocker therapy and symptoms of depression, fatigue, and sexual dysfunction. *JAMA* 2002;288:351–357.
47. Flather MD, Yusuf S, Kober L, et al. Long-term ACE-inhibitor therapy in patients with heart failure or left-ventricular dysfunction: a systematic overview of data from individual patients. ACE-Inhibitor Myocardial Infarction Collaborative Group. *Lancet* 2000 6;355:1575–81. Search date not stated; primary sources Medline, hand searches of reference lists, and contact with experts.
48. The Heart Outcomes Prevention Evaluation (HOPE) Investigators. Effects of an angiotensin-converting enzyme inhibitor, ramipril, on cardiovascular events in high-risk patients. *N Engl J Med* 2000;342;145–153.
49. Heart Outcomes Prevention Evaluation (HOPE) Investigators. Effects of ramipril on cardiovascular and microvascular outcomes on people with diabetes mellitus: results of the hope study and MICRO-HOPE substudy. *Lancet* 2000;355:253–259.
50. Yusuf S, Lonn E. Anti-ischaemic effects of ACE inhibitors: review of current clinical evidence and ongoing clinical trials. *Eur Heart J* 1998;19:J36–J44.
51. Echt DS, Liebson PR, Mitchell LB, et al. Mortality and morbidity in patients receiving encainide, flecainide, or placebo. The Cardiac Arrhythmia Suppression Trial. *N Engl J Med* 1991;324:781–788.
52. Amiodarone Trials Meta-Analysis Investigators. Effect of prophylactic amiodarone on mortality after acute myocardial infarction and in congestive heart failure: meta-analysis of individual data from 6500 patients in randomised trials. *Lancet* 1997;350:1417–1424. Search date and primary sources not stated.
53. Sim I, McDonald KM, Lavori PW, et al. Quantitative overview of randomized trials of amiodarone to prevent sudden cardiac death. *Circulation* 1997;96:2823–2829. Search date 1997; primary sources Medline and Biosis.
54. Waldo AL, Camm AJ, de Ruyter H, et al, for the SWORD Investigators. Effect of d-sotalol on mortality in patients with left ventricular dysfunction after recent and remote myocardial infarction. *Lancet* 1996;348:7–12.
55. Cairns JA, Connolly SJ, Roberts R, et al, for the Canadian Amiodarone Myocardial Infarction Arrhythmia Trial Investigators. Randomized trial of outcome after myocardial infarction in patients with frequent or repetitive ventricular premature depolarisations: CAMIAT. *Lancet* 1997;349:675–682.

56. Julian DG, Camm AJ, Janse MJ, et al, for the European Myocardial Infarct Amiodarone Trial Investigators. Randomised trial of effect of amiodarone on mortality in patients with left-ventricular dysfunction after recent myocardial infarction: EMIAT. *Lancet* 1997;349:667–674.
57. Gibson R, Boden WE, Theroux P, et al. Diltiazem and reinfarction in patients with non-Q-wave myocardial infarction. Results of a double-blind, randomized, multicenter trial. *N Engl J Med* 1986;315:423–429.
58. The Multicenter Diltiazem Postinfarction Trial Research Group. The effect of diltiazem on mortality and reinfarction after myocardial infarction. *N Engl J Med* 1988;319:385–392.
59. The Danish Study Group on Verapamil in Myocardial Infarction. Effect of verapamil on mortality and major events after acute myocardial infarction: the Danish verapamil infarction trial II (DAVIT II). *Am J Cardiol* 1990;66:779–785.
60. Hulley S, Grady D, Bush T, et al. Randomized trial of estrogen plus progestin for secondary prevention of coronary heart disease in postmenopausal women. *JAMA* 1998;280:605–613.
61. Grady D, Herrington D, Bittner V, et al. Cardiovascular disease outcomes during 6.8 years of hormone therapy: Heart and Estrogen/progestin Replacement Study follow up (HERS II). *JAMA* 2002;288:49–57.
62. Clarke SC, Kelleher J, Lloyd-Jones H, et al. A study of hormone replacement therapy in postmenopausal women with ischaemic heart disease: the Papworth HRT atherosclerosis study. *Br J Obstet Gynaecol* 2002;109:1056–1062.
63. Coronary Drug Research Project Research Group. The coronary drug project: initial findings leading to modifications of its research protocol. *JAMA* 1970;214:1303–1313.
64. Daly E, Vessey MP, Hawkins MM, et al. Risk of venous thromboembolism in users of hormone replacement therapy. *Lancet* 1996;348:977–980.
65. Hulley S, Furberg C, Barret-Connor E, et al. Noncardiovascular disease outcomes during 6.8 years of hormone therapy: Heart and estrogen/progestin replacement study follow up (HERS II). *JAMA* 2002;288:58–66.
66. Newton KM, LaCroix AZ, McKnight B, et al. Estrogen replacement therapy and prognosis after first myocardial infarction. *Am J Epidemiol* 1997;145:269–277.
67. Sullivan JM, El-Zeky F, Vander Zwaag R, et al. Effect on survival of estrogen replacement therapy after coronary artery bypass grafting. *Am J Cardiol* 1997;79:847–850.
68. The Writing Group for the PEPI Trial. Effects of estrogen or estrogen/progestin regimens on heart disease risk factors in postmenopausal women. *JAMA* 1995;273:199–208.
69. Bucher HC, Griffith LE, Guyatt G. Systematic review on the risk and benefit of different cholesterol-lowering interventions. *Arterioscler Thromb Vasc Biol* 1999;19:187–195. Search date 1996; primary sources Medline, Embase, and bibliographic searches.
70. Miettinen TA, Pyorala K, Olsson AG, et al. Cholesterol-lowering therapy in women and elderly patients with myocardial infarction or angina pectoris: findings from the Scandinavian Simvastatin Survival Study (4S). *Circulation* 1997;96:4211–4218.
71. Heart Protection Study Collaborative Group. MRC/BHF Heart Protection Study of cholesterol lowering with simvastatin in 20 536 high-risk individuals: a randomised placebo-controlled trial. *Lancet* 2002;360:7M–22M.
72. Athyros VG, Papageogrgiou AA, Mercouris BR, et al. Treatment with atorvastatin to the National Cholesterol Educational Program goal versus „usual" care in secondary coronary heart disease prevention. The GREek Atorvastatin and coronary-heart-disease evaluation (GREACE) study. *Curr Med Res Opin* 2002;18:220–228.
73. LaRosa JC, He J, Vupputuri S. Effect of statins on risk of coronary disease: a meta-analysis of randomized controlled trials. *JAMA* 1999;282:2340–2346. Search date 1998; primary sources Medline, bibliographies, and authors' reference files.
74. Schwartz GG, Olsson AG, Ezekowitz MD, et al. Effects of atorvastatin on early recurrent ischemic events in acute coronary syndromes: the MIRACL study: a randomized controlled trial. *JAMA* 2001;285:1711–1718.
75. Serruys PW, de Feyter P, Macaya C, et al. Fluvastatin for prevention of cardiac events following successful first percutaneous coronary intervention: a randomized controlled trial. *JAMA* 2002;287:3215–3222.
76. Knatterud GL, Rosenberg Y, Campeau L, et al. Long-term effects on clinical outcomes of aggressive lowering of low-density lipoprotein cholesterol levels and low-dose anticoagulation in the post coronary artery bypass graft trial. Post CABG Investigators. *Circulation* 2000;102:157–165.
77. Montagne O, Vedel I, Durand-Zaleski I. Assessment of the impact of fibrates and diet on survival and their cost-effectiveness: evidence from randomized, controlled trials in coronary heart disease and health economic evaluations. *Clin Ther* 1999;21:2027–2035. Search date not stated; primary sources Medline and hand searches of reference lists and systematic reviews.
78. Schlesinger Z, Vered Z, Friedenson A, et al. Secondary prevention by raising HDL cholesterol and reducing triglycerides in patients with coronary artery disease: the Bezafibrate Infarction Prevention (BIP) study. *Circulation* 2000;102:21–27.

79. Ericsson CG, Hamsten A, Nilsson J, et al. Angiographic assessment of effects of bezafibrate on progression of coronary artery disease in young male postinfarction patients. *Lancet* 1996;347:849–853.
80. Pfeffer MA, Keech A, Scks FM, et al. Safety and tolerability of pravastatin in long term clinical trials: Prospective Pravastatin Pooling (PPP) project. *Circulation* 2002;105:2341–2346.
81. The Women's Health Initiative Study Group. Design of the women's health initiative clinical trial and observational study. *Control Clin Trials* 1998;19:61–109.
82. Davis BR, Cutler JA Gordon DJ, et al, for the ALLHAT Research Group. Rationale and design for the antihypertensive and lipid lowering treatment to prevent heart attack trial (ALLHAT). *Am J Hypertens* 1996;9:342–360.
83. Flack JM, Neaton J, Grimm R, et al. Blood pressure and mortality among men with prior myocardial infarction. *Circulation* 1995;92;2437–2445.
84. Dahlof B, Lindholm LH, Hansson L, et al. Morbidity and mortality in the Swedish trial in old patients with hypertension (STOP-hypertension). *Lancet* 1991;338:1281–1285.
85. Medical Research Council Working Party. MRC trial on treatment of hypertension in older adults: principal results. *BMJ* 1992;304:405–412.
86. Systolic Hypertension in Elderly Patients (SHEP) Cooperative Research Group. Prevention of stroke by antihypertensive treatment in older persons with isolated systolic hypertension. *JAMA* 1991;265:3255–3264.
87. D'Agostini RB, Belanger AJ, Kannel WB, et al. Relationship of low diastolic blood pressure to coronary heart disease death in presence of myocardial infarction: the Framingham study. *BMJ* 1991;303:385–389.
88. Pfeffer MA, Braunwald E, Moye LA, et al. Effect of captopril on mortality and morbidity in patients with left ventricular dysfunction after myocardial infarction: results of the survival and ventricular enlargement trial. *N Engl J Med* 1992;327:669–677.
89. NHS Centre for Reviews and Dissemination, University of York. Cholesterol and coronary heart disease: screening and treatment. *Eff Health Care* 1998;4:1. Search date and primary sources not stated.
90. Burr ML, Fehily AM, Gilbert JF, et al. Effects of changes in fat, fish, and fibre intakes on death and myocardial reinfarction: Diet And Reinfarction Trial (DART). *Lancet* 1989;2:757–761.
91. Fehily AM, Vaughan-Williams E, Shiels K, et al. The effect of dietary advice on nutrient intakes: evidence from the Diet And Reinfarction Trial (DART). *J Hum Nutr Diet* 1989;2:225–235.
92. GISSI-Prevenzione Investigators. Dietary supplementation with n-3 polyunsaturated fatty acids and vitamin E after myocardial infarction: results of the GISSI-Prevenzione. *Lancet* 1999; 354:447–455.
93. De Lorgeril M, Renaud S, Mamelle N, et al. Mediterranean alpha-linolenic acid-rich diet in secondary prevention of coronary heart disease. *Lancet* 1994;343:1454–1459.
94. Clarke R, Frost C, Collins R, et al. Dietary lipids and blood cholesterol: quantitative meta-analysis of metabolic ward studies. *BMJ* 1997;314:112–117. Search date 1995; primary sources Medline and hand searches of reference lists and nutrition journals.
95. Tang JL, Armitage JM, Lancaster T, et al. Systematic review of dietary intervention trials to lower blood total cholesterol in free-living subjects. *BMJ* 1998;316:1213–1220. Search date 1997; primary sources Medline, Human Nutrition, Embase, and Allied and Alternative Medicine, and hand searches the *Am J Clin Nutr* and references of review articles.
96. Brunner E, White I, Thorogood M, et al. Can dietary interventions change diet and cardiovascular risk factors? A meta-analysis of randomized controlled trials. *Am J Public Health* 1997;87:1415–1422. Search date 1993; primary sources Medline and hand searches of selected journals.
97. Ebrahim S, Davey SG. *Health promotion in older people for the prevention of coronary heart disease and stroke*. London: Health Education Authority, 1996.
98. Waters D. Lessons from coronary atherosclerosis regression trials. *Cardiol Clin* 1996;14:31–50.
99. Silagy C, Neil A. Garlic as a lipid lowering agent: a meta-analysis. *J R Coll Physicians Lond* 1994;28:39–45. Search date 1992; primary sources Medline, Alternative Medicine database, contact with authors of published studies, manufacturers, and hand searches of references.
100. Isaacsohn JL, Moser M, Stein EA, et al. Garlic powder and plasma lipids and lipoproteins. *Arch Intern Med* 1998;158:1189–1194.
101. Berthold HK, Sudhop T, von Bergmann K. Effect of a garlic oil preparation on serum lipoproteins and cholesterol metabolism. *JAMA* 1998;279:1900–1902.
102. Ripsin CM, Keenan JM, Jacobs DR Jr, et al. Oat products and lipid lowering: a meta-analysis. *JAMA* 1992;267:3317–3325. Search date 1991; primary sources Medline and unpublished trials solicited from all known investigators of lipid-oats association.
103. Stephens NG, Parsons A, Schofield PM, et al. Randomised controlled trial of vitamin E in patients with coronary disease: Cambridge Heart Antioxidant Study (CHAOS). *Lancet* 1996;347:781–786.

104. Rapola JM, Virtamo J, Ripatti S, et al. Randomised trial of alpha-tocopherol and beta-carotene supplements on incidence of major coronary events in men with previous myocardial infarction. *Lancet* 1997;349:1715–1720.
105. The Heart Outcomes Prevention Evaluation Study Investigators. Vitamin E supplementation and cardiovascular events in high-risk patients. *N Engl J Med* 2000;342:154–160.
106. Boaz M, Smetana S, Weinstein T, et al. Secondary prevention with antioxidants of cardiovascular disease in endstage renal disease (SPACE): randomised placebo-controlled trial. *Lancet* 2000;356:1213–1218.
107. Lonn EM, Yusuf S. Is there a role for antioxidant vitamins in the prevention of cardiovascular diseases? An update on epidemiological and clinical trials data. *Can J Cardiol* 1997;13:957–965. Search date 1996; primary sources Medline and one reference from 1997.
108. Jha P, Flather M, Lonn E, et al. The antioxidant vitamins and cardiovascular disease: a critical review of epidemiologic and clinical trial data. *Ann Intern Med* 1995;123:860–872.
109. Ness AR, Powles JW, Khaw KT. Vitamin C and cardiovascular disease: a systematic review. *J Cardiovasc Risk* 1997;3:513–521. Search date not stated; primary sources Medline, contact with experts, and hand searches of references.
110. Collins R, Peto R, Armitage J. The MRC/BHF heart protection study: preliminary results. *Int J Clin Pract* 2002;56:53–56).
111. Jolliffe JA, Rees K, Taylor RS, et al. Exercise-based rehabilitation for coronary heart disease. In: The Cochrane Library, Issue 4, 2002. Oxford: Update Software. Search date 1998; primary sources Cardiovascular RCT register at McMaster University, Cochrane Controlled Trials Register, Medline, Embase, Cinahl, Amed, Bids, ISI, and Sportsdiscus, hand searches of reference lists and conference proceedings, and contact with experts.
112. Hall JP, Wiseman VL, King MT, et al. Economic evaluation of a randomised trial of early return to normal activities versus cardiac rehabilitation after acute myocardial infarction. *Heart Lung Circ* 2002;11:10–18.
113. Wenger NK, Froelicher NS, Smith LK, et al. *Cardiac rehabilitation and secondary prevention*. Rockville, Maryland: Agency for Health Care Policy and Research and National Heart, Lung and Blood Institute, 1995. Search date and primary source not stated.
114. US Department of Health and Human Services. *The health benefits of smoking cessation: a report of the surgeon general*. Bethesda, Maryland: US DHSS, 1990.
115. Working Group for the Study of Transdermal Nicotine in Patients with Coronary Artery Disease. Nicotine replacement therapy for patients with coronary artery disease. *Arch Intern Med* 1994;154:989–995.
116. Joseph AM, Norman SM, Ferry LH, et al. The safety of transdermal nicotine as an aid to smoking cessation in patients with cardiac disease. *N Engl J Med* 1996;335:1792–1798.
117. Burt A, Thornley P, Illingworth D, et al. Stopping smoking after myocardial infarction. *Lancet* 1974;1:304–306.
118. Linden W, Stossel C, Maurice J. Psychosocial interventions in patients with coronary artery disease: a meta-analysis. *Arch Intern Med* 1996;156:745–752. Search date and primary sources not stated.
119. Lewin RJ, Furze G, Robinson J, et al. A randomised controlled trial of a self-management plan for patients with newly diagnosed angina. *Br J Gen Pract* 2002;52:194–201.
120. Mayou RA, Thompson DR, Clements A et al. Guideline based early rehabilitation after myocardial infraction – a pragmatic randomised controlled trial. *J Psychosom Res* 2002;52:89–95.
121. Petrie KJ, Cameron LD, Ellis CJ et al. Changing illness perceptions after myocardial infarction: an early intervention randomized controlled trial. *Psychosom Med* 2002;64;580–586.
122. US Department of Health and Human Services. Cardiac rehabilitation. AHCPR Publication No 96–0672, 1995;121–128.
123. Hemingway H, Marmot M. Psychosocial factors in the primary and secondary prevention of coronary heart disease: a systematic review. In: Yusuf S, Cairns JA, Camm AJ, et al, eds. *Evidence based cardiology*. London: BMJ Books, 1998. Search date 1996; primary sources Medline, and manual searches of bibliographies of retrieved articles and review articles.
124. Yusuf S, Zucker D, Peduzzi P, et al. Effect of coronary artery bypass graft surgery on survival: overview of 10-year results from randomized trials by the Coronary Artery Bypass Graft Surgery Trialists Collaboration. *Lancet* 1994;344:563–570. Search date and primary sources not stated.
125. Davies RF, Goldberg AD, Forman S, et al. Asymptomatic Cardiac Ischemia Pilot (ACIP) study two-year follow-up: outcomes of patients randomized to initial strategies of medical therapy versus revascularization. *Circulation* 1997;95:2037–2043.
126. Bucher HC, Hengstler P, Schindler C, et al. Percutaneous transluminal coronary angioplasty versus medical treatment for non-acute coronary heart disease: meta-analysis of randomised controlled trials. *BMJ* 2000;321:73–77. Search date 1998; primary sources Medline, Embase, Cochrane Library, Biological Abstracts, Health Periodicals Database, Pascal, and hand searches of references.

127. Pocock SJ, Henderson RA, Clayton T, et al. Quality of life after coronary angioplasty or continued medical treatment for angina: three-year follow-up in the RITA-2 trial. Randomized Intervention Treatment of Angina. *J Am Coll Cardiol* 2000;35:907–914.
128. TIME investigators. Trial of invasive versus medical therapy in elderly patients with chronic symptomatic coronary-artery disease (TIME): a randomised trial. *Lancet* 2001;358:951–957.
129. RITA-2 Trial Participants. Coronary angioplasty versus medical therapy for angina: the second randomized intervention treatment of angina (RITA-2) trial. *Lancet* 1997;350:461–468.
130. Parisi AF, Folland ED, Hartigan P. A comparison of angioplasty with medical therapy in the treatment of single-vessel coronary artery disease. *N Engl J Med* 1992;326:10–16.
131. Pocock SJ, Henderson RA, Rickards AF, et al. Meta-analysis of randomized trials comparing coronary angioplasty with bypass surgery. *Lancet* 1995;346:1184–1189. Search date and primary sources not stated.
132. Rihal CS, Gersh BJ, Yusuf S. Chronic coronary artery disease: coronary artery bypass surgery vs percutaneous transluminal coronary angioplasty vs medical therapy. In: Yusuf S, Cairns JA, Camm JA, et al, eds. *Evidence based cardiology*. London: BMJ Books, 1998.
133. King SB, Kosinski AS, Guyton RA, et al. Eight-year mortality in the Emory Angioplasty versus Surgery Trial (EAST). *J Am Coll Cardiol* 2000;35:1116–1121.
134. Hlatky MA, Rogers WJ, Johnstone I, et al. Medical care costs and quality of life after randomization to coronary angioplasty or coronary bypass surgery. *N Engl J Med* 1997;336:92–99.
135. Whrborg P. Quality of life after coronary angioplasty or bypass surgery. *Eur Heart J* 1999;20:653–658.
136. Bypass Angioplasty Revascularization Investigation (BARI) Investigators. Comparison of coronary bypass surgery with angioplasty in patients with multivessel disease. *N Engl J Med* 1996;335:217–225.
137. National Institute of Clinical Excellence http://www.nice.org.uk/pdf/HTAReport-Stents.pdf (last accessed 8 June 2003). Search date 1999; primary sources Medline, Embase, Bids, Cochrane Library, and York HTA.
138. Savage MP, Douglas JS Jr, Fischman DL, et al. Stent placement compared with balloon angioplasty for obstructed coronary bypass grafts. *N Engl J Med* 1997;337:740–747.
139. Sirnes P, Golf S, Yngvar M, et al. Stenting In Chronic Coronary Occlusion (SICCO): a randomized controlled trial of adding stent implantation after successful angioplasty. *J Am Coll Cardiol* 1996;28:1444–1451.
140. Rubartelli P, Niccoli L, Verna E, et al. Stent implantation versus balloon angioplasty in chronic coronary occlusions: results from the GISSOC trial. Gruppo Italiano di Studio sullo Stent nelle Occlusioni Coronariche. *J Am Coll Cardiol* 1998;32:90–96.
141. Sievert H, Rohde S, Utech A, et al. Stent or Angioplasty after Recanalization of Chronic Coronary Occlusions? (The SARECCO trial). *Am J Cardiol* 1999;84:386–390.
142. Erbel R, Haude M, Hopp HW, et al. Coronary artery stenting compared with balloon angioplasty for restenosis after initial balloon angioplasty. *N Engl J Med* 1998;23:1672–1688.
143. Versaci F, Gaspardone A, Tomai F, et al. A comparison of coronary-artery stenting with angioplasty for isolated stenosis of the proximal left anterior descending coronary artery. *N Engl J Med* 1997;336:817–822.
144. Schomig A, Neumann FJ, Kastrati A, et al. A randomized comparison of antiplatelet and anticoagulation therapy after the placement of intracoronary stents. *N Engl J Med* 1996;334:1084–1089.
145. Leon MB, Baim DS, Gordon P, et al. Clinical and angiographic results from the Stent Anticoagulation Regimen Study (STARS). *Circulation* 1996;94(suppl S):4002.
146. Witkowski A, Ruzyllo W, Gil R, et al. A randomized comparison of elective high-pressure stenting with balloon angioplasty: six-month angiographic and two-year clinical follow-up. *Am Heart J* 2000;140:264–271.

Kommentar

Heiner C. Bucher

Neue Erkenntnisse, die im vorliegenden Kapitel noch nicht berücksichtigt sind, haben das Management der chronischen koronaren Herzkrankheit verändert. Die wichtigsten sollen kursorisch erwähnt werden. Die prophylaktische Implantation eines Defibrillators bei Patienten nach Myokardinfarkt mit komplexen Rhythmustörungen und eingeschränkter Pumpfunktion führt zu einer signifikanten Verbesserung der Überlebensprognose (1). Die in der Women's Health Initiative, einer primärpräventiven RCT, gefundene Zunahme der Inzidenz von Herzinfarkt und Mammakarzinom unter kombinierter Östrogen-/Progestin-Therapie macht diese Therapie hinfällig (2). Die Ergebnisse der „Heart Protection Study" – einer großen RCT – zeigen, dass Individuen mit einer koronaren Herzkrankheit und einem LDL-Cholesterin unter 3,0 mmol/l (116 mg/dl), oder einem Gesamtcholesterin unter 5,0 mmol/l (193 mg/dl) unter Simvastatin einen Überlebensvorteil haben (3). Vorläufige Ergebnisse der gleichen Studie legen den Schluss nahe, dass Antioxidanzien keinen Nutzen haben. Demgegenüber fand eine Meta-Analyse, dass die Einnahme von n-3-Fettsäuren (mittels Diät oder Tabletten) die Mortalität nach einem Herzinfarkt senkt (4). Neue RCTs zeigen zudem, dass sich in der Sekundärprävention durch die frühzeitige Behandlung von Patienten die Morbidität und Mortalität der koronaren Herzkrankheit zusätzlich senken lässt (5). Neue mit Zytostatika beschichtete Stents zeichnen sich durch eine massive Abnahme der Restenoserate nach Koronarangioplastie aus. Eine Abnahme der Infarkt- und Mortalitätsrate muss in Langzeitstudien noch weiter untersucht werden (6).

1. Moss AJ, Zareba W, Hall WJ, Klein H, Wilber DJ, Cannom DS, Daubert JP, Higgins SL, Brown MW, Andrews ML. Prophylactic implantation of a defibrillator in patients with myocardial infarction and reduced ejection fraction. *N Engl J Med* 2002 Mar 21;346(12):877–83.
2. Risks and benefits of estrogen plus progestin in healthy postmenopausal women: principal results from the Women's Health Initiative randomized controlled trial. *JAMA* 2002 Jul 17;288(3):321–33.
3. MRC/BHF Heart Protection Study of cholesterol lowering with simvastatin in 20.536 high-risk individuals: a randomised placebo-controlled trial. *Lancet* 2002;360:7–22.
4. Bucher HC, Hengstler P, Schindler C, Meier G. N-3 polyunsaturated fatty acids in coronary heart disease: a meta-analysis of randomized controlled trials. *Am J Med* 2002;112:298–304.
5. Cannon CP, Braunwald E, McCabe CH, Rader DJ, Rouleau JL, Belder R et al. Intensive versus moderate lipid lowering with statins after acute coronary syndromes 1. *N Engl J Med* 2004; 350(15):1495–1504.
6. Morice MC, Serruys PW, Sousa JE, Fajadet J, Ban Hayashi E, Perin M, Colombo A, Schuler G, Barragan P, Guagliumi G, Molnar F, Falotico R. A randomized comparison of a sirolimus-eluting stent with a standard stent for coronary revascularization. *N Engl J Med* 2002;346:1773–80.

Myokardinfarkt

Suchdatum: Oktober 2003

Nicolas Danchin, Edoardo De Benedetti und Philip Urban

Frage Welche Behandlungen verbessern die Outcomes bei akutem Myokardinfarkt?

Nutzen belegt

ACE-Hemmer[41–43]

Einer systematischen Übersicht zum Herzinfarktverlauf innerhalb von 14 Tagen nach dem akuten Ereignis zufolge senken ACE-Hemmer die 6-Wochen-Mortalität im Vergleich zu Placebo. Eine nicht systematische Übersicht zeigte jedoch, dass ACE-Hemmer im Vergleich zu Placebo eine bestehende Hypotonie und Niereninsuffizienz nach 6 Wochen verstärken.

Azetylsalizylsäure[11–14]

Einer systematischen Übersicht zufolge senkt Azetylsalizylsäure im Vergleich zu Placebo bei Patienten mit akutem Myokardinfarkt die 1-Monats-Rate der Mortalität, der Reinfarkte und der Schlaganfälle.

Betablocker[37–40]

Zwei Übersichten und einer anschließenden RCT zufolge senken Betablocker im Vergleich zu keinen Betablockern die Mortalität. Einer RCT zufolge senkt die sofortige – im Vergleich zur verzögerten – Metoprolol-Gabe bei Patienten unter Lysetherapie die 6-Tages-Rate von Reinfarkt und rezidivierenden Thoraxschmerzen signifikant, die 6-Tages- oder 1-Jahres-Mortalität wird jedoch nicht gesenkt.

Primäre perkutane transluminale Koronarangioplastie (PTCA) als Erstbehandlung (in spezialisierten Zentren)[53–56]

Einer systematischen Übersicht zufolge senkt die primäre PTCA – verglichen mit der Thrombolyse – ein kombiniertes Ergebnis von Tod, nicht tödlichem Reinfarkt und Schlaganfall.

Thrombolyse[58]

Eine nicht systematische Übersicht an Patienten mit akutem Myokardinfarkt und ST-Hebung oder Schenkelblock im Aufnahme-EKG ergab, dass eine prompte Thrombolyse (innerhalb von 6 Stunden und vielleicht bis zu 12 Stunden nach Einsetzen der Symptome) die Mortalität im Vergleich zu Placebo senkt. RCTs, in denen verschiedene Thrombolytika miteinander verglichen wurden, ergaben hinsichtlich der Mortalität keinen signifikanten Unterschied. Eine nicht systematische Übersicht zeigte, dass eine Thrombolyse die Risiken, einen Schlaganfall oder größere Blutungen zu erleiden, gegenüber Kontrollen signifikant erhöht. Die Übersicht zeigte auch, dass eine intrakranielle Blutung bei Patienten in fortgeschrittenem Alter und mit niedrigem Körpergewicht, mit einer bei der stationären Aufnahme bereits bestehenden Hypertonie sowie eher unter Gewebsplasminogenaktivator als unter irgendeinem anderen Thrombolytikum häufiger vorkommt. Eine nicht systematische Übersicht ergab beim Vergleich zwischen Bolusbehandlung und der Infusion von Thrombolytika widersprüchliche Resultate für intrakranielle Blutungen. Einer systematischen Übersicht zufolge ist die Thrombolyse hinsichtlich der Senkung eines kombinierten Endpunktes Tod, nicht tödlicher Reinfarkt und Schlaganfall weniger wirksam als die primäre perkutane transluminale Koronarangioplastie.

Nutzen wahrscheinlich

Niedermolekulares Heparin (Enoxaparin) kombiniert mit Thrombolytika (senkt die Raten für akuten Myokardinfarkt)[28]

Eine RCT ergab, dass Enoxaparin, ein niedermolekulares Heparin, als Comedikation zu Streptokinase verglichen mit Placebo als Comedikation bei Patienten mit Frühzeichen eines sich entwickelnden Infarktes die Rate akuter Myokardindfarkte senkt. Eine systematische Übersicht wies fünf RCTs aus, in denen Enoxaparin (ein niedermolekulares Heparin) plus Thrombolyse mit unfraktioniertem Heparin plus Thrombolyse verglichen wurde. Zwei der in der Übersicht ausgewiesenen RCTs zufolge senkt Enoxaparin plus Thrombolyse verglichen mit unfraktioniertem Heparin plus Thrombolyse die Raten akuter Myokardinfarkte, während drei RCTs keine signifikanten Unterschiede zwischen den Behandlungsformen zeigten. Der Übersicht zufolge besteht weder hinsichtlich der Mortalität noch in Bezug auf die Gefahr einer intrakraniellen oder anderen größeren Blutung ein signifikanter Unterschied zwischen Enoxaparin und unfraktioniertem Heparin als Comedikation einer Thrombolyse.

Nitrate ohne Thrombolyse[44]

Einer systematischen Übersicht der vor Einführung der Thrombolyse durchgeführten Studien zufolge senken Nitrate die Mortalität bei Personen mit akutem Myokardinfarkt im Vergleich zu Placebo.

Nutzen und Schaden abzuwägen

Glykoprotein-IIb/IIIa-Hemmer[28, 29, 31–36]

Zwei großen RCTs zufolge führt eine Kombinationstherapie aus einer Thrombolyse in halber Dosierung und Abciximab verglichen mit einer volldosierten Thrombolyse bei Personen mit akutem Myokardinfarkt nicht zur Senkung der 1-Monats-Mortalität, sondern die RCTs ergaben begrenzte Belege dafür, dass die Kombinationstherapie nicht tödliche kardiovaskuläre Ereignisse verhindert. Den RCTs zufolge erhöht die kombinierte Behandlung jedoch Blutungskomplikationen, und zwar besonders extrakranielle Blutungen. Drei RCTs ergaben widersprüchliche Belege für den Nutzen einer zusätzlichen Behandlung mit Abciximab bei PTCA oder Stents bei Patienten mit akutem Myokardinfarkt, jedoch fand sich bei allen RCTs, dass zusätzlich gegebenes Abciximab das Blutungsrisiko erhöht. Eine RCT ergab hinsichtlich der Endpunkte Überleben oder Morbidität bei Patienten unter primärer Koronarangioplastie keinen Unterschied zwischen früh oder spät verabreichtem Tirofiban. Auch hinsichtlich kleinerer oder größerer Blutungskomplikationen fand sich kein Unterschied zwischen früh oder spät verabreichtem Tirofiban, wobei die Studie jedoch u. U. zu klein war, um klinisch bedeutsame Unterschiede aufzudecken.

Nutzen unwahrscheinlich

Unfraktioniertes Heparin zusätzlich zu Thrombolytika[28]

Zwei RCTs zufolge besteht zwischen unfraktioniertem Heparin plus Thrombolytika und Thrombolytika allein kein signifikanter Unterschied hinsichtlich der Mortalität oder der Raten akuter Myokardinfarkte. Eine systematische Übersicht wies fünf RCTs aus, in denen Enoxaparin (ein niedermolekulares Heparin) plus Thrombolyse mit unfraktioniertem Heparin plus Thrombolyse verglichen wurde. Zwei der in der Übersicht ausgewiesenen RCTs zufolge senkt Enoxaparin plus Thrombolyse verglichen mit unfraktioniertem Heparin plus Thrombolyse die Raten akuter Myokardinfarkte, während drei RCTs keine signifikanten Unterschiede zwischen den Behandlungsformen zeigten. Der Übersicht zufolge besteht weder hinsichtlich der Mortalität noch in Bezug auf die Gefahr einer intrakraniellen oder anderen größeren Blutung ein signifikanter Unterschied zwischen Enoxaparin und unfraktioniertem Heparin als Comedikation einer Thrombolyse.

Nitrate zusätzlich zur Thrombolyse[44–46]

Zwei nach Einführung der Thrombolyse durchgeführte RCTs, in denen bei Personen mit akutem Myokardinfarkt Nitrate mit Placebo verglichen wurden, ergaben keinen signifikanten Unterschied in der Mortalität.

Unwirksamkeit oder Schädlichkeit wahrscheinlich

Kalziumantagonisten[47–51]

Belegen zufolge senken weder Dihydropyridine noch Verapamil verglichen mit Placebo die Mortalität. Bei Personen mit gestörter Funktion des linken Ventrikels ergab eine RCT begrenzte Hinweise darauf, dass in den ersten Tagen nach einem Myokardinfarkt verabreichtes Nifedipin verglichen mit Placebo die Mortalität erhöhen kann.

Frage **Welche Behandlungsmethoden verbessern die Outcomes für einen kardiogenen Schock nach akutem Myokardinfarkt?**

Nutzen belegt

Frühzeitige invasive kardiale Revaskularisierung[2, 3, 57]

Einer großen RCT an Personen mit kardiogenem Schock innerhalb von 48 Stunden nach akutem Myokardinfarkt zufolge kann durch frühzeitige invasive kardiale Revaskularisierung die 6- bzw. 12-Monats-Mortalität im Vergleich zur alleinigen konservativen Initialtherapie signifikant gesenkt werden. Eine zweite, kleinere RCT kam zu ähnlichen Ergebnissen, auch wenn der Unterschied nicht signifikant war.

Wirksamkeit unbekannt

Intraaortale Gegenpulsation[60, 64–66]

Begrenzte Hinweise einer RCT, die nur in Form eines Abstracts vorliegt und in der an Personen mit kardiogenem Schock die intraaortale Gegenpulsation (Ballonpulsation) plus Thrombolyse mit alleiniger Thrombolyse verglichen wurde, ergaben nach 6 Monaten hinsichtlich der Mortalität keinen signifikanten Unterschied.

Frühzeitige Herzoperation, positiv inotrope Substanzen, Pulmonalarterien-Katheterisierung, Vasodilatatoren, Herzschrittmacher und Herztransplantation[1, 59–61, 67–69]

Zu den Effekten dieser Interventionen fanden sich in RCTs keine Belege.

Nutzen unwahrscheinlich

Thrombolyse[58]

Die Subgruppenanalyse einer RCT ergab beim Vergleich zwischen Thrombolyse und keiner Thrombolyse bei kardiogenem Schock keinen signifikanten Unterschied der 21-Tages-Mortalität.

Definition **Akuter Myokardinfarkt:** plötzlicher Verschluss eines Koronargefäßes, der zum Absterben von Myokardzellen führt. **Kardiogener Schock:** klinisch definiert als geringes Herzauswurfvolumen bei nachgewiesener Gewebshypoxie, die durch Korrektur des herabgesetzten intravaskulären Volumens nicht gebessert wird.[1] Bei Verwendung eines Pulmonalarterienkatheters lässt sich der kardiogene Schock definieren als Herzindex von $<2{,}2$ l/min/m^2 trotz eines erhöhten pulmonalkapillären Wedge-Drucks (≥ 15 mm Hg).[1–3]

Inzidenz/ Prävalenz

Akuter Myokardinfarkt: eine der häufigsten Mortalitätsursachen weltweit. Im Jahre 1990 war die ischämische Herzkrankheit weltweit die führende Todesursache und verantwortlich für etwa 6,3 Mio. Todesfälle. Die altersbezogene Inzidenz variiert zwischen den Ländern und innerhalb derselben.[4] Jedes Jahr erleiden in den USA etwa 900.000 Personen einen akuten Myokardinfarkt, und ca. 225.000 von ihnen sterben daran. Etwa die Hälfte der Betroffenen stirbt innerhalb einer Stunde nach Symptombeginn und vor Beginn der stationären Intensivbehandlung.[5] Die Ereignisraten steigen mit dem Alter bei beiden Geschlechtern an, sie sind bei Männern höher als bei Frauen und bei ärmeren höher als bei wohlhabenderen Menschen aller Altersgruppen. In vielen westlichen Ländern ist die Todesrate bei akutem Myokardinfarkt während der vergangenen 20 Jahre gesunken. **Kardiogener Schock:** Ein kardiogener Schock tritt bei etwa 7 % der Patienten ein, die wegen eines akuten Myokardinfarkts stationär aufgenommen werden.[6] Von diesen hat etwa die Hälfte schon bei der Aufnahme in die Klinik einen kardiogenen Schock, und die meisten anderen entwickeln ihn 24–48 Stunden nach der Aufnahme.[7]

Ätiologie/ Risikofaktoren

Akuter Myokardinfarkt: siehe „Kardiovaskuläre Primärprävention“, Ätiologie/Risikofaktoren, S. 30. Der unmittelbare Pathomechanismus eines akuten Myokardinfarkts besteht in der Ruptur eines atheromatösen Plaques, wodurch Thrombosebildung, Verschluss von Koronargefäßen und Absterben von Myokardzellen ausgelöst werden. Die Faktoren, die einen stabilen Plaque in einen instabilen („aktiven“) Plaque verwandeln, sind noch in vollem Umfang zu klären. Derzeit werden Scherkräfte, Entzündung und Autoimmunprozesse als auslösende Faktoren diskutiert. Die sich verändernden Raten der koronaren Herzkrankheit in verschiedenen Populationen lassen sich nur teilweise durch Veränderungen der Standardrisikofaktoren für die ischämische Herzkrankheit (speziell Blutdrucksenkung und Verzicht auf Rauchen) erklären. **Kardiogener Schock:** Ein kardiogener Schock nach akutem Myokardinfarkt resultiert gewöhnlich aus der Verminderung des funktionellen Ventrikelmyokards und wird eher durch eine links- als durch eine rechtsventrikuläre Infarzierung (79 % versus 3 % der Patienten mit kardiogenem Schock) verursacht.[8] Der kardiogene Schock nach akutem Infarkt kann auch durch strukturelle Herzschäden ausgelöst werden, wie etwa durch akute Mitralinsuffizienz infolge einer Papillarmuskel-Dysfunktion (7 % der Fälle von kardiogenem Schock), durch Ventrikelseptumperforation (4 %) oder durch Herzbeuteltamponade nach Ventrikelwandruptur (1 %). Bedeutende Risikofaktoren für kardiogene Schocks nach akutem Myokardinfarkt sind ein vorangegangener Myokardinfarkt, Diabetes mellitus, fortgeschrittenes Alter, Hypotonie, Tachykardie oder Bradykardie, dekompensierte Herzinsuffizienz (Killip-Klasse II bis III) sowie niedriges rechtsventrikuläres Auswurfvolumen (Ejektionsfraktion <35 %).[7,8]

Prognose

Akuter Myokardinfarkt: Ein akuter Myokardinfarkt kann eine Reihe mechanischer und kardioelektrischer Komplikationen auslösen, insbesondere Tod, Ventrikeldysfunktion, dekompensierte Herzinsuffizienz, tödliche und nicht tödliche Arrhythmien, Klappenfehlfunktion, Ruptur des Myokards und kardiogenen Schock. **Kardiogener Schock:** Die Letalität stationärer Patienten infolge kardiogenen Schocks nach akutem Myokardinfarkt schwankt zwischen 50 und 80 %.[2,3,6,7] Die meisten Todesfälle ereignen sich innerhalb von 48 Stunden nach dem Einsetzen des Schocks (Abb. 1, S. 61). Patienten, die bis zur Entlassung aus der Klinik überleben, haben eine eher günstige Langzeitprognose (88 % Überleben nach einem Jahr).[10]

Literatur

1. Califf RM, Bengtson JR. Cardiogenic shock. *N Engl J Med* 1994;330:1724–1730.
2. Hochman JS, Sleeper LA, Webb JG, et al, for the SHOCK investigators. Early revascularization in acute myocardial infarction complicated by cardiogenic shock. *N Engl J Med* 1999;341:625–634.
3. Urban P, Stauffer JC, Khatchatrian N, et al. A randomized evaluation of early revascularization to treat shock complicating acute myocardial infarction. The (Swiss) Multicenter Trial of Angioplasty for Shock – (S)MASH. *Eur Heart J* 1999;20:1030–1038.
4. Murray C, Lopez A. Mortality by cause for eight regions of the world: global burden of disease study. *Lancet* 1997;349:1269–1276.
5. National Heart, Lung, and Blood Institute. *Morbidity and mortality: chartbook on cardiovascular, lung, and blood diseases.* Bethesda, MD: US Department of Health and Human Services, Public Health Service, National Institutes of Health; May 1992.
6. Goldberg RJ, Samad NA, Yarzebski J, et al. Temporal trends in cardiogenic shock complicating acute myocardial infarction. *N Engl J Med* 1999;340:1162–1168.
7. Hasdai D, Califf RM, Thompson TD, et al. Predictors of cardiogenic shock after thrombolytic therapy for acute myocardial infarction. *J Am Coll Cardiol* 2000;35:136–143.
8. Hochman JS, Buller CE, Sleeper LA, et al. Cardiogenic shock complicating acute myocardial infarction – etiology, management and outcome: a report from the SHOCK trial registry. *J Am Coll Cardiol* 2000;36(3 suppl A):1063–1070.
9. Urban P, Bernstein M, Costanza M, et al. An internet-based registry of acute myocardial infarction in Switzerland. *Kardiovasc Med* 2000;3:430–441.
10. Berger PB, Tuttle RH, Holmes DR, et al. One year survival among patients with acute myocardial infarction complicated by cardiogenic shock, and its relation to early revascularisation: results of the GUSTO-1 trial. *Circulation* 1999;99:873–878.
11. Antiplatelet Trialists' Collaboration. Collaborative overview of randomised trials of antiplatelet therapy I: prevention of death, myocardial infarction, and stroke by prolonged antiplatelet therapy in various categories of people. *BMJ* 1994;308:81–106. Search date 1990; primary sources Medline and Current Contents.
12. Second International Study of Infarct Survival (ISIS-2) Collaborative Group. Randomized trial of intravenous streptokinase, oral aspirin, both or neither among 17–187 cases of suspected acute myocardial infarction. *Lancet* 1988;ii:349–360.
13. Baigent BM, Collins R. ISIS-2: four year mortality of 17–187 patients after fibrinolytic and antiplatelet therapy in suspected acute myocardial infarction study [abstract]. *Circulation* 1993;88(suppl I):I-291–I-292.
14. Patrignani P, Filabozzi P, Patrono C. Selective cumulative inhibition of platelet thromboxane production by low-dose aspirin in healthy subjects. *J Clin Invest* 1982;69:1366–1372.
15. Fibrinolytic Therapy Trialists' (FTT) Collaborative Group. Indications for fibrinolytic therapy in suspected acute myocardial infarction: collaborative overview of early mortality and major morbidity results of all randomized trials of more than 1000 patients. *Lancet* 1994;343:311–322.
16. French JK, Hyde TA, Patel H, et al. Survival 12 years after randomization to streptokinase: the influence of thrombolysis in myocardial infarction flow at three to four weeks. *J Am Coll Cardiol* 1999;34:62–69.
17. Collins R, Peto R, Baigent BM, et al. Aspirin, heparin and fibrinolytic therapy in suspected acute myocardial infarction. *N Engl J Med* 1997;336:847–860.
18. Gruppo Italiano per lo studio della streptochinasi nell'infarto miocardico (GISSI). GISSI-2: a factorial randomised trial of alteplase versus streptokinase and heparin versus no heparin among 12–490 patients with acute myocardial infarction. *Lancet* 1990;336:65–71.
19. Third International Study of Infarct Survival (ISIS-3) Collaborative Group. ISIS-3: a randomised comparison of streptokinase vs tissue plasminogen activator vs anistreplase and of aspirin plus heparin vs aspirin alone among 41–299 cases of suspected acute myocardial infarction. *Lancet* 1992;339:753–770.
20. The GUSTO Investigators. An international randomized trial comparing four thrombolytic strategies for acute myocardial infarction. *N Engl J Med* 1993;329:673–682.
21. The Global Use of Strategies to Open Occluded Coronary Arteries (GUSTO III) investigators. A comparison of reteplase with alteplase for acute myocardial infarction. *N Engl J Med* 1997; 337:1118–1123.
22. Assessment of the Safety and Efficacy of a New Thrombolytic (ASSENT-2) investigators. Single bolus tenecteplase compared to front-loaded alteplase in acute myocardial infarction: the ASSENT-2 double-blind randomised trial. *Lancet* 1999;354:716–722.
23. Eikelboom JW, Mehta SR, Pogue J, et al. Safety outcomes in meta-analyses of Phase 2 vs Phase 3 randomized trials: intracranial hemorrhage in trials of bolus fibrinolytic therapy. *JAMA* 2001; 285:444–450.

24. Simoons MI, Maggioni AP, Knatterud G, et al. Individual risk assessment for intracranial hemorrhage during thrombolytic therapy. *Lancet* 1993;342:523–528.
25. Gore JM, Granger CB, Simoons MI, et al. Stroke after thrombolysis: mortality and functional outcomes in the GUSTO-1 trial. *Circulation* 1995;92:2811–2818.
26. Berkowitz SD, Granger CB, Pieper KS, et al. Incidence and predictors of bleeding after contemporary thrombolytic therapy for myocardial infarction. *Circulation* 1997;95:2508–2516.
27. Simoons M, Krzeminska-Pakula M, Alonso A, et al. for the AMI-SK Investigators. Improved reperfusion and clinical outcome with enoxaparin as an adjunct to streptokinase thrombolysis in acute myocardial infarction. The AMI-SK study. *Eur Heart J* 2002;23:1282–1290.
28. Théroux P, Welsh RC. Meta-analysis of randomized trials comparing enoxaparin versus unfractionated heparin as adjunctive therapy to fibrinolysis in ST-elevation acute myocardial infarction. *Am J Cardiol* 2003;91:860–864.
29. The Assessment of the Safety and Efficacy of a New Thrombolytic regimen (ASSENT) 3 investigators. Efficacy and safety of tenecteplase in combination with enoxaparin, abciximab, or unfractionated heparin: the ASSENT-3 randomised trial in acute myocardial infarction. *Lancet* 2001; 358:605–613.
30. Antman EM, Louwerenburg HW, Baars HF, et al. Enoxaparin as adjunctive antithrombin therapy for ST-elevation myocardial infarction: results of the ENTIRE-Thrombolysis in Myocardial Infarction (TIMI) 23 Trial. *Circulation* 2002;105:1642–1649.
31. The GUSTO V investigators. Reperfusion therapy for acute myocardial infarction with fibrinolytic therapy or combination reduced fibrinolytic therapy and platelet glycoprotein IIb/IIIa inhibition: the GUSTO V randomised trial. *Lancet* 2001;357:1905–1914.
32. Lincoff AM, Califf RM, Van de Werf F, et al. Mortality at 1 year with combination platelet glycoprotein IIb/IIIa inhibition and reduced-dose fibrinolytic therapy vs conventional fibrinolytic therapy for acute myocardial infarction: GUSTO V randomized trial. *JAMA* 2002;288:2130–2135.
33. Brener SJ, Barr LA, Burchenal JEB, et al. Randomized, placebo-controlled trial of platelet glycoprotein IIb/IIIa blockade with primary angioplasty for acute myocardial infarction. *Circulation* 1998;98:734–741.
34. Montalescot G, Barragan P, Wittenberg O, et al. for the ADMIRAL investigators. Platelet glycoprotein IIb/IIIa inhibition with coronary stenting for acute myocardial infarction. *N Engl J Med* 2001;344:1895–1903.
35. Stone GW, Grines CL, Cox DA, et al. Comparison of angioplasty with stenting, with or without abciximab, in acute myocardial infarction. *N Engl J Med* 2002;346:957–966.
36. Lee DP, Herity NA, Hiatt BL, et al. Adjunctive platelet glycoprotein IIb/IIIa receptor inhibition with tirofiban before primary angioplasty improves angiographic outcomes: results of the TIrofiban Given in the Emergency Room before Primary Angioplasty TIGER-PA) pilot trial. *Circulation* 2003; 107:1497–1501.
37. Freemantle N, Cleland J, Young P, et al. Beta blockade after myocardial infarction: systematic review and meta regression analysis. *BMJ* 1999;318:1730–1737. Search date 1997; primary sources Medline, Embase, Biosis, Healthstar, Sigle, IHTA, Derwent drug file, dissertation abstracts, Pascal, international pharmaceutical abstracts, Science Citation Index, and hand searches of reference lists.
38. Yusuf S, Peto R, Lewis S, et al. Beta-blockade during and after myocardial infarction: an overview of the randomized trials. *Prog Cardiovasc Dis* 1985;27:335–371. Search date not stated; primary sources computer-aided search of the literature, manual search of reference lists, and enquiries to colleagues about relevant papers.
39. The CAPRICORN investigators. Effect of carvedilol on outcome after myocardial infarction in patients with left-ventricular dysfunction: the CAPRICORN randomized trial. *Lancet* 2001;357:1385–1390.
40. Roberts R, Rogers WJ, Mueller HS, et al. Immediate versus deferred beta-blockade following thrombolytic therapy in patients with acute myocardial infarction: results of the thrombolysis in myocardial infarction (TIMI) II-B study. *Circulation* 1991;83:422–437.
41. Domanski MJ, Exner DV, Borkowf CB, et al. Effect of angiotensin converting enzyme inhibition on sudden cardiac death in patients following acute myocardial infarction. A meta-analysis of randomized clinical trials. *J Am Coll Cardiol* 1999;33:598–604. Search date 1997; primary sources Medline and hand searches of reference lists.
42. ACE Inhibitor Myocardial Infarction Collaborative Group. Indications for ACE inhibitors in the early treatment of acute myocardial infarction: systematic overview of individual data from 100–000 patients in randomised trials. *Circulation* 1998;97:2202–2212. Search date not stated; primary source collaboration group of principal investigators of all randomised trials who collated individual patient data.
43. Latini R, Tognoni G, Maggioni AP, et al. Clinical effects of early angiotensin-converting enzyme inhibitor treatment for acute myocardial infarction are similar in the presence and absence of aspirin. Systematic overview of individual data from 96–712 randomized patients. *J Am Coll Cardiol*

2000;35:1801–1807. Search date not stated; primary source individual patient data on all trials involving more than 1000 patients.
44. Yusuf S, Collins R, MacMahon S, et al. Effect of intravenous nitrates on mortality in acute myocardial infarction: an overview of the randomised trials. *Lancet* 1988;1:1088–1092. Search date not stated; primary sources literature, colleagues, investigators, and pharmaceutical companies.
45. Fourth International Study of Infarct Survival (ISIS-4) Collaborative Group. ISIS-4: a randomised factorial trial assessing early oral captopril, oral mononitrate, and intravenous magnesium sulphate in 58–050 patients with suspected acute myocardial infarction. *Lancet* 1995;345:669–685.
46. Gruppo Italiano per lo studio della streptochinasi nell'infarto miocardico (GISSI). GISSI-3: effects of lisinopril and transdermal glyceryl trinitrate singly and together on 6-week mortality and ventricular function after acute myocardial infarction. *Lancet* 1994;343:1115–1122.
47. Wilcox RG, Hampton JR, Banks DC, et al. Early nifedipine in acute myocardial infarction: the TRENT study. *BMJ* 1986;293:1204–1208.
48. Goldbourt U, Behar S, Reicher-Reiss H, et al. Early administration of nifedipine in suspected acute myocardial infarction: the Secondary Prevention Reinfarction Israel Nifedipine Trial 2 Study. *Arch Intern Med* 1993;153:345–353.
49. Pepine CJ, Faich G, Makuch R. Verapamil use in patients with cardiovascular disease: an overview of randomized trials. *Clin Cardiol* 1998;21:633–641. Search date 1997; primary sources Medline, Science Citation Index, Current Contents, and hand searches of reference lists.
50. Yusuf S, Furberg CD. Effects of calcium channel blockers on survival after myocardial infarction. *Cardiovasc Drugs Ther* 1987;1:343–344. Search dates and primary sources not reported.
51. Teo KK, Yusuf S, Furberg CD. Effects of prophylactic antiarrhythmic drug therapy in acute myocardial infarction: an overview of results from randomized controlled trials. *JAMA* 1993;270:1589–1595. Search date not stated; primary sources Medline and correspondence with investigators and pharmaceutical companies.
52. The Multicenter Diltiazem Post Infarction Trial Research Group. The effect of diltiazem on mortality and reinfarction after myocardial infarction. *N Engl J Med* 1988;319:385–392.
53. Keeley EC, Boura JA, Grines CL. Primary angioplasty versus intravenous thrombolytic therapy for acute myocardial infarction: a quantitative review of 23 randomised trials. *Lancet* 2003;361:13–20.
54. Yusuf S, Pogue J. Primary angioplasty compared to thrombolytic therapy for acute myocardial infarction [editorial]. *JAMA* 1997;278:2110–2111.
55. The GUSTO IIb Angioplasty Substudy Investigators. A clinical trial comparing primary coronary angioplasty with tissue plasminogen activator for acute myocardial infarction. *N Engl J Med* 1997;336:1621–1628.
56. Van de Werf F, Topol EJ, Lee KL, et al. Variations in patient management and outcomes for acute myocardial infarction in the United States and other countries: results from the GUSTO trial. *JAMA* 1995;273:1586–1591.
57. Hochman JS, Sleeper LA, White HD, et al. One year survival following early revascularization for cardiogenic shock. *JAMA* 2001;285:190–192.
58. GISSI-1. Effectiveness of intravenous thrombolytic treatment in acute myocardial infarction. *Lancet* 1986;1:397–401.
59. Herbert P, Tinker J. Inotropic drugs in acute circulatory failure. *Intensive Care Med* 1980;6:101–111.
60. Hollenberg SM, Kavinsky CJ, Parrillo JE. Cardiogenic shock. *Ann Int Med* 1999;131:47–59. Search date 1998; primary sources Medline and hand searches of bibliographies of relevant papers.
61. Bernard GR, Sopko G, Cerra F, et al. Pulmonary artery catheterization and clinical outcomes. *JAMA* 2000;283:2568–2572.
62. Hollenberg SM, Hoyt J. Pulmonary artery catheters in cardiovascular disease. *New Horiz* 1977;5:207–213. Search date 1996; primary sources not stated.
63. Participants. Pulmonary artery catheter consensus conference: consensus statement. *Crit Care Med* 1997;25:910–925.
64. Ohman EM, Nanas J, Stomel R, et al. Thrombolysis and counterpulsation to improve cardiogenic shock survival (TACTICS): results of a prospective randomized trial [abstract]. *Circulation* 2000;102 (suppl II):II-600.
65. O'Rourke MF, Norris RM, Campbell TJ, et al. Randomized controlled trial of intraaortic balloon counterpulsation in early myocardial infarction with acute heart failure. *Am J Cardiol* 1981;47:815–820.
66. Flaherty JT, Becker LC, Weiss JL, et al. Results of a randomized prospective trial of intraaortic balloon counterpulsation and intravenous nitroglycerin in patients with acute myocardial infarction. *J Am Coll Cardiol* 1985;6:434–446.
67. Frazier OH. Future directions of cardiac assistance. *Semin Thorac Cardiovasc Surg* 2000;12:251–258.
68. Pagani FD, Lynch W, Swaniker F, et al. Extracorporeal life support to left ventricular assist device bridge to cardiac transplantation. *Circulation* 1999;100(suppl 19):II-206–210.
69. Mavroidis D, Sun BC, Pae WE. Bridge to transplantation: the Penn State experience. *Ann Thorac Surg* 1999;68:684–687.

Kommentar

Matthias Pfisterer

Durch die moderne Diagnostik des Myokardzellschadens mit spezifischen Markern wie Troponin-I und -T und entsprechend neuen Definitionen des akuten Myokardinfarkts im Rahmen des „akuten Koronarsyndroms" (Europäische und Amerikanische Kardiologen-Gesellschaften, 2001) haben sich wesentliche Veränderungen im Zugang und in der Interpretation des „Infarktbildes" ergeben. Das vorliegende Kapitel befasst sich mit dem „ST-Hebungs-Infarkt" („STEMI"), bei dem die rasche Wiedereröffnung des Infarktgefäßes das erste Ziel darstellt. Dabei ist die Akut-Intervention mittels Katheter-Technik gemäß einer großen Meta-Analyse der Thrombolyse überlegen, wenn sie innerhalb von 90 Minuten nach Alarmierung durchgeführt werden kann. Dies gilt fünf Studien zufolge sogar dann, wenn die Patienten dazu über eine größere Distanz in ein Zentrums-Spital mit Katheter-Therapie verlegt werden müssen. Die Begleitbehandlung betrifft die Heparinisierung, die Plättchenhemmung zusätzlich zu Azetylsalizylsäure zur Verhinderung des erneuten Gefäßverschlusses, die Ischämie- und Arrhythmie-Prophylaxe mit z. B. Betablockern und die Verhinderung des Remodellings (Umbau und Dilatation) mit ACE- Inhibitoren. Zur Optimierung dieser Kombinationsbehandlung werden zurzeit in rascher Folge so viele Studien präsentiert, dass jeder Überblick, wie auch der vorliegende, eine Momentaufnahme darstellt. Die Kernaussagen bleiben aber valide. Laufende oder erst als Abstract publizierte Studien befassen sich unter anderem mit der Behandlung vor der akuten Intervention (Kombination mit Lyse und/oder Glykoprotein-IIb/IIIa-Blockern? Begleit-Therapie? Intervention auch für ältere Patienten?), der Rolle der niedermolekularen Heparine (statt unfraktioniertes Heparin bei Thrombolyse? bei akuter Intervention?), der Glykoprotein-IIb/IIIa-Blocker (zusammen mit Thrombolytika? Dosierung? zusammen mit Intervention?) und der Angiotensin-II-Blocker (an Stelle oder zusätzlich zu ACE-Inhibitoren? Bei welchen Patienten?).

Spezifische Anmerkungen zu einzelnen Therapien: Zwei neue Studien fanden keinen Benefit für ACE-Hemmer als Sekundärprophylaxe bei Patienten mit erhaltener Pumpfunktion des Herzens; dies steht allerdings im Gegensatz zur Unter-Analyse einer dritten Studie, wo ein Effekt auch bei grenzwertig normaler Pumpfunktion gezeigt werden konnte. Dies bedeutet: Die prophylaktische Wirkung von ACE-Hemmern bei Patienten mit erhaltener Pumpfunktion ist nicht geklärt, womit hier keine feste Indikation besteht. Betreffend Betablocker-Verabreichung im Akut-Stadium des Infarkts zeigen zwei Studien, dass dies potenziell gefährlich sein kann, so lange sich die Hämodynamik nicht stabilisiert hat. Die Thrombolyse ist in den ersten 2 Stunden nach Schmerzbeginn der Akut-Intervention ebenbürtig und soll auch dort weiterhin angewendet werden, wo der Transport ins Katheter-Zentrum über 1½ bis 2 Stunden dauern würde. Die infraaortale Ballonpumpe gehörte in der SHOCK-Studie zum integralen Teil der interventionellen Behandlung und sollte hier auch konsequent eingesetzt werden.

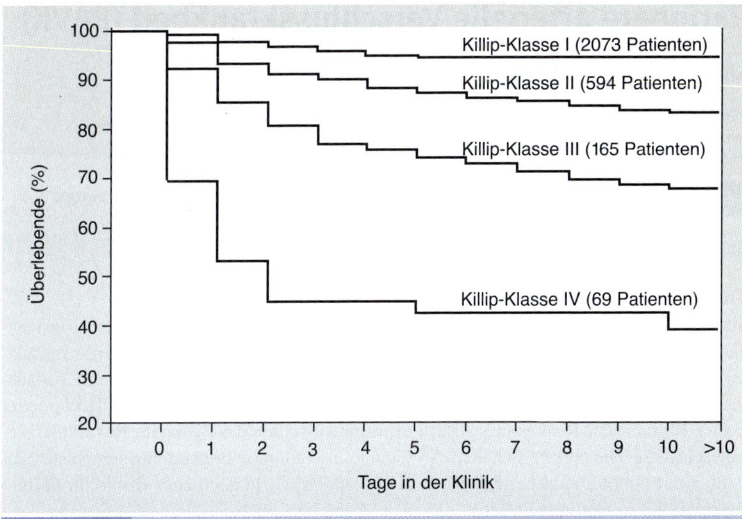

Abbildung 1 Die Kaplan-Meier-Überlebenskurven des AMIS-Registers als Funktion der Killip-Klasse bei Klinikeinweisung; aufgezeichnet bei 3.138 Patienten aus 50 Schweizer Kliniken, die zwischen 1977 und 1998 aufgenommen wurden[9].

Periphere arterielle Verschlusskrankheit (PAVK)

Suchdatum: Dezember 2003

Paul Bachoo

Frage **Welche Effekte haben Behandlungsmethoden bei chronischer PAVK?**

Nutzen belegt

Thrombozytenaggregationshemmer[7–13]

Systematische Übersichten ergaben aussagekräftige Belege dafür, dass Thrombozytenaggregationshemmer im Vergleich zu Kontrolltherapien die Rate größerer kardiovaskulärer Komplikationen über durchschnittlich etwa 2 Jahre senken. Systematischen Übersichten zufolge senken Thrombozytenaggregationshemmer im Vergleich zu Placebo oder keiner Therapie das Risiko eines Arterienverschlusses sowie das Risiko für Revaskularisierungseingriffe. Die Nutzen-Schaden-Abwägung spricht für die Behandlung der meisten Patienten mit symptomatischer PAVK, da diese Population ein deutliches Risiko für kardiovaskuläre Komplikationen trägt.

Körperliches Training[14–20]

Systematische Übersichten und anschließende RCTs bei Patienten mit chronischer stabiler Claudicatio ergaben, dass regelmäßiges körperliches Training – mindestens 3 Mal wöchentlich für einen Zeitraum zwischen 3 und 6 Monaten – verglichen mit Kontrollen ohne Training die Gesamtgehstrecke sowie die maximale Übungszeit nach 3–12 Monaten bessert. Einer RCT zufolge erhöht eine „Laufen statt Rauchen“-Intervention verglichen mit der üblichen Versorgung nach 12 Monaten die maximale Gesamtgehstrecke. Einer RCT zufolge verlängert Vitamin E plus regelmäßiges Training im Vergleich zu Placebo nach 6 Monaten die Gehstrecke.

Nutzen wahrscheinlich

Bypass-Operation im Vergleich zur Thrombolyse bei Personen mit akuter Ischämie einer Extremität[37, 41–47]

Einer systematischen Übersicht mit Patienten mit akuter Ischämie einer Gliedmaße zufolge verringert eine Operation im Vergleich zur Thrombolyse die Anzahl der Amputationen und die Schmerzen, jedoch fand sich kein signifikanter Unterschied der 1-Jahres-Mortalität.

Perkutane transluminale Angioplastie (nur vorübergehender Nutzen)[30–42]

Zwei kleine RCTs an Patienten mit leichter bis mäßiger Claudicatio intermittens ergaben ein begrenztes Maß an Belegen dafür, dass eine Angioplastie im Vergleich zu keiner Angioplastie die Gehstrecke nach 6 Monaten verlängert, nach 2 oder 6 Jahren fand sich jedoch kein signifikanter Unterschied. Zwei kleine, anhand einer systematischen Übersicht ausgewiesene RCTs und vier zusätzliche RCTs an Personen mit femoropoplitealen oder aortoiliakalen arteriellen Stenosen ergaben hinsichtlich der Durchgängigkeitsraten, der Verschlussraten und der klinischen Besserung keinen signifikanten Unterschied zwischen alleiniger Angioplastie und Angioplastie plus Stent-Implantation. Einer systematischen Übersicht zufolge ist die perkutane transluminale Angioplastie bei Patienten mit chronisch progressiver PAVK hinsichtlich einer Besserung der Durchgängigkeit nach 12–24 Monaten weniger wirksam als eine Operation. Nach 4 Jahren fand sich jedoch kein signifikanter Unterschied. Hinsichtlich der Mortalität nach 12–24 Monaten ergab die Übersicht keinen Unterschied.

Einstellen des Rauchens (beruhend auf Beobachtungsbelegen und Konsensus)[14]

RCTs zum Einstellen des Rauchens würden als unethisch gelten. Die übereinstimmende Ansicht ist, dass das Einstellen des Rauchens bei Personen mit Claudicatio intermittens zur Besserung der Symptome führt. Einer systematischen Übersicht von Beobachtungsstudien zufolge führt das Einstellen des Rauchens im Vergleich zu fortgesetztem Rauchen nicht zu schlüssigen Ergebnissen, und zwar weder hinsichtlich der absoluten Gehstrecke bis zum Einsatzen der Claiudication noch bezüglich der Senkung des Risikos einer Symptomzunahme.

Nutzen und Schaden abzuwägen

Cilostazol[21–28]

Sechs RCTs ergaben, dass Cilostazol im Vergleich zu Placebo die Gehstrecke nach 12–24 Wochen verlängert. Allerdings kam es in den RCTs unter Cilostazol oft zu Nebenwirkungen wie Kopfschmerzen, Diarrhoe und Herzklopfen. Eine RCT ergab begrenzte Hinweise darauf, dass Cilostatol im Vergleich zu Pentoxifyllin die anfängliche und absolute schmerzfreie Gehstrecke verlängert.

Wirksamkeit unbekannt

Bypass-Operation im Vergleich zur perkutanen transluminalen Koronarangioplastie (PTCA)[43]

Einer systematischen Übersicht zufolge bewirkt die Bypass-Operation im Vergleich zur PTCA nach 12–24 Monaten eine bessere primäre Durchgängigkeit der Gefäße, jedoch fand sich nach 4 Jahren kein signifikanter Unterschied. Die Übersicht ergab hinsichtlich der 12- bis 24-Monats-Mortalität keinen signifikanten Unterschied. Auch wenn die Ansicht übereinstimmend dahin geht, dass die Bypass-Operation bei Personen mit behindernder symptomatischer peripherer Verschlusskrankheit die wirksamste Behandlung darstellt, fanden sich in RCTs, in denen über langfristige klinische Behandlungsergebnisse berichtet wurde, nur unzureichende Belege zur Stützung dieser Ansicht.

Pentoxifyllin[24, 29]

Eine systematische Übersicht und eine anschließende RCT ergaben nur unzureichende Belege, um Pentoxifyllin mit Placebo zu vergleichen. Einer RCT zufolge verkürzt Pentoxifyllin die anfängliche und die absolute schmerzfreie Gehstrecke weniger wirksam als Cilostazol.

Definition

Arterielle Durchblutungsstörungen entstehen, wenn es zu einer signifikanten Einengung von Arterien kommt. Die Einengung kann entstehen durch Atherome, Arteriitis, örtliche Thrombenbildung oder eine Embolisierung aus dem Herz oder zentraler gelegenen Arterien. Diese Ausführungen beinhalten Therapieoptionen für Patienten mit Symptomen einer reduzierten Durchblutung des Beins, die wahrscheinlich atheromatös bedingt ist. Diese Symptome reichen vom Wadenschmerz unter Belastung (Claudicatio intermittens) über Ruheschmerz bis zu ischämischer Nekrose oder Gangrän bei Patienten mit kritischer Ischämie.

Inzidenz/ Prävalenz

Arterielle Durchblutungsstörungen kommen bei Personen über 50 Jahren häufiger vor als bei jüngeren Menschen und sind beim Mann häufiger als bei der Frau. Die Prävalenz peripherer Durchblutungsstörungen der Beine (beurteilt anhand nichtinvasiver Tests) beträgt ca. 3 % bei Personen unter 60 Jahren, steigt jedoch bei über 75-Jährigen auf mehr als 30 %.[1] Die jährliche Gesamtinzidenz der Claudicatio intermittens beträgt 1,5–2,6/1000 Männer und 1,2–3,6/1000 Frauen.[2]

Ätiologie/ Risikofaktoren Zu den Faktoren in Verbindung mit dem Entstehen arterieller Durchblutungsstörungen gehören Alter, Geschlecht, Zigarettenrauchen, Diabetes mellitus, Hypertonie, Hyperlipidämie, Adipositas und körperliche Inaktivität. Der stärkste Zusammenhang besteht zum Rauchen (RR 2,0–4,0) und zu Diabetes (RR 2,0–3,0).[3] Eine akute Extremitätenischämie kann aus einer Thrombose resultieren, die in einer peripheren Arterie oder durch embolischen Verschluss entsteht.

Prognose Das Symptom der Claudicatio intermittens kann sich spontan auflösen, viele Jahre lang stabil bleiben oder rasch bis zu einer kritischen Extremitätenischämie fortschreiten. Etwa 15 % der Patienten mit Claudicatio intermittens entwickeln schließlich eine kritische Ischämie des Beins, was das Überleben der Gliedmaße gefährdet. Die Inzidenz letzterer betrug 1990 in Dänemark und Italien jährlich 0,25–0,45/1000 Personen.[4,5] Die koronare Herzkrankheit ist die wichtigste Todesursache bei Patienten mit arteriellen Durchblutungsstörungen der Beine. Im Laufe von 5 Jahren erleiden etwa 20 % der Patienten mit Claudicatio intermittens eine nicht tödliche kardiovaskuläre Komplikation (Myokardinfarkt oder Schlaganfall).[6] Die Mortalitätsrate unter Patienten mit arteriellen Durchblutungsstörungen ist 3-mal höher als die von alters- und geschlechtsbezogenen Kontrollpersonen. Die Gesamtmortalität nach der Diagnose arterieller Durchblutungsstörungen beträgt etwa 30 % nach 5 Jahren und 70 % nach 15 Jahren.[6]

Literatur

1. Fowkes FGR, Housely E, Cawood EH, et al. Edinburgh Artery Study: prevalence of asymptomatic and symptomatic peripheral arterial disease in the general population. *Int J Epidemiol* 1991;20:384–392.
2. Kannel WB, McGee DL. Update on some epidemiological features of intermittent claudication. *J Am Geriatr Soc* 1985;33:13–18.
3. Murabito JM, D'Agostino RB, Silberschatz H, et al. Intermittent claudication: a risk profile from the Framingham Heart Study. *Circulation* 1997;96:44–49.
4. Catalano M. Epidemiology of critical limb ischemia: north Italian data. *Eur J Med* 1993;2:11–14.
5. Ebskov L, Schroeder T, Holstein P. Epidemiology of leg amputation: the influence of vascular surgery. *Br J Surg* 1994:81:1600–1603.
6. Leng GC, Lee AJ, Fowkes FG, et al. Incidence, natural history and cardiovascular events in symptomatic and asymptomatic peripheral arterial disease in the general population. *Int J Epidemiol* 1996;25:1172–1181.
7. Girolami B, Bernardi E, Prins MH, et al. Antithrombotic drugs in the primary medical management of intermittent claudication: a meta-analysis. *Thromb Haemost* 1999;81:715–722. Search date 1998; primary sources Medline and hand searches.
8. Antithrombotic Trialists' Collaboration. Collaborative meta-analysis of randomised trials of antiplatelet therapy for prevention of death, myocardial infarction, and stroke in high risk patients. *BMJ* 2002; 324:71–86. Search date 1997; primary sources Medline, Embase, Derwent, Scisearch, Biosis, the Cochrane Stroke and Peripheral Vascular Disease Group Registers, hand searches of journals, abstracts, and proceedings of meetings, reference lists of trials and review articles, and personal contact with colleagues, including representatives of pharmaceutical companies.
9. Robless P, Mikhailidis D, Stansby G. Systematic review of antiplatelet therapy for the prevention of myocardial infarction, stroke, or vascular death in patients with peripheral vascular disease. *Br J Surg* 2001;88:787–800. Search date 1999; primary sources Medline, Embase, Antiplatelet Trialists Collaboration register of trials, Cochrane Controlled Trials Register, proceedings from vascular surgical society meetings (Vascular Surgical Society of Great Britain and Ireland, European Vascular Surgical Society, North American Society of Vascular Surgery), contact with pharmaceutical companies that market antiplatelet agents for details of any trials (Bristol Myers Squibb, Sanofi Winthrop).
10. Antiplatelet Trialists' Collaborative overview of randomized trials of antiplatelet therapy. I: prevention of death, myocardial infarction, and stroke by prolonged antiplatelet therapy in various categories of patients. BMJ 1994;308:81–106. Search date 1990; primary sources Medline, Current Contents, hand searches of reference lists of trials and review articles, journal abstracts and meeting proceedings, trial register of the International Committee on Thrombosis and Haemostasis, and personal contacts with colleagues and antiplatelet manufacturers.

11. He J, Whelton PK, Vu B, et al. Aspirin and risk of hemorrhagic stroke: a meta-analysis of randomized controlled trials. *JAMA* 1998;280:1930–1935. Search date 1997; primary sources Medline, the authors' reference files, and reference lists from original communications and review articles.
12. Derry S, Loke YK. Risk of gastrointestinal haemorrhage with long term use of aspirin: meta-analysis. *BMJ* 2000;321:1183–1187. Search date not reported; primary sources Medline, Embase, and reference lists from previous review papers and retrieved trials.
13. Garcia Rodriguez LA, Hernndez-Diaz S, De Abajo FJ. Association between aspirin and upper gastrointestinal complications: systematic review of epidemiologic studies. *Br J Clin Pharmacol* 2001;52:563–571.
14. Girolami B, Bernardi E, Prins M, et al. Treatment of intermittent claudication with physical training, smoking cessation, pentoxifylline, or nafronyl: a meta-analysis. *Arch Intern Med* 1999;159:337–345. Search date 1996; primary sources Medline and hand searches of reference lists.
15. Leng GC, Fowler B, Ernst E. Exercise for intermittent claudication. In: The Cochrane Library, Issue 3, 2000. Oxford: Update Software. Search date not reported; primary sources Cochrane Peripheral Vascular Diseases Group trials register, Embase, reference lists of relevant articles, and personal contact with principal investigators of trials.
16. Langbein WE, Collins EG, Orebaugh C, et al. Increasing exercise tolerance of persons limited by claudication pain using polestriding. *J Vasc Surg* 2002;35:887–893.
17. Tsai JC, Chan P, Wong CH, et al. The effects of exercise training on walking function and perception of health status in elderly patients with peripheral arterial occlusive disease. *J Intern Med* 2002;252:448–455.
18. Collins EG, Langbein WE, Orebaugh C et al. Polestriding exercise and vitamin E management of peripheral vascular disease. *Med Sci Sports Exerc* 2003;35:384–393.
19. Fowler B, Jamrozik K, Norman P, et al. Improving maximum walking distance in early peripheral arterial disease: randomised controlled trial. *Aust J Physiother* 2002;48:269–275.
20. Walker RD, Nawaz S, Wilkinson CH, et al. Influence of upper- and lower-limb exercise training on cardiovascular function and walking distances in patients with intermittent claudication. *J Vasc Surg* 2000;31:662–669.
21. Regensteiner JG, Ware JE, McCarthy WJ, et al. Effect of cilostazol on treadmill walking, community-based walking ability, and health-related quality of life in patients with intermittent claudication due to peripheral arterial disease: meta-analysis of six randomized controlled trials. *J Am Geriatr Soc* 2002;50:1939–1946.
22. Dawson D, Cutler B, Meeisner M, et al. Cilostazol has beneficial effects in treatment of intermittent claudication. *Circulation* 1998;98:678–686.
23. Strandness DE, Dalman RL, Panian S, et al. Effect of cilostazol in patients with intermittent claudication: a randomized, double-blind, placebo controlled study. *Vasc Endovasc Surg* 2002;36:83–91.
24. Dawson DL, Cutler BS, Hiatt WR, et al. A comparison of cilostazol and pentoxifylline for treating intermittent claudication. *Am J Med* 2000;109:523–530.
25. Hiatt WR. Medical treatment of peripheral arterial disease and claudication. *N Engl J Med* 2001;344:1608–1621.
26. Money SR, Herd A, Isaacsohn JL, et al. Effect of cilostazol on walking distances in patients with intermittent claudication caused by peripheral vascular disease. *J Vasc Surg* 1998;27:267–275.
27. Beebe HG, Dawson D, Cutler B, et al. A new pharmacological treatment for intermittent claudication. *Arch Intern Med* 1999;159:2041–2050.
28. Yuan G-H, Gao Y, Feng Q, et al. Clinical evaluation of cilostazol in treatment of peripheral vascular disease with type 2 diabetes. *Chin J Clin Pharmacol* 1999;15:425–430.
29. De Backer TL, Vander Stichele RH, Warie HH, et al. Oral vasoactive medication in intermittent claudication: utile or futile? *Eur J Clin Pharmacol* 2000;56:199–206. Search date 1999; primary sources Medline, International Pharmaceutical Abstracts, The Cochrane Library, direct contact with marketing companies and key authors, snowballing and Science Citation Index search.
30. Fowkes FG, Gillespie IN. Angioplasty (versus non surgical management) for intermittent claudication. In: The Cochrane Library, Issue 3, 2002. Oxford: Update Software. Search date not reported; primary sources Cochrane Peripheral Vascular Diseases Group Trials Register, Embase, reference lists of relevant articles and conference proceedings, and personal contact with principal investigators of trials.
31. Whyman MR, Fowkes FGR, Kerracher EMG, et al. Randomized controlled trial of percutaneous transluminal angioplasty for intermittent claudication. *Eur J Vasc Endovasc Surg* 1996;12:167–172.
32. Creasy TS, McMillan PJ, Fletcher EWL, et al. Is percutaneous transluminal angioplasty better than exercise for claudication? Preliminary results of a prospective randomized trial. *Eur J Vasc Surg* 1990;4:135–140.
33. Perkins JMT, Collin J, Creasy TS, et al. Exercise training versus angioplasty for stable claudication. Long and medium term results of a prospective, randomized trial. *Eur J Vasc Endovasc Surg* 1996;11:409–413.

34. Bachoo P, Thorpe P. Endovascular stents for intermittent claudication. The Cochrane Library Issue 2, 2003. Oxford: Update Software. Search date 2002; primary sources Cochrane Peripheral Vascular Diseases Group Trials Register, Medline, Embase, hand searches of the *J Vasc Interv Radiol*, proceedings from vascular surgery and radiological society meetings, bibliographies, and contact with authors of published trials and manufacturers of endovascular stents.
35. Teteroo E, van der Graef Y, Bosch J, et al. Randomized comparison of primary stent placement versus primary angioplasty followed by selective stent placement in patients with iliac artery occlusive disease. *Lancet* 1998;351:1153–1159.
36. Cejna M, Thurnher S, Illiasch H, et al. PTA versus Palmaz stent placement in femeropopliteal artery obstructions: a multicenter prospective randomized study. *J Vasc Interv Radiol* 2001;12:23–31.
37. Zdanowski Z, Albrechtsson U, Lundin A, et al. Percutaneous transluminal angioplasty with or without stenting for femoropopliteal occlusions? A randomized controlled study. *Int Angiol* 1999;18:251–255.
38. Becquemin JP, Favre JP, Marzelle J, et al. Systematic versus selective stent placement after superficial femoral artery balloon angioplasty: a multicenter prospective randomised study. *J Vasc Surg* 2003;37:487–494.
39. Vroegindeweij D, Vos L, Tielbeek A, et al. Balloon angioplasty combined with primary stenting versus balloon angioplasty alone in femoropopliteal obstructions: a comparative randomized study. *Cardiovasc Intervent Radiol* 1997;20:420–425.
40. Grimm J, Muller-Hulsbeck S, Jahnke T, et al. Randomized study to compare PTA alone versus PTA with Palmaz stent placement for femoropopliteal lesions. *J Vasc Interv Radiol* 2000;12:935–942.
41. Becker GJ, Katzen BT, Dake MD. Noncoronary angioplasty. *Radiology* 1989;170:921–940.
42. Matsi PJ, Manninen HI. Complications of lower-limb percutaneous transluminal angioplasty: a prospective analysis of 410 procedures on 295 consecutive patients. *Cardiovasc Intervent Radiol* 1998;21:361–366.
43. Leng GC, Davis M, Baker D. Bypass surgery for chronic lower limb ischemia. The Cochrane Library Issue 2, 2002. Oxford: Update Software. Search date 2001; primary sources Cochrane Peripheral Vascular Diseases Group Trials Register, Medline, Embase, reference lists of various articles, and contact with trial investigators.
44. De Vries SO, Hunink MG. Results of aortic bifurcation grafts for aortoiliac occlusive disease: a meta-analysis. *J Vasc Surg* 1997;26:558–569. Search date 1996; primary sources Medline and hand searches of review articles, original studies, and a vascular surgery textbook.
45. Johnston KW, Rae M, Hogg-Johnston SA, et al. Five-year results of a prospective study of percutaneous transluminal angioplasty. *Ann Surg* 1987;206:403–413.
46. Bosch J, Hunink M. Meta-analysis of the results of percutaneous transluminal angioplasty and stent placement for aortoiliac occlusive disease. *Radiology* 1997;204:87–96. Search date not reported; primary sources Medline and hand searches of reference lists.
47. Johnson KW. Femoral and popliteal arteries: reanalysis of results of balloon angioplasty. *Radiology* 1992;183:767–771.

Kommentar

Kurt A. Jäger

Das Auftreten einer peripheren arteriellen Verschlusskrankheit (PAVK) gilt als Indikator für einen ungünstigen Verlauf der generalisierten Atherosklerose mit hoher kardiovaskulärer Mortalität. Die konsequente Behandlung der Risikofaktoren, insbesondere des Nikotinabusus und des Diabetes mellitus, sowie der Dyslipidämie und der Hypertonie und die Änderung des Lebensstils stehen somit im Vordergrund. Die Thrombozytenfunktionshemmung (Acetylsalicylsäure 100 mg/d) ist bereits bei asymptomatischen Patienten, sicherlich aber bei Patienten mit Claudicatio intermittens und kritischer Ischämie angezeigt.
Der vorliegende Artikel bezieht sich vor allem auf Patienten mit Claudicatio intermittens, entsprechend >85 % der Patienten mit symptomatischer PAVK. Die subjektive Beeinträchtigung der Gehfähigkeit wird durch ein konsequentes Gehtraining signifikant verbessert. Voraussetzung für den Erfolg ist die Motivation und Instruktion des Patienten. Dementsprechend ist ein strukturiertes, physiotherapeutisch durchgeführtes Gehtraining effizienter und übersteigt die durch Medikamente erzielbare Verbesserung. Neben der verlängerten Gehstrecke wirken sich das kardiale Training und die verbesserte metabolische Situation (Glukose, Lipide) günstig aus. Pentoxifyllin verbessert gemäß gepoolten Daten knapp signifikant die Gehfähigkeit, was jedoch nicht der klinischen Relevanz gleichgestellt werden darf. Cilostazol ist in der Schweiz noch nicht zugelassen.

Periphere arterielle Verschlusskrankheit (PAVK)

Der Nutzen von Vitamin E zur Gehstreckenverlängerung ist noch nicht eindeutig belegt. Die Kathetertherapie vermag zumindest kurzfristig die Gehfähigkeit deutlich zu verbessern und kann damit den Beginn des Aufbautrainings erleichtern. Im Stadium II ist von einem chirurgischen Vorgehen abzuraten, bei kritischer Ischämie (Stadium III und IV) muss demgegenüber stets die Möglichkeit der Kathetertherapie, respektive der chirurgischen Rekanalisation überprüft werden.

Raynaud-Syndrom, primäres

Suchdatum: Oktober 2004

Janet Pope

Frage Welche Effekte haben unterschiedliche Behandlungsmethoden?

Nutzen und Schaden abzuwägen

Nifedipin[14–19]

Sechs RCTs zufolge vermindert Nifedipin im Vergleich zu Placebo über 4–12 Wochen Häufigkeit und Schwere der Anfälle und wurde bezüglich seiner Wirkung auf die Besserung der Gesamtsymptomatik von Studienteilnehmern höher eingestuft als Placebo. Gleichzeitig ergaben die RCTs aber auch, dass Nifedipin häufiger als Placebo mit Nebenwirkungen wie Hitzewallungen, Kopfschmerzen, Ödemen und Tachykardien assoziiert ist.

Wirksamkeit unbekannt

Amlodipin[22]

Zu den Effekten von Amlodipin fanden sich keine guten RCTs.

Diltiazem[23]

Zu den Effekten von Diltiazem fanden sich keine guten RCTs.

Körperliches Training

Zu den Effekten von körperlichem Training fanden sich keine guten RCTs.

Inositolnikotinat[25, 26]

Zwei RCTs lieferten nur unzureichende Belege für eine Beurteilung von Inositolnikotinat.

Warmhalten

Zu den Effekten des Warmhaltens fanden sich keine guten RCTs.

Moxisylyit (Thymoxamin)

Zu den Effekten von Moxisylyt fanden sich keine guten RCTs.

Naftidrofuryl-Oxalat[24]

Einer RCT zufolge senkt Naftidrofuryl-Oxalat im Vergleich zu Placebo über 2 Monate sowohl Dauer und Intensität von Raynaud-Attacken als auch deren Auswirkungen auf tägliche Aktivitäten. Aus dieser einzelnen Studie ließen sich jedoch keine zuverlässigen Schlussfolgerungen ziehen.

Nicardipin[20, 21]

Eine RCT zeigte, dass Nicardipin im Vergleich zu Placebo nach Crossover über 8 Wochen die Häufigkeit von Raynaud-Attacken senkt, ergab jedoch keinen signifikanten Unterschied hinsichtlich des Schweregrades der Attacken. Eine weitere RCT ergab bezüglich der Häufigkeit, des Schweregrades und der Dauer der Attacken keinen signifikanten Unterschied zwischen Nicardipin und Placebo, war jedoch wahrscheinlich zu klein, um einen klinisch bedeutsamen Unterschied bei den Endpunkten aufzudecken.

Prazosin[27]

Eine kleine Crossover-RCT ergab begrenzte Hinweise darauf, dass Prazosin im Vergleich zu Placebo nach Crossover über 6 Wochen die Anzahl und Dauer von Raynaud-Attacken senkt, ergab jedoch keinen signifikanten Unterschied hinsichtlich des Schweregrades der Attacken. Aus dieser Studie ließen sich jedoch keine zuverlässigen Schlussfolgerungen ziehen.

Definition Das Raynaud-Syndrom ist charakterisiert durch anfallsartige Spasmen der kleinen peripheren Arterien. Symptome sind Blässe mit anschließender Zyanose und Rötung, begleitet von Schmerzen und Parästhesien, was in seltenen Fällen zu Ulzerationen der Finger und Zehen (in einzelnen Fällen der Ohren und der Nase) führt. Beim primären oder idiopathischen Raynaud-Syndrom (Morbus Raynaud) ist keine auslösenden Ursache zu identifizieren. Ein sekundäres Raynaud-Syndrom ist Symptom einer anderen Grunderkrankung – in der Regel einer Bindegewebserkrankung wie Sklerodermie, systemischer Lupus erythematodes, rheumatoide Arthritis oder Polymyositis. Das sekundäre Raynaud-Syndrom wurde in dieser Darstellung nicht berücksichtigt.

Inzidenz/ Prävalenz Die Prävalenz für ein primäres Raynaud-Syndrom ist abhängig von Geschlecht, Land und Vibrationen am Arbeitsplatz. In einer großen amerikanischen Kohortenstudie (4182) Teilnehmer zeigten sich bei 9,6 % der Frauen und 8,1 % der Männer Symptome, wobei es sich zu 81 % um ein primäres Raynaud-Syndrom handelte.[1] Kleine spanische Kohortenstudien ergaben eine geschätzte Prävalenz von 3,7–4,0 %, von der 90 % auf das primäre Raynaud-Syndrom entfallen.[2, 3] Einer Kohortenstudie in Japan (332 Männer, 731 Frauen) zufolge zeigten sich die Symptome eines primären Raynaud-Syndroms bei 3,4 % der Frauen und 3,0 % der Männer.[4]

Ätiologie/ Risikofaktoren Die Ursache des primären Raynaud-Syndroms ist unbekannt.[5] Insbesondere bei Patienten mit einer früh beginnenden Form (<40 Jahre) gibt es jedoch Hinweise auf eine genetische Prädisposition.[6, 7] Einer prospektiven Beobachtungsstudie (424 Teilnehmer mit Raynaud-Syndrom) zufolge zeigten sich die ersten Symptome vor dem 40. Lebensjahr.[8] Frauen tragen ein höheres Erkrankungsrisiko als Männer (OR 3,0; 95 %-CI 1,2–7,8; in einer US Fallkontrollstudie [235 Teilnehmer]).[9] Der zweite bekannte Risikofaktor ist eine berufliche Exposition gegenüber Werkzeugvibrationen. (In zwei japanischen Kohorten entwickelten sich die Symptome bei 8 % der Exponierten im Vergleich zu 2,7 % der Nichtexponierten).[10, 11] Es gibt Hinweise darauf, dass übergewichtige Personen ein geringeres Erkrankungsrisiko haben.[9] Kälte oder Emotionen dagegen verstärken oft die Symptome.

Prognose Die Dauer der Gefäßspasmen reicht von Minuten bis zu mehreren Stunden. Einer systematischen Übersicht (Suchdatum 1996, 10 prospektive Beobachtungsstudien, 639 Patienten mit primärem Raynaud-Syndrom) zufolge manifestiert sich in 13 % der Langzeitfälle eine auslösende Grunderkrankung wie Sklerodermie.[12]

Literatur

1. Brand FN, Larson MG, Kannel WB, et al. The occurrence of Raynaud's phenomenon in a general population: the Framingham Study. *Vasc Med* 1997;2:296–301.
2. Rodriguez Garcia JL, Sabin Ruiz J. [Raynaud's phenomenon.] *Rev Clin Esp* 1989;184:311–321.
3. Riera G, Vilardell M, Vaque J, et al. Prevalence of Raynaud's phenomenon in a healthy Spanish population. *J Rheumatol* 1993;20:66–69.
4. Inaba R, Maeda M, Fujita S, et al. Prevalence of Raynaud's phenomenon and specific clinical signs related to progressive systemic sclerosis in the general population of Japan. *Int J Dermatol* 1993;32:652–655.
5. Wigley FM. Raynaud's phenomenon. *Curr Opin Rheumatol* 1993;5:773–784.

6. Smyth AE, Hughes AE, Bruce IN, et al. A case-control study of candidate vasoactive mediator genes in primary Raynaud's phenomenon. *Rheumatology (Oxford)* 1999;38:1094–1098.
7. Freedman RR, Mayes MD. Familial aggregation of primary Raynaud's disease. *Arthritis Rheum* 1996;39:1189–1191.
8. Planchon B, Pistorius Ma, Beurrier P, et al. Primary Raynaud's phenomenon. Age of onset and pathogenesis in a prospective study of 424 patients. *Angiology* 1994;45:677–686.
9. Keil JE, Maricq HR, Weinrich MC, et al. Demographic, social and clinical correlates of Raynaud phenomenon. *Int J Epidemiol* 1991;20:221–224.
10. Komura Y, Yoshida H, Nagata C, et al. Differences in the prevalences of Raynaud's phenomenon in general; populations living in a mountain area and in a plain area. [in Japanese] *Nippon Koshu Eisei Zasshi* 1992;39:421–427.
11. Mirbod SM, Inaba R, Iwata H. A study on the vibration-dose limit for Japanese workers exposed to hand-arm vibration. *Ind Health* 1992;30:1–22.
12. Spencer-Green G. Outcomes in primary Raynaud phenomenon: a meta-analysis of the frequency, rates, and predictors of transition to secondary diseases. *Arch Intern Med* 1998;158:595–600. Search date 1996; primary sources Medline and hand searches of bibliographies of articles retrieved.
13. Merkel PA, Herlyn K, Martin RW, et al. Measuring disease activity and functional status in patients with scleroderma and Raynaud's phenomenon. *Arthritis Rheum* 2002;46:2410–2420.
14. Raynaud's Treatment Study Investigators. Comparison of sustained-release nifedipine and temperature biofeedback for treatment of primary Raynaud phenomenon. Results from a randomized clinical trial with 1-year follow-up. *Arch Intern Med* 2000;160:1101–1108.
15. Challenor VF, Waller DG, Hayward RA, et al. Vibrotactile sensation and response to nifedipine dose titration in primary Raynaud's phenomenon. Angiology 1989;40:122–128.
16. Sarkozi J, Bookman AA, Mahon W, et al. Nifedipine in the treatment of idiopathic Raynaud's syndrome. *J Rheumatol* 1986;13:331–336.
17. Corbin DO, Wood DA, Macintyre CC, et al. A randomized double blind cross-over trial of nifedipine in the treatment of primary Raynaud's phenomenon. *Eur Heart J* 1986;7:165–170.
18. Gjorup T, Kelbaek H, Hartling OJ, et al. Controlled double-blind trial of the clinical effect of nifedipine in the treatment of idiopathic Raynaud's phenomenon. *Am Heart J* 1986;111:742–745.
19. Waller DG, Challenor VF, Francis DA, et al. Clinical and rheological effects of nifedipine in Raynaud's phenomenon. *Br J Clin Pharmacol* 1986;22:449–454.
20. French Cooperative Multicenter Group for Raynaud Phenomenon. Controlled multicenter double-blind trial of nicardipine in the treatment of primary Raynaud phenomenon. *Am Heart J* 1991; 122:352–355.
21. Wollershiem H, Thien T. Double-blind placebo-controlled crossover study of oral nicardipine in the treatment of Raynaud's phenomenon. *J Cardiovasc Pharmacol* 1991;18:813–818.
22. La Civita L, Pitaro N, Rossi M, et al. Amlodipine in the treatment of Raynaud's phenomenon. A double-blind placebo-controlled crossover study. *Clin Drug Invest* 1997;13:126–131.
23. Rhedda A, McCans J, Willan AR, et al. A double blind controlled crossover randomized trial of diltiazem in Raynaud's phenomenon. *J Rheumatol* 1985;12:724–727.
24. Davinroy M, Mosnier M. Double-blind clinical-evaluation of naftidrofuryl in Raynaud's phenomenon. *Sem Hop Paris* 1993;69:1322–1326. [In French]
25. Sunderland GT, Belch JJF, Sturrock RD, et al. A double blind randomised placebo controlled trial of Hexopal in primary Raynaud's disease. *Clin Rheumatol* 1988;7:46–49.
26. Murphy R. The effect of inositol nicotinate (Hexopal) in patients with Raynaud phenomenon – a placebo-controlled study. *Clin Trials J* 1985;22:521–529.
27. Wollershiem H, Thien T, Fennis J, et al. Double-blind, placebo-controlled study of prazosin in Raynaud's phenomenon. *Clin Pharmacol Ther* 1986;40:219–225.

Schlaganfall: Management

Suchdatum: Januar 2004

Elizabeth Warburton

Frage **Welche Effekte hat eine spezialisierte Versorgung bei Patienten mit Schlaganfall?**

Nutzen belegt

Stroke-Units[7–9, 14–16]

Einer systematischen Übersicht zufolge verringern Versorgungseinrichtungen, die auf die Rehabilitation von Schlaganfallpatienten spezialisiert sind, im Vergleich zur konventionellen Versorgung auf allgemein-internistischen (weniger spezialisierten) Stationen die 1-Jahres-Rate an Todesfällen und schwerer Behinderung. Prospektive Beobachtungsdaten sprechen dafür, dass diese Ergebnisse auch in klinischen Routinesettings reproduzierbar sind. Eine zweite systematische Übersicht ergab hinsichtlich der Todes- oder Pflegebedürftigkeitsraten keinen signifikanten Unterschied zwischen stationären Formen der Versorgung und einer Standardversorgung. Diese Ergebnisse beruhen jedoch auf einer kleinen RCT, des es u. U. an Aussagekraft fehlt, um klinisch bedeutsame Effekte aufzudecken. Eine kleine nachfolgende RCT ergab hinsichtlich der Häufigkeit schlechter Ergebnisse nach 3 Monaten keinen signifikanten Unterschied zwischen intensiver Überwachung und der üblichen Versorgung in einer Stroke-Unit, zeigte jedoch, dass intensive Überwachung die Mortalität senkt.

Frage **Welche Effekte haben medizinische Behandlungsmethoden bei akutem ischämischem Schlaganfall?**

Nutzen belegt

Azetylsalizylsäure[11, 12, 23–22]

Einer systematische Übersicht zu computertomographisch gesichertem ischämischem Insult zufolge senkt die innerhalb von 48 Stunden nach dem akuten Ereignis eingeleitete Therapie mit Azetylsalizylsäure im Vergleich zu Placebo die 6-Monatsrate für Tod oder Pflegebedürftigkeit – bei signifikant erhöhtem Anteil von Patienten ohne neurologisches Defizit.

Nutzen und Schaden abzuwägen

Thrombolyse (erhöht die Gesamtmortalität und tödliche Hämorrhagien, verringert jedoch die Abhängigkeit Überlebender; günstige Effekte auf die Abhängigkeit erstrecken sich nicht auf Streptokinase)[10, 17–22]

Einer systematischen Übersicht an Personen mit gesichertem ischämischem Schlaganfall zufolge senkt Thrombolyse im Vergleich zu Placebo das kombinierte 1–6-Monats-Risiko von Tod und Abhängigkeit, erhöht jedoch das Risiko des Todes infolge einer intrakraniellen Blutung in den ersten 7–10 Tagen und das Risiko, nach 1–6 Monaten zu sterben. Das Übermaß an Todesfällen wird dadurch ausgeglichen, dass 6 Monate nach dem Schlaganfall weniger Patienten am Leben, aber abhängig sind, und der Nettoeffekt besteht in einer Senkung der Anzahl von Patienten, die tot oder abhängig sind. Systematische Übersichten mit Metaanalysen spezifischer Thrombolytika ergaben, dass Nutzen und Schaden von rekombinantem Gewebsplasminogenaktivator den Gesamtergebnissen ähnlich waren. Streptokinase erhöhte jedoch im Vergleich zu Placebo die Mortalität, und dieser Schaden wurde nicht durch eine verminderte Abhängigkeit der Überlebenden aufgewogen. Möglicherweise sind die Ergebnisse der Übersichten nicht auf Patienten mit den leichtesten oder schwersten Schlaganfällen extrapolierbar.

Sofortige systemische Antikoagulation[28–32]

Eine systematische Übersicht, in der systemische Antikoagulanzien (unfraktioniertes Heparin, niedermolekulares Heparin, Heparinoide, orale Antikoagulanzien und spezifische Thrombininhibitoren) mit der üblichen Versorgung ohne systemische Antikoagulanzien verglichen wurden, ergab nach 3–6 Monaten keinen signifikanten Unterschied hinsichtlich Tod und Pflegebedürftigkeit. Eine systematische Übersicht ergab hinsichtlich Tod oder Abhängigkeit sowohl bei allen Patienten mit Schlaganfall als auch bei der Untergruppe von Patienten mit gleichzeitigem Vorhofflimmern keinen signifikanten Unterschied zwischen Antikoagulanzien (unfraktioniertes und niedermolekulares Heparin) und Azetylsalizylsäure. Systematischen Übersichten zufolge senkt eine systemische Antikoagulation bei Patienten mit ischämischem Schlaganfall das Risiko einer symptomatischen tiefen Venenthrombose, erhöht jedoch das Risiko einer intrakraniellen oder extrakraniellen Blutung.

Nutzen unwahrscheinlich

Neuroprotektive Substanzen (Kalziumantagonisten, GABA-Agonisten, Lubeluzol, Glyzinantagonisten, Tirilazad, N-methyl-D-aspartat-Antagonisten)[39–55]

RCTs ergaben keine Belege dafür, dass Kalziumantagonisten, Lubeluzol, GABA-Agonisten, Tirilazad, Glyzinantagonisten und N-Methyl-D-Aspartat-Antagonisten den klinischen Verlauf im Vergleich zu Placebo bessern. Einer systematischen Übersicht zufolge geht Lubeluzol im Vergleich zu Placebo mit einem signifikanten Anstieg des Risikos einer Q-T-Verlängerung im EKG auf über 450 ms einher.

Unwirksamkeit oder Schädlichkeit wahrscheinlich

Akute Senkung des Blutdrucks[34–38]

Eine systematische Übersicht an Personen mit akutem Schlaganfall ergab im Vergleich zu Placebo unzureichende Belege für die Effekte einer Senkung des Blutdrucks auf das klinische Behandlungsergebnis. Andere Studien zeigten indessen widersprüchliche Resultate. Zwei RCTs sprechen dafür, dass mit Antihypertonika behandelte Personen u. U. ein schlechteres Behandlungsergebnis und eine höhere Mortalität haben.

Frage **Welche Effekte haben operative Behandlungsmethoden bei intrazerebralen Hämatomen?**

Wirksamkeit unbekannt

Hämatomausräumung[56–60]

Es fanden sich keine eindeutigen Belege für ein ausgewogenes Verhältnis zwischen Nutzen und Schaden für die Ausräumung supratentorieller Hämatome. Es fanden sich keine RCT-gestützten Belege über die Rolle der Ausräumung oder der temporären Ventrikel-Dränage bei Patienten mit infratentoriellem Hämatom und zunehmendem Bewusstseinsverlust.

Definition Ein Schlaganfall ist charakterisiert durch sich rasch entwickelnde Symptome und Zeichen eines fokalen und bisweilen globalen Verlustes der Gehirnfunktionen, die länger als 24 Stunden anhalten oder zum Tode führen und außer dem vaskulären Ursprung keine weitere erkennbare Ursache haben.[1] Ein ischämischer Schlaganfall wird eher durch eine Gefäßinsuffizienz, wie etwa eine zerebrovaskuläre Thromboembolie, als durch eine Hämorrhagie verursacht.

Schlaganfall: Management

Inzidenz/ Prävalenz Der Schlaganfall ist in den meisten entwickelten Ländern die dritthäufigste Todesursache.[2] Er ist ein weltweites Problem: Etwa 4,5 Mio. Menschen sterben jährlich an einem Schlaganfall. Dieser kann in jedem Alter auftreten, die Hälfte aller Fälle ereignet sich jedoch bei Personen über 70 Jahre.[3]

Ätiologie/ Risikofaktoren Etwa 80 % aller akuten Schlaganfälle werden durch einen Hirninfarkt verursacht, der gewöhnlich durch thrombotischen oder embolischen Verschluss einer Hirnarterie entsteht.[4] Die übrigen werden entweder durch eine intrazerebrale oder eine subarachnoidale Blutung verursacht.

Prognose Etwa 10 % aller Patienten mit akutem ischämischem Schlaganfall sterben innerhalb von 30 Tagen nach dessen Eintritt.[5] Von denen, die das akute Ereignis überleben, zeigen etwa 50 % nach 6 Monaten einen gewissen Grad an Behinderung.[6]

Literatur

1. Hatano S. Experience from a multicentre stroke register: a preliminary report. *Bull World Health Organ* 1976;54:541–553.
2. Bonita R. Epidemiology of stroke. *Lancet* 1992;339:342–344.
3. Bamford J, Sandercock P, Dennis M, et al. A prospective study of acute cerebrovascular disease in the community: the Oxfordshire community stroke project, 1981–1986. 1. Methodology, demography and incident cases of first ever stroke. *J Neurol Neurosurg Psychiatry* 1988;51:1373–1380.
4. Bamford J, Dennis M, Sandercock P, et al. A prospective study of acute cerebrovascular disease in the community: the Oxfordshire community stroke project, 1981–1986. 2. Incidence, case fatality rates and overall outcome at one year of cerebral infarction, primary intracerebral and subarachnoid haemorrhage. *J Neurol Neurosurg Psychiatry* 1990;53:16–22.
5. Bamford J, Dennis M, Sandercock P, et al. The frequency, causes and timing of death within 30 days of a first stroke: the Oxfordshire community stroke project. *J Neurol Neurosurg Psychiatry* 1990; 53:824–829.
6. Wade DT. Functional abilities after stroke: measurement, natural history and prognosis. *J Neurol Neurosurg Psychiatry* 1987;50:177–182.
7. Stroke Unit Trialists' Collaboration. Organised inpatient (stroke unit) care for stroke. In: The Cochrane Library, Issue 4, 2003. Chichester, UK: John Wiley & Sons, Ltd. Search date 2001; primary sources Cochrane Stroke Group Specialised Trials Register and hand searches of reference lists of relevant articles and personal contact with colleagues.
8. Kwan J, Sandercock P. In hospital care pathways for stroke (Cochrane Review). In: The Cochrane Library, Issue 4, 2003. Chichester, UK: John Wiley & Sons, Ltd. Search date 2001; primary sources Cochrane Stroke Group Specialised Trials Register, Cochrane Controlled Trials Register, Medline, Embase Cinahl, Index to Scientific and Technical Proceedings, Healthstar, *J Manage Care* (later renamed the *J Integr Care*, and reference lists.
9. Sulter G, Elting JW, Langedijk M, et al. Admitting acute ischemic stroke patients to a stroke care monitoring unit versus a conventional stroke unit. *Stroke* 2003;34:101–104.
10. Wardlaw JM, del Zoppo G, Yamaguchi T. Thrombolysis for acute ischaemic stroke. In: The Cochrane Library, Issue 4, 2003. Chichester, UK: John Wiley & Sons, Ltd. Search date 1999; primary sources Cochrane Stroke Group Specialised Register of Controlled Trials, Embase, hand searches of relevant journals and references listed in relevant papers, and personal contact with pharmaceutical companies and principal investigators of trials.
11. CAST (Chinese Acute Stroke Trial) Collaborative Group. Randomised placebo-controlled trial of early aspirin use in 20 000 patients with acute ischaemic stroke. *Lancet* 1997;349:1641–1649.
12. International Stroke Trial Collaborative Group. The International Stroke Trial (IST): a randomised trial of aspirin, heparin, both or neither among 19 435 patients with acute ischaemic stroke. *Lancet* 1997;349:1569–1581.
13. Indredavik B, Bakke RPT, Slordahl SA, et al. Stroke unit treatment. 10-year follow-up. *Stroke* 1999;30:1524–1527.
14. Indredavik B, Bakke RPT, Slordahl SA, et al. Treatment in a combined acute and rehabilitation stroke unit. Which aspects are most important. *Stroke* 1999;30:917–923.
15. Stegmayr B, Asplund K, Hulter-Asberg K, et al. Stroke units in their natural habitat: can results of randomized trials be reproduced in routine clinical practice? For the risk-stroke collaboration. *Stroke* 1999;30:709–714.
16. Langhorne P, Pollock A in conjunction with the Stroke Unit Trialists' Collaboration. What are the components of effective stroke unit care? *Age Ageing* 2002;31:365–371. Search date not reported; primary source Cochrane Review.

17. Cornu C, Boutitie F, Candelise L, et al. Streptokinase in acute ischemic stroke: an individual patient data meta-analysis: the thrombolysis in acute stroke pooling project. *Stroke* 2000;31:1555–1560.
18. Kwiatkowski T, Libman R, Frankel M, et al. Effects of tissue plasminogen activator for acute ischemic stroke at one year. National Institute of Neurological Disorders and stroke recombinant tissue plasminogen activator stroke study group. *N Engl J Med* 1999;340:1781–1787.
19. Ringleb PA, Schellinger PD, Schranz C, et al. Thrombolytic therapy within 3 to 6 hours after onset of ischemic stroke. Useful or harmful? *Stroke* 2002;33:1437–1441.
20. Parsons MW, Barber PA, Chalk J, et al. Diffusion- and perfusion-weighted MRI response to thrombolysis in stroke. *Ann Neurol* 2002;51:28–37.
21. Internet Stroke Center. (http://www.strokecenter.org/trials, last accessed 6 January 2005).
22. Hacke W, Donnan G, Fieschi C, et al. Association of outcome with early stroke treatment: pooled analysis of ATLANTIS, ECASS, and NINDS rt-PA stroke trials. *Lancet* 2004: 363:768–774.
23. Gubitz G, Sandercock P, Counsell C. Antiplatelet therapy for acute ischaemic stroke. In: The Cochrane Library, Issue 4, 2003. Chichester, UK: John Wiley & Sons, Ltd. Search date 2002; primary sources Cochrane Stroke Group Specialised Register of Controlled Trials, the Register of the Antiplatelet Trialists' Collaboration, MedStrategy, and personal contact with pharmaceutical companies.
24. Chen Z, Sandercock P, Pan H, et al. Indications for early aspirin use in acute ischemic stroke: a combined analysis of 40 000 randomized patients from the Chinese Acute Stroke Trial and the International Stroke Trial. *Stroke* 2000;31:1240–1249.
25. Antithrombotic Trialists' Collaboration. Collaborative meta-analysis of randomised trials of antiplatelet therapy for prevention of death, myocardial infarction, and stroke in high risk patients. *BMJ* 2002;324:71–86. Search date 1997; primary sources Medline, Embase, Derwent, Scisearch, Biosis, Cochrane Stroke Group Controlled Trials Register, Cochrane Peripheral Vascular Disease Group Controlled Trials Register, hand searches of journals, abstracts, and proceedings of meetings, reference lists from relevant articles, and personal contact with colleagues and pharmaceutical companies.
26. Slattery J, Warlow CP, Shorrock CJ, et al. Risks of gastrointestinal bleeding during secondary prevention of vascular events with aspirin – analysis of gastrointestinal bleeding during the UK-TIA trial. *Gut* 1995;37:509–511.
27. Johnson ES, Lanes SF, Wentworth CE, et al. A metaregression analysis of the dose–response effect of aspirin on stroke. *Arch Intern Med* 1999;159:1248–1253.
28. Gubitz G, Counsell C, Sandercock P, et al. Anticoagulants for acute ischaemic stroke. In: The Cochrane Library, Issue 4, 2003. Chichester, UK: John Wiley & Sons, Ltd. Search date 1999; primary sources Cochrane Stroke Group Specialised Register of Controlled Trials, trials register held by the Antithrombotic Therapy Trialists' Collaboration, MedStrategy, and personal contact with pharmaceutical companies.
29. Berge E, Sandercock P. Anticoagulants versus antiplatelet agents for acute ischaemic stroke (Cochrane Review). In: The Cochrane Library, Issue 4, 2003. Chichester, UK: John Wiley & Sons, Ltd. Search date: 2000; primary sources Cochrane Stroke Group Trials Register, the Cochrane Controlled Trials Register, the trials register held by the Antithrombotic Therapy Trialists' Collaboration, Medline, Embase.
30. Diener H, Ringelstein E, von Kummer R, et al. Treatment of acute ischemic stroke with the low-molecular-weight heparin certoparin: results of the TOPAS Trial. *Stroke* 2001;32:22–29.
31. Counsell C, Sandercock P. Low-molecular-weight heparins or heparinoids versus standard unfractionated heparin for acute ischaemic stroke. In: The Cochrane Library, Issue 4, 2003. Chichester, UK: John Wiley & Sons, Ltd. Search date 2001; primary sources Cochrane Stroke Group Specialised Trials Register, MedStrategy, and personal contact with pharmaceutical companies.
32. Bath P, Iddenden R, Bath F. Low-molecular-weight heparins and heparinoids in acute ischemic stroke: a meta-analysis of randomized controlled trials. *Stroke* 2000;31:1770–1778. Search date 1999; primary sources Cochrane Stroke Group Database of Trials in Acute Stroke, Cochrane Library, and hand searches of reference lists of identified publications.
33. Berge E, Abdelnoor M, Nakstad P, et al. Low-molecular-weight heparin versus aspirin in people with acute ischaemic stroke and atrial fibrillation: a double-blind randomised study. HAEST Study Group. Heparin in Acute Embolic Stroke Trial. *Lancet* 2000;355:1205–1210.
34. Blood pressure in Acute Stroke Collaboration (BASC). Interventions for deliberately altering blood pressure in acute stroke. In: The Cochrane Library, Issue 4, 2003. Chichester, UK: John Wiley & Sons, Ltd. Search date 2000; primary sources Cochrane Stroke Group Specialised Register of Controlled Trials, Cochrane Library (CDSR, CCTR), Medline, Embase, Bids, ISI-Science Citation Index, hand searches of reference lists of existing reviews and the ongoing trials section of the journal *Stroke*, and personal contact with research workers in the field and pharmaceutical companies.
35. Wahlgren NG, MacMahon DG, DeKeyser J, et al. Intravenous nimodipine west European stroke trial (INWEST) of nimodipine in the treatment of acute ischaemic stroke. *Cerebrovasc Dis* 1994; 4:204–210.
36. Barer DH, Cruickshank JM, Ebrahim SB, et al. Low dose beta blockade in acute stroke (BEST trial): an evaluation. *BMJ* 1988;296:737–741.

37. Rodgers A, MacMahon S, Gamble G. Blood pressure and risk of stroke patients with cerebrovascular disease. *BMJ* 1996;313:147.
38. Schrader J, Rothemeyer M, Luders S, et al. Hypertension and stroke – rationale behind the ACCESS trial. *Basic Res Cardiol* 1998;93(suppl 2):69–78.
39. Horn J, Limburg M. Calcium antagonists for acute ischemic stroke. In: The Cochrane Library, Issue 4, 2003. Chichester, UK: John Wiley & Sons, Ltd. Search date 1999; primary sources Cochrane Stroke Group Specialised Register of Controlled Trials and personal contact with trialists.
40. Horn J, Limburg M. Calcium antagonists for ischemic stroke: a systematic review. *Stroke* 2001;32:570–576. Search date 1999; primary sources Cochrane Collaboration Stroke Group Specialized Register of Controlled Trials, and personal contact with principal investigators and company representatives.
41. Horn J, de Haan R, Vermeulen M, et al. Very Early Nimodipine Use in Stroke (VENUS). A randomized, double-blind, placebo-controlled trial. *Stroke* 2001;32:461–465.
42. Ricci S, Celani MG, Cantisani AT, et al. Piracetam for acute ischaemic stroke (Cochrane Review). In: The Cochrane Library, Issue 4, 2003. Chichester, UK: John Wiley & Sons, Ltd. Search date not reported; primary sources Cochrane Stroke Review Group trials register, Medline, Embase, BIDIS ISI, hand searches of relevant journals, and personal contact with the manufacturer.
43. Wahlgren NG, Ranasinha KW, Rosolacci T, et al. Clomethiazole acute stroke study (CLASS): results of a randomised, controlled trial of clomethiazole versus placebo in 1360 acute stroke patients. *Stroke* 1999;30:21–28.
44. Lyden P, Shuaib A, Ng K, et al. Clomethiazole Acute Stroke Study in Ischemic Stroke (CLASS-I) final results. *Stroke* 2002;33:122–129.
45. Gandolfo C, Sandercock P, Conti M. Lubeluzole for acute ischaemic stroke. In: The Cochrane Library, Issue 4, 2003. Chichester, UK: John Wiley & Sons, Ltd. Search date 2001; primary sources Cochrane Stroke Group Specialised Register of Controlled Trials, Cochrane Controlled Trials Register (CENTRAL/CCTR), Medline, Embase, Pascal BioMed, Current Contents, hand searches of all references in relevant papers, and personal contact with Janssen Research Foundation.
46. Muir KW, Lees KR. Excitatory amino acid antagonists for acute stroke (Cochrane Review). In: The Cochrane Library, Issue 2, 2004. Chichester, UK: John Wiley & Sons, Ltd.
47. Lees K, Asplund K, Carolei A, et al. Glycine antagonist (gavestinel) in neuroprotection (GAIN International) in people with acute stroke: a randomised controlled trial. *Lancet* 2000;355:1949–1954.
48. Sacco R, DeRosa J, Haley E Jr, et al, for the GAIN Americas Investigators. Glycine antagonist in neuroprotection for patients with acute stroke. GAIN Americas: a randomized controlled trial. *JAMA* 2001;285:1719–1728.
49. Davis S, Lees K, Albers G, et al, for the ASSIST Investigators. Selfotel in acute ischemic stroke. Possible neurotoxic effects of an NMDA antagonist. *Stroke* 2000;31:347–354.
50. Albers GW, Goldstein LB, Hall D, et al. Aptiganel hydrochloride in acute ischemic stroke. A randomised controlled trial. *JAMA* 2001;286:2673–2682.
51. The Tirilazad International Steering Committee. Tirilazad for acute ischaemic stroke. In: The Cochrane Library, Issue 4, 2003. Chichester, UK: John Wiley & Sons, Ltd. Search date 2001; primary sources Cochrane Stroke Group Specialised Trials Register, Cochrane Controlled Trials Register (CENTRAL/CCTR), the Cochrane Library, hand searches of a publication on the quality of acute stroke RCTs, and personal contact with Pharmacia & Upjohn.
52. Saver JL, Wilterdink J. Choline precursors for acute and subacute ischemic and hemorrhagic stroke (Protocol for a Cochrane Review). In: The Cochrane Library, Issue 4, 2003. Chichester, UK: John Wiley & Sons, Ltd.
53. Cochrane Stroke Review Group. Department of Clinical Neurosciences, Western General Hospital, Crewe Road, Edinburgh, UK EH4 2XU. (http://www.dcn.ed.ac.uk/csrg, last accessed 6 January 2005).
54. Muir KW, Lees KR. IMAGES. Intravenous magnesium efficacy in stroke trial [abstract]. *Cerebrovasc Dis* 1996;6:75–73.
55. Lodder J, van Raak L, Kessels F, et al. Early GABA-ergic activation study in stroke (EGASIS). *Cerebrovasc Dis* 2000;10(suppl 2):80.
56. Prasad K, Shrivastava A. Surgery for primary supratentorial intracerebral haemorrhage. In: The Cochrane Library, Issue 4, 2003. Chichester, UK: John Wiley & Sons, Ltd. Search date 1998; primary sources Cochrane Stroke Group Trials Register and hand searches of reference lists of articles identified, three relevant monographs, and issues of *Curr Opin Neurol Neurosurg* and *Neurosurg Clin N Am*.
57. Hankey G, Hon C. Surgery for primary intracerebral hemorrhage: is it safe and effective? A systematic review of case series and randomised trials. *Stroke* 1997;28:2126–2132. Search date 1997; primary sources Medline, and hand searches of reference lists of identified articles, published epidemiological studies, and reviews.
58. Fernandes HM, Gregson B, Siddique S, et al. Surgery in intracerebral hemorrhage: the uncertainty continues. *Stroke* 2000;31:2511–2516. Search date 1999; primary sources Ovid databases (unspeci-

fied), Medline, and hand searches of the reference lists of identified articles and relevant cited references.
59. Warlow CP, Dennis MS, van Gijn J, et al, eds. Treatment of primary intracerebral haemorrhage. In: *Stroke: a practical guide to management*. Oxford: Blackwell Science, 1996:430–437.
60. Mendelow A. International Surgical Trial in Intracerebral Haemorrhage (ISTICH). *Stroke* 2000;31:2539.

Kommentar

Philippe A. Lyrer

Für die Behandlung des Patienten mit akutem ischämischen Hirnschlag stehen dem behandelnden Arzt verschiedene Maßnahmen zur Verfügung. Der Erfolg einer Behandlung hängt vom gezielten Einsatz weniger, aber wirksamer Einzelmaßnahmen ab. Die Behandlung in spezialisierten Stroke Units, die eine umfassende Hirnschlagbehandlung durchführen und auch Rehabilitationsmaßnahmen anbieten, sind der Behandlung in herkömmlichen medizinischen Stationen überlegen. Um einen Patienten vor Tod oder bleibender Behinderung bis 1 Jahr nach Initialbehandlung zu bewahren, sind 21 Patienten in einer Stroke Unit zu behandeln (1). Damit ist die Behandlung von Patienten mit Hirnschlag in der Stroke Unit eine der wirksamsten Maßnahmen überhaupt. Der Effekt ist auch nach fünf Jahren noch messbar. Für die Maßnahme einer Einführung eines Patienten-Dokumentationssystems kann aufgrund der verfügbaren Daten kein Nutzen erkannt werden.
Der frühe Einsatz von Azetylsalicylsäure (ASS) zur Behandlung des akuten ischämischen Hirnschlages ist wirksam. Der Effekt auf die Verhinderung eines Hirnschlagrezidives oder des Todes innerhalb der ersten 10 bis 28 Tage nach Ereignis ist moderat (NNT 111), aber signifikant. Nach Ausschluss einer zerebralen Blutung mittels Computertomographie können 160–250 mg ASS tgl. verabreicht werden. Die Behandlung mit Thrombolytika vermag signifikant Tod oder Behinderung zu vermindern, erhöht aber das Risiko, an einer Hirnblutung oder anderen Ursache zu versterben. Aufgrund der Datenlage ist rekombinanter Gewebeplasminogenaktivator als Thrombolytikum systemisch einzusetzen. Es ist die wirksamste Einzelmaßnahme zur Behandlung des ischämischen Hirninfarktes innerhalb der ersten drei Stunden nach Symptombeginn. Die NNT beträgt 18 Patienten bei Behandlung bis 6 h nach Symptombeginn, um nach 1–6 Mon. einen Patienten vor bleibender Pflegebedürftigkeit oder Tod zu bewahren. Die Datenlage, um die ummittelbare Blutdrucksenkung nach Schlaganfall zu beurteilen, ist noch ungenügend. Die sofortige systemische Antikoagulation verbessert die Prognose nicht. Verhindert werden tiefe Beinvenenthrombose und das Auftreten von Lungenembolien, verbunden mit der Gefahr von zerebralen Hämorrhagien. Auch bei Vorhofflimmern ist die sofortige Antikoagulation nicht von Vorteil. Der Einsatz sog. zytoprotektiver Substanzen (wie Tirilazad, Kalziumantagonisten, N-methyl-D-Aspartat-Antagonisten, GABA-Antagonisten, Lubeluzol) zeigte keine klinische Wirksamkeit in kontrolliert randomisierten Studien.
Die Daten zur Beurteilung der Wirksamkeit chirurgischer Eingriffe bei zerebralen Hämatomen sind durch eine große Studie (3) ergänzt worden. Danach ist die frühe chirurgische Evakuation eines zerebralen Hämatomes bei Patienten, die nicht komatös sind, nicht mit einem besseren klinischen Verlauf verbunden als bei konservativer Behandlung. Eine kürzlich publizierte Phase-2b-Studie zeigte eine mögliche Wirksamkeit von rekombinantem Faktor VII beim akutem intrazerebralem Hämatom (3). Daten randomisiert kontrollierter Studien zur Behandlung von Hämatomen der hinteren Schädelgrube liegen nicht vor.

1. Stroke Unit Trialists' Collaboration. Organised inpatient (stroke unit) care for stroke. The Cochrane Database of Systematic Reviews 2001, Issue 3.
2. Mendelow AD, Gregson BA, Fernandes HM, Murray GD, Teasdale GM, Hope DT, Karimi A, Shaw MD, Barer DH; STICH investigators. Early surgery versus initial conservative treatment in patients with spontaneous supratentorial intracerebral haematomas in the International Surgical Trial in Intracerebral Haemorrhage (STICH): a randomised trial. Lancet. 2005 Jan 29-Feb 4;365(9457):387–97.
3. Mayer SA, Brun NC, Begtrup K, Broderick J, Davis S, Diringer MN, Skolnick BE, Steiner T; Recombinant Activated Factor VII Intracerebral Hemorrhage Trial Investigators. Recombinant activated factor VII for acute intracerebral hemorrhage. N Engl J Med. 2005 Feb 24;352(8):777–85.

Schlaganfall: Sekundärprävention

Suchdatum: September 2003

Gregory Y. H. Lip, Peter Rothwell und Cathie Sudlow

Frage **Welche Effekte haben präventive Interventionen nach Schlaganfall oder transitorischer ischämischer Attacke?**

Nutzen belegt

Thrombozytenaggregationshemmer[39–41]

Einer systematischen Übersicht zufolge reduzieren über längere Zeit verabreichte Thrombozytenaggregationshemmer im Vergleich zu Placebo oder keinen Thrombozytenaggregationshemmern bei Personen mit vorangegangenem Schlaganfall oder transienter ischämischer Attacke das Risiko ernsthafter Gefäßkomplikationen.

Blutdrucksenkung[7–20]

Einer systematischen Übersicht und zwei anschließenden großen RCTs zufolge senkt eine Blutdrucksenkung bei Patienten nach Schlaganfall oder transienter ischämischer Attacke die Häufigkeit eines Schlaganfalls und anderer größerer vaskulärer Ereignisse, und zwar unabhängig davon, ob diese Personen hyperton sind oder nicht. Zwei zusätzliche kleinere RCTs an Patienten nach Schlaganfall oder transienter ischämischer Attacke zeigten hinsichtlich des Schlaganfalls keinen signifikanten Unterschied zwischen Atenolol und Placebo, hatten jedoch u. U. nicht die nötige Aussagekraft, um klinisch bedeutsame Unterschiede aufzudecken.

Karotisendarteriektomie bei Patienten mit mäßig schwerer symptomatischer Karotisstenose[63–67, 71–77]

Belege einer gepoolten Analyse individueller Patientendaten aus drei RCTs ergaben, dass die Karotisendarteriektomie im Vergleich zu keiner Karotisendarteriektomie bei symptomatischen Patienten mit 50- bis 60 %iger Karotisstenose die Inzidenz von Schlaganfall und Tod senkt.

Karotisendarteriektomie bei Patienten mit schwerer (> 70 %) symptomatischer Karotisstenose[63–67, 71–77]

Belege aus einer gepoolten Analyse dreier RCTs zeigten, dass die Karotisendarteriektomie im Vergleich zu keiner Karotisendarteriektomie bei symptomatischen Patienten mit 70 % iger Karotisstenose die Inzidenz von Schlaganfall und Tod senkt, auch wenn sich bei Patienten mit fast vollständiger Okklusion kein Nutzen zeigte. Der Nutzen bei symptomatischen Patienten mit über 70 %iger Stenose ist größer als bei Patienten mit geringergradiger Stenose.

Cholesterinsenkung[23–38]

Systematische Übersichten großer RCTs zufolge verringern Statine im Vergleich zu Placebo bei Personen nach einem Schlaganfall oder einer transienten ischämischen Attacke größere vaskuläre Ereignisse einschließlich Schlaganfall. RCTs ergaben keine Belege dafür, dass Behandlungsmethoden ohne Statine im Vergleich zu Placebo oder keiner Behandlung die Schlaganfallinzidenz senken.

Nutzen wahrscheinlich

Karotisendarteriektomie bei Patienten mit schwerer asymptomatischer Karotisstenose[68–70, 78–80]

Zwei systematische Übersichten zeigten, dass die Karotisendarteriektomie bei Patienten mit asymptomatischer, aber schwerer Stenose das Risiko für Tod, perioperativen Schlaganfall oder nachfolgenden ipsilateralen Schlaganfall signifikant senkt. Da jedoch das Risiko eines Schlaganfalls ohne Operation bei asymptomatischen Patienten gering ist, ist auch eine Operation nur von geringem Nutzen.

Wirksamkeit unbekannt

Thrombozytenaggregationshemmer alternativ zu Azetylsalizylsäure (keine Belege für eine stärkere oder schwächere Wirksamkeit als Azetylsalizylsäure)[39, 46–57]

Systematischen Übersichten und anschließenden RCTs zufolge gibt es keine aussagefähigen Belege dafür, dass eine irgendeine Behandlung mit Thrombozytenaggregationshemmern zur langfristigen Sekundärprävention ernsthafter vaskulärer Ereignisse einer Therapie mit Azetylsalizylsäure überlegen ist. Es zeigte sich jedoch, dass Clopidogrel eine sichere und wirksame Alternative zu Azetylsalizylsäure darstellt.

Perkutane transluminale Karotisangioplastie oder Angioplastie der A. vertebralis[17, 81–86]

RCTs ergaben ein unzureichendes Maß an Belegen für die Effekte einer Karotisangioplastie, einer perkutanen transluminalen Angioplastie der A. vertebralis oder einer Stent-Implantation im Vergleich zur konservativen Behandlung oder Karotisendarteriektomie bei Patienten mit kürzlich abgelaufener transienter ischämischer Attacke im Bereich der A. carotis oder der A. vertebralis oder einem nicht zur Behinderung führenden ischämischen Schlaganfall mit schwerer Stenose der ipsilateralen A. carotis oder A. vertebralis.

Verschiedene Formen der Blutdrucksenkung (keine Belege für Wirksamkeitsunterschiede zwischen den Therapieformen)[16, 21, 22]

Es fanden sich keine RCTs, in denen verschiedene Formen der Blutdrucksenkung bei Patienten nach Schlaganfall oder transienter ischämischer Attacke miteinander verglichen wurden. Systemische Übersichten von RCTs an Patienten mit Hypertonie oder Gefäßleiden zeigten hinsichtlich eines Schlaganfalls nur geringe Unterschiede zwischen Therapien auf der Grundlage von Diuretika, ACE-Hemmern, Betablockern oder Kalziumantagonisten. Es bestand ein direkter Zusammenhang zwischen dem relativen Risiko von Schlaganfallendpunkten und erreichter Blutdrucksenkung.

Nutzen unwahrscheinlich

Karotisendarteriektomie bei Patienten mit mäßig symptomatischer (30–49 %) Karotisstenose[63–67, 71–77]

Belege einer gepoolten Analyse individueller Patientendaten aus drei RCTs sprechen dafür, dass die Karotisendarteriektomie bei symptomatischen Patienten mit 30- bis 49 %iger Karotisstenose nicht von Nutzen ist.

Karotisendarteriektomie bei Patienten mit symptomatischem, fast vollständigem Verschluss der A. carotis[63–67, 71–77]

Begrenzte Belege aus drei RCTs zeigen, dass die Karotisendarteriektomie bei Patienten mit symptomatischem, fast vollständigem Verschluss der ipsilateralen A. carotis das operationsbedingte Risiko für Schlaganfall oder Tod erhöht.

Hoch dosierte im Vergleich zu niedrig dosierter Azetylsalizylsäure (kein zusätzlicher Nutzen, aber u. U. erhöhter Schaden)[38, 42–45]

Einer systematischen Übersicht und einer anschließenden RCT zufolge ist niedrig dosierte Azetylsalizylsäure (75–150 mg/d) zur Prävention ernsthafter Gefäßkomplikationen ebenso wirksam wie höhere Dosierungen. Die Belege dafür, dass Dosen unter 75 mg/d ebenso wirksam sind, waren unzureichend. Systematische Übersichten zeigten keine Belege für einen Zusammenhang zwischen der Azetylsalizylsäure-Dosis und dem Risiko einer größeren intrakraniellen, extrakraniellen oder gastrointestinalen Blutung. RCTs zeigten, dass Azetylsalizylsäure in hoher Dosierung (500–1500 mg/d) im Vergleich zu mittlerer Dosierung (75–325 mg/d) ein höheres Risiko für Störungen des oberen Magen-Darm-Trakts birgt.

Unwirksamkeit oder Schädlichkeit wahrscheinlich

Antikoagulation bei Patienten mit Sinusrhythmus[58–62]

Systematische Übersichten zeigten in der Prävantion eines erneuten Schlaganfalls keinen signifikanten Unterschied zwischen Antikoagulation und Placebo oder einer Behandlung mit Thrombozytenaggregationshemmern bei Patienten nach zerebrovaskulärer Ischämie und mit normalem Sinusrhythmus. Antikoagulanzien erhöhen im Vergleich zu Placebo das Risiko tödlicher intrakranieller und extrakranieller Blutungen. Eine Antikoagulation von hoher Intensität erhöht im Vergleich zu Thrombozytenaggregationshemmern das Risiko größerer Blutungen.

Karotisendarteriektomie bei Patienten mit symptomatischer Karotisstenose von weniger als 30 %[63–67, 71–77]

Belege einer gepoolten Analyse individueller Patientendaten aus drei RCTs sprechen dafür, dass die Karotisendarteriektomie bei symptomatischen Patienten mit einer Karotisstenose von weniger als 30 % das operationsbedingte Risiko für Schlaganfall oder Tod erhöht.

Frage **Welche Effekte haben präventive gerinnungs- und thrombozytenaggregationshemmende Behandlungsformen bei Patienten mit Vorhofflimmern und nach Schlaganfall oder transitorischer ischämischer Attacke?**

Nutzen belegt

Orale Antikoagulation[87–99]

Eine systematische Übersicht ergab, dass individuell dosiertes Warfarin im Vergleich zu Kontrollen bei Patienten nach Schlaganfall oder transienter ischämischer Attacke die Gefahr eines Schlaganfalls verringert. Die beste Zeit für den Beginn einer Antikoagulation nach ischämischem Schlaganfall ist nicht genau bekannt. Eine systematische Übersicht lieferte nur unzureichende Belege für einen Vergleich zwischen Warfarin und Azetylsalizylsäure.

Wirksamkeit unbekannt

Azetylsalizylsäure[39–44]

Eine systematische Übersicht einer RCT zeigte bei Patienten nach Schlaganfall oder transienter ischämischer Attacke hinsichtlich des Schlaganfalls oder des Todes keinen signifikanten Unterschied zwischen Azetylsalizylsäure und Placebo. Eine systematische Übersicht lieferte nur unzureichende Belege für einen Vergleich zwischen Azetylsalizylsäure und Warfarin.

Frage Welche Effekte haben präventive gerinnungs- und thrombozytenaggregationshemmende Behandlungsformen bei Patienten mit Vorhofflimmern ohne vorherigen Schlaganfall oder transitorische ischämische Attacke?

Nutzen wahrscheinlich

Azetylsalizylsäure bei Patienten mit Kontraindikationen für Antikoagulanzien[39–41]

Eine systematische Übersicht ergab, dass Azetylsalizylsäure im Vergleich zu Placebo das Risiko eines Schlaganfalls signifikant senkt, in einer anderen Übersicht fand sich jedoch kein signifikanter Unterschied. Diese Befunde unterstützen die Anwendung von ASS bei Patienten mit Vorhofflimmern und Kontraindikationen für Antikoagulanzien.

Orale Antikoagulation[87–99]

Einer systematischen Übersicht zufolge verringert Warfarin im Vergleich zu Placebo signifikant tödliche und nicht tödliche Schlaganfälle, vorausgesetzt, es besteht nur geringe Blutungsgefahr und es findet eine sorgfältige Überwachung statt. Die in dieser Übersicht beschriebenen Patienten waren durchschnittlich 69 Jahre alt. Eine Übersichtsarbeit mit Personen unter 65 Jahren ergab hinsichtlich der jährlichen Schlaganfallrate keinen signifikanten Unterschied zwischen Warfarin und Placebo.

Definition Unter Prävention wird im Zusammenhang mit den vorliegenden Ausführungen die langfristige Betreuung von Patienten nach einem Schlaganfall oder einer transitorischen ischämischen Attacke sowie von Patienten, die aus anderen Gründen, wie etwa einem Vorhofflimmern, in hohem Maße schlaganfallgefährdet sind, verstanden. **Schlaganfall:** siehe Definition in „Schlaganfall – Primärbehandlung", S. 72. **Transitorische ischämische Attacke:** gleicht einem leichten ischämischen Schlaganfall mit der Ausnahme, dass die Symptome weniger als 24 Stunden anhalten.[1]

Inzidenz/ Prävalenz Siehe „Inzidenz/Prävalenz" unter „Schlaganfall – Primärbehandlung", S. 73.

Ätiologie/ Risikofaktoren Siehe „Ätiologie" unter „Schlaganfall – Primärbehandlung", S. 73. Zu den Risikofaktoren eines Schlaganfalls gehören ein vorangegangener Schlaganfall bzw. eine frühere transitorische ischämische Attacke, zunehmendes Alter, Hypertonie, Diabetes mellitus, Zigarettenrauchen, Embolie in Verbindung mit Vorhofflimmern, künstliche Herzklappen oder ein Myokardinfarkt. Die Beziehung zu Cholesterin ist weniger klar: Eine Übersichtsarbeit von prospektiven Studien an gesunden Individuen mittleren Alters ergab keinen Zusammenhang zwischen dem Gesamtcholesterin und dem Gesamtrisiko für einen Schlaganfall.[2] Eine Übersicht von prospektiven Beobachtungsstudien an ostasiatischen Personen ergab jedoch einen positiven Zusammenhang zwischen Cholesterin und ischämischem Schlaganfall sowie einen negativen Zusammenhang zwischen Cholesterin und hämorrhagischem Schlaganfall.[3]

Prognose Personen mit anamnestisch bekanntem Schlaganfall oder transitorischer ischämischer Attacke tragen ein höheres Risiko für alle Gefäßkomplikationen, wie etwa einen Myokardinfarkt, sind jedoch durch einen nachfolgenden Schlaganfall besonders gefährdet (ca. 10 % im ersten Jahr und 5 % in jedem folgenden Jahr).[5, 6] Das Schlaganfallrisiko von Patienten mit intermittierendem Vorhofflimmern und solchen mit chronischem Vorhofflimmern ist unter ASS-Therapie in etwa identisch (Rate ischämischer Schlaganfälle pro Jahr 3,2 % intermittierend vs. 3,3 % anhaltend).[7]

Literatur

1. Hankey GJ, Warlow CP. *Transient ischaemic attacks of the brain and eye.* London: WB Saunders, 1994.
2. Prospective Studies Collaboration. Cholesterol, diastolic blood pressure, and stroke: 13–000 strokes in 450–000 people in 45 prospective cohorts. *Lancet* 1995;346:1647–1653.
3. Eastern Stroke and Coronary Heart Disease Collaborative Research Group. Blood pressure, cholesterol, and stroke in eastern Asia. *Lancet* 1998;352:1801–1807.
4. Warlow CP, Dennis MS, Van Gijn J, et al. Predicting recurrent stroke and other serious vascular events. In: *Stroke. A practical guide to management.* Oxford: Blackwell Science, 1996:545–552.
5. Antiplatelet Trialists' Collaboration. Collaborative overview of randomised trials of antiplatelet therapy – I: prevention of death, myocardial infarction, and stroke by prolonged antiplatelet therapy in various categories of patients. *BMJ* 1994;308:81–106. Search date 1990; primary sources Medline, Current Contents, hand searches of journals, reference lists, and conference proceedings, and contact with authors of trials and manufacturers.
6. Hart RG, Pearce LA, Rothbart RM, et al. Stroke with intermittent atrial fibrillation: incidence and predictors during aspirin therapy. Stroke Prevention in Atrial fibrillation Investigators. *J Am Coll Cardiol* 2000;35:183–187.
7. The INDANA Project Collaborators. Effect of antihypertensive treatment in patients having already suffered from stroke. *Stroke* 1997;28:2557–2562. Search date not stated; primary sources electronic medical databases; survey of specialised and general medical journals and congress proceedings and consultanting experts.
8. PROGRESS Management Committee. Blood pressure lowering for the secondary prevention of stroke: rationale and design for PROGRESS. *J Hypertension* 1996; 14(suppl 2): S41–S46.
9. Eriksson S, Olofsson BO, Wester PO for the TEST study group: Atenolol in secondary prevention after stroke. *Cerebrovasc Dis* 1995,5:21–25.
10. Dutch TIA Trial Study Group: Trial of secondary prevention with atenolol after transient ischaemic attack or non-disabling ischaemic stroke. *Stroke* 1993,24:543–548.
11. PROGRESS Collaborative Group. Randomised trial of a perindopril-based blood-pressure-lowering regimen among 6105 individuals with previous stroke or transient ischaemic attack. *Lancet* 2001;358;1033–1041.
12. The Heart Outcomes Prevention Evaluation Study Investigators. Effects of an angiotensin–converting–enzyme inhibitor, ramipril, on cardiovascular events in high-risk patients. *New Engl J Med* 2000;342:145–153.
13. PATS Collaborating Group. Post-stroke antihypertensive treatment study: a preliminary result. *Chinese Med J* 1995;108:710–717.
14. Bosch J, Yusuf S, Pogue J, et al. Use of ramipril in preventing stroke: double blind randomised trial. *BMJ* 2002;324:1–5.
15. Svensson P, de Faire U, Sleight P, et al. Comparative effects of ramipril on ambulatory and office blood pressures. A HOPE substudy. *Hypertension* 2001;38:e28–e32.
16. Blood Pressure Lowering Treatment Trialists' Collaboration. Effects of different blood-pressure lowering regimens on major cardiovascular events: results of prospectively-designed overviews of randomised trials. *Lancet* 2003;362: 1527–1535. Search date 2003; primary sources not stated in review but used methods of Blood Pressure Lowering Treatment Trialists' Collaboration.
17. Prospective Studies Collaboration. Age–specific relevance of usual blood pressure to vascular mortality: a meta-analysis of individual data for one million adults in 61 prospective studies. *Lancet* 2002;360:1903–1913. Search date: not stated; primary sources Medline, Embase, abstracts of meetings, contact with investigators.
18. Rodgers A, MacMahon S, Gamble G, et al, for the United Kingdom Transient Ischaemic Attack Collaborative Group. Blood pressure and risk of stroke in patients with cerebrovascular disease. *BMJ* 1996;313:147.
19. Neal B, Clark T, MacMahon S, et al, on behalf of the Antithrombotic Trialists' Collaboration. Blood pressure and the risk of recurrent vascular disease. *Am J Hypertension* 1998;11:25A–26A.
20. Staessan JA, Wang J. Blood-pressure lowering for the secondary prevention of stroke. *Lancet* 2001;358:1026–1027.
21. Wright JM, Lee C-H, Chambers GK. Systematic review of antihypertensive therapies: does the evidence assist in choosing a first-line drug? *Can Med Assoc J* 1999;161:25–32. Search date 1997; primary sources Medline, Cochrane Library (Issue 2, 1998), and references from previous meta-analyses published between 1980 and 1997.
22. Psaty BM, Lumley T, Furberg CD, et al. Health outcomes associated with various antihypertensive therapies used as first-line agents. A network meta-analysis. *JAMA* 2003;289:2534–2544. Search date: 2002; primary sources Medline, previous meta-analyses and journal reviews.

23. Hebert PR, Gaziano JM, Chan KS, et al. Cholesterol lowering with statin drugs, risk of stroke, and total mortality: an overview of randomized trials. *JAMA* 1997;278:313–321. Search date 1995; primary sources electronic databases, reference lists, authors of trials and funding agencies. Cholesterol and Current Events (CARE) data added in 1996.
24. Di Maschio R, Marchioli R, Tognoni G. Cholesterol reduction and stroke occurrence: an overview of randomized clinical trials. *Cerebrovasc Dis* 2000;10:85–92. Search date: not stated; primary sources not stated.
25. Law MR, Wald NJ, Rudnicka AR. Quantifying effect of statins on low density lipoprotein cholesterol, ischaemic heart disease, and stroke: systematic review and meta-analysis. *BMJ* 20043;326:1423–1427. Search date: 2002; primary sources Medline, Cochrane and Web of Science databases.
26. Armitage J. Cholesterol lowering for the prevention of stroke. *Practical Neurology* 2003;3: 224–233.
27. Heart Protection Study Collaborative Group. MRC/BHF Heart Protection Study of cholesterol lowering with simvastatin in 20 536 high-risk individuals: a randomised placebo-controlled trial. *Lancet* 2002;360:7–22.
28. Hebert PR, Gaziano M, Hennekens CH. An overview of trials of cholesterol lowering and risk of stroke. *Arch Intern Med* 1995;155:50–55.
29. Rubins HB, Robins SJ, Collins D, et al. Gemfibrozil for the secondary prevention of coronary heart disease in men with low levels of high-density lipoprotein cholesterol. *N Engl J Med* 1999;341:410–418.
30. Anonymous. The treatment of cerebrovascular disease with clofibrate. Final report of the Veterans' Administration Cooperative Study of Atherosclerosis, neurology section. *Stroke* 1973;4:684–693.
31. The BIP Study Group. Secondary prevention by raising HDL–cholesterol and reducing triglycerides in patients with coronary artery disease. The Bezafibrate Infarction Prevention (BIP) Study. *Circulation* 2000;102:21–27.
32. Bond R, Narayan S, Rothwell PM, et al. Clinical and radiological risk factors for operative stroke and death in the European Carotid Surgery Trial. *Eur J Vasc Endovasc Surg* 2002;23:108–116.
33. The Long-term Intervention with Pravastatin in Ischaemic Disease (LIPID) study group. Prevention of cardiovascular events and death with pravastatin in patients with coronary heart disease and a broad range of initial cholesterol levels. *N Engl J Med* 1998;339:1349–1357.
34. Scandinavian Simvastatin Survival Study Group. Randomised trial of cholesterol lowering in 4444 patients with coronary heart disease: the Scandinavian Simvastatin Survival Study. *Lancet* 1994;344: 1383–1389.
35. The ALLHAT Officers and Coordinators for the ALLHAT Collaborative Research Group. Major outcomes in moderatly hypercholesterolemic, hypertensive patients randomized to pravastatin vs usual care. The antihypertensive and lipid-lowering treatment to prevent heart attack trial (ALLHAT-LLT). *JAMA* 2002;288:2998–3007.
36. Sever PS, Dahlf B, Poulter NR, et al. for the ASCOT investigators. Prevention of coronary and stroke events with atorvastatin in hypertensive patients who have average or lower-than-average cholesterol concentrations, in the Anglo-Scandinavian cardiac outcomes trial-loipid lowering arm (ASCOT-LLA): a multicentre randomised controlled trial. *Lancet* 2003;361:1149–1158.
37. http://www.strokecenter.org/trials/TrialDetail.asp?ref=67&browse=prevent (last accessed 3 December 2003).
38. Cholesterol Treatment Trialists' Collaboration. Protocol for a prospective collaborative overview of all current and planned randomized trials of cholesterol treatment regimens. *Am J Cardiol* 1995;75:1130–1134.
39. Antithrombotic Trialists' Collaboration. Collaborative meta-analysis of randomised trials of antiplatelet therapy for prevention of death, myocardial infarction, and stroke in high risk patients. *BMJ* 2002;324:71–86. Corrections: *BMJ* 2002;324:141. Search date 1997; primary sources Medline, Embase, Derwent, SciSearch, Biosis, searching the trials registers of the Cochrane Stroke and Peripheral Vascular Disease Groups trials registers, and hand searches of selected journals, proceedings of meetings, reference lists of trials and review articles, and personal contact with colleagues and representatives of pharmaceutical companies.
40. Derry S, Loke YK. Risk of gastrointestinal haemorrhage with long term use of aspirin: meta-analysis. *BMJ* 2000;321:1183–1187. Search date 1999; primary sources Medline, Embase, and hand searches of reference lists from previous review papers and retrieved trials.
41. He J, Whelton PK, Vu B, et al. Aspirin and risk of hemorrhagic stroke. A meta-analysis of randomised controlled trials. *JAMA* 1998;280:1930–1935. Search date 1997; primary sources Medline and hand searches of reference lists of relevant articles.
42. Taylor DW, Barnett HJM, Haynes RB, et al, for the ASA and Carotid Endarterectomy (ACE) Trial Collaborators. Low-dose and high-dose acetylsalicylic acid for patients undergoing carotid endarterectomy: a randomised controlled trial. *Lancet* 1999;353:2179–2184.
43. The Dutch TIA Study Group. A comparison of two doses of aspirin (30–mg vs 283–mg a day) in patients after a transient ischaemic attack or minor ischaemic stroke. *N Engl J Med* 1991;325:1261–1266.

44. Farrell B, Godwin J, Richards S, et al. The United Kingdom transient ischaemic attack (UK-TIA) aspirin trial: final results. *J Neurol Neurosurg Psychiatry* 1991;54:1044–1054.
45. Garcia Rodriguez LA, Hernandez-Diaz S, de Abajo FJ. Association between aspirin and upper gastrointestinal complications. Systematic review of epidemioligic studies. *Br J Clin Pharmacol* 2001;52;563–571. Search date 2001; primary sources Medline and hand searches of reference lists of reviews.
46. Hankey GJ, Sudlow CLM, Dunbabin DW. Thienopyridine derivatives (ticlopidine, clopidogrel) versus aspirin for preventing stroke and other serious vascular events in high vascular risk patients. In: The Cochrane Library, Issue 1, 2004. Chichester, UK: John Wiley & Sons, Ltd. Search date 1999; primary sources Cochrane Stroke Group Trials Register, Antithrombotic Trialists' Collaboration database, and personal contact with the Sanofi pharmaceutical company.
47. Gorelick PB, Richardson d, Kelly M, et al. Aspirin and ticlopidine for prevention of recurrent stroke in black patients. A randomized trial. *JAMA* 2003;289:2947–2957.
48. Diener HC, Cunha L, Forbes C, et al. European secondary prevention study 2: dipyridamole and acetylsalicylic acid in the secondary prevention of stroke. *J Neurol Sci* 1996;143:1–13.
49. Matías–Guiu J, Ferro JM, Alvarez–Sabín J, et al. Comparison of triflusal and aspirin for prevention of vascular events in patients after cerebral infarction. The TACIP Study: a randomized, double–blind, multicenter trial. *Stroke* 2003;34:840–848.
50. Moloney BA. An analysis of the side effects of ticlopidine. In: Hass WK, Easton JD, eds. *Ticlopidine, platelets and vascular disease.* New York: Springer, 1993:117–139.
51. Bennett CL, Davidson CJ, Raisch DW, et al. Thrombotic thrombocytopenic purpura associated with ticlopidine in the setting of coronary artery stents and stroke prevention. *Arch Int Med* 1999;159:2524–2528.
52. The Clopidogrel in Unstable Angina to Prevent Recurrent Events (CURE) Trial Investigators. Effects of clopidogrel in addition to aspirin in patients with acute coronary syndromes without ST-segment elevation. *N Engl J Med* 2001;345:494–502.
53. Steinhubl SR, Berger PB, Mann JT, et al. for the CREDO Investigators. Early and sustained dual oral antiplatelet therapy following percutaneous coronary intervention. A randomized controlled trial. *JAMA* 2002; 288:2411–2420.
54. Second Chinese Cardiac Study (CCS-2) Collaborative Group. Rationale, design and organisation of the Second Chinese Cardiac Study (CCS-2): a randomised trial of clopidogrel plus aspirin, and of metoprolol, among patients with suspected acute myocardial infarction. *J Cardiovasc Risk* 2000; 7:435–441.
55. http://www.clinicaltrials.gov/ct/show/NCT00050817?order=1
56. Major ongoing stroke trials: Management of ATherothrombosis with Clopidogrel in High-risk patients with recent transient ischemic attack or ischemic stroke (MATCH). *Stroke* 2002; 33:1733.
57. De Schryver ELLM, on behalf of the European/Australian Stroke Prevention in Reversible Ischaemia Trial (ESPRIT) Group. Design of ESPRIT: an international randomized trial for secondary prevention after non-disabling cerebral ischaemia of arterial origin. *Cerebrovasc Dis* 2000;10:147–150.
58. Sandercock P, Mielke O, Liu M, Counsell C. Anticoagulants for preventing recurrence following presumed non-cardioembolic ischaemic stroke or transient ischaemic attack. In: The Cochrane Library, Issue 1, 2004. Chichester, UK: John Wiley & Sons, Ltd. Search date 2002; primary sources Cochrane Stroke Group Trials Register, and contact with companies marketing anticoagulant agents.
59. Algra A, De Schryver ELLM, van Gijn J, et al. Oral anticoagulants versus antiplatelet therapy for preventing further vascular events after transient ischaemic attack or minor stroke of presumed arterial origin (Cochrane Review). In: The Cochrane Library, Issue 1, 2004. Chichester, UK: John Wiley & Sons, Ltd. Search date 2001; primary sources Cochrane Stroke Group Trials Register and personal contact with authors of published trials.
60. Major ongoing stroke trials: Warfarin vs Aspirin for Symptomatic Intracranial Disease (WASID). *Stroke* 2002;33:1737.
61. Internet Stroke Center. http://www.strokecenter.org/trials/
62. De Schryvfer E, for the ESPRIT Study Group. ESPRIT: mild anticoagulation, acetylsalicylic acid plus dipyridamole or acetylsalicylic acid alone after cerebral ischaemia of arterial origin [abstract]. *Cerebrovasc Dis* 1998;8(suppl 4):83.
63. Rothwell PM, Gutnikov SA, Eliasziw M, et al, for the Carotid Endarterectomy Trialists' Collaboration. Analysis of pooled data from the randomised controlled trials of endarterectomy for symptomatic carotid stenosis. *Lancet* 2003;361:107–116.
64. European Carotid Surgery Trialists' Collaborative Group. Randomised trial of endarterectomy for recently symptomatic carotid stenosis: final results of the MRC European carotid surgery trial. *Lancet* 1998;351:1379–1387.
65. North American Symptomatic Carotid Endarterectomy Trial Collaborators. Beneficial effect of carotid endarterectomy in symptomatic patients with high-grade carotid stenosis. *N Engl J Med* 1991;325:445–453.

66. Barnett HJ, Taylor DW, Eliasziw M, et al. Benefit of carotid endarterectomy in patients with symptomatic moderate or severe stenosis. North American symptomatic carotid endarterectomy trial collaborators. *N Engl J Med* 1998;339:1415–1425.
67. Mayberg MR, Wilson E, Yatsu F, et al, for the Veterans Affairs Cooperative Studies Program 309 Trialist Group. Carotid endarterectomy and prevention of cerebral ischaemia in symptomatic carotid stenosis. *JAMA* 1991;266:3289–3294.
68. Benavente O, Moher D, Pham B. Carotid endarterectomy for asymptomatic carotid stenosis: a meta-analysis. *BMJ* 1998;317:1477–1480. Search date 1998; primary sources Medline, Cochrane Controlled Trials Register, Ottawa Stroke Trials Register, Current Contents, and hand searches.
69. Chambers BR, You RX, Donnan GA. Carotid endarterectomy for asymptomatic carotid stenosis. In: The Cochrane Library, Issue 1, 2004. Chichester, UK: John Wiley & Sons, Ltd. Search date 1998; primary sources Cochrane Stroke Group Trials Register, Medline, Current Contents, hand searches of reference lists, and contact with researchers in the field.
70. Cao PG, De Rango P, Zannetti S, et al. Eversion versus conventional carotid endarterectomy for preventing stroke. In: The Cochrane Library, Issue 1, 2004. Chichester, UK: John Wiley & Sons, Ltd. Search date 1999; primary sources Medline, Cochrane Stroke Group Trials Register, hand searches of surgical journals and conference proceedings, and contact with experts.
71. Rothwell P, Slattery J, Warlow C. Clinical and angiographic predictors of stroke and death from carotid endarterectomy: systematic review. *BMJ* 1997;315:1571–1577. Search date 1996; primary sources Medline, Cochrane Collaboration Stroke database, and hand searches of reference lists.
72. Bond R, Rerkasem K, Rothwell PM. A systematic review of the risks of carotid endarterectomy in relation to the clinical indication and the timing of surgery. *Stroke* 2003;34:2290–3301. Search date: 2000; primary sources previous review, Medline, Embase, reference lists, and hand searching of six journals with the highest number of relevant articles.
73. Whitty C, Sudlow C, Warlow C. Investigating individual subjects and screening populations for asymptomatic carotid stenosis can be harmful. *J Neurol Neurosurg Psychiatry* 1998;64:619–623.
74. Rothwell PM, Gibson RJ, Slattery J, et al. Equivalence of measurements of carotid stenosis: a comparison of three methods on 1001 angiograms. *Stroke* 1994;25:2435–2439.
75. Cina C, Clase C, Haynes R. Carotid endarterectomy for symptomatic stenosis. In: The Cochrane Library, Issue 1, 2004. Chichester, UK: John Wiley & Sons, Ltd. Search date 1999; primary sources Cochrane Stroke Group Specialised Register of Trials, Medline, Embase, Healthstar, Serline, Cochrane Controlled Trials Register, DARE, and Best Evidence.
76. Goldstein LB, Hasselblad V, Matchar DB, et al. Comparison and meta-analysis of randomised trials of endarterectomy for symptomatic carotid artery stenosis. *Neurology* 1995;45:1965–1970.
77. Rothwell PM, Gutnikov SA, Mayberg MR, et al. A pooled analysis of individual patient data from trials of endarterectomy for symptomatic carotid stenosis: efficacy of surgery in important subgroups. *Stroke* 2001;32:328.
78. Halliday A, Thomas D, Manssfield A. The asymptomatic carotid surgery trial (ACST). Rationale and design. *Eur J Vascular Surg* 1994;8:703–710.
79. Naylor AR, Mehta Z, Rothwell PM, et al. Carotid artery disease and stroke during coronary artery bypass surgery: a critical review of the literature. *Eur J Vasc Endovasc Surg* 2002;23:283–294. Search date: 2000; primary sources Pubmed, manual searches of European Journal of Vascular and Endovascular Surgery, Journal of Vascular Surgery, Stroke, Annals of Thoracic Surgery, Journal of Thoracic and Cardiothoracic Surgery, reference lists.
80. Naylor AR, Cuffe RL, Rothwell PM, et al. A systematic review of outcomes following staged and synchronous carotid endarterectomy and coronary artery bypass. *Eur J Vasc Endovasc Surg* 2003;25: 380–389. Search date: 2002; primary sources Pubmed, manual searches of European Journal of Vascular and Endovascular Surgery, Journal of Vascular Surgery, Stroke, Annals of Thoracic Surgery, Journal of Thoracic and Cardiothoracic Surgery, reference lists.
81. CAVATAS Investigators. Endovascular versus surgical treatment in patents with carotid stenosis in the Carotid and Vertebral Artery Transluminal Angioplasty Study (CAVATAS): a randomised trial. *Lancet* 2001;357;1729–1737.
82. Naylor AR, Bolia A, Abbott RJ, et al. Randomized study of carotid angioplasty and stenting versus carotid endarterectomy: a stopped trial. *Journal of Vascular Surgery* 1998;28:326–334.
83. Alberts M.J, for the Publications Committee of the WALLSTENT. Results of a multicantre prospective randomised trial of carotid artery stenting vs. carotid endarterectomy. *Stroke* 2001;32:325.
84. Brooks WH, McClure RR, Jones MR, et al. Carotid angioplasty and stenting versus carotid endarterectomy: randomized trial in a community hospital. *J Am Coll Cardiol* 2001;38:1589–1595.
85. Yadav JS for the SAPPHIRE Investigators. Stenting with Angioplasty with Protection in Patients at High Risk for Endarterectomy: the SAPHIRE Study. *Circulation* 2002;106:2.
86. Reimers B, Corvaja N, Moshiri S, et al. Cerebral protection with filter devices during carotid artery stenting. *Circulation* 2001;104:12–15.

87. Hart R, Benavente O, McBride R, et al. Antithrombotic therapy to prevent stroke in patients with atrial fibrillation: a meta-analysis. *Ann Intern Med* 1999;131:492–501. Search date 1999; primary sources Medline, Cochrane Database, and Antithrombotic Trialists' Collaboration database.
88. Secondary prevention in non-rheumatic atrial fibrillation after transient ischaemic attack or minor stroke. EAFT(European Atrial Fibrillation Trial) Study Group. *Lancet* 1993;342:1255–1262.
89. Yamaguchi T. Optimal intensity of warfarin therapy for secondary prevention of stroke in patients with non-valvular atrial fibrillation: a multicenter, prospective randomised trial. Japanese Nonvalvular Atrial Fibrillation-Embolism Secondary Prevention Cooperative Study Group. *Stroke* 2000;31:817–821.
90. Morocutti C, Amabile G, Fattapposta F, et al, for the SIFA Investigators. Indobufen versus warfarin in the secondary prevention of major vascular events in non-rheumatic atrial fibrillation. *Stroke* 1997;28:1015–1021.
91. Executive Steering Committee on behalf of the SPORTIF III Investigators* Stroke prevention with the oral direct thrombin inhibitor ximelagatran compared with warfarin in patients with non-valvular atrial fibrillation (SPORTIF III): randomised controlled trial. *Lancet* 2003;362:1691–1698.
92. Segal JB, McNamara RL, Miller MR, et al. Anticoagulants or antiplatelet therapy for non-rheumatic atrial fibrillation and flutter. In: The Cochrane Library, Issue 1, 2004. Chichester, UK: John Wiley & Sons, Ltd. Search date 1999; primary sources Medline, Embase, Cochrane Heart Group Trials Register, hand searches of selected journals and conference proceedings, and contact with experts.
93. Atrial Fibrillation Investigators. Risk factors for stroke and efficacy of antithrombotic therapy in atrial fibrillation. *Arch Intern Med* 1994;154:1449–1457.
94. Koudstaal P. Anticoagulants for preventing stroke in patients with non-rheumatic atrial fibrillation and a history of stroke or transient ischemic attacks. In: The Cochrane Library, Issue 1, 2004. Chichester, UK: John Wiley & Sons, Ltd. Search date not stated; primary source Cochrane Stroke Group Trials Register and contact with trialists.
95. Koudstaal P. Anticoagulants versus antiplatelet therapy for preventing stroke in patients with non-rheumatic atrial fibrillation and a history of stroke or transient ischemic attacks. In: The Cochrane Library, Issue 1, 2004. Chichester, UK: John Wiley & Sons Ltd. Search date not stated; primary sources Cochrane Stroke Group Trials Register and contact with trialists.
96. Benavente O, Hart R, Koudstaal P, et al. Oral anticoagulants for preventing stroke in patients with non-valvular atrial fibrillation and no previous history of stroke or transient ischemic attacks. In: The Cochrane Library, Issue 1, 2004. Chichester, UK: John Wiley & Sons, Ltd. Search date 1999; primary sources Cochrane Stroke Group Specialised Register of Trials, Medline, Antithrombotic Trialists' Collaboration database, and hand searches of reference lists of relevant articles.
97. Benavente O, Hart R, Koudstaal P, et al. Antiplatelet therapy for preventing stroke in patients with non-valvular atrial fibrillation and no previous history of stroke or transient ischemic attacks. In: The Cochrane Library, Issue 1, 2004. Chichester, UK: John Wiley & Sons, Ltd. Search date 1999; primary sources Medline, Cochrane Specialised Register of Trials, and hand searches of reference lists of relevant articles.
98. Lechat P, Lardoux H, Mallet A, et al. Anticoagulant (fluindione)–aspirin combination in patients with high risk atrial fibrillation. A randomised trial (Fluindione, fibrillation Auriculaire, Aspirin et Contraste Spontane; FFAACS). *Cerebrovasc Dis* 2001;12:245–252.
99. Chen ZM, Sandercock P, Pan HC, et al. Indications for early aspirin use in acute ischemic stroke: a combined analysis of 40–000 randomized patients from the Chinese acute stroke trial and the international stroke trial. On behalf of the CAST and IST collaborative groups. *Stroke* 2000;31:1240–1249.
100. Stroke Prevention in Atrial Fibrillation Investigators. Adjusted-dose warfarin versus low-intensity, fixed-dose warfarin plus aspirin for high-risk patients with atrial fibrillation: stroke prevention in atrial fibrillation III randomised clinical trial. *Lancet* 1996;348:633–638.
101. Pengo V, Zasso Z, Barbero F, et al. Effectiveness of fixed minidose warfarin in the prevention of thromboembolism and vascular death in nonrheumatic atrial fibrillation. *Am J Cardiol* 1998;82:433–437.
102. Gullov A, Koefoed B, Petersen P, et al. Fixed minidose warfarin and aspirin alone and in combination vs adjusted-dose warfarin for stroke prevention in atrial fibrillation. Second Copenhagen Atrial Fibrillation, Aspirin, and Anticoagulation Study. *Arch Intern Med* 1998;158:1513–1521.
103. Hellemons B, Langenberg M, Lodder J, et al. Primary prevention of arterial thrombo-embolism in non-rheumatic atrial fibrillation in primary care: randomised controlled trial comparing two intensities of coumarin with aspirin. *BMJ* 1999;319:958–964.
104. The European Atrial Fibrillation Trial Study Group. Optimal oral anticoagulant therapy in patients with non-rheumatic atrial fibrillation and recent cerebral ischemia. *N Engl J Med* 1995;333:5–10.
105. Hylek EM, Skates SJ, Sheehan MA, et al. An analysis of the lowest effective intensity of prophylactic anticoagulation for patients with non-rheumatic atrial fibrillation. *N Engl J Med* 1996;335:540–546.

106. Van Walraven C, Hart RG, Singer DE, et al. Oral anticoagulants vs aspirin in nonvalvular atrial fibrillation. An individual patient meta-analysis. *JAMA* 2002;288:2441–2448.
107. Edvardsson N, Juul–Moller S, Omblus R, et al. Effects of low-dose warfarin and aspirin versus no treatment on stroke in a medium-risk patient population with atrial fibrillation. *J Intern Med* 2003;254:95–101.
108. Taylor F, Cohen H, Ebrahim S. Systematic review of long term anticoagulation or antiplatelet treatment in patients with non-rheumatic atrial fibrillation. *BMJ* 2001;322:321–326. Search date 1999; primary sources Cochrane Central database, Embase, Medline, Cinahl, Sigle, hand searches of reference lists, and personal contact with experts.
109. Lip G. Thromboprophylaxis for atrial fibrillation. *Lancet* 1999;353:4–6.
110. Ezekowitz M, Levine J. Preventing stroke in patients with atrial fibrillation. *JAMA* 1999;281:1830–1835.
111. Hart R, Sherman D, Easton D, et al. Prevention of stroke in patients with non-valvular atrial fibrillation. *Neurology* 1998;51:674–681.
112. Feinberg W. Anticoagulation for prevention of stroke. *Neurology* 1998;51(suppl 3):20–22.
113. Albers G. Choice of antithrombotic therapy for stroke prevention in atrial fibrillation. Warfarin, aspirin, or both? *Arch Intern Med* 1998;158:1487–1491.
114. Nademanee K, Kosar E. Long-term antithrombotic treatment for atrial fibrillation. *Am J Cardiol* 1998;82:37N–42N.
115. Green CJ, Hadorn DC, Bassett K, et al. Anticoagulation in chronic non-valvular atrial fibrillation: a critical appraisal and meta-analysis. *Can J Cardiol* 1997;13:811–815.
116. Blakely J. Anticoagulation in chronic non-valvular atrial fibrillation: appraisal of two meta-analyses. *Can J Cardiol* 1998;14:945–948.
117. Evans A, Kalra L. Are the results of randomized controlled trials on anticoagulation in patients with atrial fibrillation generalizable to clinical practice? *Arch Intern Med* 2001;161:1443–1447. Search date not stated; primary sources Medline, Cochrane Library, and hand searches of reference lists of relevant retrieved articles.

Kommentar

Philippe A. Lyrer

Als behandelnder Arzt kann man sich bei der Beratung und Behandlung von Patienten, die einen Schlaganfall erlitten hatten, auf einige wirksame Maßnahmen berufen. Der Erfolg wird durch die sorgfältige Indikationsstellung und, nicht zuletzt, durch die bestgeeignete Kombination von Maßnahmen für die vorliegende individuelle Situation beschieden sein.

Thrombozytenaggregationshemmer sind wirksam in der Verhinderung erneuter Schlaganfälle. Azetylsalizylsäure (ASS) kann in einer Dosis von 75 bis maximal 325 mg/d verordnet werden. Höhere Dosen, 500–1500 mg, verursachen gehäufte gastrointestinale Beschwerden. Alternativ kann Clopidogrel oder die Kombination von niedrig dosierter ASS mit verzögert freigesetztem Dipyridamol eingesetzt werden.

Das Senken des Blutdrucks nach einem Schlaganfall reduziert das Risiko eines erneuten Ereignisses über 2 bis 4 Jahre. Es besteht kein eindeutiger Unterschied zwischen den verschiedenen blutdrucksenkenden Substanzen. Eine stärkere Senkung des Blutdruckes senkt die Morbidität an Hirnschlägen, aber nicht die Mortalität.

Die Karotisthrombendarteriektomie ist bei symptomatischer hochgradiger (entsprechend mindestens 70 % angiographisch gemessener Durchmesserminderung) Karotisstenose eine wirksame Maßnahme zur Verhinderung weiterer Schlaganfälle oder des Todes. Gemäß Daten einer Metaanalyse konnte auch aufgezeigt werden, dass die chirurgische Behandlung von Patienten mit mittelgradigen symptomatischen Stenosen ebenfalls, wenn auch weniger ausgeprägt, weitere Schlaganfälle oder Todesfälle verhindert. Die Verhältnisse sind bei asymptomatischer Karotisstenose weniger eindeutig, insbesondere bezüglich einer Senkung der Mortalität. Auf Grund mangelnder Daten besteht Unklarheit über einen Nutzen der Karotisangioplastie gegenüber der Thrombendarteriektomie.

Orale Antikoagulation (OAK) ist bei Vorhofflimmern nach Schlaganfall indiziert und der Behandlung mit ASS überlegen. Bei Kontraindikationen zur OAK kann ASS eingesetzt werden. Bei Schlaganfall und Sinusrhythmus ist die OAK nicht indiziert. Bei Vorhofflimmern ohne vorhergehenden Schlaganfall ist die OAK bei Personen unter 65 Jahren und ohne kardiovaskuläre Risikofaktoren gegenüber Placebo nicht überlegen. Bei älteren

Menschen ist die OAK gegenüber ASS überlegen. Bei Kontraindikationen für OAK soll ASS eingesetzt werden.

Für Schlaganfallpatienten mit Anamnese einer koronaren Herzkrankheit ist der Einsatz von Cholesterinsenkern (Statinen) gerechtfertigt. Es gibt Anhaltspunkte aus einer großen kontrolliert randomisierten Studie, wonach der Einsatz eines Statins auch nach Schlaganfall von Nutzen ist im Hinblick auf die Verhinderung weiterer vaskulärer Ereignisse.

Es fehlen Daten aus randomisiert-kontrollierten Studien über das einzuschlagende Prozedere nach Ereignissen, die unter einer bereits eingeleiteten Sekundärprävention auftraten.

Eine kürzlich veröffentliche Studie zur Überprüfung der Wirksamkeit der kombinierten Anwendung der Thrombozytenaggregationshemmer Azetylsalizylsäure und Clopidogrel im Vergleich zu Clopidogrel alleine konnte keinen signifikanten Nutzen der Kombinationsbehandlung gegenüber der Monotherapie im Hinblick auf die Verhinderung weiterer vaskulärer Ereignisse erkennen lassen (1). Die Kombinationstherapie verursachte vermehrte Blutungskomplikation.

1. Hans-Christoph Diener, Julien Bogousslavsky, Lawrence M Brass, Claudio Cimminiello, Laszlo Csiba, Markku Kaste, Didier Leys, Jordi Matias-Guiu, Hans-Jürgen Rupprecht, on behalf of the MATCH investigators: Aspirin and clopidogrel compared with clopidogrel alone after recent ischaemic stroke or transient ischaemic attack in high-risk patients (MATCH): randomised, double-blind, placebo-controlled trial. Lancet 2004; 364: 331–37

Thromboembolie

Suchdatum: Juli 2003

David Fitzmaurice, F. D. Richard Hobbs und Richard McManus

Frage **Welche Effekte haben unterschiedliche Behandlungsmethoden bei proximaler tiefer Venenthrombose?**

Nutzen und Schaden abzuwägen

Niedermolekulares Heparin (im Vergleich zu unfraktioniertem Heparin weniger Rezidive und geringeres Risiko einer größeren Blutung)[23–30, 37–39]

Systematische Übersichten zeigten, dass niedermolekulares im Vergleich zu unfraktioniertem Heparin bei Patienten mit proximaler tiefer Venenthrombose die Inzidenz rezidivierender Thromboembolien senkt und die Gefahr größerer Blutungen über 3–6 Monate verringert. Zwei anschließende RCTs an Patienten mit proximaler tiefer Venenthrombose unter oraler Antikoagulation, von denen einige als stark lungenemboliegefährdet galten, zeigten weder hinsichtlich der Lungenembolie oder der Mortalität nach 12 Tagen noch bezüglich rezidivierender Venenthrombose nach 2 Jahren einen signifikanten Unterschied zwischen zusätzlich verabreichtem niedermolekularem Heparin und zusätzlich verabreichtem unfraktioniertem Heparin. Eine der RCTs ergab auch hinsichtlich der Raten klinisch bedeutsamer Blutungen keinen signifikanten Unterschied zwischen niedermolekularem Heparin und unfraktioniertem Heparin. Den Übersichten zufolge besteht bezüglich einer Thrombozytopenie kein signifikanter Unterschied zwischen niedermolekularem Heparin und unfraktioniertem Heparin. Eine nachfolgende offen randomisierte RCT ergab hinsichtlich offener Venenthrombosen nach 2 Jahren keinen signifikanten Unterschied zwischen niedermolekularem Heparin und unfraktioniertem Heparin.

Orale Antikoagulation (Vitamin-K-Antagonisten wie Acenocoumarol, Flutamid, Warfarin)[12–14]

Es fanden sich keine RCTs, in denen Vitamin-K-Antagonisten wie Acenocoumarol, Flutamid und Warfarin bei Patienten mit proximaler tiefer Venenthrombose mit Placebo verglichen wurden. Einer RCT zufolge hatten unter einer Initialtherapie mit Acenocoumarol (Nicoumalon) plus i.v. verabreichtem unfraktioniertem Heparin innerhalb von 6 Monaten weniger Patienten eine rezidivierende tiefe Venenthrombose als unter Acenocoumarol allein. In der Folge wurde die Studie abgebrochen. Einer systematischen Übersicht zufolge besteht besteht hinsichtlich rezidivierender Thromboembolien, größeren Blutungen und der Mortalität kein signifikanter Unterschied zwischen oraler Antikoagulation und einer Langzeitbehandlung mit niedermolekularem Heparin.

Nutzen und Schaden abzuwägen

Längere Dauer einer Antikoagulation[15–20]

Zwei systematische Übersichten und eine große nachfolgende RCT zeigten nach einer 48-monatigen Antikoagulation mit Vitamin-K-Antagonisten weniger Rezidive einer tiefen Venenthrombose als nach 24-monatiger Antikoagulation. Eine weitere systematische Übersicht und zwei zusätzliche offen randomisierte RCTS ergaben hinsichtlich des Risikos erneuter tiefer Venenthrombosen keinen signifikanten Unterschied zwischen längerer und kürzerer Antikoagulation. Ihre Ergebnisse sind jedoch durch die Anwendung indirekter Vergleichsmethoden und fehlende Aussagekraft eingeschränkt. Eine Übersicht ergab begrenzte Belege dafür, dass eine längere im Vergleich zu einer kürzeren Antikoagulation größere Blutungen verstärkt. Eine andere Übersicht und eine große anschließende RCT zeigten diesbezüglich jedoch keinen signifikanten Unterschied. Das absolute Risiko rezidivierender Venenthrombosen sinkt mit der Zeit, die relative Risikosenkung unter der Behandlung bleibt jedoch konstant. Schäden durch eine Behandlung, darunter auch größere Blutungen, ziehen sich durch die gesamte Dauertherapie hindurch. Das Risikoprofil ist individuell verschieden, und die optimale Dauer einer Antikoagulation variiert wahrscheinlich.

Vena-cava-Filter[25]

Einer RCT an Patienten mit proximaler tiefer Venenthrombose, die als hochgradig lungenemboliegefährdet galten und allesamt oral Antikoagulanzien erhielten, zufolge senken Vena-cava-Filter im Vergleich zu deren Weglassen nach 12 Tagen die Rate der Lungenembolien. Der Unterschied der Lungenembolieraten war jedoch nach 2 Jahren nicht signifikant, und nach 2 Jahren erhöhen Vena-cava-Filters die Rate rezidivierender tiefer Venenthrombosen.

Wirksamkeit unbekannt

Abruptes Absetzen einer oralen Antikoagulation[22]

Eine RCT an Patienten, die über 3–6 Monate hinweg Warfarin erhalten hatten, lieferte nur unzureichende Belege für einen Vergleich zwischen abruptem Absetzen des Warfarins und einem weiteren Therapiemonat unter Warfarin bei einer festgelegten niedrigen Dosis von 1,25 mg/d.

Kompressionsstrümpfe[35]

Es fanden sich keine RCTs zu Standard-Kompressionsstrümpfen in der Behandlung von Patienten mit proximaler tiefer Venenthrombose. Einer RCT zufolge senken maßgefertigte, knielange, abgestufte Kompressionsstrümpfe im Vergleich zu keinen Kompressionsstrümpfen über 5–8 Jahre die Inzidenz des postthrombotischen Syndroms.

Hoch intensive orale Antikoagulation

Einer RCT zufolge führen höhere INR-Zielbereiche (3,0–4,5) verglichen mit niedrigeren Zielbereichen (2,0–3,0) unter Warfarin zu höheren Blutungsraten, wobei sich die Rezidivraten jedoch nicht signifikant unterscheiden.

Häusliche Kurzzeittherapie mit niedermolekularem Heparin[34]

Eine systematische Übersicht schwacher RCTs zeigte hinsichtlich der Thromboembolierezidive keinen signifikanten Unterschied zwischen ambulanter und stationärer Heparinbehandlung.

Niedermolekulares Heparin im Vergleich zu oraler Antikoagulation (Langzeittherapie)[31]

Einer systematischen Übersicht zufolge besteht hinsichtlich rezidivierender Thromboembolien, größerer Blutungen und der Mortalität kein signifikanter Unterschied zwischen einer Langzeittherapie mit niedermolekularem Heparin und oraler Antikoagulation.

Ein und zwei Mal täglich verabreichtes niedermolekulares Heparin im Vergleich[32, 33]

Systematische Übersichten zeigten hinsichtlich rezidivierender Thromboembolien oder der Mortalität nach 10 Tagen oder 3 Monaten keinen signifikanten Unterschied zwischen einmal und zwei Mal täglich verabreichtem niedermolekularem Heparin. Wegen der niedrigen Raten rezidivierender Thromboembolien und der geringen Mortalität hatten sie jedoch u. U. nicht genügend Aussagekraft, um einen klinisch bedeutsamen Unterschied aufzudecken.

Frage **Welche Effekte haben unterschiedliche Behandlungsmethoden bei isolierter Unterschenkelvenenthrombose?**

Nutzen wahrscheinlich

Warfarin (verminderte Rate der proximalen Ausweitung im Vergleich zu keiner Behandlung bei Patienten, die anfänglich Heparin erhalten haben und Kompressionsstrümpfe tragen)[6]

Eine RCT an Patienten, die anfänglich unfraktioniertes Heparin i. v. erhalten hatten und Kompressionsstrümpfe trugen, zeigte, dass Warfarin (INR 2,5–4,2) im Vergleich zu keiner weiteren Behandlung die Rate der proximalen Ausweitung senkt.

Wirksamkeit unbekannt

Längere Dauer der Antikoagulation[15–19]

Eine offen randomisierte RCT zeigte hinsichtlich rezidivierender Thromboembolien oder größerer Blutungen keinen signifikanten Unterschied zwischen 6 und 12 Wochen unter Warfarin. Das absolute Risiko rezidivierender Venenthrombosen sinkt mit der Zeit, die relative Risikosenkung unter der Behandlung bleibt jedoch konstant. Schäden durch eine Behandlung, darunter auch größere Blutungen, ziehen sich durch die gesamte Therapiedauer hindurch. Das Risikoprofil ist individuell verschieden, und die optimale Dauer einer Antikoagulation variiert wahrscheinlich.

Frage **Welche Effekte haben unterschiedliche Behandlungsmethoden bei Lungenembolie?**

Nutzen und Schaden abzuwägen

Niedermolekulares Heparin (hinsichtlich der Mortalität oder neuer Thromboembolien keine eindeutigen Belege für einen Unterschied zu unfraktioniertem Heparin, erhöhtes Risiko größerer Blutungen unklar)[37, 38]

Eine RCT bei Personen mit symptomatischer Lungenembolie, bei denen weder eine Thrombolyse noch eine Thrombektomie durchgeführt wurde, ergab hinsichtlich der Mortalität oder neuer Thromboembolieepisoden keinen signifikanten Unterschied zwischen niedermolekularem und unfraktioniertem Heparin. Eine weitere RCT an Personen mit proximaler tiefer Venenthrombose ohne klinische Zeichen oder Symptome einer Lungenembolie, aber mit hoher Wahrscheinlichkeit von Befunden im Lungen-Scan ergab, dass niedermolekulares Heparin in fester Dosierung im Vergleich zu intravenös verabreichtem Heparin den Anteil an Personen mit neuen venösen Thromboembolien signifikant senkt. Hinsichtlich größerer Blutungen zeigten die RCTs keinen signifikanten Unterschied zwischen niedermolekularem und unfraktioniertem Heparin, waren jedoch u. U. nicht hinreichend aussagefähig, um einen klinisch bedeutsamen Unterschied aufzudecken.

Längere Dauer der Antikoagulation

Bei Patienten mit Lungenembolie fanden sich keine direkten Belege hinsichtlich der optimalen Dauer einer Antikoagulation. Die Belege für die Therapiedauer wurden extrapoliert aus RCTs an Patienten mit proximaler tiefer Venenthrombose und jeder Art von Thromboembolie, in denen sich zeigte, dass eine längere im Vergleich zu einer kürzeren Antikoagulation Rezidive verringert, das Risiko einer größeren Blutung jedoch erhöhen kann.

Warfarin plus Heparin[36]

Einer kleinen RCT an Patienten mit Lungenembolie zufolge senkt Warfarin plus Heparin im Vergleich zu keiner Antikoagulation die Mortalität nach einem Jahr.

Nutzen unwahrscheinlich

Hoch intensive Antikoagulation

Bei Patienten mit Lungenembolie fanden sich keine direkten Belege hinsichtlich der optimalen Intensität einer Antikoagulation. Die Belege für die Therapieintensität wurden extrapoliert aus RCTs an Patienten mit proximaler tiefer Venenthrombose und jeder Art von Thromboembolie, in denen sich zeigte, dass die Blutungsraten bei höheren INR-Zielbereichen (3,0–4,5) verglichen mit niedrigeren Zielbereichen (2,0–3,0) erhöht sind, wobei sich die Rezidivraten jedoch nicht signifikant unterscheiden.

Thrombolyse[39–44]

Systematischen Übersichten und einer anschließenden RCT zufolge besteht hinsichtlich der Mortalität kein signifikanter Unterschied zwischen Thrombolyse plus Heparin und Verabreichung von Heparin allein, und die Thrombolyse kann die Inzidenz intrakranieller Blutungen erhöhen. In einer systematischen Übersicht ausgewiesene RCTs zeigten hinsichtlich der Mortalität oder rezidivierender Lungenembolien keine signifikanten Unterschiede zwischen verschiedenen Thrombolytika.

Frage **Welche Effekte hat die computergestützte Entscheidung beim Management der oralen Antikoagulation?**

Wirksamkeit unbekannt

Computergestützte Entscheidung beim Management der oralen Antikoagulation[45–50]

Es fanden sich keine RCTs zu computergestützten Entscheidungshilfen im Vergleich zur üblichen Betreuung einer oralen Antikoagulation, bei denen klinisch bedeutsame Zielkriterien (größere Blutung oder Tod) verwandt wurden. Eine systematische Übersicht und vier anschließende RCTs ergaben, dass eine computergestützte Entscheidungshilfe bei der oralen Antikoagulation im Vergleich zur üblichen Versorgung die im Ziel-INR-Spektrum verbrachte Zeit signifikant verlängert. In einer weiteren anschließenden Studie fand sich hinsichtlich der im Ziel-INR-Spektrum verbrachten Zeit kein signifikanter Unterschied zwischen einer computergestützten Entscheidungshilfe und einer manuellen Unterstützung gemäß Standard.

Definition Eine **venöse Thromboembolie** ist jedes thromboembolische Ereignis, das im venösen System eintritt, darunter auch die tiefe Venenthrombose und die Lungenembolie. Die **tiefe Venenthrombose** ist ein gesicherter, teilweiser oder vollständiger thrombotischer Verschluss des tiefen Venensystems der Extremitäten. Die **proximale tiefe Venenthrombose** betrifft die Venen oberhalb des Zusammenflusses der Unterschenkelvenen (V. poplitea, V. femoralis, V. profunda femoris, V. iliaca). Die **distale oder isolierte Unterschenkelvenenthrombose** ist auf die tiefen Venen des Unterschenkels beschränkt und betrifft nicht die Venen oberhalb des Knies. Die **Lungenembolie** ist ein radiologisch gesicherter, teilweiser oder vollständiger thromboembolischer Verschluss von Lungenarterien, der hinreicht, um Symptome von Atemnot, Thoraxschmerz oder beidem hervorzurufen. Das **postthrombotische Syndrom** besteht in Ödem und trophischen Veränderungen der Haut des Beines bis hin zur Ulzeration nach einer tiefen Venenthrombose. Das **Rezidiv** bezieht sich auf eine symptomatische Verschlechterung infolge einer weiteren (radiologisch gesicherten) Thrombose nach vorangegangener gesicherter Thromboembolie, die sich symptomatisch anfangs teilweise oder vollständig gebessert hatte. **Ausweitung** bezieht sich auf einen gesicherten, neuen, dauerhaften, symptomatischen Füllungsdefekt, der von einer bestehenden Thrombose ausgeht.

Inzidenz/ Prävalenz

Es fand sich keine zuverlässige Studie über die Inzidenz oder Prävalenz der tiefen Venenthrombose oder der Lungenembolie in Großbritannien. Eine prospektive skandinavische Studie ergab eine jährliche Inzidenz von 1,6–1,8/1000 Personen in der Allgemeinbevölkerung.[1, 2] In einer Post-mortem-Studie wurde geschätzt, dass in den USA jährlich 600.000 Personen eine Lungenembolie entwickeln, in deren Folge 60.000 Personen sterben.[3]

Ätiologie/ Risikofaktoren

Zu den Risikofaktoren der tiefen Venenthrombose gehören Immobilität, Operation (v.a. in der Orthopädie), Malignome, Schwangerschaft, hohes Alter sowie erbliche oder erworbene thrombosefördernde Gerinnungsstörungen.[4] Orale Kontrazeptiva gehen mit Todesfällen infolge venöser Thromboembolien einher (ARI bei jeglicher kombinierten oralen Kontrazeption: 1–3/Mio. Frauen/Jahr).[5] Die Hauptursache einer Lungenembolie ist die tiefe Venenthrombose.[4]

Prognose

Die jährliche Rezidivrate einer symptomatischen Unterschenkelvenenthrombose bei Personen, die nicht kurz zuvor operiert wurden, beträgt über 25 %.[6, 7] Eine proximale Ausweitung entwickelt sich bei 40–50 % der Patienten mit symptomatischer Unterschenkelvenenthrombose.[8] Eine tiefe Venenthrombose kann tödliche oder nicht tödliche Lungenembolien, rezidivierende Venenthrombosen und ein postthrombotisches Syndrom verursachen. Eine 1946 veröffentlichte Beobachtungsstudie ergab bei hospitalisierten Patienten mit unbehandelter tiefer Venenthrombose eine Mortalität durch Lungenembolie von 20 %.[9] Durch korrekte Antikoagulation kann diese auf 0,2–0,5 % reduziert werden. Eine nicht systematische Übersicht von Beobachtungsstudien ergab bei Patienten nach einer Operation, die eine asymptomatische tiefe Unterschenkelvenenthrombose hatten, eine Rate tödlicher Lungenembolien von 13–15 %.[10] Die Inzidenz anderer Komplikationen ohne Behandlung ist unbekannt. Das Risiko rezidivierender Venenthrombosen und Komplikationen wird durch Risikofaktoren einer Thrombose erhöht.[11]

Literatur

1. Nordstrom M, Linblad B, Bergqvist D, et al. A prospective study of the incidence of deep-vein thrombosis within a defined urban population. *Arch Intern Med* 1992;326:155–160.
2. Hansson PO, Werlin L, Tibblin G, et al. Deep vein thrombosis and pulmonary embolism in the general population. *Arch Intern Med* 1997;157:1665–1670.
3. Rubinstein I, Murray D, Hoffstein V. Fatal pulmonary emboli in hospitalised patients: an autopsy study. *Arch Intern Med* 1988;148:1425–1426.
4. Hirsh J, Hoak J. Management of deep vein thrombosis and pulmonary embolism. *Circulation* 1996;93:2212–2245.
5. Farley TMM, Meirik O, Chang CL, et al. Effects of different progestogens in low oestrogen oral contraceptives on venous thromboembolic disease. *Lancet* 1995;346:1582–1588.
6. Lagerstedt C, Olsson C, Fagher B, et al. Need for long term anticoagulant treatment in symptomatic calf vein thrombosis. *Lancet* 1985;334:515–518.
7. Lohr J, Kerr T, Lutter K, et al. Lower extremity calf thrombosis: to treat or not to treat? *J Vasc Surg* 1991;14:618–623.
8. Kakkar VV, Howe CT, Flanc C, et al. Natural history of postoperative deep vein thrombosis. *Lancet* 1969;ii:230–232.
9. Zilliacus H. On the specific treatment of thrombosis and pulmonary embolism with anticoagulants, with a particular reference to the post thrombotic sequelae. Acta Med Scand 1946;s171:1–221.
10. Giannoukas AD, Labropoulos N, Burke P, et al. Calf deep vein thrombosis: a review of the literature. *Eur J Vasc Endovasc Surg* 1995;10:398–404.
11. Lensing AWA, Prandoni P, Prins MH, et al. Deep-vein thrombosis. *Lancet* 1999;353:479–485.
12. Brandjes DPM, Heijboer H, Buller HR, et al. Acenocoumarol and heparin compared with acenocoumarol alone in the initial treatment of proximal-vein thrombosis. *N Engl J Med* 1992;327:1485–1489.

13. Landefeld CS, Beyth RJ. Anticoagulant related bleeding: clinical epidemiology, prediction, and prevention. *Am J Med* 1993;95:315–328.
14. Levine MN, Hirsh J, Landefeld CS, et al. Haemorrhagic complications of anticoagulant treatment. *Chest* 1992;102(suppl):352–363.
15. Hutten BA, Prins MH. Duration of treatment with vitamin K antagonists in symptomatic venous thromboembolism. In: The Cochrane Library, Issue 3, 2003. Oxford: Update Software. Search date 2000; primary sources Medline, Embase, hand searches of relevant journals, and personal contacts.
16. Pinede L, Duhaut P, Cucherat M, et al. Comparison of long versus short duration of anticoagulant therapy after a first episode of venous thromboembolism: a meta-analysis of randomized, controlled trials. *J Intern Med* 2000;247:553–562. Search date not stated; primary sources Medline, Embase, Cochrane Controlled Trials Register, and hand searches of reference lists.
17. van Dongen CJJ, Vink R, Hutten BA, Buller HR, Prins MH. The incidence of recurrent venous thromboembolism after treatment with vitamin K antagonists in relation to time since first event. *Arch Intern Med* 2003;163:1285–1293. Search date 2001, primary sources Medline, Embase, hand searches of reference lists of pertinent articles, and personal contact with colleagues.
18. Ridker PM, Goldhaber SZ, Danielson E, Rosenberg Y, Eby CS Deitcher SR, et al. Long-term low-intensity warfarin therapy for the prevention of recurrent venous thromboembolism. *N Engl J Med* 2003;348:1425–1434.
19. Pinede L, Ninet J, Duhaut P, et al. Comparison of 3 and 6 months of oral anticoagulant therapy after a first episode of proximal deep vein thrombosis or pulmonary embolism and comparison of 6 and 12 weeks of therapy after isolated calf deep vein thrombosis. *Circulation* 2001;103:2453–2460.
20. Agnelli G, Prandoni P, Santamaria MG, et al. Three months versus one year of oral anticoagulant therapy for idiopathic deep venous thrombosis. Warfarin Optimal Duration Italian Trial Investigators. *N Engl J Med* 2001;345:165–169.
21. Hull R, Hirsh J, Jay RM, et al. Different intensities of oral anticoagulant therapy in the treatment of proximal vein thrombosis. *N Engl J Med* 1982;307:1676–1681.
22. Ascani A, Iorio A, Agnelli G. Withdrawal of warfarin after deep vein thrombosis: effects of a low fixed dose on rebound thrombin generation. *Blood Coagul Fibrinolysis* 1999;10:291–295.
23. Lensing AWA, Prins MH, Davidson BL, et al. Treatment of deep venous thrombosis with low-molecular weight heparins. *Arch Intern Med* 1995;155:601–607. Search date 1994; primary sources Medline, and manual and hand searches of references.
24. Belcaro G, Nicolaides AN, Cesarone MR, et al. Comparison of low-molecular-weight heparin, administered primarily at home, with unfractionated heparin, administered in hospital, and subcutaneous heparin, administered at home for deep-vein thrombosis. *Angiology* 1999;50:781–787.
25. Decousus H, Leizorovicz A, Parent F, et al. A clinical trial of vena caval filters in the prevention of pulmonary embolism in patients with proximal deep-vein thrombosis. Prevention du Risque d'Embolie Pulmonaire par Interruption Cave Study Group. *N Engl J Med* 1998;338:409–415.
26. Van der Heijden JF, Prins MH, Buller HR. For the initial treatment of venous thromboembolism: are all low-molecular-weight heparin compounds the same? *Thromb Res* 2000;10:V121–V130. Search date not stated; primary sources Medline, Embase, and Current Contents.
27. Breddin HK, Hach-Wunderle V, Nakov R, et al. Effects of a low-molecular-weight heparin on thrombus regression and recurrent thromboembolism in patients with deep-vein thrombosis. *N Engl J Med* 2001;344:626–631.
28. Harenberg J, Schmidt JA, Koppenhagen K, et al. Fixed-dose, body weight-independent subcutaneous LMW heparin versus adjusted dose unfractionated intravenous heparin in the initial treatment of proximal venous thrombosis. EASTERN Investigators. *Thromb Haemost* 2000;83:652–656.
29. Dolovich LR, Ginsberg JS, Douketis JD, et al. A meta-analysis comparing low-molecular-weight heparins with unfractionated heparin in the treatment of venous thromboembolism. *Arch Intern Med* 2000;160:181–188. Search date 1996; primary sources Medline, HEALTH, The Cochrane Library, and hand searches of references.
30. Lindhoff-Last E, Nakov R, Misselwitz F, et al. Incidence and clinical relevance of heparin-induced antibodies in patients with deep vein thrombosis treated with unfractionated or low-molecular-weight heparin. *Br J Haematol* 2002;118:1137–1142.
31. Van Der Heijden JF, Hutten BA, Buller HR, et al. Vitamin K antagonists or low-molecular-weight heparin for the long term treatment of symptomatic venous thromboembolism. In: The Cochrane Library, Issue 3, 2003. Oxford: Update Software. Search date 2001; primary sources Medline, Embase, Current Contents, hand searches of relevant journals, and personal contacts.
32. Couturaud F, Julian JA, Kearon C. Low molecular weight heparin administered once versus twice daily in patients with venous thromboembolism: a meta-analysis. *Thromb Haemost* 2001;86:980–984. Search date 1999; primary sources Medline, The Cochrane Library, hand searches of reference lists, and personal files of local experts.
33. van Dongen CJ, MacGillavry MR, Prins MH. Once versus twice daily LMWH for the initial treatment of venous thrombosis. In: The Cochrane Library, Issue 3, 2003. Oxford: Update Software. Search date 2001, primary sources Specialised Register of the Cochrane Peripheral Vascular Diseases Group to

May 2001, the Cochrane Controlled Trials Register to Issue 1, 2002), hand searches of other relevant journals and cross-references, and personal contact with experts.
34. Schraibman IG, Milne AA, Royle EM. Home versus in-patient treatment for deep vein thrombosis. In: The Cochrane Library, Issue 3, 2003. Oxford: Update Software. Search date 2000; primary sources Medline, Embase, Cochrane Controlled Trials Register, and hand searches of relevant journals.
35. Brandjes DPM, Büller HR, Heijboer H, et al. Randomised trial of effect of compression stockings in patients with symptomatic proximal-vein thrombosis. *Lancet* 1997;349:759–762.
36. Barrit DW, Jordan SC. Anticoagulant drugs in the treatment of pulmonary embolism: a controlled trial. *Lancet* 1960;i:1309–1312.
37. Simonneau G, Sors H, Charbonnier B, et al. A comparison of low-molecular weight heparin with unfractionated heparin for acute pulmonary embolism. *N Engl J Med* 1997;337:663–669.
38. Hull RD, Raskob GE, Brant RF, et al. Low-molecular-weight heparin vs heparin in the treatment of patients with pulmonary embolism. American–Canadian Thrombosis Study Group. *Arch Intern Med* 2000;160:229–236.
39. Arcasoy SM, Kreit JW. Thrombolytic therapy for pulmonary embolism. A comprehensive review of current evidence. *Chest* 1999;115:1695–1707. Search date 1998; primary sources Medline and hand searches of reference lists of retrieved articles.
40. Thabut G, Thabut D, Myers RP, et al Thrombolytic therapy of pulmonary embolism: a meta-analysis. *J Am Coll Cardiol* 2002;40:1660–1667. Search date 2000, primary sources Medline, Embase, Current Contents, hand searches of reference lists of articles retrieved, and personal contact with experts in the field and manufacturers of thrombolytic agents.
41. Agnelli G, Becattini C, Kirschstein T. Thrombolysis vs heparin in the treatment of pulmonary embolism: A clinical outcome-based meta-analysis *Arch Intern Med* 2002;162:2537–2541. Search date not reported, primary sources Medline and hand searches of reference lists of articles retrieved.
42. Konstantinides S, Geibel A, Heusel G, et al. Heparin plus alteplase compared with heparin alone in patients with submassive pulmonary embolism. *N Engl J Med* 2002;347:1143–1150.
43. Konstantinides S, Geibel A, Olschewski M, et al. Association between thrombolytic treatment and the prognosis of haemodynamically stable patients with major pulmonary embolism: results of a multicentre registry. *Circulation* 1997;96:882–888.
44. Levine MN, Goldhaber SZ, Gore JM, et al. Haemorrhagic complications of thrombolytic therapy in the treatment of myocardial infarction and venous thromboembolism. *Chest* 1995;108:291S–301S. Search date not stated; primary sources not stated.
45. Chatellier G, Colombet I, Degoulet P. An overview of the effect of computer-assisted management of anticoagulant therapy on the quality of anticoagulation. *Int J Med Inf* 1998;49:311–320. Search date 1997; primary source Medline.
46. Poller L, Shiach CR, MacCallum PK, et al. Multicentre randomised study of computerised anticoagulant dosage. European Concerted Action on Anticoagulation. *Lancet* 1998;352:1505–1509.
47. Fitzmaurice DA, Hobbs FDR, Murray ET, et al. Oral anticoagulation management in primary care with the use of computerized decision support and near-patient testing. Randomized Controlled Trial. *Arch Intern Med* 2000;160:2343–2348.
48. Ageno W, Turpie AG. A randomized comparison of a computer-based dosing program with a manual system to monitor oral anticoagulant therapy. *Thromb Res* 1998;91:237–240.
49. Manotti C, Moia M, Palareti G, et al. Effect of computer-aided management on the quality of treatment in anticoagulated patients: a prospective, randomized, multicenter trial of APROAT (Automated PRogram for Oral Anticoagulant Treatment). *Haematologica* 2001;86:1060–1070.
50. Motykie GD, Mokhtee D, Zebala LP, et al. The use of a Bayseian Forecasting Model in the management of warfarin therapy after total hip arthroplasty. *J Arthroplasty* 1999;14:988–993.

Kommentar

Kurt A. Jäger

Bei Nachweis einer Thromboembolie (TE) ist unmittelbar die Antikoagulation (AK) mit Heparin und Vitamin K-Antagonisten einzuleiten. Seit Einführung der AK wurde die Mortalität von 20 % auf 0,2 % reduziert. Niedermolekulares Heparin ist betreffend Wirksamkeit (LE, Ausdehnung, Rezidiv) und Sicherheit (Blutungen) mindestens ebenso gut wie unfraktioniertes Heparin. Die vereinfachte Applikation (einmal täglich subkutan) ermöglicht die ambulante Behandlung der TE. Die Dauer der initialen Heparinisierung sollte mindestens 7 Tage betragen, resp. bis der INR an zwei konsekutiven Tagen im therapeutischen Zielbereich liegt; bei Malignompatienten wird die Heparinisierung für 6 Monate empfohlen.

Thromboembolie

Ein INR von 2 (Bereich 2–3) wird angestrebt; eine intensivere AK (INR 3–4,5) erhöht das Blutungsrisiko ohne Verbesserung der Wirksamkeit, eine schwächere AK mit INR 1,5–1,9 bringt keine Verbesserung. Über die optimale Dauer der oralen AK besteht noch Uneinigkeit. Bei proximaler TVT oder LE liegt diese bei 6–12 Monaten. Bei idiopathischer TVT oder bei persistierendem Risikofaktor/-situation wird im Allgemeinen eine längere, bei bekannter und nicht mehr bestehender Ursache sowie bei Blutungskomplikationen eine kürzere AK-Zeit gewählt.
Bei isolierter Wadenvenenthrombose wird eine Ausdehnung nach proximal durch die 6- bis 12-wöchige orale AK verhindert. Ebenso reduziert sich die Inzidenz der LE.
Zwischen der Behandlung im Spital oder zu Hause lassen sich keine signifikanten Unterschiede betreffend TE-Rezidiv, Blutungskomplikationen oder Mortalität nachweisen. Bedeutsam ist der Nachweis, dass die Mobilisation im Vergleich zur strikten Bettruhe die Inzidenz der LE nicht erhöht. Die Symptome der Beinvenenthrombose werden nicht primär durch die AK, sondern durch die konsequente Kompressionsbehandung beeinflusst. Durch die Kompressionsbehandlung werden Häufigkeit und Schweregrad des postthrombotischen Syndroms vermindert.

Varikosis

Suchdatum: März 2004

Paul Tisi

Frage Welche Effekte haben Behandlungen bei Personen mit Varikosis?

Nutzen wahrscheinlich

Operation (wirksamer als Verödung)[7, 9–12]

Es fanden sich keine RCTs, in denen eine Operation mit keiner Behandlung oder Kompressionsstrümpfen verglichen wurde. RCTs zufolge veringert eine Operation im Vergleich zur Verödung nach 1–10 Jahren das erneute Auftreten einer Varikosis und senkt die Inzidenz neuer Varizen.

Wirksamkeit unbekannt

Kompressionsstrümpfe[5]

Eine Crossover-RCT zeigte bei Personen mit Varikosis hinsichtlich der Symptome keinen signifikanten Unterschied zwischen einer 4-wöchigen Behandlung mit Kompressionsstrümpfen und keiner Behandlung. Unter Umständen fehlte es der Studie jedoch an Aussagekraft, um klinisch bedeutsame Effekte aufzudecken. Einer systematischen Übersicht zufolge bessert Natriumtetradecylsulfat im Vergleich zu Kompressionsstrümpfen nach 6–24 Monaten bei Schwangeren mit Varizen die Symptome sowie das kosmetische Erscheinungsbild der Varizen.

Verödung[1, 6–8]

Eine systematische Übersicht ergab keine RCTs, in denen die Verödung mit dem Unterlassen einer Therapie verglichen wurde. Einer systematischen Übersicht zufolge bessert Natriumtetradecylsulfat im Vergleich zu Kompressionsstrümpfen nach 6–24 Monaten bei Schwangeren mit Varizen die Symptome sowie das kosmetische Erscheinungsbild der Varizen. Eine RCT zeigte hinsichtlich der Besserung des Erscheinungsbildes einer Varikosis nach 16 Wochen keinen signifikanten Unterschied zwischen Polidocanol und Natriumtetradecylsulfat. Eine RCT zeigte nach Verödung in Standarddosierung, hoch dosierter Verödung und Schaumsklerosierung nach 5 oder 10 Jahren eine vergleichbare Inzidenz der Neubildung von Varizen. RCTs zufolge ist die Verödung zur Verringerung erneut auftretender Varizen und zur Senkung der Inzidenz einer Varikosis nach 1–10 Jahren weniger wirksam als eine Operation.

Definition Zwar fand sich keine konsistente Definition der Varikosis, jedoch dient der Begriff häufig zur Bezeichnung erweiterter und gewundener Venen.[1] Jede Vene kann varikös werden, jedoch sind mit dem Begriff „Varikosis“ herkömmlicherweise Varizen der oberflächlichen Beinvenen gemeint. Verursacht wird der Zustand durch ein unzureichendes Funktionieren der Klappen im Venenlumen. Durch diese insuffizienten Klappen fließt Blut aus dem tiefen in das oberflächliche Venensystem und verursacht einen anhaltenden venösen Überdruck, der zur Varizenbildung der oberflächlichen Venen führt. Häufige Lokalisationen der Klappeninsuffizienz sind die saphenofemoralen und -poplitealen Übergänge sowie die Vv. perforantes, die das tiefe und das oberflächliche Venensystem entlang des Beins miteinander verbinden. Die Lokalisationen einer Veneninsuffizienz werden bestimmt durch klinische Untersuchung oder zuverlässiger durch die Doppler-Ultraschall-Untersuchung mit einem Handgerät. Zu den Symptomen einer Varikosis gehören Unbehagen hinsichtlich des kosmetischen Erscheinungsbildes, Schmerzen, Juckreiz, Schweregefühl im betroffenen Bein und Krämpfe. Diese Übersicht konzentriert sich auf die unkomplizierte, symptomatische Varikosis. Behandlungen bei chronischem Ulcus cruris und anderen Komplikationen wurden ausgeschlossen. Ebenfalls ausgeschlossen wurden Studien, in denen lediglich Behandlungen kleiner erweiterter Venen der Beinhaut – bekannt als Besenreiser oder oberflächliche Teleangiektasien – untersucht werden.

Inzidenz/ Prävalenz

Einer großen US-amerikanischen Kohortenstudie zufolge beträgt die jährliche Inzidenz 2,6 % bei der Frau und 2,0 % beim Mann.[2] Ab einem Alter über 40 Jahren ist die Inzidenz konstant. Die Prävalenz der Varikosis beträgt in westlichen Populationen etwa 25–30 % bei der Frau und 10–20 % beim Mann.[3] Eine schottische Kohortenstudie ergab jedoch beim Mann eine höhere Prävalenz für Varizen am Stamm der V. saphena und an ihren Hauptästen als bei der Frau (40 % bei Männern und 32 % bei Frauen).[4]

Ätiologie/ Risikofaktoren

Einer großen Fallkontrollstudie zufolge besteht für Frauen nach zwei oder mehr Geburten verglichen mit Frauen mit weniger als zwei Geburten ein höheres Risiko einer Varikosis (RR ca. 1,2–1,3 nach Angleichung auf Alter, Körpergröße und -gewicht).[2] Auch Übergewicht stellte sich als Risikofaktor heraus, wenn auch nur bei Frauen (RR ca. 1,3). Eine narrative systematische Übersicht zeigte nur unzureichende Belege für die Effekte weiterer vorgeschlagener Risikofaktoren, wie etwa eine genetische Veranlagung, langes Sitzen oder Stehen, enge Unterwäsche, ballaststoffarme Ernährung, Obstipation, tiefe Venenthrombose und Rauchen.[3]

Prognose

Es fanden sich weder zuverlässigen Daten zur Prognose noch zur Häufigkeit von Komplikationen wie chronische Entzündung der betroffenen Venen (Phlebitis), venöse Ulzera und Varizenruptur.

Literatur

1. Tisi PV, Beverley CA. Injection sclerotherapy for varicose veins (Cochrane Review). In: The Cochrane Library, Issue 2, 2004. Chichester, UK: John Wiley & Sons, Ltd. Search date 2002; primary sources Embase, Medline, hand searches of references and relevant journals, and contact with manufacturers.
2. Brand FN, Dannenberg AL, Abbott RD, et al. The epidemiology of varicose veins: the Framingham study. *Am J Prev Med* 1988;4:96–101.
3. Kurz X, Kahn SR, Abenhaim L, et al. Chronic venous disorders of the leg: epidemiology, outcomes, diagnosis and management. Summary of an evidence-based report of the VEINES* task force. *Int Angiol* 1999;18:83–102.
4. Evans CJ, Fowkes FG, Ruckley CV, et al. Prevalence of varicose veins and chronic venous insufficiency in men and women in the general population. *J Epidemiol Community Health* 1999;53:149–153.
5. Anderson JH, Geraghty JG, Wilson YT, et al. Paroven and graduated compression hosiery for superficial venous insufficiency. *Phlebology* 1990;5:271–276.
6. Goldman MP. Treatment of varicose and telangiectatic leg veins: double blind prospective comparative trial between aethoxyskerol and sotradecol. *Dermatol Surg* 2002;28:52–55.
7. Belcaro G, Cesarone MR, Di Renzo A, et al. Foam-sclerotherapy, surgery, sclerotherapy, and combined treatment for varicose veins: a 10-year prospective, randomized, controlled trial (VEDICO Trial). *Angiology* 2003;54:307–315.
8. Hamel-Desnos C, Desnos P, Wollmann J-C, et al. Evaluation of the efficacy of polidocanol in the form of foam compared with liquid form in sclerotherapy of the greater saphenous vein: initial results. *Dermatol Surg* 2003;29:1170–1175.
9. Einarsson E, Eklof B, Neglen P. Sclerotherapy or surgery as treatment for varicose veins: a prospective randomized study. *Phlebology* 1993;8:22–26.
10. Chant ADB, Jones HO, Weddell JM. Varicose veins: a comparison of surgery and injection/compression sclerotherapy. *Lancet* 1972;2:1188–1191.

11. de Roos K, Nieman FHM, Martino Neumann HA. Ambulatory phlebectomy versus compression sclerotherapy: results of a randomized controlled trial. *Dermatol Surg* 2003;29:221–226.
12. Beresford SAA, Chant ADB, Jones HO, et al. Varicose veins: a comparison of surgery and injection/compression sclerotherapy. *Lancet* 1978;29:921–924.

Kommentar

Markus Aschwanden

Die Prävalenz der Varikose in der Basler-Studie lag mit etwa 55 % (ohne relevanten Geschlechtsunterschied) noch höher als beschrieben (1). Umso mehr mag das Fehlen von „harten“ Daten zur Therapie einer so häufigen Erkrankung erstaunen. Allerdings muss vorausgeschickt werden, dass der höchste Level an Evidenz mit blinder oder gar doppelblinder Beurteilung eines gewählten Endpunktes bei den zur Verfügung stehenden Therapien (Operation, Sklerotherapie, Kompression, Ausnahme wären Medikamente) von vorneherein nicht erreicht werden kann. Außerdem hat sich die Diagnostik und v.a. Therapie über die Jahre von den (Studien-) Zentren in die Praxis verlagert, sodass sich diese Lücke, evtl. mit Ausnahme der endovaskulären Therapie der Stammvarikose, auch kaum mehr schließen dürfte.
Dennoch haben wir mit den besprochenen Therapien Maßnahmen zur Verfügung, deren Wirkungen und Nebenwirkungen wir aus der Erfahrung sehr gut kennen und die wir unseren Patienten bei entsprechender Aufklärung durchaus zumuten können. Im Besonderen gilt dies für die Kompressionstherapie in Anbetracht der kaum vorhandenen Kontraindikationen und nur wenigen, eher ungefährlichen Nebenwirkungen.
In der Zusammenfassung nicht erwähnt ist die sozioökonomisch nicht unbedeutende medikamentöse Therapie der Symptome einer Varikose, wobei die Datenlage lange Zeit ebenso düster wie für die besprochenen Therapieformen ausgesehen hat. Erst in neuerer Zeit wurden Anstrengungen unternommen, dies zu ändern und die Verabreichung so genannter Venenpharmaka auch auf wissenschaftlich fundierte Argumente abzustützen.

1. L. K. Widmer, H.B. Stähelin, C. Nissen, A. da Silva (Hrsg): Venen-, Arterien-Krankheiten, koronare Herzkrankheit bei Berufstätigen. Prospektiv-epidemiologische Untersuchung Basler-Studie I-III 1959–1978. Hans Huber Verlag Bern Stuttgart Wien 1981.

Vorhofflimmern, akutes

Suchdatum: Oktober 2003

Gregory Y. H. Lip und Bethan Freestone

Frage Welche Effekte haben Interventionen zur Prävention von Embolien?

Wirksamkeit unbekannt

Antithrombotische Therapie vor der Kardioversion[14, 16, 17]
Es fanden sich keine RCTs zum Einsatz von Azetylsalizylsäure, Heparin oder Warfarin als Thromboseprophylaxe vor dem Versuch einer Kardioversion bei akutem Vorhofflimmern.

Frage Welche Effekte haben Interventionen zur Konversion in einen Sinusrhythmus?

Nutzen und Schaden abzuwägen

Flecainid[22, 23, 39–46]
Eine RCT zeigte, dass i.v. verabreichtes Flecaind im Vergleich zu Placebo den Anteil der Patienten, die nach einer Stunde zum Sinusthythmus zurückkehren und ihn 6 Stunden lang halten, erhöht. Flecainid hat beträchtliche Nebenwirkungen wie schwere Hypotonie und Torsades de Pointe. Zwei RCTs ergaben, dass oral verabreichtes Flecainid den Anteil der Patienten, die nach 8 Stunden zum Sinusthythmus zurückkehren, im Vergleich zu i.v. verabreichtem Amiodaron erhöht. Es fanden sich nur unzureichende Belege für irgendwelche Schlussfolgerungen bezüglich eines Vergleichs zwischen jeweils i.v. verabreichtem Flecainid und Amiodaron sowie zwischen Flecainid und Chinidin. Drei RCTs ergaben hinsichtlich der Raten der Konversion zum Sinusrhythmus keinen signifikanten Unterschied zwischen Flecainid und Propafenon. Bei Patienten mit nachgewiesener oder vermuteter KHK werden Flecainid und Propafenon nicht eingesetzt, da sie Arrhythmien verursachen können.

Propafenon[25, 47–57]
Eine systematische Übersicht und nachfolgende RCTs zeigten, dass Propafenon im Vergleich zu Placebo den Anteil der Patienten, die nach 1–4 Stunden zum Sinusthythmus zurückkehren, erhöht. Eine RCT an Patienten, deren Vorhofflimmern innerhalb der vergangenen 48 Stunden begonnen hatte, zeigte hinsichtlich des Anteils der Patienten, die innerhalb von einer Stunde zum Sinusthythmus zurückkehren, keinen signifikanten Unterschied zwischen i.v. verabreichtem Propafenon und Amiodaron. Eine weitere RCT an Patienten, deren Vorhofflimmern innerhalb der vergangenen 2 Wochen begonnen hatte, zeigte, dass unter oral verabreichtem Propafenon ein größerer Anteil der Patienten innerhalb von 2,5 Stunden wieder zum Sinusrhythmus zurückkehrte als unter Amiodaron. Nach 24 Stunden war der Unterschied jedoch nicht mehr signifikant. Drei RCTs ergaben hinsichtlich der Raten einer Konversion zum Sinusrhythmus nur unzureichende Belege für einen Vergleich zwischen Propafenon und Flecainid. Bei Patienten mit nachgewiesener oder vermuteter KHK werden Flecainid und Propafenon nicht eingesetzt.

Wirksamkeit unbekannt

Amiodaron[19–25]
In drei RCTs fanden sich nur unzureichende Belege über die Effekte von Amiodaron als Einzelwirkstoff verglichen mit Placebo zur Konversion in einen Sinusrhythmus bei Patien-

ten mit akutem Vorhofflimmern und bei hämodynamisch instabilen Patienten. Vier kleine RCTs zeigten hinsichtlich der Rate der Konversionen in einen Sinusrhythmus nach 24–48 Stunden keinen signifikanten Unterschied zwischen Amiodaron und Digoxin. Unter Umständen fehlte es den Studien jedoch an Aussagekraft, um klinisch bedeutsame Effekte auszuschließen. Einer kleinen RCT zufolge erhöht Amiodaron im Vergleich zu Verapamil die 3-Stunden-Konversionsrate. Eine RCT an Patienten, deren Vorhofflimmern innerhalb der vergangenen 48 Stunden begonnen hatte, zeigte hinsichtlich des Anteils der Patienten, die innerhalb von einer Stunde zum Sinusthythmus zurückkehren, keinen signifikanten Unterschied zwischen i.v. verabreichtem Propafenon und Amiodaron. Eine weitere RCT an Patienten, deren Vorhofflimmern innerhalb der vergangenen 2 Wochen begonnen hatte, zeigte, dass unter oral verabreichtem Propafenon ein größerer Anteil der Patienten innerhalb von 2,5 Stunden wieder zum Sinusrhythmus zurückkehrte als unter Amiodaron. Nach 24 Stunden war der Unterschied jedoch nicht mehr signifikant. Zwei RCTs ergaben, dass i. v. verabreichtes Amiodaron den Anteil der Patienten, die nach 8 Stunden zum Sinusthythmus zurückkehren, im Vergleich zu oral verabreichtem Flecainid senkt. Es fanden sich nur unzureichende Belege für irgendwelche Schlussfolgerungen bezüglich eines Vergleichs zwischen jeweils i.v. verabreichtem Flecainid und Amiodaron. RCTs, in denen Amiodaron mit einer EKG-getriggerten Kardioversion oder Diltiazem verglichen wurde, fanden sich nicht.

EKG-getriggerte Elektrokardioversion[16, 18]

Es fanden sich keine RCTs zur EKG-getriggerten Elektrokardioversion bei hämodynamisch instabilen Patienten mit akutem Vorhofflimmern.

Chinidin[58]

Es fanden sich keine RCTs zur EKG-getriggerten Elektrokardioversion, in denen Chinidin mit Placebo verglichen wurde. Eine RCT an Patienten, deren Vorhofflimmern innerhalb der vergangenen 48 Stunden begonnen hatte, zeigte, dass Chinidin plus Digoxin im Vergleich zu Sotalol den Anteil der Patienten, die innerhalb von 12 Stunden zum Sinusrhythmus zurückkehren, erhöht. Es fanden sich nur unzureichende Belege für Schlussfolgerungen bezüglich eines Vergleichs zwischen Flecainid und Chinidin.

Sotalol[33, 59]

Es fanden sich keine RCTs, in denen Sotalol mit Placebo verglichen wurde. Eine RCT an Patienten, deren Vorhofflimmern innerhalb der vergangenen 48 Stunden begonnen hatte, zeigte, dass Chinidin plus Digoxin den Anteil der Patienten, die innerhalb von 12 Stunden zum Sinusrhythmus zurückkehren, im Vergleich zu Sotalol erhöht.

Wirksamkeit unbekannt

Digoxin[26–35]

Es fanden sich keine placebokontrollierten RCTs, die auf Patienten mit akutem Vorhofflimmern beschränkt waren. Drei RCTs an Personen mit Vorhofflimmern von bis zu 7 Tagen Dauer ergaben hinsichtlich der Konversion in einen Sinusrhythmus keinen signifikanten Unterschied zwischen Digoxin und Placebo. Vier RCTs an Personen mit Vorhofflimmern ergaben hinsichtlich der Konversion in einen Sinusrhythmus keinen signifikanten Unterschied zwischen Digoxin und Placebo, u. U. fehlte es den Studien jedoch an Aussagekraft, um klinisch bedeutsame Unterschiede auszuschließen.

Frage Welche Effekte haben Interventionen zur Normalisierung der Herzfrequenz?

Nutzen wahrscheinlich

Digoxin[26–35]

Es fanden sich keine placebokontrollierten RCTs, in denen ausschließlich Patienten mit akutem Vorhofflimmern betrachtet wurden. Zwei RCTs ergaben, dass Digoxin im Vergleich zu Placebo bei Patienten mit Vorhofflimmern von bis zu 7 Tagen Dauer die Ventrikelfrequenz nach 30 Minuten und nach 2 Stunden senkt. Eine RCT ergab, dass i.v. verabreichtes Diltiazem im Vergleich zu Digoxin bei Patienten mit akutem Vorhofflimmern und -flattern innerhalb von 5 Minuten die Ventrikelfrequenz senkt.

Diltiazem[36–38]

Eine RCT an Patienten mit Vorhofflimmern (ohne Angabe der Dauer) und Vorhofflattern ergab, dass die intravenöse Applikation von Diltiazem im Vergleich zu Placebo die Herzfrequenz innerhalb von 15 Minuten senkt. Eine weitere RCT an Patienten mit akutem Vorhofflimmern und -flattern ergab, dass i.v. verabreichtes Diltiazem im Vergleich zu i.v. verabreichtem Digoxin die Herzfrequenz innerhalb von 5 Minuten senkt. Eine RCT an Patienten mit akutem Vorhofflimmern und -flattern zeigte hinsichtlich der Herzfrequenz und der Messgrößen für die systolische Funktion keinen signifikanten Unterschied zwischen jeweils i.v. verabreichtem Verapamil und Diltiazem. Verapamil führte jedoch bei einigen Patienten zu Hypotonie.

Timolol[33, 60–64]

Es fanden sich keine RCTs, die auf Patienten mit akutem Vorhofflimmern beschränkt waren. Eine kleine RCT an Patienten mit Vorhofflimmern von nicht näher beschriebener Dauer ergab, dass die intravenöse Applikation des Betablockers Timolol im Vergleich zu Placebo die Ventrikelfrequenz innerhalb von 20 Minuten senkt.

Verapamil[38, 65–67]

Zwei RCTs ergaben, dass die intravenöse Applikation von Verapamil im Vergleich zu Placebo bei Personen mit Vorhofflimmern oder -flattern die Herzfrequenz nach 10 oder 30 Minuten senkt. Ein RCT ergab bei Patienten mit Vorhofflimmern oder -flattern bezüglich der Frequenzkontrolle oder Messgrößen der systolischen Funktion keinen signifikanten Unterschied zwischen jeweils i.v. verabreichtem Verapamil und Diltiazem. Verapamil verursachte jedoch bei einigen Patienten Hypotonie. Der RCT zufolge erhöht Amiodaron im Vergleich zu Placebo die 3-Stunden-Kardiokonversionsrate.

Wirksamkeit unbekannt

Amiodaron

Es fanden sich keine RCTs, in denen die Effekte einer ausschließlichen Behandlung mit Amiodaron bei Personen mit akutem Vorhofflimmern untersucht wurden.

Sotalol

Es fanden sich keine RCTs, in denen Sotalol mit Placebo verglichen wurde.

Definition Als **akutes Vorhofflimmern** wird eine schnelle, unregelmäßige und chaotische Vorhofaktivität von weniger als 48 Stunden Dauer definiert. Die Definition umfasst sowohl das erste symptomatische Einsetzen des chronischen/persistierenden Vorhofflimmerns als auch Episoden eines paroxysmalen Vorhofflimmerns. Dabei ist es bisweilen schwierig, Episoden eines erneut einsetzenden von einem seit langem bestehenden, nicht diagnostizierten Vorhofflimmern zu unterscheiden. Ein bis zu 72 Stunden anhaltendes Vorhofflimmern wird manchmal als „Recent-Onset-Vorhofflimmern" bezeichnet. Im Vergleich dazu handelt es sich bei **chronischem Vorhofflimmern** um eine länger anhaltende Form, die sich wiederum als paroxysmal (spontan endend und mit Sinusrhythmus zwischen den Rezidiven), persistierend oder chronisch beschreiben lässt. In der vorliegenden Studienanalyse wurden nur Patienten mit akuten Vorhofflimmern, die hämodynamisch stabil sind, betrachtet. Es besteht Übereinstimmung dahingehend, dass hämodynamisch instabile Patienten durch sofortige EKG-getriggerte Kardioversion behandelt werden sollten. Studien an Patienten mit Vorhofflimmern während oder nach einer Herzoperation wurden ausgeschlossen.

Inzidenz/ Prävalenz

Es fand sich nur ein begrenztes Maß an Belegen zur Inzidenz oder Prävalenz des akuten Vorhofflimmerns. Aus den Ergebnissen der Framingham-Studie kann eine Inzidenz bei Männern von 300/100.000/Jahr im Alter von 55 Jahren mit Anstieg auf 380/100.000/Jahr im Alter von 94 abgeleitet werden.[1] Bei Frauen beträgt die Inzidenz 200/100.000/Jahr im Alter von 55 Jahren und 325/100.000/Jahr mit 94 Jahren. Die Prävalenz des Vorhofflimmerns reicht von 0,5 % im Alter von 50–59 Jahren bis 9 % im Alter von 80–89 Jahren. In Großbritannien haben haben 3–6 % der notfallmäßig stationär aufgenommenen Patienten ein Vorhofflimmern, das in etwa 40 % der Fälle neu diagnostiziert wurde.[2, 3] In Neuseeland hatten 10 % der akut stationär Aufgenommenen (95 %-CI 9–12 %) ein nachgewiesenes Vorhofflimmern.[4]

Ätiologie/ Risikofaktoren

Häufige Auslöser eines akuten Vorhofflimmerns sind ein akuter Myokardinfarkt und die akuten Effekte von Alkohol. Im Alter steigt das Risiko eines akuten Vorhofflimmerns. Bei Männern ist die Wahrscheinlichkeit für die Entwicklung eines Vorhofflimmerns höher als bei Frauen (38 Jahre Nachuntersuchung aus der Framingham-Studie, relatives Risiko nach Adjustierung bezüglich Alter und bekannter prädisponierender Erkrankungen: 1,5).[5] Vorhofflimmern kann in Verbindung mit einer Grunderkrankung (sowohl kardialer als auch nichtkardialer Natur) oder auch ohne jede weitere Erkrankung oder Vorbedingung auftreten. Epidemiologische Untersuchungen haben folgende Risikofaktoren für das Entstehen eines akuten Vorhofflimmerns ergeben: ischämische Herzkrankheit, Hypertonie, Herzinsuffizienz, Herzklappenerkrankung, Diabetes mellitus, Alkoholabusus, Schilddrüsenerkrankungen sowie pulmonale und pleurale Erkrankungen. In einer britischen Untersuchung an Notaufnahmen von Patienten mit Vorhofflimmern fand sich anamnestisch in 33 % der Fälle eine ischämische Herzkrankheit, in 24 % eine Herzinsuffizienz, in 26 % eine Hypertonie und bei 7 % eine rheumatische Herzerkrankung.[3] In manchen Patientenpopulationen erklärt sich ein großer Teil der Inzidenz des akuten Vorhofflimmerns durch akute alkoholtoxische Wirkung. Paroxysmales Vorhofflimmern kommt häufiger bei Sportlern vor.[6]

Prognose

Es fanden sich keine Belege darüber, wie häufig sich bei Patienten mit akutem Vorhofflimmern stärker chronische Formen, wie z. B. paroxysmales, persistierendes oder permanentes Vorhofflimmern, entwickeln. **Spontankonversion:** Beobachtungsstudien und die Analyse der Placebogruppen in RCTs ergaben, dass über 50 % der Fälle von akutem Vorhofflimmern innerhalb von 24–48 Stunden spontan in einen normalen Rhythmus übergehen, vor allem bei Fällen mit identifizierbarem Auslöser wie Alkohol oder Myokardinfarkt. **Übergang zum chronischen Vorhofflimmern:** Es fanden sich keine Belege über den Anteil an Patienten mit akutem Vorhofflimmern, bei denen sich chronische Formen eines Vorhofflimmerns (z. B. paroxysmal, persistierend oder permanent) entwickeln. **Mortalität:** Es fanden sich nur wenige Belege zum Einfluss eines Vorhofflimmerns ohne nachgewiesene Ursache auf Mortalität und Morbidität. Akutes Vorhofflimmern während eines Myokardinfarkts ist ein unabhängiger prognostischer Faktor sowohl für die kurz- als auch für die langfristige Mortalität.[7] **Herzinsuffizienz:** Unabhängig von der aktuellen Ventrikelfrequenz verringert das Einsetzen von Vorhofflimmern das Herzminutenvolumen um 10–20 % und kann zur Herzinsuffizienz führen.[8, 9] Patienten mit akutem Vorhofflimmern und manifester Herzinsuffizienz haben eine schlechtere Prognose. **Schlaganfall:** Akutes Vorhofflimmern geht mit dem Risiko eines unmittelbar drohenden Schlaganfalls einher.[10–13] In einer Fallserie mit transösophagealer Sonographie bei akutem Vorhofflimmern innerhalb der letzten 48 Stunden fanden sich bei 15 % der Fälle Vorhofthromben.[14] Ein ischämischer Insult in Verbindung mit Vorhofflimmern hat eine größere Wahrscheinlichkeit für tödlichen Ausgang und Rezidiv bzw. für ein ernstes funktionelles Defizit bei Überlebenden als ein Schlaganfall ohne Vorhofflimmern.[15]

Literatur

1. Benjamin EJ, Wolf PA, Kannel WA. The epidemiology of atrial fibrillation. In: Falk RH, Podrid P, eds. *Atrial fibrillation: mechanisms and management.* 2nd ed. Philadelphia: Lippincott-Raven Publishers, 1997:1–22.
2. Lip GYH, Tean KN, Dunn FG. Treatment of atrial fibrillation in a district general hospital. *Br Heart J* 1994;71:92–95.
3. Zarifis J, Beevers DG, Lip GYH. Acute admissions with atrial fibrillation in a British multiracial hospital population. *Br J Clin Pract* 1997;51:91–96.
4. Stewart FM, Singh Y, Persson S, et al. Atrial fibrillation: prevalence and management in an acute general medical unit. *Aust N Z J Med* 1999;29:51–58.
5. Kannel WB, Wolf PA, Benjamin EJ, et al. Prevalence, incidence, prognosis, and predisposing conditions for atrial fibrillation: population-based estimates. *Am J Cardiol* 1998;82:2N–9N.
6. Furlanello F, Bertoldi A, Dallago M, et al. Atrial fibrillation in elite athletes. *J Cardiovasc Electrophysiol* 1998;9(8 suppl):63–68.
7. Pedersen OD, Bagger H, Kober L, et al. The occurrence and prognostic significance of atrial fibrillation/flutter following acute myocardial infarction. TRACE Study group. TRAndolapril Cardiac Evaluation. *Eur Heart J* 1999;20:748–754.
8. Clark DM, Plumb VJ, Epstein AE, et al. Hemodynamic effects of an irregular sequence of ventricular cycle lengths during atrial fibrillation. *J Am Coll Cardiol* 1997;30:1039–1045.
9. Schumacher B, Luderitz B. Rate issues in atrial fibrillation: consequences of tachycardia and therapy for rate control. *Am J Cardiol* 1998;82:29N–36N.
10. Peterson P, Godfredson J. Embolic complications in paroxysmal atrial fibrillation. *Stroke* 1986;17:622–626.
11. Sherman DG, Goldman L, Whiting RB, et al. Thromboembolism in patients with atrial fibrillation. *Arch Neurol* 1984;41:708–710.
12. Wolf PA, Kannel WB, McGee DL, et al. Duration of atrial fibrillation and imminence of stroke: the Framingham study. *Stroke* 1983;14:664–667.
13. Corbalan R, Arriagada D, Braun S, et al. Risk factors for systemic embolism in patients with paroxysmal atrial fibrillation. *Am Heart J* 1992;124:149–153.
14. Stoddard ME, Dawkins PR, Prince CR, et al. Left atrial appendage thrombus is not uncommon in patients with acute atrial fibrillation and a recent embolic event: a transesophageal echocardiographic study. *J Am Coll Cardiol* 1995;25:452–459.
15. Lin HJ, Wolf PA, Kelly-Hayes M, et al. Stroke severity in atrial fibrillation. The Framingham Study. *Stroke* 1996;27:1760–1764.
16. Fuster V, Ryden LE, Asinger RW, et al. ACC/AHA/ESC guidelines for the management of patients with atrial fibrillation: executive summary. *Circulation* 2001;104:2118–2150.
17. Murray RD, Shah A, Jasper SE, et al. Transoesophageal echocardiography guided enoxaparin antithrombotic strategy for cardioversion of atrial fibrillation: the ACUTE II pilot study. *Am Heart J* 2000;139:1–7.
18. Lown B, Amarasingham R, Neuman J. Landmark article Nov 3, 1962: new method for terminating cardiac arrhythmias. Use of synchronised capacitator discharge. *JAMA* 1986:256;621–627.
19. Slavik RS, Tisdale JE, Borzak S. Pharmacological conversion of atrial fibrillation: a systematic review of available evidence. *Prog Cardiovasc Dis* 2001;44:121–152. Search date 2001; primary sources Med-

line, Embase, Current Contents, reference lists, recent review articles, personal files, experts in the field, and manual searching.

20. Hilleman DE, Spinler SA. Conversion of recent onset atrial fibrillation with intravenous amiodarone: a meta-analysis of randomised control trials. *Pharmacotherapy* 2002;22:66–74. Search date 2001; primary sources Medline, pertinent reviews, and references.
21. Peuhkurinen K, Niemela M, Ylitalo A, et al. Effectiveness of amiodarone as a single oral dose for recent onset atrial fibrillation. *Am J Cardiol* 2000;85:462–465.
22. Capucci A, Lenzi T, Boriani G, et al. Effectiveness of loading oral flecainide for converting recent onset atrial fibrillation to sinus rhythm in patients without organic heart disease or with only systemic hypertension. *Am J Cardiol* 1992;70:69–72.
23. Donovan KD, Power BM, Hockings BE, et al. Intravenous flecainide versus amiodarone for recent onset atrial fibrillation. *Am J Cardiol* 1995;75:693–697.
24. Noc M, Stager D, Horrat M. Intravenous amiodarone versus verapamil for acute cardioversion of paroxysmal atrial fibrillation to sinus rhythm. *Am J Cardiol* 1990;65:679–680.
25. Blanc JJ, Voinov C, Maarek M. Comparison of oral loading dose of propafenone and amiodarone for converting recent-onset atrial fibrillation. PARSIFAL Study Group. *Am J Cardiol* 1999;84:1029–1032.
26. Digitalis in Acute AF (DAAF) Trial Group. Intravenous digoxin in acute atrial fibrillation. Results of a randomized, placebo-controlled multicentre trial in 239 patients. *Eur Heart J* 1997;18:649–654.
27. Jordaens L, Trouerbach J, Calle P, et al. Conversion of atrial fibrillation to sinus rhythm and rate control by digoxin in comparison to placebo. *Eur Heart J* 1997;18:643–648.
28. Falk RH, Knowlton AA, Bernard SA, et al. Digoxin for converting recent-onset atrial fibrillation to sinus rhythm. *Ann Intern Med* 1987;106:503–506.
29. Hou ZY, Chang MS, Chen CY, et al. Acute treatment of recent-onset atrial fibrillation and flutter with a tailored dosing regimen of intravenous amiodarone. A randomised, digoxin controlled study. *Eur Heart J* 1995;16:521–528.
30. Vardas PE, Kochiadakis GE, Igoumendis NE, et al. Amiodarone as a first choice drug for restoring sinus rhythm in patients with atrial fibrillation: a randomised controlled trial. *Chest* 2000; 117: 1538–1545.
31. Cotter G, Blatt A, Metzkor-Cotter E, et al. Conversion of recent onset paroxysmal atrial fibrilation to normal sinus rhythm: the effect of no treatment and high-dose amiodarone. A randomised placebo-controlled study. *Eur Heart J* 1999;20:1833–1842
32. Galve E, Rius T, Ballester R, et al. Intravenous amiodarone in treatment of recent onset atrial fibrillation: results of a randomised controlled study. *J Am Coll Cardiol* 1996;27:1079–1082.
33. McNamara RL, Bass EB, Miller MR, et al. Management of new onset atrial fibrillation. Evidence Report/Technology Assessment No. 12 (prepared by the John Hopkins University Evidence-based Practice Center in Baltimore, MD, under contract no. 290–97–0006). AHRQ publication number 01-E026. Rockville, MD: Agency for Healthcare Research and Quality. January 2001. Search date 1998; primary sources The Cochrane Library, Medline, Pubmed's „related links“ feature, reviews of Cochrane hand search results, hand searches of reference lists, and scanning of tables of contents from relevant journals.
34. Farshi R, Kistner D, Sarma JS, et al. Ventricular rate control in chronic atrial fibrillation during daily activity and programmed exercise: a crossover open-label study of five drug regimens. *J Am Coll Cardiol* 1999;33:304–310.
35. Klein HO, Pauzner H, Di Segni E, et al. The beneficial effects of verapamil in chronic atrial fibrillation. *Arch Intern Med* 1979;139:747–749.
36. Salerno DM, Dias VC, Kleiger RE, et al. Efficacy and safety of intravenous diltiazem for treatment of atrial fibrillation and atrial flutter: the Diltiazem-Atrial Fibrillation/Flutter Study Group. *Am J Cardiol* 1989;63:1046–1051.
37. Schreck DM, Rivera AR, Tricarico VJ. Emergency management of atrial fibrillation and flutter: intravenous diltiazem versus intravenous digoxin *Ann Emerg Med* 1997;29:135–140.
38. Phillips BG, Gandhi AJ, Sanoski CA, et al. Comparison of intravenous diltiazem and verapamil for the acute treatment of atrial fibrillation and atrial flutter. *Pharmacotherapy* 1997;17:1238–1245.
39. Donovan KD, Dobb GJ, Coombs LJ, et al. Efficacy of flecainide for the reversion of acute onset atrial fibrillation. *Am J Cardiol* 1992;70:50A–55A.
40. Boriani G, Biffa M, Cappuci A, et al. Conversion of recent-onset atrial fibrillation to sinus rhythm: effects of different drug protocols. *Pacing Clin Electrophysiol* 1998;21:2470–2474.
41. Capucci A, Lenzi T, Boriani G, et al. Effectiveness of loading oral flecainide for converting recent-onset atrial fibrillation to sinus rhythm in patients without organic heart disease or with only systemic hypertension. *Am J Cardiol* 1992;70:69–72.
42. Donovan KD, Power BM, Hockings BE, et al. Intravenous flecainide versus amiodarone for recent-onset atrial fibrillation. *Am J Cardiol* 1995;75:693–697.
43. Romano S, Fattore L, Toscano G, et al. Effectiveness and side effects of the treatment with propafenone and flecainide for recent-onset atrial fibrillation. *Ital Heart J* 2001;2(suppl):41–45. [Italian]

44. Martinez-Marcos FJ, Garcia-Garmendia JL, Ortega-Carpio A, et al. Comparison of intravenous flecainide, propafenone, and amiodarone for conversion of acute atrial fibrillation to sinus rhythm. *Am J Cardiol* 2000;86:950–953.
45. Borgeat A, Goy JJ, Maendley R, et al. Flecainide versus quinidine for the conversion of atrial fibrillation to sinus rhythm. *Am J Cardiol* 1986;58:496–498.
46. Akiyama T, Pawitan Y, Greenberg H, et al. Increased risk of death and cardiac arrest from encainide and flecainide in patients after non-Q-wave acute myocardial infarction in the Cardiac Arrhythmia Suppression Trial. CAST Investigators. *Am J Cardiol* 1991;68:1551–1555.
47. Reimold SC, Maisel WH, Antman EM, et al. Propafenone for the treatment of supraventricular tachycardia and atrial fibrillation: a meta-analysis. *Am J Cardiol* 1998;82:66N–71N. Search date 1997; primary sources Medline and Paperchase.
48. Fresco P, Proclemer A, Pavan A, et al. Intravenous propafenone in paroxysmal atrial fibrillation: a randomized, placebo-controlled, double-blind multicenter clinical trial. Paroxysmal Atrial Fibrillation Italian Trial (PAFIT)-2 Investigators. *Clin Cardiol* 1996;19:409–412.
49. Boriani G, Biffi M, Capucci A, et al. Oral propafenone to convert recent-onset atrial fibrillation in patients with and without underlying heart disease. A randomized, controlled trial. *Ann Intern Med* 1997;126:621–625.
50. Azpitarte J, Alverez M, Baun O, et al. Value of a single oral loading dose of propafenone in converting recent-onset atrial fibrillation. Results of a randomized, double-blind controlled study. *Eur Heart J* 1997;18:1649–1654.
51. Ganau G, Lenzi T. Intravenous propafenone for converting recent onset atrial fibrillation in emergency departments: a randomized placebo-controlled multicentre trial. FAPS Investigators Study Group. *J Emerg Med* 1998;16:383–387.
52. Botto GL, Bonini W, Broffoni T, et al. Randomized, crossover comparison of oral loading versus intravenous infusion of propafenone in recent-onset atrial fibrillation. *Pacing Clin Electrophysiol* 1998;21:2480–2484.
53. Bianconi L, Mennuni M. Comparison between propafenone and digoxin administered intravenously to patients with acute atrial fibrillation. PAFIT-3 Investigators. The Propafenone in Atrial Fibrillation Italian Trial. *Am J Cardiol* 1998;82:584–588.
54. Boriani G, Biffi M, Capucci A, et al. Oral loading with propafenone: a placebo-controlled study in elderly and nonelderly patients with recent onset atrial fibrillation. *Pacing Clin Electrophysiol* 1998;21:2465–2469.
55. Kochiadakis GE, Igoumenidis NE, Simantirakis EN, et al. Intravenous propafenone versus intravenous amiodarone in the management of atrial fibrillation of recent onset: a placebo-controlled study. *Pacing Clin Electrophysiol* 1998;21:2475–2479.
56. Capucci A, Villani GQ, Aschieri D, et al. Safety of oral propafenone in the conversion of recent onset atrial fibrillation to sinus rhythm: a prospective parallel placebo-controlled multicentre study. *Int J Cardiol* 1999;68:187–196.
57. Podrid PJ, Anderson JL, for the Propafenone Multicenter Study Group. Safety and tolerability of long term propafenone therapy for supraventricular tachyarrhythmias. *Am J Cardiol* 1996;78:430–434.
58. Halinen MO, Huttunen M, Paakinen S, et al. Comparison of sotalol with digoxin–quinidine for conversion of acute atrial fibrillation to sinus rhythm (the Sotalol-Digoxin-Quinidine Trial). *Am J Cardiol* 1995;76:495–498.
59. Ferreira E, Sunderji R, Gin K. Is oral sotalol effective in converting atrial fibrillation to sinus rhythm. *Pharmacotherapy* 1997;17:1233–1237. Search date 1996; primary sources Medline and hand searches of reference lists.
60. Sweany AE, Moncloa F, Vickers FF, et al. Antiarrhythmic effects of intravenous timolol in supraventricular arrhythmias. *Clin Pharmacol Ther* 1985;37:124–127.
61. Lee TH, Salomon DR, Rayment CM, et al. Hypotension and sinus arrest with exercise-induced hyperkalemia and combined verapamil/propranolol therapy. *Am J Med* 1986;80:1203–1204.
62. Misra M, Thakur R, Bhandari K. Sinus arrest caused by atenolol–verapamil combination. *Clin Cardiol* 1987;10:365–367.
63. Yeh SJ, Yamamoto T, Lin FC, et al. Repetitive sinoatrial exit block as the major mechanism of drug-provoked long sinus or atrial pause. *J Am Coll Cardiol* 1991;18:587–595.
64. Doshan HD, Rosenthal RR, Brown R, et al. Celiprolol, atenolol and propranolol: a comparison of pulmonary effects in asthmatic patients. *J Cardiovasc Pharmacol* 1986;8(suppl 4):105–108.
65. Aronow WS, Ferlinz J. Verapamil versus placebo in atrial fibrillation and atrial flutter. *Clin Invest Med* 1980;3:35–39.
66. Waxman HL, Myerburg RJ, Appel R, et al. Verapamil for control of ventricular rate in paroxysmal supraventricular tachycardia and atrial fibrillation or flutter: a double-blind randomized cross-over study. *Ann Intern Med* 1981;94:1–6.
67. Strasberg B, Sagie A, Rechavia E, et al. Deleterious effects of intravenous verapamil in Wolff-Parkinson-White patients and atrial fibrillation. *Cardiovasc Drugs Ther* 1989;2:801–806.

Kommentar

Beat Schär

Der Hauptgrund dafür, dass relativ wenige positive RCTs vorliegen, die einen Vorteil der medikamentösen Intervention beim akuten Vorhofflimmern zeigen, liegt darin, dass diese Patienten eine Wahrscheinlichkeit von über 50 % aufweisen, dass sie spontan wieder in Sinusrhythmus konvertieren. Im Weiteren stellt sich grundsätzlich die Frage, ob es bei hämodynamisch stabilen Patienten überhaupt sinnvoll ist, aktiv eine Konversion anzustreben und nicht primär den Spontanverlauf abzuwarten. Häufig ist auch nicht genau festzulegen, ab wann effektiv Vorhofflimmern vorgelegen hat, sodass es im Alltag vielfach notwendig ist, entweder mittels transösophagealer Echokardiographie einen linskatrialen Thrombus auszuschließen oder eine lege artis durchzuführende Antokoagulation zu beginnen, bevor eine medikamentöse Kardioversion versucht werden kann. Die PAFAC-Studie (1) zeigte diesbezüglich auch, dass viele Paroxysmen von den Patienten gar nicht bemerkt werden und die alleinige Aussage des Patienten über die Dauer des akuten Vorhofflimmern nicht allzu zuverlässig ist.
Die moderne Behandlung von Vorhofflimmern zielt darauf ab, entweder medikamentös Sinusrhythmus zu stabilisieren (rhythm control) oder chronisches Vorhofflimmern zu akzeptieren und lediglich medikamentös die Ventrikelfrequenz zu kontrollieren (rate control). Die Wertigkeit der Rhythm-Control-Strategie im Vergleich zur Heart-Rate-Control-Strategie ist trotz zweier großer randomisierter Studien weiterhin nicht vollends geklärt (2, 3). Zur Frequenzblockade sind alle üblichen reinen Betablocker gleichwertig wie das diskutierte Timolol (Klasseneffekt), wie auch die beiden diskutierten Kalziumantagonisten Diltiazem und Verapamil.
Das sogenannte „pill-in-the pocket"-Prinzip (ambulante Einnahme von Flecainid oder Propafenon zur Konversion von akut aufgetretenem Vorhofflimmern bei ausgewählten Patienten) hat sich als machbare und sichere Maßnahme erwiesen (4). Formal erfüllt diese Studie die Bedingungen an evidenzbasierte Medizin zwar nicht (keine doppelblind randomisierte, placebokontrollierte Studie), sie konnte aber zeigen, dass es bei, kardiologisch gesehen, Niederrisikopatienten bei fast 95 % der Patienten im Schnitt innert zweier Stunden zum Verschwinden der Symptome kam und dass diese Patienten im Verlauf signifikant weniger eine Notfallstation aufsuchen mussten.
Ganz wichtig ist, dass Patienten mit einer bekannten oder zu vermutenden ischämischnen Herzkrankheit nicht mit Klasse-1-Antiarrhythmika behandelt werden dürfen, da sie in der CAST-Studie eine erhöhte Inzidenz von plötzlichem Herztod zeigten (5).

1. Fetsch T, Bauer P, Engberding R, Koch HP, Lukl J, Meinertz T, Oeff M, Seipel L, Trappe HJ, Treese N, Breithardt G; The Prevention of Atrial Fibrillation after Cardioversion Investigators. Prevention of atrial fibrillation after cardioversion: results of the PAFAC trial. *Eur Heart J* 2004; 25:1385–94
2. Van Gelder IC, Hagens VE, Bosker HA, Kingma JH, Kamp O, Kingma T, Said SA, Darmanata JI, Timmermans AJ, Tijssen JG, Crijns HJ; Rate Control versus Electrical Cardioversion for Persistent Atrial Fibrillation Study Group. A comparison of rate control and rhythm control in patients with recurrent persistent atrial fibrillation. *N Engl J Med* 2002; 347:1834–40
3. Wyse DG, Waldo AL, DiMarco JP, Domanski MJ, Rosenberg Y, Schron EB, Kellen JC, Greene HL, Mickel MC, Dalquist JE, Corley SD; Atrial Fibrillation Follow-up Investigation of Rhythm Management (AFFIRM) Investigators. A comparison of rate control and rhythm control in patients with atrial fibrillation. *N Engl J Med* 2002; 347:1825–33
4. Alboni P, Botto GL, Baldi N, Luzi M, Russo V, Gianfranchi L, Marchi P, Calzolari M, Solano A, Baroffio R, Gaggioli G. Outpatient treatment of recent-onset atrial fibrillation with the „pill-in-the-pocket" approach. N Engl J Med 2004;351:2384–91
5. The Cardiac Arrhythmia Suppression Trial (CAST). *N Engl J Med* 1989; 321:406–412

Asthma bronchiale

Suchdatum: Mai 2003

J. Mark FitzGerald, Rodolfo J. Dennis und Ivan Solarte

Frage **Welche Effekte haben unterschiedliche Behandlungsmethoden bei chronischem Asthma?**

Nutzen belegt

Lang wirksame $β_2$-Agonisten zusätzlich zu inhalativen Kortikosteroiden bei schlecht kontrolliertem geringgradigem Dauerasthma[46–60]

Eine systematische Übersicht und drei zusätzliche RCTs ergaben, dass die zusätzliche regelmäßige Gabe lang wirksamer $β_2$-Agonisten im Vergleich zu einer Erhöhung der Dosis inhalativer Kortikosteroide die Lungenfunktion und Symptomatik bessert und die Notfallmedikation verringert. Einer weiteren RCT zufolge senkt eine Dosissteigerung der inhalativen Kortikosteroide im Vergleich zu zusätzlich verabreichten lang wirksamen $β_2$-Agonisten jedoch die Häufigkeit von Exazerbationen. Es fanden sich unzureichende Belege über die Effekte zusätzlich verabreichter lang wirksamer inhalativer $β_2$-Agonisten auf die Mortalität.

Lang wirksame $β_2$-Agonisten zusätzlich zu inhalativen Kortikosteroiden bei schlecht kontrolliertem gering- bis mittelgradigem Dauerasthma (Symptomkontrolle)[46–60]

RCTs zufolge verbessert die zusätzliche Gabe regulärer lang wirksamer $β_2$-Agonisten bei Patienten, deren Asthma durch inhalative Kortikosteroide nur unzureichend beherrscht wird, im Vergleich zu Placebo oder einem Leukotrientantagonisten die Symptome und die Lungenfunktion. Es fanden sich unzureichende Belege über die Effekte zusätzlich verabreichter lang wirksamer inhalativer $β_2$-Agonisten auf die Mortalität.

Niedrig dosierte Kortikosteroide zur Inhalation bei leichtem Dauerasthma[28–45]

Systematischen Übersichten und RCTs zufolge verbessern niedrig dosierte Kortikosteroide zur Inhalation im Vergleich zu Placebo oder regulären $β_2$-Agonisten bei Patienten mit leichtem Dauerasthma die Symptome und die Lungenfunktion.

Kurz wirksame, inhalierbare $β_2$-Agonisten nach Bedarf zur Linderung der Symptome eines gering- bis mittelgradigen Dauerasthmas (so effektiv wie der regelmäßige Einsatz)[16–26]

Eine systematische Übersicht und eine nachfolgende RCT ergaben hinsichtlich klinisch wichtiger Behandlungsergebnisse keinen signifikanten Unterschied zwischen der bedarfsweisen und der regelmäßigen Anwendung kurz wirksamer, inhalierbarer $β_2$-Agonisten.

Nutzen wahrscheinlich

Leukotrien-Rezeptor-Antagonisten bei Patienten mit gering- bis mittelgradigem Dauerasthma (im Vergleich zu keiner Zusatztherapie)[61–76]

RCTs an Personen unter ausschließlich $β_2$-Agonisten ergaben, dass Leukotrienantagonisten im Vergleich zu Placebo die Asthmasymptome signifikant vermindern und den Einsatz von $β_2$-Agonisten verringern. Eine systematische Übersicht und drei von neun nachfolgenden RCTs zeigten, dass zusätzlich verabreichte Leukotrienantagonisten im Vergleich zu inhalativen Kortikosteroiden die Häufigkeit der Exazerbationen erhöhen, die Lungenfunktion verringern und hinsichtlich der Symptomkontrolle weniger effektiv sind. Die übrigen sechs RCTs zeigten keinen signifikanten Unterschied zwischen jeweils zusätzlich verabreichten Leukotrienantagonisten und Kortikosteroiden. Zwei RCTs ergaben, dass ein inhalatives Kortikosteroid plus ein lang wirkender β_2-Agonist im Vergleich zu einem Leukotrienantagonist nach 12 Wochen die Symptomatik, die Lungenfunktion und Exazerbationen bessert.

Zusätzlich verabreichtes Theophyllin bei Patienten mit gering- bis mittelgradigem Dauerasthma, das durch inhalative Kortikosteroide nur schlecht beherrschbar ist[54, 80, 81]

Eine RCT zeigte, dass zusätzlich verabreichtes Theophyllin bei Patienten mit gering- bis mittelgradigem Dauerasthma, das durch inhalative Kortikosteroide allein nur schlecht beherrschbar ist, im Vergleich zu einer Dauertherapie mit niedrig dosierten Kortikosteroiden plus Placebo die maximale exspiratorische Atemstromgeschwindigkeit verbessert. Eine kleine RCT zeigte hinsichtlich der Lungenfunktion oder Symtomatik nach 3 Monaten weder zwischen Theophyllin und Formoterol, einem lang wirksamen β-Agonist, noch zwischen Theophyllin und Zafirlukast, einem Leukotrienantagonist, einen signifikanten Unterschied.

Wirksamkeit unbekannt

Leukotrienantagonisten zusätzlich zu inhalativen Kortikosteroiden bei Personen mit leichtem bis mäßigem Dauerasthma[77–79]

Eine systematische Übersicht bei Personen unter inhalativen Kortikosteroiden ergab hinsichtlich der Exazerbationsraten nach 4–16 Wochen keinen signifikanten Unterschied zwischen Leukotrienantagonisten und Placebo. Eine nachfolgende RCT an Patienten unter einer konstanten Dosis Budesonid zeigte jedoch, dass zusätzlich verabreichtes Montelukast im Vergleich zu Placebo nach 16 Wochen die Anzahl der asthmafreien Tage erhöht und nächtliche Wachphasen verringert. Eine RCT an Patienten unter inhalativen Kortikosteroiden ergab hinsichtlich der maximalen exspiratorischen Atemstromgeschwindigkeit, der Symptome bei Tage, der nächtlichen Wachphasen, der Tage mit Exazerbationen des Asthmas und der Lebensqualität keinen signifikanten Unterschied zwischen zusätzlich verabreichtem Montelukast und einer Verdoppelung der Budesonid-Dosis.

Frage **Welche Effekte haben unterschiedliche Behandlungsmethoden bei akutem Asthma?**

Nutzen belegt

Inhalative Kortikosteroide bei akutem Asthma (besser als Placebo)[93–94]

Einer systematischen Übersicht zufolge senken inhalative Kortikosteroide, die in der Notaufnahme verabreicht werden, im Vergleich zu Placebo die Häufigkeit stationärer Aufnahmen bei Erwachsenen. Eine systematische Übersicht zeigte hinsichtlich der Rezidivraten nach 7–10 Tagen keinen signifikanten Unterschied zwischen oralen und inhalativen Kortikosteroiden. Einer systematischen Übersicht zufolge besteht hinsichtlich der Rezidivraten bis zu 24 Tage lang kein signifikanter Unterschied zwischen inhalativen plus oralen verglichen mit ausschließlich oralen Kortikosteroiden.

Inhalative plus orale Kortikosteroide bei akutem Asthma (so effektiv wie orale Kortikosteroide allein)[94]

Einer systematischen Übersicht zufolge besteht hinsichtlich der Rezidivraten bis zu 24 Tage lang kein signifikanter Unterschied zwischen inhalativen plus oralen verglichen mit ausschließlich oralen Kortikosteroiden.

Ipratropiumbromid zusätzlich zu β_2-Agonisten bei akuten Exazerbationen[101–103]

Zwei systematischen Übersichten und einer nachfolgenden RCT zufolge verbessern Ipratropiumbromid plus Salbutamol im Vergleich zu Salbutamol allein bei Personen mit schwerem akutem Asthma die Lungenfunktion und senken wahrscheinlich die Anzahl der Klinikeinweisungen.

Kurzzeitige Therapie mit oralen Kortikosteroiden bei akuten Exazerbationen[83–92]
Zwei systematischen Übersichten und einer nachfolgenden RCT zufolge senkt eine Behandlung mit systemisch verabreichten Kortikosteroiden im Vergleich zu Placebo bei Personen mit akutem Asthma die Anzahl der Rezidive und Klinikeinweisungen. Eine systematische Übersicht und eine kleine nachfolgende RCT zeigten bei Erwachsenen mit akutem Asthma hinsichtlich der Rezidivraten nach der Entlassung aus der Notaufnahme nach 7–10 Tagen keinen signifikanten Unterschied zwischen oralen und inhalativen Kortikosteroiden.

Spacer (Inhalierhilfen) und Treibgasaerosole bei akutem Asthma (ebenso gut wie Vernebler)[82]
Eine systematische Übersicht bei Patienten mit akuten, aber nicht lebensbedrohenden Exazerbationen eines Asthmas ergaben hinsichtlich der Anzahl der Klinikeinweisungen, der in der Notaufnahme verbrachten Zeit, der maximalen exspiratorischen Atemstromgeschwindigkeit oder der forcierten Einsekundenkapazität (FEV_1) keinen signifikanten Unterschied zwischen β_2-Agonisten, die mittels Spacer und Verneblern verabreicht wurden.

Nutzen wahrscheinlich

Asthmaschulung bei Patienten mit akutem Asthma[124–126]
Einer systematischen Übersicht und einer nachfolgenden RCT zufolge senkt eine Schulung zur Erleichterung der Selbstbetreuung eines Asthmas im Vergleich zur üblichen Versorgung die Zahl der Klinikeinweisungen, der ungeplanten Besuche beim Arzt sowie der Ausfalltage am Arbeitsplatz. Eine nachfolgende RCT ergab nach 6 Monaten hinsichtlich der Lebensqualität oder der Sozialkompetenz keinen signifikanten Effekt.

Magnesiumsulfat bei Patienten mit schwerem akutem Asthma[105–110]
In einer systematischen Übersicht und zwei anschließenden RCTs fanden sich begrenzte Hinweise darauf, dass i.v. verabreichtes Magnesiumsulfat im Vergleich zu Placebo bei Patienten mit schwerem akutem Asthma die Lungenfunktion verbessert. Eine systematische Übersicht und drei nachfolgende RCTs ergaben hinsichtlich der Häufigkeit der Klinikeinweisungen keinen signifikanten Unterschied zwischen i.v. verabreichtem Magnesiumsulfat und Placebo.

Mechanische Beatmung bei Patienten mit schwerem akutem Asthma (mit hoher Wahrscheinlichkeit effektiv, RCTs finden wahrscheinlich nicht statt)[111–120]
Es fanden sich keine RCTs, in denen bei Personen mit schwerem akutem Asthma eine mechanische Beatmung mit oder ohne inhalative β_2-Agonisten mit einer Behandlung ohne mechanische Beatmung verglichen wurde. Belege aus Kohortenstudien unterstützen ihren Einsatz, auch wenn Beobachtungsstudien dafür sprechen, dass Beatmung mit hoher Mortalität einhergeht.

Zusätzlicher Sauerstoff bei akutem Asthma (mit hoher Wahrscheinlichkeit effektiv, RCTs finden wahrscheinlich nicht statt)[12, 13, 104]
Es fanden sich weder systematische Übersichten noch RCTs über eine Sauerstoffbehandlung bei akutem Asthma. Der Konsens und die Pathophysiologie sprechen jedoch dafür, dass sie bei akutem Asthma eine lebenswichtige Rolle spielt.

Versorgung durch Spezialisten im Vergleich zu allgemeinmedizinischer Versorgung bei akuten Exazerbationen[121–123]

Eine systematische Übersicht ergab begrenzte Hinweise darauf, dass die Versorgung durch Spezialisten im Vergleich zur allgemeinmedizinischen Versorgung die Behandlungsergebnisse verbessert.

Nutzen unwahrscheinlich

Regelmäßige Anwendung vernebelter kurz wirksamer β_2-Agonisten bei akutem Asthma (nicht wirksamer als intermittierend verabreichte kurz wirksame β_2-Agonisten)[95–98]

Eine systematische Übersicht und eine nachfolgende RCT ergaben hinsichtlich der Häufigkeit der Klinikeinweisungen bei Erwachsenen keinen signifikanten Unterschied zwischen regelmäßiger und intermittierender Anwendung vernebelter kurz wirksamer β_2-Agonisten. Die nachfolgende RCT zeigte auch hinsichtlich der Lungenfunktion keinen signifikanten Unterschied zwischen regelmäßiger und intermittierender Anwendung vernebelter kurz wirksamer β_2-Agonisten.

He-O_2-Mischung bei akutem Asthma[12, 13, 104]

Eine systematische Übersicht ergab in Lungenfunktionstests bei Erwachsenen und Kindern mit akutem Asthma nach 60 Minuten keinen signifikanten Unterschied zwischen einer He-O_2-Mischung und Luft oder Sauerstoff.

Intravenöse Verabreichung kurz wirksamer β_2-Agonisten bei akutem Asthma (nicht wirksamer als Vernebelung kurz wirksamer β_2-Agonisten)[99, 100]

Einer systematischen Übersicht zufolge ist die intravenöse Verabreichung kurz wirksamer β_2-Agonisten hinsichtlich der maximalen exspiratorischen Atemstromgeschwindigkeit nach 60 Minuten nicht wirksamer als deren Vernebelung.

Definition

Asthma ist charakterisiert durch eine variable Einengung des Atemstroms und Hyperreaktivität der Atemwege. Zu den Symptomen gehören Dyspnoe, Husten, Engegefühl im Brustraum und Giemen. Die normale zirkadiane Schwankung der maximalen exspiratorischen Atemstromgeschwindigkeit ist bei Patienten mit Asthma erhöht. **Chronisches Asthma** ist hier definiert als Asthma, das einer Erhaltungstherapie bedarf. In den USA und in Großbritannien wird Asthma unterschiedlich klassifiziert (Tab. 1, S. 118): Wo nötig, wird das jeweils angewandte Klassifikationssystem im Text ausgewiesen.[1, 2] **Akutes Asthma** ist hier definiert als Exazerbation eines bestehenden Asthmas, die dringender oder notfallmedizinischer Behandlung bedarf.

Inzidenz/ Prävalenz

Die dokumentierte Prävalenz von Asthma steigt weltweit an. Etwa 10 % der Gesamtbevölkerung haben bereits einen Asthma-Anfall erlitten.[3–5] Epidemiologische Studien haben auch deutliche Unterschiede hinsichtlich der Prävalenz in verschiedenen Ländern ergeben.[6, 7]

Ätiologie/ Risikofaktoren

Die meisten Asthmapatienten sind Atopiker. Die Exposition gegenüber gewissen Stimuli setzt eine Entzündung sowie strukturelle Veränderungen der Atemwege in Gang, die zur Hyperreaktivität und zu einer variablen Einengung der Atemwege führen, welche wiederum die meisten Asthmasymptome auslöst. Es gibt viele solcher Stimuli; zu den wichtigen gehören Umweltallergene, sensibilisierende Agenzien im beruflichen Umfeld und Virusinfektionen der Atemwege.[8, 9]

Prognose

Chronisches Asthma: Bei Patienten mit leichtem Asthma ist die Prognose gut, und die Erkrankung schreitet nur selten bis zu einem schweren Stadium fort. Als Gruppe verlieren Asthmatiker jedoch rascher an Lungenfunktion als Personen ohne Asthma, wenn auch langsamer als Asthmatiker, die obendrein rauchen.[10] Unter einer Behandlung kann sich der Zustand von Patienten mit chronischem Asthma bessern. Aus unklaren Gründen erkranken jedoch manche Menschen (möglicherweise bis zu 5 %) schwer und sprechen nur schlecht auf die Behandlung an. Bei diesen Patienten ist das asthmabedingte Morbiditäts- und Mortalitätsrisiko am höchsten. **Akutes Asthma:** Etwa 10–20 % der Patienten, die mit Asthma in die Notaufnahme einer Klinik kommen, werden stationär aufgenommen. Von diesen werden weniger als 10 % mechanisch beatmet,[11, 12] auch wenn eine frühere Beatmung mit einem um das 19-fache erhöhten Risiko der erneuten Beatmung bei einer späteren Episode einhergeht[13]. In aller Regel sterben Patienten nur an einem vor Erreichen der Klinik eingetretenen Atemstillstand.[14] Eine prospektive Studie an 939 aus der Notfallversorgung entlassenen Patienten ergab, dass 17 % (95 %-CI 14–20 %) nach 2 Wochen ein Rezidiv bekommen.[15]

Literatur

1. National Heart, Blood and Lung Institute. National Asthma Education and Prevention Program. Expert Panel Report 2. Guidelines for the Diagnosis and Management of Asthma. NIH Publication No. 97–4051;July 1997:20.
2. British Thoracic Society Guidelines. *Thorax* 1997;52:S1–S2.
3. Kaur B, Anderson HR, Austin J, et al. Prevalence of asthma symptoms, diagnosis, and treatment in 12–14 year old children across Great Britain (international study of asthma and allergies in childhood, ISAAC UK). *BMJ* 1998;316:118–124.
4. Woolcock AJ, Peat JK. Evidence for an increase in asthma world-wide. *Ciba Found Symp* 1997;206:122–134.
5. Holgate ST. The epidemic of allergy and asthma. *Nature* 1999;402:B2–B4.
6. The International Study of Asthma and Allergies in Childhood (ISAAC) Steering Committee. Worldwide variation in prevalence of symptoms of asthma, allergic rhinoconjunctivitis, and atopic eczema: ISAAC. *Lancet* 1998;351:1225–1232.
7. Burney P, Chinn DJ, Luczynska C, et al. Variations in the prevalence of respiratory symptoms, self-reported asthma attacks, and use of asthma medication in the European Community Respiratory Health Survey. *Eur Respir J* 1996;9:687–695.
8. Duff AL, Platts-Mills TA. Allergens and asthma. *Pediatr Clin North Am* 1992;39:1277–1291.
9. Chan-Yeung M, Malo JL. Occupational asthma. *N Engl J Med* 1995;333:107–112.
10. Lange P, Parner J, Vestbo J, et al. A 15-year follow-up study of ventilatory function in adults with asthma. *N Engl J Med* 1998;339:1194–1200.
11. FitzGerald JM, Grunfeld A. Acute life-threatening asthma. In: FitzGerald JM, Ernst PP, Boulet LP, et al, eds. *Evidence based asthma management*. Decker: Hamilton, Ontario, 2000:233–244.
12. Nahum A, Tuxen DT. Management of asthma in the intensive care unit. In: FitzGerald JM, Ernst PP, Boulet LP, et al, eds. *Evidence based asthma management*. Decker: Hamilton, Ontario, 2000:245–261.
13. Turner MT, Noertjojo K, Vedal S, et al. Risk factors for near-fatal asthma: a case control study in patients hospitalised with acute asthma. *Am J Respir Crit Care Med* 1998;157:1804–1809.
14. Molfino NA, Nannimi A, Martelli AN, et al. Respiratory arrest in near fatal asthma. *N Engl J Med* 1991;324:285–288.
15. Emmerman CL, Woodruff PG, Cydulka RK, et al. Prospective multi-center study of relapse following treatment for acute asthma among adults presenting to the emergency department. *Chest* 1999;115:919–927.
16. Walters EH, Walters J. Inhaled short acting β2 agonist use in asthma: regular versus as needed treatment. In: The Cochrane Library, Issue 4, 2001. Oxford: Update Software. Search date not stated; primary sources Cochrane Airways Group Asthma and Wheeze RCT register.
17. Dennis SM, Sharp SJ, Vickers MR, et al. Regular inhaled salbutamol and asthma control: the TRUST randomised trial. *Lancet* 2000;355:1675–1679.
18. Spitzer WO, Suissa S, Ernst P, et al. The use of β-agonists and the risk of death and near death from asthma. *N Engl J Med* 1992;326:501–506.
19. Crane J, Pearce N, Flatt A, et al. Prescribed fenoterol and death from asthma in New Zealand, 1981–1983: case-control study. *Lancet* 1989;1:917–922.
20. Pearce N, Grainger J, Atkinson M, et al. Case-control study of prescribed fenoterol and death from asthma in New Zealand, 1977–81. *Thorax* 1990;45:170–175.

21. Grainger J, Woodman K, Pearce N, et al. Prescribed fenoterol and death from asthma in New Zealand, 1981–7: a further case-control study. *Thorax* 1991;46:105–111.
22. Suissa S, Ernst P, Boivin JF, et al. A cohort analysis of excess mortality in asthma and the use of inhaled beta-agonists. *Am J Respir Crit Care Med* 1994;149:604–610.
23. Abramson MJ, Bailey MJ, Couper FJ, et al. Are asthma medications and management related to deaths from asthma? *Am J Respir Crit Care Med* 2001;163:12–18.
24. Kerrebijn KF, van Essen-Zandvliet EE, Neijens HJ. Effect of long-term treatment with inhaled corticosteroids and β-agonists on the bronchial responsiveness in children with asthma. *J Allergy Clin Immunol* 1987;79:653–659.
25. Cockcroft DW, McParland CP, Britto SA, et al. Regular inhaled salbutamol and airway responsiveness to allergen. *Lancet* 1993;342:833–837.
26. Ahrens RC. Skeletal muscle tremor and the influence of adrenergic drugs. *J Asthma* 1990;27:11–20.
27. Adams N, Bestall J, Jones PW. Budesonide for chronic asthma in children and adults (Cochrane Review). In: The Cochrane Library, Issue 4, 2001. Oxford: Update Software. Search date 1999; primary sources The Cochrane Airways Group Trial Register, reference lists of articles, contact with trialists and hand searches of abstracts of major respiratory society meetings (1997–1999).
28. Kemp J, Wanderer AA, Ramsdell J, et al. Rapid onset of control with budesonide Turbuhaler in patients with mild-to-moderate asthma. *Ann Allergy Asthma Immunol* 1999;82:463–471.
29. McFadden ER, Casale TB, Edwards TB, et al. Administration of budesonide once daily by means of Turbuhaler to subjects with stable asthma. *J Allergy Clin Immunol* 1999;104:46–52.
30. Miyamoto T, Takahashi T, Nakajima S, et al. A double-blind, placebo-controlled dose–response study with budesonide Turbuhaler in Japanese asthma patients. Japanese Pulmicort Turbuhaler study group. *Respirology* 2000;5:247–256.
31. Banov CH, Howland III WC, Lumry WR. Once-daily budesonide via Turbuhaler improves symptoms in adults with persistent asthma. *Ann Allergy Asthma Immunol* 2001;86:627–632.
32. O'Byrne PM, Barnes PJ, Rodriguez-Roisin R, et al. Low dose inhaled budesonide and formoterol in mild persistent asthma: the OPTIMA randomized trial. *J Respir Crit Care Med* 2001;164:1392–1397.
33. Pauwels RA, Pedersen S, Busse WW, et al. Early intervention with budesonide in mild persistent asthma: a randomised, double-blind trial. *Lancet* 2003;361:1071–1076.
34. Adams N, Bestall J, Jones PW. Inhaled fluticasone proprionate for chronic asthma. In: The Cochrane Library, Issue 4, 2001. Oxford: Update Software. Search date 1999; primary sources The Cochrane Airways Group Trial Register, reference lists of articles, contact with trialists, and abstracts of major respiratory society meetings (1997–1999).
35. Wolfe JD, Selner JC, Mendelson LM, et al. Effectiveness of fluticasone propionate in patients with moderate asthma: a dose-ranging study. *Clin Ther* 1996;18:635–646.
36. Adams NP, Bestall JB, Jones PW. Inhaled beclomethasone versus placebo for chronic asthma (Cochrane Review). In: The Cochrane Library, Issue 4, 2001. Oxford: Update Software. Search date 1999; primary sources Cochrane Airways Group Trial Register, hand searches of journals and conference proceedings, and contact with pharmaceutical companies.
37. Bronsky E, Korenblat P, Harris AG, et al. Comparative clinical study of inhaled beclomethasone dipropionate and triamcinolone acetonide in persistent asthma. *Ann Allergy* 1998;80:295–302.
38. Bernstein DI, Cohen R, Ginchansky E, et al. A multicenter, placebo-controlled study of twice daily triamcinolone acetonide (800–μg per day) for the treatment of patients with mild-to-moderate asthma. *J Allergy Clin Immunol* 1998;101:433–438.
39. Ramsdell JW, Fish L, Graft D, et al. A controlled trial of twice daily triamcinolone oral inhaler in patients with mild-to-moderate asthma. *Ann Allergy* 1998;80:385–390.
40. Welch, M Bernstein D. A controlled trial of chlorofluorocarbon-free triamcinolone acetonide inhalation aerosol in the treatment of adult patients with persistent asthma. *Chest* 1999;116:1304–1312.
41. Corren J, Nelson H, Greos LS, et al. Effective control of asthma with hydrofluoroalkane flunisolide delivered as an extrafine aerosol in asthma patients. *Ann Allergy Asthma Immunol* 2001;87:405–411.
42. Nathan RA, Nayak AS, Grant DF, et al. Mometasone furoate; efficacy and safety in moderate asthma compared to beclomethasone dipropionate. *Ann Allergy Asthma Immunol* 2001;86:203–210.
43. Hatoum HT, Schumock GT, Kendzierski DL. Meta-analysis of controlled trials of drug therapy in mild chronic asthma: the role of inhaled corticosteroids. *Ann Pharmacother* 1994;28:1285–1289. Search date not reported; primary source Medline.
44. Jones A, Fay JK, Burr M, et al. Inhaled corticosteroid effects on bone metabolism in asthma and mild chronic obstructive pulmonary disease (Cochrane Review). In Cochrane Library, Issue 4, 2002. Oxford: Update Software. Search date 2001; primary sources Medline, Embase, Cinahl, Bids, Cochrane Controlled Trials Register, Cochrane Airways Group trials register, electronic bibliographies of included studies, and contact with pharmaceutical companies.
45. Lipworth BJ. Systemic adverse effects of inhaled corticosteroid therapy; a systematic review and meta-analysis. *Arch Intern Med* 1999;159:941–955. Search date 1998; primary sources Medline, Embase, BIDS, and hand searches of bibliographies of retrieved articles and abstracts of respiratory and allergy based journals.

46. Kemp JP, Cook DA, Incaudo GA, et al. Salmeterol improves quality of life in patients with asthma requiring inhaled corticosteroids. *J Allergy Clin Immunol* 1998;101:188–195.
47. FitzGerald JM, Chapman KR, Della Cioppa G, et al. Sustained bronchoprotection, bronchodilatation, and symptom control during regular formoterol use in asthma of moderate or greater severity. *J Allergy Clin Immunol* 1999;103:427–435.
48. D'Urzo AD, Chapman KR, Cartier A, et al. Effectiveness and safety of salmeterol in nonspecialist practice settings. *Chest* 2001;119:714–719.
49. Shrewsbury S, Pyke S, Britton M. Meta-analysis of increased dose of inhaled steroid or addition of salmeterol in symptomatic asthma (MIASMA). *BMJ* 2000;320:1368–1373. Search date 1999; primary sources Medline, Embase, and GlaxoSmithKline databases.
50. Pauwels RA, Lofdahl CG, Postma DS, et al. Effect of inhaled formoterol and budesonide on exacerbations of asthma. *N Engl J Med* 1997;337:1405–1411.
51. Baraniuk JM. Fluticasone alone or in combination with salmeterol vs triamcinolone in asthma. *Chest* 1999;116:625–632.
52. Price D, Dutchman D, Mawson A, et al. Early asthma control and maintenance with eformoterol following reduction of inhaled corticosteroid dose. *Thorax* 2002;57:791–798.
53. Fish JE, Israel E, Murray JJ, et al. Salmeterol powder provides significantly better benefit than montelukast in asthmatic patients receiving concomitant inhaled corticosteroid therapy. *Chest* 2001;120:423–430.
54. Yurdakul AS, Calisir HC, Tunctan B, et al. Comparison of second controller medications in addition to inhaled corticosteroid in patients with moderate asthma. *Respir Med* 2002;96:322–329.
55. Chervinsky P, Nelson HS, Bernstein DI, et al. Comparison of mometasone furoate administered by metered dose inhaler with beclomethasone dipropionate. *Int J Clin Pract* 2002;56:419–425.
56. Ringdal N, Eliraz A, Pruzinec R, et al. The salmeterol/fluticasone combination is more effective than fluticasone plus oral montelukast in asthma. *Respir Med* 2003;97:234–241.
57. Cheung D, Timmers MC, Zwinderman AH, et al. Long-term effects of a long-acting β2-adrenoceptor agonist, salmeterol, on airway hyperresponsiveness in patients with mild asthma. *N Engl J Med* 1992;327:1198–1203.
58. O'Connor BJ, Aikman SL, Barnes PJ. Tolerance to the nonbronchodilating effects of inhaled β2-agonists in asthma. *N Engl J Med* 1992;327:1204–1208.
59. Nelson JA, Strauss L, Skowronski M, et al. Effect of long-term salmeterol treatment on exercise-induced asthma. *N Engl J Med* 1998;339:141–146.
60. Castle W, Fuller R, Hall J, et al. Serevent nationwide surveillance study: comparison of salmeterol with salbutamol in asthmatic patients who require regular bronchodilator treatment. *BMJ* 1993;306:1034–1037.
61. Fish JE, Kemp JP, Lockey RF, et al. Zafirlukast for symptomatic mild-to-moderate asthma: a 13-week multicenter study. *Clin Ther* 1997;19:675–690.
62. Suissa S, Dennis R, Ernst P, et al. Effectiveness of the leukotriene receptor antagonist zafirlukast for mild-to-moderate asthma. A randomized, double-blind, placebo-controlled trial. *Ann Intern Med* 1997;126:177–183.
63. Nathan RA, Bernstein JA, Bielory L, et al. Zafirlukast improves asthma symptoms and quality of life in patients with moderate reversible airflow obstruction. *Allergy Clin Immunol* 1998;102:935–942.
64. Baumgartner RA, Martinez G, Edelman JM, et al. Distribution of therapeutic response in asthma control between oral montelukast and inhaled beclomethasone. *Eur Respir J* 2003;21:123–128.
65. Israel E, Chervinsky PS, Friedman B, et al. Effects of montelukast and beclomethasone on airway function and asthma control. *J Allergy Clin Immunol* 2002;110:847–854.
66. Ducharme FM, Hicks GC. Anti-leukotriene agents compared to inhaled corticosteroids in the management of recurrent and/or chronic asthma. In: The Cochrane Library, Issue 3, 2002. Oxford: Update Software. Search date 2002; primary sources Medline, Embase, and Cinahl.
67. Busse W, Raphael G, Galant S, et al. Low dose fluticasone propionate compared to montelukast for first-line treatment of persistent asthma: a randomized clinical trial. *J Allergy Clin Immunol* 2001;107:461–468.
68. Nathan RA, Bleecker ER, Kalberg C. A comparison of short-term treatment with inhaled fluticasone propionate and zafirlukast for patients with persistent asthma. *Am J Med* 2001;111:195–202.
69. Meltzer EO, Lockey RF, Friedman BF, et al. Efficacy and safety of low-dose fluticasone propionate compared with montelukast for maintenance treatment of persistent asthma. *Mayo Clin Proc* 2002;77:437–445.
70. Brabson JH, Clifford D, Kerwin E, et al. Efficacy and safety of low-dose fluticasone propionate compared with zafirlukast in patients with persistent asthma. *Am J Med* 2002;113:15–21.
71. Riccioni G, Ballone E, D'Orazio N, et al. Effectiveness of montelukast versus budesonide on quality of life and bronchial reactivity in subjects with mild-persistent asthma. *Int J Immunopathol Pharmacol* 2002;15:149–155.
72. Riccioni G, Vecchia RD, D'Orazio N, et al. Comparison of montelukast and budesonide on bronchial reactivity in subjects with mild-moderate persistent asthma. *Pulm Pharmacol Ther* 2003;16:111–114.

73. Riccioni G, D'Orazio N, Di Ilio C, et al. Effectiveness and safety of montelukast versus budesonide at various doses on bronchial reactivity in subjects with mild persistent asthma. *Clin Ter* 2002; 153:317–321. [In Italian]
74. Calhoun WJ, Nelson HS, Nathan RA, et al. Comparison of fluticasone propionate–salmeterol combination therapy and montelukast in patients who are symptomatic on short-acting β2 agonists alone. *Am J Respir Crit Care Med* 2001;164:759–763.
75. Pearlman DS, White MV, Lieberman AK, et al. Fluticasone propionate/salmeterol combination compared with montelukast for the treatment of persistent asthma. *Ann Allergy Asthma Immunol* 2002;88:227–235.
76. Jamaleddine G, Diab K, Tabbarah Z, et al. Leukotriene antagonists and the Churg-Strauss syndrome. *Semin Arthritis Rheum* 2002;31:218–227. Search date 2000; primary source Medline.
77. Ducharme F. Addition of anti-leukotriene agents to inhaled corticosteroids for chronic asthma. In: The Cochrane Library. Issue 3, 2002. Oxford: Update Software. Search date 2001; primary sources Medline, Embase, Cinahl, reference lists of review articles and trials, contact with international headquarters of anti-leukotriene manufacturers, and ATS meeting abstracts (1998–2000).
78. Vaquerizo MJ, Casan P, Castillo J, et al. Effect of montelukast added to inhaled budesonide on control of mild to moderate asthma. *Thorax* 2003;58:204–211. [Erratum in: *Thorax* 2003;58:370]
79. Price DB, Hernandez D, Magyar P, et al. Randomised controlled trial of montelukast plus inhaled budesonide versus double dose inhaled budesonide in adult patients with asthma. *Thorax* 2003;58:211–216.
80. Lim S, Jatakanon A, Gordon D, et al. Comparison of high dose inhaled steroids, low dose inhaled steroids plus low dose theophylline, and low dose inhaled steroids alone in chronic asthma in general practice. *Thorax* 2000;55:837–841.
81. Malolepszy J. Efficacy and tolerability of oral theophylline slow release versus inhalative formoterol in moderate asthma poorly controlled on low dose steroids. *Atemw Lungenkrkh* 2002;28:78–87. [In German]
82. Cates C. Holding chambers versus nebulisers for β agonist treatment of acute asthma. In: The Cochrane Library, Issue 3, 2002. Oxford: Update Software. Search date 1999; primary sources Cochrane Airways Review Group Register of Trials, Cochrane Controlled Trials Register, bibliographies of all included papers, and authors of included studies.
83. Rowe BH, Keller JL, Oxman AD. Effectiveness of steroid therapy in acute exacerbations of asthma: a meta-analysis. *Am J Emerg Med* 1992;10:301–310. Search date 1991; primary sources Medline, Science Citation Index, review articles, textbooks, experts, and primary authors.
84. Rowe BH, Spooner CH, Duchrame FM, et al. Corticosteroids for preventing relapse following acute exacerbations of asthma. In: The Cochrane Library, Issue 3, 2002. Oxford: Update Software. Search date 2001; primary sources Cochrane Airways Review Group Register of Trials, Asthma, and Wheeze RCT Register.
85. Mahakalkar SM, Tibdewal S, Khobragade BP. Effect of a single dose of prednisolone on hospitalization in patients of acute bronchial asthma. *Ind J Med Sci* 2000;54:384–387.
86. Edmonds ML, Camargo CA Jr, Pollack CV, et al. Early use of inhaled corticosteroids in the emergency department treatment of acute asthma. In: The Cochrane Library, Issue 3, 2002. Search date 2000; primary sources The Cochrane Airways Review Group Register of Trials, hand searches of reference lists and conference abstracts, and contact with experts and pharmaceutical companies.
87. Edmonds ML, Camargo CA, Brenner BE, et al. Replacement of oral corticosteroids with inhaled corticosteroids in the treatment of acute asthma following emergency department discharge: a meta-analysis. *Chest* 2002;121:1798–1805. Search date 2001; primary sources Embase, Medline, Cinahl, hand searches of 20 respiratory journals and abstracts of meetings, Central, and reference lists, and contact with authors and pharmaceutical companies.
88. Lee-Wong M, Dayrit FM, Kohli AR, Acquah S, Mayo PH. Comparison of high-dose inhaled flunisolide to systemic corticosteroids in severe adult asthma. *Chest* 2002;122:1208–1213.
89. Levy ML, Stevenson C, Maslen T. Comparison of a short course of oral prednisone and fluticasone propionate in the treatment of adults with acute exacerbations of asthma in primary care. *Thorax* 1996;51:1087–1092.
90. O'Driscoll BR, Kalra S, Wilson M, et al. Double-blind trial of steroid tapering in acute asthma. *Lancet* 1993;341:324–327.
91. Hasegawa T, Ishihara K, Takakura S, et al. Duration of systemic corticosteroids in the treatment of asthma exacerbation: a randomized study. *Intern Med* 2000;39:794–797.
92. Jones AM, Munavvar M, Vail A, et al. Prospective, placebo-controlled trial of 5 versus 10 days of oral prednisolone in acute adult asthma. *Respir Med* 2002;96:950–954.
93. Edmonds ML, Camargo CA, Pollack CV, et al. The effectiveness of inhaled corticosteroids in the emergency department treatment of acute asthma: a meta-analysis. *Ann Emerg Med* 2002;40:145–154. Search date 2001; primary sources Embase, Medline, Cinahl, hand searches of 20 respiratory journals and abstracts of meetings, Central, and reference lists, and contact with authors and pharmaceutical companies.

94. Edmonds ML, Camargo CA Jr, Saunders LD, et al. Inhaled steroids in acute asthma following emergency department discharge. The Cochrane Library, Issue 3, 2002. Oxford Software. Search date 1999; primary sources Cochrane Upper Airways Group register of controlled trials, hand searches of bibliographies, 20 respiratory journals, and conference proceedings, and contact with authors of articles retrieved and pharmaceutical companies.
95. Rodrigo GJ, Rodrigo C. Continuous versus intermittent β agonists in the treatment of acute asthma. A systematic review with meta-analysis. *Chest* 2002;122:160–165. Search date 2001; primary sources Medline, Embase, Cinahl, Cochrane Controlled Trials Register, and bibliographies of trials and reviews.
96. Khine H, Fuchs SM, Saville AL. Continuous vs intermittent nebulized albuterol for emergency management of asthma. *Acad Emerg Med* 1969;3:1019–1024.
97. Shrestha M, Bidadi K, Gourlay S, et al. Continuous vs intermittent albuterol, at high and low doses, in the treatment of severe acute asthma in adults. *Chest* 1996;110:42–47.
98. Bradding P, Rushby I, Scullion J, et al. As required versus regular nebulized salbutamol for the treatment of acute severe asthma. *Eur Respir J* 1999;13:290–294.
99. Travers A, Jones AP, Kelly K, et al. Intravenous β2-agonists for acute asthma in the emergency department. The Cochrane Library, Issue 3, 2002. Oxford Software. Search date not reported; primary sources Cochrane Airways Group Register, hand searches of 20 respiratory journals and bibliographies from included studies, and contact with authors and experts to identify eligible studies.
100. Travers AH, Rowe BH, Barker S, et al. The effectiveness of IV beta-agonists in treating patients with acute asthma in the emergency department: a meta-analysis. *Chest* 2002;122:1200–1207. Search date 2000; primary sources Medline, Embase, Cinahl, Cochrane Controlled Trials Register, Cochrane Airways Group wheeze and asthma specialised register, and hand searches of reference lists of relevant papers and personal contact with authors, pharmaceutical producers and asthma researchers.
101. Rodrigo G, Rodrigo C, Burschtin O. Ipratropium bromide in acute adult severe asthma: a meta-analysis of randomized controlled trials. *Am J Med* 1999;107:363–370. Search date 1999; primary sources Medline, Current Contents, Science Citation Index, review articles, experts, pharmaceutical companies, Medical Editor's Trial Amnesty Register, and hand searches of references.
102. Stoodley RG, Aaron SD, Dales RE. The role of ipratropium bromide in the emergency management of acute asthma exacerbation: a metaanalysis of randomized clinical trials. *Ann Emerg Med* 1999;34:8–18. Search date 1997; primary sources Medline, Embase, Cinahl, Biological Abstracts, Cochrane Library, and Current Contents.
103. Rodrigo GJ, Rodrigo C. First-line therapy for adult patients with acute asthma receiving multiple dose protocol of ipratropium bromide plus albuterol in the emergency department. *Am J Respir Crit Care Med* 2000;161:1862–1868.
104. Ho, AM, Lee A, Karmakar MK, et al. Heliox vs air-oxygen mixtures for the treatment of patients with acute asthma: a systematic overview. *Chest* 2003;123:882–890. Search date 2002; primary sources Medline, Embase, Cochrane Controlled Trials Register, and hand searches of reference lists of relevant articles.
105. Rowe BH, Bretzlaff JA, Bourdon C, et al. Magnesium sulfate for treating exacerbations of acute asthma in the emergency department. In: The Cochrane Library, Issue 3, 2002. Oxford: Update Software. Search date 1998; primary sources Cochrane Airways Review Group Register of Trials, review articles, textbooks, experts, primary authors of included studies, and hand searches of references.
106. Boonyavoroakul C, Thakkinstian A, Charoenpan P. Intravenous magnesium sulfate in acute severe asthma. *Respirology* 2000;5:221–225.
107. Porter RS, Nester S, Braitman LE, et al. Intravenous magnesium is ineffective in adult asthma: a randomised trial. *Eur J Emerg Med* 2001;8:9–15.
108. Silverman RA, Osborn H, Runge J, et al. IV magnesium sulphate in the treatment of acute severe asthma: a multi centre randomized controlled trial. *Chest* 2002;122:489–497.
109. Nannini LJ, Pendino JC, Corna RA, et al. Magnesium sulfate as a vehicle for nebulized salbutamol in acute asthma. *Am J Med* 2000;108:193–197.
110. FitzGerald JM. Commentary: intravenous magnesium in acute asthma. *Evid Based Med* 1999;4:138.
111. Jones A, Rowe B, Peters J, et al. Inhaled beta-agonists for asthma in mechanically ventilated patients. *Cochrane Database Syst Rev* 2000;2:CD 001493. Search date 2001; primary sources Cochrane Airways Group Asthma and Wheeze RCT register, reference lists from identified reports and reviews, and contact with colleagues, collaborators, and trialists.
112. Behbehani NA, Al-Mane FD, Yachkova Y, et al. Myopathy following mechanical ventilation for acute severe asthma: the role of muscle relaxants and corticosteroids. *Chest* 1999;115:1627–1631.
113. Williams TJ, Tuxen DV, Sceinkestel CD, et al. Risk factors for morbidity in mechanically ventilated patients with acute severe asthma. *Am Rev Respir Dis* 1992;146:607–615.
114. Darioli R, Perret C. Mechanical controlled hypoventilation in status asthmaticus. *Am Rev Respir Dis* 1984;129:385–387.

115. Menitove SM, Godring RM. Combined ventilator and bicarbonate strategy in the management of status asthmaticus. *Am J Med* 1983;74:898–901.
116. Higgins B, Greening AP, Crompton GK. Assisted ventilation in severe acute asthma. *Thorax* 1986;41:464–467.
117. Lam KN, Mow BM, Chew LS. The profile of ICU admissions for acute severe asthma in a general hospital. *Singapore Med J* 1992;33:460–462.
118. Mansel JK, Stogner SW, Petrini MF, et al. Mechanical ventilation in patients with acute severe asthma. *Am J Med* 1990;89:42–48.
119. Lim TK. Status asthmaticus in a medical intensive care unit. *Singapore Med J* 1989;30:334–338.
120. Keenan SP, Brake D. An evidence based approach to non invasive ventilation in acute respiratory failure. *Crit Care Clin* 1998;14:359–372.
121. Eastwood AJ, Sheldon TA. Organisation of asthma care: what difference does it make? A systematic review of the literature. *Quality Health Care* 1996;5:134–143. Search date 1995; primary sources Medline, Cinahl, HELMIS, Manchester Primary and Secondary Care Interface, Health Planning and Administration, DHSS databases, hand searches of references, and contact with experts.
122. Bartter T, Pratter MR. Asthma: better outcome at a lower cost? The role of the expert in the care system. *Chest* 1996;110:1589–1596.
123. Zeiger RS, Heller S, Mellon MH, et al. Facilitated referral to asthma specialist reduces relapses in asthma emergency room visits. *J Allergy Clin Immunol* 1991;87:1160–1168.
124. Gibson PG, Powel, Coughlan J, et al. Self-management education and regular practitioner review for adults with asthma. The Cochrane Library Issue 2, 2003. Search date 2002; primary sources Cochrane Airways Group Register of Trials, and hand searches of references.
125. Pereger TV, Sudre P, Muntner P, et al. Effect of patient education on self management skills and health status in patients with: a randomized controlled trial. *Am J Med* 2002;113:7–14.
126. Osman LM, Calder C, Godden DJ, et al. A randomised trial of self-management planning for adult patients admitted to hospital with acute asthma. *Thorax* 2002;57:869–874.

Kommentar

Dieter Ukena

Bei persistierendem Asthma besteht die Basistherapie aus inhalativen Kortikosteroiden (ICS) (1–5). Diese sind die wichtigsten Langzeitkontrollmedikamente (Controller oder long-term control medication). Falls mit niedrig dosierten ICS (z. B. Fluticason <250 µg/d oder Budesonid <400 µg/d) keine ausreichende Krankheitskontrolle erzielt wird, wird zusätzlich ein inhalatives lang wirksames β_2-Sympathomimetikums (LABA=long-acting beta2-agonist) wie Formoterol oder Salmeterol gegeben. Die Kombination ICS/LABA ist wirksamer als alle anderen Therapieoptionen wie z. B. die Dosiserhöhung der ICS oder die Kombinationen ICS/Montelukast bzw. ICS/Theophyllin. Die Kombinationstherapie aus ICS und LABA führt im Vergleich zu einer höher dosierten ICS-Monotherapie zu einer Besserung der Lungenfunktion und zu einer Reduktion von Symptomen und der Reliever-Medikation. In der aktuell publizierten Leitlinie der Deutschen Atemwegsliga und der Deutschen Gesellschaft für Pneumologie (5) wird Formoterol nicht nur als Controller, sondern auch als Reliever zur akuten Symptomkupierung klassifiziert. Die wichtigste Gruppe der Relievermedikamente wird deshalb als *rasch* wirksame Beta2-Sympathomimetika bezeichnet (1). Dagegen ist hinsichtlich der Prävention von Exazerbationen die ICS-Monotherapie wirksamer als die ICS/LABA-Kombinationstherapie. Eine Überlegenheit einer fixen Kombination aus ICS/LABA gegenüber der freien Kombination aus ICS und LABA wurde bislang nicht dargestellt. Bei allen Asthmaschweregraden werden kurz wirksame β_2-Sympathomimetika ausschließlich bedarfsweise zur akuten Symptomkupierung eingesetzt (= Reliever-Medikation). Im Unterschied zur COPD werden Anticholinergika nicht zur Dauertherapie des Asthma bronchiale eingesetzt.

Die amerikanische Zulassungsbehörde FDA hat besondere Warnhinweise für die inhalativen lang wirksamen Beta2-Sympathomimetika erlassen, basierend auf den in Studien nachweisbarem Zusammenhang zwischen LABA-Einnahme und Atemwegs-bedingten Todesfällen oder lebensbedrohlichen Ereignissen (6). Die leitlinienkonforme Anwendung dieser Medikamente wird betont.

Initialtherapie des akuten schweren Asthmaanfalls: Inhalation eines β_2-Sympathomimetikums in hoher Dosierung, präferenziell in Kombination mit Ipratropiumbromid, systemi-

sches Glukokortikoid (z. B. Prednisolonäquivalent 50–100 mg i.v. oder p.o.) und Sauerstoffinsufflation. Im schweren Anfall sollten Pulverinhalatoren nicht eingesetzt werden. Die Applikation von Bronchodilatatoren aus einem Treibgasdosieraerosol plus Spacer ist genauso wirksam wie die Düsenvernebelung. Bei einen schwerem Asthmaanfall (z. B. FEV_1 <30 % des Sollwertes) kann eine Bronchodilatation auch durch die zusätzliche Gabe von Magnesiumsulfat (2 gr i.v.) hervorgerufen werden, am ehesten infolge einer Wirkungsverstärkung von $ß_2$-Sympathomimetika.
Im Kindes- und Erwachsenenalter ist eine strukturierte verhaltensbezogene Patientenschulung essenzieller Teil des Krankheitsmanagements.

1. GINA (Global Initiative for Asthma): Global Strategy for Asthma Management und Prevention. Im April 2002 aktualisierter NHLBI/WHO Workshop Report, NIH Publication No 02–3659 (http://www.ginasthma.com).
2. British Guideline on the Management of Asthma (British Thoracic Society/Scottish Intercollegiate Guidelines Network). Thorax 2003, 58 (Suppl. I): i1-i94 (http://www.sign.ac.uk).
3. Arzneimittelkommission der Deutschen Ärzteschaft. Therapieempfehlungen Asthma bronchiale. Arzneiverordnung in der Praxis, 2001 (http://www.akdae.de). Deutsche Atemwegsliga/Deutsche Gesellschaft für Pneumologie: Leitlinie zur Diagnostik und Therapie von Asthma. Thieme Verlag Stuttgart, 2005.
4. Ärztliches Zentrum für Qualität in der Medizin (ÄZQ): Nationale Versorgungsleitlinie Asthma, 2005. www.leitlinien.de.
5. Deutsche Atemwegsliga/Deutsche Gesellschaft für Pneumologie: Leitlinie zur Diagnostik und Therapie von Asthma (Kurzfassung). Thieme Verlag Stuttgart, 2005.
6. Scrip 2005; Nr. 3073: 20.

Tabelle 1 **Schweregradeinteilung des chronischen Asthma bronchiale.**

In den USA

Die Schweregradeinteilung des Asthma erfolgt anhand der Symptomatik. Bei der Verwendung dieser Systematik kann es auch bei Personen mit der Klassifikation leichtes intermittierendes Asthma durch Exposition gegenüber entsprechenden Stimuli zu schweren Asthmaanfällen kommen.

Leichtes intermittierendes Asthma	Symptome < 1 × pro Woche bei normaler/ nahezu normaler Lungenfunktion
Leichtes persistierendes Asthma	Symptome > 1 × pro Woche, < 1 × pro Tag bei normaler/ nahezu normaler Lungenfunktion
Mittelgradiges persistierendes Asthma	Täglich Symptome bei leichter bis mittelgradiger Atemwegsobstruktion
Schweres persistierendes Asthma	Täglich Symptome und häufige Nachtsymptome bei mittelgradiger bis schwerer Atemwegsobstruktion

In GB

Die Schweregradeinteilung des chronischen Asthma im hausärztlichen Versorgungsbereich erfolgt anhand der zur Symptomkontrolle erforderlichen Medikation. Die Klassifikation der Patienten ist abhängig von der zur Beherrschung der Symptomatik benötigen Medikation:

Stufe 1	Bei Bedarf β-Sympathomimetikum zur symptomatischen Beschwerdelinderung
Stufe 2	Zusätzliche Dauermedikation mit inhalativen Entzündungshemmern (wie inhalative Glukokortikoide, Cromoglicinsäure oder Nedocromil).
Stufe 3	Zusätzlich hochdosierte inhalative Glukokortikoide oder niedrig dosierte Inhalationssteroide plus lang wirksame inhalative β_2-Bronchodilatatoren
Stufe 4	Zusätzlich hochdosierte Inhalationssteroide plus Dauermedikation mit Bronchodilatatoren
Stufe 5	Zusätzlich Dauermedikation mit oralen Glukokortikoiden

Atemwegsinfektion, postoperative

Suchdatum: März 2004

Andrew Smith

Frage **Welche Effekte haben präventive Interventionen?**

Nutzen belegt

Regionalanästhesie[8, 13–16]
Einer systematischen Übersicht zufolge verringert eine Epiduralanästhesie (allein oder in Verbindung mit einer Vollnarkose) im Vergleich zur alleinigen Vollnarkose postoperative Pneumonien.

Postoperative Physiotherapie des Thorax (Vollatmungsübungen)[1, 17–22]
Einer systematischen Übersicht und einer anschließenden RCT zufolge reduzieren Vollatmungsübungen postoperative Lungenentzündungen. Eine RCT ergab hinsichtlich postoperativer Lungeninfektionen keinen signifikanten Unterschied zwischen Physiotherapie plus Vollatmungsübungen und ausschließlicher Physiotherapie. Eine kleine RCT erlaubte keine Schlussfolgerungen hinsichtlich eines Vergleichs von Vollatmungs- bzw. Hustenübungen (mit oder ohne intensive Physiotherapie) und dem Unterlassen einer Physiotherapie.

Nutzen wahrscheinlich

Physiotherapie des Thorax (spirometriegesteuerte Atemübungen und intermittierende Überdruckbeatmung)[17]
Zwei RCTs zeigten, dass spirometriegesteuerte Atemübungen im Vergleich zu Kontrollen die Inzidenz pulmonaler Komplikationen senken. Einer RCT zufolge verringert die intermittierende Überdruckbeatmung im Vergleich zu Kontrollen postoperative pulmonale Komplikationen.

Wirksamkeit unbekannt

Präoperative Raucherberatung[5, 10–12]
Es fanden sich keine RCTs über die Wirksamkeit des präoperativen Rats, das Zigarettenrauchen einzustellen, auf postoperative pulmonale Komplikationen. Zwei Beobachtungsstudien zeigten, dass es bei Rauchern häufiger als bei Nichtrauchern zu pulmonalen Komplikationen aller Art kommt. Eine Studie spricht dafür, dass Patienten, die in den 6 Monaten vor der Operation mindestens 2 Monate lang nicht rauchen, auf das Risiko derer zurückfallen, die niemals geraucht haben.

Definition Die Arbeitsdiagnose „postoperative Atemwegsinfektion" lässt sich auf der Grundlage von drei oder mehr neuen Befunden stellen: Husten, Auswurf, Kurzatmigkeit, Thoraxschmerz, eine Körpertemperatur über 38 °C und eine Pulsfrequenz über 100/min.[1]1 In diesem Kapitel geht es ausschließlich um Pneumonien, die als OP-Komplikation gelten. Untersucht wird eine Auswahl prä-, intra- und postoperativer Techniken zur Senkung des Risikos dieser Komplikation. In diesem Themenabschnitt impliziert die Diagnose „Pneumonie" die Bestätigung durch eine Röntgen-Aufnahme des Thorax.[2]

Inzidenz/ Prävalenz

Die dokumentierte Morbidität von Thoraxkomplikationen hängt davon ab, wie sorgfältig sie untersucht werden. Eine Studie ergab Anomalien der Blutgaswerte und der Thorax-Röntgenbilder bei etwa 50 % der Patienten nach offener Cholezystektomie.[3] Jedoch waren weniger als 20 % von ihnen klinisch auffällig, und nur 10 % hatten eine klinisch signifikante Infektion im Brustraum. In einer anderen Studie wurde die Inzidenz der Pneumonie auf 20 % geschätzt.[4] In einer weiteren Studie wurde eine ähnlich strikte Definition verwandt, und es fand sich eine Inzidenz von 23 %.[5]

Ätiologie/ Risikofaktoren

Zu den Risikofaktoren gehören ein zunehmendes Alter (>50 Jahre), Zigarettenrauchen, Übergewicht/Adipositas, Operationen an Thorax und Oberbauch sowie eine bereits bestehende Lungenerkrankung.[6] Eine multivariate Analyse bestätigte den Zusammenhang mit Zigarettenrauchen nicht, sprach jedoch dafür, dass ein längerer Klinikaufenthalt vor der Operation sowie eine höhere Einstufung des Allgemeinzustandes auf der Skala der American Society of Anesthesiologists (>2) das Risiko postoperativer pulmonaler Komplikationen erhöht.[5] Auch eine Schwächung des Immunsystems kann dazu beitragen.[7]

Prognose

In einer großen systematischen Übersicht (Suchdatum 1997, 141 RCTs, 9559 Patienten) starben 10 % der Patienten mit postoperativer Pneumonie.[8] Wenn eine Sepsis folgt, ist die Mortalität wahrscheinlich beträchtlich.[9] Eine Pneumonie verzögert die Genesung von einer Operation, und eine schlechte Sauerstoffversorgung des Gewebes kann zu einer verzögerten Wundheilung beitragen.

Literatur

1. Celli BR, Rodriguez KS, Snider GL. A controlled trial of intermittent positive pressure breathing, incentive spirometry, and deep breathing exercises in preventing pulmonary complications after abdominal surgery. *Am Rev Respir Dis* 1984;130:12–15.
2. Hall JC, Tarala RA, Tapper J, et al. Prevention of respiratory complications after abdominal surgery: a randomised clinical trial. *BMJ* 1996;312:148–152.
3. Wirén FE, Janson L, Hellekant C. Respiratory complications after upper abdominal surgery. *Acta Chir Scand* 1981;147:623–627.
4. Garibaldi RA, Britt MR, Coleman ML, et al. Risk factors for postoperative pneumonia. *Am J Med* 1981;70:677–680.
5. Hall JC, Tarala RA, Hall JL, et al. A multivariate analysis of the risk of pulmonary complications after laparotomy. *Chest* 1991;99:923–927.
6. Christensen EF, Schultz P, Jensen OV, et al. Postoperative pulmonary complications and lung function in high-risk patients: a comparison of three physiotherapy regimens after upper abdominal surgery in general anaesthesia. *Acta Anaesthesiol Scand* 1991;35:97–104.
7. Sabiston DC Jr, ed. *Textbook of surgery: the biological basis of modern surgical practice, 15th ed.* Philadelphia: WB Saunders, 1997:345.
8. Rodgers A, Walker N, Schug S, et al. Reduction of postoperative mortality and morbidity with epidural or spinal anaesthesia: results from overview of randomised trials. *BMJ* 2000;321:1493–1497. Search date 1997; primary sources Medline, Embase, Current Contents, the Cochrane Library, hand searches of reference lists from all identified papers and of selected conference proceedings, and personal contact with authors.
9. Miller G, Ellis ME. Hospital-acquired pneumonia. In: Ellis M, ed. *Infectious diseases of the respiratory tract.* Cambridge: Cambridge University Press, 1998.
10. Møller A, Villebro N, Pedersen T. Interventions for preoperative smoking cessation. In: The Cochrane Library, Issue 3, 2004. Oxford: Update Software. Search date 2001: primary sources Medline, Embase, Cinahl, and Cochrane Controlled trials register.
11. Warner MA, Offord KP, Warner ME, et al. Role of preoperative cessation of smoking and other factors in postoperative pulmonary complications: a blinded prospective study of coronary artery bypass patients. *Mayo Clin Proc* 1989;64:609–616.
12. Bluman LG, Mosca L, Newman N, et al. Preoperative smoking habits and postoperative pulmonary complications. *Chest* 1998;113:148–152.
13. Auroy Y, Narchi P, Messiah A, et al. Serious complications related to regional anesthesia. *Anesthesiology* 1997;87:479–486.

14. Scott DA, Beilby DSN, McClymont C. Postoperative analgesia using epidural infusions of fentanyl with bupivacaine. *Anesthesiology* 1995;83:727–737.
15. Shah JL. Postoperative pressure sores after epidural anaesthesia. *BMJ* 2000;321:941–942.
16. Bromage PR. *Epidural analgesia.* Philadelphia: WB Saunders, 1978.
17. Thomas JA, McIntosh JM. Are incentive spirometry, intermittent positive pressure breathing and deep breathing exercises effective in the prevention of postoperative pulmonary complications after upper abdominal surgery? A systematic overview and meta-analysis. *Phys Ther* 1994;74:3–16. Search date 1992; primary sources Medline, Cinahl, and hand searches of reference lists from relevant articles and reference lists, and unpublished abstracts from a Consensus Exercise on Physical Therapy for the Surgical Patient 1989.
18. Overend TJ, Anderson C, Lucy, SD, et al. The effect of incentive spirometry on postoperative pulmonary complications: a systematic review. *Chest* 2001;120:971–978. Search date 2000; primary sources Medline, Cinahl, Healthstar, and Current Contents databases, and hand searches of reference lists from relevant articles.
19. Pasquina P, Tramer MR, Walder B. Prophylactic respiratory physiotherapy after cardiac surgery: systematic review *BMJ* 2003;327:1379–84. Search date 2003; primary sources Medline, Embase, Cinahl, and Cochrane controlled trials register, and hand searches of reference lists from relevant articles.
20. Stiller K, Montarello J, Wallace M, et al. Efficacy of breathing and coughing exercises in the prevention of pulmonary complications after coronary artery surgery. *Chest* 1994;105:741–747.
21. Brasher PA, McClelland KH, Denehy L, et al. Does removal of deep breathing exercises from a physiotherapy program including pre-operative education and early mobilization after cardiac surgery alter patient outcomes? *Aust J Physiother* 2003;49:165–173.
22. Fagevik-Olsen M, Hahn I, Nordgren S, et al. Randomized controlled trial of prophylactic chest physiotherapy in major abdominal surgery. *Br J Surg* 1997;84:1535–1538.
23. Hough A. *Physiotherapy in respiratory care: a problem-solving approach, 3rd ed.* London: Chapman and Hall, 2001.

Kommentar

Nedim Yücel

Die Vermeidung von Atemwegsinfektionen ist bis heute eines der vordringlichsten Ziele im postoperativen Management. Schon frühzeitig erkannte man in der klinischen Praxis die Bedeutung physiotherapeutischer Maßnahmen in der Prophylaxe postoperativer Pneumonien. Diese Einschätzung konnte durch RCTs hinreichend belegt werden. Um besonders gefährdete Patienten frühzeitig erkennen zu können, entwickelte Arozullah et al. (1) in einer umfangreichen prospektiven Kohortenstudie basierend auf über 160.000 Patienten einen Risiko-Index für die Entstehung postoperativer Pneumonien. Zu dieser Risikogruppe gehören neben den vom Autor genannten Patienten insbesondere auch polytraumatisierte Patienten (2). Interessanter Weise bleiben nicht selten pulmonale Begleitreaktionen in der postoperativen Phase unbemerkt.
Obschon die Vorteile der Periduralanästhesie in der intra- und postoperativen Schmerzbehandlung durch RCTs belegt werden konnten, bleibt sie doch noch Eingriffen im Abdomen und an den unteren Extremitäten vorbehalten. Bei Patienten mit deutlichem kardiovaskulärem Risikoprofil ist sie zudem kontraindiziert.
Leider wurde der Einfluss unterschiedlicher Operationsverfahren nicht dargestellt. So revolutionierte die Einführung minimal invasiver Operationsverfahren weite Bereiche der Viszeralchirurgie. In mehreren RCTs konnte gezeigt werden, dass gerade laparoskopische Verfahren mit signifikant geringeren pulmonalen Komplikationen belastet sind als konventionell offene Verfahren. Dieses gilt für Oberbaucheingriffe (z. B. Cholecystektomie) wie auch für kolorektale Eingriffe (3, 4, 5).
Neben modernen operativen Techniken finden auch spezifische intensivmedizinische Maßnahmen wie die Lagerungswechseltherapie in der Prophylaxe postoperativer Pneumonien ihre Anwendung. So konnte Ahrens et al. (6) in einer randomisierten kontrollierten Studie unter anderem eine signifikante Reduktion pulmonaler Infektionen durch den Einsatz einer kontinuierlichen axialen Lagerungswechseltherapie (Drehwinkel bis 40°) darstellen.
Auch in der Unfallchirurgie/Orthopädie wurde durch die frühe Stabilisierung von Frakturen, insbesondere Frakturen der unteren Extremität, Wirbelsäule und Becken, eine deutliche Reduktion pulmonaler Komplikationen erreicht. Bone et al. zeigten schon 1989 in ei-

ner RCT die signifikante Reduktion pulmonaler Komplikationen bei früher Stabilisierung von Frakturen langer Röhrenknochen (7). Gerade in der Versorgung polytraumatisierter Patienten beeinflussen Art und Zeitpunkt der operativen Verfahren („second hit") auch das Auftreten pulmonaler Komplikationen einschließlich postoperativer Atemwegsinfektionen. Unter dem Begriff „risk adapted damage control orthopedics", die eine individualisierte operative Versorgung dieser Patienten vorsieht, findet diese Problematik ihren Einfluss in der aktuellen Diskussion des Polytraumamanagements.

Zusammenfassend bedürfen insbesondere Risikopatienten neben einer intensiven präoperativen, häufig auch interdisziplinären, Vorbereitung eine individuelle Prüfung des jeweiligen Narkose- und Operationsverfahren. In der postoperativen Phase hat neben den physiotherapeutischen Maßnahmen die adäquate Schmerztherapie eine elementare Bedeutung in der Vermeidung postoperativer Atemwegsinfektionen. Gerade in diesem Zusammenhang zeigen sich die Vorzüge eines akuten Schmerzdienstes (ASD) in der Klinik (8).

1. Arozullah AM, Khuri SF, Henderson WG, Daley J: Development and Validation of a Multifactorial Risk Index for Predicting Postoperative Pneumonia after Major Noncardiac Surgery; Ann Intern Med (2001) 135:847–857.
2. Andermahr J, Hensler T, Sauerland S, Greb A, Helling HJ, Prokop A, Neugebauer EAM, Rehm KE: Risikofaktoren für die Pneumonieentwicklung beim mehrfachverletzten Patienten; Unfallchirurg (2003) 106:392–397.
3. Schwenk W, Bohm B, Witt C, Junghans T, Grundel K, Muller JM: Pulmonary function following laparoscopic or conventional colorectal resection: a randomized controlled trail; Arch Surg (1999) 134:6–12.
4. McMahon AJ, Russel IT, Ramsy G, Sunderland G, Baxter JN, Anderson JR, Galloway D, O'Dwyer PJ: Laparoscopic and minilaparotomy cholecystectomy: arandomized trail comparing postoperative pain and pulmonary function; Surgery (1994) 115:533–539.
5. Hendolin HI, Paakonen ME, Alhava EM, Tarvainen R, Kemppinen I, Lahtinen P: Laparoscopic or open cholecystectomy: a prospective randomized trail to compare postoperative pain, pulmonary function, and stress response; Eur J Surg (2000) 166:394–399.
6. Ahrens T, Kollef M, Stewart J, Shannon W: Effect of kinetic therapy on pulmonary complications; Am J Crit Care (2004) 13:376–383
7. Bone LB, Johnson KD, Weigelt J, Scheinberg R: Early versus delayed stabilization of femoral fractures; J Bone Joint Surg (1989) 71A:336–340
8. Sauerland S, Lempa M, Gerards P et al.: Effectiveness of an acute pain service in surgical patients – a hospital comparison study; Acute pain (1999) 2:181–188.

Bronchialkarzinom

Suchdatum: September 2003

Alan Neville

Frage **Welche Effekte haben unterschiedliche Behandlungsmethoden bei nichtkleinzelligem Bronchialkarzinom?**

Nutzen belegt

Palliative Chemotherapie bei nichtkleinzelligem Bronchialkarzinom im Stadium T4[10, 26, 27–55]

Systematischen Übersichten bei Patienten mit nichtkleinzelligem Bronchialkarzinom im Stadium T4 zufolge erhöhen Chemotherapieschemata mit Cisplatin zusätzlich zur „besten supportiven Versorgung" im Vergleich zur „besten supportiven Versorgung" allein die 1-Jahres-Überlebensrate. Begrenzte Hinweise aus RCTs sprechen dafür, dass Chemotherapie zusätzlich zur „besten supportiven Versorgung" die Lebensqualität verbessern kann.

Bestrahlung des Thorax plus Chemotherapie bei nichtresezierbarem nichtkleinzelligem Bronchialkarzinom im Stadium T3 (verglichen mit alleiniger Thoraxbestrahlung)[10, 17–23]

Systematischen Übersichten und zwei RCTs an Patienten mit nichtresezierbarem nichtkleinzelligem Bronchialkarzinom im Stadium T3 zufolge verbessert eine zusätzlich zur Thoraxbestrahlung durchgeführte Chemotherapie verglichen mit alleiniger Thoraxbestrahlung die Überlebensrate nach 2–5 Jahren. Eine weitere nachfolgende RCT ergab hinsichtlich der durchschnittlichen Überlebensrate keinen signifikanten Unterschied zwischen radikaler Strahlentherapie plus Chemotherapie und alleiniger Strahlentherapie. Belege aus Beobachtungen sprechen dafür, dass eine Chemotherapie plus Strahlentherapie verglichen mit alleiniger Strahlentherapie die Lebensqualität von Patienten mit nichtresezierbarem nichtkleinzelligem Bronchialkarzinom im Stadium T3 im Alter über 70 Jahre verringern kann.

Wirksamkeit unbekannt

Hyperfraktionierte Strahlentherapie bei nichtresezierbarem nichtkleinzelligem Bronchialkarzinom im Stadium T3[22, 24, 25]

Eine systematische Übersicht ergab keine klaren Belege dafür, dass Strahlentherapien in veränderter Fraktionierung sowie beschleunigte, hyperfraktionierte oder hyperfraktionierte Split-course-Strahlentherapien effektiver sind als konventionelle Strahlentherapie. Eine durch die Übersicht ausgewiesene RCT zeigte, dass eine kontinuierliche, hyperfraktionierte und beschleunigte Strahlentherapie im Vergleich zu konventioneller Strahlentherapie bei Patienten mit nichtkleinzelligem Bronchialkarzinom in den Stadien T3A, T3B, T1 oder T2 die 2-Jahres-Mortalität senkt.

Palliative medikamentöse Einzeltherapien bei nichtkleinzelligem Bronchialkarzinom im Stadium T4 (nicht eindeutig besser als Kombitherapien)[32–38]

Eine systematische Übersicht und anschließende RCTs an Patienten mit nichtkleinzelligem Bronchialkarzinom in den Stadien T3 und T4 ergaben hinsichtlich der Effekte einer Einzeltherapie im Vergleich zur Kombitherapie keine schlüssigen Belege. Eine systematische Übersicht und nachfolgende RCTs lieferten nur unzureichende Belege für den Vergleich zwischen einer Therapie erster Wahl auf Platinbasis und einer Chemotherapie, die nicht auf Platin beruht.

Präoperative Chemotherapie bei Patienten mit resezierbarem nichtkleinzelligem Bronchialkarzinom im Stadium T3[7–9]

Einer systematischen Übersicht kleiner, schwacher RCTs sowie eine nachfolgende RCT lieferten keine schlüssigen Belege für die Effekte einer präoperativen Chemotherapie bei Patienten mit resezierbarem nichtkleinzelligem Bronchialkarzinom im Stadium T3.

Nutzen unwahrscheinlich

Postoperative Chemotherapie bei Patienten mit reseziertem nichtkleinzelligem Bronchialkarzinom der Stadien T1 bis T3[10–12]

Systematische Übersichten und anschließende RCTs an Patienten mit vollständig reseziertem nichtkleinzelligem Bronchialkarzinom der Stadien T1 bis T3 ergaben hinsichtlich der 5-Jahres-Überlebensrate keinen signifikanten Unterschied zwischen einer auf Cisplatin beruhenden postoperativen Chemotherapie und der alleinigen Operation mit oder ohne begleitende Strahlentherapie, auch wenn eine Subgruppenanalyse in einer RCT dafür spricht, dass postoperative Chemotherapie das Überleben von Patienten im Tumorstadium T3 verlängern kann. Einer systematischen Übersicht zufolge erhöht die postoperative Gabe von Alkylanzien verglichen mit keiner postoperativen Chemotherapie die Mortalität.

Frage **Welche Effekte haben unterschiedliche Behandlungsmethoden bei kleinzelligem Bronchialkarzinom?**

Nutzen belegt

Chemotherapie plus Thoraxbestrahlung bei begrenztem kleinzelligem Bronchialkarzinom (verbessertes Überleben im Vergleich zur alleinigen Chemotherapie)[62–72]

Zwei systematischen Übersichten an Patienten mit begrenztem kleinzelligem Bronchialkarzinom zufolge verbessert eine zusätzlich zur Chemotherapie durchgeführte Strahlentherapie die Überlebensrate nach 3 Jahren sowie die lokale Kontrolle. Eine dieser Übersichten zeigte jedoch, dass eine Chemotherapie plus Strahlentherapie die Anzahl behandlungsbedingter Todesfälle erhöht.

Nutzen wahrscheinlich

Prophylaktische Bestrahlung des Schädels bei Patienten in Vollremission eines begrenzten bis ausgedehnten kleinzelligen Bronchialkarzinoms[73, 74]

Einer systematischen Übersicht von Patienten mit kleinzelligem Bronchialkarzinom in Vollremission zufolge senkt eine prophylaktische Bestrahlung des Schädels im Vergleich zur Kontrollgruppe ohne Bestrahlung die Überlebensrate nach 3 Jahren und das Risiko von Hirnmetastasen. Zwar wurden in nichtrandomisierten Studien nach einer Bestrahlung des Schädels langfristige kognitive Funktionsstörungen beschrieben, jedoch zeigten RCTs keine kumulative Zunahme neuropsychischer Funktionsstörungen.

Wirksamkeit unbekannt

Intensivierung einer Chemotherapie (unzureichende Belege im Vergleich zur alleinigen Chemotherapie)[57–61]

Eine systematische Übersicht ergab, dass die Intensivierung einer Chemotherapie – entweder durch Steigerung der Therapiezyklen, durch Dosiserhöhung oder durch Erhöhung der Dosisintensität je Zyklus – die Überlebensrate im Vergleich zur Standard-Chemotherapie leicht erhöhen kann. Zusätzliche RCTs haben jedoch keine schlüssigen Belege für die Effekte einer Dosisintensivierung für das Überleben erbracht.

Unwirksamkeit oder Schädlichkeit wahrscheinlich

Oral verabreichtes Etoposid bei ausgedehntem kleinzelligem Bronchialkarzinom (verkürzt im Vergleich zur Kombinationschemotherapie wahrscheinlich das Überleben)[75–77]

Zwei RCTs an Patienten mit ausgedehntem kleinzelligem Bronchialkarzinom zufolge senkt oral verabreichtes Etoposid im Vergleich zur Kombinationschemotherapie die 1-Jahres-Überlebensrate. Eine RCT an Patienten mit ausgedehntem kleinzelligem Bronchialkarzinom, die auf eine Induktions-Kombinationschemotherapie nicht angesprochen hatten, zeigte hinsichtlich der 3-Jahres-Mortalität keinen signifikanten Unterschied zwischen oral verabreichtem Etoposid und keiner weiteren Behandlung, auch wenn die Gesamtmortalität bei Patienten unter Etoposid niedriger ist. Einer RCT zufolge verursacht Etoposid im Vergleich zur Kombinationschemotherapie kurzfristig weniger Übelkeit und Erbrechen; es gab jedoch insgesamt keine Belege für eine Verbesserung der Lebensqualität.

Definition

Das Bronchialkarzinom bzw. bronchogene Karzinom ist ein Epithelkarzinom, das aus dem Oberflächenepithel oder den Schleimdrüsen der Bronchien hervorgeht. Es wird grob unterteilt in kleinzelliges und nichtkleinzelliges Bronchialkarzinom. Eine Beschreibung der Stadien eines Bronchialkarzinoms findet sich in Tabelle 1, S. 130.

Inzidenz/ Prävalenz

Das Bronchialkarzinom ist sowohl beim Mann als auch bei der Frau die führende Todesursache und betrifft jährlich in den USA etwa 100.000 Männer und 80.000 Frauen und in Großbritannien etwa 40.000 Männer und Frauen. Etwa 20–25 % aller Bronchialkarzinome sind kleinzellige Bronchialkarzinome, die Übrigen sind nichtkleinzellige Bronchialkarzinome, von denen das Adenokarzinom die häufigste Form darstellt.[1]

Ätiologie/ Risikofaktoren

Rauchen ist der wichtigste vermeidbare Risikofaktor und für etwa 80–90 % aller Fälle verantwortlich.[2] Es wurden auch andere Atemwegskarzinogene identifiziert, welche die karzinogene Wirkung von Zigarettenrauch entweder am Arbeitsplatz (z. B. Asbest oder polyzyklische Kohlenwasserstoffe) oder zu Hause (Radon in Innenräumen) verstärken können.[3]

Prognose

Das Bronchialkarzinom hat eine 5-Jahres-Gesamtüberlebensrate von 10–12 %.[4] Zum Zeitpunkt der Diagnose haben 10–15 % der Betroffenen ein lokalisiertes Karzinom. Von diesen ist die Hälfte trotz potenziell kurativer Operation nach 5 Jahren verstorben. Über die Hälfte der Betroffenen hat zum Zeitpunkt der Diagnose bereits Metastasen. Patienten mit nichtkleinzelligem Bronchialkarzinom, die sich einer Operation unterziehen, haben eine 5-Jahres-Überlebensrate von 60–80 % im Stadium T1 und von 25–50 % im Stadium T2.[4] Von den Patienten mit kleinzelligem Bronchialkarzinom überleben diejenigen im Stadium der „limited disease" unter Kombination von Chemotherapie und Bestrahlung des Mediastinums durchschnittlich 14–18 Monate, während Patienten mit ausgedehntem Tumor unter palliativer Chemotherapie durchschnittlich 10–12 Monate überleben.[4] Bei etwa 5–10 % der Patienten mit kleinzelligem Bronchialkarzinom liegt eine ZNS-Beteiligung vor, und etwa die Hälfte entwickelt nach 2 Jahren Hirnmetastasen. Von diesen wiederum spricht nur die Hälfte auf eine palliative Bestrahlung an, und die Patienten überleben durchschnittlich weniger als 3 Monate.[4]

Literatur

1. Travis WD, Travis LB, Devesa SS. Lung cancer. *Cancer* 1995;75(suppl 1):191–202.
2. American Thoracic Society/European Respiratory Society Pre-treatment evaluation of non-small cell lung cancer *Am J Respir Crit Care* 1997;156:320–332.
3. Schottenfeld D. Etiology and Epidemiology of Lung Cancer. In: Pass HI, Mitchell JB, Johnson DH, et al, eds. *Lung cancer, principles and practice*, 2nd ed. Philadelphia: Lippincott Williams and Wilkins, 2000:376–388.
4. Ihde DC, Pass HI, Glatstein E. Lung cancer. In: DeVita VT Jr, Hellman S, Rosenberg SA, eds. *Cancer, principles and practice of oncology*, 5th ed. Philadelphia: Lippincott-Raven, 1997;849–959.
5. Montazeri A, Gillis CR, McEwen J. Quality of life in people with lung cancer: a review of literature from 1970 to 1995. *Chest* 1998;113:467–481.
6. Grilli R, Oxman AD, Julian JA. Chemotherapy for advanced non-small-cell lung cancer: how much benefit is enough? *J Clin Oncol* 1993;11:1866–1872. Search date 1991; primary source Medline.
7. Goss G, Paszat L, Newman T, et al. Use of preoperative chemotherapy with or without postoperative radiotherapy in technically resectable stage IIIA non-small cell lung cancer. *Cancer Prev Control* 1998;2:32–39. Search date 1997; primary sources Medline, hand searches of reference lists, and contact with experts.
8. Ramnath N, Hernandez FJ, Bepler G. Neoadjuvant chemotherapy for non-small-call lung cancer: will the answer be in targeted chemotherapy. *Oncol Spect* 2002:1;27–34.
9. Depierre A, Milleron B, Moro-Sibilot D, et al. Pre-operative chemotherapy followed by surgery compared with primary surgery in resectable Stage I (except T1N0), II and IIIA non-small cell lung cancer. *J Clin Oncol* 2002;20:247–253.
10. Non-Small Cell Lung Cancer Collaborative Group. Chemotherapy for non-small cell lung cancer. In: The Cochrane Library, Issue 4, 2002. Oxford: Update Software. Search date 1991; primary sources Medline; Cancerlit; hand searches of meetings abstracts, bibliographies of books, and specialist journals; consultation of trials registers of National Cancer Institute; UK Coordinating Committee for Cancer Research; the Union Internationale Contre le Cancer; and discussion with trialists.
11. Guangchuan XU, Rong T, Lin P. Adjuvant chemotherapy following radical surgery for non-small-cell lung cancer: a randomized study on 70 patients. *Chin Med J* 2000;113:617–620.
12. Endo C, Saito Y, Iwanami H, et al. A randomized trial of postoperative UFT therapy in p stage I, II non-small cell lung cancer: North-east Japan Study Group for Lung Cancer Surgery. *Lung Cancer* 2003;40:181–186.
13. Keller SM, Adak S, Wagner H, et al. A randomized trial of postoperative adjuvant therapy in patients with completely resected stage II or IIIA non-small-cell lung cancer. *N Engl J Med* 2000:343;1217–1222.
14. Feld R, Rubinstein L, Thomas PA, et al. Adjuvant chemotherapy with cyclophosphamide, doxorubicin, and cisplatin in patients with completely resected stage I non-small-cell lung cancer. *J Natl Cancer Inst* 1993;85:299–306.
15. Niiranen A, Niitamo-Korhonen S, Kouri M, et al. Adjuvant chemotherapy after radical surgery for non-small cell lung cancer: a randomized study. *J Clin Oncol* 1992;10:1927–1932.
16. Pass HI, Pogrebniak HW, Steinberg SM, et al. Randomized trial of neoadjuvant therapy for lung cancer: interim analysis. *Ann Thoracic Surg* 1992;53:992–998.
17. Marino P, Preatoni A. Randomized trials of radiotherapy alone versus combined chemotherapy and radiotherapy in stages IIIa and IIIb non small cell lung cancer. *Cancer* 1995;76:593–601. Search date 1995; primary sources Medline and hand searches of references of review articles and abstracts.
18. Pritchard RS, Anthony SP. Chemotherapy plus radiotherapy compared with radiotherapy alone in the treatment of locally advanced, unresectable, non-small-cell lung cancer. *Ann Intern Med* 1996;125:723–729. Search date 1995; primary sources Medline and hand searches of references of review articles and abstracts.
19. Sause W, Kolesar P, Taylor S, et al. Final results of phase III trial in regionally advanced unresectable non-small cell lung cancer: Radiation Therapy Oncology Group, Eastern Cooperative Oncology Group, and Southwest Oncology Group. *Chest* 2000;117:358–364.
20. Cullen MH, Billingham CM, Woodroffe AD, et al. Mitomycin, ifosfamide, and cisplatin in unresectable non-small cell lung cancer: effects on survival and quality of life. *J Clin Oncol* 1999;17:3188–3194.
21. Sharma S, Sharma R, Bhowmik KT. Sequential chemoradiotherapy versus radiotherapy in the management of locally advanced non-small-cell lung cancer. *Adv Ther* 2003;20:14–19.
22. Saunders M, Dische S, Barrett A, et al. Continuous, hyperfractionated, accelerated radiotherapy (CHART) versus conventional radiotherapy in non-small cell lung cancer: mature data from the randomised multicentre trial. *Radiother Oncol* 1999;52:137–148.
23. Mousas B, Scott C, Sause W, et al. The benefit of treatment intensification is age and histology-dependent in patients with locally advanced non-small cell lung cancer (NSCLC): a quality-adjusted survival analysis of Radiation Therapy Oncology Group (RTOG) chemoradiation studies. *Int J Radiat Oncol Biol Phys* 1999;45:1143–1149.

24. Wake B, Taylor R, Sandercock J. Hyperfractionated/accelerated radiotherapy regimens for the treatment of non-small cell lung cancer. A systematic review of clinical and cost-effectiveness. West Midlands Health Technology Assessment Collaboration (WMHTAC); 2002 (DPHE Report No. 35):65. Search date 2001; primary sources Medline, Embase, Cancerlit, Cochrane Library, reference lists, contact with experts in the field and Internet searches.
25. Bailey AJ, Parmar MKB, Stephens RJ. Patient-reported short-term and long-term physical and psychological symptoms: results of the continuous hyperfractionated accelerated radiotherapy (CHART) randomized trial in non-small cell lung cancer. *J Clin Oncol* 1998;16:3082–3093.
26. Marino P, Pampallona S, Preatoni A, et al. Chemotherapy versus supportive care in advanced non-small cell lung cancer: results of a meta-analysis of the literature. *Chest* 1994;106:861–865. Search date not reported; primary sources Medline and hand searches of references from review articles and abstracts.
27. Sorenson S, Glimelius B, Nygren P, et al. A systematic overview of chemotherapy effects in non-small cell lung cancer. *Acta Oncol* 2001;40:327–339. Search date 1998; primary sources Medline, Cancerlit, PDQ database, and hand searches of reference lists and the grey literature.
28. Elderly Lung Cancer Vinorelbine Study Group. Effects of vinorelbine on quality of life and survival of elderly patients with non-small cell lung cancer. *J Natl Cancer Inst* 1999;91:66–72.
29. Anderson H, Hopwood P, Stephens RJ, et al. Gemcitabine plus best supportive care (BSC) versus BSC in inoperable non-small cell lung cancer in a randomised trial with quality of life as the primary outcome. *Br J Cancer* 2000;83:447–453.
30. Roszkowski K, Pluzanska A, Krzakowski M, et al. A multicenter, randomised phase III study of docetaxel plus best supportive care versus best supportive care in chemo-naive patients with metastatic or non-resectable localised non-small cell lung cancer (NSCLC). *Lung Cancer* 2000;27:145–157.
31. Ranson M, Davidson N, Nicolson M, et al. Randomised trial of paclitaxel plus supportive care versus supportive care for patients with advanced non-small cell lung cancer. *J Natl Cancer Inst* 2000;92:1074–1080.
32. Lilenbaum RC, Langenberg P, Dickersin K. Single agent versus combination chemotherapy in patients with advanced non-small cell lung cancer: a meta-analysis of response, toxicity and survival. *Cancer* 1998;82:116–126. Search dates 1995–1996; primary sources Medline, Embase, hand searches of references, Physician Data Query from the National Cancer Institute, and expert consultation.
33. Ellis P, Mackay JA, Evans WK. Use of gemcitabine in non-small-cell lung cancer. *Curr Oncol* 2003;10:3–26. Search date 2002; primary sources Medline, Cancerlit, Cochrane Library, and proceedings of the American Society of Clinical Oncology.
34. Frasci G, Lorusso V, Panza N, et al. Gemcitabine plus vinorelbine versus vinorelbine alone in elderly patients with advanced non-small cell lung cancer. *J Clin Oncol* 2000;18:2529–2536.
35. Sandler AB, Nemunaitis J, Denham C, et al. Phase III trial of gemcitabine plus cisplatin versus cisplatin alone in patients with locally advanced or metastatic non-small cell lung cancer. *J Clin Oncol* 2000;18:122–130.
36. Wozniak AG, Crowley JJ, Balcerzak SP, et al. Randomised trial comparing cisplatin with cisplatin plus vinorelbine in the treatment of advanced non-small cell lung cancer: a Southwest Oncology Group study. *J Clin Oncol* 1998;16:2459–2465.
37. Gridelli C, Perrone F, Gallo C, et al. Chemotherapy for elderly patients with advanced non-small-cell lung cancer: the Multicentre Italian Lung Cancer in the Elderly Study (MILES) phase III randomized trial. *J Natl Cancer Inst* 2003;95:362–372.
38. Negoro S, Masuda N, Takada Y, et al. Randomized phase III trial of irinotecan combined with cisplatin for advanced non-small-cell lung cancer. *Br J Cancer* 2003;88:335–341.
39. Georgoulias V, Papadakis E, Alexopoulos A, et al. Platinum-based and non-platinum-based chemotherapy in advanced non-small cell lung cancer: a randomised multicentre trial. *Lancet* 2001;357:1478–1484.
40. Meert AP, Berghmans T, Lafitte JJ, et al. What progress have the new agents brought for chemotherapy of advanced non-small-cell lung cancer? *Eur Respir Rev* 2002;12:208–216. Search date 2001; primary sources unspecified electronic databases and personal files.
41. Kosmidis P, Mylonakis N, Nicolaides C, et al. Paclitaxel plus carboplatin versus gemcitabine plus paclitaxel in advanced non-small-cell lung cancer: a phase III randomized trial. *J Clin Oncol* 2002;20:3578–3585.
42. Chen Y-M, Perng R-P, Lee Y-C, et al. Paclitaxel plus carboplatin, compared with paclitaxel plus gemcitabine, shows similar efficacy while more cost-effective: a randomised phase II study of combination chemotherapy against inoperable non-small-cell lung cancer previously untreated. *Ann Oncol* 2002;13:108–115.
43. Greco FA, Gray JR, Thompson DS, et al. Prospective randomized study of four novel chemotherapy regimens in patients with advanced non-small cell lung carcinoma. *Cancer* 2002;95:1279–1285.
44. Sculier JP, Lafitte JJ, Lecomte J, et al. A three-arm phase III randomised trial comparing combinations of platinum derivatives, ifosfamide and/or gemcitabine in stage IV non-small-cell lung cancer. *Ann Oncol* 2002;13:874–882.

45. Manegold C, Bergman B, Chemaissani A, et al. Single-agent gemcitabine versus cisplatin-etoposide: early results of a randomised phase II study in locally advanced or metastatic non-small-cell lung cancer. *Ann Oncol* 1997;8:525–529.
46. Perng RP, Chen YM, Ming-Liu J, et al. Gemcitabine versus the combination of cisplatin and etoposide in patients with inoperable non-small-cell lung cancer in a phase II randomized study. *J Clin Oncol* 1997;15:2097–2102.
47. Depierre A, Chastang C, Quoix E, et al. Vinorelbine versus vinorelbine plus cisplatin in advanced non-small cell lung cancer: a randomized trial. *Ann Oncol* 1994;5:37–42.
48. Le Chevalier T, Brisgand D, Douillard JY, et al. Randomized study of vinorelbine and cisplatin versus vindesine and cisplatin versus vinorelbine alone in advanced non-small-cell lung cancer: results of a European multicenter trial including 612 patients. *J Clin Oncol* 1994;12:360–367.
49. Huisman C, Smit EF, Postmus PE. Second-line chemotherapy in relapsing or refractory non-small cell lung cancer: a review. *J Clin Oncol* 2000;18:3722–3730. Search date not reported; primary sources Medline and hand searches of the past five conference abstracts of the American Society of Clinical Oncology, European Cancer Conference, and the European Society of Medical Oncology.
50. Logan D, Laurie S, Markman BR, et al. The role of single-agent docetaxel as second-line treatment for advanced non-small cell lung cancer. *Curr Oncol* 2001;8:50–58. Search date 2000; primary sources Medline, Cancerlit, Cochrane Library, and hand search of reference lists of relevant articles.
51. Shepherd FA, Dancey J, Ramlau, et al. Prospective randomized trial of docetaxel versus best supportive care in patients with non-small-cell lung cancer previously treated with platinum-based chemotherapy. *J Clin Oncol* 2000;18:2095–2103.
52. Fossella FV, DeVore R, Kerr RN. Randomized phase III trial of docetaxel versus vinorelbine or ifosfamide in patients with advanced non-small cell lung cancer previously treated with platinum-containing regimens. *J Clin Oncol* 2000;18:2354–2362.
53. Bunn PA Jr, Kelly K. New chemotherapeutic agents prolong survival and improve quality of life in non-small cell lung cancer: a review of literature and future directions. *Clin Cancer Res* 1998;4:1087–1100.
54. Sweeney CJ, Zhu J, Sandler AB, et al. Outcome of patients with a performance status of 2 in Eastern Cooperative Oncology Group Study E1594. A Phase III trial in patients with metastatic non-small cell lung carcinoma. *Cancer* 2001;92:2639–2647.
55. Bunn PA Jr. Review of therapeutic trials of carboplatin in lung cancer. *Semin Oncol* 1989;16 (S5):27–33.
56. Kelly K, Crowley J, Bunn PA, et al. Randomised phase III trial of paclitaxel plus carboplatin versus vinorelbine plus cisplatin in the treatment of patients with advanced non-small-cell lung cancer: a Southwest Oncology Group trial. *J Clin Oncol* 2001;19:3210–3218.
57. Tjan-Heijnen VCG, Wagener DJT, Postmus PE. An analysis of chemotherapy dose and dose-intensity in small-cell lung cancer: lessons to be drawn. *Ann Oncol* 2002;13:1519–1530. Search date 2001, primary sources Medline 1980–2001 and hand searches of reference lists of relevant articles.
58. Murray N, Livingston RB, Shepherd FA, et al. Randomised study of CODE versus alternating CAV/EP for extensive-stage small-cell lung cancer: an intergroup study of the National Cancer Institute of Canada clinical trials group and the Southwest Oncology Group. *J Clin Oncol* 1999;17:2300–2308.
59. Mavroudis D, Papadakis E, Veslemes M, et al. A multicenter randomized clinical trial comparing paclitaxel-cisplatin-etoposide versus cisplatin-etoposide as first-line treatment in patients with small-cell lung cancer. *Ann Oncol* 2001;12:463–470.
60. Sculier JP, Paessmans M, Reconte J, et al. A three-arm Phase III randomized trial assessing in patients with extensive disease small cell lung cancer, accelerated chemotherapy with support of hematological growth factor or oral antibiotics. *Br J Cancer* 2001;85:1444–1451.
61. Noda K, Nishikaa Y, Kawahara M, et al. Irinotecan plus cisplatin compared with etoposide plus cisplatin for extensive small cell lung cancer. *N Engl J Med* 2002;346:85–91.
62. Pignon JP, Arriagada R, Ihde DC, et al. A meta-analysis of thoracic radiotherapy for small-cell lung cancer. *N Engl J Med* 1992;327:1618–1624. Search date not reported; primary sources Medline and hand search of proceedings of key oncology meetings.
63. Warde P, Payne D. Does thoracic irradiation improve survival and local control in limited-stage small cell carcinoma of the lung? A meta-analysis. *J Clin Oncol* 1992;10:890–895. Search date not reported; primary sources Medline and Cancerline.
64. Okawara G, Gagliardi A, Evans WK, et al. The role of thoracic radiotherapy as an adjunct to standard chemotherapy in limited-stage small-cell lung cancer. *Curr Oncol* 2000;7:162–172. Search date 2000; primary sources Medline, Cochrane Library, Physician Data Query File, Cancerlit, and hand searches of conference proceedings.
65. Jeremic B, Shibamoto Y, Acimovic L, et al. Initial versus delayed accelerated hyperfractionated radiation therapy and concurrent chemotherapy in limited small-cell lung cancer. A randomised study. *J Clin Oncol* 1997;15:893–900.
66. Skarlos DV, Samantas E, Briassoulis E, et al. Randomized comparison of early versus late hyperfractionated thoracic irradiation concurrently with chemotherapy in limited disease small-cell lung

cancer: A randomized phase II study of the Hellenic Cooperative Oncology Group (HeCOG). *Ann Oncol* 2001;12:1231–1238.

67. Takada M, Fukuoka M, Kawahara M, et al. Phase III study of concurrent versus sequential thoracic radiotherapy in combination with cisplatin and etoposide for limited-stage small-cell lung cancer: results of the Japan Clinical Oncology Group study 9104. *J Clin Oncol* 2002;20:3054–3060.
68. Coy P, Hodson I, Payne DG, et al. The effect of dose of thoracic irradiation on recurrence in patients with limited stage small cell lung cancer. Initial results of a Canadian multicentre randomized trial. *Int J Radiat Oncol Biol Phys* 1988;14:219–226.
69. Turrisi AT, Kim K, Blum R, et al. Twice-daily compared with once-daily thoracic radiotherapy in limited small-cell lung cancer treated concurrently with cisplatin and etoposide. *N Engl J Med* 1999;340:265–271.
70. Bonner JA, Sloan JA, Shanahan TG, et al. Phase III comparison of twice-daily split-course irradiation versus once-daily irradiation for patients with limited stage small-cell lung carcinoma. *J Clin Oncol* 1999;17:2681–2691.
71. Kumar P. The role of radiotherapy in the management of limited-stage small cell lung cancer: past, present, and future. *Chest* 1997;112(suppl):259–265.
72. Murray N, Coy P, Pater JL, et al. Importance of timing for thoracic irradiation in the combined modality treatment of limited-stage small-cell lung cancer. *J Clin Oncol* 1993;11:336–344.
73. Prophylactic Cranial Irradiation Overview Collaborative Group. Cranial irradiation for preventing brain metastasis of small cell lung cancer in patients in complete remission. In: The Cochrane Library, Issue 4, 2002. Oxford: Update Software. Search date 2000; primary sources Medline, Cancerlit, Excerpta Medica, Biosis, hand searches of meeting proceedings, the Physician Data Query clinical trial registry, and personal contact with investigators and experts.
74. Arriagada R, Le Chevalier T, Riviere A. Patterns of failure after prophylactic cranial irradiation in small-cell lung cancer: analysis of 505 randomized patients. *Ann Oncol* 2002;13:748–754.
75. Souhami RL, Spiro SG, Rudd RM, et al. Five day oral etoposide treatment for advanced small cell lung cancer: randomized comparison with intravenous chemotherapy. *J Natl Cancer Inst* 1997; 89:577–580.
76. Medical Research Council Lung Cancer Working Party. Comparison of oral etoposide and standard intravenous multidrug chemotherapy for small-cell lung cancer: a stopped multicentre randomised trial. *Lancet* 1996;348:563–566.
77. Hanna NH, Sandler AB, Loehrer PJ, et al. Maintenance daily oral etoposide versus no further therapy following induction chemotherapy with etoposide plus ifosfamide plus cisplatin in extensive small-cell lung cancer: a Hoosier Oncology Group randomized study. *Ann Oncol* 2002; 13:95–102.

Tabelle 1 **Stadieneinteilung der Bronchialkarzinome.**

Nichtkleinzelliges Bronchialkarzinom		
Stadium	**Definition***	**Fünfjahres-Überlebensrate in %**
1	T1-T2, N0, M0	55–75
2	T1-T2, N1, M0	25–50
3A	T3, N0-N1, M0; oder T1-T3, N2, M0	20–40
3B	T4, N0-N3, M0; oder T1-T3, N3, M0	≤5
4	alle M1-Tumoren	≤5
Kleinzelliges Bronchialkarzinom		
Stadium	**Definition**	**mediane Überlebensdauer**
limited disease (LD)	Tumorausbreitung auf den initial betroffenen Hemithorax beschränkt, Befall supraklavikulärer Lymphknoten oder beides	18–24 Monate**
extensive disease (ED)	Definiert als Tumorausbreitung über LD hinausgehend	10–12 Monate***

* T = Tumor, N = Lymphknoten, M = Metastasen
** mit kombinierter Chemotherapie und mediastinaler Bestrahlung
*** mit palliativer Chemotherapie

Bronchiektasie

Suchdatum: Juni 2004

Nick ten Hacken, Huib Kerstjens und Dirkje Postma

Frage **Welche Effekte haben Behandlungsmethoden bei Bronchiektasie ohne zystische Fibrose?**

Nutzen wahrscheinlich

Körperliche Aktivität oder körperliches Training[4]

Eine systematische Übersicht zeigte, dass ein Training der inspiratorischen Muskulatur die Lebensqualität und körperliche Belastbarkeit von Patienten mit nicht durch zystische Fibrose bedingter Bronchiektasie im Vergleich zu keiner oder einer nur scheinbaren Intervention erhöht.

Wirksamkeit unbekannt

Inhalative Kortikosteroide[6]

Eine systematische Übersicht ergab aus zwei kleinen RCTs nur unzureichende Belege für einen Vergleich inhalativer Steroide mit Placebo bei Personen mit einer Bronchiektasie, die nicht auf ein kongenitales Leiden zurückzuführen war.

Lang wirkende β_2-Agonisten[8]

Eine systematische Übersicht ergab keine RCTs zum Vergleich lang wirksamer β_2-Sympathomimetika mit Placebo oder anderen Behandlungsformen bei Patienten mit nicht durch zystische Fibrose bedingter Bronchiektasie.

Mukolytika (Bromhexin oder Desoxyribonuklease)[5]

Eine systematische Übersicht ergab aus drei RCTs nur unzureichende Belege für einen Vergleich der Effekte von Bromhexin oder gentechnisch hergestellter humaner Desoxyribonuklease mit Placebo bei Patienten mit nicht durch zystische Fibrose bedingter Bronchiektasie.

Orale Kortikosteroide[7]

Eine systematische Übersicht ergab keine RCTs zum Vergleich oraler Kortikosteroide mit Placebo, keiner Behandlung oder anderen medikamentösen oder nichtmedikamentösen Behandlungsformen bei Patienten mit nicht durch zystische Fibrose bedingter Bronchiektasie.

Definition Bronchiektasie ist definiert als irreversible Erweiterung der mittleren Atemwege (Bronchien) in der Lunge. Sie ist charakterisiert durch Entzündung, Zerstörung der Bronchialwände und chronische bakterielle Infektion. Die Erkrankung kann auf einen einzelnen Lappen oder ein Lungensegment begrenzt sein oder diffus eine oder beide Lungen betreffen. Klinisch manifestiert sich die Erkrankung durch chronischen Husten und chronische Überproduktion von Sputum (bis zu 500 ml/d), das oft purulent ist.[1] Personen mit schwerer Bronchiektasie können an lebensbedrohender Hämoptyse leiden und Merkmale einer chronischen obstruktiven Atemwegserkrankung entwickeln. Dazu gehören Giemen, chronische Ateminsuffizienz, pulmonale Hypertonie und Rechtsherzinsuffizienz.

Inzidenz/ Prävalenz

Es fanden sich nur wenige zuverlässige Daten. Die Inzidenz hat in den vergangenen 50 Jahren abgenommen, und die Prävalenz ist in Ländern mit niedrigerem Einkommen höher. In armen Ländern ist die Prävalenz viel höher und eine bedeutende Ursache der Morbidität und Mortalität.

Ätiologie/ Risikofaktoren

Bronchiektasie ist meist eine langfristige Komplikation einer früheren Infektion der unteren Atemwege, wie etwa Masern-Pneumonie, Keuchhusten und Tuberkulose. Auch eine Fremdkörperinhalation sowie allergisch, autoimmun und chemisch bedingte Lungenschäden prädisponieren zu dieser Erkrankung.[2] Ferner können auch kongenitale Grunderkrankungen wie die zystische Fibrose, Syndrome mit gestörter Motilität der Zilien, α_1-Antitrypsin-Mangel und kongenitale Immunschwächen zur Bronchiektasie prädisponieren und in Ländern mit höherem Einkommen ätiologisch bedeutsamer sein als Atemwegsinfekte.

Prognose

Bronchiektasie ist ein chronisches Leiden mit häufigen Rezidiven von unterschiedlichem Schweregrad. Die Langzeitprognose ist unterschiedlich. Daten zur Morbidität und Mortalität sind rar.[3] Bronchiektasie tritt oft mit anderen Atemwegserkrankungen auf, wodurch es schwer fällt, eine ausschließlich auf die Bronchiektasie bezogene Prognose zu stellen.

Literatur

1. Nicotra MB, Riveera M, Dale AM, et al. Clinical, pathophysiologic, and microbiologic characterization of bronchiectasis in an aging cohort. *Chest* 1995;108:955–961.
2. Mysliwiec V, Pina JS. Bronchiectasis: the 'other' obstructive lung disease. *Postgrad Med* 1999; 106:123–131.
3. Keistinen T, Saynajakangas O, Tuuponen T, et al. Bronchiectasis: an orphan disease with a poorly-understood prognosis. *Eur Respir J* 1997;10:2784–2787.
4. Bradley J, Moran F, Greenstone M. Physical training for bronchiectasis (Cochrane Review). In: The Cochrane Library. Issue 3, 2003. Oxford: Update Software. Search date not reported; primary sources Cochrane Airways Group Trials register, Cochrane Clinical Register of Controlled Trials, hand searching of references, and contact with experts.
5. Crockett AJ, Cranston JM, Latimer KM, et al. Mucolytics for bronchiectasis (Cochrane Review). In: The Cochrane Library, Issue 3, 2003. Oxford, Update Software. Search date 2001; primary sources Cochrane Airways Group register, contact with pharmaceutical manufacturers, contact with experts, and hand searching of references.
6. Kolbe J, Wells A, Ram FSF. Inhaled steroids for bronchiectasis (Cochrane Review). In: The Cochrane Library, Issue 3, 2003. Oxford, Update Software. Search date 2001; primary sources Cochrane Airways Group register, contact with pharmaceutical manufacturers, contact with experts, and hand searching of references.
7. Lasserson T, Holt K, Greenstone M. Oral steroids for bronchiectasis (stable and acute exacerbations) (Cochrane Review). In: The Cochrane Library, Issue 3, 2003. Oxford, Update Software. Search date 2002; primary sources Cochrane Controlled Trials Register, Medline, Embase, and hand searching of references.
8. Sheikh A, Nolan D, Greenstone M. Long-acting beta-2-agonists for bronchiectasis (Cochrane Review). In: The Cochrane Library, Issue 3, 2003. Oxford: Update Software. Search date 2002.; primary sources Cochrane Controlled Trials Register, Medline, Embase, hand searching of references.

Kommentar

Dieter Ukena

Rekurrierende Infektionen sind die häufigste Ursache für die Entstehung von Bronchiektasen. In ca. 2/3 der Fälle tritt eine Kontamination mit potenziell pathogenen Mikroorganismen (PPMs), am häufigsten H. influenzae, Pseudomonas spp. und S. pneumoniae (1, 2). Die Besonderheiten der Koinzidenz von Bronchiektasie mit allergischer bronchopulmonaler Aspergillose (ABPA) sowie mit Infektionen aus dem Mycobacterium-avium-Komplex sind zu berücksichtigen (2). Das wichtigste diagnostische Werkzeug ist die High-Resolution CT (1, 2).

Bronchiektasie

Da die Bronchiektasie als individuelle Krankheitsentität selten ist, ist die Wirksamkeitsbeurteilung einzelner Therapiemodalitäten auf Grund des Fehlens randomisierter klinischer Studien (RCTs) mit klinisch relevanten Endpunkten nicht möglich. Dementsprechend kritisch fällt auch die Beurteilung einzelner Interventionen aus. Diese Schlussfolgerung gilt auch für Anticholinergika (3), Leukotrien-Rezeptor-Antagonisten (LTRA) (4), Theophyllin (5), physikalische Therapie zur bronchialen Hygiene (Thoraxperkussion, posturale Dränage) (6), inhalative hyperosmolare Salzlösung (7). Andere Medikamente wie inhalative Kortikosteroide (ICS), lang wirksame ß2-Sympathomimetika (LABA, long-acting beta2-agonists), Mykolytika (Bromhexin oder Dornase alfa) oder orale Glukokortikoide weisen keinen eindeutigen therapeutischen Nutzen auf. Inspiratorisches Muskeltraining verbessert die Ausdauerleistung und die Lebensqualität (8). Erwähnenswert ist die Abnahme der Sputum-Menge durch Clarithromycin, am ehesten bedingt durch seine antiinflammatorische Wirkung (9).
Die chirurgischen Therapieverfahren kommen präferenziell bei lokalisierter Erkrankung – z. B. Befall eines Lungensegmentes bzw. Lungenlappens – oder bei Versagen der konservativen Therapieverfahren zum Einsatz (10). Es existieren keine randomisierten Vergleichsstudien zu chirurgischen und konservativen Therapiemodalitäten (11). Im Falle einer ausgeprägten Hämoptyse ist die selektive Bronchialarterienembolisation indiziert (1, 2).

1. Mansharamani NG, Koziel H: Chronic lung sepsis: lung abscess, bronchiectasis, and empyema. Curr Opin Pulm Med 2003, 9: 181–5.
2. Barker AF: Bronchiectasis. N Engl J Med 2002, 346: 1383–1393.
3. Lasserson T, Holt K, Evans D, Greenstone M: Anticholinergic therapy for bronchiectasis (Cochrane Review). The Cochrane Library, Issue 2 2003, File Reference AB002163. Oxford.
4. Corless JA, Warburton CJ: Leukotriene receptor antagonists for non-cystic fibrosis bronchiectasis (Cochrane Review). The Cochrane Library, Issue 2 2003, File Reference AB002174. Oxford.
5. Steele K, Lasserson JA, Greenstone M: Oral methyl-xanthines for bronchiectasis. (Cochrane Review). The Cochrane Library, Issue 2 2003, File Reference AB002734. Oxford.
6. Jones AP, Rowe BH: Bronchopulmonary hygiene physical therapy for chronic obstructive pulmonary disease and bronchiectasis (Cochrane Review). The Cochrane Library, Issue 2 2003, File Reference AB000045. Oxford.
7. Wills P, Greenstone M: Inhaled hyperosmolar agents for bronchiectasis (Cochrane Review). The Cochrane Library, Issue 2 2003, File Reference AB002996. Oxford.
8. Bradley J, Moran F, Greenstone M: Physical training for bronchiectasis (Cochrane Review). The Cochrane Library, Issue 2 2003, File Reference AB002166. Oxford.
9. Tagaya E, Tamaoki J, Kondo M, Nagai A: Effect of a short course of clarithromycin therapy on sputum production in patients with chronic airway hypersecretion. Chest 2002, 122: 213–8.
10. Kutlay H, Cangir AK, Enon S et al.: Surgical treatment in bronchiectasis: analysis of 166 patients. Eur J Cardiothorac Surg 2002, 21: 634–7.
11. Corless JA, Warburton CJ: Surgery versus non-surgical treatment for bronchiectasis (Cochrane Review). The Cochrane Library, Issue 2 2003, File Reference AB002180. Oxford.

Bronchitis, akute

Suchdatum: Juli 2004

Peter Wark

Frage **Welche Effekte haben Behandlungsmethoden bei Patienten ohne chronische Atemwegserkrankung?**

Nutzen und Schaden abzuwägen

Antibiotika[8–21]

Einer systematischen Übersicht und einer anschließenden RCT zufolge führen Antibiotika (Doxycyclin, Erythromycin und Sulfamethoxazol-Trimethoprim) verglichen mit Placebo nach 1–2 Wochen zu einer leichten Verringerung des Hustens. Hinsichtlich der Lebensqualität oder der Beeinträchtigung der normalen Aktivität ergab sich jedoch verglichen mit Placebo kein signifikanter Unterschied. Es fand sich weder eine systematische Übersicht noch gab es RCTs, in denen Amoxicillin und Roxithromycin oder Cefuroxim miteinander verglichen wurden. RCTs zeigten weder zwischen Azithromycin und Clarithromycin noch zwischen verschiedenen Cephalosporinen sowie zwischen Cefuroxim und Amoxicillin plus Clavulansäure einen signifkanten Unterschied. RCTs zeigten bei der Nachuntersuchung, dass Doxycyclin im Vergleich zu Placebo die Anzahl der Patienten mit Husten bzw. die durchschnittliche Anzahl von Tagen mit Husten senkt. Verglichen mit Placebo erhöhen Antibiotika die Gefahr von Nebenwirkungen wie Übelkeit, Erbrechen, Hautausschlag, Kopfschmerzen und Vaginitis. Zwei RCTs zufolge sind Nebenwirkungen unter Cefuroxim seltener als unter Amoxicillin plus Clavulansäure. Ein weit verbreiteter Einsatz von Antibiotika kann zu bakteriellen Resistenzen führen.

Wirksamkeit unbekannt

Antihistaminika[22, 30]

Eine RCT ergab nur unzureichende Belege für die Effekte von Antihistaminika bei Patienten mit akuter Bronchitis, verglichen mit Placebo.

Antitussiva[22–27]

RCTs zeigten bei Kindern oder Erwachsenen mit akuter Bronchitis hinsichtlich des Schweregrades des Hustens keinen signifikanten Unterschied zwischen Codein oder Dextromethorphan und Placebo. Unter Umständen waren die RCTs jedoch zu klein, um einen klinisch bedeutsamen Unterschied aufzudecken. Eine RCT ergab begrenzte Hinweise darauf, dass Mogustein verglichen mit Placebo den Schweregrad des Hustens bei Erwachsenen verringert, jedoch mit mehr gastrointestinalen Nebenwirkungen einhergeht.

Expektoranzien[22]

Es fanden sich keine RCTs zu den Effekten von Expektoranzien bei Patienten mit akuter Bronchitis.

β_2-Sympathomimetika[23, 24, 28, 29]

Eine systematische Übersicht zeigte bei Patienten mit akuter Bronchitis hinsichtlich des Hustens oder der Fähigkeit zur Rückkehr an den Arbeitsplatz keinen signifikanten Unterschied zwischen inhalierten oder oral verabreichten β_2-Sympathomimetika. In einer kleinen RCT fanden sich begrenzte Hinweise darauf, dass β_2-Sympathomimetika verglichen mit Erythromycin den Husten abschwächen. Die Übersicht ergab, dass β_2-Sympathomimetika bei Erwachsenen häufiger mit Zittern und Tremor einhergehen als Placebo.

Bronchitis, akute

Definition Akute Bronchitis ist eine vorübergehende Entzündung der Trachea und der Hauptbronchien. Klinisch wird sie diagnostiziert auf der Grundlage von Husten sowie gelegentlich Sputum, Dyspnö und Giemen. Diese Übersicht beschränkt sich auf Episoden einer akuten Bronchitis bei Patienten (Raucher und Nichtraucher) ohne vorbestehende Atemwegserkrankung, wie etwa ein diagnostisch gesichertes Asthma oder eine chronische Bronchitis, und/oder Belege für eine feste Atemwegsobstruktion. Patienten mit klinisch oder radiologisch nachgewiesener Pneumonie werden ausgeschlossen. Die Anwendung einer klinischen Definition der akuten Bronchitis impliziert jedoch, dass in einige der angegebenen Studien unter Umständen auch Patienten mit Erkrankungen wie transientem oder leichtem Asthma oder einer leichten chronischen Atemwegsobstruktion aufgenommen wurden.

Inzidenz/Prävalenz Eine akute Bronchtis befällt jährlich 44/1000 Erwachsene (>16 Jahre), wobei 82 % der Episoden im Herbst oder Winter auftreten.[1] In Australien ist die akute Bronchitis einer Umfrage zufolge der fünfthäufigste Grund für einen Besuch beim Allgemeinarzt.[2]

Ätiologie/Risikofaktoren Als Auslöser einer akuten Bronchitis gilt eine Infektion, jedoch wurden bei weniger als 55 % der Patienten Erreger identifiziert.[1] Kommunale Studien, in denen eine Isolation von Erregern aus dem Sputum von Patienten mit akuter Bronchitis versucht wurde, ergaben zu 8–23 % Viren, zu 45 % typische Bakterien (*Streptococcus pneumoniae, Haemophilus influenzae, Moraxella catarrhalis*) sowie zu 0–25 % atypische Bakterien (*Mycobacterium pneumoniae, Chlamydia pneumoniae, Bordetella pertussis*).[1, 3, 4] Unklar ist, ob sich auch Rauchen auf das Risiko einer akuten Bronchitis auswirkt.

Prognose Akute Bronchitis gilt als leichte, selbstlimitierende Erkrankung, jedoch gibt es nur wenige Daten zur Prognose und zur Häufigkeit von Komplikationen, wie etwa chronischem Husten oder dem Fortschreiten zur chronischen Bronchitis oder zur Pneumonie. In einer prospektiven Longitudinalstudie wurden 653 zuvor gesunde Erwachsene untersucht, die über einen Zeitraum von 12 Monaten wegen Symptomen eines Infekts der tiefen Atemwege den Allgemeinarzt aufsuchten.[1] Es zeigte sich, dass 20 % der Patienten innerhalb des ersten Monats der Erkrankung erneut wegen anhaltender oder wiederkehrender Symptome ihren Allgemeinarzt aufsuchen. Einer prospektiven Studie an 138 zuvor gesunden Patienten zufolge hatten 3 Jahre nach der Erstvorstellung wegen akuter Bronchitis 34 % der Patienten Symptome einer chronischen Bronchitis oder eines Asthmas.[5] Auch ist unklar, ob eine akute Bronchitis eine kausale Rolle beim Fortschreiten zur chronischen Bronchitis spielt oder ob sie einfach nur einen Marker für die Prädisposition zu chronischen Lungenerkrankungen darstellt. Obwohl Rauchen als wichtigster Risikofaktor einer chronischen Bronchitis erkannt wurde,[6, 7] ist unklar, ob die entzündliche Wirkung des Zigarettenrauchs und die zur akuten Bronchitis führende Infektion additive Effekte auf dem Weg zu chronischen entzündlichen Atemwegsveränderungen haben.

Literatur

1. Macfarlane J, Holmes W, Gard P, et al. Prospective study of the incidence, aetiology and outcome of adult lower respiratory tract illness in the community. *Thorax* 2001;56:109–114.
2. Meza RA. The management of acute bronchitis in general practice results from the Australian morbidity and treatment survey. *Aust Fam Physician* 1994;23:1550–1553.

3. Boldy DAR, Skidmore SJ, Ayres JG. Acute bronchitis in the community: clinical features, infective factors, changes in pulmonary function and bronchial reactivity to histamine. *Respir Med* 1990; 84:377–385.
4. Grayston JT, Aldous MB, Easton A, et al. Evidence that *Chlamydia pneumoniae* causes pneumonia and bronchitis. *J Infect Dis* 1993;168:1231–1235.
5. Jonsson JS, Gislason T, Gislason D, et al. Acute bronchitis and clinical outcome three years later: prospective cohort study. *Thorax* 1998;317:1433.
6. Whittemore AS, Perlin SA, DiCiccio Y. Chronic obstructive pulmonary disease in lifelong nonsmokers: results from NHANES. *Am J Public Health* 1995;85:702–706.
7. Brunekreef B, Fischer P, Remijn B, et al. Indoor air pollution and its effects on pulmonary function of adult non-smoking women: III passive smoking and pulmonary function. *Int J Epidemiol* 1985;14:227–230.
8. Smucny J, Fahey T, Becker L, et al. Antibiotics for acute bronchitis. In: The Cochrane Library, Issue 1, 2003. Oxford: Update Software. Search date 2000; primary sources Medline, Embase, Scisearch, Cochrane controlled trials register, hand searches of reference lists, and contact with study authors and drug manufacturers.
9. Evans AT, Husain S, Durairaj L, et al. Azithromycin for acute bronchitis: a randomised, double blind, controlled trial. *Lancet* 2002;359:1648–1654.
10. King DE, Williams WC, Bishop L, et al. Effectiveness of erythromycin in the treatment of acute bronchitis. *J Fam Pract* 1996;42:601–605.
11. Verheij TJ, Hermans J, Mulder JD. Effects of doxycycline in patients with acute cough and purulent sputum: a double blind placebo controlled trial. *Br J Gen Pract* 1994;44:400–404.
12. Williamson HA. A randomised, controlled trial of doxycycline in the treatment of acute bronchitis. *J Fam Pract* 1984;19:481–486.
13. Shah SH, Shah IS, Turnbull G, et al. Cefuroxime axetil in the treatment of bronchitis: comparison with amoxicillin in a multicentre study in general practice patients. *Br J Clin Pract* 1994;48:185–189.
14. Hopstaken RM, Nelemans P, Stobberingh EE, et al. Is roxithromycin better than amoxicillin in the treatment of acute lower respiratory tract infections in primary care? A double blind randomised controlled trial. *J Fam Pract* 2002;51:329–336.
15. Vincken W, Yernault JC. Efficacy and tolerability of clarithromycin versus azithromycin in the short course treatment of acute bronchitis. *Drug Invest* 1993:3;170–175.
16. Arthur M, McAdoo M, Guerra J, et al. Clinical comparison of cefuroxime axetil with cefixime in the treatment of acute bronchitis. *Am J Ther* 1996;3:622–629.
17. Camus P, Beraud A, Phillip-Joet F, et al. Five days treatment of acute purulent bronchitis in the elderly with cefpodoxime proxetil. *Med Maladies Infect* 1994;24:681–685
18. Henry DC, Ruoff GE, Noonan M, et al. Comparison of the efficacy and tolerability of short-course cefuroxime axetil and amoxicillin clavulanic acid in the treatment of secondary bacterial infections of acute bronchitis. *Clin Drug Invest* 1999;18:335–344.
19. Henry DC, Ruoff GE, Noonan M, et al. Effectiveness of short course therapy (5 days) with cefuroxime axetil in treatment of secondary bacterial infections of acute bronchitis. *Antimicrob Agents Chemother* 1995;39:2528–2534.
20. Oeffinger KC, Snell LM, Foster BM, et al. Treatment of acute bronchitis in adults. A national survey of family physicians. *J Fam Pract* 1998;46:469–475.
21. Wise R, Hart T, Cars O, et al. Antimicrobial resistance is a major threat to public health [Editorial]. *BMJ* 1998;317:609–610.
22. Schroeder K, Fahey T. Over the counter medications for acute cough in children and adults in ambulatory settings. In: The Cochrane Library, Issue 1, 2003. Oxford: Update Software. Search date 2000; primary sources Cochrane library, Medline, Embase, UK Dept Health National Research Register, and contact with study authors and pharmaceutical companies.
23. Smucny J, Flynn C, Becker L, et al. Beta2 agonists for acute bronchitis. In: The Cochrane Library, Issue 1, 2003. Oxford: Update Software. Search date 2000; primary sources Cochrane library, Medline, Embase, conference proceedings, and Science Citation Index.
24. Taylor JA, Novack AH, Almquist JR, et al. Efficacy of cough suppressants in children. *J Pediatr* 1993;122:799–802.
25. Korppi M, Laurikainen K, Pietikainen M, et al. Antitussives in the treatment of acute transient cough in children. *Acta Pediatr Scand* 1991;80:969–971.
26. Eccles R, Morris S, Jawad M. Lack of effect of codeine in the treatment of cough associated with acute upper respiratory tract infection. *J Clin Pharmacol Ther* 1992;17:175–180.
27. Adams R, Hosie J, James I, et al. Antitussive activity and tolerability of moguisteine in patients with acute cough: a randomised double blind placebo controlled study. *Adv Ther* 1993;10:263–271.
28. Tukiainen J, Karttunen P, Silvasti M, et al. The treatment of acute transient cough: a placebo-controlled comparison of dextromethorphan and dextromethorphan-beta 2-sympathomimetic combination. *Eur J Respir Dis* 1986;69:95–99.

29. Hueston W. A comparison of albuterol and erythromycin for the treatment of acute bronchitis. *J Fam Pract* 1991;33:476–480.
30. Berkowitz RB, Tinkelman DG. Evaluation of oral terfenadine for treatment of the common cold. *Ann Allergy* 1991;67:593–597.

Kommentar

Dieter Ukena

Es handelt sich um eine akute Entzündung der Bronchien, oft begleitet von Rhinitis, Pharyngitis, Laryngitis und Tracheitis. Erreger sind in der Regel Viren, wie z. B. RS-, Rhino-, Myxo-, ECHO- oder Adenoviren.
Die akute Bronchitis eines Patienten ohne chronisch obstruktive Lungenerkrankung sollte nicht mit antimikrobiellen Substanzen behandelt werden (Empfehlungsgrad „A"; s. aktuelle publizierte Empfehlungen einer S3-Leitlinie) (1). Es wird hervorgehoben, dass bei Patienten mit Asthma oder mit schwerem oder langanhaltendem Verlauf von mehr als 7 Tagen eine Antibiotika-Therapie im Einzelfall nach klinischer Einschätzung erwogen werden kann (1). Sinnvoll ist die umfassende Aufklärung des Patienten über die Nichtwirksamkeit von Antibiotika bei einer akuten viralen Bronchitis (1).

1. Höffken G, Lorenz J, Kern W et al.: Epidemiologie, Diagnostik, antimikrobielle Therapie und Management von erwachsenen Patienten mit ambulant erworbenen tiefen Atemwegsinfektionen (akute Bronchitis, akute Exazerbation einer chronischen Bronchitis, Influenza und andere respiratorische Virusinfektionen) sowie ambulant erworbener Pneumonie. Chemotherapie Journal 2005; 14: 97–155.

Bronchitis, chronische obstruktive (COPD)

Suchdatum: Februar 2004

Huib Kerstjens, Dirkje Postma und Nick ten Hacken

Es fanden sich keine Belege für die Effekte der meisten Interventionen bei Fortschreiten einer COPD (gemessen an der Abnahme der Lungenfunktion).

Frage **Welche Effekte hat eine medikamentöse Erhaltungstherapie bei stabiler COPD?**

Nutzen belegt

Inhalative Anticholinergika (senken die Exazerbationsrate, verringern Symptome und erhöhen die FEV_1) [10, 12–27]

RCTs zufolge bessern inhalative Anticholinergika im Vergleich zu Placebo die forcierte exspiratorische Einsekundenkapazität (FEV_1), die körperliche Belastbarkeit und die Symptome. Einer großen RCT zufolge hat Ipratropium, das während eines Raucherentwöhnungsprogramms gegeben wird, im Vergleich zu einem alleinigen Raucherentwöhnungsprogramm über 5 Jahre hinweg keine signifikanten Auswirkungen auf die FEV_1-Abnahme. RCTs ergaben, dass inhalatives Tiotropium, ein lang wirksames Anticholinergikum, im Vergleich zu Placebo oder Ipratropium nach einem Jahr die Häufigkeit der Exazerbationen senkt.

Anticholinergika plus β_2-Agonisten zur Inhalation (verbessern die FEV_1 im Vergleich zu jeder Substanz für sich genommen) [43–50]

RCTs zufolge erhöht die Kombination eines kurz wirksamen β_2-Agonisten mit einem Anticholinergikum, verglichen mit den jeweils einzeln verabreichten Substanzen, über 2–12 Wochen die FEV_1 geringfügig. Einer RCT zufolge verbessert ein lang wirksamer β_2-Agonist, kombiniert mit einem Anticholinergikum, FEV_1 und PEF (maximaler exspiratorischer Atemfluss) mehr als ein kurz wirksamer β_2-Agonist. Es fanden sich keine RCTs zur Langzeitbehandlung, in denen Anticholinergika plus β_2-Agonisten mit Placebo verglichen wurden.

Inhalative Kortikosteroide plus lang wirksame β_2-Agonisten (verbessern im Vergleich zu Placebo die Exazerbationsrate, Symptome und Lebensqualität sowie die FEV_1) [1, 33–37]

RCTs zufolge senken ein inhalatives Kortikosteroid plus ein lang wirksamer β_2-Agonist verglichen mit Placebo die Exazerbationsraten und verbessern die Lungenfunktion, die Symptomatik sowie die gesundheitsbezogene Lebensqualität. Im Allgemeinen ist die Kombination effektiver als ein inhalatives Kortikosteroid bzw. ein lang wirksamer β_2-Agonist für sich genommen, auch wenn dieser Unterschied nicht für alle Zielkriterien signifikant ist.

Inhalative β_2-Agonisten (verbessern im Vergleich zu Placebo die FEV_1) [17–19, 28–42]

RCTs zufolge verbessert eine Behandlung mit inhalativen β_2-Agonisten im Vergleich zu Placebo nach einer Behandlungsdauer von einer Woche bis 12 Monaten die FEV_1. RCTs lieferten nur unzureichende direkte Belege für die Effekte kurz und lang wirksamer β_2-Agonisten auf die Lebensqualität und Symptome. RCTs lieferten nur unzureichende direkte Belege für die Effekte kurz und lang wirksamer β_2-Agonisten auf die Exazerbationsraten.

Nutzen wahrscheinlich

Inhalative Anticholinergika im Vergleich zu β_2-Agonisten (verbessern im Vergleich zu β_2-Agonisten langfristig die FEV_1)[16–18, 26, 32, 51]

RCTs zeigten keine übereinstimmenden Belege für die 3-Monats-Effekte kurz wirksamer inhalativer Anticholinergika im Vergleich zu lang wirksamen β_2-Agonisten. Zwei RCTs zufolge führt eine 6-monatige Behandlung mit einem lang wirksamen inhalativen Anticholinergikum im Vergleich zu einem lang wirksamen inhalativen β_2-Agonisten zu einer Verbesserung der FEV_1. Eine RCT zeigte hinsichtlich der Lebensqualität oder der Exazerbationsraten nach 6 Monaten keinen signifikanten Unterschied zwischen einem lang wirksamen inhalativen Anticholinergikum und einem lang wirksamen inhalativen β_2-Agonisten.

Häusliche Langzeit-Sauerstofftherapie (nützlich bei schwerer Hypoxämie)[70–75]

Eine RCT an Patienten mit schwerer Hypoxämie im Tagesverlauf zeigte, dass die häusliche Sauerstofftherapie im Vergleich zu keiner Sauerstofftherapie die Überlebensrate hebt. Eine zweite RCT ergab, dass kontinuierlich verabreichter Sauerstoff im Vergleich zu ausschließlich nachts verabreichtem Sauerstoff die Mortalität von Patienten mit schwerer Hypoxämie senkt. Drei RCTs an Patienten mit leichter oder nur nächtlicher Hypoxämie zeigten hinsichtlich der Mortalität keinen signifikanten Unterschied zwischen häuslicher Langzeit-Sauerstofftherapie und keiner Sauerstofftherapie.

Mukolytika (extrapoliert aus Studien zu verschiedenen Lungenkrankheiten inkl. COPD; senken die Exazerbationsraten)[66–68]

Zwei systematische Übersichten ergaben begrenzte Belege dafür, dass Mukolytika im Vergleich zu Placebo über 3–24 Monate lang die Häufigkeit und Dauer von Exazerbationen verringern.

Nutzen und Schaden abzuwägen

Theophylline[52–55]

Eine systematische Übersicht ergab unter Theophyllinen im Vergleich zu Placebo eine leichte Verbesserung der FEV_1 nach 3 Monaten. Einer großen RCT zufolge verbessern Theophylline im Vergleich zu Placebo nach 12 Behandlungsmonaten die FEV_1. Die Anwendbarkeit von Theopyllinen wird durch die Nebenwirkungen und die Notwendigkeit der häufigen Serumkonzentrationsbestimmung begrenzt.

Inhalative Kortikosteroide (ICS; senken die Exazerbationsraten, können jedoch langfristig Schäden verursachen)[1, 33–37, 58–62]

RCTs zufolge besteht hinsichtlich der Änderung der Lungenfunktion (FEV_1) über 10 Tage bis 10 Wochen hinweg kein signifikanter Unterschied zwischen ICS und Placebo. Eine systematische Übersicht und eine nachfolgende RCT zeigten hinsichtlich einer Senkung der FEV_1 nach 24 Monaten keinen signifikanten Unterschied zwischen ICS und Placebo. Eine zweite systematische Übersicht, in der die Effekte hoch dosierter ICS untersucht wurden, sowie vier nachfolgende RCTs zeigten jedoch, dass ICS im Vergleich zu Placebo nach 12–24 Monaten die Abnahme der FEV_1 leicht verringern. Einer systematischen Übersicht und einer nachfolgenden RCT zufolge verringert die ICS-Langzeittherapie im Vergleich zu Placebo die Häufigkeit von Exazerbationen. Zwei anschließende RCTs ergaben hinsichtlich der Exazerbationsraten keinen signifikanten Unterschied. Langfristig verabreichte inhalative Kortikosteroide können zu Nebenwirkungen prädisponieren, darunter Osteoporose, trophische Hautveränderungen und orale Candidiasis.

Wirksamkeit unbekannt

Desoxyribonuklease[79]

Über die langfristigen Effekte von Desoxyribonuklease im Vergleich zu Placebo fanden sich keine RCTs.

Antibiotikaprophylaxe[69]

Eine systematische Übersicht ergab unter prophylaktisch verabreichten Antibiotika nur begrenzte Hinweise für eine geringfügige Senkung der Exazerbationsraten und der Tage mit Behinderungen. Diese Vorteile überwiegen u. U. nicht die Schäden durch Antibiotika, vor allem hinsichtlich der Entwicklung von Resistenzen. Alle aufgefundenen RCTs wurden schon vor 30 Jahren durchgeführt, und ihre Resultate dürften für die gegenwärtige Praxis kaum noch gelten.

α_1-Antitrypsin-Infusion[76–78]

Eine RCT an Patienten mit α_1-Antitrypsin-Mangel und mäßiggradigem Emphysem ergab hinsichtlich der Abnahme der FEV_1 nach einem Jahr keinen signifikanten Unterschied zwischen einer α_1-Antitrypsin-Infusion und Placebo.

Nutzen unwahrscheinlich

Orale Kortikosteroide (Schaden erwiesen, aber keine Belege für einen Langzeitnutzen)[56, 57]

Es fanden sich keine Belege für einen langfristigen Nutzen. Einer systematischen Übersicht zufolge bessern orale Kortikosteroide über 2–4 Wochen die FEV_1 im Vergleich zu Placebo. Die Langzeittherapie mit systemischen Kortikosteroiden geht mit ernsthaften Nebenwirkungen, darunter Osteoporose und Diabetes, einher.

Orale im Vergleich zu inhalativen Kortikosteroiden (Schaden erwiesen, aber keine Belege für einen Langzeitnutzen)[57, 63, 64]

Zwei RCTs lieferten unzureichende Belege für die Effekte oraler im Vergleich zu inhalativen Kortikosteroiden über 2 Wochen hinweg. Es fanden sich keine RCTs, in denen orale und inhalative Kortikosteroide zur Langzeitbehandlung miteinander verglichen wurden. Systemisch verabreichte Kortikosteroide gehen mit ernsthaften Nebenwirkungen, darunter Osteoporose und Diabetes, einher.

Frage **Welche Effekte haben Interventionen zum Einstellen des Rauchens bei stabiler COPD?**

Nutzen belegt

Psychosoziale plus medikamentöse Interventionen[10, 81, 85–90]

Eine große RCT an Patienten mit leichter COPD zeigte, dass Nikotinkaugummi plus ein psychosoziales Programm zur Aufgabe des Rauchens sowie ein Raucherentwöhnungsprogramm (mit oder ohne Ipratropium) die Abnahme der FEV_1 verlangsamt und Atemsysmptome sowie Erkrankungen der unteren Atemwege im Vergleich zur üblichen Versorgung (ohne psychosoziale Intervention) verringert, jedoch die Gewichtszunahme erhöht. Hinsichtlich der 5-Jahres-Mortalität aller Ursachen zeigte die RCT keinen signifikanten Unterschied zwischen den Behandlungsformen.

Wirksamkeit unbekannt

Ausschließlich medikamentöse Interventionen[10, 80–83]

Eine systematische Übersicht an Patienten mit COPD ergab keine RCTs.

Bronchitis, chronische obstruktive (COPD)

Ausschließlich psychosoziale Interventionen

Es fanden sich weder eine systematische Übersicht noch RCTs an Patienten mit COPD.

Definition Die chronische obstruktive Bronchitis (COPD) ist ein Krankheitszustand, der durch eine nicht völlig reversible Einschränkung des Atemstroms charakterisiert ist. Letztere ist gewöhnlich sowohl fortschreitend als auch verbunden mit einer abnormen entzündlichen Reaktion auf schädliche Partikel oder Gase.[1] Klassischerweise gilt die COPD als Kombination aus Emphysem und chronischer Bronchitis, auch wenn bei manchen Patienten u. U. nur eines davon vorliegt. Das Emphysem ist eine abnorme, permanente Erweiterung der Lufträume distal der Bronchioli terminales, begleitet von einer Zerstörung ihrer Wände und ohne erkennbare Fibrose. Die chronische Bronchitis bedeutet chronischen Husten oder chronische Schleimproduktion für mindestens 3 Monate in mindestens 2 aufeinander folgenden Jahren, nachdem andere Ursachen eines chronischen Hustens ausgeschlossen wurden.[1]

Inzidenz/ Prävalenz Die chronische obstruktive Bronchitis trifft hauptsächlich Personen mittleren Alters und ältere Menschen. Schätzungen der WHO zufolge war die COPD 1998 die fünfthäufigste Todesursache weltweit und für 4,2 % der Gesamtmortalität verantwortlich (ca. 2.249.000 Todesfälle im Jahre 1998) [2], und die Morbidität nimmt zu. Die geschätzte Prävalenz in den USA ist zwischen 1982 und 1994 um 41 % gestiegen, und die altersbezogenen Sterberaten haben zwischen 1966 und 1985 um 71 % zugenommen. Die altersbezogene Mortalität aller Ursachen sank im gleichen Zeitraum um 22 % und die Mortalität der Herz-Kreislauf-Erkrankungen um 45 %.[1] In Großbritannien betrug die ärztlicherseits diagnostizierte Prävalenz zwischen 1990 und 1997 2 % bei Männern und 1 % bei Frauen.[3]

Ätiologie/ Risikofaktoren Die chronische obstruktive Bronchitis ist weitgehend vermeidbar. Hauptursache in den entwickelten Ländern ist die Exposition gegenüber Zigarettenrauch. Unter lebenslangen Nichtrauchern ist die chronisch obstruktive Bronchitis selten (geschätzte Prävalenz: 5 % in drei großen, repräsentativen US-Studien unter Nichtrauchern von 1971 bis 1984). In diesen Fällen wurde die „passive" Exposition gegenüber Tabakrauch aus der Umgebung als Ursache dargelegt.[5,6] Als weitere Ursachen werden eine Hyperreaktivität der Atemwege, Luftverschmutzung in Räumen und im Außenbereich und Allergien vorgeschlagen.[6–8]

Prognose Eine Einengung der Atemwege ist gewöhnlich progressiv bei denjenigen, die auch weiterhin rauchen, und führt zu frühzeitiger Behinderung und verkürzter Lebenserwartung. Das Aufgeben des Rauchens führt die Rate der Lungenfunktionsabnahme wieder auf die von Nichtrauchern zurück.[10] Viele Menschen benötigen lebenslang Medikamente sowie bei Exazerbationen erhöhte Dosen und Zusatzmedikationen.

Literatur

1. The Global Initiative for Chronic Obstructive Lung Disease. http://www.goldcopd.com. Last accessed 13 February 2004.
2. American Thoracic Society. Standards for the diagnosis and care of patients with chronic obstructive pulmonary disease: ATS statement. Am J Respir Crit Care Med 1995;152(5 pt 2) (suppl):77–120.
3. World Health Report 1999. „Making a difference". http://www.who.int/whr2001/2001/archives/1999/en/pdf/StatisticalAnnex.pdf (last accessed January 2004). p 110 Annex Table 4.
4. Soriano JB, Maier WC, Egger P, et al. Recent trends in physician diagnosed COPD in women and men in the UK. *Thorax* 2000;55:789–794.

5. Whittemore AS, Perlin SA, DiCiccio Y. Chronic obstructive pulmonary disease in lifelong nonsmokers: results from NHANES. *Am J Public Health* 1995;85:702–706.
6. Brunekreef B, Fischer P, Remijn B, et al. Indoor air pollution and its effects on pulmonary function of adult non-smoking women: III. passive smoking and pulmonary function. *Int J Epidemiol* 1985;14:227–230.
7. Rijcken B, Weiss ST. Longitudinal analyses of airway responsiveness and pulmonary function decline. *Am J Respir Crit Care Med* 1996;154(suppl):246–249.
8. Dockery DW, Brunekreef B. Longitudinal studies of air pollution effects on lung function. *Am J Respir Crit Care Med* 1996;154(suppl):250–256.
9. O'Connor GT, Sparrow D, Weiss ST. The role of allergy and non-specific airway hyperresponsiveness in the pathogenesis of chronic obstructive pulmonary disease: state of the art. *Am Rev Respir Dis* 1989;140:225–252.
10. Anthonisen NR, Connett JE, Kiley JP, et al. Effects of smoking intervention and the use of an inhaled anticholinergic bronchodilator on the rate of decline of FEV1: the lung health study. *JAMA* 1994;272:1497–1505.
11. Siafakas NM, Vermeire P, Pride NB, et al. Optimal assessment and management of chronic obstructive pulmonary disease (COPD): a consensus statement of the European Respiratory Society. *Eur Respir J* 1995;8:1398–1420.
12. Braun SR, McKenzie WN, Copeland W, et al. A comparison of the effect of ipratropium bromide and albuterol in the treatment of chronic obstructive airway disease. *Arch Intern Med* 1989;149:544–547.
13. Higgins BG, Powell RM, Cooper S, et al. Effect of salbutamol and ipratropium bromide on airway calibre and bronchial reactivity in asthma and chronic bronchitis. *Eur Respir J* 1991;4:415–420.
14. Ikeda A, Nishimura K, Koyama H, et al. Bronchodilating effects of combined therapy with clinical dosages of ipratropium bromide and salbutamol for stable COPD: comparison with ipratropium bromide alone. *Chest* 1995;107:401–405.
15. Ikeda A, Nishimura K, Koyama H, et al. Comparative dose–response study of three anticholinergic agents and fenoterol using a metered dose inhaler in patients with chronic obstructive pulmonary disease. *Thorax* 1995;50:62–66.
16. Mahler DA, Donohue JF, Barbee RA, et al. Efficacy of salmeterol xinafoate in the treatment of COPD. *Chest* 1999;115:957–965.
17. Rennard SI, Anderson W, ZuWallack R, et al. Use of a long-acting inhaled β2-adrenergic agonist, salmeterol xinafoate, in patients with chronic obstructive pulmonary disease. *Am J Respir Crit Care Med* 2001;163:1087–1092.
18. Dahl R, Greefhorst LA, Nowak D, et al. Inhaled formoterol dry powder versus ipratropium bromide in chronic obstructive pulmonary disease. *Am J Respir Crit Care Med* 2001;164:778–784.
19. Wadbo M, Lofdahl CG, Larsson K, et al. Effects of formoterol and ipratropium bromide in COPD: a 3-month placebo-controlled study. *Eur Respir J* 2002;20:1138–1146.
20. Liesker JJW, Wijkstra PJ, ten Hacken NHT, et al. A systematic review of the effects of bronchodilators on exercise capacity in patients with COPD. *Chest* 2002;121:597–608. Search date 1999; primary source Medline.
21. Littner MR, Ilowite JS, Tashkin DP, et al. Long-acting bronchodilation with once-daily dosing of tiotropium (Spiriva) in stable chronic obstructive pulmonary disease. *Am J Respir Crit Care Med* 2000;161:1136–1142.
22. Casaburi R, Briggs DD Jr, Donohue JF, et al. The spirometric efficacy of once-daily dosing with tiotropium in stable COPD: a 13-week multicenter trial. *Chest* 2000;118:1294–1302.
23. van Noord JA, Bantje TA, Eland ME, et al. A randomised controlled comparison of tiotropium and ipratropium in the treatment of chronic obstructive pulmonary disease. The Dutch Tiotropium Study Group. *Thorax* 2000;55:289–294.
24. Casaburi R, Mahler DA, Jones PW, et al. A long-term evaluation of once-daily inhaled tiotropium in chronic obstructive pulmonary disease. *Eur Respir J* 2002;19:217–224.
25. Vincken W, van Noord JA, Greefhorst AP, et al. Improved health outcomes in patients with COPD during 1 yr's treatment with tiotropium. *Eur Respir J* 2002;19:209–216.
26. Brusasco V, Hodder R, Miravitlles M, et al. Health outcomes following treatment for six months with once daily tiotropium compared with twice daily salmeterol in patients with COPD. *Thorax* 2003;58:399–404.
27. Van Schayck CP, Dompeling E, van Herwaarden CLA, et al. Bronchodilator treatment in moderate asthma or chronic bronchitis: continuous or on demand? A randomised controlled study. *BMJ* 1991;303:1426–1431.
28. Sestini P, Renzoni E, Robinson S, et al. Short-acting beta-2 agonists for stable chronic obstructive pulmonary disease. In: The Cochrane Library, Issue 4, 2002. Oxford: Update Software. Search date 2002; primary sources Cochrane Airways Group database, and reference lists of review articles and retrieved studies.
29. Appleton S, Smith B, Veale A, et al. Long-acting beta2-adrenoceptor agonists in stable chronic obstructive airways disease. In: The Cochrane Library, Issue 4, 2002. Oxford: Update Software. Search

date 2001; primary sources Cochrane Airways Group Register to October 1998, hand searches of reference lists, and pharmaceutical companies contacted for unpublished studies.
30. Aalbers R, Ayres J, Backer V, et al. Formoterol in patients with chronic obstructive pulmonary disease: a randomized, controlled, 3-month trial. *Eur Respir J* 2002;19:936–943.
31. Liesker JJ, Van De Velde V, Meysman M, et al. Effects of formoterol (Oxis Turbohaler) and ipratropium on exercise capacity in patients with COPD. *Respir Med* 2002;96:559–566.
32. Donohue F, van Noord JA, Bateman ED, et al. A 6-month, placebo-controlled study comparing lung function and health status changes in COPD patients treated with tiotropium or salmeterol. *Chest* 2002;122:47–55.
33. Mahler DA, Wire P, Horstman D, et al. Effectiveness of fluticasone propionate and salmeterol combination delivered via the diskus device in the treatment of chronic obstructive pulmonary disease. *Am J Respir Crit Care Med* 2002;166:1084–1091.
34. Calverley P, Pauwels R, Vestbo J, et al. Combined salmeterol and fluticasone in the treatment of chronic obstructive pulmonary disease: a randomised controlled trial. *Lancet* 2003;361:449–456.
35. Szafranski W, Cukier A, Ramirez A, et al. Efficacy and safety of budesonide/formoterol in the management of chronic obstructive pulmonary disease. *Eur Respir J* 2003;21:74–81
36. Hanania NA, Darken P, Horstman D, et al. The efficacy and safety of fluticasone propionate (250 microg)/salmeterol (50 microg) combined in the Diskus inhaler for the treatment of COPD. *Chest* 2003;124:834–843.
37. Calverley PM, Boonsawat W, Cseke Z, et al. Maintenance therapy with budesonide and formoterol in chronic obstructive pulmonary disease. *Eur Respir J* 2003;22:912–919.
38. O'Byrne PM, Kerstjens HAM. Inhaled β2-agonists in the treatment of asthma. *N Engl J Med* 1996;335:886–888.
39. Cook D, Guyatt G, Wong E, et al. Regular versus as-needed short-acting inhaled beta-agonist therapy for chronic obstructive pulmonary disease. *Am J Respir Crit Care Med* 2001;163:85–90.
40. Hall IP, Tattersfield AE. Beta-agonists. In: Clark TJH, Godfrey S, Lee TH, eds. *Asthma*. 3rd ed. London: Chapman and Hall Medical, 1992:341–365.
41. Cazzola M, Imperatore F, Salzillo A, et al. Cardiac effects of formoterol and salmeterol in patients suffering from COPD with preexisting cardiac arrhythmias and hypoxaemia. *Chest* 1998;114:411–415.
42. Anthonisen NR, Wright EC, and the IPPB Trial Group. Bronchodilator response in chronic obstructive pulmonary disease. *Am Rev Respir Dis* 1986;133:814–819.
43. Friedman M, Serby C, Menjoge S, et al. Pharmacoeconomic evaluation of a combination of ipratropium plus albuterol compared with ipratropium alone and albuterol alone in COPD. *Chest* 1999;115:635–641.
44. Levin DC, Little KS, Laughlin KR, et al. Addition of anticholinergic solution prolongs bronchodilator effect of beta2 agonists in patients with chronic obstructive pulmonary disease. *Am J Med* 1996;100 (1A;suppl):40–48.
45. Combivent Inhalation Solution Study Group. Routine nebulized ipratropium and albuterol together are better than either alone in COPD. *Chest* 1997;112:1514–1521.
46. Gross N, Tashkin D, Miller R, et al. Inhalation by nebulization of albuterol–ipratropium combination (Dey combination) is superior to either agent alone in the treatment of chronic obstructive pulmonary disease. Dey Combination Solution study group. *Respiration* 1998;65:354–362.
47. Campbell S. For COPD a combination of ipratropium bromide and albuterol sulfate is more effective than albuterol base. *Arch Intern Med* 1999;159:156–160.
48. Van Noord JA, de Munck DR, Bantje TA, et al. Long-term treatment of chronic obstructive pulmonary disease with salmeterol and the additive effect of ipratropium. *Eur Respir J* 2000;15:878–885.
49. Rutten van Molken M, Roos B, van Noord JA. An empirical comparison of the St George's Respiratory Questionnaire (SGRQ) and the Chronic Respiratory Disease Questionnaire (CRQ) in a clinical trial setting. *Thorax* 1999;54:995–1003.
50. D'Urzo AD, De Salvo MC, Ramirez-Rivera A, et al. In patients with COPD, treatment with a combination of formoterol and ipratropium is more effective than a combination of salbutamol and ipratropium: a 3-week, randomized, double-blind, within-patient, multicenter study. *Chest* 2001;119:1347–1356.
51. Rennard SI, Serby CW, Ghafouri M, et al. Extended therapy with ipratropium is associated with improved lung function in patients with COPD: a retrospective analysis of data from seven clinical trials. *Chest* 1996;110:62–70.
52. Ram FS, Jones PW, Castro AA, et al. Oral theophylline for chronic obstructive pulmonary disease. (Cochrane Review). In: The Cochrane Library, Issue 3, 2002. Oxford: Update Software. Search date 2002; primary sources: Cochrane Airways Group register and Cochrane Controlled Trials Register, Embase, Lilacs, Medline, Cinahl, contact with experts, and hand searches of bibliographies.
53. Rossi A, Kristufek P, Levine BE, et al. Comparison of the efficacy, tolerability, and safety of formoterol dry powder and oral, slow-release theophylline in the treatment of COPD. *Chest* 2002;121:1058–1069.

54. Calverley PMA. Symptomatic bronchodilator treatment. In: Calverley PMA; Pride N, eds. *Chronic obstructive pulmonary disease*. London: Chapman and Hall, 1995:419–446.
55. Ramsdell J. Use of theophylline in the treatment of COPD. *Chest* 1995;107(suppl):206–209.
56. Callahan CM, Dittus RS, Katz BP. Oral corticosteroid therapy for patients with stable chronic obstructive pulmonary disease: a meta-analysis. *Ann Intern Med* 1991;114:216–223. Search date 1989; primary source Medline.
57. McEvoy CE, Niewoehner DE. Adverse effects of corticosteroid therapy for COPD: a critical review. *Chest* 1997;111:732–743.
58. Postma DS, Kerstjens HAM. Are inhaled glucocorticosteroids effective in chronic obstructive pulmonary disease? *Am J Respir Crit Care Med* 1999;160:66–71.
59. Highland KB, Strange C, Heffner JE. Long-term effects of inhaled corticosteroids on FEV1 in patients with chronic obstructive pulmonary disease. A meta-analysis. *Ann Intern Med* 2003;138:969–973. Search date 2002. [Erratum in: *Ann Intern Med* 2003;139:873]
60. Sutherland ER, Allmers H, Ayas NT, et al. Inhaled corticosteroids reduce the progression of airflow limitation in chronic obstructive pulmonary disease: a meta-analysis. *Thorax* 2003;58:937–941. Search date 2003.
61. Alsaeedi A, Sin DD, McAlister FA. The effects of inhaled corticosteroids in chronic obstructive pulmonary disease: a systematic review of randomized placebo-controlled trials. *Am J Med* 2002; 113:59–65. Search date 2001; primary sources Medline, Embase, Cinahl, Sigle, Cochrane Controlled Trial Register, and study bibliographies.
62. The Lung Health Study Research Group. Effect of inhaled triamcinolone on the decline in pulmonary function in chronic obstructive pulmonary disease. *N Engl J Med* 2000;343:1902–1909.
63. Robertson AS, Gove RI, Wieland GA, et al. A double-blind comparison of oral prednisolone 40 mg/day with inhaled beclomethasone dipropionate 1500 µg/day in patients with adult onset chronic obstructive airways disease. *Eur J Respir Dis* 1986;69(suppl 146):565–569.
64. Weir DC, Gove RI, Robertson AS, et al. Corticosteroid trials in non-asthmatic chronic airflow obstruction: a comparison of oral prednisolone and inhaled beclomethasone dipropionate. *Thorax* 1990;45:112–117.
65. Shim CS, Williams MH. Aerosol beclomethasone in patients with steroid-responsive chronic obstructive pulmonary disease. *Am J Med* 1985;78:655–658.
66. Poole PJ, Black PN. Mucolytic agents for chronic bronchitis or chronic obstructive pulmonary disease. In: The Cochrane Library, Issue 2, 2003. Oxford: Update Software. Search date 1999; primary sources Cochrane Airways Group Register, and hand searches of reference lists.
67. Grandjean EM, Berthet P, Ruffmann R, et al. Efficacy of oral long-term *N*-acetylcysteine in chronic bronchopulmonary disease: a meta-analysis of published double-blind, placebo-controlled clinical trials. *Clin Ther* 2000;22:209–221. Search date 1995; primary sources Medline, hand searches of reference list, and personal contact with two experts.
68. Decramer M, Dekhuijzen PN, Troosters T, et al. The Bronchitis Randomized On NAC Cost-Utility Study (BRONCUS): hypothesis and design. BRONCUS trial Committee. *Eur Respir J* 2001; 17:329–336.
69. Staykova T, Black P, Chacko E, et al. Prophylactic antibiotic therapy for chronic bronchitis (Cochrane Review). In The Cochrane Library, Issue 4, 2003. Chichester, UK: John Wiley and Sons, Ltd. Search date not reported; primary sources Cochrane Airways Group Register and hand searches of reference lists and reviews.
70. Crockett AJ, Moss JR, Cranston JM, et al. Domiciliary oxygen in chronic obstructive pulmonary disease. In: The Cochrane Library, Issue 1, 2002. Oxford: Update Software. Search date 2000; primary source Cochrane Airways Group Register.
71. Medical Research Council Working Party. Long term domiciliary oxygen therapy in chronic hypoxic cor pulmonale complicating chronic bronchitis and emphysema. *Lancet* 1981;1:681–686.
72. Fletcher EC, Luckett RA, Goodnight-White S, et al. A double-blind trial of nocturnal supplemental oxygen for sleep desaturation in patients with chronic obstructive pulmonary disease and a daytime PaO2 above 60 mm Hg. *Am Rev Respir Dis* 1992;145:1070–1076.
73. Gorecka D, Gorzelak K, Sliwinski P, et al. Effect of long-term oxygen therapy on survival in patients with chronic obstructive pulmonary disease with moderate hypoxaemia. *Thorax* 1997;52:674–679.
74. Nocturnal Oxygen Therapy Trial Group. Continuous or nocturnal oxygen therapy in hypoxemic chronic obstructive lung disease: a clinical trial. *Ann Intern Med* 1980;93:391–398.
75. Chaouat A, Weitzenblum E, Kessler R, et al. A randomized trial of nocturnal oxygen therapy in chronic obstructive pulmonary disease patients. *Eur Respir J* 1999;14:1002–1008.
76. Dirksen A, Dijkman JH, Madsen F, et al. A randomized clinical trial of alpha1-antitrypsin augmentation therapy. *Am J Respir Crit Care Med* 1999;160:1468–1472.
77. Anonymous. Survival and FEV1 decline in individuals with severe deficiency of alpha1-antitrypsin. The Alpha-1-Antitrypsin Deficiency Registry Study Group. *Am J Respir Crit Care Med* 1998;158:49–59.

78. Seersholm N, Wencker M, Banik N, et al. Does alpha1-antitrypsin augmentation therapy slow the annual decline in FEV1 in patients with severe hereditary alpha1-antitrypsin deficiency? *Eur Respir J* 1997;10:2260–2263. [In German]
79. O'Donnell AE, Barker AF, Ilowite JS, et al. Treatment of idiopathic bronchiectasis with aerosolized recombinant human DNase I. rhDNase Study Group. *Chest* 1998;113:1329–1334.
80. Wagena EJ, Zeegers MPA, van Schayck CP, et al. Benefits and risks of pharmacological smoking cessation therapies in chronic obstructive pulmonary disease. *Drug Safety* 2003;26:381–403. Search date 2002.
81. Tashkin D, Kanner R, Bailey W, et al. Smoking cessation in patients with chronic obstructive pulmonary disease: a double-blind, placebo-controlled, randomised trial. *Lancet* 2001;357:1571–1575.
82. National Institute for Clinical Excellence. Guidance on the use of nicotine replacement therapy (NTR) and bupropion for smoking cessation. Technology Appraisal No 39; issue date March 2002. ISBN: 1–84257–163-X. http://www.nice.org.uk derived from 26 electronic databases and Internet resources. In addition, the bibliographies of retrieved articles and submissions from the manufacturers were searched.
83. National Institute for Clinical Excellence. A rapid and systematic review of the clinical and costs effectiveness of bupropion SR and nicotine replacement therapy (NTR) for smoking cessation. NHS Centre for Reviews & Dissemination, University of York in York (UK), February 2002. Primary sources: 26 electronic databases, Internet resources, bibliographies of retrieved articles, and submissions from the manufacturers were searched.
84. van der Meer RM, Wagena EJ, Ostelo RWJG, et al (Cochrane Review). Smoking cessation for chronic obstructive pulmonary disease. In: The Cochrane Library, Issue 1, 2004. Chichester, UK: John Wiley & Sons, Ltd. Search date 2002; primary sources Medline, Embase; Psychlit, Central, Cochrane Controlled Trials Register, and references.
85. O'Hara P, Grill J, Rigdon M, et al. Design and results of the intervention program for the Lung Health Study. *Prev Med* 1993;22:304–315.
86. Murray RP, Connett JE, Rand RCR, et al. Persistence of the effect of the Lung Health Study (LHS) smoking intervention over eleven years. *Prev Med* 2002;35:314–319.
87. Anthonisen NR, Connett JE, Murray RP for the Lung Health Study Research Group. Smoking and lung function of the lung health study participants after 11 years. *Am J Respir Crit Care Med* 2002;166:675–679.
88. Kanner RE, Anthonisen NR, Connett JE, et al. Lower respiratory illnesses promote FEV1 decline in current smokers but not ex-smokers with mild chronic obstructive pulmonary disease: results from the lung health study. *Am J Respir Crit Care Med* 2001;164:358–364.
89. Kanner RE, Connett JE, Williams DE, et al. Effects of randomized assignment to a smoking cessation intervention and changes in smoking habits on respiratory symptoms in smokers with early chronic obstructive pulmonary disease: the Lung Health Study. *Am J Med* 1999;106:410–416.
90. Anthonisen NR, Connett JE, Enright PL, et al. Hospitalizations and mortality in the lung health study. *Am J Respir Crit Care Med* 2002;166:333–339.
91. Murray RP, Bailey WC, Daniels K, et al. Safety of nicotine polacrilex gum used by 3,094 participants in the Lung Health Study. Lung Health Study Research Group. *Chest* 1996;109:438–445.
92. O'Hara P, Connett JE, Lee WW, et al. Early and late weight gain smoking cessation in the lung health study. *Am J Epidemiology* 1998;148:821–830.

Kommentar

Dieter Ukena

Die sog. GOLD-Empfehlungen (Global Initiative for Chronic Obstructive Lung Disease) wurden im Juli 2003 aktualisiert (1, s. auch http://www.goldcopd.com). Hervorzuheben ist, dass nunmehr ab Schweregrad II der Einsatz lang-wirksamer Bronchodilatatoren (also Tiotropium sowie Formoterol bzw. Salmeterol) als reguläre Therapie empfohlen wird (Tab. 1, S. 148). Inhalative Kortikosteroide (ICS) werden im Falle eines positiven Reversibilitätstests oder bei einem FEV1 <50 % und wiederholten Exazerbationen empfohlen. Die Kombination aus ICS und LABA (long-acting beta2-agonists wie Formoterol und Salmeterol) ist der Monotherapie mit einem ICS bzw. einem LABA überlegen.

Weitere wichtige Aspekte:

- Die Beendigung des inhalativen Nikotinkonsums ist die wichtigste Einzelmaßnahme, um den natürlichen Krankheitsverlauf der COPD zu beeinflussen. Mit entsprechender Unterstützung können Langzeitabstinenzraten von 25 % erzielt werden (2).
- Rehabilitationsmaßnahmen sind ein essenzieller Bestandteil des COPD-Managements (3).

- Im Falle einer respiratorischen Insuffizienz als Folge einer akuten COPD-Exazerbation ist die nichtinvasive mechanische Beatmung (NIMV) die neben der etablierten medikamentösen Therapie wichtigste Notfallmaßnahme (4).
- Eine Sauerstoff-Langzeittherapie (LTOT, long-term oxygen therapy) ist insbesondere bei schwerer Hypoxämie indiziert.
- Die mehrjährige Einnahme von N-Acetylcystein (NAC) in einer Dosis von 600 mg/Tag besitzt keinen präventiven Effekt auf die Verschlechterung der Lungenfunktion und gegenüber dem Auftreten von Exazerbationen, wie in der RCT „BRONCUS“ gezeigt wurde (5).

Akute Exazerbationen der COPD besitzen eine erhebliche prognostische Relevanz. Akute Verschlechterungen der respiratorischen Symptomatik einer COPD werden dann als Exazerbationen bezeichnet, wenn sie eine über die Basistherapie hinausgehende Behandlung erfordern (6). Die Einteilung der akuten Exazerbation der chronischen Bronchitis ist wie folgt (7):

Typ I:

- Zunahme von Dyspnoe oder Brustenge
- erhöhtes Sputumvolumen
- vermehrte Sputumpurulenz

Typ II: Vorliegen von zwei der drei o. g. Parametern

Typ III: Vorliegen von einem der drei o. g. Parametern und mindestens ein zusätzliches Symptom:

- Hinweis auf eine Infektion der oberen Luftwege
- erhöhte Körpertemperatur
- Zunahme der Bronchospastik, Husten oder Zunahme der Atemfrequenz über 20 % vom Ausgangswert

Entsprechend den aktuell publizierten Empfehlungen einer S3-Leitlinie wird eine Antibiotikatherapie empfohlen (Empfehlungsgrad „B“) bei (8):

- Patienten mit einer Typ I-Exazerbation und mittelschwerer oder schwerer COPD
- Patienten mit schwerer akuter Exazerbation, die eine respiratorische Unterstützung brauchen (nicht-invasive oder invasive maschinelle Beatmung).

Eine Antibiotikatherapie kann erwogen werden (Empfehlunsgrad „D“) bei:

- Patienten aller Schweregrade mit häufig rezidivierenden akuten Exazerbationen (>4/ Jahr)
- Patienten aller Schweregrade mit relevanter kardialer Komorbidität.

Im Falle einer derartig definierten Indikation zur Antibiotikatherapie werden entsprechend der Risikostratifikation die folgenden Medikamente empfohlen (8):

Für Patienten mit einem FEV1-Wert zwischen 50 % und 80 % des Sollwertes:

- Mittel der Wahl: Aminopenicillin ohne Beta-Lactamase-Inhibitor (BLI) = Amoxicillin
- Alternativen: Makrolid oder Doxycyclin.

Für Patienten mit FEV1-Wert <50 % des Sollwertes ohne Risikofaktoren für eine Infektion durch P. aeruginosa:

- Aminopenicillin mit BLI, =Amoxicillin + Clavulansäure oder Sultamicillin)
- Pneumokokken-wirksames Fluorchinolon, = Levofloxacin, Moxifloxacin.

Für Patienten mit Risikofaktoren für das Vorliegen einer Infektion mit P. aeruginosa oder für Patienten, die auf einer Intensivstation behandelt oder beatmet werden:

- Acylureidopenicillin + BLI (Piperacillin/Tazobactam)
- Pseudomonaswirksames Carbapenem (Imipenem, Meropenem)
- Pseudomonaswirksames Cephalosporin (Ceftazidim, Cefepim)
- Pseudomonaswirksames Fluorchinolon (Levofloxacin oder Ciprofloxacin plus pneumokokkenwirksames Antibiotikum).

1. Fabbri LM, Hurd SS, for the GOLD Scientific Committee: Global Strategy for the Diagnosis, Management and Prevention of COPD: 2003 update. Eur Respir J 2003, 22: 1–2.
2. Anthonisen NR, Connett JE, Kiley JP et al.: Effects of smoking intervention and the use of an inhaled anticholinergic bronchodilator on the rate of decline of FEV1. The Lung Health Study. JAMA 1994, 272: 1497–505.

3. Lacasse Y, Brosseau L, Milne S et al.: Pulmonary rehabilitation for chronic obtructive pulmonary disease (Cochrane Review). The Cochrane Library, Issue 3, 2003. File Reference AB003793.htm.
4. Ram FSF, Lightowler JV, Wedzicha JA: Non-invasive positive pressure ventilation for treatment of respiratory failure due to exacerbations of chronic obstructive pulmonary disease (Cochrane Review). The Cochrane Library, Issue 3, 2003. File Reference AB004104.htm.
5. Decramer M, Rutten-van-Mölken M, Dekhuijzen PNR et al.: Effects of N-acetylcysteine on outcomes in chronic obstructive pulmonary disease (Bronchitis Randomized on NAC Cost-Utility Study, BRONCUS): a randomized placebo-controlled trial. Lancet 2005; 365: 1552–60.
6. Worth H., Buhl R, Cegla U et al.: Leitlinie der Deutschen Atemwegsliga und der Deutschen Gesellschaft für Pneumologie zur Diagnostik und Therapie von Patienten mit chronisch obstruktiver Bronchitis und Lungenemphysem (COPD). Pneumologie 2003; 56: 704–38.
7. Anthonisen NR, Manfreda J, Warren CPW et al.: Antibiotic therapy in exacerbations of chronic obstructive pulmonary disease. Ann Intern Med 1987; 106: 196–204.
8. Höffken G, Lorenz J, Kern W et al.: Epidemiologie, Diagnostik, antimikrobielle Therapie und Management von erwachsenen Patienten mit ambulant erworbenen tiefen Atemwegsinfektionen (akute Bronchitis, akute Exazerbation einer chronischen Bronchitis, Influenza und andere respiratorische Virusinfektionen) sowie ambulant erworbener Pneumonie. Chemotherapie Journal 2005; 14: 97–155.

Tabelle 1 COPD: Klassifikation und Schweregrad-adaptierte Therapie (entspr. GOLD, Juli 2003).

Stufe	**0 (Risikogruppe)**	**I (leichtgradig)**	**II (mittelgradig)**	**III (schwergradig)**	**IV (sehr schwer)**
Charakteristika	**Chron. Symptome** **Exposition mit Risikofaktoren** **Normale Spirometrie**	**FEV1/FVC < 70 %** **FEV1 ≥ 80 %** **mit/ohne Symptome**	**FEV1/FVC < 70 %** **50 % > FEV1 < 80 %** **mit/ohne Symptome**	**FEV1/FVC < 70 %** **30 % > FEV1 < 50 %** **mit/ohne Symptome**	**FEV1/FVC < 70 %** **FEV1 < 30 % oder** **chron. respiratorisches Versagen oder Rechtsherzversagen**
	Vermeiden von Risikofaktoren; Influenza-Schutzimpfung				
		Kurz-wirksamer Bronchodilatator bei Bedarf			
			Regelmäßige Behandlung mit einem oder mit mehreren langwirksamen Bronchodilatator/en Rehabilitation		
				Inhalative Kortikosteroide (ICS), falls wiederholte Exazerbationen	
					Langzeitsauerstofftherapie bei chron. respir. Versagen ggf. chirurgische Therapie

Halsschmerzen

Suchdatum: Mai 2004

Chris Del Mar und Paul Glasziou

Frage **Welche Effekte haben Interventionen zur Abschwächung von Symptomen einer akuten Rachenentzündung?**

Nutzen wahrscheinlich

Nichtsteroidale Antiphlogistika[5]
In einer systematischen Übersicht ausgewiesenen RCTs zufolge verringern nichtsteroidale Antiphlogistika im Vergleich zu Placebo Symptome einer Rachenentzündung sowohl über ≤24 Stunden als auch nach 2–5 Tagen. Der Nutzen reichte von 25–75 % über ≤24 Stunden bis zu 33–93 % nach 2–5 Tagen. Nichtsteroidale Antiphlogistika gehen mit gastrointestinalen und renalen Nebenwirkungen einher.

Paracetamol[5, 6]
Zwei anhand einer systematischen Übersicht ausgewiesene RCTs zeigten, dass eine Einzeldosis Paracetamol im Vergleich zu Placebo eine Rachenentzündung nach 2–3 Stunden lindert. Einer weiteren in der Übersicht ausgewiesenen Studie zufolge lindert 3 Mal täglich verabreichtes Paracetamol im Vergleich zu Placebo durch die Rachenentzündung bedingte Schmerzen. Es fanden sich keine RCTs zu anderen Analgetika bei Patienten mit Rachenentzündung.

Nutzen und Schaden abzuwägen

Antibiotika[4]
Einer systematischen Übersicht zufolge senken Antibiotika im Vergleich zu Placebo nach 3 Tagen den Anteil der Patienten mit Rachenentzündung, Fieber und Kopfschmerzen. Anhand direkter Vergleiche ergab die Übersicht begrenzte Belege dafür, dass dass die absolute und die relative Linderung von Symptomen einer Rachenentzündung bei Patienten mit streptokokken-positivem Rachenabstrich nach 3 Tagen stärker ausfällt als bei Patienten mit streptokokken-negativem Rachenabstrich. Es fanden sich keine Informationen zu Nebenwirkungen. Es gab keine RCTs, in denen die Effekte von Antibiotika bei der Senkung des Schweregrades von Sypmtomen einer Rachenentzündung untersucht werden. Antibiotika können das Risiko von Übelkeit, Erbrechen, Hautausschlag, Kopfschmerzen und Vaginitis erhöhen. Eine breit gestreute Anwendung von Antibiotika kann zu bakteriellen Resistenzen gegen Antibiotika führen.

Kortikosteroide[5, 7, 8]
Einer RCT an Kindern und Erwachsenen mit mäßiger bis schwerer Rachenentzündung zufolge lindert oral verabreichtes Dexamethason im Vergleich zu Placebo nach 24 Stunden die Halsschmerzen und verkürzt deren Dauer. Eine weitere anhand einer systematischen Übersicht ausgewiesene RCT an Patienten mit schwerer Rachenentzündung zeigte, dass zusätzlich zu Antibiotika verabreichte Kortikosteroide im Vergleich zu einem Placebozusatz nach 24 Stunden den Anteil an Patienten mit durch die Rachenentzündung bedingten Schmerzen senken. Es ergaben sich eher begrenzte Belege dafür, dass zusätzlich zu Antibiotika verabreichte Kortikosteroide auch die Dauer der Schmerzen verkürzen. Die RCTs lieferten nur unzureichende Belege für eine Beurteilung von Nebenwirkungen der Kortikosteroide bei Patienten mit Rachenentzündung. Daten aus systematischen Übersichten bei Patienten mit anderen Erkrankungen sprechen jedoch dafür, dass Kortikosteroide

mit erheblichen Nebenwirkungen einhergehen können, auch wenn diese u. U. erst nach langfristiger Anwendung einsetzen.

Wirksamkeit unbekannt

Probiotika[5, 6, 9–11]

RCTs sprechen dafür, dass eine überlagernde Besiedelung mit *Streptococcus*, der von gesunden, gegen Streptokokkeninfektionen anscheinend resistenten Personen isoliert wurde, eine rezidivierende Rachenentzündung im Vergleich zu Placebo abschwächen kann. Allerdings ist dieses Verfahren bislang nur experimentell verfügbar. Zu anderen Probiotika fanden sich keine RCTs.

Frage — Welche Effekte haben Interventionen zur Prävention von Komplikationen einer akuten Rachenentzündung?

Nutzen und Schaden abzuwägen

Antibiotika[4]

Einer systematischen Übersicht zufolge verringern Antibiotika im Vergleich zu Placebo eitrige und nichteitrige Komplikationen einer durch β-hämolysierende Steptokokken verursachten Rachenentzündung. In Industrieländern sind nichteitrige Komplikationen allerdings extrem selten. Eine breit gestreute Anwendung von Antibiotika kann zu bakteriellen Resistenzen gegen Antibiotika führen.

Definition

Die Rachenentzündung ist eine akute Infektion der oberen Atemwege, welche die respiratorische Rachenschleimhaut befällt. Da Infektionen jeden Teil der Mukosa treffen können, ist es oft eher willkürlich, ob ein akuter Infekt der oberen Atemwege als „Rachenentzündung", „Pharyngitis" oder „Tonsillitis", „Erkältung", „Sinusitis", „Otitis media" oder „Bronchitis" bezeichnet wird (Abb. 1, S. 153). Bisweilen sind bei einer einzigen Erkrankung alle Bereiche (gleichzeitig oder zu unterschiedlichen Zeiten) betroffen. In diesem Kapitel soll es überwiegend um Patienten gehen, deren Hauptsymptom die Halsschmerzen sind. Diese können mit Kopfschmerzen, Fieber und allgemeinem Krankheitsgefühl einhergehen. Zu den eitrigen Komplikationen gehören die akute Otitis media (am häufigsten), die akute Sinusitis und der Peritonsillarabszess. Die nichteitrigen Komplikationen umfassen das akute rheumatische Fieber und die akute Glomerulonephritis.

Inzidenz/ Prävalenz

Bei Halsschmerzen ist die jahreszeitliche Fluktuation nur gering. Etwa 10 % der australischen Bevölkerung nehmen jährlich wegen eines Infektes der oberen Atemwege – meist einer Rachenentzündung – die Gesundheitsdienste der Primärversorgung in Anspruch.[1] Dies entspricht etwa einem Fünftel der jährlichen Gesamtinzidenz.[1] Allerdings fällt es schwer, zwischen den verschiedenen Formen eines Infektes der oberen Atemwege zu unterscheiden.[2]

Ätiologie/ Risikofaktoren

Die Auslöser von Halsschmerzen können Bakterien (Streptokokken, meist β-hämolysierende Streptokokken der Gruppe A, bisweilen aber auch andere, wie *Haemophilus influenzae*, *Moraxelle catarrhalis* u. a.) oder Viren (typischerweise Rhinovirus, aber auch Coronavirus, RS-Virus, Metapneumovirus, Epstein-Barr-Virus u. a.) sein. Klinisch fällt die Unterscheidung zwischen bakterieller und viraler Infektion schwer. Einige Merkmale gelten als Prädiktoren für die Wahrscheinlichkeit, dass die Infektion durch

Streptokokken verursacht ist (Fieber >38,5 °C, Exsudat auf den Tonsillen, Lymphadenopathie der vorderen Halslymphknoten, fehlender Husten).[3] Halsschmerzen können auch durch andere als entzündliche Prozesse ausgelöst werden, etwa durch einen gastrointestinalen Reflux, durch physikalische oder chemische Reizung (z. B. Magensonde oder Rauch) sowie gelegentlich durch Heuschnupfen. An dieser Stelle werden jedoch nur Primärinfektionen betrachtet.

Prognose Halsschmerzen dauern gewöhnlich ein paar Tage, wobei einige wenige Symptome, wie etwa Husten, länger anhalten.[3] Nach 3 Tagen verschwinden bei 40 % der Patienten die unbehandelten Symptome einer Rachenentzündung, und bei 85 % der Patienten ist nach 3 Tagen ein unbehandeltes Fieber zurückgegangen. Nach einer Woche sind 85 % der Patienten symptomfrei. Dieser natürliche Verlauf ist bei streptokokken-positiven und -negativen sowie bei ungetesteten Patienten ähnlich.

Literatur

1. Del Mar C, Pincus D. Incidence patterns of respiratory illness in Queensland estimated from sentinel general practice. *Aust Fam Physician* 1995;24:625–9,32.
2. Benediktsdottir B. Upper airway infections in preschool children – frequency and risk factors. *Scand J Prim Health Care* 1993;11:197–201.
3. Dagnelie CF, Bartelink ML, van der Graaf Y, et al. Towards a better diagnosis of throat infections (with group A beta-hemolytic streptococcus) in general practice. Br J Gen Pract 1998;48:59–62.
4. Del Mar CB, Glasziou PP, Spinks AB. Antibiotics for sore throat. In: The Cochrane Library, Issue 3, 2004. Chichester, UK: John Wiley & Sons, Ltd. Search date 2003; primary sources Medline, Cochrane Library, and hand searches of reference lists of relevant articles.
5. Thomas M, Del Mar C, Glaziou P. How effective are treatments other than antibiotics for acute sore throat? *Br J Gen Pract* 2000;50:817–820. Search date 1999; primary sources Medline and Cochrane Controlled Trials Registry.
6. Francis D, Del Mar C, Thomas M, et al. Non-antibiotic treatments for sore throat (Protocol for a Cochrane Review). In: The Cochrane Library, Issue 3, 2004. Chichester, UK: John Wiley & Sons, Ltd.
7. Olympia R., Khine H, and Avner J. The effectiveness of oral dexamethasone in the treatment of moderate to severe pharyngitis in children and young adults. *Acad Emerg Med* 2003;10:434.
8. O'Brien JF, Meade JL, and Falk JL. Dexamethasone as adjuvant therapy for severe acute pharyngitis. *Ann Emerg Med* 1993;22:212–215.
9. Roos K, Holm SE, Grahn E, et al. Alpha-streptococci as supplementary treatment of recurrent streptococcal tonsillitis: a randomized placebo-controlled study. *Scand J Infect Dis* 1993;25:31–35.
10. Roos K, Holm SE, Grahn-Hakansson E, et al. Recolonization with selected alpha-streptococci for prophylaxis of recurrent streptococcal pharyngotonsillitis – a randomized placebo-controlled multicentre study. *Scand J Infect Dis* 1996;28:459–462.
11. Falck G, Grahn-Hakansson E, Holm SE, et al. Tolerance and efficacy of interfering α-streptococci in recurrence of streptococcal pharyngotonsillitis: a placebo-controlled study. *Acta Otolaryngol* 1999;119:944–948.

Kommentar

Hannelore Wächtler

Halsschmerzen sind ein häufiger Beratungsanlass in der Hausarztpraxis. Bei klinischem Verdacht auf Streptokokkenpharyngitis bestimmt meistens die Frage einer Antibiotikabehandlung die Konsultation. Als fast unumstößlich gilt oftmals die Regel: „bei Pharyngitis mit Gruppe-A-Streptokokken – Penicillin!“ Die beobachteten günstigen klinischen Verläufe und der Rückgang der Folgekrankheiten scheinen dieses Vorgehen zu rechtfertigen und zu verstärken.

Die Empfehlung basiert wesentlich auf Untersuchungen an amerikanischen Soldaten in einem Ausbildungslager in den Rocky Mountains in den 40er und 50er Jahren des 20. Jahrhunderts. Pharyngitiden mit Streptokokken-A-Nachweis waren dort sehr häufig, und etwa 3 % der Erkrankten entwickelten anschließend ein akutes Rheumatisches Fieber (ARF). Durch parenterale Behandlung der Pharyngitis mit dem damals neu eingeführten Penicillin ließ sich die Rate von ARF-Fällen auf unter 1 % senken (1–3).

Die Übertragbarkeit der epidemiologischen Daten zum ARF aus dem militärischen auf den zivilen Bereich und die aus ihnen abgeleitete oben genannte allgemeine Behandlungsregel wurden jedoch bereits damals bald angezweifelt (4). In den USA registrierte das CDC in der zweiten Hälfte des letzten Jahrhunderts in der Bevölkerung außerdem einen ständigen Rückgang der gemeldeten ARF-Erkrankungen und stellte 1994 die Surveillance ein (5). Gegen die häufig geäußerte Annahme, dieser Rückgang sei auf die Penicillinbehandlung der Pharyngitis zurückzuführen, sprechen epidemiologische Untersuchungsergebnise aus den USA (6) und den Niederlanden (7, 8), wonach die Mehrzahl der Patienten mit ARF oder Glomerulonephritis zuvor entweder keine Halsschmerzen hatte oder aber so geringfügige Beschwerden, dass die Betroffenen in ihnen keinen Anlass für einen Arztbesuch sahen. Die Schwere der akuten Infektion ist danach kein Prädiktor für das Risiko einer Folgeerkrankung, und eine Penicillinbehandlung bei allen Pharyngitis-Patienten mit A-Streptokokken-Nachweis kann nur einen Bruchteil der Fälle verhindern.

Der Spontanverlauf der akuten Pharyngitis in placebokontrollierten RCTs zur Antibiotikatherapie war in den Kontrollgruppen bei den Soldaten der frühen Untersuchungen schon ähnlich günstig wie in allen späteren „zivilen" RCTs. Die Wirkung von Antibiotika ist durchgehend gering bis moderat (1, 9). Eine aktuelle sorgfältig durchgeführte placebokontrollierte niederländische RCT an Kindern von 4 bis 15 Jahren mit klinischen Zeichen einer Strep-A-Infektion konnte eine signifikante Wirkung von Penicillin auf Symptome und Krankheitsdauer überhaupt nicht nachweisen (10).

Antibiotikaresistenzen im ambulanten Bereich erzwingen heute zusätzlich ein Überdenken der Indikationen. Die beobachteten Resistenzen korrelieren mit dem Antibiotikagebrauch. Hauptanlass für Verschreibungen sind akute Atemwegsinfekte, zu denen auch die Pharyngitis zählt (11).

In England hat sich die Zahl der ambulanten Antibiotikaverordnungen bei Kindern bis 15 Jahre in den letzten 10 Jahren halbieren lassen, ohne dass eine Zunahme der Krankenhauseinweisungen wegen ARF oder Peritonsillarabszess zu beobachten ist. Die Einweisungsraten liegen unverändert bei ≤1 / 200 000 Kinder pro Jahr für ARF und bei ca. 4 / 100 000 Kinder pro Jahr für Peritonsillarabszess (12).

Aufklärung des Patienten über den normalerweise günstigen Spontanverlauf und die Seltenheit befürchteter Komplikationen, eine Entscheidungsfindung über das „Abwägen von Nutzen und Schaden" einer Penicillinbehandlung und die Empfehlung regelmäßiger Paracetamolgaben sind somit heute als Alternative zu der eingangs genannten strikten Behandlungsregel denkbar. Schwerer erkrankte Patienten und Risikopatienten wurden allerdings zumindest bei den „zivilen" RCTs zur Antibiotikatherapie fast immer ausgeschlossen. Dass für bestimmte Patienten dieser Gruppe auch eine Steroidmedikation zu diskutieren sein könnte, verlangt wohl neuerliches Umdenken.

1. Del Mar C.B., Glasziou P.P., Spinks AB. Antibiotics for sore throat. *The Cochrane Database of Systematic Reviews* 2004, Issue 2. Art. No.: CD000023. DOI: 10.1002/14651858.CD000023.pub2.
2. Denny FW, Wannamaker LW, Brink WR, Rammelkamp CH, Custer EA. Prevention of Rheumatic Fever: Treatment of the Preceding Streptococcal Infection. *Journal of the American Medical Association* 1950; 143:151–153.
3. Wannamaker LW, Rammelkamp CH, Denny FW, Brink WR, Houser HB, Hahn EO et al. Prophylaxis of acute rheumatic fever by treatment of the preceding streptococcal infection with various amounts of depot penicillin. *American Journal of Medicine* 1951; 10:673–694.
4. Siegel EE, Stollerman GH. Controlled studies of streptococcal pharyngitis in a pediatric population. *N Engl J Med* 1961; 265:559–565.
5. Centers for Disease Control and Prevention (CDC). Summary of notifiable diseases, United States 1994. *MMWR Morb Mortal Wkly Rep* 1994; 43:1–80.
6. Centers for Disease Control (CDC). Acute rheumatic fever – - Utah. *MMWR Morb Mortal Wkly Rep* 1987; 36:108–10,115.
7. Haverkorn MJ, Valkenburg HA, Goslings WRO. Streptococcal pharyngitis in the general population. I. A controlled study of streptococcal pharyngitis and its complications in the Netherlands. *The Journal of Infectious Diseases* 1971; 124(4):339–347.
8. Valkenburg HA, Haverkorn MJ, Goslings WRO, Lorrier JC, Moor CEd, Maxted WR. Streptococcal pharyngitis in the general population. II. The attack rate of rheumatic fever and acute glomerulo-

nephritis in patients not treated with penicillin. *The Journal of Infectious Diseases* 1971; 124 (4):348–358.

9. Denny FW, Wannamaker LW, Hahn EO. Comparative effects of penicillin, aureomycin and terramycin on streptococcal tonsillitis and pharyngitis. *Pediatrics* 1953; 11:7–14.
10. Zwart S, Rovers MM, Melker RAd, Hoes AW. Penicillin for acute sore throat in children: randomised, double blind trial. *BMJ* 2003; 327:1324–1330.
11. Goossens H, Ferech M, Vander Stichele R, Elseviers M; ESAC Project Group. Outpatient antibiotic use in Europe and association with resistance: a cross-national database study. *Lancet* 2005; 365:579–87.
12. Sharland M, Kendall H, Yeates D, Randall A, Hughes G, Glasziou P.P. et al. Antibiotic prescribing in general practice and hospital admissions for peritonsillar abscess, mastoiditis, and rheumatic fever in children: time trend analysis. *BMJ* 2005; 331:328–329.

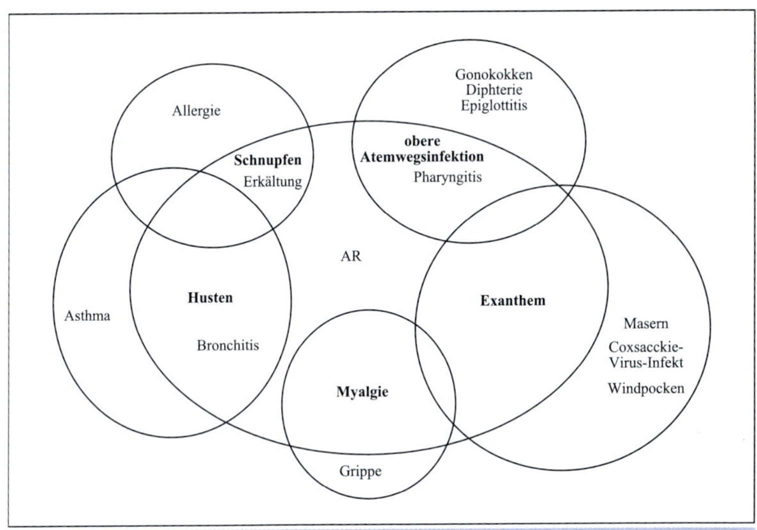

Abbildung 1 **Durcheinander und Überschneidungen in der Klassifikation akuter Atemwegsinfekte.**

Pneumonie, ambulant erworbene (CAP)

Suchdatum: April 2004

Mark Loeb

Frage Welche Effekte haben präventive Interventionen?

Nutzen wahrscheinlich

Influenzaimpfstoff (bei älteren Menschen)[11–18]

Es fanden sich keine RCTs, in denen die Effekte eines Influenzaimpfstoffs zur Vorbeugung einer ambulant erworbenen Pneumonie beurteilt werden. Beobachtungsstudien sprechen dafür, dass Influenzaimpfstoff die Inzidenz einer Pneumonie und die Mortalität bei älteren Menschen senken kann.

Nutzen unwahrscheinlich

Pneumokokkenimpfstoff (bei Pneumonie jeder Ursache und Mortalität bei immunkompetenten Erwachsenen)[19]

Einer systematischen Übersicht zufolge besteht hinsichtlich der Pneumonieraten oder der Mortalität aller Ursachen bei immunkompetenten Erwachsenen kein signifikanter Unterschied zwischen einer Pneumokokkenimpfung und deren Unterlassen. Die Übersicht ergab einige Belege dafür, dass eine Pneumokokkenimpfung im Vergleich zu deren Unterlassung bei immunkompetenten Erwachsenen eine tatsächliche Pneumokokkeninfektion vermindern kann.

Frage Welche Effekte haben Interventionen in ambulanten Settings?

Nutzen belegt

Antibiotika (Amoxicillin, Cephalosporine, Makrolide, Penicillin, Chinolone) außerhalb der Klinik[20–24]

In einer systematischen Übersicht, in der verschiedene orale Antibiotika in ambulanten Settings evaluiert wurden, fand sich unabhängig vom jeweiligen Antibiotikum bei über 90 % der Patienten eine klinische Heilung oder Besserung. Einer weiteren systematischen Übersicht mit begrenzten Belegen zufolge führt Azithromycin im Vergleich zu anderen Makroliden, Cephalosporinen oder Penicillin über 6–21 Tage zu einer Verringerung klinischer Versager. Eine dritte systematische Übersicht und eine nachfolgende RCT zeigten hinsichtlich der klinischen Heilung oder Besserung keinen signifikanten Unterschied bei Chinolonen im Vergleich zu Amoxicillin, Cephalosporinen oder Makroliden. Eine RCT ergab hinsichtlich der klinischen Heilungsraten keinen signifikanten Unterschied zwischen jeweils oral verabreichtem Telithromycin und Clarithromycin. Die meisten Studien waren dazu ausgelegt, eher eine Gleichwertigkeit der Substanzen als die Überlegenheit eines Antibiotikums über eine anderes zu zeigen.

Frage **Welche Effekte haben unterschiedliche Behandlungsmethoden bei stationär aufgenommenen Patienten?**

Nutzen belegt

Antibiotika (Amoxicillin, Cephalosporine, Makrolide, Penicillin, Chinolone) in der Klinik[25–35]

RCTs, in denen verschiedene orale oder intravenöse Antibiotika bei stationär behandelten Patienten evaluiert wurden, ergaben bei 73–96 % der Patienten eine klinische Heilung oder Besserung. Vier RCTs zufolge besteht hinsichtlich der klinischen Heilung oder Besserung kein signifikanter Unterschied zwischen verschiedenen Antibiotika. Zwei RCTs zeigen, dass Chinolone im Vergleich zu Co-Amoxiclav (Amoxicillin plus Clavulansäure) oder Cephalosporinen die klinische Heilungsrate erhöhen können. Die meisten Studien waren jedoch klein und eher dazu ausgelegt, eine Äquivalenz in der Wirksamkeit als die Überlegenheit eines Medikaments über ein anderes zu zeigen.

Nutzen wahrscheinlich

Frühmobilisierung[39, 40]

Eine RCT an Patienten unter Antibiotika und üblicher medizinischer Versorgung zeigte, dass eine Frühmobilisierung plus Atemübungen plus die Aufforderung, sich oft aufzusetzen und tief einzuatmen, die durchschnittliche Hospitalisierungsdauer gegenüber einer ausschließlichen Frühmobilisierung verkürzt. Hinsichtlich der Dauer des Fiebers fand sich kein signifikanter Unterschied. Einer RCT zufolge verürzt eine Frühmobilisation im Vergleich zur üblichen Versorgung die Hospitalisierungsdauer.

Nutzen unwahrscheinlich

I. v. verabreichte Antibiotika bei immunkompetenten stationären Patienten ohne lebensbedrohende Erkrankung (im Vergleich zu oralen Antibiotika)[36–38]

Eine systematische Übersicht zeigte weder hinsichtlich der klinischen Heilungsraten noch der Mortalität von Patienten, die wegen einer leichten ambulant erworbenen Pneumonie stationär aufgenommen worden waren, einen signifikanten Unterschied zwischen p. o. und i. v. verabreichten Antibiotika. Einer RCT zufolge verkürzen stationär angewandte Stufenschemata einer intravenösen und oralen Antibiotikatherapie verglichen mit Stufenschemata einer ausschließlich intravenösen Therapie die Hospitalisierungsdauer.

Frage **Welche Effekte haben unterschiedliche Behandlungsmethoden bei Patienten mit ambulant erworbener Pneumonie unter Intensivversorgung?**

Nutzen wahrscheinlich

Sofortige Verabreichung von Antibiotika bei Patienten mit außerhalb der Klinik erworbener Pneumonie auf Intensivstationen (verbesserte Ergebnisse im Vergleich zu einer verzögerten Antibiotikatherapie)[41, 42]

Es fanden sich weder eine systematische Übersicht noch RCTs, in denen eine sofortige mit einer verzögerten Antibiotikatherapie verglichen wurde. Zwei retrospektive Studien ergaben, dass eine sofortige Verabreichung von Antibiotika das Überleben verbessert. Möglicherweise wäre es unethisch, eine RCT über eine verzögerte Antibiotikagabe durchzuführen.

Wirksamkeit unbekannt

Verschiedene Antibiotikakombinationen in Intensiv-Settings

Es fanden sich keine RCTs, in denen verschiedene Antibiotikakombinationen auf Intensivstationen miteinander verglichen wurden.

Frage **Welche Effekte haben Richtlinien für die Behandlung einer ambulant erworbenen Pneumonie?**

Wirksamkeit unbekannt

Richtlinien zur Behandlung der Pneumonie (für klinische Zielkriterien)[43, 44]

Eine systematische Übersicht ergab hinsichtlich klinischer Zielkriterien keinen signifikanten Unterschied zwischen der üblichen Versorgung und einer richtlinienbasierten Betreuungsstrategie mit frühzeitiger Umstellung von i.v. verabreichten auf orale Antibiotika und frühzeitiger Entlassung oder beidem.

Definition Eine „ambulant erworbene Pneumonie" (CAP, *community acquired pneumonia*) wird unter bestimmten Bedingungen im Alltag erworben. Sie ist definiert durch klinische Symptome und Zeichen (Husten, Auswurf und pleuritischer Thoraxschmerz) mit radiologischer Bestätigung.

Inzidenz/ Prävalenz Auf der nördlichen Hemisphäre betrifft die außerhalb der Klinik erworbene Pneumonie etwa 12/1000 Personen pro Jahr, vor allem im Winter und in den extremen Altersgruppen (Inzidenz <1 Jahr: 30–50/1000 Personen/Jahr; 15–45 Jahre: 1–5/1000 Personen/Jahr; 60–70 Jahre: 10–20/1000 Personen/Jahr; 71–85 Jahre: 50/1000 Personen/Jahr).[1–6]

Ätiologie/ Risikofaktoren Als Erreger einer außerhalb der Klinik erworbenen Pneumonie kommen über 100 Mikroorganismen in Betracht, jedoch werden die meisten Fälle durch *Streptococcus pneumoniae* verursacht (Tab. 1, S. 160).[4–7] Rauchen ist möglicherweise ein wichtiger Risikofaktor.[8] Eine große finnische Kohortenstudie (4175 Patienten ≥60 Jahre) spricht für folgende Risikofaktoren einer Pneumonie bei älteren Menschen: Alkoholismus (RR 9,0; 95%-CI 5,1–16,2), Bronchialasthma (RR 4,2; 95%-CI 3,5–5,4), Immunsuppression (RR 3,1; 95%-CI 1,9–5,1), Lungenerkrankung (RR 3,0; 95%-CI 2,3–3,9), Herzerkrankung (RR 1,9; 95%-CI 1,7–2,3), Leben in einer Einrichtung (RR 1,8; 95%-CI 1,4–2,4) und zunehmendes Alter (≥70 vs. 60–69 Jahre; RR 1,5, 95%-CI 1,3–1,7).[9]

Prognose Der Schweregrad der Erkrankung schwankt innerhalb von Tagen nach dem Einsetzen der Symptome zwischen leicht und lebensbedrohend. Eine systematische Übersicht (Suchdatum 1995, 33.148 Patienten) von Prognosestudien über die außerhalb der Klinik erworbene Pneumonie ergab eine Gesamtmortalität von 13,7%, die von 5,1% bei ambulant Behandelten bis zu 36,5% bei intensivmedizinisch Versorgten reichte.[10] Die folgenden prognostischen Faktoren standen signifikant in Zusammenhang mit der Mortalität: männliches Geschlecht (OR 1,3; 95%-CI 1,2–1,4); pleuritischer Thoraxschmerz (OR 0,5; 95%-CI 0,3–0,8, d.h. niedrigere Mortalität); Hypothermie (OR 5,0; 95%-CI 2,4–10,4); systolische Hypotonie (OR 4,8; 95%-CI 2,8–8,3); Tachypnoe (OR 2,9; 95%-CI 1,7–4,9); Diabetes mellitus (OR 1,3; 95%-CI 1,1–1,5); Neoplasie (OR 2,8; 95%-CI 2,4–3,1); neurologische Erkrankung (OR 4,6; 95%-CI 2,3–8,9); Bakteriämie (OR 2,8; 95%-

CI 2,3–3,6); Leukopenie (OR 2,5; 95 %-CI 1,6–3,7) und multilobäre, radiologisch nachgewiesene Lungeninfiltrate (OR 3,1; 95 %-CI 1,9–5,1).

Literatur

1. Foy HM, Cooney MK, Allan I, et al. Rates of pneumonia during influenza epidemics in Seattle, 1964–1975. *JAMA* 1979;241:253–258.
2. Murphy TF, Henderson FW, Clyde WA, et al. Pneumonia: an 11 year study in a pediatric practice. *Am J Epidemiol* 1981;113:12–21.
3. McConnochie KM, Hall CB, Barker WH. Lower respiratory tract illness in the first two years of life: epidemiologic patterns and costs in a suburban pediatric practice. *Am J Public Health* 1988;78:34–39.
4. Porath A, Schlaeffer F, Lieberman D. The epidemiology of community-acquired pneumonia among hospitalized adults. *J Infect* 1997;34:41–48.
5. Jokinen C, Heiskanen L, Juvonen H, et al. Incidence of community-acquired pneumonia in the population of four municipalities in eastern Finland. *Am J Epidemiol* 1993;137:977–988.
6. Houston MS, Silverstein MD, Suman VJ. Risk factors for 30-day mortality in elderly patients with lower respiratory tract infection. *Arch Intern Med* 1997;157:2190–2195.
7. Bartlett JG, Mundy LM. Community-acquired pneumonia. *N Engl J Med* 1995;333:1618–1624.
8. Almirall J, Gonzalez CA, Balanco X, et al. Proportion of community-acquired pneumonia attributable to tobacco smoking. *Chest* 1999;116:375–379.
9. Koivula I, Sten M, Makela PH. Risk factors for pneumonia in the elderly. *Am J Med* 1994;96:313–320.
10. Fine MJ, Smith MA, Carson CA, et al. Prognosis and outcomes of patients with community-acquired pneumonia: a meta-analysis. *JAMA* 1995;274:134–141. Search date 1995; primary sources Medline and hand searches of reference lists.
11. Gross PA, Hermogenes AW, Sacks HS, et al. The efficacy of influenza vaccine in elderly persons: a meta-analysis and review of the literature. *Ann Intern Med* 1995;123:518–527. Search date not reported; primary source Medline.
12. Nichol KL, Margolis KL, Wuorenma J, et al. The efficacy and cost effectiveness of vaccination against influenza among elderly persons living in the community. *N Engl J Med* 1994;331:778–784.
13. Vu T, Farish S, Jenkins M, et al. A meta-analysis of influenza vaccine in persons aged 65 years and over living in the community. *Vaccine* 2002;20:1831–1836. Search date 2000; primary sources Medline, Biosis, Firstsearch, Bandolier, Cochrane Library, Current Contents, Effectiveness Matters, Derwent Drug File, American College of Physicians Journal Club, Database of Abstracts of Effectiveness, FluNet, CDC Influenza Home Page, Influenza Bibliography, several government Internet sites, hand searches of reference lists, and contact with prominent researchers in the field.
14. Govaert TM, Thijs CT, Masurel N, et al. The efficacy of influenza vaccination in elderly individuals: a randomized double-blind placebo-controlled trial. *JAMA* 1994;272:1661–1665.
15. Treanor JJ, Mattison HR, Dumyati G, et al. Protective efficacy of combined live intranasal and inactivated influenza A virus vaccines in the elderly. *Ann Intern Med* 1992;117:625–633.
16. Potter J, Stott DJ, Roberts MA, et al. Influenza vaccination of health care workers in long-term-care hospitals reduces the mortality of elderly patients. *J Infect Dis* 1997;175:1–6.
17. Carmen WF, Elder AG, Wallace LA, et al. Effects of influenza vaccination of health-care workers on mortality of elderly people in long-term care: a randomized controlled trial. *Lancet* 2000;355:93–97.
18. Lasky T, Terracciano GJ, Magder L, et al. The Guillain-Barré syndrome and the 1992–1993 and 1993–1994 influenza vaccines. *N Engl J Med* 1998;339:1797–1802.
19. Dear K, Holden J, Andrews R, Tatham D. Vaccines for preventing pneumococcal infection in adults (Cochrane Review). In: The Cochrane Library, Issue 3, 2004. Chichester, UK: John Wiley & Sons, Ltd. Search date 2003; primary sources Cochrane Central Register of Controlled Trails, Medline, Embase, bibliographies, and contact with vaccine manufacturers and lead authors of newly identified studies.
20. Pomilla PV, Brown RB. Outpatient treatment of community-acquired pneumonia in adults. *Arch Intern Med* 1994;154:1793–1802. Search date not reported; primary source Medline.
21. Contopoulos-Ioannidis DG, Ioannidis JPA, Chew P, et al. Meta-analysis of randomized controlled trials on the comparative efficacy and safety of azithromycin against other antibiotics for lower respiratory tract infections. *J Antimicrob Chemother* 2001;48:691–703. Search date 2000; primary sources Embase, Medline, and Cochrane Controlled Trials Registry.
22. Metge CJ, Vercaigne L, Carrie A, et al. The new fluoroquinolones in community-acquired pneumonia: clinical and economic perspectives. Technology overview no 5. Ottawa: Canadian Coordinating Office for Health Technology Assessment, 2001. Search date 1999; primary sources Medline and Embase.
23. Gotfried MH, Dattani D, Riffer E, et al. A controlled, double-blind, multicenter study comparing clarithromycin extended-release tablets and levofloxacin tablets in the treatment of community-acquired pneumonia. *Clin Ther* 2002;24:736–751.

24. Dunbar LM, Hassman J, Tellier G. Efficacy and tolerability of once-daily oral telithromycin compared with clarithromycin for the treatment of community-acquired pneumonia in adults. *Clin Ther* 2004;26:48–62.
25. Roson B, Carratala J, Tubau F, et al. Usefulness of betalactam therapy for community-acquired pneumonia in the era of drug-resistant Streptococcus pneumoniae: a randomized study of amoxicillin-clavulanate and ceftriaxone. *Microb Drug Resist* 2001;7:85–96.
26. Aubier M, Verster R, Regamey C, et al and the Sparfloxacin European Study Group. Once-daily sparfloxacin versus high-dosage amoxicillin in the treatment of community-acquired, suspected pneumococcal pneumonia in adults. *Clin Infect Dis* 1998;26:1312–1320.
27. Petitpretz P, Arvis P, Marel M, et al. Oral moxifloxacin vs high-dosage amoxicillin in the treatment of mild-to-moderate, community-acquired, suspected pneumococcal pneumonia in adults. *Chest* 2001;119:185–195.
28. Finch R, Schurmann D, Collins O, et al. Randomized controlled trial of sequential intravenous (i.v.) and oral moxifloxacin compared with sequential i.v. and oral co-amoxiclav with or without clarithromycin in patients with community-acquired pneumonia requiring initial parenteral treatment. *Antimicrob Agents Chemother* 2002;46:1746–1754.
29. File TM Jr, Segreti J, Dunbar L, et al. A multicenter, randomized study comparing the efficacy and safety of intravenous and/or oral levofloxacin versus ceftriaxone and/or cefuroxime axetil in treatment of adults with community-acquired pneumonia. *Antimicrob Agents Chemother* 1997;41:1965–1972.
30. Frank E, Liu J, Kinasewitz G, et al. A multicenter, open-label, randomized comparison of levofloxacin and azithromycin plus ceftriaxone in hospitalized adults with moderate to severe community-acquired pneumonia. *Clin Ther* 2002;24:1292–1308.
31. Friedland IR, McCracken GH Jr. Management of infections caused by antibiotic-resistant Streptococcus pneumoniae. *N Engl J Med* 1994;331:377–382.
32. Siegel RE. The significance of serum vs. tissue levels of antibiotics in the treatment of penicillin-resistant Streptococcus pneumoniae and community-acquired pneumonia. Are we looking in the wrong place? *Chest* 1999;116:535–538.
33. Gleason PP, Meehan TP, Fine JM, et al. Associations between initial antimicrobial therapy and medical outcomes for hospitalized elderly patients with pneumonia. *Arch Intern Med* 1999;159:2562–2572.
34. Metlay JP, Hofmann J, Cetron MS, et al. Impact of penicillin susceptibility on medical outcomes for adult patients with bacteremic pneumococcal pneumonia. *Clin Infect Dis* 2000;30:520–528.
35. Faikin DR, Schuchat A, Kolczak M, et al. Mortality from invasive pneumococcal pneumonia in the era of antibiotic resistance, 1995–1997. *Am J Public Health* 2000;90:223–229.
36. Marras TK, Nopmaneejumruslers C, Chan CK. Efficacy of exclusively oral antibiotic therapy in patients hospitalized with nonsevere community-acquired pneumonia: a retrospective study and meta-analysis. *Am J Med* 2004;116:385–393. Search date 2003; primary sources Medline, PreMedline, Embase, American College of Physicians Journal Club, Cochrane Controlled Trials Register, Cochrane Database of Systematic Reviews, DARE and bibliographies of relevant studies and reviews.
37. Siegel RE, Halperin NA, Almenoff PL, et al. A prospective randomized study of inpatient IV antibiotics for community-acquired pneumonia: the optimal duration of therapy. *Chest* 1996;110:965–971.
38. Ramirez JA, Ahkee S. Early switch from intravenous antimicrobials to oral clarithromycin in patients with community acquired pneumonia. *Infect Med* 1997;14:319–323.
39. Bjorkqvist M, Wiberg B, Bodin L, et al. Bottle-blowing in hospital-treated patients with community-acquired pneumonia. *Scand J Infect Dis* 1997;29:77–82.
40. Mundy L, Leet TL, Darst K, Schnitzler MA, Dunagan C. Early mobilization of patients hospitalized with community-acquired pneumonia. *Chest* 2003;124:883–889.
41. Meehan TP, Fine MJ, Krumholz HM, et al. Quality of care, process, and outcomes in elderly patients with pneumonia. *JAMA* 1997;278:2080–2084.
42. Heath CH, Grove DI, Looke DFM. Delay in appropriate therapy of Legionella pneumonia associated with increased mortality. *Eur J Clin Microbiol Infect Dis* 1966;15:286–290.
43. Rhew DC, Tu GS, Ofman J, et al. Early switch and early discharge strategies in patients with community-acquired pneumonia: a meta-analysis. *Arch Intern Med* 2001;161:722–727. Search date 2000; primary sources Medline, Healthstar, Embase, Cochrane Library, and Best Evidence.
44. Fine MJ, Stone RA, Lave JR, Hough L, et al.. Implementation of an evidence-based guideline to reduce duration of intravenous antibiotic and length of stay for patients hospitalized with community-acquired pneumonia: a randomized controlled trial. *Am J Med* 2003;115:343–351.

Kommentar

Dieter Ukena

Die Pau-Ehrlich-Gesellschaft für Chemotherapie, die Deutsche Gesellschaft für Pneumologie, die Deutsche Gesellschaft für Infektiologie und das Kompetenznetzwerk CAPNETZ hat aktuell Leitlinien zum Management ambulant erworbener tiefer Atemwegsinfektionen und der ambulant erworbenen Pneumonie (CAP) publiziert (1). Diese Ausführungen werden entsprechend den Kriterien der AWMF als S3-Leitlinie deklariert.
Danach wird als Therapie der Wahl der CAP im ambulanten Bereich bei Patienten ohne Risikofaktoren eine Monotherapie mit einem hochdosierten Aminopenicillinpräparat, alternativ ein neues Makrolid oder Doxycyclin empfohlen. Fluorchinolone werden bei dieser Patientengruppe nicht empfohlen (Empfehlungsgrad „A").
Als Therape der Wahl für die komplizierte CAP bei Patienten mit Risikofaktoren wird eine Monotherapie mit einem hochdosierten Aminopenicillin/Beta-Lactamase-Inhibitor, alternativ mit pneumokokkenwirksamen Fluorchinolonen empfohlen. Bei Verdacht auf eine Infektion durch Mykoplasmen, Chlamydien oder Legionellen kann auch eine Kombinationstherapie in Form einer Beta-Lactam-Makrolid-Kombination durchgeführt werden (Empfehlungsgrad „A").
Als Risikofaktoren gelten: Krankenhausvorbehandlung; Antibiotika-Vortherapie; chronische internistische oder neurologische Begleiterkrankungen und/oder höheres Lebensalter, insbesondere in Verbindung mit den vorgenannten Risikofaktoren und klinisch schwerem Krankheitsbild.
Hospitalisierte CAP-Patienten werden in zwei Risikogruppen eingeteilt: ohne und mit Risiko für eine Infektion durch P. aeruginosa. Risikofaktoren für das Auftreten von Pneumonien durch P. aeruginosa sind pulmonale Comorbidität, stationärer Aufenthalt in den letzten 30 Jahren, systemische Glukokortikoidtherapie, Aspiration, Breitspektrum-Antibiotikatherapie oder Malnutrition (1).
Bei hospitalisierten CAP-Patienten ohne Risiko für eine P. aeruginosa-Infektion wird eine Kombination aus Beta-Lactam-Antibiotikum und einem Makrolid empfohlen. Prinzipiell ist aber auch eine Monotherapie mit einem Beta-Lactam-Antibiotikum möglich. Eine Alternative stellt eine Therapie mit einem pneumokokkenwirksamen Fluorchinolon, d. h. Levofloxacin oder Moxifloxacin, dar (Empfehlungsgrad „A").
Bei hospitalisierten CAP-Patienten mit Risiko für eine P. aeruginosa-Infektion wird eine Kombination aus einem pseudomonas-wirksamen Beta-Lactam-Antibiotikum und einem Makrolid oder die Monotherapie mit einem pseudomonaswirksamen Fluorchinolon empfohlen. Eine Monotherapie mit einem pseudomonasaktiven Beta-Lactam-Antibiotikum ist ebenfalls möglich (Empfehlungsgrad „A").
Hinsichtlich der Prävention der CAP wird in Übereinstimmung mit der STIKO (2) jährliche Influenza-Impfungen im Herbst für alle Personen mit einem erhöhten Risiko für Influenza-Komplikationen empfohlen. Damit werden eingeschlossen:

- Alter >60 Jahre
- Wohnsitz in einem Seniorenheim
- Chronische Erkrankungen von Herz, Lunge, Leber oder Nieren
- Diabetes mellitus
- Personen mit angeborenem oder erworbenem Immundefekt
- Personen mit erhöhter Gefährdung durch erhöhte Exposition (z. B. medizinische Personal).

In ähnlicher Weise sollten regelmäßige Pneumokokkenschutzimpfungen (Revakzination fünf bis 10 Jahre nach der Erstimpfung) für alle Personen mit einem erhöhten Risiko für eine Pneumokokken-Erkrankung durchgeführt werden (Empfehlungsgrad „A"). Zusätzlich zu den für die Influenza-Vakzination vorgesehenen Personen gilt dies für:

- Patienten vor Organtransplantation
- elektive Splenektomie

- Liquorfistel
- chronische zerebrovaskuläre Erkrankungen, Demenzen.

Da außerdem inhalatives Zigarettenrauchen als Risikofaktor bekannt ist, sollte das Aufgaben des Rauchens angestrebt werden (Empfehlungsgrad „A“) (1).

Als adjuvante Maßnahmen werden bei der stationären Therapie der CAP empfohlen (Empfehlunsgrad „A“):

- Sauerstoffgabe bei arterieller Hypoxämie
- Antikoagulation (Heparin oder niedermolekulares Heparin)
- Mobilisation und Atemtherapie.

Im Falle einer schweren Pneumonie gewinnt die nichtinvasive mechanische Beatmung (NIMV) an Bedeutung, vorzugsweise auf einer intensivmedizinischen Überwachungseinheit (3).

1. Höffken G, Lorenz J, Kern W et al.: Epidemiologie, Diagnostik, antimikrobielle Therapie und Management von erwachsenen Patienten mit ambulant erworbenen tiefen Atemwegsinfektionen (akute Bronchitis, akute Exazerbation einer chronischen Bronchitis, Influenza und andere respiratorische Virusinfektionen) sowie ambulant erworbener Pneumonie. Chemotherapie Journal 2005; 14: 97–155.
2. STIKO. Empfehlungen der ständigen Impfkommission (STIKO) am Robert-Koch-Institut/Stand Juli 2002. Epidemiol Bull 2002; 28: 227–42.
3. BTS Standards of Care Committee: Non-invasive ventilation in acute respiratory failure. Thorax 2002, 57: 192–211.

Tabelle 1: Erreger ambulant erworbener Pneumonien.

	USA (% der Patienten)	Großbritannien (% der Patienten)	Sensibilität
Streptococcus pneumoniae	20–60	60–75	25 % penizillinresistent, empfindlich für Chinolone
Haemophilus influenzae	3–10	4–5	30 % ampicillinresistent, empfindlich für Cephalosporine oder Amoxicillin/Clavulansäure
Staphylococcus aureus	3–5	1–5	methicillinresistent. S. aureus ist selten Erreger der ambulant erworbenen P.
Chlamydia pneumoniae	4–6	–	empfindlich für Makrolide, Tetracycline, Chinolone
Mycoplasma pneumoniae	1–6	5–18	empfindlich für Makrolide, Tetracycline, Chinolone
Legionella pneumophila	2–8	2–8	empfindlich für Makrolide, Tetracycline, Chinolone
gramnegative Bakterien	3–10	selten	
Aspiration	6–10	–	
Viren	2–15	8–16	

Rhinitis

Suchdatum: Mai 2004

Bruce Arroll

Frage Welche Effekte haben unterschiedliche Behandlungsformen?

Nutzen wahrscheinlich

Antihistaminika (können Rhinorrhö und Niesen bessern; kein signifikanter Unterschied hinsichtlich der Gesamtsymptomatik)[22, 23]
Einer systematischen Übersicht zufolge verringert Chlorpheniramin oder Doxylaminin im Vergleich zu Placebo bei Patienten mit Erkältung nach 2 Tagen Rhinorrhö und Niesen, jedoch ist der klinische Nutzen nur gering. Einer weiteren Übersicht, in der ein breites Spektrum an Antihistaminika untersucht wurde, zufolge besteht hinsichtlich der Erkältungssymptome insgesamt nach 1–10 Tagen kein signifikanter Unterschied zwischen Antihistaminika und Placebo, und es fand sich, dass Antihistaminika der ersten Generation Nebenwirkungen einschließlich Sedierung verstärken.

Abschwellende Mittel (Norephedrin, Oxymetazolin oder Pseudoephedrin) bewirken kurzfristig (3–10 h) Linderung kongestiver Symptome[20, 21]
Einer systematischen Übersicht zufolge bessern abschwellende Mittel (Norephedrin, Oxymetazolin oder Pseudoephedrin) im Vergleich zu Placebo 3–10 Stunden nach einer Einzeldosis bei Patienten mit Erkältung eine verstopfte Nase. RCTs zu anderen abschwellenden Mitteln wurden in der Übersicht nicht ausgewiesen. Eine Fallkontrollstudie ergab schwache Belege dafür, dass Phenylpropanolamin das Risiko eines hämorrhagischen Schlaganfalls erhöhen kann.

Wirksamkeit unbekannt

Analgetika oder Antiphlogistika
Es fanden sich keine RCTs zu Analgetika oder Antiphlogistika bei Patienten mit Erkältung.

Abschwellende Mittel (unzureichende Belege für eine Beurteilung längerfristiger [>10 h] Effekte auf kongestive Symptome)[20, 21]
Eine systematische Übersicht lieferte nur unzureichende Belege zur Beurteilung der Effekte eines längerfristigen Einsatzes abschwellender Mittel bei Patienten mit Erkältung.

Echinacea[14–17]
Systematische Übersichten ergaben begrenzte Hinweise darauf, dass einige Zubereitungen von Echinacea im Vergleich zu Placebo Symptome einer Erkältung bessern können, ergaben jedoch nur unzureichende Belege für die Effekte irgendeines speziellen Produktes. Zwei nachfolgende RCTs, eine an Erwachsenen und eine an Kindern, zeigten in Bezug auf Schweregrad und Dauer der Symptome einer Erkältung keinen signifikanten Unterschied zwischen Echinacea und Placebo.

Dampfinhalation[19]
Eine systematische Übersicht lieferte nur unzureichende Belege für eine Beurteilung der Dampfinhalation bei Patienten mit Erkältung.

Vitamin C[6–8]

Eine systematische Übersicht ergab anhand quasi-randomisierter und kontrollierter Studien begrenzte Belege dafür, dass Vitamin C im Vergleich zu Placebo die Dauer der Erkältungssymptomatik etwas verkürzt. Der Nutzen war jedoch nur gering.

Zink (intranasal verabreichtes Gel oder Pastillen)[9–13]

Eine systematische Übersicht ergab begrenzte Belege dafür, dass Zinkgluconat- oder -acetat-Pastillen im Vergleich zu Placebo die Dauer der Erkältungssymptomatik nach 7 Tagen verkürzen können. Eine andere Übersicht ergab hinsichtlich der Dauer der Symptomatik keinen signifikanten Unterschied. Beiden Übersichten zufolge war die Symptomatik nach 3 bzw. 5 Tagen unverändert. Zwei RCTs zeigten, dass intranasal verabreichtes Zink-Gel im Vergleich zu Placebo die durchschnittliche Dauer der Erkältungssymptomatik verkürzt. Einer dritten RCT zufolge besteht hinsichtlich der Gesamtdauer der Symptomatik kein signifikanter Unterschied zwischen intranasal verabreichtem Zink und Placebo.

Unwirksamkeit oder Schädlichkeit wahrscheinlich

Antibiotika[24–27]

Systematische Übersichten und eine zusätzliche RCT ergaben hinsichtlich der Heilung bzw. einer allgemeinen Besserung nach 6–14 Tagen bei Patienten mit Erkältung keinen signifikanten Unterschied zwischen Antibiotika und Placebo. Die zusätzliche RCT zeigte, dass Antibiotika bei einer Untergruppe (20 %) mit für *H. influenzae*, *M. catarrhalis* und *S. pneumoniae* positiver Nasen-Rachen-Kultur die Genesung nach 5 Tagen im Vergleich zu Placebo beschleunigen. Gegenwärtig gibt es jedoch keine Methoden, mittels derer sich solche Patienten bei der Erstkonsultation leicht identifizieren ließen.

Definition

Rhinitiden sind definiert als Infektionen der oberen Atemwege, die vorwiegend den nasalen Anteil der Atemwegsschleimhäute befallen. Da Infekte der oberen Atemwege jeden Anteil der Mukosa treffen können, ist es oft willkürlich, ob eine Infektion der oberen Atemwege als „Erkältung" oder „Rachenentzündung" („Pharyngitis" oder „Tonsillitis"), „Sinusitis", „akute Otitis media" oder „Bronchitis" bezeichnet wird (siehe Abb. 1 in Kapitel „Halsschmerzen", S. 153). Bisweilen sind während ein und derselben Erkrankung alle Bereiche (gleichzeitig oder zu verschiedenen Zeiten) betroffen. Zu den Symptomen gehören Niesen, Rhinorrhö (Naselaufen), Kopfschmerzen und allgemeines Krankheitsgefühl. Außer der Nasensymptomatik leidet die Hälfte der Betroffenen an Rachenentzündung, und 40 % haben Husten.[1] Die Übersicht erfasst keine Behandlungsformen für Patienten mit akuter Sinusitis (siehe Sinusitis, akute, S. 885), akuter Bronchitis (siehe Bronchitis, akute, S. 134) oder Halsschmerzen (siehe S. 149).

Inzidenz/ Prävalenz

Infekte der oberen Atemwege, verstopfte Nase, Beschwerden im Rachen und Husten sind in Australien verantwortlich für 11 % aller Konsultationen beim Allgemeinpraktiker.[2] Jedes Jahr erleiden Kinder etwa fünf und Erwachsene zirka zwei bis drei Infektionen.[2–4] Eine Querschnittsstudie an norwegischen Kindern im Alter von 4–5 Jahren zeigte, dass 48 % jährlich mehr als zwei Erkältungen haben.[5]

Ätiologie/ Risikofaktoren

Die Übertragung einer Rhinitis erfolgt meist über Hand-zu-Hand-Kontakt mit anschließender Weitergabe an Nase bzw. Augen und nicht, wie allgemein angenommen, durch Tröpfchen in der Atemluft.[1] Verantwortlich sind meist Viren (typischerweise Rhionoviren, aber auch Coronaviren und RS-Viren oder Metapneumoviren u. a.). Bei vielen Erkältungen lässt sich kein infektiöses Agens ausmachen.

Prognose Rhinitiden dauern gewöhnlich nicht lange, nur ein paar Tage, wobei ein paar Symptome, vor allem Husten, noch etwas länger anhalten. Die Symptomatik erreicht nach 1–3 Tagen ihren Höhepunkt und verschwindet im Allgemeinen nach einer Woche, auch wenn ein Husten oft noch bestehen bleibt.[1] Auch wenn sie keine schwere Mortalität oder Morbidität beinhalten, sind Erkältungen verantwortlich für beträchtliches Unwohlsein, Arbeitsausfall und medizinische Kosten.

Literatur

1. Lauber B. The common cold. *J Gen Intern Med* 1996;11:229–236.
2. Fry J, Sandler G. Common diseases. Their nature prevalence and care. Dordrecht, The Netherlands: Kluwer Academic, 1993.
3. Tupasi TE, de Leon LE, Lupisan S, et al. Patterns of acute respiratory tract infection in children: a longitudinal study in a depressed community in Metro Manila. *Rev Infect Dis* 1990;12:S940–S949.
4. Cruz JR, Pareja G, de Fernandez A, et al. Epidemiology of acute respiratory tract infections among Guatemalan ambulatory preschool children. Rev Infect Dis 1990;12:1029S–1034S.
5. Kvaerner KJ, Nafstad P, Jaakkola JJ. Upper respiratory morbidity in preschool children: a cross-sectional study. *Arch Otolaryngol Head Neck Surg* 2000;126:1201–1206.
6. Kleijnen J, Ter Riet G, Knipschild PG. Vitamin C and the common cold: review of a megadoses literature. *Ned Tijdschr Geneeskd* 1989;133:1532–1535. Search date 1998; primary sources Medline and hand searches of references. [In Dutch]
7. Hemila H. Vitamin C and the common cold. *Br J Nutr* 1992;67:3–16. Search date and primary sources not reported.
8. Douglas RM, Chalker EB, Treacy B. Vitamin C for preventing and treating the common cold. In: The Cochrane Library, Issue 2, 2004. Chichester, UK: John Wiley & Sons, Ltd. Search date not reported; primary sources reviews by Kleijnen, et al.[6] and Hemila.[7]
9. Marshall I. Zinc for the common cold. In: The Cochrane Library, Issue 2, 2004. Chichester, UK: John Wiley & Sons, Ltd. Search date 1997; primary sources Medline, Embase, the Cochrane Library, and hand searches of journals.
10. Jackson JL, Lesho E, Peterson C. Zinc and the common cold: a meta-analysis revisited. J Nutrition 2000;130(Suppl):1512S–1515S. Search date 1998; primary sources Medline, National Institute of Health database of funded studies, the Cochrane Randomised Clinical Trial database, and relevant papers.
11. Hirt M, Nobel S, Barron E. Zinc nasal gel for the treatment of common cold symptoms: a double-blind, placebo-controlled trial. *Ear Nose Throat J* 2000;79:778–782.
12. Mossad SB. Effect of zincum gluconicum nasal gel on the duration and symptom severity of the common cold in otherwise healthy adults. *QJM* 2003;96:35–43.
13. Belongia EA, Berg R, Liu K. A randomized trial of zinc nasal spray for the treatment of upper respiratory illness in adults. *Am J Med* 2001;111:103–108.
14. Melchart D, Linde K, Fischer P, et al. Echinacea for preventing and treating the common cold. In: The Cochrane Library, Issue 2, 2004. Chichester, UK: John Wiley & Sons, Ltd. Search date 1998; primary sources Medline, Embase, database of the Cochrane Acute Respiratory Infections Group, database of the Cochrane Field Complementary Medicine, Phytodok, bibliographies of existing reviews, and personal communications.
15. Giles JT, Palat CT III, Chien SH, et al. Evaluation of echinacea for treatment of the common cold. Pharmacotherapy 2000;20:690–697. Search date 1999; primary sources Medline, International Pharmaceutical Abstracts, Cambridge Scientific Abstracts Biological Sciences, Alt-Health Watch, Embase, and references from published articles.
16. Goel V, Lovlin R, Barton R, et al. Efficacy of a standardized echinacea preparation (Echinilin) for the treatment of the common cold: a randomized, double-blind, placebo-controlled trial. J *Clin Pharm Ther* 2004;29:75–83.
17. Taylor JA, Weber W, Standish L, et al. Efficacy and safety of echinacea in treating upper respiratory tract infections in children: a randomized controlled trial. *JAMA* 2003;290:2824–2830.
18. Mullins RJ. Echinacea associated anaphylaxis. *Med J Aust* 1998;168:170–171.
19. Singh M. Heated, humidified air for the common cold. In: The Cochrane Library, Issue 2, 2004. Chichester, UK: John Wiley & Sons, Ltd. Search date 2003, primary sources Cochrane Central Register of Controlled Trials (CENTRAL),The Cochrane Library, Medline, Embase, and Current Contents (past five years) plus hand searches of review articles, and personal contact with manufacturers for any unpublished data.
20. Taverner D, Bickford L, Draper M. Nasal decongestants for the common cold. In: The Cochrane Library, Issue 2, 2004. Chichester, UK: John Wiley & Sons, Ltd. Search date 1999; primary sources Medline, Embase, Current Contents, Cochrane Acute Respiratory Infectious Group's trials register,

hand searches of reference lists, and personal contacts with known investigators and pharmaceutical companies.
21. Kernan WN, Viscoli CM, Brass LM, et al. Phenylpropanolamine and the risk of hemorrhagic stroke. *N Engl J Med* 2000;343:1826–1832.
22. D'Agostino RB Sr, Weintraub M, Russell HK, et al. The effectiveness of antihistamines in reducing the severity of runny nose and sneezing: a meta-analysis. *Clin Pharmacol Ther* 1998;64:579–596. Search date not reported; primary sources Medline and FDA unpublished clinical trials.
23. De Sutter AIM, Lemiengre M, Campbell H, et al. Antihistamines for the common cold. In: The Cochrane Library, Issue 2, 2004. Chichester, UK: John Wiley & Sons, Ltd. Search date 2003; primary sources Cochrane Acute Respiratory Infections Group Specialized Register, Embase to December 2002; Cochrane Central Register of Controlled Trials (CENTRAL) and Medline to February, plus hand searches of references in identified papers, requests for further articles at a major international conference on Acute Respiratory Infections (1997), and personal contact with experts and pharmaceutical companies.
24. Arroll B, Kenealy T. Antibiotics for the common cold and acute purulent rhinitis. In: The Cochrane Library, Issue 2, 2004. Chichester, UK: John Wiley & Sons, Ltd. Search date 2001; primary sources Cochrane Controlled Trials Register, Medline, Embase, Family Medicine database, reference lists in articles, and principal investigators.
25. Fahey T, Stocks N, Thomas T. Systematic review of the treatment of upper respiratory tract infection. *Arch Dis Child* 1998;79:225–230. Search date not reported; primary sources Medline, Embase, Science Citation Index, Cochrane Controlled Trials Register, authors of published RCTs, drug manufacturers, and hand searches of references.
26. Kaiser L, Lew D, Hirschel B, et al. Effects of antibiotic treatment in the subset of common-cold patients who have bacteria in nasopharyngeal secretions. *Lancet* 1996;347:1507–1510.
27. Smucny J, Fahey T, Becker L, et al. Antibiotics for acute bronchitis. In: The Cochrane Library, Issue 2, 2004. Chichester, UK: John Wiley & Sons, Ltd. Search date 2000; primary sources Medline, Embase, Science Citation Index (1989–1996), hand searches of reference lists of relevant trials, textbooks, and review articles.

Spontanpneumothorax

Suchdatum: April 2004

Abel Wakai

Frage **Welche Effekte haben unterschiedliche Behandlungsmethoden?**

Es fanden sich keine hinreichenden Belege, um zu bestimmen, ob irgendeine Intervention bei Spontanpneumothorax effektiver ist als keine Intervention.

Wirksamkeit unbekannt

Bülau-Dränage[12]
Es fanden sich keine RCTs, in denen eine Bülau-Dränage mit Beobachten verglichen wurde. RCTs ergaben nur unzureichende Belege für einen Vergleich zwischen Bülau-Dränage und Nadelaspiration oder einer Bülau-Drainage plus Absaugen.

Bülau-Dränage plus Absaugen[14, 15]
Eine RCT und eine kontrollierte klinische Studie ergaben hinsichtlich der Rückbildungsrate eines Pneumothorax keinen signifikanten Unterschied, ob die Bülau-Dränage-Flaschen abgesaugt wurden oder nicht. Beide Studien waren jedoch zu klein, um einen klinisch bedeutsamen Unterschied auszuschließen.

Nadelaspiration[6–11]
Vier RCTs lieferten nicht genügend Belege, um die Nadelaspiration mit Beobachtung oder Bülau-Dränage zu vergleichen.

Rückschlagventile an den Schlauchverbindungen im Vergleich zu Flaschen mit Wasserschloss[12, 13]
Eine kleine RCT ergab hinsichtlich der Rückbildungsrate keinen signifikanten Unterschied zwischen Rückschlagventilen an den Schlauchverbindungen und Dränageflaschen mit Wasserschloss, jedoch war die Studie u. U. zu klein, um einen klinisch bedeutsamen Unterschied auszuschließen. Die Studie zeigte, dass die unter Verwendung von Rückschlagventilen behandelten Patienten weniger Analgetika benötigen und mit geringerer Wahrscheinlichkeit stationär eingewiesen werden als Patienten, die mit Bülau-Dränagen behandelt werden.

Kleine Schlauchverbindungen im Vergleich zu Standard-Schlauchverbindungen[12]
Es fanden sich keine RCTs, in denen kleine Schlauchverbindungen und Standard-Schlauchverbindungen miteinander verglichen wurden.

Frage **Welche Effekte haben Interventionen zur Verhinderung eines erneuten Auftretens?**

Nutzen und Schaden abzuwägen

Pleurodese[16–20]
Zwei RCTs zufolge senkt eine Bülau-Dränage plus chemische Pleurodese im Vergleich zur alleinigen Bülau-Dränage die Rezidivrate eines Spontanpneumothorax. Eine der RCTs zeigte jedoch, dass die chemische Pleurodese äußerst schmerzhaft ist. Beim Vergleich von Pleurodese und alleiniger Bülau-Dränage zeigten die RCTs hinsichtlich der stationären Verweildauer keinen signifikanten Unterschied. Eine RCT ergb, dass die thorakoskopische

Operation mit Instillation von Talkumpuder im Vergleich zur Bülau-Dränage die 5-Jahres-Rezidivrate senkt. Zwei RCTs lieferten keine hinreichenden Belege für einen Vergleich zwischen videogestützter thorakoskopischer Operation und Thorakotomie. Es fanden sich keine RCTs, in denen chemische und operative Pleurodese miteinander verglichen wurden.

Wirksamkeit unbekannt

Optimales Timing einer Pleurodese (nach dem ersten, zweiten oder dritten Pneumothorax)

Es fanden sich weder RCTs noch qualitativ hochwertige Kohortenstudien, in denen bewertet wurde, ob die Pleurodese nach der ersten, zweiten oder nachfolgenden Episode eines Pneumothorax durchgeführt werden sollte.

Definition Pneumothorax bedeutet Luft im Pleuraspalt. Ein Spontanpneumothorax entsteht ohne einen auslösenden Faktor (z. B. Trauma, Operation oder eine diagnostische Maßnahme). Er impliziert ein Austreten von Luft aus dem Lungenparenchym durch die Pleura visceralis in den Pleuraspalt. Patienten mit Spannungspneumothorax werden in dieser Übersicht nicht berücksichtigt.

Inzidenz/ Prävalenz In einer Untersuchung in Minnesota (USA) betrug die Inzidenz des Spontanpneumothorax 7/100.000 bei Männern und 1/100.000 bei Frauen.[1] In England und Wales beträgt die Gesamtrate derer, die wegen eines Pneunothorax in ärztliche Behandlung kommen (Primär- und Sekundärversorgung zusammengenommen) jährlich 24/100.000 für Männer und 9,8/ 100.000 für Frauen.[2] Die jährliche Gesamtinzidenz für stationäre Notaufnahmen wegen Pneumothorax beträgt in England und Wales 16,7/100.000 für Männer und 5,8/100.000 für Frauen.[2] Rauchen erhöht die Wahrscheinlichkeit eines Spontanpneumothorax um das 22-fache bei Männern und um das 8-fache bei Frauen. Es wurde eine Dosis-Wirkungs-Beziehung beobachtet.[3]

Ätiologie/ Risikofaktoren Ein Spontanpneumothorax kann primär auftreten, typischerweise bei jungen, leistungsfähigen Personen. Als Ursache wird eine kongenitale Anomalie der Pleura angenommen. Er kann auch sekundär vorkommen, verursacht durch eine Grunderkrankung der Lunge und typischerweise bei älteren Menschen mit Emphysem oder Lungenfibrose.

Prognose Der Tod durch Spontanpneumothorax ist selten. Schmerzen und Kurzatmigkeit sind häufig. Veröffentlichte Rezidivraten schwanken: Eine dänische Kohortenstudie zeigte, dass 23 % der Patienten nach einem ersten primären Spontanpneumothorax innerhalb von 5 Jahren ein Rezidiv erleiden, davon die meisten schon innerhalb eines Jahres.[4] Ursprünglich ging man davon aus, dass die Rezidivraten nach dem ersten erneuten Spontanpneumothorax beträchtlich steigen, jedoch zeigte eine retrospektive Fallkontrollstudie an 147 Angehörigen des Militärs, dass 28 % der Männer nach einem ersten Spontanpneumothorax ein Rezidiv hatten; von diesen 28 % hatten 23 % ein zweites Rezidiv, und nur 14 % von diesen 23 % hatten ein drittes Rezidiv, was eine Gesamtrezidivrate von 35 % ergibt.[5]

Literatur

1. Melton LJ, Hepper NG, Offord KP. Incidence of spontaneous pneumothorax in Olmsted County, Minnesota: 1950 to 1974. *Am Rev Respir Dis* 1979;120:1379–1382.
2. Gupta D, Hansell A, Nichols T, et al. Epidemiology of pneumothorax in England. *Thorax* 2000; 55:666–671.

3. Bense L, Eklung G, Wiman LG. Smoking and the increased risk of contracting spontaneous pneumothorax. *Chest* 1987;92:1009–1012.
4. Lippert HL, Lund O, Blegvad S, et al. Independent risk factors for cumulative recurrence rate after first spontaneous pneumothorax. *Eur Respir J* 1991;4:324–331.
5. Voge VM, Anthracite R. Spontaneous pneumothorax in the USAF aircrew population: a retrospective study. *Aviat Space Environ Med* 1986;57:939–949.
6. Flint K, Al-Hillawi AH, Johnson NM. Conservative management of spontaneous pneumothorax. *Lancet* 1984;1:687–688.
7. Harvey J, Prescott RJ. Simple aspiration versus intercostal tube drainage for spontaneous pneumothorax in patients with normal lungs. British Thoracic Society Research Committee. *BMJ* 1994; 309:1338–1339.
8. Andrivet P, Djedaini K, Teboul JL, et al. Spontaneous pneumothorax. Comparison of thoracic drainage vs immediate or delayed needle aspiration. *Chest* 1995;108:335–339.
9. Noppen M, Alexander P, Driesen P, et al. Manual aspiration versus chest tube drainage in first episodes of primary spontaneous pneumothorax: a multicenter, prospective, randomized pilot study. *Am J Respir Crit Care Med* 2002;165:1240–1244.
10. Stradling P, Poole G. Conservative management of spontaneous pneumothorax. *Thorax* 1966;21:145–149.
11. Wakai, A, O'Sullivan RG, Deasy C, et al. Simple aspiration versus intercostal tube drainage for primary spontaneous pneumothorax in adults (protocol for a Cochrane review). In: The Cochrane Library, Issue 4, 2003. Chichester, UK: John Wiley & Sons, Ltd.
12. Kang YJ, Koh HG, Shin JW, et al. The effect of 8 French catheter and chest tube on the treatment of spontaneous pneumothorax. *Tuber Respir Dis* 1996;43:410–419.
13. Roggla M, Wagner A, Brunner C, et al. The management of pneumothorax with the thoracic vent versus conventional intercostal tube drainage. *Wien Klin Wochenschr* 1996;108:330–333.
14. So SY, Yu DYC. Catheter drainage of spontaneous pneumothorax: suction or no suction, early or late removal? *Thorax* 1982;37:46–48.
15. Sharma TN, Agnihotri SP, Jain NK, et al. Intercostal tube thoracostomy in pneumothorax: factors influencing re-expansion of lung. *Indian J Chest Dis Allied Sci* 1988;30:32–35.
16. Light RW, O'Hara VS, Moritz TE, et al. Intrapleural tetracycline for the prevention of recurrent spontaneous pneumothorax. Results of a Department of Veterans Affairs cooperative study. *JAMA* 1990;264:2224–2230.
17. Almind M, Lange P, Viskum K. Spontaneous pneumothorax: comparison of simple drainage, talc pleurodesis, and tetracycline pleurodesis. *Thorax* 1989;44:627–630.
18. Tschopp J-M, Boutin C, Astoul P, et al. Talcage by medical thoracoscopy for primary spontaneous pneumothorax is more cost-effective than drainage: a randomised study. *Eur Respir J* 2002;20:1003–1009.
19. Ayed AK, Al-Din HJ. Video-assisted thoracoscopy versus thoracotomy for primary spontaneous pneumothorax: a randomized controlled trial. *Med Principles Pract* 2000;9:113–118.
20. Waller DA, Forty J, Morritt GN. Video-assisted thoracoscopic surgery versus thoracotomy for spontaneous pneumothorax. *Ann Thorac Surg* 1994;58:372–376.

Kommentar

Christian Waydhas

In dem Abschnitt zum Spontanpneumothorax werden wichtige und relevante Fragestellungen abgehandelt. Wie so oft erlauben die Daten aus RTCs auch hier für praktisch keine der Fragestellungen eine valide eindeutige Empfehlung, sodass im Prinzip weder für Art und Durchführung der Spontanpneumothoraxbehandlung noch bezüglich der Rezidivprophylaxe eine der zur Verfügung stehenden Methoden bevorzugt werden kann. Die Wahl der Therapie ist von individuellen Faktoren (Größe, Progredienz, Symptomatik des Pneumothorax, Aktivitätsgrad, Zuverlässigkeit, Alter des Patienten, u.v.a.) abhängig zu machen. Eine gute Hilfestellung können der Review-Artikel „Spontaneous Pneumothorax“ (N Engl J Med 2000; 342: 868–874) und das Ergebnis einer Consensus-Konferenz „Management of Spontaneous Pneumothorax“ (Chest 2001; 119:590–602) geben.

Zu betonen ist auch der Unterschied zwischen primären Spontanpneumothorax, der ohne klinisch auffällige Lungenerkrankung auftritt, bei dem jedoch in über 75 % der Fälle subpleurale Bullae gefunden werden, und einem sekundärem Spontanpneumothorax auf der Basis einer Lungenerkrankung, der häufiger lebensbedrohlich sein kann, da die vorerkrankten Patienten oft eine reduzierte kardiopulmonale Reserve haben.

Eine RTC (bei 22 zitierten Studien) wurde in der Analyse nicht berücksichtigt: van den Brande et al, Thorac Cardiovasc Surg 1989; 37: 180 (Pleurodese vs. Drainage alleine).

Analfissur

Suchdatum: Januar 2004

Marion Jonas und John Scholefield

Frage **Welche Effekte haben unterschiedliche Behandlungsmethoden bei chronischer Analfissur?**

Nutzen belegt

Laterale Sphinkterotomie[19, 20]

Einer systematischen Übersicht zufolge verbessert die laterale Sphinkterotomie im Vergleich zu topisch verabreichtem Glyceryltrinitrat nach 6 Wochen bis 2 Jahren die Fissurheilung. Eine systematische Übersicht zeigte, dass eine laterale Sphinkterotomie im Vergleich zu Botulinum-A-Hämagglutinin-Komplex nach 12 Monaten das Persistieren von Fissuren verringert. Eine systematische Übersicht ergab hinsichtlich der Persistenz von Fissuren keinen signifikanten Unterschied zwischen lateraler Sphinkterotomie und Analdehnung. Es zeigte sich, dass beide Verfahren in 70–90 % der Fälle zur Heilung von Fissuren führen. Allerdings fand sich, dass die Analdehnung verglichen mit der lateralen Sphinkterotomie zu verstärktem Abgang von Winden führt. Einer systematischen Übersicht zufolge besteht hinsichtlich der Persistenz von Fissuren kein signifikanter Unterschied zwischen ofener und geschlossener laterale Sphinkterotmie. Eine kleine RCT ergab hinsichtlich der Patientenzufriedenheit bzw. der Fissurheilung keinen signifikanten Unterschied zwischen lateraler Sphinkterotomie und einer analen Verschiebelappenplastik.

Nutzen wahrscheinlich

Anale Verschiebelappenplastik (so effektiv wie die laterale Sphinkterotomie, beruhend auf einer kleinen RCT)[20]

Eine kleine RCT ergab hinsichtlich der Patientenzufriedenheit oder der Fissurheilung keinen signifikanten Unterschied zwischen einer analen Verschiebelappenplastik und der lateralen Sphinkterotomie.

Topisch verabreichtes Glyceryltrinitrat[7–10]

Eine systematische Übersicht und eine nachfolgende RCT ergaben anhand heterogener RCTs begrenzte Hinweise darauf, dass topisch verabreichtes Glyceryltrinitrat verglichen mit Placebo das Persistieren von Fissuren verringert. Auf Grund der unterschiedlichen Dauer und Dosierungen der jeweiligen Behandlung waren die Ergebnisse schwierig zu interpretieren. Nach übereinstimmender Meinung gilt Glyceryltrinitrat jedoch noch immer als effektive Therapie der ersten Wahl bei chronischer Analfissur. Einer systematischen Übersicht zufolge verbessert die laterale Sphinkterotomie im Vergleich zu topisch verabreichtem Glyceryltrinitrat nach 6 Wochen bis 2 Jahren die Fissurheilung. Eine systematische Übersicht zeigte hinsichtlich des Persistierens von Fissuren nach 2 Monaten keinen signifikanten Unterschied zwischen topisch verabreichtem Glyceryltrinitrat und Botulinum-A-Toxin-Hämagglutinin-Komplex. Eine RCT ergab hinsichtlich Heilung von Fissuren nach 8–12 Wochen keinen signifikanten Unterschied zwischen einer Salbe und einem Pflaster mit Glyceryltrinitrat. Zwei RCTs ergaben hinsichtlich der 8-Wochen-Heilung von Fissuren keinen signifikanten Unterschied zwischen jeweils topischem Glyceryltrinitrat und Diltiazem.

Nutzen und Schaden abzuwägen

Analdehnung (ebenso wirksam wie laterale Sphinkterotomie, aber mit höheren Blähungsinkontinenzraten)[19]

Eine systematische Übersicht ergab hinsichtlich eines Persistierens der Fissur keinen signifikanten Unterschied zwischen Analdehnung und lateraler Sphinkterotomie. Beide Verfahren heilen 70–95 % der Fissuren. Im Vergleich zur lateralen Sphinkterotomie wurde die Häufigkeit der Blähungsinkontinenz durch die Analdehnung signifikant erhöht.

Wirksamkeit unbekannt

Botulinum-A-Toxin-Hämagglutinin-Komplex[7, 13–17]

Einer systematischen Übersicht zufolge besteht nach 2 Monaten hinsichtlich der Persistenz von Fissuren kein signifikanter Unterschied zwischen Botulinum-A-Toxin-Hämagglutinin-Komplex, Placebo oder topisch verabreichtem Glyceryltrinitrat. Eine systematische Übersicht und eine zusätzliche RCT zeigten nach 2–3 Monaten keinen signifikanten Unterschied zwischen hoch und niedrig dosiertem Botulinum-A-Toxin-Hämagglutinin-Komplex. Einer systematischen Übersicht zufolge verstärkt Botulinum-A-Toxin-Hämagglutinin-Komplex im Vergleich zur analen Sphinkterotmie nach 12 Monaten signifikant das Persistieren von Fissuren.

Botulinum-A-Toxin-Hämagglutinin-Komplex plus Nitrate[18]

Es fanden sich keine RCTs, in denen Botulinum-A-Toxin-Hämagglutinin-Komplex plus Nitrate mit Placebo verglichen wurde. Eine kleine RCT ergab, dass Botulinum-A-Toxin-Hämagglutinin-Komplex plus topisch verabreichtes Isosorbiddinitrat, 3-mal täglich, verglichen mit der ausschließlichen Gabe von Botulinum-A-Toxin-Hämagglutinin-Komplex die Fissurheilung nach 6 Wochen verstärkt. Nach 8 oder 12 Wochen fand sich kein signifikanter Unterschied.

Diltiazem[7, 11]

Es fanden sich keine placebokontrollierten RCTs. Zwei RCTs ergaben hinsichtlich der Heilungsrate nach 8 Wochen keinen signifikanten Unterschied zwischen topisch verabreichtem Diltiazem und topisch verabreichtem Glyceryltrinitrat. Eine kleine, anhand einer systematischen Übersicht ausgewiesene RCT ergab hinsichtlich der Fissurheilung nach 8 Wochen keinen signifikanten Unterschied zwischen oral und topisch verabreichtem Diltiazem. Unter letzterem traten jedoch häufiger Nebenwirkungen auf.

Indoramin[12]

Eine RCT ergab hinsichtlich der Fissurheilung nach 6 Wochen keinen signifikanten Unterschied zwischen oral verabreichtem Indoramin und Placebo, war jedoch u. U. zu klein, um einen klinisch bedeutsamen Unterschied aufzudecken.

Definition Die Analfissur ist eine Spaltung oder ein Riss der inneren Epithelauskleidung des distalen Analkanals. Es handelt sich um einen schmerzhaften Zustand, der oft mit dem Abgang von frischem Blut aus dem Anus und mit perianalem Juckreiz einhergeht. **Akute Analfissuren** haben scharf umrissene, frische Schleimhautränder, oft mit Granulationsgewebe an der Basis. Die meisten Fissuren heilen spontan oder unter erhöhter Flüssigkeits- und Ballaststoffaufnahme sowie unter Laxanzien, sofern anamnestisch eine Obstipation besteht. Fissuren, die länger als 6 Wochen bestehen bleiben, werden im Allgemeinen als chronisch eingestuft. **Chronische Fissuren** haben verhärtete Ränder, es gibt weniger Granulationsgewebe, und an der Basis können die Muskelfasern des inneren Sphinkters zu erkennen sein. Diese bedürfen der Intervention, um abzuheilen.

Analfissur

Inzidenz/ Prävalenz	Analfissuren sind in jeder Altersgruppe üblich, wir fanden jedoch keine zuverlässigen Belege für eine Quantifizierung der Inzidenz.
Ätiologie/ Risikofaktoren	Eine geringe Zufuhr von Ballaststoffen mit der Nahrung kann ein Risikofaktor für das Entstehen akuter Analfissuren sein.[1] Menschen mit Analfissuren haben oft einen erhöhten Ruhedruck im Analkanal sowie Analspasmen.[2,3] Männer und Frauen sind gleichermaßen von Analfissuren betroffen, und bis zu 11 % der Frauen entwickeln nach der Geburt eines Kindes Analfissuren.[4]
Prognose	Placebokontrollierte Studien ergaben, dass 70–90 % der unbehandelten „chronischen" Analfissuren im Laufe der Studie nicht heilten.[5,6]

Literatur

1. Jensen SL. Diet and other risk factors for fissure-in-ano. Prospective case control study. *Dis Colon Rectum* 1988;31:770–773.
2. Gibbons CP, Read NW. Anal hypertonia in fissures: cause or effect? *Br J Surg* 1986;73:443–445.
3. Lund JN, Scholefield JH. Internal sphincter spasm in anal fissure. *Br J Surg* 1997;84:1723–1724.
4. Martin JD. Postpartum anal fissure. *Lancet* 1953;i:271–273.
5. Lund JN, Scholefield JH. A randomised, prospective, double-blind, placebo-controlled trial of glyceryl trinitrate ointment in the treatment of anal fissure. *Lancet* 1997;349:11–14.
6. Carapeti EA, Kamm MA, McDonald PJ, et al. Randomised controlled trial shows that glyceryl trinitrate heals anal fissures, higher doses are not more effective, and there is a high recurrence rate. *Gut* 1999;44:727–730.
7. Nelson R. Non surgical therapy for anal fissure (Cochrane Review). In: The Cochrane Library, Issue 2, 2004. Chichester, UK: John Wiley & Sons, Ltd. Search date 2003; primary sources PubMed, the Cochrane Library, the CCCG specialised trials register, search of reference lists, proceedings of relevant meetings, and discussions with authors published in the field.
8. Scholefield JH, Bock JU, Marla B, et al. A dose finding study with 0.1 %, 0.2 %, and 0.4 % glyceryl trinitrate ointment in patients with chronic anal fissures. *Gut* 2003;52:264–269.
9. Colak T, Ipek T, Urkaya N, et al. A randomised study comparing systematic transdermal treatment and local application of glyceryl trinitrate ointment in the management of chronic anal fissure. *Eur J Surg* 2002;588:188–122.
10. Bielecki K, Kolodziejczak M. A prospective randomised trial of diltiazem and glyceryltrinitrate ointment in the treatment of chronic anal fissure. *Colorectal Dis* 2003;5:256–257.
11. Jonas M, Neal KR, Abercrombie JF, et al. A randomized trial of oral vs. topical diltiazem for chronic anal fissures. *Dis Colon Rectum* 2001;44:1074–1078.
12. Pitt J, Dawson PM, Hallan RI, et al. A double-blind randomized placebo-controlled trial of oral indoramin to treat chronic anal fissure. *Colorectal Dis* 2001;3:165–168.
13. Jost W, Schrank B. Chronic anal fissures treated with botulinum toxin injections: a dose-finding study with Dysport. *Colorectal Dis* 1999;1:26–29.
14. Brisindi G, Maria G, Sganga G, et al. Effectiveness of higher doses of botulinum toxin to induce healing in patients with chronic anal fissures. *Surgery* 2002;131:179–184.
15. Mentes BB, Irkorucu O, Akin M, et al. Comparison of botulinum toxin injection and lateral internal sphincterotomy for the treatment of chronic anal fissure. *Dis Colon Rectum* 2003;46:232–237.
16. Jost WH. One hundred cases of anal fissure treated with botulin toxin: early and long-term results. *Dis Colon Rectum* 1997;40:1029–1032.
17. Jost WH, Schanne S, Mlitz H, et al. Perianal thrombosis following injection therapy into the external anal sphincter using botulinum toxin. *Dis Colon Rectum* 1995;38:781.
18. Lysy J, Israelit-Yatzkan Y, Sestiery-Ittah M, et al. Topical nitrates potentiate the effect of botulinum toxin in the treatment of patients with refractory anal fissure. *Gut* 2001;48:221–224.
19. Nelson R. Operative procedures for fissure in ano. In: The Cochrane Library, Issue 3, 2004. Oxford: Update Software. Search date 2001; primary sources Cochrane Library, Medline, the Internet, and hand searches of cited reference lists from included reports.
20. Leong AF, Seow-Choen F. Lateral sphincterotomy compared with anal advancement flap for chronic anal fissure. *Dis Colon Rectum* 1995;38:69–71.

Kommentar

Wolfgang Schwenk

Die chronische Analfissur ist ein häufiges äußerst schmerzhaftes proktologisches Krankheitsbild. Zur Behandlung der chronischen Analffisur stehen prinzipiell medikamentöse oder invasive Verfahren zur Verfügung. Die vorliegende systematische Übersicht randomisierter kontrollierter Studien gibt als effektive Maßnahme zur Therapie der chronischen Analfissur die laterale Sphinterotomie an. Weitere Verfahren mit wahrscheinlichem Nutzen seien die anale Verschiebelappenplastik und topisch verabreichtes Glyceryltrinitrat. In ihrer Wirksamkeit als unbekannt werden eingestuft die kombinierte Behandlung mit Botulinum-A-Toxin allein und in Kombination mit Nitraten, die Gabe von Ditiazem oder die Behandlung mit Indoramin.
Bei der Umsetzung der Ergebnisse randomisierter klinischer Studien in den klinischen Alltag ist zu beachten, dass die vorgestellten Behandlungsmethoden nicht als Alternative gelten sollten, zwischen denen sich der behandelnde Arzt nach der Diagnosestellung „chronische Analfissur“ entscheiden muss. Vor allem die laterale Sphinkterotomie sollte als invasive Maßnahme erst nach frustranen konservativen Behandlungsversuchen erfolgen, da sie in bis zu 28 % der Fälle eine spätere anale Inkontinenz nach sich zieht.
Die angeführten Maßnahmen ergänzen sich im klinischen Alltag zu folgendem abgestuften Therapiekonzept: Nach der Diagnosestellung sollten zunächst für für 4–6 Wochen topische Nitrate bei gleichzeitiger Stuhlregulation angewendet werden. Bei ausbleibendem Erfolg kann danach die Injektion von Botulinum-A-Toxin erwogen werden. Erst wenn auch diese Therapie erfolglos bleibt, sollte die laterale Spinkterotomie erwogen werden. Eine oftmals unkontrollierte anale Dehnung sollte nicht mehr angewendet werden. Die Indikation zum analen Verschiebelappen muss durch weitere randomisierte Studien belegt werden, er könnte eine sphinkterschonende Alternative zur Sphinkterotomie darstellen.

Appendizitis

Suchdatum: Oktober 2003

John Simpson und William Speake

Frage **Welche Effekte haben unterschiedliche Behandlungsmethoden?**

Nutzen belegt

Adjuvante Therapie mit Antibiotika[9, 16]

Eine systematische Übersicht und eine nachfolgende RCT bei Kindern und Erwachsenen mit einfacher oder komplizierter Appendizitis, die sich einer Appendektomie unterziehen, ergab, dass prophylaktisch verabreichte Antibiotika im Vergleich zu keinen Antibiotika Wundinfektionen und intraabdominelle Abszesse verringern. Die Subgruppenanalyse der systematischen Übersicht zeigte, dass Antibiotika im Vergleich zu keinen Antibiotika die Anzahl der Wundinfektionen bei Kindern mit komplizierter Appendizitis senken. Hinsichtlich der Anzahl der Wundinfektionen bei Kindern mit einfacher Appendizitis zeigte die Subgruppenanalyse der systematischen Übersicht jedoch keinen signifikanten Unterschied zwischen Antibiotika und keinen Antibiotika. Eine nachfolgende RCT ergab hinsichtlich der Anzahl der Wundinfektionen bei Kindern mit einfacher Appendizitis keinen signifikanten Unterschied zwischen Antibiotikaprophylaxe und keiner Antibiotikaprophylaxe. Unter Umständen war die RCT jedoch zu klein, um einen klinisch bedeutsamen Unterschied auszuschließen.

Nutzen wahrscheinlich

Laparoskopischer Eingriff im Vergleich zur offenen Operation (bei Kindern)[11]

Einer systematischen Übersicht zufolge senkt ein laparoskopischer Eingriff bei Kindern im Vergleich zur offenen Operation die Anzahl der Wundinfektionen und die Verweildauer im Krankenhaus. Jedoch fand sich kein signifikanter Unterschied in Bezug auf postoperative Schmerzen, die Zeit bis zur Mobilisierung oder den Anteil intraabdomineller Abszesse.

Nutzen und Schaden abzuwägen

Antibiotika im Vergleich zur Operation[4]

Einer kleinen RCT bei Erwachsenen mit Verdacht auf Appendizitis zufolge reduziert die konservative Behandlung mit Antibiotika im Vergleich zur Appendektomie sowohl die Schmerzen als auch den Morphinverbrauch in den ersten 10 Tagen. Die RCT zeigte jedoch, dass 35 % der mit Antibiotika behandelten Patienten nach einem Jahr erneut mit akuter Appendizitis eingewiesen und anschließend appendektomiert werden.

Laparoskopischer Eingriff im Vergleich zur offenen Operation (bei Erwachsenen)[11]

Einer systematischen Übersicht und einer anschließenden RCT zufolge verringert ein laparoskopischer Eingriff bei Erwachsenen im Vergleich zur offenen Operation Wundinfektionen, postoperative Schmerzen, die Verweildauer im Krankenhaus und die Zeit bis zur Rückkehr an den Arbeitsplatz. Die systematische Übersicht zeigte jedoch, dass ein laparoskopischer Eingriff den Anteil postoperativer intraabdomineller Abszesse erhöht.

Wirksamkeit unbekannt

Offene Operation im Vergleich zu keiner Operation

Über den Vergleich zwischen einer Operation und einer Kontrollgruppe ohne Operation fanden sich keine RCTs.

Stumpfinversion bei offener Appendektomie[14, 15]

Eine RCT ergab hinsichtlich der Wundinfektionen, der Verweildauer im Krankenhaus oder intraabdomineller Abszesse keinen signifikanten Unterschied zwischen Stumpfinversion und einfacher Ligatur. Eine weitere RCT ergab bei der Stumpfinversion im Vergleich zur einfachen Ligatur eine signifikant höhere Inzidenz an Wundinfektionen, zeigte jedoch hinsichtlich intraabdomineller Abszesse oder der Verweildauer im Krankenhaus keinen signifikanten Unterschied zwischen den Gruppen.

Definition Die akute Appendizitis ist eine Entzündung des Wurmfortsatzes.

Inzidenz/ Prävalenz Die Inzidenz der akuten Appendizitis sinkt, auch wenn die Gründe dafür unklar sind. Das in den USA angegebene Lebenszeitrisiko einer Appendizitis beträgt 8,7 % beim Mann und 6,7 % bei der Frau,[1] und in England und Wales werden jährlich 60.000 Fälle dokumentiert. Die Appendizitis ist der häufigste chirurgische Notfall, der einer Operation bedarf.

Ätiologie/ Risikofaktoren Die Ursache der Appendizitis ist trotz verschiedener bestehender Theorien ungewiss. Die meisten Theorien beziehen sich auf eine Verlegung des Lumens, die den Sekretabfluss verhindert und unausweichlich zu einem intraluminalen Druckanstieg in der Appendix führt. Dies wiederum kann anschließend zur Ischämie der Mukosa führen, und die Stase liefert ein ideales Milieu für bakterielles Überwachstum. Mögliche Ursachen der Verlegung sind Kotsteine (oft infolge einer Obstipation), eine Hyperplasie des lymphatischen Gewebes oder ein Zökumkarzinom.[2]

Prognose Die Prognose einer unbehandelten Appendizitis ist nicht bekannt, eine spontane Auflösung wurde bei mindestens einer von 13 Episoden dokumentiert.[3] Das erneute Auftreten einer Appendizitis im Anschluss an eine konservative Behandlung[3, 4] sowie rezidivierende Abdominalsymptome bei gewissen Patienten[5] sprechen dafür, dass es u. U. auch eine chronische sowie eine rezidivierende akute bzw. subakute Appendizitis gibt.[6] Die Standardtherapie bei akuter Appendizitis ist die Appendektomie. RCTs, in denen eine Behandlung mit keiner Behandlung verglichen würde, hätten als unethisch zu gelten. Die Mortalität der Appendizitis beträgt weniger als 0,3 % und steigt nach einer Perforation auf 1,7 %.[7] Die häufigste Komplikation einer Appendizitis ist die in 5–33 % der Fälle eintretende Wundinfektion.[8] Die Bildung eines intraabdominellen Abszesses ist seltener und tritt bei 2 % der Appendektomien auf.[9] Eine in der Kindheit perforierte Appendix scheint bei der Frau keine negativen Spätfolgen für die Fertilität zu haben.[10]

Literatur

1. Addiss DG, Shaffer N, Fowler BS, et al. The epidemiology of appendicitis and appendectomy in the United States. *Am J Epidemiol* 1990;132:910–925.
2. Larner AJ. The aetiology of appendicitis. *Br J Hosp Med* 1988;39:540–542.
3. Cobben LP, de van Otterloo AM, Puylaert JB. Spontaneously resolving acute appendicitis: frequency and natural history in 60 patients. *Radiology* 2000;215:349–352.
4. Eriksson S, Granstrom L. Randomized controlled trial of appendicectomy versus antibiotic therapy for acute appendicitis. *Br J Surg* 1995;82:166–169.
5. Barber MD, McLaren J, Rainey JB. Recurrent appendicitis. *Br J Surg* 1997;84:110–112.
6. Mattei P, Sola JE, Yeo CJ. Chronic and recurrent appendicitis are uncommon entities often misdiagnosed. *J Am Coll Surg* 1994;178:385–389.
7. Velanovich V, Satava R. Balancing the normal appendectomy rate with the perforated appendicitis rate: implications for quality assurance. *Am Surg* 1992;58:264–269.
8. Krukowski ZH, Irwin ST, Denholm S, et al. Preventing wound infection after appendicectomy: a review. *Br J Surg* 1988;75:1023–1033.

9. Andersen BR, Kallehave FL, Andersen HK. Antibiotics versus placebo for prevention of postoperative infection after appendectomy. In: The Cochrane Library, Issue 4, 2003. Chichester, UK: John Wiley & Sons, Ltd. Search date 2000; primary sources Cochrane Controlled Trials Register, Medline, Embase, Cochrane Colorectal Cancer Group Specialised Register, and hand searches of reference lists of identified trials.
10. Andersson R, Lambe M, Bergstrom R. Fertility patterns after appendicectomy: historical cohort study. *BMJ* 1999;318:963–967.
11. Sauerland SR, Lefering R, Neugebauer EAM. Laparoscopic versus open surgery for suspected appendicitis. In: The Cochrane Library, Issue 4, 2003. Chichester, UK: John Wiley & Sons, Ltd. Search date 2002; primary sources The Cochrane Library, Medline, Embase, Scisearch, and Biosis.
12. Milewczyk M, Michalik M, Ciesielski M.A prospective, randomized, unicenter study comparing laparoscopic and open treatments of acute appendicitis. *Surg Endosc* 2003;17:1023–1028.
13. Lintula H, Kokki H, Vanamo K, et al. Laparoscopy in children with complicated appendicitis. *J Pediatr Surg* 2002;37:1317–1320.
14. Engstrom L, Fenyo G. Appendicectomy: assessment of stump invagination versus simple ligation: a prospective, randomized trial. *Br J Surg* 1985;72:971–972.
15. Jacobs PP, Koeyers GF, Bruyninckx CM. Simple ligation superior to inversion of the appendiceal stump; a prospective randomized study. *Ned Tijdschr Geneeskd* 1992;136:1020–1023. [in Dutch]
16. Gorecki WJ, Grochowski JA. Are antibiotics necessary in nonperforated appendicitis in children? A double blind randomised controlled trial. *Med Sci Monit* 2001;7:289–292.

Kommentar

Stefan Sauerland

Die akute Appendizitis und die Appendektomie gehören auch im deutschsprachigen Raum zur chirurgischen Routine. Zwei Drittel der Fälle werden appendektomiert. Die weltweit publizierten Studien lassen sich gut auf hiesige Verhältnisse übertragen.
Zwar wurde eine neue Studie zum Vergleich der laparoskopischen und der konventionellen Appendektomie publiziert (1). Sie ändert aber nichts an den Ergebnissen unseres Cochrane Reviews. Die Auswahl des Operationsverfahrens hängt primär von individuell-technischen Fähigkeiten ab, und die offene Technik ist angesichts der geringen Unterschiede sicherlich nicht völlig überholt. Da die Laparoskopie eine intraabdominelle Diagnostik erlaubt, sollte dieses Verfahren aber inbesondere bei unklaren Symptomen bevorzugt werden. Eine makroskopisch blande Appendix kann in situ belassen werden.
Weitere technische Verbesserungen der laparoskopischen Appendektomie durch Einsatz miniaturisierter Instrumente sind in der klinischen Erprobung, jedoch bislang ohne großen Erfolg (2). Klinisch viel effektiver dagegen ist eine frühe präoperative Analgesie, denn der Mythos, dass eine solche Analgesie die weitere Diagnostik verschleiert, ist längst durch mehrere RCTs widerlegt worden (3).

1. Moberg AC, Berndsen F, Palmquist I, Petersson U, Resch T, Montgomery A. Randomized clinical trial of laparoscopic versus open appendicectomy for confirmed appendicitis. *Br J Surg* 2005; 92: 298–304.
2. Lau DHW, Yau KKK, Chung CC, Leung FCS, Tai YP, Li MKW. Comparison of needlescopic appendectomy versus conventional laparoscopic appendectomy: a randomized controlled trial. *Surg Laparosc Endosc Percutan Tech* 2005; 15: 75–79.
3. Thomas SH, Silen W. Effect on diagnostic efficiency of analgesia for undifferentiated abdominal pain. *Br J Surg* 2002; 90: 5–9.

Cholezystitis, akute

Suchdatum: Dezember 2003

Julie Margenthaler, Douglas Schuerer und Robb Whinney

Frage **Welche Effekte haben unterschiedliche Behandlungsmethoden bei akuter Cholezystitis?**

Nutzen belegt

Frühzeitige Cholezystektomie[12–15]

Vier RCTs zufolge ist bei 13–19 % der Patienten, die mittels Intervall-Cholezystektomie (offene oder laparoskopische Cholezystektomie nach 6–8 Wochen) behandelt werden, auf Grund rezidivierender oder zunehmender Symptome schon vor dem angesetzten Termin eine Operation erforderlich. Die RCTs zeigten hinsichtlich intra- und postoperativer Komplikationen keinen signifikanten Unterschied zwischen einer Frühoperation (innerhalb von 72 Stunden) und einer Intervalloperation (offen oder laparoskopisch), ergaben jedoch, dass eine Frühoperation die Verweildauer im Krankenhaus verkürzt. Zwei RCTs zeigten, dass eine Frühoperation im Vergleich zur laparoskopischen Intervalloperation die Operation verlängert, den Verbrauch an Analgetika jedoch senkt. Hinsichtlich eines Übergangs zur offenen Cholezystektomie zeigten die RCTs keinen signifikanten Unterschied zwischen Frühoperation und laparoskopischer Intervalloperation.

Laparoskopische Cholezystektomie[6–10]

Einer RCT zufolge hat ausschließliches Beobachten nach 8 Jahren eine Versagerrate von 30 %, jedoch fand sich verglichen mit der (offenen oder laparoskopischen) Cholezystektomie kein signifikanter Unterschied hinsichtlich der auf Gallensteine zurückzuführenden Rate an Komplikationen (rezidivierende Cholezystitis, Pankreatitis, unbehandelbare Schmerzen) oder der schmerzbedingten stationären Aufnahme. Drei RCTs zeigten, dass die laproskopische Cholezystektomie den Klinikaufenthalt verkürzt und ergaben begrenzte Belege dafür, dass sie im Vergleich zur offenen Cholezystektomie die Operationsdauer verkürzt und intra- bzw. postoperative Komplikationen verringert. Einer RCT zufolge besteht hinsichtlich des Einsatzes von Analgetika, der Hospitalisierungsdauer und der Raten eines Übergangs zur offenen Cholezystektomie kein signifikanter Unterschied zwischen konventioneller laparoskopischer Cholezystektomie und minilaparoskopischer Cholezystektomie. Die OP-Dauer war unter laparoskopischer Cholezystektomie etwas länger.

Minilaparoskopische Cholezystektomie[11]

Einer RCT zufolge besteht hinsichtlich des Einsatzes von Analgetika, der Hospitalisierungsdauer und der Raten eines Übergangs zur offenen Cholezystektomie kein signifikanter Unterschied zwischen konventioneller laparoskopischer Cholezystektomie und minilaparoskopischer Cholezystektomie. Die OP-Dauer war unter laparoskopischer Cholezystektomie etwas länger.

Nutzen und Schaden abzuwägen

Offene Cholezystektomie

Einer RCT zufolge hat ausschließliches Beobachten nach 8 Jahren eine Versagerrate von 30 %, jedoch fand sich verglichen mit der (offenen oder laparoskopischen) Cholezystektomie kein signifikanter Unterschied hinsichtlich der auf Gallensteine zurückzuführenden Rate an Komplikationen (rezidivierende Cholezystitis, Pankreatitis, unbehandelbare Schmerzen) oder der schmerzbedingten stationären Aufnahme. Drei RCTs zeigten, dass die offene Cholezystektomie den Klinikaufenthalt verlängert und ergaben begrenzte Belege dafür, dass sie im Vergleich zur offenen Cholezystektomie die Operationsdauer verlängert und intra- bzw. postoperative Komplikationen erhöht.

Beobachten allein

Einer RCT zufolge hat ausschließliches Beobachten nach 8 Jahren eine Versagerrate von 30 %, jedoch fand sich verglichen mit der (offenen oder laparoskopischen) Cholezystektomie kein signifikanter Unterschied hinsichtlich der auf Gallensteine zurückzuführenden Rate an Komplikationen (rezidivierende Cholezystitis, Pankreatitis, unbehandelbare Schmerzen) oder der schmerzbedingten stationären Aufnahme.

Definition

Die **akute Cholezystitis** entsteht durch Verlegung des Gallengangs, gewöhnlich durch einen Gallenstein, gefolgt von einer Dehnung und anschließender abakterieller oder bakterieller Entzündung der Gallenblase. Patienten mit akuter Cholezystitis zeigen gewöhnlich Dauerschmerzen im rechten oberen Quadranten, Anorexie, Übelkeit, Erbrechen und Fieber. Etwa 95 % der Patienten mit akuter Cholezystitis haben Gallensteine (kalkulöse Cholezystitis), und 5 % haben keine Gallensteine (akalkulöse Cholezystitis).[1] Eine schwere akute Cholezystitis kann zur Nekrose der Gallenblase, auch bekannt als gangränöse Cholezystitis führen. Die **akute Cholangitis** ist eine schwere Komplikation eines Gallensteinleidens und im Allgemeinen Folge einer bakteriellen Infektion. Patienten mit akuter Cholangitis haben außer Schmerzen im rechten oberen Quadranten und Fieber oft noch einen Ikterus, einen instabilen Kreislauf und Veränderungen des Geisteszustandes. Patienten mit akuter Cholangitis werden in dieser Übersicht nicht berücksichtigt.

Inzidenz/ Prävalenz

Die Inzidenz einer akuten Cholezystitis bei Patienten mit Gallensteinen ist unbekannt. Zwanzig Prozent der wegen einer Erkrankung der Gallenwege stationär aufgenommenen Patienten haben eine akute Cholezystitis.[1] Die Anzahl der einer akuten Cholezystitis wegen durchgeführten Cholezystektomie ist von Mitte der 80er-Jahre bis in die frühen 90er-Jahre hinein vor allem unter älteren Menschen gestiegen.[2] Die akute kalkulöse Cholezystitis kommt bei einem Alter bis zu 50 Jahren drei Mal und darüber hinaus 1,5 Mal häufiger bei Frauen als bei Männern vor.[1]

Ätiologie/ Risikofaktoren

Die akute kalkulöse Cholezystitis scheint durch eine Verlegung des Gallengangs durch einen Gallenstein oder eine durch diesen verursachte lokale Schleimhauterosion und Entzündung verursacht. In Tierstudien führt eine Ligatur des Gallengangs jedoch nicht zur akuten Cholezystitis. Die Rolle von Bakterien in der Pathogenese einer akuten Cholezystitis ist unklar; in 50–75 % der Fälle fanden sich positive Kulturen von Galle oder Gallenblasenwand.[3, 4] Die Ursache einer akalkulösen Cholezystitis ist unklar; unter Umständen sind mehrere Faktoren beteiligt, darunter auch eine erhöhte Empfindlichkeit für eine bakterielle Besiedelung einer statischen Galle in der Gallenblase.[1]

Prognose

Zu den Komplikationen einer akuten Cholezystitis gehören die Perforation der Gallenblase, ein pericholezystischer Abszess sowie eine Fistel infolge einer Ischämie und Infektion der Gallenblasenwand. In den USA beträgt die Gesamtmortalität infolge unbehandelter Komplikationen etwa 20 %.[5]

Literatur

1. Indar AA, Beckingham IJ. Acute cholecystitis. *BMJ 2002;*325:639–643.
2. Diettrick NA, Cacioppo JC, Davis RP. The vanishing elective cholecystectomy. *Arch Surg* 1988;810:123–126.
3. Fukunaga FH. Gallbladder bacteriology, histology and gallstones: study of unselected cholecystectomy specimens in Honolulu. *Arch Surg* 1973;169:106–110.
4. Lou MA, Mandal AK, Alexander JL, et al. Bacteriology of the human biliary tract and the duodenum. *Arch Surg* 1997;965:112–116.
5. Isch JH, Finnernan JC, Nahrwold DL. Perforation of the gallbladder. *Am J Gastroenterol* 1971;55:451–458.
6. Vetrhus M, Soreide O, Nesvik I, Sondenaa K. Acute cholecystitis: delayed surgery or observation. A randomized clinical trial. *Scand J Gastroenterol* 2003;38:985–990.
7. Eldar S, Sabo E, Nash E, et al. Laparoscopic versus open cholecystectomy in acute cholecystitis. *Surg Laparosc Endosc* 1997;7:407–414.
8. Kiviluoto T, Siren J, Luukkonen P, et al. Randomised trial of laparoscopic versus open cholecystectomy for acute and gangrenous cholecystitis. *Lancet* 1998;351:321–325.
9. Schiedeck THK, Schulte T, Gunarsson R, Bruch HP. Laparoscopic cholecystectomy in acute cholecystitis. *Minim Invasive Chirurg* 1997;6:48–51.
10. Shea JA, Healey MJ, Berlin JA, et al. Mortality and complications associated with laparoscopic cholecystectomy: a meta-analysis. *Ann Surg* 1996;224:609–620. Search date 1995; primary sources Medline and hand searches of bibliographies.
11. Hsieh CH. Early minilaparoscopic cholecystectomy in patients with acute cholecystitis. *Am J Surg* 2003;185:344–348.
12. Jarvinen HJ, Hastbacka J. Early cholecystectomy for acute cholecystitis. *Ann Surg* 1980;191:501–505.
13. Norrby S, Herlin P, Holmin T, et al. Early or delayed cholecystectomy in acute cholecystitis? A clinical trial. *Br J Surg* 1983;70:163–165.
14. Lai BS, Kwong KH, Leung KL, et al. Randomized trial of early versus delayed laparoscopic cholecystectomy for acute cholecystitis. *Br J Surg* 1998;85:764–767.
15. Lo CM, Liu CL, Fan ST, et al. Prospective randomized study of early versus delayed laparoscopic cholecystectomy for acute cholecystitis. *Ann Surg* 1998;227:461–467.

Kommentar

Andreas Shamiyeh

Die Autoren haben kompakt und sehr übersichtlich das Thema „akute Cholezystitis" abgehandelt. Zu den angeführten Studien sollten zwei ergänzt werden:
Die erste Arbeit (1) vergleicht prospektiv randomisiert die frühe laparoskopische Cholezystektomie (LC) innerhalb 7 Tagen mit der elektiven LC im entzündungsfreien Intervall 6–8 Wochen nach dem initialen Ereignis. Die Konversionsraten (31 % vs. 29 %) waren ebenso wie die OP-Zeit ohne signifikanten Unterschied. Als einziger Unterschied ist wie in den weiteren erwähnten Arbeiten die kürzere Hospitalisationszeit bei akuter Operation.
Die zweite Arbeit entstammt derselben Arbeitsgruppe und ist 2005, also nach dem angegeben Suchdatum veröffentlicht worden (2). Hierbei wurden 70 Patienten mit akuter Cholezystitis zur laparoskopischen oder offenen Cholezystektomie randomisiert. Patient und Pflegepersonal wurden bezüglich des OP-Verfahrens geblindet. Es konnte gezeigt werden, dass hinsichtlich Komplikationen und postoperativem Schmerz kein Unterschied in beiden Verfahren besteht. Einzig der postoperative Aufenthalt war in der laparoskopischen Gruppe kürzer (p = 0,011). Die Autoren kommen zu dem Schluss, dass bei akuter Cholezystitis die offene und die laparoskopische Cholezystektomie gleichwertig sind.
Frühe versus späte Operation: Die frühe laparoskopische Operation bringt entsprechend der Datenlage keine Nachteile, dafür aber den wesentlichen Vorteil der kürzeren Verweildauer in der Klinik. Eine akute Cholezystitis sollte daher akut operiert werden, mit einem Vorbehalt: Bei entsprechender Komorbidität in selektionierten Patienten ist ein vorerst konservatives Vorgehen mit Antibiotika, Diät und Antiphlogistika gerechtfertigt, um den Patienten für eine elektive OP vorzubereiten, respektive die Komorbidität zu senken. Bei multimorbiden Patienten ist ein gänzlich konservatives Vorgehen gerechtfertigt. Nicht einheitlich definiert ist jedoch, bis wann man von einer akuten Cholezystitis bzw. akuten OP spricht. Die vorliegende Evidenz rangiert von 48 Stunden bis 7 Tage nach Auftreten der ersten Symptome.

Cholezystitis, akute

Keine Arbeit unterscheidet bei der Cholezystitis, ob Steine vorlagen oder es sich um eine akalkulöse Cholezystitis handelte, weiters wie hoch das Risiko ist, bei einer konservativ behandelten steinfreien entzündeten Gallenblase wieder an einer Cholezystitis zu erkranken.
Beleuchtet wurden die Indikationen zur primär offenen Cholezystektomie, nicht jedoch, wann der richtige Zeitpunkt zum Umstieg vom laparoskopischen zum offenen Vorgehen ist (mit Ausnahme der nicht stillbaren Blutung).
Interessant erscheint auch, dass in den Studien die Meinung des Patienten von nur geringer Bedeutung ist. Allerdings dürfte nach einer Kolik oder einer Schmerzattacke die Bereitschaft zu einer operativen Sanierung doch sehr hoch sein.

1. Johannson M, Thune A, Blomqvist A, Nelvin L, Lundell L. management of Acute cholecystitis in the Laparoscopic era: results of a prospective randomized clinical trial. J Gastrointest Surg 2003 (7) 5: 642–645
2. Johansson M, Thune A, Nelvin L, Stiernstam M, Westman B, Lundell L. Randomised cllinical trial of open versus laparoscopic cholecystectomy in treatment of acute cholecystitis. Br. J. Surg 2005;1:44–49

Gastroösophagealer Reflux

Suchdatum: Juli 2003

Paul Moayyedi, Brendan Delaney und David Foreman

Frage **Welche Effekte hat die Erstbehandlung eines gastroösophagealen Reflux in Verbindung mit Ösophagitis?**

Nutzen belegt

H_2-Rezeptor-Antagonisten[22, 23]

Einer systematischen Übersicht zufolge senken H_2-Rezeptor-Antagonisten im Vergleich zu Placebo das Risiko einer persistierenden Ösophagitis, sind jedoch nicht so wirksam wie Protonenpumpenhemmer.

Protonenpumpenhemmer[22, 24–30]

Eine systematische Übersicht sowie eine zusätzliche und eine anschließende RCT zeigten, dass Protonenpumpenhemmer die Heilung im Vergleich zu Placebo oder H_2-Rezeptor-Antagonisten vertärken. Einer systematischen Übersicht zufolge erhöht Esomeprazol (40 mg/d) im Vergleich zu Omeprazol (20 mg/d) die Heilungsrate nach 4 Wochen. RCTs zufolge bestehen hinsichtlich des klinischen Nutzens keine signifikanten Unterschiede zwischen anderen Protonenpumpenhemmern.

Wirksamkeit unbekannt

Antazida/Alginate[17–19]

Zwei RCTs ergaben begrenzte Hinweise darauf, dass Antazida im Vergleich zu Placebo die Symptomen-Scores nach 4–8 Wochen senken, jedoch zeigte sich in keiner Studie ein signifikanter Unterschied hinsichtlich der endoskopisch belegten Heilung. Es fanden sich begrenzte Hinweise auf die Effekte von Antazida im Vergleich zu H_2-Rezeptor-Antagonisten. Die erste RCT zeigte hinsichtlich der endoskopisch belegten Heilung nach 8 Wochen keinen signifikanten Unterschied zwischen Antazida und Cimetidin. Der zweiten RCT zufolge sind Antazida in Bezug auf Sodbrennen nach 12 Wochen weniger wirksam als Ranitidin.

Beratung zur Lebensweise[15, 16]

Kleine RCTs lieferten nur unzureichende Belege für die Effekte auf die Behandlung der Refluxösophagitis, die sich ergeben, wenn das Kopfende des Bettes angehoben wird oder der Patient sein Gewicht reduziert. Es fanden sich weder RCTs zur Senkung des Kaffee- und Alkoholkonsums noch zur Einstellung des Rauchens oder zur Verringerung der Aufnahme fetthaltiger Nahrungsmittel.

Unwirksamkeit oder Schädlichkeit wahrscheinlich

Prokinetika[20]

Einer RCT zufolge erhöht Cisaprid im Vergleich zu Placebo die endoskopisch belegte Heilung nach 12 Wochen signifikant. Auf Grund von Herzrhythmusstörungen ist der Einsatz von Cisaprid in manchen Ländern nur begrenzt möglich. Studien zu Domperidon und Metoclopramid fanden sich nicht.

Frage **Welche Effekte hat die Erhaltungstherapie eines gastroösophagealen Reflux in Verbindung mit Ösophagitis?**

Nutzen belegt

Protonenpumpenhemmer[26, 38–52]

RCTs zufolge erhöhen Protonenpumpenhemmer im Vergleich zu Placebo oder H_2-Rezeptor-Antagonisten nach 6–18 Monaten die Remissionsraten bei Patienten mit abgeheilter Refluxösophagitis. Einer systematischen Übersicht zufolge ist Lansoprazol in Standarddosierung (30 mg/d) beim Aufrechterhalten der Heilung nach 12 Monaten ebenso wirksam wie Omeprazol (20 mg/d). Die systematische Übersicht und und eine nachfolgende RCT zeigten jedoch, dass niedriger dosiertes Lansoprazol (15 mg/d) hinsichtlich der Wahrung des Heilungserfolgs für bis zu 12 Monate weniger wirksam ist als höher dosiertes Lansoprazol (30 mg/d), Omeprazol oder Esomeprazol.

Nutzen und Schaden abzuwägen

Laparoskopischer Eingriff[53]

Eine systematische Übersicht ergab keine vollständig publizierten Studien, in denen die Laparoskopie hinsichtlich des Erhalts der Remission mit der medikamentösen Erhaltungstherapie verglichen wurde. Zwei RCTs zeigten hinsichtlich der Remission nach 3 Monaten bis 2 Jahren keinen signifikanten Unterschied zwischen offener und laparoskopischer Fundoplicatio. Einer RCT zufolge geht die Laparoskopie mit chirurgischen Komplikationen einher, deren Rate jedoch niedriger ist als beim offenen Eingriff.

Offener Eingriff[53–58]

RCTs ergaben, dass eine Fundoplicatio nach Nissen im Vergleich zur medikamentösen Behandlung den endoskopisch belegten Grad der Ösophagitis bei Patienten mit chronischem gastroösophagealem Reflux und Ösophagitis nach 3–38 Monaten verbessern. Längerfristige Nachuntersuchungen in einer der RCTs zeigten jedoch hinsichtlich des laparoskopischen Erscheinungsbildes nach 10 Jahren keinen signifikanten Unterschied zwischen operativer und konservativer Behandlung. Zwei RCTs ergaben hinsichtlich der Remission nach 3 Monaten bis 2 Jahren keinen signifikanten Unterschied zwischen offener und laparoskopischer Fundoplicatio. Einer RCT zufolge ist die Mortalität beim offenen Eingriff höher als bei der konservativen Behandlung. Einer RCT zufolge sind die Komplikationsraten beim offenen Eingriff höher als bei der Laparoskopie.

Wirksamkeit unbekannt

Antazida/Alginate

Es fanden sich keine RCTs zu den Effekten von Antazida bzw. Alginaten zur Langzeitbehandlung einer Refluxösophagitis.

H_2-Rezeptor-Antagonisten[36, 37]

Eine RCT ergab bei Patienten mit abgeheilter Refluxösophagitis hinsichtlich eines Ösophagitisrezidivs nach 6 Monaten keinen signifikanten Unterschied zwischen Ranitidin und Placebo. RCTs zufolge sind H_2-Rezeptor-Antagonisten hinsichtlich der Erhaltung der Remission für bis zu 12 Monate weniger effektiv als Protonenpumpenhemmer.

Beratung zur Lebensweise

Es fanden sich keine RCTs zu den Effekten einer Beratung hinsichtlich der Lebensweise in der Langzeitbehandlung einer Refluxösophagitis.

Unwirksamkeit oder Schädlichkeit wahrscheinlich

Prokinetika[31–35]

Drei RCTs zufolge verbessert Cisaprid verglichen mit Placebo die Aufrechterhaltung der Heilung nach 6–12 Monaten. Zwei weitere RCTs ergaben keine Belege für einen Unterschied, könnten jedoch nicht die notwendige Aussagekraft gehabt haben, um einen klinisch bedeutsamen Effekt aufzudecken. In einigen Ländern wurde der Einsatz von Cisaprid wegen Bedenken hinsichtlich seiner Wirkung auf den Herzrhythmus eingeschränkt. Es fanden sich keine RCTs, in denen andere Prokinetika mit Placebo oder untereinander bei Patienten mit gastroösophagealem Reflux und Ösophagitis verglichen wurden.

Definition

Gastroösophagealer Reflux ist definiert als Reflux von Magen-Darm-Inhalt in den Ösophagus, was zu Symptomen führt, die hinreichen, um die Lebensqualität zu beeinträchtigen.[1] Menschen mit gastroösophagealem Reflux haben oft Sodbrennen und ein Regurgitieren von Magensäure.[2] Ein gastroösophagealer Reflux lässt sich anhand der Ergebnisse der endoskopischen Untersuchung des oberen Magen-Darm-Trakts klassifizieren. Das gegenwärtig am besten validierte Verfahren ist die Los-Angeles-Klassifikation, derzufolge ein endoskopischer Befund mit Schleimhautschäden im distalen Ösophagus auf eine Ösophagitis hindeutet. Sie wird unterteilt in die Stadien A (Schleimhautschäden <5 mm im Ösophagus) bis D (Schäden der Ösophagusschleimhaut in 360 Grad).[1, 3] Alternativ kann die Ausprägung nach der Savary-Miller-Klassifikation (Stadium I mit nichtkonfluierenden Erosionen bis Stadium IV mit schwerer Ulzeration oder Striktur) unterteilt werden.

Inzidenz/ Prävalenz

Große Übersichtsarbeiten sprechen dafür, dass etwa 20–25 % der Bevölkerung in Europa und den USA Symptome eines gastroösophagealen Reflux haben, und dass 7 % täglich unter Sodbrennen leiden.[4, 5] In Settings der Primärversorgung zeigen etwa 25–40 % der Patienten mit gastroösophagealem Reflux eine Ösophagitis, wobei die endoskopische Untersuchung auf eine Refluxösophagitis jedoch negative Befunde erbringt.[3]

Ätiologie/ Risikofaktoren

Es fanden sich keine Belege für eindeutige prädiktive Faktoren eines gastroösophagealen Reflux. Übergewicht gilt als Risikofaktor eines gastroösophagealen Reflux, die epidemiologischen Daten sind jedoch widersprüchlich.[6, 7] Auch von Alkohol und Tabak wird angenommen, dass sie für einen gastroösophagealen Reflux prädisponieren, jedoch sind die Beobachtungsdaten begrenzt.[7, 8] Es wurde dargelegt, dass manche Nahrungsmittel, wie Kaffee, Pfefferminzbonbons, Nahrungsfette, Zwiebeln, Zitrusfrüchte und Tomaten, zu einem gastroösophagealen Reflux prädisponieren können.[9] Zur Rolle dieser Faktoren fanden sich jedoch nur unzureichende Daten. Es fanden sich begrenzte Hinweise darauf, dass Medikamente, die den unteren Ösophagussphinkter relaxieren, wie z. B. Kalziumantagonisten, einen gastroösophagealen Reflux fördern können.[10] Studien an Zwillingen sprechen für eine genetische Prädisposition für einen gastroösophagealen Reflux.[8]

Prognose

Der gastroösophageale Reflux ist ein chronisches Leiden, bei dem es bei etwa 80 % der Betroffenen zum Rezidiv kommt, sobald die Medikation abgesetzt wird.[11] Viele Menschen bedürfen daher einer Langzeitbehandlung oder Operation. Ein endoskopisch negativer Reflux bleibt stabil, wobei eine Minderheit der Betroffenen mit der Zeit eine Ösophagitis entwickelt.[12] Bei Patienten mit schwerer Ösophagitis kann es indessen zu

Komplikationen, wie etwa einer Ösophagusstriktur oder einem Barrett-Ösophagus, kommen.[1]

Literatur

1. Dent J, Brun J, Fendrick AM, et al. An evidence-based appraisal of reflux disease management: the Genval Workshop Report. *Gut* 1999;44(suppl 2):S1–S16.
2. Klauser AG, Schindlbeck NE, Muller-Lissner SA. Symptoms in gastro-oesophageal reflux disease. *Lancet* 1990;335:205–208.
3. Armstrong D, Bennett JR, Blum AL, et al. The endoscopic assessment of esophagitis: a progress report on observer agreement. *Gastroenterology* 1996;111:85–92.
4. Kay L, Jorgensen T. Epidemiology of upper dyspepsia in a random population. *Scand J Gastroenterol* 1994;29:1–6.
5. Isolauri J, Laippala P. Prevalence of symptoms suggestive of gastro-oesophageal reflux disease in an adult population. *Ann Med* 1995;27:67–70.
6. Lagergren J, Bergstrom R, Nyren O. No relation between body mass and gastro-oesophageal reflux symptoms in a Swedish population based study. *Gut* 2000;47:26–29.
7. Locke GR III, Talley NJ, Fett SL, et al. Risk factors associated with symptoms of gastroesophageal reflux. *Am J Med* 1999;106:642–649.
8. Romero Y, Cameron AJ, Locke GR III, et al. Familial aggregation of gastroesophageal reflux in patients with Barrett's esophagus and esophageal adenocarcinoma. *Gastroenterology* 1997;113:1449–1456.
9. Terry P, Lagergren J, Wolk A, et al. Reflux-inducing dietary factors and risk of adenocarcinoma of the esophagus and gastric cardia. *Nutr Cancer* 2000;38:186–191.
10. Lagergren J, Bergstrom R, Adami HO, et al. Association between medications that relax the lower esophageal sphincter and risk for esophageal adenocarcinoma. *Ann Intern Med* 2000;133:165–175.
11. Dent J, Yeomans ND, Mackinnon M, et al. Omeprazole v ranitidine for the prevention of relapse of reflux oesophagitis. A controlled double blind trial of their efficacy and safety. *Gut* 1994;35:590–598.
12. Trimble KC, Douglas S, Pryde A, et al. Clinical characteristics and natural history of symptomatic but not excess gastro-esophageal reflux. *Dig Dis Sci* 1995;40:1098–1104.
13. Hatlebakk JG, Berstad A. Prognostic factors for relapse of reflux oesophagitis and symptoms during 12 months of therapy with lansoprazole. *Aliment Pharmacol Ther* 1997;11:1093–1099.
14. Vakil NB, Shaker R, Johnson DA, et al. The new proton pump inhibitor esomeprazole is effective as a maintenance therapy in GERD patients with healed erosive oesophagitis: a 6-month, randomized, double-blind, placebo-controlled study of efficacy and safety. *Aliment Pharmacol Ther* 2001;15:927–935.
15. Harvey RF, Hadley N, Gill TR, et al. Effects of sleeping with the bed-head raised and of ranitidine in patients with severe peptic oesophagitis. *Lancet* 1987;2:1200–1203.
16. Kjellin A, Ramel S, Rossner S, et al. Gastroesophageal reflux in obese patients is not reduced by weight reduction. *Scand J Gastroenterol* 1996;31:1047–1051.
17. Farup PG, Weberg R, Berstad A, et al. Low-dose antacids versus 400–mg cimetidine twice daily for reflux oesophagitis. *Scand J Gastroenterol* 1990;25:315–320.
18. Graham DY, Patterson DJ. Double-blind comparison of liquid antacid and placebo in the treatment of symptomatic reflux esophagitis. *Dig Dis Sci* 1983;28:559–563.
19. Earnest D, Robinson M, Rodriguez-Stanley S, et al. Managing heartburn at the „base“ of the GERD „iceberg“: effervescent ranitidine 150–mg bd provides faster and better heartburn relief than antacids. *Aliment Pharmacol Ther* 2000;14:911–918.
20. Richter JE, Long JF. Cisapride for gastrooesophageal reflux disease: a placebo-controlled, double-blind study. *Am J Gastroenterol* 1995;90:423–430.
21. Piquette RK. Torsade de pointes induced by cisapride/clarithromycin interaction. *Ann Pharmacother* 1999;33:22–26.
22. Delaney B, Moayyedi P. *Dyspepsia. Health Care Needs Assessment*, 4th ed. Stevens A, Raftery J (eds). NHS Executive, 2002 (in press) (http://hcna.radcliffe-oxford.com/dyspepsia.htm, last accessed 17 February 2003). Search date not reported; primary sources are a recent systematic review funded by the NHS R&D HTA programme, three recently published Cochrane reviews, and abstracts of recently completed trials.
23. Preston C, Donnellan C, Moayyedi P. Medical treatments for the short term management of reflux oesophagitis (protocol for a Cochrane Review). In: The Cochrane Library, Issue 2, 2002. Oxford: Update Software.
24. Petite JP, Aucomte A, Barbare JC, et al. Lansoprazole versus ranitidine in the treatment of reflux oesophagitis. A multi-centre study. *Med Chir Dig* 1991–20,No. 8.
25. Kovacs TOG, Wilcox CM, Devault K, et al. Comparison of the efficacy of pantoprazole vs. nizatidine in the treatment of erosive oesophagitis: a randomized, active-controlled, double-blind study. *Aliment Pharmacol Ther* 2002;16:2043–2052.

26. Caro JJ, Salas M, Ward A. Healing and relapse rates in gastro-oesophageal reflux disease treated with the newer proton-pump inhibitors lansoprazole, rabeprazole and pantoprazole compared with omeprazole, ranitidine and placebo: evidence from randomized controlled trials. *Clin Ther* 2001;23:998–1017. Search date 2000; primary sources Medline and hand searches of reference lists
27. Edwards SJ, Lind T, Lundell L. Systematic review of proton pump inhibitors for the acute treatment of reflux oesophagitis. *Aliment Pharmacol Ther* 2001;15:1729–1736. Search date 2000; primary sources Medline, Embase, Biosis, and AstraZeneca internal database.
28. Bardhan KD, van Rensburg C. Comparable clinical efficacy and tolerability of 20–mg pantoprazole and 20–mg omeprazole in patients with grade I reflux oesophagitis. *Aliment Pharmacol Ther* 2001;15:1585–1591.
29. Mulder C, Westerveld B, Smit J, et al. A double blind, randomized comparison of omeprazole Multiple Unit Pellet System (MUPS) 20–mg, lansoprazole 30–mg and pantoprazole 40–mg in symptomatic reflux oesophagitis followed by 3 months of omeprazole MUPS maintenance treatment: a Dutch multicentre trial. *Eur J Gastroenterol Hepatol* 2002;14:649–656.
30. Holtmann G, Bytzer P, Metz M, et al. A randomized, double blind, comparative study of standard dose rabeprazole and high dose omeprazole in gastro-oesophageal reflux disease. *Aliment Pharmacol Ther* 2002:16;479–485.
31. Toussaint J, Gossuin A, Deruyttere M, et al. Healing and prevention of relapse of reflux oesophagitis by cisapride. *Gut* 1991;32:1280–1285.
32. Blum AL, Adami B, Bouzo MH, et al. Effect of cisapride on relapse of esophagitis. A multinational, placebo-controlled trail in patients healed with an antisecretory drug. *Dig Dis Sci* 1993;38:551–560.
33. McDougall NI, Watson RGP, Collins JSA, et al. Maintenance therapy with cisapride after healing of erosive oesophagitis: a double blind placebo controlled trial. *Aliment Pharmacol Ther* 1997; 11:487–495.
34. Hatlebakk JG, Johnsson F, Vilien M, et al. The effect of cisapride in maintaining symptomatic remission in patients with gastro-oesophageal reflux disease. *Scand J Gastroenterol* 1997;32:1100–1106.
35. Tytgat GNJ, Hansen OJA, Carling L, et al. Effect of cisapride on relapse of reflux oesophagitis, healed with an antisecretory drug. *Scand J Gastroenterol* 1992;27:175–183.
36. Koelz HR, Birchler R, Bretholz A, et al. Healing and relapse of reflux esophagitis during treatment with ranitidine. *Gastroenterology* 1986;91:1198–1205.
37. Freston JW. Cimetidine. I. Developments, pharmacology, and efficacy. *Ann Intern Med* 1982; 97:573–580.
38. Birbara C, Breiter J, Perdomo C, et al. Rabeprazole for the prevention of recurrent erosive or ulcerative gastro-oesophageal reflux disease. *Eur J Gastroenterol Hepatol* 2000;12:889–897.
39. Caos A, Moskovitz M, Dayal Y, et al. Rabeprazole for the prevention of pathological and symptomatic relapse of erosive or ulcerative gastroesophageal reflux disease. *Am J Gastroenterol* 2000; 95:3081–3088.
40. Johnson DA, Benjamin SB, Vakil NB, et al. Esomeprazole once daily for 6 months is effective therapy for maintaining healed erosive esophagitis and for controlling gastroesophageal reflux symptoms: a randomised, double-blind, placebo-controlled study of efficacy and safety. *Am J Gastroenterol* 2001;96:27–34.
41. Vakil NB, Shaker R, Johnson DA, et al. The new proton pump inhibitor esomeprazole is effective as a maintenance therapy in GERD patients with healed erosive esophagitis: a 6-month randomized, double-blind, placebo-controlled study of efficacy and safety. *Aliment Pharmacol Ther* 2001;15:927–935.
42. Bardhan KD, Cherian P, Vaishnavi A, et al. Erosive oesophagitis: outcome of repeated long term maintenance treatment with low dose omeprazole 10–mg or placebo. *Gut* 1998;43:458–464.
43. Festen HPM, Schenk E, Tan G, et al. Omeprazole versus high-dose ranitidine in mild gastro-oesophageal reflux disease: short- and long-term treatment. *Am J Gastroenterol* 1999;94:931–936.
44. Edwards S, Lind T, Lundell L. Systematic review of proton pump inhibitors for the maintenance of healed reflux oesophagitis. *J Drug Assess* 2002;5:165–178. Search date 2001; primary sources Embase, Medline, and Astra Zeneca's internal database.
45. Thjodleifsson B, Beker JA, Dekkers C, et al. Rabeprazole versus omeprazole in preventing relapse of erosive or ulcerative gastroesophageal reflux disease. *Dig Dis Sci* 2000;45:845–853.
46. Baldi F, Morselli-Labate A, Cappiello R, et al. Daily low-dose versus alternate day full-dose lansoprazole in the maintenance treatment of reflux oesophagitis. *Am J Gastroenterol* 2002;97:1358–1364.
47. Lauritsen K, Deviere J, Bigard MA, et al. Esomeprazole 20–mg and lansoprazole 15–mg in maintaining healed reflux oesophagitis: Metropole study results. *Aliment Pharmacol Ther* 2003;17:333–341.
48. Kuipers EJ, Lundell L, Klinkenberg-Knol EC, et al. Atrophic gastritis and *Helicobacter pylori* infection in patients with reflux esophagitis treated with omeprazole or fundoplication. *N Engl J Med* 1996;334:1018–1022.
49. Eissele R, Brunner G, Simon B, et al. Gastric mucosa during treatment with lansoprazole: *Helicobacter pylori* is a risk factor for argyrophil cell hyperplasia. *Gastroenterology* 1997;112:707–717.
50. Lundell L, Miettinen P, Myrvold HE, et al. Lack of effect of acid suppression therapy on gastric atrophy. *Gastroenterology* 1999;117:319–326.

51. Uemura N, Okamoto S, Yamamoto S, et al. *Helicobacter pylori* infection and the development of gastric cancer. *N Engl J Med* 2001;345:784–789.
52. Johnson M, Guiford S, Libretto S, et al. Patients have preferences: a multicentre, double-blind, crossover study comparing rabeprazole and omeprazole. *Curr Med Res Opin* 2002;18:303– 310.
53. Allgood PC, Bachmann M. Medical or surgical treatment for chronic gastro-oesophageal reflux? A systematic review of published evidence of effectiveness. *Eur J Surg* 2000;166:713–721. Search date 1999; primary sources Medline, Embase, Science Citation Index, hand searches of eight key journals and reference lists, and authors and experts contacted.
54. Lundell L, Miettinen P, Myrvold HE, et al. Long-term management of gastro-oesophageal reflux disease with omeprazole or open antireflux surgery: results of a prospective randomised clinical trial. *Eur J Gastroenterol Hepatol* 2000;12:879–887.
55. Lundell L, Miettinen P, Myrvold HE, et al. Continued (5-year) follow-up of a randomized clinical study comparing antireflux surgery and omeprazole in gastroesophageal reflux disease. *J Am Coll Surg* 2001;192:172–181.
56. Spechler SJ, Lee E, Ahnen D, et al. Long-term outcome of medical and surgical therapies for gastroesophageal reflux disease. *JAMA* 2001;285:2331–2338.
57. Bias JE, Bartelsman JFWM, Bonjer HJ, et al. Laparoscopic or conventional Nissen fundoplication for gastro-oesophageal reflux disease: randomized clinical trial. *Lancet* 2000;355:170–174.
58. Trastek VF, Deschamps C, Allen MS, et al. Uncut Collis–Nissen fundoplication: learning curve and long-term results. *Ann Thorac Surg* 1998;66:1739–1744.
59. Heikkinen T-J, Haukipuro K, Bringman S, et al. Comparison of laparoscopic and open Nissen fundoplication 2 years after operation. *Surg Endosc* 2000;14:1019–1023.

Helicobacter-pylori-Infektion

Suchdatum: Oktober 2004

Brendan Delaney, Paul Moayyedi und David Forman

Frage — **Welche Effekte hat eine Eradikation von *Helicobacter pylori* bei Patienten mit gesichertem Duodenalulkus?**

Nutzen belegt

H.-pylori-Eradikation zur Heilung und Prävention eines Duodenalulkusrezidivs[6–8]

Eine systematische Übersicht zeigte, dass eine H.-pylori-Eradikation im Vergleich zu deren Unterlassen die Heilung eines Duodenalulkus beschleunigt, und dass eine H.-pylori-Eradikation plus eine einmonatige antisekretorische Behandlung verglichen mit einer ausschließlich antisekretorischen Behandlung über einen Monat die Heilung verstärkt. Auch zeigte sich, dass eine Eradikation im Vergleich zu deren Unterlassen Rezidive verringert, auch wenn sich hinsichtlich der Rezidive bei Patienten mit abgeheilten Duodenalulzera kein signifikanter Unterschied zwischen einer Eradikation plus einmonatige antisekretorische Behandlung und einer ausschließlich antisekretorischen Behandlung über einen Monat fand. Eine systematische Übersicht ergab, dass eine H.-pylori-Eradikation im Vergleich zur alleinigen Behandlung zur Heilung des Ulkus oder zur Ulkusbehandlung mit anschließender antisekretorischer Erhaltungstherapie bei Patienten mit Magen- oder Duodenalulkus das Risiko einer Blutung vermindert.

Frage — **Welche Effekte hat eine Eradikation von *Helicobacter pylori* bei Patienten mit gesichertem Magenulkus?**

Nutzen belegt

H.-pylori-Eradikation zur Prävention eines Magenulkusrezidivs[6]

Eine systematische Übersicht zeigte hinsichtlich der Heilung keinen signifikanten Unterschied zwischen einer H.-pylori-Eradikation plus antisekretorischen Medikamenten und antisekretorischen Medikamenten allein. Es fand sich, dass eine H.-pylori-Eradikation im Vergleich zu deren Unterlassen Rezidive vermindert. Eine systematische Übersicht ergab, dass eine H.-pylori-Eradikation im Vergleich zur alleinigen Behandlung zur Heilung des Ulkus oder zur Ulkusbehandlung mit anschließender antisekretorischer Erhaltungstherapie bei Patienten mit Magen- oder Duodenalulkus das Risiko einer Blutung vermindert.

Frage — **Welche Effekte hat eine Eradikation von *Helicobacter pylori* bei Patienten mit peptischem Ulkus durch NSAIDs?**

Wirksamkeit unbekannt

H.-pylori-Eradikation zur Heilung eines NSAID-bedingten peptischen Ulkus[10]

Eine RCT ergab hinsichtlich der Heilung peptischer Ulzera bei Patienten unter NSAIDs mit blutenden peptischen Ulzera keinen signifikanten Unterschied zwischen einer H.-pylori-Eradikation und ausschließlich antisekretorischer Behandlung.

Frage **Welche Effekte hat eine Eradikation von *Helicobacter pylori* zur Prävention NSAID-bedingter peptischer Ulzera bei Patienten mit früherem peptischem Ulkus oder Dyspepsie?**

Wirksamkeit unbekannt

H.-pylori-Eradikation zur Prävention NSAID-bedingter peptischer Ulzera bei Patienten, die schon einmal an einem Ulkus/an Dyspepsie erkrankt waren[11, 12]

Eine RCT zeigte, dass eine H.-pylori-Eradikation bei Patienten mit H.-pylori-Infektion, die schon einmal ein Ulkus/Dyspepsie hatten und NSAIDs einnehmen, verglichen mit Omeprazol nach 6 Monaten das Risiko neuer peptischer Ulzera senkt. Eine weitere RCT ergab, dass eine H.-pylori-Eradikation bei Patienten mit H.-pylori-Infektion und einem früheren blutenden Ulkus ein entsprechendes Rezidiv weniger wirksam verhindert als eine Erhaltungstherapie mit Omeprazol bei Patienten unter Naproxen. Bei Patienten unter Azetylsalizylsäure fand sich indessen kein signifikanter Unterschied zwischen den Behandlungsformen.

Frage **Welche Effekte hat eine Eradikation von *Helicobacter pylori* zur Prävention NSAID-bedingter peptischer Ulzera bei Patienten ohne früheres peptisches Ulkus?**

Nutzen wahrscheinlich

H.-pylori-Eradikation zur Prävention NSAID-bedingter peptischer Ulzera bei Patienten, die noch nie an einem Ulkus/an Dyspepsie erkrankt waren (besser als Placebo und ebenso wirksam wie eine antisekretorische Behandlung)[13, 14]

Eine RCT zeigte, dass eine H.-pylori-Eradikation im Vergleich zu keiner Behandlung bei Patienten ohne frühere Ulzera das Risiko NSAID-bedingter peptischer Ulzera senkt. Einer weiteren RCT zufolge senkt eine H.-pylori-Eradikation im Vergleich zu Placebo das Risiko NSAID-bedingter peptischer Ulzera, unterscheidet sich jedoch nicht signifikant von einer alleinigen antisekretorischen Therapie.

Frage **Welche Effekte hat eine Eradikation von *Helicobacter pylori* bei Patienten mit gesichertem gastroösophagealem Reflux?**

Nutzen unwahrscheinlich

H.-pylori-Eradikation bei H.-pylori-positiven Patienten mit gastroösophagealem Reflux[15–17]

Zwei RCTs an H.-pylori-positiven Patienten mit gastroösophagealem Reflux ergaben hinsichtlich der Symptome nach 2 Jahren keinen signifikanten Unterschied zwischen einer H.-pylori-Eradikation und Placebo.

Frage **Welche Effekte hat eine Eradikation von *Helicobacter pylori* bei Patienten mit B-Zell-Lymphom des Magens?**

Wirksamkeit unbekannt

H.-pylori-Eradikation bei B-Zell-Lymphom des Magens[18, 19]

Es fanden sich keine RCTs zur H.-pylori-Eradikation bei Patienten mit B-Zell-Lymphom des Magens. Beobachtungsstudien lieferten begrenzte Belege dafür, dass 60–93 % der Patienten mit lokalisiertem, niedrigmalignem B-Zell-Lymphom auf eine H.-pylori-Eradikation mit einer Tumorregression reagieren, wodurch u. U. eine Radikaloperation, Strahlentherapie oder Chemomotherapie vermieden oder hinausgezögert wird.

Frage **Welche Wirkung hat eine Eradikation von *Helicobacter pylori* auf das Risiko der Entstehung von Magenkrebs?**

Wirksamkeit unbekannt

H.-pylori-Eradikation zur Prävention eines Magenkarzinoms (Adenokarzinom)[20–22]

Eine RCT an H.-pylori-positiven Patienten ergab nach 7,5 Jahren in Bezug auf die Gefahr eines Magenkarzinoms keinen signifikanten Unterschied zwischen einer H.-pylori-Eradikation und Placebo. Bei Patienten mit Magenatrophie und intestinalen Metaplasien zeigte eine RCT, dass eine H.-pylori-Eradikation verglichen mit deren Unterlassen die Rückbildung von Hochrisikoläsionen verstärkt. Die Wirkung einer H.-pylori-Eradikation auf die Entstehung eines Magenkarzinoms wurde in der RCT allerdings nicht betrachtet. In Beobachtungsstudien fanden sich schlüssige Belege für einen Zusammenhang zwischen einer H.-pylori-Infektion und einem erhöhten Risiko eines Adenokarzinoms des Magens.

Frage **Welche Effekte hat eine Eradikation von *Helicobacter pylori* bei Patienten mit gesicherter nichtulzeröser Dyspepsie?**

Nutzen belegt

H.-pylori-Eradikation bei nichtulzeröser Dyspepsie[23–25]

Einer systematischen Übersicht an Patienten mit nichtulzeröser Dyspepsie zufolge verringert eine H.-pylori-Eradikation im Vergleich zu Placebo nach 3–12 Monaten dyspeptische Symptome.

Frage **Welche Effekte hat eine Eradikation von *Helicobacter pylori* bei Patienten mit ungeklärter Dyspepsie?**

Nutzen belegt

H.-pylori-Eradikation bei Patienten mit ungeklärter Dyspepsie (wirksamer als Placebo und ebenso wirksam wie eine Behandlung auf endoskopischer Grundlage) (Bei malignomgefährdeten Personen sollte eine Endoskopie nicht hinausgezögert werden.)[26–31]

Einer RCT an Patienten mit *H. pylori* zufolge lindert eine H.-pylori-Eradikation im Vergleich zu Placebo nach einem Jahr dyspeptische Symptome. Eine systematische Übersicht und eine anschließende RCT an Patienten mit niedrigem Risiko eines gastrointestinalen Malignoms zeigten nach einem Jahr hinsichtlich der Dyspepsie keinen signifikanten Unterschied zwischen H.-pylori-Test plus Eradikation und einer Behandlung auf der Grundlage einer initialen Endoskopie. Es entspricht jedoch nicht einem sicheren Vorgehen, eine Endoskopie bei Patienten mit erhöhtem Risiko gastrointestinaler Malignose hinauszuzögern.

Frage **Unterscheiden sich Eradikationen in ihren Effekten?**

Nutzen wahrscheinlich

Vierfachkombination (ebenso wirksam wie Dreifachkombination)[35–37]

Zwei RCTs zufolge sind Vierfachkombinationen zur Eradikation von *H. pylori* bei Patienten mit oder ohne anamnestisch bekanntem Duodenalulkus ebenso wirksam wie Dreifachkombinationen.

Dreitägige Vierfachkombination (ebenso wirksam wie 1 Woche unter Dreifachkombination, aber mit weniger Nebenwirkungen)[35–37]

Eine RCT, in der eine dreitägige Vierfachkombination mit einer einwöchigen Dreifachkombination verglichen wurde, ergab hinsichtlich der Eradikation von *H. pylori* nach 6 Wochen keinen signifikanten Unterschied. Es zeigte sich jedoch, dass Patienten unter der dreitägigen Vierfachkombination weniger Tage unter Nebenwirkungen leiden.

Dreifachkombination (wirksamer als Zweifachkombination)[8, 31]

Es fanden sich weder eine systematische Übersicht noch RCTs zu den Effekten von Dreifach- im Vergleich zu Zweifachkombinationen hinsichtlich der Scores dyspeptischer Symptome, des Anteils symptomatischer Patienten, der Lebensqualität oder der Mortalität. Einer systematischen Übersicht zufolge bewirken Dreifachkombinationen bei mehr Patienten eine H.-pylori-Eradikation als Zweifachkombinationen.

Zweiwöchige Dreifachkombination (wirksamer als eine einwöchige Dreifachkombination)[37, 38]

Einer systematischen Übersicht zufolge erhöhen 14 Behandlungstage mit Dreifachkombinationen auf der Grundlage von Protonenpumpenhemmern verglichen mit 7 Behandlungstagen derselben Kombination die H.-pylori-Eradikationsraten.

Wirksamkeit unbekannt

Verschiedene Dreifachkombinationen (relative Effekte auf klinische Endpunkte unklar)[8, 32–34]

Es fanden sich weder eine systematische Übersicht noch RCTs zu den Wirkungen verschiedener Dreifachkombinationen auf die Scores dyspeptischer Symptome, den Anteil symptomatischer Personen, die Lebensqualität oder die Mortalität. Einer systematischen Übersicht zufolge verstärkt eine Erhöhung der Clarithromycindosis in einer amoxicillinhaltigen Dreifachkombination die H.-pylori-Eradikation. Die Erhöhung der Clarithromycin-Dosis in einer metronidazolhaltigen Dreifachkombination hatte indessen keine zusätzliche Wirkung auf die H.-pylori-Eradikation. Eine weitere systematische Übersicht zeigte, dass eine Dreifachkombination mit Metronidazol, Clarithromycin und Ranitidin-Wismut im Vergleich zu einer Dreifachkombination mit Amoxicillin, Clarithromycin und Ranitidin-Wismut nach 5–7 Tagen die Eradikation verstärkt.

Definition *H. pylori* ist ein gramnegativer, begeißelter, spiralförmiger Organismus, der im Magen zu finden ist. Die Infektion wird überwiegend in der Kindheit erworben. Eine H.-pylori-Infektion geht nicht mit einer bestimmten dyspeptischen Symptomatik einher. Der Erreger geht mit einer lebenslangen chronischen Gastritis einher und kann noch weitere Magen-Darm-Störungen verursachen.[1] *H. pylori* lässt sich indirekt anhand der Serologie oder anhand des ^{13}C-Harnstoff-Atemtest identifizieren. Mit einer Sensitivität und Spezifität von über 95 % ist der ^{13}C-Harnstoff-Atemtest genauer als die Serologie und zeigt eine floride Infektion an, während es der Serologie u. U. an Spezifität mangelt und sie nicht als zuverlässiger Test auf eine aktive Infektion dienen kann. Bei niedriger Prävalenz und entsprechend geringem prädiktiven Wert der Serologie oder wenn die Heilung überprüft werden soll, ist der ^{13}C-Harnstoff-Atemtest demnach der Test der Wahl. In manchen Gebieten gibt es inzwischen Antigen-Stuhltests mit ähnlicher Leistungsfähigkeit wie der ^{13}C-Harnstoff-Atemtest. In diesem Kapitel geht es ausschließlich um H.-pylori-positive Patienten.

Inzidenz/ Prävalenz

Die H.-pylori-Prävalenzraten variieren in der entwickelten Welt je nach Geburtskohorte und sozialer Klasse. Die Prävalenzraten der Infektion sind unter den vor 1950 Geborenen in den am höchsten entwickelten Ländern tendenziell viel höher (50–80 %) als die Prävalenz bei den in jüngerer Zeit Geborenen (<20 %).[2] In vielen Entwicklungsländern hat die Infektion unabhängig vom Geburtsjahrgang eine hohe Prävalenz (80–95 %).[3] Man ist der Ansicht, dass die Prävalenz unter Erwachsenen eher das Fortbestehen einer historisch höheren Rate an Infektionen in der Kindheit als einen verstärkten Erwerb im Laufe des Lebens darstellt.

Ätiologie/ Risikofaktoren

Beengte Wohnverhältnisse in Verbindung mit Kinderarmut führen zur erhöhten Übertragung und zu höheren Prävalenzraten. Die Reinfektionsraten unter Erwachsenen sind niedrig und betragen weniger als 1 % pro Jahr.[3]

Prognose

Es wird davon ausgegangen, dass eine H.-pylori-Infektion ursächlich mit der Entstehung von Magen- und Duodenalulzera, eines B-Zell-Lymphoms des Magens sowie eines distalen Magenkarzinoms zusammenhängt. Etwa 15 % der H.-pylori-Infizierten entwickeln ein peptisches Ulkus, und 1 % der Betroffenen entwickelt im Laufe des Lebens ein Magenkarzinom.[4] Eine systematische Übersicht von Beobachtungsstudien (Suchdatum: 2000, 16 Studien, 1625 Personen)[5] zeigte, dass die Häufigkeit der peptischen Ulkuskrankheit bei Patienten unter nichtsteroidalen Antiphlogistika (NSAIDs) bei H.-pylori-positiven höher ist als bei H.-pylori-negativen Patienten (peptisches Ulkus: 341/817 [41,7 %] bei H.-pylori-positiven NSAID-Nutzern vs. 209/808 [25,9 %] bei H.-pylori-negativen NSAID-Nutzern; OR 2,12, 95 %-CI 1,68–2,67).

Literatur

1. Nguyen TN, Barkun AN, Fallone CA. Host determinants of *Helicobacter pylori* infection and its clinical outcome. *Helicobacter* 1999;4:185–197.
2. Harvey RF, Spence RW, Lane JA, et al. Relationship between the birth cohort pattern of *Helicobacter pylori* infection and the epidemiology of duodenal ulcer. *Q J Med* 2002;95:519–525.
3. Axon AT. *Helicobacter pylori* infection. *J Antimicrob Chemother* 1993;32(suppl A):61–68.
4. Graham DY. Can therapy ever be denied for *Helicobacter pylori* infection? *Gastroenterology* 1997;113:S113–S117.
5. Huang J-Q, Sridhar S, Hunt RH. Role of *Helicobacter pylori* infection and non-steroidal anti-inflammatory drugs in peptic ulcer disease: a meta-analysis. *Lancet* 2002;359:14–22. (Search date 2000, data sources, Medline, Cochrane database, hand searching).
6. Ford AC, Delaney BC, Forman D, et al. Eradication therapy in *Helicobacter pylori* positive peptic ulcer disease: systematic review and economic analysis. *Am J Gastroenterol* 2004;99:1833–1855. Search date 2002.
7. Sharma VK, Sahai AV, Corder FA, et al. *Helicobacter pylori* eradication is superior to ulcer healing with or without maintenance therapy to prevent further ulcer haemorrhage. *Aliment Pharmacol Ther* 2001;15:1939–1947. Search date 2000; primary sources Medline and conference abstracts.
8. Penston JG, McColl KEL. Eradication of *Helicobacter pylori*: an objective assessment of current therapies. *Br J Clin Pharmacol* 1997;43:223–243. Search date 1995; primary sources Medline and conference abstracts.
9. Laine L, Hopkins RJ, Girardi LS. Has the impact of *Helicobacter pylori* therapy on ulcer recurrence in the United States been overstated? A meta-analysis of rigorously designed trials. *Am J Gastroenterol* 1998;93:1409–1415. Search date 1996; primary sources Medline, conference abstracts, and pharmaceutical companies (US trials only).

10. Chan FKL, Sung JJY, Suen R, et al. Does eradication of *Helicobacter pylori* impair healing of nonsteroidal anti-inflammatory drug associated bleeding peptic ulcers? A prospective randomized study. *Aliment Pharmacol Ther* 1998;12:1201–1205.
11. Chan FKL, To KF, Wu JCY, Yung et al. Eradication of *Helicobacter pylori* and risk of peptic ulcers in patients starting long term treatment with non-steroidal anti-inflammatory drugs: a randomized trial. *Lancet* 2002;359:9–13.
12. Chan FKL, Chung SCS, Suen BY, et al. Preventing recurrent upper gastrointestinal bleeding in patients with *Helicobacter pylori* infection who are taking low-dose aspirin or naproxen. *N Engl J Med* 2001;344:967–973.
13. Chan FKL, Sung JJY, Chung SCS, et al. Randomised trial of eradication of *Helicobacter pylori* before non-steroidal anti-inflammatory drug therapy to prevent peptic ulcers. *Lancet* 1997;350:975–979.
14. Labenz J, Blum AL, Bolten WW, et al. Primary prevention of diclofenac associated ulcers and dyspepsia by omeprazole or triple therapy in *Helicobacter pylori* positive patients: a randomised, double blind, placebo controlled, clinical trial. *Gut* 2002;51:329–335.
15. Moayyedi P, Bardhan C, Young L, et al. *Helicobacter pylori* eradication does not exacerbate reflux symptoms in gastroesophageal reflux disease. *Gastroenterology* 2001;121:1120–1126.
16. Harvey RF, Lane JA, Murray LJ, et al. Randomised controlled trial of the effects of *Helicobacter pylori* infection and its eradication on heartburn and gastro-oesophageal reflux: Bristol helicobacter project. *BMJ* 2004;328:1417.
17. Labenz J, Blum AL, Bayerdorffer E, et al. Curing *Helicobacter pylori* infection in patients with duodenal ulcer may provoke reflux esophagitis. *Gastroenterology* 1997;112:1442–1447.
18. Roher HD, Vereet PR, Wormer O, et al. *Helicobacter pylori* in the upper gastrointestinal tract: medical or surgical treatment of gastric lymphoma? *Langenbecks Arch Surg* 2000;385:97–105. Search date not reported; primary sources Medline and hand searches.
19. Steinbach G, Ford R, Glober G, et al. Antibiotic treatment of gastric lymphoma of mucosa-associated lymphoid tissue. An uncontrolled trial. *Ann Intern Med* 1999;131:88–95.
20. Wong B, Lam SK, Wong WM, et al. *Helicobacter pylori* eradication to prevent gastric cancer in a high-risk region of China: a randomized controlled trial. *JAMA* 2004;291:187–194
21. Correa P, Fontham ETH, Bravo JC, et al. Chemoprevention of gastric dysplasia: randomized trial of antioxidant supplements and anti-*Helicobacter pylori* therapy. *J Natl Cancer Inst* 2000;92:1881–1888.
22. *Helicobacter* and Cancer Collaborative Group. Gastric cancer and *Helicobacter pylori*: a combined analysis of 12 case control studies nested within prospective cohorts. *Gut* 2001;49:347–353. Search date 1999; primary sources Medline and contact with investigators.
23. Soo S, Moayyedi P, Deeks J, et al. Eradication of *Helicobacter pylori* for non-ulcer dyspepsia. In: The Cochrane Library, Issue 3, 2003. Oxford: Update Software. Search date 2002; Cochrane Controlled Trials Register primary sources Medline, Embase, Cinahl, SIGLE, hand searches of reference lists, and personal contact with experts in the field and pharmaceutical companies.
24. Blum AL, Talley NJ, O'Morain C, et al. Lack of effect of treating *Helicobacter pylori* infection in patients with nonulcer dyspepsia. *N Engl J Med* 1998;339:1875–1881.
25. Koelz HR, Arnold R, Stolte M, et al. Treatment of *Helicobacter pylori* (HP) does not improve symptoms of functional dyspepsia. *Gastroenterology* 1998;114:A182.
26. Chiba N, Veldhuyzen van Zanten SJO, Paul Sinclair, et al. Treating *Helicobacter pylori* infection in primary care patients with uninvestigated dyspepsia: the Canadian adult dyspepsia empiric treatment *Helicobacter pylori* positive (CADET-Hp) randomised controlled trial. *BMJ* 2002;324:1012.
27. Delaney BC, Moayyedi P, Forman D. Initial management strategies for dyspepsia (Cochrane Review). In: The Cochrane Library, Issue 3, 2003. Oxford: Update Software. Search date 2002; primary sources Medline, Embase, Science Citation Index, conference abstracts, and survey of experts.
28. Arents NLA, Thijs JC, van Zwet AA, et al. Approach to treatment of dyspepsia in primary care. A randomised trial comparing 'test and treat' with prompt endoscopy. *Arch Intern Med* 2003;163:1606–1612.
29. Lassen AT, Pedersen FM, Bytzer P, et al. *Helicobacter pylori* „test and eradicate" or prompt endoscopy for management of dyspeptic patients. A randomised controlled trial with one year follow-up. *Lancet* 2000;356:455–460.
30. Heaney A, Collins JSA, Watson RGP, et al. A prospective randomised trial of a „test and treat" policy versus endoscopy based management in young *Helicobacter pylori* positive patients with ulcer-like dyspepsia, referred to a hospital clinic. *Gut* 1999;45:186–190.
31. Forman D, Bazzoli F, Bennett C, et al. Therapies for the eradication of *Helicobacter pylori*. Protocol for a Cochrane Review. In: The Cochrane Library, Issue 3, 2003. Oxford: Update Software.
32. Huang JQ, Hunt RH. The importance of clarithromycin dose in the management of *Helicobacter pylori* infection: a meta-analysis of triple therapies with a proton pump inhibitor, clarithromycin and amoxycillin or metronidazole. *Aliment Pharmacol Ther* 1999;13:719–729. Search date 1998; primary sources Medline and conference abstracts.
33. Janssen M, Van Oijen A, Verbeek A, et al. A systematic comparison of triple therapies for treatment of *Helicobacter pylori* infection with proton pump inhibitor/ranitidine bismuth citrate plus clarithro-

mycin and either amoxicillin or a nitroimidazole. *Aliment Pharmacol Ther* 2001;15:613–624. Search date 2000; primary sources Medline and hand searches of reference lists and meetings abstracts.

34. Lind T, Peal MFU. The Mach 2 study: role of omeprazole in eradication of *Helicobacter pylori* with 1-week triple therapies. *Gastroenterology* 1999;116:248–253.
35. Katelaris PH, Forbes GM, Talley NJ, et al. A randomized comparison of quadruple and triple therapies for *Helicobacter pylori* eradication: the QUADRATE study. *Gastroenterology* 2002;123:1763–1769.
36. Laine L, Hunt R, El Zimaity H, et al. Bismuth-based quadruple therapy using a single capsule of bismuth biskalcitrate, metronidazole, and tetracycline given with omeprazole versus omeprazole, amoxicillin, and clarithromycin for eradication of *Helicobacter pylori* in duodenal ulcer patients: a prospective, randomized, multicenter, North American trial. *Am J Gastroenterol* 2003;98:562–567.
37. Wong B, Wang W, Wong W, et al. Three-day lansoprazole quadruple therapy for *Helicobacter pylori*-positive duodenal ulcers: a randomised controlled study. Aliment Pharmacol Ther 2001;15:843–849.
38. Calvet X, Garcia N, Lopez T, et al. A meta-analysis of short versus long therapy with a proton pump inhibitor, clarithromycin and either metronidazole or amoxycillin for treating *Helicobacter pylori* infection. *Aliment Pharmacol Ther* 2000;14:603–609. Search date 1999; primary sources Medline and conference proceedings.

Inguinalhernie

Suchdatum: September 2004

Sanjay Purkayastha, Thanos Athanasiou, Paris Tekkis und Ara Darzi

Frage **Welche Effekte hat eine elektive Behandlung bei primär einseitiger Inguinalhernie?**

Nutzen belegt

Offenes Verfahren mit Netzimplantation (verringert Rezidive im Vergleich zum offenen Nahtverfahren, ohne Zunahme der OP-Komplikationen)[6, 7]

Es fanden sich weder eine systematische Übersicht noch RCTs oder Kohortenstudien von hinreichender Qualität, in denen ein offenes Verfahren mit Netzimplantation mit beobachtendem Abwarten verglichen wurde. Einer systematischen Übersicht zufolge verringert ein offenes Verfahren mit Netzimplantation im Vergleich zum offenen Nahtverfahren das Auftreten von Rezidiven einer Leistenhernie und verkürzt die Hospitalisierungsdauer um ein Weniges. Hinsichtlich operativer Komplikationen zeigten die Übersicht und eine nachfolgende RCT keinen signifikanten Unterschied zwischen offenem Verfahren mit Netzimplantation und offenem Nahtverfahren. Einer systematischen Übersicht und drei nachfolgenden RCTs zufolge verlängert ein offenes Verfahren mit Netzimplantation im Vergleich zur laparoskopischen totalen extraperitonealen Hernioplastik die Gesamtgenesungszeit, und es ergaben sich begrenzte Belege dafür, dass sich die Hospitalisierungsdauer unter einem offenen Verfahren mit Netzimplantation etwas verlängert und die Schmerzen stärker sind. Weder hinsichtlich eines Rezidivs noch bezüglich der meisten postoperativen Komplikationen fand sich ein signifikanter Unterschied zwischen einem offenen Verfahren mit Netzimplantation und der laparoskopischen totalen extraperitonealen Hernioplastik, auch wenn die systematische Übersicht und eine RCT begrenzte Belege dafür ergaben, dass unter einem offenen Verfahren mit Netzimplantation im Vergleich zu laparoskopischen totalen extraperitonealen Hernioplastik mehr postoperative Hämatome auftreten. Einer systematischen Übersicht zufolge verstärkt ein offenes Verfahren mit Netzimplantation verglichen mit der transabdominalen präperitonealen laparoskopischen Hernioplastik nach 3 Monaten die postoperativen Schmerzen und verlängert die Zeit bis zur Wiederaufnahme normaler Aktivitäten. Es fanden sich nur unzureichende Belege für einen Vergleich der Auswirkungen eines offenen Verfahrens mit Netzimplantation und der transabdominalen präperitonealen laparoskopischen Hernioplastik auf die Rezidivraten. Eine nachfolgende RCT zeigte, dass nach einem offenen Verfahren mit Netzimplantation im Vergleich zur transabdominalen präperitonealen laparoskopischen Hernioplastik mehr postoperative Schmerzen auftreten und der Klinikaufenthalt länger ist. Die unerwünschten Wirkungen eines offenen Verfahrens mit Netzimplantation und einer transabdominalen präperitonealen laparoskopischen Hernioplastik glichen einander, obwohl die Übersicht zeigte, dass ein offenes Verfahren mit Netzimplantation verglichen mit der transabdominalen präperitonealen laparoskopischen Hernioplastik die Gefahr eines Seroms verringert und postoperative Benommenheit sowie oberflächliche Infektionen verstärkt.

Laparoskopische totale extraperitoneale Hernioplastik (verringert Schmerzen und verkürzt im Vergleich zur offenen Wiederherstellung die Zeit bis zur Wiederaufnahme gewohnter Aktivitäten)[8–12]

Es fanden sich weder eine systematische Übersicht noch RCTs oder Kohortenstudien von hinreichender Qualität, in denen die laparoskopische totale extraperitoneale Hernioplastik mit beobachtendem Abwarten verglichen wurde. Einer systematischen Übersicht und drei nachfolgenden RCTs zufolge verkürzt die laparoskopische totale extraperitoneale Hernioplastik im Vergleich zu einem offenen Verfahren mit Netzimplantation die Gesamtgenesungszeit, und es ergaben sich begrenzte Belege dafür, dass sich die Hospitalisierungsdauer unter laparoskopischer totaler extraperitonealer Hernioplastik etwas verkürzt und die Schmerzen geringer sind. Weder hinsichtlich eines Rezidivs noch bezüglich der meisten postoperativen Komplikationen fand sich ein signifikanter Unterschied zwischen einem offenen Verfahren mit Netzimplantation und der laparoskopischen totalen extraperitonealen Hernioplastik, auch wenn die systematische Übersicht und eine RCT begrenzte Belege dafür ergaben, dass unter laparoskopischer totaler extraperitonealer Hernioplastik im Vergleich zu einem offenen Verfahren mit Netzimplantation weniger postoperative Hämatome auftreten. Einer systematischen Übersicht zufolge verringert die transabdominale präperitoneale laparoskopische Hernioplastik verglichen mit einem offenen Nahtverfahren nach 3 Monaten die postoperativen Schmerzen und verkürzt die Zeit bis zur Wiederaufnahme normaler Aktivitäten, jedoch fand sich kein signifikanter Unterschied hinsichtlich der Rezidivgefahr und der Zeit bis zur Wiederaufnahme normaler Aktivitäten. Eine nachfolgende RCT ergab hinsichtlich der Rezidive, der Hospitalisierungsdauer und der Leistenschmerzen keinen signifikanten Unterschied zwischen laparoskopischer totaler extraperitonealer Hernioplastik und einem offenen Nahtverfahren. Die unerwünschten Wirkungen einer laparoskopischen totalen extraperitonealen Hernioplastik gleichen denen eines offenen Nahtverfahrens, obwohl die Übersicht ergab, dass die laparoskopische totale extraperitoneale Hernioplastik im Vergleich zu einem offenen Nahtverfahren die Gefahr eines Seroms erhöht, die Infektionsgefahr jedoch verringert.

Laparoskopische transabdominale präperitoneale Hernioplastik (verringert gegenüber einem offenen Verfahren mit Netzimplantation Schmerzen und verkürzt die Zeit bis zur Wiederaufnahme gewohnter Aktivitäten)[8, 13–15]

Es fanden sich weder eine systematische Übersicht noch RCTs oder Kohortenstudien von hinreichender Qualität, in denen die laparoskopische transabdominale präperitoneale Hernioplastik mit beobachtendem Abwarten verglichen wird. Einer systematischen Übersicht zufolge verringert die laparoskopische transabdominale präperitoneale Hernioplastik im Vergleich zu einem offenen Verfahren mit Netzimplantation nach 3 Monaten die postoperativen Schmerzen sowie die Zeit bis zur Wiederaufnahme gewohnter Aktivitäten. Es fanden sich nur unzureichende Belege für einen Vergleich der Wirkungen einer laparoskopischen transabdominalen präperitonealen Hernioplastik bzw. einem offenem Verfahren mit Netzimplantation auf die Rezidivraten. Eine nachfolgende RCT zeigte, dass die laparoskopische transabdominale präperitoneale Hernioplastik verglichen mit einem offenen Verfahren mit Netzimplantation die postoperativen Schmerzen verringert und die Hospitalisierungsdauer verkürzt. Die unerwünschten Wirkungen eines offenen Verfahrens mit Netzimplantation und laparoskopischer transabdominaler präperitonealer Hernioplastik glichen einander, auch wenn die laparoskopische transabdominale präperitoneale Hernioplastik im Vergleich zum offenen Verfahren mit Netzimplantation die Gefahr eines Seroms erhöht sowie die postoperative Benommenheit und oberflächliche Infektionen verringert. Eine systematische Übersicht und nachfolgende RCTs zeigten, dass die laparoskopische transabdominale präperitoneale Hernioplastik im Vergleich zu einem offenen Nahtverfahren postoperative Schmerzen verringert und die Zeit bis zur Wiederaufnahme gewohnter Aktivitäten verkürzt. Die systematische Übersicht ergab nur begrenzte Belege dafür, dass die laparoskopische transabdominale präperitoneale Hernioplastik verglichen mit einem offenen Nahtverfahren Rezidive verringert, auch wenn zwei nachfolgende RCTs keinen signifikanten Unterschied aufzeigten. Die laparoskopische transabdominale präperitoneale Hernioplastik hatte ähnliche unerwünschte Wirkungen wie ein offenes Nahtverfahren.

Nutzen wahrscheinlich

Offenes Nahtverfahren (konventionelle, etablierte OP-Technik, zur Verbesserung klinisch bedeutsamer Ergebnisse jedoch weniger effektiv als ein offenes Verfahren mit Netzimplantation oder laparoskopische totale extraperitoneale Hernioplastik bzw. laparoskopische transabdominale präperitoneale Hernioplastik)[8–12]

Klinische Erfahrung und die herrschende Meinung sprechen dafür, dass eine Operation bei primär einseitiger Inguinalhernie von Wirkung ist. Ein offenes Nahtverfahren ist eine etablierte Operationstechnik. Es fanden sich jedoch weder eine systematische Übersicht noch RCTs oder Kohortenstudien von hinreichender Qualität, in denen ein offenes Nahtverfahren mit beobachtendem Abwarten verglichen wird. Einer systematischen Übersicht zufolge verhindert ein offenes Nahtverfahren verglichen mit einem offenen Verfahren mit Netzimplantation Hernienrezidive weniger wirksam und verlängert den Klinikaufenthalt. Hinsichtlich operativer Komplikationen zeigten die Übersicht und eine nachfolgende RCT keinen signifikanten Unterschied zwischen offenem Nahtverfahren und offenem Verfahren mit Netzimplantation. Eine systematische Übersicht zeigte, dass ein offenes Nahtverfahren im Vergleich zur laparoskopischen totalen extraperitonealen Hernioplastik die Schmerzen nach 3 Monaten verstärkt und die Hospitalisierungsdauer leicht erhöht, ergab jedoch keinen signifikanten Unterschied hinsichtlich der Rezidivgefahr bzw. der Zeit bis zur Wiederaufnahme normaler Aktivitäten. Dagegen zeigte eine andere nachfolgende RCT weder hinsichtlich der Rezidive noch der Hospitalisierungsdauer bzw. der Leistenschmerzen einen signifikanten Unterschied zwischen laparoskopischer totaler extraperitonealer Hernioplastik und einem offenen Nahtverfahren. Die unerwünschten Wirkungen der laparoskopischen totalen extraperitonealen Hernioplastik und eines offenen Nahtverfahrens waren einander ähnlich, auch wenn die Übersicht zeigte, dass ein offenes Nahtverfahren verglichen mit der laparoskopischen totalen extraperitonealen Hernioplastik die Gefahr eines Seroms vermindert, die Infektionsgefahr hingegen erhöht. Eine systematische Übersicht und nachfolgende RCTs zeigten, dass ein offenes Nahtverfahren im Vergleich zur laparoskopischen transabdominalen präperitonealen Hernioplastik postoperative Schmerzen verstärkt und die Zeit bis zur Wiederaufnahme gewohnter Aktivitäten verlängert. Die systematische Übersicht ergab nur begrenzte Belege dafür, dass ein offenes Nahtverfahren zur Verringerung von Rezidiven weniger wirksam ist als die laparoskopische transabdominale präperitoneale Hernioplastik, obwohl zwei nachfolgende RCTs keinen signifikanten Unterschied ergaben. Die laparoskopische transabdominale präperitoneale Hernioplastik hat ähnlich unerwünschte Wirkungen wie ein offenes Nahtverfahren.

Wirksamkeit unbekannt

Beobachtendes Abwarten

Es fanden sich weder eine systematische Übersicht noch RCTs oder Kohortenstudien von hinreichender Qualität zum beobachtenden Abwarten bei Patienten mit einseitiger Inguinalhernie.

Frage | **Welche Effekte hat eine elektive Behandlung bei primär beidseitiger Inguinalhernie?**

Nutzen wahrscheinlich

Offenes Verfahren mit Netzimplantation (kann die Hospitalisierungsdauer im Vergleich zu einem offenen Nahtverfahren verkürzen)[6]

Es fanden sich weder eine systematische Übersicht noch RCTs oder Kohortenstudien von hinreichender Qualität, in denen ein offenes Verfahren mit Netzimplantation bei Patienten mit beidseitiger Inguinalhernie mit beobachtendem Abwarten verglichen wird. Eine systematische Übersicht ergab begrenzte Belege dafür, dass ein offenes Verfahren mit Netzimplantation im Vergleich zu einem offenen Nahtverfahren den Klinikaufenthalt verkürzt, jedoch fanden sich nur unzureichende Belege für einen Vergleich anderer klinischer Wirkungen. Eine systematische Übersicht ergab begrenzte Belege dafür, dass ein offenes Verfahren mit Netzimplantation im Vergleich zur laparoskopischen transabdominalen präperitonealen Hernioplastik die Zeit bis zur Wiederaufnahme normaler Aktivitäten verlängert und vermehrt zu postoperativen oberflächlichen Infektionen führt. Es fanden sich nur unzureichende Belege für einen Vergleich anderer klinischer Effekte sowie für einen Vergleich klinischer Effekte eines offenes Verfahrens mit Netzimplantation im Vergleich zur laparoskopischen transabdominalen präperitonealen Hernioplastik.

Offenes Nahtverfahren (konventionelle, etablierte OP-Technik, zur Verbesserung klinisch bedeutsamer Ergebnisse jedoch weniger effektiv als ein offenes Verfahren mit Netzimplantation oder laparoskopische transabdominale präperitoneale Hernioplastik)*[6]

Klinische Erfahrung und die herrschende Meinung sprechen dafür, dass eine Operation bei beidseitiger Inguinalhernie eine effektive Behandlung darstellt. Ein offenes Nahtverfahren ist eine etablierte Operationstechnik. Es fanden sich jedoch weder eine systematische Übersicht noch RCTs oder Kohortenstudien von hinreichender Qualität, in denen offene Nahtverfahren bei Patienten mit beidseitiger Inguinalhernie mit beobachtendem Abwarten verglichen werden. Aus einer systematischen Übersicht ergaben sich begrenzte Belege dafür, dass ein offenes Nahtverfahren im Vergleich zu einem offenen Verfahren mit Netzimplantation den Klinikaufenthalt verlängert, jedoch zeigten sich nur unzureichende Belege für einen Vergleich anderer klinischer Effekte. Eine systematische Übersicht ergab begrenzte Belege dafür, dass ein offenes Nahtverfahren verglichen mit der laparoskopischen transabdominalen präperitonealen Hernioplastik die Zeit bis zur Wiederaufnahme normaler Aktivitäten verlängert. Es fanden sich nur unzureichende Belege für einen Vergleich anderer klinischer Effekte sowie für einen Vergleich klinischer Effekte offener Nahtverfahren im Vergleich zur laparoskopischen totalen extraperitonealen Hernioplastik.

Laparoskopische transabdominale präperitoneale Hernioplastik (kann gegenüber einem offenen Verfahren mit Netzimplantation Schmerzen verringern und die Zeit bis zur Wiederaufnahme gewohnter Aktivitäten verkürzen)[8]

Es fanden sich weder eine systematische Übersicht noch RCTs oder Kohortenstudien von hinreichender Qualität, in denen die laparoskopische transabdominale präperitoneale Hernioplastik bei Patienten mit beidseitiger Inguinalhernie mit beobachtendem Abwarten verglichen wird. Eine systematische Übersicht ergab begrenzte Belege dafür, dass die laparoskopische transabdominale präperitoneale Hernioplastik im Vergleich zu offenen Nahtverfahren oder einem offenen Verfahren mit Netzimplantation die Zeit bis zur Wiederaufnahme normaler Aktivitäten verkürzt und verglichen mit einem offenen Verfahren mit Netzimplantation die Rate postoperativer oberflächlicher Infektionen senkt. Für einen Vergleich anderer klinischer Effekte fanden sich nur unzureichende Belege.

Wirksamkeit unbekannt

Beobachtendes Abwarten

Es fanden sich weder eine systematische Übersicht noch RCTs oder Kohortenstudien von hinreichender Qualität zum beobachtenden Abwarten bei Patienten mit beidseitiger Inguinalhernie.

Laparoskopische totale extraperitoneale Hernioplastik[8]

Es fanden sich weder eine systematische Übersicht noch RCTs oder Kohortenstudien von hinreichender Qualität, in denen die laparoskopische totale extraperitoneale Hernioplastik bei Patienten mit beidseitiger Inguinalhernie mit beobachtendem Abwarten verglichen wird. Eine systematische Übersicht ergab nur unzureichende Belege für einen Vergleich klinischer Effekte der laparoskopischen totalen extraperitonealen Hernioplastik und einem offenen Nahtverfahren bzw. einem offenen Verfahren mit Netzimplantation.

Frage **Welche Effekte hat eine elektive Behandlung bei rezidivierender Inguinalhernie?**

Nutzen belegt

Offenes Verfahren mit Netzimplantation (verkürzt gegenüber einem offenen Nahtverfahren etwas die Hospitalisierungsdauer; weitere Effekte ungewiss)[6]

Es fanden sich weder eine systematische Übersicht noch RCTs oder Kohortenstudien von hinreichender Qualität, in denen ein offenes Verfahren mit Netzimplantation mit beobachtendem Abwarten verglichen wird. Eine systematische Übersicht ergab begrenzte Hinweise darauf, dass ein offenes Verfahren mit Netzimplantation verglichen mit einem offenen Nahtverfahren bei Patienten mit rezidivierender Inguinalhernie den Klinikaufenthalt etwas verkürzt. Die Übersicht ergab jedoch nur unzureichende Belege für einen Vergleich der Auswirkungen auf die Schmerzen, die Zeit bis zur Wiederaufnahme gewohnter Aktivitäten, weitere Rezidive oder andere Komplikationen der Operation. Eine systematische Übersicht ergab begrenzte Belege dafür, dass ein offenes Verfahren mit Netzimplantation im Vergleich zu den Techniken der laparoskopischen totalen extraperitonealen Hernioplastik und der laparoskopischen transabdominalen präperitonealen Hernioplastik die Zeit bis zur Wiederaufnahme normaler Aktivitäten verlängert, für einen Vergleich anderer klinischer Wirkungen ergaben sich jedoch nur unzureichende Belege.

Nutzen wahrscheinlich

Offenes Nahtverfahren (konventionelle, etablierte OP-Technik, zur Verbesserung klinisch bedeutsamer Ergebnisse jedoch u. U. weniger effektiv als ein offenes Verfahren mit Netzimplantation oder die laparoskopische transabdominale präperitoneale Hernioplastik)[6, 8]

Klinische Erfahrung und die vorherrschende Meinung sprechen dafür, dass eine Operation bei rezidivierender Inguinalhernie eine effektive Behandlung darstellt. Offene Nahtverfahren sind eine etablierte Operationstechnik. Es fanden sich jedoch weder eine systematische Übersicht noch RCTs oder Kohortenstudien von hinreichender Qualität, in denen ein offenes Nahtverfahren mit beobachtendem Abwarten verglichen wird. Einer systematischen Übersicht zufolge gibt es nur begrenzte Belege dafür, dass ein offenes Nahtverfahren bei Patienten mit rezidivierender Inguinalhernie im Vergleich zu einem offenen Verfahren mit Netzimplantation den Klinikaufenthalt etwas verlängert. Die Übersicht ergab jedoch nur unzureichende Belege für einen Vergleich der Auswirkungen auf die Schmerzen, der Zeit bis zur Wiederaufnahme gewohnter Aktivitäten, weiterer Rezidive oder anderer Komplikationen der Operation. Eine systematische Übersicht ergab nur begrenzte Belege dafür, dass ein offenes Nahtverfahren im Vergleich zur laparoskopischen transabdominalen präperitonealen Hernioplastik die Zeit bis zur Wiederaufnahme normaler Aktivitäten verlängert. Für einen Vergleich anderer klinischer Wirkungen sowie für einen Vergleich zwischen einem offenen Nahtverfahren und der laparoskopischen totalen extraperitonealen Hernioplastik ergaben sich jedoch nur unzureichende Belege.

Laparoskopische totale extraperitoneale Hernioplastik (kann im Vergleich zu einem offenen Verfahren mit Netzimplantation die Zeit bis zur Wiederaufnahme gewohnter Aktivitäten verkürzen; weitere Effekte unsicher)[8]

Es fanden sich weder eine systematische Übersicht noch RCTs oder Kohortenstudien von hinreichender Qualität, in denen bei Patienten mit rezidivierender Inguinalhernie die laparoskopische totale extraperitoneale Hernioplastik mit beobachtendem Abwarten verglichen wird. Eine systematische Übersicht lieferte begrenzte Belege dafür, dass die laparoskopische totale extraperitoneale Hernioplastik im Vergleich zu einem offenen Verfahren mit Netzimplantation die Zeit bis zur Wiederaufnahme gewohnter Aktivitäten verkürzt. Für einen Vergleich anderer klinischer Wirkungen sowie für einen Vergleich zwischen laparoskopischer totaler extraperitonealer Hernioplastik und einem offenen Nahtverfahren ergaben sich jedoch nur unzureichende Belege.

Laparoskopische transabdominale präperitoneale Hernioplastik (kann gegenüber einem offenen Verfahren mit Netzimplantation die Zeit bis zur Rückkehr zu gewohnten Aktivitäten verkürzen; weitere Effekte unsicher)[8]

Es fanden sich weder eine systematische Übersicht noch RCTs oder Kohortenstudien von hinreichender Qualität, in denen die laparoskopische transabdominale präperitoneale Hernioplastik mit beobachtendem Abwarten verglichen wird. Eine systematische Übersicht ergab begrenzte Hinweise darauf, dass die laparoskopische transabdominale präperitoneale Hernioplastik im Vergleich zu einem offenen Verfahren mit Netzimplantation und einem offenem Nahtverfahren bei Patienten mit rezidivierender Inguinalhernie die Zeit bis zur Wiederaufnahme normaler Aktivitäten verkürzt. Für den Vergleich andere klinischer Effekte fanden sich jedoch nur unzureichende Belege.

Wirksamkeit unbekannt

Beobachtendes Abwarten

Es fanden sich weder eine systematische Übersicht noch RCTs oder Kohortenstudien von hinreichender Qualität zum beobachtenden Abwarten bei Patienten mit rezidivierender Inguinalhernie.

*) beruhend auf klinischer Erfahrung und Konsensus

Definition

Die Inguinalhernie ist eine Ausstülpung des Peritoneums – mit oder ohne dessen Inhalt – durch die Muskeln der vorderen Bauchwand auf der Höhe des Leistenkanals in die Leistenbeuge hinein. Wegen der inhärenten Schwäche der Bauchwand an der Stelle, wo der Samenstrang durch den Inguinalkanal hindurchzieht, tritt sie nahezu ausschließlich beim Mann auf. Ein Teil des Darms kann im Peritonealsack gefangen sein und sich als Knoten in der Leiste zeigen. Die Hernie kann sich bis in das Skrotum hinein erstrecken und dort Beschwerden und Schmerzen verursachen. Primärhernien hängen mit dem erstmaligen Auftreten einer Hernie zusammen und unterscheiden sich von rezidivierenden Hernien. Eine Hernie wird als reponierbar beschrieben, wenn sie intermittierend, z. B. beim Pressen oder im Stehen, auftritt und sich in die Bauchhöhle zurückschieben lässt. Als unreponierbar gilt sie, wenn sie dauerhaft außerhalb der Bauchhöhle liegt. Eine Inguinalhernie ist gewöhnlich ein Dauerleiden, und die Diagnose erfolgt klinisch auf der Grundlage dieser typischen Symptome und Zeichen. Die Erkrankung kann in einer Leiste (einseitige Hernie) oder in beiden Leisten (beidseitige Hernie) sowie nach einer Behandlung erneut auftreten (rezidivierende Hernie). Gelegentlich kann sich eine Hernie auf Grund von Komplikationen akut präsentieren (s. u., Prognose). Dieses Kapitel handelt ausschließlich von nicht-akuten, unkomplizierten Inguinalhernien bei Erwachsenen. Klinische Erfahrung und allgemeiner Konsens sprechen dafür, dass ein operativer Eingriff eine effektive Behandlung einer Inguinalhernie darstellt. Die Operation geht jedoch mit Komplikationen einher (s. u.). Daher werden in diesem Kapitel zu einem großen Teil die relative Effektivität und Sicherheit verschiedener Operationstechniken untersucht. Inguinalhernien werden häufig als direkt oder indirekt klassifiziert, je nachdem, ob sich der Bruchsack unmittelbar durch die Hinterwand des Leistenkanals hindurch vorwölbt (direkte Hernie) oder vielmehr entlang des Samenstrangs durch den inneren Leistenring hindurchzieht und dem Verlauf des Inguinalkanals folgt (indirekte Hernie). Indessen wurde in keiner der von uns herausgefundenen Studien zwischen diesen beiden Arten von Inguinalhernie unterschieden. Die Studien lieferten jeweils nur wenige Details zum Schweregrad der Hernie bei den jeweiligen Studienteilnehmern. Allgemein ausgeschlossen wurden Patienten mit unreponierbaren oder komplizierten Hernien, mit großen, bis ins Skrotum reichenden Hernien oder ernsten Begleiterkrankungen sowie Patienten mit hohem Operationsrisiko, etwa infolge von Gerinnungsstörungen.

Inzidenz/ Prävalenz

Einer landesweit bindenden Richtlinie zufolge entwickeln jährlich 105000 Menschen (ca. 0,2 % der Bevölkerung) in England und Wales eine Inguinalhernie.[1] In wohlhabenden Ländern wird eine Inguinalhernie gewöhnlich operativ behandelt. Chirurgische Auditierungsdaten liefern daher vernünftige Schätzungen der Inzidenz und untermauern Schätzungen dieser Größenordnung. Daten einer landesweiten statistischen Umfrage in England zufolge wurden während der Jahre 2002 und 2003 in Einrichtungen des englischen öffentlichen Gesundheitsdienstes etwa 70000 Operationen wegen Inguinalhernie durchgeführt. Ähnlich sprechen in den USA Schätzungen auf der Grundlage von Querschnittsdaten dafür, dass 1993 etwa 700000 operative Korrekturen einer Inguinalhernie vorgenommen wurden.[3] Eine landesweite Umfrage in den Jahren 1991 bis 1992 unter Allgemeinpraxen, die etwa 1 % der Bevölkerung von England und Wales abdeckte, zeigte, dass etwa 95 % der Patienten, die mit einer Inguinalhernie in Einrichtungen der Primärversorgung kamen, männlichen Geschlechts waren.[4] Es fand sich ein Anstieg der Inzidenz von etwa 11/10000 Personenjahren bei Männern im Alter von 16 bis 24 Jahren auf 200/10000 Personenjahren bei Männern im Alter von 75 Jahren und darüber.

Ätiologie/ Risikofaktoren

Alter und männliches Geschlecht sind Risikofaktoren (s. o., Inzidenz/Prävalenz). Chronischer Husten sowie körperliche Arbeit mit häufigem Heben schwerer Lasten gelten normalerweise als Risikofaktoren, da beides zu hohem intraabdominellen Druck führt. Auch Adipositas wurde als Risikofaktor vorgeschlagen, jedoch fanden sich keine zuverlässigen Daten, um diese Risikofaktoren zu quantifizieren.

Prognose

Es fanden sich nur wenige zuverlässige Daten zur Prognose einer unbehandelten Inguinalhernie. Strangulation, Ileus und Infarzierung sind die bedeutendsten akuten Komplikationen einer unbehandelten Hernie und potenziell lebensbedrohend. Nationale Statistiken aus England zeigten, dass von 1998 bis 1999 5 % der Operationen wegen einer primären Inguinalhernie norfallmäßig (vermutlich wegen akuter Komplikationen) vorgenommen wurden.[2] Höheres Alter, längeres Bestehen der Hernie sowie eine länger anhaltende Unreponierbarkeit gelten als Risikofaktoren für akute Komplikationen[5], auch wenn sich keine zuverlässigen Daten zur Quantifizierung dieser Effekte fanden.

Literatur

1. NICE. Guidance on the use of laparoscopic surgery for inguinal hernia. January 2001. http://www.nice.org.uk/pdf/Laphernias_Full_guidance.pdf (last accessed 30 July 2004).
2. Department of Health. Hospital Episode Statistics, England: Financial year 2002–03. http://www.dh.gov.uk/assetRoot/04/06/73/91/04067391.pdf (last accessed 30 July 2004)
3. Rutkow IM, Robbins AW. Demographic, classificatory, and socioeconomic aspects of hernia repair in the United States. *Surg Clin North Am* 1993;73:413–426.
4. Royal College of General Practitioners. *Morbidity statistics from general practice. Fourth national study.* London: HMSO, 1995.

5. Rai S, Chandra SS, Smile SR. A study of the risk of strangulation and obstruction in groin hernias. *Aust N Z J Surg* 1998;68:650–654.
6. Scott NW, McCormack K, Graham P, Go PMNYH, Ross SJ, Grant AM on behalf of the EU Hernia Trialists Collaboration. Open Mesh versus Non-Mesh for Groin Hernia repair (Cochrane Review). In: *The Cochrane Library*, Issue 3, 2004. Chichester, UK: John Wiley & Sons, Ltd. Search date 2000; primary sources Medline, the Cochrane Central Controlled Trials Registry, relevant websites, search of reference lists, communication with authors of trials and specialists.
7. Koukourou A, Lyon W, Rice J, et al. Prospective randomized trial of polypropylene mesh compared with nylon darn in inguinal hernia repair. *Br J Surg* 2001;88:931–934.
8. McCormack K, Scott NW, Go PMNYH, Ross S, Grant AM on behalf of the EU Hernia Trialists Collaboration. Laparoscopic techniques versus open techniques for inguinal hernia repair (Cochrane Review). In: *The Cochrane Library*, Issue 3, 2004. Chichester, UK: John Wiley & Sons, Ltd. Search date 2002; primary sources Medline, Embase, the Cochrane Central Controlled Trials Registry, search of reference lists, communication with authors of trials and specialists, website check.
9. Wennstrom I, Berggren P, Akerud L, et al. Equal results with laparoscopic and Shouldice repairs of primary inguinal hernia in men. Report from a prospective randomised study. *Scand J Surg* 2004;93:34–36.
10. Bringman S, Ramel S, Heikkinen TJ, et al. Tension-free inguinal hernia repair: TEP versus mesh-plug versus Lichtenstein. A prospective randomized controlled trial. *Ann Surg* 2003;237:142–147.
11. Colak T, Akca T, Kanik A, et al. Randomized clinical trial comparing laparoscopic totally extraperitoneal approach with open mesh repair in inguinal hernia. *Surg Laparosc Endosc Percutan Tech* 2003;13:191–195.
12. Andersson B, Hallen M, Leveau P, et al. Laparoscopic extraperitoneal inguinal hernia repair versus open mesh repair: a prospective randomized controlled trial. *Surgery* 2003; 133:464–472.
13. Lorenz D, Stark E, Oestreich K, et al. Laparoscopic hernioplasty versus conventional hernioplasty (Shouldice): results of a prospective randomized trial. *World J Surg* 2000;24:739–746.
14. Berndsen F, Arvidsson D, Enander LK, et al. Postoperative convalescence after inguinal hernia surgery: prospective randomized multicenter study of laparoscopic versus Shouldice inguinal hernia repair in 1042 patients. *Hernia* 2002;6:56–61.
15. Anadol ZA, Ersoy E, Taneri F, et al. Outcome and cost comparison of laparoscopic transabdominal preperitoneal hernia repair versus Open Lichtenstein technique. *J Laparoendosc Adv Surg Tech A* 2004;14:159–163.

Kommentar

Stefan Sauerland

Die Kontroverse um die optimale Technik der Leistenhernienoperation wird auch im deutschsprachigen Raum mit viel Engagement geführt. Zwar wird allgemein akzeptiert, dass die konventionellen Techniken (z. B. nach Bassini oder Shouldice) den neueren Netzplastiken (z. B. nach Lichtenstein) unterlegen sind (1). Die Vor- und Nachteile der endoskopischen Techniken (TAPP und TEP) sind jedoch umstritten (2): Vorteilhaft sind die endoskopischen Techniken aufgrund ihrer schnelleren schmerzärmeren postoperativen Rekonvaleszenz. Die TAPP erlaubt zusätzlich ein Identifizieren und Therapieren kontralateraler Hernien. Die Rezidivraten scheinen insgesamt vergleichbar zu sein. Ein Nachteil der endoskopischen Techniken ist die Notwendigkeit einer Regional-/Allgemeinanästhesie, was insbesondere bei komorbiden älteren Patienten relevant ist. Hier kann die Technik nach Lichtenstein in Lokalanästhesie eine Alternative darstellen.
Aus ökonomischer Sicht hängt die Entscheidung daher von der beruflichen Situation des Patienten, seinen Wünschen, seinem Alter, seiner Komorbidität, und der Art der Hernie ab. Zwar sind offene Netzplastiken am kostengünstigsten, bieten dafür jedoch auch etwas weniger Lebensqualität (3). Da die Unterschiede insgesamt gering sind, spielt auch die individuelle chirurgische Expertise eine immense Rolle. In Deutschland verfügen einzelne Kliniken über eine Erfahrung von mehreren Tausend endoskopischen Operationen, wohingegen die Qualitätssicherungsberichte zeigen, dass in anderen Kliniken die Lernkurve noch nicht verlassen wurde (4). Ähnliche Diskrepanzen müssen leider auch bei der Bewertung der RCTs beobachtet und beachtet werden.

1. Bittner R, Sauerland S, Schmedt CG. Comparison of endoscopic techniques vs Shouldice and other open nonmesh techniques for inguinal hernia repair: a meta-analysis of randomized controlled trials. *Surg Endosc* 2005; 19: 605–615.

2. Schmedt CG, Sauerland S, Bittner R. Comparison of endoscopic procedures vs Lichtenstein and other open mesh techniques for inguinal hernia repair: a meta-analysis of randomized controlled trials. *Surg Endosc* 2005; 19: 188–199.
3. McCormack K, Wake B, Perez J, Fraser C, Cook J, McIntosh E, Vale L, Grant A. Laparoscopic surgery for inguinal hernia repair: systematic review of effectiveness and economic evaluation. *Health Technol Assess* 2005; 9: 1–203.
4. Bittner R, Schmedt CG, Schwarz J, Kraft K, Leibl BJ. Laparoscopic transperitoneal procedure for routine repair of groin hernia. *Br J Surg* 2002; 89: 1062–1066.

Kolondivertikulose

Suchdatum: Februar 2004

John Simpson und Robin Spiller

Frage **Welche Effekte haben unterschiedliche Behandlungsmethoden bei unkomplizierter Kolondivertikulose?**

Nutzen wahrscheinlich

Rifaximin (plus Ballaststoffe als Nahrungsergänzung im Vergleich zu Ballaststoffen als Nahrungsergänzung allein)[19, 20]

Zwei RCTs an Patienten mit unkomplizierter Divertikulose zufolge bessert Rifaximin plus Ballaststoffe als Nahrungsergänzung im Vergleich zu Ballaststoffen als Nahrungsergänzung allein die Symptome nach 12-monatiger Behandlung.

Wirksamkeit unbekannt

Kleie und Plantago ovata (Psyllium, Ispaghula)[16]

Eine kleine RCT an Patienten mit unkomplizierter Divertikulose ergab hinsichtlich der Symptomlinderung nach 16 Wochen keinen signifikanten Unterschied zwischen Kleie und den Schalen von *Plantago ovata* (Psyllium, Ispaghula) im Vergleich zu Placebo.

Elektiver Eingriff

Es fanden sich keine RCTs über eine elektive offene oder eine laparoskopische Kolonresektion bei Patienten mit unkomplizierter Divertikulose.

Laktulose[18]

Einer kleinen RCT an Patienten mit unkomplizierter Divertikulose zufolge besteht hinsichtlich der von den Patienten selbst eingeschätzten Besserung ihres Zustands nach 12 Wochen kein signifikanter Unterschied zwischen Laktulose und einer hochgradig ballaststoffreichen Ernährung.

Methylzellulose[17]

Eine kleine RCT an Patienten mit unkomplizierter Divertikulose ergab hinsichtlich des durchschnittlichen Symptomen-Scores nach 3 Monaten keinen signifikanten Unterschied zwischen Methylzellulose und Placebo.

Frage **Welche Effekte haben unterschiedliche Behandlungsmethoden zur Vorbeugung von Komplikationen einer Kolondivertikulose?**

Wirksamkeit unbekannt

Erhöhte Ballaststoffzufuhr

Es fanden sich keine RCTs, in denen die Komplikationsraten nach Beratung über ballaststoffreiche Ernährung oder über Ballaststoffe als Nahrungsergänzung untersucht werden.

Nutzen und Schaden abzuwägen

Mesalazin (nach akuter Divertikulose)[21]

Eine methodisch schwache RCT ergab nur unzureichende Hinweise über Effekte von Mesalazin im Vergleich zu keiner Therapie bei Personen, die zuvor wegen akuter Divertikulitis behandelt worden waren.

Frage **Welche Effekte haben unterschiedliche Behandlungsmethoden bei akuter Kolondivertikulose?**

Wirksamkeit unbekannt

Medikamentöse Behandlung[12, 23–26]

Es fanden sich keine RCTs zum Vergleich medikamentöser Behandlung mit Placebo bei Patienten mit akuter Divertikulose. Eine kleine RCT, in der i.v. verabreichtes Cefoxitin mit i.v. verabreichtem Gentamicin plus Clindamycin verglichen wurde, ergab hinsichtlich der klinischen Heilung keine signifikanten Unterschiede. Beobachtungsstudien an Patienten mit akuter Divertikulose ergaben unter der medikamentösen Therapie niedrige Mortalitätsraten, jedoch kann es zu hohen Rezidivraten kommen.

Operation (bei Divertikulitis, die durch eine generalisierte Peritonitis kompliziert wird)[27, 28]

Es fanden sich keine RCTs zum Vergleich von Operation mit Kontrollgruppen ohne Operation oder konservativer Behandlung. Eine RCT, in der die akute Resektion des Sigmoids mit Transversostomie ohne akute Resektion verglichen wurde, ergab hinsichtlich der Mortalitätsraten keinen signifikanten Unterschied. Eine zweite RCT, in der die primäre mit der sekundären Resektion des Sigmoids verglichen wurde, ergab keinen signifikanten Unterschied hinsichtlich der Mortalität, zeigte jedoch, dass die primäre Resektion mit signifikant niedrigeren Häufigkeiten einer postoperativen Peritonitis und notfallmäßigen Reoperation einhergeht. Es fanden sich keine RCTs, in denen die offene mit der laparoskopischen Operation verglichen wird.

Definition Kolondivertikel sind Schleimhautausstülpungen durch die Dickdarmwand hindurch. Oft werden sie von Strukturveränderungen begleitet (Elastose der Taenia coli, Verdickung der Muskulatur und Faltungen der Mukosa). Gewöhnlich handelt es sich um multiple Divertikel, die meist im Colon sigmoideum gelegen sind. Von Divertikulitis spricht man, wenn die Divertikel mit Symptomen einhergehen. Als Divertikulose wird sie bezeichnet, wenn sie asymptomatisch ist.

Inzidenz/Prävalenz In Großbritannien steigt die Inzidenz der Divertikulose mit dem Alter an: Etwa 5 % der Menschen sind in ihrem 5. und etwa 50 % im 9. Lebensjahrzehnt betroffen.[1] Die Divertikulose kommt in entwickelten Ländern häufig vor, auch wenn ihre Prävalenz unter westlichen Vegetariern bei ballaststoffreicher Ernährung niedriger ist.[2] Im ländlichen Afrika und Asien ist die Divertikulose nahezu unbekannt.[3]

Ätiologie/Risikofaktoren Zwischen ballaststoffarmen Ernährungsweisen und Kolondivertikulose besteht ein Zusammenhang.[3] Prospektive Beobachtungsstudien ergaben, dass sowohl körperliche Aktivität als auch eine ballaststoffreiche Ernährung mit einem niedrigeren Divertikulitisrisiko einhergehen.[4, 5] Fallkontrollstudien zeigten einen Zusammenhang einer perforierten Divertikulitis und nichtsteroidalen Antiphlogistika, Kortikosteroiden und Opiatanalgetika, während Kalziumantagonisten einen protektiven Effekt haben.[6–9] Menschen in Japan, Singapur und Thailand entwickeln Divertikel hauptsächlich auf der rechten Seite des Kolons.[10]

Prognose

Bei 10–20 % der Patienten mit Divertikeln kommt es irgendwann im Leben zu Symptomen.[1] Unklar ist, warum manche Menschen Symptome entwickeln und andere nicht. Selbst nach erfolgreicher konservativer Behandlung einer akuten Divertikulitis leiden nahezu zwei Drittel der Betroffenen unter wiederkehrenden Schmerzen im Unterleib.[11] Eine rezidivierende Divertikulitis wird bei 7–42 % der Patienten mit Divertikulose beobachtet, und nach der Erholung von der ersten Attacke beträgt das kalkulierte jährliche Risiko einer weiteren Attacke 3 %.[12] Etwa die Hälfte der Rezidive tritt innerhalb eines Jahres nach der Erstepisode, und 90 % der Rezidive treten innerhalb von 5 Jahren auf.[13] Komplikationen einer Divertikulose (Perforation, Stenosierung, Blutung und Fistelbildung) sind bei jeweils 5 % der Patienten mit Kolondivertikeln zu beobachten, die über Zeiträume zwischen 10 und 30 Jahren nachuntersucht werden.[14] In Großbritannien beträgt die Inzidenz der Perforation vier Fälle auf 100000 Patienten, was jährlich zu etwa 2000 Fällen führt.[15] Eine weitere anerkannte Komplikation ist die intraabdominelle Abszessbildung.

Literatur

1. Parks TG. Natural history of diverticular disease of the colon. *Clin Gastroenterol* 1975;4:53–69.
2. Gear JS, Ware A, Fursdon P, et al. Symptomless diverticular disease and intake of dietary fibre. *Lancet* 1979;1:511–514.
3. Painter NS, Burkitt DP. Diverticular disease of the colon, a 20th Century problem. *Clin Gastroenterol* 1975;4:3–21.
4. Aldoori WH, Giovannucci EL, Rimm EB, et al. Prospective study of physical activity and the risk of symptomatic diverticular disease in men. *Gut* 1995;36:276–282.
5. Aldoori WH, Giovannucci EL, Rimm EB, et al. A prospective study of diet and the risk of symptomatic diverticular disease in men. *Am J Clin Nutr* 1994;60:757–764.
6. Campbell K, Steele RJ. Non-steroidal anti-inflammatory drugs and complicated diverticular disease: a case-control study. *Br J Surg* 1991;78:190–191.
7. Morris CR, Harvey IM, Stebbings WS, et al. Anti-inflammatory drugs, analgesics and the risk of perforated colonic diverticular disease. *Br J Surg* 2003;90:1267–1272.
8. Morris CR, Harvey IM, Stebbings WS, et al. Do calcium channel blockers and antimuscarinics protect against perforated colonic diverticular disease? A case control study. *Gut* 2003;52:1734–1737.
9. Morris CR, Harvey IM, Stebbings WS, et al. Epidemiology of perforated colonic diverticular disease. *Postgrad Med J* 2002;78:654–658.
10. Sugihara K, Muto T, Morioka Y, et al. Diverticular disease of the colon in Japan. A review of 615 cases. *Dis Colon Rectum* 1984;27:531–537.
11. Munson KD, Hensien MA, Jacob LN, et al. Diverticulitis. A comprehensive follow-up. *Dis Colon Rectum* 1996;39:318–322.
12. Haglund U, Hellberg R, Johnsen C, et al. Complicated diverticular disease of the sigmoid colon. An analysis of short and long term outcome in 392 patients. *Ann Chir Gynaecol* 1979;68:41–46.
13. Parks TG, Connell AM. The outcome in 455 patients admitted for treatment of diverticular disease of the colon. *Br J Surg* 1970;57:775–778.
14. Boles RS, Jordon SM. The clinical significance of diverticulosis. *Gastroenterology* 1958;35:579–581.
15. Hart AR, Kennedy HJ, Stebbings WS, et al. How frequently do large bowel diverticula perforate? An incidence and cross-sectional study. *Eur J Gastroenterol Hepatol* 2000;12:661–665.
16. Ornstein MH, Littlewood ER, Baird IM, et al. Are fibre supplements really necessary in diverticular disease of the colon? A controlled clinical trial. *BMJ* 1981;282:1353–1356.
17. Hodgson WJ. The placebo effect. Is it important in diverticular disease? *Am J Gastroenterol* 1977;67:157–162.
18. Smits BJ, Whitehead AM, Prescott P. Lactulose in the treatment of symptomatic diverticular disease: a comparative study with high-fibre diet. *Br J Clin Pract* 1990;44:314–318.
19. Papi C, Ciaco A, Koch M, et al. Efficacy of rifaximin in the treatment of symptomatic diverticular disease of the colon. A multicentre double-blind placebo-controlled trial. *Aliment Pharmacol Ther* 1995;9:33–39.
20. Latella G, Pimpo MT, Sottili S, et al. Rifaximin improves symptoms of acquired uncomplicated diverticular disease of the colon. *Int J Colorectal Dis* 2003;18:55–62.

21. Trespi E, Colla C, Panizza P, et al. Therapeutic and prophylactic role of mesalazine (5-ASA) in symptomatic diverticular disease of the colon. 4-year follow-up results. *Minerva Gastroenterol Dietol* 1999;45:245–252.
22. Tursi A, Brandimarte G, Daffina R. Long-term treatment with mesalazine and rifaximin versus rifaximin alone for patients with recurrent attacks of acute diverticulitis of colon. *Dig Liver Dis* 2002;34:510–515.
23. Kellum JM, Sugerman HJ, Coppa GF, et al. Randomized, prospective comparison of cefoxitin and gentamicin–clindamycin in the treatment of acute colonic diverticulitis. *Clin Ther* 1992;14:376–384.
24. Larson DM, Masters SS, Spiro HM. Medical and surgical therapy in diverticular disease: a comparative study. *Gastroenterology* 1976;71:734–737.
25. Sarin S, Boulos PB. Long-term outcome of patients presenting with acute complications of diverticular disease. *Ann R Coll Surg Engl* 1994;76:117–120.
26. Farthmann EH, Ruckauer KD, Haring RU. Evidence-based surgery: diverticulitis – a surgical disease? *Langenbecks Arch Surg* 2000;385:143–151.
27. Kronborg O. Treatment of perforated sigmoid diverticulitis: a prospective randomised trial. *Br J Surg* 1993;80:505–507.
28. Zeitoun G, Laurent A, Rouffet F, et al. Multicentre, randomized clinical trial of primary versus secondary sigmoid resection in generalized peritonitis complicating sigmoid diverticulitis. *Br J Surg* 2000;87:1366–1374.
29. Kohler L, Sauerland S, Neugebauer E. Diagnosis and treatment of diverticular disease: results of a consensus development conference. The Scientific Committee of the European Association for Endoscopic Surgery. *Surg Endosc* 1999;13:430–436.

Kolorektale Karzinome

Suchdatum: Dezember 2002

Charles Maxwell-Armstrong und John Scholefield

Frage	Welche Effekte haben unterschiedliche Behandlungsmethoden?

Nutzen belegt

Adjuvante Chemotherapie[6–11]
Drei systematischen Übersichten und einer nachfolgenden RCT zufolge senkt eine adjuvante Chemotherapie im Vergleich zur alleinigen Operation die Mortalität bei Patienten mit Kolonkarzinom in den Dukes-Stadien A, B und C. Eine RCT ergab, dass zusätzlich zu adjuvantem 5-Fluorouracil verabreichtes Levamisol im Vergleich zu adjuvant verabreichtem 5-Fluorouracil allein bei Patienten mit Kolonkarzinom in den Dukes-Stadien A, B und C weder die Mortalität noch die Rezidivrate signifikant senkt. Einer RCT zufolge gleichen die Mortalitäts- und Rezidivraten bei Patienten mit Kolonkarzinom in den Dukes-Stadien A, B und C denen unter adjuvantem 5-Fluorouracil plus hoch oder niedrig dosierter Folsäure.

Nutzen wahrscheinlich

Intensive Routinenachsorge[21–23]
Einer systematische Übersicht und eine nachfolgende RCT zeigten, dass eine intensive Nachsorge im Vergleich zu weniger intensiver Nachsorge das Überleben von Patienten, die in kurativer Absicht operiert wurden, verlängert.

Nutzen und Schaden abzuwägen

Präoperative Strahlentherapie[12–20]
Zwei systematische Übersichten und zwei nachfolgende RCTs zeigten, dass eine Strahlentherapie vor der Operation hinsichtlich der Mortalität und Rezidivrate bei Patienten mit Rektumkarzinom mindestens so wirksam ist wie die alleinige Operation. Einer RCT zufolge besteht kein signifikanter Unterschied zwischen prä- und postoperativer Strahlentherapie, eine präoperative Strahlentherapie senkt jedoch die Häufigkeit von Lokalrezidiven. Einer systematischen Übersicht zufolge erhöht eine präoperative Strahlentherapie die postoperative Frühmorbidität.

Wirksamkeit unbekannt

Totale Mesorektumexzision[24–29]
Zur totalen Mesorektumexzision bei Patienten mit Rektumkarzinom fanden sich keine RCTs. Beobachtungsstudien sprechen dafür, dass die totale Mesorektumexzision im Vergleich zur herkömmlichen Operation die Häufigkeit der Lokalrezidive senken kann.

Definition — Das kolorektale Karzinom ist eine maligne Neoplasie, die aus der inneren Epithelauskleidung (Mukosa) des Dickdarms (Kolon und Rektum) hervorgeht. Nahezu zwei Drittel der kolorektalen Karzinome treten im Rektum oder im Sigmoid auf. Ein kolorektales Karzinom lässt sich nach den Stadien Dukes A, B und C klassifizieren.

Inzidenz/ Prävalenz — Kolorektale Karzinome sind die dritthäufigsten Malignome in den entwickelten Ländern. Jährlich sind sie für 20.000 Todesfälle in Großbritannien und für 60.000 Todesfälle in den USA verantwortlich. Auch wenn sich Inzidenz und Mortalität kolorektaler Karzinome in den vergangenen 40 Jahren kaum verändert haben, so ist die Inzidenz der Erkrankung dennoch sowohl in Großbritannien als auch in den USA in letzter Zeit gesunken.[1,2] In Großbritannien gelangt über ein Viertel der Patienten mit kolorektalem Karzinom notfallmäßig entweder mit einem Ileus oder mit einer Perforation zur Aufnahme.[3,4]

Ätiologie/ Risikofaktoren Das Kolonkarzinom betrifft Mann und Frau nahezu gleich häufig, meist im Alter zwischen 60 und 80 Jahren. Das Rektumkarzinom kommt häufiger beim Mann vor.[1] Die Pathogenese kolorektaler Karzinome umfasst genetische ebenso wie umweltbedingte Faktoren. Der wichtigste umweltbedingte Faktor ist möglicherweise die Ernährung.[5]

Prognose Die 5-Jahres-Überlebensrate beträgt insgesamt 50 % und hat sich in den vergangenen 40 Jahren nicht verändert. Die krankheitsspezifische Mortalität nimmt in den Krebsregistern sowohl der USA als auch Großbritanniens ab, jedoch sind die Gründe dafür unklar.[1,2] Bei über 80 % der Betroffenen wird in kurativer Absicht eine Operation durchgeführt, jedoch kommt es in der Hälfte der Fälle zum Rezidiv.

Literatur

1. Office of Population Censuses and Surveys. Mortality statistics, cause, England and Wales 1993. dh22. London: HMSO, 1995.
2. Miller BA, Ries LA, Hankey BF, et al. Cancer statistics review 1973–1989. Rockville, MD: National Institutes of Health, National Cancer Institute. Report No: NIH-NCI 92–2789.
3. Mella J, Biffen A, Radcliffe AG, et al. A population based on audit of colorectal cancer management in two United Kingdom health districts. Br J Surg 1997;84:1731–1736.
4. Scholefield JH, Robinson MHE, Mangham C, et al. Screening for colorectal cancer reduces emergency admissions. Eur J Surg Oncol 1998;24:47–50.
5. Kune G, ed. Causes and control of colorectal cancer: a model for cancer prevention. Boston: Kluwer Academic Publishers, 1996.
6. Dube S, Heyen F, Jenicek M. Adjuvant chemotherapy in colorectal carcinoma. Results of a meta analysis. Dis Colon Rectum 1997;40:35–41. Search date 1993; primary source Medline.
7. Liver Infusion Meta-analysis Group. Portal vein chemotherapy for colorectal cancer: a meta-analysis of 4000 patients in 10 studies. J Natl Cancer Inst 1997;89:497–505. Search date not stated; primary sources Medline, Cancerlit, Excerpta Medica, and hand searched books, journals, and registers of trials.
8. Sargent DJ, Goldberg RM, Jacobson SD, et al. A pooled analysis of adjuvant chemotherapy for resected colon cancer in elderly patients. N Engl J Med 2001;345:1091–1097. Search date not stated; primary sources Medline, bibliographies, and early trials leaders.
9. Taal BG, van Tinteren H, Zoetmulder FA, et al. Adjuvant 5FU plus levamisole in colonic or rectal cancer: improved survival in stage II and III. Br J Cancer 2001;85:1437–1443.
10. QUASAR Collaborative Group. Comparison of fluorouracil with additional levamisole, higher dose folinic acid or both as adjuvant chemotherapy for colorectal cancer: a randomised trial. Lancet 2000;355:1588–1596.
11. International Multicenter Pooled Analysis of Colon Cancer Trials (IMPACT) Investigators. Efficacy of adjuvant fluorouracil and folinic acid in colon cancer. Lancet 1995;345:939–944.
12. Camma C, Giunta M, Pagliaro L. Preoperative radiotherapy for resectable rectal cancer. A meta analysis. JAMA 2000:284:1008–1015. Search date 1999; primary sources Medline, Cancerlit, and hand searched reference lists. No company sponsorship stated.
13. Colorectal Cancer Collaborative Group. Adjuvant radiotherapy for rectal cancer: a systematic overview of 8507 patients from 22 randomised trials. Lancet 2001;358:1291–1304. Search date not stated; primary sources details not stated, based on the Early Breast Cancer Trialists' Collaborative Groups' methods who identified studies from: lists prepared by three international cancer research groups, hand searching meeting abstracts, consulting experts, and a computer aided literature search.
14. Kapiteijn E, Marijnen CA, Nagtegaal ID, et al. Preoperative radiotherapy combined with total mesorectal excision for resectable rectal cancer. N Engl J Med 2001;345:638–646.
15. Martling A, Holm T, Johansson H, et al. The Stockholm II trial on preoperative radiotherapy in rectal carcinoma: long-term follow-up of a population-based study. Cancer 2001;92:896–902.

16. Jansson-Frykholm G, Glimelius B, Pahlman L. Preoperative or postoperative irradiation in adenocarcinoma of the rectum. Final treatment results of a randomised trial and an evaluation of late secondary effects. Dis Colon Rectum 1993;36:564–572.
17. Ooi B, Tjandra J, Green M. Morbidities of adjuvant chemotherapy and radiotherapy for resectable rectal cancer: an overview. Dis Colon Rectum 1999;42:403–418. Search date 1998; primary source Medline.
18. Holm T, Singnomklao T, Rutqvist LE, et al. Adjuvant preoperative radiotherapy in patients with rectal carcinoma. Adverse effects during long term follow-up of two trials. Cancer 1996;78:968–976.
19. Dahlberg M, Glimelius B, Graf W, et al. Preoperative irradiation affects functional results after surgery for rectal cancer: results from a randomised study. Dis Colon Rectum 1998;41:543–549.
20. Marijnen CAM, Kapiteijn E, Van de Velde CJH, et al. Acute side effects and complications after short-term preoperative radiotherapy combined with total mesorectal excision in primary rectal cancer: report of a multicenter randomised trial. J Clin Oncol 2002;20:817–825.
21. Renehan AG, Egger M, Saunders MP, et al. Impact on survival of intensive follow up after curative resection for colorectal cancer: systematic review and meta-analysis of randomised trials. BMJ 2002;324:1–8. Search date 2001; primary sources Medline, Embase, Cancerlit, Cochrane Controlled Trials Register, abstracts of meetings, and Cochrane colorectal cancer group.
22. Secco GB, Fardelli R, Gianquinto D, et al. Efficacy and cost of risk-adapted follow-up in patients after colorectal cancer surgery: a prospective, randomized and controlled trial. Eur J Surg Oncol 2002;28:418–423.
23. Stiggelbout AM, de Haes JCJM, Vree R, et al. Follow up of colorectal cancer patients: quality of life and attitudes towards follow up. Br J Cancer 1997;75:914–920.
24. Karanja ND, Corder AP, Bearn P, et al. Leakage from stapled low anastomosis after total mesorectal excision for carcinoma of the rectum. Br J Surg 1994;81:1224–1226.
25. McFarlane JK, Ryall RDH, Heald RJ. Mesorectal excision for rectal cancer. Lancet 1993;341:457–460.
26. Enker WE, Thaler HT, Cranor ML, et al. Total mesorectal excision in the operative treatment of carcinoma of the rectum. J Am Coll Surg 1995;181:335–346.
27. Singh S, Morgan MBF, Broughton M, et al. A ten-year prospective audit of outcome of surgical treatment for colorectal carcinoma. Br J Surg 1995;82:1486–1490.
28. Arbman G, Nilsson F, Hallbook O, et al. Local recurrence following total mesorectal excision for rectal cancer. Br J Surg 1996;83:375–379.
29. Dukes CE. The classification of cancer of the rectum. J Pathol Bacteriol 1932;35:323–332.

Kommentar

Wolfgang Schwenk

Prognostisch entscheidender Faktor für Patienten mit kolorektalen Karzinomen ist neben dem initialen Tumorstadium vor allem die vollständige Entfernung des erkrankten Darmabschnittes mit systematisch regionärer Lymphadenektomie. Größere Kohortenstudien belegen einen wesentlichen Einfluß der behandelnden Klinik und des verantwortlichen Chirurgen auf Rezidivquote und Überlebensrate. Laparoskopische und konventionelle Kolonkarzinomresektionen wurden in drei aktuellen randomisierten, kontrollierten Studien untersucht (1–3). Die gepoolten Daten der 1408 Patienten dieser drei RCTs zeigten keinen Unterschied für die Tumorrückfallquote (OR: 0,89; 95 % CI: 0,69 – 1,16; p = 0,40) und die tumorfreie Überlebensrate (OR: 0,95; 95 % CI: 0,74 – 1,22; p = 0,69) zwischen beiden Gruppen. Die totale mesorektale Exzision (TME) wird auch bei fehlendem Nachweis durch randomisierte kontrollierte Studien bei der Therapie von Karzinomen des unteren und mittleren Rektumdrittels als Methode mit der geringsten Lokalrezidivrate und den besten Überlebensdaten angesehen.

Die Effektivität der adjuvanten Chemotherapie ist heute auf hohem Evidenzniveau belegt und von chirurgischen und onkologischen Fachgesellschaften bei positivem Lymphknotenstatus empfohlen. Eine neuere randomisierte, kontrollierte Studie hat bei 2246 Patienten mit Kolonkarzinomen im Stadium II und III die Kombination von Oxaliplatin, Fluoruracil und Leukoverin mit der bisherigen Standard-Adjuvanz Fluorouracil und Leukoverin verglichen (4). Dabei betrug die tumorfreie 3-Jahres-Überlebensrate in der Oxaliplatingruppe 78,2 % (95 % CI: 75,6–80,7 %) und in der Kontrollgruppe 72,9 % (95 % CI: 70,2–75,7 %) (p = 0,002). Durch diese Studie ist die Diskussion über Art (Zweifach- vs. Dreifachkombination) und Indikation (Stadium III vs. Stadium II und III) zur adjuvanten Therapie erneut stimuliert worden.

Ebenso sind die Indikation und Technik der Strahlentherapie oder einer kombinierten Strahlenchemotherapie beim Rektumkarzinom derzeit Gegenstand intensiver wissenschaftlicher Diskussion. In den älteren randomisierten kontrollierten Studien war keine TME durchgeführt worden, so daß in den Kontrollgruppen lokale Rezidivraten von mehr als 20 % auftraten. Diese Studien sind heute daher nur noch eingeschränkt verwertbar. Die holländische Multizenterstudie zum Einfluß der kurzzeitigen präoperativen Radiotherapie des Rektumkarzinoms unmittelbar vor der Resektion mit TME hat einen Vorteil der radiotherapierten Gruppe bei insgesamt niedriger Lokalrezidivrate gezeigt, Langzeitergebnisse nach 5 Jahren liegen hier jedoch noch nicht vor. Ebenso werden die Daten der deutsche multizentrischen Studie zum Vergleich der neoadjuvanten mit der adjuvanten Radiochemotherapie derzeit analysiert, so daß die endgültigen Ergebnissen noch zitierfähig publiziert wurden. Die Frage der bestmöglichen zusätzlichen Behandlung bei der Resektion von Rektumkarzinomen kann daher noch nicht abschließend beantwortet werden.

Zusammenfassend besteht weiterhin ein dringender Bedarf für methodisch hochwertige randomisierte, kontrollierte Studien zur chirurgischen Behandlung, adjuvanten bzw. neoadjuvanten Therapie und Nachsorge von Patienten mit kolorektalen Karzinomen.

1. Lacy AM, Garcia-Valdecasas JC, Delgado S, Castells A, Taurá P, Pique J, Visa J. Laparoscopy-assisted colectomy versus open colectomy for treatment of non-metastatic colon cancer: a randomised trial. Lancet 2002; 359:2224–2229.
2. Leung K.L., Kwok SPY, Lam SCW, Lee JYF, Yiu RCY, Ng SSM, Lai PBS, Lau W.Y. Laparoscopic resection of rectosigmoid carcinoma: prospective randomised trial. Lancet 2004; 363:1187–1192.
3. The Clinical Outcomes of Surgical Therapy Study Group. A Comparison of Laparoscopically Assisted and Open Colectomy for Colon Cancer. N Engl J Med 2004; 350:2050–2059.
4. Thierry A, Boni C, Mounedji-Boudiaf L, Navarro M, Tabernero J, Hickish T, Topham C, Zaninelli M, Clingan P, Bridgewater J, Tabah-Fish I. Oxaliplatin, Fluoruracil, and Leucovorin as adjuvant treatment for colon cancer. N Engl J Med 2004; 350:2343–2351.

Magenkarzinom

Suchdatum: September 2003

Charles Bailey

Frage Welche Effekte hat die radikale im Vergleich zur konservativen chirurgischen Resektion?

Nutzen wahrscheinlich

Vollständige Tumorresektion (nur Belege aus Beobachtungen; Durchführung von RCTs unwahrscheinlich)[11-13]

Es ist unwahrscheinlich, dass RCTs zu einer vollständigen chirurgischen Tumorresektion durchgeführt werden. Beobachtungsstudien und eine multivariate Analyse von RCTs haben einen engen Zusammenhang zwischen dem Überleben und der vollständigen chirurgischen Resektion des Primärtumors ergeben.

Subtotale Gastrektomie bei resezierbaren distalen Tumoren (so effektiv wie eine totale Gastrektomie)[14-17]

Zwei RCTs an Patienten mit Primärtumoren im distalen Magen ergaben hinsichtlich der 5-Jahres-Überlebensrate oder der postoperativen Mortalität keinen signifikanten Unterschied zwischen der totalen und der subtotalen Gastrektomie.

Wirksamkeit unbekannt

Radikale im Vergleich zur konservativen Lymphadenektomie[22-26]

Zwei große RCTs, in denen die konservative mit der radikalen Lymphadenektomie verglichen wurde, ergaben hinsichtlich der 5-Jahres-Überlebensraten keinen signifikanten Unterschied. Die Zuverlässigkeit der Ergebnisse kann jedoch durch Störfaktoren beeinträchtigt worden sein, und in Subgruppenanalysen prospektiver Kohortenstudien fanden sich widersprüchliche Daten.

Unwirksamkeit oder Schädlichkeit wahrscheinlich

Entfernen angrenzender Organe[18-21]

Einer RCT zufolge besteht hinsichtlich der 5-Jahres-Überlebensraten und der postoperativen Mortalität kein signifikanter Unterschied zwischen der radikalen Gastrektomie plus Splenektomie und alleiniger radikaler Gastrektomie. Die RCT zeigte, dass die radikale Gastrektomie plus Splenektomie im Vergleich zur alleinigen radikalen Gastrektomie zu einem signifikanten Anstieg postoperativer Infektionen führt. Retrospektiven Analysen von Beobachtungsstudien und RCTs an Patienten mit Magenkarzinom zufolge erhöht das Entfernen zusätzlicher Organe (Milz und distales Pankreas) im Vergleich zur Kontrollgruppe ohne Organentfernung Morbidität und Mortalität.

Frage Welche Effekte hat eine adjuvante Chemotherapie?

Nutzen wahrscheinlich

Adjuvante Chemotherapie[27-35]

Einer großen systematischen Übersicht und zwei anschließenden RCTs zufolge verlängert eine adjuvante Chemotherapie im Vergleich zur ausschließlichen Operation das Überleben. Zwei anschließende RCTs ergaben hinsichtlich des 5-Jahres-Überlebens keinen signifikanten Unterschied zwischen adjuvanter Chemotherapie und ausschließlicher Operation.

Definition Ein Magenkarzinom ist gewöhnlich ein Adenokarzinom, das im Magen entsteht und Tumoren umfasst, die aus der Übergangszone zwischen Ösophagus und Magen oder dem Bereich knapp darunter hervorgehen (Typ II und III). Das Staging der Tumoren erfolgt anhand ihres Invasions- und Ausbreitungsgrades. In diesem Kapitel werden nur nicht metastasierte Magenkarzinome berücksichtigt.

Inzidenz/ Prävalenz Die Inzidenz des Magenkarzinoms variiert zwischen den einzelnen Ländern und nach Geschlecht (Inzidenz auf 100.000 Einwohner pro Jahr bei japanischen Männern ca. 80, bei japanischen Frauen 30, unter britischen Männern 10, bei weißen amerikanischen Männern 11 und unter weißen amerikanischen Frauen 7).[1] Die Inzidenz ist in Nordamerika, Australien und Neuseeland seit 1930 dramatisch gesunken, in Europa verlief der Rückgang hingegen langsamer.[2] In den USA ist das Magenkarzinom bei bestimmten ethnischen Gruppen noch immer recht häufig, vor allem bei Amerikanern japanischer Abstammung und bei verschiedenen hispanischen Gruppen. Die Inzidenz eines Karzinoms des proximalen Magens und der gastroösophagealen Übergangszone steigt in den meisten westlichen Ländern rasch an[3, 4], die Gründe dafür sind jedoch recht unklar.

Ätiologie/ Risikofaktoren Das distale Magenkarzinom steht in engem Zusammenhang mit einer lebenslangen Infektion mit *Helicobacter pylori* sowie mit einer unzureichenden Aufnahme antioxidativer Vitamine (A, C und E).[5,6] In Westeuropa und Nordamerika hängt das Magenkarzinom mit sozioökonomisch beengten Verhältnissen zusammen. Das proximale Magenkarzinom steht in engem Zusammenhang mit dem Rauchen (OR ca. 4),[7] und hängt vielleicht mit einem gastroösophagealen Reflux, Übergewicht/Adipositas, hoher Fettaufnahme und einem mittleren bis hohen sozioökonomischen Status zusammen.

Prognose Das invasive Magenkarzinom (Stadium T_2 bis T_4) verläuft ohne Operation letal. Ab dem Zeitpunkt der Diagnose beträgt die durchschnittliche Überlebenszeit ohne Behandlung 6 Monate.[8, 9] Ein in oder unterhalb der Mukosa gelegener Tumor (Stadium T_1) kann über mehrere Jahre hinweg langsam zum invasiven Karzinom fortschreiten.[10] In den USA zeigen über 50 % der Patienten, bei denen kürzlich ein Magenkarzinom diagnostiziert wurde, Lymphknotenmetastasen oder eine Beteiligung benachbarter Organe. Nach makro- und mikroskopisch vollständiger Resektion (R_0) hängt die Prognose stark vom Erkrankungsstadium und besonders von einem Eindringen in die Serosa (Stadium T_3) sowie von einer Lymphknotenbeteiligung ab. Die 5-Jahres-Überlebensraten reichen von über 90 % bei einem innerhalb der Mukosa gelegenen Tumor bis zu etwa 20 % bei Patienten mit einem Tumor im Stadium T_3N_2. In Japan wird bei Patienten mit fortgeschrittener Erkrankung über ein 5-Jahres-Überleben von ca. 50 % berichtet, jedoch bleibt die Erklärung für diesen Unterschied unklar. Vergleiche zwischen der japanischen und westlichen Praxis werden durch Faktoren wie Alter, Fitness und Krankheitsstadium sowie die Tumorlokalisation gestört, da viele westliche Reihen auch Adenokarzinome der gastroösophagealen Übergangszone beinhalten, bei denen die Überlebensrate postoperativ viel niedriger liegt.

Literatur

1. Whelan SL, Parkin DM, Masuyer E, eds. *Trends in cancer incidence and mortality* (IARC scientific publication no. 102). Lyon: IARC Scientific Publications, 1993.
2. Cancer Research Campaign. *Factsheet 18*. London: Cancer Research Campaign, 1993.
3. Powell J, McConkey CC. Increasing incidence of adenocarcinoma of the gastric cardia and adjacent sites. *Br J Cancer* 1990;62:440–443.
4. Devesa SS, Blot WJ, Fraumeni JF Jr. Changing patterns in the incidence of esophageal and gastric carcinoma in the United States. *Cancer* 1998;83:2049–2053.
5. EUROGAST study group. An international association between *Helicobacter pylori* infection and gastric cancer. *Lancet* 1993;341:1359–1362.
6. Buiatti E, Palli D, Decarli A, et al. A case-control study of gastric cancer and diet in Italy. II Association with nutrients. *Int J Cancer* 1990;45:896–901.
7. Rios-Castellanos E, Sitas F, Shepherd NA, et al. Changing pattern of gastric cancer in Oxfordshire. *Gut* 1992;33:1312–1317.
8. Boddie AW Jr, McMurtrey MJ, Giacco GG, et al. Palliative total gastrectomy and esophagogastrectomy: an evaluation. *Cancer* 1983;51:1195–2000.
9. McCulloch P. Should general surgeons treat gastric carcinoma? An audit of practice and results. *Br J Surg* 1994;81:417–420.
10. Kohli Y, Kawai K, Fujita S. Analytical studies of the growth of human gastric cancer. *J Clin Gastroenterol* 1981;3:129–133.
11. Maruyama K, Okabayashi K, Kinoshita T. Progress in gastric cancer surgery in Japan and its limits of radicality. *World J Surg* 1987;11:418–425.
12. Jakl RJ, Miholic J, Koller R, et al. Prognostic factors in adenocarcinoma of the cardia. *Am J Surg* 1995;169:316–319.
13. Allum WH, Hallissey MT, Kelly KA. Adjuvant chemotherapy in operable gastric cancer: 5 year follow-up of the first British Stomach Cancer Group trial. *Lancet* 1989;1:571–574.
14. Bozzetti F, Marubini E, Bonfanti G, et al. Total versus subtotal gastrectomy: surgical morbidity and mortality rates in a multicenter Italian randomized trial. *Ann Surg* 1997;226:613–620.
15. Bozzetti F, Marubini E, Bonfanti G, et al. Subtotal versus total gastrectomy for gastric cancer: five-year survival rates in a multicenter randomized Italian trial. *Ann Surg* 1999;230:170–178.
16. Gouzi JL, Huguier M, Fagniez PL, et al. Gastrectomie totale contre gastrectomie partielle pour adeno-cancer de l'antre. Une etude francaise prospective controlee. *Ann Chir* 1989;43:356–360.
17. Gouzi JL, Huguier M, Fagniez PL, et al. Total versus subtotal gastrectomy for adenocarcinoma of the gastric antrum. A French prospective controlled study. *Ann Surg* 1989;209:162–166.
18. Csendes A, Burdiles P, Rojas J, et al. A prospective randomised study comparing D2 total gastrectomy versus D2 total gastrectomy plus splenectomy in 187 patients with gastric carcinoma. *Surgery* 2002;131:401–407.
19. Bonenkamp JJ, Songun I, Hermans J, et al. Randomised comparison of morbidity after D1 and D2 dissection for gastric cancer in 996 Dutch patients. *Lancet* 1995;345:745–748.
20. Cuschieri A, Fayers P, Fielding J, et al. Postoperative morbidity and mortality after D1 and D2 resections for gastric cancer: preliminary results of the MRC randomised controlled surgical trial. *Lancet* 1996;347:995–999.
21. Sano T, Yamanoto S, Sasako M. Randomized controlled trial to evaluate splenectomy in total gastrectomy for proximal gastric cancer. *Jpn J Clin Oncol* 2002;32:363–364.
22. Bonenkamp JJ, Hermans J, Sasako M, et al. Extended lymph-node dissection for gastric cancer. Dutch Gastric Cancer Group. *N Engl J Med* 1999;340:908–914.
23. Cuschieri A, Weedon S, Fielding J, et al. Patient survival after D1 and D2 resections for gastric cancer: long-term results of the MRC randomised surgical trial. *Br J Cancer* 1999;79:1522–1530.
24. Parikh D, Chagla L, Johnson M, et al. D2 gastrectomy: lessons from a prospective audit of the learning curve. *Br J Surg* 1996;83:1595–1599.
25. Bunt AMG, Hermans J, Boon MC, et al. Evaluation of the extent of lymphadenectomy in a randomised trial of Western versus Japanese style surgery in gastric cancer. *J Clin Oncol* 1994;12:417–422.
26. Siewert JR, Bottcher K, Stein HJ, et al. Relevant prognostic factors in gastric cancer: ten-year results of the German Gastric Cancer Study. *Ann Surg* 1998;228:449–461.
27. Mari E, Floriani I, Tinazzi A, et al. Efficacy of adjuvant chemotherapy after curative resection for gastric cancer: a meta-analysis of published randomised trials. A study of the GISCAD (Gruppo Italiano per lo Studio dei Carcinomi dell'Apparato Digerente). *Ann Oncol* 2000;11:837–843. Search date 2000; primary sources Medline, Embase, Cancerlit, and hand searched references.
28. Neri B, Cini G, Andreoli F, et al. Randomized trial of adjuvant chemotherapy versus control after curative resection for gastric cancer: 5-year follow-up. *Br J Cancer* 2001;84:878–880.
29. Bajetta E, Buzzoni R, Mariani L, et al. Adjuvant chemotherapy in gastric cancer: 5-year results of a randomised study by the Italian Trials in Medical Oncology (ITMO) Group. *Ann Oncol* 2002; 13:299–307.

30. Yonemura Y, De Aretxabala X, Fujimura T, et al. Intraoperative chemohyperthermic peritoneal perfusion as an adjuvant to gastric cancer: final results of a randomized controlled study. *Hepato-gastroenterology* 2001;48:1776–1782.
31. Nashimoto A, Nakajima T, Furukawa H, et al. Randomized trial of adjuvant chemotherapy with mitomycin, Fluorouracil, and Cytosine arabinoside followed by oral Fluorouracil in serosa-negative gastric cancer: Japan Clinical Oncology Group 9206–1. *J Clin Oncol* 2003;21:2282–2287.
32. Coombes RC, Schein PS, Chilvers CE, et al. A randomised trial comparing adjuvant 5-fluoro-uracil, doxorubicin and mitomycin C with no treatment in operable gastric cancer. International Collaborative Cancer Group. *J Clin Oncol* 1990;8:1362–1369.
33. Hallissey MT, Dunn JA, Ward LC, et al. The second British Stomach Cancer Group trial of adjuvant radiotherapy or chemotherapy in advanced gastric cancer: 5 year follow-up. *Lancet* 1994;343:1309–1312.
34. Alcobendas F, Milla A, Estape J, et al. Mitomycin C as an adjuvant in resected gastric cancer. *Ann Surg* 1983;198:13–17.
35. Grau JJ, Estape J, Alcobendas F. Positive results of adjuvant mitomycin C in resected gastric cancer: a randomised trial on 134 patients. *Eur J Cancer* 1993;29A:340–342.
36. Panzini I, Gianni L, Fattori P, et al. Adjuvant chemotherapy in gastric cancer: a meta-analysis of randomized trials and a comparison with previous meta-analyses. *Tumori* 2002;88:21–27.

Kommentar

Hans-Joachim Schmoll

Das Kapitel zum Magenkarzinom enthält relevante Informationen über die möglichen Behandlungsverfahren zum Magenkarzinom im Früh- und Spätstadium. Berücksichtigt wurden chirurgische Verfahren und perioperative Behandlung, z. B. adjuvante Chemotherapie, kombinierte Chemo- und Strahlentherapie, Umfang der operativen Eingriffe usw. Auf Grund der detaillierten Analyse aller relevanten Veröffentlichungen, insbesondere von RCTs, stützen die Schlussfolgerungen und Empfehlungen das aktuelle Vorgehen auf der Grundlage wissenschaftlicher Erkenntnisse. Die Darstellung eignet sich hervorragend als Leitfaden zur klinischen Entscheidungsfindung, insbesondere für die Definition von Kontrollgruppen für RCTs und die Festlegung der Standardbehandlung auf der Grundlage klinischer Studien. Die Literaturliste ist sehr umfassend und hat alle relevanten themenbezogenen Studien identifiziert. Insgesamt kann dieses Kapitel als überaus hilfreiche, aktuelle Quelle für die Diagnostik und Behandlung bei Magenkrebs angesehen werden.

Spezielle Kommentare: Die Autoren stellen fest, dass die Datenlage zur adjuvanten Chemotherapie sowie zur adjuvanten kombinierten Chemo- und Strahlentherapie nach kompletter Resektion nicht ausreichen, um eine dieser Behandlungsmaßnahmen als Standardtherapie zu empfehlen. Allerdings steht dies im Widerspruch zur Interpretation der Ergebnisse der American Intergroup Study (AIS) durch verschiedene US-amerikanische und wahrscheinlich auch europäische Arbeitsgruppen. Trotz der qualitativen Schwächen der AIS konnte hier ein hoch signifikanter und klinisch relevanter Nutzen für das Überleben von Patienten in den Stadien T_1B bis T_4 infolge postoperativer Behandlung mit 5-FU plus Strahlentherapie im Bereich der ehemaligen Tumorlokalisation in voller Dosis nachgewiesen werden. Die Ergebnisse der AIS sollten höher bewertet und einer möglichen neuen Standardbehandlung zu Grunde gelegt werden.

Die neoadjuvante Therapie mit zwei Zyklen Cisplatin/5FU ist bei allen resektablen Stadien des ösophago-gastralen Übergangs und des Magens die Therapie der Wahl (gefolgt von vier Zyklen postoperativer Chemotherapie). Diese Daten enstammen der MAGIC-Studie, die beim ASCO d. J. vorgetragen wurde und die einen signifikanten Vorteil für das krankheitsfreie Überleben gezeigt hat.

Diese Therapie verdrängt den anderen Standard, der im Text auch nicht erwähnt ist, nämlich den der postoperativen Radiochemotherapie mit 5FU und Bestrahlung. Dieser Standard ist für alle Patienten, die keine präoperative Therapie und keine optimale Chirurgie erhalten haben, geeignet, um das krankheitsfreie und Gesamt-Überleben signifikant zu verbessern. Dies bedeutet, dass ein Großteil der Patienten entweder eine prä- und postoperative Chemotherapie oder eine postoperative Strahlentherapie bekommen sollten.

Magen-Darm-Erkrankungen

Obstipation bei Erwachsenen

Suchdatum: Dezember 2003

Bazian Ltd.

Frage **Welche Effekte hat eine Beratung zur Lebensführung bei Erwachsenen mit chronischer idiopathischer Obstipation?**

Wirksamkeit unbekannt

Beratung zur Lebensführung

Es fanden sich keine RCTs über Beratung zur Lebensführung bei Erwachsenen mit idiopathischer chronischer Obstipation.

Frage **Welche Effekte haben Quellstoffe bei Erwachsenen mit chronischer idiopathischer Obstipation?**

Nutzen wahrscheinlich

Flohsamenschalen (Psyllium)[8, 10–14]

Einer RCT aus einer systematischen Übersicht zufolge erhöhen Flohsamenschalen im Vergleich zu Placebo nach 2 Wochen die Häufigkeit des Stuhlgangs und bessern die Gesamtsymptomatik. Zwei RCTs ergaben nur begrenzte Hinweise darauf, dass Flohsamenschalen im Vergleich zu Lactulose die Symptomatik nach 4 Wochen bessern. Eine RCT lieferte nur unzureichende Belege für einen Vergleich zwischen Flohsamenschalen und Makrogol 3350. Eine RCT ergab hinsichtlich der Häufigkeit der Stuhlgangs, der Konsistenz des Stuhls, des Pressens und der Schmerzen nach 2 Wochen keinen klinisch bedeutsamen Unterschied zwischen Flohsamenschalen und Docusat.

Wirksamkeit unbekannt

Kleie[10]

Es fanden sich keine RCTs von hinreichender Qualität, in denen bei Erwachsenen mit idiopathischer chronischer Obstipation Kleie mit Placebo verglichen wurde.

Frage **Welche Effekte haben Stuhlerweicher bei Erwachsenen mit chronischer idiopathischer Obstipation?**

Wirksamkeit unbekannt

Paraffin, Pflanzenöle/Erdnussöl

Es fanden sich keine RCTs bei Erwachsenen mit idiopathischer chronischer Obstipation.

Frage **Welche Effekte haben osmotisch wirkende Laxanzien bei Erwachsenen mit chronischer idiopathischer Obstipation?**

Nutzen belegt

Makrogole[8, 21–25]

Drei in einer systematischen Übersicht ausgewiesene RCTs und eine kleine zusätzliche RCT zeigten, dass Makrogole (Polyethylenglykole) im Vergleich zu Placebo die Symptome nach 2–20 Wochen bessern. Eine RCT ergab nur unzureichende Belege für einen Vergleich zwischen Makrogol 3350 und Flohsamenschalen. Einer systematischen Übersicht und einer anschließenden RCT zufolge verbessern Makrogole im Vergleich zu Lactulose nach 4 Wochen sowohl die Gesamtzufriedenheit als auch den Schweregrad der Obstipation.

Nutzen wahrscheinlich

Lactulose[8–10, 18–20]

Zwei RCTs ergaben begrenzte Hinweise darauf, dass Lactulose die Symptomatik im Vergleich zu Placebo bessert. Zwei RCTs ergaben begrenzte Hinweise darauf, dass Lactulose in der Besserung der Symptomatik nach 4 Wochen weniger wirksam ist als Flohsamenschalen. In drei anhand systematischer Übersichten ausgewiesenen RCTs wurde Lactulose mit Lactitol verglichen, und es fanden sich unterschiedliche Ergebnisse. Zwei RCTs ergaben hinsichtlich der Wirksamkeit nach 2–4 Wochen keinen signifikanten Unterschied, und einer RCT zufolge ist Lactulose hinsichtlich einer Steigerung der Häufigkeit des Stuhlgangs nach 2 Wochen weniger wirksam als Lactitol. Einer systematischen Übersicht und einer anschließenden RCT zufolge ist Lactulose nach 4 Wochen weniger wirksam als Makrogole, und zwar sowohl hinsichtlich der Gesamtzufriedenheit als auch in Bezug auf den Schweregrad der Obstipation.

Wirksamkeit unbekannt

Lactitol[8, 9, 15–17]

Eine anhand einer systematischen Übersicht ausgewiesene RCT zeigte, dass Lactitol die Häufigkeit des Stuhlgangs im Vergleich zu Placebo nach 4 Wochen erhöht. In drei anhand systematischer Übersichten ausgewiesenen RCTs wurde Lactitol mit Lactulose verglichen, und es kam zu unterschiedlichen Ergebnissen. Zwei RCTs zeigten hinsichtlich der Häufigkeit des Stuhlgangs nach 2–4 Wochen einen signifikanten Unterschied, und einer RCT zufolge steigert Lactitol im Vergleich zu Lactulose nach 2 Wochen die Häufigkeit des Stuhlgangs.

Magnesiumsalze, Phosphat-Einläufe, Natriumcitrat-Einläufe

Es fanden sich keine RCTs bei Erwachsenen mit idiopathischer chronischer Obstipation.

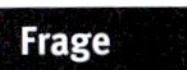

Welche Effekte haben stimulierende Laxanzien bei Erwachsenen mit chronischer idiopathischer Obstipation?

Wirksamkeit unbekannt

Dantron

Es fanden sich keine RCTs zu Dantron bei Erwachsenen mit idiopathischer chronischer Obstipation. Tierstudien lassen vermuten, dass Dantron karzinogen ist. Sein Einsatz wird daher nur bei Patienten im Finalstadium empfohlen.

Docusat[10]

Eine systematische Übersicht ergab keine RCTs von hinreichender Qualität, in denen Docusat mit Placebo verglichen wurde. Eine anhand einer systematischen Übersicht ausgewiesene RCT zeigte nach 2 Wochen hinsichtlich der Häufigkeit des Stuhlgangs, der Stuhlkonsistenz, des Pressens und der Schmerzen keinen klinisch bedeutsamen Unterschied zwischen Docusat und Flohsamenschalen.

Bisacodyl, Glycerol- bzw. Glycerin-Zäpfchen, Picosulfat, Senna

Es fanden sich keine RCTs bei Erwachsenen mit idiopathischer chronischer Obstipation.

Definition

Stuhlgewohnheiten und deren Wahrnehmung variieren innerhalb einer Population und zwischen Populationen ganz erheblich, was eine strikte Definition der Obstipation erschwert. Die Rom-II-Kriterien sind ein standardisiertes Instrument, mittels dessen chronische Obstipation anhand zweier oder mehrerer der folgenden, im vorangehenden Jahr für mindestens 12 Wochen aufgetretenen Symptome diagnostiziert wird: Pressen beim Stuhlgang bei mindestens einem Viertel der Stuhlgänge, klumpige, harte Stühle bei mindestens einem Viertel der Stuhlgänge, das Gefühl unvollständiger Entleerung bei mindestens einem Viertel der Stuhlgänge sowie drei oder weniger Stuhlgänge pro Woche.[1] In der Praxis sind die diagnostischen Kriterien indessen weniger rigide und hängen zum Teil von der Wahrnehmung einer normalen Stuhlgewohnheit ab. Typischerweise ließe sich chronische Obstipation diagnostizieren, wenn jemand in 2 aufeinander folgenden Wochen 2 Mal oder seltener Stuhlgang hat, vor allem, wenn Merkmale wie Pressen beim Stuhlgang, Unterleibsbeschwerden und das Gefühl unvollständiger Entleerung vorliegen. In dieses Kapitel wurden alls RCTs aufgenommen, in denen alle Probanden als chronisch obstipiert bezeichnet wurden, und zwar unabhängig davon, ob diese Diagnose strikt entsprechend den Rom-II-Kriterien gestellt wurde oder nicht. Wo die Definitionen von Obstipation in den RCTs deutlich von den hier angegebenen abweichen, wurde dieser Unterschied deutlich gemacht. In diesem Kapitel geht es um chronische Obstipation bei Erwachsenen über 18 Jahre, die nicht durch eine bestimmte Grunderkrankung verursacht wird (bisweilen auch als idiopathische Obstipation bezeichnet). Ausgeschlossen wurden Studien mit Schwangeren und mit Patienten, bei denen die Obstipation mit speziellen Grunderkrankungen, wie etwa einer Neuropathie des autonomen Nervensystems, einer Rückenmarkverletzung, einer Darmverlegung oder einem paralytischen Ileus, zusammenhing.

Inzidenz/ Prävalenz

Im Jahre 2001 stellten britische Ärzte für Allgemeinmedizin 12 Mio. Rezepte für Laxanzien aus.[2] Daten zur Prävalenz sind durch geringe Stichprobenumfänge und Probleme mit der Definition begrenzt. Eine britische Studie an 731 Frauen zeigte, dass deren Obstipation in 8,2 % der Fälle die Rom-II-Kriterien erfüllte und 8,5 % der Frauen sich selbst als obstipiert bezeichneten.[3] Einer größeren Studie (1892 Erwachsene) zufolge pressen 39 % der Männer und 52 % der Frauen bei mehr als einem Viertel der Stuhlgänge.[4] Bei älteren Menschen steigt die Prävalenz. Mehrere Studien aus aller Welt sprechen für eine Prävalenz bei älteren Menschen in kommunalem Umfeld von etwa 20 %.[4–7]

Ätiologie/ Risikofaktoren

Einer systematischen Übersicht zufolge gehören eine ballaststoffarme Ernährung, geringe Flüssigkeitsaufnahme, herabgesetzte Mobilität sowie die Einnahme von Medikamenten wie Opioiden und anticholinerge Antidepressiva zu den Faktoren, die mit erhöhter Gefahr einer Obstipation einhergehen.[8]

Prognose

Eine unbehandelte Obstipation kann vor allem bei älteren Menschen zur Koteinklemmung führen.[9] Obstipation wurde auch als Risikofaktor für Hämorrhoiden und ein kolorektales Karzinom vorgeschlagen, jedoch fehlt es an Belegen für eine Kausalität.[9]

Literatur

1. Thompson WG, Longstreth GF, Drossman DA, et al. Functional bowel disorders and functional abdominal pain. *Gut* 1999;45;43–47.
2. Prescription cost analysis. Department of Health. 2001. (http://www.doh.gov.uk/stats/pca2001.xls, last accessed 28 November 2003).
3. Probert CS, Emmett PM, Heaton KW. Some determinants of whole-gut transit time: a population-based study. *QJM* 1995;88:311–315.
4. Heaton KW. Cleave and the fibre story. *J R Nav Med Serv* 1980;66:5–10.
5. Donald IP, Smith RG, Cruikshank JG, et al. A study of constipation in the elderly living at home. *Gerontology* 1985;31:112–118.
6. Campbell AJ, Busby WJ, Horwath CC. Factors associated with constipation in a community based sample of people aged 70 years and over. *J Epidemiol Community Health* 1993;47:23–26.
7. Talley NJ, Fleming KC, Evans JM, et al. Constipation in an elderly community: a study of prevalence and potential risk factors. *Am J Gastroenterol* 1996;91:19–25.
8. NHS Centre for Reviews and Dissemination Effectiveness of laxatives in adults. *Effective Health Care* 2001;7. Search date 2001; primary sources Medline, Embase, Psychinfo, Cochrane Library, Cinahl, International Pharmaceutical Abstracts, Amed, and contact with manufacturers and relevant experts.
9. Petticrew M, Watt I, Sheldon T. Systematic review of the effectiveness of laxatives in the elderly. *Health Technol Assess* 1997;1:1–52. Search date 1996; primary sources recent systematic review by Tramonte et al 1997,[10] Medline, Biological Abstracts, Microdex, bibliographies, text books, contact with manufacturers of laxatives, Embase, Psychlit, Cochrane Library, Cinahl, International Pharmaceutical Abstracts, and Amed.
10. Tramonte SM, Brand MB, Mulrow CD, et al. The treatment of chronic constipation in adults: a systematic review. *J Gen Intern Med* 1997;12:15–24. Search date 1995; primary sources Medline, Biological Abstracts, Micromedex (a drug information service), hand searches of bibliographies of identified articles and textbooks, and personal contact with laxative manufacturers in North America and authors.
11. Fenn GC, Wilkinson PD, Lee CE, et al. A general practice study of the efficacy of Regulan in functional constipation. *Br J Clin Pract* 1986;40:192–197.
12. Rouse M, Chapman N, Mahapatra M, et al. An open, randomised, parallel group study of lactulose versus ispaghula in the treatment of chronic constipation in adults. *Br J Clin Pract* 1991;45:28–30.
13. Dettmar PW, Sykes J. A multi-centre, general practice comparison of ispaghula husk with lactulose and other laxatives in the treatment of simple constipation. *Curr Med Res Opin* 1998;14:227–233.
14. McRorie JW, Daggy BP, Morel JG, et al. Psyllium is superior to decusate sodium for treatment of chronic constipation. *Aliment Pharmacol Ther* 1998;12:491–497.
15. Vanderdonckt J, Coulon J, Denys W, et al. Study of the laxative effect of lactitol (Importal) in an elderly institutionalized but not bedridden, population suffering from constipation. *J Clin Exp Gerontol* 1990;21:171–189.
16. Hammer B, Ravelli GP. Chronische funktionelle Obstipation. [Chronic functional constipation Lactitol maintenance dose, a multicentre comparative study with lactulose] *Ther Schweiz* 1992;8:328–335. [In German]
17. Heitland W, Mauersberger H. Untersuchung der laxativen Wirkung von Lactitol gneegen Lactulose in einer offenen, randomisererten Vergleichssudie. [Study of the laxative effect of Lactitol as opposed to lactulose in an open, randomized comparative study.] *Schweiz Rundsch Med Prax* 1988;77: 493–495. [In German]
18. Attar A, Lemann M, Ferguson A, et al. Comparison of a low dose polyethylene glycol electrolyte solution with lactulose for treatment of chronic constipation. *Gut* 1999;44:226–230.
19. Zhang CQ, Zhang GW, Zhang KL, et al. Clinical evaluation of polyethylene glycol 4000 in treatment of functional constipation in elderly patients. *World Chin J Digesto*; 2003;11:1399–1401.
20. Castillo R, Nardi G, Simhan D. La lactulosa en el tratamiento de la constipacion cronica idiopatica. *Pren Med Argent* 1995;82:173–176.
21. Corazziari E, Badiali D, Bazzocchi G, et al. Long term efficacy, safety, and tolerability of low daily doses of isosmotic polyethylene glycol electrolyte balanced solution (PMF-100) in the treatment of functional chronic constipation. *Gut* 2000;46:522–526.
22. DiPalma JA, DeRidder PH, Orlando RC, et al. A randomized, placebo-controlled, multicenter study of the safety and efficacy of a new polyethylene glycol laxative. *Am J Gastroenterol* 2000;95:446–450.
23. Corazziari E, Badiali D, Habib FI, et al. Small volume isosmotic polyethylene glycol electrolyte balanced solution (PMF-100) in treatment of chronic nonorganic constipation. *Dig Dis Sci* 1996;41:1636–1642.
24. Baldonedo YC, Lugo E, Uzcategui AA, et al. Evaluation and use of polyethylene glycol in patients with constipation. *Journal of the Venezuelan Society of Gastroenterology* 1991;45:294–297.
25. Chaussade S, Minic M. Comparison of efficacy and safety of two doses of two different polyethylene glycol–based laxatives in the treatment of constipation. *Aliment Pharmacol Ther* 2003;7:165–172.

Pankreaskarzinom

Suchdatum: Mai 2003

Bazian Ltd.

Frage **Welche Effekte haben Operationen bei Patienten mit vollständig resektablem Pankreaskarzinom?**

Wirksamkeit unbekannt

Pankreatikoduodenektomie (Verfahren nach Whipple)[7]

Es fanden sich keine RCTs, in denen bei Patienten mit resektablem Pankreaskarzinom die Pankreatikoduodenektomie (Verfahren nach Whipple) mit einer konservativen Behandlung verglichen wurde, auch wenn solche Studien als unethisch gelten können. Beobachtungsstudien liefern begrenzte Hinweise darauf, dass eine Operation verglichen mit einer nichtoperativen Behandlung die Mortalität senken kann, auch wenn die Ergebnisse u. U. durch unterschiedliche Krankheitsstadien gestört werden. Kleine RCTs ergaben hinsichtlich der Lebensqualität oder der 5-Jahres-Überlebensrate keinen signifikanten Unterschied zwischen Pankreatikoduodenektomie und pyloruserhaltender Pankreatikoduodenektomie.

Pyloruserhaltende Pankreatikoduodenektomie (im Vergleich zum Verfahren nach Whipple)[8–12]

Kleine RCTs ergaben keine Belege dafür, dass eine pyloruserhaltende Operation im Vergleich zum klassischen Verfahren nach Whipple bei Patienten mit resezierbaren Tumoren die Gesamtlebensqualität nach einem Jahr oder das 5-Jahres-Überleben verbessert. Es fehlte den Studien jedoch u. U. an Aussagekraft, um für diese Zielkriterien einen klinisch bedeutsamen Unterschied auszuschließen.

Frage **Welche Effekte haben adjuvante Therapien bei Patienten mit vollständig reseziertem Pankreaskarzinom?**

Nutzen und Schaden abzuwägen

Systemische Chemotherapie auf der Grundlage von 5-Fluorouracil[13–15]

Einer RCT zufolge verbessert eine adjuvante Therapie auf der Grundlage von 5-Fluorouracil im Vergleich zu deren Unterlassen die durchschnittliche Überlebenszeit bei Patienten mit reseziertem Pankreaskarzinom. Diese und eine zweite RCT ergaben hinsichtlich des 5-Jahres-Überlebens keinen signifikanten Unterschied zwischen einer adjuvanten Chemotherapie auf der Grundlage von 5-Fluorouracil und keiner Chemotherapie, wobei es den RCTs jedoch u. U. an Aussagekraft fehlte, um einen klinisch bedeutsamen Effekt aufzudecken. Der zweiten RCT zufolge verstärkt eine adjuvante Chemotherapie auf der Grundlage von 5-Fluorouracil im Vergleich zu keiner Chemotherapie eine Leukopenie zweiten oder höheren Grades, Anorexie und Übelkeit oder Erbrechen. In einer dritten RCT gab es keine direkten Vergleiche zwischen einer alleinigen Chemotherapie und keiner Chemotherapie.

Wirksamkeit unbekannt

Systemische Chemotherapie auf der Grundlage von Gemcitabin[1]

Eine systematische Übersicht ergab bei Patienten mit reseziertem Pankreaskarzinom nur unzureichende Belege für die Effekte von adjuvant verabreichtem Gemcitabin im Vergleich zu keiner adjuvanten Chemotherapie.

Definition

Außer dem primären Adenokarzinom des Pankreas werden in dieser Übersicht keine weiteren Malignome des Pankreas, wie etwa das Karzinoid, berücksichtigt. Zu den Symptomen gehören Schmerzen, Ikterus, Übelkeit, Gewichtsverlust sowie Symptome einer Magen-Darm-Obstruktion und Diabetes. Die Stadieneinteilung des Pankreaskarzinoms erfolgt entsprechend seiner Ausbreitung in die Stadien I bis IV. Stadium I ist auf das Pankreas, das Duodenum, den Gallengang oder peripankreatisches Gewebe begrenzt und ohne Fernmetastasen und Beteiligung regionaler Lymphknoten. Die Stadien II bis IV beschreiben eine Erkrankung, die sich stärker ausgedehnt oder zu Metastasen geführt hat. Ein Pankreaskarzinom gilt als resektabel, wenn die Operation auf ein vollständiges Entfernen des tumorösen Gewebes abzielt. Im Schwanz oder Korpus gelegene Tumoren im Frühstadium sind mit größerer Wahrscheinlichkeit resektabel als die häufigeren, im Pankreaskopf gelegenen Tumoren im Spätstadium. Weitere Faktoren mit Einfluss auf die Resezierbarkeit sind die Nähe des Tumors zu größeren Blutgefäßen sowie das wahrgenommene perioperative Risiko.

Inzidenz/ Prävalenz

Das Pankreaskarzinom ist die achthäufigste Krebserkrankung in Großbritannien, und die jährliche Inzidenz in England und Wales beträgt etwa 12 auf 100.000 Personen.[1] In Ländern mit höherem Einkommen ist das Pankreaskarzinom die vierthäufigste tumorbedingte Todesursache und in den USA verantwortlich für ca. 30.000 Todesfälle pro Jahr.[2] Die Prävalenz ist bei Mann und Frau ähnlich, wobei 5–10 % mit einem resektablen Tumor zum Arzt kommen.[3]

Ätiologie/ Risikofaktoren

Das Pankreaskarzinom tritt häufiger bei RaucherInnen und bei Personen auf, die viel Alkohol trinken. Auch Ernährungsfaktoren, wie ein Mangel an Obst und Gemüse, sind dokumentierte Risikofaktoren.[4] Eine Metaanalyse von Beobachtungsstudien ergab, dass Personen mit einem seit mehr als 5 Jahren bestehenden Diabetes mellitus mit größerer Wahrscheinlichkeit an einem Pankreaskarzinom erkranken als die Allgemeinbevölkerung.[5] Schätzungen der Größe des erhöhten Risikos variieren jedoch. Zusätzliche Risikofaktoren sind eine Pankreatitis und, in manchen Fällen, eine entsprechende Familienanamnese.[1]

Prognose

Die Prognose ist schlecht. Die 1-Jahres-Überlebensrate beträgt ca. 12 %. Die 5-Jahres-Überlebensrate reicht von <1 % bei Patienten, deren Tumor bei der Erstvorstellung schon fortgeschritten war, bis zu 5 % bei Patienten mit einem Tumor im Frühstadium bei der Erstvorstellung.[1,6]

Literatur

1. Ward S, Morris E, Bansback N, et al. A rapid and systematic review of the clinical effectiveness and cost-effectiveness of gemcitabine for the treatment of pancreatic cancer. *Health Technol Assess* 2001;5:1–70. Search date 2000; primary sources Medline, Embase, Science Citation Index, Cochrane Library, NHS CRD, NHS EED, NHS HTA, Pubmed, OHE HEED, National and International Research Registers, and contact with HTA agencies.
2. Jemal PA, Murray T, Samuels A. Cancer statistics, 2003. *CA Cancer J Clin* 2003;53:5–26.

3. Maisey N, Chau I, Cunningham D, et al. Multicenter randomized Phase III trial comparing protracted venous infusion (PVI) fluorouracil (5-FU) with PVI 5-FU plus mitomycin in inoperable pancreatic cancer. *J Clin Oncol* 2002;20:3130–3136.
4. Working Group on Diet and Cancer. Nutritional aspects of the development of cancer. (Committee on Medical Aspects of Food and Nutrition Policy; no. 48.) London: Department of Health, 1998.
5. Everhart, J, Wright, D. Diabetes mellitus as a risk factor for pancreatic cancer. A meta-analysis. *JAMA* 1995;273:1605–1609.
6. Bramhall SR, Allum WH, Jones AG, et al. Treatment and survival in 13,560 patients with pancreatic cancer: an epidemiological study in the West Midlands. *Br J Surg* 1995;82:111–115.
7. Sener SF, Fremgen A, Menck HR, et al. Pancreatic cancer: a report of treatment and survival trends for 100,313 patients diagnosed from 1985–1995, using the National Cancer Database. *J Am Coll Surg* 1999;189:1–7.
8. Lin PW, Lin YJ. Prospective randomized comparison between pylorus-preserving and standard pancreaticoduodenectomy. *Br J Surg* 1999;86:603–607.
9. Schafer M, Stengel P, Demartines N, et al. Pancreatic excisions for chronic pancreatitis and cancer: their rationale for „factual" surgery. Evidence-based medicine. *J Chir* 2001;138:325–335. Search date 2000; primary sources Medline and hand searches of reference lists [In French].
10. Wenger F, Jacobi C, Haubold K, et al. Gastrointestinal quality of life after duodenopancreatectomy in pancreatic carcinoma. Preliminary results of a prospective randomized study: pancreatoduodenectomy or pylorus-preserving pancreatoduodenectomy. [German] *Chirurg* 1999;70:1454–1459.
11. Paquet K-J. Comparison of Whipple's pancreaticoduodenectomy with the pylorus-preserving pancreaticoduodenectomy – a prospectively controlled, randomized long-term trial. *Chirurg Gastroenterol* 1998;14:54–58.
12. Seiler C, Wagner M, Sadowski C, et al. Randomized prospective trial of pylorus-preserving vs. Classic duodenopancreatectomy (Whipple procedure): initial clinical results. *J Gastrointest Surg* 2000;4: 443–452.
13. Bakkevold KE, Arnesjo B, Dahl O, et al. Adjuvant combination chemotherapy (AMF) following radical resection of carcinoma of the pancreas and papilla of Vater – results of a controlled, prospective, randomised multicentre study. *Eur J Cancer* 1993;29A:698–703.
14. Takada T, Amano H, Yasuda H, et al. Is postoperative adjuvant chemotherapy useful for gallbladder carcinoma? A Phase III multicenter prospective randomized controlled trial in patients with resected pancreaticobiliary carcinoma. *Cancer* 2002;95:1685–1695.
15. Neoptolemos JP, Dunn JA, Stocken DD, et al. Adjuvant chemoradiotherapy and chemotherapy in resectable pancreatic cancer: a randomised controlled trial. *Lancet* 2001;358:1576–1585.

Kommentar

Helmut Friess, Jörg Kleeff und Markus W. Büchler

Resektion versus keine Resektion: Es gibt keine großen RCTs, die diese Fragestellung beantworten, jedoch liegen Daten vor, die klar darstellen, dass eine Resektion das Überleben verlängert, mit 5-Jahresüberlebensraten von ca. 25 % (z. B. Richter et al., World J. Surg. 2003; 27: 324; Wagner et al., Br. J. Surg. 2004; 91: 586), im Unterschied zu 5-Jahresüberlebensraten von <1 % bis 5 % ohne Resektion. Zusätzlich gibt es zwei kleinere RCTs, die bei Patienten mit einem lokal fortgeschrittenen Pankreaskarzinom zeigen, dass eine Resektion einen signifikanten Überlebensvorteil gegenüber palliativer Operation oder Radiochemotherapie bietet (Lygidakis et al., Hepatogastroenterology 2004; 51: 427; Imamura et al., Surgery 2004; 136: 1003).

Zentrumseffekt: Eine Reihe von großen Analysen (z. B. Birkmeyer et al., N. Engl. J. Med. 2002; 346: 1128) konnten mittlerweile zeigen, dass die Anzahl der Pankreasresektionen, die an einem Zentrum durchgeführt werden, signifikant mit den Komplikationsraten und der Krankenhausletalität korrelieren. Große Zentren erreichen heute Mortalitätsraten nach Pankreasresektionen von deutlich unter 5 % (z. B. Büchler et al., Arch. Surg. 2003; 138: 1310).

Pyloruserhaltende Pankreatikoduodenektomie: Es existieren 4 RCTs, die die klassische Whipple-Operation mit der pyloruserhaltenden Operation verglichen haben: Insgesamt deuten die vorliegenden Studien darauf hin, dass die pyloruserhaltende Operation onkologisch gleich effektiv ist und mit einer tendenziell niedrigeren perioperativen Morbidität assoziiert ist (z. B. Seiler et al., Br. J. Surg 2005; 92: 547; 4: 443; Yeo et al., Ann. Surg. 2002; 236: 355).

Erweiterte Lymphknotendissektion: Betreffend der erweiterten Lymphknotendissektion liegen aktuell 3 RCTs aus drei Kontinenten vor, die belegen, dass die erweitere Lymphknotendissektion keine Vorteile hinsichtlich des Überlebens der Patienten nach potenziell kurativer Resektion bietet (Pedrazolli et al., Ann. Surg. 1998; 228: 508; Yeo et al., Ann. Surg. 2002; 236: 355; Nimura et al., Pancreatology 2004; 4: 274).
Adjuvante Chemotherapie: Mittlereile gibt es definitive Daten aus der größten bisher durchgeführten RCT (289 Patienten), dass 5-Fluorouracil/Leucovorin nach Resektion eines Pankreaskarzinoms die Überlebensrate der Patienten verbessert, wohingegen eine adjuvante Chemoradiotherapie die Prognose eher negativ zu beeinflussen scheint (Neoptolemos et al. N. Engl. J. Med. 2004; 350: 1200).

Reizdarmsyndrom

Suchdatum: Juni 2004

Thomas M. Kennedy, Gregory Rubin und Roger H. Jones

Frage **Welche Effekte haben unterschiedliche Behandlungsmethoden bei Reizdarmsyndrom?**

Nutzen wahrscheinlich

Antidepressiva (Amitriptylin, Clomipramin, Desipramin, Doxepin, Mianserin, Trimipramin)[31]

Eine systematische Übersicht ergab aus RCTS von niedriger bis mäßiger Qualität nur begrenzte Hinweise darauf, dass Antidepressiva (Amitriptylin, Clomipramin, Desipramin, Doxepin, Mianserin, Trimipramin) die Symptome eines Reizdarmsyndroms im Vergleich zu Placebo kurzfristig verringern. Es war nicht klar, ob die Effekte auf das Reizdarmsyndrom unabhängig von den Effekten auf psychische Symptome waren.

Relaxanzien der glatten Muskulatur (Cimetropiumbromid, Hyoscinbutylbromid, Mebeverinhydrochlorid, Otiloniumbromid, Pinaveriumbromid, Trimebutin)[32, 33]

Eine systematische Übersicht ergab nur begrenzte Hinweise darauf, dass Relaxanzien der glatten Muskulatur (Cimetropiumbromid, Hyoscinbutylbromid, Mebeverinhydrochlorid, Otiloniumbromid, Pinaveriumbromid, Trimebutin) Symptome im Vergleich zu Placebo bessern. Eine nachfolgende RCT ergab hinsichtlich der Unterleibsschmerzen keinen signifikanten Unterschied zwischen Alverin und Placebo, auch wenn es der Studie jedoch unter Umständen an Aussagekraft fehlte, um einen klinisch bedeutsamen Effekt aufzudecken. Einer anhand einer systematischen Übersicht ausgewiesenen RCT zufolge ist Mebeverin bei Frauen mit diarrhödominantem Reizdarmsyndrom hinsichtlich der Symptome weniger wirksam als Alosetron, wobei jedoch Bedenken dahingehend bestehen, dass letzteres mit ischämischer Kolitis einhergeht.

Nutzen und Schaden abzuwägen

$5HT_4$-Rezeptor-Agonisten (Tegaserod)[34–36]

Einer systematischen Übersicht zufolge bessert Tegaserod bei Frauen mit obstipationsdominantem Reizdarmsyndrom die Symptomatik stärker als Placebo. Zu den Wirkungen von Tegaserod beim Mann fanden sich nur unzureichende Belege. Eine nachfolgende RCT zeigte, dass Tegaserod im Vergleich zu Placebo bei Erwachsenen mit Reizdarmsyndrom und ohne Diarrhö die Symptomatik bessert. Der systematischen Übersicht und der RCT zufolge verstärkt Tegaserod im Vergleich zu Placebo eine Diarrhö.

Alosetron[37]

Eine systematische Übersicht ergab, dass Alosetron (ein $5HT_3$-Rezeptor-Antagonist) im Vergleich zu Placebo oder Mebeverin bei Frauen mit diarrhoedominantem Reizdarmsyndrom Symptome bessert. Es geht jedoch mit Nebenwirkungen, vor allem Obstipation, einher, und auf Grund von Bedenken hinsichtlich eines möglichen Zusammenhangs mit ischämischer Kolitis wurde seine Anwendung in einigen Ländern eingeschränkt. Die systematische Übersicht lieferte nur unzureichende Belege für die Wirkungen von Alosetron beim Mann.

Wirksamkeit unbekannt

$5HT_3$-Rezeptor-Antagonisten außer Alosetron

Es fanden sich keine RCTs, in denen $5HT_3$-Rezeptor-Antagonisten außer Alosetron untersucht wurden.

Ballaststoffe als Nahrungsergänzung[38]

Eine systematische Übersicht ergab begrenzte Belege dafür, dass Ballaststoffe als Nahrungsergänzung

---

Definition

Das Reizdarmsyndrom ist eine chronische, nichtentzündliche Erkrankung, gekennzeichnet durch Unterleibsschmerzen, veränderte Stuhlgewohnheiten (Diarrhoe oder Obstipation) und Blähungen, ohne dass eine strukturelle oder biochemische Störung erkennbar ist. Symptombasierte Kriterien, wie etwa die Manning-Kriterien[1] sowie die Rom-I-[2] und Rom-II-Kriterien[3] (Tab. 1–3, S. 226), helfen bei der Diagnose, ihr Hauptnutzen liegt jedoch im Definieren von Populationen bei klinischen Studien. Die Rom-Kriterien enthalten auch Unterkategorien des Reizdarmsyndroms entsprechend den vorherrschenden Symptomen (Diarrhoe, Obstipation oder ein Wechsel von Diarrhoe und Obstipation). In der Praxis ist die Unterteilung zwischen obstipations- und diarrhödominantem Reizdarmsyndrom u. U. nicht bei allen Patienten klar umrissen. Die Beschränkung des Studienzugangs auf eine Unterkategorie des Reizdarmsyndroms schränkt die Verallgemeinerbarkeit von Studienergebnissen ein.

Inzidenz/ Prävalenz

Schätzungen der Inzidenz und Prävalenz variieren abhängig von den diagnostischen Kriterien, die zur Definition des Reizdarmsyndroms angewandt wurden. In einer postalisch durchgeführten Querschnittsstudie (4476 Personen im Alter von 20 bis 69 Jahren) in Teeside (GB) wurde das Reizdarmsyndrom definiert als rezidivierender Unterleibsschmerz, der im vergangenen Jahr mehr als 6 Mal auftrat, plus zwei oder mehr der Manning-Kriterien (Tab. 1).[4] Die Prävalenz in Großbritannien schätzte man in dieser Studie auf insgesamt 16,7 % (95 %-CI 15,4–18,0 %), mit einer Prävalenz von 22,8 % (95 %-CI 20,8–24,8 %) bei Frauen und 10,5 % (95 %-CI 8,9–12,1 %) bei Männern.[4] Eine postalisch durchgeführte Querschnittsstudie (4500 Personen im Alter über 17 Jahre) in Australien ergab Prävalenzen für das Reizdarmsyndrom von 13,6 % (95 %-CI 12,3–14,8 %) unter Anwendung der Manning-Kriterien (Tab. 1), 6,9 % (95 %-CI 6,0–7,8 %) unter Anwendung der Rom-I-Kriterien (Tab. 2) und 4,4 % (95 %-CI 3,5–5,1 %) unter Anwendung der Rom-II-Kriterien (Tab. 3).[5]

Ätiologie/ Risikofaktoren

Die Pathophysiologie des Reizdarmsyndroms ist ungeklärt. Studien zur Ätiologie waren deskriptiv oder retrospektiv und sind von begrenzter Reliabilität. Zu den vorgeschlagenen ätiologischen Faktoren gehören eine abnorme motorische Funktion des Gastrointestinaltrakts[6–8], eine erhöhte viszerale Perzeption[9–11], psychosoziale Faktoren, wie etwa ein anamnestisch bekannter Missbrauch in der Kindheit[12], eine genetische Prädisposition[13–15] und eine anamnestisch bekannte Entzündung der Darmschleimhaut[16, 17]. Es fanden sich keine zuverlässigen prospektiven Daten, um diese Zusammenhänge exakt zu bestimmen.

Prognose

In einer retrospektiven Studie wurden die Akten von Patienten mit Reizdarmsyndrom ausgewertet (112 Patienten im Alter von 20 bis 64 Jahren bei Diagnose des Reizdarmsyndroms in der Mayo-Klinik zwischen 1961 und

1963). Das Reizdarmsyndrom wurde definiert als das Vorliegen von Unterleibsschmerzen in Verbindung mit entweder einer gestörten Defäkation oder Blähungen sowie dem Fehlen einer organischen Darmerkrankung.[18] Über einen Zeitraum von 32 Jahren hinweg glichen die Sterberaten von Patienten mit Reizdarmsyndrom denen alters- und geschlechtsadaptierter Kontrollpersonen. Einer postalisch durchgeführten Querschnittsstudie (4432 Erwachsene im Alter zwischen 20 und 69 Jahren) zufolge wurde bei Patienten mit Reizdarmsyndrom signifikant häufiger eine Cholezystektomie durchgeführt als bei Kontrollpersonen (OR 1,9; 95%-CI 1,2–3,2).[4] Einem Paper über dieselbe Studienpopulation (2238 Frauen im Alter zwischen 20 und 69 Jahren) zufolge wurde bei Patientinnen mit Reizdarmsyndrom signifikant häufiger eine Hysterektomie durchgeführt als bei Kontrollpersonen (OR 1,6; 95%-CI 1,1–2,2).[19] Zuverlässige Schätzungen der Dauer eines unbehandelten Reizdarmsyndroms fanden sich nicht.

Literatur

1. Manning AP, Thompson WG, Heaton KW, et al. Towards positive diagnosis of the irritable bowel. *BMJ* 1978;2:653–654.
2. Thompson WG, Dotevall G, Drossman DA. Irritable bowel syndrome: guidelines for diagnosis. *Gastroenterol Int* 1989;2:92–95.
3. Drossman DA, Thompson WG, Talley NJ, et al. Identification of sub-groups of functional gastrointestinal disorders. *Gastroenterol Int* 1990;3:159–172.
4. Kennedy TM, Jones RH. Epidemiology of cholecystectomy and irritable bowel syndrome in a UK population. *Br J Surg* 2000;87:1658–1663. [Erratum in *Br J Surg* 2001;88:1021]
5. Boyce PM, Koloski NA, Talley NJ. Irritable bowel syndrome according to varying diagnostic criteria: are the new Rome II criteria unnecessarily restrictive for research and practice? *Am J Gastroenterol* 2000;95:3176–3183. [Erratum in *Am J Gastroenterol* 2001;96:1319]
6. Prior A, Maxton DG, Whorwell PJ. Anorectal manometry in irritable bowel syndrome: differences between diarrhoea and constipation predominant subjects. *Gut* 1990;31:458–462.
7. Gorard DA, Libby GW, Farthing MJ. Ambulatory small intestinal motility in „diarrhoea" predominant irritable bowel syndrome. *Gut* 1994;35:203–210.
8. Kellow JE, Philips SF. Altered small bowel motility in irritable bowel syndrome is correlated with symptoms. *Gastroenterology* 1987;92:1885–1893.
9. Mayer EA, Gebhart GF. Basic and clinical aspects of visceral hyperalgesia. *Gastroenterology* 1994;107:271–293.
10. Mertz H, Morgan V, Tanner G, et al. Regional cerebral activation in irritable bowel syndrome and control subjects with painful and nonpainful rectal distention. *Gastroenterology* 2000;118:842–848.
11. Mertz H, Naliboff B, Munakata J, et al. Altered rectal perception is a biological marker of patients with irritable bowel syndrome. *Gastroenterology* 1995;109:40–52. [Erratum in *Gastroenterology* 1997;113:1054]
12. Delvaux M, Denis P, Allemand H. Sexual abuse is more frequently reported by IBS patients than by patients with organic digestive diseases or controls. Results from a multicentre inquiry. *Eur J Gastroenterol Hepatol* 1997;9:345–352.
13. Locke GR 3rd, Zinsmeister AR, Talley NJ, et al. Familial associations in adults with functional gastrointestinal disorders. *Mayo Clin Proc* 2000;75:907–912.
14. Levy RL, Jones KR, Whitehead WE, et al. Irritable bowel syndrome in twins: heredity and social learning both contribute to etiology. *Gastroenterology* 2001;121:799–804.
15. Morris-Yates A, Talley NJ, Boyce PM, et al. Evidence of a genetic contribution to functional bowel disorder. *Am J Gastroenterol* 1998;93:1311–1317.
16. Collins SM. Is the irritable gut an inflamed gut? *Scand J Gastroenterol Suppl* 1992;27:102–105.
17. Gwee KA, Leong YL, Graham C, et al. The role of psychological and biological factors in postinfective gut dysfunction. *Gut* 1999;44:400–406.
18. Owens DM, Nelson DK, Talley NJ. The irritable bowel syndrome: long-term prognosis and the physician–patient interaction. *Ann Intern Med* 1995;122:107–112.
19. Kennedy TM, Jones RH. The epidemiology of hysterectomy and irritable bowel syndrome in a UK population. *Int J Clin Pract* 2000;54:647–650.
20. Mangel AW, Hahn B, Heath AT, et al. Adequate relief as an endpoint in clinical trials in irritable bowel syndrome. *J Int Med Res* 1998;26:76–81.
21. Francis CY, Morris J, Whorwell PJ. The irritable bowel severity scoring system: a simple method of monitoring irritable bowel syndrome and its progress. *Aliment Pharmacol Ther* 1997;11:395–402.

22. Revicki DA, Wood M, Wiklund I, et al. Reliability and validity of the Gastrointestinal Symptom Rating Scale in patients with gastroesophageal reflux disease. *Qual Life Res* 1998;7:75–83.
23. Svedlund J, Sjodin I, Dotevall G. GSRS – a clinical rating system for gastrointestinal symptoms in patients with irritable bowel syndrome and peptic ulcer disease. *Dig Dis Sci* 1988;33:129–134.
24. Drossman DA, Li Z, Toner BB, et al. Functional bowel disorders. A multicenter comparison of health status and development of illness severity index. *Dig Dis Sci* 1995;40:986–995.
25. Patrick DL, Drossman DA, Frederick IO, et al. Quality of life in persons with irritable bowel syndrome: development and validation of a new measure. *Dig Dis Sci* 1998;43:400–411.
26. Drossman DA, Patrick DL, Whitehead WE, et al. Further validation of the IBS-QOL: a disease-specific quality-of-life questionnaire. *Am J Gastroenterol* 2000;95:999–1007.
27. Hahn BA, Kirchdoerfer LJ, Fullerton S, et al. Evaluation of a new quality of life questionnaire for patients with irritable bowel syndrome. *Aliment Pharmacol Ther* 1997;11:547–552.
28. Shaw M, Talley NJ, Adlis S, et al. Development of a digestive health status instrument: tests of scaling assumptions, structure and reliability in a primary care population. *Aliment Pharmacol Ther* 1998;12:1067–1078.
29. Chassany O, Marquis P, Scherrer B, et al. Validation of a specific quality of life questionnaire for functional digestive disorders. *Gut* 1999;44:527–533.
30. Wong E, Guyatt GH, Cook DJ, et al. Development of a questionnaire to measure quality of life in patients with irritable bowel syndrome. *Eur J Surg Suppl* 1998;583:50–56.
31. Jackson JL, O'Malley PG, Tomkins G, et al. Treatment of functional gastrointestinal disorders with antidepressant medications: a meta-analysis. *Am J Med* 2000;108:65–72. Search date 1998; primary sources Medline, Psychlit, Embase, Cochrane Controlled Trials Register, Cochrane Database of Systematic Reviews, Federal Research in Progress, and hand searches of references of reviewed articles.
32. Poynard T, Regimbeau C, Benhamou Y. Meta-analysis of smooth muscle relaxants in the treatment of irritable bowel syndrome. *Aliment Pharmacol Ther* 2001;15:355–361. Search date 1999; primary sources Medline, Current Contents and hand searches of general reviews, an overview of relevant meta-analyses and reference lists of published RCTs, and personal contact with pharmaceutical companies.
33. Mitchell SA, Mee AS, Smith GD, et al. Alverine citrate fails to relieve the symptoms of irritable bowel syndrome: results of a double-blind, randomized, placebo-controlled trial. *Aliment Pharmacol Ther* 2002;16:1187–1195.
34. Evans BW, Clark WK, Moore DJ, et al. Tegaserod for the treatment of irritable bowel syndrome (Cochrane Review). In: The Cochrane Library, Issue 2, 2004. Chichester, UK: John Wiley & Sons, Ltd. Search date 2002.
35. Nyhlin H, Bang C, Elsborg L, et al. A double-blind placebo-controlled randomized study to evaluate the efficacy, safety and tolerability of tegaserod in patients with irritable bowel syndrome. *Scand J Gastroenterol* 2004;39:119–126. Search date 2002; primary sources Medline.
36. Jones BW, Moore DJ, Robinson SM, et al. A systematic review of tegaserod for the treatment of irritable bowel syndrome. *J Clin Pharm Ther* 2002;27:343–352. Search date not reported.
37. Cremonini F, Delgado-Aros S, Camilleri M. Efficacy of alosetron in irritable bowel syndrome: a meta-analysis of randomized controlled trials. *Neurogastroenterol Motil* 2003;15:79–86. Search date 2002; primary sources Medline, Embase and hand searches of the cross-references included in the studies retrieved.
38. Bijkerk CJ, Muris JW, Knottnerus JA, et al. Systematic review: the roles of different types of fibre in the treatment of irritable bowel syndrome. *Aliment Pharmacol Ther* 2004;19:245–251.

Tabelle 1 Manning-Kriterien

Rezidivierende Abdominalschmerzen und zwei oder mehr der folgenden Symptome:
- Schmerzlinderung durch Defäkation
- häufigere Stühle bei Schmerzbeginn
- flüssigere Stühle bei Schmerzbeginn
- sichtbare Bauchdeckenspannung
- Schleimausscheidung
- Gefühl unvollständiger Entleerung

Tabelle 2 Rom-I-Kriterien

Abdominalschmerzen oder Unwohlsein mit einer oder mehr der folgenden Eigenschaften:
- gelindert durch Defäkation
- begleitet von Änderungen der Stuhlfrequenz
- begleitet von Änderungen der Stuhlkonsistenz

plus zwei oder mehr der folgenden Symptome bei mindestens 25 % der Ereignisse oder Tage:
- Änderungen der Stuhlfrequenz
- Änderungen der Stuhlform
- Schleimausscheidung
- Blähungen oder abdominelles Spannungsgefühl

Tabelle 3 Rom-II-Kriterien

Mindestens 12 Wochen hintereinander in den letzten 12 Monaten Abdominalschmerzen oder Unwohlsein mit zwei der folgenden Eigenschaften:
- gelindert durch Defäkation
- Beginn begleitet von Änderungen der Stuhlfrequenz
- Beginn begleitet von Änderungen der Stuhlform (des Aussehens)

Die folgenden Symptome stützen die Diagnose eines Reizdarmsyndroms:
- abnorme Stuhlfrequenz (> 3-mal täglich oder < 3-mal wöchentlich)
- abnorme Stuhlpassage (erschwerte Ausscheidung, imperativer Ausscheidungsdrang, Gefühl unvollständiger Entleerung)
- Schleimausscheidung
- Blähungen oder abdominelles Spannungsgefühl

Diabetes mellitus: Blutzucker-Kontrolle

Suchdatum: Dezember 2002

Bazian Ltd.

Frage **Welche Effekte hat eine intensivierte im Vergleich zur herkömmlichen Blutzucker-Kontrolle?**

Nutzen belegt

Intensivierte Kontrolle einer Hyperglykämie bei Patienten im Alter von 13–75 Jahren[3–22]

Großen RCTs zufolge nehmen diabetische Komplikationen mit einem Anstieg der HbA_{1c}-Konzentrationen über den nichtdiabetischen Bereich hinaus zu. Eine systematische Übersicht und große nachfolgende RCTs an Patienten mit Typ-1- und Typ-2-Diabetes ergaben sehr aussagekräftige Belege dafür, dass eine intensivierte im Vergleich zur herkömmlichen Blutzucker-Kontrolle die Entwicklung und das Fortschreiten mikrovaskulärer und neuropathischer Komplikationen signifikant verringert. Einer zweiten systematischen Übersicht zufolge geht eine intensivierte im Vergleich zur herkömmlichen Behandlung mit einer geringen Senkung des kardiovaskulären Risikos einher.

RCTs zufolge erhöht eine intensivierte Behandlung die Inzidenz der Hypoglykämie und der Gewichtszunahme, ohne negative Auswirkungen auf die neuropsychologische Funktion und die Lebensqualität zu haben.

Der Nutzen einer intensivierten Behandlung wird eingeschränkt durch die Komplikationen eines fortgeschrittenen Diabetes (z. B. Blindheit, Endstadium einer Nierenerkrankung oder eine Herz-Kreislauf-Erkrankung), eine bedeutende Begleiterkrankung sowie eine herabgesetzte Lebenserwartung.

Nutzen und Schaden abzuwägen

Intensivierte Kontrolle der Hyperglykämie bei häufiger schwerer Hypoglykämie

Die Vorteile einer intensivierten Therapie der Hyperglykämie werden oben beschrieben. Es ist schwierig, den Nutzen geringerer Komplikationen gegen den Schaden eines erhöhten Hypoglykämierisikos abzuwägen. Das Risiko einer intensivierten Behandlung wird erhöht durch eine anamnestisch bekannte schwere Hypoglykämie oder unbemerkte Hypoglykämien, durch eine fortgeschrittene autonome Neuropathie oder Herz-Kreislauf-Erkrankung sowie durch eine beeinträchtigte Fähigkeit, eine Hypoglykämie zu entdecken und zu behandeln (etwa auf Grund eines veränderten Geisteszustandes, von Immobilität oder mangelnder sozialer Unterstützung). Bei Patienten, bei denen die Wahrscheinlichkeit besteht, dass sie aus einer intensivierten Therapie nur begrenzten Nutzen ziehen oder gar einem höheren Risiko ausgesetzt sind, kann es besser sein, weniger hoch gesteckte Ziele der Blutzucker-Überwachung auszuhandeln, die die selbstbestimmten Versorgungsziele der Person und deren Bereitschaft zu Veränderungen der Lebensweise widerspiegeln.

Definition Diabetes mellitus bildet eine Gruppe von Erkrankungen, die durch Hyperglykämie charakterisiert sind. Die Definitionen variieren leicht; eine aktuelle US-amerikanische Definition lautet: Nüchternplasmaglukose ≥7,0 mmol/l oder ≥11,1 mmol/l nach einer Glukosebelastung von 75g bei zwei oder mehr Gelegenheiten. Die intensivierte Behandlung ist ausgelegt, um Blutzucker-Werte zu erreichen, die dem nichtdiabetischen Niveau möglichst nahe kommen. Die Komponenten einer solchen Behandlung sind Schulung, Beratung, Überwachung, Selbst-Management sowie pharmakologische Behandlung mit Insulin oder oralen Antidiabetika, um spezifische Blutzucker-Zielwerte zu erreichen.

Inzidenz/ Prävalenz

Diabetes wird in den USA bei etwa 5 % der Erwachsenen im Alter von 20 Jahren oder darüber diagnostiziert.[1] Weitere 2,7 % haben einen undiagnostizierten Diabetes auf der Grundlage des Nüchternblutzuckers. Die Prävalenz ist bei Mann und Frau ähnlich, wobei Diabetes jedoch bei manchen ethnischen Gruppen häufiger vorkommt. Die Prävalenz bei Personen im Alter von 40–74 Jahren ist im vergangenen Jahrzehnt gestiegen.

Ätiologie/ Risikofaktoren

Diabetes entsteht durch unzureichende Insulinsekretion, durch eine verminderte Wirkung von Insulin oder beides. Viele Prozesse können daran beteiligt sein, angefangen von einer autoimmun bedingten Zerstörung der Betazellen des Pankreas bis hin zu noch immer unklaren Anomalien, die zur Resistenz gegen die Wirkung des Insulins führen. An beiden Mechanismen sind genetische Faktoren beteiligt. Beim Typ-1-Diabetes besteht absoluter Insulinmangel. Am Typ-2-Diabetes sind Insulinresistenz und die Unfähigkeit des Pankreas zur Kompensation beteiligt. Schon viele Jahre vor der Diagnose kann eine Hyperglykämie bestehen, die ohne Symptome bleibt, aber ausreicht, um Gewebsschäden zu verursachen.

Prognose

Eine schwere Hyperglykämie verursacht zahlreiche Symptome, darunter Polyurie, Polydipsie, Gewichtsabnahme und verschwommenes Sehen. Akute, lebensbedrohende Folgen eines Diabetes sind eine Hyperglykämie mit Ketoazidose oder das nichtketotische hyperosmolare Syndrom. Es besteht erhöhte Anfälligkeit für bestimmte Infektionen. Zu den langfristigen Komplikationen eines Diabetes gehören eine Retinopathie (mit potenziellem Sehverlust), Nephropathie (die zum Nierenversagen führt), periphere Neuropathie (mit erhöhtem Risiko für Fußgeschwüre, Amputationen und Charcot-Gelenken), autonome Neuropathie (mit kardiovaskulären, gastrointestinalen und urogenitalen Funktionsstörungen) sowie ein stark erhöhtes Risiko von Atheromen der großen Gefäße (mit Schlaganfall, Myokardinfarkt oder peripherer Gefäßerkrankung als makrovaskuläre Komplikationen). Auch die physischen, emotionalen und sozialen Auswirkungen eines Diabetes sowie die Anforderungen einer intensivierten Behandlung können für Betroffene und ihre Familie Probleme schaffen. Eine systematische Übersicht (Suchdatum 1998) von Beobachtungsstudien an Patienten mit Typ-2-Diabetes ergab einen positiven Zusammenhang zwischen erhöhtem Blutzucker und Mortalität.[2] Ein minimaler Schwellenbereich zeigte sich nicht.

Literatur

1. Harris MI, Flegal KM, Cowie CC, et al. Prevalence of diabetes, impaired fasting glucose, and impaired glucose tolerance in US adults: the third national health and nutrition examination survey, 1988–1994. *Diabetes Care* 1998;2:518–524.
2. Groeneveld Y, Petri H, Hermans J, et al. Relationship between blood glucose level and mortality in type 2 diabetes mellitus: a systematic review. *Diabet Med* 1999;16:2–13. Search date 1998; primary source Medline.
3. Wang PH, Lau J, Chalmers TC. Meta-analysis of effects of intensive blood glucose control on late complications of type I diabetes. *Lancet* 1993;341:1306–1309. Search date 1991; primary source Medline.
4. The Diabetes Control and Complications Trial Research Group. The effect of intensive treatment of diabetes on the development and progression of long-term complications in insulin-dependent diabetes mellitus. *N Engl J Med* 1993;329:977–986.
5. Ohkubo Y, Kishikawa H, Arake E, et al. Intensive insulin therapy prevents the progression of diabetic microvascular complications in Japanese patients with non-insulin-dependent diabetes mellitus: a randomized prospective 6-year study. *Diabetes Res Clin Pract* 1995;28:103–117.

6. UK Prospective Diabetes Study Group. Intensive blood-glucose control with sulphonylureas or insulin compared with conventional treatment and risk of complications in patients with type 2 diabetes. *Lancet* 1998;352:837–853.
7. The DCCT/Epidemiology of Diabetes Interventions and Complications Research Group. Retinopathy and nephropathy in patients with type 1 diabetes four years after a trial of intensive therapy. *N Engl J Med* 2000;342:381–389.
8. Genuth S, Lipps J, Lorenzi G, et al. Effect of intensive therapy on the microvascular complications of type 1 diabetes mellitus. *JAMA* 2002;287:2563–2569.
9. Lawson ML, Gerstein HC, Tsui E, et al. Effect of intensive therapy on early macrovascular disease in young individuals with type 1 diabetes. *Diabetes Care* 1999;22:B35–B39. Search date 1996; primary sources Medline, Citation Index, reference lists, and personal files.
10. Egger M, Smith GD, Stettler C, et al. Risk of adverse effects of intensified treatment in insulin-dependent diabetes mellitus: a meta-analysis. *Diabet Med* 1997;14:919–928. Search date not stated; primary sources Medline, reference lists, and specialist journals.
11. UK Prospective Diabetes Study Group. Effect of intensive blood-glucose control with metformin on complications in overweight patients with type 2 diabetes. *Lancet* 1998;352:854–865.
12. Reichard P, Berglund B, Britz A, et al. Intensified conventional insulin treatment retards the microvascular complications of insulin-dependent diabetes mellitus (IDDM): the Stockholm diabetes intervention study (SDIS) after 5 years. *J Intern Med* 1991;30:101–108.
13. Johansen K. Efficacy of metformin in the treatment of NIDDM. *Diabetes Care* 1999;22:33–37. Search date 1996; primary sources current list of medical literature, Index Medicus, Medline, Embase, and hand searched references.
14. Reichard P, Nilsson BY, Rosenqvist U. The effect of long-term intensified insulin treatment on the development of microvascular complications of diabetes mellitus. *N Engl J Med* 1993;29:304–309.
15. Reichard P, Berglund A, Britz A, et al. Hypoglycaemic episodes during intensified insulin treatment: increased frequency but no effect on cognitive function. *J Intern Med* 1991;229:9–16.
16. The Diabetes Control and Complications Trial Research Group. Effects of intensive diabetes therapy on neuropsychological function in adults in the diabetes control and complications trial. *Ann Intern Med* 1996;124:379–388.
17. Austin EJ, Deary IJ. Effects of repeated hypoglycaemia on cognitive function. A psychometrically validated reanalysis of the diabetes control and complications trial data. *Diabetes Care* 1999;22: 1273–1277.
18. The Diabetes Control and Complications Trial Research Group. Influence of intensive diabetes treatment on quality-of-life outcomes in the diabetes control and complications trial. *Diabetes Care* 1996;19:195–203.
19. Grey M, Boland EA, Davidson M, et al. Coping skills training for youth with diabetes mellitus has long-lasting effects on metabolic control and quality of life. *J Pediatr* 2000;137:107–113.
20. UK Prospective Diabetes Study Group. Quality of life in type 2 diabetic patients is affected by complications but not by intensive policies to improve blood glucose or blood pressure control (UKPDS 37). *Diabetes Care* 1999;22:1125–1136.
21. Reichard P, Jensen-Urstad K, Ericsson M, et al. Automonic neuropathy – a complication less pronounced in patients with type 1 diabetes mellitus who have lower blood glucose levels. *Diabet Med* 2000;17:860–866.
22. Pickup J, Mattock M, Kerry S. Glycaemic control with continuous subcutaneous insulin infusion compared with intensive insulin injections in patients with type 1 diabetes: meta-analysis of randomised controlled trials. *BMJ* 2002;324:1–6. Search date 2000; primary sources Medline, Embase, Cochrane database of controlled trials, authors' personal files, reviews, bibliographies, and contact with manufacturers of pump therapy, and INPUT a support group for people using pumps.
23. The Diabetes Control and Complications Trial Research Group. The absence of a glycaemic threshold for the development of long-term complications: the perspective of the diabetes control and complications trial. *Diabetes* 1996;45:1289–1298.
24. Stratton IM, Adler AI, Neil HAW, et al, on behalf of the UK Prospective Diabetes Study Group. Association of glycaemia with macrovascular and microvascular complications of type 2 diabetes (UKPDS 35): prospective observational study. *BMJ* 2000;321:405–412.

Diabetes mellitus Typ 1: Blutzucker-Kontrolle

Suchdatum: September 2003

Amaryllis Campbell

Frage **Welche Effekte haben Interventionen bei Jugendlichen mit Typ-1-Diabetes?**

Nutzen wahrscheinlich

Schulungsinterventionen (verglichen mit Kontrollen)[7]

Es fanden sich weder eine systematische Übersicht noch RCTs, in denen eine spezifische Form der Schulung oder der Einsatz von HbA_{1c} als einziges Verfahren zur Bestimmung des Glykohämoglobins evaluiert wird. Einer systematischen Übersicht zufolge bewirken verschiedene Schulungsinterventionen und psychosoziale Interventionen im Vergleich zu Kontrollen bei Jugendlichen mit Typ-1-Diabetes eine leichte Verbesserung der Lebensqualität und des Glykohämoglobins (gemessen nach verschiedenen Verfahren). Die meisten RCTs der Übersicht waren jedoch nur klein, den meisten der Interventionen fehlte jegliche theoretische Grundlage, und viele der Zielgrößen waren weder validiert noch standardisiert. Es fanden sich weder eine systematische Übersicht noch RCTs, in denen die Auswirkungen einer Schulung bei Jugendlichen mit Typ-1-Diabetes hinsichtlich der Inzidenz der Hypoglykämie, der diabetischen Ketoazidose, einer neuropsychischen Beeinträchtigung sowie einer Gewichtszunahme oder Flüssigkeitsretention evaluiert werden.

Wirksamkeit unbekannt

Verschiedene Abstände der Insulinverabreichung

Es fanden sich weder eine systematische Übersicht noch RCTs, in denen speziell die Auswirkungen verschiedener Abstände der Insulinverabreichung bei Jugendlichen mit Typ-1-Diabetes hinsichtlich der Endpunkte Anstiegsrate des Glykohämoglobins (gemessen als HbA_{1c}), Lebensqualität, Inzidenz und Mortalität der Hypoglykämie bzw. der diabetischen Ketoazidose, Gewichtszunahme, Flüssigkeitsretention, neuropsychologische Beeinträchtigung oder Mortalität aller Ursachen evaluiert werden.

Verschiedene Abstände der Blutzucker-Selbstkontrolle[6]

Es fanden sich weder eine systematische Übersicht noch RCTs, in denen speziell die Auswirkungen verschiedener Abstände der Blutzucker-Selbstkontrolle bei Jugendlichen mit Typ-1-Diabetes hinsichtlich der Endpunkte Anstiegsrate des Glykohämoglobins (gemessen als HbA_{1c}), Lebensqualität, Inzidenz und Mortalität der Hypoglykämie bzw. der diabetischen Ketoazidose, Gewichtszunahme, Flüssigkeitsretention, neuropsychologische Beeinträchtigung oder Mortalität aller Ursachen evaluiert werden.

Programme zur intensiven Behandlung (verglichen mit herkömmlichen Therapieprogrammen)

Es fanden sich weder eine systematische Übersicht noch RCTs, in denen speziell die Auswirkungen von Programmen zur intensiven Behandlung Jugendlicher mit Typ-1-Diabetes hinsichtlich der Endpunkte Anstiegsrate des Glykohämoglobins (gemessen als HbA_{1c}), Lebensqualität, Inzidenz und Mortalität der Hypoglykämie bzw. der diabetischen Ketoazidose, Gewichtszunahme, Flüssigkeitsretention, neuropsychologische Beeinträchtigung oder Mortalität aller Ursachen mit herkömmlichen Therapieprogrammen verglichen werden.

Frage Welche Effekte haben Interventionen bei Erwachsenen mit Typ-1-Diabetes?

Nutzen und Schaden abzuwägen

Programme zur intensiven Behandlung (verglichen mit herkömmlichen Therapieprogrammen)[6,9–13]
Eine anhand einer systematischen Übersicht identifizierte RCT sowie zwei RCTs zeigten, das Programme zur intensiven Behandlung im Vergleich zu herkömmlichen Therapieprogrammen bei der Nachuntersuchung nach 1–10 Jahren die Glykohämoglobinspiegel senken. In den beiden RCTs wurde hinsichtlich der Messgrößen für die Lebensqualität und die Hypoglykämie über unterschiedliche Ergebnisse berichtet. Einer RCT zufolge besteht hinsichtlich der diabetesbezogenen Lebensqualität kein signifikanter Unterschied zwischen intensiven und herkömmlichen Therapieprogrammen, jedoch fand sich unter intensiven Behandlungsprogrammen ein signifikanter Anstieg der Inzidenz schwerer Hypoglykämien. Die andere RCT zeigte, dass eine intensive im Vergleich zur herkömmlichen Behandlung die diabetesbezogene Lebensqualität anhebt, hinsichtlich der wahrgenommenen Häufigkeit einer Hypoglykämie fand sich jedoch kein signifikanter Unterschied. Einer systematischen Übersicht zufolge verstärkt eine intensive im Vergleich zur herkömmlichen Behandlung sowohl die Hypoglykämie als auch eine diabetische Ketoazidose (sofern das Behandlungsprogramm den Einsatz von Insulinpumpen umfasst) und die Mortalität in Zusammenhang mit akuten Komplikationen einer intensiven Behandlung. Hinsichtlich der Mortalität aller Ursachen fand sich jedoch kein signifikanter Unterschied.

Subkutane Insulin-Dauerinfusion (verglichen mit s. c. Insulininjektionen mehrfach am Tag)[15,16]
Einer Crossover-RCT zufolge verbessert die subkutane Dauerinfusion von Insulin Aspart, einem schnellwirkenden Insulinanalogon, im Vergleich zu mehrfachen täglichen Subkutaninjektionen derselben Substanz bei Patienten mit Typ-1-Diabetes und seit langem schlechter Blutzucker-Kontrolle die Glykohämoglobinspiegel (gemessen anhand des HbA_{1c}). Diese RCT zeigte unter der subkutanen Dauerinfusion mehr Episoden einer leichten Hypoglykämie pro Patientenwoche, ergab jedoch nach 16 Wochen keinen signifikanten Unterschied hinsichtlich einer schweren Hypoglykämie. Eine weitere RCT zeigte nach 9 Monaten hinsichtlich des Glykohämoglobins (gemessen anhand des HbA_{1c}), der Lebensqualitätsscores und der Hypoglykämie bei Patienten mit Typ-1-Diabetes, die zuvor zwei oder mehr Insulininjektionen täglich erhalten hatten, keinen signifikanten Unterschied zwischen der subkutanen Dauerinfusion und mehrfach täglichen Subkutaninjektionen von Insulin Lispro. Zu den möglichen Nachteilen einer subkutanen Dauerinfusion von Insulin gehören die Gefahr einer diabetischen Ketoazidose durch Abkopplung oder Funktionsstörung der Pumpe sowie eine Infektion.

Wirksamkeit unbekannt

Verschiedene Abstände der Blutzucker-Selbstkontrolle
Es fanden sich weder eine systematische Übersicht noch RCTs, in denen speziell die Auswirkungen verschiedener Abstände der Blutzucker-Selbstkontrolle bei Erwachsenen mit Typ-1-Diabetes hinsichtlich der Endpunkte Anstiegsrate des Glykohämoglobins (gemessen als HbA_{1c}), Lebensqualität, Inzidenz und Mortalität der Hypoglykämie bzw. der diabetischen Ketoazidose, Gewichtszunahme, Flüssigkeitsretention, neuropsychologische Beeinträchtigung oder Mortalität aller Ursachen evaluiert werden.

Schulungsinterventionen (verglichen mit Kontrollen)[8,14]
Eine anhand einer systematischen Übersicht indentifizierte RCT ergab nach 18 Monaten hinsichtlich der Glykohämoglobinspiegel (gemessen als HbA_{1c}) keinen signifikanten Unterschied zwischen einer Schulung in Blutzucker-Selbstkontrolle, einer Schulung in Selbst-

management oder der üblichen Versorgung, war jedoch unvollständig dokumentiert und hatte u. U. nicht die Aussagekraft, um klinisch bedeutsame Unterschiede aufzudecken. Es fanden sich weder eine systematische Übersicht noch RCTs, in denen bei Erwachsenen mit Typ-1-Diabetes in Bezug auf Endpunkte von Interesse speziell die Effekte von Schulungsinterventionen in Gruppen mit denen bei Einzelpersonen bzw. Schulungsinterventionen in der Primär- mit solchen in der Sekundärversorgung verglichen werden. Angesichts der Natur des Typ-1-Diabetes und der zentralen Bedeutung des Selbstmanagements bei dieser Erkrankung haben wohl alle Betroffenen mit Typ-1-Diabetes bei ihrer Diagnose irgendeine Form von Schulung erhalten. In den meisten Studien zu den Auswirkungen von Schulung werden daher die Effekte nachfolgender Schulungsinterventionen untersucht. Es mag schwer fallen, die Auswirkungen einzelner Komponenten eines typischerweise komplexen Versorgungspakets mit Elementen von Schulung, Selbstmanagementtraining, psychologischer Unterstützung und Optimierung der Insulin-Behandlungspläne voneinander zu trennen.

Definition

Der Begriff Diabetes mellitus umfasst eine Gruppe von Erkrankungen, gekennzeichnet durch chronische Hyperglykämie, mit Störungen des Kohlenhydrat-, Fett- und Eiweißstoffwechsels als Folge einer unzureichenden Sekretion und/oder Wirkung von Insulin. In der Definition der WHO wird Diabetes inzwischen als fortschreitende Erkrankung des Glukosestoffwechsels anerkannt, bei der sich die Betroffenen zwischen Normoglykämie, gestörter Glukosetoleranz oder gestörtem Nüchternblutzucker und offener Hyperglykämie bewegen können. Ein Typ-1-Diabetes tritt auf, wenn die Bauchspeicheldrüse infolge einer gewöhnlich auf einen Autoimmunprozess zurückzuführenden Zerstörung der Betazellen in den Langerhans-Inseln zu wenig oder gar kein Insulin mehr produziert. Marker einer autoimmun bedingten Zerstörung (Autoantikörper gegen Inselzellen, Insulin oder beides sowie gegen Glutaminsäure-Decarboxylase) finden sich bei 85–90 % aller Betroffenen mit Typ-1-Diabetes, wenn zum ersten Mal eine diabetisch bedingte Nüchtern-Hyperglykämie entdeckt wird.[1] Die Definition des Typ-1-Diabetes umfasst auch Patienten mit zerstörten Betazellen und einer Neigung zur Ketoazidose, für die sich keine spezielle Ursache finden lässt. Ausgeschlossen sind dagegen Betazellzerstörungen mit spezieller Ursache (z. B. zystische Fibrose, Pankreatitis, Pankreaskarzinom).[2] Ein Typ-2-Diabetes entsteht durch Störung sowohl der Sekretion als auch der Wirkung von Insulin. Die Gefahr eines Typ-2-Diabetes nimmt mit dem Alter und mangelnder körperlicher Aktivität zu, und die Erkrankung tritt häufiger bei Patienten mit Adipositas, Hypertonie und Dyslipidämie – dem metabolischen Syndrom – auf. Er kommt häufiger auch bei Frauen mit vorangegangenem Schwangerschaftsdiabetes vor. Auch eine familiäre Prädisposition ist belegt. Typ-2-Diabetes wird in diesem Kapitel nicht besprochen.

Diagnose: Bei Vorliegen von Symptomen wie Durst, erhöhtem Harnvolumen, Verschwommensehen und Gewichtsabnahme lässt sich ein Diabetes auf der Grundlage eines einzigen zufällig erhöhten Plasmaglukosespiegels (≥11,1 mmol/l) diagnostizieren. Beim Fehlen von Symptomen sollte die Diagnose auf mindestens einem zusätzlichen Ergebnis der Blutglukosebestimmung im diabetischen Bereich beruhen, und zwar entweder aus einer zufälligen Stichprobe oder nüchtern (Plasmablutzucker ≥7,0 mmol/l) oder aus dem oralen Glukosetoleranztest (Plasmablutzucker ≥11,1 mmol/l, 2 Stunden nach einer Glukosebelastung von 75 g).[2]

Population: Für dieses Kapitel haben wir Jugendliche und Erwachsene mit Typ-1-Diabetes herangezogen. Schwangere und Personen mit akut gestörtem Wohlbefinden, etwa nach einer Operation oder einem Myokardinfarkt, wurden hingegen ausgeschlossen.

Inzidenz/ Prävalenz

Schätzungen zufolge entwickeln weltweit jährlich 218000 Menschen einen Typ-1-Diabetes, 40 % davon Kinder. Die Inzidenz schwankt beträchtlich zwischen den Populationen, mit jährlich 60000 Neuerkrankungen in Europa, 45000 in Südostasien, 36000 in Nordamerika und – als niedrigste Anzahl – 6900 in Afrika.[3] Sowohl in Populationen mit niedriger als auch mit hoher Inzidenz scheint es weltweit zu einem Anstieg der Inzidenz des Typ-1-Diabetes zu kommen.[4] Die Prävalenz des Typ-1-Diabetes wird gegenwärtig weltweit auf 5,3 Millionen Betroffene geschätzt. Sie schwankt ebenfalls zwischen den Populationen und spiegelt damit sowohl die Bandbreite der Inzidenzraten als auch die unterschiedlichen Bevölkerungsstrukturen und Mortalitätsraten wider.[3]

Ätiologie/ Risikofaktoren

Man kennt zwei ätiologische Hauptformen des Typ-1-Diabetes. Ein autoimmun bedingter Diabetes mellitus resultiert aus der autoimmun vermittelten Zerstörung der Betazellen in den Langerhans-Inseln des Pankreas. Die Zerstörungsrate schwankt, aber alle an dieser Form des Diabetes Erkrankten werden irgendwann insulinabhängig, um zu überleben. Die höchste Inzidenz eines autoimmun bedingten Diabetes liegt in der Kindheit und im Jugendalter, er kann jedoch in jedem Alter auftreten. Es herrscht eine genetische Disposition, und Betroffene mit dieser Art von Diabetes können auch andere Autoimmunerkrankungen haben.[5] Bestimmte Viren, darunter Röteln-, Coxsackie-B- und Zytomegaloviren, wurden mit der Zerstörung der Betazellen in Verbindung gebracht; auch andere Umgebungsfaktoren tragen u. U. bei, sind jedoch nur unzureichend definiert und klar. Ein idiopathischer Diabetes, bei dem die Ursache nicht bekannt ist, tritt häufiger bei Personen afrikanischer und asiatischer Herkunft auf.[2]

Prognose

Unbehandelt steigen bei den meisten Patienten mit Typ-1-Diabetes, vor allem bei autoimmun bedingtem Diabetes mellitus, die Blutzuckerspiegel. Es kommt zur fortschreitenden Ketoazidose oder zu nichtketotischen hyperosmolaren Zuständen, die ins Koma und zum Tod führen. Der Verlauf eines idiopathischen Diabetes kann variantenreicher sein, wobei es bei manchen Betroffenen zu einem dauerhaften Mangel an bzw. Fehlen von Insulin und einer Neigung zur Ketoazidose kommt, während die Notwendigkeit einer Insulinbehandlung bei anderen fluktuieren kann.[2] Die meisten Patienten mit Typ-1-Diabetes benötigen jedoch Insulin, um zu überleben, und werden als insulinabhängig bezeichnet. Zu den langfristigen Auswirkungen eines Diabetes gehören Retinopathie, Nephropathie und Neuropathie. Betroffene mit Diabetes mellitus sind auch einer erhöhten Gefahr von Herz-Kreislauf-Erkrankungen, zerebrovaskulären Erkrankungen und peripheren Gefäßleiden ausgesetzt. Eine gute Blutzucker-Kontrolle kann die Gefahr diabetesbedingter Komplikationen verringern.[6]

Literatur

1. Verge CF, Gianini R, Kawasaki E, et al. Predicting type I diabetes in first-degree relatives using a combination of insulin, GAD, and ICA512bdc/IA-2 autoantibodies. *Diabetes* 1996;45:926–933.
2. World Health Organization. *Definition, diagnosis and classification of diabetes mellitus and its complications: report of a WHO consultation*. 1999. Geneva.
3. International Diabetes Federation. *Diabetes atlas*. 2000.
4. Onkamo P, Vaananen S, Karvonen M, et al. Worldwide increase in incidence of Type I diabetes – the analysis of the data on published incidence trends. *Diabetologia* 1999;42:1395–1403.

5. Betterle C, Zanette F, Pedini B, et al. Clinical and subclinical organ-specific autoimmune manifestations in type 1 (insulin-dependent) diabetic patients and their first-degree relatives. *Diabetologia* 1984;26:431–436.
6. The Diabetes Control and Complications Trial Research Group. The effect of intensive treatment of diabetes on the development and progression of long-term complications in insulin-dependent diabetes mellitus. *New Engl J Med* 1993;329:977–986.
7. Hampson SE, Skinner TC, Hart J, et al. Effects of educational and psychosocial interventions for adolescents with diabetes mellitus: a systematic review. *Health Technol Assess* 2001;5:No10.
8. Loveman E, Cave C, Green C, et al. The clinical and cost-effectiveness of patient education models for diabetes: a systematic review and economic evaluation. *Health Technol Assess* 2003;7:No22.
9. The Diabetes Control and Complications Trial Research Group. Influence of intensive diabetes treatment on quality-of-life outcomes in the Diabetes Control and Complications Trial. *Diabetes Care* 1996;19:195–203.
10. DAFNE Study Group. Training in flexible, intensive insulin management to enable dietary freedom in people with type 1 diabetes: dose adjustment for normal eating (DAFNE) randomised controlled trial. *BMJ* 2002;325:746–749.
11. Reichard P, Britz A, Cars I, et al. The Stockholm Diabetes Intervention Study (SDIS): 18 months' results. *Acta Med Scand* 1988;224:115–122.
12. The Diabetes Control and Complications Trial Research Group. Influence of intensive diabetes treatment on body weight and composition of adults with type 1 diabetes in the Diabetes Control and Complications Trial. *Diabetes Care* 2001;24:1711–1721.
13. Egger M, Davey Smith G, Stettler C, et al. Risks of adverse effects of intensified treatment in insulin-dependent diabetes mellitus: a meta-analysis. *Diabet Med* 1997;14:919–928.
14. Terent A, Hagfall O, Cederholm U. The effect of education and self-monitoring of blood glucose on glycosylated hemoglobin in type I diabetes. A controlled 18-month trial in a representative population. *Acta Med Scand* 1985;217:47–53.
15. DeVries JH, Snoek FJ, Kostense PJ, et al. A randomized trial of continuous subcutaneous insulin infusion and intensive injection therapy in type 1 diabetes for patients with long-standing poor glycemic control. *Diabetes Care* 2002;25:2074–2080.
16. Tsui E, Barnie A, Ross S, et al. Intensive insulin therapy with insulin lispro: a randomized trial of continuous subcutaneous insulin infusion versus multiple daily insulin injection. *Diabetes Care* 2001;24:1722–1727.

Kommentar

Otto-Albrecht Müller

Es besteht kein Zweifel darüber, dass die intensivierte konventionelle Insulintherapie und die Insulinpumpentherapie zur Verbesserung der Stoffwechsellage im Vergleich zur konventionellen Insulintherapie führen. Voraussetzung sind ein ausreichendes Verständnis und eine optimale Mitarbeit des Typ-1-Diabetikers. In der Einstellung auf eine intensivierte Insulintherapie sind zunächst einmal Messungen vor den Mahlzeiten und 2 Stunden danach sowie auch nachts erforderlich, d.h. zumindest 6–7 Messungen/Tag. Nach der Einstellungsphase kann in der Routine-Behandlung die Frequenz auf 4 Messungen, jeweils vor den Mahlzeiten und vor der Bettruhe, reduziert werden. Nächtliche Messungen sind nur noch alle 2–4 Wochen anzuraten.

Bei der Insulinpumpentherapie sind noch regelmäßigere Messungen erforderlich, um sowohl Hyperglykämien als auch Hypoglykämien zu vermeiden. Bei beiden Formen der intensivierten Insulin-Therapie sind die Lebensumstände zu berücksichtigen, insbesondere auch die körperliche Aktivität. Die richtige Abschätzung der Broteinheiten bei den Mahlzeiten ist Voraussetzung für eine gute Stoffwechselführung ohne zu große Blutzucker-Schwankungen. Der endgültige „Durchbruch" wird aber erst erzielt werden, wenn implantierbare Insulinpumpen-Systeme mit Rückkoppelung zur Verfügung stehen, was zum jetzigen Zeitpunkt leider noch nicht absehbar ist.

1. Böhm BO, Palitzsch KD, Rosac C, Spinas GA (Hrsg.): Klinische Diabetologie. Springer-Verlag Berlin – Heidelberg – New York 2001.
2. Scherbaum WA, Landgraf R (Hrsg.): Evidenzbasierte Diabetesleitlinien DDG, Behandlung des Diabetes mellitus Typ I, 2002.

Diabetes mellitus: Fußgeschwüre und Amputationen

Suchdatum: September 2003

Dereck Hunt und Hertzel Gerstein

Frage Welche Effekte haben präventive Interventionen?

Nutzen belegt

Screening und Überweisung an Spezialsprechstunden für Fußpflege[12, 13]

Einer RCT zufolge senkt ein Screening- und Schutzprogramm gegen Diabetes (das bei Hochrisikomerkmalen auch die Überweisung in eine Spezialsprechstunde für Fußpflege beinhaltete) im Vergleich zur üblichen Versorgung das Risiko einer größeren Amputation nach 2 Jahren signifikant.

Wirksamkeit unbekannt

Schulung[16–22]

Eine systematische Übersicht ergab nur unzureichende Belege für die Effekte einer Schulung für die Prävention diabetischer Fußulzera, ernsthafter Fußschäden oder Amputationen.

Orthopädisches Schuhwerk (Ulkusrezidiv)[12, 14, 15]

Einer RCT zufolge besteht hinsichtlich der Ulkusrate bei Patienten mit Diabetes und früheren Fußulzera kein signifikanter Unterschied zwischen orthopädischem Schuhwerk und gewöhnlichen Schuhen.

Frage Welche Effekte haben therapeutische Interventionen?

Nutzen belegt

Druckentlastung durch nichtentfernbare Schiene[16, 23–27]

RCTs zufolge verbessert eine Druckentlastung entweder mittels Vollkontaktschiene oder durch nichtentfernbare Fiberglasschienen im Vergleich zu herkömmlichen Verbandwechseln, abnehmbaren Gehschienen oder Halbschuhen oder speziellen Tuchschuhen die Heilung eines nichtinfizierten Fußgeschwürs signifikant.

Nutzen wahrscheinlich

Dermisersatzprodukt[28]

Einer RCT zufolge erhöht ein Dermisersatzprodukt im Vergleich zu Gaze, die mit Kochsalzlösung getränkt ist, bei Patienten mit chronischem, neuropathisch bedingtem, nichtinfiziertem Fußgeschwür die Ulkusheilungsrate.

Systemischer hyperbarer Sauerstoff (bei infizierten Geschwüren)[23, 33–35]

Einer RCT, die anhand einer systematischen Übersicht ausgewiesen wurde, zeigte, dass systemischer hyperbarer Sauerstoff bei üblicher Versorgung im Vergleich zur üblichen Versorgung allein das Risiko einer Fußamputation bei Patienten mit schwer infizierten Fußgeschwüren nach 10 Wochen senkt. Eine kleine RCT ergab jedoch hinsichtlich des Risikos einer größeren Amputation keinen signifikanten Unterschied zwischen den Behandlungsmethoden, war jedoch u. U. zu klein, um einen klinisch bedeutsamen Unterschied aufzudecken.

Topisch verabreichte Wachstumsfaktoren [23, 29, 30–32]
Eine systematische Übersicht zeigte, dass topischen Wachstumsfaktoren bei Patienten mit nichtinfizierten Fußgeschwüren im Vergleich zu Placebo die Ulkusheilungsrate erhöhen.

Wirksamkeit unbekannt

Menschliche Haut aus Hautzellkulturen [23]
Eine systematische Übersicht ergab nur unzureichende Belege für die Effekte menschlicher Haut aus Hautzellkulturen auf die Ulkusheilung bei Patienten mit nichtinfizierten diabetischen Fußgeschwüren.

Druckentlastung mit Filzschaum im Vergleich zu einem druckentlastenden Halbschuh [26]
Eine RCT zeigte hinsichtlich der Zeit bis zur Ulkusheilung keinen signifikanten Unterschied zwischen einem druckentlastenden Filzschaum-Verband und einem druckentlastenden Halbschuh.

Systemischer hyperbarer Sauerstoff (bei nichtinfizierten, nichtischämischen Ulzera) [33–35]

Eine kleine RCT zeigte bei Patienten mit nichtinfizierten, neuropathischen, nichtischämischen Ulzera hinsichtlich der Ulkusheilung nach 4 Wochen keinen signifikanten Unterschied zwischen systemischem hyperbarem Sauerstoff bei üblicher Versorgung im Vergleich zur üblichen Versorgung allein.

Definition Ein diabetisches Fußgeschwür bedeutet, dass die Dermis des Fußes eines Patienten mit Diabetes in ihrer vollen Dicke durchbrochen wird. Der Schweregrad eines Ulkus wird oft nach dem Wagner-System klassifiziert: Als Ulkus 1. Grades werden oberflächliche Geschwüre bezeichnet, die die Haut in all ihren Schichten, nicht jedoch darunter liegendes Gewebe betreffen. Als Ulkus 2. Grades gelten tiefere Geschwüre, die bis zu den Ligamenten und Muskeln dringen, den Knochen jedoch nicht einbeziehen und keine Abszessbildung zeigen. Als Ulkus 3. Grades werden tiefe Geschwüre mit nachgewiesener Zellulitis und Abszessbildung bezeichnet, die oft durch eine Osteomyelitis kompliziert werden. Geschwüre mit nachgewiesener Gangrän werden als Ulkus 4. Grades eingeordnet, und Ulzera 5. Grades zeigen eine ausgedehnte Gangrän unter Beteiligung des gesamten Fußes.

Inzidenz/ Prävalenz In australischen, finnischen, britischen und US-amerikanischen Studien wurde die jährliche Inzidenz von Fußgeschwüren bei Diabetikern mit 2,5–10,7 % und die jährliche Inzidenz von Amputationen mit 0,25–1,8 % dokumentiert.[1–10]

Ätiologie/ Risikofaktoren Zu den langfristigen Risikofaktoren für Komplikationen am Fuß, wie Fußgeschwüren und Amputationen, gehören die Dauer eines Diabetes, ein schlecht gesteuerter Blutzucker und mikrovaskuläre Komplikationen (Retinopathie, Nephropathie und Neuropathie) sowie periphere Gefäßerkrankung. Die aussagekräftigsten Prädiktoren für das Entstehen von Fußkomplikationen sind eine veränderte Sensibilität am Fuß, Fußdeformitäten sowie frühere Fußgeschwüre oder eine Fußamputation.[1–10]

Prognose Patienten mit Diabetes sind dem Risiko von Fußgeschwüren, -infektionen und Gefäßinsuffizienz ausgesetzt. Die Amputation einer unteren Extremität ist indiziert, wenn die Komplikationen schwer sind und sich unter angemessener Behandlung nicht bessern. Neben der Beeinträchtigung der Lebensqualität bilden diese Komplikationen einen großen Teil der Kosten bei der Gesundheitsversorgung von Diabetikern. Die kumulative 5-Jahres-Rate bei Patienten mit geheilten Fußgeschwüren beträgt für ein Ulkusrezidiv 66 % und für eine Amputation 12 %.[11]

Literatur

1. Rith-Najarian SJ, Stolusky T, Gohdes DM. Identifying diabetic patients at high risk for lower-extremity amputation in a primary health care setting. *Diabetes Care* 1992;15:1386–1389.
2. Veves A, Murray HJ, Young MJ, et al. The risk of foot ulceration in diabetic patients with high foot pressure: a prospective study. *Diabetologia* 1992;35:660–663.
3. Young MJ, Breddy JL, Veves A, et al. The prediction of diabetic neuropathic foot ulceration using vibration perception thresholds: a prospective study. *Diabetes Care* 1994;17:557–560.
4. Humphrey ARG, Dowse GK, Thoma K, et al. Diabetes and nontraumatic lower extremity amputations. Incidence, risk factors, and prevention: a 12 year follow-up study in Nauru. *Diabetes Care* 1996;19:710–714.
5. Lee JS, Lu M, Lee VS, et al. Lower-extremity amputation: incidence, risk factors, and mortality in the Oklahoma Indian Diabetes Study. *Diabetes* 1993;42:876–882.
6. Lehto S, Ronnemaa T, Pyorala K, et al. Risk factors predicting lower extremity amputations in patients with NIDDM. *Diabetes Care* 1996;19:607–612.
7. Moss SE, Klein R, Klein B. Long-term incidence of lower-extremity amputations in a diabetic population. *Arch Fam Med* 1996;5:391–398.
8. Nelson RG, Gohdes DM, Everhart JE, et al. Lower-extremity amputations in NIDDM: 12 year follow-up study in Pima Indians. *Diabetes Care* 1988;11:8–16.
9. Boyko ED, Ahroni JH, Stensel V, et al. A prospective study of risk factors for diabetic foot ulcer. The Seattle diabetic foot study. *Diabetes Care* 1999;22:1036–1042.
10. Abbott CA, Carrington AL, Ashe H, et al. The North-West Diabetes Foot Care Study: incidence of, and risk factors for, new diabetic foot ulceration in a community-based patient cohort. *Diabet Med* 2002;19:377–384.
11. Apelqvist J, Larsson J, Agardh CD. Long-term prognosis for diabetic patients with foot ulcers. *J Intern Med* 1993;233:485–491.
12. Mason J, O'Keeffe C, McIntosh A, et al. A systematic review of foot ulcer in patients with type 2 diabetes mellitus. I: prevention. *Diabet Med* 1999;16:801–812. Search date 1998; primary sources Cochrane Controlled Trials Register, Medline, Embase, Cinahl, Healthstar, Psychlit, Science Citation, Social Science Citation, Index to Scientific and Technical Conference Proceedings (ISI), HMIC database, and Sigle.
13. McCabe CJ, Stevenson RC, Dolan AM. Evaluation of a diabetic foot screening and protection programme. *Diabet Med* 1998;15:80–84.
14. Reiber GE, Smith DG, Wallace C, et al. Effect of therapeutic footwear on foot reulceration in patients with diabetes: a randomized controlled trial. *JAMA* 2002;287:2552–2558.
15. Uccioli L, Faglia E, Monticone G, et al. Manufactured shoes in the prevention of diabetic foot ulcers. *Diabetes Care* 1995;18:1376–1378.
16. Valk GD, Kriegsman DMW, Assendelft WJJ. Patient education for preventing diabetic foot ulceration. A systematic review. *Endocrinol Metab Clin North Am* 2002;31:633–658. Search date 2001; primary sources Cochrane Controlled Trials Register, the Wounds Group Speciliased Trials Register, and the reference list of all relevant studies.
17. Litzelman DK, Slemenda CW, Langefeld CD, et al. Reduction of lower extremity clinical abnormalities in patients with non-insulin-dependent diabetes mellitus. *Ann Intern Med* 1993;119:36–41.
18. Pecoraro RE, Reiber GE. Classification of wounds in diabetic amputees. *Wounds* 1990;2:65–73.
19. Bloomgarden ZT, Karmally W, Metzger MJ, et al. Randomized controlled trial of diabetic patient education: improved knowledge without improved metabolic status. *Diabetes Care* 1987;10:263–272.
20. Hamalainen H, Ronnemaa T, Toikka T, et al. Long-term effects of one year of intensified podiatric activities on foot-care knowledge and self-care habits in patients with diabetes. *Diabetes Educ* 1998;24:734–740.
21. Ronnemaa T, Hamalainen H, Toikka T, et al. Evaluation of the impact of podiatrist care in the primary prevention of foot problems in diabetic subjects. *Diabetes Care* 1997;20:1833–1837.
22. Malone JM, Snyder M, Anderson G, et al. Prevention of amputation by diabetic education. *Am J Surg* 1989;158:520–524.
23. Mason J, O'Keeffe C, Hutchinson A, et al. A systematic review of foot ulcer in patients with type 2 diabetes mellitus. II: treatment. *Diabet Med* 1999;16:889–909. Search date 1998; primary sources Cochrane Controlled Trials Register, Medline, Embase, Cinahl, Healthstar, Psychlit, Science Citati-

on, Social Science Citation, Index to Scientific and Technical Conference Proceedings (ISI), HMIC database, and Sigle.

24. Armstrong DG, Nguyen HC, Lavery LA, et al. Off-loading the diabetic foot wound: a randomized clinical trial. *Diabetes Care* 2001;24:1019–1022.
25. Caravaggi C, Faglia E, De Giglio R, et al. Effectiveness and safety of a nonremovable fiberglass off-bearing cast versus a therapeutic shoe in the treatment of neuropathic foot ulcers: a randomized study. *Diabetes Care* 2000;23:1746–1751.
26. Zimny S, Meyer MF, Schatz H, et al. Applied felted foam for plantar pressure relief is an efficient therapy in neuropathic diabetic foot ulcers. *Exp Clin Endocrinol Diabetes* 2002;110:325–328.
27. Mueller MJ, Diamond JE, Sinacore DR, et al. Total contact casting in treatment of diabetic plantar ulcers. *Diabetes Care* 1989;12:384–388.
28. Veves A, Falanga V, Armstrong DG, et al. Graftskin, a human skin equivalent, is effective in the management of noninfected neuropathic diabetic foot ulcers: a prospective randomized multicenter clinical trial. *Diabetes Care* 2001;24:290–295.
29. Steed DL, Ricotta JJ, Prendergast JJ, et al. Promotion and acceleration of diabetic ulcer healing by arginine-glycine-aspartic acid (RGD) peptide matrix. *Diabetes Care* 1995;18:39–46.
30. Steed DL, and the Diabetic Ulcer Study Group. Clinical evaluation of recombinant human platelet-derived growth factor for the treatment of lower extremity diabetic ulcers. *J Vasc Surg* 1995;21:71–81.
31. Wieman TJ, Smiell JM, Su Y. Efficacy and safety of a topical gel formulation of recombinant human platelet-derived growth factor-BB (Becaplermin) in patients with chronic neuropathic diabetic ulcers. *Diabetes Care* 1998;21:822–827.
32. Holloway G, Steed D, DeMarco M, et al. A randomized controlled dose response trial of activated platelet supernatant, topical CT-102 in chronic, non-healing diabetic wounds. *Wounds* 1993;5: 198–206.
33. Doctor N, Pandya S, Supe A. Hyperbaric oxygen therapy in diabetic foot. *J Postgrad Med* 1992;38:112–114.
34. Faglia E, Favales F, Aldeghi A, et al. Adjunctive systemic hyperbaric oxygen therapy in treatment of severe prevalently ischemic diabetic foot ulcer. *Diabetes Care* 1996;19:1338–1343.
35. Kessler L, Bilbault P, Ortega F, et al. Hyperbaric oxygenation accelerates the healing rate of nonischemic chronic diabetic foot ulcers: a prospective randomized study. *Diabetes Care* 2003;26: 2378–2382.

Kommentar

Otto-Albrecht Müller

In der Bundesrepublik sind Gangrän und Amputation bei Diabetikern 30- bis 50-mal häufiger als bei Nicht-Diabetikern. 96 % aller Amputationen werden bei Diabetikern im Alter über 45 Jahren durchgeführt und 64 % bei über 65-jährigen. 25 % der Gesamtkosten für die stationäre Behandlung und fast 50 % aller Krankenhaustage bei Diabetikern fallen auf notwendige Maßnahmen beim diabetischen Fußsyndrom (1).

Die rein neuropathisch bedingten Fußläsionen (ca. 50 % aller Fälle) bedürfen einer anderen therapeutischen Strategie als die rein vaskulären Fußkomplikationen (ca. 25 % der Fälle). Die gemischt neurogen-vaskulär verursachten Fußprobleme stellen die größte therapeutische Herausforderung dar und sind prognostisch am ungünstigsten.

Die Behandlung des diabetischen Fußsyndroms bedarf einer interdisziplinären Betreuung, bestehend aus einem Diabetesteam mit „Podologen", evtl. einem Angiologen, sicher jedoch einem interventionell tätigen Radiologen und Chirurgen sowie einem orthopädischen Schuhmachermeister, am besten in einer speziell dafür eingerichteten Fußambulanz (1).

Aufklärung der Ärzte und Patienten über die Gefährlichkeit von Fußkomplikationen und über die primär präventiven Maßnahmen zur Vermeidung des Syndroms des diabetischen Fußes sind von ausschlaggebender Bedeutung.

1. Rationelle Diagnostik und Therapie in Endokrinologie, Diabetologie und Stoffwechsel, Hrsg. von der Dtsch. Ges. für Endokrinologie, Redaktion: Hendrik Lehnert, 2. Auflage (2003) Georg Thieme Verlag, Stuttgart – New York, S. 313–314.

Diabetes mellitus: Prävention kardiovaskulärer Erkrankungen

Suchdatum: Oktober 2003

Ronald Sigal, Janine Malcolm und Hilary Meggison

Frage Welche Effekte hat es, das Einstellen des Rauchens bei Patienten mit Diabetes zu fördern?

Nutzen wahrscheinlich

Einstellen des Rauchens (keine RCT, aber Belege aus Beobachtungen sprechen für einen gewissen Nutzen)
Es fanden sich keine RCTs zur Förderung einer Raucherentwöhnung speziell bei Patienten mit Diabetes. Belege aus Beobachtungen und Extrapolation von Hinweisen bei Personen ohne Diabetes sprechen dafür, dass ein Fördern der Raucherentwöhnung kardiovaskuläre Komplikationen verringert.

Frage Welche Effekte hat die Kontrolle des Blutdrucks bei Patienten mit Diabetes?

Nutzen belegt

Therapie einer Hypertonie (im Vergleich zu keiner Therapie der Hypertonie)[18–27]
Eine systematische Übersicht und RCTs zeigten, dass eine Blutdrucksenkung mit Antihypertonika bei Patienten mit Diabetes und Hypertonie im Vergleich zu keiner Antihypertonikatherapie die kadiovaskuläre Morbidität und Mortalität senkt.

Niedrigere Werte für den angestrebten Blutdruck[34, 40–43]
Großen RCTs an Patienten mit Diabetes und Hypertonie zufolge senkt eine Kontrolle des Blutdrucks mit angestrebten diastolischen Blutdruckwerten $\leq$80 mmHg das Risiko bedeutender kardiovaskulärer Komplikationen. Eine RCT an normotensiven Patienten mit Diabetes zeigte, dass eine intensive Blutdrucksenkung zerebrovaskuläre Komplikationen verringert. Hinsichtlich kardiovaskulär bedingter Todesfälle, Myokardinfarkt, dekompensierter Herzinsuffizienz oder der Mortalität aller Ursachen ergab sich jedoch kein signifikanter Unterschied.

Nutzen und Schaden abzuwägen

Verschiedene Antihypertonika[19, 28–39]
Verschiedenen systematischen Übersichten und RCTs zufolge senken ACE-Hemmer, Diuretika, Betablocker und Kalziumantagonisten die kardiovaskulär bedingte Morbidität und Mortalität bei Patienten mit Diabetes und Hypertonie. Hinsichtlich der Art unerwünschter Wirkungen finden sich jedoch Unterschiede zwischen den verschiedenen Antihypertensiva. RCTs zeigten, dass Patienten unter Atenolol stärker zunehmen als unter Captopril. Unter Lisinopril oder Amlodipin steigt im Vergleich zu Chlorthalidon das Risiko einer dekompensierten Herzinsuffizienz. Unter Diltiazem kommt es häufiger zu Kopfschmerzen als unter Diuretika oder Betablockern, und Atenolol führt zu mehr Therapieabbrüchen auf Grund von Nebenwirkungen als Losartan.

Frage Welche Effekte hat die Behandlung der Dyslipidämie bei Patienten mit Diabetes?

Nutzen belegt

Statine[18, 49–59]

Eine systematische Übersicht und RCTs zeigten, dass Statine im Vergleich zu Placebo die kardiovaskulär bedingte Morbidität und Mortalität senken.

Nutzen wahrscheinlich

Aggressive im Vergleich zur moderaten Lipidsenkung durch Statine[53, 59]

Eine RCT zeigte, dass die Behandlung mit Atorvastatin zur Erreichung eines Ziel-LDLs unter 2,6 mmol/l (<100 mg/dl) im Vergleich zur üblichen Behandlung die kardiovaskulär bedingte Morbidität und Mortalität senkt. Eine weitere RCT ergab hinsichtlich der 4-Jahres-Inzidenz von Myokardinfarkt und Tod unter Lovastatin – ggf. plus Cholestyramin – keinen signifikanten Unterschied zwischen einem niedrigeren Ziel-LDL (1,55–2,20 mmol/l) und einem moderaten Ziel-LDL (3,36–3,62 mmol/l).

Fibrate[18, 44–48]

Einer RCT zufolge verringert Gemfibrozil im Vergleich zu Placebo über 5 Jahre kardiovaskuläre Komplikationen, während eine andere, kleinere RCT keinen signifikanten Unterschied ergab. Einer RCT zufolge verringert Bezafibrat im Vergleich zu Placebo kardiovaskuläre Komplikationen.

Niedrige Statindosis im Vergleich zur Standard-Statindosis bei älteren Patienten[54]

Eine RCT ergab hinsichtlich kardiovaskulärer Komplikationen über 4 Jahre keinen signifikanten Unterschied zwischen niedrig dosiertem Pravastatin (5 mg/d) und einer Standarddosierung Pravastatin (10–20 mg/d).

Frage Welche Effekte haben Thrombozytenaggregationshemmer bei Patienten mit Diabetes?

Nutzen wahrscheinlich

Glykoprotein-IIb/IIIa-Hemmer zusätzlich zu Heparin bei akuten Koronarsyndromen[66]

Es fanden sich keine RCTs, in denen Glykoprotein-IIb/IIIa-Hemmer mit keiner Thrombozytenaggregationshemmung verglichen wurden. Eine RCT an Patienten mit instabiler Angina oder akutem Myokardinfarkt ohne ST-Hebung zeigte, dass zusätzlich zu Heparin verabreichtes Tirofiban (ein Glykoprotein-IIb/IIIa-Hemmer) im Vergleich zu ausschließlich verabreichtem Heparin das kombinierte 180-Tages-Ergebnis von Tod, Myokardinfarkt oder refraktärer Ischämie senkt. Diese RCT zeigte hinsichtlich des Blutungsrisikos bei Patienten, die bereits Acetylsalicylsäure nahmen, keinen signifikanten Unterschied zwischen Tirofiban plus Heparin und Heparin allein.

Clopidogrel[64, 65]

Es fanden sich keine RCTs, in denen Clopidogrel mit Placebo verglichen wurde. Eine RCT an Patienten mit Diabetes und kürzlich abgelaufenem ischämischem Schlaganfall, Myokardinfarkt oder nachgewiesener peripherer Verschlusskrankheit zeigte nach 28 Tagen hinsichtlich der kardiovaskulären Komplikationen keinen signifikanten Unterschied zwischen Clopidogrel und Acetylsalicylsäure. Dieser RCT zufolge wurden unter Clopidogrel auch weniger Patienten wegen einer Blutung stationär aufgenommen als unter Acetylsalicylsäure.

Nutzen und Schaden abzuwägen

Prophylaktisch verabreichte Acetylsalicylsäure[60–63]
Eine systematische Übersicht zeigte, dass eine hauptsächlich mit Acetylsalicylsäure durchgeführte Thrombozytenaggregationshemmung im Vergleich zu Kontrollen bei Patienten mit Diabetes und diagnostizierter Herz-Kreislauf-Erkrankung das kombinierte Risiko von nicht tödlichem Myokardinfarkt bzw. Schlaganfall, vaskulär bedingtem Tod oder Tod unbekannter Ursache nicht signifikant senkt. Die Übersicht zeigte, dass Thrombozytenaggregationshemmung mit einem Anstieg des Risikos größerer extrakranieller Blutungen und hämorrhagischer Schlaganfälle einhergeht, jedoch wurden die Ergebnisse für Patienten mit Diabetes nicht extra ausgewiesen.

Nutzen unwahrscheinlich

Zusätzlich zu Acetylsalicylsäure verabreichtes Clopidogrel bei akuten Koronarsyndromen[65]
Eine RCT an Patienten mit instabiler Angina oder Non-Q-Wave-Myokardinfarkt, die auch Acetylsalicylsäure einnahmen, zeigte hinsichtlich der Verringerung kardiovaskulärer Komplikationen nach 12 Monaten keinen signifikanten Unterschied zwischen einem Clopidogrel- und einem Placebo-Zusatz. Diese RCT ergab unter Clopidogrel im Vergleich zu Placebo auch einen höheren Anteil größerer Blutungen.

Frage Welche Effekte hat eine Blutzuckerkontrolle zur Verhinderung einer Herz-Kreislauf-Erkrankung bei Diabetes?

Nutzen wahrscheinlich

Intensive im Vergleich zu konventioneller Blutzuckerkontrolle[67]
Einer systematischen Übersicht zufolge verhindert eine intensive im Vergleich zur herkömmlichen Blutzuckerkontrolle bei Patienten mit Typ-1-Diabetes über 2 Jahre lang das Auftreten des ersten kardiovaskulären Ereignisses. Zwei RCTs zufolge besteht hinsichtlich der kadiovaskulären Morbidität und Mortalität von Patienten mit Typ-2-Diabetes kein signifikanter Unterschied zwischen intensiver und herkömmlicher Blutzuckerkontrolle. Diese RCTs zeigten auch einen Anstieg der Gewichtszunahme und Hypoglykämieepisoden unter intensiver im Vergleich zu konventioneller Behandlung.

Metformin im Vergleich zu alleiniger Diät als Initialbehandlung bei übergewichtigen oder adipösen Patienten mit Typ-2-Diabetes[68]
Einer RCT an übergewichtigen oder adipösen Patienten mit Typ-2-Diabetes zufolge verringert eine intensive Metformin-Behandlung im Vergleich zur Diät allein über 5 Jahre die Inzidenz für Myokardinfarkt, nicht jedoch für Schlaganfall. Diese RCT ergab hinsichtlich größerer Hypoglykämieepisoden verglichen mit der Gruppe, die nur durch Diät behandelt wurde, keinen signifikanten Anstieg in der Metformin-Gruppe.

Frage Welche Effekte hat die Behandlung vielfältiger Risikofaktoren zur Verhinderung einer Herz-Kreislauf-Erkrankung bei Patienten mit Diabetes?

Nutzen belegt

Intensive Behandlung vielfältiger Risikofaktoren[73]
Einer RCT zufolge senkt eine intensive Behandlung vielfältiger Risikofaktoren mit strikten Behandlungszielen im Vergleich zu einer herkömmlichen Behandlung nach klinischen

Richtlinien bei Patienten mit Typ-2-Diabetes und Mikroalbuminämie über 8 Jahre die Inzidenz einer Herz-Kreislauf-Erkrankung. Zur Behandlung vielfältiger Risikofaktoren gehört ein gleichzeitiges Herangehen an Ernährung, körperliche Betätigung, Blutzuckerkontrolle, Blutdruck sowie Behandlung der Mikroalbuminämie und Thrombozytenaggregationshemmung. Es fanden sich weder eine systematische Übersicht noch RCTs, in denen die Behandlung vielfältiger Risikofaktoren hinsichtlich der kardiovaskulären Ergebnisse mit der Behandlung eines einzelnen Risikofaktors verglichen wurde.

Frage **Welche Effekte haben Revaskularisationsverfahren bei Patienten mit Diabetes?**

Nutzen belegt

Koronar-Bypass (CABG) im Vergleich zur perkutanen, transluminalen Koronarangioplastie (PTCA)[74–77]

Eine systematische Übersicht zeigte, dass die CABG im Vergleich zur PTCA bei Patienten mit Diabetes 4 Jahre nach initialer Revaskularisierung die Mortalität aller Ursachen senkt, ergab jedoch nach 6,5 Jahren keinen signifikanten Unterschied. Einer großen RCT an Patienten mit Diabetes und koronarer Mehrgefäßerkrankung zufolge senkt die CAPG im Vergleich zur PTCA innerhalb von 8 Jahren die Mortalität oder Myokardinfarktrate. Eine weitere, kleinere RCT ergab im Vergleich zur PTCA eine nicht signifikante Senkung der 4-Jahres-Mortalität unter CABG.

Stent plus Glykoprotein-IIb/IIIa-Hemmer bei Patienten, die sich einer PTCA unterziehen[79–86]

RCTs an Patienten mit Diabetes, die sich einer PTCA unterziehen, zufolge senkt die Kombination eines Stents mit einem Glykoprotein-IIb/IIIa-Hemmer (Abciximab) die Restenoseraten und die Morbidität im Vergleich zu einem Stent plus Placebo.

Nutzen und Schaden abzuwägen

Koronar-Bypass (CABG) im Vergleich zur Koronarangioplastie (PTCA) plus Stent[77]

Eine RCT an Patienten mit Diabetes und koronarer Mehrgefäßerkrankung ergab hinsichtlich der kardiovaskulär bedingten Morbidität oder Mortalität zum Zeitpunkt der Entlassung keinen signifikanten Unterschied zwischen CABG und PTCA plus Stent, zeigte jedoch einen Anstieg des Risikos für einen Schlaganfall. Derselben RCT zufolge senkt die CABG im Vergleich zur PTCA plus Stent das kardiovaskuläre Risiko nach einem Jahr.

Wirksamkeit unbekannt

Koronarangioplastie (PTCA) im Vergleich zur Thrombolyse[68, 78]

Es fanden sich weder eine systematische Übersicht noch RCTs, in denen die PTCA hinsichtlich der Verhinderung von Herz-Kreislauf-Komplikationen bei Patienten mit Diabetes mit der Thrombolyse verglichen wurde. Eine RCT an Patienten mit Diabetes und akutem Myokardinfarkt zeigte hinsichtlich des einfachen Ergebnisses von Tod und des kombinierten Ergebnisses von Tod, Reinfarkt oder zu Bewhinderung führendem Schlaganfall nach 30 Tagen keinen signifikanten Unterschied zwischen PTCA und Thrombolyse.

Definition

Diabetes mellitus Typ 1: siehe die Definition im Abschnitt „Diabetes mellitus Typ 1: Blutzucker-Kontrolle“, S. 232. **Herz-Kreislauf-Erkrankung:** atherosklerotische Erkrankung des Herzens und/oder der Koronargefäße, der Hirngefäße oder peripherer Gefäße, welche zu klinischen Komplikationen wie akutem Myokardinfarkt, dekompensierter Herzinsuffizienz, plötzlichem Herztod, Schlaganfall bzw. Gangrän führt und/oder Revaskularisierungen erforderlich macht. **Population:** In früheren Ausgaben des „Kompendiums evidenzbasierte Medizin" wurde bei diesem Thema versucht, zwischen Primär- und Sekundärprävention zu unterscheiden. Dieser Unterschied ist jedoch bei Patienten mittleren und höheren Alters mit Diabetes unter Umständen klinisch ohne Relevanz. Wir kennen keine Intervention, die sich bei Patienten mit Diabetes als effektiv in der Sekundärprävention und ineffektiv in der Primärprävention oder umgekehrt erwiesen hätte. Meist ist ein großer Anteil der in Studien zur Prävention von Herz-Kreislauf-Erkrankungen aufgenommenen Patienten mit Diabetes mittleren und höheren Alters und hat zusätzliche Risikofaktoren für eine Herz-Kreislauf-Erkrankung, und bei einem großen Teil von ihnen wurde die Herz-Kreislauf-Erkrankung noch nicht diagnostiziert.

Inzidenz/ Prävalenz

Ein bedeutender Risikofaktor für eine Herz-Kreislauf-Erkrankung ist der Diabetes mellitus. Einer Untersuchung der Todesfälle in den USA aus dem Jahre 1986 zufolge sterben 60–75 % der Diabetiker an kardiovaskulären Ursachen.[1] Die jährliche Inzidenz von Herz-Kreislauf-Erkrankungen ist bei Diabetikern erhöht (Männer: RR 2–3, Frauen: RR 3–4, adaptiert nach Alter und anderen kardiovaskulären Risikofaktoren).[2] Bei etwa 45 % der weißen Diabetiker mittleren oder höheren Alters lässt sich eine Koronargefäßerkrankung nachweisen – verglichen mit etwa 25 % der Personen ohne Diabetes in denselben Populationen.[2] In einer finnischen populationsbasierten Kohortenstudie (1059 Personen mit 1373 Personen ohne Diabetes im Alter von 45–64 Jahren) war das 7-Jahres-Risiko eines akuten Myokardinfarkts bei Erwachsenen mit Diabetes und ohne frühere Herzerkrankung (20,2/100 Personenjahre) ebenso hoch wie bei Erwachsenen ohne Diabetes mit früherer Herzerkrankung (18,8/100 Personenjahre).[3]

Ätiologie/ Risikofaktoren

Diabetes mellitus erhöht das Risiko einer Herz-Kreislauf-Erkrankung. Zu den kardiovaskulären Risikofaktoren bei Patienten mit Diabetes gehören die herkömmlichen Risikofaktoren (Alter, frühere Herz-Kreislauf-Erkrankung, Rauchen, Hypertonie, Dyslipidämie, sitzende Lebensweise, eine familienanamnestisch bekannte Herz-Kreislauf-Erkrankung) und eher diabetesspezifische Risikofaktoren (erhöhte Eiweißausscheidung mit dem Urin, schlechte Blutzuckerkontrolle). Die üblichen Risikofaktoren einer Herz-Kreislauf-Erkrankung erhöhen das relative Risiko bei Diabetikern etwa im selben Ausmaß wie bei Nichtdiabetikern. Eine prospektive Kohortenstudie (164 Frauen und 235 Männer mit Diabetes im Durchschnittsalter von 65 Jahren; 437 Frauen und 1099 Männer ohne Diabetes im Durchschnittsalter von 61 Jahren, die nach akutem Myokardinfarkt durchschnittlich 3,7 Jahre nachbetreut wurden) ergab, dass verglichen mit Patienten ohne Diabetes signifikant mehr Diabetiker starben (116/399 [29 %] vs. 204/1536 [13 %]; RR 2,2; 95 %-CI 1,8–2,7).[4] Die Studie zeigte auch, dass das Mortalitätsrisiko nach einem Myokardinfarkt in Verbindung mit einem Diabetes bei Frauen höher war als bei Männern (HR adaptiert 2,7; 95 %-CI 1,8–4,2 für Frauen vs. 1,3; 95 %-CI 1–1,8 für Männer). Körperliche Inaktivität ist sowohl bei Männern als auch bei Frauen ein signifikanter Risikofaktor für Herz-Kreislauf-Komplikationen. Eine Kohortenstudie an Diabetikerinnen ergab, dass die Teilnahme an geringfügiger (<1 h/Woche) körperlicher Aktivität oder keine Aktivität im Vergleich zu körperlicher Aktivität über mindestens 7 h/Woche mit einer Verdoppelung des Risikos einer kardiovaskulären Komplikation einhergeht.[5] Eine weitere Kohortenstudie (1263 Diabetiker, durchschnittliche Nachuntersuchungszeit 12 Jahre) zeigte, dass niedrige Ausgangswerte der kardiorespiratorischen Fitness im Vergleich zu mäßiger bis hoher Fitness die Gesamtmortalität erhöhen (RR 2,9; 95 %-CI 2,1–3,6). Darüber hinaus war die Gesamtmortalität bei Patienten ohne Freizeitaktivitäten in den vorangegangenen 3 Monaten höher als bei denen, die über eine körperliche Freizeitaktivität im selben Zeitraum berichteten (1,8; 95 %-CI 1,3–2,5).[6] Das absolute Risiko einer Herz-Kreislauf-Erkrankung ist bei Männern und Frauen mit Diabetes etwa gleich hoch. Zu den diabetesspezifischen kardiovaskulären Risikofaktoren gehören: die Dauer eines Diabetes im Erwachsenenalter (die Jahre eines Diabetes vor dem Alter von 20 Jahren tragen wenig zum Risiko einer Herz-Kreislauf-Erkrankung bei), erhöhte Blutzuckerspiegel (wiedergegeben durch den Nüchternblutzucker oder durch HbA_{1c}) sowie jeglicher Grad an Mikroalbuminurie (Albuminurie 30–299 mg/24 h).[7] Patienten mit Diabetes tragen ein höheres Risiko koronarer Morbidität und Mortalität als Patienten mit normalen Albuminkonzentrationen im Urin und vergleichbarer Dauer des Diabetes (RR 2–3).[8, 9] Eine klinische Proteinurie erhöht das Risiko größerer kardialer Komplikationen bei Typ-2- (RR 2,61; 95 %-CI 1,99–3,43)[10] und Typ-1-Diabetes (RR 9)[7, 11, 12] im Vergleich zu Patienten mit demselben Diabetestyp, aber normaler Albuminausscheidung. Eine epidemiologische Analyse bei Diabetikern, die an der klinischen Heart-Outcomes-Prevention-Evaluation-Studie (HOPE) teilnahmen (3498 Patienten im Alter über 55 Jahre mit Diabetes und mindestens einem weiteren kardiovaskulären Risikofaktor, von denen 1140 [32 %] schon zu Beginn und bei der Nachuntersuchung nach 5 Jahren eine Mikroalbuminurie hatten) zeigte bei Patienten mit Mikroalbuminurie (Albumin/Kreatinin-Verhältnis ≥2,0 mg/mmol) im Vergleich zu Patienten ohne Mikroalbuminurie (RR adaptiert 1,97; 95 %-CI 1,68–2,31) ein höheres Risiko sowohl für größere kardiovaskuläre Komplikationen als auch für die Gesamtmortalität (RR 2,15; 95 %-CI 1,78–2,60).[13] Die Studie zeigte auch eine Verbindung zwischen dem Albumin/Kreatinin-Verhältnis (ACR) und dem Risiko größerer kardiovaskulärer Komplikationen (ACR 0,22–0,57 mg/mmol: RR 0,85, 95 %-CI 0,63–1,14; ACR 0,58–1,62 mg/mmol: RR 1,11, 95 %-CI 0,86–1,43; ACR 1,62–1,99 mg/mmol: RR 1,89, 95 %-CI 1,52–2,36).[13]

Prognose

Diabetes mellitus erhöht das Risiko der Mortalität und schweren Morbidität nach einem Koronarereignis (RR 1,5–3).[2, 3, 14, 15] Für dieses exzessive Risiko ist bei Diabetikern teilweise die erhöhte Prävalenz anderer kardiovaskulärer Risikofaktoren verantwortlich. Eine systematische Übersicht (Suchdatum 1998, 15 prospektive Kohortenstudien) zeigte, dass eine „Stresshyperglykämie“ bei Diabetikern, die eines akuten Myokardinfarkts wegen stationär aufgenommen wurden, im Vergleich zu niedrigeren Blutzuckerspiegeln mit erhöhter Klinikmortalität einherging (RR 1,7; 95 %-CI 1,2–2,4).[16] Eine große Kohortenstudie (91.285 Männer im Alter von 40–84 Jahren, 5-Jahres-Nachuntersuchung) ergab eine jeweils höhere Gesamt- und KHK-spezifische Mortalität bei Diabetikern im Vergleich zu Männern, die weder eine KHK noch Diabetes hatten (RR altersbezogen 3,3; 95 %-CI 2,6–4,1 bei Männern mit Diabetes, aber ohne KHK im Vergleich zu RR 2,3; 95 %-CI 2,0–2,6 bei gesunden Personen – RR 5,6; 95 %-CI 4,9–6,3 bei Männern mit KHK, aber ohne Diabetes im Vergleich zu RR 2,2; 95 %-CI 2,0–2,4 bei gesunden Personen – RR 12,0; 95 %-CI 9,9–14,6 bei Männern mit beiden Risikofaktoren im Vergleich zu RR 4,7; 95 %-CI 4,0–5,4 bei gesunden Personen).[17] Eine multivariate Analyse änderte diese Zusammenhänge nicht wesentlich. Im Vergleich zu Personen ohne Risikofaktor geht allein Diabetes mellitus mit einem doppelten Anstieg des Risikos eines Todes durch alle Ursachen, einem dreifachen Anstieg des Risikos eines KHK-bedingten Todes sowie – bei Patienten mit bereits bestehender KHK

– mit einem zwölffachen Anstieg des Risikos eines KHK-bedingten Todes einher.[17]

Literatur

1. Geiss LS, Herman WH, Smith PJ. Mortality in non-insulin-dependent diabetes. In: Harris MI, ed. *Diabetes in America*. 2nd ed. Bethesda, MD: National Institutes of Health, 1995:233–255.
2. Wingard DL, Barrett-Connor E. Heart disease and diabetes. In: Harris MI, ed. *Diabetes in America*. 2nd ed. Bethesda, MD: National Institutes of Health, 1995:429–448.
3. Haffner SM, Lehto S, Ronnemaa T, et al. Mortality from coronary heart disease in subjects with type 2 diabetes and in nondiabetic subjects with and without prior myocardial infarction. *N Engl J Med* 1998;339:229–234.
4. Mukamai KJ, Nesto RW, Cohen MC, et al. Impact of diabetes on long-term survival after acute myocardial infarction. *Diabetes Care* 2001;24:1422–1427.
5. Hu FB, Stampfer MJ, Solomon C, et al. Physical activity and risk for cardiovascular events in diabetic women. *Ann Intern Med* 2001;134:96–105.
6. Wei M, Gibbons LW, Kampert JB, et al. Low cardiorespiratory fitness and physical inactivity as predictors of mortality in men with type 2 diabetes. *Ann Intern Med* 2000;132:605–611.
7. Krolewski AS, Warram JH, Freire MB. Epidemiology of late diabetic complications. A basis for the development and evaluation of preventive programs. *Endocrinol Metab Clin North Am* 1996;25:217–242.
8. Messent JW, Elliott TG, Hill RD, et al. Prognostic significance of microalbuminuria in insulin-dependent diabetes mellitus: a twenty-three year follow-up study. *Kidney Int* 1992;41:836–839.
9. Dinneen SF, Gerstein HC. The association of microalbuminuria and mortality in non-insulin-dependent diabetes mellitus: a systematic overview of the literature. *Arch Intern Med* 1997;157:1413–1418. Search date 1995; primary sources Medline, SciSearch, and hand searching of bibliographies.
10. Valmadrid CT, Klein R, Moss SE, et al. The risk of cardiovascular disease mortality associated with microalbuminuria and gross proteinuria in persons with older-onset diabetes mellitus. *Arch Intern Med* 2000;160:1093–1100.
11. Borch Johnsen K, Andersen PK, Deckert T. The effect of proteinuria on relative mortality in type 1 (insulin-dependent) diabetes mellitus. *Diabetologia* 1985;28:590–596.
12. Warram JH, Laffel LM, Ganda OP, et al. Coronary artery disease is the major determinant of excess mortality in patients with insulin-dependent diabetes mellitus and persistent proteinuria. *J Am Soc Nephrol* 1992;3(suppl 4):104–110.
13. Gerstein Hertzel C, Johannes FE, Qilong Yi, et al. Albuminuria and risk of cardiovascular events, death and heart failure in diabetic and nondiabetic individuals. *JAMA* 2001;286:421–426.
14. Behar S, Boyko V, Reicher-Reiss H, et al. Ten-year survival after acute myocardial infarction: comparison of patients with and without diabetes. SPRINT Study Group. Secondary Prevention Reinfarction Israeli Nifedipine Trial. *Am Heart J* 1997;133:290–296.
15. Mak KH, Moliterno DJ, Granger CB, et al. Influence of diabetes mellitus on clinical outcome in the thrombolytic era of acute myocardial infarction: GUSTO-I Investigators: global utilization of streptokinase and tissue plasminogen activator for occluded coronary arteries. *J Am Coll Cardiol* 1997;30:171–179.
16. Capes SE, Hunt D, Malmberg K, et al. Stress hyperglycaemia and increased risk of death after myocardial infarction in patients with and without diabetes: a systematic overview. *Lancet* 2000;355:773–778. Search date 1998; primary sources Medline, Science Citation Index, hand searches of bibliographies of relevant articles, and contact with experts in the field.
17. Lotufo PA, Gazziano M, Chae CU, et al. Diabetes and all-cause coronary heart disease mortality among US male physicians. *Arch Intern Med* 2001;161:242–247.
18. Huang ES, Meigs JB, Singer DE. The effect of interventions to prevent cardiovascular disease in patients with type 2 diabetes mellitus. *Am J Med* 2001;111:633–642. Search date 2000; primary sources Medline and reference lists.
19. Vijan S, Hayward RA. Treatment of hypertension in type 2 diabetes mellitus: blood pressure goals, choice of agents, and setting priorities in diabetes care. *Ann Intern Med* 2003;138:593–602. Search date 2002; primary sources Cochrane Library, Medline, references from meta-analyses, review articles, and expert recommendation.
20. Shekelle PG, Rich MW, Morton SC, et al. Efficacy of angiotensin-converting enzyme inhibitors and beta-blockers in the management of left ventricular systolic dysfunction according to race, gender, and diabetic status: a meta-analysis of major clinical trials. *J Am Coll Cardiol* 2003;41:1529–1538.
21. Tuomilehto J, Rastenyte D, Birkenhäger WH, et al. Effects of calcium-channel blockade in older patients with diabetes and systolic hypertension. *N Engl J Med* 1999;340:677–684.
22. Lewis EJ, Hunsicker LG, Clark WR, et al. Renoprotective effect of the angiotensin receptor antagonist irbesartan in patients with nephropathy due to type 2 diabetes. *N Engl J Med* 2001:345:851–860.

23. Parving HH, Lehnert H, Brochner-Mortensen J, et al. The effect of irbesartan on the development of diabetic nephropathy in patients with type 2 diabetes. *N Engl J Med* 2001;345:870–878.
24. Heart Outcomes Prevention Evaluation (HOPE) Study Investigators. Effects of ramipril on cardiovascular and microvascular outcomes in people with diabetes mellitus: results of the HOPE study and the MICRO-HOPE substudy. *Lancet* 2000;355:253–259.
25. Berl T, Hunsicker LG, Lewis JB, et al. Cardiovascular outcomes in the Irbesartan Diabetic Nephropathy Trial of patients with type 2 diabetes and overt nephropathy. *Ann Intern Med* 2003;138:542–549.
26. Bosch J, Yusuf S, Pogue J, et al. Use of ramipril in preventing stroke: double blind randomized trial. *BMJ* 2002;324:699–702.
27. Lonn E, Roccaforte R, Yi Q, et al. Effect of long-term therapy with ramipril in high-risk women. *J Am Coll Cardiol* 2002;40:693–702.
28. Pahor M, Psaty BM, Alderman MH, et al. Therapeutic benefits of ACE inhibitors and other antihypertensive drugs in patients with type 2 diabetes. *Diabetes Care* 2000;23:888–892. Search date 2000; primary source Medline.
29. Black HR, Elliott WJ, Grandits G, et al. Principal results of the Controlled Onset Verapamil Investigation of Cardiovascular End Points (CONVINCE) trial. *JAMA* 2003;289:2073–2082.
30. Mancia G, Brown M, Castaigne A, et al. Outcomes with nifedipine GITS or Co-amilozide in hypertensive diabetics and nondiabetics in Intervention as a Goal in Hypertension (INSIGHT). *Hypertension* 2003;41:431–436.
31. Tatti P, Pahor M, Byington RP, et al. Outcome results of the Fosinopril versus Amlodipine Cardiovascular Events randomised Trial (FACET) in patients with hypertension and NIDDM. *Diabetes Care* 1998;21:597–603.
32. Estacio RO, Jeffers BW, Hiatt WR, et al. The effect of nisoldipine as compared with enalapril on cardiovascular events in patients with non-insulin-dependent diabetes and hypertension. *N Engl J Med* 1998;338:645–652.
33. Lindholm LH, Hansson L, Ekbom T, et al. Comparison of antihypertensive treatment in preventing cardiovascular events in elderly diabetic patients: results from the Swedish trial in old patients with hypertension—2. *J Hypertens* 2000;18:1671–1675.
34. UK Prospective Diabetes Study Group. Efficacy of atenolol and captopril in reducing risk of macrovascular and microvascular complications in type 2 diabetes: UKPDS 39. *BMJ* 1998;317:713–720.
35. Niskanen L, Hedner T, Hansson L, et al. Reduced cardiovascular morbidity and mortality in hypertensive diabetic patients on first-line therapy with an ACE inhibitor compared with diuretic/beta-blocker-based treatment regiment, a subanalysis of the Captopril Prevention Project. *Diabetes Care* 2001;24:2091–2096.
36. ALLHAT Officers and Coordinators for the ALLHAT Collaborative Research Group. Major outcomes in high-risk hypertensive patients randomized to angiotensin-converting enzyme inhibitor or calcium channel blocker vs diuretic: The Antihypertensive and Lipid-Lowering Treatment to Prevent Heart Attack Trial (ALLHAT). *JAMA* 2002;288:2981–2997.
37. Lindholm LH, Ibsen H, Dahlof B, et al. Cardiovascular morbidity and mortality in patients with diabetes in the Losartan Intervention For Endpoint reduction in hypertension study (LIFE): a randomized trial against atenolol. *Lancet* 2002;359:1004–1010.
38. Hansson L, Hedner T, Lund-Johansen P, et al. Randomized trial of effects of calcium antagonists compared with diuretics and beta-blockers on cardiovascular morbidity and mortality in hypertension: the Nordic Diltiazem (NORDIL) study. *Lancet* 2000;356:359–365.
39. ALLHAT Collaborative Research Group. Major cardiovascular events in hypertensive patients randomised to doxazosin vs chlorthalidone: the antihypertensive and lipid-lowering treatment to prevent heart attack trial (ALLHAT). *JAMA* 2000;283:1967–1975.
40. UK Prospective Diabetes Study Group. Tight blood pressure control and risk of macrovascular and microvascular complications in type 2 diabetes: UKPDS 38. *BMJ* 1998;317:703–713.
41. Hansson L, Zanchetti A, Carruthers SG, et al. Effects of intensive blood-pressure lowering and low-dose aspirin in patients with hypertension: principal results of the Hypertension Optimal Treatment (HOT) randomised trial. *Lancet* 1998;351:1755–1762.
42. Schrier RW, Estacio RO, Esler A, et al. Effects of aggressive blood pressure control in normotensive type 2 diabetic patients on albuminuria, retinopathy and strokes. *Kidney Int* 2002;6:1086–1097.
43. Mehler PS, Coll JR, Estacio R, et al. Intensive blood pressure control reduces the risk of cardiovascular events in patients with peripheral arterial disease and type 2 diabetes. *Circulation* 2003;107:753–756.
44. Gami AS, Montori VM, Erwin PJ, et al. Systematic review of lipid lowering for primary prevention of coronary heart disease in diabetes. *BMJ* 2003;326:528–529. Search date not reported; primary source Medline.
45. Koskinen P, Manttari M, Manninen V, et al. Coronary heart disease incidence in NIDDM patients in the Helsinki Heart Study. *Diabetes Care* 1992;15:820–825.

46. Rubins HB, Robins SJ, Collins D, et al. Diabetes, plasma insulin, and cardiovascular disease: subgroup analysis from the Department of Veterans Affairs high-density lipoprotein intervention trial (VA-HIT). *Arch Intern Med* 2002;162:2597–2604.
47. Elkeles RS, Diamond JR, Poulter C, et al. Cardiovascular outcomes in type 2 diabetes. A double-blind placebo-controlled study of bezafibrate: the St Mary's, Ealing, Northwick Park Diabetes Cardiovascular Disease Prevention (SENDCAP) Study. *Diabetes Care* 1998;21:641–648.
48. Diabetes Atherosclerosis Interventions Study Investigators. Effect of fenofibrate on progression of coronary-artery disease in type 2 diabetes: The Diabetes Atherosclerosis Interventions Study, a randomized study. *Lancet* 2001;357:905–910.
49. Collins R, Armitage J, Parish S, et al. MRC/BHF Heart Protection Study of cholesterol-lowering with simvastatin in 5963 people with diabetes: a randomised placebo-controlled trial. *Lancet* 2003;361: 2005–2016.
50. Serruys P, Feyter P, Macaya C, et al. Fluvastatin for the prevention of cardiac events following successful first percutaneous coronary intervention. *JAMA* 2002;287:3215–3222.
51. The ALLHAT officers and coordinators for the ALLHAT Collaborative research group. Major outcomes in moderately hypercholesterolemic, hypertensive patients randomized to pravastatin versus usual care. *JAMA* 2002;288:2998–3007.
52. Sever PS, Dahlof B, Poulter NR, et al. Prevention of coronary and stroke events with atorvastatin in hypertensive patients who have average or lower-than-average cholesterol concentrations, in the Anglo-Scandinavian Cardiac Outcomes Trial—Lipid Lowering Arm (ASCOT-LLA): a multicentre randomised controlled trial. *Lancet* 2003;361:1149–1158.
53. Athyros V, Papageorgiou A, Mercouris B, et al. Treatment with atorvastatin to the National Cholesterol Educational Program goal versus „usual" care in secondary coronary heart disease prevention. The GREek Atorvastatin and Coronary-heart-disease Evaluation (GREACE) study. *Curr Med Res Opin* 2002;18:220–228.
54. Ito H, Yasuyoshi O, Yasuo O, et al. A comparison of low versus standard dose pravastatin therapy for the prevention of cardiovascular events in the elderly: the Pravastatin anti-atherosclerosis trial in the elderly (PATE). *J Atheroscler Thromb* 2001;8:33–44.
55. Pyorala K, Pedersen TR, Kjekshus J, et al. Cholesterol lowering with simvastatin improves prognosis of diabetic patients with coronary heart disease. A subgroup analysis of the Scandinavian Simvastatin Survival Study (4S). *Diabetes Care* 1997;20:614–620.
56. The Long-term Intervention with Pravastatin in Ischemic Disease (LIPID) Study Program. Prevention of cardiovascular events and death with pravastatin in patients with coronary heart disease and a broad range of initial cholesterol levels. *N Engl J Med* 1998;339:1349–1357.
57. Sacks FM, Pfeffer MA, Moye LA, et al. The effect of pravastatin on coronary events after myocardial infarction in patients with average cholesterol levels. Cholesterol and Recurrent Events Trial investigators. *N Engl J Med* 1996;335:1001–1009.
58. Downs JR, Clearfield M, Weis S, et al. Primary prevention of acute coronary events with lovastatin in men and women with average cholesterol levels: results of AFCAPS/TexCAPS. Air Force/Texas Coronary Atherosclerosis Prevention Study. *JAMA* 1998;279:1615–1622.
59. Hoogwerf BJ, Waness A, Cressman W, et al. Effects of aggressive cholesterol lowering and low-dose anticoagulation on clinical and angiographic outcomes in patients with diabetes. The Post Coronary Artery Bypass Graft Trial. *Diabetes* 1999;48:1289–1294.
60. Antithrombotic Trialists' Collaboration. Collaborative meta-analysis of randomised trials of antiplatelet therapy for prevention of death, myocardial infarction, and stroke in high risk patients. *BMJ* 2002;324:71–86. [Erratum in: *BMJ* 2002;324:141]. Search date 1997; primary sources Medline, Embase, Derwent, Scisearch, and Biosis.
61. Steering Committee of the Physicians' Health Study Research Group. Final report on the aspirin component of the ongoing Physicians' Health Study. *N Engl J Med* 1989;321:129–135.
62. ETDRS Investigators. Aspirin effects on mortality and morbidity in patients with diabetes mellitus. *JAMA* 1992;268:1292–1300.
63. American Diabetes Association. Aspirin therapy in diabetes. *Diabetes Care* 1997;20:1772–1773.
64. Bhatt DL, Marso SP, Hirsch AT, et al. Amplified benefit of clopidogrel versus aspirin in patients with diabetes mellitus. *Am J Cardiol* 2002;90:625–628.
65. The Clopidogrel in Unstable Angina to Prevent Recurrent Events Trial Investigators. Effects of clopidogrel in addition to aspirin in patients with acute coronary syndromes without ST-segment elevation. *N Engl J Med* 2001;345:494–502.
66. Theroux P, Alexander J, Pharand C, et al. Glycoprotein IIb/IIIa receptor blockade improves outcomes in diabetic patients presenting with unstable angina/Non-ST-elevation myocardial infarction results from the platelet receptor inhibitor in ischemic syndrome management in patients limited by unstable signs and symptoms. *Circulation* 2000;102:2466–2472.

67. Lawson ML, Gerstein HC, Tsui E, et al. Effect of intensive therapy on early macrovascular disease in young individuals with type 1 diabetes. A systematic review and meta-analysis. *Diabetes Care* 1999;22: B35–B39. Search date 1996; primary sources Medline, Citation Index, personal files, and bibliographies of all retrieved articles.
68. UK Prospective Diabetes Study Group. Effect of intensive blood-glucose control with metformin on complications in overweight patients with type 2 diabetes (UKPDS 34). *Lancet* 1998;352:854–865.
69. UK Prospective Diabetes Study Group. Intensive blood-glucose control with sulphonylureas or insulin compared with conventional treatment and risk of complications in patients with type 2 diabetes (UKPDS 33). *Lancet* 1998;352:837–853.
70. Abraira C, Colwell J, Nuttall F, et al. Cardiovascular events and correlates in the Veterans Affairs Diabetes Feasibility Trial: Veterans Affairs Cooperative Study on glycemic control and complications in type II diabetes. *Arch Intern Med* 1997;157:181–188.
71. DCCT Research Group. Effect of intensive diabetes management on macrovascular events and risk factors in the Diabetes Control and Complications Trial. *Am J Cardiol* 1995;75:894–903.
72. DCCT Research Group. The effect of intensive treatment of diabetes on the development and progression of long-term complications in insulin-dependent diabetes mellitus. *N Engl J Med* 1993;329:977–986.
73. Gaede P, Vedel P, Larsen N, et al. Multifactorial intervention and cardiovascular disease in patients with type 2 diabetes. *N Engl J Med* 2003;348:383–393.
74. Hoffman SN, TenBrook JA, Wolf MP, et al. A meta-analysis of randomized controlled trials comparing coronary artery bypass graft with percutaneous transluminal coronary angioplasty: one- to eight-year outcomes. *J Am Coll Cardiol* 2003;41:1293–1304. Search date 2001; primary source Medline.
75. The BARI Investigators. Seven-year outcome in the Bypass Angioplasty Revascularization Investigation (BARI) by treatment and diabetic status. *J Am Coll Cardiol* 2000;35:1122–1129.
76. Kurbaan AS, Bowker TJ, Ilsley CD, et al. Difference in the mortality of the CABRI diabetic and nondiabetic populations and its relation to coronary artery disease and the revascularization mode. *Am J Cardiol* 2001;87:947–950.
77. Abizaid A, Costa MA, Centemero M, et al. Clinical and economic impact of diabetes mellitus on percutaneous and surgical treatment of multivessel coronary disease patients: insights form the arterial revascularization therapy study (ARTS) trial. *Circulation* 2001;104:533–538.
78. Hasdai D, Granger CB, Srivatsa S, et al. Diabetes mellitus and outcome after primary coronary angioplasty for acute myocardial infarction: lessons from the GUSTO-IIb angioplasty study. *J Am Coll Cardiol* 2000;35:1502–1512.
79. Bhatt DL, Marso SP, Lincoff AM, et al. Abciximab reduces mortality in diabetics following percutaneous coronary intervention. *J Am Coll Cardiol* 2000;35:922–928.
80. Roffi M, Moliterno D, Meier B, et al. Impact of different platelet glycoprotein IIb/IIIa receptor inhibitors among diabetic patients undergoing percutaneous coronary intervention. *Circulation* 2002;105:2730–2736.
81. Labinaz M, Madan M, O'Shea JO, et al. Comparison of one-year outcomes following coronary artery stenting in diabetic versus nondiabetic patients (from the Enhanced Suppression of the Platelet IIb/IIIa Receptor With Integrilin Therapy [ESPRIT] Trial). *Am J Cardiol* 2002;90;585–590.
82. Kleiman NS, Lincoff AM, Kereiakes DJ, et al. Diabetes mellitus, glycoprotein IIb/IIIa blockade, and heparin: evidence for a complex interaction in a multicenter trial. EPILOG Investigators. *Circulation* 1998;97:1912–1920.
83. Marso SP, Lincoff AM, Ellis SG, et al. Optimizing the percutaneous interventional outcomes for patients with diabetes mellitus: results of the EPISTENT (Evaluation of platelet IIb/IIIa inhibitor for stenting trial) diabetic substudy. *Circulation* 1999;100:2477–2484.
84. The EPISTENT Investigators. Randomised placebo-controlled and balloon-angioplasty-controlled trial to assess safety of coronary stenting with use of platelet glycoprotein-IIb/IIIa blockade. Evaluation of platelet IIb/IIIa inhibitor for stenting. *Lancet* 1998;352:87–92.
85. Topol EJ, Mark DB, Lincoff AM, et al. Outcomes at 1 year and economic implications of platelet glycoprotein IIb/IIIa blockade in patients undergoing coronary stenting: results from a multicentre randomised trial. EPISTENT Investigators. Evaluation of Platelet IIb/IIIa Inhibitor for Stenting. *Lancet* 1999;354:2019–2024. [Erratum in *Lancet* 2000;355:1104].
86. The EPIC Investigation. Use of a monoclonal antibody directed against the platelet glycoprotein IIb/IIIa receptor in high-risk coronary angioplasty. *N Engl J Med* 1994;330:956–961.

Kommentar

O. A. Müller

Die Mortalität ist bei Diabetikern deutlich höher (bei Männern 1,5- bis 2,5-fach, bei Frauen 4-fach höheres relatives Risiko). Allein deswegen kommt der Prävention ein sehr hoher Stellenwert zu, insbesondere weil 60–75 % der Diabetiker an kardiovaskulären Ursachen versterben, wie eine Untersuchung der Todesfälle in den USA aus dem Jahre 1986 ergab. Die hier zu kommentierende Zusammenstellung belegt die Wichtigkeit der Prävention, ca. 85–90 % der Typ II Diabetiker weisen ein metabolisches Syndrom auf (neben Diabetes mellitus gehören dazu die Adipositas, der Hypertonus und die Hyperlipidämie). Die effektive Einstellung des Hypertonus ist sicher von großer Wichtigkeit und wird in den entsprechenden Leitlinien hervorgehoben (1, 2). Die Behandlung der Hyperlipidämie führt zu einem Absinken der kardiovaskulär bedingten Morbidität und Mortalität, hier stehen die Cholesterin-Synthesehemmer an erster Stelle. Die beim Diabetes nachgewiesene Hyperkoagulabilität lässt den Einsatz einer antithrombotischen Therapie mit Thrombozytenfunktionshemmern als logisch erscheinen. Diese Primärprävention brachte in der „early treatment diabetic retinopathy study" eine Reduktion von Koronarereignissen, jedoch nicht der gesamten Mortalität unter Aspirin. Für die Sekundärprävention sind die Daten eindeutig (1).
Selbstverständlich ist die gute Blutzuckereinstellung unabhängig vom Diabetes-Typ wichtig für die Prävention bei kardiovaskulären Erkrankungen (1, 2). Dasselbe gilt für die so häufig zusätzlich bestehende Adipositas (2).
Die Behandlung der bereits eingetretenen kardiovaskulären Erkrankung unterscheidet sich nicht im Wesentlichen von der des Nicht-Diabetikers (1, 2).

1. Evidenzbasierte Diabetes-Leitlinien DDG, Hrsg.: W. A. Scherbaum, R. Landgraf, 1. Auflage (2002)
2. Rationelle Diagnostik und Therapie in Endokrinologie, Diabetologie und Stoffwechsel, Hrsg.: Deutsche Gesellschaft für Endokrinologie, Redaktion H. Lehnert, 2. Auflage, Georg-Thieme-Verlag, Stuttgart/New York (2003)

Schilddrüsenunterfunktion, primäre

Suchdatum: Dezember 2003

Birte Nygaard

Frage **Welche Effekte haben unterschiedliche Behandlungsmethoden bei klinischer (erkennbarer) Schilddrüsenunterfunktion?**

Nutzen belegt

Levothyroxin (L-Thyroxin)[7–9]

Es fanden sich keine RCTs, in denen Levothyroxin mit Placebo verglichen wurde, obwohl hinsichtlich des Nutzens einer Behandlung Übereinstimmung herrscht. Die Behandlung einer klinischen (erkennbaren) Schilddrüsenunterfunktion bzw. Hypothyreose mit Schilddrüsenhormon (Levothyroxin) kann bei Frauen in der Postmenopause die Knochenmasse verringern und das Risiko eines Vorhofflimmerns erhöhen.

Wirksamkeit unbekannt

Levothyroxin (L-Thyroxin) plus Liothyronin (im Vergleich zu L-Thyroxin allein)[10–12]

Drei kleine RCTs lieferten nur unzureichende Belege für die Verbesserung der Ergebnisse unter einer Kombination von Levothyroxin plus Liothyronin und Levothyroxin allein. Die Behandlung einer klinischen (erkennbaren) Hypothyreose mit Schilddrüsenhormon (Levothyroxin) kann zur Hyperthyreose führen und bei Frauen in der Postmenopause die Knochenmasse verringern sowie das Risiko eines Vorhofflimmerns erhöhen.

Frage **Welche Effekte haben unterschiedliche Behandlungsmethoden bei subklinischer Schilddrüsenunterfunktion?**

Wirksamkeit unbekannt

Levothyroxin (L-Thyroxin)[13–16]

Einer RCT an Frauen mit biochemisch bestimmter subklinischer Hypothyreose zufolge besteht hinsichtlich der Besserung der Symptomatik insgesamt nach einem Jahr kein signifikanter Unterschied zwischen Levothyroxin (L-Thyroxin) und Placebo, jedoch fehlte es der Studie u. U. an Aussagekraft, um einen klinisch bedeutsamen Unterschied zwischen den Behandlungsmethoden auszuschließen. Eine weitere RCT ergab hinsichtlich der gesundheitsbezogenen Lebensqualitäts-Scores keinen signifikanten Unterschied zwischen Levothyroxin und Placebo. Eine RCT zeigte im Vergleich zu Placebo keine schlüssigen Ergebnisse hinsichtlich der Wirkung von Levothyroxin auf die kognitive Funktion bei Patienten mit subklinischer Hypothyreose. Einer RCT zufolge führt Levothyroxin verglichen mit Placebo nach 6 Monaten zu einer signifikanten Verbesserung der Funktion des linken Ventrikels. Die Behandlung einer subklinischen Hypothyreose mit Schilddrüsenhormon kann zur Hyperthyreose führen und bei Frauen in der Postmenopause die Knochenmasse verringern sowie das Risiko eines Vorhofflimmerns erhöhen.

Definition Die Schilddrüsenunterfunktion bzw. Hypothyreose ist charakterisiert durch niedrige Konzentrationen von Schilddrüsenhormon im Blut. Eine **klinische (erkennbare) Hypothyreose** wird diagnostiziert auf der Grundlage charakteristischer Merkmale: mentale Verlangsamung, Depression, Demenz, Gewichtszunahme, trockene Haut, Haarausfall, Kälteempfindlichkeit, raue Stimme, unregelmäßige Menstruation, Infertilität, Muskelsteifigkeit und -schmerzen sowie Hypercholesterinämie, kombiniert mit erhöhten Blutwerten für TSH (Serum-TSH-Spiegel >12 mU/l) und einem niedrigen Serum-Thyroxin (T_4) (Serum-T_4 <60 nmol/l). Eine **subklinische Hypothyreose** wird diagnostiziert, wenn das Serum-TSH erhöht (>4 mU/l), das Serum-Thyroxin (T_4) jedoch normal ist und keine oder nur geringfügige Zeichen und Symptome einer Funktionsstörung der Schilddrüse vorliegen. Eine **primäre Hypothyreose** wird nach Zerstörungen der Schilddrüse durch autoimmune Auslöser (die meisten Fälle) oder durch iatrogene Ursachen, wie eine Operation, Radiojod und Bestrahlung beobachtet. Eine **sekundäre Hypothyreose** entsteht durch Schäden der Hypophyse oder der Funktion des Hypothalamus, die zu einer ungenügenden TSH-Produktion führen. Die sekundäre Hypothyreose wird in dieser Übersicht nicht abgedeckt. Das „**euthyroid sick syndrome**" wird diagnostiziert bei niedrigen Trijodthyroninspiegeln (T_3) und normalem oder erniedrigtem Serum-Thyroxin (T_4). Es wird in dieser Übersicht nicht berücksichtigt.

Inzidenz/ Prävalenz

Die Hypothyreose tritt bei Frauen häufiger auf als bei Männern, in Großbritannien beträgt das entsprechende Verhältnis zwischen Männern und Frauen 1:6. Eine britische Studie (2779 Personen im Durchschnittsalter von 58 Jahren) ergab für die klinische (erkennbare) Hypothyreose eine jährliche Inzidenz von 40/10.000 Frauen und 6/10.000 Männer. Die Prävalenz betrug 9,3 % bei Frauen und 1,3 % bei Männern.[1] In Gebieten mit hoher Jodaufnahme ist die Inzidenz der Hypothyreose höher als in Gebieten mit normaler oder subnormaler Jodaufnahme. In Dänemark, wo eine leichte Unterversorgung mit Jod herrscht, kann die Gesamtinzidenz der Hypothyreose jährlich 1,4/10.000 betragen und bei Personen über 70 Jahre auf 8/10.000 ansteigen.[2] Die Inzidenz einer subklinischen Hypothyreose nimmt mit dem Alter zu. Nach Auswertungen von Daten aus den Niederlanden und den USA haben bis zu 10 % der Frauen über 60 Jahre eine subklinische Hypothyreose.[3, 4]

Ätiologie/ Risikofaktoren

Eine primäre Insuffizienz der Schilddrüse kann entstehen durch eine chronische Autoimmunthyreoiditis, nach Radiojod-Therapie oder durch eine Thyreoidektomie. Weitere Ursachen sind Nebenwirkungen von Medikamenten (z. B. Amiodaron und Lithium), eine vorübergehende Hypothyreose infolge einer subakuten oder einer postpartalen Thyreoiditis.

Prognose

Das Risiko einer erkennbaren Hypothyreose bei Personen mit subklinischer Hypothyreose wird in der britischen Whickham-Untersuchung dargestellt (25 Jahre Nachuntersuchung; Frauen: OR 8, 95 %-CI 3–20; Männer: OR 44, 95 %-CI 19–104; bei sowohl erhöhtem TSH als auch positivem Test auf Anti-Schilddrüsen-Antikörper: Frauen: OR 38, 95 %-CI 22–65; Männer: OR 173, 95 %-CI 81–370). Bei Frauen fand sich ein jährliches Risiko von 4,3 % bei sowohl erhöhtem TSH als auch positivem Test auf Anti-Schilddrüsen-Antikörper und von 2,6 % pro Jahr, wenn lediglich das TSH erhöht war. Die Mindestanzahl von Patienten mit erhöhtem TSH und positivem Test auf Anti-Schilddrüsen-Antikörper, die behandelt werden müssten, um dieses Fortschreiten zur klinischen (erkennbaren) Hypothyreose bei einer Person über 5 Jahre zu verhindern, beträgt 5–8. **Herz-Kreislauf-Erkrankung:** Eine große Querschnittsstudie (25.862 Personen mit einem Serum-TSH zwischen 5,1 und 10 mU/l) ergab bei hypothyreoten im Vergleich zu euthyreoten Personen signifikant höhere Durchschnittswerte für das Gesamtcholesterin (5,8 vs. 5,6 mmol/l).[3] Eine andere Studie (124 ältere Frauen mit subklinischer Hypothyreose, 931 euthyreote Frauen) zeigte für Frauen mit subklinischer Hypothyreose ein signifikant erhöhtes Risiko für einen Myokardinfarkt (OR 2,3; 95%-CI 1,3–4,0) und für eine Aortensklerose (OR 1,7; 95%-CI 1,1–2,6).[4] **Geistige Gesundheit:** Eine subklinische Hypothyreose geht mit Depression einher.[5] Personen mit subklinischer Hypothyreose können eine Depression haben, die sowohl unter Antidepressiva und Schilddrüsenhormon als auch unter Schilddrüsenhormon allein therapierefraktär ist. Bei Personen mit subklinischer Hypothyreose wurden Gedächtnisstörungen, Hysterie, Angst, somatische Beschwerden und depressive Merkmale ohne Depression beschrieben.[6]

Literatur

1. Vanderpump MP, Tunbridge WM, French JM, et al. The incidence of thyroid disorder in the community: a twenty-year follow-up of the Whickham survey. *Clin Endocriniol (Oxf)* 1995;43:55–68.
2. Laurberg P, Bülow Pedersen I, Pedersen KM, et al. Low incidence rate of overt hypothyroidism compared with hyperthyroidism in an area with moderately low iodine intake. *Thyroid* 1999;9:33–38.
3. Canaris GJ, Manowitz NR, Mayor G, et al. The Colorado thyroid disease prevalence study. *Arch Intern Med* 2000;160:526–533.
4. Hak AE, Pols HA, Visser TJ, et al. Subclinical hypothyroidism is an independent risk factor for atherosclerosis and myocardial infarction in elderly women: the Rotterdam Study. *Ann Intern Med* 2000;132:270–278.
5. Haggerty JJ, Stern RA, Mason GA, et al. Subclinical hypothyroidism: a modifiable risk factor for depression? *Am J Psychiatry* 1993;150:508–510.
6. Monzani F, Del Guerra P, Caraccio N, et al. Subclinical hypothyroidism: neurobehavioral features and beneficial effect of L-thyroxine treatment. *Clin Invest* 1993;71:367–371.
7. Leese GP, Jung RT, Guthrie C, et al. Morbidity in patients on L-thyroxine: a comparison of those with a normal TSH to those with a suppressed TSH. *Clin Endocrinol* 1992;37:500–503.
8. Faber J, Galloe AM. Changes in bone mass during prolonged subclinical hyperthyroidism due to L-thyroxine treatment: a meta-analysis. *Eur J Endocrinol* 1994;130:350–356. Search date not stated; primary sources Medline and hand searches of references from literature and abstracts published at international endocrinological meetings 1985–1992.
9. Sawin CT, Geller A, Wolf PA, et al. Low serum thyrotropin concentrations as a risk factor for atrial fibrillation in older persons. *N Engl J Med* 1994;331:1249–1252.
10. Walsh JP, Shiels L, Lim EEM, et al. Combined thyroxine/liothyronine treatment does not improve well-being, quality of life or cognitive function compared to thyroxine alone: a randomized controlled trial in patients with primary hypothyroidism. *J Clin Endocrinol Metab* 2003;88:4543–4550.
11. Sawka AM, Gerstein HC, Marriott MJ, et al. Does a combination regime of thyroxine (T4) and 3,5,3́-triiodothyronine improve depression symptoms better than T4 alone in patients with hypothyroidism? Results of a double-blind, randomized controlled trial. *J Clin Endocrinol Metab* 2003;88:4551–4555.
12. Clyde PW, Harari AE, Getka EJ, et al. Combined levothyroxine plus liothyronine compared with levothyroxine alone in primary hypothyroidism, A randomized controlled trial. *JAMA* 2003;290: 2952–2960.
13. Cooper DS, Halpern R, Wood LC, et al. L-thyroxine therapy in subclinical hypothyroidism. *Ann Intern Med* 1984;101:18–24.
14. Kong WM, Sheikh MH, Lumb PJ, et al. A 6-month randomized trial of thyroxine treatment in woman with mild subclinical hypothyroidism. *Am J Med* 2002;112:348–354.
15. Jaeschke R, Guyatt G, Gerstein H, et al. Does treatment with L-thyroxine influence health status in middle-aged and older adults with subclinical hypothyroidism? *J Gen Intern Med* 1996;11:744–749.
16. Monzani F, Bello VD, Caraccio N, et al. Effect of levothyroxine on cardiac function and structure in subclinical hypothyroidism: a double blind placebo-controlled study. *J Clin Endocrinol Metab* 2001;86:1110–1115.

Kommentar

Otto-Albrecht Müller

Es besteht kein Zweifel, dass eine Schilddrüsenhormon-Substitution bei einer Schilddrüsenunterfunktion von Nutzen ist. Üblicherweise wird mit einem Thyroxin-Präparat substituiert, da der menschliche Organismus das Prohormon Thyroxin überall in der Peripherie zu dem biologisch aktiven Trijodthyronin umwandelt, das heißt, dass bei einem athyreoten Patienten, z. B. nach totaler Thyreoidektomie wegen einer Struma maligna, unter einer

Thyroxin-Therapie ein völlig normales Verhältnis zwischen T_4 und T_3 herrscht, wie bei Gesunden.

Auch eine subklinische Hypothyreose sollte unbedingt substituiert werden. Hierfür sind die o. g. klinischen Symptome eine genügende Begründung, auch wird der Cholesterinspiegel bei subklinischer Hypothyreose durch die Substitutionstherapie abgesenkt. Der TSH-Spiegel sollte durch die Substitutionstherapie grundsätzlich in den Normbereich, d. h. deutlich unter 3 µE/ml, abgesenkt werden. Eine TSH-suppressive Therapie ist nur noch in der Nachbehandlung der Struma maligna indiziert.

Es gibt nur sehr wenige Therapien, die so ausgezeichnet kontrolliert werden können, wie die Substitutionstherapie einer primären Hypothyreose, die durch Dokumentieren der normalisierten TSH-Spiegel glänzend überwacht werden kann.

Übergewicht

Suchdatum: April 2004

David E. Arterbum, David E. DeLaet, David R. Flum

Frage **Welche Effekte haben unterschiedliche medikamentöse Behandlungen bei adipösen Erwachsenen?**

Für Informationen über die Effekte von Interventionen zur Änderung der Lebensweise in Bezug auf das Abnehmen siehe „Verhaltensänderung“, S. 18.

Nutzen und Schaden abzuwägen

Sibutramin[13–24]

Systematischen Übersichten und nachfolgenden RCTs zufolge führt Sibutramin im Vergleich zu Placebo bei kalorienarmer Ernährung mit oder ohne körperlicher Betätigung nach 8 Wochen, 6 Monaten und einem Jahr zu einem mäßigen Gewichtsverlust bei gesunden adipösen Erwachsenen sowie bei Erwachsenen mit Diabetes, Hypertonie, Hyperlipidämie oder Essattacken (Binge-Eating). RCTs an adipösen Erwachsenen, die unter Sibutramin abgenommen hatten, ergaben begrenzte Belege dafür, dass Sibutramin zur Erhaltung des Körpergewichts wirksamer ist als Placebo. Anderen RCTs zufolge bewirkt Sibutramin eine stärkere Gewichtsabnahme als Orlistat oder Metformin. Für einen Vergleich zwischen Sibutramin und anderen Wirkstoffen lieferten RCTs nur unzureichende Belege. Auf Grund von Bedenken bezüglich Nebenwirkungen, wie Arrhythmien, Hypertonie und zweier Todesfälle infolge eines Herzstillstandes wurde Sibutramin in Italien vorübergehend vom Markt genommen. Zwei RCTs zeigten hinsichtlich der Inzidenz einer Herzklappenerkrankung keinen signifikanten Unterschied zwischen Sibutramin und Placebo, auch wenn diese Studien u. U. zu klein waren, um einen klinisch bedeutsamen Unterschied aufzudecken.

Phentermin[20, 25, 26]

Einer systematischen Übersicht zufolge führt Phentermin zu einem mäßigen Gewichtsverlust bei adipösen Erwachsenen, die ihre Lebensweise ändern. In der Übersicht ausgewiesene RCTs liefern nur unzureichende Belege für einen Vergleich zwischen Phentermin und anderen Wirkstoffen. Hinsichtlich einer erneuten Gewichtszunahme und der langfristigen Sicherheit unter Phentermin fanden sich nur unzureichende Belege. Eine Übersicht der Europäischen Kommission kam zu dem Schluss, dass ein Zusammenhang zwischen Phentermin und Herz- und Lungenproblemen nicht auszuschließen ist.

Mazindol[20, 27, 28]

Einer systematischen Übersicht zufolge führt Mazindol zu einem mäßigen Gewichtsverlust bei adipösen Erwachsenen, die ihre Lebensweise ändern. In der Übersicht ausgewiesene RCTs liefern nur unzureichende Belege für einen Vergleich zwischen Mazindol und anderen Wirkstoffen. Es fand sich ein Fallbericht über eine pulmonale Hypertonie, die ein Jahr nach dem Absetzen der Mazindol-Therapie diagnostiziert wurde. Es fand sich eine Fallreihe von Mazindol bei Patienten mit stabiler Herzerkrankung, in der ein Zusammenhang zwischen Mazindol und Herzkomplikationen, wie Vorhofflimmern und Synkope, festgestellt wurde. Hinsichtlich einer erneuten Gewichtszunahme und der langfristigen Sicherheit fanden sich nur unzureichende Belege.

Diethylpropion[20, 26, 29, 30]

Einer systematischen Übersicht zufolge führt Diethylpropion zu einem mäßigen Gewichtsverlust bei adipösen Erwachsenen, die ihre Lebensweise ändern. In der Übersicht ausgewiesene RCTs liefern nur unzureichende Belege für einen Vergleich zwischen Diethylpropion und anderen Wirkstoffen. Es fanden sich zwei Fallberichte, in denen unter Diethylpropion eine pulmonale Hypertonie und eine Psychose beschrieben wurde. Hinsichtlich einer erneuten Gewichtszunahme und der langfristigen Sicherheit fanden sich nur unzureichende Belege. Eine Übersicht der Europäischen Kommission kam zu dem Schluss, dass ein Zusammenhang zwischen Diethylpropion und Herz- und Lungenproblemen nicht auszuschließen ist.

Fluoxetin[20, 31]

Einer systematischen Übersicht zufolge fördert Fluoxetin verglichen mit Placebo bei übergewichtigen Erwachsenen, die ihre Lebensweise ändern, eine mäßige Gewichtsabnahme. Hinsichtlich einer erneuten Gewichtszunahme und der langfristigen Sicherheit von Fluoxetin bei Adipositas fanden sich nur unzureichende Belege. Eine systematische Übersicht einer Therapie mit Antidepressiva ergab einen Zusammenhang zwischen selektiven Serotonin-Wiederaufnahme-Hemmern wie Fluoxetin und seltenen, aber ernsten Nebenwirkungen, darunter Bradykardie, Blutungen, Granulozytopenie, Krampfanfälle, Hyponatriämie, Hepatotoxizität, Serotonin-Syndrom und extrapyramidale Wirkungen.

Orlistat[20, 21, 32–34]

Systematischen Übersichten und nachfolgenden RCTs zufolge führt Orlistat im Vergleich zu Placebo bei kalorienarmer Ernährung nach 6–12 Monaten zu einer mäßigen Erhöhung des Gewichtsverlustes bei gesunden adipösen Erwachsenen sowie bei Erwachsenen mit Diabetes, Hyperlipidämie und Hypertonie. Eine RCT an adipösen Patienten mit Hypercholesterinämie ergab, dass Orlistat plus Fluvastatin im Vergleich zu jeweils Orlistat oder Fluvastatin allein die Gewichtsabnahme verstärkt. Einer weiteren RCT zufolge ist Orlistat zur Gewichtsabnahme weniger wirksam als Sibutramin. Nebenwirkungen wie unbeabsichtigter Abgang von Stuhl, Blähungen und Stuhldrang traten bei einem großen Teil der Patienten unter Orlistat auf. Hinsichtlich einer erneuten Gewichtszunahme und der langfristigen Sicherheit fanden sich nur unzureichende Belege.

Wirksamkeit unbekannt

Sibutramin plus Orlistat (unzureichende Belege für einen Vergleich mit Sibutramin allein)[21]

Eine RCT ergab nur unzureichende Belege für die Effekte von Sibutramin plus Orlistat und Sibutramin allein.

Frage **Welche Effekte haben Methoden der chirurgischen Magenrestriktion bei pathologisch adipösen Erwachsenen?**

Nutzen wahrscheinlich

Magen-Bypass (verstärkte Gewichtsabnahme im Vergleich zur Gastroplastik oder der Anlage eines Magenbandes)[13, 14, 35]

Belegen von mäßiger Qualität aus RCTs zufolge fördert ein Magen-Bypass die Gewichtsabnahme stärker als eine Gastroplastik oder die Anlage eines Magenbandes. Fünf anhand einer systematischen Übersicht ausgewiesene RCTs ergaben, dass ein Magen-Bypass im Vergleich zur horizontalen Gastroplastik die Gewichtsabnahme erhöht. Zwei anhand der Übersicht ausgewiesenen RCTs zufolge verstärkt ein Magen-Bypass im Vergleich zu vertikalen bandverstärkten Gastroplastik nach 1–3 Jahren die Gewichtsabnahme. Zwei weitere RCTs ergaben jedoch keinen signifikanten Unterschied zwischen beiden Verfahren. Eine kleine anhand der Übersicht ausgewiesene RCT fand nur unzureichende Belege dafür, dass die Gewichtsabnahme unter einem Magen-Bypass höher ist als unter der Anlage eines Magenbandes oder einer vertikalen bandverstärkten Gastroplastik. Einer weiteren anhand der Übersicht ausgewiesenen RCT zufolge erhöht ein Magen-Bypass im Vergleich zur vertikalen bandverstärkten Gastroplastik oder zur Gastrogastrostomie nach 18 Monaten den Anteil der Personen, die 50% an Körpergewicht verlieren. Die perioperative Mortalität war bei all diesen Verfahren vergleichbar. Postoperative Komplikationen kommen häufig vor und hängen von der Art des Eingriffs ab.

Laparoskopische Magenrestriktion (weniger Wundinfektionen und geringeres Risiko von Narbenhernien verglichen mit offener Magenrestriktion, kein signifikanter Unterschied in der Gewichtsabnahme)[14, 35, 40, 41]

Fünf RCTs zufolge besteht hinsichtlich der Gewichtsabnahme kein signifikanter Unterschied zwischen offenen und laparoskopischen magenrestringierenden Eingriffen. Die RCTs ergaben schlüssige Belege dafür, dass ein laparoskopischer Eingriff im Vergleich zur offenen Operation die Inzidenz von Komplikationen durch Wunddehiszenz und Narbenhernien senkt. Sie ergaben in begrenzterem Umfang Belege dafür, dass laparoskopische Verfahren im Vergleich zu offenen Vorgehensweisen die Hospitalisierungsdauer verkürzen. Die Daten reichen jedoch nicht aus, um Schlussfolgerungen hinsichtlich anderer Komplikationen zu ziehen.

Nutzen und Schaden abzuwägen

Chirurgische Magenrestriktion (bei pathologisch adipösen Patienten für eine klinisch bedeutsame Gewichtsabnahme wirksamer als eine konservative Behandlung, jedoch häufige OP-Komplikationen)[13–16, 35–38]

Eine RCT und eine Kohortenstudie, die anhand von drei systematischen Übersichten ausgewiesen wurden, zeigten, dass eine chirurgische Magenrestriktion (horizontale Gastroplastik, vertikale bandverstärkte Gastroplastik, Magen-Bypass oder Magenband) zur Erhöhung der Gewichtsabnahme bei pathologisch adipösen Patienten wirksamer ist als eine nichtoperative Behandlung. Der Kohortenstudie zufolge führte eine chirurgische Magenrestriktion bei Adipositas nach 1–2 Jahren zu durchschnittlichen Gewichtsabnahmen von 25–44 kg (im Vergleich zu entsprechenden Teilnehmern, die nicht operiert wurden) sowie zu einer nachhaltigen Gewichtsreduktion von 20 kg bis zu 8 Jahren postoperativ. Das Risiko, infolge einer chirurgischen Magenrestriktion zu sterben, wird auf 0–1,5% geschätzt. Intra- und postoperative Komplikationen sind häufig und variieren entsprechend dem vorgenommenen Eingriff. In den Übersichten wurden keine Studien ausgewiesen, und es fanden sich auch keine Beobachtungsstudien, deren Qualität für einen Vergleich zwischen Biliopancreatic Diversion und einer konservativen Behandlung ausgereicht hätte.

Wirksamkeit unbekannt

Biliopancreatic Diversion (keine Studien, in denen dieses Verfahren mit anderen magenrestringierenden Techniken verglichen wird)[35–37]

Weder wiesen drei systematische Übersichten RCTs aus noch fanden sich Beobachtungsstudien von hinreichender Qualität für einen Vergleich zwischen Biliopancreatic Diversion und anderen magenrestringierenden Techniken.

Magenband (zur Gewichtsabnahme weniger wirksam als ein Magen-Bypass; unzureichende Belege für eine Beurteilung des Nutzens und Schadens im Vergleich zur Gastroplastik)[35, 39]

Eine anhand einer systematischen Übersicht ausgewiesene RCT ergab begrenzte Belege dafür, dass ein Magenband zur Gewichtsabnahme weniger wirksam ist als ein Magen-Bypass. Zwei RCTs erbrachten hinsichtlich des Vergleichs der Gewichtsabnahme unter einem Magenband bzw. nach vertikaler bandverstärkter Gastroplastik keine schlüssigen Ergebnisse. In keiner RCT wird über postoperative Todesfälle berichtet. Postoperative Komplikationen sind häufig und richten sich nach der Art des jeweils vorgenommenen Eingriffs. Für die besondere Empfehlung eines Verfahrens gegenüber anderen reichen die Belege nicht aus.

Gastroplastik (zur Gewichtsabnahme weniger wirksam als ein Magen-Bypass; unzureichende Belege für eine Beurteilung des Nutzens und Schadens im Vergleich zum Magenband)[35, 39]

Zwei RCTs führten hinsichtlich eines Vergleichs zwischen der Gewichtsabnahme nach vertikaler bandverstärkter Gastroplastik und nach Anlage eines Magenbandes zu keinen schlüssigen Ergebnissen. Fünf anhand einer systematischen Übersicht ausgewiesenen RCTs zufolge ist die horizontale Gastroplastik zur Steigerung der Gewichtsabnahme weniger wirksam als ein Magen-Bypass. Vier anhand der Übersicht ausgewiesene RCTs zeigten, dass die vertikale bandverstärkte Gastroplastik zur Steigerung der Gewichtsabnahme nach 1–3 Jahren weniger wirksam ist als ein Magen-Bypass. Zwei weitere RCTs ergaben jedoch keinen signifikanten Unterschied zwischen den Verfahren. Die genannten Verfahren hatten eine vergleichbare postoperative Mortalität. Postoperative Komplikationen sind häufig und richten sich nach der Art des jeweils vorgenommenen Eingriffs. Für die besondere Empfehlung eines Verfahrens gegenüber anderen reichen die Belege nicht aus.

Definition

Übergewicht (Adipositas) ist ein chronischer Zustand, charakterisiert durch einen Überschuss an Körperfett. Meist wird es durch den Body Mass Index (BMI) definiert, der gut mit der Körperfettmasse korreliert. Der BMI ist der Quotient aus dem Körpergewicht (kg) und dem Quadrat der Körpergröße (m^2). Weltweit werden Erwachsene mit einem BMI von 25–30 kg/m^2 als leicht übergewichtig und mit einem BMI von über 30 kg/m^2 als adipös eingestuft.[1, 2] Zwischen 1996 und 1998 nahmen 5 Mio. Erwachsene in den USA verschreibungspflichtige Medikamente zur Gewichtsabnahme. Ein Viertel von ihnen waren nicht übergewichtig. Nicht bestimmungsgemäßer Gebrauch von Medikamenten kommt vor allem unter Frauen, Weißen und Personen hispanischer Abstammung vor.[3] Die National Institutes of Health haben Richtlinien für die Behandlung einer Adipositas herausgegeben, denen zufolge alle adipösen Erwachsenen (BMI $>30\ kg/m^2$) und alle Erwachsenen mit einem BMI von 27 kg/m^2 oder mehr sowie mit begleitenden Risikofaktoren und Krankheiten Kandidaten für eine medikamentöse Behandlung sind.[1] Pathologisch adipöse Erwachsene (BMI $>40\ kg/m^2$) sowie alle Erwachsenen mit einem BMI von $\geq 35\ kg/m^2$ und begleitenden Risikofaktoren sind Kandidaten der chirurgischen Magenrestriktion.

Inzidenz/ Prävalenz

Seit 1900 hat die Adipositas in vielen Ländern stetig zugenommen. In Großbritannien waren 2001 schätzungsweise 21 % der Männer und 24 % der Frauen übergewichtig.[4] Allein im vergangenen Jahrzehnt stieg die Prävalenz der Adipositas in den USA von 22,9 % zwischen 1988 und 1994 auf 30,5 % zwischen 1999 und 2000.[5]

Ätiologie/ Risikofaktoren

Adipositas ist das Ergebnis eines langfristigen Missverhältnisses im Energiegleichgewicht, bei dem die tägliche Energiezufuhr den täglichen Verbrauch übersteigt.[6] Das Energiegleichgewicht wird von zahllosen Faktoren beeinflusst, darunter Stoffwechselrate, Appetit, Ernährung und körperliche Aktivität.[7] Zwar werden diese Faktoren von genetischen Merkmalen beeinflusst, jedoch lässt sich der Anstieg der Prävalenz der Adipositas über die vergangenen Jahrzehnte hinweg nicht durch Veränderungen im menschlichen Genpool erklären und wird häufiger auf umgebungsbedingte Veränderungen zurückgeführt, die eine übermäßige Nahrungsaufnahme fördern und körperliche Betätigung hintansetzen.[7, 8] Seltener kann Übergewicht auch medikamenteninduziert sein (z. B. durch hohe Dosen an Kortikosteroiden) oder als Folge einer Vielfalt neuroendokriner Erkrankungen, wie etwa eines Cushing-Syndroms oder eines polyzystischen Ovarialsyndroms, auftreten.[9]

Prognose

Übergewicht bzw. Adipositas ist ein Risikofaktor für mehrere chronische Krankheiten einschließlich Hypertonie, Dyslipidämie, Diabetes, Herz-Kreislauf-Erkrankung, Schlaf-Apnoe und Osteoarthritis sowie einiger Tumorarten.[1] Die Relation zwischen zunehmendem Körpergewicht und Mortalität ist kurvilinear, wobei die Mortalität unter Erwachsenen mit niedrigem (BMI $<18{,}5\,kg/m^2$) und mit sehr hohem Körpergewicht (BMI $>35\,kg/m^2$) am höchsten ist.[2] Ergebnisse aus fünf prospektiven Kohortenstudien und den nationalen Statistiken des Jahres 1991 sprechen dafür, dass die Anzahl jährlicher Todesfälle, die dem Übergewicht zuzuordnen sind, unter US-amerikanischen Erwachsenen bei etwa 280.000 liegt.[10] Adipöse Erwachsene werden darüber hinaus jedes Jahr häufiger stationär aufgenommen, haben mehr ambulante Arztbesuche, verursachen höhere Verschreibungskosten für Medikamente und haben eine schlechtere gesundheitsbezogene Lebensqualität als normalgewichtige Erwachsene.[11, 12]

Literatur

1. National Institutes of Health. *Clinical guidelines on the identification, evaluation, and treatment of overweight and obesity in adults: the Evidence Report*. Bethesda, Maryland: US Department of Health and Human Services, 1998.
2. World Health Organization. *Obesity: preventing and managing the global epidemic*. Report of a WHO consultation. WHO Technical Series: World Health Organization, 2000; No. 894. Geneva.
3. Khan LK, Serdula MK, Bowman BA, et al. Use of prescription weight loss pills among U.S. adults in 1996–1998. *Ann Intern Med* 2001;134:282–286.
4. Obesity statistics. British Heart Foundation Statistics Website. Source: Health Survey for England 2001. Available at: http://www.dphpc.ox.ac.uk/bhfhprg/ (last accessed 15 November 2004).
5. Flegal KM, Carroll MD, Ogden CL, et al. Prevalence and trends in obesity among US adults, 1999–2000. *JAMA* 2002;288:1723–1727.
6. Schwartz MW, Woods SC, Porte D, et al. Central nervous system control of food intake. *Nature* 2000;404:661–671.
7. Weinsier RL, Hunter GR, Heini AF, et al. The etiology of obesity: relative contribution of metabolic factors, diet, and physical activity. *Am J Med* 1998;105:145–150.
8. French SA, Story M, Jeffery RW. Environmental influences on eating and physical activity. *Annu Rev Public Health* 2001;22:309–335.
9. Bray GA. Obesity: etiology. In: UpToDate, issue 8/1, 2000. Wellesley, MA: UpToDate Inc.
10. Allison DB, Fontaine KR, Manson JE, et al. Annual deaths attributable to obesity in the United States. *JAMA* 1999;282:1530–1538.
11. Quesenberry CP, Caan B, Jacobson A. Obesity, health services use, and health care costs among members of a health maintenance organization. *Arch Intern Med* 1998;158:466–472.
12. Kushner RF, Foster GD. Obesity and quality of life. *Nutrition* 2000;16:947–952.
13. Shekelle PG, Morton SC, Maglione M, et al. Pharmacological and surgical treatment of obesity. Summary, Evidence Report/Technology Assessment No. 103. (Prepared by the Southern California-RAND Evidence-based Practice Center, under Contract No 290–02–0003.) AHRQ Publication No 04-E028–1. Rockville, MD: Agency for Healthcare Research and Quality. July 2004. Search date 2003; primary sources Medline, Cochrane Controlled Clinical Trials Register Database, reference lists of relevant reviews.
14. Buchwald H, Avidor Y, Braunwald E, et al. Bariatric surgery: a systematic review and meta-analysis. *JAMA* 2004;292:1727–1737. Search date 2003; primary sources Medline, Current Contents, the Cochrane Library databases, and manual reference checks of all articles on bariatric surgery published in the English language between 1990–2003.
15. Christou NV, Sampalis JS, Liberman M, et al. Surgery decreases long-term mortality, morbidity, and health care use in morbidly obese patients. *Ann Surg* 2004;240:416–424.
16. Flum DR, Dellinger EP. Impact of gastric bypass operation on survival: a population-based analysis. *J Am Coll Surg* 2004;199:543–551.
17. Arterburn DE, Crane PK, Veenstra DL. The efficacy and safety of sibutramine for weight loss: a systematic review. *Arch Intern Med* 2004;164:994–1003. Search date 2002; primary sources Medline, Embase, the Cochrane Library, Agricola, Biosis previews, Cinahl, Current Contents, International Pharmaceutical Abstracts, the Science Citation Index, the Social Science Citation Index, hand searches of reference lists of all previous reviews of sibutramine, contact with key authors in the field to

identify unpublished and ongoing trials, and with pharmaceutical industry representatives from Abbott Laboratories, North Chicago, Ill, for additional unpublished data.
18. Appolinario JC, Bacaltchuk J, Sichieri R, et al. A randomized, double-blind, placebo-controlled study of sibutramine in the treatment of binge-eating disorder. *Arch Gen Psychiatry* 2003;60:1109–1116.
19. Gokcel A, Gumurdulu Y, Karakose H, et al. Evaluation of the safety and efficacy of sibutramine, orlistat and metformin in the treatment of obesity. *Diabetes Obes Metab* 2002;4:49–55.
20. Haddock CK, Poston WSC, Dill PL, et al. Pharmacotherapy for obesity: a quantitative analysis of four decades of published randomized clinical trials. *Int J Obes* 2002;26:262–273. Search date 1999; primary sources Medline, Psychinfo, hand searches, and personal contact with individual authors.
21. Wadden TA, Berkowitz RI, Womble LG, et al. Effects of sibutramine plus orlistat in obese women following 1 year of treatment by sibutramine alone: a placebo-controlled trial. *Obes Res* 2000;8:431–437.
22. Zannad F, Gille B, Grentzinger A, et al. Effects of sibutramine on ventricular dimensions and heart valves in obese patients during weight reduction. *Am Heart J* 2002;144:508–515.
23. Bach DS, Rissanen AM, Mendel CM, et al. Absence of cardiac valve dysfunction in obese patients treated with sibutramine. *Obes Res* 1999;7:363–369.
24. Health Sciences Authority. Centre for Pharmaceutical Administration. Drug Alerts. Updates Report on Sibutramine. Information page. http://www.hsa.gov.sg/html/business/00000000000000001560.html#1 (last accessed 15 November 2004).
25. Gaasch WH, Aurigemma GP. Valvular heart disease induced by anorectic drugs. In: UpToDate, issue 8/3, 2003. Wellesley, MA: UpToDate Inc.
26. Medicines Control Agency. Committee on Safety in Medicines. Important safety message: European withdrawal of anorectic agents/appetite suppressants: new legal developments, no new safety issues: licences for phentermine and amfepramone being withdrawn May 2001. Information page. http://www.mca.gov.uk/ourwork/monitorsafequalmed/safetymessages/anorectic.htm (last accessed 15 November 2004).
27. Hagiwara M, Tsuchida A, Hyakkoku M, et al. Delayed onset of pulmonary hypertension associated with an appetite suppressant, mazindol: a case report. *Jpn Circ* 2000;64:218–221.
28. Bradley MH, Blum NJ, Scheib RJ. Mazindol in obesity with known cardiac disease: a clinical evaluation. *J Int Med Res* 1974;2:347–349.
29. Thomas SH, Butt AY, Corris PA, et al. Appetite suppressants and primary pulmonary hypertension in the United Kingdom. *Br Heart J* 1995;74:660–663.
30. Little JD, Romans SE. Psychosis following readministration of diethylpropion: a possible role for kindling? *Int Clin Psychopharmacol* 1993;8:67–70.
31. Mulrow CD, Williams JW Jr, Trivedi M, et al. Treatment of depression: newer pharmacotherapies. *Psychopharmacol Bull* 1998;34:409–795. Search date 1998; primary sources the Cochrane Collaboration Depression, Anxiety and Neurosis (CCDAN) Review Group register of trials, and bibliographies of trial and review articles.
32. O'Meara S, Riemsma R, Shirran L, et al. A systematic review of the clinical effectiveness of orlistat used for the management of obesity. *Obes Rev* 2004;5:51–68. Search date 2002; primary sources Amed, Biosis, British Nursing Index, the Cochrane Library, Cinahl, Dare, DH-Data, Econlit, Embase, Helmis, HTA database, Index to Scientific and Technical Proceedings, King's Fund Database, Medline, the National Research Register, NHS Economic Evaluation Database, Office of Health Economics Health Economic Evaluations Database, Science Citation Index, Social Science Citation Index, hand searches of bibliographies of retrieved studies, Internet searches, and contact with experts in the field.
33. Halpern A, Mancini MC, Suplicy H, et al. Latin-American trial of orlistat for weight loss and improvement in glycaemic profile in obese diabetic patients. Diabetes Obes Metab 2003;5:180–188.
34. Derosa G, Mugellini A, Ciccarelli L, et al. Randomized, double-blind, placebo-controlled comparison of the action of orlistat, fluvastatin, or both on anthropometric measurements, blood pressure, and lipid profile in obese patients with hypercholesterolemia prescribed a standardized diet. *Clin Ther* 2003;25:1107–1122.
35. Colquitt J, Clegg A, Sidhu M, et al. Surgery for morbid obesity (Cochrane Review). The Cochrane Library, Issue 1, 2004. Chichester, UK: John Wiley & Sons, Ltd. Search date 2001; primary sources Cochrane Controlled Trials Register, Medline, Pubmed, Embase, Psychinfo, Cinahl, Science and Social Sciences Citation Index, British Nursing Index, Web of Science Proceedings, Biosis, Amed, National Research Register, hand searches of reference lists of relevant articles and journals, and contact with experts in the field.
36. Lefevre F, Aronson N. Special report: the relationship between weight loss and changes in morbidity following bariatric surgery for morbid obesity. *TEC Bulletin* 2003; 18(9). Search date 2003; primary sources Medline, manual reviews of bibliographies of selected references, pertinent Cochrane Reviews and review of Current Contents.

37. McTigue KM, Harris R, Hemphill B, et al. Screening and interventions for obesity in adults: summary of the evidence for the U.S. Preventive Services Task Force. *Ann Intern Med* 2003;139:933–949. Search date 2003; primary sources Medline and the Cochrane Library January 1994 to February 2003.
38. Sjostrom L. *Surgical treatment of obesity: an overview and results from the SOS study.* In: Bray G, Bouchard C, eds. The handbook of obesity: clinical applications, 2nd ed. New York, NY: Marcel Dekker, Inc, 2004;372–376.
39. Morino M, Toppino M, Bonnet G, et al. Laparoscopic adjustable silicone gastric banding versus vertical banded gastroplasty in morbidly obese patients: a prospective randomized controlled clinical trial. *Ann Surg* 2003;238:835–841; discussion 841–842.
40. Lujan JA, Frutos MD, Hernandez Q, et al. Laparoscopic versus open gastric bypass in the treatment of morbid obesity: a randomized prospective study. *Ann Surg* 2004;239:433–437.
41. Davila-Cervantes A, Borunda D, Dominguez-Cherit G, et al. Open versus laparoscopic vertical banded gastroplasty: a randomized controlled double blind trial. *Obes Surg* 2002;12:812–818.

Kommentar

O. A. Müller

Die Adipositas ist in den großen Industrienationen auf dem Vormarsch, also insbesondere auch in den USA und in Deutschland. Die Behandlung ist sicherlich ab der Adipositas Grad 1 (BMI 30,0–34,9 kg/m²) zwingend notwendig.
Eine „gesunde" Ernährung und die Diätetik sind Grundlage der Adipositastherapie (1). Hier gibt es unterschiedliche Konzepte, wobei sich längerfristig eine drastische Kalorienreduktion nicht bewährt hat, sondern konventionelle Reduktionsdiäten mit einem hohen Anteil an Kohlehydraten (>50 % der Energiezufuhr), fettarm und bezogen auf die Energiezufuhr relativ eiweißreich (zumindest 0,8g Eiweiß/kg Körpergewicht pro Tag), zusätzlich sollte die Flüssigkeitsaufnahme 2–3 Liter/Tag betragen (1). Die Kalorienzufuhr wird mit 1200 kcal pro Tag angegeben, kann aber im Einzelfall auf 400–800 kcal/Tag reduziert werden, als sog. niedrigkalorische Diät (= very low energy diet =VLED). Alle diese diätetischen Maßnahmen sind Teil eines umfassenden Schulungs- und Behandlungskonzeptes mit körperlicher Aktivität und Verhaltenstherapie (1). Die medikamentöse Therapie kann höchstens eine Ergänzung darstellen, hier werden Sibutramin als selektiver Noradrenalin- und Serotonin-Wiederaufnahmehemmer (SSRI) sowie Orlistat als selektiver Lipasehemmer eingesetzt. Beim manifesten Diabetes mellitus führen Metformin, Acarbose und selektive SSRI zu einer relativ geringen Gewichtsreduktion (1). Eine chirurgische Therapie ist nur bei extremer Adipositas (BMI >40 kg/m²) angezeigt, insbesondere das „gastric banding" mit anpassbarem Magenband (1).

1. Rationelle Diagnostik und Therapie in Endokrinologie, Diabetologie und Stoffwechsel, Hrsg.: Deutsche Gesellschaft für Endokrinologie, Redaktion H. Lehnert, 2. Auflage, Georg-Thieme-Verlag, Stuttgart/New York (2003)

Non-Hodgkin-Lymphom

Suchdatum: Februar 2004

Ellen Roxane Copson

Frage **Welche Effekte haben unterschiedliche Behandlungsformen der ersten Wahl bei aggressivem Non-Hodgkin-Lymphom (diffuses großes B-Zell-Lymphom)?**

Nutzen belegt

CHOP 21 (konsensbasiert)[10–11]
CHOP 21 ist die Standardtherapie bei aggressivem Non-Hodgkin-Lymphom (außer Burkitt-Lymphom), und kontrollierte Studien mit Placebo oder keiner Therapie hätten als unethisch zu gelten. Sechs anhand einer systematischen Übersicht ausgwiesenen Studien erwies sich hinsichtlich des Überlebens kein alternatives Therapieschema (MACOP-B, m-BACOD, ProMACE-CytaBOM oder PACEBOM) als dauerhaft überlegen gegenüber CHOP 21. Die Toxizität der verschiedenen Therapieschemata war im Allgemeinen vergleichbar.

Nutzen wahrscheinlich

CHOP 14[29, 29]
Es fand sich eine RCT, in der an Patienten im Alter von 18–60 Jahren und mit aggressivem Lymphom bei guter Prognose CHOP 21 und CHOP 14 verglichen wurden, und eine zweite RCT, in der an Patienten im Alter von 61–75 Jahren und mit aggressivem Lymphom CHOP 21 mit CHOP 14 verglichen wurde. Die RCT an den jüngeren Patienten ergab weder hinsichtlich der Raten der vollständigen Remission noch des ereignisfreien 5-Jahres-Überlebens einen signifikanten Unterschied zwischen CHOP 14 und CHOP 21. Die 5-Jahres-Überlebensrate unter CHOP 14 war indessen höher. Die RCT an älteren Patienten zeigte, dass CHOP 14 im Vergleich zu CHOP 21 sowohl die Rate der vollständigen Remissionen als auch die des ereignisfreien 5-Jahres-Überlebens und die Gesamtüberlebensrate erhöht. Die Toxizität von CHOP 14 und 21 war in beiden Studien vergleichbar.

CHOP 21 plus Rituximab (verlängertes Überleben gegenüber CHOP 21 allein)[25–27]
Einer RCT zufolge verringert CHOP 21 plus Rituximab bei Patienten im Alter von 60–80 Jahren und in den Erkrankungsstadien II bis IV nach 2 Jahren im Vergleich zu CHOP 21 allein die Anzahl der Krankheitsereignisse und der Todesfälle.

Kurzer Zyklus mit CHOP plus adjuvante Strahlentherapie (verlängertes Überleben im Vergleich zu einem längeren Zyklus ausschließlich mit CHOP)[22–24]
Einer RCT zufolge verbessert ein kurzer Zyklus mit CHOP plus adjuvante Strahlentherapie im Vergleich zu einem längeren Zyklus ausschließlich mit CHOP das progressionsfreie 5-Jahres-Überleben. Der längere Zyklus ausschließlich mit CHOP erhöht das Risiko einer Herzinsuffizienz und steigert leicht das Risiko einer Myelosuppression, auch wenn dieser Anstieg nicht signifikant ist.

Frage **Welche Effekte haben unterschiedliche Behandlungsformen beim Rezidiv eines aggressiven Non-Hodgkin-Lymphoms (diffuses großes B-Zell-Lymphom)?**

Nutzen wahrscheinlich

Konventionelle Salvage-Chemotherapie (Konsens, dass therapiert werden sollte, relativer Nutzen der verschiedenen Schemata jedoch unklar; konsensbasiert)[10]

Es fanden sich keine RCTs, in denen bei Patienten mit erneutem aggressivem Non-Hodgkin-Lymphom verschiedene Salvage-Chemotherapie-Schemata in herkömmlicher Dosierung (PACEBOM, ESHAP, RICE, IVAC) miteinander verglichen wurden. Übereinstimmung herrscht dahingehend, dass Patienten mit einem Rezidiv mittels Salvage-Chemotherapie behandelt werden sollten. In einer systematischen Übersicht wurden 22 Phase-II-Studien zu verschiedenen Salvage-Chemotherapie-Schemata in herkömmlicher Dosierung ausgewiesen. Alle Schemata zeigten ähnliche Ansprechraten, und es ließ sich kein Schema herausarbeiten, das überlegen gewesen wäre.

Hoch dosierte Chemotherapie plus unterstützende autologe Stammzelltransplantation[30–33]

Eine systematische Übersicht ergab eine RCT, in der an Patienten mit chemosensiblem Rezidiv eines aggressiven Non-Hodgkin-Lympoms eine hoch dosierte Chemotherapie plus autologe Stammzelltransplantation mit Chemotherapie in herkömmlicher Dosierung verglichen wurde. Es zeigte sich, dass eine hoch dosierte Chemotherapie plus autologe Stammzelltransplantation im Vergleich zur herkömmlichen Chemotherapie die ereignisfreie 5-Jahres-Überlebensrate sowie die Gesamtüberlebensrate erhöht. RCTs an Patienten mit chemotherapieresistenter Erkrankung fanden sich nicht.

Definition Das Non-Hodgkin-Lymphom (NHL) besteht aus einer komplexen Gruppe von Malignomen, die überwiegend (85 % der Fälle) aus den B-Lymphozyten und gelegentlich aus den T-Lymphozyten hervorgehen. Es entwickelt sich gewöhnlich in den Lymphknoten (nodales Lymphom), kann sich aber auch an jeder anderen Stelle des Körpers aus anderem Gewebe heraus bilden. Eingeteilt wird das NHL anhand seines Erscheinungsbildes unter dem Mikroskop (Histologie) sowie anhand der Krankheitsausbreitung (Stadien). **Histologie:** Seit 1966 wurden vier verschiedene Methoden der Klassifikation des NHL entsprechend seinem histologischen Erscheinungsbild veröffentlicht. Gegenwärtig gilt das System der WHO[1] als klassifikatorischer Goldstandard. Es beruht auf den Prinzipien des REAL-Klassifikationssystems[2]. Historisch wurde das NHL unterteilt in langsam wachsende „niedrigmaligne" und schnell wachsende „aggressive" Lymphome. Dieses Kapitel handelt ausschließlich von dem am häufigsten vorkommenden aggressiven NHL, dem diffusen B-Zell-Lymphom (WHO-Klassifikation). Die Interpretation älterer Studien wird dadurch erschwert, dass sich die histologischen Methoden geändert haben und dass zwischen den im WHO-System und in anderen Systemen genannten Lymphomtypen kein direkter Zusammenhang besteht. Versuche einer Verallgemeinerung von Ergebnissen sind daher mit Vorsicht zu betrachten. Studien, in denen ältere Systeme angewandt werden, haben wir jedoch aufgenommen, wenn es sich dabei primär um Patienten mit folgenden Arten eines aggressiven Lymphoms handelt: Working-Formulation-Klassifikation (primär intermediär, E bis H),[3] Kiel-Klassifikation (zentroblastisch, immunoblastisch und anaplastisch)[4], Rappaport-Klassifikation (diffus histiozytär; diffus lymphozytär, schwach differenziert; diffus gemischt [lymphozytär und histiozytär])[5]. **Stadium:** Historisch betrachtet wurde das NHL unter Verwendung des

Ann-Arbor-Systems entsprechend der Krankheitsausbreitung klassifiziert.[6] Der Begriff „Erkrankung im Frühstadium" dient der Beschreibung der Erkrankung entsprechend den Stadien I oder II der Ann-Arbor-Klassifikation, während „fortgeschrittene Erkrankung" den Ann-Arbor-Stadien III oder IV entspricht. Alle Patienten mit großen Lymphknotenmassen (Bulky-Disease), gewöhnlich definiert als ein Herd von mehr als 10 cm Durchmesser, werden unabhängig von ihrem Ann-Arbor-Stadium behandelt, als befänden sie sich im fortgeschrittenen Stadium der Erkrankung. **Rezidiv:** Bei einem Rezidiv handelt es sich um das erneute Auftreten der Erkrankung bei einem Patienten, der zuvor nach Initialbehandlung des NHL eine vollständige Remission erreicht hatte. In den meisten Studien zur Behandlung eines Rezidivs wird eine vollständige Remission von mindestens einem Monat Dauer gefordert, bevor von einem Rezidiv gesprochen wird.

Inzidenz/ Prävalenz

Das Non-Hodgkin-Lymphom tritt beim Mann häufiger auf als bei der Frau, und seine Inzidenz in der westlichenWelt steigt um 4 % pro Jahr. Mit 9189 neuen Fällen auf 100000 Einwohner im Jahre 2000 und 4654 Todesfällen auf 100000 Einwohner im Jahre 2002 ist es die siebthäufigste Tumorerkrankung in Großbritannien.[7]

Ätiologie/ Risikofaktoren

Die Ursache der meisten Non-Hodgkin-Lymphome (NHLs) ist unbekannt. Bei kongenital oder erworben immunsupprimierten Personen ist die Inzidenz höher. Weitere Risikofaktoren umfassen Virusinfektionen (humanes T-Zell-Leukämie-Virus Typ 1, Epstein-Barr-Virus, humanes Immunschwächevirus), eine bakterielle Infektion (z. B. durch H. pylori), eine vorangehende Therapie mit Diphenylhydantoin oder antineoplastischen Substanzen sowie eine Exposition gegenüber Pestiziden oder organischen Lösungsmitteln.[8]

Prognose

Gesamtüberleben: Unbehandelt führen aggressive Non-Hodgkin-Lymphome (NHLs) im Allgemeinen in einigen Monaten zum Tode. Hoch maligne Lymphome, vor allem diffuse große B-Zell-Lymphome und Burkitt-Lymphome, haben sowohl unter initialer als auch unter Salvage-Chemotherapie eine hohe Heilungsrate.[9] Die relative altersstandardisierte 5-Jahres-Überlebensrate bei Patienten mit gesichertem und behandeltem NHL betrug zwischen 2000 und 2001 55 % für Männer und 56 % für Frauen.[7] **Rezidiv:** Etwa 50 % der Patienten werden im ersten Anlauf geheilt. Von den Übrigen sprechen 30 % nicht auf eine Initialtherapie an (sog. „chemotherapierefraktäre Erkrankung"), und etwa 20–30 % erleiden ein Rezidiv. Die meisten Rezidive treten innerhalb von 2 Jahren nach Erstbehandlung auf. Bis zu 50 % dieser Patienten haben eine chemosensible Erkrankung, die Übrigen neigen zur chemotherapieresistenten Erkrankung. **Prognostische Indikatoren:** Die Prognose hängt ab vom histologischen Typ sowie vom Stadium, Alter und Leistungsstadium und von den Laktatdehydrogenase-Spiegeln. Innerhalb eines jeden Ann-Arbor-Stadiums schwankt die Prognose erheblich, und weitere prognostische Informationen lassen sich durch Anwendung des International Prognostic Index (IPI) gewinnen.[8] Im IPI-Modell wird die Prognose entsprechend dem Vorliegen oder Fehlen von fünf Risikofaktoren stratifiziert: Alter (<60 Jahre vs. >60 Jahre), Serum-Laktatdehydrogenase (normal vs. erhöht), Leistungsstatus (0 oder 1 vs. 2–4), Ann-Arbor-Stadium (I oder II vs. III oder IV) sowie die Anzahl extranodaler Läsionen (0 oder 1 vs. 2–4). Patienten mit zwei oder mehr Risikofaktoren haben eine Chance von weniger als 50 % für ein rezidivfreies Überleben und ein Gesamtüberleben nach 5 Jahren. Das IPI-Staging ist zurzeit das wichtigste System zur Festlegung des Krankheitsstadiums und der Therapieoptionen. Die meisten im Laufe unserer Suche herausgefundenen Studien sind jedoch älter als das IPI-Staging-System.

Literatur

1. Harris NL, Jaffe ES, Diebold J, et al. The World Health Organization classification of neoplastic diseases of the haematopoietic and lymphoid tissues. Report of the Clinical Advisory Committee meeting, Airlie House, Virginia, November, 1997. Ann Oncol 1999;10:1419–1432.
2. Harris NL, Jaffe ES, Stein H, et al. A revised European-American classification of lymphoid neoplasms: a proposal from the International Lymphoma Study Group. Blood 1994;84:1361–1392.
3. The Non-Hodgkin's Lymphoma Pathologic Classification Project. National Cancer Institute sponsored study of classification of non-Hodgkin's lymphomas. Summary and description of a working formulation for clinical usage. Cancer 1982;49:2112–2135.
4. Stansfeld AG, Diebold J, Noel H, et al. Updated Kiel classification for lymphomas. Lancet 1988;8580:292–293. [Erratum in: Lancet 1988;8581:372]
5. Rappaport H. Tumours of the Haemapoietic System. In: Atlas of Tumour Pathology, Section 3, fascicle 8. Washington DC: Armed Forces Institute of Pathology, 1966.
6. Carbone PP, Kaplan HS, Musshof K, et al. Report of the Committee on Hodgkin's Disease Staging Classification. Cancer Res 1971;31:1860–1861.
7. http://info.cancerresearchuk.org/cancerstats/nhl/survival/
8. Ferris Tortajada J, Garcia Castell J, Berbel Tornero O, et al. Risk factors for non-Hodgkin's lymphomas. An Esp Pediatr 2001;55:230–238. [In Spanish]
9. The International Non-Hodgkin's Lymphoma Prognostic Factors Project. A predictive model of aggressive non-Hodgkin's lymphoma. New Engl J Med 1993;329:987–994.
10. Kimby E, Brandt L, Nygren P, et al. A systematic review of chemotherapy effects in aggressive non-Hodgkin's lymphoma. Acta Oncol 2001;40:198–212.
11. Messori A, Vaiani M, Trippoli S, et al. Survival in patients with intermediate or high grade non-Hodgkin's lymphoma: meta-analysis of randomized studies comparing third generation regimens with CHOP. Br J Cancer 2001;84:303–307.
12. Fisher RI, Gaynor ER, Dahlberg S, et al. Comparison of a standard regimen (CHOP) with three intensive chemotherapy regimens for advanced non-Hodgkin's lymphoma. New Engl J Med 1993;328:1002–1006.
13. Fisher RI, Gaynor ER, Dahlberg S, et al. A Phase III comparison of CHOP vs. m-BACOD vs. ProMACE-CytaBOM vs. MACOP-B in patients with intermediate- or high-grade non-Hodgkin's lymphoma: results of SWOG-8516 (Intergroup 0067), the National High Priority Lymphoma Study. Ann Oncol 1994;5(Suppl 2):91–95.
14. Cooper IA, Wolf MM, Robertson TI, et al. Randomized comparison of MACOP-B with CHOP in intermediate-grade non-Hodgkin's lymphoma. The Australian and New Zealand Lymphoma Group. J Clin Oncol 1994;12:769–778.
15. Wolf M, Matthews JP, Stone J, et al. Long-term survival advantage of MCOP-B over CHOP in intermediate-grade non-Hodgkin's lymphoma. The Australian and New Zealand Lymphoma Group. Ann Oncol 1997;8(S1):71–75.
16. Jerkeman M, Anderson H, Cavallin-Stahl E, et al. CHOP versus MACOP-B in aggressive lymphoma – a Nordic Lymphoma Group randomised trial. Ann Oncol 1999;10:1079–1086.
17. Gordon LI, Harrington D, Andersen J, et al. Comparison of a second-generation combination chemotherapeutic regimen (m-BACOD) with a standard regimen (CHOP) for advanced diffuse non-Hodgkin's lymphoma. N Engl J Med 1992:327:1342–1349.
18. Montserrat E, Garcia-Conde J, Vinolas N, et al. CHOP vs. ProMACE-CytaBOM in the treatment of aggressive non-Hodgkin's lymphomas: long-term results of a multicenter randomized trial (PETHAMA: Spanish Cooperative Group for the Study of Hematological Malignancies Treatment, Spanish Society of Hematology). Eur J Haematol 1996;57:377–383.
19. Linch DC, Vaghan Hudson B, Hancock BW, et al. A randomised comparison of a third-generation regimen (PACEBOM) with a standard regimen (CHOP) in patients with histologically aggressive non-Hodgkin's lymphoma: a British National Lymphoma Investigation report. Br J Cancer 1996;74:318–322.
20. Linch DC, Smith P, Hancock BW, et al. A randomized British National Lymphoma Investigation trial of CHOP vs. a weekly multi-agent regimen (PACEBOM) in patients with histologically aggressive non-Hodgkin's lymphoma. Ann Oncol 2000;11(Suppl 1):87–90.
21. Kouroukis T, Browman GP, Esmail R, et al. Chemotherapy for older patients with newly diagnosed, advanced stage, aggressive-histology non-Hodgkin lymphoma: a systematic review. Ann Intern Med 2002;136:144–152.
22. Gustafsson A. Non-Hodgkin's lymphomas. Acta Oncol 1996;35(Suppl 7):102–116.

23. Gustavsson A, Osterman B and Cavallin-Stahl E. A systematic overview of radiation therapy effects in non-Hodgkin's lymphoma. Acta Oncol 2003;42:605–619.
24. Miller TP, Dahlberg S, Cassady JR, et al. Chemotherapy alone compared with chemotherapy plus radiotherapy for localized intermediate- and high-grade non-Hodgkin's lymphoma. New Engl J Med 1998;339:21–26.
25. UK NHS. National Coordinating Centre for Health Technology Assessment 3AD. Rituximab (Mabthera) for aggressive non-Hodgkin's lymphoma – NICE Technology Assessment Report (project). 2002.
26. Coiffier B, Lepage E, Briere J, et al. CHOP chemotherapy plus rituximab compared with CHOP alone in elderly patients with diffuse large-B-cell lymphoma. N Engl J Med 2002;346:235–242.
27. Vose JM, Link BK, Grossbard ML, et al. Phase II study of rituximab in combination with CHOP chemotherapy in patients with previously untreated, aggressive non-Hodgkin's lymphoma. J Clin Oncol 2001;19:389–397.
28. Pfreundschuh M, Trumper L, Kloess M, et al. Two-weekly or 3-weekly CHOP chemotherapy with or without etoposide for the treatment of young patients with good-prognosis (normal LDH) aggressive lymphomas: results of the NHL-B1 trial of the DSHNHL. Blood 2004;104;626–633.
29. Pfreundschuh M, Trumper L, Kloess M, et al. Two-weekly or 3-weekly CHOP chemotherapy with or without etoposide for the treatment of elderly patients with aggressive lymphomas: results of the NHL-B2 trial of the DSHNHL. Blood 2004;104;634–641.
30. Hahn T, Wolff SN, Czuczman M, et al. The role of cytotoxic therapy with hematopoietic stem cell transplantation in the therapy of diffuse large cell B-cell non-Hodgkin's lymphoma: an evidence-based review. Biol Blood Marrow Transplant 2001;7:308–331.
31. Philip T, Guglielmi C, Hagenbeek A, et al. Autologous bone marrow transplantation as compared with salvage chemotherapy in relapses of chemotherapy-sensitive non-Hodgkin's lymphoma. New Engl J Med 1995;333:1540–1545.
32. Cheson BD, Horning SJ, Coiffier B, et al. Report of an international workshop to standardize response criteria for non-Hodgkin's lymphomas. J Clin Oncol 1999;17:1244–1253. [Erratum in: J Clin Oncol 2000;18:2351]
33. Molineux G, Pojda Z, Hampson IN, et al. Transplantation potential of peripheral blood stem cells induced by granulocyte colony-stimulating factor. Blood 1990;76:2153–2158.

Sichelzellkrankheit

Suchdatum: September 2003

Martin M. Meremikwu

Frage **Welche Effekte haben Interventionen zur Verhinderung einer Sichelzellkrise und anderer akuter Komplikationen der Sichelzellkrankheit?**

Nutzen belegt

Penicillinprophylaxe bei Kindern unter 5 Jahren[12–14]
Einer systematischen Übersicht zufolge verringert eine Penicillin-Prophylaxe im Vergleich zu deren Unterlassung oder Placebo bei Kindern unter 5 Jahren invasive Pneumokokkeninfekte und damit verbundene Todesfälle, und zwar unabhängig vom Immunstatus gegenüber Pneumokokken.

Nutzen wahrscheinlich

Hydroxyharnstoff[21–23]
Einer anhand einer systematischen Übersicht ausgewiesenen RCT zufolge senkt Hydroxyharnstoff im Vergleich zu Placebo über durchschnittlich 21 Monate hinweg die Inzidenz schmerzhafter Sichelzellkrisen. einer anderen anhand einer systematischen Übersicht ausgewiesenen RCT an Kindern zufolge verkürzt Hydroxyharnstoff im Vergleich zu Placebo den Klinikaufenthalt. Die RCT an Erwachsenen zeigte auch, dass Hydroxyharnstoff bei Patienten mit Sichelzellanämie über durchschnittlich 21 Monate hinweg das akute Thoraxsyndrom sowie die Notwendigkeit von Bluttransfusionen verringert. In Bezug auf einen Schlaganfall, die Ansammlung korpuskulärer Blutbestandteile in der Leber und die durch die Sichelzell-Krankheit bedingte Mortalität zeigte die RCT keinen signifikanten Unterschied zwischen Hydroxyharnstoff und Placebo, jedoch ermangelte es ihr u. U. an Aussagekraft, und diese Ergebnisse zeigten sich bei weniger Personen unter Hydroxyharnstoff als unter Placebo. Hydroxyharnstoff wurde mit Neutropenie, Haarausfall, Hautausschlag und Magen-Darm-Störungen in Verbindung gebracht. Es fanden sich keine RCTs, in denen die Langzeiteffekte von Hydroxyharnstoff untersucht wurden.

Piracetam[24]
Einer anhand einer systematischen Übersicht ausgewiesenen RCT zufolge senkt Piracetam im Vergleich zu Placebo die Inzidenz von Sichelzellkrisen bei Kindern.

Zinksulfat[24]
Einer anhand einer systematischen Übersicht ausgewiesenen RCT zufolge senkt Zink im Vergleich zu Placebo die Inzidenz von Sichelzellkrisen bei Kindern.

Wirksamkeit unbekannt

Malaria-Chemoprophylaxe[3, 16]
Es wird davon ausgegangen, dass eine durch *Plasmodium falciparum* verursache Malaria vestärkt zu einer Sichelzellkrise führt und bei Kindern mit Sichelzellanämie das Risiko zu sterben erhöht. Daher wird übereinstimmend eine regelmäßige Chemoprophylaxe mit Antimalariamitteln befürwortet. Eine anhand einer systematischen Übersicht ausgewiesene quasi-randomisierte Studie lieferte jedoch nur unzureichende Belege für die Beurteilung einer Routine-Malariachemoprophylaxe bei Patienten mit Sichelzell-Krankheit.

Pneumokokkenvakzine[15, 17–20]
Es fanden sich keine RCTs, in denen der klinische Nutzen von Pneumokokkenvakzine bei Sichelzell-Krankheit evaluiert wird. Drei RCTs zeigten, dass Pneumokokkenvakzine Lokalreaktionen und Fieber, aber keine schweren Nebenwirkungen verursachen.

Meiden einer kalten Umgebung;Einschränken körperlicher Belastung[25, 26]
Es fanden sich weder RCTs noch Beobachtungsstudien von hinreichender Qualität, in denen diese Interventionen zur Prävention einer Sichelzellkrise und anderer lebensbedrohender Komplikationen evaluiert werden.

Frage **Welche Effekte haben Interventionen zur Behandlung von Schmerzen bei Sichelzellkrise?**

Nutzen wahrscheinlich

Oral verabreichtes Morphin in Retardform nach einem i. v. Morphin-Bolus (ebenso wirksam wie wiederholte intravenöse Gaben von Morphin)[32]
Es fanden sich keine RCTs, in denen Morphin bei Patienten in einer Sichelzellkrise mit Placebo verglichen wird. Eine RCT an Kindern mit einer schmerzhaften Krise ergab, dass oral verabreichtes Morphin in Retardform nach einer i. v. verabreichen Aufsättigungsdosis in der Linderung der Schmerzen ebenso wirksam ist wie i. v. verabreichtes Morphin.

Patientenkontrollierte Analgesie[33–36]
Zwei kleine RCTs an Patienten mit Sichelzellkrise zeigten hinsichtlich der Schmerzen keinen signifikanten Unterschied zwischen patientenkontrollierter Analgesie mit entweder Meperidin oder Morphin und einer intermittierenden parenteralen Behandlung. Die Inzidenz der Nebenwirkungen war bei beiden Therapieformen vergleichbar.

Nutzen und Schaden abzuwägen

Kortikosteroide als Begleittherapie von Narkoanalgetika[39, 40]
Eine RCT ergab, dass hoch dosiertes, i. v. verabreichtes Methylprednisolon als Zusatz zu i. v. verabreichtem Morphin im Vergleich zu Placebo die Dauer einer stationären Analgesie bei Patienten mit akuter, schwerer und schmerzhafter Sichelzellkrise verkürzt. Hinsichtlich des Anteils an Patienten, die innerhalb von 2 Wochen nach Absetzen der Therapie erneut wegen Schmerzen stationär aufgenommen werden, fand sich kein signifikanter Unterschied zwischen einem Methylprednisolon- und Placebo-Zusatz, obwohl unter Methylprednisolon mehr Patienten wieder aufgenommen wurden. Eine andere RCT ergab, dass zusätzlich zu i. v. verabreichtem Morphin gegebenes Dexamethason bei Patienten mit akutem Sichelzell-Thoraxsyndrom die Anzahl der Dosen und die Dauer einer Analgesie senkt. Zu den bekannten Nebenwirkungen der Kortikosteroide gehören erhöhte Infektionsgefahr, Gewichtszunahme, Hypertonie, ein beeinträchtigter Glukosestoffwechsel, Katarakte und – bei Kindern – Gedeihstörungen.

Wirksamkeit unbekannt

Akupunktur
Es fanden sich keine RCTs zu den Effekten der Akupunktur bei Sichelzellkrankheit.

Diflunisal[23]
Eine RCT an Patienten mit vasookklusiver Sichelzellkrise zeigte hinsichtlich der Schmerzen oder der verabreichten Meperidin-Dosis keinen signifikanten Unterschied zwischen

Diflunisal und Placebo als Zusatz zu i. m. verabreichtem Meperidin. Möglicherweise fehlte es der Studie jedoch an Aussagekraft, um einen klinisch bedeutsamen Unterschied aufzudecken.

Rehydratation

Es fanden sich keine RCTs zu den Effekten einer routinemäßigen zusätzlichen Verabreichung von Flüssigkeit zur Behandlung von Patienten mit Sichelzellkrise.

Ketorolac[28–31]

Vier RCTs ergaben nur unzureichende Belege für eine Beurteilung von Ketorolac bei Patienten mit vasookklusiver Sichelzellkrise.

Sauerstoff[37, 38]

Eine RCT an Kindern lieferte nur unzureichende Belege für eine Beurteilung von Sauerstoff bei Patienten mit Sichelzellkrise.

Azetylsalizylsäure, Ibuprofen, Paracetamol

Es fanden sich keine RCTs zu den Effekten dieser Analgetika bei Sichelzellkrise.

Definition

Bei der **Sichelzellkrankheit** handelt es sich um eine Gruppe von Erkrankungen, die durch Vererbung zweier abnormer Hämoglobin-Gene, darunter des Sichelzellgens, verursacht werden. Sie ist charakterisiert durch chronische hämolytische Anämie, Daktylitis und akute, episodisch auftretende klinische Ereignisse, die als „Krisen" bezeichnet werden.[1] Die häufigste Form der Krise ist die vasookklusive und tritt auf, wenn abnorme Erythrozyten kleine Blutgefäße verschließen und eine Gewebsischämie bewirken. Weitere Formen sind die hyperhämolytische Krise (exzessive Hämolyse), das akute Thoraxsyndrom, die Sequestrationskrise und die aplastische Krise. Infektionen wie Pneumonie, Septikämie, Meningitis und Osteomyelitis kommen bei Patienten mit Sichelzellkrankheit häufig vor. Eine häufige, ebenfalls durch eine hämolytische Anämie gekennzeichnete Variante der Sichelzellkrankheit tritt bei Patienten mit einem Sichelzell-Gen und einem Betathalassämie-Gen auf. Die **Sichelzellenanlage** findet sich bei Patienten mit einem Sichelzell-Gen und einem normalen Gen. Patienten mit dieser Anlage zeigen keinerlei klinische Manifestationen der Krankheit. In diesem Kapitel werden Patienten mit Sichelzellkrankheit mit oder ohne Thalassämie besprochen.

Inzidenz/ Prävalenz

Die Sichelzellkrankheit kommt am häufigsten bei Menschen vor, die in Afrika südlich der Sahara leben oder von dort stammen.[2] Die Krankheit betrifft auch Menschen aus dem Mittelmeerraum, der Karibik, dem Mittleren Osten und Asien. Das Sichelzell-Gen kommt meist in Malaria-Endemiegebieten vor: Im tropischen Afrika sind etwa 10–30 % der Bevölkerung Träger der Sichelzellanlage.[3] Die Sichelzellkrankheit trifft jährlich schätzungsweise 1–2 % (120000) Neugeborene in Afrika. In England sind pro Jahr schätzungsweise 178 Babys (0,28 auf 1000 Empfängnisse) von der Sichelzell-Krankheit betroffen.[4] Zirka 60000 Patienten in den USA[4] und 10000 Patienten in Großbritannien[5] leiden daran.

Ätiologie/ Risikofaktoren

Die Sichelzell-Krankheit wird autosomal-rezessiv vererbt. Damit ein Kind erkrankt, müssen beide Elternteile das Sichelzell-Gen haben. Für Eltern mit Sichelzell-Anlage beträgt das Risiko eines betroffenen Kindes eine von vier Schwangerschaften. Die schmerzhafte (venookklusive) Krise ist das häufigste und belastendste Krankheitsmerkmal, und diese Episoden beginnen im Säuglingsalter und in der frühen Kindheit.[6] Faktoren, die das Auftreten einer Sichelzellkrise beschleunigen oder beeinflussen, sind nicht in vollem Umfang bekannt. Man geht jedoch davon aus, dass Infektionen, Hypoxie, Dehydratation, Azidose, Stress (wie etwa eine große Operation oder eine Geburt) und Erkältungen eine gewisse Rolle spielen. Im tropischen Afrika ist Malaria die häufigste Ursache einer anämischen und vasookklusiven Krise.[3] Hohe Werte für fetales Hämoglobin bessern bekanntermaßen den Schweregrad und die Inzidenz einer Sichelzellkrise und anderer Komplikationen der Krankheit.

Prognose

Patienten mit Sichelzellkrankheit neigen zu bakteriellen Infektionen, vor allem durch kapseltragende Erreger wie Pneumokokken, *Haemophilus influenzae*, Meningokokken und Salmonella spp. Schwere bakterielle Infekte, wie Pneumonie, Meningitis und Septikämie, sind häufige Ursachen der Morbidität und Mortalität, vor allem bei Kleinkindern.[6] Bei etwa 10 % der Kinder mit Sichelzellanämie kann es zum Schlaganfall kommen, und mehr als die Hälfte davon kann an rezidivierenden Schlaganfällen leiden.[7] Abnorme Kennzeichen an Hirngefäßen im transkraniellen Doppler-Scan sprechen für ein hohes Risiko eines Schlaganfalls bei Kindern mit Sichelzellkrankheit.[8] Die Lebensqualität von Menschen mit Sichelzellkrankheit wird beeinträchtigt durch häufige Krisen, Infektionen und Organschäden. Häufige venookklusive (schmerzhafte) Krisen sind Zeichen des Schweregrades der Erkankung und korrelieren mit einem frühen Tod. Die Lebenserwartung ist gering, vor allem in Gemeinden mit schlechtem Zugang zu Gesundheitsdiensten. In manchen Gegenden Afrikas sterben 50 % der Kinder mit Sichelzellkrankheit vor ihrem ersten Geburtstag.[3] Die durchschnittliche Lebenserwartung für Männer und Frauen mit Sichelzellkrankheit beträgt in den USA etwa 42 bzw. 48 Jahre.[9] Häufige Bluttransfusionen können die Gefahr von Immunreaktionen und Infektionen, wie HIV oder Hepatitis B und C sowie der Chagas-Krankheit, erhöhen. Die Notwendigkeit wiederholter Bluttransfusionen bei Patienten mit Sichelzell-Krankheit bedeutet für diese die Gefahr der Eisenüberlastung.[11]

Literatur

1. Akinyanju OO. A profile of sickle cell disease in Nigeria. Ann N Y Acad Sci 1989;565:126–136.
2. Serjeant GR. Sickle cell disease, 2nd revised ed. Oxford: Oxford University Press, 1992.
3. Ohene-Frempong K, Nkrumah FK. Sickle cell disease in Africa. In: Embury SH, Hebbel RP, Mohandas N, Steinberg MH, eds. Sickle cell disease: basic principles and clinical practice. New York: Raven Press Ltd, 1994.
4. Hickman M, Modell B, Greengross P, et al. Mapping the prevalence of sickle cell and beta thalassaemia in England: estimating and validating ethnic-specific rates. Br J Haematol 1999;104:860–867.
5. Davies SC, Oni L. The management of patients with sickle cell disease. BMJ 1997;315:656–660.
6. Effiong CE. Sickle cell disease in childhood. In: Fleming AF, ed. Sickle cell disease: a handbook for general clinicians. Edinburgh: Churchill Livingstone, 1982:57–72.
7. Overtuff GD, Powars D, Baraff LJ. Bacterial meningitis and septicemia in sickle cell disease. Am J Dis Child 1977;131:784–787.
8. Cohen AR, Norris CF, Smith-Whitley K. Transfusion therapy for sickle cell disease. In: Capon SM, Chambers LA, eds. New directions in pediatric hematology. Bethesda, MD: American Association of Blood Banks, 1996:39–85.
9. Adams R, McKie V, Nichols F, et al. The use of transcranial ultrasonography to predict stroke in sickle cell disease. N Engl J Med 1992;326:605–610.
10. Platt OS, Brambilla DJ, Rosse WF, et al. Mortality in sickle cell disease: life expectancy and risk factors for early death. N Engl J Med 1994;330:1639–1643.
11. Harmatz P, Butensky E, Quirolo K, et al. Severity of iron overload in patients with sickle cell disease receiving chronic red blood cell transfusion therapy. Blood 2000;96:76–79.
12. Riddington C, Owusu-Ofori S. Prophylactic antibiotics for preventing pneumococcal infection in children with sickle cell disease. In: The Cochrane Library, Issue 3, 2004. Chichester, UK: John Wiley & Sons, Ltd. 2004. Search date 2004; primary sources Cochrane Cystic Fibrosis and Genetic Disorders

Group specialised trials register on haemoglobinopathies and hand searches of bibliographic references of all retrieved literature.

13. Gaston MH, Verter JI, Woods G, et al. Prophylaxis with oral penicillin in children with sickle cell anemia: a randomized trial. N Engl J Med 1986;314:1593–1599.
14. Falletta JM, Woods GM, Verter JI, et al. Discontinuing penicillin prophylaxis in children with sickle cell anemia. J Pediatr 1995;127:685–690.
15. Overturf GD. Pneumococcal vaccination in children. Semin Pediatr Infect Dis 2002;13:155–164.
16. Oniyangi O, Omari AAA. Malaria chemoprophylaxis in sickle cell disease (Cochrane Review). In: The Cochrane Library, Issue 3, 2004. Chichester, UK: John Wiley & Sons, Ltd. Search date 2003; primary sources Cochrane Infectious Diseases Group trials register, Cochrane Central Register of Controlled Trials, Medline, Embase, Lilacs, plus hand searches of reference lists of articles and contact with individual researchers working in sickle cell disease research to identify any unpublished trials.
17. Eke FU, Anochie I. Effects of pyrimethamine versus proguanil in malarial chemoprophylaxis in children with sickle cell disease: a randomised, placebo-controlled, open-label study. Curr Ther Res 2003;64:616–625.
18. Davies EG, Riddington C, Lottenberg R, et al. Pneumococcal vaccines for sickle cell disease. In: The Cochrane Library, Issue 4, 2004. Chichester, UK: John Wiley & Sons, Ltd. Search date August 2004; primary sources Cochrane Cystic Fibrosis and Genetic Disorders Group specialised trials register on haemoglobinopathies, hand searches of bibliographic references of all retrieved studies and reviews, and personal contact with the pharmaceutical manufacturer.
19. Pai VB, Heyman CA, Erramouspe J, et al. Conjugated heptavalent pneumococcal vaccine. Ann Pharmacother 2002;36:1403–1413.
20. Davies S, Olujohungbe A. Hydroxyurea for sickle cell disease. In: The Cochrane Library, Issue 3, 2004. Chichester, UK: John Wiley & Sons, Ltd. Search date 2001; primary sources Cochrane Cystic Fibrosis and Genetic Disorders Group specialised trials register on haemoglobinopathies, hand searches of bibliographic references of all retrieved studies and reviews, and personal contact with the pharmaceutical manufacturer.
21. Ferster A, Vermylen C, Cornu G, et al. Hydroxyurea for treatment of severe sickle cell anemia: a pediatric clinical trial. Blood 1996;88:1960–1964.
22. Charache S, Terrin M, Moore RD, et al. Effect of hydroxyurea on the frequency of painful crisis in sickle cell anemia. N Engl J Med 1995;332:1317–1322.
23. Riddington C, De Franceschi L. Drugs for preventing red blood cell dehydration in people with sickle cell disease (Cochrane Review). In: The Cochrane Library, Issue 3, 2004. Chichester, UK: John Wiley & Sons, Ltd. Search date July 2003, primary sources Cochrane Cystic Fibrosis and Genetic Disorders Group trials register, which comprises references identified from comprehensive electronic database searches and hand searching of relevant journals and abstract books of conference proceedings.
24. Redwood AM, Williams EM, Desal P, et al. Climate and painful crisis of sickle-cell disease in Jamaica. BMJ 1976;1:66–68.
25. Mohan J, Marshall JM, Reid HL, et al. Peripheral vascular response to mild indirect cooling in patients with homozygous sickle cell (SS) disease and the frequency of painful crisis. Clin Sci 1998; 94:111–120.
26. Perlin E, Finke H, Castro O, et al. Treatment of sickle cell pain crisis: a clinical trial of diflunisal (Dolobid). Clin Trials J 1988;25:254–264.
27. Grisham JE, Vichinsky EP. Ketorolac versus meperidine in vaso-occlusive crisis: a study of safety and efficacy. Int J Pediatr Hematol Oncol 1996;3:239–247.
28. Wright SW, Norris RL, Mitchell TR. Ketorolac for sickle cell vaso-occlusive crisis pain in the emergency department: lack of a narcotic-sparing effect. Ann Emerg Med 1992;21:925–928.
29. Perlin E, Finke H, Castro O, et al. Enhancement of pain control with ketorolac tromethamine in patients with sickle cell vaso-occlusive crisis. Am J Hematol 1994;46:43–47.
30. Hardwick WE, Givens TG, Monroe KW, et al. Effect of ketorolac in pediatric sickle cell vaso-occlusive pain crisis. Pediatr Emerg Care 1999;15:179–182.
31. Jacobson SJ, Kopecky EA, Joshi P, et al. Randomised trial of oral morphine for painful episodes of sickle-cell disease in children. Lancet 1997;350:1358–1361.
32. Kopecky EA, Jacobson S, Joshi P, et al. Systematic exposure to morphine and the risk of acute chest syndrome in sickle cell disease. Clin Pharmacol Ther 2004;75:140–146.
33. Perlin E, Finke H, Castro O, et al. Infusional/patient-controlled analgesia in sickle-cell vaso-occlusive crises. Pain Clinic 1993;6:113–119.
34. Gonzalez ER, Bahal N, Hansen LA, et al. Intermittent injection vs patient-controlled analgesia for sickle cell crises pain: comparison in patients in the emergency department. Arch Intern Med 1991;151:1373–1378.
35. Hagmeyer KO, Mauro LS, Mauro VF. Meperidine-related seizures associated with patient-controlled analgesia pumps. Ann Pharmacother 1993;27:29–33.

36. Shapiro BS, Ballas SK. The acute painful episode. In: Embury SH, Hebbel RP, Mohandas N, et al, eds. Sickle cell disease: principles and clinical practice. New York: Raven Press Ltd. [year of publication missing]
37. Robieux IC, Kellner JD, Coppes MJ, et al. Analgesia in children with sickle cell crisis: comparison of intermittent opioids vs. continuous intravenous infusion of morphine and placebo-controlled study of oxygen inhalation. Pediatr Hematol Oncol 1992;9:317–326.
38. Zipursky A, Robieux IC, Brown EJ, et al. Oxygen therapy in sickle cell disease. Am J Pediatr Hematol Oncol 1992;14:222–228.
39. Griffin TC, McIntire D, Buchanan GR. High-dose intravenous methylprednisolone therapy for pain in children and adolescents with sickle cell disease. N Engl J Med 1994;330:733–737.
40. Bernini JC, Rogers ZR, Sandler ES, et al. Beneficial effect of intravenous dexamethasone in children with mild to moderately severe acute chest syndrome complicating sickle cell disease. Blood 1998;92:3082–3089.
41. Suraseranivongse S, Santawat U, Kraiprasit K, et al. Cross-validation of a composite pain scale for preschool children within 24 hours of surgery. Br J Anaesth 2001;87:400–405 (http://bja.oupjournals.org/cgi/content/full/87/3/400)
42. American Academy of Pediatrics. Technical report: Prevention of pneumococcal infections, including the use of pneumococcal conjugate and polysaccharide vaccines and antibiotics prophylaxis. Pediatrics 2000;106:367–376.

Diabetische Nephropathie

Suchdatum: Dezember 2003

Michael Shlipak

Frage **Welche Effekte haben unterschiedliche Behandlungsmethoden bei Patienten mit Typ-1-Diabetes und Nephropathie im Frühstadium?**

Nutzen belegt

ACE-Hemmer (Progression bis zum Spätstadium der Nephropathie)[19]

Einer systematischen Übersicht zufolge verlangsamen ACE-Hemmer (Captopril, Lisinopril, Enalapril, Perindopril und Ramipril) bei normotensiven Patienten mit Typ-1-Diabetes und Mikroalbuminurie im Vergleich zu Placebo oder Kontrollen das Fortschreiten zur Makroalbuminurie und stärken die Rückkehr zur Normoalbuminurie. Es fanden sich weder eine systematische Übersicht noch RCTs, in denen an Patienten mit Typ-1-Diabetes und Nephropathie im Frühstadium die Wirkungen von ACE-Hemmern hinsichtlich der Endpunkte Mortalität (aller Ursachen), Inzidenz des terminalen Nierenversagens oder Inzidenz kardiovaskulärer Ereignisse (Schlaganfall, Herzinsuffizienz, Myokardinfarkt) mit Placebo verglichen werden.

Blutzucker-Kontrolle (Progression bis zum Spätstadium der Nephropathie)[3, 20]

Einer systematischen Übersicht zufolge verringert eine intensive Blutzucker-Kontrolle verglichen mit herkömmlicher Kontrolle bei Patienten mit Typ-1-Diabetes und entweder normaler Albuminausscheidung oder Mikroalbuminurie das Fortschreiten zur Nephropathie. Hinsichtlich der Inzidenz einer schweren Hypoglykämie besteht der systematischen Übersicht zufolge kein signifikanter Unterschied zwischen intensiver und herkömmlicher Blutzucker-Kontrolle. Jedoch fand sich bei Patienten unter subkutaner Dauerinfusion von Insulin im Vergleich zur herkömmlichen Mehrfachinjektionsbehandlung eine höhere Inzidenz der diabetischen Ketoazidose. Es fanden sich weder eine systematische Übersicht noch eine RCT, in der die Effekte der Blutzucker-Kontrolle bei Patienten mit Typ-1-Diabetes und Nephropathie im Frühstadium hinsichtlich der Endpunkte Mortalität (aller Ursachen) oder Inzidenz kardiovaskulärer Ereignisse (Schlaganfall, Herzinsuffizienz, Myokardinfarkt) evaluiert werden.

Wirksamkeit unbekannt

Angiotensin-II-Rezeptor-Antagonisten

Es fanden sich weder eine systematische Übersicht noch RCTs, in denen Wirkungen von Angiotensin-II-Rezeptor-Antagonisten bei Patienten mit Typ-1-Diabetes und Nephropathie im Frühstadium in Bezug auf Endpunkte von Interesse mit Placebo verglichen werden. Kontrollierte Langzeit-RCTs mit Placebo wären auf Grund der nachgewiesenen Vorteile von ACE-Hemmern und der Ähnlichkeit zwischen den beiden Substanzklassen unethisch. Es fanden sich keine RCTs, in denen Angiotensin-II-Rezeptor-Antagonisten bei Patienten mit Typ-1-Diabetes und Nephropathie im Frühstadium mit ACE-Hemmern verglichen werden.

Lipidsenkung

Es fanden sich weder eine systematische Übersicht noch RCTs zur Lipidsenkung bei Patienten mit Typ-1-Diabetes und Nephropathie im Frühstadium hinsichtlich der Endpunkte eines Fortschreitens zur Nephropathie im Spätstadium, Mortalität (aller Ursachen), Inzidenz des terminalen Nierenversagens oder Inzidenz kardiovaskulärer Ereignisse (Schlaganfall, Herzinsuffizienz, Myokardinfarkt).

Einschränkung der Proteinzufuhr

Es fanden sich weder eine systematische Übersicht noch RCTs zur Einschränkung der Proteinzufuhr bei Patienten mit Typ-1-Diabetes und Nephropathie im Frühstadium hinsichtlich der Endpunkte eines Fortschreitens zur Nephropathie im Spätstadium, Mortalität (aller Ursachen), Inzidenz des terminalen Nierenversagens oder Inzidenz kardiovaskulärer Ereignisse (Schlaganfall, Herzinsuffizienz, Myokardinfarkt).

Enge Überwachung des Blutdrucks

Es fanden sich weder eine systematische Übersicht noch RCTs, in denen eine engmaschige Blutdruckkontrolle bei Patienten mit Typ-1-Diabetes und Nephropathie im Frühstadium hinsichtlich der Endpunkte eines Fortschreitens zur Nephropathie im Spätstadium, Mortalität (aller Ursachen), Inzidenz des terminalen Nierenversagens oder Inzidenz kardiovaskulärer Ereignisse (Schlaganfall, Herzinsuffizienz, Myokardinfarkt) mit herkömmlicher Blutdruckkontrolle verglichen werden.

Frage **Welche Effekte haben unterschiedliche Behandlungsmethoden bei Patienten mit Typ-1-Diabetes und Nephropathie im Spätstadium?**

Nutzen belegt

Captopril[21]

Einer RCT an Patienten mit Typ-1-Diabetes und Nephropathie im Spätstadium zufolge senkt Captopril, ein ACE-Hemmer, im Vergleich zu Placebo innerhalb von 3 Jahren die kombinierten Endpunkte Nierentransplantation, terminales Nierenversagen und Tod. Es fanden sich weder eine systematische Übersicht noch RCTs, in denen die Wirkungen von Captopril bei Patienten mit Typ-1-Diabetes und Nephropathie im Spätstadium hinsichtlich der Endpunkte Inzidenz kardiovaskulärer Ereignisse (Schlaganfall, Herzinsuffizienz, Myokardinfarkt) oder bezüglich der Wirkungen anderer ACE-Hemmer für die Endpunkte von Interesse mit Placebo verglichen werden.

Wirksamkeit unbekannt

Angiotensin-II-Rezeptor-Antagonisten

Es fanden sich weder eine systematische Übersicht noch RCTs, in denen an Patienten mit Typ-1-Diabetes und Nephropathie im Spätstadium die Wirkungen von ACE-Hemmern hinsichtlich der Endpunkte Mortalität (aller Ursachen), Inzidenz des terminalen Nierenversagens oder Inzidenz kardiovaskulärer Ereignisse (Schlaganfall, Herzinsuffizienz, Myokardinfarkt) mit Placebo verglichen werden. Langzeit-RCTs mit Placebo wären auf Grund der nachgewiesenen Vorteile von ACE-Hemmern und der Ähnlichkeit zwischen den beiden Substanzklassen unethisch. Es fanden sich keine RCTs, in denen Angiotensin-II-Rezeptor-Antagonisten bei Patienten mit Typ-1-Diabetes und Nephropathie im Spätstadium mit ACE-Hemmern verglichen werden.

Blutzucker-Kontrolle

Es fanden sich weder eine systematische Übersicht noch RCTs, in denen an Patienten mit Typ-1-Diabetes und Nephropathie im Spätstadium die Wirkungen einer intensiven Blutzucker-Kontrolle hinsichtlich der Endpunkte Mortalität (aller Ursachen), Inzidenz des terminalen Nierenversagens oder Inzidenz kardiovaskulärer Ereignisse (Schlaganfall, Herzinsuffizienz, Myokardinfarkt) mit herkömmlicher Blutzucker-Kontrolle verglichen werden.

Lipidsenkung

Es fanden sich weder eine systematische Übersicht noch RCTs, in denen an Patienten mit Typ-1-Diabetes und Nephropathie im Spätstadium die Wirkungen einer Lipidsenkung hinsichtlich der Endpunkte Mortalität, Inzidenz des terminalen Nierenversagens oder Inzidenz kardiovaskulärer Ereignisse (Schlaganfall, Herzinsuffizienz, Myokardinfarkt) evaluiert werden.

Einschränkung der Proteinzufuhr[22]

Einer kleinen RCT zufolge senkt eine eiweißarme Ernährung im Vergleich zur üblichen Eiweißaufnahme bei Patienten mit Typ-1-Diabetes und Nephropathie im Spätstadium nach 4 Jahren signifikant die kumulative Inzidenz eines terminalen Nierenversagens oder des Todes. Diese RCT war nur klein, und wegen der Art der Intervention konnten weder die Teilnehmer noch die Untersuchenden verblindet werden. Es fanden sich weder eine systematische Übersicht noch RCTs, in denen an Patienten mit Typ-1-Diabetes und Nephropathie im Spätstadium die Wirkungen einer eiweißarmen Ernährung hinsichtlich des Endpunktes Inzidenz kardiovaskulärer Ereignisse (Schlaganfall, Herzinsuffizienz, Myokardinfarkt) mit einer normalen Ernährungsweise verglichen werden.

Engmaschige Blutdruckkontrolle

Es fanden sich weder eine systematische Übersicht noch RCTs, in denen an Patienten mit Typ-1-Diabetes und Nephropathie im Spätstadium die Wirkungen einer engmaschigen Blutdruckkontrolle hinsichtlich der Endpunkte Mortalität, Inzidenz des terminalen Nierenversagens oder Inzidenz kardiovaskulärer Ereignisse (Schlaganfall, Herzinsuffizienz, Myokardinfarkt) mit herkömmlicher Blutdruckkontrolle verglichen werden.

Frage **Welche Effekte haben unterschiedliche Behandlungsmethoden bei Patienten mit Typ-2-Diabetes und Nephropathie im Frühstadium?**

Nutzen belegt

ACE-Hemmer[24–26]

Einer RCT zufolge verringert Enalapril verglichen mit Placebo signifikant den Fortgang zum Spätstadium der Nephropathie. Eine RCT, in der Ramipril mit Placebo verglichen und eine Untergruppenanalyse bei Patienten mit Diabetes und Nephropathie im Frühstadium durchgeführt wurden, ergab, dass Ramipril den kombinierten Endpunkt Myokardinfarkt, Schlaganfall oder kardiovaskulär bedingter Tod verringert. Eine systematische Übersicht, in der die Ergebnisse nicht entsprechend der Diabetesform stratifiziert wurden, zeigte, dass ACE-Hemmer im Vergleich zu Placebo bei Patienten mit Diabetes und Mikroalbuminurie nach 3 Jahren das Forschreiten zur Nephropathie im Spätstadium signifikant verlangsamen. Es fanden sich weder eine systematische Übersicht noch RCTs, in denen ACE-Hemmer bei Patienten mit Typ-2-Diabetes und Nephropathie im Frühstadium hinsichtlich der Endpunkte Mortalität (aller Ursachen), Inzidenz des terminalen Nierenversagens oder Inzidenz kardiovaskulärer Ereignisse (Schlaganfall, Herzinsuffizienz, Myokardinfarkt) mit Placebo verglichen werden.

Irbesartan (Progression bis zum Spätstadium der Nephropathie)[27]

Einer RCT an Patienten mit Typ-2-Diabetes, Hypertonie und Mikroalbuminurie zufolge verringert der Angiotensin-II-Rezeptor-Antagonist Irbesartan (300 mg) im Vergleich zu Placebo über 2 Jahre das Fortschreiten vom Früh- zum Spätstadium der Nephropathie. Unter 150 mg Irbesartan fand sich hingegen kein signifikanter Rückgang. Es fanden sich weder eine systematische Übersicht noch RCTs, in denen Angiotensin-II-Rezeptor-Antagonisten bei Patienten mit Typ-2-Diabetes und Nephropathie im Frühstadium hinsichtlich der Endpunkte Mortalität (aller Ursachen), Inzidenz des terminalen Nierenversagens oder Inzidenz kardiovaskulärer Ereignisse (Schlaganfall, Herzinsuffizienz, Myokardinfarkt) mit Placebo verglichen werden.

Engmaschige Blutdruckkontrolle (Progression bis zum Spätstadium der Nephropathie)[28]
Einer RCT an Patienten mit Typ-2-Diabetes, Nephropathie im Frühstadium und einem Ausgangsblutdruck im Normbereich zufolge verlangsamt ein niedrigerer diastolischer Zielblutdruck (10 mmHg unter Ausgangswert) im Vergleich zu einem mäßigen diastolischen Zielblutdruck (80–89 mmHg) über 5 Jahre signifikant das Fortschreiten einer Mikroalbuminurie zur offenen Albuminurie. Es fanden sich weder eine systematische Übersicht noch RCTs zur engmaschigen Blutdruckkontrolle bei Patienten mit Typ-2-Diabetes und Nephropathie im Frühstadium hinsichtlich der Endpunkte Mortalität (aller Ursachen), Inzidenz des terminalen Nierenversagens oder Inzidenz kardiovaskulärer Ereignisse (Schlaganfall, Herzinsuffizienz, Myokardinfarkt).

Wirksamkeit unbekannt

Blutzucker-Kontrolle
Es fanden sich weder eine systematische Übersicht noch RCTs, in denen die Wirkungen einer Blutzucker-Kontrolle bei Patienten mit Typ-2-Diabetes und Nephropathie im Frühstadium hinsichtlich der Endpunkte Fortschreiten zum Spätstadium der Nephropathie, Mortalität, Inzidenz des terminalen Nierenversagens oder Inzidenz kardiovaskulärer Ereignisse (Schlaganfall, Herzinsuffizienz, Myokardinfarkt) evaluiert werden.

Lipidsenkung
Es fanden sich weder eine systematische Übersicht noch RCTs zur Lipidsenkung bei Patienten mit Typ-2-Diabetes und Nephropathie im Frühstadium hinsichtlich der Endpunkte Fortschreiten zum Spätstadium der Nephropathie, Mortalität (aller Ursachen), Inzidenz des terminalen Nierenversagens oder Inzidenz kardiovaskulärer Ereignisse (Schlaganfall, Herzinsuffizienz, Myokardinfarkt).

Einschränkung der Proteinzufuhr
Es fanden sich weder eine systematische Übersicht noch RCTs zur Einschränkung der Proteinzufuhr bei Patienten mit Typ-2-Diabetes und Nephropathie im Frühstadium hinsichtlich der Endpunkte Fortschreiten zum Spätstadium der Nephropathie, Mortalität (aller Ursachen), Inzidenz des terminalen Nierenversagens oder Inzidenz kardiovaskulärer Ereignisse (Schlaganfall, Herzinsuffizienz, Myokardinfarkt).

Frage **Welche Effekte haben unterschiedliche Behandlungsmethoden bei Patienten mit Typ-2-Diabetes und Nephropathie im Spätstadium?**

Nutzen belegt

Losartan (Progression bis zum Spätstadium der Nephropathie)[29–31]
Es fanden sich zwei RCTs, in denen Angiotensin-II-Rezeptor-Antagonisten hinsichtlich der Endpunkte Fortschreiten zum Spätstadium der Nephropathie, kardiovaskuläre Ereignise und Mortalität mit Placebo verglichen werden. Einer RCT an Patienten mit Typ-2-Diabetes und Nephropathie im Spätstadium zufolge verlangsamt Losartan im Vergleich zu Placebo über 3,4 Jahre das Fortschreiten zum Spätstadium der Nephropathie, jedoch fand sich weder hinsichtlich tödlicher oder nicht-tödlicher kardiovaskulärer Ereignisse noch des Todes aller Ursachen ein signifikanter Unterschied. Eine andere RCT an Patienten mit Typ-2-Diabetes und Nephropathie im Spätstadium ergab über 2,6 Jahre weder hinsichtlich des Fortschreitens zum terminalen Nierenversagen noch des Todes aller Ursachen einen signifikanten Unterschied zwischen Irbesartan und Placebo. Sie zeigte auch, dass Irbesartan im Vergleich zu Placebo die Inzidenz der Herzinsuffizienz signifikant senkt, ergab jedoch keinen signifikanten Unterschied hinsichtlich des zusammengesetzten kardiovaskulären Endpunktes kardiovaskulär bedingter Tod, Myokardinfarkt, zerebrovaskuläres Er-

eignis oder kardiale Revaskularisation. In beiden RCTs wurde der Angiotensin-II-Rezeptor-Antagonist beim Auftreten einer Hyperkaliämie abgesetzt.

Wirksamkeit unbekannt

ACE-Hemmer

Es fanden sich weder eine systematische Übersicht noch RCTs, in denen ACE-Hemmer bei Patienten mit Typ-2-Diabetes und Nephropathie im Frühstadium hinsichtlich der Endpunkte Mortalität (aller Ursachen), Inzidenz des terminalen Nierenversagens oder Inzidenz kardiovaskulärer Ereignisse (Schlaganfall, Herzinsuffizienz, Myokardinfarkt) mit Placebo verglichen werden.

Blutzucker-Kontrolle

Es fanden sich weder eine systematische Übersicht noch RCTs zur Blutzucker-Kontrolle bei Patienten mit Typ-2-Diabetes und Nephropathie im Frühstadium hinsichtlich der Endpunkte Fortschreiten zum Spätstadium der Nephropathie, Mortalität (aller Ursachen), Inzidenz des terminalen Nierenversagens oder Inzidenz kardiovaskulärer Ereignisse (Schlaganfall, Herzinsuffizienz, Myokardinfarkt).

Lipidsenkung

Es fanden sich weder eine systematische Übersicht noch RCTs zur Lipidsenkung bei Patienten mit Typ-2-Diabetes und Nephropathie im Frühstadium hinsichtlich der Endpunkte Fortschreiten zum Spätstadium der Nephropathie, Mortalität (aller Ursachen), Inzidenz des terminalen Nierenversagens oder Inzidenz kardiovaskulärer Ereignisse (Schlaganfall, Herzinsuffizienz, Myokardinfarkt).

Einschränkung der Proteinzufuhr

Es fanden sich weder eine systematische Übersicht noch RCTs zur Einschränkung der Proteinzufuhr bei Patienten mit Typ-2-Diabetes und Nephropathie im Frühstadium hinsichtlich der Endpunkte Fortschreiten zum Spätstadium der Nephropathie, Mortalität (aller Ursachen), Inzidenz des terminalen Nierenversagens oder Inzidenz kardiovaskulärer Ereignisse (Schlaganfall, Herzinsuffizienz, Myokardinfarkt).

Engmaschige Blutdruckkontrolle

Es fanden sich weder eine systematische Übersicht noch RCTs zur engmaschige Blutdruckkontrolle bei Patienten mit Typ-2-Diabetes und Nephropathie im Frühstadium hinsichtlich der Endpunkte Fortschreiten zum Spätstadium der Nephropathie, Mortalität (aller Ursachen), Inzidenz des terminalen Nierenversagens oder Inzidenz kardiovaskulärer Ereignisse (Schlaganfall, Herzinsuffizienz, Myokardinfarkt).

Definition Die diabetische Nephropathie ist ein klinisches Syndrom bei Diabetikern, gekennzeichnet durch Albuminurie bei mindestens zwei Gelegenheiten, die 3–6 Monate auseinanderliegen. Begleitet wird sie gewöhnlich von Hypertonie, einer stetigen Zunahme der Proteinurie und abnehmender Nierenfunktion. Beim Typ-1-Diabetes wurden fünf Stadien vorgeschlagen. Davon entsprechen die Stadien 1 und 2 der präklinischen Nephropathie und werden nur durch bildgebende Verfahren oder bei einer Biopsie entdeckt. Stadium 3 ist gleich bedeutend mit der Nephropathie im Frühstadium, dem in diesem Kapitel verwandten Begriff. Die Nephropathie im Stadium 4 ist klinisch auch als Nephropathie im Spätstadium bekannt, und dieser Begriff wird im noch verbleibenden Kapitel verwandt. Stadium 5 entspricht dem Fortschreiten zum terminalen Nierenversagen. **Population:** In diese Übersicht wurden Patienten mit Diabetes und entweder einer Nephropathie im Frühstadium, gleich bedeutend mit Mikroalbuminurie, gewöhnlich definiert durch ein Albuminurieniveau von 30–300 mg/d (oder einen Albumin-Kreatinin-Quotienten von 30–300 mg/g [3,4–34 mg/mmol], oder im Spätstadium, gleich bedeutend mit Makroalbuminurie, charakterisiert durch eine Albuminurie von >300 mg/d (oder einen Albumin-Kreatinin-Quotienten von >300 mg/g [34 mg/mmol] aufgenommen. Die Behandlung von Patienten mit Diabetes und terminalem Nierenversagen ist nicht Gegenstand dieses Kapitels.

Inzidenz/ Prävalenz

Im Jahre 1997 betrug die Prävalenz des Diabetes weltweit 124 Millionen, und bis zum Jahre 2010 wird ein Anstieg auf 221 Millionen erwartet.[1] In Großbritannien wurde 1998 bei 1,4 Millionen Menschen Diabetes diagnostiziert, und Schätzungen zufolge ist noch eine weitere Million daran erkrankt, ohne indessen diagnostiziert zu sein.[2] Nach 20 Jahren Diabetes beträgt das kumulative Risiko einer Proteinurie 27 % für Typ-2- und 28 % für Typ-1-Diabetes.[3] Sowohl bei Typ-1- als auch bei Typ-2-Diabetes beträgt die Gesamtprävalenz der Mikro- und Makroalbuminurie etwa 30–35 %.[4] Zusätzlich steigt die Inzidenz der diabetischen Nephropathie, was teilweise auf die zunehmende Ausbreitung des Typ-2-Diabetes und eine erhöhte Lebenserwartung zurückgeht. So ist beispielsweise in den USA die Inzidenz während der vergangenen 10 Jahre um 150 % gestiegen.[5]

Ätiologie/ Risikofaktoren

Als Risikofaktoren für die Entwicklung einer Nephropathie konnten die Dauer des Diabetes, höheres Alter, männliches Geschlecht, Raucherstatus und schlechte Blutzucker-Kontrolle ausgemacht werden.[6, 7] Außerdem scheinen bestimmte ethnische Gruppen stärker für das Entstehen einer diabetischen Nephropathie gefährdet zu sein. Eine Mikroalbuminurie ist bei Typ-2-Diabetikern weniger pathognomonisch, da auch eine Hypertonie, die einen Typ-2-Diabetes gewöhnlich kompliziert, zu Mikroalbuminurie führen kann. Eine Hypertonie kann darüber hinaus zu Niereninsuffizienz führen, daher ist die Zeit bis zu deren Entstehen bei Typ-2-Diabetes u. U. kürzer als bei Typ-1-Diabetes. Bei Patienten mit atypischem Verlauf kann eine Nierenbiopsie angeraten sein. Auch gibt es einige Unterschiede im Verlauf einer Nephropathie bei Typ-1- bzw. Typ-2-Diabetes. Bei Typ-2-Diabetikern besteht eine Albuminurie häufiger schon zum Zeitpunkt der Diagnose. Auch Hypertonie kommt bei einer Nephropathie, bedingt durch einen Typ-2-Diabetes, häufiger vor. Und schließlich hat eine Mikroalbuminurie bei Typ-2-Diabetes hinsichtlich einer Nephropathie im Spätstadium weniger Vorhersagewert als bei Typ-1-Diabetes.[8]

Prognose

Patienten mit Mikroalbuminurie sind in höherem Maße für das Fortschreiten in Richtung Makroalbuminurie und terminalem Nierenversagen gefährdet. Der Verlauf der Nierenfunktion ist bei Typ-1- und -2-Diabetes ähnlich. Der natürliche Verlauf einer diabetischen Nephropathie ist bei Diabetes vom Typ 1 besser definiert als bei Typ 2. Bei letzterem lässt sich der Verlauf u. U. schwerer vorhersagen, und zwar primär deshalb, weil der Zeitpunkt des Beginns der Erkrankung seltener bekannt ist und Begleiterkrankungen zum Nierenleiden beitragen können. Ohne spezifische Interventionen kommt es bei 80 % der Patienten mit Typ-1-Diabetes bzw. bei 20–40 % der Patienten mit Typ-2-Diabetes und Mikroalbuminurie im weiteren Verlauf zur Makroalbuminurie.[9] Die diabetische Nephropathie geht mit schlechten Endpunkten einher. In Großbritannien ist sie die häufigste Ursache eines terminalen Nierenversagens und verantwortlich für 20 % aller Fälle[10], während Diabetes in den USA die Ursache für 48 % aller neuen Fälle eines terminalen Nierenversagens darstellt[11]. Bei Patienten mit Typ-1-Diabetes und Proteinurie wurde eine gegenüber Patienten ohne Proteinurie um das 40-fache erhöhte Mortalität nachgewiesen.[12] Bei Typ-2-Diabetes ist die prognostische Bedeutung weniger stark ausgeprägt, auch wenn Patienten mit Proteinurie gegenüber Patienten ohne Proteinurie ein um das 4-fache erhöhtes Sterberisiko tragen. Außerdem wurde bei Diabetikern ein Zusammenhang zwischen Albuminurie und erhöhter kardiovaskulärer Gefährdung nachgewiesen.[14] Die Gefahr eines terminalen Nierenversagens im Zusammenhang mit Diabetes ist bei Amerikanern afrikanischer, indianischer und mexikanischer Herkunft viel höher als bei Weißen.[9, 15] In den USA schreitet ein Diabetes bei Afroamerikanern viel rascher zu einem terminalen Nierenversagen fort als bei weißen Diabetikern.[16] In England liegen die Raten für den Beginn einer Therapie wegen terminalem Nierenversagen bei Menschen afrokaribischer und indoasiatischer Herkunft 4,2 bzw. 3,7 Mal höher als bei Weißen.[17] Die Pima, ein im Südwesten der USA lebender Stamm der Ureinwohner, haben im Vergleich zu Weißen eine viel höhere Rate an diabetischen Nephropathien und gelangen auch rascher ins Endstadium der Nierenerkrankung.[18]

Literatur

1. Amos AF, McCarty DJ, Zimmet P. The rising global burden of diabetes and its complications: estimates and projections to the year 2010. *Diabet Med* 1997;14(suppl 5):S1–S85.
2. Diabetes UK. Who gets diabetes and what causes it? (http://www.diabetes.org.uk/diabetes/get.htm, last accessed 16 August 2004).
3. Hasslacher C, Ritz E, Wahl P, et al. Similar risks of nephropathy in patients with type I or type II diabetes mellitus. *Nephrol Dial Transplant* 1989;4:859–863.
4. Parving HH, Osterby R, Ritz E. Diabetic nephropathy. In: Brenner BM, ed. *The kidney.* Philadelphia: WB Saunders, 2000:1731–1773.
5. Remuzzi G, Schieppati A, Ruggenenti P. Clinical practice. Nephropathy in patients with type 2 diabetes. *N Engl J Med* 2002;346:1145–1151.
6. Marcantoni C, Ortalda V, Lupo A, et al. Progression of renal failure in diabetic nephropathy. *Nephrol Dial Transplant* 1998;13(suppl 8):16–19.
7. Ballard DJ, Humphrey LL, Melton LJ, 3rd, et al. Epidemiology of persistent proteinuria in type II diabetes mellitus. Population-based study in Rochester, Minnesota. *Diabetes* 1988;37:405–412.
8. Powers A. Diabetes mellitus. In: Braunwald E, Fauci AS, Kasper DL, et al eds. *Harrison's principles of internal medicine.* New York: McGraw-Hill, 2001.
9. Molitch ME, DeFronzo RA, Franz MJ, et al. Nephropathy in diabetes. *Diabetes Care* 2004;27(suppl 1):S79–S83.
10. Ansell D, Feest T. *UK renal registry report.* Bristol: UK Renal Registry, 2001.
11. USRDS. *2000 annual data report.* Bethesda, MD: National Institutes of Health, National Institute of Diabetes and Digestive and Kidney Diseases, 2000.
12. Borch-Johnsen K, Andersen PK, Deckert T. The effect of proteinuria on relative mortality in type 1 (insulin-dependent) diabetes mellitus. *Diabetologia* 1985;28:590–596.
13. Morrish NJ, Stevens LK, Head J, et al. A prospective study of mortality among middle-aged diabetic patients (the London Cohort of the WHO Multinational Study of Vascular Disease in Diabetics) I: Causes and death rates. *Diabetologia* 1990;33:538–541.
14. Mogensen CE. Microalbuminuria, blood pressure and diabetic renal disease: origin and development of ideas. *Diabetologia* 1999;42:263–285.
15. Mokdad AH, Ford ES, Bowman BA, et al. Diabetes trends in the US: 1990–1998. *Diabetes Care* 2000;23:1278–1283.
16. Hsu CY, Lin F, Vittinghoff E, Shlipak MG. Racial differences in the progression from chronic renal insufficiency to end-stage renal disease in the United States. *J Am Soc Nephrol* 2003;14:2902–2907.
17. Roderick PJ, Raleigh VS, Hallam L, Mallick NP. The need and demand for renal replacement therapy in ethnic minorities in England. *J Epidemiol Community Health* 1996;50:334–339.
18. Lemley KV. A basis for accelerated progression of diabetic nephropathy in Pima Indians. *Kidney Int Suppl* 2003:S38–S42.
19. ACE Inhibitors in Diabetic Nephropathy Trialist Group. Should all patients with type 1 diabetes mellitus and microalbuminuria receive angiotensin-converting enzyme inhibitors? A meta-analysis of individual patient data [comment]. *Ann Intern Med* 2001;134:370–379. Search date not reported; primary source Medline.
20. Wang PH, Lau J, Chalmers TC. Meta-analysis of effects of intensive blood-glucose control on late complications of type I diabetes. *Lancet* 1993;341:1306–1309. Search date 1991; primary sources not reported.
21. Lewis EJ, Hunsicker LG, Bain RP, Rohde RD. The effect of angiotensin-converting-enzyme inhibition on diabetic nephropathy. The Collaborative Study Group. *N Engl J Med* 1993;329:1456–1462.

22. Hansen HP, Tauber-Lassen E, Jensen BR, Parving HH. Effect of dietary protein restriction on prognosis in patients with diabetic nephropathy. *Kidney Int* 2002;62:220–228.
23. Pedrini MT, Levey AS, Lau J, Chalmers TC, Wang PH. The effect of dietary protein restriction on the progression of diabetic and nondiabetic renal diseases: a meta-analysis. *Ann Intern Med* 1996;124:627–632. Search date 1994; primary source Medline.
24. Kshirsagar AV, Joy MS, Hogan SL, et al. Effect of ACE inhibitors in diabetic and nondiabetic chronic renal disease: a systematic overview of randomized placebo-controlled trials. *Am J Kidney Dis* 2000;35:695–707. Search date 1999; primary source Medline.
25. Heart Outcomes Prevention Evaluation Study Investigators. Effects of ramipril on cardiovascular and microvascular outcomes in people with diabetes mellitus: results of the HOPE study and MICRO-HOPE substudy. *Lancet* 2000;355:253–259.
26. Ravid M, Savin H, Jutrin I, et al. Long-term effects of ACE inhibition on development of nephropathy in diabetes mellitus type II. *Kidney Int Suppl* 1994;45:S161–164.
27. Parving HH, Lehnert H, Brochner-Mortensen J, et al. The effect of irbesartan on the development of diabetic nephropathy in patients with type 2 diabetes. *N Engl J Med* 2001;345:870–878.
28. Schrier RW, Estacio RO, Esler A, et al. Effects of aggressive blood pressure control in normotensive type 2 diabetic patients on albuminuria, retinopathy and strokes. *Kidney Int* 2002;61:1086–1097.
29. Brenner BM, Cooper ME, de Zeeuw D, et al. Effects of losartan on renal and cardiovascular outcomes in patients with type 2 diabetes and nephropathy. *N Engl J Med* 2001;345:861–869.
30. Lewis EJ, Hunsicker LG, Clarke WR, et al. Renoprotective effect of the angiotensin-receptor antagonist irbesartan in patients with nephropathy due to type 2 diabetes. *N Engl J Med* 2001;345:851–860.
31. Berl T, Hunsicker LG, Lewis JB, et al. Cardiovascular outcomes in the Irbesartan Diabetic Nephropathy Trial of patients with type 2 diabetes and overt nephropathy. *Ann Intern Med* 2003;138:542–549.
32. Fioretto P, Steffes MW, Brown DM, Mauer SM. An overview of renal pathology in insulin-dependent diabetes mellitus in relationship to altered glomerular hemodynamics. *Am J Kidney Dis* 1992;20: 549–558.
33. Eknoyan G, Hostetter T, Bakris GL, et al. Proteinuria and other markers of chronic kidney disease: a position statement of the national kidney foundation (NKF) and the National Institute of Diabetes and Digestive and Kidney Diseases (NIDDK). *Am J Kidney Dis* 2003;42:617–622.

Kommentar

Otto-Albrecht Müller

Die diabetische Nephropathie ist eine gefürchtete Komplikation des Typ-1- und auch des Typ-2-Diabetes, da sie schlussendlich zur Hämodialyse, Peritonealdialyse, Nierentransplantation oder kombinierter Nieren- und Pankreastransplantation führen kann, was im übrigen hohe Kosten verursacht. Etwa 50% der Dialyse-Patienten in der Bundesrepublik Deutschlands sind Diabetiker. Diese Patienten haben ein 2- bis 4-fach höheres Mortalitätsrisiko als nicht-diabetische Patienten mit terminaler Niereninsuffizienz. Haupttodesursache sind kardiovaskuläre Zwischenfälle. Bei Patienten mit Typ-1-Diabetes kann mit einer kombinierten Nieren- und Pankreastransplantation eine deutliche Reduktion der Mortalität im Vergleich zur alleinigen Nierentransplantation beobachtet werden. Die Transplantation ermöglicht die höchste Lebensqualität und vermeidet die Nachteile der Dialyse-Therapie (1).

Um die terminale Niereninsuffizienz hinauszuzögern bzw. zu vermeiden, sind folgende Therapieprinzipien von besonderer Wichtigkeit:

- optimale Blutzucker-Einstellung („intensivierte Insulin-Therapie")
- optimale Blutdruck-Einstellung durch ACE-Hemmer und auch Betablocker, wobei auch Mikro- und Makroalbuminurie verhindert oder zumindest verzögert bzw. vermindert werden
- Ernährungstherapie, hier sollte eine normale Proteinzufuhr von 0,8 mg/kg/Tag eingehalten werden. Eine ausgeprägte Proteinrestriktion kann zu einer mangelhaften Aufnahme essentieller Nahrungsbestandteile und zu Katabolismus führen.

Nikotinverzicht ist zwingend anzuraten, Röntgen-Kontrastmittel können bei Patienten mit Nephropathie ein akutes Nierenversagen auslösen. Hier sind entsprechende Hydrierungsmaßnahmen erforderlich (1).

1. Scherbaum WA, Lauterbach KW, Renner R (Hrsg.): Evidenzbasierte Leitlinien DDG 2000: Diagnose, Therapie und Verlaufskontrolle der diabetischen Nephropathie.

Nierensteine

Suchdatum: März 2004

Robyn Webber, David Tolley und James Lingeman

Frage **Welche Effekte haben unterschiedliche Behandlungsmethoden zur Steinentfernung bei Patienten mit asymptomatischen Nierensteinen?**

Wirksamkeit unbekannt

Extrakorporale Stoßwellenlithotripsie (ESWL) bei Patienten mit asymptomatischen Nieren- oder Harnleitersteinen[6]

Einer RCT zufolge besteht hinsichtlich der Steinfreiheitsrate nach etwa einem Jahr bei Patienten mit asymptomatischen Nierensteinen von weniger als 15 mm Durchmesser kein signifikanter Unterschied zwischen prophylaktischer extrakorporaler Stoßwellenlithotripsie und konservativer Behandlung. Es fanden sich jedoch begrenzte Belege dafür, dass nach konservativer Behandlung bei mehr Patienten ein invasiver Eingriff errforderlich ist. Es fanden sich keine RCTs zur extrakorporalen Stoßwellenlithotripsie bei Patienten mit größeren Nierensteinen oder mit Harnleitersteinen.

Perkutane Nephrolithotomie (PCNL) bei Patienten mit asymptomatischen Nieren- oder Harnleitersteinen

Es fanden sich keine RCTs zur perkutanen Nephrolithotomie bei Patienten mit asymptomatischen Nieren- oder Harnleitersteinen.

Ureteroskopie bei Patienten mit asymptomatischen Nieren- oder Harnleitersteinen

Es fanden sich keine RCTs zur Ureteroskopie bei Patienten mit asymptomatischen Nieren- oder Harnleitersteinen.

Frage **Welche Effekte haben unterschiedliche Behandlungsmethoden zur Entfernung symptomatischer Nierensteine?**

Nutzen wahrscheinlich

Extrakorporale Stoßwellenlithotripsie (ESWL) bei Patienten mit Nierensteinen unter 20 mm Durchmesser

Einer RCT zufolge senkt die extrakorporale Stoßwellenlithotripsie verglichen mit der perkutanen Nephrolithotomie bei Patienten mit symptomatischen Nierensteinen von weniger als 30 mm Durchmesser die Steinfreiheitsrate und erhöht die Rate der Therapieversager. Hinsichtlich der Komplikationsrate fand sich kein signifikanter Unterschied zwischen den beiden Verfahren, obwohl es unter perkutaner Nephrolithotomie häufiger zu Komplikationen kommt. Es fanden sich keine RCTs, in denen die extrakorporale Stoßwellenlithotripsie bei Patienten mit Nierensteinen mit der Ureteroskopie oder der offenen Nephrolithotomie verglichen wird. Es herrscht Übereinstimmung dahingehend, dass die extrakorporale Stoßwellenlithotripsie bei Patienten mit Nierensteinen von einem Durchmesser unter 20 mm die Therapie der ersten Wahl darstellt, da es sich um eine weniger invasive Intervention als die perkutane Nephrolithotomie handelt.

Perkutane Nephrolithotomie (PCNL) bei Patienten mit Nierensteinen[7]

Einer RCT zufolge erhöht die perkutane Nephrolithotomie verglichen mit der extrakorporalen Stoßwellenlithotripsie bei Patienten mit symptomatischen Nierensteinen von weniger als 30 mm Durchmesser die Steinfreiheitsrate und senkt die Rate der Therapieversager.

Hinsichtlich der Komplikationsrate fand sich kein signifikanter Unterschied zwischen den beiden Verfahren, obwohl es unter perkutaner Nephrolithotomie häufiger zu Komplikationen kommt. Es fanden sich keine RCTs, in denen die perkutane Nephrolithotomie bei Patienten mit Nierensteinen mit einer konservativen Behandlung, Ureteroskopie oder der offenen Nephrolithotomie verglichen wird.

Wirksamkeit unbekannt

Offene Nephrolithotomie bei Patienten mit Nierensteinen

Es fanden sich keine RCTs zur offenen Nephrolithotomie bei Patienten mit Nierensteinen.

Ureteroskopie bei Patienten mit Nierensteinen

Es fanden sich keine RCTs zur Ureteroskopie bei Patienten mit Nierensteinen.

Frage Welche Effekte haben unterschiedliche Behandlungsmethoden zur Entfernung symptomatischer Harnleitersteine?

Nutzen wahrscheinlich

Extrakorporale Stoßwellenlithotripsie (ESWL) bei Patienten mit Steinen im mittleren und distalen Ureter[8–11]

Drei RCTs zufolge sind die Steinfreiheitsraten bei Patienten mit Steinen im mittleren und distalen Ureter unter extrakorporaler Stoßwellenlithotripsie im Vergleich zur Ureteroskopie niedriger, und die Zeit bis zur Steinfreiheit ist länger. Eine RCT ergab jedoch hinsichlich der Steinfreiheitsraten bei Patienten mit Harnleitersteinen von weniger als 15 mm Durchmesser keinen signifikanten Unterschied zwischen den Behandlungsformen. Eine RCT zeigte unter extrakorporaler Stoßwellenlithotripsie eine niedrigere Rate an Therapieversagern als unter Ureteroskopie. Drei RCTs ergaben unter extrakorporaler Stoßwellenlithotripsie eine niedrigere Rate an schweren Komplikationen als unter Ureteroskopie.

Nutzen und Schaden abzuwägen

Ureteroskopie bei Patienten mit Steinen im mittleren und distalen Ureter[8–11]

Drei RCTs zufolge sind die Steinfreiheitsraten bei Patienten mit Steinen im mittleren und distalen Ureter unter Ureteroskopie im Vergleich zur extrakorporalen Stoßwellenlithotripsie höher, und die Zeit bis zur Steinfreiheit ist kürzer. Eine RCT ergab jedoch hinsichlich der Steinfreiheitsraten bei Patienten mit Harnleitersteinen von weniger als 15 mm Durchmesser keinen signifikanten Unterschied zwischen den Behandlungsformen. Eine RCT zeigte unter Ureteroskopie eine höhere Rate an Therapieversagern als unter extrakorporaler Stoßwellenlithotripsie. Drei RCTs ergaben unter Ureteroskopie eine höhere Rate an schweren Komplikationen als unter extrakorporaler Stoßwellenlithotripsie.

Wirksamkeit unbekannt

Extrakorporale Stoßwellenlithotripsie (ESWL) bei Patienten mit proximalen Harnleitersteinen[8–11]

Es fanden sich keine RCTs, in denen die extrakorporale Stoßwellenlithotripsie an Patienten mit proximalen Harnleitersteinen mit der Ureteroskopie verglichen wird. Es fanden sich auch keine RCTs, in denen an Patienten mit Harnleitersteinen eine konservative Behandlung mit der Ureterolithotomie (offen oder laparoskopisch) verglichen wird.

Ureterolithotomie (offen oder laparoskopisch) bei Patienten mit Harnleitersteinen

Es fanden sich keine RCTs zur Ureterotomie bei Patienten mit Harnleitersteinen.

Ureteroskopie bei Patienten mit proximalen Harnleitersteinen[8–11]

Es fanden sich keine RCTs, in denen die Ureteroskopie an Patienten mit proximalen Harnleitersteinen mit der extrakorporalen Stoßwellenlithotripsie verglichen wird. Es fanden sich auch keine RCTs, in denen die Ureteroskopie bei Patienten mit Harnleitersteinen mit einer konservativen Behandlung, der extrakorporalen Stoßwellenlithotripsie oder der Ureterolithotomie (offen oder laparoskopisch) verglichen wird.

Definition

Nephrolithiasis bedeutet das Vorliegen von Steinen in der Niere. **Urolithiasis** ist ein allgemeinerer Begriff für Steine an irgendeiner Stelle im Harntrakt. Ein Drittel aller Nierensteine tritt klinisch hervor, typischerweise durch oftmals schwere Schmerzen, Schmerzempfindlichkeit im Nierenlager, Hämaturie oder Verdauungssymptome, wie z. B. Übelkeit, Erbrechen oder Diarrhö.[1] Gewöhnlich setzen die Schmerzen plötzlich ein und werden typischerweise im Lendenbereich wahrgenommen, mit Ausstrahlung in die Leisten und den Genitalbereich (Skrotum oder Labien). Typischerweise sind die Patienten ruhelos, finden den Schmerz unsäglich peinigend und beschreiben ihn als schlimmsten jemals verspürten Schmerz. Eine schwere Verlegung des Harnleiters kann zu Hydronephrose oder einer Infektion führen. Eine Infektion kann auch nach einem invasiven Eingriff zur Steinentfernung auftreten. Die Einordnung einer Urolithiasis erfolgt gewöhnlich anhand der anatomischen Lokalisation der Steine (d. h. Nierenkelche, Nierenbecken, Ureter, Blase und Urethra). Eine Urolithiasis des Ureters wird weiter beschrieben durch die Angabe, in welchem Teil (proximal, medial, distal) der Stein gelegen ist. Nierensteine entstehen, wenn sich Kristalle aus dem Urin absondern und sich in den Nierenpapillen, im Nierenbecken oder im Ureter ansammeln. Die häufigste Steinart enthält unterschiedliche Mengen an Kalzium und Oxalat, während „Struvit"-Steine eine Mischung aus Magnesium, Ammonium und Phosphat enthalten. Struvitsteine sind nahezu ausschließlich Begleiterscheinung einer Infektion mit ureaseproduzierenden Organismen, während Kalziumoxalatsteine mehrere Ursachen haben. Zu den selteneren Steinen gehören die aus Harnsäure, Cystein und Xanthin gebildeten, wobei diese Aufzählung nicht erschöpfend ist. Die Ätiologie und chemische Zusammensetzung eines Steins können gewisse Auswirkungen auf die Diagnostik, die Behandlung und vor allem auf die Rezidivprophylaxe haben. Zwar sind die Optionen einer operativen Therapie im Allgemeinen bei allen Steinen dieselben, jedoch beeinflusst eine als spezifisch erkannte Ursache, wie etwa rezidivierende Infekte mit ureaseproduzierenden Organismen bei Struvitsteinen oder eine Cysteinurie bei Cysteinsteinen, auch die weitere Behandlung. Die Diagnose beruht gewöhnlich auf der klinischen Anamnese, gestützt auf Untersuchungen mittels bildgebender Verfahren. Eine Blutung im Harntrakt kann sich unter derselben Symptomatik präsentieren wie Nierensteine, vor allem, wenn sich im Nierenbecken oder Ureter Blutgerinnsel finden. Auch einige andere Erkrankungen können eine Nierenkolik imitieren und müssen differenzialdiagnostisch berücksichtigt werden. Dazu gehören Harnwegsinfekte (und diese beiden Erkrankungen können in der Tat zusammen vorkommen), Analgetikamissbrauch (entweder Nierenschaden durch exzessive Einnahme von Analgetika oder bei Patienten mit anamnestisch bekanntem Opiatmissbrauch, die in dem Versuch, Opiatanalgetika zu erhalten, eine Nierenkolik simulieren). In seltenen Fällen können sich auch Patienten mit Sichelzellkrankheit und schwerem Abdominalschmerz vorstellen, der dann von einer Nierenkolik abgegrenzt werden muss. In diesem Kapitel werden die Effekte unterschiedlicher Behandlungsformen nur für das Entfernen von Nieren- und Harnleitersteinen untersucht. Ausgeschlossen sind Schwangere, bei denen einige diagnostische Verfahren und Behandlungsweisen zur Steinentferung kontraindiziert sind, sowie Patienten mit signifikanten Begleiterkrankungen (einschließlich schwerer Herz-Kreislauf- und Atemwegserkrankungen), die unter einer Allgemeinnarkose u. U. verstärkt gefährdet sind.

Inzidenz/ Prävalenz

Die höchste Inzidenz eines Steinleidens findet sich in Alter von 20–40 Jahren, wobei Steinerkrankungen in allen Altersgruppen zu finden sind.[2] Das Geschlechterverhältnis Mann: Frau beträgt 3: 1. In Nordamerika haben Kalziumoxalatsteine, die häufigste Steinart, eine Rezidivrate von 10 % nach einem Jahr, 35 % nach 5 Jahren sowie von 50 % 5 Jahre nach der ersten Episode eines Nierensteinleidens.

Ätiologie/ Risikofaktoren

Bei vielen ansonsten gesunden Patienten ist die Ursache unklar.[3] Allerdings ist die Inzidenz höher bei Patienten mit Hyperparathyreose sowie bei Patienten mit Erkrankungen, die auch eine Funktionsstörung des Dünndarms beinhalten, ferner bei Patienten mit Harnwegsinfekten (vor allem durch ureaseproduzierende Organismen) sowie mit strukturellen bzw. anatomischen Anomalien der Nieren und Harnleiter (darunter eine Harnleiterabgangsobstruktion, ein hydronephrotisches Nierenbecken oder hydronephrotische Nierenkelche, Nierenkelchdivertikel, Hufeisenniere, Ureterozele, vesikourethraler Reflux, Ureterstriktur oder Markschwammniere). Weitere mit Nierensteinbildung einhergehende Erkrankungen sind Gicht (speziell zu Harnsäuresteinen führend) und chronische metabolische Azidose (typischerweise zu Kalziumphosphatsteinen führend). Auch Frauen mit anamnestisch bekannter operativ bedingter Menopause sind auf Grund der erhöhten Knochenresorption und der verstärkten Kalziumausscheidung mit dem Urin stärker gefährdet. Medikamente, darunter einige abschwellende Mittel, Diuretika und Antikonvulsiva, gehen ebenfalls mit erhöhtem Steinbildungsrisiko einher.

Prognose

Die meisten Nierensteine gehen – bei ausreichender Flüssigkeitsaufnahme und Analgesie – unter beobachtendem Abwarten innerhalb von 48 Stunden ab. Andere Steine benötigen u. U. mehr Zeit, und die Beobachtungsphase kann ggf. auf 3–4 Wochen ausgedehnt werden. Harnleitersteine mit einem Durchmesser von weniger als 5 mm gehen bei 90 % der Betroffenen spontan ab, bei Harnleitersteinen von 5–10 mm Durchmesser sind es hingegen nur 50 %.[4] Ein beobachtendes Abwarten wird von Fall zu Fall jeweils neu erwogen, und zwar nur bei Patienten mit asymptomatischen und/oder sehr kleinen Steinen (auch wenn die Größe des Steins u. U. nicht mit dem Schweregrad der Symptomatik korreliert) sowie bei Patienten mit signifikanten Begleiterkrankungen (einschließlich schwerer Herz-Kreislauf- und Atemwegserkrankungen), die unter einer Allgemeinnarkose u. U. verstärkt gefährdet sind und bei denen die Risiken einer Behandlung möglicherweise schwerer wiegen als eventuelle Vorteile. Steine können unabhängig von einer Behandlung oder nach einer Behandlung zu ihrer Entfernung wandern und klinisch u. U. irgendwann in den Ureter gelangen. Steine, die den Harnfluss blockieren, können zu Hydronephrose und Nierenatrophie führen. Außerdem können sie lebensbedrohende Komplikationen, wie einen Harnwegsinfekt, einen perinephritischen Abszess oder eine Urosepsis herbeiführen. Einige dieser Komplikationen können zu Nierenschäden und beeinträchtigter Nierenfunktion führen.[5] Zehn bis zwanzig Prozent aller Nierensteine müssen irgendwann behandelt werden.

Literatur

1. Glowacki LS, Beecroft ML, Cook RJ, et al. The natural history of asymptomatic urolithiasis. *J Urol* 1992;147:319–321.
2. Uribarri J, Oh MS, Carroll HJ. The first kidney stone. *Ann Intern Med* 1989;111:1006–1009.
3. Menon M, Parulkar BG, Drach GW. Urinary lithiasis: etiology, diagnosis and medical management. In: Walsh PC, Retik AB, Vaughan ED, et al, eds. *Campbells urology*. 7th edition. Philadelphia: WB Saunders Company, 1998.
4. Segura JW, Preminger GM, Assinos DG, et al. Ureteral Stones Clinical Guidelines Panel summary report on the management of ureteral calculi. *J Urol* 1997;158:1915–1921.
5. Blandy JP, Singh M. The case for a more aggressive approach to staghorn stones. *J Urol* 1976;115: 505–506.
6. Keeley FX Jr, Tilling K, Elves A, et al. Preliminary results of a randomized controlled trial of prophylactic shock wave lithotripsy for small asymptomatic renal calyceal stones. *BJU Int* 2001;87:1–8.
7. Albala DM, Assimos DG, Clayman RV, et al. Lower pole I: a prospective randomized trial of extracorporeal shock wave lithotripsy and percutaneous nephrolithotomy for lower pole nephrolithiasis – initial results. *J Urol* 2001;166:2072–2080. [Erratum in: *J Urol* 2002;167:1805]
8. Hendrikx AJ, Strijbos WE, de Knijff DW, et al. Treatment for extended-mid and distal ureteral stones: SWL or ureteroscopy? Results of a multicenter study. *J Endourol* 1999;13:727–733.
9. Peschel R, Janetschek G, Bartsch G. Extracorporeal shock wave lithotripsy versus ureteroscopy for distal ureteral calculi: a prospective randomized study. *J Urol* 1999;162:1909–1912.
10. Zeng GQ, Zhong WD, Cai YB, et al. Extracorporeal shock-wave versus pneumatic ureteroscopic lithotripsy in treatment of lower ureteral calculi. *Asian J Androl* 2002;4:303–305.
11. Pearle MS, Nadler R, Bercowsky E, et al. Prospective randomized trial comparing shock wave lithotripsy and ureteroscopy for management of distal ureteral calculi. *J Urol* 2001;166:1255–1260.

Nierenversagen, akutes

Suchdatum: April 2004

John A. Kellum, Martine Leblanc und Ramesh Venkataraman

Frage **Welche Effekte haben Interventionen zur Verhinderung eines akuten Nierenversagens bei Hochrisikopatienten?**

Nutzen belegt

Niederosmolare Kontrastmittel (senkt die Nephrotoxizität im Vergleich zu Standardpräparaten)[55, 58]

Einer systematischen Übersicht zufolge verringern niederosmolare Kontrastmittel im Vergleich zu standardosmolaren Kontrastmitteln die Nephrotoxizität bei Patienten mit Nierengrundleiden, die eine Kontrastmitteluntersuchung der Nieren benötigen. Eine nachfolgende RCT zeigte, dass nichtionische isoosmolare Kontrastmittel (Iodixanol) im Vergleich zu nichtionischen niederosmolaren Kontrastmitteln (Iohexol) bei Patienten mit Diabetes die kontrastmittelinduzierte Nephropathie verringern.

Nutzen wahrscheinlich

Acetylcystein[51, 52]

Einer systematischen Übersicht zufolge verringert N-Acetylcystein plus Hydrierung im Vergleich zu alleiniger Hydrierung bei Patienten mit chronischer Niereninsuffizienz, die sich Kontrastmitteluntersuchungen unterziehen, die Inzidenz der kontrastmittelinduzierten Nephropathie (definiert durch einen Anstieg des Serumkreatinins).

Volumensubstitution[20–23]

Einer RCT an Patienten, die sich einer elektiven Herzkatheteruntersuchung unterzogen, zufolge verringert i.v. verabreichte Natriumchloridlösung im Vergleich zu oral aufgenommenen Flüssigkeiten ohne Einschränkung 48 Stunden nach der Katheterisierung das akute Nierenversagen. Einer RCT zufolge verringert eine Hydrierung durch i.v. Infusion von 0,9 %iger Natriumchloridlösung im Vergleich zu einer Hydrierung mittels i.v. Infusion von 0,45 %iger Natriumchloridlösung die Inzidenz einer kontrastmittelassoziierten Nephropathie. Dieser Effekt war größer bei Frauen, Patienten mit Diabetes und Personen, die mehr als 250 ml Kontrastmittel erhielten. Eine RCT ergab hinsichtlich der Effekte stationärer im Vergleich zu ambulanten Hydrierungsbehandlungen keine schlüssigen Belege.

Lipidzubereitungen von Amphotericin B (ist u. U. weniger nephrotoxisch als Standardzubereitungen)[56, 57]

Es fanden sich keine RCTs. Lipidzubereitungen scheinen weniger nephrotoxisch als Standardzubereitungen von Amphotericin B, jedoch fanden sich keine Belege für die Langzeitsicherheit von Amphotericin-Lipidzubereitungen.

Aminoglykoside als Einmaldosis (so effektiv wie Mehrfachdosierungen zur Behandlung von Infektionen, aber mit geringerer Nephrotoxizität)[53–55]

In einer systematischen Übersicht und einer zusätzlichen RCT wurden Aminoglykoside in Einzel- und in Mehrfachdosis miteinander verglichen, und es zeigten sich hinsichtlich der Nephrotoxizität unterschiedliche Ergebnisse. Die systematische Übersicht an Patienten mit Fieber und Neutropenie unter Antibiotika einschließlich Aminoglykosiden zeigte hinsichtlich der Heilungsraten oder der Nephrotoxizität keine signifikanten Unterschiede zwischen einer einmaligen und einer dreimaligen Verabreichung von Aminoglykosiden. Der RCT zufolge bewirken jedoch Einzeldosen von Aminoglykosiden im Vergleich zu Mehrfachdosierungen bei Patienten mit Fieber unter Antibiotika einschließlich Aninoglykosiden eine signifikante Senkung der Nephrotoxizität.

Nutzen unwahrscheinlich

Fenoldopam[35–39]

In fünf Studien wurde die Rolle von Fenoldopam in der Prävention des akuten Nierenversagens untersucht. Auch wenn vier kleine Studien von schlechter Qualität dafür sprachen, dass Fenoldopam im Vergleich zur herkömmlichen Versorgung die Nierendurchblutung und die Kreatinin-Clearance verbessern kann, ergab die fünfte und größte Studie, die sich auf die klinischen Ergebnisse bei Patienten nach invasiven Herz-Kreislauf-Eingriffen konzentrierte, keine Belege dafür, dass es sich zur Prävention eines akuten Nierenversagens besser eignet als eine herkömmliche Versorgung. Fenoldopam kann zu Hypotonie führen.

Mannitol[21, 27–30]

Kleinen RCTs an Patienten mit traumatisch bedingter Rhabdomyolyse oder an Patienten nach Koronar-Bypass-, Gefäß- oder Gallengangsoperation zufolge tritt ein akutes Nierenversagen unter Mannitol plus Hydrierung im Vergleich zu alleiniger Hydrierung nicht seltener auf. Einer RCT zufolge erhöht Mannitol im Vergleich zu 0,45 %iger Natriumchloridlösung die Gefahr eines akuten Nierenversagens, wobei der Unterschied jedoch nicht signifikant ist.

Theophyllin bei kontrastmittelinduziertem akutem Nierenversagen[44–48]

Eine RCT an ausreichend hydrierten Patienten ergab, dass Theophyllin im Vergleich zu Placebo eine Kontrastmittelnephropathie nicht verhindert. Drei weitere RCTs, in denen zum Hydrationsstatus der Teilnehmenden keine Angaben gemacht wurden, ergaben gemischte Resultate. Zwei RCTs zeigten, dass Theophyllin im Vergleich zu Placebo die Nierenfunktion schützt, und eine RCT ergab keinen signifikanten Unterschied. Eine weitere RCT zeigte unter Theophyllin im Vergleich zur ausschließlichen Hydratation keine signifikante Abnahme der Niereninsuffizienz nach elektivem Koronarbypass, hatte jedoch u. U. nicht genügend Aussagekraft, um einen klinisch bedeutsamen Unterschied aufzudecken.

Unwirksamkeit oder Schädlichkeit wahrscheinlich

Kalziumantagonisten bei frühzeitiger Abstoßungsreaktion[49, 50]

Eine RCT ergab keinen signifikanten Unterschied zwischen Isradipin und Placebo beim Verhindern eines frühzeitigen Transplantatversagens nach Transplantation einer Niere von einem lebenden oder einem toten Spender. Eine auf Patienten mit Transplantaten von toten Spendern beschränkte systematische Übersicht ergab anhand heterogener RCTS nur begrenzte Belege dafür, dass perioperativ verabreichte Kalziumantagonisten die akute Tubulusnekrose nach der Transplantation verringern, auch wenn sich keine signifikante Auswirkung auf den Verlust des Transplantats, die Notwendigkeit der Dialyse oder die Mortalität fand. RCTs zur Beurteilung der Effekte von Kalziumantagonisten bei anderen Formen des akuten Nierenversagens fanden sich nicht. Kalziumantagonisten gehen mit Hypotonie und Bradykardie einher.

Dopamin[31–34]

Zwei systematischen Übersichten und einer anschließenden RCT zufolge verhindert Dopamin verglichen mit Placebo weder das Entstehen eines akuten Nierenversagens noch die Notwendigkeit einer Dialyse noch Todesfälle. Eine RCT ergab nur unzureichende Belege für die Effekte einer Kombination aus Dopamin und Diltiazem bei Patienten, die sich einer Herzoperation unterziehen. Dopamin hat gravierende Nebenwirkungen, wie etwa Extravasationsnekrose, Gangrän und Überleitungsstörungen.

Schleifendiuretika[24–26]

Einer systematischen Übersicht und einer anschließenden RCT zufolge verhindern Schleifendiuretika plus Volumenersatz verglichen mit bloßer Volumensubstitution ein akutes Nierenversagen bei Patienten mit hohem Risiko eines akuten Nierenversagens nicht effektiv.

Atrialer natriuretischer Faktor (ANF)[42, 43]

Eine große RCT ergab in der Prävention eines akuten, kontrastmittelinduzierten Nierenversagens keinen signifikanten Unterschied zwischen ANF und Placebo. Der Untergruppenanalyse einer anderen großen RCT zufolge verkürzt ANF das dialysefreie Überleben nichtoligurischer Patienten im Vergleich zu Placebo.

Frage **Welche Effekte haben Behandlungsmethoden bei kritisch erkrankten Patienten mit akutem Nierenversagen?**

Nutzen wahrscheinlich

Hoch dosierte kontinuierliche Nierenersatztherapie (senkt im Vergleich zur niedrig dosierten die Mortalität)[59–64]

Eine RCT ergab Belege von guter Aussagekraft dafür, dass eine hoch dosierte im Vergleich zur niedrig dosierten kontinuierlichen Nierenersatztherapie (Hämofiltration) die Mortalität signifikant senkt. Eine kleine prospektive Studie ergab, dass eine intensive (tägliche) intermittierende Hämodialyse im Vergleich zur herkömmlichen Hämodialyse jeden zweiten Tag bei Patienten mit akutem Nierenversagen die Mortalität senkt. Eine nachfolgende kleine, dreiarmige RCT ergab hinsichtlich des 28-Tages-Überlebens keinen signifikanten Unterschied zwischen früher niedrig dosierter, hoch dosierter und später niedrig dosierter Hämofiltration.

Wirksamkeit unbekannt

Kombination von Diuretika und Albumin

Es fanden sich keine RCTs zu den Effekten einer intravenösen Albuminsubstitution plus Schleifendiuretika bei Patienten mit akutem Nierenversagen.

Dauerinfusion vs. Bolusinjektion von Schleifendiuretika[75]

Es fanden sich keine RCTs, in denen eine Dauerinfusion von Schleifendiuretika und deren Bolusinjektion bei kritisch Kranken mit akutem Nierenversagen verglichen werden.

Kontinuierliche im Vergleich zur intermittierenden Nierenersatztherapie[59–64]

Eine systematische Übersicht an kritisch kranken Erwachsenen mit akutem Nierenversagen ergab hinsichtlich der Mortalität, des nierenbezogenen Todes oder der Dialyseabhängigkeit keinen signifikanten Unterschied zwischen kontinuierlicher und intermittierender Nierenersatztherapie.

Synthetische Dialysemembranen (verglichen mit Dialysemembranen auf Zellulosebasis)[69–71]

Zwei systematische Übersichten ergaben hinsichtlich der Mortalität kritisch kranker Patienten mit akutem Nierenversagen keine schlüssigen Belege für die Effekte synthetischer Dialysemembranen verglichen mit Dialysemembranen auf Zellulosebasis.

Nutzen unwahrscheinlich

Schleifendiuretika[72–74]

Aussageschwache RCTs an Patienten mit oligurischem Nierenversagen ergaben hinsichtlich der Nierenerholung, der Anzahl der unter Dialyse verbrachten Tage oder der Mortalität keinen signifikanten Unterschied zwischen Schleifendiuretika und Placebo. Schleifendiuretika wurden mit Toxizität und niedriger Nierendurchblutung in Verbindung gebracht.

Unwirksamkeit oder Schädlichkeit wahrscheinlich

Dopamin[31, 33]

Einer systematischen Übersicht zufolge besteht hinsichtlich der Mortalität oder der Notwendigkeit einer Dialyse kein signifikanter Unterschied zwischen Dopamin und Placebo. Einer zusätzlichen RCT zufolge führt niedrig dosiertes Dopamin im Vergleich zu Placebo nicht zu einer Abnahme der Nierenfunktionsstörung. Dopamin geht mit erheblichen Nebenwirkungen einher, darunter die extravasationsbedingte Nekrose, Gangrän, Tachykardie und Überleitungsstörungen.

Atrialer natriuretischer Faktor (ANF)[43, 78, 79]

Hinsichtlich des dialysefreien Überlebens ergaben RCTs mit oligurischen und nichtoligurischen Patienten keinen signifikanten Unterschied zwischen ANF oder Ularitid (Urodilantin) und Placebo. Einer der RCTs zufolge kann ANF das Überleben nichtoligurischer Patienten verkürzen.

Definition

Akutes Nierenversagen ist charakterisiert durch einen plötzlichen und anhaltenden Rückgang der glomerulären Filtrationsrate,[1] der im Blut zu einem Konzentrationsanstieg von Harnstoff und anderen Substanzen führt. In den meisten Studien wird es jedoch biochemisch definiert als ein Serumkreatinin von 2–3 mg/dl (200–250 µmol/l), eine Erhöhung von mehr als 0,5 mg/dl (45 µmol/l) über ein Basis-Kreatinin unter 2 mg/dl oder einen Anstieg um das Doppelte des Basis-Kreatinins. Auf einer kürzlichen internationalen, interdisziplinären Konsensuskonferenz wurde das akute Nierenversagen definiert nach den Veränderungen der Serumkreatinin-Ausgangswerte oder der Urinmenge. Die dreistufige Klassifikation beginnt mit „Risiko", definiert als entweder 50 %iger Anstieg des Serumkreatinins oder eine Urinmenge von weniger als 0,5 ml/kg/h über mindestens 6 Stunden und schließt mit „Versagen", definiert als dreifacher Anstieg des Serumkreatinins oder eine Urinmenge von weniger als 0,3 ml/kg/h für 24 Stunden.[2] Gewöhnlich wird das akute Nierenversagen zusätzlich entsprechend der Lokalisation des vorherrschenden primären pathologischen Befundes (prä-, intra- und postrenal) klassifiziert. Kritisch erkrankte Patienten sind diejenigen, deren Zustand instabil ist und denen unmittelbar der Tod droht, was gewöhnlich impliziert, dass es sich dabei um Patienten handelt, die auf die Intensivstation verlegt werden müssen oder sich bereits dort befinden.

Inzidenz/ Prävalenz

Zwei prospektive Beobachtungsstudien (n=2576) ergaben, dass ein diagnostisch gesichertes akutes Nierenversagen – abhängig von der verwendeten Definition – nahezu 5 % der hospitalisierten und immerhin 15 % der kritisch erkrankten Patienten trifft.[3, 4]

Ätiologie/ Risikofaktoren

Für die Prävention des akuten Nierenversagens: Zu den Risikofaktoren eines akuten Nierenversagens, die bei mehreren Auslösern übereinstimmen, gehören Hypovolämie, Hypotonie, Sepsis, eine bestehende Funktionsstörung der Nieren, der Leber oder des Herzens, Diabetes mellitus und nephrotoxische Substanzen (z. B. Aminoglykoside, Amphotericin, Immunsuppressiva, nichtsteroidale Antiphlogistika, ACE-Hemmer, i.v. verabreichte Kontrastmittel). **Risikofaktoren/Ätiologie bei kritisch kranken Patienten:** Bei kritisch erkrankten Patienten finden sich nur selten isoliert Episoden eines akuten Nierenversagens. Diese sind vielmehr gewöhnlich Bestandteil von Multiorganversagenssyndromen. Ein dialysepflichtiges akutes Nierenversagen wird nur selten isoliert beobachtet (<5 %), vielmehr versagen die Nieren oft als erstes Organ.[9] Zu den Risikofaktoren eines akuten Nierenversagens im perioperativen Setting gehören eine längere Aortenabklemmung, Notfalloperationen eher als elektive Eingriffe und der Einsatz größerer Mengen (>100 ml) i.v. verabreichter Kontrastmittel. In einer Studie (n=3695) wurden durch multiple logistische Regression die folgenden unabhängigen Risikofaktoren herausgearbeitet: Basis-Kreatinin-Clearance unter 47 ml/min (OR 1,20; 95 %-CI 1,12–1,30), Diabetes (OR 5,5; 95 %-CI 1,4–21,0) sowie ein marginaler Effekt für Kontrastmitteldosen über 100 ml (OR 1,01; 95 %-CI 1,00–1,01). Die Mortalitätsrate von Patienten mit akutem Nierenversagen, die der Dialyse bedurften, betrug während der Hospitalisierung 36 %.[5] Ein prärenales akutes Nierenversagen wird verursacht durch einen verringerten Blutstrom zu den Nieren infolge einer Erkrankung der Nierenarterie(n), systematische Hypotonie oder eine Fehlverteilung des Blutstroms. Ein intrarenales akutes Nierenversagen wird verursacht durch eine Parenchymschädigung (akute Tubulusnekrose, interstitielle Nephritis, Embolie, Glomerulonephritis, Vaskulitis oder Erkrankung der kleinen Gefäße („small vessel disease“). Ein postrenales akutes Nierenversagen wird verursacht durch eine Verlegung der Harnwege. Beobachtungsstudien an mehreren Hundert Patienten mit akutem Nierenversagen aus Europa, Nordamerika und Westafrika ergaben eine prärenale Ursache bei 40–80 %, eine intrarenale Ursache bei 10–50 % und eine postrenale Ursache bei den verbleibenden 10 %.[7, 8, 10–13] Das prärenale akute Nierenversagen ist das häufigste akute Nierenversagen bei kritisch Erkrankten,[7, 14] in diesem Kontext jedoch gewöhnlich nur Teil eines Multisystemversagens und meist auf eine akute Tubulusnekrose infolge einer ischämischen und/oder nephrotoxischen Schädigung zurückzuführen.[15, 16]

Prognose

Eine retrospektive Studie (n=1347 Patienten mit akutem Nierenversagen) ergab bei Patienten mit isoliertem akutem Nierenversagen eine Mortalität von weniger als 15 %.[18] In einer prospektiven Studie (n >700) aus jüngerer Zeit fand sich, dass die Gesamtmortalität und die Notwendigkeit einer Dialyse bei Patienten mit akutem Nierenversagen auf einer Intensivstation höher war als in einem nicht intensivmedizinischen Setting, obwohl hinsichtlich des durchschnittlichen maximalen Serumkreatinins kein signifikanter Unterschied zwischen den Gruppen bestand (Notwendigkeit einer Dialyse: 71 % auf der Intensivstation vs. 18 %; p <0,001; Mortalität auf der Intensivstation: 72 % vs. 32 %; p <0,001).[18] Eine große Studie an über 17.000 Patienten auf österreichischen Intensivstationen zeigte, dass das akute Nierenversagen mit einem mehr als vierfachen Anstieg der Mortalität einhergeht.[19] Selbst nach einer Überprüfung des zu Grunde liegenden Schweregrades der Erkrankung lag die Mortalität von Patienten mit akutem Nierenversagen immer noch signifikant höher (62,8 % vs. 38,5 %), was dafür spricht, dass das akute Nierenversagen auch bei Einsatz der Dialyse unabhängig für die erhöhte Mortalität verantwortlich ist. Der genaue Mechanismus, welcher zu dem erhöhten Risiko für Tod führt, ist jedoch unklar.

Literatur

1. Nissenson AR. Acute renal failure: definition and pathogenesis. *Kidney Int Suppl* 1998;66:7–10.
2. Bellomo R, Ronco C, Kellum JA, et al. Acute renal failure – definition, outcome measures, animal models, fluid therapy and information technology needs: the Second International Consensus Conference of the Acute Dialysis Quality Initiative (ADQI) Group. *Crit Care* 2004;8:R204–R212.
3. Hou SH, Bushinsky DA, Wish JB, et al. Hospital-acquired renal insufficiency: a prospective study. *Am J Med* 1983;74:243–248.
4. Brivet FG, Kleinknecht DJ, Loirat P, et al. Acute renal failure in intensive care units – causes, outcomes and prognostic factors of hospital mortality: a prospective multicenter study. *Crit Care Med* 1996;24:192–198.
5. McCullough PA, Wolyn R, Rocher LL, et al. Acute renal failure after coronary intervention: incidence, risk factors, and relationship to mortality. *Am J Med* 1997;103:368–375.
6. Better OS, Stein JH. Early management of shock and prophylaxis of acute renal failure in traumatic rhabdomyolysis. *N Engl J Med* 1990;322:825–829.
7. Thadhani R, Pascual M, Bonventre JV. Acute renal failure. *N Engl J Med* 1996;334:1448–1460.
8. Kleinknecht D. Epidemiology in acute renal failure in France today. In: Biari D, Neild G, eds. *Acute renal failure in intensive therapy unit*. Berlin: Springer-Verlag, 1990:13–21.
9. Tran DD, Oe PL, De Fijter CWH, et al. Acute renal failure in patients with acute pancreatitis: prevalence, risk factors, and outcome. *Nephrol Dial Transplant* 1993;8:1079–1084.
10. Coar D. Obstructive nephropathy. *Del Med J* 1991;63:743–749.
11. Kaufman J, Dhakal M, Patel B, et al. Community acquired acute renal failure. *Am J Kidney Dis* 1991;17:191–198.
12. Bamgboye EL, Mabayoje MO, Odutala TA, et al. Acute renal failure at the Lagos University Teaching Hospital. *Ren Fail* 1993;15:77–80.
13. Nolan CR, Anderson RJ. Hospital-acquired acute renal failure. *J Am Soc Nephrol* 1998;9:710–718.
14. Cantarovich F, Bodin L. Functional acute renal failure. In: Cantarovich F, Rangoonwala B, Verho M, eds. *Progress in acute renal failure*. Paris: Hoechst Marion Roussel, 1998:55–65.
15. Brezis M, Rosen S. Hypoxia of the renal medulla. Its implication for disease. *N Engl J Med* 1995;332:647–655.
16. Bonventre JV. Mechanisms of ischemic acute renal failure. *Kidney Int* 1993;43:1160–1178.
17. Turney JH, Marshall DH, Brownjohn AM, et al. The evolution of acute renal failure, 1956–1988. *Q J Med* 1990;74:83–104.
18. Liano F, Junco E, Pascual J, et al. The spectrum of acute renal failure in the intensive care unit compared to that seen in other settings. The Madrid Acute Renal Failure Study Group. *Kidney Int Suppl* 1998;53:16–24.
19. Metnitz PG, Krenn CG, Steltzer H, et al. Effect of acute renal failure requiring renal replacement therapy on outcome in critically ill patients. *Crit Care Med* 2002;30:2051–2058.
20. Trivedi HS, Moore H, Nasr S, et al. A randomized prospective trial to assess the role of saline hydration on the development of contrast nephrotoxicity. *Nephron Clin Pract* 2003;93:C29–C34.
21. Solomon R, Werner C, Mann D, et al. Effects of saline, mannitol, and furosemide to prevent acute decreases in renal function induced by radiocontrast agents. *N Engl J Med* 1994;331:1416–1420.
22. Mueller C, Buerkle G, Buettner HJ, et al. Prevention of contrast media-associated nephropathy: randomized comparison of 2 hydration regimes in 1620 patients undergoing coronary angioplasty. *Arch Intern Med* 2002;162:329–336.
23. Taylor AJ, Hotchkiss D, Morse RW, et al. Preparation for angiography in renal dysfunction: a randomized trial of inpatient versus outpatient hydration protocols for cardiac catheterization in mild-to-moderate renal dysfunction. *Chest* 1998;114:1570–1574.
24. Kellum JA. The use of diuretics and dopamine in acute renal failure: a systematic review of the evidence. *Crit Care* 1997;1:53–59. Search date 1997; primary sources Medline and hand searches of bibliographies of relevant articles.
25. Lassnigg A, Donner E, Grubhofer G, et al. Lack of renoprotective effects of dopamine and furosemide during cardiac surgery. *J Am Soc Nephrol* 2000;11:97–104.
26. Hager B, Betschart M, Krapf R. Effect of postoperative intravenous loop diuretic on renal function after major surgery. *Schweiz Med Wochenschr* 1996;126:666–673.
27. Ip-Yam PC, Murphy S, Baines M, et al. Renal function and proteinuria after cardiopulmonary bypass: the effects of temperature and mannitol. *Anesth Analg* 1994;78:842–847.
28. Homsi E, Barreiro MF, Orlando JM, et al. Prophylaxis of acute renal failure in patients with rhabdomyolysis. *Ren Fail* 1997;19:283–288.
29. Beall AC, Holman MR, Morris GC, et al. Mannitol-induced osmotic diuresis during vascular surgery. *Arch Surg* 1963;86:34–42.
30. Gubern JM, Sancho JJ, Simo J, et al. A randomized trial on the effect of mannitol on postoperative renal function in patients with obstructive jaundice. *Surgery* 1988;103:39–44.

31. Kellum JA, Decker JM. The use of dopamine in acute renal failure: a meta-analysis. *Crit Care Med* 2001;29:1526–1531. Search date 1999; primary sources Medline and bibliographies of review articles.
32. Marik PE. Low dose dopamine: a systematic review. *Intensive Care Med* 2002;28:877–883. Search date 2000; primary sources Medline and hand searches of bibliographies of relevant articles and reviews.
33. Bellomo R, Chapman M, Finfer S, et al. Low-dose dopamine in patients with early renal dysfunction: a placebo-controlled randomised trial. Australian and New Zealand Intensive Care Society (ANZICS) Clinical Trials Group. *Lancet* 2000;356:2139–2143.
34. Yavuz S, Ayabakan N, Goncu MT, et al. Effect of combined dopamine and diltiazem on renal function after cardiac surgery. *Med Sci Monit* 2002;8:PI45–PI50.
35. Halpenny M, Lakshmi S, O'Donnell A, et al. Fenoldopam: renal and splanchnic effects in patients undergoing coronary artery bypass grafting. *Anaesthesia* 2001;56:953–960.
36. Halpenny M, Rushe C, Breen P, et al. The effects of fenoldopam on renal function in patients undergoing elective aortic surgery. *Eur J Anaesthesiol* 2002;19:32–39.
37. Tumlin JA, Wang A, Murray PT, et al. Fenoldopam mesylate blocks reductions in renal plasma flow after radiocontrast dye infusion: a pilot trial in the prevention of contrast nephropathy. *Am Heart J* 2002;143:894–903.
38. Caimmi PP, Pagani L, Micalizzi E, et al. Fenoldopam for renal protection in patients undergoing cardiopulmonary bypass. *J Cardiothorac Vasc Anesth* 2003;17:491–494.
39. Stone GW, McCullough PA, Tumlin JA, et al. Fenoldopam mesylate for the prevention of contrast-induced nephropathy: a randomized controlled trial. *JAMA* 2003;290:2284–2291.
40. Chu VL, Cheng GW. Fenoldopam in the prevention of contrast media-induced acute renal failure. *Ann Pharmacother* 2001;35:1278–1282. Search date 2000; primary source Medline.
41. Mathur VS, Swan SK, Lambrecht LJ, et al. The effects of fenoldopam, a selective dopamine receptor agonist, on systemic and renal hemodynamics in normotensive subjects. *Crit Care Med* 1999;27:1832–1837.
42. Kurnik BR, Allgren RL, Genter FC, et al. Prospective study of atrial natriuretic peptide for the prevention of radiocontrast-induced nephropathy. *Am J Kidney Dis* 1998;31:674–680.
43. Allgren RL, Marbury TC, Rahman SN, et al. Anaritide in ATN. Auriculin anaritide ARF study group. *N Engl J Med* 1997;336:828–834.
44. Erley CM, Duda SH, Schlepckow S, et al. Adenosine antagonist theophylline prevents the reduction of glomerular filtration rate after contrast media application. *Kidney Int* 1994;45:1425–1431.
45. Kolonko A, Wiecek A, Kokot F. The nonselective adenosine antagonist theophylline does prevent renal dysfunction induced by radiographic contrast agents. *J Nephrol* 1998;11:151–156.
46. Huber W, Schipek C, Ilgmann K, et al. Effectiveness of theophylline prophylaxis of renal impairment after coronary angiography in patients with chronic renal insufficiency. *Am J Cardiol* 2003 15;91:1157–1162.
47. Erley CM, Duda SH, Rehfuss D, et al. Prevention of radiocontrast-media-induced nephropathy in patients with pre-existing renal insufficiency by hydration in combination with the adenosine antagonist theophylline. *Nephrol Dial Transplant* 1999;14:1146–1149.
48. Kramer BK, Preuner J, Ebenburger A, et al. Lack of renoprotective effect of theophylline during aortocoronary bypass surgery. *Nephrol Dial Transplant* 2002;17:910–915.
49. Van Riemsdijk IC, Mulder PG, De Fijter JW, et al. Addition of isradipine (lomir) results in a better renal function after kidney transplantation: a double-blind, randomized, placebo-controlled, multicenter study. *Transplantation* 2000;70:122–126.
50. Shilliday IR, Sherif M. Calcium channel blockers for preventing acute tubular necrosis in kidney transplant recipients. *The Cochrane Database Syst Rev* 2004; Issue 1.
51. Birck R, Krzossok S, Markowetz F, et al. Acetylcysteine for prevention of contrast nephropathy: meta-analysis. *Lancet* 2003; 362:598–603. Search date 2003; primary sources Medline, Web of Science, Cochrane Library, Current Contents Medizin, Pubmed, proceedings from major cardiology and nephrology meetings, and reference lists.
52. Hoffmann U, Fischereder M, Kruger B, et al. The value of N-acetylcysteine in the prevention of radiocontrast agent-induced nephropathy seems questionable. *J Am Soc Nephrol* 2004;15:407–410.
53. Hatala R, Dinh TT, Cook DJ. Single daily dosing of aminoglycosides in immunocompromised adults: a systematic review. *Clin Infect Dis* 1997;24:810–815. Search date 1995; primary sources Medline, hand searches of selected infectious diseases journals and bibliographies of relevant articles, and personal contact with primary investigators of selected studies.
54. Prins JM, Buller HR, Kuijper EJ, et al. Once versus thrice daily gentamicin in patients with serious infections. *Lancet* 1993;341:335–339.
55. Barrett BJ, Carlisle EJ. Metaanalysis of the relative nephrotoxicity of high- and low-osmolality iodinated contrast media. *Radiology* 1993;188:171–178. Search date 1991; primary sources Medline, Embase, hand searches of reference lists of selected articles, and personal contact with authors of selected primary studies and pharmaceutical companies manufacturing contrast media.
56. Walsh TJ, Hiemenz JW, Seibel NL, et al. Amphotericin B lipid complex for invasive fungal infections: analysis of safety and efficacy in 556 cases. *Clin Infect Dis* 1998;26:383–396.

57. Schoffski P, Freund M, Wunder R, et al. Safety and toxicity of amphotericin B in glucose 5 % or intralipid 20 % in neutropenic patients with pneumonia or fever of unknown origin: randomised study. *BMJ* 1998;317:379–384.
58. Aspelin P, Aubry P, Fransson SG, et al. Nephrotoxic effects in high-risk patients undergoing angiography. *N Engl J Med* 2003;348:491–499.
59. Tonelli M, Manns B, Feller-Kopman D. Acute renal failure in the intensive care unit: a systematic review of the impact of dialytic modality on mortality and renal recovery. *Am J Kidney Dis* 2002;40:875–885. Search date 2002; primary sources Medline, the Cochrane Library, DARE, abstracts of the major North American nephrology meetings, Science Citation Index, four major nephrology journals, three major critical care journals, and reference lists from identified studies and reviews articles.
60. Ronco C. Continuous renal replacement therapies for the treatment of acute renal failure in intensive care patients. *Clin Nephrol* 1993;40:187–198.
61. Heering P, Morgera S, Schmitz FJ, et al. Cytokine removal and cardiovascular hemodynamics in septic patients with continuous venovenous hemofiltration. *Intensive Care Med* 1997;23:288–296.
62. Guerin C, Girard R, Selli JM, et al. Intermittent versus continuous renal replacement therapy for acute renal failure in intensive care units: results from a multicenter prospective epidemiological survey. *Intensive Care Med* 2002;28:1411–1418.
63. Eknoyan G, Beck GJ, Cheung AK, et al. Hemodialysis (HEMO) Study Group: effect of dialysis dose and membrane flux in maintenance hemodialysis. *N Engl J Med* 2002;347:2010–2019.
64. Kellum JA, Angus DC, Johnson JP, et al. Continuous versus intermittent renal replacement therapy: a meta-analysis. *Intensive Care Med* 2002;28:29–37. Search date 1998; primary sources Medline, meeting abstracts, and bibliographies of review articles.
65. Ronco C, Bellomo R, Homel P, et al. Effects of different doses in continuous veno-venous haemofiltration on outcomes of acute renal failure: a prospective randomised trial. *Lancet* 2000;356:26–30.
66. Bouman CSC, Oudemans-van Straaten HM, Tijssen JGP, et al. Effects of early high-volume continuous venovenous hemofiltration on survival and recovery of renal function in intensive care patients with acute renal failure: a prospective, randomized trial. *Crit Care Med* 2002;30:2205–2211.
67. Schiffl H, Lang SM, Fischer R. Daily hemodialysis and the outcome of acute renal failure. *N Engl J Med* 2002;346:305–310.
68. Gotch FA, Sargent JA, Keen ML. Whither goest Kt/V? *Kidney Int* 2000;58(suppl 76):3–18.
69. Jaber BL, Lau J, Schmid CH, et al. Effect of biocompatibility of hemodialysis membranes on mortality in acute renal failure: a meta-analysis. *Clin Nephrol* 2002;57:274–282. Search date 2000; primary sources Medline, meeting abstracts, and bibliographies of review articles.
70. Subramanian S, Venkataraman R, Kellum JA. Influence of dialysis membrane on outcomes in acute renal failure: a meta-analysis. *Kidney Int* 2002;62:1819–1823. Search date 2000; primary sources Medline, meeting abstracts, and bibliographies of review articles.
71. Kammerl MC, Schaefer RM, Schweda F, et al. Extracorporal therapy with AN69 membranes in combination with ACE inhibition causing severe anaphylactoid reactions: still a current problem? *Clin Nephrol* 2000;53:486–488.
72. Kleinknecht D, Ganeval D, Gonzales-Duque LA, et al. Furosemide in acute oliguric renal failure. A controlled trial. *Nephron* 1976;17:51–58.
73. Brown CB, Ogg CS, Cameron JS. High dose furosemide in acute renal failure: a controlled trial. *Clin Nephrol* 1981;15:90–96.
74. Kellum JA. Use of diuretics in the acute care setting. *Kidney Int* 1998;53(suppl 66):67–70.
75. Rudy DW, Voelker JR, Greene PK, et al. Loop diuretics for chronic renal insufficiency: a continuous infusion is more efficacious than bolus therapy. *Ann Intern Med* 1991;115:360–366.
76. The Albumin Reviewers. Human albumin solution for resuscitation and volume expansion in critically ill patients. In: The Cochrane Library, Issue 1, 2004. Oxford: Update Software. Search date 2002; primary sources The Cochrane Injuries Group Register, the Cochrane Library, Medline, Embase, Bids, Index to Scientific and Technical Proceedings, hand searches of references, contact with authors and drug companies, and searches of the Medical Editor's Trial Amnesty.
77. Fliser D, Zurbruggen I, Mutschler E, et al. Coadministration of albumin and furosemide in patients with the nephrotic syndrome. *Kidney Int* 1999;55:629–634.
78. Lewis J, Salem M, Chertow GM, et al. Atrial natriuretic factor in oliguric acute renal failure. Anaritide Acute Renal Failure Study Group. *Am J Kidney Dis* 2000;36:767–774.
79. Meyer M, Pfarr E, Schirmer G, et al. Therapeutic use of natriuretic peptide ularitide in acute renal failure. *Ren Fail* 1999;21:85–100.

Nierenversagen, terminales

Suchdatum: Oktober 2003

Yoshio N. Hall und Glenn M. Chertow

Frage Welche Effekte haben unterschiedliche Dosierungen und osmotische Wirkstoffe zur Peritonealdialyse?

Nutzen wahrscheinlich

Icodextrin (senkt im Vergleich zu 1,36- oder 2,27 %igen Dextroselösungen die Volumenüberlastung)[23–25]

Drei RCTs an Personen unter kontinuierlicher ambulanter Peritonealdialyse zeigten, dass eine 7,5 %ige Icodextrinlösung für die lange Verweilzeit im Vergleich zu 1,36- oder 2,27 % igen Dextroselösungen die Ultrafiltration (Flüssigkeitsverlust) erhöht. Zwei der RCTs zufolge verringert 7,5 %iges Icodextrin im Vergleich zu 1,36- oder 2,27 %igen Dextroselösungen das extrazelluläre oder Gesamtkörperwasser. Einer der RCTs zufolge senkt 7,5 %iges Icodextrin im Vergleich zu 1,36 %iger Dextroselösung die Masse des linken Ventrikels. Allerdings ergab eine der RCTs hinsichtlich der durchschnittlichen Ultrafiltration während der langen Verweilzeit keinen signifikanten Unterschied zwischen 7,5 %igem Icodextrin und 3,86 %iger Dextroselösung.

Nutzen unwahrscheinlich

Verstärkte Dialyse (zur Senkung der Mortalität nicht wirksamer als Standarddialyse)[26–28]

Eine RCT ergab hinsichtlich der Mortalität keinen signifikanten Unterschied zwischen Standard-Peritonealdialyse und verstärkter Peritonealdialyse.

Frage Welche Effekte haben unterschiedliche Dosierungen sowie High- und Low-Flux bei der Hämodialyse?

Nutzen unwahrscheinlich

High-Flux-Hämodialyse (zur Senkung der Mortalität nicht wirksamer als Low-Flux-Hämodialyse[29]

Eine RCT zeigte hinsichtlich der kardiologisch bedingten stationären Aufnahmen oder der Mortalität aller Ursachen keinen signifikanten Unterschied zwischen High-Flux und Low-Flux (bei Standard-Hämodialyse oder verstärkter Hämodialyse).

Verstärkte Dialyse (zur Senkung der Mortalität nicht wirksamer als Standarddialyse)[29–31]

Eine RCT zeigte hinsichtlich der kardiologisch bedingten stationären Aufnahmen oder der Mortalität aller Ursachen keinen signifikanten Unterschied zwischen Standard-Hämodialyse und verstärkter Hämodialyse (bei High-Flux oder Low-Flux).

Frage **Welche Effekte haben unterschiedliche Interventionen zur Prävention von Sekundärkomplikationen?**

Nutzen belegt

Sevelamer (verlangsamt im Vergleich zu Kalziumsalzen das Fortschreiten einer Koronar- und Aortenverkalkung)[32–38]

Einer RCT zufolge verringert Sevelamer im Vergleich zu Kalziumsalzen nach 52 Wochen das Fortschreiten einer Koronar- und Aortenverkalkung. Die Mortalität unter Sevelamer glich der bei Kalziumsalzen. Eine Crossover-RCT ergab hinsichtlich einer Senkung des Serumphosphorspiegels keinen signifikanten Unterschied zwischen Sevelamer und Kalziumacetat. Beiden RCTs zufolge senkt Sevelamer im Vergleich zu Kalziumsalzen die Serum-LDL-Cholesterinspiegel sowie die Inzidenz einer Hyperkalzämie.

Nutzen wahrscheinlich

Erythropoietin oder Darbepoetin[1, 39–41]

Eine RCT ergab hinsichtlich der Aufrechterhaltung der Hämoglobinspiegel nach 25–32 Wochen keinen signifikanten Unterschied zwischen Darbepoetin α und gentechnisch hergestelltem humenem Erythropoietin. Auf der Grundlage von Beobachtungsstudien herrscht Konsens dahingehend, dass Erythropoietin zur Behandlung einer Anämie bei Patienten mit terminalem Nierenversagen wirksam ist.

Definition Das terminale Nierenversagen ist definiert als ein irreversibler Rückgang der Nierenfunktion eines Menschen, der schwer wiegend genug ist, um ohne Dialyse oder Transplantation tödlich zu enden. Das terminale Nierenversagen wird unter Stadium 5 der Klassifikation chronischer Nierenleiden der National Kidney Foundation Kidney Disease Outcomes (K/DOQI) eingeordnet und gilt für Patienten mit einer geschätzten glomerulären Filtrationsrate unter 15 ml/min auf 1,73 m^2 Körperoberfläche oder Patienten, die unabhängig von der glomerulären Filtrationsrate der Dialyse bedürfen.[1] Die Abnahme bzw. das Ausbleiben der Nierenfunktion führt zu einer ganzen Reihe fehlangepasster Veränderungen, darunter Flüssigkeitsretention (Überlast des extrazellulären Volumens), Anämie, Störungen des Knochen- und Mineralstoffwechsels, Dyslipidämie und Fehlernährung bei aus Eiweiß gewonnener Energie. **Flüssigkeitsretention** bei Patienten mit terminalem Nierenversagen trägt in dieser Population wesentlich zu Hypertonie, Störung der Ventrikelfunktion und einem Übermaß an kardiovaskulären Ereignissen bei. Eine **Anämie** in Verbindung mit chronischem Nierenleiden ist normozytär und normochrom und wird meist auf eine verminderte Erythropoietinproduktion durch die betroffenen Nieren zurückgeführt. Zusätzliche Faktoren, wie etwa ein Eisenmangel durch die häufigen Phlebotomien, im Dialysegerät oder in den Schläuchen zurückbleibendes Blut sowie gastrointestinale Blutungen, eine schwere sekundäre Hyperparathyreose, akute und chronische Erkrankungen (z. B. eine Infektion) sowie eine verlürzte Lebensdauer der Erythrozyten tragen ebenfalls zur Anämie bei. Störungen des Knochen- und Mineralstoffwechsels, wie etwa eine Hyperparathyreose, Hyperphosphatämie sowie Hypo- oder Hyperkalzämie kommen bei Patienten mit chronischem Nierenleiden oft vor.[1] Unbehandelt führen sie zu Schmerzen, Pruritus, Anämie, Knochenmasseverlust und erhöhtem Frakturrisiko und können zu Hypertonie und Herz-Kreislauf-Leiden beitragen.[2] Eine **Dyslipidämie** bei Patienten mit chronischem Nierenleiden ist durch hohe VLDL-Blutspiegel, niedrige HDL-Spiegel sowie erhöhte Spiegel für modifiziertes LDL gekennzeichnet und geht mit erhöhter kardiovaskulärer Gefährdung einher.

Inzidenz/ Prävalenz

Inzidenz unsd Prävalenz des terminalen Nierenversagens nehmen auch weiterhin weltweit zu. Daten aus 120 Ländern mit Dialyseprogrammen zufolge bekamen Ende 2001 etwa 1,479 Mio. Menschen eine Nierenersatztherapie.[3] Davon erhielten 1,015 Mio. Betroffene (69 %) eine Hämodialyse und 126000 (9 %) eine Peritonealdialyse, obwohl weitere 338000 (23 %) mit einem Nierentransplantat lebten.[3] Genaue Schätzungen zur Inzidenz und Prävalenz des terminalen Nierenversagens sind nach wie vor unzuverlässig, da Personen mit terminalem Nierenversagen, die keine Nierenersatztherapie erhalten, von internationale Datenbanken mit Nierenregistern ausgeschlossen bleiben.[4] Auf Grund von Unterschieden im Gesundheitsversorgungssystem, in der finanziellen Ausstattung durch die Regierung, der Akzeptanz der Behandlung, der Demographie sowie dem Zugang zur Versorgung bringen internationale Vergleiche ähnliche Probleme mit sich. Die weltweit höchsten Inzidenzen und Prävalenzen werden aus den USA und Japan berichtet. Dem Jahresbericht des United States Renal Data System (USRDS) für 2003 zufolge gab es 2001 93327 neue Fälle von terminalem Nierenversagen, entsprechend einer jährlichen Inzidenz von 336 Fällen auf 1 Mio. Einwohner. Die Prävalenz des terminalen Nierenversagens betrug 2002 in den USA 406081 (1403 Fälle/1 Mio. Einwohner). Ähnlich begannen Berichten der Japanese Society for Dialysis Therapy zufolge im Jahre 2002 252 Personen mit einer Dialyse. Im Jahre 2001 erhielten 1721 Personen auf 1 Mio. Einwohner Dialyse. Die entspricht der höchsten Prävalenz in den Industrienationen.[6] Vor dem Hintergrund verknüpfter Daten der European Renal Association – European Dialysis and Transplant Association Registry und des UK Renal Registry betrug die Inzidenz der Nierenersatztherapie im Jahre 2000 zwischen 89 Fällen auf 1 Mio. Einwohner in Norwegen und 160 Fällen auf 1 Mio. Einwohner in Frankreich und Belgien. Die Prävalenz der Nierenersatztherapie betrug im Jahre 2000 zwischen 300 Fällen auf 1 Mio. Einwohner in Polen und 850 Fällen auf 1 Mio. Einwohner in Belgien. In Ozeanien wurde 2000 über eine jährliche Inzidenz des terminalen Nierenversagens von etwa 90 Fällen auf 1 Mio. Einwohner in Australien und von 107 Fällen auf 1 Mio. Einwohner in Neuseeland berichtet. Die Prävalenz des terminalen Nierenversagens war mit etwa 600 Fällen auf 1 Mio. Einwohner in Australien und Neuseeland ähnlich.[4, 7, 8]

Ätiologie/ Risikofaktoren

Das Ausmaß der täglichen Proteinurie bleibt nach wie vor einer der aussagefähigsten Prädiktoren für das Fortschreiten in Richtung eines terminalen Nierenversagens.[9–11] Ein starkes unabhängiges Risiko für dieses Fortschreiten, vor allem bei Patienten mit Proteinurie, ist die Hypertonie.[11, 12] Auch das Alter ist ein Prädiktor für das terminale Nierenversagen: Im Vergleich zu unter 65-Jährigen tragen Patienten über 65 Jahre ein 4- bis 5fach höheres Risiko eines terminalen Nierenversagens.[13] Zusätzliche Risikofaktoren für ein terminales Nierenversagen sind eine anamnestisch bekannte chronische Niereninsuffizienz, Diabetes mellitus, Heroinabusus, Tabak- und Analgetikakonsum, Zugehörigkeit zur schwarzen Rasse, niedriger sozioökonomischer Status sowie familienanamnestisch bekannte Nierenleiden.[14–20]

Prognose

Die Gesamtprognose eines terminalen Nierenversagens ist schlecht. Die meisten Betroffenen sterben schließlich an den Komplikationen einer Herz-Kreislauf-Erkrankung, Infektionen oder – falls keine Dialyse angesetzt wird – an fortschreitender Urämie (Hyperkaliämie, Azidose, Fehl-/

Mangelernährung).[1, 5, 7, 21] Genaue Schätzungen zur Mortalität stehen jedoch nicht zur Verfügung, da internationale Nierenregister Patienten mit terminalem Nierenversagen, aber ohne Nierenersatztherapie nicht berücksichtigen.[4] Unter den nierenersatztherapeutisch Behandelten sind Herz-Kreislauf-Erkrankungen die führende Todesursache und in dieser Population verantwortlich für 40 % der Todesfälle.[1, 5, 7] Die bei Patienten mit chronischem Nierenleiden häufige extrazelluläre Volumenüberlastung und Hypertonie sind in dieser Population bekannte Prädiktoren einer Hypertrophie des linken Ventrikels und kardiovaskulärer Mortalität.[22] Selbst nach Angleichung in Bezug auf Alter, Geschlecht, ethnische Zugehörigkeit und das Vorliegen eines Diabetes ist die jährliche kardiovaskuläre Mortalität von Patienten mit terminalem Nierenversagen – vor allem bei jüngeren Menschen – um rund eine Größenordnung höher als in der Allgemeinbevölkerung.[1, 8]

Literatur

1. National Kidney Foundation. Kidney Disease Quality Outcomes Initiative (K/DOQI). http://www.kidney.org/professionals/kdoqi/guidelines.cfm (last accessed 8 February 2005).
2. Chertow GM. Slowing the progression of vascular calcification in hemodialysis. *J Am Soc Nephrol* 2003;14:S310–S314.
3. Moeller S, Gioberge S, Brown G. ESRD patients in 2001: global overview of patients, treatment modalities and development trends. *Nephrol Dial Transplant* 2002;17:2071–2076.
4. International Federation of Renal Registries website. http://www.ifrr.net (last accessed 8 February 2005).
5. United States Renal Data System. *USRDS 2003 annual data report: atlas of end-stage renal disease in the United States.* National Institutes of Health, National Institute of Diabetes and Digestive and Kidney Diseases, Bethesda, MD, 2003.
6. Nakai S, Shinzato T, Nagura Y, et al. An overview of regular dialysis treatment in Japan (as of 31 December 2001). *Ther Apher Dial* 2004;8:3–32.
7. UK Renal Registry website. http://www.renalreg.com (last accessed 8 February 2005)
8. Locatelli F, Pozzoni P, Del Vecchio L. Renal replacement therapy in patients with diabetes and end-stage renal disease. *J Am Soc Nephrol* 2004;15:S25–S29.
9. Buckalew VM Jr, Berg RL, Wang SR, et al. Prevalence of hypertension in 1,795 subjects with chronic renal disease: the modification of diet in renal disease study baseline cohort. Modification of Diet in Renal Disease Study Group. *Am J Kidney Dis* 1996;28:811–821.
10. Hovind P, Rossing P, Tarnow L, et al. Progression of diabetic nephropathy. *Kidney Int* 2001;59:702–709.
11. Peterson JC, Adler S, Burkart JM, et al. Blood pressure control, proteinuria, and the progression of renal disease. The Modification of Diet in Renal Disease Study. *Ann Intern Med* 1995;123:754–762.
12. Klag MJ, Whelton PK, Randall BL, et al. Blood pressure and end-stage renal disease in men. *N Engl J Med* 1996;334:13–18.
13. Ansell D, Feest T, Calvani M. *UK renal registry report 2002*. Bristol, UK, 2002.
14. Perneger TV, Klag MJ, Whelton PK. Recreational drug use: a neglected risk factor for end-stage renal disease. *Am J Kidney Dis* 2001;38:49–56.
15. Perneger TV, Whelton PK, Klag MJ. Race and end-stage renal disease. Socioeconomic status and access to health care as mediating factors. *Arch Intern Med* 1995;155:1201–1208.
16. Klag MJ, Whelton PK, Randall BL, et al. End-stage renal disease in African-American and white men. 16-year MRFIT findings. *JAMA* 1997;277:1293–1298.
17. Perneger TV, Whelton PK, Klag MJ. Risk of kidney failure associated with the use of acetaminophen, aspirin, and nonsteroidal antiinflammatory drugs. *N Engl J Med* 1994;331:1675–1679.
18. Brancati FL, Whelton PK, Randall BL, et al. Risk of end-stage renal disease in diabetes mellitus: a prospective cohort study of men screened for MRFIT. Multiple Risk Factor Intervention Trial. *JAMA* 1997;278:2069–2074.
19. Orth SR, Stockmann A, Conradt C, et al. Smoking as a risk factor for end-stage renal failure in men with primary renal disease. *Kidney Int* 1998;54:926–931.
20. Orth SR. Smoking and the kidney. *J Am Soc Nephrol* 2002;13:1663–1672.
21. Powe NR, Jaar B, Furth SL, et al. Septicemia in dialysis patients: incidence, risk factors, and prognosis. *Kidney Int* 1999;55:1081–1090.
22. Foley RN, Parfrey PS, Harnett JD, et al. Clinical and echocardiographic disease in patients starting end-stage renal disease therapy. *Kidney Int* 1995;47:186–192.

23. Konings CJ, Kooman JP, Schonck M, et al. Effect of icodextrin on volume status, blood pressure and echocardiographic parameters: a randomized study. *Kidney Int* 2003;63:1556–1563.
24. Davies SJ, Woodrow G, Donovan K, et al. Icodextrin improves the fluid status of peritoneal dialysis patients: results of a double-blind randomized controlled trial. *J Am Soc Nephrol* 2003;14:2338–2344.
25. Mistry CD, Gokal R, Peers E. A randomized multicenter clinical trial comparing isosmolar icodextrin with hyperosmolar glucose solutions in CAPD. MIDAS Study Group. Multicenter Investigation of Icodextrin in Ambulatory Peritoneal Dialysis. *Kidney Int* 1994;46:496–503.
26. Paniagua R, Amato D, Vonesh E, et al. Effects of increased peritoneal clearances on mortality rates in peritoneal dialysis: ADEMEX, a prospective, randomized, controlled trial. *J Am Soc Nephrol* 2002;13:1307–1320.
27. Churchill DN, Taylor DW, Keshaviah PR, for the CANUSA study group. Adequacy of dialysis and nutrition in continuous peritoneal dialysis: association with clinical outcomes. *J Am Soc Nephrol* 1996;7:198–207.
28. Churchill DN. The ADEMEX Study: make haste slowly. *J Am Soc Nephrol* 2002;13:1415–1418.
29. Eknoyan G, Beck GJ, Cheung AK, et al. Effect of dialysis dose and membrane flux in maintenance hemodialysis. *N Engl J Med* 2002;347:2010–2019.
30. Levin N, Greenwood R. Reflections on the HEMO study: the American viewpoint. *Nephrol Dial Transplant* 2003;18:1059–1060.
31. Locatelli F. Dose of dialysis, convection and haemodialysis patients outcome – what the HEMO study doesn't tell us: the European viewpoint. *Nephrol Dial Transplant* 2003;18:1061–1065.
32. Chertow GM, Burke SK, Raggi P. Sevelamer attenuates the progression of coronary and aortic calcification in hemodialysis patients. *Kidney Int* 2002;62:245–252.
33. Bleyer AJ, Burke SK, Dillon M, et al. A comparison of the calcium-free phosphate binder sevelamer hydrochloride with calcium acetate in the treatment of hyperphosphatemia in hemodialysis patients. *Am J Kidney Dis* 1999;33:694–701.
34. Block G, Port FK. Calcium phosphate metabolism and cardiovascular disease in patients with chronic kidney disease. *Semin Dial* 2003;16:140–147.
35. Lowrie EG, Lew NL. Death risk in hemodialysis patients: the predictive value of commonly measured variables and an evaluation of death rate differences between facilities. *Am J Kidney Dis* 1990;15:458–482.
36. Block GA, Hulbert-Shearon TE, Levin NW, et al. Association of serum phosphorus and calcium x phosphate product with mortality risk in chronic hemodialysis patients: a national study. *Am J Kidney Dis* 1998;31:607–617.
37. Raggi P, Boulay A, Chasan-Taber S, et al. Cardiac calcification in adult hemodialysis patients. A link between end-stage renal disease and cardiovascular disease? *J Am Coll Cardiol* 2002;39:695–701.
38. Chertow GM. Slowing the progression of vascular calcification in hemodialysis. *J Am Soc Nephrol* 2003;14:S310–S314.
39. Vanrenterghem Y, Barany P, Mann JF, et al. Randomized trial of darbepoetin alfa for treatment of renal anemia at a reduced dose frequency compared with rHuEPO in dialysis patients. *Kidney Int* 2002;62:2167–2175.
40. Ma JZ, Ebben J, Xia H, et al. Hematocrit level and associated mortality in hemodialysis patients. *J Am Soc Nephrol* 1999;10:610–619.
41. Foley RN, Parfrey PS, Harnett JD, et al. The impact of anemia on cardiomyopathy, morbidity, and mortality in end-stage renal disease. *Am J Kidney Dis* 1996;28:53–61.
42. Besarab A, Bolton WK, Browne JK, et al. The effects of normal as compared with low hematocrit values in patients with cardiac disease who are receiving hemodialysis and epoetin. *N Engl J Med* 1998;339:584–590.
43. Daugirdas JT, Blake PG, Ing TS. *Handbook of dialysis*, third edition. Lippincott, Williams & Wilkins; 2001:25–35.
44. Bargman JM, Thorpe KE, Churchill DN; CANUSA Peritoneal Dialysis Study Group. Relative contribution of residual renal function and peritoneal clearance to adequacy of dialysis: a reanalysis of the CANUSA study. *J Am Soc Nephrol* 2001;12:2158–2162.

Antiphlogistika, nichtsteroidale (NSAID)

Suchdatum: Januar 2004

Peter C. Gøtzsche

Frage **Existieren bedeutsame Unterschiede in den Effekten verschiedener handelsüblicher nichtsteroidaler Antiphlogistika?**

Wirksamkeit unbekannt

Therapiewahl zwischen verschiedenen NSAIDs[5–21]

In systematischen Übersichten zeigten sich keine bedeutenden Unterschiede zwischen verschiedenen nichtsteroidalen Antiphlogistika. Cyclooxygenase-2-Hemmer (COX-2-Hemmer) verringern im Vergleich zu anderen NSAIDS gastroskopisch diagnostizierte Ulzera, jedoch ist die Schwächung der klinischen Effekte weniger ausgeprägt, und COX-2-Hemmer können das Risiko eines Myokardinfarkts erhöhen.

Nutzen unwahrscheinlich

Hochdosierte NSAIDs-Therapie[5–21]

Systematischen Übersichten zufolge erreicht der Nutzen einer NSAIDs-Therapie bei hohen Dosen einen Maximalwert. Die Therapieempfehlungen liegen sehr nahe am Nutzenoptimum. Im Gegensatz dazu zeigte sich in drei systematischen Übersichten keine Obergrenze für die Nebenwirkungsrate, die ungefähr proportional zur Dosis zunimmt.

Frage **Welche Effekte haben Begleittherapien auf die Reduktion gastrointestinaler Nebenwirkungen?**

Nutzen wahrscheinlich

H_2-Blocker bei Patienten, bei denen nicht auf NSAIDs verzichtet werden kann[22]

Einer systematischen Übersicht bei Patienten mit einer dreimonatigen NSAIDs-Therapie zufolge verringern H_2-Blocker im Vergleich zu Placebo die Entwicklung endoskopisch gesicherter Magen- und Duodenalulzera. Aus einer schwachen RCT ergaben sich begrenzte Hinweise darauf, dass Misoprostol im Vergleich zu Ranitidin (300 mg/d) die Anzahl der Patienten mit NSAIDs-induzierten Magenulzera senkt.

Omeprazol bei Patienten, bei denen nicht auf NSAIDs verzichtet werden kann[22, 26]

Einer systematischen Übersicht bei Patienten mit einer mindestens dreimonatigen NSAIDs-Therapie zufolge senkt Omeprazol im Vergleich zu Placebo die Inzidenz von endoskopisch gesicherten Ulzera signifikant.

Nutzen und Schaden abzuwägen

Misoprostol bei Patienten, bei denen nicht auf NSAIDs verzichtet werden kann[22–24, 27]

Einer systematischen Übersicht bei Patienten mit einer mindestens dreimonatigen NSAIDs-Therapie zufolge senkt Misoprostol im Vergleich zu Placebo die Entwicklung von Magen- und Duodenalulzera. In RCTs zeigte sich jedoch für Misoprostol im Vergleich zu Placebo eine Häufung gastrointestinaler Nebenwirkungen wie Durchfall oder Bauchschmerzen. Einer RCT zufolge besteht hinsichtlich der Anzahl der Patienten unter NSAIDs mit diagnostisch gesichertem Magenulkus bzw. -erosion, die erfolgreich auf die

Behandlung ansprechen, kein signifikanter Unterschied zwischen Misoprostol und Omeprazol.

Frage **Welche Effekte haben verschiedene nichtsteroidale Antiphlogistika?**

Nutzen belegt

Topische NSAIDs bei akuten und chronischen Schmerzzuständen[29, 30]

Einer systematischen Übersicht bei Patienten mit akuten oder chronischen Schmerzzuständen zufolge senken topische NSAIDs die Schmerzen im Vergleich zu Placebo.

Wirksamkeit unbekannt

Topische versus systemische NSAIDs-Therapie oder andere Analgetika[29, 30]

Eine systematische Übersicht ergab keine qualitativ hochwertigen RCTs zur topischen Applikation eines nichtsteroidalen Antiphlogistikums im Vergleich zu seiner systemischen Applikation oder Paracetamol.

Definition Nichtsteroidale Antiphlogistika (NSAIDs) besitzen antiphlogistische, analgetische und antipyretische Wirkungen und hemmen die Thrombozytenaggregation. Die Medikamente haben keine belegten Effekte auf den Verlauf von Muskel-Skelett-Erkrankungen wie Osteoarthritis (nur in der Internet-Version).

Inzidenz/Prävalenz NSAIDs werden vielfach verwendet. Fast 10 % der Niederländer nahmen 1987 ein nichtsteroidales Antiphlogistikum ein (Acetylsalicylsäure nicht berücksichtigt). Der Gesamtverbrauch lag täglich bei 11 definierten Tagesdosen pro 1000 Bevölkerung pro Tag.[1] In Australien lag der Verbrauch 1994 täglich bei 35 definierten Tagesdosen pro 1000 Personen. 36 % der betroffenen Patienten litten an Osteoarthrose, 42 % an Zerrungen oder Lumbalgien und 4 % an rheumatoide Arthritis. 35 % waren älter als 60 Jahre.[2]

Literatur

1. Leufkens HG, Ameling CB, Hekster YA, et al. Utilization patterns of non-steroidal anti-inflammatory drugs in an open Dutch population. *Pharm Weekbl Sci* 1990;12:97–103.
2. McManus P, Primrose JG, Henry DA, et al. Pattern of non-steroidal anti-inflammatory drug use in Australia 1990–1994. A report from the drug utilization sub-committee of the pharmaceutical benefits advisory committee. *Med J Aust* 1996;164:589–592.
3. Gøtzsche PC. Methodology and overt and hidden bias in reports of 196 double-blind trials of nonsteroidal anti-inflammatory drugs in rheumatoid arthritis (published erratum appears in *Control Clin Trials* 1989;10:356). *Control Clin Trials* 1989;10:31–56. Search date 1985; primary source Medline.
4. Smith GD, Matthias E. Meta-analysis: unresolved issues and future developments. *BMJ* 1998;316:221–225.
5. Gøtzsche PC. Patients' preference in indomethacin trials: an overview. *Lancet* 1989;i:88–91. Search date 1985; primary sources Medline, personal contact with companies that marketed proprietary products, and hand searched reference lists of collected articles.
6. Garner S, Fidan D, Frankish R, et al. Celecoxib for rheumatoid arthritis. In: The Cochrane Library, Issue 3, 2004. Oxford: Update Software. Search date 2002; primary sources Medline, Embase, Cochrane Database of Systematic Reviews, Cochrane Controlled Trials Register, National Research Register, NHS Economic Evaluation Database, Health Technology Assessment Database, and personal contact with experts.
7. Garner S, Fidan D, Frankish R, et al. Rofecoxib for rheumatoid arthritis. In: The Cochrane Library, Issue 3, 2004. Oxford: Update Software. Search date 2002; primary sources Medline, Embase, Cochrane Database of Systematic Reviews, Cochrane Controlled Trials Register, National Research Register, NHS Economic Evaluation Database, Health Technology Assessment database, the manufacturers.

8. Gøtzsche PC. Meta-analysis of NSAIDs: contribution of drugs, doses, trial designs, and meta-analytic techniques. *Scand J Rheumatol* 1993;22:255–260. Search date 1988; primary source Medline.
9. Towheed T, Shea B, Wells G, et al. Analgesia and non-aspirin, non-steroidal anti-inflammatory drugs in osteoarthritis of the hip. In: The Cochrane Library, Issue 3, 2004. Oxford: Update Software. Search date 1994; primary sources Cochrane Controlled Trials Register, Medline, and hand searched references.
10. Watson MC, Brookes ST, Kirwan JR, et al. Non-aspirin, non-steroidal anti-inflammatory drugs for treating osteoarthritis of the knee. In: The Cochrane Library, Issue 3, 2004. Oxford: Update Software. Search date 1996; primary sources Medline and Embase.
11. Ogilvie Harris DJ, Gilbart M. Treatment modalities for soft tissue injuries of the ankle: a critical review. *Clin J Sport Med* 1995;5:175–186. Search date 1993; primary sources Medline and Embase.
12. Green S, Buchbinder R, Glazier R, et al. Interventions for shoulder pain. In: The Cochrane Library, Issue 3, 2004. Oxford: Update Software. Search date 1998; primary sources Cochrane Musculoskeletal Group Trials Register, Cochrane Controlled Trials Register, Medline, Embase, Cinahl, and Science Citation Index.
13. Gøtzsche PC. Review of dose-response studies of NSAIDs in rheumatoid arthritis. *Dan Med Bull* 1989;36:395–399. Search date 1985; primary sources Medline, hand searches of reference lists, and contact with companies marketing proproctary preparations.
14. Eisenberg E, Berkey CS, Carr DB, et al. Efficacy and safety of nonsteroidal antiinflammatory drugs for cancer pain: a meta-analysis. *J Clin Oncol* 1994;12:2756–2765. Search date 1992; primary source Medline.
15. Langman MJ, Jensen DM, Watson DG, et al. Adverse upper gastrointestinal effects of rofecoxib compared with NSAIDs. *JAMA* 1999;282:1929–1933.
16. Mukherjee D, Nissen SE, Topol EJ. Risk of cardiovascular events associated with selective COX-2 inhibitors. *JAMA* 2001;286:954–959. Search date 2001; primary sources Medline, the internet, and review of relevant submissions to the US Food and Drug Administration by pharmaceutical companies.
17. Cappelleri JC, Lau J, Kupelnick B, et al. Efficacy and safety of different aspirin dosages on vascular diseases in high-risk patients. A metaregression analysis. *Online J Curr Clin Trials* 1995;Doc No 174. Search date 1992; primary sources Medline and Current Contents.
18. Henry D, Lim LL, Garcia Rodriguez LA, et al. Variability in risk of gastrointestinal complications with individual non-steroidal anti-inflammatory drugs: results of a collaborative meta-analysis. *BMJ* 1996;312:1563–1566. Search date 1994; primary source Medline.
19. Henry D, McGettigan P. Epidemiology overview of gastrointestinal and renal toxicity of NSAIDs. *Int J Clin Pract* 2003;135(suppl):43–49. Search date 2001; primary sources Medline, Embase, Cochrane Library, HealthSTAR, CINAHL, IDIS; reference lists and handsearches.
20. Huskisson EC, Woolf DL, Balme HW, et al. Four new anti-inflammatory drugs: responses and variations. *BMJ* 1976;i:1048–1049.
21. Cooperating Clinics Committee of the American Rheumatism Association. A seven-day variability study of 499 patients with peripheral rheumatoid arthritis. *Arthritis Rheum* 1965;8:302–334.
22. Rostom A, Dube C, Wells G, Tugwell P, Welch V, Jolicoeur E, McGowan J. Prevention of NSAID-induced gastroduodenal ulcers. In: The Cochrane Library, Issue 3, 2004. Oxford: Update Software. Oxford: Update Software. Search date 2002; primary sources Medline, Current Contents, Embase, Cochrane Controlled Trials Register, hand searched conference proceedings, and personal contact with experts and companies.
23. Silverstein FE, Graham DY, Senior JR, et al. Misoprostol reduces serious gastrointestinal complications in patients with rheumatoid arthritis receiving nonsteroidal anti-inflammatory drugs. A randomized, double-blind, placebo-controlled trial. *Ann Intern Med* 1995;123:241–249.
24. Hawkey CJ, Karrasch JA, Szczepanski L, et al. Omeprazole compared with misoprostol for ulcers associated with nonsteroidal antiinflammatory drugs. Omeprazole versus misoprostol for NSAID-induced ulcer management (OMNIUM) study group. *N Engl J Med* 1998;338:727–734.
25. Graham DY, Agrawal NM, Campbell DR, et al. Ulcer prevention in long-term users of nonsteroidal antiinflamatory drugs: results of a double-blind, randomized, multicentre, active- and placebo-controlled study of misoprostol and lansoprazole. *Arch Intern Med* 2002;162:169–175.
26. Yeomans ND, Tulassay Z, Juhasz L, et al. A comparison of omeprazole with ranitidine for ulcers associated with nonsteroidal antiinflammatory drugs. Acid suppression trial: ranitidine versus omeprazole for NSAID associated ulcer treatment (ASTRONAUT) study group. *N Engl J Med* 1998;338:719–726.
27. Raskin JB, White RH, Jaszewski R, et al. Misoprostol and ranitidine in the prevention of NSAID-induced ulcers: a prospective, double-blind, multicenter study. *Am J Gastroenterol* 1996;91:223–227.
28. Chalmers TC, Berrier J, Hewitt P, et al. Meta-analysis of randomized controlled trials as a method of estimating rare complications of non-steroidal anti-inflammatory drug therapy. *Aliment Pharmacol Ther* 1988;2(suppl 1):9–26. Search date not stated; primary source Medline.

29. Moore RA, Tramer MR, Carroll D, et al. Quantitative systematic review of topically applied nonsteroidal anti-inflammatory drugs. *BMJ* 1998;316:333–338. Search date 1996; primary sources Medline, Embase, Oxford Pain Relief Database 1950–1994, contact with pharmaceutical companies, and hand searched references.
30. Shackel NA, Day RO, Kellett B, et al. Copper-salicylate gel for pain relief in osteoarthritis: a randomised controlled trial. *Med J Aust* 1997;167:134–136.

Diskushernie, lumbale

Suchdatum: Mai 2004

Jo Jordan, Tamara Shawver Morgan und James Weinstein

Frage **Welche Effekte haben medikamentöse Behandlungsmethoden?**

Wirksamkeit unbekannt

Analgetika

Es fanden sich weder systematische Übersichten noch RCTs zum Einsatz von Analgetika in der Behandlung von Patienten mit symptomatischer Diskushernie.

Antidepressiva

Es fanden sich weder systematische Übersichten noch RCTs zum Einsatz von Antidepressiva in der Behandlung von Patienten mit symptomatischer Diskushernie.

Muskelrelaxanzien

Es fanden sich weder systematische Übersichten noch RCTs zum Einsatz von Muskelrelaxanzien in der Behandlung von Patienten mit symptomatischer Diskushernie.

Nutzen unwahrscheinlich

Epidurale Steroidinjektionen[13–15]

Begrenzten Hinweisen aus einer systematischen Übersicht zufolge können epidurale Kortikosteroidinjektionen im Vergleich zu Placebo zu einer subjektiven Gesamtbesserung führen. Eine nachfolgende RCT ergab jedoch hinsichtlich der Parameter Schmerz, Beweglichkeit und Erreichen der Arbeitsfähigkeit nach 6 Monaten keinen signifikanten Unterschied zwischen einer rein konservativen Therapie und einer konservativen Therapie mit zusätzlichen Kortikosteroidinjektionen. Eine weitere nachfolgende RCT zeigte hinsichtlich der Parameter Schmerz, Behinderung oder subjektiver Besserung nach 35 Tagen keinen signifikanten Unterschied zwischen epiduralen Kortikosteroidinjektionen und Kontrollinjektionen.

Nichtsteroidale Antiphlogistika[13]

Einer systematischen Übersicht zufolge besteht in Bezug auf die Gesamtbesserung bei Patienten mit prolapsbedingter Ischialgie kein signifikanter Unterschied zwischen nichtsteroidalen Antiphlogistika und Placebo.

Frage **Welche Effekte haben nichtmedikamentöse Behandlungsmethoden?**

Nutzen wahrscheinlich

Spinale Manipulation[13, 18–20]

Einer anhand von zwei systematischen Übersichten ausgewiesenen RCT bei Patienten mit Ischialgie auf Grund einer Diskushernie zufolge führt eine spinale Manipulation im Vergleich zu Infrarotbestrahlung als Placebo nach 2 Wochen zu einer stärkeren subjektiven Besserung. Einer weiteren RCT zufolge besteht in Bezug auf die subjektive Besserung nach einem Monat kein signifikanter Unterschied zwischen spinaler Manipulation, manueller Extension, Übungsbehandlung und Korsett. Einer anschließenden RCT zufolge erhöht eine spinale Manipulation die Rate an Besserungen im Vergleich zur Extensionstherapie. Bei Patienten, bei denen möglicherweise eine Operation ansteht, bestehen Bedenken, dass die spinale Manipulation eine Hernienbildung verstärkt.

Wirksamkeit unbekannt

Akupunktur[21]

Eine systematische Übersicht ergab nur unzureichende Belege für die Effekte von Akupunktur bei Patienten mit lumbalen Diskushernien.

Empfehlung, körperlich aktiv zu bleiben[13]

Eine systematische Übersicht zu konservativen Behandlungsmethoden bei Ischialgie, die durch eine lumbale Diskushernie bedingt war, konnte keine RCTs zur Empfehlung, körperlich aktiv zu bleiben, identifizieren.

Übungsbehandlung[13]

Einer systematischen Übersicht mit einer RCT zufolge besteht hinsichtlich der Gesamtverbesserung bei Patienten mit Ischialgie, die durch eine lumbale Diskushernie bedingt ist, kein signifikanter Unterschied zwischen isometrischen Übungen und manueller Extension.

Wärme- oder Kryotherapie[13]

Eine systematische Übersicht konnte keine RCTs zu Wärme- oder Kryotherapie in der Behandlung einer prolapsbedingten Ischialgie identifizieren.

Massage[13]

Eine systematische Übersicht konnte keine RCTs zu Massage in der Behandlung einer symptomatischen Diskushernie identifizieren.

Nutzen unwahrscheinlich

Bettruhe[13, 16, 17]

Eine systematische Übersicht konservativer Behandlungsmethoden konnte keine RCTs zu Bettruhe bei symptomatischen Diskushernien identifizieren. Eine nachfolgende RCT an Patienten mit Ischialgie zeigte bei Patienten mit einer durchschnittlichen Verbesserung der Schmerz-Scores oder der durchschnittlichen Behinderungs- bzw. Zufriedenheits-Scores nach 12 Wochen keinen signifikanten Unterschied zwischen Bettruhe und 2-wöchigem beobachtendem Abwarten.

Frage — Welche Effekte haben unterschiedliche operative Behandlungsmethoden?

Nutzen wahrscheinlich

Mikrodiskektomie (gleiche Wirksamkeit wie Standarddiskektomie)[23, 28]

Es fanden sich keine RCTs zum Vergleich von Mikrodiskektomie und konservativer Therapie. Drei RCTs zufolge besteht in Bezug auf das medizinische Behandlungsergebnis kein signifikanter Unterschied zwischen Mikrodiskektomie und Standarddiskektomie. Eine RCT ergab hinsichtlich subjektiver Zufriedenheit und Schmerz-Score nach etwa 30 Monaten keinen signifikanten Unterschied zwischen videoassistierter arthroskopischer Mikrodiskektomie und Standarddiskektomie, wobei die postoperative Genesung nach Standarddiskektomie langsamer verlief. Zur Wirksamkeit der Mikrodiskektomie im Vergleich zur automatisierten perkutanen Diskektomie zeigten sich nur unzureichende Belege.

Standarddiskektomie (kurzfristiger Nutzen)[22–25, 27]

Einer RCT zufolge erhöht eine Standarddiskektomie die subjektive Besserung im Vergleich zu konservativer Behandlung (Physiotherapie) zwar bei Nachbeobachtung nach einem Jahr, nicht aber nach 4 und 10 Jahren. In drei RCTs zeigten sich hinsichtlich der medizinischen Behandlungsergebnisse keine signifikanten Unterschiede zwischen Standardverfahren und Mikrodiskektomie. Beide Verfahren hatten ähnliche Nebenwirkungen. Eine RCT zeigte hinsichtlich der Zufriedenheit und der Schmerzen nach etwa 30 Monaten keinen signifikanten Unterschied zwischen videoassistierter arthroskopischer Mikrodiskektomie und Standarddiskektomie, auch wenn die postoperative Genesung unter Standarddiskektomie langsamer verläuft.

Wirksamkeit unbekannt

Automatisierte perkutane Diskektomie[22, 23, 29, 30]

Es fanden sich keine RCTs zum Vergleich einer perkutanen Diskektomie mit konservativer Therapie oder Standarddiskektomie. Für den Vergleich der klinischen Effekte der automatisierten perkutanen Diskektomie und der Mikrodiskektomie ergaben sich nur unzureichende Belege.

Laser-Diskektomie[22, 23]

Es fanden sich weder systematische Übersichten noch RCTs zum Einsatz der Laser-Diskektomie in der Behandlung von Patienten mit symptomatischer Diskushernie.

Definition

Unter Diskushernie versteht man eine Verlagerung von Bandscheibenmaterial (Nucleus pulposus oder Anulus fibrosus) in den Wirbelkanal.[1] Die Diagnose kann durch eine radiologische Untersuchung bestätigt werden. Positive NMR-Befunde äußern sich jedoch nicht zwingend in klinischen Beschwerden.[2, 3] Die vorstehende Darstellung umfasst die Behandlung der Symptome sowohl bei Verdachtsfällen als auch bei radiologisch bestätigten Diskushernien. Die Behandlung von Rückenmarkskompression und Cauda-equina-Syndrom – bei denen häufig ein notfallmäßiger Eingriff erforderlich ist – wird dagegen nicht berücksichtigt. Die Behandlung unspezifischer akuter (siehe Lumbalgie und Ischialgie, akute, S. 339) und chronischer Rückenschmerzen (siehe Lumbalgie und Ischialgie, chronische, S. 345) werden an anderer Stelle behandelt.

Inzidenz/Prävalenz

Die Prävalenz symptomatischer Diskushernien liegt abhängig von Alter und Geschlecht bei etwa 1–3 % in Finnland und Italien.[4] Die höchste Prävalenz findet man bei 30- bis 50-Jährigen,[5] mit einem Verhältnis zwischen Männern und Frauen von 2:1.[6] In der Altersgruppe der 25- bis 55-Jährigen treten 95 % der Hernien in Höhe von L4–5 auf. Bei Patienten über 55 Jahren sind Hernien oberhalb von L4–L5 häufiger.[7, 8]

Ätiologie/Risikofaktoren

Radiologische Belege für Diskushernien sind nicht notwendigerweise ein Indiz für zukünftige oder aktuelle Beschwerden, da auch 19–27 % der beschwerdefreien Personen entsprechende Befunde im Röntgenbild zeigen.[2, 9] Zu den Risikofaktoren für Diskushernien gehören Rauchen (OR 1,7; 95 %-CI 1,0–2,5), Sportarten mit Gewichtsbelastung (z. B. Gewichtheben und Hammerwerfen) sowie bestimmte Tätigkeiten mit wiederholten Hebebewegungen. Auch das Fahren von Motorfahrzeugen (wahrscheinlich auf Grund einer Resonanzfrequenz der Wirbelsäule, die der Frequenz bestimmter Fahrzeuge ähnelt) ist mit einem erhöhten Risiko (OR 1,7; 95 %-CI 0,2–2,7, abhängig vom Fahrzeugtyp) verbunden.[6, 10, 11]

Prognose

Der natürliche Krankheitsverlauf ist bei einer Diskushernie schwer zu bestimmen, da die meisten Betroffenen auf irgendeine Form von Behandlung zur Linderung ihrer Schmerzen zurückgreifen und eine offizielle Diagnose nicht immer gestellt wird.[6] Bei der Mehrheit der Betroffenen kommt es jedoch zu einer Besserung der Beschwerden, und nur in 10 % der Fälle sind die Schmerzen nach 6 Wochen noch so stark, dass eine operative Therapie in Betracht zu ziehen ist. Sequenzielle NMR-Aufnahmen zeigen, dass das prolabierte Bandscheibengewebe dazu tendiert, im Laufe der Zeit zu schrumpfen und sich bei zwei Dritteln der Patienten nach 6 Monaten teilweise bis vollständig aufgelöst hat.[12]

Literatur

1. Fardon DF, Milette PC. Nomenclature and classification of lumbar disc pathology: recommendations of the Combined Task Forces of the North American Spine Society, American Society of Spine Radiology, and American Society of Neuroradiology. *Spine* 2001;26:E93–E113.
2. Boden SD. The use of radiographic imaging studies in the evaluation of patients who have degenerative disorders of the lumbar spine. *J Bone Joint Surg Am* 1996;78:114–125.
3. Borenstein DG, O'Mara JW Jr, Boden SD, et al. The value of magnetic resonance imaging of the lumbar spine to predict low-back pain in asymptomatic subjects. *J Bone Joint Surg Am* 2001;83-A (9):1306–1311.
4. Andersson G. Epidemiology of spinal disorders. In: Frymoyer JW, Ducker TB, Hadler NM, et al, eds. *The adult spine: principles and practice.* New York, NY: Raven Press, 1997:93–141.
5. Heliovaara M. *Epidemiology of sciatica and herniated lumbar intervertebral disc.* Helsinki, Finland: The Social Insurance Institution, 1988.
6. Postacchini F, Cinotti G. Etiopathogenesis. In: Postacchini F, ed. *Lumbar disc herniation.* New York: Spring-Verlag, 1999.
7. Friberg S, Hirsch C. Anatomical and clinical studies on lumbar disc degeneration. *Acta Orthop Scand* 1949;19:222–242.
8. Schultz A, Andersson G, Ortengren R, et al. Loads on the lumbar spine. *J Bone Joint Surg Am* 1982;64:713–720.
9. Jensen MC, Brant-Zawadzki MN, Obuchowski N, et al. Magnetic resonance imaging of the lumbar spine in people without back pain. *N Engl J Med* 1994;331:69–73.
10. Kelsey JL, Githens P, O'Connor T, et al. Acute prolapsed lumbar intervertebral disc: an epidemiologic study with special reference to driving automobiles and cigarette smoking. *Spine* 1984;9:608–613.
11. Pedrini-Mille A, Weinstein JN, Found ME, et al. Stimulation of dorsal root ganglia and degradation of rabbit annulus fibrosus. *Spine* 1990;15:1252–1256.
12. Deyo RA, Weinstein JN. Low back pain. *N Engl J Med* 2001;344:365–370.
13. Vroomen PC, de Krom MC, Slofstra PD, et al. Conservative treatment of sciatica: a systematic review. *J Spinal Disord* 2000;13:463–469. Search date 1998; primary sources Medline and Embase/Excerpta Medica.
14. Buchner M, Zeifang F, Brocai DR, et al. Epidural corticosteroid injection in the conservative management of sciatica. *Clin Orthop* 2000;375:149–156.
15. Valat JP, Giraudeau B, Rozenberg S, et al. Epidural corticosteroid injections for sciatica: a randomised, double blind, controlled clinical trial. *Ann Rheum Dis* 2003;62:639–643.
16. Vroomen PC, de Krom MC, Wilmink JT, et al. Lack of effectiveness of bed rest for sciatica. *N Engl J Med* 1999;340:418–423.
17. Waddell G, Feder G, Lewis M. Systematic reviews of bed rest and advice to stay active for acute low back pain. *Br J Gen Prac* 1997;47:647–652. Search date April 1996; primary sources Medline and Embase, checked abstracts of all back pain RCTs, citation tracking by hand and using ISI Science and Social Sciences Citation indices, consulted experts and researchers.
18. Shekelle PG, Adams AH, Chassin MR, et al. Spinal manipulation for low-back pain. *Ann Intern Med* 1992;117:590–598. Search date not reported; primary sources Medline and Index Medicus 1952 onwards, reference lists, and consulted experts.
19. Liu J, Zhang S. Treatment of protrusion of lumbar intervertebral disc by pulling and turning manipulations. *J Tradit Chin Med* 2000;20:195–197.
20. Stevinson C, Ernst E. Risks associated with spinal manipulation. *Am J Med* 2002;112:566–570. Search date 2001; primary sources Medline, Embase, The Cochrane Library, authors' files, consulted experts, and reference lists.
21. Smith LA, Oldman AD, McQuay HJ, et al. Teasing apart quality and validity in systematic reviews: an example from acupuncture trials in chronic neck and back pain. *Pain* 2000;86:119–132. Search date 1998; primary sources Medline, Embase, Cinahl, Psychlit, Pubmed, The Cochrane Library, Oxford Pain Relief Database, and reference lists.
22. Gibson JN, Grant IC, Waddell G. Surgery for lumbar disc prolapse. In: The Cochrane Library, Issue 2, 2004. Chichester, UK: John Wiley & Sons, Ltd. Search date 1999; primary sources Medline, Embase, Biosis, dissertation abstracts, Index to UK Theses, Cochrane Controlled Trials Register, reference lists, personal bibliographies, and hand searches of *Spine* 1975–1997.

23. Hoffman RM, Wheeler KJ, Deyo RA. Surgery for herniated lumbar discs: a literature synthesis. *J Gen Intern Med* 1993;8:487–496. Search date not reported; primary sources Medline, reference lists, book bibliographies, and colleagues' files.
24. Weber H. Lumbar disc herniation: a controlled, prospective study with ten years of observation. *Spine* 1983;8:131–140.
25. Tullberg T, Isacson J, Weidenhielm L. Does microscopic removal of lumber disc herniation lead to better results than the standard procedure? Results of a one-year randomized study. *Spine* 1993;18:24–27.
26. Henriksen L, Schmidt V, Eskesen V, et al. A controlled study of microsurgery versus standard lumbar discectomy. *Br J Neurosurg* 1996;10:289–293.
27. Papadoulas S, Konstantinou D, Kourea HP, et al. Vascular injury complicating lumbar disc surgery. A systematic review. *Eur J Vasc Endovasc Surg* 2002;24:189–195. Search date not reported; primary source Medline 1965 onwards.
28. Hermantin FU, Peters T, Quartararo L, et al. A prospective, randomized study comparing the results of open discectomy with those of video-assisted arthroscopic microdiscectomy. *J Bone Joint Surg Am* 1999;81:958–965.
29. Chatterjee S, Foy PM, Findlay GF. Report of a controlled clinical trial comparing automated percutaneous lumbar discectomy and microdiscectomy in the treatment of contained lumbar disc herniation. *Spine* 1995;20:734–738.
30. Mayer HM, Brock M. Percutaneous endoscopic discectomy: surgical technique and preliminary results compared to microdiscectomy. *J Neurosurg* 1993;78:216–225.
31. Boult M, Fraser RD, Jones N, et al. Percutaneous endoscopic laser discectomy. *Aust N Z J Surg* 2000;70:475–479. Search date 2000; primary sources Medline, Current Contents, Embase, and The Cochrane Library.

Muskel- und Skeletterkrankungen

Erschöpfungssyndrom, chronisches (CFS)

Suchdatum: November 2003

Steven Reid, Trudie Chalder, Anthony Cleare, Matthew Hotopf
und Simon Wessely

Frage **Welche Effekte haben unterschiedliche Behandlungsmethoden?**

Nutzen belegt

Kognitive Verhaltenstherapie[18, 53, 56–60]
Einer systematischen Übersicht zufolge führt eine kognitive Verhaltenstherapie durch gut ausgebildete Therapeuten in Spezialzentren im Vergleich zu Standardversorgung oder Entspannungstherapie zu einer Verbesserung der Lebensqualität und der physischen Funktionen. Einer zusätzlichen randomisiert-kontrollierten Multicenter-Studie zufolge kann eine kognitive Verhaltenstherapie im Vergleich zu geführten Selbsthilfegruppen oder Nichtbehandlung auch dann hilfreich sein, wenn sie von weniger erfahrenen Therapeuten durchgeführt wird.

Angepasstes aerobes Ausdauertraining[18, 20, 34, 35]
RCTs zufolge ein kann allmählich gesteigertes Ausdauertraining im Vergleich zu Dehnungs- und Entspannungsübungen oder allgemeiner Beratung den Erschöpfungsgrad und die körperliche Funktionsfähigkeit verbessern. Einer RCT zufolge bringt ein speziell ausgearbeitetes Lehrprogramm mit Anregungen zum Ausdauertraining im Vergleich zu einer rein schriftlichen Information nach einem Jahr – gemessen an der körperlichen Funktionsfähigkeit, der Erschöpfung, der Stimmung und der Schlafqualität – eine Verbesserung.

Wirksamkeit unbekannt

Nahrungsergänzungsmittel[38]
Eine kleine RCT ergab nach 10 Wochen hinsichtlich des Erschöpfungsgrades oder der funktionellen Beeinträchtigung keinen signifikanten Unterschied zwischen einem Nahrungsergänzungsmittel mit mehreren Vitaminen, Mineralien und Coenzymen sowie Placebo.

Nachtkerzenöl[18, 43, 44]
In einer kleinen RCT zeigte sich in Bezug auf den Depressions-Score nach 3 Monaten kein signifikanter Unterschied zwischen einer Behandlung mit Nachtkerzenöl und Placebo.

Magnesium intramuskulär[18, 39–42]
Einer kleinen RCT zufolge verbessern Magnesiuminjektionen die Symptome nach 6 Wochen im Vergleich zu Placeboinjektionen, jedoch ließen sich aus dieser kleinen Studie keine verlässlichen Schlussfolgerungen ziehen.

Antidepressiva; Glukokortikoide; Nicotinamid-Adenin-Dinucleotid[11, 18–24]
In den RCTs fanden sich unzureichende Belege zu den Effekten dieser therapeutischen Maßnahmen bei chronischem Erschöpfungssyndrom.

Nutzen unwahrscheinlich

Immuntherapie[18, 45–55]
Kleinen RCTs mit begrenzten Hinweisen zufolge führt Immunglobulin G im Vergleich zu Placebo nach 3- bis 6-monatiger Nachbeobachtung zu einer leichten Verbesserung der kör-

perlichen Funktionsfähigkeit und der Erschöpfung, ist aber mit beträchtlichen Nebenwirkungen belastet. In kleinen RCTs fand man jedoch unzureichende Belege hinsichtlich der Wirksamkeit von α-Interferon oder Aciclovir im Vergleich zu Placebo. Einer RCT zufolge bessert Staphylokokkentoxoid im Vergleich zu Placebo nach 6 Monaten die Symptomatik, geht jedoch mit Lokalreaktionen einher und kann zur Anaphylaxie führen.

Langzeitschonung[36, 37]
Zu diesem Thema fanden sich keine RCTs. Indirekte Belege aus Beobachtungsstudien an freiwilligen Versuchspersonen und bei Menschen in der Rekonvaleszenzphase nach Virusinfektionen liefern jedoch Hinweise darauf, dass eine zu lange Schonung Müdigkeit und andere Symptome eher verlängern oder verschlimmern kann.

Definition

Das chronische Erschöpfungssyndrom (chronisches Fatigue-Syndrom, CFS) ist gekennzeichnet durch schwere, die Arbeitsfähigkeit und Lebensqualität beeinträchtigende Erschöpfung und andere Symptome, wie Muskel-, Knochen- und Gelenkschmerzen, Schlaf- und Konzentrationsstörungen und Kopfschmerzen. Zwei weithin akzeptierte Definitionen des CFS vom US-amerikanischen CDC[1] (aktuelle Kriterien aus dem Jahre 1994, durch die die Kriterien aus dem Jahre 1988 außer Kraft gesetzt wurden) und aus Oxford (GB)[2] waren als Arbeitskriterien zu Forschungszwecken entwickelt worden. Zwischen diesen Definitionen bestehen bedeutende Unterschiede. Die britischen Kriterien legen das Hauptgewicht auf das Vorhandensein der geistigen Erschöpfung, während die US-Kriterien mehrere körperliche Symptome fordern, was die Vorstellung einer immunologischen oder infektiösen Genese widerspiegelt.

Inzidenz/ Prävalenz

Bevölkerungsstudien und Studien aus dem hausärztlichen Bereich berichten von einer Prävalenz für das CFS von 0–3 %, abhängig von den zu Grunde gelegten diagnostischen Kriterien.[3, 4] Systematische Bevölkerungsbefragungen ergaben in Bevölkerungsgruppen mit unterschiedlichem sozioökonomischem Status und in allen ethnischen Gruppen vergleichbare Prävalenzwerte.[4, 5]

Ätiologie/ Risikofaktoren

Über die Ursachen des CFS weiß man bisher noch sehr wenig. Frauen tragen ein höheres Erkrankungsrisiko als Männer (relatives Risiko [RR] 1,3–1,7; abhängig von den verwendeten diagnostischen Kriterien).[6]

Prognose

Die Studien konzentrierten sich bisher auf Patienten in Spezialkliniken. Einer systematischen Übersicht von Studien zur Prognose der Erkrankung (Suchdatum 1996) zufolge sind die Behandlungsergebnisse für Kinder mit CFS besser als für Erwachsene. 54–94 % der Kinder zeigten eine dauerhafte Besserung (nach einer Nachbeobachtungsdauer von bis zu 6 Jahren), während nur 20–50 % der Erwachsenen eine leichte mittelfristige Besserung und nur 6 % eine vollständige Remission auf das vor der Krankheit bestandene Aktivitätsniveau erreichten.[7] Trotz des beachtlichen Krankheitswertes des CFS fanden sich keine Belege für eine erhöhte Mortalität. In der systematischen Übersicht zeigte sich, dass die Prognose von gleichzeitig auftretenden psychiatrischen Störungen (Depression und Angst) und von den Vorstellungen über kausale Zusammenhänge und Behandlung beeinflusst wird.[7]

Literatur

1. Fukuda K, Straus S, Hickie I, et al. The chronic fatigue syndrome: a comprehensive approach to its definition and study. *Ann Intern Med* 1994;121:953–959.
2. Sharpe M, Archard LC, Banatvala JE. A report – chronic fatigue syndrome: guidelines for research. *J R Soc Med* 1991;84:118–121.
3. Wessely S, Chalder T, Hirsch S, et al. The prevalence and morbidity of chronic fatigue and chronic fatigue syndrome: a prospective primary care study. *Am J Public Health* 1997;87:1449–1455.
4. Steele L, Dobbins JG, Fukuda K, et al. The epidemiology of chronic fatigue in San Francisco. *Am J Med* 1998;105(suppl 3A):83–90.
5. Lawrie SM, Pelosi AJ. Chronic fatigue syndrome in the community: prevalence and associations. *Br J Psychiatry* 1995;166:793–797.
6. Wessely S. The epidemiology of chronic fatigue syndrome. *Epidemiol Rev* 1995;17:139–151.
7. Joyce J, Hotopf M, Wessely S. The prognosis of chronic fatigue and chronic fatigue syndrome: a systematic review. *QJM* 1997;90:223–233. Search date 1996; primary sources Medline, Embase, Current Contents, and Psychlit.
8. Stewart AD, Hays RD, Ware JE. The MOS short-form general health survey. *Med Care* 1988;26:724–732.
9. Karnofsky DA, Burchenal JH, MacLeod CM. *The clinical evaluation of chemotherapeutic agents in cancer.* New York: Columbia University Press; 1949:191–206.
10. Beck AT, Ward CH, Mendelson M, et al. An inventory for measuring depression. *Arch Gen Psychiatry* 1961;4:561–571.
11. Zigmond AS, Snaith RP. The Hospital Anxiety and Depression Scale (HAD). *Acta Psychiatr Scand* 1983;67:361–370.
12. Bergner M, Bobbit RA, Carter WB, et al. The sickness impact profile: development and final revision of a health status measure. *Med Care* 1981;19:787–805.
13. Chalder T, Berelowitz C, Pawlikowska T. Development of a fatigue scale. *J Psychosom Res* 1993;37:147–154.
14. Alberts M, Smets EM, Vercoulen JH, et al. Abbreviated fatigue questionnaire: a practical tool in the classification of fatigue. *Ned Tijdschr Geneeskd* 1997;141:1526–1530. [In Dutch]
15. Guy W. *ECDEU assessment manual for psychopharmacology.* Rockville: National Institute of Mental Health, 1976:218–222.
16. Vercoulen JH, Swanink CM, Fennis JF, et al. Dimensional assessment of chronic fatigue syndrome. *J Psychosom Res* 1994;38:383–392.
17. Hunt SM, McEwen J, McKenna SP. Measuring health status: a new tool for clinicians and epidemiologists. *J Roy Coll Gen Prac* 1985,35:185–188.
18. Whiting P, Bagnall A-M, Sowden A, et al. Interventions for the treatment and management of chronic fatigue syndrome: A systematic review. *JAMA* 2001;286:1360–1368. Search date 2000; primary sources Medline, Embase, Psychlit, ERIC, Current Contents, Internet searches, bibliographies from the retrieved references, individuals and organisations through a website dedicated to the review, and members of advisory panels.
19. Vercoulen J, Swanink C, Zitman F. Randomised, double-blind, placebo-controlled study of fluoxetine in chronic fatigue syndrome. *Lancet* 1996;347:858–861.
20. Wearden AJ, Morriss RK, Mullis R, et al. Randomised, double-blind, placebo controlled treatment trial of fluoxetine and a graded exercise programme for chronic fatigue syndrome. *Br J Psychiatry* 1998;172:485–490.
21. Vercoulen JHMM, Swanink CMA, Galama JMD, et al. Dimensional assessment of chronic fatigue syndrome. *J Psychosom Res* 1994;38:383–392.
22. Natelson BH, Cheu J, Pareja J, et al. Randomised, double blind, controlled placebo-phase in trial of low dose phenelzine in the chronic fatigue syndrome. *Psychopharmacology* 1996;124:226–230.
23. Hickie IB, Wilson AJ, Murray Wright J, et al. A randomized, double-blind, placebo-controlled trial of moclobemide in patients with chronic fatigue syndrome. *J Clin Psychiatry* 2000;61:643–648.
24. Behan PO, Hannifah H. 5-HT reuptake inhibitors in CFS. *J Immunol Immunopharmacol* 1995;15:66–69.
25. Rowe PC, Calkins H, DeBusk K, et al. Fludrocortisone acetate to treat neurally mediated hypotension in chronic fatigue syndrome. *JAMA* 2001;285:52–59.
26. Peterson PK, Pheley A, Schroeppel J, et al. A preliminary placebo-controlled crossover trial of fludrocortisone for chronic fatigue syndrome. *Arch Intern Med* 1998;158:908–914.
27. McKenzie R, O'Fallon A, Dale J, et al. Low-dose hydrocortisone for treatment of chronic fatigue syndrome. *JAMA* 1998;280:1061–1066.
28. Cleare AJ, Heap E, Malhi G, et al. Low-dose hydrocortisone in chronic fatigue syndrome: a randomised crossover trial. *Lancet* 1999;353:455–458.

29. Blockmans D, Persoons P, Van Houdenhove B, et al. Combination therapy with hydrocortisone and fludrocortisone does not improve symptoms in chronic fatigue syndrome: a randomized, placebo-controlled, double-blind, crossover study. *Am J Med* 2003;114:736–741.
30. Bou-Holaigah I, Rowe P, Kan J, et al. The relationship between neurally mediated hypotension and the chronic fatigue syndrome. *JAMA* 1995;274:961–967.
31. Demitrack M, Dale J, Straus S, et al. Evidence for impaired activation of the hypothalamic-pituitary-adrenal axis in patients with chronic fatigue syndrome. *J Clin Endocrinol Metab* 1991;73:1224–1234.
32. Forsyth LM, Preuss HG, MacDowell AL, et al. Therapeutic effects of oral NADH on the symptoms of patients with chronic fatigue syndrome. *Ann Allergy Asthma Immunol* 1999;82:185–191.
33. Colquhoun D, Senn S. Re: Therapeutic effects of oral NADH on the symptoms of patients with chronic fatigue syndrome. *Ann Allergy Asthma Immunol* 2000;84:639–640.
34. Fulcher KY, White PD. A randomised controlled trial of graded exercise therapy in patients with the chronic fatigue syndrome. *BMJ* 1997;314:1647–1652.
35. Powell P, Bentall RP, Nye FJ, et al. Randomised controlled trial of patient education to encourage graded exercise in chronic fatigue syndrome. *BMJ* 2001;322:387–390.
36. Sandler H, Vernikos J. *Inactivity: physiological effects.* London: Academic Press, 1986.
37. Dalrymple W. Infectious mononucleosis: 2. Relation of bed rest and activity to prognosis. *Postgrad Med* 1961;35:345–349.
38. Brouwers FM, van der Werf S, Bleijenberg G, et al. The effect of a polynutrient supplement on fatigue and physical activity of patients with chronic fatigue syndrome: a double-blind randomized controlled trial. *QJM* 2002;95:677–683.
39. Cox IM, Campbell MJ, Dowson D. Red blood cell magnesium and chronic fatigue syndrome. *Lancet* 1991;337:757–760.
40. Clague JE, Edwards RHT, Jackson MJ. Intravenous magnesium loading in chronic fatigue syndrome. *Lancet* 1992;340:124–125.
41. Hinds G, Bell NP, McMaster D, et al. Normal red cell magnesium concentrations and magnesium loading tests in patients with chronic fatigue syndrome. *Ann Clin Biochem* 1994;31:459–461.
42. Swanink CM, Vercoulen JH, Bleijenberg G, et al. Chronic fatigue syndrome: a clinical and laboratory study with a well matched control group. *J Intern Med* 1995;237:499–506.
43. Warren G, McKendrick M, Peet M. The role of essential fatty acids in chronic fatigue syndrome. *Acta Neurol Scand* 1999;99:112–116.
44. Behan PO, Behan WMH, Horrobin D. Effect of high doses of essential fatty acids on the postviral fatigue syndrome. *Acta Neurol Scand* 1990;82:209–216.
45. Peterson PK, Shepard J, Macres M, et al. A controlled trial of intravenous immunoglobulin G in chronic fatigue syndrome. *Am J Med* 1990;89:554–560.
46. Lloyd A, Hickie I, Wakefield D, et al. A double-blind, placebo-controlled trial of intravenous immunoglobulin therapy in patients with chronic fatigue syndrome. *Am J Med* 1990;89:561–568.
47. Vollmer-Conna U, Hickie I, Hadzi-Pavlovic D, et al. Intravenous immunoglobulin is ineffective in the treatment of patients with chronic fatigue syndrome. *Am J Med* 1997;103:38–43.
48. Rowe KS. Double-blind randomized controlled trial to assess the efficacy of intravenous gammaglobulin for the management of chronic fatigue syndrome in adolescents. *J Psychiatr Res* 1997;31:133–147.
49. Zachrisson O, Regland B, Jahreskog M, et al. Treatment with staphylococcus toxoid in fibromyalgia/chronic fatigue syndrome – a randomised controlled trial. *Eur J Pain* 2002;6:455–466.
50. See DM, Tilles JG. Alpha interferon treatment of patients with chronic fatigue syndrome. *Immunol Invest* 1996;25:153–164.
51. Brook M, Bannister B, Weir W. Interferon-alpha therapy for patients with chronic fatigue syndrome. *J Infect Dis* 1993;168:791–792.
52. Straus SE, Dale JK, Tobi M, et al. Acyclovir treatment of the chronic fatigue syndrome. Lack of efficacy in a placebo-controlled trial. *N Engl J Med* 1988;319:1692–1698.
53. Lloyd A, Hickie I, Boughton R, et al. Immunologic and psychological therapy for patients with chronic fatigue syndrome. *Am J Med* 1993;94:197–203.
54. Steinberg P, McNutt BE, Marshall P, et al. Double-blind placebo-controlled study of efficacy of oral terfenadine in the treatment of chronic fatigue syndrome. *J Allergy Clin Immunol* 1996;97:119–126.
55. Medicines Control Agency (UK). *Current Problems in Pharmacovigilance*, Volume 23, September 1997.
56. Price JR, Couper J. Cognitive behaviour therapy for chronic fatigue syndrome in adults. In: The Cochrane Library, Issue 4, 2003. Chicester, UK: John Wiley & Sons, Ltd. Search date 1998; primary sources Medline, Embase, Biological Abstracts, Sigle, Index to Theses of Great Britain and Ireland, Index to Scientific and Technical Proceedings, Science Citation Index, Trials Register of the Depression, Anxiety and Neurosis Group, citation lists, and personal contacts.
57. Deale A, Chalder T, Marks I, et al. Cognitive behaviour therapy for chronic fatigue syndrome: a randomized controlled trial. *Am J Psychiatry* 1997;154:408–414.

58. Sharpe M, Hawton K, Simkin S, et al. Cognitive behaviour therapy for chronic fatigue syndrome: a randomized controlled trial. *BMJ* 1996;312:22–26.
59. Prins JB, Bleijenberg G, Bazelmans E, et al. Cognitive behaviour therapy for chronic fatigue syndrome: a multicentre randomised controlled trial. *Lancet* 2001;357:841–847.
60. Deale A, Husain K, Chalder T, et al. Long-term outcome of cognitive behaviour therapy versus relaxation therapy for chronic fatigue syndrome: a 5-year follow-up study. *Am J Psychiatry* 2001;158:2038–2042.
61. Ridsdale L, Godfrey E, Chalder T, et al. Chronic fatigue in general practice: is counselling as good as cognitive behaviour therapy? A UK randomised trial. *Br J Gen Pract* 2001;51:19–24.

Fersenschmerz und Fasciitis plantaris

Suchdatum: August 2004

Fay Crawford

Frage **Welche Effekte haben unterschiedliche Behandlungsmethoden?**

Wirksamkeit unbekannt

Orthopädische Einlagen[1, 10, 11, 14, 15]

Eine systematische Übersicht ergab keine RCTs, in denen die Effekte von orthopädischen Einlagen mit Placebo oder keiner Behandlung verglichen werden. Eine RCT ergab hinsichtlich der Schmerzen keinen signifikanten Unterschied zwischen einem Fersenpolster plus Einlagen und einer Kortikosteroidinjektion plus Lokalanästhesie plus NSAIDs. Einer RCT zufolge vermindern Fersenpolster plus Dehnungsübungen im Vergleich zu orthopädischen Einlagen plus Dehungsübungen nach 8 Wochen die Schmerzen. Einer RCT zufolge bessern Dehnungsübungen plus Fersenpolster (Silikon, Gummi, Filz) im Vergleich zu ausschließlichen Dehnungsübungen nach 8 Wochen die Symptomatik. Eine RCT zeigte hinsichtlich der Schmerzen nach 8 Wochen keinen signifikanten Unterschied zwischen Einlagen plus Dehnungsübungen (Achillessehnen- und Plantarsehnendehnung) und alleinigen Dehnungsübungen. Eine RCT lieferte nur unzureichende Belege für einen Vergleich zwischen Einlagen und Nachtschienen.

Steroidinjektionen (Kurzzeiteffekt)[1, 4, 5]

Einer systematischen Übersicht zufolge fanden sich keine RCTs, in denen kurzfristige Effekte von Kortikosteroidinjektionen mit Placebo, Einlegen, Fersenpolstern, Analgetika oder Kortikosteroidinjektionen plus Lokalanästhesie verglichen wurden. Beobachtungsstudien zeigten eine hohe Rate an Plantarsehnenrupturen und anderen Komplikationen in Verbindung mit Kortikosteroidinjektionen, die bei manchen Patienten zu dauernder Behinderung führen kann.

Steroidinjektionen plus Lokalanästhetika, Kurzzeiteffekt (mit oder ohne nichtsteroidale Antiphlogistika oder Fersenpolster)[1, 3, 7–10]

Einer systematischen Übersicht zufolge gibt es keine RCTs, in denen die kurzfristigen Effekte von Kortikosteroidinjektionen plus Lokalanästhesie mit Placebo oder keiner Behandlung verglichen wurden. RCTs lieferten nur unzureichende Belege für kurzfristige klinisch bedeutsame Effekte von Kortikosteroiden plus Lokalanästhesie (allein oder kombiniert mit nichtsteroidalen Antiphlogistika oder Fersenpolster) verglichen mit anderen Therapieformen. Beobachtungsstudien zeigten eine hohe Rate an Plantarsehnenrupturen und anderen Komplikationen in Verbindung mit Kortikosteroidinjektionen, die bei manchen Patienten zu dauernder Behinderung führen kann.

Extrakorporale Stoßwellentherapie[1, 16–25]

Eine systematische Übersicht und vier nachfolgende RCTs zur extrakorporalen Stoßwellentherapie (ESWT) bei Patienten mit Fersenschmerzen ergaben nur unzureichende Belege für eine Beurteilung der Wirkung einer ESWT auf den Schmerz im Vergleich zu Placebo. Zwei RCTs lieferten begrenzte Belege dafür, dass eine hoch dosierte verglichen mit einer niedrig dosierten extrakorporalen Stoßwellentherapie die Druckschmerzen und die Schmerzen beim Gehen verringert. Die klinische Bedeutung dieser Effekte ist jedoch nicht klar.

Fersenkissen und Fersenkappen[1, 15]

Eine systematische Übersicht ergab keine RCTs zur Wirksamkeit von Fersenkissen im Vergleich zu Placebo, Nichtbehandlung oder Kortikosteroidinjektion. Eine RCT zeigte hinsichtlich der Schmerzlinderung keinen signifikanten Unterschied zwischen Fersenpolstern und Fersenpolstern plus Kortikosteroidinjektion. Eine RCT lieferte nur unzureichende Belege über klinisch bedeutsame Effekte von Fersenpolstern im Vergleich zu Kortikosteroiden plus Lokalanästhesie (allein oder in Kombinaton mit NSAIDs oder Fersenpolstern). Einer RCT zufolge bessern Dehungsübungen plus Fersenpolster (Silikon, Latex oder Filz) verglichen mit Dehnungsübungen allein nach 8 Wochen die Symptomatik. Eine RCT zeigte, dass Fersenpolster plus Dehnungsübungen im Vergleich zu orthopädischen Einlagen plus Dehnungsübungen nach 8 Wochen die Schmerzen verringern.

Lasertherapie[1]

Eine kleine in einer systematischen Übersicht identifizierte RCT ergab hinsichtlich der schmerzlindernden Wirkung keinen signifikanten Unterschied zwischen Lasertherapie und Placebo.

Injektionstherapie mit Lokalanästhetika[1, 6]

Eine systematische Übersicht ergab keine RCTs zur Wirksamkeit von Lokalanästhetika im Vergleich zu Placebo oder Nichtbehandlung. Einer RCT zufolge bessert eine Kombination aus Lokalanästhetikum und Kortikosteroidinjektion im Vergleich zu ausschließlichen Injektion eines Lokalanästhetikums nach einem Monat den Schmerz-Score. Danach fand sich jedoch hinsichtlich der Schmerzen kein signifikanter Unterschied. Die klinische Bedeutung dieses Ergebnisses ist unklar.

Nachtschienen plus nichtsteroidale Antiphlogistika[1]

Eine RCT erbrachte in Hinsicht auf die Schmerzen nach 3 Monaten keinen signifikanten Unterschied zwischen einer Behandlung mit nichtsteroidalen Antiphlogistika mit bzw. ohne Nachtschiene. Eine RCT zum Vergleich von Nachtschienen und Einlagen brachte nur unzureichende Belege.

Dehnungsübungen[1, 11–13]

Eine systematische Übersicht erbrachte keine RCTs, in denen bei Patienten mit Fersenschmerz Dehnungsübungen mit keiner Therapie verglichen wurden. Eine RCT zeigte nach 8 Wochen hinsichtlich der Schmerzen keinen signifikanten Unterschied zwischen ausschließlichen Dehnungsübungen (Achillessehne und Plantarfaszie) und Dehnungsübungen plus Einlagen. Einer RCT zufolge bessern Dehnungsübungen plus Fersenpolster (Silikon, Latex, Filz) verglichen mit ausschließlichen Dehnungsübungen nach 8 Wochen die Symptomatik. Einer RCT zufolge besteht hinsichtlich der Schmerzen kein signifikanter Unterschied zwischen kontinuierlichen und intermittierenden Dehnungsübungen der Achillessehne. Eine RCT zeigte, dass eine Dehnungsübung der Plantarfaszie plus Fersenpolster zur Linderung morgendlicher Fersenschmerzen wirksamer ist als eine Dehnungsübung der Achillesferse plus Fersenpolster.

Operative Therapie[1, 26]

Eine systematische Übersicht ergab keine RCTs zu einer operativen Therapie bei plantaren Fersenschmerzen.

Ultraschalltherapie[1]

In der systematischen Übersicht einer kleinen RCT zeigte sich bezüglich der Schmerzen kein signifikanter Unterschied zwischen Ultraschalltherapie und Scheinbehandlung.

Unwirksamkeit oder Schädlichkeit wahrscheinlich

Steroidinjektionen (Mittel- oder Langzeiteffekt; mit oder ohne Fersenpolster)[1]

In einer systematischen Übersicht waren keine RCTs zu finden, in denen die mittel- bis langfristigen Effekte von Steroidinjektionen mit Placebo, Einlagen, Fersenpolstern, Analgetika oder Kortikosteroidinjektionen plus Lokalanästhetika verglichen werden. Eine kleine RCT lieferte nur unzureichende Belege für die langfristigen klinischen Effekte von Kortikoidinjektionen bzw. Placebo plus Fersenpolster. Beobachtungsstudien zufolge gehen Kortikoidinjektionen mit einer höheren Rate an Plantarfaszienrupturen und anderen Komplikationen in Zusammenhang mit diesen Injektionen einher, die bei manchen Patienten zu chronischen Behinderungen führen können.

Steroid- plus Lokalanästhetikainjektionen (Mittel- bis Langzeiteffekt; mit oder ohne nichtsteroidale Antiphlogistika oder Fersenpolster)[1]

In einer systematischen Übersicht fanden sich keine RCTs, in denen die mittel- bis langfristigen Effekte von Steroidinjektionen plus Lokalanästhetika mit Placebo oder keiner Behandlung verglichen werden. Anhand der Übersicht ausgewiesene RCTs lieferten nur unzureichende Belege für die klinisch bedeutsamen Langzeiteffekte von Kortikoiden plus Lokalanästhesie (allein oder kombiniert mit nichtsteroidalen Antiphlogistika oder Fersenpolster) im Vergleich zu anderen Behandlungsformen. Beobachtungsstudien ergaben eine hohe Rate an Plantarfaszienrupturen und anderen Komplikationen in Zusammenhang mit Kortikoidinjektionen, die bei manchen Patienten zu chronischen Behinderungen führen können.

Definition Unter plantarem Fersenschmerz versteht man Druck- und Belastungsschmerzen sowie eine Berührungsempfindlichkeit im Sohlenbereich der Fersen. Die Schmerzen strahlen häufig kreisförmig von der Fersenmitte oder dem Processus medialis des Fersenbeinhöckers aus, können sich jedoch entlang der Plantarfaszie bis in das mittlere Längsgewölbe des Fußes ausbreiten. Die Schwere der Beschwerden reicht von einer leichten Reizung an der Ansatzstelle der Plantarfaszie, die nur beim Aufstehen spürbar ist, bis zu Schmerzen, die ein Gehen unmöglich machen. Die vorstehende Darstellung berücksichtigt nicht die klinisch manifesten Schmerzursachen, wie z. B. Infektion, Fersenbeinfraktur und Nerveneinklemmung im Bereich der Kalkaneusrinne, die auf Grund ihrer klinischen Zeichen differenziert werden können. Eine Kalkaneusfraktur kann Folge eines Unfalls sein, während sich eine Nervenreizung durch einschießende Schmerzen und Parästhesien im Bereich der medialen Fußsohle äußert.

Inzidenz/ Prävalenz Inzidenz und Prävalenz der plantaren Fersenschmerzen sind bislang unklar. Sie treten bevorzugt im mittleren und höheren Lebensalter auf.[1]

Ätiologie/ Risikofaktoren Unbekannt.

Prognose Einer systematischen Übersicht zufolge berichten nahezu alle eingeschlossenen Studien von einer von der Behandlungsstrategie (einschließlich Placebo) unabhängigen Besserung der Beschwerden, was darauf hinweist, dass die Erkrankung zumindest teilweise spontan abheilt.[1] Eine telefonische Befragungsaktion bei 100 Patienten mit konservativer Behandlung (durchschnittliche Nachbeobachtungsdauer 47 Monate) ergab in 82 Fällen ein Verschwinden der Beschwerden, in 15 Fällen persistierende Beschwerden ohne daraus resultierende Einschränkungen der Aktivitätsmöglichkeiten und der Arbeitsfähigkeit und in 3 Fällen persistierende Beschwerden, die körperliche Aktivitäten und Arbeitsfähigkeit einschränkten.[2] 31 der Betroffenen gaben an, sie hätten zum Zeitpunkt ihres ersten Arztbesuchs eine operative Therapie ernsthaft in Erwägung gezogen.

Literatur

1. Crawford F, Thomson C. Interventions for treating plantar heel pain (Cochrane Review). In: The Cochrane Library, Issue 3, 2004. Chichester, UK: John Wiley & Sons, Ltd. Search date 2002; primary sources Medline, Embase, the Cochrane Library, hand searches of four podiatry journals to 1998 plus contact with UK schools of podiatry to identify dissertations on the management of heel pain, and investigators in the field to identify unpublished data or research in progress.
2. Wolgin M, Cook C, Graham C, et al. Conservative treatment of plantar heel pain: long term follow up. *Foot Ankle Int* 1994;15:97–102.
3. Fadale PD, Wiggins MD. Corticosteroid injections: their use and abuse. *J Am Acad Orthop Surg* 1994;2:133–140.
4. Sellman JR. Plantar fascial rupture associated with corticosteroid injection. *Foot Ankle Int* 1994;15:376–381.
5. Acevedo JI, Beskin JL. Complications of plantar fascial rupture associated with steroid injection. *Foot Ankle Int* 1998;19:91–97.
6. McCauley WA, Gerace RV, Scilley C. Treatment of accidental digital injection of epinephrine. *Ann Emerg Med* 1991;6:665–668.
7. Crawford F, Atkins D, Young P, et al. Steroid injection for heel pain: evidence of short term effectiveness. A randomised controlled trial. *Rheumatology* 1999;38:974–977.
8. Kriss S. Heel pain: an investigation into its etiology and management [thesis]. London: University of Westminster, 1990.
9. Black AJ. A preliminary study of the comparative effects of steroid injection versus orthosis (Viscoheel sofspot) on plantar fasciitis [dissertation]. Belfast: Queen's University, 1996.
10. Lynch DM, Goforth WP, Martin JE, et al. Conservative treatment of plantar fasciitis. A prospective study. *J Am Podiatr Assoc* 1998;88:375–380.
11. Pfeffer G, Bacchetti P, Deland J, et al. Comparison of custom and prefabricated orthoses in the initial treatment of proximal plantar fasciitis. *Foot Ankle Int* 1999;20:214–221.
12. Porter D, Barrill E, Oneacre K, et al. The effects of duration and frequency of Achilles tendon stretching on dorsiflexion and outcome in painful heel syndrome: a randomized, blinded, controlled study. *Foot Ankle Int* 2002;23:619–624.
13. DiGiovanni BF, Nawoczenski DA, Lintal ME, et al. Tissue-specific plantar fascia stretching exercises enhances outcomes in patients with chronic heel pain. *J Bone Joint Surg* 2003;85A:1270–1277.
14. Martin J, Hosch J, Goforth W, et al. Mechanical treatment of plantar fasciitis. A prospective study. *J Am Podiatr Med Assoc* 2001;91:55–62.
15. Turlik M, Donatelli T, Veremis M. A comparison of shoe inserts in relieving mechanical heel pain. *Foot* 1999;9:84–87.
16. Haake M, Buch M, Scvhoellener C, et al. Extracorporeal shock wave therapy for plantar fasciitis: randomized controlled multicentred trial. *BMJ* 2003;327:75.
17. Rompe J, Decking J, Schollner C, et al. Shockwave application for chronic plantar fasciitis in running athletes. *Am J Sports Med* 2003;31:268–275.
18. Buch M, Knorr U, Fleming L, et al. Extracorporeal shock wave therapy in the treatment of symptomatic heel spur – a review. *Orthopade* 2002;31:637–644.
19. Abt T, Hopfenmukker W, Mellerowicz H. Shock wave therapy for recalcitrant plantar fasciitis with heel spur: a prospective randomized placebo-controlled double-blind study. *Z Orthop* 2002;140:548–554. [In German]
20. Speed CA, Nichols D, Wies J, et al. Extracorporeal shock wave therapy for plantar fasciitis. A double blind randomised controlled trial. *J Orthop Res* 2003;21:937–940.
21. Rompe JD, Hopf C, Nafe B, Burger R. Low-energy extracorporeal shock wave therapy for painful heel: a prospective controlled single blind study. *Arch Orthop Trauma Surg* 1996;115:75–79.
22. Krischeck O, Rompe JD, Herbsthrofer B, et al. Symptomatic low-energy shockwave therapy in heel pain and radiologically detected plantar heel spur. *Z Orthop Ihre Grenzgeb* 1998;136:169–174. [In German]
23. Rompe JD, Kulmer K, Riehle HM, et al. Effectiveness of low-energy extracorporeal shockwaves for chronic plantar fasciitis. *Foot Ankle Surg* 1996;2:215–221.
24. Buchbinder R, Ptasnik R, Gordon J, et al. Ultrasound-guided extra corporeal shock wave therapy for plantar fasciitis. A randomized controlled trial. *JAMA* 2002;288:1364–1372.
25. Odgen J, Alvarex R, Levitt R, et al. Shock wave therapy for chronic proximal plantar fasciitis. *Clin Orthop Related Res* 2001;1:47–59.

26. Kinley S, Frascone S, Calderone D, et al. Endoscopic plantar fasciotomy versus traditional heel spur surgery: a prospective study. *J Foot Ankle Surg* 1993;32:595–603.
27. Probe RA, Baca M, Adams R, et al. Night splint treatment for plantar fasciitis. *Clin Orthop* 1999;368:191–195.

Frakturen in der Postmenopause: Prävention

Suchdatum: Januar 2004

Olivier Bruyere, John Edwards und Jean-Yves Reginster

Frage **Welche Effekte haben unterschiedliche Behandlungsmethoden zur Prävention von Frakturen in der Postmenopause?**

Nutzen belegt

Alendronat[7, 8]

Zwei systematischen Übersichten bei Frauen in der Postmenopause zufolge verringert Alendronat im Vergleich zu Placebo nach 1–4 Jahren das Auftreten von Wirbel- und nichtvertebralen Frakturen.

Parathormon[45, 46]

Einer RCT an Frauen nach Wirbelfrakturen zufolge senkt Parathormon im Vergleich zu Placebo den Prozentsatz an Frauen mit Wirbel- und nichtvertebralen Frakturen. Eine weitere RCT an Frauen mit Osteoporose zeigte, dass Parathormon plus Östrogen im Vergleich zu Östrogen allein nach 3 Jahren die Häufigkeit von Wirbelfrakturen senkt.

Raloxifen[22, 47]

Einer großen RCT bei Frauen in der Postmenopause zufolge kommt es unter Raloxifen zu weniger Wirbelfrakturen als unter Placebo, jedoch fand sich hinsichtlich nichtvertebraler Frakturen kein signifikanter Unterschied. Es fanden sich keine RCTs, in denen die Effekte anderer Östrogen-Rezeptor-Modulatoren untersucht wurden.

Risedronat[10, 12]

Einer systematischen Übersicht bei Frauen in der Postmenopause zufolge verringert Risedronat im Vergleich zu Kontrollen (Placebo, Kalzium oder Kalzium plus Vitamin D) nach 4 Jahren das Auftreten von Wirbel- und nichtvertebralen Frakturen.

Nutzen wahrscheinlich

Calcitonin[18, 19]

Einer systematischen Übersicht bei Frauen in der Postmenopause zufolge verringert Calcitonin im Vergleich zu Placebo 1–5 Jahre nach der Behandlung das Auftreten von Wirbelfrakturen, ergab jedoch für nichtvertebrale Frakturen keinen signifikanten Unterschied zwischen Calcitonin und Placebo.

Kalzium plus Vitamin D[14, 17]

Einer großen RCT bei älteren Bewohnerinnen eines Pflegeheims im Alter zwischen 69 und 106 Jahren zufolge verringert Kalzium plus Vitamin D_3 das Auftreten aller nichtvertebraler Frakturen im Vergleich zu Placebo über einen Beobachtungszeitraum von 18 Monaten bis 3 Jahren. Einer kleineren RCT an Frauen und Männern im Alter von 65 Jahren und älter zufolge verringert Kalzium plus Vitamin D_3 im Vergleich zu Placebo nach 3 Jahren nichtvertrebrale Frakturen, jedoch zeigte sich kein signifikanter Unterschied in Bezug auf Schenkelhalsfrakturen. Eine weitere kleinere RCT an postmenopausalen Frauen zeigte hinsichtlich einer Schenkelhalsfraktur nach 2 Jahren keinen signifikanten Unterschied zwischen Kalzium plus Vitamin D_3 und Placebo. Den beiden kleineren RCTs hat es u. U. an Aussagekraft gefehlt, um klinisch bedeutsame Unterschiede aufzudecken.

Etidronat[9]

Einer systematischen Übersicht an postmenopausalen Frauen zufolge verringert Etidronat im Vergleich zu Kontrollen (Placebo, Kalzium oder Kalzium plus Vitamin D) über 2 Jahre hinweg die Inzidenz von Wirbelfrakturen, zeigte jedoch hinsichtlich nichtvertebraler Frakturen keinen signifikanten Unterschied zwischen den Gruppen.

Vitamin-D-Analoga (Calcitriol)[14]

Eine systematische Übersicht ergab anhand zweier kleiner RCTs an postmenopausalen Frauen, dass Calcitriol im Vergleich zu Placebo über 3 Jahre hinweg Wirbelfrakturen verringert.

Wirksamkeit unbekannt

Veränderungen des Lebensumfeldes[20–22]

Es fanden sich keine RCTs, in denen eine Veränderung des Lebensumfeldes für sich genommen beurteilt wurde.

Übungsbehandlung[21–26]

Drei RCTs zeigten in Bezug auf Stürze, die zur Fraktur führen, nach 8 Monaten bis zu einem Jahr keinen signifikanten Unterschied zwischen Übungsbehandlung (Rat zu raschem Gehen, 3 Mal wöchentlich, oder Gleichgewichts- und Kraftübungen plus Gehen oder Übungen von geringer Intensität plus Inkontinenzversorgung) und Kontrollen. Einer kleinen RCT zufolge besteht in Bezug auf Wirbelfrakturen über 10 Jahre kein signifikanter Unterschied zwischen einem zweijährigen Übungsprogramm zur Rückenstärkung und herkömmlicher Versorgung.

Hüftprotektoren[21, 26, 27]

Eine systematische Übersicht bei älteren Personen, die selbstständig in der Gemeinde oder in einem Heim lebten, zeigte in Bezug auf Schenkelhalsfrakturen nach 6 Monaten bis 2 Jahren keinen signifikanten Unterschied zwischen Hüftprotektoren und deren Weglassen in RCTs, in denen die TeilnehmerInnen randomisiert wurden. Allerdings verringern Hüftprotektoren der Übersicht zufolge nach 10–11 Monaten Frakturen in RCTs, die sich der Cluster-Analyse bedienten. In Bezug auf Beckenfrakturen nach 6 Monaten bis 2 Jahren ergab die systematische Übersicht keinen signifikanten Unterschied zwischen Hüftprotektoren und deren Weglassen in RCTs, in denen die TeilnehmerInnen randomisiert wurden. In RCTs mit Cluster-Analyse zeigte die Übersicht jedoch, dass Hüftprotektoren nach 11–19 Monaten mit einer Abnahme der Beckenfrakturen einhergehen. Hinsichtlich der Rate anderer Frakturen besteht der Übersicht zufolge kein signifikanter Unterschied zwischen Hüftprotektoren und deren Weglassen.

Nutzen unwahrscheinlich

Alleinige Kalziumtherapie[13]

Einer systematischen Übersicht an postmenopausalen Frauen zufolge besteht in Bezug auf Wirbel- oder nichtvertrebrale Frakturen nach 1,5–4 Jahren kein signifikanter Unterschied zwischen Kalziumsubstitution und Placebo.

Alleinige Vitamin-D-Therapie[14–16]

Einer großen RCT an postmenopausalen Frauen und zwei großen RCTs an Männern und postmenopausalen Frauen zufolge besteht zwischen Vitamin D_3 und Placebo in Bezug auf Schenkelhalsfrakturen oder nichtvertebrale Frakturen kein signifikanter Unterschied. Eine systematische Übersicht lieferte jedoch aus zwei kleinen RCTs begrenzte Hinweise für ein über 3 Jahre im Vergleich zu Placebo verringertes Auftreten von Wirbelfrakturen unter Calcitriol.

Unwirksamkeit oder Schädlichkeit wahrscheinlich

Hormonersatztherapie (HRT)[2–41]

Es fanden sich unzureichende Belege für einen Nutzen, aber zuverlässige Hinweise auf die Schädlichkeit. Einer systematischen Übersicht an postmenopausalen Frauen zufolge führt eine Hormonersatztherapie im Vergleich zu Kontrollen zu einer Verringerung von Wirbelfrakturen. Eine andere systematische Übersicht und zwei nachfolgende RCTs an postmenopausalen Frauen ergaben jedoch hinsichtlich von Wirbelfrakturen keinen signifikanten Unterschied. Zwei systematische Übersichten und und zwei nachfolgende RCTs lieferen nur unzureichende Belege für die Effekte einer Hormonersatztherapie auf nichtvertebrale Frakturen. Eine große RCT zum Vergleich von Östrogen plus Progestin und Placebo zur Primärprävention der koronaren Herzkrankheit bei gesunden postmenopausalen Frauen wurde wegen eines unter HRT erhöhten Risikos für ein invasiv wachsendes Mammakarzinom, ein kardiales Akutereignis, Schlaganfall und Lungenembolie abgebrochen.

Definition

Diese Darstellung berücksichtigt Interventionen zur Prävention von Frakturen bei postmenopausalen Frauen. Frakturen können symptomatisch oder asymptomatisch sein. Unter Fraktur versteht man eine Spaltbildung oder einen Zusammenbruch im Bereich von Knochen oder Knorpel. Zu den klinischen Symptomen und Zeichen können gehören: Funktionsausfall, Schmerz, Berührungsempfindlichkeit, Sensibilitätsverlust, Hämatombildung, Schwellung, Fehlstellung und Extremitätenverkürzung.[1] Die Diagnosestellung basiert in der Regel auf der Kombination aus klinischem Befund und den Ergebnissen geeigneter bildgebender Verfahren. In Osteoporosestudien gilt die Menopause gewöhnlich 12 Monate nach der letzten Menstruation als erreicht.

Inzidenz/ Prävalenz

Das Lebenszeitrisiko, eine Fraktur zu erleiden, liegt für eine weiße Frau in Bezug auf Wirbelfrakturen bei 20 %, für Handgelenksfrakturen bei 15 % und für Schenkelhalsfrakturen bei 18 %.[2] Die Inzidenz postmenopausaler Frakturen nimmt mit dem Alter zu.[3] Einer Beobachtungsstudie zufolge steigen die altersspezifischen Inzidenzraten postmenopausaler Schenkelhalsfrakturen nach dem Alter von 50 Jahren exponenziell an.[4]

Ätiologie/ Risikofaktoren

Frakturen sind in der Regel Folge eines Traumas. Zu den allgemeinen Risikofaktoren gehören diejenigen mit erhöhtem Sturzrisiko (z. B. Ataxie, Drogen- und Alkoholkonsum oder rutschende Teppiche), Alter, Osteoporose, Knochenmetastasen und andere Knochenerkrankungen. Frauen in der Postmenopause sind auf Grund des hormonbedingten Knochenmasseverlustes einem erhöhten Frakturrisiko ausgesetzt. Zu den Frakturrisikofaktoren postmenopausaler Frauen gehören zunehmendes Alter, ein niedriger Body-Mass-Index, die seit der Menopause vergangene Zeit, Alkohol- und Tabakkonsum, einige endokrine Krankheiten, wie Hyperparathyreose und eine Schilddrüsenerkrankung, sowie u. a. die Einnahme von Kortikoiden.

Prognose

Frakturen können zu Schmerzen, vorübergehender oder dauerhafter Behinderung, hohem Blutverlust, thromboembolischen Komplikationen (siehe Thromboembolie, S. 87) Schock und Tod führen. Wirbelfrakturen verursachen Schmerzen, körperliche Behinderung, Muskelatrophie, Änderung der Körperform, Verlust körperlicher Funktionen und eine Verschlechterung der Lebensqualität.[5] Etwa 20 % der Betroffenen sterben innerhalb des ersten Jahres nach einer Schenkelhalsfraktur, was einer

Erhöhung der Mortalitätsrate um 12–20 % im Vergleich zu Frauen der gleichen Altersgruppe ohne Schenkelhalsfraktur entspricht. Die Hälfte der älteren Frauen, die vor der Schenkelhalsfraktur selbstständig waren, ist anschließend teilweise pflegebedürftig. Ein Drittel wird sogar voll pflegebedürftig.

Literatur

1. Cooper C. The crippling consequences of fracture and their impact on quality of life. *Am J Med* 1997;103:12–19.
2. Grady D, Rubin S, Petitti D, et al. Hormone therapy to prevent disease and prolong life in postmenopausal women. *Ann Intern Med* 1992;117:1016–1037.
3. Riggs BL, Melton LJ. Involutional osteoporosis. *N Engl J Med* 1986;314:1676–1686.
4. Kiel DP, Felson DT, Andresson JJ, et al. Hip fracture and the use of estrogens in postmenopausal women. *N Engl J Med* 1987;317:1169–1174.
5. Leidig-Bruckner G, Minne HW, Schlaich C, et al. Clinical grading of spinal osteoporosis: quality of life components and spinal deformity in women with chronic low back pain and women with vertebral osteoporosis. *J Bone Miner Res* 1997;12:663–675.
6. Reginster JY, Jones EA, Kaufman JM, et al (on behalf of the GREES). Recommendations for the registration of new chemical entities used in the prevention and treatment of osteoporosis. *Calcif Tissue Int* 1995;57:247–250.
7. Cranney A, Wells G, Willan A, et al. II. Meta-analysis of alendronate for the treatment of postmenopausal women. *Endocr Rev* 2002;23:508–516. Search date 1999; primary sources Medline, Embase, Current Contents, the Cochrane Controlled trials registry, citations of relevant articles, and the proceedings of international meetings.
8. Arboleya LR, Morales A, Fiter J. Effect of alendronate on bone mineral density and incidence of fractures in postmenopausal women with osteoporosis. A meta-analysis of published studies. *Med Clin* 2000;114:79–84. Search date 1998; primary sources Medline and Embase.
9. Cranney A, Welch V, Adachi JD, et al. Etidronate for treating and preventing postmenopausal osteoporosis. In: The Cochrane Library, Issue 4, 2003. Oxford: Update Software. Search date 1998; primary sources Medline, Healthstar, Embase, Current Contents, hand searches of conference abstracts, citations of relevant articles, the proceedings of international osteoporosis meetings, and contact with osteoporosis investigators to identify additional studies, primary authors, and pharmaceutical industry sources for unpublished data.
10. Cranney A, Waldegger L, Zytaruk N, et al. Risedronate for the prevention and treatment of postmenopausal osteoporosis. The Cochrane Library, Issue 4, 2003. Chichester, UK: John Wiley & Sons, Ltd. Search date 2001; Primary sources Cochrane Controlled Trials Register, Medline, Current Contents, hand searching of relevant journals and conference proceedings, and contact with experts and pharmaceutical companies.
11. Black DM, Cummings SR, Karpf DB, et al. Randomised trial of the effect of alendronate on the risk of fracture in women with existing vertebral fractures. *Lancet* 1996;348:1535–1541.
12. Lanza F, Schwartz H, Sahba B, et al. An endoscopic comparison of the effects of alendronate and risedronate on upper gastrointestinal mucosae. *Am J Gastroenterol* 2000;95:3112–3117.
13. Shea B, Wells G, Cranney A, et al. Calcium supplementation on bone loss in postmenopausal women. The Cochrane Library, Issue 4, 2003. Chichester, UK: John Wiley & Sons, Ltd. Search date 2001; Primary sources Cochrane Controlled Trials Register, Medline, Embase, reference lists, and conference proceedings.
14. Gillespie WJ, Avenell A, Henry DA, et al. Vitamin D and vitamin D analogues for preventing fractures associated with involutional and post-menopausal osteoporosis. In: The Cochrane Library, Issue 4, 2003. Oxford: Update Software. Search date 2000; primary sources Medline, Embase, Cinahl, Lilacs, Cabnar, Biosis, Healthstar, Current Contents, The Cochrane Database of Systematic Reviews, the Cochrane Musculoskeletal Injuries Group trials register, and bibliographies of identified trials and reviews.
15. Meyer HE, Smedshaug GB, Kvaavik E, et al. Can vitamin D supplementation reduce the risk of fracture in the elderly? A randomized controlled trial. *J Bone Miner Res* 2002;17:709–715.
16. Trivedi DP, Doll R, Khaw KT. Effect of four monthly oral vitamin D3 (cholecalciferol) supplementation on fractures and mortality in men and women living in the community: randomised double blind controlled trial. *BMJ* 2003;326:469–472.
17. Chapuy MC, Pamphile R, Paris E, et al. Combined calcium and vitamin D3 supplementation in elderly women: confirmation of reversal of secondary hyperparathyroidism and hip fracture risk: the Decalyos II study. *Osteoporos Int* 2002;13:257–264.
18. Cranney A, Tugwell P, Zytaruk N, et al. VI. Meta-analysis of calcitonin for the treatment of postmenopausal osteoporosis. *Endocr Rev* 2002;23:540–551. Search date 2000; primary sources Medline,

Embase, citations of relevant articles, proceedings of international osteoporosis meetings, and contact with osteoporosis investigators and primary authors.
19. Kanis JA, McCloskey EV. Effect of calcitonin on vertebral and other fractures. *QJM* 1999;92:143–149. Search date 1996; primary sources Medline, conference proceedings, and reference lists of various review articles and books.
20. Vetter NJ, Lewis PA, Ford D. Can health visitors prevent fractures in elderly people? *BMJ* 1992;304:888–890.
21. Jensen J, Lundin-Olsen L, Nyberg L, et al. Fall and injury prevention in older people living in residential care facilities. *Ann Intern Med* 2002;136:733–741.
22. Ettinger B, Black DM, Mitlak BH, et al. Reduction of vertebral fracture risk in postmenopausal women with osteoporosis treated with raloxifene. Results from a 3-year randomized clinical trial. *JAMA* 1999;282:637–645.
23. Gillespie LD, Gillespie WJ, Robertson MC, et al. Interventions for preventing falls in elderly people. In: The Cochrane Library, Issue 4, 2003. Chichester, UK John Wiley & Sons, Ltd. Search date 2003; primary sources Cochrane Musculoskeletal Group specialised register, Cochrane Controlled Trials Register, Medline, Embase, Cinahl, The National Research Register, Current Controlled Trials, reference lists of articles, and contact with researchers in the field.
24. Sinaki M, Itol E, Wahner HW. Stronger back muscles reduce the incidence of vertebral fractures: a prospective 10 year follow-up of postmenopausal women. *Bone* 2002;30:836–841.
25. Schnelle JF, Alessi CA, Simmons SF. Translating clinical records into practice. A randomised controlled trial of exercise and incontinence care with nursing home residents. *J Am Geriatr Soc* 2002;50:1476–1483.
26. Parker MJ, Gillespie LD, Gillespie WJ. Hip protectors for preventing hip fractures in the elderly. In: The Cochrane Library, Issue 4, 2003. Chichester, UK John Wiley & Sons, Ltd. Oxford. Search date 2003; primary sources the Cochrane Musculoskeletal Injuries Group specialised register, Cochrane Controlled Trials Register, Medline, Embase, Cinahl, and reference lists of relevant articles.
27. Becker C, Kron M, Lindemann U. Effectiveness of a multifaceted intervention on falls in nursing home residents. *J Am Geriatr Soc* 2003;51:306–313.
28. Torgerson DJ, Bell-Syer SEM. Hormone replacement therapy and prevention of vertebral fractures: a meta-analysis of randomised trials. *BMC Musculoskelet Disord* 2001;2:7. Search date 2001; primary sources Medline, Embase, Science Citation Index, Cochrane Controlled Trials Register, reference lists of systematic reviews, and contact with authors, researchers in the field, and pharmaceutical companies.
29. Wells G, Tugwell P, Shea B, et al. V. Meta-analysis of the efficacy of hormone replacement therapy in treating and preventing osteoporosis in postmenopausal women. *Endocr Rev* 2002;23:529–539. Search date 1999; primary sources Medline, Embase, the Cochrane Controlled Register, citations of relevant articles, proceedings of international meetings, and contact with osteoporosis investigators and primary authors.
30. Writing group for the Women's Health Initiative Investigators. Risk and benefits of estrogen plus progestin in healthy postmenopausal women. Principal results from the Women's Health Initiative randomized controlled trial. *JAMA* 2002;288:321–333.
31. Liao EY, Luo XH, Deng XG, et al. The effect of low dose nylestriol–levonorgestrel replacement therapy on bone mineral density in women with post menopausal osteoporosis. *Endocr Res* 2003;29:217–226.
32. Torgerson DJ, Bell-Syer SEM. Hormone replacement therapy and prevention of nonvertebral fractures. A meta-analysis of randomized trials. *JAMA* 2001;285:2891–2897. Search date 2000; primary sources Medline, Embase, Science Citation Index, Cochrane Controlled Trials Register, reference lists of systematic reviews, and contact with authors, researchers in the field, and pharmaceutical companies.
33. Cauley JA, Black DM, Barrett-Connor, et al. Effects of hormone replacement therapy on clinical fractures and height loss: the heart and estrogen/progestin replacement study (HERS). *Am J Med* 2001;110:442–450.
34. Komulainen M, Kröger H, Tuppurainen M, et al. HRT and vitamin D in prevention of non-vertebral fractures in postmenopausal women; a 5 year randomized trial. *Maturitas* 1998;31:45–54.
35. Ettinger B, Genant H, Cann C. Long-term estrogen replacement therapy prevents bone loss and fractures. *Ann Intern Med* 1985;102:319–324.
36. Maxim P, Ettinger B, Spitalny M. Fracture protection provided by long-term estrogen treatment. pharmaceutical companies *Osteoporos Int* 1995;5:23–29.
37. Kanis J, Johnell O, Gullberg B, et al. Evidence for efficacy of drugs affecting bone metabolism in preventing hip fracture. *BMJ* 1992;305:1124–1128.
38. Cauley J, Seeley D, Ensrud K, et al. Estrogen replacement therapy and fractures in older women. *Ann Intern Med* 1995;122:9–16.
39. Michaëlsson K, Baron J, Farahmand B, et al. Hormone replacement therapy and risk of hip fracture: population based case-control study. *BMJ* 1998;316:1858–1863.

40. Michaëlsson K, Baron J, Johnell O, et al. Variation in the efficacy of hormone replacement therapy in the prevention of hip fracture. *Osteoporos Int* 1998;8:540–546.
41. Nguyen T, Jones G, Sambrook N, et al. Effects of estrogen exposure and reproductive factors on bone mineral density and osteoporotic fractures. *J Clin Endocrin Metab* 1995;80:2709–2714.
42. Kiel D, Baron J, Anderson J, et al. Smoking eliminates the protective effect of oral estrogens on the risk for hip fracture among women. *Ann Intern Med* 1992;116:716–721.
43. Ettinger B, Li D, Lein R. Continuation of postmenopausal hormone replacement therapy: comparison of cyclic versus continuous combined schedules. *Menopause* 1996;3:185–189.
44. Groeneveld F, Bareman F, Barentsen R, et al. Duration of hormonal replacement therapy in general practice: a follow up study. *Maturitas* 1998;29:125–131.
45. Neer RM, Arnaud CD, Zanchetta JR, et al. Effect of parathyroid hormone (1–34) on fractures and bone mineral density in postmenopausal women with osteoporosis. *N Engl J Med* 2001;344:1434–1441.
46. Lindsay R, Nieves J, Formica C, et al. Randomised controlled study of effect of parathyroid hormone on vertebral-bone mass and fracture incidence among postmenopausal women on oestrogen with osteoporosis. *Lancet* 1997;350:550–555.
47. Delmas PD, Ensrud KE, Adachi JD, et al. Efficacy of raloxifene on vertebral fracture risk reduction in postmenopausal women with osteoporosis: four-year results from a randomized clinical trial. *J Clin Endocrinol Metab* 2002;87:3609–3617.

Kommentar

Gabriele Meyer und Ingrid Mühlhauser

Fraktur-präventive Interventionen, die sich an postmenopausale Frauen richten, definieren eine Population als behandlungsbedürftig, die zunächst kein klinisches Problem aufweist. Medikamentöse und andere Interventionen zur Vermeidung zukünftiger Frakturen sind Langzeitinterventionen mit den spezifischen Problemen der Langzeitakzeptanz und der Langzeitrisiken, die auf Grund der vorliegenden Studien nicht abschätzbar sind. Erst kürzlich wurden Fallberichte über Patienten publiziert, die nach mehrjähriger Einnahme des Bisphosphonats Alendronat atraumatische Frakturen an den Extremitäten erlitten hatten (1). In klinischen Studien mit 1–4 jähriger Beobachtungszeit hatte sich Alendronat als wirksam erwiesen. Die Langzeitwirkungen sind unzureichend bekannt. Die informierte Entscheidung der Anwenderinnen über den zu erwartenden Nutzen und Schaden der in Rede stehenden Optionen wird umso notwendiger. Da es sich bei den hier angeführten Fraktur-präventiven Interventionen um völlig differierende Konzepte handelt, müsste für jede einzelne Maßnahme die externe Evidenz umfassend aufbereitet werden: Angaben zur Effektgröße der jeweiligen Intervention (NNT), zur Übertragbarkeit auf unterschiedliche Altersgruppen und Populationen sowie zu den unerwünschten Wirkungen müssten gegenüber gestellt werden. Die obigen Ausführungen zum Hüftprotektor veranschaulichen, wie schwierig es ist, die komplexe externe Evidenz als Orientierungshilfe in wenigen Sätzen aufzubereiten. Welchen Informationsgehalt für die Praxis hat z. B. die Beurteilung des Hüftprotektors als wirksam in Studien mit Randomisierung der Cluster und als unwirksam in Studien mit Randomisierung der Individuen? Der Benutzer des Kompendiums dürfte daran interessiert sein, was wie unter welchen Bedingungen wirkt. Eine benutzerfreundliche Schlussfolgerung wäre, dass Hüftprotektoren nur sinnvoll erscheinen für Hochrisikogruppen, wie z. B. Alten- und Pflegeheimbewohner, wenn ihr Angebot mit strukturierter Schulung der Betreuenden und Betroffenen einhergeht.

Eine informierte Entscheidung über Interventionen zur Primärprävention von Frakturen kann nur anhand einer umfassenden Entscheidungshilfe (desicion aid) erfolgen, in der der beste verfügbare wissenschaftliche Beweis nach Prinzipien der Risikokommunikation für die Zielgruppen aufbereitet ist.

Anschließend sei darauf verwiesen, dass zwei neuere Studien aus Großbritannien (2,3) die Datenlage zur Wirksamkeit der kombinierten Gabe von Vitamin D und Calcium widersprüchlicher erscheinen lassen. In beiden Untersuchungen konnte keine Reduktion der Knochenbrüche erreicht werden.

1. Odvina CV, Zerwekh JE, Rao DS, Maalouf N, Gottschalk FA, Pak CY. Severely suppressed bone turnover: a potential complication of alendronate therapy. J Clin Endocrinol Metab 2005; 90: 1294–301
2. Grant AM, Avenell A, Campbell MK, McDonald AM, MacLennan GS, McPherson GC, Anderson FH, Cooper C, Francis RM, Donaldson C, Gillespie WJ, Robinson CM, Torgerson DJ, Wallace WA; RECORD Trial Group. Oral vitamin D3 and calcium for secondary prevention of low-trauma fractures in elderly people (Randomised Evaluation of Calcium Or vitamin D, RECORD): a randomised placebo-controlled trial. Lancet 2005; 365: 1621–8
3. Porthouse J, Cockayne S, King C, Saxon L, Steele E, Aspray T, Baverstock M, Birks Y, Dumville J, Francis R, Iglesias C, Puffer S, Sutcliffe A, Watt I, Torgerson DJ. Randomised controlled trial of calcium and supplementation with cholecalciferol (vitamin D3) for prevention of fractures in primary care. Br Med J 2005; 330: 1003 (online version)

Gicht

Suchdatum: Juni 2004

Martin Underwood

Frage **Welche Effekte haben Behandlungsmethoden beim akuten Gichtanfall?**

Wirksamkeit unbekannt

Oral verabreichtes Kolchizin[30, 31]

Eine kleine RCT ergab begrenzte Hinweise darauf, dass Kolchizin die Schmerzen bei Patienten mit Gicht bessert, jedoch gelang es nicht, aus dieser kleinen Studie zuverlässige Schlussfolgerungen zu ziehen. Die hohe Inzidenz von Nebenwirkungen bei Patienten unter Kolchizin schließt dessen Einsatz zur Routinebehandlung aus.

Kortikosteroide

Es fanden sich keine RCTs über die Effekte intraartikulär, parenteral oder oral verabreichter Kortikosteroide bei Patienten mit Gicht.

Nichtsteroidale Antiphlogistika[20–29]

Eine kleine RCT ergab begrenzte Hinweise darauf, dass Tenoxicam im Vergleich zu Placebo kurzfristig Schmerz und Schmerzempfindlichkeit bei Patienten mit Gicht verringert. Diese Studie war jedoch zu klein, um zuverlässige Schlussfolgerungen zu liefern. Es fanden sich keine RCTs, in denen andere nichtsteroidale Antiphlogistika bei Gicht-Patienten mit Placebo verglichen wurden. Fünf RCTs zeigten hinsichtlich der Wirksamkeit bei Patienten mit akuter Gicht keinen signifikanten Unterschied zwischen verschiedenen nichtsteroidalen Antiphlogistika (NSAIDs). Unter Umständen fehlte es diesen RCTs jedoch an Aussagekraft, um klinisch relevante Unterschiede aufzudecken. Zwei Äquivalenzstudien zufolge besteht zwischen Etoricoxib und Indometacin kein signifikanter Unterschied, jedoch zeigte sich, dass Indometacin mehr Nebenwirkungen hat. Zu den Nebenwirkungen von NSAIDs gehören Magenulzera und -blutungen sowie bei zumindest einigen COX-2-Hemmern eine erhöhte kardiovaskuläre Gefährdung.

Frage **Welche Effekte haben Behandlungsmethoden zur Vorbeugung gegen Gichtanfälle bei Patienten, die bereits akute Anfälle hatten?**

Wirksamkeit unbekannt

Zum Abnehmen raten

Es fanden sich keine RCTs zu den Effekten eines Rates, abzunehmen, beim Verhindern von Gichtrezidiven bei Patienten, die bereits akute Anfälle hatten.

Verringern des Alkoholkonsums[14]

Es fanden sich keine RCTs zu den Effekten einer Verringerung des Alkoholkonsums beim Verhindern von Gichtrezidiven bei Patienten, die bereits akute Anfälle hatten.

Senkung der Aufnahme von Purinen mit der Nahrung

Es fanden sich keine RCTs zu den Effekten einer Senkung der Aufnahme von Purinen mit der Nahrung beim Verhindern von Gichtrezidiven bei Patienten, die bereits akute Anfälle hatten.

Allopurinol[32]
Es fanden sich keine RCTs zu den Effekten von Allopurinol beim Verhindern von Gichtrezidiven bei Patienten, die bereits akute Anfälle hatten.

Benzbromaron
Es fanden sich keine RCTs zu den Effekten von Benzbromaron beim Verhindern von Gichtrezidiven bei Patienten, die bereits akute Anfälle hatten.

Kolchizin
Es fanden sich keine RCTs zu den Effekten von Kolchizin beim Verhindern von Gichtrezidiven bei Patienten, die bereits akute Anfälle hatten.

Probenezid[32]
Es fanden sich keine RCTs zu den Effekten von Probenezid beim Verhindern von Gichtrezidiven bei Patienten, die bereits akute Anfälle hatten.

Sulfinpyrazon
Es fanden sich keine RCTs zu den Effekten von Sulfinpyrazon beim Verhindern von Gichtrezidiven bei Patienten, die bereits akute Anfälle hatten.

Definition

Gicht ist ein durch Ablagerung von Harnsäurekristallen verursachtes Syndrom.[1] Sie tritt typischerweise als rasch einsetzende, akute Monoarthritis auf. Am häufigsten ist das erste Metatarsophalangealgelenk betroffen (Podagra). Gicht befällt auch andere Gelenke: Fuß, Knöchel, Knie, Handwurzel, Finger und Ellenbogen sind am häufigsten betroffen. An Händen, Füßen, Ellenbogen und Ohren können sich Kristallablagerungen (Tophi) bilden. Die Diagnose erfolgt gewöhnlich klinisch. Die Kriterien des American College of Rheumatology (ACR) lauten wie folgt: (1) charakteristische Harnsäurekristalle in der Gelenkflüssigkeit, (2) Nachweis von Harnsäurekristallen in einem Tophus, (3) Vorliegen von sechs oder mehr definierten Labor- und Röntgen-Phänomenen.[2] In dieses Kapitel wurden Studien aufgenommen, die die ACR-Kriterien erfüllen, in denen die Diagnose klinisch gestellt wird und in denen andere Kriterien angewandt werden.

Inzidenz/ Prävalenz

Gicht tritt häufiger bei älteren Menschen und bei Männern auf.[3] Unter den 65- bis 74-Jährigen in Großbritannien liegt die Prävalenz bei 50/1000 Männer und etwa 9/1000 Frauen.[4] In den USA beträgt die jährliche Inzidenz der Gicht bei Patienten über 50 Jahren 1,6/1000 Männer und 0,3/1000 Frauen.[5] Schätzungen aus einer 12-jährigen Longitudinalstudie an 47150 männlichen Gesundheitsfachpersonen ohne anamnestisch bekannte Gicht zufolge reicht die jährliche Gicht-Inzidenz von 1/1000 bei den 40- bis 44-Jährigen bis zu 8/1000 bei den 55- bis 64-Jährigen.[6] In manchen nichtweißen ethnischen Gruppen kann Gicht häufiger vorkommen. Eine gepoolte Analyse zweier Kohortenstudien an ehemaligen Medizinstudenten zufolge beträgt die jährliche Inzidenz für Gicht 3,1/1000 bei männlichen Schwarzen und 1,8/1000 bei männlichen Weißen.[7] Nach Korrektur der höheren Prävalenz der Hypertonie unter männlichen Schwarzen, die einen Risikofaktor für Gicht darstellt, beträgt das relative Risiko einer Gicht für männliche Schwarze im Vergleich zu männlichen Weißen 1,30 (95 %-CI 0,77–2,19).

Ätiologie/ Risikofaktoren

Harnsäurekristalle bilden sich, wenn die Serumharnsäurekonzentration 0,42 mmol/l übersteigt.[8] Die Serumharnsäurekonzentration ist der Hauptrisikofaktor eines ersten Gichtanfalls,[9] auch wenn 40 % der Patienten bei einem solchen Anfall normale Werte haben.[8, 10–12] Eine Kohortenstudie an 2046 Männern, die 15 Jahre lang nachuntersucht wurden, ergab eine jährliche Inzidenz von etwa 0,4 % für Männer mit einer Serumharnsäurekonzentration von 0,42–0,47 mmol/l, die auf 4,3 % steigt, wenn die Serumharnsäurekonzentration 0,45–0,59 mmol/l beträgt.[13] Schätzungen aus einer 5-Jahres-Longitudinalstudie an 223 asymptomatischen Männern mit Hyperurikämie zufolge beträgt die kumulative 5-Jahres-Inzidenz für Gicht 10,8 % für Männer mit einem Serumharnsäureausgangswert von 0,42–0,47 mmol/l, 27,7 % bei einem Ausgangswert von 0,48–0,53 mmol/l und 61,1 % bei einem Ausgangswert von 0,54 mmol/l und darüber.[9] Der Studie zufolge erhöht ein Unterschied der Serumharnsäureausgangswerte von 0,6 mmol/l die Odds eines Gichtanfalls um einen Faktor von 1,8 (OR für andere Risiken angepasst: 1,84; 95 %-CI 1,24–2,72). Schätzngen aus einer 12-jährigen Longitudinalstudie (47150 männliche Gesundheitsfachpersonen ohne anamnestisch bekannte Gicht)[6, 14] zufolge beträgt das relative Risiko von Gicht auf Grund einer zusätzlichen Portion verschiedener Nahrungsmittel (bei Meeresfrüchten wöchentlich): Fleisch 1,21 (95 %-CI 1,04–1,41), Fisch und Meeresfrüchte (Krebse und Muscheln) 1,07 (95 %-CI 1,01–1,12), purinreiches Gemüse 0,97 (95 %-CI 0,79–1,19), fettarme Milchprodukte 0,79 (95 %-CI 0,71–0,87), fetthaltige Milchprodukte 0,99 (95 %-CI 0,89–1,10).[6] Alkoholkonsum von mehr als 14,9 g/d erhöhte im Vergleich zur Alkoholkarenz das Risiko einer Gicht signifikant (im Vergleich zur Alkoholkarenz: RR bei 15,0 bis 29,9 g/d 1,49 (95 %-CI 1,14–1,94); RR bei 30,0 bis 49,9 g/d 1,96 (95 %-CI 1,48–2,60); RR bei >50,0 g/d 2,53 (95 %-CI 1,73–3,70).[14] In der Longitudinalstudie wurde auch das relative Risiko einer zusätzlichen Portion Bier (355 ml, 12,8 g Alkohol), Wein (118 ml, 11,0 g Alkohol) und geistiger Getränke (44 ml, 14,0 g Alkohol) abgeschätzt. Es zeigte sich, dass eine zusätzliche Portion Bier oder geistiger Getränke signifikant mit Gicht assoziiert ist, während dies bei einer zusätzlichen Portion Wein nicht der Fall ist (RR für 355 ml/d Bier 1,49, 95 %-CI 1,32–1,70; RR für 44 ml/d geistiger Getränke 1,15, 95 %-CI 1,04–1,28; RR für 118 ml/d Wein 1,04, 95 %-CI 0,88–1,22). Weitere vorgeschlagene Risikofaktoren für Gicht sind Übergewicht, Insulinresistenz, Dyslipidämie, Hypertonie und Herz-Kreislauf-Erkrankungen.[15, 16]

Prognose

Es fanden sich nur wenige zuverlässige Daten zur Prognose oder zu Komplikationen der Gicht. Einer Studie zufolge löste sich die Erkrankung bei 3 von 11 Patienten (27 %) mit unbehandelter Gicht des Metatarsophalangealgelenks nach 7 Tagen spontan auf.[17] In einer Fallserie von 614 Patienten mit Gicht, die keinerlei Behandlung zur Senkung der Harnsäurewerte erfahren hatten und sich an das Intervall zwischen Erst- und Zweitanfall erinnern konnten, gaben Rezidivraten von 62 % nach einem Jahr, 78 % nach 2 Jahren und 84 % nach 3 Jahren an.[18] Die Analyse zweier prospektiver Kohortenstudien an 371 schwarzen und 1181 weißen, männlichen ehemaligen Medizinstudenten, die über 30 Jahre lang nachuntersucht wurden, ergab hinsichtlich des Risikos einer koronaren Herzkrankheit bei Männern, die Gicht bekommen hatten, im Vergleich zu Männern, die nicht an Gicht erkrankt waren, keinen signifikanten Unterschied (RR 0,85; 95 %-CI 0,40–1,81).[19]

Literatur

1. Emmerson BT. The management of gout. *N Engl J Med* 1996;334:445–451.
2. Wallace SL, Robinson H, Masi AT, et al. Preliminary criteria for the classification of the acute arthritis of primary gout. *Arthritis Rheum* 1977;20:895–900.
3. Kim KY, Schumacher HR, Hunsche E, et al. A literature review of the epidemiology and treatment of acute gout. *Clin Ther* 2003;25:1593–1616.

4. Harris CM, Lloyd DC, Lewis J. The prevalence and prophylaxis of gout in England. *J Clin Epidemiol* 1995;48:1153–1158.
5. Abbott RD, Brand FN, Kannel WB, et al. Gout and coronary heart disease: the Framingham Study. *J Clin Epidemiol* 1988;41:237–242.
6. Choi HK, Atkinson K, Karlson EW, et al. Purine-rich foods, dairy and protein intake, and the risk of gout in men. *N Engl J Med* 2004;350:1093–1103.
7. Hochberg MC, Thomas J, Thomas DJ, et al. Racial differences in the incidence of gout. The role of hypertension. *Arthritis Rheum* 1995;38:628–632.
8. McGill NW. Gout and other crystal-associated arthropathies. *Baillieres Best Pract Res Clin Rheumatol* 2000;14:445–460.
9. Lin KC, Lin HY, Chou P. The interaction between uric acid level and other risk factors on the development of gout among asymptomatic hyperuricemic men in a prospective study. *J Rheumatol* 2000;27:1501–1505.
10. Schlesinger N, Baker DG, Schumacher HR Jr. Serum urate during bouts of acute gouty arthritis. *J Rheumatol* 1997;24:2265–2266.
11. Logan JA, Morrison E, McGill PE. Serum uric acid in acute gout. *Ann Rheum Dis* 1997;56:696–697.
12. Stewart OJ, Silman AJ. Review of UK data on the rheumatic diseases – 4. Gout. *Br J Rheumatol* 1990;29:485–488.
13. Campion EW, Glynn RJ, DeLabry LO. Asymptomatic hyperuricemia. Risks and consequences in the Normative Aging Study. *Am J Med* 1987;82:421–426.
14. Choi HK, Atkinson K, Karlson EW, et al. Alcohol intake and risk of incident gout in men: a prospective study. *Lancet* 2004;363:1277–1281.
15. Culleton BF. Uric acid and cardiovascular disease: a renal-cardiac relationship? *Curr Opin Nephrol Hypertens* 2001;10:371–375.
16. Bryan, E. Are gout and increased uric acid levels risk factors for cardiac disease? Centre for Clinical Effectiveness, Monash University. 2002. http://www.med.monash.edu/healthservices/cce/evidence/pdf/b/805.pdf (last accessed 5 January 2005).
17. Bellamy N, Downie WW, Buchanan WW. Observations on spontaneous improvement in patients with podagra: implications for therapeutic trials of non-steroidal anti-inflammatory drugs. *Br J Clin Pharmacol* 1987;24:33–36.
18. Yu TF, Gutman AB. Efficacy of colchicine prophylaxis in gout. *Ann Intern Med* 1961;55:179–192.
19. Gelber AC, Klag MJ, Mead LA, et al. Gout and risk for subsequent coronary heart disease. The Meharry-Hopkins Study. *Arch Intern Med* 1997;157:1436–1440.
20. Garcia de la Torre I. Double-blind parallel study comparing tenoxicam and placebo in acute gouty arthritis. *Invet Med Int* 1987;14:92–97. [In Spanish]
21. Schumacher HR Jr, Boice JA, Daikh DI, et al. Randomised double blind trial of etoricoxib and indometacin in treatment of acute gouty arthritis. *BMJ* 2002;324:1488–1492.
22. Rubin BR, Burton R, Navarra S, et al. Efficacy and safety profile of treatment with etoricoxib 120 mg once daily compared with indomethacin 50 mg three times daily in acute gout: a randomized controlled trial. *Arthritis Rheum* 2004;50:598–606.
23. Fraser RC, Davis RH, Walker FS. Comparative trial of azapropazone and indomethacin plus allopurinol in acute gout and hyperuricaemia. *J R Coll Gen Pract* 1987;37:409–411.
24. Maccagno A, Di Giorgio E, Romanowicz A. Effectiveness of etodolac ("Lodine") compared with naproxen in patients with acute gout. *Curr Med Res Opin* 1991;12:423–429.
25. Lederman R. A double-blind comparison of Etodolac (LodineTM) and high doses of naproxen in the treatment of acute gout. *Adv Ther* 1990;7:344–354.
26. Altman RD, Honig S, Levin JM, et al. Ketoprofen versus indomethacin in patients with acute gouty arthritis: a multicenter, double blind comparative study. *J Rheumatol* 1988;15:1422–1426.
27. Lomen PL, Turner LF, Lamborn KR, et al. Flurbiprofen in the treatment of acute gout. A comparison with indomethacin. *Am J Med* 1986;80:134–139.
28. Non-steroidal anti-inflammatory drugs. In: Royal Pharmaceutical Society of Great Britain, eds. *British national formulary.* Wallingford: Pharmaceutical Press, 2003:478–506.
29. Cheng TT, Lai HM, Chiu CK, et al. A single-blind, randomized, controlled trial to assess the efficacy and tolerability of rofecoxib, diclofenac sodium, and meloxicam in patients with acute gouty arthritis. *Clin Ther* 2004;26:399–406.
30. Ahern MJ, Reid C, Gordon TP, et al. Does colchicine work? The results of the first controlled study in acute gout. *Aust N Z J Med* 1987;17:301–304.
31. Schlesinger N, Schumacher HR Jr. Gout: can management be improved? *Curr Opin Rheumatol* 2001;13:240–244.
32. Scott JT. Comparison of allopurinol and probenecid. *Ann Rheum Dis* 1966;25:623–626.

Hallux valgus

Suchdatum: Juni 2004

Jill Ferrari

Frage **Welche Effekte haben konservative Therapieformen?**

Wirksamkeit unbekannt

Nachtschienen
Eine systematische Übersicht ergab keine zuverlässigen RCTs, in denen die Anwendung von Nachtschienen mit anderen Behandlungsformen oder keiner Behandlung verglichen wird.

Orthesen zur Behandlung eines Hallux valgus im Erwachsenenalter[2, 6, 7]
Einer RCT bei Erwachsenen zufolge verbessert der Einsatz von Orthesen – im Vergleich zu Nichtbehandlung – die Schmerzintensität nach 6 Monaten, nicht jedoch nach einem Jahr, und die Ergebnisse bessern sich unter Orthesen weniger als unter Chevron-Osteotomie.

Unwirksamkeit oder Schädlichkeit wahrscheinlich

Antipronationsorthesen im Kindesalter[2]
Begrenzten Hinweisen aus einer RCT bei Kindern verstärken Antipronationsorthesen die Verschlechterung der Metatarsophalangealgelenkwinkel nach 3 Jahren, auch wenn der Unterschied nicht statistisch signifikant war.

Frage **Welche Effekte haben Operationen?**

Nutzen wahrscheinlich

Chevron-Osteotomie (effektiver als keine Behandlung oder Orthesen, Belege jedoch unzureichend für einen Vergleich mit anderen Metatarsalosteotomien)[5, 6, 11–15]
Einer RCT zufolge führt die Chevron-Osteotomie im Vergleich zu Orthesen oder keiner Behandlung nach einem Jahr zu einer Verbesserung der Ergebnisse. Eine systematische Übersicht ergab widersprüchliche Belege für die Effekte der Chevron-Osteotomie im Vergleich zu anderen Metatarsalosteotomien.

Wirksamkeit unbekannt

Chevron- plus Akin-Osteotomie[5, 15]
Eine systematische Übersicht ergab eine kleine RCT, in der die Chevron-Osteotomie plus Akin-Osteotomie und die Akin-Osteotomie plus distale Weichteilrekonstruktion miteinander verglichen wurden. Nach einem Jahr fand sich hinsichtlich der Ergebnisse kein signifikanter Unterschied zwischen den Therapieformen. Dieser Studie fehlte es jedoch u. U. an Aussagekraft, um einen klinisch bedeutsamen Unterschied aufzudecken.

Chevron-Osteotomie mit zusätzlicher Adduktorentenotomie[5, 14, 15]
Eine systematische Übersicht ergab keine Belege für eine Verbesserung der Ergebnisse einer Chevron-Osteotomie mit Adduktorentenotomie und einer alleinigen Chevron-Osteotomie.

Verschiedene Methoden der Knochenfixierung (Standardfixierung, Fixierung mit absorbierbarem Nagel, Schraubenfixierung plus Frühbelastung, Nahtfixierung plus verzögerte Belastung)[5, 16, 17]

Einer kleinen, anhand einer systematischen Übersicht ausgewiesenen RCT zufolge besteht hinsichtlich der klinischen oder radiologischen Ergebnisse kein signifikanter Unterschied zwischen einer Fixierung mit absorbierbarem Nagel und einer Standardfixierung. Dieser Studie fehlte es jedoch u. U. an Aussagekraft, um einen klinisch bedeutsamen Unterschied aufzudecken. Einer zweiten, in der Übersicht ausgewiesenen kleinen RCT zufolge verkürzt eine Schraubenfixierung mit anschließender Frühbelastung im Vergleich zu einer Nahtfixierung mit Spätbelastung sowohl die Zeitspanne bis zur Wiederaufnahme sozialer Aktivitäten als auch die Zahl krankheitsbedingter Fehltage. In Bezug auf radiologische Behandlungsergebnisse besteht jedoch kein signifikanter Unterschied.

Keller-Arthroplastik[5, 8–10]

Es fanden sich keine RCTs, in denen die Keller-Arthroplastik mit dem Unterlassen einer Behandlung verglichen wird. Eine systematische Übersicht ergab anhand begrenzter RCTs nur unzureichende Belege für die Wirksamkeit einer Keller-Arthroplastik im Vergleich zu anderen Operationstechniken.

Frage — Welche Effekte hat die postoperative Versorgung?

Wirksamkeit unbekannt

Kontinuierliche passive Bewegung[5]

Eine systematische Übersicht ergab nur unzureichende Belege für die Effekte kontinuierlicher passiver Bewegung.

Frühbelastung[5]

Eine systematische Übersicht ergab nur unzureichende Belege für die Effekte einer Frühbelastung.

Gipsschuh[5, 18, 19]

Eine systematische Übersicht ergab nur unzureichende Belege für die Effekte eines Gipsschuhs.

Definition

Bei einem Hallux valgus handelt es sich um eine Fehlstellung des großen Zehs, wobei der Hallux (die Großzehe) sich in Richtung auf die zweite Zehe bewegt, die er in schweren Fällen überlagert. Diese Bewegung des Hallux wird als Abduktion (Bewegung weg von der Mittelachse des Körpers) bezeichnet und ist normalerweise von einer gewissen Drehung der Zehe begleitet, sodass der Nagel in Richtung auf die Körpermitte zeigt (Valgusrotation). Durch die Fehlstellung wird das Köpfchen des Metatarsale I prominenter, und das Metatarsale wird als adduziert bezeichnet, da es sich zur Körpermitte hin bewegt.[1] Die radiologischen Kriterien des Hallux valgus variieren; ein allgemein akzeptiertes Kriterium ist jedoch die Messung des Winkels zwischen Metatarsale und dem abduzierten Hallux. Dieser wird als Metatarsophalangealwinkel oder Abduktionswinkel bezeichnet und gilt als normal, wenn er mehr als 14,5° beträgt.[2] Mit dem Begriff **„Überbein"** bezeichnet man in der Umgangssprache den oft entzündlich veränderten Bereich über dem prominenten Köpfchen des Metatarsale I und dem darüber liegenden Schleimbeutel. Symptome sind Schmerzen sowie Schwierigkeiten beim Gehen und beim Tragen normaler Schuhe.

Hallux valgus

Inzidenz/ Prävalenz

Die Prävalenz für Hallux valgus unterscheidet sich zwischen verschiedenen Bevölkerungsgruppen (Populationen). In einer kürzlich in Großbritannien durchgeführten Studie mit 6000 Schulkindern im Alter von 9–10 Jahren wiesen 2,5 % klinische Zeichen eines Hallux valgus und 2 % sowohl klinische als auch radiologische Kriterien für die Erkrankung auf. Eine früher durchgeführte Studie ergab bei Erwachsenen eine Hallux-valgus-Häufigkeit von 48 %.[2] Unterschiede in der Prävalenz können aus unterschiedlichen Messmethoden, Altersgruppen oder diagnostischen Kriterien (z. B. Winkel im Großzehengrundgelenk > 10° oder > 15°) resultieren.[3]

Ätiologie/ Risikofaktoren

Nahezu alle Bevölkerungsstudien zeigen, dass ein Hallux valgus bei Frauen häufiger auftritt. Ungeeignetes Schuhwerk könnte zu dieser Fehlstellung beitragen. Allerdings kamen Studien über Unterschiede zwischen Menschen, die Schuhe tragen und solchen, die immer barfuß gehen, zu gegenteiligen Ergebnissen. Eine übermäßig große Beweglichkeit des ersten Strahls und extreme Pronation des Fußes führen ebenfalls häufig zu einem Hallux valgus.[4]

Prognose

Zur Progression eines Hallux valgus fanden sich keine Studien. Bei manchen Menschen verschlechtern sich Fehlstellung und Symptome rasch; andere bleiben symptomlos. Eine Studie kam zu dem Ergebnis, dass die Erkrankung anfangs unilateral auftritt, sich im Laufe der Zeit aber zu einer beidseitigen Fehlstellung entwickelt.[2]

Literatur

1. Dykyj D. Pathological anatomy of hallux abducto valgus. *Clin Podiatr Med Surg* 1989;6:1–15.
2. Kilmartin TE, Barrington RL, Wallace WA. A controlled prospective trial of a foot orthosis for juvenile hallux valgus. *J Bone Joint Surg Br* 1994;76:210–214.
3. Morris JB, Brash LF, Hird MD. Chiropodial survey of geriatric and psychiatric hospital in-patients – Angus District. *Chiropodist* 1980;April:128–139.
4. LaPorta G, Melillo T, Olinsky D. X-ray evaluation of hallux abducto valgus deformity. *J Am Podiatr Med Assoc* 1974;64:544–566.
5. Ferrari J, Higgins JPT, Prior TD. Interventions for treating hallux valgus (abductovalgus) and bunions. In: The Cochrane Library, Issue 3, 2004. Chichester, UK: John Wiley & Sons, Ltd. Search date 2003; primary sources Medline, Embase, Cinahl, Amed, Cochrane Controlled Trials Register, Cochrane Musculoskeletal Injuries Trials Register, bibliographies of identified trials, and hand searches of podiatry journals.
6. Torkki M, Malmivaara A, Seitsalo S, et al. Surgery vs orthosis vs watchful waiting for hallux valgus. A randomized controlled trial. *JAMA* 2001;285:2474–2480.
7. Kilmartin TE, Wallace WA, Hill TW. First metatarsal position in juvenile hallux abductovalgus – a significant clinical measurement? *Br J Podiatr Med* 1991;3:43–45.
8. Turnbull T, Grange W. A comparison of Keller's arthroplasty and distal metatarsal osteotomy in the treatment of adult hallux valgus. *J Bone Joint Surg Br* 1986;68:132–137.
9. O'Doherty PD, Lowrie IG, Magnussen PA, et al. The management of the painful first metatarsophalangeal joint in the older patient. Arthrodesis or Keller's arthroplasty? *J Bone Joint Surgery Br* 1990;72:839–842.
10. Sherman KP, Douglas DL, Benson MK. Keller's arthroplasty: is distraction useful? A prospective trial. *J Bone Joint Surgery Br* 1984;66:765–769.
11. Easley ME, Kiebzak GM, Davis WH, et al. Prospective, randomized comparison of proximal crescentric and proximal chevron osteotomies for correction of hallux valgus deformity. *Foot Ankle Int* 1996;17:307–316.
12. Resch S, Stenstrom A, Jonsson K, et al. Results after chevron osteotomy and proximal osteotomy for hallux valgus: a prospective, randomised study. *Foot* 1993;3:99–104.
13. Klosok IK, Pring DJ, Jessop JH, et al. Chevron or Wilson metatarsal osteotomy for hallux valgus. A prospective randomised trial. *J Bone Joint Surg Br* 1993;75:825–829.
14. Resch S, Stenstrom A, Reynisson K, et al. Chevron osteotomy for hallux valgus not improved by additional adductor tenotomy. A prospective, randomised study of 84 patients. *Acta Orthop Scand* 1994;65:541–544.
15. Basile A, Battaglia A, Campi A. Comparison of chevron–Akin osteotomy and distal soft tissue reconstruction–Akin osteotomy for correction of mild hallux valgus. *Foot Ankle Surg* 2000;6:155–163.

16. Prior TD, Grace DL, MacLean JB, et al. Correction of hallux abductovalgus by Mitchell's osteotomy: comparing standard fixation methods with absorbable polydioxanone pins. *Foot* 1997;7:121–125.
17. Calder JDF, Hollingdale JP, Pearse MF. Screw versus suture fixation of Mitchell's osteotomy. A prospective randomised study. *J Bone Joint Surg Br* 1999;81:621–624.
18. Meek RMD, Anderson EG. Plaster slipper versus crepe bandage after Wilson's osteotomy for hallux valgus. *Foot* 1999;9:138–141.
19. Meek RMD, Anderson EG. Plaster slipper versus crepe bandage after first metatarsophalangeal joint fusion. *Foot Ankle Surg* 1998;4:213–217.

Kommentar

Michael Haake

Der schmerzhafte Hallux valgus ist in der Allgemeinpraxis ein häufiges Krankheitsbild, das mit einer Vielzahl von Einlagen, Orthesen und Dutzenden operativen Methoden behandelt wird. Naturgemäß sind die zahlreichen operativen Therapien nicht gegen Placebo und nur selten gegen Nichtstun untersucht. Die vorhandenen Studien sind obendrein methodisch unzureichend, sodass Empfehlungen nur auf Kohortenstudien beruhen. Hier soll – in Ergänzung zur Übersicht von J. Ferrari in diesem Buch – dem Leser eine Kurzübersicht über die derzeit verbreiteten Therapien als praktische Hilfestellung für das Vorgehen bei individuellen Patienten gegeben werden.

In der Literatur und bei den Fachgesellschaften besteht weit gehende Übereinstimmung, dass die konservative Therapie keine Änderung der Fehlstellung des ersten Strahls bewirken kann und wenig Einfluss auf den Verlauf der Erkrankung hat.

Bei der Indikation zur Operation muss das Ausmaß der Fehlstellung des Zehs und des Metatarsale I (MT I) ebenso berücksichtigt werden wie eine möglicherweise bestehende Arthrose des Großzehengrundgelenkes. Das Großzehengrundgelenk sollte, wenn irgend möglich, erhalten werden.

Als Minimaleingriff mit rascher Wiederaufnahme der Alltagsaktivität steht die alleinige Abtragung der Pseudoexostose zur Verfügung. Die im Review oft genannte Chevronosteotomie ist als Variante der subkapitalen Umstellungsosteotomien (z. B. Kramer, Scarf) ein gutes Verfahren bei nur leichter bis mäßiger Fehlstellung und arthrosefreiem Grundgelenk. Bei starker Fehlstellung (Metatarsus primus varus) werden verschiedene Formen der MT I-Basisosteotomien durchgeführt, was neben einem intakten Großzehengrundgelenk gute Knochensubstanz voraussetzt. Die Osteotomien des MT I können je nach erzieltem Ergebnis mit medialseitig raffenden und lateralseitig lösenden Kapsel-Band- und Sehneneingriffen kombiniert werden.

Bei starker Arthrose des Grundgelenkes ist die Versteifung in Korrekturstellung für den aktiven Patienten zu empfehlen, beim alten Patienten kann dieses auch reseziert werden (z. B. Keller-Brandes, Hüter-Mayo).

Im Rahmen einer rheumatischen Vorfußdeformität wird der Hallux valgus gemeinsam mit einer Korrektur der übrigen Strahlen meist durch eine Resektionsarthroplastik versorgt.

1. Wülker N. Hallux valgus. Orthopäde 1997;26:654–664
2. Fuhrmann RA. Die Behandlung der rheumatischen Vorfussdeformität. Orthopäde 2002;31:1187–1197

Karpaltunnelsyndrom

Suchdatum: Januar 2004

Nigel Ashworth

Frage Welche Effekte haben unterschiedliche medikamentöse Behandlungsformen?

Nutzen belegt

Lokale Kortikosteroidinjektionen (Kurzzeittherapie)[15, 16, 21–24]

Zwei RCTs zufolge führen lokale Steroidinjektionen (Methylprednisolon, Hydrokortison) im Vergleich zu Placebo oder Nichtbehandlung nach 4–6 Wochen zu einer signifikanten Besserung der Symptome. Einer kleinen RCT zufolge führen lokale Betamethasoninjektionen im Vergleich zu Betamethasoninjektionen in den M. deltoideus nach einem Monat zu einer signifikanten Besserung der Symptome. Einer kleinen RCT zufolge besteht hinsichtlich der Symptome nach 2 Wochen kein signifikanter Unterschied zwischen lokalen Methylprednisolon-Injektionen und oralem Prednisolon, während lokale Methylprednisolon-Injektionen die Symptome nach 8 und 12 Wochen im Vergleich zu oralem Prednisolon signifikant verbessern.

Orale Kortikosteroide (Kurzzeittherapie)[11–17]

Drei kleinen RCTs zufolge bessert orales Prednison nach 2 Wochen die Symtome, und zwei der drei RCTs zeigten, dass die Besserung nach 4–8 Wochen noch besteht. Es fanden sich keine RCTs, in denen die Effekte oraler Kortikosteroide auf die Symptome über längere Zeit gemessen werden. Eine kleine RCT ergab hinsichtlich der Symptome nach 2 Wochen keinen signifikanten Unterschied zwischen einer lokalen Methylprednison-Injektion und oralem Prednison, zeigte jedoch, dass die lokale Methylprednison-Injektion nach 8 und 12 Wochen die Symptome bessert. Einer RCT zufolge verringert orales Prednison verglichen mit einem nichtsteroidalen Antiphlogistikum (Tenoxicam) und mit einem Diuretikum (Trichlormethiazid) nach 4 Wochen die Symptome.

Wirksamkeit unbekannt

Nichtsteroidale Antiphlogistika[11, 14]

Einer kleinen RCT zufolge besteht hinsichtlich der Symptome nach 4 Wochen kein signifikanter Unterschied zwischen Tenoxicam und Placebo. Unter Umständen fehlte es der RCT jedoch an Aussagekraft, um einen klinisch bedeutsamen Unterschied aufzudecken. Einer RCT zufolge verringert orales Prednison im Vergleich zu einem nichtsteroidalen Antiphlogistikum (Tenoxicam) nach 4 Wochen die Symptome. Eine RCT ergab hinsichtlich der Symptome nach 4 Wochen keinen signifikanten Unterschied zwischen einem Diuretikum (Trichlormethiazid) und einem nichtsteroidalen Antiphlogistikum (Tenoxicam).

Pyridoxin[11, 19, 20]

Einer kleinen RCT zufolge zeigt sich unter Pyridoxin im Vergleich zu Placebo oder Nichtbehandlung nach 10 Wochen eine vergleichbare Besserung der Symptome. Die RCT war jedoch u. U. zu klein, um einen klinisch bedeutsamen Unterschied zwischen den Behandlungsformen auszuschließen. Einer kleinen RCT zufolge besteht nach 12 Wochen hinsichtlich nächtlicher Schmerzen, Taubheitsgefühl oder Kribbeln kein signifikanter Unterschied zwischen Pyridoxin und Placebo.

Lokale Kortikosteroidinjektionen (Langzeittherapie); orale Kortikosteroide (Langzeittherapie)[11–16, 21–24]

Es fanden sich keine RCTs zu den Effekten dieser Interventionen.

Nutzen unwahrscheinlich

Diuretika[11, 14, 18]

Einer kleinen RCT zufolge besteht hinsichtlich der Symptome nach 2 oder 4 Wochen kein signifikanter Unterschied zwischen Trichlormethiazid und Placebo. Eine RCT ergab hinsichtlich des Anteils an Patienten ohne Besserung der Symptome nach 4 Wochen keinen signifikanten Unterschied zwischen Bendrofluazid und Placebo. Einer RCT zufolge besteht in Bezug auf die Symptome nach 4 Wochen kein signifikanter Unterschied zwischen einem Diuretikum (Trichlormethiazid) und einem nichtsteroidalen Antiphlogistikum (Tenoxicam). Eine RCT zeigte, dass orales Prednison im Vergleich zu einem Diuretikum (Trichlormethiazid) nach 4 Wochen die Symptome bessert.

Frage Welche Effekte haben unterschiedliche nichtmedikamentöse Behandlungsformen?

Wirksamkeit unbekannt

Krankengymnastische Übungsbehandlung[29]

Eine kleine RCT ergab hinsichtlich des Schweregrades der Symptomatik und der Funktion 8 Wochen nach Abschluss einer 4-wöchigen Behandlung keinen signifikanten Unterschied zwischen einer Kombinationsbehandlung aus krankengymnastischer Übungsbehandlung und Handgelenkschiene in Neutralstellung und einer alleinigen Schienenbehandlung.

Ultraschalltherapie[11, 30, 31]

Einer RCT zufolge erhöht Ultraschall im Vergleich zu Placebo den Anteil an Handgelenken mit zufrieden stellender Besserung oder vollständiger Remission der Symptome nach 6 Monaten. Eine RCT ergab hinsichtlich des Schweregrades der Symptome nach 2 Wochen keinen signifikanten Unterschied zwischen einer hoch oder niedrig intensiven Ultraschalltherapie und Placebo.

Handgelenkschienen[25–28]

Einer RCT zufolge führt eine nächtliche Handgelenkschiene im Vergleich zur Nichtbehandlung zu einer Besserung der Symptome nach 2 und 4 Wochen. Eine kleine RCT ergab hinsichtlich der Symptomatik nach 2 Wochen keinen signifikanten Unterschied zwischen einer Schienung in Neutralstellung und einer Handgelenkschiene in 20° Extension. Einer kleinen RCT zufolge besteht hinsichtlich der Symptome nach 6 Wochen kein signifikanter Unterschied zwischen einer jeweils in Neutralstellung vorgenommenen Dauerschienung und einer ausschließlich nächtlichen Schienung des Handgelenks.

Frage Welche Effekte haben unterschiedliche chirurgische Behandlungsformen?

Nutzen und Schaden abzuwägen

Endoskopische Spaltung des Karpaltunnels versus offene Operation[34–46]

Einer systematischen Übersicht und anschließenden RCTs zufolge besteht hinsichtlich der Symptome bis zu 12 Monaten nach der Operation oder der Zeit bis zur Wiederaufnahme der Arbeit kein schlüssiger Unterschied zwischen endoskopischer Spaltung des Karpaltunnels und offener Operation. Die Schäden infolge einer endoskopischen bzw. offenen Spaltung des Karpaltunnels schwanken je nach RCT. Eine systematische Übersicht und zwei

RCTs, in denen die Interventionen miteinander verglichen wurden, sprechen dafür, dass die endoskopische Karpaltunnelspaltung u. U. mehr vorübergehende Nervenstörungen verursacht, während die offene Karpaltunnelspaltung u. U. mehr Wundprobleme mit sich bringt.

Operation im Vergleich zu Placebo oder konservativer Therapie[32, 33]

Es fanden sich keine RCTs, in denen eine Operation mit einer Scheinbehandlung verglichen wurde. Einer kleinen, anhand einer systematischen Übersicht ausgewiesenen RCT und einer anschließenden RCT zufolge verstärkt eine Operation im Vergleich zur Schienung nach 12–15 Monaten die Auflösung der Symptome. Eine systematische Übersicht und fünf folgende RCTs lieferten hinsichtlich der Symptome oder der Zeit bis zur Wiederaufnahme der Arbeit bis zu 12 Monate postoperativ keinen klaren Beleg für einen Unterschied zwischen endoskopischer und offener Karpaltunnelspaltung. Die Schäden infolge einer endoskopischen bzw. offenen Spaltung des Karpaltunnels schwanken je nach RCT. Eine systematische Übersicht und zwei RCTs, in denen die Interventionen miteinander verglichen wurden, sprechen dafür, dass die endoskopische Karpaltunnelspaltung u. U. mehr vorübergehende Nervenstörungen verursacht, während die offene Karpaltunnelspaltung mehr Wundprobleme mit sich bringen kann.

Nutzen unwahrscheinlich

Neurolyse bei offener Karpaltunneloperation[48–54]

Anhand einer systematischen Übersicht ausgewiesene RCTs zeigten hinsichtlich der Symptome keinen signifikanten Unterschied zwischen alleiniger offener Karpaltunnelspaltung und Karpaltunnelspaltung in Kombination mit Neurolyse.

Frage Welche Effekte haben unterschiedliche postoperative Behandlungsformen?

Unwirksamkeit oder Schädlichkeit wahrscheinlich

Handgelenkschiene nach operativer Karpaltunnelspaltung[26, 55–57]

Zwei RCTs an Patienten nach Karpaltunnelspaltung zufolge besteht hinsichtlich der Griffstärke und der Anzahl subjektiver Heilungen kein signifikanter Unterschied zwischen Schienung und Nichtschienung. Eine dritte RCT zeigte, dass eine Schienung im Vergleich zur Nichtschienung Schmerzen nach einem Monat verstärkt und die Zeit bis zur Rückkehr an den Arbeitsplatz verlängert.

Definition Das Karpaltunnelsyndrom ist eine Nervenerkrankung (Neuropathie), die durch eine Kompression des Nervus medianus im Bereich des Karpaltunnels verursacht wird.[1] Zu den klassischen Symptomen eines Karpaltunnelsyndroms gehören Taubheitsgefühl, Parästhesien und Schmerzen in mindestens zwei der drei (Daumen, Zeigefinger, Mittelfinger) vom Nervus medianus innervierten Finger.[2] Die American Academy of Neurology hat eine Liste von diagnostischen Kriterien aufgestellt, die auf einer Kombination von Symptomen und Ergebnissen der körperlichen Untersuchung beruhen.[3] Andere diagnostische Kriterien liefern die Ergebnisse elektrophysiologischer Untersuchungen (ENG und EMG).

Inzidenz/ Prävalenz Eine allgemeine Bevölkerungsbefragung in Rochester, Minnesota kam auf eine alterskorrigierte jährliche Inzidenz für das Karpaltunnelsyndrom von 105/100.000 (95 %-CI 99–112).[4, 5] Die altersadjustierten Inzidenzraten lagen für Männer bei 52 (95 %-CI 45–59) und für Frauen bei 149 (95 %-CI

138–159) pro 100.000 und Jahr. Die Studie kam zu dem Ergebnis, dass die Inzidenzraten von 88/100.000 (95 %-CI 75–101) in den Jahren 1961 bis 1965 auf 125/100.000 (95 %-CI 112–138) in den Jahren 1976 bis 1980 angestiegen ist. Die Inzidenzraten für Männer erhöhten sich mit zunehmendem Alter, während die Inzidenzraten für Frauen einen Gipfel in der Altersgruppe der 45- bis 54-Jährigen haben. Eine allgemeine Bevölkerungsbefragung in den Niederlanden ergab eine Prävalenz von 1 % für Männer und 7 % für Frauen.[6] Eine umfassendere Studie in Südschweden zeigte eine allgemeine Prävalenz für Karpaltunnelsyndrom in der Bevölkerung von 3 % (95 %-CI 2–3 %).[7] Wie auch in anderen Studien lag die Prävalenz für Frauen höher als für Männer (Verhältnis Männer zu Frauen 1:1,4). Unter älteren Menschen war die Prävalenz für Frauen sogar 4 Mal höher als die für Männer. Im Alter von 65–74 Jahren lag sie für Männer bei 1 % (95 %-CI 0–4 %) für Frauen bei 5 % (95 %-CI 3–8 %).

Ätiologie/ Risikofaktoren

In den meisten Fällen ist die Ursache nur schwer zu eruieren (idiopatisches Karpaltunnelsyndrom).[4] Eine unspezifische Tendovaginitis scheint zu der Kompression des Nervus medianus im Karpaltunnel beizutragen. Zu den sekundären Ursachen eines Karpaltunnelsyndroms gehören raumfordernde Prozesse (Tumore, hypertrophische Synovialis, Kallusbildung, Osteophyten), Stoffwechselstörungen (Hypothyreose, rheumatoide Arthritis) oder Schwangerschaft, Infektionen, Neuropathien bei Diabetes mellitus und chronischem Alkoholismus sowie familiäre Störungen.[4] Eine Fallkontrollstudie identifizierte folgende Risikofaktoren in der Normalbevölkerung: wiederholte Tätigkeiten mit Dauerextension oder Flexion des Handgelenks, Übergewicht, sehr schnell verlaufende Abmagerungskuren, geringere Körperlänge, Hysterektomie ohne Oophorektomie und kürzlich eingetretene Menopause.[8]

Prognose

In einer Beobachtungsstudie, in der die Diagnose „Karpaltunnelsyndrom“ über Symptome und elektrophysiologische Untersuchungsergebnisse definiert wurde, zeigte sich, dass es in 34 % der Fälle mit idiopatischem Karpaltunnelsyndrom ohne Therapie innerhalb von 6 Monaten nach Diagnosestellung zu einer Spontanremission ohne Therapie kommt.[9] Die Remissionsraten waren vergleichsweise höher in jüngeren Altersgruppen, bei Frauen (im Vergleich zu Männern) und bei Schwangeren (im Vergleich zu Nichtschwangeren). Eine in jüngerer Zeit durchgeführte Beobachtungsstudie bei unbehandeltem idiopathischem Karpaltunnelsyndrom zeigte, dass die Symptome bei manchen Betroffenen auch spontan sistieren können. Die wesentlichen Faktoren für eine gute Prognose sind kurze Dauer der Beschwerden und jugendliches Alter, während bilaterale Beschwerden und ein positiver Phalen-Test Indikatoren für eine schlechtere Prognose sind.[10]

Literatur

1. Rozmaryn LM. Carpal tunnel syndrome: a comprehensive review. *Curr Opin Orthop* 1997;8:33–43.
2. Rempel D, Evanoff B, Amadio PC, et al. Consensus criteria for the classification of carpal tunnel syndrome in epidemiologic studies. *Am J Public Health* 1998;88:1447–1451.
3. Anonymous. Practice parameter for carpal tunnel syndrome (summary statement). Report of the Quality Standards Subcommittee of the American Academy of Neurology. *Neurology* 1993;43:2406–2409.
4. von Schroeder H, Botte MJ. Carpal tunnel syndrome. *Hand Clin* 1996;12:643–655.
5. Stevens JC, Sun S, Beard CM, et al. Carpal tunnel syndrome in Rochester, Minnesota, 1961 to 1980. *Neurology* 1988;38:134–138.
6. Dumitru D. *Textbook of electrodiagnostic medicine.* Hanley and Belfus, eds. Philadelphia: Mosby Publications, 1995.

7. Atroshi I, Gummesson C, Johnsson R, et al. Prevalence of carpal tunnel syndrome in a general population. *JAMA* 1999;282:153–158.
8. De Krom MCTF, Kester A, Knipschild P, et al. Risk factors for carpal tunnel syndrome. *Am J Epidemiol* 1990;132:1102–1110.
9. Fatami T, Kobayashi A, Utika T, et al. Carpal tunnel syndrome; its natural history. *Hand Surgery* 1997;2:129–130.
10. Padua L, Padua R, Aprile I, et al. Multiperspective follow-up of untreated carpal tunnel syndrome. A multicenter study. *Neurology* 2001;56:1459–1466.
11. Gerritsen AAM, de Krom MCTFM, Struijs MA, et al. Conservative treatment options for carpal tunnel syndrome: a systematic review of randomised controlled trials. *J Neurol* 2002;249:272–280. Search date 2000; primary sources Medline, Embase, Cochrane Controlled Trials Register, and hand searched references.
12. Hiu ACF, Wong SM, Wong KS, et al. Oral steroid in the treatment of carpal tunnel syndrome. *Ann Rheum Dis* 2001;60:813–814.
13. Herskovitz S, Berger AR, Lipton RB. Low-dose, short-term oral prednisone in the treatment of carpal tunnel syndrome. *Neurology* 1995;45:1923–1925.
14. Chang MH, Chiang HT, Lee SS, et al. Oral drug of choice in carpal tunnel syndrome. *Neurology* 1998;51:390–393.
15. Marshall S, Tardif G, Ashworth N. Local corticosteroid injection for carpal tunnel syndrome. In: Cochrane Library, Issue 4, 2002. Oxford: Update Software. Search date 2002; primary sources Cochrane Neuromuscular Disease Group Register, Medline, Embase, and Cinahl. No company sponsorship declared.
16. Wong SM, Hui ACF, Tang A, et al. Local vs systemic corticosteroids in the treatment of carpal tunnel syndrome. *Neurology* 2001;56:1565–1567.
17. Canadian Pharmacists Association. *Compendium of Pharmaceuticals and Specialties 2000.* Ottawa: Canadian Pharmacists Association, 2000.
18. Pal B, Mangion P, Hossain MA, et al. Should diuretics be prescribed for idiopathic carpal tunnel syndrome? Results of a controlled trial. *Clin Rehab* 1988;2:299–301.
19. Spooner GR, Desai HB, Angel JF, et al. Using pyridoxine to treat carpal tunnel syndrome. Randomized control trial. *Can Fam Physician* 1993;39:2122–2127.
20. Stransky M, Rubin A, Lava NS, et al. Treatment of carpal tunnel syndrome with vitamin B6: a double-blind study. *South Med J* 1989;82:841–842.
21. O'Gradaigh D, Merry P. Corticosteroid injection for the treatment of carpal tunnel syndrome. *Ann Rheum Dis* 2000;59:918–919.
22. Dammers JW, Veering MM, Vermeulen M, et al. Injection with methylprednisolone proximal to the carpal tunnel: randomized double blind trial. *BMJ* 1999;319:884–886.
23. Ozdogan H, Yazici H. The efficacy of local steroid injections in idiopathic carpal tunnel syndrome: a double-blind study. *Br J Rheumatol* 1984;23:272–275.
24. Babu SR, Britton JM. The role of steroid injection in the management of carpal tunnel syndrome. *J Orthop Rheumatol* 1994;7:59–60.
25. Manente G, Torrieri F, Di Blasio F, et al. An innovative hand brace for carpal tunnel syndrome: a randomised controlled trial. *Muscle Nerve* 2001;24:1020–1025.
26. Feuerstein M, Burrell LM, Miller VI, et al. Clinical management of carpal tunnel syndrome: a 12-year review of outcomes. *Am J Ind Med* 1999;35:232–245. Search date 1997; primary sources Medline, Cinahl, Psychlit, and Nioshtic. No company sponsorship declared.
27. Walker WC, Metzler M, Cifu DX, et al. Neutral wrist splinting in carpal tunnel syndrome: a comparison of night-only versus full-time wear instructions. *Arch Phys Med Rehabil* 2000;81:424–429.
28. Burke TD, Burke MM, Stewart GW, et al. Splinting for carpal tunnel syndrome: In search of the optimal angle. *Arch Phys Med Rehabil* 1994;75:1241–1244.
29. Akalin E, El O, Peker O, et al. Treatment of carpal tunnel syndrome with nerve and tendon gliding exercises. *Am J Phys Med Rehabil* 2002;81:108–113.
30. Oztas O, Turan B, Bora I, et al. Ultrasound therapy effect in carpal tunnel syndrome. *Arch Phys Med Rehabil* 1998;79:1540–1544.
31. Ebenbichler GR, Resch KL, Nicolakis P, et al. Ultrasound treatment for treating the carpal tunnel syndrome: randomised „sham" controlled trial. *BMJ* 1998;316:731–735.
32. Verdugo RJ, Salinas RS, Castillo J, Cea JG. Surgical versus non–surgical treatment for carpal tunnel syndrome. In: The Cochrane Library, Issue 1, 2003. Oxford: Update Software. Search date 2002; primary sources Medline, Embase, Lilacs, hand searched references, and contact with authors.
33. Gerritsen AA, de Vet HC, Scholten RJ, et al. Splinting versus surgery in the treatment of carpal tunnel syndrome. *JAMA* 2002;288:1245–1251.
34. Gerritsen AA, Uitdehaag BMJ, van Geldere D, et al. Systematic review of randomised clinical trials of surgical treatment for carpal tunnel syndrome. *Br J Surg* 2001;88:1285–1295. Search date 2000; primary sources Medline, Embase, the Cochrane Controlled Trials Register, reference lists of retrieved studies.

35. Ferdinand RD, MacLean JGB. Endoscopic versus open carpal tunnel release in bilateral carpal tunnel syndrome. A prospective, randomised, blinded assessment. *J Bone Joint Surg* 2002;84–B:375–379.
36. Mackenzie DJ, Hainer R, Wheatley MJ. Early recovery after endoscopic vs. short-incision open carpal tunnel release. *Ann Plastic Surg* 2000;44:601–604.
37. MacDermid JC, Richards RS, Roth JH, et al. Endoscopic versus open carpal tunnel release: a randomized trial. *J Hand Surg* 2003;28A:475–480.
38. Wong KC, Hung LK, Ho PC, Wong JMW. Carpal tunnel release: a prospective, randomized study of endoscopic versus limited-open methods. *J Bone Joint Surg Br* 2003;85B:863–868.
39. Saw NL, Jones S, Shepstone L, et al. Early outcome and cost-effectiveness of endoscopic versus open carpal tunnel release: A randomized prospective trial. *J Hand Surg* 2003;28B:5:444–449.
40. Hoefnagels WAJ, Van Kleef JGF, Mastenbroek GGA, et al. Surgical treatment of the carpal tunnel syndrome: Endoscopic or classical (open) surgery? A prospective randomised study. *Ned Tijdschr Geneeskd* 1997;141:878–882.
41. Benedetti RB, Sennwald G. Endoscopic decompression of the median nerve by the technique of Agee: A prospective study in comparison with the open decompression. *Handchir Mikrochir Plast Chir* 1996;28:151–155.
42. Stark B, Engkvist-Lofmark C. Carpal tunnel syndrome. Endoscopic release or conventional surgery. *Handchir Mikrochir Plast Chir* 1996;28:128–132.
43. Herren DB. Complications after endoscopic carpal tunnel decompression. *Z Unfallchir Versicherungsmed* 1994;87:120–127.
44. Brown RA, Gelberman RH, Seiler III, et al. Carpal tunnel release. A prospective, randomized assessment of open and endoscopic methods. *J Bone Joint Surg Am* 1993;75:1265–1275.
45. Erdmann MWH. Endoscopic carpal tunnel decompression. *J Hand Surg* 1994;19:5–13.
46. Agee JM, McCarroll J, Tortosa RD, et al. Endoscopic release of the carpal tunnel: a randomized prospective multicenter study. *J Hand Surg* 1992;17:987–995.
47. Jimenez DF, Gibbs SR, Clapper AT. Endoscopic treatment of carpal tunnel syndrome: a critical review [see comments]. *J Neurosurg* 1998;88:817–826. Search date 1997; primary sources not stated.
48. Chapell R, Coates V, Turkelson C. Poor outcome for neural surgery (epineurotomy or neurolysis) for carpal tunnel syndrome compared with carpal tunnel release alone: a meta-analysis of global outcomes. *Plast Reconstr Surg* 2003;112:983–990.
49. Mackinnon SE, McCabe S, Murray JF, et al. Internal neurolysis fails to improve the results of primary carpal tunnel decompression. *J Hand Surg Am* 1991;16:211–218.
50. Lowry WE Jr, Follender AB. Interfascicular neurolysis in the severe carpal tunnel syndrome. A prospective, randomized, double-blind, controlled study. *Clin Orthop* 1988;227:251–254.
51. Holmgren-Larsson H, Leszniewski W, Linden U et al. Internal neurolysis or ligament division only in carpal tunnel syndrome – results of a randomized study. *Acta Neurochir (Wien)* 1985;74:118–121.
52. Leinberry CF, Hammond NL, Siegfried JW. The role of epineurotomy in the operative treatment of carpal tunnel syndrome. *J Bone Joint Surg Am* 1997;79:555–557.
53. Blair WF, Goetz DD, Ross MA, et al. Carpal tunnel release with and without epineurotomy: a comparative prospective trial. *J Hand Surg Am* 1996;21:655–661.
54. Foulkes GD, Atkinson RE, Beuchel C, Doyle JR, Singer DI. Outcome following epineurotomy in carpal tunnel syndrome: a prospective, randomized clinical trial. *J Hand Surg Am* 1994;19:539–547.
55. Finsen V, Andersen K, Russwurm H. No advantage from splinting the wrist after open carpal tunnel release. A randomized study of 82 wrists. *Acta Orthop Scand* 1999;70:288–292.
56. Bury TF, Akelman E, Weiss AP. Prospective, randomized trial of splinting after carpal tunnel release. *Ann Plastic Surg* 1995;35:19–22.
57. Cook AC, Szabo RM, Birkholz SW, et al. Early mobilization following carpal tunnel release. A prospective randomized study. *J Hand Surg Br* 1995;20:228–230.
58. Rozmaryn LM, Dovelle S, Rothman ER, et al. Nerve and tendon gliding exercises and the conservative management of carpal tunnel syndrome. *J Hand Ther* 1998;11:171–179.

Lumbalgie und Ischialgie, akute

Suchdatum: Oktober 2003

Maurits van Tulder und Bart Koes

Frage **Welche Effekte haben unterschiedliche Behandlungsmethoden?**

Nutzen belegt

Empfehlung, körperlich aktiv zu bleiben[24–27]

Zwei systematischen Übersichten und einer später durchgeführten RCT zufolge erhöht die Empfehlung, körperlich aktiv zu bleiben, im Vergleich zur Empfehlung von Bettruhe die Heilungsrate und verringert neben Schmerz und Bewegungseinschränkung auch die Zahl der krankheitsbedingten Fehltage.

Nichtsteroidale Antiphlogistika[11, 19, 21]

Einer systematischen Übersicht und einer zusätzlichen RCT zufolge führen nichtsteroidale Antiphlogistika im Vergleich zu Placebo nach einer Woche bei einem höheren Anteil von Patienten zu einer allgemeinen Besserung und reduzieren den Anteil an Patienten, die eine zusätzliche Schmerzmedikation benötigen. Weder in einer systematischen Übersicht noch in zusätzlichen RCTs zeigten sich hinsichtlich der Schmerzlinderung signifikante Unterschiede zwischen verschiedenen nichtsteroidalen Antiphlogistika oder im Vergleich zwischen nichtsteroidalen Antiphlogistika und anderen Behandlungsformen (Paracetamol, Opioide, Muskelrelaxanzien und nichtmedikamentöse Therapien).

Nutzen wahrscheinlich

Verhaltenstherapie[10]

Einer RCT zufolge reduziert eine kognitive Verhaltenstherapie – verglichen mit üblicher Versorgung oder EMG-Biofeedback – Schmerzen und Bewegungseinschränkung.

Multidisziplinäre Behandlungsprogramme[33]

Es fanden sich keine RCTs an Patienten mit akuten Kreuzschmerzen. Eine systematische Übersicht bei Patienten mit subakuten Kreuzschmerzen ergab begrenzte Belege dafür, dass eine multidisziplinäre Behandlung einschließlich einer Arbeitsplatzinspektion, den Krankenstand – verglichen mit üblicher Versorgung – reduziert.

Nutzen und Schaden abzuwägen

Muskelrelaxanzien[14–18]

Systematischen Übersichten zufolge verbessern Muskelrelaxanzien im Vergleich zu Placebo Symptome, wie Schmerzen und Muskelverspannung, und erhöhen die Beweglichkeit. Im Vergleich der Muskelrelaxanzien untereinander zeigten sich jedoch keine signifikanten Ergebnisunterschiede. Unerwünschte Nebenwirkungen bei Patienten unter Muskelrelaxanzien, wie Abhängigkeitsentwicklung, Benommenheit und Schwindel, sind häufig.

Wirksamkeit unbekannt

Akupunktur[43–45]

Es fanden sich keine RCTs über Akupunktur speziell zur Therapie von Patienten mit akuten Kreuzschmerzen.

Analgetika (Paracetamol, Opioide)[11, 12]
Es fanden sich keine placebokontrollierten RCTs. In systematischen Übersichten zeigte sich bezüglich der Schmerzlinderung kein schlüssiger Unterschied zwischen Analgetika und nichtsteroidalen Antiphlogistika.

Rückenschulen[28]
Eine systematische Übersicht ergab begrenzte Belege dafür, dass Rückenschulen im Vergleich zu Placebo auf kurze Sicht die Rekonvaleszenzraten erhöhen und den Krankenstand reduzieren. In der Übersicht zeigte sich hinsichtlich der Ergebnisse kein signifikanter Unterschied zwischen Rückenschule und Physiotherapie, vielmehr ergaben sich im Vergleich mit McKenzie-Extensionsübungen für die Rückenschulen stärkere Schmerzen und ein höherer Krankenstand.

Epidurale Steroidinjektionen[23]
Einer RCT zufolge erhöhen epidurale Steroidinjektionen im Vergleich zu subkutanen Lidocain-(Lignocain-)injektionen den Anteil an Patienten, die nach 3 Monaten schmerzfrei sind. In einer zweiten RCT zeigten sich bezüglich der Heilungs- oder Besserungsrate keine signifikanten Unterschiede zwischen der epiduralen Injektion von Steroiden oder Kochsalzlösung oder Bupivacain oder Punktion ohne Flüssigkeitsinjektion.

Lumbalorthesen[2]
Zur Wirksamkeit von Lumbalorthesen fanden sich keine RCTs.

Massage[35]
Einer systematischen Übersicht zufolge fanden sich in einer RCT keine ausreichenden Belege zur Wirksamkeit einer Massage im Vergleich zu spinaler Manipulation oder Elektrostimulation.

Spinale Manipulation[2, 13, 36, 37]
In systematischen Übersichten fanden sich widersprüchliche Belege über die Wirksamkeit einer spinalen Manipulation.

Extensionsbehandlung[2, 8, 10, 38–42]
In RCTs fanden sich widersprüchliche Belege über die Effekte einer Extensionsbehandlung.

Colchicin, EMG-Biofeedback, Temperaturbehandlungen (Kurzwellendiathermie, Ultraschall, Eis, Wärme); transkutane elektrische Nervenstimulation (TENS)[2,13, 34]
Zur Wirksamkeit dieser therapeutischen Maßnahmen fanden sich keine ausreichenden Belege.

Nutzen unwahrscheinlich

Rückenübungen[30–32]
In systematischen Übersichten und zusätzlichen RCTs zeigten sich in Bezug auf Schmerzen und Bewegungseinschränkung entweder keine signifikanten Unterschiede zwischen Rückenübungen und konservativer Behandlung bzw. passiven Behandlungsformen, oder es fand sich sogar eine Verschlimmerung von Schmerzen und Bewegungseinschränkung.

Unwirksamkeit oder Schädlichkeit wahrscheinlich

Bettruhe[24, 29]
Systematischen Übersichten zufolge könnte sich Bettruhe ungünstiger auswirken als Nichtbehandlung, die Empfehlung aktiv zu bleiben, Rückenübungen, Physiotherapie, spinale Manipulation oder eine Therapie mit nichtsteroidalen Antiphlogistika. In einer systemati-

schen Übersicht zeigten sich als unerwünschte Wirkungen der Bettruhe Gelenkversteifung, Muskelabbau, Verminderung der Knochendichte, Dekubitus und venöse Thromboembolien.

Definition

Unter Lumbalgie („Kreuzschmerzen") versteht man Schmerz, Muskelverspannung und Steifigkeit im Bereich zwischen Rippenbogen und unterer Glutealfalte mit oder ohne Beinschmerzen (Ischialgie).[1] Sie wird als akut bezeichnet, wenn die Schmerzen weniger als 12 Wochen andauern.[2] Als unspezifisch werden Schmerzen ohne erkennbare pathologische Ursache (Infektion, Tumor, Osteoporose, rheumatoide Arthritis, Fraktur oder Entzündung) bezeichnet.[1] In der vorstehenden Darstellung wurden keine Lumbalgien oder Ischialgien berücksichtigt, deren Symptome oder Befunde bei der Erstuntersuchung das Vorliegen einer spezifischen Grunderkrankung wahrscheinlich machen.

Inzidenz/ Prävalenz

Über 70 % der Menschen in den Industrienationen leiden irgendwann in ihrem Leben an Kreuzschmerzen.[3] Jährlich sind 15–45 % der Erwachsenen betroffen, und 1/20 (5 %) davon stellt sich mit einer neuen Schmerzepisode in einer Klinik vor. Lumbalgien und Ischialgien haben ihren Häufigkeitsgipfel in der Altersgruppe der 35- bis 55-Jährigen.[3]

Ätiologie/ Risikofaktoren

Symptome, Pathologie und radiologische Veränderungen korrelieren nur wenig miteinander. Die Schmerzen sind in 85 % der Fälle unspezifisch. Bei 4 % der Patienten, die ihrer Beschwerden wegen eine hausärztliche Praxis aufsuchen, ist die Ursache eine Wirbelkompressionsfraktur, bei 1 % ist es ein Tumor. Die Prävalenz eines Bandscheibenvorfalls liegt bei 1–3 %.[3] Eine ankylosierende Spondylitis (M. Bechterew) oder spinale Infektionen sind seltener.[4] Risikofaktoren für die Entwicklung von „Rückenschmerzen" sind schwere körperliche Arbeit, häufiges Bücken, Drehen, Heben und lang dauernde statische Haltungen. Psychosoziale Risikofaktoren sind Angst, Depression und psychische Belastungen am Arbeitsplatz.[3, 5]

Prognose

Akute „Rückenschmerzen" heilen in der Regel spontan (90 % der Betroffenen erholen sich innerhalb von 6 Wochen). In 2–7 % der Fälle entwickeln sich jedoch chronische Schmerzen. Eine Studie kam zu dem Ergebnis, dass rezidivierende Lumbalgien die Ursache von 75–85 % aller Krankmeldungen darstellen.[6]

Literatur

1. Van der Heijden GJMG, Bouter LM, Terpstra-Lindeman E. De effectiviteit van tractie bij lage rugklachten. De resultaten van een pilotstudy. *Ned T Fysiotherapie* 1991;101:37–43.
2. Bigos S, Bowyer O, Braen G, et al. Acute low back problems in adults. Clinical Practice Guideline no. 14. AHCPR Publication No. 95–0642. Rockville MD: Agency for Health Care Policy and Research, Public Health Service, US, Department of Health and Human Services. December 1994. Search date not reported; primary sources The Quebec Task Force on Spinal Disorders Review to 1984, search carried out by National Library of Medicine from 1984, and references from expert panel.
3. Andersson GBJ. The epidemiology of spinal disorders. In: Frymoyer JW, ed. *The adult spine: principles and practice.* 2nd ed. New York: Raven Press, 1997:93–141.
4. Waddell G. *The back pain revolution.* Edinburgh: Churchill Livingstone; 1998.
5. Deyo RA, Rainville J, Kent DL. What can the history and physical examination tell us about low back pain? *JAMA* 1992;268:760–765.
6. Bongers PM, de Winter CR, Kompier MA, et al. Psychosocial factors at work and musculoskeletal disease. *Scand J Work Environ Health* 1993;19:297–312.
7. Frymoyer JW. Back pain and sciatica. *N Engl J Med* 1988;318:291–300.

8. Evans G, Richards S. *Low back pain: an evaluation of therapeutic interventions.* Bristol: Health Care Evaluation Unit, University of Bristol, 1996. Search date 1995; primary sources Medline, Embase, A-Med, Psychlit, and hand searches of references.
9. Van Tulder MW, Assendelft WJJ, Koes BW, et al, and the Editorial Board of the Cochrane Collaboration Back Review Group. Method guidelines for systematic reviews in the Cochrane Collaboration back review group for spinal disorders. *Spine* 1997;22:2323–2330.
10. Van Tulder MW, Koes BW, Bouter LM. Conservative treatment of acute and chronic nonspecific low back pain: a systematic review of randomized controlled trials of the most common interventions. *Spine* 1997;22:2128–2156. Search date 1995; primary sources Medline, Embase, Psychlit, and hand searches of references.
11. Van Tulder MW, Scholten RJPM, Koes BW, et al. Non-steroidal anti-inflammatory drugs (NSAIDs) for non-specific low back pain. In: The Cochrane Library, Issue 3, 2004. Oxford: Update Software. Search date 1998; primary sources Medline, Embase, Cochrane Controlled Trials Register, and hand searches of references.
12. De Craen AJM, Di Giulio G, Lampe-Schoenmaeckers AJEM, et al. Analgesic efficacy and safety of paracetamol–codeine combinations versus paracetamol alone: a systematic review. *BMJ* 1996;313: 321–325. Search date 1995; primary sources Medline, Embase, International Pharmaceutical Abstracts, Biosis, contact with pharmaceutical companies, and hand searches of references.
13. Waddell G, Feder G, McIntosh A, et al. *Low back pain evidence review.* London: Royal College of General Practitioners, 1999. Search date 1999; primary sources Medline, Embase, Science Citation Index, Social Sciences Citation Index, correspondence with experts and researchers, and hand searches of references.
14. van Tulder MW, Touray T, Furlan AD, et al. Muscle relaxants for non-specific low back pain. In The Cochrane Library. Issue 4, 2003. Chicester, UK; John Wiley & Sons Ltd. Search date 2001; primary sources Medline, Embase, Cochrane Library, and reference lists.
15. Moll W. Therapy of acute lumbovertebral syndromes through optimal muscle relaxation using diazepam. Results of a double-blind study on 68 cases [In German]. *Med Welt* 1973;24:1747–1751.
16. Boyles W, Glassman, Soyka J. Management of acute rnusculokeletal conditions: thoracolumbar strain or sprain. Double-blind evaluation comparing the efficacy and safety of carisoprodol with diazepam. *Today's Ther Trends* 1983;1:1–16.
17. Rollings H. Management of acute musculoskeletal conditions – thoracolumbar strain or sprain: a double-blind evaluation comparing the efficacy and safety of carisoprodol with cyclobenzaprine hydrochloride. *Curr Ther Res* 1983;34:917–928.
18. Hennies O. A new skeletal muscle relaxant (DS 103–282) compared to diazepam in the treatment of muscle spasm of local origin. *Int Med Res* 1981;9:62–68.
19. Pohjolainen T, Jekunen A, Autio L, et al. Treatment of acute low back pain with the COX-2 selective anti-inflammatory drug nimesulide: results of a randomised, double-blind comparative trial versus ibuprofen. *Spine* 2000;25:1579–1585.
20. Laws D. Double blind parallel group investigation in general practice of the efficacy and tolerability of acemetacin, in comparison with diclofenac, in patients suffering with acute low back pain. *Br J Clin Res* 1994;5:55–64.
21. Bruggemann G, Koehler CO, Koch EM. Results of a double-blind study of diclofenac + vitamin B1, B6, B12 versus diclofenac in patients with acute pain of the lumbar vertebrae: a multicenter study. *Klinische Wochenschrift* 1990;68:116–120.
22. Henry D, Lim LLY, Rodriguez LAG, et al. Variability in risk of gastrointestinal complications with individual non-steroidal anti-inflammatory drugs: results of a collaborative meta-analysis. *BMJ* 1996;312:1563–1566. Search date 1994; primary sources Medline, contact with study authors, and hand searches of references.
23. Koes BW, Scholten RJPM, Mens JMA, et al. Epidural steroid injections for low back pain and sciatica: an updated systematic review of randomized clinical trials. *Pain Digest* 1999;9:241–247. Search date 1998; primary sources Medline and hand searches of relevant publications.
24. Waddell G, Feder G, Lewis M. Systematic reviews of bed rest and advice to stay active for acute low back pain. *Br J Gen Pract* 1997;47:647–652. Search date not reported; primary sources Medline, contacted recently published authors and pharmaceutical companies, and hand searches of references.
25. Hagen EM, Eriksen HR, Ursin H. Does early intervention with a light mobilization program reduce long-term sick leave for low back pain? *Spine* 2000;25:1973–1976.
26. Hilde G, Hagen KB, Jamtvedt G, et al. Advice to stay active as a single treatment for low back pain and sciatica (Cochrane Review). In: The Cochrane Library, Issue 3, 2004. Oxford: Update Software. Search date 1998; primary sources Medline, Embase, Sport, Cochrane Controlled Trials Register, Musculoskeletal Group's trials register, and Scisearch.
27. Rozenberg S, Delval C, Rezvani Y, et al. Bed rest or normal activity for patients with acute low back pain: a randomized controlled trial. *Spine* 2002;27:1487–1493.

28. Van Tulder MW, Esmail R, Bombardier C, et al. Back schools for non-specific low back pain. In: The Cochrane Library, Issue 3, 2004. Oxford: Update Software. Search date 1998; primary sources Medline, Embase, and hand searches of references.
29. Hagen KB, Hilde G, Jamtvedt G, et al. Bed rest for acute low back pain and sciatica (Cochrane Review). In: The Cochrane Library, Issue 3, 2004. Oxford: Update Software. Search date 1999; primary sources Cochrane Musculoskeletal Group's trials register, Cochrane Controlled Trials Register, Cochrane Library, Medline, Embase, Sport, Scisearch, and hand searches of reference lists and personal contact with the authors of included articles.
30. van Tulder MW, Malmivaara A, Esmail R, et al. Exercise therapy for non-specific low back pain. In: The Cochrane Library, Issue 3, 2004. Oxford: Update Software. Search date 1999; primary sources Medline, Psychlit, Cochrane Controlled Trials Register, Embase, and hand searches of reference lists.
31. Chok B, Lee R, Latimer J, et al. Endurance training of the trunk extensor muscles in people with subacute low back pain. *Phys Ther* 1999;79:1032–1042.
32. Hides JA, Richardson CA, Jull GA. Multifidus muscle recovery is not automatic after resolution of acute first episode low back pain. *Spine* 1996;21:2763–2769.
33. Karjalainen K, Malmivaara A, van Tulder M, et al. Multidisciplinary biopsychosocial rehabilitation for subacute low back pain among working age adults. In: The Cochrane Library, Issue 3, 2004. Oxford: Update Software. Search date 2002; primary sources Medline, Embase, Psychlit, Cochrane Register of Controlled Clinical Trials, Science Citation Index, hand searches of reference lists, and personal contact with experts.
34. Gam AN, Johannsen F. Ultrasound therapy in musculoskeletal disorders: a meta-analysis. *Pain* 1995;63:85–91. Search date 1992; primary sources Index Medicus, Medline, and hand searches of references.
35. Furlan AD, Brosseau L, Imamura M, et al. Massage for low back pain. In: The Cochrane Library, Issue 3, 2004. Oxford: Update Software. Search date 2001; primary sources Medline, Embase, Cochrane Controlled Trials Register, Healthstar, Cinahl, Dissertation Abstracts, hand searches of references, and contact with content experts and massage associations.
36. Assendelft WJJ, Morton SC, Yu EI, et al. Spinal manipulative therapy for low back pain: a meta-analysis of effectiveness relative to other therapies. *Ann Intern Med* 2003;138:871–881.
37. Assendelft WJJ, Bouter LM, Knipschild PG. Complications of spinal manipulation: a comprehensive review of the literature. *J Fam Pract* 1996;42:475–480.
38. Van der Heijden GJMG, Beurskens AJHM, Koes BW, et al. The efficacy of traction for back and neck pain: a systematic, blinded review of randomized clinical trial methods. *Phys Ther* 1995;75:93–104. Search date 1992; primary sources Medline, Embase, Index to Chiropractic Literature, Physiotherapy Index, and hand searches of non-indexed journals.
39. Larsson U, Chöler U, Lidström A, et al. Auto-traction for treatment of lumbago-sciatica. *Acta Orthop Scand* 1980;51:791–798.
40. Mathews JA, Mills SB, Jenkins VM, et al. Back pain and sciatica: controlled trials of manipulation, traction, sclerosant and epidural injections. *Br J Rheumatol* 1987;26:416–423.
41. Ljunggren E, Weber H, Larssen S. Autotraction versus manual traction in patients with prolapsed lumbar intervertebral discs. *Scand J Rehabil Med* 1984;16:117–124.
42. Werners R, Pynsent PB, Bulstrode CJK. Randomized trial comparing interferential therapy with motorized lumbar traction and massage in the management of low back pain in a primary care setting. *Spine* 1999;24:1579–1584.
43. Ernst E, White AR. Acupuncture for back pain. A meta-analysis of randomized controlled trials. *Arch Intern Med* 1998;158:2235–2241. Search date 1996; primary sources Medline, Cochrane Controlled Trials Register, Ciscom, contacted authors and experts, and hand searches of references.
44. Van Tulder MW, Cherkin DC, Berman B, et al. Acupuncture in low back pain. In: The Cochrane Library, Issue 3, 2004. Oxford: Update Software. Search date 1997; primary sources Medline, Embase, Cochrane Complementary Medicine Field trials register, Cochrane Controlled Trials Register, Science Citation Index, and hand searches of references.
45. Ernst E, White A. Life-threatening adverse reactions after acupuncture? A systematic review. *Pain* 1997;71:123–126. Search date 1996; primary sources Medline, Ciscom, other specialised databases, contacted experts, and hand searches of references.

Kommentar

Annette Becker

Neu aufgetretene bzw. kurzfristig bestehende (4–6 Wochen) Kreuzschmerzen heilen in den meisten Fällen spontan, unabhängig davon, wie sie behandelt werden. Therapeutisch steht eine rein symptomatische Therapie im Vordergrund. Deren Ziel ist es, den Patienten so schnell wie möglich wieder in die Lage zu versetzen, seinen täglichen Verrichtungen nach-

zugehen und Rezidive zu vermeiden. Dies wird erreicht durch eine gezielte Aufklärung: Einerseits sollte dem Patienten die Harmlosigkeit der Beschwerden und der Verzicht auf Röntgendiagnostik erklärt werden. Andererseits sollte man ihn zur frühzeitigen Wiederaufnahme seiner Aktivitäten und zu Fitness im schmerzfreien Intervall ermuntern. Unterstützend wirken Paracetamol oder NSAR (1.Wahl) und ggf. Muskelrelaxantien. Therapieverfahren unzureichender oder fehlender Evidenz haben in diesem frühen Behandlungsstadium keine Indikation. Bettruhe sollte nicht länger als 2–3 Tage eingehalten werden. Aufgrund einer Nutzen-Risiko-Abwägung sind intramuskuläre oder intravenöse Injektionen zu keinem Zeitpunkt der Behandlung vertretbar.
Persistieren die Beschwerden, kann eine kompetente Chirotherapie die notwendige Linderung schaffen. (In der internationalen Literatur wird meist nicht zwischen Mobilisation und Manipulation unterschieden, so dass über die Effektivität der Einzelkomponenten keine Aussage getroffen werden kann.) Bei radikulärer Symptomatik oder neurologischen Ausfällen ist sie kontraindiziert.
Dauert die Arbeitsunfähigkeit an (ca. 3–4 Wochen) und kommt es trotz Therapie zu keiner Besserung der Beschwerden (die auch nach einer Reevaluation als unspezifisch einzustufen sind), besteht die Gefahr der Chronifizierung. Gefährdet sind Patienten mit beispielsweise einer depressiven Grundstimmung, angstmotivierten Schonverhalten oder Arbeitsplatzunzufriedenheit. Psychologische Aspekte rücken in den Vordergrund der Behandlung. Verhaltenstherapie oder besser multiprofessionelle Behandlungsprogramme haben sich als effektiv erwiesen.
Multiprofessionelle Programme beinhalten u. a. körperliches Training und auf den Arbeitsplatz ausgerichtete ergo- und verhaltenstherapeutische Komponenten. Entsprechende Therapieeinrichtungen sind in Deutschland selten und stehen ansonsten nur über ambulante oder stationäre Rehabilitationen zur Verfügung. Auch für Verhaltenstherapie stehen weniger Therapieplätze zur Verfügung als gebraucht werden. Statt dessen werden in großer Zahl Therapien eingesetzt, deren Effektivität bislang nicht belegt ist (z. B. physikalische Therapien, Triggerpunktinfiltrationen, Krankengymnastik, Massagen, Akupunktur etc.). Die unzureichende oder sogar fehlende Evidenz geht u. a. auf methodische Schwierigkeiten zurück: Viele Maßnahmen wie z. B. Rückenübungen, Rückenschulen oder Krankengymnastik variieren in der ausgeübten Technik, der Anzahl und Dauer der Sitzungen etc. Ein Vergleich bzw. die Zusammenführung der Daten ist schwierig. Werden in ihrer Evidenz ungeklärte Behandlungsmethoden eingesetzt, sollte darauf geachtet werden, die Eigenaktivität der Patienten zu fördern und passive Maßnahmen (z. B. Massagen, Akupunktur) zu vermeiden. Es besteht die Gefahr, durch passive Maßnahmen den Patienten in seiner Krankenrolle zu stärken und seine Prognose sogar zu verschlechtern. Dagegen ist die Bedeutung der Aktivität für den Heilungsprozess unumstritten und mit höchstem Evidenzlevel in seiner Wirksamkeit belegt.

Lumbalgie und Ischialgie, chronische

Suchdatum: Oktober 2003

Maurits van Tulder und Bart Koes

Frage **Welche Effekte haben orale medikamentöse Behandlungsmethoden?**

Nutzen wahrscheinlich

Analgetika[2, 13–15]

Einer RCT zufolge verringert Tramadol (ein Opioid) im Vergleich zu Placebo nach 7 Wochen den Schmerz und erhöht die Funktion. Einer RCT zufolge verringert eine Kombination von Tramadol und Paracetamol (Acetaminophen) im Vergleich zu Placebo nach 3 Monaten den Schmerz und erhöht die Funktion. Eine RCT ergab hinsichtlich des Anteils an Patienten, die die Therapie als gut oder ausgezeichnet betrachteten, keinen signifikanten Unterschied zwischen Paracetamol und Diflunisal. Einer RCT zufolge besteht hinsichtlich der Schmerzlinderung kein signifikanter Unterschied zwischen einem parenteralen nichtsteroidalen Antiphlogistikum und einem parenteral verabreichten Opioidanalgetikum.

Antidepressiva[2, 16–22]

Einer systematischen Übersicht zufolge führen Antidepressiva im Vergleich zu Placebo zu einer Schmerzlinderung. Es fand sich jedoch kein schlüssiger Unterschied in Bezug auf die Funktion. Vier zusätzliche RCTs lieferten in Bezug auf die Depression keinen signifikanten Unterschied zwischen Antidepressiva und Placebo, und zwei zusätzliche RCTs zeigten, das Antidepressiva eine Depression bei Patienen mit chronischen Schmerzen im Lendenwirbelbereich bessern.

Nichtsteroidale Antiphlogistika[2, 27–32]

In einer kleinen RCT zeigte sich eine Schmerzlinderung durch Naproxen im Vergleich zu Placebo. Eine systematische Übersicht und eine anschließende RCT zeigten hinsichtlich der Symptomatik keine signifikanten Unterschiede zwischen verschiedenen nichtsteroidalen Antiphlogistika. Einer anhand der Übersicht ausgewiesenen RCT zufolge besteht hinsichtlich des Anteils an Patienten, die die Behandlung als gut bis ausgezeichnet beurteilen, kein signifikanter Unterschied zwischen Diflunisal und Paracetamol. Eine RCT ergab hinsichtlich der Schmerzlinderung keinen signifikanten Unterschied zwischen einem parenteral verabreichten nichtsteroidalen Antiphlogistikum und einem parenteralen Opioidanalgetikum. Zwei RCTs zufolge verringern COX-2-Hemmer im Vergleich zu Plcebo nach 4–12 Wochen die Schmerzen und verbessern die Funktion; die Effekte waren jedoch nur gering.

Nutzen und Schaden abzuwägen

Muskelrelaxanzien[23–26]

Zwei anhand einer systematischen Übersicht ausgewiesenen RCTs zufolge verringert Tetrazepam im Vergleich zu Placebo nach 10–14 Tagen die Schmerzen und hebt die Besserung insgesamt. Zwei anhand einer systematischen Übersicht ausgewiesenen RCTs zufolge heben Nicht-Benzodiazepine (Flupirtin und Tolperison) nach 7–21 Tagen die Besserung insgesamt, hinsichtlich der Schmerzen fand sich jedoch kein signifikanter Unterschied. Zu den Nebenwirkungen von Muskelrelaxanzien gehören Benommenheit und Schwindelgefühl.

Frage **Welche Effekte hat eine Injektionstherapie?**

Wirksamkeit unbekannt

Epidurale Steroidinjektionen[33]

Es fanden sich weder systematische Übersichten noch RCTs an Patienten mit chronischen Rückenschmerzen, die keine Ischialgie hatten.

Lokalinjektionen[2, 33]

Einer systematischen Übersicht zufolge besteht zwischen Lokalinjektionen (Lokalanästhetikum und Kortikosteroide) hinsichtlich der kurzfristigen Schmerzlinderung kein signifikanter Unterschied.

Unwirksamkeit oder Schädlichkeit wahrscheinlich

Facettengelenk-Injektionen[33]

Einer anhand einer systematischen Übersicht ausgewiesenen RCT zufolge besteht in Bezug auf die Schmerzlinderung und Behinderung nach einem und nach 3 Monaten kein signifikanter Unterschied zwischen Injektionen mit Kortikosteroiden und mit isotonischer Kochsalzlösung. Zu den Nebenwirkungen gehören Infektion, Blutung, durch chemische Reizung bedingte Meningitis und neurologische Schäden.

Frage **Welche Effekte haben nichtmedikamentöse Behandlungsmethoden?**

Nutzen belegt

Multidisziplinäre Behandlungsprogramme[64, 65]

Einer systematischen Übersicht zufolge führt eine intensive multidisziplinäre biopsychosoziale Rehabilitation mit Wiederherstellung der körperlichen Funktion – im Vergleich zu stationären oder ambulanten nichtmultidisziplinären Behandlungsansätzen und zur üblichen Versorgung – zu Schmerzminderung und Funktionsverbesserung. Die Übersicht zeigte jedoch in Bezug auf Schmerz und funktionellen Status keine signifikanten Unterschiede zwischen einer weniger intensiven multidisziplinären Rehabilitation und den beiden anderen oben genannten Behandlungsansätzen.

Nutzen wahrscheinlich

Rückenschulen am Arbeitsplatz (im Vergleich zur Nichtbehandlung)[34–44]

Eine systematische Übersicht und eine anschließende RCT ergaben begrenzte Belege dafür, dass Rückenschulen im Vergleich zu Therapieformen ohne Aktivität (Warteliste, Kontrolle, Placebo-Gel oder schriftlicher Rat) oder Nichtbehandlung innerhalb von 6 Monaten Schmerzen und Behinderung verringern. Allerdings sprechen die Ergebnisse dafür, dass der Nutzen nicht lange anhält. Drei anhand der Übersicht ausgewiesene RCTs ergaben beim Vergleich der Effekte von Rückenschulen gemischte Resultate.

Verhaltenstherapie[45, 46]

Einer systematischen Übersicht zufolge führt Verhaltenstherapie im Vergleich zu Nichtbehandlung, Placebo oder Wartelisten-Kontrollgruppen zu Schmerzreduktion und Verbesserung des funktionellen Status und der Verhaltenskriterien. Die Übersicht und eine nachfolgende RCT lieferten keine Belege für einen signifikanten Unterschied zwischen verschiedenen Formen der Verhaltenstherapie bezüglich der Schmerzen, des funktionellen Status oder des Verhaltens. Die Übersicht ergab nur unzureichende Belege für einen Vergleich zwischen Verhaltenstherapie und anderen Behandlungsmethoden.

Körperliches Training/Gymnastik[47–62]

RCTs ergaben nur unzureichende Belege für die Effekte verschiedener Formen des körperlichen Trainings im Vergleich zu anderen Behandlungsformen.

Programme zur körperlichen Konditionierung[66]

Zwei anhand einer systematischen Übersicht ausgewiesene RCTs ergaben, dass Programme zur körperlichen Konditionierung, bestehend aus einem kognitiven Verhaltensansatz und körperlichem Training im Vergleich zur allgemeinmedizinischen Versorgung die Anzahl krankheitsbedingter Fehltage, nicht jedoch das Risiko, nach 12 Monaten arbeitslos zu sein.

Spinale Manipulation[2, 53, 68–70]

Einer systematischen Übersicht zufolge verringert spinale Manipulation verglichen mit einer Scheinbehandlung kurz- und langfristig den Schmerz und bessert kurzfristig die Funktion, hinsichtlich der langfristigen Funktionsverbesserung (>6 Wochen) fand sich jedoch kein signifikanter Unterschied. In Bezug die Schmerzen oder die Funktionsfähigkeit ergab die Übersicht jedoch keinen signifikanten Unterschied zwischen spinaler Manipulation und allgemeinmedizinischer Versorgung, physikalischer Therapie, körperlichem Training oder einer Rückenschule. In zwei nachfolgenden RCTs wurde die spinale Manipulation mit körperlichem Training verglichen, und es zeigte sich, dass die spinale Manipulation nach 6–12 Monaten die Schmerzen reduziert; hinsichtlich der Funktion fanden sich jedoch unterschiedliche Ergebnisse. Einer der RCTs zufolge erhöht die spinale Manipulation im Vergleich zu einer Übungsbehandlung den Anteil derer, die nach 12 Monaten an den Arbeitsplatz zurückkehren.

Wirksamkeit unbekannt

Akupunktur[74–78]

In zwei systematischen Übersichten und zwei nachfolgend durchgeführten RCTs fanden sich hinsichtlich der Effekte der Akupunktur unzureichende Belege im Vergleich zu Placebo oder Nichtbehandlung. Eine systematische Übersicht und eine nachfolgende RCT ergaben begrenzte Belege dafür, dass Akupunktur im Vergleich zur transkutanen elektrischen Nervenstimulation die Schmerzintensität verringert und das Krankheitsbild insgesamt bessert.

Elektromyographisches (EMG-)Biofeedback[12]

Eine systematische Übersicht ergab keinen signifikanten Unterschied in Bezug auf Schmerzlinderung oder funktionellen Status zwischen EMG-Biofeedback und Placebo oder Wartelisten-Kontrollgruppe. Im Vergleich von EMG-Biofeedback zu anderen Behandlungsansätzen fanden sich jedoch unzureichende Belege für dessen Effekte.

Lumbalorthesen[63]

Über die Wirksamkeit von Lumbalorthesen fanden sich keine ausreichenden Belege.

Massage (versus andere Behandlungsansätze)[67]

Eine systematische Übersicht ergab im Vergleich zu inaktiven oder anderen Behandlungsmethoden nur unzureichende Belege für die Effekte der Massage.

Transkutane elektrische Nervenstimulation (TENS)[73]

In einer systematischen Übersicht fand sich in Bezug auf die Schmerzlinderung kein signifikanter Unterschied zwischen einer mit TENS therapierten Gruppe und einer Kontrollgruppe.

Unwirksamkeit oder Schädlichkeit wahrscheinlich

Extensionstherapie[10, 71, 72]

In einer systematischen Übersicht und zwei zusätzlichen RCTs zeigte sich in Bezug auf die Schmerzlinderung oder den Funktionsstatus kein signifikanter Unterschied zwischen Extensionstherapie und Placebo bzw. zwischen Extensionstherapie plus Massage und Interferenzstromtherapie.

Definition

Unter Lumbalgie („Kreuzschmerzen") versteht man Schmerzen, Muskelverspannung bzw. Steifheit im Bereich zwischen Rippenbogen und unteren Glutealfalten mit oder ohne ausstrahlende Beinschmerzen (Ischialgie).[1] Man spricht von chronischer Lumbalgie, wenn die Schmerzen länger als 12 Wochen andauern (siehe Definition der akuten Lumbalgie, S. 341).[2] Als unspezifisch werden Lumbalgien ohne erkennbare pathologische Ursache (Infektion, Tumor, Osteoporose, rheumatoide Arthritis, Fraktur oder Entzündung) bezeichnet.[1] In dieser Darstellung wurden keine Lumbalgien oder Ischialgien berücksichtigt, deren Symptome oder Befunde auf eine spezifische Grunderkrankung hinweisen. Patienten mit Ischialgie (lumbosakrales Wurzelsyndrom) oder Schmerzen infolge eines Diskusprolaps wurden ebenfalls ausgeschlossen.

Inzidenz/ Prävalenz

Über 70 % der Menschen in den Industrienationen leiden irgendwann in ihrem Leben an Kreuzschmerzen.[3] Jährlich sind 15–45 % der Erwachsenen betroffen, und 1/20 (5 %) davon stellt sich mit einer neuen Schmerzepisode in einer Klinik vor. In etwa 2–7 % der Fälle werden aus akuten Kreuzschmerzen chronische Kreuzschmerzen. Lumbalgien und Ischialgien haben ihren Häufigkeitsgipfel in der Altersgruppe der 35- bis 55-Jährigen.[3]

Ätiologie/ Risikofaktoren

Symptome, Pathologie und radiologische Veränderungen korrelieren nur wenig miteinander. Die Schmerzen sind in 85 % der Fälle unspezifisch. Bei 4 % der Patienten, die ihrer Beschwerden wegen eine hausärztliche Praxis aufsuchen, ist die Ursache eine Wirbelkompressionsfraktur, bei 1 % ist es ein Tumor. Die Prävalenz eines Bandscheibenvorfalls liegt bei 1–3 %.[3] Eine ankylosierende Spondylitis (M. Bechterew) oder spinale Infektionen sind seltener.[4] In diesem Kapitel werden ausschließlich spezifische Rückenschmerzen behandelt. Risikofaktoren für die Entwicklung von „Rückenschmerzen" sind schwere körperliche Arbeit, häufiges Bücken, Drehen, Heben und lang dauernde statische Haltungen. Psychosoziale Risikofaktoren sind Angst, Depression und psychische Belastungen am Arbeitsplatz.[3,5] Anamnestisch bekannte frühere Rückenschmerzen und eine längere Dauer der aktuellen Episode sind signifikante Risikofaktoren einer Chronizität. Einer kürzlich veröffentlichten systematischen Übersicht prospektiver Kohortenstudien zufolge gehen einige psychologische Faktoren (Leid, depressive Stimmung und Somatisierung) mit einem erhöhten Risiko chronischer Rückenschmerzen einher.[6] Auch individuelle und arbeitsplatzbedingte Faktoren hängen mit einem Übergang zu chronischen Rückenschmerzen zusammen.[7]

Prognose

Im Allgemeinen erscheint der klinische Verlauf einer Episode von Kreuzschmerzen günstig, und die meisten Schmerzen gehen innerhalb von 2 Wochen zurück. Bei Patienten der Primärversorgung nehmen Kreuzschmerzen typischerweise eher einen durch Vielfalt und Veränderung gekennzeichneten als einen akuten, selbstlimitierenden Verlauf.[8] Bei den meisten Patienten mit Kreuzschmerzen ist die aktuelle Attacke nicht die erste, und akute Anfälle treten oft als Exazerbationen chronischer Kreuzschmerzen auf. Im Allgemeinen sind Rezidive häufiger und schwerer, wenn der Patient schon früher über lang anhaltende Kreuzschmerzen geklagt hat. Der Verlauf krankheitsbedingter Fehltage ist gleichermaßen günstig. In einer Studie wurde berichtet, dass 67 % der Patienten, die infolge von Kreuzschmerzen der Arbeit fernblieben, innerhalb einer Woche und 90 % innerhalb von 2 Monaten wieder an den Arbeitsplatz zurückkehrten. Mit zunehmender Dauer des krankheitsbedingten Fernbleibens von der Arbeit sinkt indessen die Wahrscheinlichkeit einer Rückkehr an den Arbeitsplatz. Weniger als die Hälfte der Patienten mit Kreuzschmerzen, die der Arbeit länger als 6 Monate ferngeblieben sind, kehren an den Arbeitsplatz zurück. Nach 2 Jahren Fehlzeit ist die Chance einer Rückkehr an den Arbeitsplatz gleich Null.[9]

Literatur

1. Van der Heijden GJMG, Bouter LM, Terpstra-Lindeman E. De effectiviteit van tractie bij lage rugklachten. De resultaten van een pilotstudy. *Ned T Fysiotherapie* 1991;101:37–43.
2. Bigos S, Bowyer O, Braen G, et al. *Acute low back problems in adults.* Clinical Practice Guideline no. 14. AHCPR Publication No. 95–0642. Rockville MD: Agency for Health Care Policy and Research, Public Health Service, US, Department of Health and Human Services. December 1994. Search date not stated; primary sources The Quebec Task Force on Spinal Disorders Review to 1984, search carried out by National Library of Medicine from 1984, and references from expert panel.
3. Andersson GBJ. The epidemiology of spinal disorders. In: Frymoyer JW, ed. *The adult spine: principles and practice.* 2nd ed. New York: Raven Press, 1997:93–141.
4. Deyo RA, Rainville J, Kent DL. What can the history and physical examination tell us about low back pain? *JAMA* 1992;268:760–765.
5. Bongers PM, de Winter CR, Kompier MA, et al. Psychosocial factors at work and musculoskeletal disease. *Scand J Work Environ Health* 1993;19:297–312.
6. Pincus T, Burton AK, Vogel S, et al. A systematic review of psychological factors as predictors of chronicity/disability in prospective cohorts of low back pain. *Spine* 2002;27:E109–E120.
7. Fransen M, Woodward M, Norton R, et al. Risk factors associated with the transition from acute to chronic occupational back pain. *Spine* 2002;27:92–98.
8. Von Korff M, Saunders K. The course of back pain in primary care. *Spine* 1996;21:2833–2837.
9. Waddell G. The clinical course of low back pain. In: *The back pain revolution.* Edinburgh: Churchill Livingstone, 1998:103–117.
10. Evans G, Richards S. *Low back pain: an evaluation of therapeutic interventions.* Bristol: Health Care Evaluation Unit, University of Bristol, 1996. Search date 1995; primary sources Medline, Embase, A-Med, Psychlit, and hand searches of references.
11. Van Tulder MW, Assendelft WJJ, Koes BW, et al. Method guidelines for systematic reviews in the Cochrane Collaboration Back Review Group for spinal disorders. *Spine* 1997;22:2323–2330.
12. Van Tulder MW, Koes BW, Bouter LM. Conservative treatment of acute and chronic nonspecific low back pain: a systematic review of randomized controlled trials of the most common interventions. *Spine* 1997;22:2128–2156. Search date 1995; primary sources Medline, Embase, Psychlit, and hand searches of references.
13. Schnitzer TJ, Gray WL, Paster RZ, et al. Efficacy of tramadol in treatment of chronic low back pain. *J Rheumatol* 2000;27:772–778.
14. Ruoff GE, Rosenthal N, Jordan D, et al. Tramadol/acetaminophen combination tabelts for the treatment of chronic lower back pain: a multicenter, randomized, double-blind, placebo-controlled ourpatient study. *Clin Ther* 2003;23:1123–41.
15. De Craen AJM, Di Giulio G, Lampe-Schoenmaeckers AJEM, et al. Analgesic efficacy and safety of paracetamol–codeine combinations versus paracetamol alone: a systematic review. *BMJ* 1996;313: 321–325. Search date 1995; primary sources Medline, Embase, International Pharmaceutical Abstracts, Biosis, contact with pharmaceutical companies, and hand searches of references.
16. Salerno SM, Browning R, Jackson JL. The effect of antidepressant treatment in chronic back pain: a meta-analysis. *Arch Intern Med* 2002;162:19–24. Search date 2000; primary sources Medline, Psychlit, Cinahl, Embase, Aidsline, Healthstar, Cancerlit, Cochrane Library, Micromedex, Federal Research in Progress databases, and reference lists of articles.
17. Atkinson JH, Slater MA, Williams RA, et al. A placebo-controlled randomized clinical trial of nortriptyline for chronic low back pain. *Pain* 1998;76:287–296.
18. Hameroff SR, Cork RC, Scherer K, et al. Doxepin effects on chronic pain, depression and plasma opioids. *J Clin Psychiatry* 1982;43:22–27.

19. Hameroff SR, Weiss JL, Lerman JC, et al. Doxepin's effects on chronic pain and depression: a controlled study. *J Clin Psychiatry* 1984;45:47–52.
20. Treves R, Montane de la Roque P, Dumond JJ, et al. Prospective study of the analgesic action of clomipramine versus placebo in refractory low back pain and sciatica (68 cases) [In French]. *Rev Rhum Mal Osteoartic* 1991;58:549–552.
21. Atkinson JH, Slater MA, Wahlgren DR, et al. Effects of noradrenergic and serotonergic antidepressants on chronic low back pain intensity. *Pain* 1999;83:137–145.
22. Dickens C, Jayson M, Sutton C, et al. The relationship between pain and depression in a trial using paroxetine in sufferers of chronic low back pain. *Psychosomatics* 2000;41:490–499.
23. Van Tulder MW, Touray T, Furlan AD, *et al.* Muscle relaxants for non-specific low back pain: a systematic review within the framework of the Cochrane Collaboration. *Spine* 2003;17:1978–1992. Search date: 2001; primary sources Medline, Embase, Cochrane Library and reference lists.
24. Worz R, Bolten W, Heller J, et al. Flupirtin im vergleich zu chlormezanon und placebo bei chronische muskuloskelettalen ruckenschmerzcn [In German]. *Fortschr Ther* 1996;114:3–6.
25. Pratzel HG, Alken RG, Ramm S. Efficacy and tolerance of repeated oral doses of tolperisone hydrochloride in the treatment of painful reflex muscle spasm: results of a prospective placebo-controlled double-blind trial. *Pain* 996;67:417–425.
26. Basmajian J. Cyclobenzaprine hydrochloride effect on skeletal muscle spasm in the lumbar region and neck: two double–blind controlled clinical and laboratory studies. *Arch Phys Med Rehabil* 1978;59:58–63.
27. Van Tulder MW, Scholten RJPM, Koes BW, et al. Non-steroidal anti-inflammatory drugs for low back pain. In: The Cochrane Library, Issue 2, 2002. Oxford: Update Software. Search date 1998; primary sources Medline, Embase, Cochrane Controlled Trials Register, and hand searches of reference lists from relevant papers.
28. Famaey JP, Bruhwyler J, Vandekerckhove K, et al. Open controlled randomised multicenter comparison of nimesulide and diclofenac in the treatment of subacute and chronic low back pain. *J Drug Assess* 1998;1:349–368.
29. Birbara CA, Puopolo AD, Munoz DR, et al. Treatment of chronic low back pain with etoricoxib, a new cyclo-oxygenase-2 selective inhibitor: improvement in pain and disability: a randomised, placebo-controlled, 3-month trial. *J Pain* 2003;4:307–315.
30. Katz N, Ju WD, Krupa DA, et al. Efficacy and safety of rofecoxib in patients with chronic low back pain: results from two 4-week, randomised, placebo-controlled, parallel-group. Double-blind trials. *Spine* 2003;28:851–859.
31. Waddell G, Feder G, McIntosh A, et al. *Low back pain evidence review.* London: Royal College of General Practitioners, 1996. Search date 1996; primary sources Medline, Embase, Science Citation Index, Social Sciences Citation Index, correspondence with experts and researchers, and hand searches of references.
32. Watts RW, Silagy CA. A meta-analysis on the efficacy of epidural corticosteroids in the treatment of sciatica. *Anaesth Intensive Care* 1995;23:564–569. Search date not stated; primary sources Medline, hand searches from published reviews and clinical trials, and personal contact with published authors in the field and the pharmaceutical manufacturer.
33. Nelemans PJ, de Bie RA, de Vet HCW, et al. Injection therapy for subacute and chronic benign low back pain. In: The Cochrane Library, Issue 3, 2002. Oxford: Update Software. Search date 1996; primary sources Medline, Embase, and hand searches of reference lists.
34. Van Tulder MW, Esmail R, Bombardier C, et al. Back schools for non-specific low back pain. In: The Cochrane Library, Issue 1, 2003. Oxford: Update Software. Search date 1997; primary sources Medline, Embase, and hand searches of references.
35. Dalichau S, Scheele K, Perrey RM, et al. Ultraschallgestützte Haltungs-und Bewegungsanalyse der Lendenwirbelsaüle zum Nachweis der Wirksamkeit einer Rückenschule [In German]. *Zentralbl Arbeitsmed* 1999;49:148–156.
36. Keijsers JFEM, Groenman NH, Gerards FM, et al. A back school in the Netherlands: evaluating the results. *Patient Educ Couns* 1989;14:31–44.
37. Linton SJ, Bradley LA, Jensen I, et al. The secondary prevention of low back pain: a controlled study with follow–up. *Pain* 1989;36:197–207.
38. Postacchini F, Facchini M, Palieri P. Efficacy of various forms of conservative treatment in low-back pain. A comparative study. *Neuro-Orthopedics* 1988;6:28–35.
39. Donchin M, Woolf O, Kaplan L, Roman Y. Secondary prevention of low–back pain. A clinical trial. *Spine* 1990;15:1317–1320.
40. Klaber Moffett JA, Chase SM, Portek I, et al. A controlled prospective study to evaluate the effectiveness of a back school in the relief of chronic low–back pain. *Spine* 1986;11:120–122.
41. Harkapaa K, Jarvikoski A, Mellin G, Hurri H. A controlled study on the outcome of inpatient and outpatient treatment f low–back pain. Part I. *Scand J Rehab Med* 1989;21:81–89.
42. Hurri H. The Swedish back school in chronic low–back pain. Part I. Benefits. *Scand J Rehab Med* 1989;21:33–40.

43. Keijsers JFME, Steenbakkers WHL, Meertens RM, et al. The efficacy of the back school: a randomized trial. *Arthritis Care Res* 1990;3:204–209.
44. Maier-Riehle B, Härter M. The effects of back schools: a meta-analysis. *Int J Rehab Res* 2001;24:199–206. Search date 2000; primary sources Medline, Psychlit, Psyindex, and hand searches of reference lists from relevant publications.
45. Van Tulder MW, Ostelo R, Vlaeyen JWS, et al. Behavioural treatment for chronic low back pain. In: The Cochrane Library, Issue 3, 2002. Oxford: Update Software. Search date 1999; primary sources Medline, Psychlit, Cochrane Controlled Trials Register, Embase, and hand searches of reference lists.
46. Van den Hout JHC, Vlaeyen JWS, Heuts PHTG, et al. Secondary prevention of work-related disability in non-specific low back pain: does problem-solving therapy help? A randomised clinical trial. *Clin J Pain* 2003;19:87–96.
47. Van Tulder MW, Malmivaara A, Esmail R, et al. Exercise therapy for non-specific low back pain. In: The Cochrane Library, Issue 3, 2002. Oxford: Update Software. Search date 1999; primary sources Medline, Psychlit, Cochrane Controlled Trials Register, Embase, and hand searches of reference lists.
48. Kankaanpaa M, Taimela S, Airaksinen O, et al. The efficacy of active rehabilitation in chronic low back pain. Effect on pain intensity, self-experienced disability, and lumbar fatigability. *Spine* 1999; 24:1034–1042.
49. Bendix AF, Bendix T, Ostenfeld S, et al. Active treatment programs for patients with chronic low back pain: a prospective, randomized, observer-blinded study. *Eur Spine J* 1995;4:148–152.
50. Bendix AF, Bendix T, Labriola M, et al. Functional restoration for chronic low back pain: two-year follow-up of two randomized clinical trials. *Spine* 1998;23:717–725.
51. Franke A, Gebauer S, Franke K, et al. Acupuncture massage vs Swedish massage and individual exercise vs group exercise in low back pain sufferers–a randomized controlled clinical trial in a 2–x–2 factorial design [In German]. *Forsch Komplementarmed Klass Naturheilkd* 2000;7:286–293.
52. Moseley, L. Combined physiotherapy and education is efficacious for chronic low back pain. *Aust J Physiother* 2002;48:297–302.
53. Aure OF, Nilsen JH, Vasseljen O. Manual therapy and exercise therapy in patients with chronic low back pain: a randomised, controlled trial with 1-year follow-up. *Spine* 2003;28:525–532.
54. Friedrich M, Gittler G, Halberstadt Y, et al. Combined exercise and motivation program: effect on the compliance and level of disability of patients with chronic low back pain: a randomized controlled trial. *Arch Phys Med Rehabil* 1998;79:475–487.
55. Mannion AF, Muntener M, Taimela S, et al. A randomized clinical trial of three active therapies for chronic low back pain. *Spine* 1999;24:2435–2448.
56. Mannion AF, Muntener M, Taimela S, et al. Comparison of three active therapies for chronic low back pain: results of a randomized clinical trial with one-year follow-up. *Rheumatology* 2001;40:772–778.
57. Mannion AF, Junge A, Taimela S, et al. Active therapy for chronic low back pain: part 3. Factors influencing self-rated disability and its change following therapy. *Spine* 2001;26:920–929.
58. Mannion AF, Taimela S, Muntener M, et al. Active therapy for chronic low back pain part 1. Effects on back muscle activation, fatigability, and strength. *Spine* 2001;26:897–908.
59. Rittweger J, Just K, Kautzsch K, Reeg P, Felsenberg D. Treatment of chronic lower back pain with lumbar extension and whole-body vibration exercise: a randomized controlled trial. *Spine* 2002; 27:1829–1834.
60. Hildebrandt VH, Proper KI, van den Berg R, et al. Cesar therapy is temporarily more effective in patients with chronic low back pain than the standard treatment by family practitioner: randomized, controlled and blinded clinical trial with 1 year follow-up [In Dutch]. *Nederlands Tijdschrift voor Geneeskunde* 2000;144:2258–2264.
61. Soukup MG, Glomsrod B, Lonn JH, et al. The effect of a Mensendieck exercise program as secondary prophylaxis for recurrent low back pain. A randomized, controlled trial with 12-month follow-up. *Spine* 1999;24:1585–1591.
62. Soukup MG, Lonn J, Glomsrod B, et al. Exercises and education as secondary prevention for recurrent low back pain. *Physiother Res Int* 2001;6:27–39.
63. Van Tulder MW, Jellema P, van Poppel MNM, et al. Lumbar supports for prevention and treatment of low back pain. In: The Cochrane Library, Issue 1, 2003. Oxford: Update Software. Search date 1999; primary sources Medline, Cinahl, Current Contents, Cochrane Controlled Trials Register, Embase, Science Citation Index, and hand searches of reference lists.
64. Guzman J, Esmail R, Karjalainen K, et al. Multidisciplinary rehabilitation for chronic low back pain: systematic review. *BMJ* 2001;322:1511–1516. Search date 1998; primary sources Medline, Embase, Psychlit, Cinahl, Healthstar, Cochrane Library, citation tracking, and personal contact with content experts.
65. Skouen JS, Grasdal AL. Haldorsen EMH, et al. Relative cost-effectiveness of extensive and light multidisciplinary treatment programs versus treatment as usual for patients with chronic low back pain on long-term sick leave. *Spine* 2002;27:901–910.

66. Schonstein E, Kenny DT, Keating J, et al. Work conditioning, work hardening and functional restoration for workers with back and neck pain. In: The Cochrane Library, Issue 1, 2003. Oxford: Update Software. Search date 2000; primary sources Medline, Embase, Cinahl, Biomedical Collection I to IV; Psychinfo, Pedro, Cochrane Controlled Trials Register, hand searches of reference lists of identified studies, and personal communication with the Cochrane Collaboration Back Group and domain experts.
67. Furlan AD, Brosseau L, Welch V, et al. Massage for low back pain. In: The Cochrane Library, Issue 1, 2003. Oxford: Update Software. Search date 2001; primary sources Medline, Embase, Cochrane Controlled Trials Register, Healthstar, Cinahl, Dissertation Abstracts, and hand searches of reference lists and contact with content experts and massage associations.
68. Assendelft WJJ, Morton SC, Yu EI, et al. Spinal manipulative therapy for low back pain: a meta-analysis of effectiveness relative to other therapies. *Ann Intern Med* 2003;138:71–81. Search date 2001; primary sources Medline, Embase, Cinahl, Cochrane Controlled Trials Register, reviews and reference lists.
69. Liccardione JC, Stoll ST, Fulda KG, et al. Osteopathic manipulative treatment for chronic low back pain: a randomised controlled trial. *Spine* 2003;28:1355–1362.
70. Shekelle PG, Adams AH, Chassin MR, et al. Spinal manipulation for low back pain. *Ann Intern Med* 1992;117:590–598. Search date not stated; primary sources Medline, Index Medicus, contact with experts, and hand searches of references.
71. Werners R, Pynsent PB, Bulstrode CJK. Randomized trial comparing interferential therapy with motorized lumbar traction and massage in the management of low back pain in a primary care setting. *Spine* 1999;24:1579–1584
72. Ljunggren E, Weber H, Larssen S. Autotraction versus manual traction in patients with prolapsed lumbar intervertebral discs. *Scand J Rehabil Med* 1984;16:117–124.
73. Milne S, Welch V, Brosseau L, et al. Transcutaneous electrical nerve stimulation (TENS) for chronic low back pain. In: The Cochrane Library, Issue 1, 2003. Oxford: Update Software. Search date 2000; primary sources Medline, Embase, Pedro, Cochrane Controlled Trials Register, hand searches of bibliographic references, reference lists, Current Contents, abstracts in specialised journals, conference proceedings, and personal contact with co-ordinating offices of the trials registries of the Cochrane Field of Physical and Related Therapies and Cochrane Musculoskeletal Group and content experts.
74. Ernst E, White AR. Acupuncture for back pain. A meta-analysis of randomized controlled trials. *Arch Intern Med* 1998;158:2235–2241. Search date 1996; primary sources Medline, Cochrane Controlled Trials Register, Ciscom, contacted authors and experts, and hand searches of references.
75. Van Tulder MW, Cherkin DC, Berman B, et al. Acupuncture in low back pain. In: The Cochrane Library, Issue 1, 2003. Oxford: Update Software. Search date 1996; primary sources Medline, Embase, Cochrane Complementary Medicine Field trials register, Cochrane Controlled Trials Register, Science Citation Index, and hand searches of references.
76. Grant DJ, Bishop-Miller J, Winchester DM, et al. A randomized comparative trial of acupuncture versus transcutaneous electrical nerve stimulation for chronic back pain in the elderly. *Pain* 1999;82:9–13.
77. Carlsson CPO, Sjölund BH. Acupuncture for chronic low back pain: a randomized placebo-controlled study with long-term follow-up. *Clin J Pain* 2001;17:296–305.
78. Leibing E, Leonhardt U, Köster G, et al. Acupuncture treatment of chronic low back pain – a randomized, blinded, placebo-controlled trial with 9-month follow-up. *Pain* 2002;96:189–196.

Nackenschmerzen/Zervikalsyndrom

Suchdatum: Mai 2004

Allan Binder

Frage **Welche Effekte haben unterschiedliche Behandlungsmethoden bei unkomplizierten Nackenschmerzen ohne schwere neurologische Ausfälle?**

Die Belege für die Effekte einzelner Interventionen bei Nackenschmerzen sind oft widersprüchlich, und zwar auf Grund ihrer schlechten Qualität, der Tendenz zur Kombination von Interventionen sowie infolge der Tatsache, dass RCTs oft in verschiedenen Gruppen durchgeführt werden. Wegen dieses Mangels an innerer Stimmigkeit des Studiendesigns fällt es schwer, zu isolieren, welche Intervention bei welcher Art von Nackenschmerzen von Nutzen sein kann.

Nutzen wahrscheinlich

Körperliches Training[12–22]

Systematische Übersichten und nachfolgende RCTs – primär an Patienten mit chronischen unkomplizierten Nackenschmerzen – zeigten, dass Kräftigungsübungen oder aktive physikalische Therapie einschließlich körperlichen Trainings die Schmerzen im Vergleich zur üblichen Versorgung durch medikamentöse Behandlung, Stressmanagement oder kein spezielles Übungsprogramm verringern. Anhand systematischer Übersichten ausgewiesene RCTs lieferten nur unzureichende Belege über die Effekte eines körperlichen Trainings im Vergleich zu Extension. Die Übersichten ergaben eine RCT an Patienten mit chronischen Nackenschmerzen, in der Kräftigungsübungen mit geringem technischen Aufwand in Kombination mit Manipulation, Kräftigungsübungen mit hohem technischem Aufwand und ausschließlich Manipulation miteinander verglichen wurden. Es fand sich, dass Kräftigungsübungen mit geringem technischen Aufwand in Kombination mit Manipulation verglichen mit alleiniger Manipulation nach 11 Wochen sowohl die Zufriedenheit der Probanden als auch die objektive Kraft und den Bewegungsumfang bessern. Nach einem und nach 2 Jahren zeigte sich, dass sowohl Kräftigungsübungen mit geringem technischem Aufwand in Kombination mit Manipulation als auch Kräftigungsübungen mit hohem technischem Aufwand im Vergleich zu ausschließlicher Manipulation die Schmerzen lindert und die Zufriedenheit des Patienten erhöht. Die 2-jährige Nachbeobachtung erfolgte ausschließlich an einer Untergruppe von Patienten. Eine weitere anhand einer systematischen Übersicht ausgewiesene RCT ergab hinsichtlich der Schmerzen nach der Behandlung oder nach 12 Monaten keinen signifikanten Unterschied zwischen körperlichem Training, Manipulation oder Mobilisation. Einer dritten RCT zufolge ist körperliches Training zur Besserung der Schmerzen bei Patienten mit Nackenschmerzen über mehr als 2 Wochen weniger wirksam als eine Mobilisierung.

Manipulation[11–13, 27, 30–41]

Einer systematischen Übersicht zufolge besteht hinsichtlich der Symptomatik bei Patienten mit subakuten oder chronischen Nacken- oder Rückenschmerzen kein signifikanter Unterschied zwischen Manipulation und herkömmlicher Versorgung. Die anhand der Übersicht durchgeführte Meta-Analyse hatte jedoch u. U. nicht genügend Aussagekraft, um einen klinisch bedeutsamen Unterschied aufzudecken. Eine RCT ergab begrenzte Belege dafür, dass Manipulation zur Linderung der Schmerzen nach einem Jahr wirksamer sein kann als einer weniger aktive physikalische Therapie (Massage, Reizstrommassage und leichte Extension). Es fand sich eine RCT an Patienten mit chronischen Nackenschmerzen, in der Kräftigungsübungen mit geringem technischen Aufwand in Kombination mit Manipulation, Kräftigungsübungen mit hohem technischem Aufwand und ausschließlich Manipulation miteinander verglichen wurden. Es fand sich, dass Kräftigungsübungen mit geringem technischen Aufwand in Kombination mit Manipulation verglichen mit alleiniger Manipulation nach 11 Wochen sowohl die Zufriedenheit der Probanden als auch die objektive Kraft und den Bewegungsumfang bessern. Nach einem und nach 2 Jahren zeigte sich, dass sowohl Kräftigungsübungen mit geringem technischem Aufwand in Kombination mit Manipulation als auch Kräftigungsübungen mit hohem technischem Aufwand im Vergleich zu ausschließlicher Manipulation die Schmerzen lindert und die Zufriedenheit des Patienten erhöht. Die 2-jährige Nachbeobachtung erfolgte ausschließlich an einer Untergruppe von Patienten. Zwei RCTs lieferten nur unzureichende Belege für einen Vergleich zwischen Manipulation und Mobilisation bei Patienten mit unkomplizierten Nackenschmerzen.

Manipulation in Verbindung mit körperlichem Training[32]

Einer RCT an Patienten mit chronischen Nackenschmerzen zufolge bessern Manipulation plus Kräftigungsübungen im Vergleich zur jeweils allein durchgeführten Therapiekomponente nach 11 Wochen die Schmerzen und den objektiven Bewegungsumfang. Im Vergleich zur alleinigen Manipulation, nicht jedoch gegenüber einem ausschließlichen körperlichen Training war der Unterschied in den Ergebnissen nach Manipulation plus Kräftigungsübungen auch nach einem und nach 2 Jahren noch signifikant. Die 2-jährige Nachbeobachtung erfolgte ausschließlich an einer Untergruppe von Patienten.

Mobilisation[11–13, 20, 21, 27–34, 36, 37, 39, 42]

Einer RCT zufolge bessert Mobilisation bei Patienten mit Nackenschmerzen über 2 Wochen im Vergleich zur üblichen Versorgung (medikamentöse Behandlung) die Symptomatik. Einer weiteren anhand mehrerer systmatischer Übersichten ausgewiesenen RCT zufolge besteht hinsichtlich der Schmerzen nach der Behandlung oder nach 12 Monaten kein signifikanter Unterschied zwischen Mobilisation, Manipulation oder körperlichem Training. Eine dritte anhand mehrerer systematischer Übersichten ausgewiesene RCT ergab nur begrenzte Belege dafür, dass eine manuelle Behandlung (Mobilisation oder Manipulation) zur Verringerung der Schmerzen nach einem Jahr wirksamer sein kann als eine weniger aktive physikalische Therapie. Zwei RCTs lieferten nur unzureichende Belege für einen Vergleich zwischen Mobilisation und Manipulation bei Patienten mit unkomplizierten Nackenschmerzen. Schwache RCTs, einige davon anhand systematischer Übersichten ausgewiesen, lieferten nur unzureichende Belege für einen Vergleich zwischen Mobilisation und Akupunktur oder TENS bei Patienten mit unkomplizierten Nackenschmerzen.

Wirksamkeit unbekannt

Akupunktur[12, 13, 28, 29]

Systematische Übersichten schwacher RCTs lieferten nur unzureichende Belege für die Effekte der Akupunktur im Vergleich zu einer Reihe anderer Behandlungsmethoden wie Scheinakupunktur, Schein-TENS, Diazepam, Extension, Kurzwellendiathermie und Mobilisation bei Patienten mit akuten oder chronischen unkomplizierten Nackenschmerzen.

Biofeedback[13]

Drei systematische Übersichten ergaben keine RCTs über Biofeedback bei Patienten mit unkomplizierten Nackenschmerzen.

Medikamentöse Therapie (Analgetika, nichtsteroidale Antiphlogistika, Antidepressiva, Muskelrelaxanzien)[12, 47–49]

Für die Wirksamkeit von Analgetika, nichtsteroidalen Antiphlogistika, Antidepressiva oder Muskelrelaxanzien bei Nackenschmerzen fanden sich nur unzureichende Belege, obwohl sie weithin eingesetzt werden. Einige der zur Behandlung von Nackenschmerzen eingesetzten Medikamente haben gut dokumentierte Nebenwirkungen.

Wärme oder Kälte[12, 13]

Zwei systematische Übersichten ergaben keine RCTs von hinreichender Qualität über die Anwendung von Wärme und Kälte bei Patienten mit unkomplizierten Nackenschmerzen. Einer großen RCT an Patienten mit chronischen Nacken- und Rückenschmerzen zufolge ist Wärme in Verbindung mit einer anderen physikalischen Behandlung zur Verbesserung der Ergebnisse weniger wirksam als Manipulation oder Mobilisation.

Multimodale Behandlung[43, 44]

Eine anhand einer systematischen Übersicht ausgewiesene RCT lieferte nur unzureichende Belege für eine Beurteilung der multimodalen Therapie bei Patienten mit unkomplizierten Nackenschmerzen.

Reizstrommassage[12, 13, 26]

Eine anhand mehrerer systematischer Übersichten identifizierte RCT lieferte nur unzureichende Belege für einen Vergleich der Reizstrommassage und einer Scheinbehandlung bei Patienten mit unkomplizierten Nackenschmerzen. RCTs an Patienten mit chronischen Nacken- und Rückenschmerzen, die anhand einer anderen systematischen Übersicht identifiziert wurden, zeigten, dass Reizstrommassage in Verbindung mit anderen physikalischen Behandlungsmethoden die Ergebnisse weniger wirksam bessert als Manipulation oder Mobilisation.

Halskrawatten oder Spezialkissen

Es fanden sich keine RCTs von hinreichender Qualität über die Effekte von Halskrawatten oder Spezialkissen bei Patienten mit unkomplizierten Nackenschmerzen.

Spray und Dehnübungen[11, 12]

Eine anhand mehrerer systematischer Übersichten ausgewiesene RCT lieferte nur unzureichende Belege über die Effekte von Spray und Dehnübungen bei Patienten mit unkomplizierten Nackenschmerzen.

Extension[12, 13, 24, 25]

Systematische Übersichten an Patienten mit chronischen Nackenschmerzen lieferten nur unzureichende Belege für die Effekte einer Extension im Vergleich zu einer Reihe anderer physikalischer Behandlungsformen wie Schein-Extension, Placebo-Tabletten, körperliches Training, Akupunktur, Wärme, Halskrawatte und Analgetika. Systematische Übersichten ergaben keine RCTs von hinreichender Qualität für einen Vergleich zwischen Extension und Manipulation oder Mobilisierung.

Transkutane elektrische Nervenstimulation[12–14, 27]

Eine systematische Übersicht lieferte keine RCTs von hinreichender Qualität zur transkutanen elektrischen Nervenstimulation bei Patienten mit unkomplizierten Nackenschmerzen.

Nutzen unwahrscheinlich

Patientenschulung[45, 46]

Zwei RCTs an Patienten mit chronischen Nacken-, Rücken- oder Schulterschmerzen ergaben keinen signifikanten Unterschied zwischen einer Patientenschulung (Einzelberatung, Informationsbroschüren oder Gruppenschulung) mit oder ohne Analgetika und Nichtbehandlung, Stressmanagement und kognitiver Verhaltenstherapie.

Frage **Welche Effekte haben unterschiedliche Behandlungsmethoden bei akutem Schleudertrauma?**

Die Belege für die Effekte einzelner Interventionen bei Nackenschmerzen sind oft widersprüchlich, und zwar auf Grund ihrer schlechten Qualität, der Tendenz zur Kombination von Interventionen sowie infolge der Tatsache, dass RCTs oft in verschiedenen Gruppen durchgeführt werden. Wegen dieses Mangels an innerer Stimmigkeit des Studiendesigns fällt es schwer, zu isolieren, welche Intervention bei welcher Art von Nackenschmerzen von Nutzen sein kann.

Nutzen wahrscheinlich

Frühmobilisierung[8, 32, 51–55]

Vier anhand mehrerer systematischer Übersichten ausgewiesene RCTs ergaben begrenzte Belege dafür, dass Frühmobilisierung im Vergleich zu Immobilisierung oder Ruhe im Kombination mit einer Halskrawatte die Schmerzen verringert.

Frühzeitige Wiederaufnahme der normalen Aktivität[50, 56]

Eine anhand einer systematischen Übersicht ausgewiesene RCT an Patienten mit akutem Schleudertrauma lieferte begrenzte Hinweise dafür, dass eine Kombination aus dem Rat, sich „normal" zu verhalten, und der Gabe von Entzündungshemmern im Vergleich zu einer Ruhigstellung mit 14-tägiger Krankschreibung einige Symptome (darunter Schmerzen bei alltäglichen Aktivitäten, Nackensteifigkeit, Gedächtnis- und Konzentrationsstörungen und Kopfschmerzen) bessert. Hinsichtlich des Bewegungsumfangs des Nackens oder der Dauer der Krankschreibung fand sich kein signifikanter Unterschied, und es zeigte sich, dass ein vergleichbarer Teil der Patienten schwere Nackenschmerzen hat.

Multimodale Therapie[50, 59]

Einer anhand einer systematischen Übersicht ausgewiesenen RCT zufolge reduziert eine multimodale Therapie im Vergleich zu einer physikalischen Therapie die Schmerzen nach einem Monat und nach 6 Monaten.

Wirksamkeit unbekannt

Medikamentöse Therapie (Analgetika, epidurale, nichtsteroidale Antiphlogistika, Antidepressiva, Muskelrelaxanzien)[8, 50]

Zwei systematische Übersichten ergaben keine RCTs zur medikamentösen Therapie von Patienten mit akutem Schleudertrauma.

Häusliche Übungsprogramme[15, 50, 57]

Eine RCT ergab hinsichtlich der Schmerzen und körperlichen Beeinträchtigung keine signifikanten Unterschiede zwischen zwei häuslichen Übungsprogrammen.

Reizstrommassage[8, 50, 58]

Eine anhand von zwei systematischen Übersichten identifizierte RCT lieferte nur unzureichende Belege dafür, dass eine Reizstrommassage im Vergleich zu einer Scheinbehandlung den Schmerz nach 4 Wochen, nicht jedoch nach 3 Monaten verringert.

Frage **Welche Effekte haben unterschiedliche Behandlungsmethoden bei chronischem Schleudertrauma?**

Die Belege für die Effekte einzelner Interventionen bei Nackenschmerzen sind oft widersprüchlich, und zwar auf Grund ihrer schlechten Qualität, der Tendenz zur Kombination von Interventionen sowie infolge der Tatsache, dass RCTs oft in verschiedenen Gruppen durchgeführt werden. Wegen dieses Mangels an innerer Stimmigkeit des Studiendesigns fällt es schwer, zu isolieren, welche Intervention bei welcher Art von Nackenschmerzen von Nutzen sein kann.

Nutzen wahrscheinlich

Perkutane Neurotomie mittels Radiofrequenzverfahren[60, 61]
Begrenzten Hinweisen aus einer anhand einer systematischen Übersicht identifizierten RCT zufolge verringert eine perkutane Neurotomie mittels Radiofrequenzverfahren bei Patienten mit chronischem Schleudertrauma im Vergleich zur Scheinbehandlung nach 27 Wochen die Schmerzen.

Wirksamkeit unbekannt

Multimodale Therapie (Physiotherapie plus kognitive Verhaltenstherapie)[62]
Einer kleinen RCT zufolge besteht hinsichtlich der Parameter „Behinderung“, „Schmerzen“ oder „Bewegungsfähigkeit“ gegen Therapieende oder nach 3 Monaten kein signifikanter Unterschied zwischen multimodaler Therapie und physikalischen Behandlungsmethoden. Die Studie war jedoch u. U. zu klein, um einen klinisch bedeutsamen Unterschied aufzudecken.

Physiotherapie[62]
Eine kleine RCT ergab hinsichtlich der Parameter „Behinderung“, „Schmerzen“ oder „Bewegungsfähigkeit“ gegen Therapieende oder nach 3 Monaten keinen signifikanten Unterschied zwischen alleiniger Physiotherapie und multimodaler Therapie. Die Studie war jedoch u. U. zu klein, um einen klinisch bedeutsamen Unterschied aufzudecken.

Frage Welche Effekte haben unterschiedliche Behandlungsmethoden bei Nackenschmerzen mit Radikulopathie?

Die Belege für die Effekte einzelner Interventionen bei Nackenschmerzen sind oft widersprüchlich, und zwar auf Grund ihrer schlechten Qualität, der Tendenz zur Kombination von Interventionen sowie infolge der Tatsache, dass RCTs oft in verschiedenen Gruppen durchgeführt werden. Wegen dieses Mangels an innerer Stimmigkeit des Studiendesigns fällt es schwer, zu isolieren, welche Intervention bei welcher Art von Nackenschmerzen von Nutzen sein kann.

Wirksamkeit unbekannt

Medikamentöse Therapie (epidurale Steroidinjektionen, Analgetika, nichtsteroidale Antiphlogistika, Muskelrelaxanzien)[66–68]
Es fanden sich keine RCTs, in denen die Effekte von Analgetika, nichtsteroidalen Antiphlogistika oder Muskelrelaxanzien bei Patienten mit Nackenschmerzen und Radikulopathie untersucht werden. Zwei RCTs ergaben begrenzte Belege dafür, dass zervikale epidurale Steroidinjektionen bei Patienten mit chronischen Nackenschmerzen und mit oder ohne Radikulopathie die Schmerzen im Vergleich zum Ausgangswert bessern können.

Operation versus konservative Therapie[63–65]
Eine RCT ergab bei Patienten mit Nackenschmerzen und Radikulopathie nach einem Jahr keinen signifikanten Unterschied zwischen Operation und konservativer Therapie.

Definition In diesem Kapitel haben wir zwischen unkomplizierten Nackenschmerzen und Schleudertrauma unterschieden, auch wenn in vielen Studien, vor allem bei Patienten mit chronischen Schmerzen (Dauer >3 Monate) nicht spezifiziert wird, welche Art von Patienten aufgenommen wurden. Die meisten Studien über akute Schmerzen (Dauer <3 Monate) sind dem Schleudertrauma gewidmet. Unkomplizierte Nackenschmerzen werden definiert als haltungs- oder mechanisch bedingte Schmerzen, oft auch als zervikale Spondylose bezeichnet. Sie beinhalten keine Schmerzen in Zusammenhang mit einer Fibromyalgie. Unkomplizierte Nackenschmerzen können auch bei manchen Patienten vorliegen, deren Symptome traumatisch bedingt sind, nicht jedoch bei Patienten, deren Schmerzen speziell nach Verletzungen infolge rascher Beschleunigung und Abbremsung, d. h. nach einem Schleudertrauma auftreten. Ein Schleudertrauma ist gewöhnlich nach Verkehrs- oder Sportunfällen zu beobachten. Es wird nicht von radiologischen Anomalien oder klinischen Zeichen einer Nervenwurzelschädigung begleitet. Nackenschmerzen treten oft in Verbindung mit Bewegungseinschränkung und unklaren Symptomen der oberen Gliedmaßen auf. Die Schmerzen sind zum Teil sehr stark und kaum zu therapieren. In manchen Fällen sind sie begleitet von Radikulopathien oder Myelopathien.

Inzidenz/ Prävalenz

Etwa zwei Drittel aller Menschen leiden irgendwann einmal an Nackenschmerzen.[1, 2] Die Prävalenz ist im mittleren Lebensalter am höchsten. 15 % der stationären Physiotherapie in Großbritannien und 30 % aller in Kanada ausgestellten Überweisungen zum Chiropraktiker dienen der Therapie von Nackenschmerzen.[3, 4] In den Niederlanden sind Nackenschmerzen die Ursache von 2 % aller Hausarztkonsultationen.[5]

Ätiologie/ Risikofaktoren

Die Ätiologie unkomplizierter Nackenschmerzen ist unklar. Unkomplizierte Nackenschmerzen werden meistens durch schlechte Haltung, Depressionen, Zerrungen, berufsbedingte Verletzungen oder Sportverletzungen verursacht. Bei chronischen Schmerzen sind mechanische und degenerative Faktoren (zervikale Spondylose) wahrscheinlicher. Ein Teil der Nackenschmerzen beruht auf Weichteilverletzungen, wie sie typischerweise bei einem Schleudertrauma auftreten. In seltenen Fällen ist die Ursache ein Bandscheibenvorfall oder eine entzündliche, infektiöse oder maligne Erkrankung der Halswirbelsäule, die zu Nackenschmerzen mit oder ohne Merkmale einer neurologischen Affektion führt.

Prognose

Nackenschmerzen verschwinden in der Regel innerhalb von Tagen oder Wochen von alleine. Sie können jedoch wiederkehren oder chronisch werden. In bestimmten Industriesparten ist der Krankenstand durch Erkrankungen im Bereich des Nackens so hoch wie der durch Lumbalgien bedingte (siehe Lumbalgie und Ischialgie, akute, S. 341).[6] Der Prozentsatz an Patienten, bei denen Nackenschmerzen chronisch werden, ist abhängig von der auslösenden Ursache. Man nimmt aber an, dass er – ähnlich wie bei der Lumbalgie – bei etwa 10 % liegt.[1] Bei 5 % der Betroffenen führen die Nackenschmerzen zu einer schweren Behinderung.[2] **Schleudertrauma:** Schleudertraumata führen mit größerer Wahrscheinlichkeit zu Behinderungen als Nackenschmerzen anderer Genese. Bis zu 40 % der Betroffenen berichten sogar noch nach 15-jähriger Nachbeobachtung über Beschwerden.[7] Die ursächlichen Faktoren für ein schlechtes Ergebnis nach Schleudertrauma sind bisher nicht gut geklärt.[8] Die Inzidenz für eine chronische Beeinträchtigung nach Schleudertrauma schwankt zwischen verschiedenen Ländern aus bisher ebenfalls unbekannten Gründen.[9]

Literatur

1. Måkelå M, Heliövaara M, Sievers K, et al. Prevalence, determinants, and consequences of chronic neck pain in Finland. *Am J Epidemiol* 1991;134:1356–1367.
2. Cote P, Cassidy D, Carroll L. The Saskatchewan health and back pain survey: the prevalence of neck pain and related disability in Saskatchewan adults. *Spine* 1998;23:1689–1698.
3. Hackett GI, Hudson MF, Wylie JB, et al. Evaluation of the efficacy and acceptability to patients of a physiotherapist working in a health centre. *BMJ* 1987;294:24–26.
4. Waalen D, White P, Waalen J. Demographic and clinical characteristics of chiropractic patients: a 5-year study of patients treated at the Canadian Memorial Chiropractic College. *J Can Chiropract Assoc* 1994;38:75–82.
5. Lamberts H, Brouwer H, Groen AJM, et al. The traditional model in practice. *Huisart Wet* 1987;30:105–113. [In Dutch]
6. Kvarnstrom S. Occurrence of musculoskeletal disorders in a manufacturing industry with special attention to occupational shoulder disorders. *Scand J Rehabil Med Suppl* 1983;8:1–114.
7. Squires B, Gargan MF, Bannister GC. Soft-tissue injuries of the cervical spine: 15 year follow-up. *J Bone Joint Surg Br* 1996;78:955–957.
8. Spitzer WO, Skovron ML, Salmi LR, et al. Scientific monograph of the Quebec Task Force on whiplash-associated disorders: redefining "whiplash" and its management. *Spine* 1995;20(suppl 8):1–73. Search date 1993; primary sources Medline, TRIS, NTIS, personal contacts, and Task Force reference lists. [Erratum in *Spine* 1995;20:2372]
9. Ferrari R, Russell AS. Epidemiology of whiplash: an international dilemma. *Ann Rheum Dis* 1999;58:1–5.
10. Vernon H, Mior S. The neck disability index: a study of reliability and validity. *J Manipulative Physiol Ther* 1991;14:409–415.
11. Koes BW, Assendelft WJ, Van der Heijden GJ, et al. Spinal manipulation and mobilisation for back and neck pain: a blinded review. *BMJ* 1991;303:1298–1303. Search date 1990; primary source Medline.
12. Aker PD, Gross AR, Goldsmith CH, et al. Conservative management of mechanical neck pain: systematic overview and meta-analysis. *BMJ* 1996;313:1291–1296. Search date 1993; primary sources Medlars, Embase, Cinahl, and Chirolars.
13. Kjellman GV, Skargren EI, Oberg BE. A critical analysis of randomised clinical trials on neck pain and treatment efficacy. A review of the literature. *Scand J Rehabil Med* 1999;31:139–152. Search date 1995; primary sources Medline, Cinahl, and hand searches of reference lists.
14. Philadelphia Panel. Evidence-based clinical practice guidelines on selected rehabilitation interventions for neck pain. *Phys Ther* 2001;81:1701–1717. Search date 2000; primary sources Medline, Embase, Current Contents, Cinahl, Cochrane Controlled Trials Register, Cochrane Field of Rehabilitation and Related Therapies, Cochrane Musculoskeletal Group, and Pedro.
15. Sarig-Bahat, H. Evidence for exercise therapy in mechanical neck disorders. *Man Ther* 2003;8:10–20. Search date 2001; primary sources Amed, Cinahl, Embase, SportsDiscus, and Pedro.
16. Revel M, Minguet M, Gregory P, et al. Changes in cervicocephalic kinesthesia after a proprioceptive rehabilitation program in patients with neck pain: a randomised controlled study. *Arch Phys Med Rehabil* 1994;75:895–899.
17. Waling K, Sundelin G, Ahlgren C, et al. Perceived pain before and after three exercise programs – a controlled clinical trial of women with work-related trapezius myalgia. *Pain* 2000;85:201–207.
18. Waling K, Jaörvholm B, Sundelin G. Effects of training on female trapezius myalgia: an intervention study with a 3-year follow-up period. *Spine* 2002;27:789–796.
19. Ylinen J, Takala E, Nykanen M, et al. Active neck muscle training in the treatment of chronic neck pain in women: a randomized controlled trial. *JAMA* 2003;289:2509–2516.
20. Hoving J, Koes B, de Vet H, et al. Manual therapy, physical therapy, or continued care by a general practitioner for patients with neck pain. A randomized, controlled trial. *Ann Intern Med* 2002;136:713–722.
21. Korthals-de Bos I, Hoving J, Van Tulder, M, et al. Cost effectiveness of physiotherapy, manual therapy, and general practitioner care for neck pain: economic evaluation alongside a randomised controlled trial. *BMJ* 2003;326:911–914.
22. Viljanen M, Malmivaara A, Uitti J, et al. Effectiveness of dynamic muscle training, relaxation training, or ordinary activity for chronic neck pain: randomised controlled trial. *BMJ* 2003;327:475–477.
23. Van der Heijden GJ, Beurskens AJ, Koes BW, et al. The efficacy of traction for back and neck pain: a systematic, blinded review of randomized clinical trial methods. *Phys Ther* 1995;75:93–104. Search date 1992; primary sources Medline, Embase, Index to Chiropractic Literature, and Physiotherapy Index.
24. Klaber Moffett JA, Hughes GI, Griffiths P. An investigation of the effects of cervical traction. Part 1: Clinical effectiveness. *Clin Rehabil* 1990;4:205–211.
25. British Association of Physical Medicine. Pain in the neck and arm: a multicentre trial of the effects of physiotherapy. *BMJ* 1966;5426:253–258.

26. Trock DH, Bollet AJ, Markoll R. The effect of pulsed electromagnetic fields in the treatment of osteoarthritis of the knee and cervical spine. Report of randomized double-blind placebo controlled trials. *J Rheumatol* 1994;21:1903–1911.
27. Hurwitz EL, Aker PD, Adams AH, et al. Manipulation and mobilization of the cervical spine: a systematic review of the literature. *Spine* 1996;21:1746–1760. Search date 1995; primary sources Medline, Embase, Chirolars, and Cinahl.
28. White AR, Ernst E. A systematic review of randomized controlled trials of acupuncture for neck pain. *Rheumatology* 1999;38:143–147. Search date 1998; primary sources Medline, Embase, Cochrane Library, and CISCOM (a database specialising in complementary medicine).
29. Smith LA, Oldman AD, McQuay HJ, et al. Teasing apart quality and validity in systematic reviews: an example from acupuncture trials in chronic neck and back pain. *Pain* 2000;86:119–132. Search date 1998; primary sources: Cochrane Controlled Trials Register. Medline, Embase, Cinahl, Psychlit, Oxford Pain Relief Database, and hand searches of reference lists.
30. Ernst E. Chiropractic spinal manipulation for neck pain: a systematic review. *J Pain* 2003;4:417–421. Search date 2002; Medline, Embase, Ciscom, Amed, and Cochrane Library. [Comment]
31. Oduneye F. Spinal manipulation for chronic neck pain. In Bazian Ltd (Ed) *STEER: Succinct and Timely Evaluated Reviews* 2004; 4(4). Bazian Ltd and Wessex Institute for Health Research and Development, University of Southampton. Search date 2003; primary sources Medline, Embase, Cochrane Library, *Clinical Evidence*, Centre for Reviews and Dissemination Databases, University of York.
32. Bronfort G, Evans R, Nelson B, et al. A randomized clinical trial of exercise and spinal manipulation for patients with chronic neck pain. *Spine* 2001;26:788–797.
33. Jordan A, Bendix T, Nielsen H, et al. Intensive training, physiotherapy, or manipulation for patients with chronic neck pain. A prospective, single-blinded, randomized clinical trial. *Spine* 1998;23: 311–319.
34. Koes BW, Bouter LM, Van Mameren H, et al. Randomised clinical trial of manipulative therapy and physiotherapy for persistent back and neck complaints: results of one year follow up. *BMJ* 1992;304:601–605.
35. Sloop PR, Smith DS, Goldenberg E, et al. Manipulation for chronic neck pain: a double-blind controlled study. *Spine* 1982;7:532–535.
36. Howe DH, Newcombe RG, Wade MT. Manipulation of the cervical spine: a pilot study. *J R Coll Gen Pract* 1983;33:574–579.
37. Cassidy JD, Lopes AA, Yong-Hing K. The immediate effect of manipulation versus mobilization on pain and range of motion in the cervical spine: a randomised controlled trial. *J Manipulative Physiol Ther* 1992;15:570–575.
38. Evans R, Bronfort G, Nelson B, et al. Two-year follow-up of a randomized clinical trial of spinal manipulation and two types of exercise for patients with chronic neck pain. *Spine* 2002;27:2383–2389.
39. Hurwitz EL, Morgenstern H, Harber P, et al. A randomized trial of chiropractic manipulation and mobilization for patients with neck pain: clinical outcomes from the UCLA neck-pain study. *Am J Public Health* 2002;92:1634–1641.
40. Dabbs V, Lauretti WJ. A risk assessment of cervical manipulation vs NSAIDS for the treatment of neck pain. *J Manipulative Physiol Ther* 1995;18:530–536.
41. Hurwitz EL, Morgenstern H, Vassilaki M, et al. Adverse reactions to chiropractic treatment and their effects on satisfaction and clinical outcomes among patients enrolled in the UCLA Neck Pain Study. *J Manipulative Physiol Ther* 2004;27:16–25.
42. Gross AK, Hoving JL, Haines TA et al. Cervical overview group. Manipulation and mobilisation for mechanical neck disorders (Cochrane review). In: The Cochrane Library, Issue 1, 2004. Chichester, UK: John Wiley & Sons Ltd. Search date 2002; primary sources Cochrane Controlled Trials Register, Medline, Embase, Mantis, Cinahl, and ICL.
43. Karjalainen K, Malmivaara A, Van Tulder M, et al. Multidisciplinary biopsychosocial rehabilitation for neck and shoulder pain among working age adults (Cochrane Review). In: The Cochrane Library, Issue 2, 2004. Chichester, UK: John Wiley & Sons, Ltd. Search date 2002; primary sources Cochrane Register of Medline, Psychlit, Embase, and Cochrane.
44. Jensen I, Nygren A, Gamberale F, et al. The role of the psychologist in multidisciplinary treatments for chronic neck and shoulder pain: a controlled cost-effectiveness study. *Scand J Rehabil Med* 1995;27:19–26.
45. Linton SJ, Andersson T. Can chronic disability be prevented? A randomized trial of a cognitive-behaviour intervention and two forms of information for patients with spinal pain. *Spine* 2000:25: 2825–2831.
46. Horneij E, Hemborg B, Jensen I, et al. No significant differences between intervention programmes on neck, shoulder and low back pain: a prospective randomized study among home-care personnel. *J Rehabil Med* 2001;33:170–176.
47. Bose K. The efficacy and safety of eperisone in patients with cervical spondylosis: results of a randomised double-blind placebo-controlled trial. *Methods Find Exp Clin Pharmacol* 1999;21:209–213.

48. Basmajian JV. Cyclobenzaprine hydrochloride effect on skeletal muscle spasm in the lumbar region and neck: two double-blind controlled clinical and laboratory studies. *Arch Phys Med Rehabil* 1978;59:58–63.
49. Bercel NA. Cyclobenzaprine in the treatment of skeletal muscle spasm in osteoarthritis of the cervical and lumbar spine. *Curr Ther Res* 1977;22:462–468.
50. Verhagen AP, Scholten-Peeters GG, de Bie RA, et al. Conservative treatment for whiplash (Cochrane Review). In: The Cochrane Library, Issue 1, 2004. Chichester, UK: John Wiley & Sons, Ltd. Search date 2003; primary sources Medline, Embase, Cinahl, Psychlit, Pedro and the database of the Dutch Institute of Allied Health Professions.
51. Mealy K, Brennan H, Fenelon GC. Early mobilisation of acute whiplash injuries. *BMJ* 1986;292: 656–657.
52. McKinney LA. Early mobilisation and outcome in acute sprains of the neck. *BMJ* 1989;299:1006–1008.
53. Rosenfeld M, Gunnarsson R, Borenstein P. Early intervention in whiplash-associated disorders: a comparison of two treatment protocols. *Spine* 2000;25:1782–1787.
54. Bonk AD, Ferrari R, Giebel GD, et al. Prospective, randomized, controlled study of activity versus collar, and the natural history for whiplash injury, in Germany. *J Musculoskel Pain* 2000;8:123–132.
55. Rosenfeld M, Seferiadis A, Carlsson J, et al. Active intervention in patients with whiplash-associated disorders improves long-term prognosis: a randomized controlled clinical trial. *Spine* 2003;28: 2491–2498.
56. Borchgrevink GE, Kaasa A, McDonagh D, et al. Acute treatment of whiplash neck sprain injuries: a randomised trial of treatment during the first 14 days after a car accident. *Spine* 1998;23:25–31.
57. Söderlund A, Olerud C, Lindberg P. Acute whiplash-associated disorders (WAD): the effects of early mobilization and prognostic factors in long-term symptomatology. *Clin Rehab* 2000;14:457–467.
58. Foley-Nolan D, Moore K, Codd M, et al. Low energy high frequency pulsed electromagnetic therapy for acute whiplash injuries. A double blind randomised controlled study. *Scand J Rehabil Med* 1992;24:51–59.
59. Provinciali L, Baroni M, Illuminati L, et al. Multimodal treatment to prevent the late whiplash syndrome. *Scand J Rehabil Med* 1996;28:105–111.
60. Niemisto L, Kalso E, Malmivaara A, et al. Radiofrequency denervation for neck and back pain (Cochrane Review). In: The Cochrane Library Issue 2, 2004, Chichester, UK. John Wiley & son Ltd. Search date 2002; primary sources Cochrane Controlled Trials Register, Medline, Psychlit, and Embase.
61. Lord SM, Barnsley L, Wallis BJ, et al. Percutaneous radio-frequency neurotomy for chronic cervical zygapophyseal-joint pain. *N Engl J Med* 1996;335:1721–1726.
62. Söderlund A, Lindberg P. Cognitive behavioural components in physiotherapy management of chronic whiplash associated disorders (WAD) – a randomised group study. *Physiother Theory Pract* 2001;17:229–238.
63. Fouyas IP, Statham PF, Sandercock PA, et al. Surgery for cervical radiculomyelopathy (Cochrane Review). In: The Cochrane Library, Issue 2, 2004, Chichester, UK. John Wiley & Son Ltd. Search date 1998; primary sources Medline, Embase, and Cochrane Controlled Trials Register.
64. Persson LC, Carlsson CA, Carlsson JY. Long-lasting cervical radicular pain managed with surgery, physiotherapy, or a cervical collar: a prospective randomised study. *Spine* 1997;22:751–758.
65. Persson LCG, Lilja A. Pain, coping, emotional state and physical function in patients with chronic radicular neck pain. A comparison between patients treated with surgery, physiotherapy or neck collar – a blinded, prospective randomized study. *Disabil Rehabil* 2001;23:325–335.
66. Boswell MV, Hansen HC, Trescot AM, Hirsch J. A. Epidural steroids in the management of chronic spinal pain and radiculopathy. *Pain Physician* 2003;6:319–334. Search date 2003; primary sources Medline, Embase, systematic reviews, and narrative reviews.
67. Stav A, Ovadia L, Sternberg A, et al. Cervical epidural steroid injection for cervicobrachialgia. *Acta Anaesthesiol Scand* 1993;37:562–566.
68. Castagnera L, Maurette P, Pointillart V, et al. Long-term results of cervical epidural steroid injection with and without morphine in chronic cervical radicular pain. *Pain* 1994;58:239–243.

Schulterschmerzen

Suchdatum: Juni 2003

Cathy Speed und Brian Hazelman

Frage **Welche Effekte haben unterschiedliche Behandlungsmethoden?**

Der Begriff „Schulterschmerzen" ist keine spezifische Diagnose. Deswegen sind gut konzipierte doppelblinde RCTs spezifischer therapeutischer Maßnahmen bei spezifischen Schultererkrankungen vonnöten. In systematischen Übersichten wurden jedoch überwiegend RCTs mit schwacher Methodik und ausgeprägter Heterogenität der Studienpopulation und der Outcome-Zielgrößen gefunden. Für die meisten Behandlungsmaßnahmen fanden sich keine ausreichenden Belege bezüglich der Effekte bei Patienten mit unspezifischen Schulterschmerzen.

Nutzen wahrscheinlich

Lasertherapie[41, 42, 51–55]

Eine systematische Übersicht ergab drei kleine RCTs. Zwei der RCTs zeigten, dass eine Laserbehandlung nach 2–3 Wochen den Schmerz im Vergleich zu Placebo bessert, und eine RCT ergab nach 8 Wochen keinen signifikanten Unterschied zwischen den Behandlungsformen, hatte jedoch u. U. nicht genügend Aussagekraft, um einen Unterschied aufzudecken. Einer zusätzlichen RCT zufolge erhöht die Laserbehandlung im Vergleich zu Placebo die Heilungsraten nach einem Monat signifikant.

Physiotherapie (Übungsbehandlung und manuelle Therapien)[30, 42–45]

Eine RCT an Patienten mit Schultererkrankungen unterschiedlicher Art zeigte, dass Physiotherapie im Vergleich zu keiner Behandlung die Funktion nach 4 Wochen verbessert. Einer RCT an Patienten mit einer Erkrankung der Rotatorenmanschette zufolge verbessert ein supervidierter Übungsplan plus Beratung zum Schmerzmanagement im Vergleich zu keinem Übungsplan nach 6 Monaten und 2,5 Jahren sowohl die Schmerzen als auch die Funktion. Eine RCT an Patienten mit PAS adhaesiva (Frozen Shoulder) zeigte, dass intraartikulär verabreichte Steroide im Vergleich zu Physiotherapie nach 6 Wochen Schmerzen und Funktion bessern, auch wenn die Größe des Effekts nach 12 Monaten nachließ.

Chirurgische arthroskopische Dekompression/forcierte Manipulation[44, 45, 63]

Einer RCT zufolge verbessert die arthroskopische Dekompression durch einen erfahrenen Chirurgen, gefolgt von Physiotherapie im Vergleich zu einer Scheintherapie mittels Laser, nicht jedoch im Vergleich zu überwachten Übungen nach 6 Monaten und 2,5 Jahren Schmerzen und Funktion. Eine kleine RCT ergab, dass forcierte Manipulation plus intraartikuläre Injektion von Hydrokortison im Vergleich zur alleinigen intraartikulären Injektion von Hydrokortison nach 3 Monaten die Genesungsrate erhöht.

Wirksamkeit unbekannt

Arthroskopische subakromiale Dekompression mittels Lasertherapie[65]

In einer systematischen Übersicht fanden sich keine RCTs über die arthroskopische subakromiale Dekompression mittels Laser.

Elektrische Stimulation[42, 56]

Drei kleine RCTs lieferten nur unzureichende Belege über die Effekte einer elektrischen Stimulation bei Patienten mit Schulterschmerzen.

Extrakorporale Stoßwellentherapie[60–62]

Kleine und begrenzte RCTs lieferten unzureichende Belege über die Effekte der extrakorporalen Stoßwellentherapie im Vergleich zu einer Scheintherapie oder keiner Therapie bei Patienten mit nichtkalzifierender Tendinose der Rotatorenmanschette und chronischer Tendinose des M. supraspinatus. Hinsichtlich eines Nutzens bei Patienten mit kalzifierender Tendinitis fanden sich nur begrenzte Belege.

Eis[30]

Eine kleine RCT lieferte nur unzureichende Belege über die Effekte von Eis.

Intraartikuläre Steroidinjektion[27, 29, 32–38]

Es fanden sich keine schlüssigen Belege über die Effekte intraartikulärer Steroidinjektionen mit oder ohne Lokalanästhesie oder Physiotherapie im Vergleich zu Placebo oder alleiniger Physiotherapie bei Patienten mit Schulterschmerzen.

Intraartikuläre Injektionstherapie mit Guanethidin[57]

Es fand sich weder eine systematische Übersicht noch eine RCT zu intraartikulären Guanethidin-Injektionen bei Patienten mit nicht arthrotisch bedingten Schulterschmerzen.

Multidisziplinäre biopsychosoziale Rehabilitation[64]

Eine systematische Übersicht konnte keine qualitiativ hochwertigen RCTs zur multidisziplinären biopsychosozialen Rehabilitation bei Patienten mit unspezifischen Schulterschmerzen identifizieren.

Orale Therapie mit Glukokortikoiden[40, 41]

In zwei kleinen RCTs fanden sich nach 4–8 Monaten im Vergleich zu Placebo oder Nichtbehandlung keine Belege für eine Schmerzlinderung oder eine verbesserte Abduktionsfähigkeit durch eine orale Glukokortikoidtherapie. Die Nebenwirkungen von Glukokortikoiden sind gut dokumentiert.

Orale Therapie mit nichtsteroidalen Antiphlogistika[25–28]

In einer systematischen Übersicht und einer zusätzlichen RCT fanden sich keine ausreichenden Belege für sichere Schlussfolgerungen zur Wirksamkeit oraler Antiphlogistika im Vergleich zu Placebo bei Patienten mit unspezifischen Schulterschmerzen.

Phonophorese[59]

Es fanden sich keine spezifischen RCTs bei Patienten mit Schulterschmerzen.

Subakromiale Steroidinjektionen[28–30]

Es fanden sich keine RCTs zum Vergleich zwischen subakromialen Steroidinjektionen und Placebo. Drei kleine RCTs bei Patienten mit Tendinitis der Rotatorenmanschette und eine kleine RCT an Patienten mit subakromialer Einklemmung lieferten nur unzureichende Belege für einen Vergleich der klinischen Effekte eines Kortikosteroids plus Lidocain und Lidocain allein. Eine RCT ergab bei Patienten, die einer neuen Episode von Schulterschmerzen wegen ihren Allgemeinmediziner aufgesucht hatten, hinsichtlich der körperlichen Einschränkungen und eines erfolgreichen Ausgangs nach 6 Monaten keinen signifikanten Unterschied zwischen einem subakromial verabreichten Kortikosteroid plus Lidocain und Physiotherapie.

Transdermale Therapie mit Glyceryltrinitrat (Nitroglycerin)[58]

Es fanden sich keine zuverlässigen RCTs.

Paracetamol oder Opiate; topische oder intraartikuläre nichtsteroidale Antiphlogistika

Zu diesen Therapieformen fanden sich keine RCTs.

Nutzen unwahrscheinlich

Ultraschalltherapie[42, 46–50]

Eine RCT, die in einer systematischen Übersicht ausgewiesen wurde, zeigte, dass Ultraschall bei Patienten mit kalzifizierender Tendinitis Schmerz und Lebensqualität gegen Ende der Behandlung (6 Wochen) verbessert, ergab jedoch nach 9 Monaten keinen signifikanten Unterschied. Vier anderen in der Übersicht ausgewiesenen RCTs zufolge unterscheiden sich Ultraschall und eine Scheinbehandlung mit Ultraschall nicht signifikant, jedoch war die Studie u. U. zu klein, um einen klinisch bedeutsamen Unterschied aufzudecken.

Definition

Schulterschmerzen entstehen durch krankhafte Veränderungen im Bereich des Glenohumeralgelenks, des Akromioklavikulargelenks, des Sternoklavikulargelenks, subakromialer und skapulothorakaler Verbindungen und der periartikulären Weichteile. Die resultierenden Schmerzen sind unabhängig von der auslösenden Ursache der wichtigste Grund für den Arztbesuch. Bei der PAS adhaesiva (Frozen Shoulder) sind die Schmerzen verbunden mit ausgeprägter Bewegungseinschränkung. In der Regel stützt sich die Diagnose auf den klinischen Befund. Nur in einigen Fällen spielen bildgebende Verfahren eine Rolle. Schulterschmerzen infolge eines Schlaganfalls werden unter diesem Thema nicht behandelt.

Inzidenz/ Prävalenz

Jedes Jahr stellen sich in Großbritannien im hausärztlichen Versorgungsbereich etwa 1 % aller Erwachsenen mit einer neuen Episode von Schulterschmerz vor.[1] Wie hoch die Prävalenz liegt, ist nicht sicher. Man schätzt sie auf 4–20 %.[2–6] Eine Bevölkerungsumfrage (392 Teilnehmer) ergab eine Einmonatsprävalenz für Schulterschmerzen von 34 %.[7] Eine andere Bevölkerungsbefragung (644 Teilnehmer über 70 Jahre) zeigte eine Punktprävalenz von 21 % mit einer höheren Erkrankungshäufigkeit bei Frauen (25 %) als bei Männern (17 %).[8] In 70 % der Fälle war die Rotatorenmanschette mitbetroffen. Eine Befragung von 134 Patienten in einer rheumatologischen Ambulanz kam zu dem Ergebnis, dass 65 % der Fälle auf eine Verletzung der Rotatorenmanschette zurück zu führen sind. Bei 11 % handelte es sich um eine lokalisierte Druckschmerzhaftigkeit der periartikulären Muskulatur, bei 10 % um Schmerzen im Akromioklavikulargelenk, bei 3 % um eine Arthritis des Schultergelenks, und bei 5 % der Beschwerden handelte es sich um ausstrahlende Nackenschmerzen.[9] Eine Umfrage kam zu dem Ergebnis, dass die jährliche Inzidenz für schmerzhafte Schultersteife im Erwachsenenalter bei etwa 2 % liegt, wobei die 40- bis 70-Jährigen am häufigsten betroffen sind.[10] Die Altersverteilung der spezifischen Ursachen von Schulterschmerzen in der Allgemeinbevölkerung ist nicht bekannt.

Ätiologie/ Risikofaktoren

Krankhafte Veränderungen der Rotatorenmanschette werden verursacht durch Überlastung, Instabilität im Bereich des Glenohumeral- oder des Akromioklavikulargelenks, muskuläres Ungleichgewicht, ungünstige anatomische Verhältnisse (enger Arcus coracoacromialis, hakenförmiges Akromion), Degeneration infolge von Alter, Ischämie und zu Atrophie führenden Erkrankungen, die einen Schwund der Manschettenmuskulatur bewirken.[11–14] Zu den Risikofaktoren einer „Frozen Shoulder" gehören weibliches Geschlecht, höheres Lebensalter, Schulterverletzungen, Schulteroperationen, Diabetes mellitus, Herz- oder Lungenkrankheiten, zerebrovaskuläre Ereignisse, Schilddrüsenerkrankungen und Hemiplegie.[10, 15, 16] Eine Arthrose des Schultergelenks kann in verschiedenen Formen, wie primäre oder sekundäre Osteoarthrose, rheumatoide Arthritis oder Kristallarthritis, auftreten.[11]

Prognose Eine Umfrage unter älteren Menschen zeigte, dass die Schulterschmerzen in den meisten Fällen auch 3 Jahre nach der Erstbefragung fortbestehen.[17] In einer prospektiven Kohortenstudie mit 112 Teilnehmern aus dem hausärztlichen Bereich gaben 25 % der Betroffenen frühere Schmerzepisoden an. 49 % waren nach eigenen Angaben nach 18 Monaten beschwerdefrei.[18]

Literatur

1. Royal College of General Practitioners; Office of Populations, Censuses and Surveys. Third National Morbidity Survey in General Practice, 1980–1981; Department of Health and Social Security, series MB5 No 1. London: HMSO.
2. Bergunnud H, Lindgarde F, Nilsson B, et al. Shoulder pain in middle age. *Clin Orthop* 1988;231: 234–238.
3. McCormack RR, Inman RD, Wells A, et al. Prevalence of tendinitis and related disorders of the upper extremity in a manufacturing workforce. *J Rheumatol* 1990;17:958–964.
4. Allander E. Prevalence, incidence and remission rates of some common rheumatic diseases or syndromes. *Scand J Rheumatol* 1974;3:145–153.
5. Badley EM, Tennant A. Changing profile of joint disorders with age: findings from a postal survey of the population of Calderdale, West Yorkshire, UK. *Ann Rheum Dis* 1992;51:366–371.
6. Andersson HI, Ejlertsson G, Leden I, et al. Chronic pain in a geographically defined general population: studies of differences in age, gender, social class and pain localisation. *Clin J Pain* 1993;9:174–182.
7. Pope DP, Croft PR, Pritchard CM, et al. The frequency of restricted range of movement in individuals with self-reported shoulder pain: results from a population-based survey. *Br J Rheumatol* 1996:35;1137–1141.
8. Chard M, Hazleman R, Hazleman BL, et al. Shoulder disorders in the elderly: a community survey. *Arthritis Rheum* 1991;34:766–769.
9. Vecchio-P, Kavanagh R, Hazleman BL, et al. Shoulder pain in a community-based rheumatology clinic. *Br J Rheumatol* 1995;34:440–442.
10. Lundberg B. The frozen shoulder. *Acta Orthop Scand* 1969:suppl 119.
11. Riordan J, Dieppe PA. Arthritis of the glenohumeral joint. *Baillieres Clin Rheumatol* 1989;3:607–626.
12. Bonutti PM, Hawkins RJ. Rotator cuff disorders. *Baillieres Clin Rheumatol* 1989;3:535–550.
13. Jobe FW, Kvitne RS. Shoulder pain in the overhand or throwing athlete: the relationship of anterior instability and rotator cuff impingement. *Orthop Rev* 1989;18:963–975.
14. Soslowsky LJ, An CH, Johnston SP, et al. Geometric and mechanical properties of the coracoacromial ligament and their relationship to rotator cuff disease. *Clin Orthop* 1994;304:10–17.
15. Nash P, Hazleman BL. Frozen shoulder. *Baillieres Clin Rheumatol* 1989;3:551–566.
16. Wohlgethan JR. Frozen shoulder in hyperthyroidism. *Arthritis Rheum* 1987;30:936–939.
17. Vecchio PC, Kavanagh RT, Hazleman BL, et al. Community survey of shoulder disorders in the elderly to assess the natural history and effects of treatment. *Ann Rheumatol Dis* 1995;54:152–154.
18. Croft P, Pope D, Silman A. The clinical course of shoulder pain: prospective cohort study in primary care. *BMJ* 1996;313:601–602.
19. Roach KE, Budiman-Mak E, Songsiridej N, et al. Development of a shoulder pain and disability index. *Arthritis Care Res* 1991;4:143–149.
20. Croft P, Pope D, Zonca M, et al. Measurement of shoulder related disability: results of a validation study. *Ann Rheum Dis* 1994;53:525–528.
21. Beaton DE, Richards RR. Measuring function of the shoulder. A cross-sectional comparison of five questionnaires. *J Bone Joint Surg Am* 1996;78;882–890.
22. Gerber C. Integrated scoring systems for the functional assessment of the shoulder. In: Matsen III FA, Fu EH, Hawkins RJ, eds. *The shoulder: a balance of mobility and stability.* Rosemont, Illinois, US: The American Academy of Orthopaedic Surgeons, 1993:531–550.
23. Richards RR, An KN, Bigliani LU, et al. A standardised method for the assessment of shoulder function. *J Shoulder Elbow Surg* 1994;3:347–352.
24. L'Insalata JC, Warren RF, Cohen SF, et al. A self-administered questionnaire for assessment of symptoms and function of the shoulder. *J Bone Joint Surg* 1997;79:738–748.
25. Green S, Buchbinder R, Glazier R, et al. Interventions for shoulder pain. In: The Cochrane Library, Issue 2, 2003. Oxford: Update Software. Search date 1998; primary sources Cochrane Musculoskeletal Group trials register, Cochrane Controlled Trials Register, Medline, Embase, Cinahl, and Science Citation Index, and hand searches of major textbooks, bibliographies of relevant literature, the fugitive literature, and the subject indices of relevant journals.

26. Mena HR, Lomen PL, Turner LF, et al. Treatment of acute shoulder syndrome with flurbiprofen. *Am J Med* 1986;80:141–144.
27. Adejabo AO, Nash P, Hazleman BL. A prospective blind dummy placebo controlled study comparing triamcinolone hexacetonide injection with oral diclofenac 50–mg tds in patients with rotator cuff tendinitis. *J Rheumatol* 1990;17:1207–1210.
28. Petri M, Dobrow R, Neiman R, et al. Randomised double blind, placebo controlled study of the treatment of the painful shoulder. *Arthritis Rheum* 1987;30:1040–1045
29. Buchbinder R, Green S, Youd JM.Corticosteroid injections for shoulder pain. In: The Cochrane Library, Issue 2, 2003. Oxford: Update Software. Search date 2002; primary sources Medline, Embase, Cinahl, Central Science Citation Index, and reference lists.
30. Bulgen D, Binder A, Hazleman B, et al. Frozen shoulder: prospective clinical study with an evaluation of three treatment regimes. *Ann Rheum Dis* 1984;43:353–360.
31. Hay EM, Thomas E, Paterson SM, et al. A pragmatic randomised controlled trial of local corticosteroid injection and physiotherapy for the treatment of new episodes of unilateral shoulder pain in primary care. *Ann Rheum Dis* 2003;62:394–399.
32. Carette S, Moffet H, Tardif J, et al. Intraarticular corticosteroids, supervised physiotherapy, or a combination of the two in the treatment of adhesive capsulitis of the shoulder: a placebo-controlled trial. *Arthritis Rheum* 2003;48:829–838.
33. Rizk T, Pinals R, Talaiver A. Corticosteroid injections in adhesive capsulitis: investigation of their value and site. *Arch Phys Med* 1991;72:20–22.
34. Van der Windt DA, Koes BW, Deville W, et al. Effectiveness of corticosteroid injections versus physiotherapy for treatment of painful stiff shoulder in primary care: randomised trial. *BMJ* 1998;317:1292–1296.
35. Gray RG, Gottlieb NL. Intra-articular corticosteroids. An updated assessment. *Clin Orth* 1983;177: 235–263.
36. Hollander JL. The use of intra-articular hydrocortisone, its analogues, and its higher esters in arthritis. *Md Med J* 1970;61:511.
37. Eustace JA, Brophy DP, Gibney RP, et al. Comparison of the accuracy of steroid placement with clinical outcome in patients with shoulder symptoms. *Ann Rheum Dis* 1997;56:59–63.
38. Jones A, Regan M, Ledingham J, et al. Importance of placement of intra-articular steroid injections. *BMJ* 1993;307:1329–1330.
39. De Jong BA, Dahmen R, Hogeweg JA, et al. Intra-articular triamcinolone acetonide injection in patients with capsulitis of the shoulder: a comparative study of two dose regimens. *Clin Rehabil* 1998;12:211–215.
40. Blockey N, Wright J. Oral cortisone therapy in periarthritis of the shoulder. *BMJ* 1954;i:1455–1457.
41. Binder A, Hazleman BL, Parr G, et al. A controlled study of oral prednisolone in frozen shoulder. *Br J Rheumatol* 1986;25:288–292.
42. Green S, Buchbinder R, Hetrick S. Physiotherapy interventions for shoulder pain. In: The Cochrane Library, Issue 2, 2003. Oxford: Update Software. Search date 2002; primary sources Medline, Embase, the Cochrane Clinical Trails Register, Cinahl, previous reviews, Science Citation Index.
43. Ginn KA, Herbert RD, Khouw W, Lee R. A randomized, controlled trials of a treatment for shoulder pain. *Phys Ther* 1997;77:802–811.
44. Brox J, Staff P, Ljunggren A, Brevik J. Arthroscopic surgery compared with supervised exercises in patients with rotator cuff disease](stage II impingement syndrome). *BMJ* 1993;307:899– 903.
45. Brox JI, Gjengedal E, Uppheim G, et al. Arthroscopic surgery versus supervised exercises in patients with rotator cuff disease (stage II impingement syndrome): a prospective, randomised, controlled study in 125 patients with a 2 1/2 year follow-up. *J Shoulder Elbow Surg* 1999;8:102–111.
46. Van der Heijden GJMG, Leffers P, Wolters PJMC, et al. No effect of bipolar interferential electrotherapy and pulsed ultrasound for soft tissue shoulder disorders: a randomised controlled trial. *Ann Rheum Dis* 1999;58:530–540.
47. Ebenbichler GR, Erdogmus CB, Resch KL, et al. Ultrasound therapy for calcific tendinitis of the shoulder. *N Engl J Med* 1999;340:1533–1588.
48. Berry H, Fernandes L, Bloom B, Clark RJ, et al. Clinical study comparing acupuncture, physiotherapy, injection and oral anti-inflammatory treatment in shoulder lesions. *Curr Med Res Opin* 1980;7:121–126.
49. Downing D, Weinstein A. Ultrasound therapy of subacromial bursitis. *Phys Ther* 1986;66:194–199.
50. Nykanen M. Pulsed ultrasound treatment of the painful shoulder: a randomised, double-blind, placebo-controlled study. *Scand J Rehabil Med* 1995;27:105–108.
51. Gudmundssen J, Vikne J. Laser treatment for epicondylitis humeri and rotator cuff syndrome. *Nord Tidskr Idrettsmed* 1987;2:6–15.
52. Vecchio P, Cave C, King V, et al. A double blind study of the effectiveness of low level laser treatment of rotator cuff tendinitis. *Br J Rheumatol* 1993;32:740–742
53. England S, Farrell A, Coppock J, et al. Low laser therapy of shoulder tendinitis. *Scand J Rheumatol* 1989;18:427–443.

54. Saunders L. The efficacy of low level laser therapy in supraspinatus tendinitis. *Clin Rehabil* 1995;9:126–134.
55. Taverna E, Parrini M, Cabitza P. Laser therapy in the treatment of some bone and joint pathology. [Laserterapia IR versus placebo nel trattamento di alcune patologie a carcio dell'apparato locomotore] *Minerva Ortop Traumatol* 1990;41:631–636.
56. Dal Conte G, Rivoltini P, Combi F. [Trattamento della periartrite calcarea di spalla con campi magnetici pulsanti: studio controllato]. *Riabilitazione* 1990;23:27–33.
57. Gado I, Emery P. Intra-articular guanethidine injection for resistant shoulder pain: a preliminary double blind study of a novel approach. *Ann Rheum Dis* 1996;55:199–201.
58. Berrazueta JR, Losada A, Poveda J, et al. Successful treatment of shoulder pain syndrome due to supraspinatus tendinitis with transdermal nitroglycerin. A double blind study. *Pain* 1996;66:63–67.
59. Penderghest CE, Kimura IF, Gulick DT. Double-blind clinical efficacy study of pulsed phonophoresis on perceived pain associated with symptomatic tendinitis. *J Sport Rehabil* 1998;7:9–19.
60. Loew M, Daecke W, Kusnierczak D, et al. Shock-wave therapy is effective for chronic calcifying tendinitis of the shoulder. *J Bone Joint Surg Br* 1999;81:863–867.
61. Speed CA, Richards C, Nichols D, et al. Extracorporeal shock-wave therapy for tendinitis of the rotator cuff. A double-blind, randomised, controlled trial. *J Bone Joint Surg* 2002;84:509–512.
62. Schmitt J, Haake M, Tosche A, et al. Low-energy extracorporeal shock-wave treatment for tendinitis of the supraspinatus. *J Bone Joint Surg* 2001;83:873–876.
63. Thomas D, Williams R, Smith D. The frozen shoulder. A review of manipulative treatment. *Rheumatol Rehabil* 1980;19:173–179.
64. Karjalainen K, Malmivaara A, van Tulder M, et al. Multidisciplinary biopsychosocial rehabilitation for neck and shoulder pain among working age adults. In: The Cochrane Library, Issue 2, 2003. Oxford: Update Software. Search date 2002; primary sources Medline, Embase, Cochrane Library, Medic (Finnish medical database), Science Citation Index, and hand searches of reference lists and contact with 24 experts in the field of rehabilitation.
65. Boult M, Wicks M, Watson DI, et al. Arthroscopic Subacromial Decompression with a holmium–:–YAG laser: review of the literature. *ANZ J Surg* 2001;71:172–177. Search date 2000; primary sources Medline, Embase, Current Contents, and The Cochrane Library.

Kommentar

Michael Haake

Das Symptom „Schulterschmerz“ wird durch ganz unterschiedliche Erkrankungen der Schulterregion hervorgerufen, die auch verschieden gute Prognosen haben. Im klinischen Alltag überwiegen die degenerativen Veränderungen der Rotatorenmanschette gegenüber den arthrosebedingten, posttraumatischen oder rheumatoiden Schmerzen. Der behandelnde Arzt sollte daher zunächst die Ursache des Schulterschmerzes feststellen, was durch Anamnese, klinische Untersuchung, Sonographie und ggf. Röntgen in den meisten Fällen möglich ist.

Die Übersicht von Speed und Hazlemann kann dem Leser keine einzige evidenzbasierte konservative oder operative Therapieempfehlung für irgendeine der Schultererkrankungen geben, sind doch die vorhandenen Studien methodisch zu schwach und zu klein. Dies ist – mit leicht unterschiedlichen Akzenten – auch die Aussage des entsprechenden Cochrane Reviews (1).

Das in der Praxis dominierende Krankheitsbild des **Supraspinatussehnensyndroms** (= Impingementsyndrom) wird ebenso wie die Tendinitis calcarea von den meisten Autoren als selbstlimitierend angesehen. Angesichts der meist guten Prognose scheint eine abwartende Haltung des behandelnden Arztes gerechtfertigt. Es kann mit subakromialen Kortikoid-Injektionen die Bewegungseinschränkung und möglicherweise die Schmerzhaftigkeit der Akutphase unterdrückt werden, der Krankheitsverlauf selbst aber wohl nicht beeinflusst werden (1). Die Indikation zur Operation sollte angesichts der guten Prognose und der mangelnden Evidenzlage auch für die operativen Interventionen sehr zurückhaltend gestellt werden.

Eine kapsuläre **Schultersteife** sowie eine frische (Teil-) **Ruptur der Rotatorenmanschette** sollte jedoch schon nach kurzem Krankheitsverlauf ausgeschlossen werden, da hier die Prognose schlechter ist und man sich früher zur Operation entschließen sollte. Auch dieses Vorgehen ist allerdings (noch) nicht durch Evidenz aus systematischen Studien abgesichert.

Die hochenergetische röntgenologisch gesteuerte Extrakorporale Stosswellentherapie (ESWT) scheint bei der **Tendinitis calcarea,** nicht jedoch beim Supraspinatussehnensyndrom, laut einem einzelnen noch unpublizierten RCT mit ausreichender methodischer Qualität (2) eine Therapieoption werden zu können, wenn weitere hochwertige Studien das Ergebnis reproduzieren.

1. Green S, Buchbinder R, Glazier R, Forbes A. Interventions for shoulder pain (Cochrane Review). In: The Cochrane Library, Issue 2 2002. Oxford: Update Software.
2. Gerdesmeyer L, Pries, Träger, Gassel, Seil, Hammer, Kusnierczak, Beutel, Kukla, Handle, Henne, Wagenpfeil, Bunte, Heine. Einfluss der Extrakorporale Stosswellentherapie auf die Tendinitis calcarea- Ergebnisse der prospektiven placebokontrollierten Multicenterstudie. 2. Joint Meeting of the Austrian, Swiss and German Societies for Orthopaedic Shockwave Therapy, 19th–20th April 2002 Linz, Austria

Sprunggelenk: Bandverletzungen

Suchdatum: März 2004

Peter Struijs und Gino Kerkhoffs

Frage **Welche Effekte haben unterschiedliche Behandlungsstrategien bei akuten Bänderrissen am Sprunggelenk?**

Nutzen belegt

Funktionelle Behandlung (Frühmobilisierung mit externer Unterstützung)[6, 12–18]

Eine systematische Übersicht und eine nachfolgende RCT lieferten begrenzte Belege dafür, dass eine funktionelle Behandlung im Vergleich zu einer Minimalbehandlung das Risiko für eine dauerhafte Instabilität im oberen Sprunggelenk (Schlottergelenk) verringert. Einer systematischen Übersicht und einer anschließenden RCT zufolge verbessert eine funktionelle Therapie im Vergleich zu einer Immobilisationstherapie die Symptomatik und funktionellen Ergebnisse bei Kurzzeit- (bis zu 6 Wochen), Mittelfrist- (6 Wochen bis zu 1 Jahr) oder Langzeit-Nachbeobachtungen (über 1 Jahr). Bei Langzeit-Nachbeobachtung oder ausschließlicher Analyse qualitativ hochwertiger Studien waren die Effekte jedoch weniger ausgeprägt. Eine systematische Übersicht und eine nachfolgende RCT lieferten nur unzureichende Belege für einen Vergleich zwischen funktioneller Behandlung und einer Operation. Eine systematische Übersicht und drei zusätzliche RCTs lieferten nur unzureichende Belege für einen Vergleich zwischen verschiedenen funktionellen Behandlungsformen.

Nutzen wahrscheinlich

Ruhigstellung[6, 8–11]

Es herrscht Einigkeit darüber, dass Ruhigstellung effektiver ist als keine Behandlung, jedoch zeigten eine systematische Übersicht und eine anschließende RCT, dass eine Immobilisationstherapie im Vergleich zu einer funktionellen Therapie die Symptomatik und funktionellen Ergebnisse bei Kurzzeit- (bis zu 6 Wochen), Mittelfrist- (6 Wochen bis zu 1 Jahr) oder Langzeit-Nachbeobachtungen (über 1 Jahr) in geringerem Maße verbessert. Bei Langzeit-Nachbeobachtung oder ausschließlicher Analyse qualitativ hochwertiger Studien waren die Effekte weniger ausgeprägt. Eine systematische Übersicht ergab hinsichtlich der Schmerzen, eines erneuten Anschwellens oder der subjektiven Instabilität keinen signifikanten Unterschied zwischen Operation und Ruhigstellung. Die Übersicht zeigte jedoch, dass eine Operation im Vergleich zur Ruhigstellung die Stabilität verbessert und den Prozentsatz an Patienten, die wieder Sport treiben können, erhöht. Eine systematische Übersicht ergab nur unzureichende Belege für einen Vergleich zwischen Ruhigstellung und Physiotherapie.

Operation[6, 11, 20–30]

Eine systematische Übersicht ergab hinsichtlich der Schmerzen, einem erneuten Anschwellen oder der subjektiven Instabilität keinen signifikanten Unterschied zwischen Operation und Ruhigstellung. Die Übersicht zeigte jedoch, dass eine Operation im Vergleich zur Ruhigstellung die Stabilität verbessert und den Prozentsatz an Patienten, die wieder Sport treiben können, erhöht. Andere systematische Übersichten und eine nachfolgende RCT lieferten nur unzureichende Belege für einen Vergleich zwischen Operation bzw. funktioneller Behandlung und konservativer Behandlung (einschließlich Ruhigstellung und funktioneller Behandlung).

Wirksamkeit unbekannt

Diathermie[34, 38–41]

Eine systematische Übersicht ergab im Vergleich zu Placebo unzureichende Belege für die Effekte einer Diathermiebehandlung auf die Gehfähigkeit und den Abbau der Knöchelschwellung.

Homöopathische Salben[43, 44]

Begrenzten Hinweisen aus einer kleinen RCT zufolge verbessern homöopathische Salben die Outcomes für ein „Sammelkriterium" des Behandlungserfolgs im Vergleich zu Placebo.

Nutzen unwahrscheinlich

Kryotherapie[34–37]

Eine RCT zeigte in Bezug auf die Symptome keine signifikanten Unterschiede zwischen der Applikation von Kältepackungen, Placebo (simulierte Behandlung). Eine RCT ergab keinen signifikanten Unterschied zwischen Kryotherapie in Kombination mit Physiotherapie und Physiotherapie allein. Einer RCT zufolge führt die Applikation von Kältepackungen im Vergleich zu Wärme oder Wechselbädern 3–5 Tage nach der Verletzung zu signifikant weniger Ödemen.

Ultraschalltherapie[31–33]

In einer systematischen Übersicht fand sich hinsichtlich der allgemeinen Besserung der Symptome oder der Geh- oder Belastungsfähigkeit nach 7 Tagen kein signifikanter Unterschied zwischen Ultraschall und Scheinbehandlung. Drei RCTs lieferten widersprüchliche Belege zum Vergleich von Ultraschall und anderen Behandlungsmethoden.

Definition

Bei den hier behandelten Bandverletzungen am Sprunggelenk handelt es sich um Verletzungen des lateralen Bandapparates am oberen Sprunggelenk. Die Verletzung wird auf der Grundlage ihres Schweregrades unterteilt.[1–5] Bei Grad 1 handelt es sich um eine leichte Überdehnung des Bandapparates ohne Gelenkinstabilität. Grad 2 entspricht einer partiellen Ruptur des Bandapparates, wie z. B. eine isolierte Ruptur des Ligamentum fibulotalare anterius. Grad 3 beinhaltet die Totalruptur aller drei Außenbänder mit Gelenkinstabilität. In der Praxis mag diese Gradeinteilung als rein theoretisch gelten, da sie weder therapeutische noch prognostische Konsequenzen hat.[6] Soweit nicht anders aufgeführt, wurden die Verletzungsgrade in den hier genannten Studien nicht speziell ausgewiesen, oder die Studien umfassten ein breites Spektrm an Verletzungsgraden.

Inzidenz/ Prävalenz

Bandverletzungen am Sprunggelenk sind mit einer täglichen Inzidenz von 1/10.000 ein häufiges Problem in der medizinischen Akutversorgung.[7] Außenbandverletzungen am Sprunggelenk machen ein Viertel aller Sportverletzungen aus.[7]

Ätiologie/ Risikofaktoren

Die üblichen Verletzungsmechanismen sind eine Inversion und Adduktion (normalerweise als Supination bezeichnet) des plantar flektierten Fußes. Prädisponierende Faktoren sind vorausgegangene Distorsionen und spezifische knöcherne Fehlstellungen wie Crus varum und Pes cavovarus.

Prognose

Einige Sportarten, wie Basketball, Fußball und Volleyball, beinhalten eine besonders hohe Inzidenz für Kapsel-Band-Verletzungen am Sprunggelenk. Schmerzen, oft auf der Knöchelinnenseite, sind das häufigste Dauerproblem.[4] Andere bleibende Beschwerden sind eine chronische Gelenkinstabilität, rezidivierende Schwellungen und Versteifung. Je stärker der traumatische Knorpelschaden ist, umso höher ist das Risiko für bleibende Beschwerden.[4] Dauerhafte Knorpelschäden begünstigen degenerative Veränderungen im Gelenk, vor allem, wenn auch eine anhaltende oder rezidivierende Instabilität vorhanden ist. Jede neuerliche Verletzung kann den Schaden am Gelenk erhöhen.

Literatur

1. Bernett P, Schirmann A. Acute sporting injuries of the ankle joint. *Unfallheilkunde* 1979;82:155–160. [In German]
2. Lassiter TE, Malone TR, Garret WE. Injuries to the lateral ligaments of the ankle. *Orthop Clin North Am* 1989;20:629–640.
3. Marti RK. Bagatelletsels van de voet. 56–61. 1982. Capita selecta, *Reuma Wereldwijd.*
4. Van Dijk CN, Bossuyt PM, Marti RK. Medial ankle pain after lateral ligament rupture. *J Bone Joint Surg Br* 1996;78:562–567.
5. Watson-Jones R. *Fractures and joint injuries.* London: Churchill Livingstone, 1976.
6. Kerkhoffs GMMJ, Handoll HHG, de Bie R, et al. Surgical versus conservative treatment for acute injuries of the lateral ligament complex of the ankle in adults (Cochrane Review). In: The Cochrane Library, Issue 1, 2004. Chichester, UK: John Wiley & Sons, Ltd. Search date 2001; primary sources Cochrane Musculoskeletal Injuries Group specialised register, Cochrane Controlled Trials Register, Medline, Embase, Biosis, Current Contents, hand searches of reference lists of articles, and personal contact with organisations and researchers in the field.
7. Katcherian DA. Treatment of Freiberg's disease. *Orthop Clin North Am* 1994;25:69–81.
8. Kerkhoffs GMMJ, Rowe BH, Assendelft WJJ, et al. Immobilisation and functional treatment for acute lateral ankle ligament injuries in adults (Cochrane Review). In: The Cochrane Library, Issue 1, 2004. Chichester, UK: John Wiley & Sons, Ltd. Search date 2001; primary sources Cochrane Musculoskeletal Injuries Group specialised register, Cochrane Controlled Trials Register, Medline, Embase, hand searches of reference lists of articles, and personal contact with organisations (Medical Departments of the Dutch Defence Forces and the Royal Dutch Football Association) and researchers in the field.
9. Ardevol J, Bolibar I, Belda V, et al. Treatment of complete rupture of the lateral ligaments of the ankle: a randomized clinical trial comparing cast immobilization with functional treatment. *Knee Surg Sports Traumatol Arthrosc* 2002;10:371–377.
10. Verhagen AP, de Vet HC, de Bie RA, et al. The Delphi list: a criteria list for quality assessment of randomized clinical trials for conducting systematic reviews developed by Delphi consensus. *J Clin Epidemiol* 1998; 51:1235–1241.
11. Korkala O, Rusanen M, Jokipii P, et al. A prospective study of the treatment of severe tears of the lateral ligament of the ankle. *Int Orthop* 1987;11:13–17.
12. Pijnenburg AC, Van Dijk CN, Bossuyt PM, et al. Treatment of ruptures of the lateral ankle ligaments: a meta-analysis. *J Bone Joint Surg Am* 2000;82:761–773. Search date 1998; primary sources Cochrane, Medline, Embase, hand searches of references from the published reviews, and personal contact with authors.
13. Pellow JE, Brantingham JW. The efficacy of adjusting the ankle in the treatment of subacute and chronic grade I and grade II ankle inversion sprains. *J Manipulative Physiol Ther* 2001;24:17–24.
14. Pijnenburg ACM, Bogaard K, Krips R, et al. Operative and functional treatment of rupture of the lateral ligament of the ankle. A randomised, prospective trial. *J Bone Joint Surg Br* 2003;85:525–530.
15. Kerkhoffs GMMJ, Struijs PAA, Marti RK, et al. Different functional treatment strategies for acute lateral ankle ligament injuries in adults (Cochrane Review). In: The Cochrane Library, Issue 1, 2004. Chichester, UK: John Wiley & Sons. Search date 2001; primary sources Cochrane Musculoskeletal Injuries Group specialised register, Cochrane Controlled Trials Register, Medline, Embase, Biosis, Current Contents, hand searches of reference lists of articles, and personal contact with organisations (Medical Departments of the Dutch Defence Forces and the Royal Dutch Football Association) and researchers in the field.
16. Wester JU, Jespersen SM, Nielsen KD, et al. Wobble board training after partial sprains of the lateral ligaments of the ankle: a prospective randomized study. *J Orthop Sports Phys Ther* 1996;23:332–336.
17. Johannes EJ, Sukul DM, Spruit PJ, et al. Controlled trial of a semi-rigid bandage ("Scotchrap") in patients with ankle ligament lesions. *Curr Med Res Opin* 1993;13:154–162.
18. Viljakka T, Rokkanen P. The treatment of ankle sprain by bandaging and antiphlogistic drugs. *Ann Chir Gynaecol* 1983;72:66–70.
19. Zeegers AVCM. Supination injury of the ankle joint [thesis]. Utrecht: University of Utrecht, The Netherlands, 1995.

20. Biegler M, Lang A, Ritter J. Comparative study on the effectiveness of early functional treatment using special shoes following surgery of ruptures of fibular ligaments. *Unfallchirurg* 1985;88:113–117. [In German]
21. Sommer HM, Schreiber H. Early functional conservative therapy of fresh fibular capsular ligament rupture from the socioeconomic viewpoint. *Sportverletz Sportschaden* 1993;7:40–46. [In German]
22. Zwipp H, Hoffmann R, Thermann H, et al. Rupture of the ankle ligaments. *Int Orthop* 1991;15: 245–249.
23. Evans GA, Hardcastle P, Frenyo AD. Acute rupture of the lateral ligament of the ankle. To suture or not to suture? *J Bone Joint Surg Br* 1984;66:209–212.
24. Delfosse P, Lafontaine D, Hardy D, et al. Rupture of the ankle ligaments: to repair or not to repair? Preliminary results of a randomized study [abstract]. 6th Congress of the European Society of Sports Traumatology, Knee Surgery and Arthroscopy 1994;S66.
25. Povacz P, Salzburg F, Unger SF, et al. A randomized, prospective study of operative and non-operative treatment of injuries of the fibular collateral ligaments of the ankle. *J Bone Joint Surg Am* 1998;80:345–351.
26. Prins JG. Diagnosis and treatment of injury to the lateral ligament of the ankle: a comparative clinical study. *Acta Chir Scand Suppl* 1978;486:3–139.
27. Brostrom L. Sprained ankles V. Treatment and prognosis in recent ligament ruptures. *Acta Chir Scand* 1966;132:537–550.
28. Niedermann A, Andersen A, Bryde Andersen S, et al. Rupture of the lateral ligaments of the ankle: operation or plaster cast? *Acta Orthop Scand* 1981;52:579–587.
29. Klein J, Schreckenberger C, Roddecker K, et al. Operative or conservative treatment of recent rupture of the fibular ligament in the ankle. A randomized clinical trial. *Unfallchirurg* 1988;91:154–160. [In German]
30. Van den Hoogenband CR, Van Moppes FI. Diagnostic and therapeutic aspects of inversion trauma of the ankle joint [thesis]. Maastricht: University of Maastricht, 1982.
31. Van der Windt DAWM, Van der Heijden GJMG, Van den Berg SGM, et al. Ultrasound therapy for acute ankle sprains (Cochrane Review). In: The Cochrane Library, Issue 2, 2003. Oxford: Update Software. Search date 2001; primary sources Cochrane Musculoskeletal Injuries Group specialised register, Cochrane Controlled Trials Register, Cochrane Rehabilitation and Related Therapies Field database, Medline, Embase, Cinahl, PEDro – the Physiotherapy Evidence Database, hand searches of reference lists of articles, and personal contact with colleagues.
32. Nyanzi CS, Langridge J, Heyworth JR, et al. Randomized controlled study of ultrasound therapy in the management of acute lateral ligament sprains of the ankle joint. *Clin Rehabil* 1999;13:16–22.
33. Oakland C. A comparison of the efficacy of the topical NSAID felbinac and ultrasound in the treatment of acute ankle injuries. *Br J Clin Res* 1993;4:89–96.
34. Ogilvie-Harris DJ, Gilbart M. Treatment modalities for soft tissue injuries of the ankle: a critical review. *Clin J Sport Med* 1995;5:175–186. Search date 1994; primary sources Medline and Excerpta Medica.
35. Sloan JP, Hain R, Pownall R. Clinical benefits of early cold therapy in accident and emergency following ankle sprain. *Arch Emerg Med* 1989;6:1–6.
36. Laba E, Roestenburg M. Clinical evaluation of ice therapy for acute ankle sprain injuries. *NZ J Physiother* 1989;17:7–9.
37. Cote DJ, Prentice WEJ, Hooker DN, et al. Comparison of three treatment procedures for minimizing ankle sprain swelling. *Physical Ther* 1988;68:1072–1076.
38. Pasila M, Visuri T, Sundholm A. Pulsating shortwave diathermy: value in treatment of recent ankle and foot sprains. *Arch Phys Med Rehabil* 1978;59:383–386.
39. Pennington GM, Danley DL, Sumko MH, et al. Pulsed, non-thermal, high-frequency electromagnetic energy (DIAPULSE) in the treatment of grade I and grade II ankle sprains. *Mil Med* 1993;158:101–104.
40. Barker AT, Barlow PS, Porter J, et al. A double-blind clinical trial of low power pulsed shortwave therapy in the treatment of a soft tissue injury. *Physiotherapy* 1985;71:500–504.
41. McGill SN. The effects of pulsed shortwave therapy on lateral ligament sprain of the ankle. *NZ J Physiother* 1988;16:21–24.
42. Michlovitz S, Smith W, Watkins M. Ice and high voltage pulsed stimulation in treatment of acute lateral ankle sprains. *J Orthop Sports Phys Ther* 1988;9:301–304.
43. Cucherat M, Haugh MC, Gooch M, et al. Evidence of clinical efficacy of homeopathy: a meta-analysis of clinical trials. *Eur J Clin Pharmacol* 2000;56:27–33. Search date 1998; primary sources Medline; Embase; Biosis; Psychinfo; Cinahl; British Library Stock Alert Service; Sigle; Amed; hand searches of homeopathy journals, conference abstracts, references provided by colleagues, and reference lists of selected papers; and personal contact with pharmaceutical companies.
44. Zell R, Connert WD, Mau J, et al. Treatment of acute sprains of the ankle joint. Double-blind study assessing the effectiveness of a homeopathic ointment preparation. *Fortschr Med* 1988;106:96–100. [In German]

Tennisellenbogen

Suchdatum: April 2003

Willem Assemdelft, Sally Green, Rachelle Buchbinder, Peter Struijs und Nynke Smidt

Frage — **Welche Effekte haben unterschiedliche Behandlungsmethoden?**

Nutzen belegt

Topische Therapie mit nichtsteroidalen Antiphlogistika zur kurzfristigen Schmerzlinderung[19, 20]

Einer systematischen Übersicht zufolge führen topische nichtsteroidale Antiphlogistika im Vergleich zu Placebo kurzfristig zu einer Besserung der Schmerzen. Es gibt Berichte über leichtere Nebenwirkungen. Es fanden sich keine RCTs zum Vergleich zwischen oral und topisch applizierten Antiphlogistika.

Nutzen wahrscheinlich

Orale Therapie mit nichtsteroidalen Antiphlogistika (zur kurzfristigen Schmerzlinderung)[19, 21]

Begrenzten Hinweisen aus einer systematischen Übersicht zufolge kommt es unter oraler Therapie mit einem nichtsteroidalen Antiphlogistikum im Vergleich zu Placebo kurzfristig zu einer Besserung von Schmerzen und Funktionsfähigkeit, obwohl sich begrenzte Hinweise dafür fanden, dass es kurzfristig weniger wirksam ist als eine Steroidinjektion.

Nutzen und Schaden abzuwägen

Steroidinjektionen[16–18]

Einer systematischen Übersicht und nachfolgenden RCTs zu Steroidinjektionen ergaben im Vergleich zu Placebo, einem Lokalanästhetikum, Bandagen (Epicondylitisspange), Physiotherapie oder oralen nichtsteroidalen Antiphlogistika begrenzte Hinweise auf eine kurzfristige Schmerzlinderung unter Steroidinjektionen. Es fanden sich keine guten Belege zu den Langzeitwirkungen von Steroiden im Vergleich zu Placebo oder Lokalanästhetika, Physiotherapie (Mobilisierung plus Massage) oder Bandagen (Epicondylitisspange), und es fanden sich begrenzte Belege dafür, dass Steroidinjektionen langfristig weniger effektiv sind als Physiotherapie oder orale nichtsteroidale Antiphlogistika.

Wirksamkeit unbekannt

Akupunktur[9–14]

In kleinen, methodisch schwachen RCTs fanden sich nur unzureichende Belege für die Effekte der klassischen Nadelakupunktur, der Laserakupunktur und der Elektroakupunktur bei Patienten mit Tennisellenbogen.

Übungsbehandlung und Mobilisierung[22]

Eine kleine, anhand einer systematischen Übersicht ausgewiesene RCT ergab begrenzte Hinweise darauf, dass eine Übungsbehandlung im Vergleich zu Ultraschall und Friktionsmassage nach 8 Wochen die Symptome abschwächt. Allerdings ließen sich aus dieser kleinen Studie keine zuverlässigen Schlussfolgerungen ziehen.

Nichtsteroidale Antiphlogistika zur langfristigen Schmerzlinderung[16–18]

Es fanden sich keine ausreichenden Belege, um die Langzeitwirkungen einer oralen oder topischen Antiphlogistikatherapie bewerten zu können, auch wenn nichtsteroidale Antiphlogistika einer RCT zufolge langfristig effektiver sind als Steroidinjektionen.

Orthesen[15]

Eine systematische Übersicht lieferte keine ausreichenden Belege zu den Effekten von Orthesen (Schienen) verglichen mit Placebo oder Physiotherapie. Im Vergleich zu Steroidinjektionen zeigten sich begrenzte Belege für eine kurzfristige Besserung der Symptomatik.

Operation[25–38]

Eine systematische Übersicht ergab keine RCTs zur operativen Behandlung.

Nutzen unwahrscheinlich

Extrakorporale Stoßwellentherapie (ESWT)[23, 24]

Einer systematischen Übersicht und einer anschließenden RCT zufolge besteht hinsichtlich der Symptome nach 3 Monaten kein signifikanter Unterschied zwischen einer ESWT und einer Scheinbehandlung.

Definition

Es gibt zahlreiche Synonyme für den Begriff „Tennisellenbogen" wie z. B. Epicondylitis radialis humeri, Insertionstendopathie, Epicondylitis lateralis. Charakteristische Symptome sind Schmerzen und Druckempfindlichkeit im Bereich der lateralen Oberarmepikondyle und Schmerzen bei Dorsalextension des Handgelenks und/oder des Mittelfingers gegen Widerstand. Die Definition des Begriffs „Tennisellenbogen" bezieht sich in dieser Darstellung ausschließlich auf laterale Schmerzen d. h. eine laterale Epicondylitis.

Inzidenz/ Prävalenz

Schmerzen im Bereich des lateralen Ellenbogens sind eine häufige Störung (Prävalenz in der Gesamtbevölkerung 1–3 %).[1] Der Inzidenzgipfel liegt bei 40–50 Jahren und erreicht für Frauen von 42–46 Jahren den Wert von 10 %.[2, 3] Die Inzidenz für laterale Epikondylitiden im hausärztlichen Bereich liegt jährlich bei 4–7/1000 Patienten.[3–5]

Ätiologie/ Risikofaktoren

Der Tennisellenbogen gilt als Überlastungsverletzung, die typischerweise nach repetitiven, oft unbemerkten Mikroverletzungen der Unterarm-Extensoren auftritt. Obwohl die Bezeichnung dies nahe legt, ist Tennis nur in 5 % der Fälle die direkte Ursache der Epicondylitis.[6]

Prognose

Auch wenn eine laterale Epicondylitis in der Regel spontan abheilt, persistieren die Symptome bei einer Minderheit über 18 Monate bis zu 2 Jahre oder in Einzelfällen noch viel länger.[7] Die volkswirtschaftlichen Krankheitskosten sind sowohl auf Grund von Produktivitätsausfällen als auch benötigter ärztlicher Leistungen hoch. Bei einer hausärztlichen Studie im Rahmen der Wait-and-see-policy waren 80 % der Patienten mit länger als 4 Wochen anhaltenden Schmerzen nach einem Jahr beschwerdefrei.[8]

Literatur

1. Allander E. Prevalence, incidence and remission rates of some common rheumatic diseases and syndromes. *Scand J Rheumatol* 1974;3:145–153.
2. Chard MD, Hazleman BL. Tennis elbow – a reappraisal. *Br J Rheumatol* 1989;28:186–190.
3. Verhaar J. Tennis elbow: anatomical, epidemiological and therapeutic aspects. *Int Orthop* 1994;18:263–267.
4. Hamilton P. The prevalence of humeral epicondylitis: a survey in general practice. *J R Coll Gen Pract* 1986;36:464–465.
5. Kivi P. The etiology and conservative treatment of lateral epicondylitis. *Scand J Rehabil Med* 1983;15:37–41.
6. Murtagh J. Tennis elbow. *Aust Fam Physician* 1988;17:90–91,94–95.
7. Hudak P, Cole D, Haines T. Understanding prognosis to improve rehabilitation: the example of lateral elbow pain. *Arch Phys Rehabil* 1996;77:568–593.

8. Smidt N, van der Windt DAWM, Assendelft WJJ, et al. Corticosteroid injections for lateral epicondylitis are superior to physiotherapy and a wait and see policy at short-term follow-up, but inferior at long-term follow-up: results from a randomised controlled trial. *Lancet* 2002;359:657–662.
9. Green S, Buchbinder R, Barnsley L, et al. Acupuncture for lateral elbow pain. In: The Cochrane Library, Issue 3, 2002. Oxford: Update Software. Search date 2001; primary sources Medline, Cinahl, Embase, Scisearch, Cochrane Controlled Trials Register, and Cochrane Musculoskeletal Review Group Specialised Trial Database.
10. Fink M, Wolkenstein E, Karst M, et al. Acupuncture in chronic epicondylitis: a randomized controlled trial. *Rheumatology* 2002;41:205–209.
11. Molsberger A, Hille E. The analgesic effect of acupuncture in chronic tennis elbow pain. *Br J Rheumatol* 1994;33:1162–1165.
12. Haker E, Lundberg T. Acupuncture treatment in epicondylalgia: a comparative study of two acupuncture techniques. *Clin J Pain* 1990;6:221–226.
13. Tsui P, Leung MCP. Comparison of the effectiveness between manual acupuncture and electroacupuncture on patients with tennis elbow. *Acupunct Electrother Res* 2002;27:107–117.
14. Fink M, Wolkenstein E, Luennemann M, et al. Chronic epicondylitis: effect of real and sham acupuncture treatment. A randomized controlled patient- and examiner-blinded long-term trial. *Forsch Komplementarmed Klass Naturheilkd* 2002;9:210–215.
15. Struijs PAA, Smidt N, Arola H, et al. Orthotic devices for the treatment of tennis elbow. In: The Cochrane Library, Issue 3, 2002. Oxford: Update Software. Search date 1999; primary sources Medline, Embase, Cinahl, Cochrane Controlled Trials Register, Current Contents, hand searches of reference lists from all retrieved articles, and personal contact with subject experts.
16. Smidt N, Assendelft WJJ, van der Windt DAWM, et al. Corticosteroid injections for lateral epicondylitis: a systematic review. *Pain* 2002;96:23–40. Search date 1999; primary sources Medline, Embase, Cinahl, Cochrane Controlled Trials Register, Current Contents, Cochrane Rehabilitation and Related Therapies Field Trials Register, and hand searches of references from retrieved articles.
17. Newcomber K, Laskowski E, Idank D, et al. Corticosteroid injection in early treatment of lateral epicondylitis. *Clin J Sport Med* 2001;11:214–222.
18. Smidt N, van der Windt D, Assendelft W, et al. Corticosteroid injections, physiotherapy, or a wait-and-see policy for lateral epicondylitis: a randomised controlled trial. *Lancet* 2002;359:657–662.
19. Green S, Buchbinder R, Barnsley L, et al. Non-steroidal anti-inflammatory drugs (NSAIDs) for treating lateral elbow pain in adults. In: The Cochrane Library, Issue 3, 2002. Oxford: Update Software. Search date 2001; primary sources Medline, Cinahl, Embase, Scisearch, Cochrane Musculoskeletal Review Group Specialised Trials Register, and Cochrane Controlled Trials Register.
20. Percy E, Carson J. The use of DMSO in tennis elbow and rotator cuff tendonitis: a double blind study. *Med Sci Sports Exerc* 1981;13:215–219.
21. Rodriguez LAG. Nonsteroidal antiinflammatory drugs, ulcers and risk: a collaborative meta-analysis. *Semin Arthritis Rheum* 1997;26:16–20. Search date 1994; primary sources Medline, hand searches of bibliographies of previous meta-analyses, and personal contact with authors of relevant studies.
22. Smidt N. Chapter 2. In: Smidt N. *Conservative treatments for tennis elbow in primary care* [thesis]. Waseningen: Ponsen and Looijen BV, 2001. Search date 1999; primary sources Medline, Embase, Cinahl, Cochrane Controlled Trials Register, Current Contents, Cochrane Rehabilitation and Related Therapies Field Trials Register, and hand searches of references from retrieved articles.
23. Buchbinder R, Green S, White M, et al. Shock wave therapy for lateral elbow pain. In: The Cochrane Library, Issue 3, 2002. Oxford: Update Software. Search date 2001; primary sources of Medline, Cinahl, Embase, Scisearch, Cochrane Controlled Trials Registrar, and Cochrane Musculoskeletal Review Group Specialised Trials Database.
24. Speed C, Nichols D, Richards C, et al. Extracorporeal shock wave therapy for lateral epicondylitis – a double blind randomized controlled trial. *J Orthop Res* 2002;20:895–898.
25. Buchbinder R, Green S, Bell S, et al. Surgery for lateral elbow pain. In: The Cochrane Library, Issue 3, 2002. Oxford: Update Software. Search date 2001; primary sources Medline, Cinahl, Embase, Scisearch, Cochrane Controlled Trials Registrar, and Cochrane Musculoskeletal Review Group Specialised Trials Database.
26. Bosworth DM. Surgical treatment of tennis elbow. A follow-up study. *J Bone Joint Surg Am* 1965;47:1533–1536.
27. Boyd HB, McLeod HC Jr. Tennis elbow. *J Bone Joint Surg Am* 1973;55:1183–1187.
28. Calvert PT, Macpherson IS, Allum RL, et al. Simple lateral release in treatment of tennis elbow. *J R Soc Med* 1985;78:912–915.
29. Coonrad RW, Hooper WR. Tennis elbow: its course, natural history, conservative and surgical management. *J Bone Joint Surg Am* 1973;55:1177–1182.
30. Friden J, Lieber R. Physiological consequences of surgical lengthening of extensor carpi radialis brevis muscle–tendon junction for tennis elbow. *J Hand Surg Am* 1994;19A:269–274.
31. Goldberg EJ, Abraham E, Siegel I. The surgical treatment of chronic lateral humeral epicondylitis by common extensor release. *Clin Orthop* 1988;233:208–212.

32. Kaplan EB. Treatment of tennis elbow (epicondylitis) by denervation. *J Bone Joint Surg Am* 1959;41:147–151.
33. Nirschl RP, Pettrone FA. The surgical treatment of lateral epicondylitis. *J Bone Joint Surg Am* 1979;61:832–839.
34. Posch JN, Goldberg VM, Larrey R. Extensor fasciotomy for tennis elbow: a long term follow-up study. *Clin Orthop* 1978;135:179–182.
35. Verhaar J, Walenkamp G, Kester A, et al. Lateral extensor release for tennis elbow. A prospective long-term follow-up study. *J Bone Joint Surg Am* 1993;75:1034–1043.
36. Wilhelm A. Tennis elbow: treatment of resistant cases by denervation. *J Hand Surg Br* 1996;21:523–533.
37. Wittenberg RH, Schaal S, Muhr G. Surgical treatment of persistent elbow epicondylitis. *Clin Orthop* 1992;278:73–80.
38. Yerger B, Turner T. Percutaneous extensor tenotomy for chronic tennis elbow. *Orthopedics* 1985;8:1261–1263.

Kommentar

Michael Haake

Der so genannte Tennisellbogen wird durch eine Insertionstendopathie der Extensoren und Suppinatoren am Epicondylus humeri lateralis verursacht. In hoch belasteten Berufsgruppen kann die Prävalenz des Tennisellbogens bis zu 50 % erreichen. Die häufigsten anderen klinisch ähnlich imponierenden Ursachen sind Erkrankungen des humero-radialen Kompartments des Ellbogengelenkes. Eine besonders im deutschsprachigen Raum favorisierte Ursache ist die Annahme eines gestörten neuroirritativen Reflexgeschehens.

Die Übersicht von Assendelft et al. kann dem Leser nur wenige ausreichend oder gut evidenzbasierte Therapieempfehlungen geben, die den Schmerz im akuten Krankheitsstadium kurzzeitig reduzieren können, aber vermutlich nicht den Langzeitverlauf der Erkrankung beeinflussen. Nach den aktuellen Ergebnissen eines methodisch guten RCTs an einem großen Patientenkollektiv muss die extrakorporale Stosswellentherapie derzeit als nicht wirksam eingestuft werden (1).

Angesichts der großen Abhängigkeit der Epicondylitis humeri radialis von beruflichen oder sportlichen Überlastungen des Armes und vor dem Hintergrund von nur wenigen evidenzbasierten Therapieoptionen kommt einer Belastungsreduktion, beispielsweise durch ergonomische Verbesserungen am Arbeitsplatz, eine wesentliche Bedeutung für die Prognose der Erkrankung zu.

Als Indikation für eine Operation wird in der Regel eine fehlgeschlagene konservative Therapie angesehen, wobei Uneinigkeit über Art, Umfang und Dauer der vorausgegangenen Therapiemaßnahmen besteht. Die Operationsempfehlung muss sehr zurückhaltend gestellt werden, ist doch die Prognose des Tennisellbogens gut, und die verbreiteten Operationsmethoden methodisch völlig unzureichend untersucht.

1. Haake M, König IR, Decker T, Riedel C, Buch M, Müller HH for the ESWT Clinical Trial Group. Extracorporal Shockwave Therapy in the treatment of lateral epicondylitis- A randomized multicenter trial. J Bone Joint Surg (Am) 2002; 84: 1982–1991

Wadenkrämpfe

Suchdatum: Februar 2004

Gavin Young

Frage **Welche Effekte haben unterschiedliche Behandlungsmethoden bei idiopathischen Wadenkrämpfen?**

Nutzen belegt

Chinin[2, 3]
Einer systematischen Übersicht zufolge kann Chinin über 4 Wochen die Häufigkeit nächtlicher Wadenkrämpfe im Vergleich zu Placebo reduzieren. Zur optimalen Chinin-Dosis sowie zur Dauer der Therapie fanden sich keine Belege.

Nutzen wahrscheinlich

Chinin plus Theophyllin[4]
Begrenzten Hinweisen aus einer kleinen RCT zufolge senkt eine kombinierte Gabe von Chinin und Theophyllin im Vergleich zu alleiniger Chiningabe über 2 Wochen die Anzahl der Nächte mit Wadenkrämpfen.

Wirksamkeit unbekannt

Analgetika; Antiepileptika; Kompressionsstrümpfe
Es fanden sich keine RCTs über die Effekte dieser Therapieformen bei idiopathischen Wadenkrämpfen.

Vitamin E[5]
Eine kleine RCT, in der Vitamin E mit Placebo verglichen wurde, zeigte keinen signifikanten Unterschied hinsichtlich der Zahl der durch Krämpfe gestörten Nächte.

Frage **Welche Effekte haben unterschiedliche Behandlungsmethoden bei Wadenkrämpfen in der Schwangerschaft?**

Nutzen wahrscheinlich

Magnesiumsalze[6, 7]
In einer systematischen Übersicht wurde eine RCT ausgewiesen, derzufolge Magnesiumtabletten (v.a. Magnesiumlactat und Magnesiumcitrat) im Vergleich zu Placebo nach 3 Wochen Wadenkrämpfe verringern.

Wirksamkeit unbekannt

Kalziumsalze[6, 10, 11]
Eine systematische Übersicht ergab zwei RCTs zum Vergleich von Kalzium mit Vitamin C oder Nichtbehandlung. Die RCTs lieferten unterschiedliche Ergebnisse.

Multivitamin- und Mineralpräparate[6, 8]
Eine systematische Übersicht mit einer kleinen RCT an Schwangeren ergab hinsichtlich der Wadenkrämpfe im 9. Schwangerschaftsmonat keinen signifikanten Unterschied zwischen Multivitamin- plus Mineraltabletten und Placebo.

Natriumchlorid[6, 9]

Eine systematische Übersicht lieferte keine ausreichenden Belege für die Beurteilung der Effekte von Natriumchlorid bei schwangerschaftsbedingten Wadenkrämpfen.

Definition Wadenkrämpfe sind unwillkürliche, lokalisierte und normalerweise schmerzhafte Kontraktionen der Skelettmuskulatur. Sie treten für gewöhnlich nachts auf und dauern nur wenige Sekunden oder Minuten. Man unterscheidet idiopathische Wadenkrämpfe, d. h. Wadenkrämpfe unbekannter Ursache, von den Krämpfen, die durch einen definierbaren Prozess oder eine Erkrankung, wie Dialysebehandlung, Schwangerschaft oder venöse Insuffizienz, hervorgerufen werden.

Inzidenz/ Prävalenz Wadenkrämpfe sind eine häufige Störung, deren Inzidenz mit dem Alter zunimmt. Etwa die Hälfte der Patienten in einer allgemeininternistischen Ambulanz hatte innerhalb des letzten Monats Wadenkrämpfe erlitten; bei den über 50-Jährigen waren es sogar mehr als zwei Drittel.[1]

Ätiologie/ Risikofaktoren Über die Ursachen von Wadenkrämpfen ist sehr wenig bekannt. Zu den Risikofaktoren gehören: Schwangerschaft, körperliches Training, Salzmangel, Dialysetherapie, Störungen im Elektrolythaushalt, periphere Gefäßkrankheiten (sowohl venöser als auch arterieller Art), periphere Nervenverletzungen, Polyneuropathien, amyotrophische Lateralsklerose (ALS), Muskelerkrankungen und bestimmte Medikamente. Andere mögliche Ursachen für akute Wadenkrämpfe sind: Verletzungen, tiefe Beinvenenthrombose (siehe Thromboembolie, S. 87) und eine rupturierte Baker-Zyste.

Prognose Wadenkrämpfe können starke Schmerzen und Schlafstörungen verursachen.

Literatur

1. Hall AJ. Cramp and salt balance in ordinary life. *Lancet* 1947;3:231–233.
2. Man-Son-Hing M, Wells G, Lau A. Quinine for nocturnal leg cramps: a meta-analysis including unpublished data. *J Gen Intern Med* 1998;13:600–606. Search date 1997; primary sources Medline, Embase, Current Contents, and contact with authorities.
3. McGee SR. Muscle cramps. *Arch Intern Med* 1990;150:511–518.
4. Gorlich HD, Gablez VE, Steinberg HW. Treatment of recurrent nocturnal leg cramps. A multicentric double blind, placebo controlled comparison between the combination of quinine and theophylline ethylene diamine and quinine. *Arzneimittelforschung* 1991;41:167–175.
5. Connolly PS, Shirley EA, Wasson JH, et al. Treatment of nocturnal leg cramps: a crossover trial of quinine vs vitamin E. *Arch Intern Med* 1992;152:1877–1880.
6. Young GL, Jewell D. Interventions for leg cramps in pregnancy (Cochrane Review). In: The Cochrane Library, Issue 2, 2003. Oxford: Update Software. Search date 2001; primary sources Cochrane Pregnancy and Childbirth Group trials register.
7. Dahle LO, Berg G, Hammar M, et al. The effect of oral magnesium substitution on pregnancy-induced leg cramps. *Am J Obstet Gynecol* 1995;173:175–180.
8. Thauvin E, Fusselier M, Arnaud J, et al. Effects of a multivitamin mineral supplement on zinc and copper status during pregnancy. *Biol Trace Elem Res* 1992;32:405–414.
9. Robinson M. Cramps in pregnancy. *J Obstet Gynaecol Br Commonw* 1947;54:826–829.
10. Hammar M, Larsson L, Tegler L. Calcium treatment of leg cramps in pregnancy. *Acta Obstet Gynecol Scand* 1981;60:345–347.
11. Hammar M, Berg G, Solheim F, et al. Calcium and magnesium status in pregnant women. A comparison between treatment with calcium and vitamin C in pregnant women with leg cramps. *Int J Vitam Nutr Res* 1987;57:179–183.

Kommentar

Markus Gulich

Wadenkrämpfe sind ein häufiges Phänomen in der Grauzone zwischen (Symptom einer) Krankheit und einer Befindensstörung ohne Krankheitswert, und somit ein Beschwerdebild, das in der hausärztlichen Versorgung häufig anzutreffen ist. Das Beschwerdebild ist schlecht zu standardisieren und zu dokumentieren, eine breite Palette von pathophysiologischen Mechanismen wird herangezogen, um die Beschwerden zu erklären. Der Grad der Gesundheitsbeeinträchtigung ist variabel, aber nur selten so groß, dass Betroffene bereit wären, invasive oder beeinträchtigende diagnostische oder therapeutische Maßnahmen über sich ergehen zu lassen.

Wie für viele andere Befindensstörungen auch, gibt es zur Behandlung von nächtlichen Wadenkrämpfen eine Vielzahl von Therapieoptionen, teils medikamentös, teils nicht-medikamentös, die mehr oder weniger gut dokumentiert und oft auch nur methodisch ungenügend auf ihre Wirksamkeit untersucht sind.

Die einzige Therapieform gegen Wadenkrämpfe, deren Wirksamkeit als nachgewiesen betrachtet werden kann, ist die Behandlung mit Chinin, bzw. eingeschränkt Chinin plus Theophyllin. Die Rate unerwünschter Wirkungen, die den Schweregrad der Wadenkrämpfe übersteigen, ist erheblich (NNH ~ 50).

Für die in CE nicht in Betracht gezogene Therapieoption mit Magnesium bei idiopathischen Wadekrämpfen wurde von Christine Roffe und Kollegen (1) inzwischen eine placebokontrollierte Studie mit Cross-over-Design veröffentlicht, die für eine Wirksamkeit dieser sehr weit verbreiteten Therapieoption bei idiopathischen Wadenkrämpfen auch außerhalb der Schwangerschaft spricht, auch wenn in dieser kleinen Studie (n = 46) mit hohen Magnesiumdosen (300 mg tgl.) statistische Signifikanz für die Anzahl von Krämpfen gerade nicht erreicht wird. Interessanterweise zeigen die Ergebnisse für die subjektive Einschätzung des Therapieerfolgs durch die Patienten einen klaren Vorteil der Verumtherapie über das Placebo.

Es besteht eine Reihe von weiteren Therapieoptionen, zu denen Therapiestudien veröffentlicht wurden, die in CE nicht beurteilt werden, und die hier ergänzt werden sollen.

Verapamil (2) wurde in einer kleinen (n = 8), methodisch unzureichenden (3) und unzureichend veröffentlichten Pilotstudie als effektive Therapie bei chininresistenten Wadenkrämpfen beschrieben, weitere bestätigende Untersuchungen zu Verapamil wurden trotz eines unglaublichen Therapieeffekt von 100 % in dieser Pilotstudie nicht veröffentlicht.

Auch Naftidrofuryl zeigte in einer kleinen placebokontrollierten Studie (4, n = 14) eine statistisch signifikante Wirksamkeit gegenüber Placebo, auch hier wurden bestätigende, methodisch aussagekräftigere Studien nicht veröffentlicht.

Völlig fehlen kontrollierte Therapiestudien zu nicht-medikamentösen Therapieformen, die aber weit verbreitet angewandt werden. Darunter zählen etwa die Empfehlung, aufzustehen (5) und umherzugehen (6), das untere Bettende höher zu stellen (7), oder die Empfehlung, die Waden zu massieren (8). Diese Therapieformen werden bisher ausschließlich ohne systematische externe Evidenz empfohlen.

Das Fehlen der Bestätigungen für in Einzelstudien als wirksam beschriebene medikamentöse Therapieformen oder die primär fehlenden Studien zu nicht-medikamentösen Therapien können natürlich mehrere Gründe haben. Einer der Gründe könnte der *publication bias* sein, der verhindert, dass negative Studienergebnisse veröffentlicht werden, oder auch die methodischen Schwierigkeiten bei der aussagekräftigen Untersuchung von so genannten Banalerkrankungen. Es kann daran liegen, dass einige Expertenempfehlungen mit wenig standardisierten Therapieformen („Aufstehen und Umhergehen") arbeiten, oder am fehlenden ökonomischen Interesse der pharmazeutischen Industrie. Das ökonomische Interesse ist deswegen so gering, weil die entsprechenden Medikamente auch ohne Wirksamkeitsnachweis hohe Umsätze erzielen.

1. Roffe C, Sills S, Crome P, Jones P. Randomised, cross-over, placebo controlled trial of magnesium citrate in the treatment of chronic persistent leg cramps. Med Sci Monit 2002; 8(5):326–330.
2. Baltodano N, Gallo BV, Weidler DJ. Verapamil vs quinine in recumbent nocturnal leg cramps in the elderly. Arch Intern Med 1988; 148:(9):1969–70.
3. Farber HI. Verapamil vs quinine in recumbent nocturnal leg cramps in the elderly. Arch Intern Med 1990; 150:920.
4. Young JB, Connolly, MJ. Naftidrofuryl treatment for rest cramp. Postgrad.Med.J. 1993;69:624–626
5. Davison S. Standing: a good remedy. JAMA 1984; 252:(24):3367.
6. Daniell HW. Simple cure for nocturnal leg cramps. N Engl J Med 1979; 301:216.
7. Rivlin S, Weller M, Conchubhair SU. Nocturnal calf cramp. Lancet 1973; 1:203–204.
8. Riley JD, Antony SJ. Leg cramps: differential diagnosis and management. Am Fam Physician 1995; 52 (6):1794–1798.

Amöbenruhr

Suchdatum: Januar 2004

Leonilla Dans und Elizabeth Martinez

Frage **Welche Effekte haben medikamentöse Behandlungsmethoden bei Amöbenruhr in Endemiegebieten?**

Nutzen wahrscheinlich

Metronidazol*[17–22]

Es fanden sich keine RCTs, in denen Metronidazol mit Placebo verglichen wird. Es fanden sich sechs RCTs, in denen Metronidazol mit Tinidazol verglichen wird. Vier RCTs zufolge verbessert Tinidazol im Vergleich zu Metronidazol nach 30 Tagen die Parasiten-Clearance. Eine RCT ergab hinbsichtlich der Parasiten-Clearance nach 30 Tagen keinen signifikanten Unterschied zwischen Metronidazol und Tinidazol, während eine RCT unter beiden Behandlungsformen nach 6 Tagen eine ähnliche Parasiten-Clearance zeigte. In fünf der RCTs wurde über unerwünschte Wirkungen berichtet. Zwei davon zeigten unter Metronidazol mehr Nebenwirkungen als unter Tinidazol, während drei RCTs hinsichtlich der Nebenwirkungsraten keinen signifikanten Unterschied zwischen den beiden Substanzen zeigten.

Ornidazol[24, 25]

Einer RCT zufolge verbessert Ornidazol verglichen mit Placebo die Parasiten-Clearance. Übelkeit und Erbrechen treten unter Ornidazol häufiger auf als unter Placebo, jedoch ist der Unterschied nicht signifikant. Zwei RCTs zeigten hinsichtlich der Beseitigung der Parasiten bei Kindern mit Amöbenruhr keinen signifikanten Unterschied zwischen Ornidazol, Tinidazol und Secnidazol.

Secnidazol*[23]

Es fanden sich keine RCTs, in denen Secnidazol mit Placebo verglichen wird. Eine RCT zeigte hinsichtlich der Beseitigung der Parasiten bei Kindern mit Amöbenruhr keinen signifikanten Unterschied zwischen Secnidazol und Tinidazol.

Tinidazol*[24, 25]

Es fanden sich keine RCTs, in denen Tinidazol mit Placebo verglichen wird. Es fanden sich sechs RCTs, in denen Metronidazol mit Tinidazol verglichen wird. Vier RCTs zeigten, dass Tinidazol im Vergleich zu Metronidazol nach 30 Tagen die Parasiten-Clearance verbessert. Eine RCT ergab hinsichtlich der Parasiten-Clearance nach 30 Tagen keinen signifikanten Unterschied zwischen Tinidazol und Metronidazol, während eine RCT unter beiden Behandlungsformen nach 6 Tagen eine ähnliche Parasiten-Clearance zeigte. In fünf der RCTs wurde über unerwünschte Wirkungen berichtet. Zwei davon zeigten unter Metronidazol mehr Nebenwirkungen als unter Tinidazol, während drei RCTs hinsichtlich der Nebenwirkungsraten keinen signifikanten Unterschied zwischen den beiden Substanzen ergaben. Eine RCT zeigte hinsichtlich der Beseitigung der Parasiten bei Kindern mit Amöbenruhr keinen signifikanten Unterschied zwischen Tinidazol und Ornidazol.

*) Keine placebokontrollierten Studien. Einordnung auf der Grundlage von Konsens und des Nachweises ähnlicher Wirksamkeit dieser Medikamente.

Wirksamkeit unbekannt

Emetin, Paromomycin

Es fanden sich keine RCTs, in denen diese Interventionen zur Behandlung einer Amöbenruhr in Endemiegebieten evaluiert werden.

Definition

Eine Amöbenruhr wird durch das parasitäre Protozoon *Entamoeba histolytica* verursacht. Die invasive Parasiteninfektion des Darms kann zu Symptomen einer fulminanten Dysenterie mit Fieber, Schüttelfrost und blutiger oder schleimiger Diarrhö, Unterleibsbeschwerden oder einer blut- und schleimhaltigen Diarrhö im Wechsel mit Phasen der Obstipation oder Remission führen. Dieses Kapitel behandelt ausschließlich die Amöbenruhr und umfasst Populationen sowohl mit Verdachtsfällen als auch mit dokumentierten Erkrankungen in Endemiegebieten (Bereichen, in denen das Infektionsniveau im Laufe der Zeit nicht in höherem Maße schwankt).[1] Nicht besprochen werden die extraintestinale Amöbiasis (z. B. der Amöben-Leberabszess) und die asymptomatische Amöbiasis. Der Begriff „Amöbenruhr“ umfasst Patienten mit symptomatischer intestinaler Amöbiasis, Amöben-Kolitis, Amöben-Diarrhö oder invasiver intestinaler Amöbiasis.

Inzidenz/ Prävalenz

Weder zur Infektion mit *E. histolytica* noch zur Amöbenruhr fanden sich genaue globale Prävalenzdaten. Schätzungen zur Prävalenz der Entamöben-Infektion reichen von 1 % bis 40 % der Bevölkerung in mittel- und Südamerika, Afrika und Asien und von 0,2 % bis 10,8 % in Endemiegebieten entwickelter Länder wie den USA.[2–5] Diese Schätzungen sind jedoch schwierig zu interpretieren, und zwar hauptsächlich deshalb, weil die Infektion asymptomatisch bleiben kann oder gar nicht dokumentiert wird[6] und weil *E. histolytica* in vielen älteren Berichten nicht von einer apathogenen, morphologisch identischen Spezies, *Entamoeba dispar*, unterschieden wird. Entwicklung und Verfügbarkeit ausgefeilterer Methoden zur Differenzierung der beiden Spezies, wie etwa der auf ELISA beruhende Test, könnten eine genauere Schätzung ihrer globalen Prävalenz liefern.[7] Eine Infektion mit *E. histolytica* ist eine häufige Ursache für akute Diarrhö. Eine Umfrage in Ägypten ergab, dass 38 % der Patienten mit akuter Diarrhö in einer ambulanten Sprechstunde eine Amöbenruhr hatten.[8]

Ätiologie/ Risikofaktoren

Die Aufnahme von Zysten mit fäkal kontaminierter Nahrung oder Trinkwasser ist der Hauptübertragungsweg für *E. histolytica*. Niedrige Hygiene- und Sanitärstandards, vor allem bei engen Wohnverhältnissen, tropisches Klima, fäkale Kontamination von Nahrung und Wasser sowie die unzureichende Entsorgung von Fäzes sind allesamt für die hohen Infektionsraten in Entwicklungsländern verantwortlich.[9, 10] Es wurde dargelegt, aber nicht bewiesen, dass manche Tiere, wie Hunde, Schweine und Affen, den Protozoen als Wirte dienen könnten. In entwickelten Ländern umfassen die Risikofaktoren das Leben in Gemeinschaften, Oral- und Analsex, ein gestörtes Immunsystem sowie Einwanderung aus und Reisen in Endemiegebiete.[9, 11, 12]

Prognose

Eine Amöbenruhr kann zum Amöbom, zur fulminanten Kolitis, zu einem toxischen Megakolon, Dickdarmulzera sowie zur Perforation führen.[1, 3] Das Amöbom kann mit einem Kolonkarzinom oder einem pyogenen Abszess verwechselt werden. An Amöbenruhr Erkrankte können auch zu Dauerausscheidern werden, die kontinuierlich Amöbenzysten abgeben. Eine fulminante Amöbenruhr hat eine Mortalität von 55–88 %.[14, 15] Weltweit sind schätzungsweise 500 Millionen Menschen mit *E. histolytica* infiziert.[10] Zwischen 40000 und 100000 Menschen sterben jährlich daran, was die Amöbenruhr nach der Malaria an die zweite Stelle der von Protozoen verursachten Mortalität rückt.[16]

Literatur

1. Anonymous. *Dictionary of epidemiology centre for the epidemiology of infectious disease.* Oxford: University of Oxford, UK, 1994/1995.
2. Rivera WI, Tachinaba H, Kanbara H. Field study on the distribution of *Entamoeba dispar* in the northern Philippines as detected by PCR. *Am J Trop Med Hyg* 1998; 59:916–21.
3. Haque R, Faruque AS, Hahn P, et al. Entamoeba and Entamoeba dispar infection in children in Bangladesh. *J Infect Dis* 1997;175:734–746.
4. Braga LL, Mendonca Y, Piva CA, et al. Seropositivity for and intestinal colonization with *Entamoeba histolytica* and *Entamoeba dispar* in individuals in Northern Brazil. *J Clin Microbiol* 1998;36: 3044–3045.
5. Chacin-Bonilla L, Bonillla E, Parra AM, et al. Prevalence of *Entamoeba histolytica* and other intestinal parasites in a community in Venezuela. *Ann Trop Med Parasitol* 1992;86:373–380.
6. Anonymous. Amoebiasis. *Wkly Epidemiol Rec* 1997;72: 97–99.
7. Huston CD, Petri WA. Amoebiasis: clinical implications of the recognition of entamoeba dispar. *Curr Infect Dis Rep* 1999;1:441–447.
8. Abd-Alla MD, Ravdin JI. Diagnosis of amoebic colitis by antigen capture ELISA in patients presenting with acute diarrhoea in Cairo, Egypt. *Trop Med Int Health* 2002;7:365–370.
9. Davis, AN, Haque R, Petri WA. Update on protozoan parasites in the intestine. *Curr Opin Gastroenterol* 2002,18:10–14.
10. Lucas R, Upcroft JA. Clinical significance of the redefinition of the agent of amoebiasis. *Rev Latinoam Microbiol* 2001;43:183–187.
11. Petri WA, Singh U. Diagnosis and management of amebiasis. *Clin Infect Dis* 1999;29:1117–1125.
12. Stanley SL. Amoebiasis. *Lancet* 2003;361:1025–1034.
13. Haque R, Huston CD, Hughes M, et al. Amebiasis. *N Engl J Med* 2003; 348:1565–1573.
14. Singh B, Moodley J, Ramdial PK. Fulminant amoebic colitis: a favorable outcome. *Int Surg* 2001;8677–8681.
15. Vargas M, Pena A. Toxic amoebic colitis and amoebic colon perforation in children: an improved prognosis. *J Pediatr Surg* 1976;11:223–225.
16. Espinosa-Cantellano M, Martinez Palomo. Recent developments in amoebiasis research. *Curr Opin Infect Dis* 2000;13:45–456.
17. Singh G, Kumar S. Short course of single daily dosage treatment with tinidazole and metronidazole in intestinal amoebiasis: a comparative study. *Curr Med Res Opin* 1977;5:157–160.
18. Swami B, Lavakusulu D, Sitha Devi C. Tinidazole and metronidazole in the treatment of intestinal amoebiasis. *Curr Med Res Opin* 1977;5:152–156.
19. Misra NP, Gupta RC. A comparison of a short course of single daily dosage therapy of tinidazole with metronidazole in intestinal amoebiasis. *J Int Med Res* 1977;5:434–437.
20. Misra NP. A comparative study of tinidazole with metronidazole as a single daily dose of three days in symptomatic intestinal amoebiasis. *Drugs* 1978;5(suppl):19–22.
21. Chunge CN, Estambale BBA, Pamba HO, et al. Comparison of four nitriioimidazole compounds for treatment of symptomatic amoebiasis in Kenya. *East Afr Med J* 1989;66:724–726.
22. Misra NP, Laiq SM. Comparative trial of tinidazole and metronidazole in intestinal amoebiasis. *Curr Ther Res Dec* 1974;16:1255–1263.
23. Toppare MF, Kitapci F, Senses DA, et al. Ornidazole and secnidazole in the treatment of symptomatic intestinal amoebiasis in childhood. *Trop Doc* 1994:183–184.
24. Apt W, Perez C, Miranda C, Gabor M, Doren G. Tratiamento de la amebiasis intestinal y giardiasis con ornidazol [in Spanish]. *Rev Med Chile* 1983;111:1130–1133.
25. Panggabean A, Sutjipto A, Aldy D, et al. Tinidazole versus ornidazole in amebic dysentery in children (a double blind trial). *Paediatr Indones* 1980;20:229–235.

Kommentar

Reto Nüesch

Mit geschätzten 40 000 bis 100 000 Todesfällen pro Jahr ist die Amoebiasis nach der Malaria die parasitäre Erkrankung, die weltweit die zweitmeisten Todesfälle verursacht. Genaue Angaben zur Prävalenz dieser Infektion fehlen allerdings, da sich *Entamoeba hystolytica* morphologisch nicht von den der apathogenen *E. dispar* unterscheiden lässt. Erst neuere

Methoden (ELISA, PCR) erlauben ein schärferes Bild der epidemiologischen Situation. Und obwohl die Amoebiasis im Prinzip durch adäquate sanitäre Einrichtungen eliminiert werden könnte, zeigen diese neueren Untersuchungen in umschriebenen Populationen eine überraschend häufige Kolonisation mit *E. hystolytica*. Wahrscheinlich ist die Bedeutung der *E. hystolytica* als Krankheitserreger in diesen Gebieten darum noch größer als vermutet. Wie bei vielen Infektionskrankheiten existieren zur Behandlung der akuten Amoebiasis aus naheliegenden Gründen keine placebokontrollierten randomisiserten Studien. Doch an den Ecksteinen der Therapie (Nitroimidazolderivate zur Behandlung der Trophozoiten, gefolgt von einem luminal aktiven Wirkstoff zur Eradikation der Zysten) hat sich über die Jahrzehnte nichts geändert (1). Die Wirksamkeit der Therapie ist in mehreren klinischen Studien untersucht worden (1), und auch zum intraluminal wirkenden Paromomycin und Diloxanide Fuorate existiert eine randomisierte Studie aus Vietnam, die die Überlegenheit des Paromomycins zeigt (2). Erfreulicherweise ist bisher die Resistenzentwicklung nicht zum Problem geworden.

1. Stanley SL. Amoebiasis. *Lancet Infecious Diseases* 2003;361:1025–1034.
2. Blessmann J, Egbert T. Treatment of asymptomatic intesitanl Entamoeba hystolytica Infection. N Engl J Med 2002; 347:1384.

Dengue-Fieber

Suchdatum: November 2004

Marissa M. Alejandria

Frage Welche Effekte haben unterstützende Behandlungsmethoden bei hämorrhagischem Dengue-Fieber oder Dengue-Schocksyndrom bei Kindern?

Nutzen belegt

Intravenös verabreichte Flüssigkeiten*)[10–12]
Es fanden sich keine RCTs, in denen intravenös verabreichte Flüssigkeiten mit Placebo oder keiner Behandlung verglichen wurden. Es ist weithin akzeptiert, dass bei einem Kind mit hämorrhagischem Dengue-Fieber oder Dengue-Schocksyndrom unmittelbar Flüssigkeiten substituiert werden sollten. Es wäre unethisch, ihre Rolle in einer placebokontrollierten Studie zu testen.
*) Zwar fanden sich noch keine direkten Belege zur Untermauerung des Einsatzes intravenös verabreichter Flüssigkeiten, jedoch herrscht weitgehend Übereinstimmung darüber, dass bei Kindern mit hämorrhagischem Dengue-Fieber oder Dengue-Schocksyndrom generell intravenös mittels kristalliner Lösungen Flüssigkeit substituiert werden sollte, da diese Erkrankungen zu einem akuten Anstieg der Gefäßpermeabilität führen. Diese wiederum führt zu einem Austritt von Plasma mit der Folge eines steigenden Hämatokrits und eines sinkenden Blutdrucks. Placebokontrollierte Studien hätten als unethisch zu gelten.

Wirksamkeit unbekannt

Kolloide (im Vergleich zu kristallinen Lösungen)
Zwei RCTs ergaben bei der akuten Reanimation vietnamesischer Kinder mit Dengue-Schocksyndrom hinsichtlich der Mortalität, des erneuten Austretens eines Schocksyndroms oder des Bedarfs an weiteren Infusionen keinen signifikanten Unterschied zwischen kristallinen und kolloidalen Lösungen. Die Studien waren jedoch unter Umständen nicht aussagefähig genug, um einen klinisch bedeutsamen Unterschied aufzudecken.

Carbazochrom-Natriumsulfonat (AC-17) als Zusatz intravenös verabreichter Standard-Flüssigkeitssubstitution
Eine RCT an thailändischen Kindern mit hämorrhagischem Dengue-Fieber bzw. Dengue-Schocksyndrom zeigte hinsichtlich der Entwicklung eines Schocks, eines Lungenergusses und der Dauer des Klinikaufenthaltes keinen signifikanten Unterschied zwischen Carbazochrom-Natriumsulfonat (AC-17) als Zusatz intravenös verabreichter Standard-Flüssigkeitssubstitution und einem Placebozusatz. Eine weitere RCT an indonesischen Kindern mit hämorrhagischem Dengue-Fieber, Stufe 2, ergab begrenzte Belege dafür, dass Carbazochrom-Natriumsulfonat (AC-17) als Zusatz intravenös verabreichter Standard-Flüssigkeitssubstitution im Vergleich zu Standard-Flüssigkeitssubstitution allein das Auftreten eines Lungenergusses vermindert.

Kortikosteroide als Zusatz intravenös verabreichter Flüssigkeit[13–19]
Zwei RCTs an thailändischen und indonesischen Kindern mit Dengue-Schocksyndrom ergaben hinsichtlich der Mortalität keinen signifikanten Unterschied zwischen Kortikosteroiden als Zusatz einer Standard-Flüssigkeitssubstitution und Placebo als Zusatz einer Standard-Flüssigkeitssubstitution. Eine methodisch schwache, offenen randomisierte RCT an burmesischen Kindern mit Dengue-Schocksyndrom ergab begrenzte Belege dafür, dass Carbazochrom-Natriumsulfonat (AC-17) als Zusatz intravenös verabreichter Standard-

Flüssigkeitssubstitution im Vergleich zu Standard-Flüssigkeitssubstitution allein das Auftreten eines Lungenergusses vermindert.

Intravenöser Immunglobulinzusatz in standardmäßig verabreichten Flüssigkeiten[20]
Es fanden sich keine veröffentlichten RCTs über die Effekte intravenös verabreichten Immunglobulins bei Patienten mit hämorrhagischem Dengue-Fieber oder Dengue-Schocksyndrom. Einer unveröffentlichten RCT an philippinischen Kindern mit Dengue-Schocksyndrom zufolge senkt zusätzlich zu einer Standard-Flüssigkeitssubstitution intravenös verabreichtes Immunglobulin im Vergleich zu einem entsprechenden Placebo-Zusatz die Mortalität.

Definition

Die Dengue-Infektion ist eine durch Mücken verbreitete Arbovirus-Infektion. Ihr Spektrum reicht von einer asymptomatischen oder undifferenziert febrilen Erkrankung bis zum Dengue-Fieber und hämorrhagischen Dengue-Fieber oder zum Dengue-Schocksyndrom. Ein wichtiges, bei der Diagnose der Dengue-Infektion zu berücksichtigendes Kriterium ist eine eine Reise oder das Wohnen in einem Dengue-Endemiegebiet innerhalb von 2 Wochen vor Einsetzen des Fiebers. Dengue-Fieber ist eine akute fieberhafte Erkrankung, deren klinisches Bild mit dem Alter variiert. Bei Säuglingen und Kleinkindern kann es zu einer undifferenzierten fieberhaften Erkrankung mit makulopapulösem Exanthem kommen. Kinder von 15 Jahren oder älter sowie Erwachsene können entweder eine leichte fieberhafte Erkrankung oder die klassische, den Patienten völlig niederwerfende Krankheit, auch „breakbone fever“ genannt, haben. Diese zeigt sich durch hohes, plötzlich einsetzendes Fieber sowie unspezifische Zeichen und Symptome schwerer Kopfschmerzen, Schmerzen hinter den Augen, Muskel-, Knochen oder Gelenkschmerzen, Übelkeit, Erbrechen und Exanthem. Das hämorrhagische Dengue-Fieber ist durch vier Kriterien charakterisiert: hohes Fieber mit akutem Beginn, hämorrhagische Erscheinungen, angezeigt durch einen positiven Tourniquet-Test, Haut-, Schleimhaut- und Magen-Darm-Blutungen, Thrombozytopenie sowie Plasmaverlust, der sich durch Anstieg oder Sinken des Hämatokrits, Flüssigkeit in Lunge oder Abdomen oder Hypoproteinämie zeigt. Das hämorrhagische Dengue-Fieber wird in vier Schweregrade unterteilt (siehe Tab. 1, S. 388).[1] Das Vorliegen einer Thrombozythämie und Hämokonzentration unterscheiden das hämorrhagische Dengue-Fieber Grad I und II vom Dengue-Fieber. Grad III und IV eines hämorrhagischen Dengue-Fiebers gelten als Dengue-Schocksyndrom.[1] Plasmaaustritt ist das wichtigste bei einem hämorrhagischen Dengue-Fieber zu beobachtende pathophysiologische Merkmal.

Inzidenz/ Prävalenz

Dengue-Fieber und hämorrhagisches Dengue-Fieber sind weltweit ein Problem des öffentlichen Gesundheitswesens, vor allem in niedrig gelegenen Gebieten, wo es *Aedes aegypti*, eine einheimische Mücke, gibt. Äquatornahe, aber hoch in den Anden gelegene Städte sind dengue-frei, da die Moskitos in großer Höhe nicht überleben. Schätzungen zufolge kommt es jährlich zu 50–100 Mio. Fällen von Dengue-Fieber und zu hunderttausenden von Fällen eines hämorrhagischen Dengue-Fiebers.[2] Endemiegebiete sind Nord- und Südamerika, Südostasien, der Westpazifik, Afrika und das östliche Mittelmeer. Wichtige globale demographische Veränderungen und deren Folgen, vor allem die Zunahme der Dichte und geographischen Verteilung des Vektors bei abnehmender Vektorkontrolle, unzuverlässige Wasserversorgungssysteme, immer mehr biologisch nicht abbaubare Behältnisse und eine schlechte Entsorgung fester Abfälle, eine durch Flugreisen geographisch weiter reichende Virusübertragung sowie eine gestiegene Bevölkerungsdichte in urbanen Gebieten sind verantwortlich für das erneute Auftreten des Dengue-Fiebers im vergangenen Jahrhundert.[3,4] Schätzungen der WHO zufolge kann ein globaler Temperaturanstieg von 1,0–3,5 °C die Übertragung steigern, indem sich die intrinsische Inkubationszeit von Viren im Moskito verkürzt, wodurch jährlich 20000–30000 tödliche Fälle hinzukommen.[5]

Ätiologie/ Risikofaktoren

Die ätiologischen Auslöser sind Dengue-Viren der Serotypen 1 bis 4 (DEN 1, 2, 3, 4). Diese Serotypen sind eng miteinander verwandt, unterscheiden sich jedoch hinsichtlich ihres Antigencharakters. Aedes aegypti, der Hauptvektor, überträgt das Virus auf den Menschen. Das hämorrhagische Dengue-Fieber und das Dengue-Schocksyndrom treten typischerweise bei Kindern unter 15 Jahren auf, auch wenn das Dengue-Fieber primär bei Erwachsenen und älteren Kindern vorkommt. Zu den wichtigen Risikofaktoren mit Einfluss auf den Anteil an Personen, die bei Epidemien ein hämorrhagisches Dengue-Fieber oder eine schwere Krankheit entwickeln, gehören der Virusstamm und -serotyp, der Immunstatus des Wirts sowie das Alter und eine genetische Prädisposition. Es gibt Belege dafür, das eine Folgeinfektion oder vorbestehende Antidengue-Antikörper die Gefahr eines hämorrhagischen Dengue-Fiebers durch antikörperabhängiges Enhancement erhöhen.[3,4,6–8]

Prognose

Das Dengue-Fieber ist eine Erkrankung, die den Menschen völlig außer Funktion setzt. Zuvor gesunde Erwachsene haben jedoch eine gute Prognose, auch wenn bei Kindern das hämorrhagische Dengue-Fieber und das Dengue-Schocksyndrom wichtige Ursachen der stationären Aufnahme und Mortalität sind. Das Dengue-Fieber ist gewöhnlich selbstlimitierend, mit weniger als 1 % tödlich verlaufenden Fällen. Die akute Phase der Krankheit dauert 2–7 Tage, die Rekonvaleszenz kann sich dagegen über Wochen hinziehen und vor allem bei Erwachsenen von Erschöpfung und Depression begleitet sein. Die Prognose des hämorrhagischen Dengue-Fiebers und Dengue-Schocksyndroms hängt ab von der Prävention oder Früherkennung und Behandlung des Schocks. Die Mortalität reicht von 2,5 bis 5 % und kann nach Einsetzen des Schocks 12–44 % erreichen.[9] In Zentren mit angemessener unterstützender Intensivbehandlung kann die Mortalität weniger als 1 % betragen. Eine spezifische antivirale Therapie gibt es nicht. Die Standardtherapie besteht in der intravenösen Verabreichung von Flüssigkeiten zur Erhöhung des Plasmavolumens. Nach einer prompten und adäquat unterstützenden Behandlung mit Flüssigkeit und Elektrolyten erholen sich die Patienten gewöhnlich rasch. Der optimale Therapieplan für die Flüssigkeiten ist nach wie vor umstritten. Dies ist besonders wichtig beim Dengue-Fieber, wo eine der Schwierigkeiten der Behandlung darin liegt, eine Hypovolämie rasch zu korrigieren, ohne eine Flüssigkeitsüberlastung voranzutreiben.

Literatur

1. World Health Organization. Dengue hemorrhagic fever: diagnosis, treatment, prevention and control. Geneva: WHO 1997.
2. Pinheiro FP, Corber SJ. Global situation of dengue and dengue haemorrhagic fever, and its emergence in the Americas. *World Health Stat Q* 1997;50:161–168.
3. Gubler DJ. Dengue and dengue hemorrhagic fever. *Clin Microbiol Rev* 1998;11:480–494.
4. Guzman MG, Kouri G. Dengue: an update. *Lancet Infect Dis* 2002;2:33–42.
5. Githeko AK, Lindsay SW, Confalonieri UE, et al. Climate change and vector-borne diseases: a regional analysis. *Bull World Health Organ* 2000;78:1136–1147.
6. Cardosa MJ. Dengue haemorrhagic fever: questions of pathogenesis. *Curr Opin Infect Dis* 2000;13:471–475.

7. Morens DM. Antibody-dependent enhancement of infection and the pathogenesis of viral disease. *Clin Infect Dis* 1994;19:500–512.
8. Vaughn DW, Green S, Kalayanarooj S, et al. Dengue viremia titer, antibody response pattern, and virus serotype correlate with disease severity. *J Infect Dis* 2000;181:2–9.
9. Rigau-Perez JG, Clark GG, Gubler DJ, et al. Dengue and dengue hemorrhagic fever. *Lancet* 1998;352:971–977.
10. Dung NM, Day NPJ, Tam DTH, et al. Fluid replacement in dengue shock syndrome: a randomized, double-blind comparison of four intravenous-fluid regimens. *Clin Infect Dis* 1999;29:787–794.
11. Ngo NT, Cao XT, Kneen R, et al. Acute management of dengue shock syndrome: a randomized double-blind comparison of 4 intravenous fluid regimens in the first hour. *Clin Infect Dis* 2001;32:204–213.
12. Halstead SB, O'Rourke EJ. Editorial response: resuscitation of patients with dengue hemorrhagic fever/dengue shock syndrome. *Clin Infect Dis* 1999;29:795–796.
13. Tassniyom S, Vasanawathana S, Chirawatkul A, et al. Failure of high-dose methylprednisolone in established dengue shock syndrome: a placebo-controlled, double-blind study. *Pediatrics* 1993;92: 111–115.
14. Sumarmo, Talogo W, Asrin A, et al. Failure of hydrocortisone to affect outcome in dengue shock syndrome. *Pediatrics* 1982;69:45–49.
15. Min M, Tin U, Aye M, et al. Hydrocortisone in the management of dengue shock syndrome. *Southeast Asian J Trop Med Public Health* 1975;6:573–579.
16. Panpanich R, Sornchai P, Kanjanaratanakorn K. Corticosteroids for treating dengue shock syndrome (protocol for a Cochrane Review). In: The Cochrane Library, Issue 4, 2004. Chichester, UK: John Wiley & Sons, Ltd.
17. Tongpenyai Y. Steroids in dengue hemorrhagic fever [dissertation]. Hamilton, ON, Canada: McMaster University 1992.
18. Pongpanich B, Bhanchet P, Phanichyakarn P, et al. Studies on dengue hemorrhagic fever. Clinical study: an evaluation of steroids as a treatment. *J Med Assoc Thai* 1973;56:6–14.
19. Sumarmo MSW, Martoatmodjo K. Clinical observations on dengue shock syndrome (An evaluation of steroid treatment). *Paediatr Indones* 1975;15:151–160.
20. Frias MV. The use of intravenous immunoglobulin in dengue shock syndrome: a randomized double-blind placebo-controlled trial [dissertation]. Manila, The Philippines: University of the Philippines College of Medicine 1999.
21. Tassniyom S, Vasanawathana S, Dhiensiri T, et al. Failure of carbazochrome sodium sulfonate (AC-17) to prevent dengue vascular permeability or shock: a randomized, controlled trial. *J Pediatr* 1997;131:525–528.
22. Funahara Y, Sumarmo, Shirahata A, et al. Protection against marked plasma leakage in dengue haemorrhagic fever by infusion of carbazochrome sodium sulfonate (AC-17). *Southeast Asian J Trop Med Public Health* 1987;18:356–361.

Tabelle 1 **WHO-Einteilung der Schweregrade des Dengue-Fiebers[1]**

Grad I	Fieber begleitet von unspezifischen Allgemeinsymptomen; positiver Tourniquet-Test und/oder Hämatomneigung, aber sonst keine hämorrhagischen Symptome
Grad II	zusätzlich Spontanblutungen (meist Hautblutungen)
Grad III	Kreislaufversagen mit schnellem, schwachem Puls, Hypotonie, kaltschweißiger Haut, Unruhe
Grad IV	schwerer Schock, Puls nicht mehr spürbar

Kommentar

Christoph Hatz

Die Flüssigkeitstherapie beim hämorrhagischen Denguefieber (DHF) sowie bei Dengue-Schocksyndrom (DSS) ist eine etablierte Maßnahme, welche sich aus der Notwendigkeit des Ersatzes von in den *third space* verschobenen Flüssigkeit ableitet. Kontrollierte Studien zu dieser Fragestellung verbieten sich aus ethischen Gründen.

Die klinische Problematik sowie die indirekte Evidenz der Wirksamkeit dieser Maßnahmen werden überzeugend dargestellt und mit Arbeiten aus den Endemiegebieten dokumentiert.

Beim Abschnitt „Inzidenz/Prävalenz" werden einige epidemiologische Grunddaten aufgeführt, unter anderen auch eine Angabe zum Vorkommen der Aedes-aegypti-Mücken (1). Eine neuere dokumentierte Hypothese, weshalb es bei wiederholten Infektionen zu hämorrhagischen Formen des Denguefiebers kommt, wurde nicht berücksichtigt (2). Gerade dieser Punkt interessiert aber den Leser einer evidenzbasierten Publikation.

Inzidenz-Zahlen zum Risiko von unkompliziertem Denguefieber bei Reisenden und Langzeitaufenthaltern fehlen weitgehend. Auch das Risiko des Dengue-hämorrhagischen Fiebers und des Schock-Syndroms ist bei diesen Personen nicht bekannt. Gerade diese Frage wird aber dem Tropen- und Reisemediziner sehr häufig von verunsicherten Reisenden gestellt, die eine Dengueinfektion durchgemacht haben.

1. Christophers SK. Aedes aegypti (L.), the yellow fever mosquito: its life history, bionomics and structure. Cambridge University Press, 1960, pp 39–41.
2. Endy TP, Nisalak A, Chunsuttiwat S *et al.* Relationship of pre-existing dengue virus (DV) neutralizing antibody levels to viremia and severity of disease in a prospective cohort study of DV infection in Thailand. J Infect Dis 2004; 189: 990–1000.

Diarrhoe bei Erwachsenen

Suchdatum: Januar 2004

Guy de Bruyn

Frage **Welche Effekte haben unterschiedliche Behandlungsmethoden einer akuten Diarrhoe bei Erwachsenen in entwickelten Ländern?**

Nutzen wahrscheinlich

Motilitätshemmer[12–17]

RCTs zufolge verkürzen Loperamidhydrochlorid und Loperamidoxid im Vergleich zu Placebo die Dauer einer Diarrhoe und bessern deren Akutsymtome. Einer RCT zufolge vermindert Diphenoxylat-Atropin im Vergleich zu Placebo die Anzahl der Stühle, jedoch zeigte sich hinsichtlich der durchschnittlich seit dem letzten Stuhlgang vergangenen Zeit kein signifikanter Unterschied. Eine RCT ergab bei Patienten unter 2 mg Loperamidhydrochlorid und Loperamidoxid mehr obstipationsähnliche Phasen als unter Placebo. Im Vergleich zwischen 1 mg Loperamidoxid und Placebo zeigte sich diesbezüglich jedoch kein signifikanter Unterschied.

Nutzen und Schaden abzuwägen

Antibiotikatherapie (empirisch bei leichter bis mäßiger Diarrhoe)[7–11]

RCTs zufolge verkürzen Antibiotika im Vergleich zu Placebo die Dauer einer Diarrhoe, bessern deren Akutsymptome und sind wirksamer bei der Eradikation pathogener Erreger aus dem Stuhl. Eine RCT zeigte bei Patienten unter Antibiotika verschiedene selbstlimitierende Nebenwirkungen, die jedoch nur bei Patienten mit Exanthem zum Therapieabbruch führten. Bei fünf Patienten unter Antibiotika entwichelte sich eine bakterielle Resistenz gegen Campylobacter.

Wirksamkeit unbekannt

Orale Rehydrierungslösungen

Es fanden sich weder eine systematische Übersicht noch RCTs, in denen die Effekte oraler Rehydrierungslösungen bei Erwachsenen mit Diarrhoe in Entwicklungsländern miteinander verglichen wurden.

Frage **Welche Effekte haben unterschiedliche Behandlungsmethoden einer akuten leichten bis mäßigen Diarrhoe bei Erwachsenen aus entwickelten Ländern, die in Entwicklungsländer reisen?**

Nutzen wahrscheinlich

Motilitätshemmer[29, 39–41]

Zwei RCTs zufolge verkürzt Loperamidoxid im Vergleich zu Placebo die Dauer einer Diarrhoe. Eine dieser RCTs zeigte auch, dass Loperamid und Trimethoprim-Sulfamethoxazol, jeweils allein verabreicht, mit einer ähnlichen Diarrhoedauer einhergehen, während eine Kombinanationstherapie mit Loperamid und Trimethoprim-Sulfamethoxazol im Vergleich zu Loperamid allein die Dauer der Diarrhoe verkürzt. Zwei RCTs zufolge besteht hinsichtlich der Besserung der Symptome einer akuten Diarrhoe kein signifikanter Unterschied zwischen Loperamid plus Ciprofloxacin und Ciprofloxacin.

Nutzen und Schaden abzuwägen

Antibiotikatherapie (empirisch bei leichter bis mäßiger Diarrhoe)[18–38]

Einer systematischen Übersicht sowie einer anschließenden und einer zusätzlichen RCT zufolge verkürzen Antibiotika im Vergleich zu Placebo die Dauer einer Diarrhoe. In der systematischen Übersicht wurde eine Meta-Analyse von fünf RCTs durchgeführt, die bei Patienten unter Antibiotika mehr Nebenwirkungen ergab als bei Patienten unter Placebo, jedoch wurde keine dieser Studien als ernsthaft beurteilt.

Wirksameit unbekannt

Orale Rehydrierungslösungen

Es fanden sich weder eine systematische Übersicht noch RCTs, in denen orale Rehydrierungslösungen bei Erwachsenen mit akuter leichter bis mäßiger Diarrhoe aus entwickelten Ländern, die in Entwicklungsländer reisen, mit Placebo verglichen werden. Einer RCT zufolge besteht hinsichtlich der Dauer der Diarrhoe oder der Symptomenkontrolle kein signifikanter Unterschied zwischen Loperamid zusammen mit oralen Rehydrierungslösungen und oralen Rehydrierungslösungen allein.

Frage **Welche Effekte haben unterschiedliche Behandlungsmethoden einer akuten leichten bis mäßigen Diarrhoe bei Erwachsenen in entwickelten Ländern?**

Nutzen wahrscheinlich

Motilitätshemmer[44, 45]

RCTs zufolge bessern Lidamidin und Loperamid im Vergleich zu Placebo die Symptome einer akuten Diarrhoe.

Wirksamkeit unbekannt

Antibiotika (empirisch)[43]

Zwei RCTs mit fehlerhaften Methoden zeigten hinsichtlich der Symptome einer akuten leichten bis mäßigen Diarrhoe bei Erwachsenen in entwickelten Ländern keinen signifikanten Unterschied zwischen Antibiotika und Placebo.

Orale Citrat-Rehydrierungslösung[46]

Einer RCT zufolge besteht hinsichtlich des Stuhlvolumens in 48 Stunden kein signifikanter Unterschied zwischen einer oralen Citrat-Rehydrierungslösung und einer oralen Bicarbonat-Rehydrierungslösung.

Frage **Welche Effekte haben unterschiedliche Behandlungsmethoden einer akuten schweren Diarrhoe bei Erwachsenen in Entwicklungsländern?**

Nutzen belegt

Orale Rehydrierungslösung auf Aminosäurebasis[49,50]

RCTs zufolge bringt eine orale Rehydrierungslösung auf Aminosäurebasis im Vergleich zu einer Standard-Rehydrierungslösung einen leichten klinischen Vorteil sowohl bei cholera- als auch bei nicht-cholerabedingter Diarrhoe.

Orale Rehydrierungslösung auf Reisbasis[47, 56]

Einer systematischen Übersicht zufolge verringert eine orale Rehydrierungslösung auf Reisbasis im Vergleich zu einer Standard-Rehydrierungslösung sowohl bei cholera- als auch bei nicht-cholerabedingter Diarrhoe das Stuhlvolumen.

Wirksamkeit unbekannt

Antibiotika (empirisch)

Es fanden sich weder eine systematische Übersicht noch RCTs, in denen die Effekte eines empirischen Einsatzes von Antibiotika zur Behandlung einer schweren Diarrhoe bei Erwachsenen in Entwicklungsländern evaluiert werden.

Motilitätshemmer

Es fanden sich weder eine systematische Übersicht noch RCTs, in denen die Effekte eines Einsatzes von Motilitätshemmern zur Behandlung einer schweren Diarrhoe bei Erwachsenen in Entwicklungsländern evaluiert werden.

Orale Rehydrierungslösung auf Bicarbonatbasis[51–53]

RCTs zufolge besteht weder hinsichtlich des Stuhlvolumens noch in Bezug auf die Dauer einer Diarrhoe ein signifikanter Unterschied zwischen einer orale Rehydrierungslösung auf Bicarbonatbasis und einer oralen Standard-Rehydrierungslösung oder einer oralen Rehydrierungslösung auf Chloridbasis.

Intravenöse Rehydrierung (im Vergleich zur Rehydrierung mittels Magensonde oder zur oralen Rehydrierung)[48]

Einer kleinen RCT zufolge besteht hinsichtlich der Dauer einer Diarrhoe oder des Stuhlvolumens insgesamt kein signifikanter Unterschied zwischen einer intravenösen Rehydrierung und einer Rehydrierung mittels Magensonde. Es fanden sich weder eine systematische Übersicht noch RCTs, in denen eine ausschließlich orale Rehydrierung mit einer intravenösen Rehydrierung verglichen wird.

Orale Rehydrierungslösung mit reduzierter Osmolarität[54–56]

Drei RCTs ergaben im Vergleich zu einer Standard-Rehafrierungslösung mäßige und nicht schlüssige Wirkungen einer oralen Rehydrierungslösung mit reduzierter Osmolarität auf das Stuhlvolumen und die Dauer der Diarrhoe. Die orale Rehydrierungslösung mit reduzierter Osmolarität ging mit dem erhöhten Risiko einer asymptomatischen Hyponatriämie einher.

Definition

Diarrhoe bedeutet wässrigen oder flüssigen Stuhl, gewöhnlich mit einem Anstieg des Stuhlgewichts auf über 200 g/d und häufigerem Stuhlgang. Dieses Kapitel bezieht sich auf die empirische Behandlung bei Verdacht auf eine infektiös bedingte Diarrhoe beim Erwachsenen.

Inzidenz/ Prävalenz

Im Jahre 1996 kam es zu schätzungsweise 4 Milliarden Fällen von Diarrhoe, die zu 2,5 Mio. Todesfällen führten.[1] In den USA beträgt die geschätzte Inzidenz einer infektiösen Darmerkrankung 0,44 Episoden pro Person und Jahr (1 Episode pro Person alle 2,3 Jahre), was zu etwa einer Konsultation beim Arzt auf 28 Jahre führt.[2] In einer jüngeren kommunalen Studie in Großbritannien wurde eine Inzidenz von 19 Fällen auf 100 Personenjahre dokumentiert, von denen 3,3 Fälle auf 100 Personenjahre zur primärärztlichen Konsultation führten.[3] Beide Schätzungen leiten sich aus populationsbasierten Studien sowohl an Erwachsenen als auch an Kindern her. Die Epidemiologie der Reisediarrhoe bei Personen, die eine Landesgrenze überschritten haben, ist nicht geklärt. Die Inzidenz ist höher bei Personen, die in Entwicklungsländer reisen, schwankt abhängig vom Ort und von der Reisesaison jedoch stark.[4]

Ätiologie/ Risikofaktoren Die Ursache einer Diarrhoe hängt ab von der geographischen Lage, den Standards der Nahrungsmittelhygiene, den sanitären Verhältnissen, der Wasserversorgung und der Jahreszeit. Häufige Auslöser einer sporadischen Diarrhoe bei Erwachsenen in entwickelten Ländern sind Campylobacter, Salmonellen, Shigellen, *Escherichia coli*, Yersinien, Protozoen und Viren. Bei mehr als der Hälfte der Patienten mit Diarrhoe ist kein pathogenes Agens zu finden. Bei zurückkehrenden Reisenden werden etwa 50 % der Episoden durch Bakterien wie enterotoxische *E. coli*, Salmonellen, Shigellen, Campylobacter, Vibrionen, enteroadhärente *E. coli*, Yersinien und Aeromonas verursacht.[5]

Prognose Berichten zufolge verursacht die Diarrhoe in Entwicklungsländern bei Kindern unter 5 Jahren mehr Todesfälle als jede andere Erkrankung.[1] Nur in wenigen Studien wurde untersucht, welche Faktoren bei Erwachsenen einen schlechten Endpunkt vorhersagen lassen. In entwickelten Ländern ist der Tod durch eine infektiöse Diarrhoe selten, auch wenn es zu ernsthaften Komplikationen wie schwerer Dehydrierung und Nierenversagen kommen kann, die eine stationäre Einweisung erforderlich machen. Ältere Menschen und Personen in Langzeitpflege sind einem erhöhten Sterberisiko ausgesetzt.[6]

Literatur

1. *The World Health Report 1997*. Geneva: World Health Organization, 1997:14–22.
2. Garthwright WE, Archer DL, Kvenberg JE. Estimates of incidence and costs of intestinal infectious diseases in the United States. *Public Health Rep* 1988;103:107–115.
3. Wheeler JG, Sethi D, Cowden JM, et al. Study of infectious intestinal disease in England: rates in the community, presenting to general practice, and reported to national surveillance. *BMJ* 1999;318: 1046–1050.
4. Cartwright RY, Chahed M. Foodborne diseases in travellers. *World Health Stat Q* 1997;50:102–110.
5. Jiang ZD, Lowe B, Vernekar MP, et al. Prevalence of enteric pathogens among international travelers with diarrhea acquired in Kenya (Mobasa), India (Goa), or Jamaica (Montego Bay). *J Infect Dis* 2002;185:497–502.
6. Lew JF, Glass RI, Gangarosa RE, et al. Diarrheal deaths in the United States 1979 through 1987. *JAMA* 1991;265:3280–3284.
7. Bouree P, Chaput JC, Krainik F, et al. Double-blind controlled study of the efficacy of nifuroxazide versus placebo in the treatment of acute diarrhea in adults. *Gastroenterol Clin Biol* 1989;13:469–472. [in French]
8. Goodman LJ, Trenholme GM, Kaplan RL, et al. Empiric antimicrobial therapy of domestically acquired acute diarrhea in urban adults. *Arch Intern Med* 1990;150:541–546.
9. Noguerado A, Garcia-Polo I, Isasia T, et al. Early single dose therapy with ofloxacin for empirical treatment of acute gastroenteritis: a randomised, placebo-controlled double-blind clinical trial. *J Antimicrob Chemother* 1995;36:665–672.
10. Dryden MS, Gabb RJ, Wright SK. Empirical treatment of severe acute community-acquired gastroenteritis with ciprofloxacin. *Clin Infect Dis* 1996;22:1019–1025.
11. Troselj-Vukic B, Poljak I, Milotic R, et al. Efficacy of pefloxacin in the treatment of patients with acute infectious diarrhoea. *Clin Drug Invest* 2003;23:591–596.
12. Lustman F, Walters EG, Shroff NE, et al. Diphenoxylate hydrochloride (Lomotil®) in the treatment of acute diarrhoea. *Br J Clin Pract* 1987;41:648–651.
13. Dettmer A. Loperamide oxide in the treatment of acute diarrhea in adults. *Clin Ther* 1994;16: 972–980.
14. Hughes IW. First line treatment in acute non-dysenteric diarrhoea: clinical comparison of loperamide oxide, loperamide and placebo. *Br J Clin Pract* 1995;49:181–185.
15. Van den Eynden B, Spaepen W. New approaches to the treatment of patients with acute, nonspecific diarrhea: a comparison of the effects of loperamide and loperamide oxide. *Curr Ther Res* 1995;56:1132–1141.
16. Dreverman JWM, Van der Poel AJM. Loperamide oxide in acute diarrhoea: a double-blind, placebo-controlled trial. *Aliment Pharmacol Ther* 1995;9:441–446.

17. Cardon E, Van Elsen J, Frascio M, et al. Gut-selective opiates: the effect of loperamide oxide in acute diarrhoea in adults. The Diarrhoea Trialists Group. *Eur J Clin Res* 1995;7:135–144.
18. De Bruyn G, Hahn S, Borwick A. Antibiotic treatment for travellers' diarrhoea. In: The Cochrane Library, Issue 3, 2002. Oxford: Update Software. Search date 2000; primary sources The Cochrane Collaboration Trials Register (Issue 3, 1998), Medline, Embase, and hand searching and contact with experts.
19. Steffen R, Sack DA, Riopel L, et al. Therapy of travelers' diarrhea with rifaximin on various continents. *Am J Gastroenterol* 2003;98:1073–1078.
20. Thornton SA, Wignall SF, Kilpatrick ME, et al. Norfloxacin compared to trimethoprim/sulfamethoxazole for the treatment of travelers' diarrhea among U.S. military personnel deployed to South America and West Africa. *Mil Med* 1992;157:55–58.
21. Wiström J, Jertborn M, Hedström Sä, et al. Short-term self-treatment of travellers' diarrhoea with norfloxacin: a placebo-controlled study. *J Antimicrob Chemother* 1989;23:905–913.
22. Wiström J, Gentry LO, Palmgren AC, et al. Ecological effects of short-term ciprofloxacin treatment of travellers' diarrhoea. *J Antimicrob Chemother* 1992;30:693–706.
23. Salam I, Katelaris P, Leigh-Smith S, et al. Randomised trial of single-dose ciprofloxacin for travellers' diarrhoea. *Lancet* 1994;344:1537–1539.
24. DuPont HL, Reves RR, Galindo E, et al. Treatment of travelers' diarrhea with trimethoprim/sulfamethoxazole and with trimethoprim alone. *N Engl J Med* 1982;307:841–844.
25. Ericsson CD, DuPont HL, Sullivan P, et al. Bicozamycin, a poorly absorbable antibiotic, effectively treats travelers' diarrhea. *Ann Intern Med* 1983;98:20–25.
26. DuPont HL, Ericsson CD, Galindo E, et al. Furazolidone versus ampicillin in the treatment of traveler's diarrhea. *Antimicrob Agents Chemother* 1984;26:160–163.
27. Ericsson CD, Johnson PC, DuPont HL, et al. Role of a novel antidiarreal agent, BW942C, alone or in combination with trimethoprim-sulfamethoxazole in the treatment of traveler's diarrea. *Antimicrob Agents Chemother* 1986;29:1040–1046.
28. Ericsson CD, Johnson PC, DuPont HL, et al. Ciprofloxacin or trimethoprim-sulfamethoxazole as initial therapy for travelers' diarrea. *Ann Intern Med* 1987;106:216–220.
29. Ericsson CD, DuPont HL, Mathewson JJ. Treatment of traveler's diarrhea with sulfamethoxazole and trimethoprim and loperamide. *JAMA* 1990;263:257–261.
30. Ericsson CD, Nicholls-Vasquez I, DuPont HL, et al. Optimal dosing of trimethoprim-sulfamethoxazole when used with loperamide to treat travelers' diarrhea. *Antimicrob Agents Chemother* 1992;36:2821–2824.
31. DuPont HL, Ericsson CD, Mathewson JJ, et al. Oral aztreonam, a poorly absorbed yet effective therapy for bacterial diarrhea in US travelers to Mexico. *JAMA* 1992;267:1932–1935.
32. DuPont HL, Ericsson CD, Mathewson JJ, et al. Five versus three days of ofloxacin therapy for traveler's diarrhea: a placebo-controlled study. *Antimicrob Agents Chemother* 1992;36:87–91.
33. Ericsson CD, DuPont HL, Mathewson JJ. Single dose ofloxacin plus loperamide compared with single dose or three days of ofloxacin in the treatment of travelers' diarrhea. *J Travel Med* 1997;4:3–7.
34. Mattila L, Peltola H, Siitonen A, et al. Short-term treatment of traveler's diarrhea with norfloxacin: a double-blind, placebo-controlled study during two seasons. *Clin Infect Dis* 1993;17:779–782.
35. Steffen R, Jori R, DuPont HL, et al. Efficacy and toxicity of fleroxacin in the treatment of travelers' diarrhea. *Am J Med* 1993;94:182S–186S.
36. Christensen OE, Tuxen KK, Menday P. Treatment of travellers' diarrhoea with pivmecillinam [letter]. *J Antimicrob Chemother* 1988;22:570–571.
37. Kuschner RA, Trofa AF, Thomas RJ, et al. Use of azithromycin for the treatment of Campylobacter enteritis in travellers to Thailand, an area where ciprofloxacin resistance is prevalent. *Clin Infect Dis* 1995;21:536–541.
38. Wistrom J, Jertborn M, Ekwall E, et al. Empiric treatment of acute diarrheal disease with norfloxacin: a randomized, placebo-controlled study. Swedish Study Group. *Ann Intern Med* 1992;117:202–208.
39. Van Loon FPL, Bennish ML, Speelman P, et al Double blind trial of loperamide for treating acute watery diarrhoea in expatriates in Bangladesh. *Gut* 1989;30:492–495.
40. Taylor DN, Sanchez JL, Candler W, et al. Treatment of travelers' diarrhea: ciprofloxacin plus loperamide compared with ciprofloxacin alone. *Ann Intern Med* 1991;114:731–734.
41. Petruccelli BP, Murphy GS, Sanchez JL, et al. Treatment of traveler's diarrhea with ciprofloxacin and loperamide. *J Infect Dis* 1992;165:557–560.
42. Caeiro JP, DuPont HL, Albrecht H, et al. Oral rehydration therapy plus loperamide versus loperamide alone in the treatment of traveler's diarrhoea. *Clin Infect Dis* 1999;28:1286–1289.
43. De la Cabada FJ, DuPont HL, Gyr K, et al. Antimicrobial therapy of bacterial diarrhea in adult residents of Mexico – lack of an effect. *Digestion* 1992;53:134–141.
44. Heredia Diaz JG, Alcantara I, Solis A. Evaluation of the safety and effectiveness of WHR-1142A in the treatment of non-specific acute diarrhea. *Rev Gastroenterol Mex* 1979;44:167–73. [in Spanish]

45. Heredia Diaz JG, Kajeyama Escobar ML. Double-blind evaluation of the effectiveness of lidamidine hydrochloride (WHR-1142A) vs. loperamide vs. placebo in the treatment of acute diarrhea. *Salud Publica Mex* 1981;23:483–491. [in Spanish]
46. Ahmed SM, Islam MR, Butler T. Effective treatment of diarrhoeal dehydration with an oral rehydration solution containing citrate. *Scand J Infect Dis* 1986;18:65–70.
47. Fontaine O, Gore SM, Pierce NF. Rice-based oral rehydration solution for treating diarrhoea. In: The Cochrane Library, Issue 3, 2002. Oxford: Update Software. Search date 1998; primary sources Medline, Embase, Lilacs, Cochrane Controlled Trials Register, and Cochrane Infectious Diseases Group.
48. Pierce NF, Sack RB, Mitra RC, et al. Replacement of water and electrolyte losses in cholera by an oral glucose-electrolyte solution. *Ann Intern Med* 1969;70:1173–1181.
49. Patra FC, Sack DA, Islam A, et al. Oral rehydration formula containing alanine and glucose for treatment of diarrhoea: a controlled trial. *BMJ* 1989;298:1353–1356.
50. Khin-Maung-U, Myo-Khin, Nyunt-Nyunt-Wai, et al. Comparison of glucose/electrolyte and maltodextrin/glycine/glycyl-glycine/electrolyte oral rehydration solutions in cholera and watery diarrhoea in adults. *Ann Trop Med Parasitol* 1991;85:645–650.
51. Sarker SA, Mahalanabis D. The presence of bicarbonate in oral rehydration solution does not influence fluid absorption in cholera. *Scand J Gastroenterol* 1995;30:242–245.
52. Mazumder RN, Nath SK, Ashraf H, et al. Oral rehydration solution containing trisodium citrate for treating severe diarrhoea: controlled clinical trial. *BMJ* 1991;302:88–89.
53. Hoffman SL, Moechtar MA, Simanjuntak CH, et al. Rehydration and maintenance therapy of cholera patients in Jakarta: citrate-based versus bicarbonate-based oral rehydration salt solution. *J Infect Dis* 1985;152:1159–1165.
54. Alam NH, Majumder RN, Fuchs GJ. Efficacy and safety of oral rehydration solution with reduced osmolarity in adults with cholera: a randomised double-blind clinical trial. *Lancet* 1999;354:296–299.
55. Faruque ASG, Mahalanabis D, Hamadani JD, et al. Reduced osmolarity oral rehydration salt in cholera. *Scand J Infect Dis* 1996;28:87–90.
56. Bhattacharya MK, Bhattacharya SK, Dutta D, et al. Efficacy of oral hyposmolar glucose-based and rice-based oral rehydration salt solutions in the treatment of cholera in adults. *Scand J Gastroenterol* 1998;33:159–163.

Kommentar

Niklaus Gyr

Die bisher weltweit gebräuchliche Rehydratationslösung (ORS) mit einem Natriumgehalt von 90 mEq/l und einer totalen Osmolarität von 311 mmol/l hat zur dramatischen globalen Reduktion der Mortalität an infektiöser Diarrhoe beigetragen. Da diese von der WHO propagierte ORS wohl die Rehydratation ermöglichte, jedoch das Stuhlvolumen nicht verringern konnte, wurde nach neuen Rehydratationslösungen gesucht. Keine der Aminosäuren oder Maltodextrin enthaltenden ORS erwiesen sich als genügend effektiv, um die klassische ORS zu ersetzen. Dagegen zeigt es sich, dass ORS-Lösungen mit Reis sehr effektiv waren in Bezug auf Rehydratation und Reduktion des Stuhlvolumens bei Erwachsenen und Kindern mit Cholera. Bei Kindern mit nicht cholerabedingter akuter Diarrhoe war die Reis-ORS allerdings nicht überlegen. Eine ORS mit verminderter Osmolarität schien bei Kindern eine ähnlich reduzierende Wirkung auf das Stuhlvolumen auszuüben. Ob diese ORS bei Erwachsenen mit Cholera genügt, ist nicht geklärt.
An einer kürzlich durch die WHO organisierten Konsensuskonferenz (2001) wurde eine neue ORS mit reduzierter Osmolarität empfohlen: Glukose 75 mmol/l, Natrium 75, Chlorid 65 mEq/l; Osmolarität 245.

1. Victora CG, Bryce J, Fontaine O et al.: Reducing deaths from diarrhoea through oral rehydration therapy. Bulletin of the World Health Organization 2000;78:1246–55.
2. Bhan MK, Mahalanabis D, Fontaine O et al.: Clinical trials of improved oral rehydration salt formulation: a review. Bulletin of the World Health Organization 1994;72:945–55.

Hepatitis B: Prävention

Suchdatum: Oktober 2003

Kamran Siddiqi

Frage **Welche Effekte hat eine Impfung in Ländern mit hoher Endemie?**

Nutzen belegt

Selektive Immunisierung von Personen mit hohem Risiko (Belege nur für Kinder HBsAg-positiver Mütter)[22]

Eine hauptsächlich aus Beobachtungsstudien mit sowohl aus Plasma als auch gentechnisch hergestelltem Impfstoff bestehende systematische Übersicht sowie drei RCTS mit aus Plasma gewonnenem Hepatitis-B-Impfstoff zeigten übereinstimmend, dass eine Impfung im Vergleich zu Placebo oder keiner Behandlung bei Kindern HBsAg-positiver Mütter den chronischen Trägerstatus verhindert. Eine RCT zeigte unter der Impfung geringe Nebenwirkungen; in den anderen RCTs wurden zu Nebenwirkungen keine Angaben gemacht. In anderen Hochrisikogruppen fanden sich keine Belege von guter Qualität. Eine Cluster-RCT zeigte, dass eine selektive Impfung von Individuen mit hohem Risiko hinsichtlich einer Verhinderung des chronischen Trägerstatus weniger wirksam ist als die generelle Impfung von Säuglingen.

Generelle Impfung von Säuglingen (begrenzte Belege dafür, dass sie besser sein kann als eine selektive Immunisierung von Individuen mit hohem Risiko)[26–30]

Eine nicht systematische Übersicht sowie vier zusätzliche und nachfolgende RCTs lieferten Belege dafür, dass eine generelle Hepatitis-B-Impfung von Säuglingen (sowohl mit aus Plasma als auch mit gentechnisch hergestelltem Impfstoff) in Ländern mit hoher Endemie im Vergleich zu Placebo für mindestens 15 Jahre das Auftreten einer akuten Hepatitis B und das Entstehen eines chronischen Trägerstatus verringert. Beobachtungsstudien und eine RCT ergaben bei einer Immunisierung mit gentechnisch hergestelltem Impfstoff nur geringe Nebenwirkungen. Eine Cluster-RCT zeigte, dass eine generelle Immunisierung, zunächst mit aus Plasma gewonnenem, dann mit gentechnisch hergestelltem Impfstoff, im Vergleich zur Impfung von Hochrisikogruppen die Entwicklung eines chronischen Trägerstatus und akuter Hepatitiden verringert.

Frage **Welche Effekte hat eine Impfung in Ländern mit niedriger Endemie?**

Nutzen wahrscheinlich

Selektive Immunisierung von Individuen mit hohem Risiko[31–41]

Eine systematische Übersicht zeigte, dass eine Immunisierung mit aus Plasma gewonnenem Impfstoff in Ländern mit niedriger Endemie eine akute Hepatitis B sowie die Entwicklung eines chronischen Trägerstatus bei Personen verhindert, die im Gesundheitswesen tätig sind und bei denen große Gefahr eines Kontakts mit Körperflüssigkeiten besteht. Drei RCTs ergaben, dass eine Immunisierung mit aus Plasma gewonnenem Impfstoff bei homosexuellen Männern eine akute Hepatitis B verhindert. Eine kleine RCT ergab bei heterosexuellen Partnern infizierter Personen keinen signifikanten Unterschied hinsichtlich des Auftretens einer Hepatitis B. Drei RCTs zur Immunisierung mit aus Plasma gewonnenem Impfstoff bei Patienten, die regelmäßig dialysiert werden, ergaben potenziell widersprüchliche Resultate. Zwei RCTs aus Frankreich und Belgien zeigten gute protektive Wirksamkeit gegen einen chronischen Trägerstatus. Eine große Studie in den USA ergab für einen Nutzen keine Belege von guter Qualität. Die systematische Übersicht der Impfung mit aus Plasma gewonnenem Impfstoff zeigte hinsichtlich der Häufigkeit und des Schweregrades von Nebenwirkungen keinen signifikanten Unterschied zwischen Impfung und Placebo. Trotz einer nationalen Strategie zur Immunisierung von Hochrisikogruppen zeigte eine Beobachtungsstudie unter jungen Homosexuellen eine hohe Prävalenz des Hepatitis-B-Trägerstatus und eine schwache Akzeptanz der Impfung. Prüfdaten eines nationalen Programms in Japan zeigten, dass die Impfung Neugeborener von HBsAg-positiven Müttern (mit gentechnisch hergestellter Hepatitis-B-Vakzine und Hepatitis-B-Immunglobulin) zu 95 % gegen das Entstehen eines chronischen Trägerstatus schützt. Es fanden sich nur unzureichende Belege, um die Effktivität einer selektiven Immunisierung von Individuen mit hohem Risiko mit anderen Strategien zu vergleichen.

Generelle Immunisierung von Säuglingen[42–46]

Eine historische Kohortenstudie zeigte nach allgemeiner Impfung eine Senkung der Prävalenz des chronischen Trägerstatus für Hepatitis B. Es fanden sich nur unzureichende Belege, um deren Effektivität mit anderen Strategien zu vergleichen. In zwei Kohortenstudien und Nachuntersuchungsdaten wurde keinerlei Verbindung zwischen einer Hepatitis-B-Impfung und ernsthaften Nebenwirkungen angegeben.

Wirksamkeit unbekannt

Vergleich der Effektivität verschiedener Strategien

Es fanden sich weder systematische Übersichten noch RCTs oder Beobachtungsstudien, in denen die Effektivität unterschiedlicher Impfstrategien in Ländern mit niedrigem Endemiegrad verglichen wurde.

Allgemeine Impfung von Erwachsenen[48, 49]

Es fanden sich nur unzureichende Belege für eine Beurteilung der Effekte einer generellen Impfung Erwachsener bzw. für den Vergleich ihrer Effektivität mit anderen Strategien. Eine Beobachtungsstudie spricht für leichte Nebenwirkungen nach einer Hepatitis-B-Impfung in dieser Gruppe.

Definition

Hepatitis B ist eine Virusinfektion mit einer Inkubationszeit von 40–160 Tagen. Die akute Hepatitis-B-Infektion ist gekennzeichnet durch Anorexie, vage Unterleibsbeschwerden, Übelkeit und Erbrechen, Ikterus sowie gelegentlich Fieber. Die Erkrankung ist begleitet von pathologischen Leberfunktionstests (vor allem einer erhöhten Alanin-Transaminase) sowie dem Vorliegen serologischer Marker einer akuten Hepatitis B (z. B. dem Hepatitis-B-Oberflächenantigen [HBsAg], antiHBc-IgM).[1]

Inzidenz/Prävalenz

Die Inzidenz der Hepatitis B und die Prävalenz des chronischen Trägerstatus variieren weltweit ganz erheblich. In Gegenden mit hoher Endemie (HBsAg-Prävalenz ≥8 %, z. B. Südostasien und Afrika) infiziert sich mehr als die Hälfte der Bevölkerung irgendwann im Leben.[2] In Ländern mit niedriger Endemie (HBsAg <2 %, z. B. Nordamerika, Westeuropa, Australien) infiziert sich die Bevölkerung größtenteils nicht.[2] Fast ein Drittel der Weltbevölkerung hat sich irgendwann mit Hepatitis B infiziert, und mindestens 350 Mio. Menschen (5–6 % der Weltbevölkerung) sind gegenwärtig chronische Träger einer Hepatitis-B-Infektion.[3]

Ätiologie/Risikofaktoren

In Ländern mit hoher Endemie treten die meisten Infektionen während der Kindheit auf, indem die Infektion von einer infizierten Mutter auf deren Kind (vertikale Übertragung) oder von einem Familienmitglied auf das andere (horizontale Übertragung) übergeht.[4] Die horizontale Übertragung gilt in der frühen Kindheit als wichtiger Ausbreitungsweg einer Hepatitis-

B-Infektion und geschieht vielleicht hauptsächlich durch unbemerkten Kontakt mit dem Blut infizierter Familienmitglieder.[5] In Ländern mit hoher Endemie wird der Anteil chronischer HBsAg-Trägerschaft, die auf eine vertikale Übertragung zurückzuführen ist, auf 5–50 % geschätzt.[6–8] Unbekannt ist der Anteil chronischer HBsAg-Trägerschaft, die auf eine horizontale Übertragung zurückzuführen ist, auch wenn eine Studie in China zeigte, dass 27,7 % der Familien ein oder mehr HBsAg-positive Mitglieder hat.[8] In entwickelten Ländern treten die meisten Hepatitis-B-Infektionen später auf, und zwar durch sexuelle Betätigung, Injektion von Drogen oder berufsbedingte Exposition. Zu den selteneren Ursachen einer Infektion gehören Kontakt im Haushalt, regelmäßige Dialyse, Übertragung von einem Angehörigen der Gesundheitsberufe oder durch Organtransplantation und Blutprodukte.[9] Die Impfpolitik eines Landes ist eine bedeutende Determinante für die Gefahr, an Hepatitis B zu erkranken. Seit der Entwicklung des aus Plasma gewonnenen Hepatitis-B-Impfstoffs in den frühen 80er-Jahren, der später durch gentechnisch hergestellten ersetzt wurde, haben viele Länder eine Politik der generellen Impfung aller Säuglinge eingeführt. Auf der Grundlage der Krankheitslast empfahl die WHO, die Hepatitis-B-Impfung in Routineimpfprogramme für Säuglinge und Kinder aufzunehmen, und zwar für Länder mit hoher Endemie bis 1995 und für alle Länder bis 1997.[10] In vielen Ländern mit niedriger Endemie bleibt die allgemeine Impfung jedoch weiterhin umstritten und wurde bislang nicht übernommen.[11] Andere haben eine generelle Impfung Erwachsener eingeführt.

Prognose

In 90–95 % der Fälle geht eine Hepatitis B nach der akuten Infektion von allein zurück. In den verbleibenden 5–10 % kann sie zu mehreren schweren Folgeerscheinungen führen. Eine massive Lebernekrose tritt bei 1 % der Patienten mit akuter Virushepatitis auf und führt zu einem schweren und oft tödlichen, als akute fulminante Hepatitis bezeichnetem Krankeitsbild. Zwischen 2 % und 10 % der im Erwachsenenalter Infizierten werden zu chronischen Trägern, angezeigt durch ein mehr als 6-monatiges Persistieren des HBsAg. Chronische Träger sind häufiger bei denen, die schon als Kind infiziert wurden, und betragen bei den perinatal Infizierten bis zu 90 %.[1] Zwischen 20 und 25 % der chronischen Träger entwickeln eine progressive chronische Lebererkrankung, die in einem Viertel bis einem Drittel der Fälle zur Zirrhose und zum Leberzellkarzinom fortschreitet.[12] Diese Komplikationen entstehen gewöhnlich bei älteren Erwachsenen und sind wichtige Ursachen der Mortalität in Populationen mit hoher Hepatitis-B-Endemie.[4] Beobachtungsstudien sprechen dafür, dass in diesen Ländern fast 80 % der Fälle von chronischen Leberleiden und Zirrhose auf eine Hepatitis B zurückzuführen sind, und dass diese Komplikationen jedes Jahr weltweit mindestens 1 Mio. Todesfälle bewirken.

Literatur

1. Department of Health. *Immunisation against infectious disease*. London: HMSO, 1996.
2. Kane M. Global programme for control of hepatitis B infection. *Vaccine* 1995;13(suppl 1):47–49.
3. Margolis HS. Hepatitis B virus infection. *Bull World Health Organ* 1998;76(suppl 2):152–153.
4. Kao JH, Chen DS. Global control of hepatitis B virus infection. *Lancet Infect Dis* 2002;2:395–403.
5. Kammerlander R, Zimmermann H. Transmission of hepatitis B. *Soz Praventivmed* 1998;43:S31–33, S105–107. [In French/German]
6. van Hattum J, Boland GJ, Jansen KG, Kleinpenning AS, van Bommel T, van Loon AM et al. Transmission profile of hepatitis B virus infection in the Batam region, Indonesia. Evidence for a predominantly horizontal transmission profile. *Adv Exp Med Biol* 2003;531:177–183.
7. Yao GB. Importance of perinatal versus horizontal transmission of hepatitis B virus infection in China. *Gut* 1996;38:S39–S42.

8. Yao JL. Perinatal transmission of hepatitis B virus infection and vaccination in China. *Gut* 1996; 38: S37–S38.
9. Lee WM. Hepatitis B virus infection (comment). *N Engl J Med* 1997;337:1733–1745.
10. World Health Organization. Hepatitis B vaccine. *Wkly Epidemiol Rec* 1991;11.
11. Edmunds WJ. Universal or selective immunisation against hepatitis B virus in the United Kingdom? A review of recent cost-effectiveness studies. *Commun Dis Public Health* 1998;1:221–228.
12. Maddrey WC. Hepatitis B: an important public health issue. *J Med Virol* 2000;61:362–366.
13. Andre FE. Summary of safety and efficacy data on a yeast-derived hepatitis B vaccine. *Am J Med* 1989;87:14S–20S.
14. Fortuin M, Chotard J, Jack AD, et al. Efficacy of hepatitis B vaccine in the Gambian expanded programme on immunisation. *Lancet* 1993;341:1129–1131.
15. Viviani S, Jack A, Hall AJ, et al. Hepatitis B vaccination in infancy in The Gambia: protection against carriage at 9 years of age. *Vaccine* 1999;17:2946–2950.
16. Liao SS, Li RC, Li H, et al. Long-term efficacy of plasma-derived hepatitis B vaccine: a 15-year follow-up study among Chinese children. *Vaccine* 1999;17:2661–2666.
17. Liao SS, Li RC, Li H, et al. Long-term efficacy of plasma-derived hepatitis B vaccine among Chinese children: a 12-year follow-up study. *World J Gastroenterol* 1999;5:165–166.
18. Perrin J, Coursaget P, Ntareme F, et al. Hepatitis B immunization of newborns according to a two dose protocol. *Vaccine* 1986;4:241–244.
19. Chang MH, Chen CJ, Lai MS, et al. Universal hepatitis B vaccination in Taiwan and the incidence of hepatocellular carcinoma in children. Taiwan Childhood Hepatoma Study Group. *N Engl J Med* 1997;336:1855–1859.
20. Lee CL, Ko YC. Hepatitis B vaccination and hepatocellular carcinoma in Taiwan. *Pediatrics* 1997;99:351–353.
21. Da Villa G, Piccinino F, Scolastico C, et al. Long-term epidemiological survey of hepatitis B virus infection in a hyperendemic area (Afragola, southern Italy): results of a pilot vaccination project. *Res Virol* 1998;149:263–270.
22. Da Villa G, Picciottoc L, Elia S, et al. Hepatitis B vaccination: universal vaccination of newborn babies and children at 12 years of age versus high risk groups. A comparison in the field. *Vaccine* 1995;13:1240–1243.
23. Arkachaisri T. Serum sickness and hepatitis B vaccine including review of the literature. *J Med Assoc Thail* 2002;85(suppl 2):607–612.
24. Hanslik T, Vaillant JN, Audrain L, et al. Systemic lupus erythematosus and risk of hepatitis B vaccination: from level of evidence to prescription. *Rev Med Interne* 2000;21:785–790. [In French]
25. Bassily S, Kotkat A, Gray G, et al. Comparative study of the immunogenicity and safety of two dosing schedules of hepatitis B vaccine in neonates. *Am J Trop Med Hygiene* 1995;53:419–422.
26. Andre FE, Zuckerman AJ. Review: protective efficacy of hepatitis B vaccines in neonates. *Med Virol* 1994;44:144–151.
27. Lo KJ, Tsai YT, Lee SD. Combined passive and active immunization for interruption of perinatal transmission of hepatitis B virus in Taiwan. *Hepatogastroenterology* 1985;32:65–68.
28. Xu ZY, Liu CB, Francis DP, et al. Prevention of perinatal acquisition of hepatitis B virus carriage using vaccine: preliminary report of a randomized, double-blind placebo-controlled and comparative trial. *Pediatrics* 1985;76:713–718.
29. Xu ZY, Duan SC, Margolis HS, Purcell RH, et al. Long-term efficacy of active postexposure immunization of infants for prevention of hepatitis B virus infection. United States-People's Republic of China Study Group on Hepatitis B. *J Infect Dis* 1995;171:54–60.
30. Halliday ML, Kang LY, Rankin JG, et al. An efficacy trial of a mammalian cell-derived recombinant DNA hepatitis B vaccine in infants born to mothers positive for HBsAg, in Shanghai, China. *Int J Epidemiol* 1992;21:564–573.
31. Jefferson T, Demicheli V, Deeks J, et al. Vaccines for preventing hepatitis B in health-care workers. In: The Cochrane Library, Issue 1, 2003. Oxford: Update Software. Search date not reported; primary sources Medline; Embase; The Cochrane Library; hand searches of *Vaccine* and reference lists; and contact with authors, researchers, and manufacturers.
32. Coutinho RA, Lelie N, Albrecht VL. Efficacy of a heat inactivated hepatitis B vaccine in male homosexuals: outcome of a placebo controlled double blind trial. *BMJ* 1983;286:1305–1308.
33. Szmuness W, Stevens CE, Zang EA, et al. A controlled clinical trial of the efficacy of the hepatitis B vaccine (Heptavax B): a final report. *Hepatology* 1981;1:377–385.
34. Francis DP, Hadler SC, Thompson SE, et al. The prevention of hepatitis B with vaccine. Report of the centers for disease control multi-center efficacy trial among homosexual men. *Ann Intern Med* 1982;97:362–366.
35. Roumeliotou-Karayannis A, Papaevangelou G, Tassopoulos N, et al. Post-exposure active immunoprophylaxis of spouses of acute viral hepatitis B patients. *Vaccine* 1985;3:31–34.
36. Crosnier J, Jungers P, Courouce AM. Randomised placebo-controlled trial of hepatitis B surface antigen vaccine in French haemodialysis units: II, haemodialysis patients. *Lancet* 1981;1:797–800.

37. Desmyter J, Colaert J, De Groote G, et al. Efficacy of heat-inactivated hepatitis B vaccine in haemodialysis patients and staff. Double-blind placebo-controlled trial. *Lancet* 1983;2:1323–1328.
38. Stevens CE, Alter HJ, Taylor PE, et al. Hepatitis B vaccine in patients receiving hemodialysis. Immunogenicity and efficacy. *N Engl J Med* 1984;311:496–501.
39. Noto H, Terao T, Ryou S, et al. Combined passive and active immunoprophylaxis for preventing perinatal transmission of the hepatitis B virus carrier state in Shizuoka, Japan during 1980–1994. *J Gastroenterol Hepatol* 2003;18:943–949.
40. Geier DA, Geier MR. Chronic adverse reactions associated with hepatitis B vaccination. *Ann Pharmacother* 2002;36:1970–1971.
41. MacKellar DA, Valleroy LA, Secura GM, et al. Two decades after vaccine license: hepatitis B immunization and infection among young men who have sex with men. *Am J Public Health* 2001;91: 965–971.
42. Harpaz R, McMahon BJ, Margolis HS, et al. Elimination of new chronic hepatitis B virus infections: results of the Alaska immunization program. *J Infect Dis* 2000;181:413–418.
43. Fisher MA, Eklund SA, James SA, et al. Adverse events associated with hepatitis B vaccine in U.S. children less than six years of age, 1993 and 1994. *Ann Epidemiol* 2001;11:13–21.
44. Lewis E, Shinefield HR, Woodruff BA, et al. Safety of neonatal hepatitis B vaccine administration. *Pediatr Infect Dis J* 2001;20:1049–1054.
45. Niu MT, Davis DM, Ellenberg S. Recombinant hepatitis B vaccination of neonates and infants: emerging safety data from the Vaccine Adverse Event Reporting System. *Pediatr Infect Dis J* 1996;15:771–776.
46. Niu MT, Salive ME, Ellenberg SS. Neonatal deaths after hepatitis B vaccine: the vaccine adverse event reporting system, 1991–1998. *Arch Pediatr Adolesc Med* 1999;153:1279–1282.
47. Zanetti AR. Update on hepatitis B vaccination in Italy 10 years after its implementation. *Vaccine* 2001;19:2380–1283.
48. Dobson S, Scheifele D, Bell A. Assessment of a universal, school-based hepatitis B vaccination program [comment]. *JAMA* 1995;274:1209–1213.
49. Dawar M, Patrick DM, Bigham M, et al. Impact of universal preadolescent vaccination against hepatitis B on antenatal seroprevalence of hepatitis B markers in British Columbia women. *CMAJ* 2003;168:703–704.
50. Bell A. Universal hepatitis B immunization: the British Columbia experience. *Vaccine* 1995;13:S77–S81.
51. Andreoli TE, Carpenter CCJ, Griggs RC, et al (eds). *Cecil essentials of medicine.* Philadelphia: WB Saunders company, 1993.
52. Chin JE (ed). *Control of communicable diseases.* Washington: American Public Health Association, 2000.

Kommentar

Manuel Battegay

Die Hepatitis B ist eine virale Infektion, welche in westlichen Ländern eine tiefe Prävalenz (<2 %) aufweist, jedoch in Schwellen- und Entwicklungsländern (Asien, Afrika) nach wie vor eine hohe Prävalenz aufweist (>8 %). Relevant ist die Hepatitis B wegen ihrer Tendenz, vor allem bei Infektionen bei Neugeborenen oder im jungen Kindesalter zu einer chronischen Hepatitis zu führen. Eine chronische Hepatitis B kann gefolgt sein von schweren Komplikationen wie einer Zirrhose oder dem hepatozellulärem Karzinom.

In diesem Kapitel wird richtigerweise darauf hingewiesen, dass vertikale Transmissionen von der Mutter auf das Neugeborene stattfinden können, aber auch horizontale Transmissionen von Familienmitglieder auf andere im gleichen Haushalt lebende Personen möglich sind. Wahrscheinlich ist dies bedingt durch einen nicht bemerkten Kontakt mit Blut. In westlichen Ländern sind Risikogruppen homosexuelle Männer, hämodialysierte Patienten, heterosexuelle Partner von infizierten Personen, Personen mit wechselnden Sexualpartnern und intravenös drogenabhängige Personen.

Die Wirksamkeit der Hepatitis B-Impfung ist eindrücklich aufgezeigt; dies vor allem in Hochendemiegebieten. Zum Beispiel sank die Mortalität bedingt durch das hepatozelluläres Karzinom nach Einführung der Hepatitis B-Impfung für alle Kinder im Jahre 1984 signifikant. Dies wurde in großen Kohortenstudien gezeigt. Die Kritik, dass RCTs mit anderen Strategien fehlen, ist deshalb fehl am Platz und irreführend. Gerade bei Impfungen sind RCTs häufig nicht durchzuführen, da entweder die Prävalenz zu tief ist oder aber die Folgen (z. B. hepatozelluläres Karzinom) erst Dekaden später auftreten.

Hepatitis B: Prävention

Ebenfalls klar erwiesen ist, dass die Immunisierung von Kindern, geboren von HBs-Antigen-positiven Müttern, effektiv ist (>70 %ige Wirksamkeit). Die zusätzliche Gabe von Hepatitis B-Immunglobulin erhöht die Protektion, falls mit einer Impfung zusammen gegeben.

Tatsächlich problematisch bleibt die Impfung bei Hämodialyse-Patienten sowie HIV-Patienten mit schlechter eigener zellulärer Immunität. Die Hepatitis B-Impfung ist ausgezeichnet verträglich, und es sind praktisch ausschließlich lokale Reaktionen zu verzeichnen. Eine im Jahre 2001 durchgeführte Nested-Case-Kontrollstudie in zwei großen Kohorten zeigte, dass das Risiko für eine Multiple Sklerose nach einer Hepatitis B-Impfung nicht erhöht ist (0,9 % relatives Risiko). In einer weiteren Case-Crossover-Studie zeigte sich ebenfalls, dass das Risiko eines Rückfalles eines an Multipler Sklerose erkrankten Patienten nach einer Hepatitis B-Impfung nicht erhöht ist (relatives Risiko 0,71 %).

Fazit: Die Hepatitis B-Impfung ist auch bei spezifischen Risikopopulationen sehr wirksam, aber wegen einer höheren Non-Responder-Rate (wahrscheinlich mindestens partiell ebenfalls geschützt) problematischer, ansonsten ist es eine hochwirksame, sichere Impfung.

Herpes-zoster-Neuralgie

Suchdatum: Januar 2004

David Wareham

Frage **Welche Effekte haben Maßnahmen während einer akuten Herpes-zoster-Erkrankung mit dem Ziel der Prävention einer Herpes-zoster-Neuralgie?**

Nutzen wahrscheinlich

Orale Virostatika (Aciclovir, Famciclovir, Valaciclovir, Netivudin)[7–11]

Einer systematischen Übersicht zufolge gibt es in RCTs begrenzte Hinweise darauf, dass über 7–10 Tage verabreichtes Aciclovir im Vergleich zu Placebo die Schmerzen nach 1–3 Monaten verringert. Einer systematischen Übersicht einer großen RCT zufolge verkürzt Famciclovir im Vergleich zu Placebo die durchschnittliche Dauer der Schmerzen nach akutem Herpes zoster. Einer RCT zufolge senkt Valaciclovir im Vergleich zu Aciclovir die Prävalenz einer Herpes-zoster-Neuralgie nach 6 Monaten. Eine RCT ergab, dass Aciclovir im Vergleich zu Netivudin die Zeit bis zum Abklingen der Herpes-zoster-Neuralgie verkürzt. Eine RCT zeigte hinsichtlich des Verschwindens einer Herpes-zoster-Neuralgie keinen signifikanten Unterschied zwischen Valaciclovir und Famciclovir. Einer systematischen Übersicht einer RCT zufolge besteht hinsichtlich der Schmerzen einen Monat nach Abheilen der Hauterscheinungen kein signifikanter Unterschied zwischen topisch verabreichtem Idoxuridin und oralem Aciclovir. Eine systematische Übersicht ergab anhand zweier RCTs nur unzureichende Belege für die Wirkungen einer Kombitherapie mit Kortikosteroiden und Virostatika.

Wirksamkeit unbekannt

Trizyklische Antidepressiva (Amitriptylin)[4, 5, 7]

Eine methodisch schwache RCT lieferte nur unzureichende Belege für die Wirkungen von Amitriptylin zur Prävention einer Herpes-zoster-Neuralgie.

Nutzen unwahrscheinlich

Topische Virostatika (Idoxuridin) gegen Schmerzen nach 6 Monaten[5, 12]

Einer systematischen Übersicht heterogener RCTs von schlechter Qualität zufolge besteht hinsichtlich der Schmerzen nach 6 Monaten kein signifikanter Unterschied zwischen topisch verabreichtem Idoxuridin und Placebo. Einer systematischen Übersicht einer RCT zufolge besteht hinsichtlich der Schmerzen einen Monat nach Abheilen der Hauterscheinungen kein signifikanter Unterschied zwischen topisch verabreichtem Idoxuridin und oralem Aciclovir.

Unwirksamkeit oder Schädlichkeit wahrscheinlich

Kortikosteroide[5, 7, 13, 14]

Systematische Übersichten ergaben anhand von RCTs unzureichende Belege hinsichtlich der Effekte isolierter Kortikosteroide bei Herpes-zoster-Neuralgie. Eine systematische Übersicht von zwei RCTs ergab unzureichende Belege für die Effekte hoch dosierter Steroide. Es herrschen Bedenken dahingehend, dass Kortikosteroide zur Ausbreitung eines Herpes zoster führen können.

Herpes-zoster-Neuralgie

Frage **Welche Effekte haben unterschiedliche Maßnahmen zur Linderung einer gesicherten Herpes-zoster-Neuralgie nach Abheilen der Hauterscheinungen?**

Nutzen belegt

Gabapentin[21–25]

Systematischen Übersichten von zwei RCTs zufolge lindert Gabapentin im Vergleich zu Placebo Schmerzen nach 8 Wochen.

Trizyklische Antidepressiva[6, 15–17]

Einer systematischen Übersicht von drei Crossover-RCTs zufolge verstärken trizyklische Antidepressiva im Vergleich zu Placebo nach 3–6 Wochen die Schmerzlinderung bei postherpetischer Neuralgie.

Wirksamkeit unbekannt

Orale Opioide (Oxycodon, Morphin, Methadon, Tramadol)[15, 26, 27]

Es fanden sich keine RCTs, in denen die Effekte von Morphin oder Methadon bei Herpes-zoster-Neuralgie mit Placebo verglichen wurden. Eine kleine Crossover-RCT ergab begrenzte Belege dafür, dass oral verabreichtes Oxycodon im Vergleich zu Placebo Schmerzen verringert, jedoch mit mehr Nebenwirkungen einhergeht. Die systematische Übersicht einer kleinen RCT ergab begrenzte Belege dafür, dass Tramadol im Vergleich zu Clomipramin mit oder ohne Levomepromazin nach 6 Wochen die Schmerzen verringert. Eine nachfolgende RCT ergab begrenzte Hinweise darauf, dass Tramadol im Vergleich zu Placebo nach 6 Wochen zu einer verstärkten Schmerzlinderung führt.

Lokalanästhesie[15, 20]

Drei RCTs zufolge gibt es nur unzureichende Belege für die Effekte von Lidocain.

Topische Rubefazienzien (Capsaicin)[5, 15, 18, 19]

Zwei systematischen Übersichten mit denselben zwei RCTs zufolge gibt es begrenzte Hinweise darauf, dass das topische Rubafaziens Capsaicin im Vergleich zu Placebo die Schmerzlinderung verbessert. Eine nachfolgende RCT ergab jedoch hinsichtlich der Schmerzen keinen signifikanten Unterschied zwischen Capsaicin und Placebo. Capsaicin kann zu schmerzhaften Hautreaktionen (Brennen, Stechen, Erythem) führen.

Unwirksamkeit oder Schädlichkeit wahrscheinlich

Dextromethorphan[15]

Einer systematischen Übersicht einer kleinen Crossover-RCT und einer nachfolgenden RCT zufolge gibt es keine Belege dafür, dass Dextromethorphan nach 3–6 Wochen wirksamer ist als Placebo oder Lorazepam. Es stellte sich jedoch heraus, dass Dextromethorphan in hohen Dosen von Sedierung und Ataxie begleitet ist.

Definition Die Herpes-zoster-Neuralgie ist ein Schmerz, welcher bisweilen der Beendigung eines akuten Herpes zoster und seiner Hauterscheinungen folgt. Sie kann stark ausgeprägt und von Juckreiz begleitet sein und folgt dem Ausbreitungsgebiet der ursprünglichen Infektion. Herpes zoster wird verursacht durch Aktivierung eines latenten Varicella-Zoster-Virus (menschliches Herpes-Virus 3) bei Personen, die durch eine vorangegangene Windpockeninfektion teilweise immunisiert wurden. Herpes zoster befällt die sensiblen Ganglien und deren Innervationsgebiete. Die Infektion ist charakterisiert durch Schmerzen entlang des Ausbreitungsbereichs des betroffenen Nervs sowie durch Gruppen von Vesikeln im selben Bereich.

Inzidenz/ Prävalenz

In einer britischen Studie in Allgemeinpraxen mit 3600–3800 Personen betrug die jährliche Inzidenz des Herpes zoster 3,4/1000.[1] Die Inzidenz variierte altersabhängig. Herpes zoster war relativ selten bei Personen unter 50 Jahren (<2/1000 pro Jahr), stieg jedoch bei Personen im Alter zwischen 50 und 79 Jahren auf 5–7/1000 und bei Personen im Alter von 80 Jahren oder älter auf 11/1000 pro Jahr an. In einer bevölkerungsbasierten Studie mit 590 Fällen in Rochester, Minnesota (USA) lag die Inzidenz niedriger (1,5/1000), nahm jedoch in ähnlicher Weise mit dem Alter zu.[2] Die Prävalenz einer Herpes-zoster-Neuralgie hängt vom Zeitpunkt ihrer akut postinfektiösen Erfassung ab. Dabei existiert bisher keine allgemeine Übereinkunft über die Definition dieses Zeitpunktes für die Diagnose.

Ätiologie/ Risikofaktoren

Hauptrisikofaktor der Herpes-zoster-Neuralgie ist das zunehmende Alter. In einer britischen Studie in Allgemeinpraxen (3600–3800 Personen, 321 Fälle von akutem Herpes zoster) war das Risiko bei unter 50-Jährigen gering, jedoch entwickelte sich eine Herpes-zoster-Neuralgie bei mehr als 20 % der Personen mit akutem Herpes zoster im Alter von 60–65 Jahren und bei 34 % im Alter von über 80 Jahren.[1] Es fand sich kein anderer Risikofaktor, der eine schlüssige Vorhersage ermöglicht hätte, welche Personen mit Herpes zoster Dauerschmerzen erleiden. In einer isländischen Studie in Allgemeinpraxen (421 Personen, die nach einer initialen Herpes-zoster-Episode 7 Jahre nachuntersucht wurden) betrug das Risiko einer Herpes-zoster-Neuralgie 1,8 % (95 %-CI 0,6–4,2 %) für Personen unter 60 Jahren, und die Schmerzen waren in jedem Fall leicht.[2] Das Risiko schwerer Schmerzen nach 3 Monaten bei Personen über 60 Jahre betrug 1,7 % (95 %-CI 0–6,2 %).

Prognose

In einer britischen Studie in Allgemeinpraxen hatten etwa 2 % der Patienten mit akutem Herpes zoster länger als 5 Jahre Schmerzen.[1] Deren Prävalenz sinkt mit dem zeitlichen Abstand zur Erstepisode. Unter 183 Personen im Alter über 60 Jahren im Placeboarm einer britischen Studie, betrug die Prävalenz der Schmerzen im Anschluss an eine akute Infektion 61 % nach einem Monat, 24 % nach 3 Monaten und 13 % nach 3 Monaten.[3] In einer jüngeren RCT betrug die Prävalenz der Herpes-zoster-Neuralgie im Placeboarm bei 72 Personen im Alter über 60 Jahren nach 6 Monaten 35 %.[4]

Literatur

1. Hope-Simpson RE. Postherpetic neuralgia. *J R Coll Gen Pract* 1975;25:571–575.
2. Ragozzino MW, Melton J III, Kurland LT, et al. Population based study of herpes zoster and its sequelae. *Medicine* 1982;61:310–316.
3. Mckendrick MW, McGill JI, Wood MJ. Lack of effect of aciclovir on postherpetic neuralgia. *BMJ* 1989;298:431.
4. Bowsher D. The effects of pre-emptive treatment of postherpetic neuralgia with amitriptyline: a randomised, double-blind, placebo-controlled trial. *J Pain Symptom Manage* 1997;13:327–331.
5. Lancaster T, Silagy C, Gray S. Primary care management of acute herpes zoster: systematic review of evidence from randomised controlled trials. *Br J Gen Pract* 1995;45:39–45. Search date 1993; primary sources Medline, hand searched primary care journals, references from books, specialists, and makers of drugs in identified trials for published and unpublished data.
6. Volmink J, Lancaster T, Gray S, et al. Treatments for postherpetic neuralgia – a systematic review of randomised controlled trials. *Fam Pract* 1996;13:84–91. Search date 1993; primary sources Medline and Embase.
7. Alper BS, Lewis R. Does treatment of acute herpes zoster prevent or shorten postherpetic neuralgia? A systematic review of the literature. *J Fam Pract* 2000;49:255–264. Search date 1998; primary sources Medline, Cochrane Controlled Trials Register, hand searched reference lists, and web based searches.

8. Soltz-Szots J, Tyring S, Andersen PL, et al. A randomised controlled trial of aciclovir versus netivudine for treatment of herpes zoster. International zoster study group. *J Antimicrob Chemother* 1998;41:549–556.
9. Tyring SK, Beutner KR, Tucker BA, et al. Antiviral therapy for herpes zoster: Randomised, controlled clinical trial of valaciclovir and famciclovir therapy in immunocompetent patients aged 50 years and older. *Arch Fam Med* 2000;9:863–869.
10. Tyring S, Barbarash RA, Nahlik JE, et al. Famciclovir for the treatment of acute herpes zoster: effects on acute disease and postherpetic neuralgia. A randomised, double-blind, placebo-controlled trial. Collaborative famciclovir herpes zoster study group. *Ann Intern Med* 1995;123:89–96.
11. Beutner KR, Friedman DJ, Forszpaniak C, et al. Valaciclovir compared with aciclovir for improved therapy for herpes zoster in immunocompetent adults. *Antimicrob Agents Chemother* 1995;39:1546–1553.
12. Aliaga A, Armijo M, Camacho F, et al. A topical solution of 40 % idoxuridine in dimethyl sulfoxide compared to oral aciclovir in the treatment of herpes zoster. A double-blind multicenter clinical trial [in Spanish]. *Med Clin (Barc)* 1992;98:245–249.
13. Wood MJ, Johnson RW, McKendrick MW, et al. A randomised trial of aciclovir for 7 days or 21 days with and without prednisolone for treatment of acute herpes zoster. *N Engl J Med* 1994;330:896–900.
14. Whitley RJ, Weiss H, Gnann JW Jr, et al. Aciclovir with and without prednisone for the treatment of herpes zoster. A randomized, placebo-controlled trial. The National Institute of Allergy and Infectious Diseases Collaborative Antiviral Study Group. *Ann Intern Med* 1996;125:376–383.
15. Alper BS, Lewis PR. Treatment of postherpetic neuralgia: a systematic review of the literature. *J Fam Pract* 2002;51:121–128. Search date 2000; primary sources Medline, Cochrane Controlled Trials Register, Current Contents, and a manual search of reference lists, contact with authors, experts, and the FDA website.
16. Max MB, Schafer SC, Culnane M, et al. Amitriptyline, but not lorazepam, relieves postherpetic neuralgia. *Neurology* 1988;38:1427–1432.
17. Kishore-Kumar R, Max MB, Schafer SC, et al. Desipramine relieves postherpetic neuralgia. *Clin Pharmacol Ther* 1990;47:305–312.
18. Torre-Mollindo F, Ferna A, Barreira R, et al. Local capsaicin 0.025 % in the management of postherpetic neuralgia. *Rev Soc Esp Dolor* 2001;8:468–475.
19. Bernstein JE, Korman NJ, Bickers DR, et al. Topical capsaicin treatment of chronic postherpetic neuralgia. *J Am Acad Dermatol* 1989;21:265–270.
20. Rowbotham MC, Davies PS, Verkempinck C, et al. Lidocaine patch: double-blind controlled study of a new treatment method for postherpetic neuralgia. *Pain* 1996;65:39–44.
21. Backonja, M and Glanzman, RL. Gabapentin dosing for neuropathic pain: evidence from randomized, placebo-controlled trials. *Clin Ther* 2003;25:81–104. Search date not stated; primary sources PubMed, Medline, manufacturer of gabapentin, and clinical trial web sites.
22. Singh D, Kennedy DH. The use of gabapentin for the treatment of postherpetic neuralgia. *Clin Ther* 2003;25:852–889. Search date 2002; primary sources Medline, Embase, Current Contents/Clinical Medicine, Cochrane Controlled Trials Register, Cochrane Database of Systematic Reviews, International Pharmaceutical Abstracts.
23. Stacey BR, Glanzman RL. Use of gabapentin for postherpetic neuralgia: results of two randomized, placebo-controlled studies. *Clin Ther* 2003;25:2597–2608. Search date not stated; primary source Medline.
24. Rice ASC, Maton S, Baronowski AP. Gabapentin in postherpetic neuralgia: A randomized, double blind, placebo controlled study. *Pain* 2001;94:215–224.
25. Rowbotham M, Harden N, Stacey B, et al. Gabapentin for the treatment of postherpetic neuralgia: a randomised controlled trial. *JAMA* 1998;280:1837–1842.
26. Sang CN, Booher S, Gilron I, et al. Dextromethorphan and memantine in painful diabetic neuropathy and postherpetic neuralgia: Efficacy and dose-response trials. *Anesthesiology* 2002;96:1053–1061.
27. Boureau F, Legallicier P, Kabir-Ahmadi, M. Tramadol in post-herpetic neuralgia: a randomized, double-blind, placebo-controlled trial. *Pain* 2003;104:323–331.

Kommentar

Peter Itin

Die heutige Datenlage zum Thema postzosterische Neuralgie lässt folgende Aussage zu: Die frühzeitige orale Gabe von Aciclovir, Famciclovir oder Valaciclovir kann das Auftreten von postherpetischer Neuralgie vermindern.
Eine kürzlich publizierte Metaanalyse belegte die Wirksamkeit zur Reduktion der postherpetischen Neuralgie (Level A) durch epidurale Lokalanästhesie und Steroide gemessen

nach einem Jahr, falls die Therapie innerhalb der ersten 2 Monate nach Herpes zoster begonnen wird (1).

Die topische Applikation von Idoxuridine ist in der Lage, die Schmerzdauer der akuten Herpes-zoster-Erkrankung zu verkürzen. Es werden aber nicht selten Kontaktekzeme beobachtet, welche einerseits durch Sensibilisierung auf das eigentliche Agens, aber auch durch Kreuzreaktionen mit anderen Inhaltsstoffen verursacht werden (2).

Der wichtigste Risikofaktor für die Entwicklung einer postherpetischen Neuralgie ist Alter über 50 Jahre. In einem Patiententotal von 1778 konnte kürzlich mittels Univariante- und Multivariante-Analyse gezeigt werden, dass nicht nur höheres Alter, sondern auch männliches Geschlecht, starke Initialschmerzen, Befall von mehreren Dermatomen und nekrotisierende Hautveränderungen postherpetische Schmerzen voraussagen konnte. Diese Tatsache kann eine wichtige Entscheidungshilfe für den primären Einsatz von antiherpetischen Medikamenten sein (3).

Die Zukunft wird zeigen, ob eine Impfung gegen Varicella-Zoster-Virus auch das Auftreten postzosterischer Neuralgien beeinflussen kann.

Die Wirksamkeit der Behandlung von postherpetischer Neuralgie ist für Gabapentin und trizyklische Antidepressiva belegt.

1. Kumar V, Krone K, Mathieu A. Neuraxial and sympathetic blocks in herpes zoster and postherpetic neuralgia: An appraisal of current evidence. Reg Anesth Pain Med. 2004;29:454–461.
2. Holdiness MR. Contact dermatitis from topical antiviral drugs. Contact Dermatitis 2001;44:265–269.
3. Nagasako EM, Johnson RW, Griffin DRJ, Dworkin RH. Rash severity in herpes zoster: correlates and relationship to postherpetic neuralgia. J.Am.Acad.Dermatol. 2002;46:834–839.

Kommentar

Hans-Christoph Diener

Trizyklische Antidepressiva (Amitriptylin, Nortriptylin, Desipramin und Maprotilin), Gabapentin (1), Pregabalin, retardierte Opioide und topisches Lidocain sind bei der Behandlung der postherpetischen Neuralgie wirksam (2, 3). Es gibt Hinweise darauf, daß Nortriptylin wirksamer ist als Amitriptylin. Zischen den untersuchten Opioiden ergaben sich keine Wirksamkeitsunterschiede. Die NNT für Amitriptylin liegt zwischen minimal 1,6 und maximal 6,2, die NNT für Opioide um 3,0. Die NNT für Gabapentin liegt zwischen 2,2 und 3,0, die NNT von Pregabalin bei 3,3. Die topische Anwendung einer Salbe mit Acetylsalicylsäure ist ebenfalls wirksam. Möglicherweise ist die intrathekale Gabe von Methylprednisolon wirksam. Hier muß allerdings das Risiko einer medikamenteninduzierten Meningitis und Arachnoiditis erwogen werden. Unwirksam sind Akupunktur, Dextromethorphan, Indomethazin, Lorazepam, epidurales Methylprednisolon und Vitamin E.

1. Rice ASC, Maton S, Postherpetic Neuralgia Study Group. Gabapentin in postherpetic Neuralgia: a randomized, double blind, placebo controlled study. Pain 2001;94:215–224
2. Collins SL, Moore RA, McQuay HJ, Wiffen P. Antidepressants and anticonvulsants for diabetic neuropathy and postherpetic neuralgia: A quantitative systematic review. J Pain Symptom Management 2000,20: 449–458
3. Dubinsky RM, Kabbani H, El-Chami Z, Boutwell C, Ali H. Practice parameter: treatment of postherpetic neuralgia. An evidence-based report of the Qualitiy Standards of the American Academy of Neurology. Neurology 2004;63:959–965

HIV-Infektion

Suchdatum: Juli 2003

Martin Talbot

Frage **Welche Effekte haben präventive Maßnahmen?**

Nutzen belegt

Frühzeitige Diagnose und Therapie sexuell übertragbarer Krankheiten [5, 6]
Einer RCT zufolge senkt die frühzeitige Diagnose und Therapie sexuell übertragbarer Krankheiten das Risiko einer HIV-Infektion über 2 Jahre hinweg signifikant.

Nutzen wahrscheinlich

Postexpositionsprophylaxe bei Angehörigen der Gesundheitsberufe (auf der Grundlage von Beobachtungsstudien und indirekt aus RCTs aus anderen Bereichen) [2, 10–12]
Eine Fallkontrollstudie ergab begrenzte Hinweise darauf, dass eine Postexpositionsprophylaxe mit Zidovudin das Risiko einer HIV-Infektion über 6 Monate senken kann. Belege aus anderen Settings sprechen dafür, dass eine Kombination aus mehreren antiretroviralen Substanzen effektiver ist als Zidovudin allein.

Wirksamkeit unbekannt

Ungezielte Massenbehandlung sexuell übertragbarer Krankheiten [7–9]
Eine RCT ergab hinsichtlich der Inzidenz von HIV über 20 Monate keinen signifikanten Unterschied zwischen einer ungezielten Massenbehandlung mit Therapeutika für sexuell übertragbare Krankheiten und keiner Behandlung.

Frage **Welche Effekte haben unterschiedliche Behandlungsmethoden?**

Nutzen belegt

Kombinationstherapie mit drei antiretroviralen Substanzen (im Vergleich zu einer Zweierkombination) [21–25]
Einer systematischen Übersicht zufolge verlangsamen Kombinationstherapien mit drei antiretroviralen Substanzen im Vergleich zu Zweierkombinationen das Fortschreiten der Erkrankung zum Tod. Einige der überprüften Studien beinhalteten als dritte Komponente einen nichtnukleosidischen Reverse-Transskriptase-Hemmer, bei anderen war die dritte Substanz ein Proteasehemmer.

Kombinationstherapie mit zwei antiretroviralen Substanzen (im Vergleich zu Einzelsubstanzen) [13–20]
Großen RCTs mit Nachbeobachtungszeiten von 1–3 Jahren zufolge verringern Kombinationstherapien mit zwei antiretroviralen Substanzen (Zidovudin plus ein weiteres Nukleosid oder ein Proteasehemmer) im Vergleich zur alleinigen Gabe von Zidovudin das Risiko neuer aids-definierender Erkrankungen. In allen Behandlungsgruppen kam es häufig zu Nebenwirkungen.

Wirksamkeit unbekannt

Frühzeitige im Vergleich zu verzögerter antiretroviraler Behandlung mit Kombinationsschemata[26, 27]

In einer systematischen Übersicht wurde die frühzeitige mit der verzögerten antiretroviralen Behandlung verglichen, jedoch begannen alle RCTs zu einer Zeit, als Zidovudin das einzige verfügbare Medikament war. Insgesamt zeigte die systematische Übersicht hinsichtlich des Risikos eines aids-freien Überlebens oder des Gesamtüberlebens bei erweiterter Nachbeobachtung keinen signifikanten Unterschied.

Definition

Als HIV-Infektion bezeichnet man die Infektion mit dem Human Immunodeficiency Virus, Typ 1 oder 2. Klinisch ist sie charakterisiert durch eine unterschiedlich lange (durchschnittlich ca. 8–10 Jahre) Phase einer asymptomatischen Infektion, auf die bei abnehmender Immunfunktion wiederholte Krankheitsphasen unterschiedlichen und zunehmenden Schweregrades folgen. Die Art der Erkrankung richtet sich stark nach dem jeweiligen Land, der Verfügbarkeit spezifischer HIV-Therapieschemata und der Prävention opportunistischer Infektionen.

Inzidenz/ Prävalenz

Weltweite Schätzungen sprechen dafür, dass im Juni 2001 etwa 51 Mio. Menschen mit HIV infiziert und in der Folge etwa 16 Mio. Menschen daran gestorben waren, und dass täglich etwa 16.000 Neuinfektionen hinzukommen.[1] Rund 90 % der HIV-Infektionen treten in den Entwicklungsländern auf. Beruflich erworbene HIV-Infektionen bei Angehörigen der Gesundheitsversorgung wurden in 95 gesicherten und 191 möglichen Fällen dokumentiert, wobei es sich hier wahrscheinlich um eine zu niedrige Schätzung handelt.[2]

Ätiologie/ Risikofaktoren

Der Hauptrisikofaktor für die Übertragung einer HIV-Infektion ist ungeschützter hetero- und homosexueller Geschlechtsverkehr. Weitere Risikofaktoren sind Nadelverletzungen, die gemeinsame Nutzung von Injektionsbesteck und Bluttransfusionen. Eine HIV-infizierte Frau kann das Virus auch auf ihr Ungeborenes übertragen. Dies wurde bei 15–30 % der schwangeren HIV-Infizierten dokumentiert. Nicht jede HIV-exponierte Person infiziert sich auch, selbst wenn das Risiko bei wiederholter Exposition, hohen Dosen oder durch Blut steigt. Bei Patienten mit sexuell übertragbaren Krankheiten ist das Risiko einer HIV-Infektion mindestens 2 bis 5 Mal höher.[3]

Prognose

Unbehandelt erkrankt im Laufe von ca. 10 Jahren etwa die Hälfte der HIV-Infizierten und stirbt an AIDS. In einer Metaanalyse von 13 Kohortenstudien aus Europa und den USA wurden 12574 bislang unbehandelte Patienten betrachtet, die eine hoch aktive antiretrovirale Therapie mit einer Kombination von mindestens drei Substanzen begannen.[4] Im Laufe von 24310 Personenjahren an Nachbeobachtung entwickelten 1094 Patienten AIDS oder starben. Der Ausgangswert für die CD4-Zellzahl und die anfängliche HIV-1-Viruslast standen in einem Zusammenhang mit dem Fortschreiten zu AIDS oder zum Tode. Weitere Prädiktoren eines schlechten Ergebnisses waren fortgeschrittenes Alter, Infektion durch i.v. Drogenkonsum und eine bereits bestehende AIDS-Diagnose. Vorherrschender prognostischer Faktor bei Patienten am Beginn einer hoch aktiven antiretroviralen Therapie war die anfängliche CD4-Zellzahl. Es zeigte sich, dass das Ansprechen auf eine antiretrovirale Therapie von genetischen Faktoren beeinflusst wird, was jedoch in der Metaanalyse unberücksichtigt blieb.[4]

Literatur

1. United Nations AIDS website. (http://www.unaids.org, last accessed 19 February 2004).
2. Public Health Laboratory Services. *Occupational transmission of HIV. Summary of published reports.* London: PHLS, December 1997.
3. Centers for Disease Control and Prevention. HIV prevention through early detection and treatment of other sexually transmitted diseases—United States. *MMWR Morb Mortal Wkly Rep* 1998;47: RR12.
4. Egger M, May M, Chene G, et al. Prognosis of HIV-1-infected patients starting highly active antiretrviral therapy: a collaborative analysis of prospective studies. *Lancet* 2002;360:119–128.
5. Grosskurth H, Mosha F, Todd J, et al. Impact of improved treatment of sexually transmitted diseases on HIV infection in rural Tanzania: randomised controlled trial. *Lancet* 1995;346:530–536.
6. Cohen MS, Hoffman IF, Royce RA, et al. Reduction of concentration of HIV-1 in semen after treatment of urethritis: implications for prevention of sexual transmission of HIV-1. *Lancet* 1997;349: 1868–1873.
7. Wawer MJ, Sewankambo NK, Serwadda D, et al. Control of sexually transmitted diseases for AIDS prevention in Uganda: a randomised community trial. *Lancet* 1999;353:525–535.
8. Wilkinson D, Abdool Karim SS, Harrison A, et al. Unrecognised sexually transmitted infections in rural South African women: a hidden epidemic. *Bull World Health Organ* 1999;77:22–28.
9. Wilkinson, D, Rutherford, G. Population-based interventions for reducing sexually-transmitted infections, including HIV infection (Cochrane Review). In *The Cochrane Library.* Issue 4, 2003. Chichester, UK: John Wiley & Sons, Ltd. Search date 2000; primary sources Cochrane Controlled Trials Register, Medline, Embase, conference abstracts, reference lists, contact with authors and experts in the field.
10. Centers for Disease Control and Prevention. Public health service guidelines for the management of health-care worker exposures to HIV and recommendations for post exposure prophylaxis. *MMWR Morb Mortal Wkly Rep* 1998;47:RR7.
11. Cardo DM, Culver DH, Ciesielski CA, et al. Case-control study of HIV seroconversion in health care workers after percutaneous exposure. *N Engl J Med* 1997;337:1485–1490.
12. Connor EM, Sperling RS, Gelber R, et al. Reduction of maternal–infant transmission of human immunodeficiency virus type 1 with zidovudine treatment: paediatric AIDS clinical trials group protocol 076 study group. *N Engl J Med* 1994;331:1173–1180.
13. HIV Trialists' Collaborative Group. Zidovudine, didanosine, and zalcitabine in the treatment of HIV infection: meta-analyses of the randomised evidence. *Lancet* 1999;353:2014–2015. Search date not reported; primary sources Medline, hand searches of conference proceedings, and personal contact with investigators and pharmaceutical companies.
14. Haubrich R, Lalezari J, Follansbee SE, et al. Improved survival and reduced clinical progression in HIV-infected patients with advanced disease treated with saquinavir plus zalcitabine. *Antivir Ther* 1998;3:33–42.
15. CAESAR Co-ordinating Committee. Randomized trial of addition of lamivudine or lamivudine plus loviride to zidovudine-containing regimens for patients with HIV-1 infection: the CAESAR trial. *Lancet* 1997;349:1413–1421.
16. Lewi DS, Suleiman JM, Uip DE, et al. Randomized, double-blind trial comparing indinavir alone, zidovudine alone and indinavir plus zidovudine in antiretroviral therapy-naive HIV-infected individuals with CD4 cells counts between 50 and 250/mm3. *Rev Inst Med Trop Sao Paulo* 2000;42:27–36.
17. Brun-Vezinet F, Boucher C, Loveday C, et al. HIV-1 viral load, phenotype, and resistance in a subset of drug-naive participants from the Delta trial. *Lancet* 1997;350:983–990.
18. D'Aquila RT, Johnson VA, Welles SL, et al. Zidovudine resistance and HIV-1 disease progression during antiretroviral therapy. *Ann Intern Med* 1995;122:401–408.
19. Ledergerber B, Egger M, Opravil M, et al. Clinical progression and virological failure on highly active antiretroviral therapy in HIV-1 patients: a prospective cohort study. *Lancet* 1999;353:863–868.
20. Staszewski S, Miller V, Sabin CA, et al. Virological response to protease inhibitor therapy in an HIV clinic cohort. *AIDS* 1999;13:367–373.
21. Jordan R, Gold L, Cummins C, et al. Systematic review and meta-analysis of evidence for increasing numbers of drugs in antiretroviral therapy. *BMJ* 2002;324:757–760. Search date 2001; primary sources Medline, the Cochrane Library, Embase, CINAHL, PsychLIT, Healthstar, appropriate internet sites such as AIDSTRIALS, citation lists, and contact with pharmaceutical companies.
22. Revicki DA, Moyle G, Stellbrink HJ, et al. Quality of life outcomes of combination zalcitabine–zidovudine, saquinavir–zidovudine, and saquinavir–zalcitabine–zidovudine therapy for HIV-infected adults with CD4 cell counts between 50 and 350/mm3. *AIDS* 1999;13:851–858
23. Stellbrink H-J, Hawkins D, Clumeck N, et al. Randomized, multicentre phase III study of saquinavir plus zidovudine plus zalcitabine in previously untreated or minimally pretreated HIV-infected patients. *Clin Drug Invest* 2000;20:295–307.

24. Mascolini M. Metabolic toxicities and side-effects. Managing the metabolic side-effects of anti-retroviral therapy. *HIV Treat Bull* 2002;3:21–32.
25. Anonymous. PENTA comparison of dual nucleoside-analogue reverse transcriptase inhibitor regimens with and without nelfinavir in children with HIV-1 who have not previously been treated: the PENTA 5 randomised trial. *Lancet* 2002;359:733–740.
26. Darbyshire J, Foulkes M, Peto R, et al. Immediate versus deferred zidovudine (AZT) in asymptomatic or mildly symptomatic HIV infected adults. In: The Cochrane Library, Issue 4, 2003. Chichester, UK: John Wiley & Sons, Ltd. Search date not reported; primary sources Medline, hand searches of conference abstracts, and contact with investigators and pharmaceutical companies.
27. Ioannidis JP, Cappelleri JC, Lau J, et al. Early or deferred zidovudine therapy in HIV-infected patients without an AIDS-defining illness: a meta-analysis. *Ann Intern Med* 1995;122:856–866. Search date 1994; primary sources Medline, AIDSLine, AIDSTrials, AIDSDrugs, CHEMID, hand searches of current contents, and international conferences on AIDS.

Kommentar

Heiner C. Bucher

Die antiretrovirale Kombinationstherapie mit zwei Nukloesid-Analoga und einem Non-Nukleosid-Reverse-Transkriptase-Inhibitor oder Protease-Inhibitor hat zu einer massiven Verbesserung des Überlebens geführt (1). Auf Grund von Resistenzentwicklung sind antiretrovirale Therapien mit einem oder zwei Nukloesid-Analoga grundsätzlich abzulehnen. Ergebnisse aus Kohortenstudien zeigen, dass bei Patienten mit einer HIV-1-Viruslast von <100 000 Kopien /ml, welche eine antiretroviralen Therapie bei einer CD4-Zellzahl von 200–349 /μl oder ≥350/μl begannen, das Überleben vergleichbar war. Es besteht somit indirekte Evidenz, dass mit einer antiretroviralen Therapie bis zu einem Abfall der CD4-Zellen auf Werte von 200–349 /μl zugewartet werden kann (2). Die Entscheidung zum Therapiebeginn muss unter Einbezug des Verlaufes von CD4-Zellzahl und Viruslast individuell gefällt werden. Durch neue Mediamente und einmal täglich Dosierungen kann die Compliance bei reduzierter Tablettenzahl für viele Patienten verbessert werden. Resistenztests zu Theapiebeginn und zu erwartende Nebenwirkungen werden für den Therapieentscheid immer wichtiger und bestimmen die individualisierte moderne antiretrovirale Therapie.

1. Egger M, Hirschel B, Francioli P, et al. Impact of new antiretroviral combination therapies in HIV infected patients in Switzerland: prospective multicentre study. Swiss HIV Cohort Study. *BMJ* 1997; 315:1194–9.
2. Egger M, May M, Chene G, et al. Prognosis of HIV-1-infected patients starting highly active antiretroviral therapy: a collaborative analysis of prospective studies 1. *Lancet* 2002; 360:119–29.

HIV-Infektion: Mutter-Kind-Übertragung

Suchdatum: Januar 2004

Jimmy Volmink und Unati Mablat

Frage **Welche Effekte haben Maßnahmen zur Verringerung einer Übertragung des HI-Virus von der Mutter auf das Kind?**

Nutzen belegt

Antiretrovirale Substanzen[18–31]

Eine systematische Übersicht ergab, dass Zidovudin im Vergleich zu Placebo die Inzidenz einer HIV-Infektion bei Säuglingen senkt. Einer anhand einer systematischen Übersicht ausgewiesenen RCT zufolge senken längere Zidovudin-Zyklen bei Mutter und Kind im Vergleich zu kürzeren Zidovudin-Zyklen die Inzidenz von HIV bei Säuglingen. Einer RCT zufolge führt Nevapirin verglichen mit Zidovudin bei Mutter und Neugeborenem zu einer Senkung des Risikos einer HIV-Übertragung. Eine RCT ergab, dass Nevapirin für Mutter und Kind keinen zusätzlichen Vorteil bringt, wenn die Mutter bereits eine antiretrovirale Standardtherapie erhält. Einer RCT zufolge senkt Zidovudin plus Lamivudin – vor, während und nach der Geburt oder während und nach der Geburt verabreicht – im Vergleich zu Placebo nach 6 Wochen das Risiko einer HIV-Übertragung. Einer RCT zufolge besteht hinsichtlich der HIV-Infektionsrate des Neugeborenen kein Unterschied zwischen einer Nevirapin-Monotherapie und Zidovudin plus Lamivudin, die der Mutter während der Geburt sowie Mutter und Kind nach der Geburt verabreicht werden. Eine RCT zeigte jedoch, dass Nevirapin plus Zidovudin, die einem Kind nach der Geburt zwei Mal täglich über 7 Tage verabreicht werden, im Vergleich zu einer Nevirapin-Einmaldosis unmittelbar nach der Geburt nach 6?8 Wochen die Rate der HIV-Übertragungen verringern.

Nutzen wahrscheinlich

Unterlassen des Stillens (vorausgesetzt, es besteht Zugang zu frischem Wasser und Gesundheitsschulungen)[5]

Eine RCT an HIV-positiven Frauen mit Zugang zu sauberem Wasser und zu Gesundheitsschulungen ergab, dass Flaschennahrung im Vergleich zu Stillen die HIV-Inzidenz bei den Säuglingen nach 24 Monaten senkt, ohne deren Mortalität zu erhöhen.

Elektive Sectio caesarea[32]

Eine RCT ergab begrenzte Hinweise darauf, dass eine elektive Sectio caesarea im Vergleich zur vaginalen Geburt die HIV-Inzidenz bei den Säuglingen nach 18 Monaten senkt.

Wirksamkeit unbekannt

Immuntherapie[32]

Einer RCT zufolge existiert hinsichtlich der HIV-Übertragung auf das Kind kein Unterschied zwischen Säuglingen von Müttern, die zusätzlich zu einer Zidovudin-Therapie entweder mit Hyperimmunglobulin oder mit Immunglobulin ohne HIV-Antikörper behandelt wurden. Die RCT war jedoch u. U. zu klein, um einen klinisch bedeutsamen Unterschied aufzudecken.

Vaginal applizierte Mikrobizide[33, 34]

Einer systematischen Übersicht, die keine RCTs ergab, zufolge gibt es nur unzureichende Belege über die Effekte vaginal applizierter Mikrobizide auf die Übertragung von HIV.

Unwirksamkeit oder Schädlichkeit wahrscheinlich

Vitamine als Nahrungsergänzung[35–40]

Drei RCTs zufolge hat Vitamin A als Nahrungsergänzung bei HIV-positiven Schwangeren im Vergleich zu entweder Placebo oder keiner Vitamin-A-Gabe keinen signifikanten Effekt auf das Risiko einer HIV-Infektion ihres Kindes. Einer RCT zufolge haben Multivitaminpräparate, die der Mutter während der Schwangerschaft und in der Stillzeit verabreicht werden, im Vergleich zu Placebo keinen signifikanten Effekt auf eine HIV-Infektion des Säuglings.

Definition

Die Mutter-Kind-Übertragung einer HIV-Infektion ist definiert als Übertragung einer HIV-Infektion von einer infizierten Mutter auf ihr Kind während der Schwangerschaft, unter den Wehen oder beim Stillen im Säuglingsalter. Eine HIV-1-Infektion kann von der Mutter auf das Kind übertragen werden[1], während eine HIV-2-Infektion nur selten auf diesem Weg übertragen wird[2]. Infizierte Kinder haben bei der Geburt gewöhnlich weder Symptome noch Zeichen von HIV, sondern entwickeln diese im Laufe der folgenden Monate und Jahre.[3]

Inzidenz/ Prävalenz

Einer Übersicht von 13 Kohortenstudien zufolge beträgt das Risiko einer Mutter-Kind-Übertragung von HIV ohne antivirale Behandlung durchschnittlich 15–20 % in Europa, 15–30 % in den USA und 25–35 % in Afrika.[4] Während der Schwangerschaft beträgt das Risiko einer Übertragung schätzungsweise 15–30 %, mit einem zusätzlichen postpartalen Risiko von 10–20 % durch Stillen.[5] Schätzungen von UNAIDS zufolge leben 2,5 Mio. Kinder im Alter unter 5 Jahren mit HIV/AIDS. Über 80 % von ihnen leben im südlich der Sahara gelegenen Teil von Afrika.[6] Allein im Laufe des Jahres 2003 wurden schätzungsweise 700.000 Kinder im Alter von unter 15 Jahren neu mit HIV infiziert (75 % davon im südlich der Sahara gelegenen Teil von Afrika).[6]

Ätiologie/ Risikofaktoren

Die Übertragung von HIV auf das Kind ist umso wahrscheinlicher bei hoher Virusbelastung der Mutter.[1, 7, 8] Bei Frauen mit einer (durch p24-Antigen oder Kultur) nachweisbaren Virämie ist das Risiko einer Übertragung von HIV-1 auf ihre Kinder doppelt so hoch wie bei Frauen, bei denen keine Virämie nachweisbar ist.[1] In prospektiven Studien hat sich auch Stillen als Risikofaktor für eine Mutter-Kind-Übertragung von HIV erwiesen.[9, 10] Weitere Risikofaktoren sind sexuell übertragbare Krankheiten, eine Chorioamnionitis, ein längere Zeit anhaltender Blasensprung, vaginale Geburt, niedrige CD4-Zellzahl, fortgeschrittene HIV-Erkrankung, geburtshilfliche Ereignisse einschließlich Blutung (Episiotomie, Dammriss und intrapartale Blutung), niedriges Alter der Mutter und anamnestisch bekannte Totgeburt.[6, 11–15]

Prognose

Bei etwa 25 % der HIV-infizierten Kinder schreitet die Infektion rasch zu AIDS und zum Tod im 1. Lebensjahr fort. Manche Kinder überleben bis zum Alter von 12 Jahren.[3] In einer europäischen Studie ergab sich eine Mortalität von 15 % im 1. Lebensjahr und von 28 % im Alter von 5 Jahren.[16] Einer Studie aus jüngerer Zeit zufolge betrug die HIV zuzuordnende Mortalität bei Kindern unter 5 Jahren in Afrika südlich der Sahara 1990 2 % und 1999 8 %.[17] In fünf Ländern (Botswana, Namibia, Swaziland, Zambia und Zimbabwe) übersteigen die HIV zuzuordnenden Mortalitätsraten 30/1000 Kinder im Alter von weniger als 5 Jahren.

Literatur

1. John GC, Kreiss J. Mother-to-child transmission of human immunodeficiency virus type 1. *Epidemiol Rev* 1996;18:149–157.
2. Adjorlolo-Johnson G, De Cock KM, Ekpini E, et al. Prospective comparison of mother-to-child transmission of HIV-1 and HIV-2 in Abidjan, Ivory Coast. *JAMA* 1994;272:462–466.
3. Peckham C, Gibb D. Mother-to-child transmission of the human immunodeficiency virus. *N Engl J Med* 1995;333:298–302.
4. Working Group on MTCT of HIV. Rates of mother-to-child transmission of HIV-1 in Africa, America and Europe: results of 13 perinatal studies. *J Acquir Immune Defic Syndr* 1995;8:506–510.
5. Nduati R, John G, Mbori-Ngacha D, et al. Effect of breastfeeding and formula feeding on transmission of HIV-1: a randomized clinical trial. *JAMA* 2000;283:1167–1174.
6. 6 UNAIDS/WHO. Report of the global HIV/AIDS epidemic. December 2003 estimates.
7. Mofenson LM. Epidemiology and determinants of vertical HIV transmission. *Semin Pediatr Infect Dis* 1994;5:252–256.
8. Khouri YF, McIntosh K, Cavacini L, et al. Vertical transmission of HIV-1: correlation with maternal viral load and plasma levels of CD4 binding site anti-gp 120 antibodies. *J Clin Invest* 1995;95:732–737.
9. Dunn DT, Newell ML, Ades AE, et al. Risk of human immunodeficiency virus type-1 transmission through breastfeeding. *Lancet* 1992;240:585–588.
10. Miotti PG, Taha ET, Newton I, et al. HIV transmission through breastfeeding: a study in Malawi. *JAMA* 1999;282:744–749.
11. Nair P, Alger L, Hines S, et al. Maternal and neonatal characteristics associated with HIV infection in infants of seropositive women. *J Acquir Immune Defic Syndr* 1993;6:298–302.
12. Minkoff H, Burns DN, Landesman S, et al. The relationship of the duration of ruptured membranes to vertical transmission of human immunodeficiency virus. *Am J Obstet Gynecol* 1995;173:585–589.
13. European Collaborative Study. Risk factors for mother-to-child transmission of HIV-1. *Lancet* 1992;339:1007–1012.
14. Mofenson LM. A critical review of studies evaluating the relationship of mode of delivery to perinatal transmission of human immunodeficiency virus. *Pediatr Infect Dis J* 1995;14:169–176.
15. Jamieson D, Sibailly TS, Sadek R, et al. HIV-1 viral load and other risk factors for mother- to-child transmission in a breastfeeding population in Cote d'Ivoire. *J Acquir Immune Defic Syndr*2003;34: 430–436.
16. European Collaborative Study. Natural history of vertically acquired human immunodeficiency virus-1 infection. *Pediatrics* 1994;94:815–819.
17. Walker N, Schwartlander B, Bryce J. Meeting international goals in child survival and HIV/AIDS. *Lancet* 2002;360:284–289.
18. Brocklehurst P, Volmink J. Antiretrovirals for reducing the risk of mother-to-child transmission of HIV infection (Cochrane Review). In: The Cochrane Library, Issue 4, 2003. Chichester, UK: John Wiley & Sons, Ltd. Search date 2001; primary sources Cochrane Pregnancy and Childbirth Group Trials Register, Cochrane Controlled Trials Register, and conference abstracts.
19. Connor EM, Sperling RS, Gelber RD, et al. Reduction of maternal–infant transmission of human immunodeficiency type 1 with zidovudine treatment. *N Engl J Med* 1994;311:1173–1180.
20. Shaffer N, Chuachoowong R, Mock PA, et al. Short-course zidovudine for perinatal HIV-1 transmission in Bangkok, Thailand: a randomised controlled trial. *Lancet* 1999;353:773–780.
21. Wiktor SZ, Ekpini E, Karon JM, et al. Short-course oral zidovudine for prevention of mother-to-child transmission of HIV-1 in Abidjan, Cote d'Ivoire: a randomised trial. *Lancet* 1999;353:781–785.
22. Dabis F, Msellati P, Meda N, et al. Six-month efficacy, tolerance, and acceptability of a short regimen of oral zidovudine to reduce vertical transmission of HIV in breastfed children in Cote d'Ivoire and Burkina Faso: a double-blind placebo-controlled multicentre trial. *Lancet* 1999;353:786–792.
23. Lallemant M, Jourdain G, Le Couer S, et al. A trial of shortened zidovudine regimens to prevent mother-to-child transmission of human immunodeficiency virus type 1. *N Engl J Med* 2000;343: 982–991.
24. Guay LA, Musoke P, Fleming T, et al. Intrapartum and neonatal single-dose nevirapine compared with zidovudine for prevention of mother-to-child transmission of HIV-1 in Kampala, Uganda: HIV-NET 012 randomised trial. *Lancet* 1999;354:795–802.
25. Brooks Jackson J, Musoke P, Fleming T, et al. Intrapartum and neonatal single-dose nevirapine compared with zidovudine for prevention of mother-to-child transmission of HIV-1 in Kampala, Uganda:18 month follow-up of the HIVNET 012 randomised trial. *Lancet* 2003;362:859–868.
26. Dorenbaum A, Cunningham CK, Gelber RD, et al. Two-dose intrapartum/newborn nevirapine and standard antiretroviral therapy to reduce perinatal HIV transmission. A randomized trial. *JAMA* 2002;288:189–198.
27. Petra Study Team. Efficacy of three short-course regimens of zidovudine and lamivudine in preventing early and late transmission of HIV-1 from mother to child in Tanzania, South Africa, and Uganda (Petra study): a randomised, double-blind, placebo-controlled trial. *Lancet* 2002;359:1178–1186.

28. Moodley D, Moodley J, Coovadia H, et al. A multicenter randomized controlled trial of nevirapine versus a combination of zidovudine and lamivudine to reduce intrapartum and early postpartum mother-to-child transmission of human immunodeficiency virus type 1. *J Infect Dis* 2003;187:725–735.
29. Taha ET, Kumwenda N, Gibbons A, et al. Short post-exposure prophylaxis in newborn babies to reduce mother- to-child transmission of HIV-1: NVAZ randomized clinical trial. *Lancet* 2003;362: 1171–1177.
30. Sperling RS, Shapiro DE, McSherry GD, et al. Safety of the maternal–infant zidovudine regimen utilized in the Pediatric AIDS Clinical Trial Group 076 Study. *AIDS* 1998;12:1805–1813.
31. Culnane M, Fowler MG, Lee S, et al. Lack of long term effects of *in utero* exposure to zidovudine among uninfected children born to HIV-infected women. *JAMA* 1999;281:151–157.
32. Brocklehurst P. Interventions for decreasing the risk of mother-to-child transmission of HIV infection. In: The Cochrane Library, Issue 4, 2003. Chichester, UK: John Wiley & Sons, Ltd. Search date not stated; primary sources Cochrane Pregnancy and Childbirth Group Trials Register and Cochrane Controlled Trials Register.
33. Shey Wiysonge CU, Brocklehurst P, Sterne JAC. Vaginal disinfection during labour for reducing the risk of mother-to-child transmission of HIV infection (Cochrane Review). In: The Cochrane Library, Issue 4, 2003. Chichester, UK: John Wiley & Sons, Ltd. Search date 2002; primary sources Cochrane Controlled Trials Register, Cochrane Pregnancy and Childbirth Group Trials Register, Pubmed, Embase, Aidsline, Lilacs, Aidstrials, Aidsdrugs, reference lists, conference abstracts, and contact with experts and pharmaceutical companies.
34. Gaillard P, Mwanyumba F, Verhofstede C, et al. Vaginal lavage with chlorhexidine during labour to reduce mother-to-child HIV transmission: clinical trial in Mombassa, Kenya. *AIDS* 2001;15:389–396.
35. Shey Wiysonge CU, Brocklehurst P, Sterne JAC. Vitamin A supplementation for reducing the risk of mother-to-child transmission of HIV infection (Cochrane Review). In: The Cochrane Library, Issue 4, 2003. Chichester, UK: John Wiley & Sons, Ltd. Search date 2002: primary sources Cochrane Controlled Trials Register, Cochrane Pregnancy and Childbirth Group Trials Register, Pubmed, Embase, Aidsline, Lilacs, Aidstrials, Aidsdrugs, Reference lists, Conference abstracts, contact with experts and pharmaceutical companies.
36. Fawzi WW, Msamanga G, Hunter D, et al. Randomized trial of vitamin supplements in relation to vertical transmission of HIV-1 in Tanzania. *J Acquir Immune Defic Syndr* 2000;23:246–254.
37. Coutsoudis A, Pillay K, Spooner E, et al. Randomized trial testing the effect of vitamin A supplementation on pregnancy outcomes and early, mother-to-child HIV-1 transmission in Durban, South Africa. *AIDS* 1999;13:1517–1524.
38. Fawzi WW, Msamanga GI, Hunter D, et al. Randomized trial of vitamin supplements in relation to transmission of HIV-1 through breastfeeding and early child mortality. *AIDS* 2002;16:1935–1944.
39. Kumwenda N, Miotti PG, Taha TE, et al. Antenatal vitamin A supplementation increases birth weight and decreases anemia among infants born to human immunodeficiency virus-infected women in Malawi. *Clin Infect Dis* 2002;35:618–624.
40. Fawzi WW, Hunter DJ. Vitamins in HIV disease progression and vertical transmission. *Epidemiology* 1998;9:457–466.

Kommentar

Christoph Rudin

Mit einer anitretroviralen Therapie (ART) während der Schwangerschaft lässt sich die vertikale HIV-Transmission um mindestens zwei Drittel reduzieren (PACTG-076). Auch vereinfachte Zidovudin-Protokolle mit verkürzter Therapiedauer und Verzicht auf die intravenöse Gabe unter der Geburt sind wirksam. Allerdings besteht ein direkter Zusammenhang zwischen mütterlicher Viruslast und Transmissionsrisiko auf das Kind. Deshalb sollte, wo immer möglich, heute jede HIV-infizierte schwangere Frau mit einer antiretroviralen Dreierkombination (i.a. mit zwei NRTIs und einem PI) behandelt werden. Dabei sollte der Therapiebeginn so gewählt werden, dass bis zur Geburt des Kindes mit größter Wahrscheinlichkeit eine unmessbare Viruslast erreicht wird (1). In einer großen Metaanalyse (2) wurde ein additiver Effekt von ART und elektiver Kaiserschnittentbindung nachgewiesen. Mit optimaler Prävention (ART, elektive Sektio, Verzicht auf das Stillen) resultieren heute vertikale Transmissionsraten <2 %. Nach Behandlung der Mutter mit den heute üblichen antiretroviralen Dreierkombinationen (HAART) während der Schwangerschaft werden ähnliche Erfolge erzielt. Als kostengünstige und einfache Alternative bietet sich für Länder mit beschränkten Ressourcen eine orale Einmaldosis von Nevirapin bei Mutter und Kind an. Auch damit werden 50 % der Ansteckungen verhindert

(3). In stillenden Populationen bleibt ein gewisser Schutz auch nach 2 Jahren nachweisbar. Allerdings führt diese Intervention in etwa einem Drittel der Fälle sowohl bei den Müttern als auch bei ihren infizierten Kindern zur Resistenzentwicklung, die höchstwahrscheinlich den Erfolg einer späteren ART beeinträchtigen kann (4). Mit einer zusätzlichen Gabe von ZDV und Lamivudin während 4–7 Tagen post partum scheint es offenbar möglich, die Häufigkeit dieser Resistenzentwicklung zu verringern (5). Sicher ist Stillen ein wesentliches zusätzliches Infektionsrisiko. Es kann aber nur dort darauf verzichtet werden, wo die Voraussetzungen für eine Flaschennahrung (sauberes Wasser, Verfügbarkeit) gegeben sind. Ansonsten bietet ausschließliches Stillen (ohne Beikost) einen gewissen Schutz vor Ansteckung.

1. Rizzardi GP, Tambussi G, Bart PA, et al.: Virological and immunological responses to HAART in asymptomatic therapy-naive HIV-1-infected subjects according to CD4 cell count. *AIDS* 14 (15):2257–63 (2000)
2. The International Perinatal HIV Group: Mode of delivery and vertical transmission of human immunodeficiency virus type 1: A meta-analysis from fifteen prospective cohort studies. *NEJM* 1999; 340:977–87.
3. Guay LA, Musoke P, Fleming T et al.: Intrapartum and neonatal single-dose nevirapine compared with zidovudine for prevention of mother-to-child transmission of HIV-1 in Kampala, Uganda: HIVNET 012 randomised trial. *Lancet* 1999 Sep 4;354(9181):795–802.
4. Jourdain G., Ngo-Giang-Huong N., LeCoeur S., et al.: Intrapartum exposure to nevirapine and subsequent maternal responses to nevirapine-based antiretroviral therapy. *N Engl J Med* 2004; 351:229–40
5. McINtyre J., Mayers D., et al.: Addition of short course combivir (CBV) to single dose viramune (sdNVP) for prevention of mothers to child transmission (MCTC) of HIV-1 cam significantly decrease the subsequent development of maternal NNRTI-resistant virus. XV International AIDS Conference, Bangkok, 11–16 July 2004, LbOrB09.

HIV-Infektion: Pneumocystis-Pneumonie

Suchdatum: November 2004

Richard Bellamy

Frage **Welche Effekte haben Behandlungsmethoden gegen Pneumocystis-Pneumonie HIV-Infizierter?**

Nutzen belegt

Atovaquon[10–12]

Es fanden sich keine RCTs, in denen Atovaquon als Mittel der ersten Wahl bei HIV-Infizierten mit Pneumocystis-Pneumonie mit Placebo oder keiner Behandlung verglichen wurde. Einer RCT zufolge ist Atovaquon weniger wirksam als Trimethoprim-Sulfamethoxazol. Eine RCT ergab, dass Atovaquon ebenso wirksam ist wie i. v. verabreichtes Pentamidin. Nebenwirkungen, die einen Therapieabbruch erforderlich machen, treten unter Atovaquon seltener auf als unter Trimethoprim-Sulfamethoxazol oder i. v. verabreichtem Pentamidin.

Clindamycin-Primaquin[13–15]

Es fanden sich keine RCTs, in denen bei HIV-Infizierten Clindamycin-Primaquin als Therapie der ersten Wahl gegen Pneumocystis-Pneumonie mit Placebo verglichen wird. RCTs zufolge ist Clindamycin-Primaquin ebenso wirksam wie Trimethoprim-Sulfamethoxazol oder Trimethoprim-Dapson, und hinsichtlich der Rate schwerer Nebenwirkungen besteh kein signifikanter Unterschied.

Pentamidin (als Aerosol)[4, 5, 9]

Es fanden sich keine RCTs, in denen Pentamidin in Aerosolform als Mittel der ersten Wahl bei HIV-Infizierten mit Pneumocystis-Pneumonie mit Placebo oder keiner Behandlung verglichen wurde. Zwei RCTs ergaben bezüglich der Mortalität keinen signifikanten Unterschied zwischen Pentamidin in Aerosolform und Trimethoprim-Sulfamethoxazol, zeigten jedoch für Pentamidin in Aerosolform weniger gravierende Nebenwirkungen. Einer RCT zufolge besteht bezüglich der Mortalität kein signifikanter Unterschied zwischen Pentamidin in Aerosolform und Pentamidin als i. v. Darreichung.

Pentamidin (intravenös)[6–8]

Es fanden sich keine RCTs, in denen i. v. verabreichtes Pentamidin als Mittel der ersten Wahl bei HIV-Infizierten mit Pneumocystis-Pneumonie mit Placebo oder keiner Behandlung verglichen wurde. Zwei RCTs ergaben bezüglich der Mortalität, eines Therapieversagens oder in Bezug auf Nebenwirkungen keinen signifikanten Unterschied zwischen i. v. verabreichtem Pentamidin und Trimethoprim-Sulfamethoxazol. Einer dritten RCT zufolge erhöht jedoch i. v. verabreichtes Pentamidin im Vergleich zu Trimethoprim-Sulfamethoxazol die Mortalität. Eine RCT ergab keinen signifikanten Unterschied zwischen i. v. verabreichtem Pentamidin und Atovaquon, wobei Atovaquon weniger Nebenwirkungen verursachte, die einen Abbruch der Therapie erforderten. Einer RCT zufolge besteht hinsichtlich der Mortalität oder des Therapieversagens kein signifikanter Unterschied zwischen i.v. und als Aerosol verabreichtem Pentamidin.

TMP-Dapson (Trimethoprim-Dapson)[14, 16]

Es fanden sich keine RCTs, in denen TMP-Dapson als Mittel der ersten Wahl bei HIV-Infizierten mit Pneumocystis-Pneumonie mit Placebo oder keiner Behandlung verglichen wurde. RCTs zufolge ist TMP-Dapson so effektiv wie Trimethoprim-Sulfamethoxazol, mit ähnlichen Nebenswirkungsraten. Einer RCT zufolge ist TMP-Dapson so effektiv wie Clindamycin-Primaquin.

TMP-SMX (Trimethoprim-Sulfamethoxazol, Co-trimoxazol)[4–8]

Es fanden sich keine RCTs, in denen TMP-SMX als Mittel der ersten Wahl bei HIV-Infizierten mit Pneumocystis-Pneumonie mit Placebo oder keiner Behandlung verglichen wurde. Einer RCT zufolge ist TMP-SMX wirksamer als Atovaquon. Zwei RCTs zufolge besteht hinsichtlich der Mortalität, des Therapieversagens oder der Nebenwirkungen kein signifikanter Unterschied zwischen i.v. verabreichtem Pentamidin und TMP-SMX. Einer dritten RCT zufolge senkt jedoch Trimethoprim-Sulfamethoxazol im Vergleich zu i. v. verabreichtem Pentamidin die Mortalität. RCTs zufolge ist TMP-SMX ebenso wirksam wie Clindamycin-Primaquin, TMP-Dapson und als Aerosol verabreichtes Pentamidin. RCTs zufolge sind Nebenwirkungen, die einen Therapieabbruch erfordern, unter TMP-SMX häufiger als unter Atovaquon oder Pentamidin in Aerosolform.

Frage **Welche Effekte haben adjuvante Kortikosteroide bei HIV-Infizierten, deren Pneumocystis-Pneumonie mit Medikamenten der ersten Wahl behandelt wird?**

Nutzen belegt

Adjuvante Kortikosteroide bei mittlerer bis schwerer Pneumocystis-Pneumonie[17–24]

Einer systematischen Übersicht zufolge senken adjuvante Kortikosteroide die Mortalität, wenn sie zu einem frühen Zeitpunkt in der Behandlung einer mittleren bis schweren Pneumocystis-Pneumonie (siehe unten, „Definition") eingesetzt werden.

Wirksamkeit unbekannt

Adjuvante Kortikosteroide bei leichter Pneumocystis-Pneumonie[17–24]

Es fanden sich nur unzureichende Belege für die Effekte adjuvanter Kortikosteroide in der frühen Behandlung einer leichten Pneumocystis-Pneumonie bei HIV-Infizierten (siehe „unten, Definition").

Frage **Welche Effekte haben Behandlungsmethoden gegen eine Pneumocystis-Pneumonie HIV-Infizierter, die auf eine entsprechende Therapie erster Wahl nicht angesprochen haben?**

Wirksamkeit unbekannt

Behandlungsmethoden nach Versagen der Therapie erster Wahl[25]

Es fanden sich weder eine systematische Übersicht noch RCTs an HIV-Infizierten mit Pneumocystis-Pneumonie, in denen die Wirksamkeit und Nebenwirkungen unterschiedlicher Therapieformen nach Versagen einer entsprechenden Therapie erster Wahl miteinander verglichen werden. Eine systematische Übersicht von kontrollierten Studien, Fallreihen und Fallberichten spricht dafür, dass Clindamycin-Primaquin in dieser Situation wirksamer als andere Therapieformen sein kann.

Definition Die Pneumocystis-Pneumonie wird durch eine opportunistische Infektion mit dem Pilz *Pneumocystis jirovecii* bei immungeschwächten Patienten verursacht. Die meisten Fälle treten bei HIV-Infizierten auf, bei denen die Erkrankung zu den AIDS-definierenden Krankheiten gehört. Die Pneumonie wird im Allgemeinen als **leicht** definiert, wenn der P_aO_2 bei Raumtemperatur über 70 mmHg und/oder der alveoloartielle Sauerstoffgradient unter 35 mmHg liegt. Sie wird im Allgemeinen als **mittel bzw. schwer** bezeichnet, wenn der P_aO_2 bei Raumtemperatur unter 70 mmHg und/oder der alveoloartielle Sauerstoffgradient über 35 mmHg liegt. Dieses Kapitel konzentriert sich auf die Pneumocystis-Pneumonie bei immungeschwächten Patienten. Die Prävention einer Pneumocystis-Pneumonie wird im Kapitel über HIV besprochen (siehe „Prävention opportunistischer Infektionen", S. 421).

Inzidenz/ Prävalenz

Die Pneumocystis-Pneumonie ist die häufigste AIDS-definierende Krankheit in Industrieländern.[1] Vielleicht kommt sie auch in Entwicklungsländern häufig vor, obwohl die Prävalenz dort auf Grund der Schwierigkeiten bei der Diagnose schwerer zu beurteilen ist. Vor dem großflächigen Einsatz der Prophylaxe schätzte man, dass etwa 80 % der AIDS-Patienten irgendwann eine Pneumocystis-Pneumonie bekommen.[2] Die großflächige Prophylaxe gegen Pneumocystis-Pneumonie sowie die hochwirksame antiretrovirale Therapie hat die Inzidenz dieser Infektion dramatisch reduziert (siehe „Prävention opportunistischer Infektionen", S. 421).

Ätiologie/ Risikofaktoren

Zu den Risikofaktoren einer Pneumocystis-Pneumonie gehören eine HIV-Infektion, primäre Immunschwächen, Frühgeburt, Krebs, Immunsuppressiva nach Organtransplantation sowie die Langzeitanwendung von Kortikosteroiden. Die HIV-Infektion ist heute für die überwältigende Mehrzahl der Fälle von Pneumocystis-Pneumonie verantwortlich. Unter den HIV-infizierten Erwachsenen sind diejenigen mit einer CD_4-Zellzahl von weniger als 200/mm^3 am stärksten gefährdet, und die durchschnittliche CD_4-Zellzahl bei der Diagnose einer Pneumocystis-Pneumonie beträgt etwa 50 Zellen pro Kubikmillimeter.

Prognose

Allgemein ist man der Ansicht, dass die Pneumocystis-Pneumonie bei einem HIV-Infizierten unbehandelt mit Sicherheit tödlich verläuft. Aus ethischen Gründen gibt es keine Studien, in denen die kurzfristige Prognose ohne Behandlung untersucht wird. Patienten mit AIDS und Pneumocystis-Pneumonie haben oft noch weitere schwere opportunistische Infektionen, die ihre Prognose negativ beeinflussen können.

Literatur

1. Selik Rm, Starcher ET, Curran JW. Opportunistic diseases reported in AIDS patients: frequencies, associations and trends. AIDS 1987;1:175–182.
2. Glatt AE, Chirgwin K, Landesman SH. Treatment of infections associated with human immunodeficiency virus. N Engl J Med 1988;318:1439–1448.
3. Phair J, Munoz A, Detels R, et al. The risk of Pneumocystis carinii pneumonia in the acquired immunodeficiency syndrome. N Engl J Med 1990;322:161–165.
4. Arasteh KN, Vohringer HF, Heise WS, et al. Pentamidine aerosol vs cotrimoxazole in the treatment of slight to moderate Pneumocystis carinii pneumonia. Drug Invest 1994;8:321–330.
5. Montgomery AB, Feigal DW Jr, Sattler F, et al. Pentamidine aerosol versus trimethoprim–sulfamethoxazole for Pneumocystis carinii in acquired immune deficiency syndrome. Am J Respir Crit Care Med 1995;151:1068–1074.
6. Wharton JM, Coleman DL, Wofsy CB, et al. Trimethoprim–sulfamethoxazole or pentamidine for Pneumocystis carinii pneumonia in the acquired immunodeficiency syndrome. A prospective randomized trial. Ann Intern Med 1986;105:37–44.
7. Sattler FR, Cowan R, Nielsen DM, et al. Trimethoprim–sulfamethxazole compared with pentamidine for treatment of Pneumocystis carinii pneumonia in the acquired immunodeficiency syndrome. A prospective, noncrossover study. Ann Intern Med 1988;109:280–287.
8. Klein NC, Duncanson FP, Lenox TH, et al. Trimethoprim–sulfamethoxazole versus pentamidine for Pneumocystis carinii pneumonia in AIDS patients: results of a large prospective randomized treatment trial. AIDS 1992;6:301–305.
9. Conte JE Jr, Chernoff D, Feigal DW Jr, et al. Intravenous or inhaled pentamidine for treating Pneumocystis carinii pneumonia in AIDS. A randomized trial. Ann Intern Med 1990;113:203–209.

10. Hughes W, Leoung G, Kramer F, et al. Comparison of atovaquone (566C80) with trimethoprim–sulfamethxazole to treat Pneumocystis carinii pneumonia in patients with AIDS. N Engl J Med 1993;328:1521–1527.
11. Dohn MN, Weinberg WG, Torres RA, et al. Oral atovaquone compared with intravenous pentamidine for Pneumocystis carinii pneumonia in patients with AIDS. Ann Intern Med 1994;121:174–180.
12. Hughes WT, LaFon SW, Scott JD, et al. Adverse events associated with trimethoprim–sulfamethoxazole and atovaquone during the treatment of AIDS-related Pneumocystis carinii pneumonia. J Infect Dis 1995;171:1295–1301.
13. Toma E, Fournier S, Dumont M, et al. Clindamycin/primaquine versus trimethoprim–sulfamethoxazole as primary therapy for Pneumocystis carinii pneumonia in AIDS: a randomized, double-blind pilot trial. Clin Infect Dis 1993;17:178–184.
14. Safrin S, Finkelstein DM, Feinberg J, et al. Comparison of three regimens for treatment of mild to moderate Pneumocystis carinii pneumonia in patients with AIDS. A double-blind, randomized trial of oral trimethoprim–sulfamethoxazole, dapsone-trimethoprim, and clindamycin–primaquine. ACTG 108 Study Group. Ann Intern Med 1996;124:792–802.
15. Toma E, Thorne A, Singer J, et al. Clindamycin with primaquine vs. trimethoprim–sulfamethoxazole therapy for mild and moderately severe Pneumocystis carinii pneumonia in patients with AIDS: a multicenter, double-blind, randomized trial (CTN 004). Clin Infect Dis 1998;27:524–530.
16. Medina I, Mills J, Leoung G, et al. Oral therapy for Pneumocystis carinii pneumonia in the acquired immunodeficiency syndrome. A controlled trial of trimethoprim–sulfamethoxazole versus trimethoprim–dapsone. N Engl J Med 1990;323:776–782.
17. Sistek CJ, Wordell CJ, Hauptman SP. Adjuvant corticosteroid therapy for Pneumocystis carinii pneumonia in AIDS patients. Ann Pharmacother 1992;26:1127–1133.
18. Bozzette SA, Sattler FR, Chiu J, et al. A controlled trial of early adjunctive treatment with corticosteroids for Pneumocystis carinii pneumonia in the acquired immunodeficiency syndrome. California Collaborative Treatment Group. N Engl J Med 1990;323:1451–1457.
19. Gagnon S, Boota AM, Fischl MA, et al. Corticosteroids as adjunctive therapy for severe Pneumocystis carinii pneumonia in the acquired immunodeficiency syndrome. A double-blind, placebo-controlled trial. N Engl J Med 1990;323:1444–1450.
20. Montaner JSG, Lawson LM, Levitt N, et al. Corticosteroids prevent early deterioration in patients with moderately severe Pneumocystis carinii pneumonia and the acquired immunodeficiency syndrome (AIDS). Ann Intern Med 1990;113:14–20.
21. Montaner JSG, Guillemi S, Quieffin J, et al. Oral corticosteroids in patients with mild Pneumocystis carinii pneumonia and the acquired immune deficiency syndrome (AIDS). Tuber Lung Dis 1993;74: 173–179.
22. Clement M, Edison R, Turner J, et al. Corticosteroids as adjunctive therapy in severe Pneumocystis carinii pneumonia; a prospective, placebo-controlled trial. Am Rev Respir Dis 1989;139:A250.
23. Nielsen TL, Eeftinck Schattenkerk JK, Jensen BN, et al. Adjunctive corticosteroid therapy for Pneumocystis carinii pneumonia in AIDS: a randomized European multicenter open label study. J Acquir Immune Defic Syndr Hum Retrovirol 1992;5:726–731.
24. Walmsley S, Levinton C, Brunton J. A multicenter randomized double-blind placebo-controlled trial of adjunctive corticosteroids in the treatment of Pneumocystis carinii pneumonia complicating the acquired immune deficiency syndrome. J Acquir Immune Defic Syndr Hum Retrovirol 1995;8: 348–357.
25. Smego RA Jr, Nagar S, Maloba B, et al. A meta-analysis of salvage therapy for Pneumocystis carinii pneumonia. Arch Intern Med 2001;161:1529–1533. Search date 1999; primary sources Medline plus hand searches of Index Medicus, Current Contents, bibliographies of articles, and major infectious disease textbooks.

Kommentar

Hansjakob Furrer

Die Pneumocystis-Pneumonie (PCP) war neben dem Kaposi-Sarkom die Markerkrankheit, welche zur Beschreibung von AIDS geführt hat. Wegen ihrer Häufigkeit bei HIV-infizierten Menschen mit schwerem Immundefekt ist sie die opportunistische Infektion (OI), zu welcher am meisten RCT und systematische Übersichten publiziert wurden. Praktisch alle diese Arbeiten basieren auf Daten der Frühphase der AIDS-Epidemie, und vielen RCTs mangelte es an Power, um auch klinisch relevante Unterschiede zwischen unterschiedlichen Behandlungen zeigen zu können. Um die Aussagen der zitierten Studien in die heutige klinische Praxis zu übertragen, müssen die untersuchten Patientenpopulationen genau angeschaut werden. Diese differieren stark zwischen den einzelnen Studien, was am besten an den Mortalitätsraten bis zum Ende der Behandlung zwischen 1 und über 30 % bei vergleichbaren Therapien illustriert wird (1, 2). Der Anteil an eingeschlossenen Patienten mit vorgängigen Episoden von PCP und anderen opportunistischen Infektionen variiert ebenfalls stark. Diese Inhomogenität in den Patientenpopulationen reduziert auch die Aussagekraft von systematischen Übersichten. Erstaunlicherweise gibt es keine RCTs zur Dosierung der zusätzlichen Kortikosteroide und zur angesichts der Toxizität der Behandlung wichtigen Frage der Therapiedauer, sodass auch milde Formen der PCP drei Wochen behandelt werden. Bei allen Schwierigkeiten bei der Übertragung dieser Resultate in die heutige Zeit bleiben die Hauptaussagen dieser Studien 1. erste Wahl Trimethoprim/Sulfomethoxazol intravenös oder peroral und 2. Früheinsatz von Kortikosteroiden bei mittelschwerer bis schwerer PCP. Bei Therapieversagen und -unverträglichkeiten muss individuell entschieden werden (3).

In vielen Tertiärspitälern werden in den letzten Jahren mehr PCPs bei HIV-negativen Immunsupprimierten als bei AIDS-Patienten beobachtet (4, 5). Für diese immer wichtigere Patientengruppe fehlen evidenzbasierte Grundlagen zur Wahl der Therapie, zum Einsatz von Kortikosteroiden, zur Therapiedauer und Indikation zur Prophylaxe völlig.

1. Hughes W, Leoung G, Kramer F, Bozzette SA, Safrin S, Frame P et al. Comparison of atovaquone (566C80) with trimethoprim-sulfamethoxazole to treat Pneumocystis carinii pneumonia in patients with AIDS. N Engl J Med 1993; 328(21):1521–1527.
2. Klein NC, Duncanson FP, Lenox TH, Forszpaniak C, Sherer CB, Quentzel H et al. Trimethoprim-sulfamethoxazole versus pentamidine for Pneumocystis carinii pneumonia in AIDS patients: results of a large prospective randomized treatment trial. AIDS 1992; 6(3):301–305.
3. Benson CA, Kaplan JE, Masur H, Pau A, Holmes KK. Treating opportunistic infections among HIV-infected adults and adolescents: recommendations from CDC, the National Institutes of Health, and the HIV Medicine Association/Infectious Diseases Society of America. MMWR Recomm Rep 2004 Dec 17;53(RR-15):1–112.
4. Nuesch R, Bellini C, Zimmerli W. Pneumocystis carinii pneumonia in human immunodeficiency virus (HIV)-positive and HIV-negative immunocompromised patients. Clin Infect Dis 1999; 29(6):1519–1523.
5. Kovacs JA, Gill VJ, Meshnick S, Masur H. New insights into transmission, diagnosis, and drug treatment of Pneumocystis carinii pneumonia. JAMA 2001; 286(19):2450–2460.

HIV-Infektion: Prävention opportunistischer Infektionen

Suchdatum: Dezember 2003

John Ioannidis und David Wilkinson

Der absolute Nutzen prophylaktischer Therapiepläne gegen opportunistische Infektionen ist bei HIV-Infizierten, die sich gleichzeitig einer Behandlung mit hochaktiven antiretroviralen Substanzen (HAART) unterziehen, möglicherweise geringer. Die Häufigkeit von Pneumocystis-Pneumonien, Toxoplasmose und anderen opportunistischen Infektionen sinkt unter HAART.

Frage **Welche Effekte hat eine Prophylaxe gegen Pneumocystis-Pneumonie und Toxoplasmose?**

Nutzen wahrscheinlich

Atovaquon[14, 15]

RCTs, in denen Atovaquon mit Placebo verglichen wurde, fanden sich nicht. RCTs an Patienten, die Co-trimoxazol entweder nicht vertragen oder nicht darauf ansprechen, zeigten, dass Atovaquon zur Prävention einer Pneumocystis-Pneumonie ebenso wirksam ist wie Dapson oder als Aerosol verabreichtes Pentamidin. Eine Studie zum Vergleich von Atovaquon und Placebo hätte als unethisch zu gelten.

Azithromycin (bei Pneumocystis-Pneumonie)[16, 17]

Einer RCT zufolge senkt Azithromycin allein oder in Kombination mit Rifabutin im Vergleich zu Rifabutin allein das Risiko einer Pneumocystis-Pneumonie bei Patienten unter Standard-Prophylaxe.

Trimethoprim-Sulfamethoxazol (TMP/SMX – Co-trimoxazol) bei Pneumocystis-Pneumonie[1–13]

Systematischen Übersichten zufolge senkt Co-trimoxazol im Vergleich zu Placebo oder Pentamidin die Inzidenz der Pneumocystis-Pneumonie. Zwei systematische Übersichten ergaben, dass Co-trimoxazol im Vergleich zu Dapson (mit oder ohne Pyrimethamin) die Inzidenz der Pneumocystis-Pneumonie signifikant senkt, jedoch zeigte nur eine dieser RCTs, dass die Abnahme signifikant war. Eine systematische Übersicht und eine anschließende RCT ergaben keinen signifikanten Unterschied zwischen hoch und niedrig dosiertem Co-trimoxazol zur Pneumocystis-Pneumonie-Prophylaxe, auch wenn die Nebenwirkungen unter der hoch dosierten Therapie stärker waren.

Wirksamkeit unbekannt

Trimethoprim-Sulfamethoxazol (TMP/SMX – Co-trimoxazol) bei Toxoplasmose[1]

Einer RCT zufolge besteht hinsichtlich der Prävention einer Toxoplasmose kein signifikanter Unterschied zwischen TMP-SMX und Placebo. Eine systematische Übersicht zeigte hinsichtlich der Prävention einer Toxoplasmose keinen signifikanten Unterschied zwischen TMP-SMX und Dapson (mit oder ohne Pyrimethamin).

Frage **Welche Effekte hat eine Tuberkulose-Prophylaxe bei HIV-Infizierten?**

Nutzen belegt

Tuberkuloseprophylaxe im Vergleich zu Placebo[18–21]

Einer systematischen Übersicht zufolge senkt eine Tuberkuloseprophylaxe bei HIV- und Tuberkulin-Positiven die Tuberkulose-Häufigkeit über 2–3 Jahre im Vergleich zu Placebo. In der Übersicht gab es keine Belege für einen Nutzen bei tuberkulinnegativen HIV-Positiven. Einer RCT zufolge nimmt der Nutzen einer Prophylaxe nach Absetzen der Behandlung mit der Zeit ab.

Nutzen und Schaden abzuwägen

Isoniazid über 6–12 Monate (im Vergleich zur Kombinationsbehandlung über 2–3 Monate – längere Therapie, aber ähnlicher Nutzen und weniger Schäden)[19, 22–26]

RCTs zeigten hinsichtlich der Wirksamkeit keine Belege für einen Unterschied zwischen Tuberkulose-Kombinationstherapie über 2–3 Monate und einer Monotherapie mit Isoniazid über 6–12 Monate. Einer RCT zufolge erhöhen Mehrfachkombinationen die Anzahl der zum Therapieabbruch führenden Nebenwirkungen.

Frage **Welche Effekte hat eine Prophylaxe gegen den disseminierten Mycobakterium-avium-Komplex (MAC) bei Patienten ohne vorangegangenen MAC?**

Nutzen wahrscheinlich

Azithromycin[1, 27]

Einer RCT zufolge senkt Azithromycin im Vergleich zu Placebo die Inzidenz eines MAC. Eine RCT zeigte, dass sowohl Azithromycin als auch Azithromycin plus Rifabutin im Vergleich zu Rifabutin allein die Inzidenz eines MAC senken.

Clarithromycin[1, 27–29]

Einer RCT zufolge senkt Clarithromycin im Vergleich zu Placebo die Inzidenz eines MAC. Eine RCT zeigte, dass sowohl Clarithromycin als auch Clarithromycin plus Rifabutin im Vergleich zu Rifabutin allein die Inzidenz eines MAC senken.

Nutzen und Schaden abzuwägen

Rifabutin in Kombination mit Makroliden[1, 17, 30, 31]

Einer RCT zufolge senkt Rifabutin plus Clarithromycin im Vergleich zu Rifabutin allein die Inzidenz des MAC. Eine RCT ergab, dass Azithromycin plus Rifabutin im Vergleich zu Azithromycin allein oder zu Rifabutin allein die Inzidenz des MAC senkt. Einer systematischen Übersicht und zwei nachfolgenden RCTs zufolge sind toxische Erscheinungen einschließlich Uveitis unter der Kombinationstherapie häufiger als unter einer Monotherapie mit Clarithromycin bzw. Rifabutin.

Frage **Welche Effekte hat eine Prophylaxe gegen den disseminierten Mycobakterium-avium-Komplex (MAC) bei Patienten mit vorangegangenem MAC?**

Nutzen wahrscheinlich

Clarithromycin, Rifabutin und Ethambutol (wirksamer als Clarithromycin plus Clofazimin)[34]

Einer RCT zufolge senken Clarithromycin, Rifabutin und Ethambutol im Vergleich zu Clarithromycin plus Clofazimin die MAC-Rezidivrate.

Ethambutol zusätzlich zu Clarithromycin plus Clofazimin[32]

Einer RCT zufolge senkt Ethambutol, das zusätzlich zu Clarithromycin plus Clofazimin gegeben wird, im Vergleich zu Clarithromycin plus Clofazimin die Inzidenz eines erneuten MAC.

Wirksamkeit unbekannt

Rifabutin zusätzlich zu Clarithromycin plus Ethambutol[35]

Einer RCT zufolge ergibt es keinen signifikanten Unterschied, ob einer Kombinationstherapie mit Clarithromycin plus Ethambutol bei Patienten mit vorangegangenem MAC Rifabutin hinzugefügt wird oder nicht.

Unwirksamkeit oder Schädlichkeit wahrscheinlich

Clofazimin zusätzlich zu Clarithromycin und Ethambutol (höhere Mortalität als unter Clofazimin plus Ethambutol)[36]

Einer RCT zufolge bewirkt die zusätzliche Gabe von Clarithromycin zu Clofazimin und Ethambutol im Vergleich zu Clofazimin plus Ethambutol einen Anstieg der Mortalität.

Frage **Welche Effekte hat eine Prophylaxe gegen Zytomegalie-Virus (CMV), Herpes-simplex-Virus (HS V) und Varicella-Zoster-Virus (VZV)?**

Nutzen belegt

Aciclovir (bei HS V und VZV)[39–41]

Eine systematische Übersicht zeigte, dass Aciclovir im Vergleich zu Placebo eine Infektion durch HS V und VSV sowie die Gesamtmortalität bei Patienten in unterschiedlichen Stadien der HIV-Infektion reduziert. Bei CMV-Infektion zeigte sich keine Reduktion.

Nutzen und Schaden abzuwägen

Oral verabreichtes Ganciclovir (bei Patienten mit schwerem Mangel an CD4-Zellen)[38, 39]

Einer RCT zufolge senkt oral verabreichtes Ganciclovir im Vergleich zu Placebo die Inzidenz einer CMV-Infektion bei Patienten mit schwerem Mangel an CD4-Zellen. Es zeigte sich, dass 26 % der Patienten unter Ganciclovir eine schwere Neutropenie entwickeln. Eine zweite RCT ergab hinsichtlich der Prävention einer CMV-Infektion keinen signifikanten Unterschied zwischen Ganciclovir und Placebo.

Wirksamkeit unbekannt

Famciclovir (bei rezidivierendem HS V)[42]

Eine kleine RCT zeigte, dass Famciclovir im Vergleich zu Placebo die Virusausbreitungsrate senkt, ergab jedoch in unzureichendem Maße Belege für die Wirkung von Famciclovir bei einem HS V-Rezidiv.

Unwirksamkeit oder Schädlichkeit wahrscheinlich

Valaciclovir (weniger wirksam als Aciclovir gegen CMV-Infektion)[39–41]

Einer RCT zufolge senkt Valaciclovir im Vergleich zu Aciclovir zwar die Inzidenz einer Zytomegalie-Virus-Infektion, kann aber mit erhöhter Mortalität einhergehen.

Frage — Welche Effekte hat eine Prophylaxe gegen invasive Mykosen bei Patienten ohne vorangegangene Mykose?

Nutzen und Schaden abzuwägen

Fluconazol oder Itraconazol[43–49]

RCTs an Patienten mit HIV-Infektion im fortgeschrittenen Stadium zufolge senken sowohl Fluconazol als auch Itraconazol die Inzidenz invasiver Mykosen. Einer RCT zufolge senkt Fluconazol im Vergleich zu Clotrimazol die Inzidenz invasiver Mykosen und mukokutaner Candidiasis signifikant. Eine RCT ergab keinen signifikanten Unterschied zwischen hoch und niedrig dosiertem Fluconazol. Azole wurden mit angeborenen Störungen und potenziell schweren Wechselwirkungen mit anderen Substanzen in Verbindung gebracht.

Frage — Welche Effekte hat eine Prophylaxe gegen invasive Mykosen bei Patienten mit vorangegangener Mykose?

Nutzen wahrscheinlich

Itraconazol (bei Penicillium marneffei)[50, 51]

Zwei RCTs zufolge senkt Itraconazol im Vergleich zu Placebo die Rezidiv-Inzidenz von Infektionen mit *Penicillium marneffei* und Candidiasis.

Unwirksamkeit oder Schädlichkeit wahrscheinlich

Itraconazol (im Vergleich zu Fluconazol als Erhaltungstherapie bei Kryptokokkenmeningitis)[52]

Einer RCT zufolge erhöht Itraconazol im Vergleich zu Fluconazol das Risiko für ein Kryptokokkenmeningitis-Rezidiv.

Frage — Welche Effekte hat ein Absetzen der Prophylaxe gegen opportunistische Erreger bei Patienten unter hoch aktiver antiretroviraler Therapie (HAART)?

Nutzen wahrscheinlich

Absetzen der MAC-Prophylaxe bei Patienten mit einer CD4-Zellzahl >100/mm^3[57, 58]

Zwei RCTs an Patienten mit einer CD4-Zellzahl >100/mm unter HAART ergaben, dass ein Absetzen der MAC-Prophylaxe dessen Inzidenz nicht erhöht.

Absetzen der Prophylaxe gegen Pneumocystis-Pneumonie und Toxoplasmose bei Patienten mit einer CD4-Zellzahl >200/mm³ [53–56]

Eine systematische Übersicht mit zwei unverblindeten RCTs an Patienten mit einer CD4-Zellzahl >200/mm³ unter HAART ergab, dass ein Absetzen der Prophylaxe die Inzidenz der Pneumocystis-Pneumonie nicht erhöht. Zwei unverblindete RCTs ergaben, dass ein Absetzen der Toxoplasmose-Prophylaxe deren Inzidenz nicht erhöht.

Wirksamkeit unbekannt

Absetzen der Zytomegalie-Virus-Prophylaxe bei Patienten mit einer CD4-Zellzahl >100/mm³ [59–68]

Es fanden sich nur unzureichende Belege über die Effekte des Absetzens einer Erhaltungstherapie gegen Zytomegalie-Retinitis oder eine andere zytomegaliebedingte Endorganerkrankung bei Patienten mit einer CD4-Zellzahl >100/mm³ unter HAART.

Definition

Opportunistische Infektionen sind interkurrente Infekte, die bei HIV-Infizierten auftreten. Die Prophylaxe zielt darauf ab, entweder das erste Auftreten einer solchen Infektion (Primärprophylaxe) oder deren Rezidiv (Sekundärprophylaxe, Erhaltungstherapie) zu verhindern. Diese Übersicht umfasst Pneumocystis-Pneumonie, Toxoplasma-gondii-Enzephalitis, Tuberkulose durch Mykobakterien, Mycobacterium-avium-Komplex (MAC), Zytomegalie-Virus-Infektion (meist Retinitis), Infektionen durch andere Herpes-Viren (HSV und VZV) sowie invasive Mykosen (*Cryptococcus neoformans*, *Histoplasma capsulatum* und *Penicillium marneffei*).

Inzidenz/ Prävalenz

Die Inzidenz opportunistischer Infektionen unter Immungeschwächten ist hoch. Daten aus der Zeit vor der Einführung von HAART (hochaktiver antiretroviraler Therapie) sprechen dafür, dass die Wahrscheinlichkeit, bei einer CD4–Zellzahl <250/mm³ innerhalb von 2 Jahren eine opportunistische Infektion zu entwickeln, für die Pneumocystis-Pneumonie 40 %, für die Zytomegalie-Virus-Infektion 22 %, für den MAC 18 %, für Toxoplasmose 6 % und für eine Kryptokokkenmeningitis 5 % beträgt.[1] Die Einführung von HAART hat die Rate opportunistischer Infektionen gesenkt. Eine Kohortenstudie zeigte, dass die Einführung von HAART die Inzidenz der folgenden AIDS-definierenden Erkrankungen senkte: Pneumocystis-Pneumonie um 94 %, Zytomegalie-Virus-Infektion um 82 % und MAC um 64 %. HAART senkte die Inzidenz von Komplikationen im Anschluss an die Diagnose von AIDS um 84 % für Pneumocystis-Pneumonie, um 82 % für eine Zytomegalie-Virus-Infektion und um 97 % für den MAC.[2]

Ätiologie/ Risikofaktoren

Opportunistische Infektionen werden durch ein breites Spektrum pathogener Erreger verursacht und resultieren aus HIV-induzierten Immundefekten. Das Risiko opportunistischer Infektionen steigt mit fortschreitender Beeinträchtigung des Immunsystems dramatisch an. Jede opportunistische Infektion hat eine unterschiedliche Schwelle der Immunschwäche, jenseits derer das Risiko beträchtlich steigt.[1] Opportunistische pathogene Erreger können den immungeschwächten Wirt *de novo* infizieren, gewöhnlich handelt es sich jedoch lediglich um eine Reaktivierung bereits vorhandener, latent pathogener Erreger.

Prognose

Die Prognose hängt von der Art der opportunistischen Infektion ab. Selbst unter einer Therapie können sie zu ernsthafter Morbidität und Mortalität führen. Viele Todesfälle infolge einer HIV-Infektion werden durch opportunistische Infektionen verursacht.

Literatur

1. Gallant JE, Moore RD, Chaisson RE. Prophylaxis for opportunistic infections in patients with HIV infection. *Ann Intern Med* 1994;120:932–944.
2. Detels R, Tarwater P, Phair JP, et al. Effectiveness of potent antiretroviral therapies on the incidence of opportunistic infections before and after AIDS diagnosis. *AIDS* 2001;15:347–355.
3. Ioannidis JPA, Cappelleri JC, Skolnik PR, et al. A meta-analysis of the relative efficacy and toxicity of *Pneumocystis carinii* prophylactic regimens. *Arch Intern Med* 1996;156:177–188. Search date 1995; primary sources Medline and conference abstracts.
4. Bucher HC, Griffith L, Guyatt GH, et al. Meta-analysis of prophylactic treatments against *Pneumocystis carinii* pneumonia and toxoplasma encephalitis in HIV-infected patients. *J Acquir Immune Defic Syndr Hum Retrovirol* 1997;15:104–114. Search date not stated; primary sources Medline, Aidsline, Aidstrials, Aidsdrugs, screening the Proceedings of the International and European Conferences on AIDS, bibliographies of identified trials, and by contacting experts.
5. Fischl MA, Dickinson GM, La Voie L. Safety and efficacy of sulfamethoxazole and trimethoprim chemoprophylaxis for *Pneumocystis carinii* pneumonia in AIDS. *JAMA* 1988;259:1185–1189.
6. Anglaret X, Chene G, Attia A, et al. Early chemoprophylaxis with trimethroprim-sulphamethoxazole for HIV-1-infected adults in Abidjan, Cote d'Ivoire: a randomized trial. *Lancet* 1999;353:1463–1468.
7. El-Sadr W, Luskin-Hawk R, Yurik TM, et al. A randomized trial of daily and thrice weekly trimethoprim-sulfamethoxazole for the prevention of *Pneumocystis carinii* pneumonia in HIV-infected individuals. *Clin Infect Dis* 1999;29:775–783.
8. Leoung GS, Stanford JF, Giordano MF, et al. Trimethoprim-sulfamethoxazole (TMP-SMZ) dose escalation versus direct rechallenge for *Pneumocystis carinii* pneumonia prophylaxis in human immunodeficiency virus-infected patients with previous adverse reaction to TMP-SMZ. *J Infect Dis* 2001;184:992–997.
9. Para MF, Finkelstein D, Becker S, et al. Reduced toxicity with gradual initiation of trimethoprim-sulfamethoxazole for *Pneumocystis carinii* pneumonia. *J Acquir Immune Defic Syndr* 2000;24: 337–343.
10. Walmsley SL, Khorasheh S, Singer J, et al. A randomized trial of N-acetylcysteine for prevention of trimethoprim-sulfamethoxazole hypersensitivity reactions in *Pneumocystis carinii* pneumonia prophylaxis (CTN057). Canadian HIV Trials Network 057 Study Group. *J Acquir Immune Defic Syndr Hum Retrovirol* 1998;19:498–505.
11. Akerlund B, Tynell E, Bratt G, et al. N-acetylcysteine treatment and the risk of toxic reactions to trimethoprim-sulphamethoxazole in primary *Pneumocystis carinii* prophylaxis in HIV-infected patients. *J Infect* 1997;35:143–147.
12. Saillour-Glenisson F, Chene G, Salmi LR, et al. Effect of dapsone on survival in HIV-infected patients: a meta-analysis. *Rev Epidemiol Sante Publique* 2000;48:17–30. Search date 1996; primary sources Medline, Aidstrials, Aidsdrugs, registries of clinical trials, abstracts from international AIDS conferences and infectious diseases meetings, and consultation with active experts.
13. Maynart M, Lievre L, Sow PS, et al. Primary prevention with cotrimoxazole for HIV-1-infected adults: results of the pilot study in Dakar, Senegal. *J Acquir Immune Defic Syndr* 2001;26:130–136.
14. El Sadr WM, Murphy RL, Yurik TM, et al. Atovaquone compared with dapsone for the prevention of *Pneumocystis carinii* pneumonia in patients with HIV infection who cannot tolerate trimethoprim, sulfonamides, or both. Community Programs for Clinical Research on AIDS and the AIDS Clinical Trials Group. *N Engl J Med* 1998;339:1889–1895.
15. Chan C, Montaner J, Lefebre EA, et al. Atovaquone suspension compared with aerosolized pentamidine for prevention of *Pneumocystis carinii* in human immunodeficiency virus-infected subjects intolerant of trimethoprim or sulfonamides. *J Infect Dis* 1999;180:369–376.
16. Dunne MW, Bozzette S, McCutchan JA, et al. Efficacy of azithromycin in prevention of *Pneumocystis carinii* pneumonia: a randomized trial. California Collaborative Treatment Group. *Lancet* 1999;354: 891–895.
17. Havlir DV, Dube MP, Sattler FR, et al. Prophylaxis against disseminated *Mycobacterium avium* complex with weekly azithromycin, daily rifabutin, or both. California Collaborative Treatment Group. *N Engl J Med* 1996;335:392–398.
18. Wilkinson D. Drugs for preventing tuberculosis in HIV infected persons. In: The Cochrane Library, Issue 4, 2001. Oxford: Update Software. Search date 2000; primary sources Cochrane Infectious Diseases Group Trials Register, Cochrane Controlled Trials Register Issue 3, Embase, and hand searched references.
19. Quigley MA, Mwinga A, Hosp M, et al. Long-term effect of preventive therapy for tuberculosis in a cohort of HIV infected Zambian adults. *AIDS* 2001;15:215–222.
20. Fitzgerald DW, Severe P, Joseph P, et al. No effect of isoniazid prophylaxis for purified protein derivative negative HIV-infected adults living in a country with endemic tuberculosis: results of a randomised trial. *J Acquir Immune Defic Syndr* 2001;28:305–307.

21. Selwyn PA, Hartel D, Lewis VA, et al. A prospective study of the risk of tuberculosis among intravenous drug users with human immunodeficiency virus infection. *N Engl J Med* 1989;320:545–550.
22. Halsey NA, Coberly JS, Desmormeaux J, et al. Randomised trial of isoniazid versus rifampicin and pyrazinamide for prevention of tuberculosis in HIV-1 infection. *Lancet* 1998;351:786–792.
23. Mwinga A, Hosp M, Godfrey-Fausset P, et al. Twice weekly tuberculosis preventive therapy in HIV infection in Zambia. *AIDS* 1998;12:2447–2457.
24. Gordin F, Chaisson RE, Matts JP, et al. Rifampin and pyrazinamide vs isoniazid for prevention of tuberculosis in HIV-infected persons: an international randomized trial. *JAMA* 2000;283:1445–1450.
25. Whalen CC, Johson JL, Okwera A, et al. A trial of three regimens to prevent tuberculosis in Ugandan adults with the human immunodeficiency virus. *N Engl Med* 1997;337:801–808.
26. Alfaro EM, Cuadra F, Solera J, et al. Assessment of two chemoprophylaxis regimens for tuberculosis in HIV-infected patients. *Med Clin* 2000;115:161–165.
27. Oldfield EC, Fessel WJ, Dunne MW, et al. Once weekly azithromycin therapy for prevention of *Mycobacterium avium* complex infection in patients with AIDS: a randomized, double-blind, placebo-controlled multicenter trial. *Clin Infect Dis* 1998;26:611–619.
28. Faris MA, Raasch RH, Hopfer RL, et al. Treatment and prophylaxis of disseminated *Mycobacterium avium* complex in HIV-infected individuals. *Ann Pharmacother* 1998;32:564–573. Search date 1997; primary sources Medline and Aidsline.
29. Pierce M, Crampton S, Henry D, et al. A randomized trial of clarithromycin as prophylaxis against disseminated *Mycobacterium avium* complex infection in patients with advanced immunodeficiency syndrome. *N Engl J Med* 1996;335:384–391.
30. Benson CA, Williams PL, Cohn DL, et al. Clarithromycin or rifabutin alone or in combination for primary prophylaxis of *Mycobacterium avium* complex disease in patients with AIDS: a randomized, double-blind, placebo-controlled trial. *J Infect Dis* 2000;181:1289–1297.
31. Tseng AL, Walmsley SL. Rifabutin-associated uveitis. *Ann Pharmacother* 1995;29:1149–1155. Search date 1994; primary sources Medline and hand searches of reference lists and conference abstracts.
32. Dube MP, Sattler FR, Torriani FJ, et al. A randomized evaluation of ethambutol for prevention of relapse and drug resistance during treatment of *Mycobacterium avium* complex bacteremia with clarithromycin-based combination therapy. *J Infect Dis* 1997;176:1225–1232.
33. Chaisson RE, Keiser P, Pierce M, et al. Clarithromycin and ethambutol with or without clofazimine for the treatment of bacteremic *Mycobacterium avium* complex disease in patients with HIV infection. *AIDS* 1997;11:311–317.
34. May T, Brel F, Beuscart C, et al. Comparison of combination therapy regimens for the treatment of human immunodeficiency virus-infected patients with disseminated bacteremia due to *Mycobacterium avium*. ANRS Trial 033 Curavium Group. Agence Nationale de Reserche sur le Sida. *Clin Infect Dis* 1997;25:621–629.
35. Gordin F, Sullam P, Shafran S, et al. A placebo-controlled trial of rifabutin added to a regimen of clarithromycin and ethambutol in the treatment of *M. avium* complex bacteremia. *Clin Infect Dis* 1999;28:1080–1085.
36. Cohn DL, Fisher EJ, Peng GT, et al. A prospective randomized trial of four three-drug regimens in the treatment of disseminated *Mycobacterium avium* complex disease in AIDS patients: excess mortality associated with high-dose clarithromycin. Terry Beirn Programs for Clinical Research on AIDS. *Clin Infect Dis* 1999;29:125–133.
37. Chaisson RE, Benson CA, Dube MP, et al. Clarithromycin therapy for bacteremic *Mycobacterium avium* complex disease: a randomized, double-blind, dose-ranging study in patients with AIDS. *Ann Intern Med* 1994;121:905–911.
38. Spector SA, McKinley GF, Lalezari JP, et al. Oral ganciclovir for the prevention of cytomegalovirus disease in persons with AIDS. Roche Cooperative Oral Ganciclovir Study Group. *N Engl J Med* 1996;334:1491–1497.
39. Brosgart CL, Louis TA, Hillman DW, et al. A randomized, placebo-controlled trial of the safety and efficacy of oral ganciclovir for prophylaxis of cytomegalovirus disease in HIV-infected individuals. Terry Beirn Community Programs for Clinical Research on AIDS. *AIDS* 1998;12:269–277.
40. Ioannidis JPA, Collier AC, Cooper DA, et al. Clinical efficacy of high-dose acyclovir in patients with human immunodeficiency virus infection: a meta-analysis of randomized individual patient data. *J Infect Dis* 1998;178:349–359. Search date not stated; primary sources Medline, abstract searching from major meetings, trial directories, and communication with experts, investigators of the identified trials, and industry researchers.
41. Feinberg JE, Hurwitz S, Cooper D, et al. A randomized, double-blind trial of valaciclovir prophylaxis for cytomegalovirus disease in patients with advanced human immunodeficiency virus infection. AIDS Clinical Trials Group Protocol 204/Glaxo Wellcome 123–014 International CMV Prophylaxis Study Group. *J Infect Dis* 1998;177:48–56.
42. Schacker T, Hu HL, Koelle DM, et al. Famciclovir for the suppression of symptomatic and asymptomatic herpes simplex virus reactivation in HIV-infected persons: a double-blind, placebo-controlled trial. *Ann Intern Med* 1998;128:21–28.

43. Schuman P, Capps L, Peng G, et al. Weekly fluconazole for the prevention of mucosal candidiasis in women with HIV infection: a randomized, double-blind, placebo-controlled trial. *Ann Intern Med* 1997;126:689–696.
44. McKinsey DS, Wheat LJ, Cloud GA, et al. Itraconazole prophylaxis for fungal infections in patients with advanced human immunodeficiency virus infection: randomized, placebo-controlled, double-blind study. National Institute of Allergy and Infectious diseases Mycoses Study Group. *Clin Infect Dis* 1999;28:1049–1056.
45. Chariyalertsak S, Supperatpinyo K, Sirisanthana T, et al. A controlled trial of itraconazole as primary prophylaxis for systemic fungal infections in patients with advanced human immunodeficiency virus infection in Thailand. *Clin Infect Dis* 2002;34:277–284.
46. Smith DE, Bell J, Johnson M, et al. A randomized, double-blind, placebo-controlled study of itraconazole capsules for the prevention of deep fungal infections in immunodeficient patients with HIV infection. *HIV Med* 2001;2:78–83.
47. Havlir DV, Dube MP, McCutchan JA, et al. Prophylaxis with weekly versus daily fluconazole for fungal infections in patients with AIDS. *Clin Infect Dis* 1998;27:253–256.
48. Powderly WG, Finkelstein DM, Feinberg J, et al. A randomized trial comparing fluconazole with clotrimazole troches for the prevention of fungal infections in patients with advanced human immunodeficiency virus infection. *N Engl J Med* 1995;332:700–705.
49. Tseng AL, Foisy MM. Management of drug interactions in patients with HIV. *Ann Pharmacother* 1997;31:1040–1058.
50. Supparatpinyo K, Perriens J, Nelson KE, et al. A controlled trial of itraconazole to prevent relapse of Penicillium marneffei infection in patients with the human immunodeficiency virus. *N Engl J Med* 1998;339:1739–1743.
51. Smith D, Midgley J, Gazzard B. A randomized, double-blind study of itraconazole versus placebo in the treatment and prevention of oral or oesophageal candidosis in patients with HIV infection. *Int J Clin Pract* 1999;53:349–352.
52. Saag MS, Cloud GA, Graybill JR, et al. A comparison of itraconazole versus fluconazole as maintenance therapy for AIDS-associated cryptococcal meningitis. *Clin Infect Dis* 1999;28:291–296.
53. Trikalinos TA, Ioannidis JPA. Discontinuation of *Pneumocystis carinii* prophylaxis in patients infected with human immunodeficiency virus: a meta-analysis and decision analysis. *Clin Infect dis* 2001;33:1901–1909. Search date 2001; primary sources Medline, Aidsline, Embase, and abstracts from major meetings.
54. Lopez Bernaldo de Quiros JC, Miro JM, Pena JM, et al. A randomized trial of the discontinuation of primary and secondary prophylaxis against *Pneumocystis carinii* pneumonia after highly active antiretroviral therapy in patients with HIV infection. *N Engl J Med* 2001;344:159–167.
55. Mussini C, Pezzotti P, Govoni A, et al. Discontinuation of primary prophylaxis for *Pneumocystis carinii* pneumonia and toxoplasmic encephalitis in human immunodeficiency virus type I-infected patients: the changes in opportunistic prophylaxis study. *J Infect Dis* 2000;181:1635–1642.
56. Miro JM, Lopez JC, Podzamczer D, et al, and the GESIDA 04/98B study group. Discontinuation of toxoplasmic encephalitis prophylaxis is safe in HIV-1 and *T. gondii* co-infected patients after immunological recovery with HAART. Preliminary results of the GESIDA 04/98B study. In: Abstracts of the 7th Conference on Retroviruses and Opportunistic Infections, Alexandria, Virginia: Foundation for Retrovirology and Human Health. Abstract no. 230.
57. El-Sadr WM, Burman WJ, Grant LB, et al. Discontinuation of prophylaxis for *Mycobacterium avium* complex disease in HIV-infected patients who have a response to antiretroviral therapy. *N Engl J Med* 2000;342:1085–1092.
58. Currier JS, Williams PL, Koletar SL, et al. Discontinuation of Mycobacterium avium complex prophylaxis in patients with antiretroviral therapy-induced increases in CD4+ cell count. A randomized, double-blind, placebo-controlled trial. *Ann Intern Med* 2000;133:493–503.
59. Curi AL, Muralha A, Muralha L, et al. Suspension of anticytomegalovirus maintenance therapy following immune recovery due to highly active antiretroviral therapy. *Br J Ophthalmol* 2001;85:471–473.
60. Jouan M, Saves M, Tubiana R, et al. Discontinuation of maintenance therapy for cytomegalovirus in HIV-infected patients receiving highly active antiretroviral therapy. RESTIMOP study team. *AIDS* 2001;15:23–31.
61. Whitcup SM, Fortin E, Lindblad AS, et al. Discontinuation of anticytomegalovirus therapy in patients with HIV infection and cytomegalovirus retinitis. *JAMA* 1999;282:1633–1637.
62. Torriani FJ, Freeman WR, MacDonald JC, et al. CMV retinitis recurs after stopping treatment in virological and immunological failure of potent antiretroviral therapy. *AIDS* 2000;14:173–180.
63. Postelmans L, Gerald M, Sommereijns B, et al. Discontinuation of maintenance therapy for CMV retinitis in AIDS patients on highly active antiretroviral therapy. *Ocul Immunol Inflamm* 1999;7:199–203.
64. Jabs DA, Bolton SG, Dunn JP, et al. Discontinuing anticytomegalovirus therapy in patients with immune reconstitution after combination therapy. *Am J Opthalmol* 1998;126:817–822.

65. Vrabec TR, Baldassano VF, Whitcup SM. Discontinuation of maintenance therapy in patients with quiescent cytomegalovirus retinitis and elevated CD4+ counts. *Ophthalmology* 1998;105:1259–1264.
66. MacDonald JC, Torriani FJ, Morse LS, et al. Lack of reactivation of cytomegalovirus (CMV) retinitis after stopping CMV maintenance therapy in AIDS patients with sustained elevations in CD4 T cells in response to highly active antiretroviral therapy. *J Infect Dis* 1998;177:1182–1187.
67. Tural C, Romeu J, Sirera G, et al. Long-lasting remission of cytomegalovirus retinitis without maintenance therapy in human immunodeficiency virus-infected patients. *J Infect Dis* 1998;177:1080–1083.
68. Berenguer J, Gonzalez J, Pulido F, et al. Discontinuation of secondary prophylaxis in patients with cytomegalovirus retinitis who have responded to highly active antiretroviral therapy. *Clin Infect Dis* 2002;34:394–397.

Kommentar

Hansjakob Furrer

Die Primär-und Sekundärprophylaxe opportunistischer Infektionen (OI) ist seit Jahren eine wichtige Strategie im Management HIV-Infizierter. Auf Grund der hohen Inzidenz gewisser AIDS definierender OI wie Pneumocystis-Pneumonie, disseminierter Infektion mit M. avium und zerebraler Toxoplasmose im natürlichen Verlauf der HIV-Infektion konnten für diese Krankheiten randomisierte kontrollierte Studien verschiedener Prophylaxe Regimes durchgeführt werden.
Die Behandlung mit seit 1996 erhältlichen potenten Kombinationen antiretroviraler Medikamente führt auch bei HIV-Infizierten mit deutlicher Abwehrschwäche rasch zu einer deutlichen Reduktion der Inzidenz von OI (1). Entsprechend können seither in reichen Ländern wegen mangelnder Power kaum noch randomisierte Studien zur Prophylaxe von OI durchgeführt werden. Die externe Validität aller Studien aus Zeitperioden ohne potente antiretrovirale Therapie und aus Regionen mit unterschiedlicher Inzidenz der entsprechenden OI ist kritisch zu prüfen.
In den letzten Jahren stellte sich vielmehr die Frage, ob Primär- und Sekundärprophylaxe bei Ansprechen auf die antiretroviralen Kombinationstherapien abgesetzt werden können (2). Es zeigte sich, dass nach einigen Monaten immunologischer Erholung die Inzidenz von OI nach Absetzen der Primär-, aber auch Sekundärprophylaxe sehr klein war. Daten aus prospektiven Kohortenstudien, insbesondere Kollaborationen verschiedener Kohorten, waren mindestens so aussagekräftig wie die wenigen randomisierten kontrollierten Studien, da in ihnen, auf Grund der deutlich größeren Anzahl beobachteter Patientenjahre mit entsprechend engem Vertrauensintervall der Inzidenz, eine hohe Sicherheit des Absetzens bewiesen werden konnte (3–9). Ein zusätzlicher RCT unterstützte die Sicherheit des Absetzens der Sekundärprophylaxe gegen die Kryptokokkose (10).

1. Ledergerber B, Egger M, Erard V, Weber R, Hirschel B, Furrer H, et al. AIDS-related opportunistic illnesses occurring after initiation of potent antiretroviral therapy: the Swiss HIV Cohort Study. JAMA 1999 Dec 15;282(23):2220-6.
2. Kaplan JE, Masur H, Holmes KK. Guidelines for preventing opportunistic infections among HIV-infected persons–2002. Recommendations of the U.S. Public Health Service and the Infectious Diseases Society of America. MMWR Recomm.Rep. 2002;51(RR-8):1–52.
3. Ledergerber B, Mocroft A, Reiss P, Furrer H, Kirk O, Bickel M et al. Discontinuation of secondary prophylaxis against Pneumocystis carinii pneumonia in patients with HIV infection who have a response to antiretroviral therapy. Eight European Study Groups. N.Engl.J Med 2001;344(3):168–74.
4. Furrer H, Opravil M, Rossi M, Bernasconi E, Telenti A, Bucher H et al. Discontinuation of primary prophylaxis in HIV-infected patients at high risk of Pneumocystis carinii pneumonia: prospective multicentre study. AIDS 2001;15(4):501–7.
5. Kirk O, Reiss P, Uberti-Foppa C, Bickel M, Gerstoft J, Pradier C et al. Safe Interruption of Maintenance Therapy against Previous Infection with Four Common HIV-Associated Opportunistic Pathogens during Potent Antiretroviral Therapy. Ann.Intern.Med. 2002;137(4):239–50.
6. Zellweger C, Opravil M, Bernasconi E, Cavassini M, Bucher HC, Schiffer V, et al. Long-term safety of discontinuation of secondary prophylaxis against Pneumocystis pneumonia: Prospective multicentre study. AIDS 2004 Oct 21;18(15):2047-53.
7. Mussini C, Pezzotti P, Miro JM, Martinez E, de Quiros JC, Cinque P et al. Discontinuation of maintenance therapy for cryptococcal meningitis in patients with AIDS treated with highly active antiretroviral therapy: an international observational study. Clin.Infect.Dis. 2004;38(4):565–71.

8. Goldman M, Zackin R, Fichtenbaum CJ, Skiest DJ, Koletar SL, Hafner R, et al. Safety of discontinuation of maintenance therapy for disseminated histoplasmosis after immunologic response to antiretroviral therapy. Clin Infect Dis 2004 May 15;38(10):1485-9.
9. Jouan M, Saves M, Tubiana R, Carcelain G, Cassoux N, Aubron-Olivier C, et al. Discontinuation of maintenance therapy for cytomegalovirus retinitis in HIV-infected patients receiving highly active antiretroviral therapy. RESTIMOP study team. AIDS 2001 Jan 5;15(1):23–31.
10. Vibhagool A, Sungkanuparph S, Mootsikapun P, Chetchotisakd P, Tansuphaswaswadikul S, Bowonwatanuwong C et al. Discontinuation of secondary prophylaxis for cryptococcal meningitis in human immunodeficiency virus-infected patients treated with highly active antiretroviral therapy: a prospective, multicenter, randomized study. Clin.Infect.Dis. 2003;36(10):1329–31.

Influenza

Suchdatum: Juli 2003

Lucy Hansen

Schlussfolgerungen aus Studien an Patienten mit labortechnisch gesicherter Influenza dürfen nicht auf Patienten extrapoliert werden, bei denen zwar der klinische Verdacht auf Influenza besteht, durch Laboruntersuchungen auf Influenza A oder B jedoch nicht bestätigt wurde. RCTs lieferten nur unzureichende Belege für eine Beurteilung der Effekte antiviraler Wirkstoffe auf die Verringerung schwerer Komplikationen einer Influenza.

Frage Welche Effekte hat eine antivirale Behandlung der Influenza bei Erwachsenen?

Nutzen wahrscheinlich

Oral verabreichtes Amantadin zur frühzeitigen Behandlung der Influenza A bei Erwachsenen (Dauer der Symptome verkürzt) [10–19]

Einer systematischen Übersicht und drei zusätzlichen RCTs zufolge verkürzt oral verabreichtes Amantadin im Vergleich zu Placebo die Dauer der Influenzasymptome um etwa einen Tag. Über Nebenwirkungen in diesem Setting fanden sich nur unzureichende Belege. Es fanden sich keine guten Belege für einen Nutzen, wenn mehr als 2 Tage nach dem Einsetzen der Symptome mit Amantadin begonnen wird.

Inhalatives Zanamivir zur frühzeitigen Behandlung der Influenza A und B bei Erwachsenen (Dauer der Symptome verkürzt)[3, 7, 23–32]

Einer systematischen Übersicht zufolge verkürzt oral verabreichtes Zanamivir im Vergleich zu Placebo die Dauer der Influenzasymptome um etwa einen Tag. Die Nebenwirkungen waren bei Patienten unter Zanamivir und unter Placebo ähnlich. Es fanden sich keine guten Belege für einen Nutzen, wenn mehr als 2 Tage nach dem Einsetzen der Symptome mit Zanamivir begonnen wird.

Oral verabreichtes Oseltamivir zur frühzeitigen Behandlung der Influenza A und B bei Erwachsenen (Dauer der Symptome verkürzt)[3, 7, 28, 30–35]

Zwei RCTs zufolge verkürzt oral verabreichtes Oseltamivir im Vergleich zu Placebo die Dauer der Influenzasymptome um etwa einen Tag. Oral verabreichtes Oseltamivir erhöht im Vergleich zu Placebo die Inzidenz von Übelkeit und Erbrechen. Es fanden sich keine guten Belege für einen Nutzen, wenn mehr als 1,5 Tage nach dem Einsetzen der Symptome mit Oseltamivir begonnen wird.

Oral verabreichtes Rimantadin zur frühzeitigen Behandlung der Influenza A bei Erwachsenen (Dauer der Symptome verkürzt)[3, 10, 17–21]

Einer systematischen Übersicht zufolge verkürzt oral verabreichtes Rimantadin im Vergleich zu Placebo die Dauer der Influenzasymptome um etwa einen Tag. Über Nebenwirkungen in diesem Setting fanden sich nur unzureichende Belege. Es fanden sich keine guten Belege für einen Nutzen, wenn mehr als 2 Tage nach dem Einsetzen der Symptome mit Rimantadin begonnen wird.

Wirksamkeit unbekannt

Alle Virostatika (Abnahme ernster Komplikationen einer Influenza)

Zur Wirksamkeit von Virostatika hinsichtlich einer Verringerung ernsthafter Komplikationen einer Influenza fanden sich nur unzureichende Belege.

Definition

Influenza wird durch eine Infektion mit Influenzaviren verursacht. Die unkomplizierte Influenza ist charakterisiert durch abruptes Einsetzen von Fieber, Schüttelfrost, unproduktivem Husten, Myalgien, Kopfschmerzen, verstopfter Nase, Halsschmerzen und Erschöpfung.[1] Eine Influenza wird gewöhnlich klinisch diagnostiziert. Nicht alle mit Influenzaviren Infizierten entwickeln Symptome. Mit anderen pathogenen Erregern Infizierte können Symptome entwickeln, die mit denen der Influenza identisch sind.[2] Der Prozentsatz an Infektionen, die zur klinischen Erkrankung führen, kann abhängig vom Alter und von einer vorbestehenden Immunität gegen den Erreger zwischen 40 % und 85 % schwanken.[3] Die Diagnose einer Influenza lässt sich durch eine Viruskultur oder Immunfluoreszenzfärbung, durch einen Enzym-Immunoassay oder einen Schnelltest anhand von Nasen-Rachen-, Nasen- oder Rachenabstrichen oder durch serologische Tests gepaarter Seren sichern. Manche Schnelltests sprechen nur auf Influenza A an, manche sprechen auf Influenza A und B an und unterscheiden zwischen beiden, während andere auf Influenza A und B ansprechen, aber nicht zwischen ihnen unterscheiden.

Inzidenz/ Prävalenz

In gemäßigten Zonen der nördlichen Hemisphäre entwickelt die Influenza ihre höchste Aktivität typischerweise zwischen Ende Dezember und Anfang März, während sie in den gemäßigten Zonen der südlichen Hemisphäre zwischen Mai und September am häufigsten auftritt. In den Tropen kann sie das ganze Jahr über vorkommen.[2] Die jährliche Inzidenz der Influenza schwankt mit jedem Jahr und hängt teilweise von dem zu Grunde liegenden Immunitätsgrad der Bevölkerung gegen zirkulierende Influenzaviren ab.[1] Eine örtliche Studie in den USA ergab, dass es jedes Jahr bei 10–20 % zur Serokonversion mit oder ohne Symptome kommt, wobei sich die höchsten Infektionsraten bei Personen unter 20 Jahren finden.[4] Die Raten für einen Ausbruch sind höher in Einrichtungen und in Bereichen mit hoher Personendichte.[5]

Ätiologie/ Risikofaktoren

Influenzaviren werden primär von Person zu Person übertragen, und zwar durch Tröpfcheninfektion beim Niesen, Husten und Sprechen.[1, 6]

Prognose

Die Inkubationszeit der Influenza beträgt 1–4 Tage, und infizierte Erwachsene sind gewöhnlich vom Tag vor dem Einsetzen der Symptome bis 5 Tage danach kontagiös. Die Zeichen und Symptome einer unkomplizierten Influenza lösen sich gewöhnlich innerhalb einer Woche auf, auch wenn Husten und Erschöpfung bestehen bleiben können.[1] Zu den Komplikationen gehören Otitis media, bakterielle Sinusitis, sekundäre bakterielle Pneumonie und – seltener – eine Viruspneumonie und Ateminsuffizienz. Zu Komplikationen kommt es auch durch eine Exazerbation der Grunderkrankung.[1, 2] In den USA sind jährlich über 110.000 Klinikeinweisungen und etwa 20.000 Todesfälle auf Influenza zurückzuführen.[2] Das Risiko einer stationären Aufnahme ist am höchsten bei Personen über 65 Jahren und darüber, bei sehr kleinen Kindern und bei chronisch Kranken.[1, 7, 8] Über 90 % der influenzabedingten Todesfälle der vergangenen saisonalen Epidemien in den USA betrafen Personen über 65 Jahre und älter.[1] Im Verlauf von Influenzapandemien können die Morbidität und Mortalität in jüngeren Altersgruppen hoch sein.[1] Ein schweres Krankheitsbild tritt häufiger bei Influenza A als bei Influenza B auf.[1]

Literatur

1. Cox NJ, Fukuda K. Influenza. *Infect Dis Clin North Am* 1998;12:27–38.
2. Fox JP, Cooney MK, Hall CE, et al. Influenza virus infections in Seattle families, 1975–1979. II. Pattern of infection in invaded households and relation of age and prior antibody to occurrence of infection and related illness. *Am J Epidemiol* 1982;116:228–242.
3. Bridges CB, Fukuda K, Uyeki TM, et al. Prevention and control of influenza: recommendations of the Advisory Committee on Immunization Practices (ACIP). *MMWR Recomm Rep* 2002;51(RR-3):1–31.
4. Sullivan KM, Monto AS, Longini IM. Estimates of the US health impact of influenza. *Am J Public Health* 1993;83:1712–1716.
5. Kilbourne ED. *Influenza*. New York: Plenum Medical Book Co, 1987:269–270.
6. Tablan OC, Anderson LJ, Arden NH, et al. Hospital Infection Control Practices Advisory Committee. Guideline for prevention of nosocomial pneumonia. *Infect Control Hosp Epidemiol* 1994;15:587–604.
7. Cooper NJ, Sutton AJ, Abrams KR, et al. Effectiveness of neuraminidase inhibitors in treatment and prevention of influenza A and B: systematic review and meta-analyses of randomised controlled trials. *BMJ* 2003;326:1235–1239. Search date 2001; primary sources Medline, Embase, Integrated Science Citation Index, PubMed, references, previous systematic reviews and meta-analysis, manufacturer's trial databases, and contact with drug companies
8. Neuzil KM, Mellen BG, Wright PF, et al. The effect of influenza on hospitalizations, outpatient visits, and courses of antibiotics in children. *N Engl J Med* 2000;342:225–231.
9. Izurieta HS, Thompson WW, Kramarz P, et al. Influenza and the rates of hospitalization for respiratory disease among infants and young children. *N Engl J Med* 2000;342:232–239.
10. Jefferson TO, Demicheli V, Deeks JJ, et al. Amantadine and rimantadine for preventing and treating influenza A in adults. In: The Cochrane Library, Issue 2, 2003. Oxford: Update Software. Search date 1997; primary sources Medline, Cochrane Controlled Trials Register, Embase, reviews of references of identified trials, and letters to manufacturers and authors.
11. Baker LM, Shock MP, Iezzoni DG. The therapeutic efficacy of Symmetrel (amantadine hydrochloride) in naturally occurring influenza A2 respiratory illness. *J Am Osteopath Assoc* 1969;68:1244–1250.
12. Galbraith AW, Schild AW, Schild GC, et al. The therapeutic effect of amantadine in influenza occurring during the winter of 1971–1972 assessed by double-blind study. *J R Coll Gen Pract* 1973;23:34–37.
13. Walters HE, Paulshock M. Therapeutic efficacy of amantadine HCl. *Mo Med* 1970;67:176–179.
14. Kitamoto O. Therapeutic effectiveness of amantadine hydrochloride in influenza A2: double-blind studies. *Jpn J Tuberc Chest Dis* 1968;15:17–26.
15. Kitamoto O. Therapeutic effectiveness of amantadine hydrochloride in naturally occurring Hong Kong influenza: double-blinded studies. *Jpn J Tuberc Chest Dis* 1971;17:1–7.
16. Van Voris LP, Betts RF, Hayden FG, et al. Successful treatment of naturally occurring influenza A/USSR/77 H1N1. *JAMA* 1981;245:1128–1131.
17. Tominack RL, Hayden FG. Rimantadine hydrochloride and amantadine hydrochloride use in influenza A virus infections. *Infect Dis Clin North Am* 1987;1:459–478.
18. Belshe RB, Burk B, Newman F, et al. Resistance of influenza A viruses to amantadine and rimantadine: results of one decade of surveillance. *J Infect Dis* 1989;159:430–435.
19. Ziegler T, Hemphill ML, Ziegler M-L, et al. Low incidence of rimantadine resistance in field isolates of influenza A viruses. *J Infect Dis* 1999;180:935–939.
20. Rabinovich S, Baldini JT, Bannister R. Treatment of influenza: the therapeutic efficacy of rimantadine HCl in a naturally occurring influenza A2 outbreak. *Am J Med Sci* 1969;257:328–335.
21. Soo W. Adverse effects of rimantadine: summary from clinical trials. *J Respir Dis* 1989;10(suppl.):S26–S31.
22. Zlydnikov DM, Kubar OI, Kovaleva TP, et al. Study of rimantadine in the USSR: a review of the literature. *Rev Infect Dis* 1981;3:408–421.
23. Burls A, Clark W, Stewart T, et al. Zanamivir for the treatment of influenza in adults: a systematic review and economic evaluation. *Health Technol Assess* 2002;6:1–87. Search date 2000; primary sources Cochrane Library, Medline, Embase, Science Citation Index, Glaxo Wellcome Clinical Trials Register, follow up of internet links, hand searches of Scrip, Federal Drug Association submissions for new drug applications, conference abstracts, reference lists, and Glaxo Wellcome submission to NICE.
24. Puhakka T, Lehti H, Vainionpaa R, et al. Zanamivir: a significant reduction in viral load during treatment in military conscripts with influenza. *Scand J Infect Dis* 2003;35:52–58.
25. Henney JE. Revised labeling for zanamivir. *JAMA* 2000;284:1234.
26. Woods JM, Bethell RC, Coates JAV, et al. 4-guanidino-2,4-dideoxy-2,3-dehydro-N-acetylneuraminic acid is a highly effective inhibitor of both the sialidase (neuraminidase) and growth of a wide range of influenza A and B viruses *in vitro*. *Antimicrob Agents Chemother* 1993;37:1473–1479.
27. Read RC. Letter to the Editor. *Lancet* 1999;353:668–669.

28. Tisdale M. Monitoring of viral susceptibility: new challenges with the development of influenza NA inhibitors. *Rev Med Virol* 2000;10:45–55.
29. Gubareva LV, Kaiser L, Brenner MK, et al. Evidence for zanamivir resistance in an immunocompromised child infected with influenza B virus. *J Infect Dis* 1998;178:1257–1262.
30. Gubareva LV, Webster RG, Hayden FG. Detection of influenza virus resistance to neuraminidase inhibitors by an enzyme inhibition assay. *Antiviral Res* 2002;53:47–61.
31. Zambon M, Hayden FG. Position statement: global neuraminidase inhibitor susceptibility network. *Antiviral Res* 2001;49:147–156.
32. Berger W, Stein WJ, Sharp SJ, et al. Effect of inhaled zanamivir on pulmonary function and illness duration in asthma and/or chronic obstructive pulmonary disease (COPD) patients with influenza. *Ann Allergy Asthma Immunol* 2001;86:85.
33. Li L, Cai B, Wang M, et al. A double-blind, randomized, placebo-controlled multicenter study of oseltamivir phosphate for treatment of influenza infection in China. *Chin Med J* 2003;116:44–48.
34. Treanor JJ, Hayden FG, Vrooman PS, et al. Efficacy and safety of the oral neuraminidase inhibitor oseltamivir in treating acute influenza: a randomized controlled trial. *JAMA* 2000;283:1016–1024.
35. Nicholson KG, Aoki FY, Osterhaus ADME, et al. Efficacy and safety of oseltamivir in treatment of acute influenza: a randomized controlled trial. *Lancet* 2000;355:1845–1850.

Lepra

Suchdatum: November 2003

Diana Lockwood

Frage **Welche Effekte haben präventive Maßnahmen?**

Nutzen belegt

BCG-Impfung[10–13]

In einer RCT wurden vier verschiedene Impfstoffe evaluiert, und es zeigte sich, dass der stärkste Effekt von ICRC-Impfstoff plus abgetötenen M. leprae ausging, gefolgt von BCG-Impfstoff allein. Die Effektivität von *Mycobacterium w* war lediglich marginal. Die Befunde wurden jedoch nur für die alleinige Verabreichung des BCG-Impfstoffs durch große kontrollierte Studien in verschiedenen geographischen Regionen mit langfristiger Nachbeobachtung gestützt. Nur in einer RCT wurde über Impfschäden berichtet, die jedoch als minimal eingestuft wurden.

BCG-Impfung plus abgetötete Mykobakterien[10, 14]

In einer RCT wurden vier verschiedene Impfstoffe evaluiert, und es zeigte sich, dass der stärkste Effekt von ICRC-Impfstoff plus abgetötenen M. leprae ausging, gefolgt von BCG-Impfstoff allein. Die Effektivität von *Mycobacterium w* war lediglich marginal. Die Befunde wurden jedoch nur für die alleinige Verabreichung des BCG-Impfstoffs durch große kontrollierte Studien in verschiedenen geographischen Regionen mit langfristiger Nachbeobachtung gestützt. Nur in einer RCT wurde über Impfschäden berichtet, die jedoch als minimal eingestuft wurden.

Nutzen wahrscheinlich

ICRC-Impfung[10]

In einer RCT wurden vier verschiedene Impfstoffe evaluiert, und es zeigte sich, dass der stärkste Effekt von ICRC-Impfstoff plus abgetötenen M. leprae ausging, gefolgt von BCG-Impfstoff allein. Die Effektivität von *Mycobacterium w* war lediglich marginal. Die Befunde wurden jedoch nur für die alleinige Verabreichung des BCG-Impfstoffs durch große kontrollierte Studien in verschiedenen geographischen Regionen mit langfristiger Nachbeobachtung gestützt. Nur in einer RCT wurde über Impfschäden berichtet, die jedoch als minimal eingestuft wurden.

Wirksamkeit unbekannt

Mykobakterium-w-Impfung[10]

In einer RCT wurden vier verschiedene Impfstoffe evaluiert, und es zeigte sich, dass der stärkste Effekt von ICRC-Impfstoff plus abgetötenen M. leprae ausging, gefolgt von BCG-Impfstoff allein. Die Effektivität von *Mycobacterium w.* war lediglich marginal. Die Befunde wurden jedoch nur für die alleinige Verabreichung des BCG-Impfstoffs durch große kontrollierte Studien in verschiedenen geographischen Regionen mit langfristiger Nachbeobachtung gestützt. Nur in einer RCT wurde über Impfschäden berichtet, die jedoch als minimal eingestuft wurden.

Frage **Welche Effekte haben unterschiedliche Behandlungen?**

Nutzen belegt

Mehrfachbehandlung bei multibazillärer Lepra (nur Belege aus Beobachtungen, RCTs sind unwahrscheinlich)[1, 17, 18, 20, 22, 24, 25–27]

Es fanden sich keine zuverlässigen Vergleiche zwischen Mehrfachbehandlungen mit Rifampicin plus Clofazimin plus Dapson, mit Dapson allein oder mit Dapson plus Rifampicin bei Patienten mit multibazillärer Lepra. Beobachtungsstudien zeigten, dass eine Mehrfachbehandlung Hautläsionen bessert und mit einer niedrigeren Rezidivrate einhergeht. Es gibt nur wenige Belege für die Inzidenz von Nebenwirkungen. Die Mehrfachbehandlung wurde nicht mit Dapson allein verglichen, da eine solche Studie auf Grund steigender Resistenzraten für Dapson unethisch wäre.

Mehrfachbehandlung bei paucibazillärer Lepra (nur Belege aus Beobachtungen, RCTs sind unwahrscheinlich)[15–23]

Es fanden sich keine zuverlässigen Vergleiche zwischen Mehrfachbehandlungen mit Dapson plus Rifampicin und Dapson allein bei Patienten mit paucibazillärer Lepra, und RCTs hätten wegen der zunehmenden Resistenz gegen Dapson wahrscheinlich als unethisch zu gelten. Beobachtungsstudien zeigten, dass eine Mehrfachbehandlung Hautläsionen bessert und mit einer niedrigeren Rezidivrate einhergeht. Es gibt nur wenige Belege für die Inzidenz von Nebenwirkungen.

Nutzen unwahrscheinlich

Mehrfachdosis- im Vergleich zur Einzeldosis-Behandlung bei Lepra mit nur einer Läsion[28, 29]

Eine RCT ergab, dass eine 6-monatige Behandlung mit Rifampicin monatlich plus Dapson täglich im Vergleich zu einer Einzeldosis Rifampicin plus Minocyclin plus Ofloxacin die Heilungsrate nach 18 Monaten erhöht. Bei 99 % der Patienten kam es in beiden Gruppen zu einiger Besserung. Die Nebenwirkungen waren bei beiden Therapieschemata ähnlich.

Definition Lepra ist eine chronische granulomatöse Erkrankung, die durch *Mycobacterium leprae* verursacht wird und primär die peripheren Nerven und die Haut befällt. Das klinische Bild der Infektion hängt von der Immunantwort des Individuums auf *M. leprae* ab. Am tuberkuloiden Ende der Ridley-Jopling-Skala ist die zellvermittelte Immunität gut, und es gibt nur wenige Hautläsionen. Am lepromatösen Ende der Skala haben die Individuen eine schlechte zellvermittelte Immunität, die zur unkontrollierten Bakterienvermehrung sowie zur Infiltration von Haut und Schleimhäuten führt. Eine Schädigung peripherer Nerven tritt über das gesamte Spektrum hinweg auf und kann vor, während oder nach der Behandlung eintreten. Manche Patienten haben keine Nervenschädigung, andere entwickeln eine Anästhesie der Hände und Füße, die sie der Gefahr neuropathischer Schäden aussetzt. Schwäche und Lähmung der kleinen Muskeln an Händen, Füßen und Augen macht den Patienten für Deformitäten und Kontrakturen anfällig. Der Verlust von Fingern und Zehen geht auf wiederholte Verletzungen einer geschwächten Gliedmaße ohne Sensibilität zurück. Diese sichtbaren Deformitäten führen zur Stigmatisierung. Die Klassifikation beruht auf dem klinischen Erscheinungsbild und dem Bakterienindex der Läsionen. Die Feldklassifikation der WHO beruht auf der Anzahl an Hautläsionen: Single-Lesion-Lepra (1 Läsion), paucibazilläre Lepra (2–5 Läsionen) und multibazilläre Lepra (>5 Läsionen).[1]

Lepra

Inzidenz/ Prävalenz

Weltweit werden jährlich ca. 720.000 neue Lepra-Fälle dokumentiert,[2] und ca. 2 Mio. Menschen leiden unter leprabedingten Behinderungen. Von allen Neuerkrankten leben 88 % in sechs Ländern (Indien, Brasilien, Myanmar, Madagaskar, Nepal und Mosambik), in denen die Lepra endemisch ist. Kohortenstudien zufolge liegt ein Neuerkrankungsgipfel im Alter zwischen 10 und 20 Jahren.[3] Nach der Pubertät finden sich unter Männern doppelt so viele Fälle wie unter Frauen.

Ätiologie/ Risikofaktoren

M. leprae wird aus der Nasenschleimhaut von Personen mit unbehandelter lepromatöser Lepra freigesetzt und über die Nasenschleimhaut übertragen. Anschließend breiten sich die Mykobakterien über die Nasenschleimhaut des Wirts auf dessen Haut und Nerven aus.[4] Es handelt sich um einen widerstandsfähigen Organismus, von dem nachgewiesen werden konnte, dass er unter den Witterungsbedingungen Indiens viele Monate überlebt.[4] Zu den Risikofaktoren für eine Infektion gehört häuslicher Kontakt mit einer an Lepra erkrankten Person. Es fanden sich keine guten Belege für eine Verbindung zwischen HIV-Infektion, Ernährung und sozioökonomischem Status.[5]

Prognose

Zu den Komplikationen einer Lepra gehören Nervenschäden, Immunreaktionen und Bakterieninfiltration. Unbehandelt heilen tuberkuloide Infektionen spontan. Die meisten Menschen mit borderline-tuberkuloider und borderline-lepromatöser Lepra entwickeln langsam eine lepromatöse Infektion. Bei vielen Betroffenen finden sich zum Zeitpunkt der Diagnose Schäden der peripheren Nerven, und zwar zwischen 15 % in Bangladesh[6] und 55 % in Äthiopien[7]. Immunreaktionen können mit oder ohne eine Antibiotikatherapie auftreten. Zur weiteren Nervenschädigung kommt es durch immunvermittelte Reaktionen und Neuritis. Das Erythema nodosum leprosum (Typ-2-Reaktion) ist eine immunkomplex-vermittelte Reaktion, die zu Fieber, Krankheitsgefühl und Neuritis führt und bei 20 % der Personen mit lepromatöser Lepra und bei 59 % der Menschen mit borderline-lepromatöser Lepra auftritt.[8] Sekundäre Beeinträchtigungen (Wunden, Kontrakturen und Resorption der Finger) treten bei 33–56 % der Menschen mit nachgewiesener Nervenschädigung auf.[9] Hinsichtlich der Mortalität fanden sich keine neueren Informationen.

Literatur

1. WHO Expert Committee on Leprosy. *World Health Organ Tech Rep Ser* 1988;768:1–51.
2. World Health Organization. Leprosy global situation. *Wkly Epidemiol Rec* 2002;77:1–8.
3. Fine PE. Leprosy: the epidemiology of a slow bacterium. *Epidemiol Rev* 1982;4:161–188.
4. Desikan KV, Sreevatsa. Extended studies on the viability of *Mycobacterium leprae* outside the human body. *Lepr Rev* 1995;66:287–295.
5. Lienhardt C, Kamate B, Jamet P, et al. Effect of HIV infection on leprosy: a three-year survey in Bamako, Mali. *Int J Lepr Other Mycobact Dis* 1996;64:383–391.
6. Croft RP, Richardus JH, Nicholls PG, et al. Nerve function impairment in leprosy: design, methodology, and intake status of a prospective cohort study of 2664 new leprosy cases in Bangladesh (The Bangladesh Acute Nerve Damage Study). *Lepr Rev* 1999;70:140–159.
7. Saunderson P, Gelore S, Desta K, et al. The pattern of leprosy-related neuropathy in the AMFES patients in Ethiopia: definitions, incidence, risk factors and outcome. *Lepr Rev* 2000;71:285–308.
8. Pfaltzgraff R, Ramu G. Clinical leprosy. In: Hastings R ed. *Leprosy*. Edinburgh: Churchill Livingstone, 1994:237–287.
9. van Brakel WH. Peripheral neuropathy in leprosy and its consequences. *Lepr Rev* 2000;71:S146–S153.
10. Gupte MD, Vallishayee RS, Anantharaman DS, et al. Comparative leprosy vaccine trial in south India. *Indian J Lepr* 1998;70:369–388.
11. Brown JA, Stone MM, Sutherland I. BCG vaccination of children against leprosy in Uganda: results at end of second follow-up. *BMJ* 1968;1:24–27.
12. Bagshawe A, Scott GC, Russell DA, et al. BCG vaccination in leprosy: final results of the trial in Karimui, Papua New Guinea, 1963–79. *Bull World Health Organ* 1989;67:389–399.

13. Lwin K, Sundaresan T, Gyi MM, et al. BCG vaccination of children against leprosy: fourteen-year findings of the trial in Burma. *Bull World Health Organ* 1985;63:1069–1078.
14. Karonga Prevention Trial Group. Randomised controlled trial of single BCG, repeated BCG, or combined BCG and killed *Mycobacterium leprae* vaccine for prevention of leprosy and tuberculosis in Malawi. *Lancet* 1996;348:17–24.
15. Kar PK, Arora PN, Ramasastry CV, et al. A clinicopathological study of multidrug therapy in borderline tuberculoid leprosy. *J Indian Med Assoc* 1994;92:336–337.
16. Boerrigter G, Ponnighaus JM, Fine PE. Preliminary appraisal of a WHO-recommended multiple drug regimen in paucibacillary leprosy patients in Malawi. *Int J Lepr Other Mycobact Dis* 1988;56:408–417.
17. Dasananjali K, Schreuder PA, Pirayavaraporn C. A study on the effectiveness and safety of the WHO/MDT regimen in the northeast of Thailand; a prospective study, 1984–1996. *Int J Lepr Other Mycobact Dis* 1997;65:28–36.
18. Gebre S, Saunderson P, Byass P. Relapses after fixed duration multiple drug therapy: the AMFES cohort. *Lepr Rev* 2000;71:325–331.
19. Boerrigter G, Ponnighaus JM, Fine PE, et al. Four-year follow-up results of a WHO-recommended multiple-drug regimen in paucibacillary leprosy patients in Malawi. *Int J Lepr Other Mycobact Dis* 1991;59:255–261.
20. Schreuder PA. The occurrence of reactions and impairments in leprosy: experience in the leprosy control program of three provinces in northeastern Thailand, 1987–1995 [correction of 1978–1995]. I. Overview of the study. *Int J Lepr Other Mycobact Dis* 1998;66:149–158.
21. Chopra NK, Agarawal JS, Pandya PG. A study of relapse in paucibacillary leprosy in a multidrug therapy project, Baroda District, India. *Lepr Rev* 1990;61:157–162.
22. Li HY, Hu LF, Hauang WB, et al. Risk of relapse in leprosy after fixed duration multi-drug therapy. *Int J Lepr Other Mycobact Dis* 1997;65:238–245.
23. Ji B. Drug resistance in leprosy — a review. *Lepr Rev* 1985;56:265–278.
24. Girdhar BK, Girdhar A, Kumar A. Relapses in multibacillary leprosy patients: effect of length of therapy. *Lepr Rev* 2000;71:144–153.
25. Shaw IN, Natrajan MM, Rao GS, et al. Long-term follow up of multibacillary leprosy patients with high BI treated with WHO/MDT regimen for a fixed duration of two years. *Int J Lepr Other Mycobact Dis* 2000;68:405–409.
26. Chemotherapy of leprosy. Report of a WHO study group. WHO Technical Report Series, No 847, 1994
27. Yawalkar SJ, McDougall AC, Languillon J, et al. Once-monthly rifampicin plus daily dapsone in initial treatment of lepromatous leprosy. *Lancet* 1982;1:1199–1202.
28. Single-lesion Multicentre Trial Group. Efficacy of single-dose multidrug therapy for the treatment of single-lesion paucibacillary leprosy. *Indian J Leprosy* 1997;69:121>en>129.
29. Pattyn SR. A randomized clinical trial of two single-dose treatments for paucibacillary leprosy. *Lepr Rev* 1994;65:45–57.

Kommentar

Thomas Junghanss

Unsere Kenntnisse der Behandlung der Lepra beruhen ausschließlich auf Beobachtungsstudien. Seit der Einführung von MDT (multidrug treatment) 1981 sind die Behandlungsergebnisse zufrieden stellend, sofern die Compliance der Patienten gewährleistet ist. Resistenzen gegenüber den MDT-Kombinationen haben sich bisher nicht entwickelt. Die Lepra-Prävalenz hat sich von 5,4 Mio. im Jahre 1985 auf 0,75 Mio. im Jahre 2000 verringert. Inzwischen sind 98 Nationen frei von Lepra-Übertragung. Durch die Strategie 1. Früherkennung plus 2. MDT sind inzwischen ca. 3–4 Mio. Menschen vor Behinderung bewahrt worden. In der gegebenen Situation bei Vorhandensein von wirksamen Therapien ist nicht mit RCTs zu rechnen. Die derzeitige Forschung konzentriert sich auf 1. Methodenentwicklung für die frühzeitige Erkennung und Behandlung von Lepra Reaktionen, 2. Testentwicklung für die Erkennung von Rifampicin-Resistenzen, 3. Testentwicklung für die Erkennung von Infizierten (d. h. Diagnose der Infektion vor Eintreten klinischer Manifestationen).

Lyme-Borreliose

Suchdatum: September 2003

Edward Hayes und Paul Mead

Frage Welche Effekte haben Maßnahmen zur Prävention einer Lyme-Borreliose?

Nutzen belegt

Prophylaktische Antibiotikabehandlung von Zeckenbissen (Ixodes scapularis) in Lyme-Borreliose-Endemiegebieten Nordamerikas[5–9]

Einer systematischen Übersicht an Patienen mit gesichertem I.-scapularis-Biss in den vorangegangenen 72 Stunden zufolge senken Antibiotika im Vergleich zu Placebo das Risiko, eine klinische Lyme-Borreliose zu entwickeln. Der Unterschied war jedoch nicht signifikant. Eine nachfolgende RCT an Patienten, die in den vorangegangenen 72 eine anhaftende I.-scapularis-Zecke entfernt hatten, zeigte, dass Doxycyclin im Vergleich zu Placebo den Anteil der Patienten mit Erythema migrans am Ort des Zeckenbisses senkt.

Frage Welche Effekte hat eine Antibiotikatherapie bei Lyme-Arthritis?

Nutzen wahrscheinlich

Cefotaxim (effektiver als Penicillin; auf der Grundlage einer Subgruppenanalyse von RCTs)[10–14]

Eine RCT ergab anhand einer kleinen Subgruppenanalyse von Patienten mit Lyme-Arthritis schwache Belege dafür, dass Cefotaxim im Vergleich zu Penicillin die Anzahl vollständig genesener Patienten erhöht.

Ceftriaxon (effektiver als Penicillin; auf der Grundlage einer Subgruppenanalyse von RCTs)[10–14]

Eine RCT ergab anhand einer kleinen Subgruppenanalyse von Patienten mit Lyme-Arthritis schwache Belege dafür, dass Ceftriaxon im Vergleich zu Penicillin die Symptome bessert.

Doxycyclin (so effektiv wie Amoxicillin und Probenecid bei Lyme-Arthritis)[10–14]

Eine RCT an Patienten mit Lyme-Arthritis ergab in Bezug auf deren Auflösung keinen signifikanten Unterschied zwischen Doxycyclin und Amoxicillin plus Probenecid.

Penicillin (besser als Placebo)[10–14]

Einer RCT an Patienten mit Lyme-Arthritis zufolge verstärkt Penicillin im Vergleich zu Placebo die Abheilung der Lyme-Arthritis.

Frage Welche Effekte hat eine Antibiotikatherapie bei Neuroberreliose im Spätstadium?

Nutzen wahrscheinlich

Cefotaxim (effektiver als Penicillin; auf der Grundlage einer Subgruppenanalyse von RCTs)[12, 13, 15–19]

Eine RCT ergab anhand einer Subgruppenanalyse von Patienten mit Neuroborreliose im Spätstadium schwache Belege dafür, dass Cefotaxim im Vergleich zu Penicillin Symptome einer Neuropathie bessert.

Wirksamkeit unbekannt

Ceftriaxon[12, 13, 15–19]

Eine RCT ergab anhand einer kleinen Subgruppenanalyse von Patienten mit Neuroborreliose im Spätstadium nur unzureichende Belege für die Effekte von Ceftriaxon und Cefotaxim.

Ceftriaxon (bei Personen mit Neuroborreliose im Spätstadium, die bereits behandelt worden waren)[12, 13, 15–19]

Einer RCT an Patienten mit vorbehandelter Lyme-Borreliose zufolge besteht hinsichtlich der kognitiven Funktionen nach 6 Monaten kein signifikanter Unterschied zwischen Ceftriaxon und Placebo. Der Studie zufolge bessert Ceftriaxon die Erschöpfung, allerdings war die RCT unvollständig verblindet.

Unwirksamkeit oder Schädlichkeit wahrscheinlich

Ceftriaxon plus Doxycyclin (bei Personen mit Neuroborreliose im Spätstadium, die bereits behandelt worden waren)[12, 13, 15–19]

Eine RCT, in der Ceftriaxon plus Doxycyclin an Patienten mit vorbehandelter Lyme-Borreliose und persistierenden neurologischen Symptomen mit Placebo verglichen wurde, ergab bei der Zwischenanalyse nach 180 Tagen hinsichtlich der gesundheitsbezogenen Lebensqualität keinen signifikanten Unterschied.

Definition

Die Lyme-Borreliose ist eine entzündliche Erkrankung infolge einer Infektion mit Spirochäten der Genospezies *Borrelia burgdorferi*, die durch Zecken auf den Menschen übertragen wird. Manche Infizierte haben keine Symptome. Das charakteristische Erscheinungsbild einer frühen Lyme-Borreliose ist das Erythema migrans, ein kreisförmiger Ausschlag am Ort des Zeckenbisses, der sich bei 80–90 % der Betroffenen innerhalb von Tagen bis Wochen ausbreitet. Eine frühzeitig gestreute Infektion kann zu sekundärem Erythema migrans, zur Erkrankung des Nervensystems (Neuroborreliose: Gesichtslähmung oder andere Neuropathien der Hirnnerven, Meningitis und Radikuloneuritis), zur Erkrankung des Muskel-Skelett-Systems (Arthralgie) sowie in seltenen Fällen zur Erkrankung des Herzens (Myokarditis oder vorübergehender AV-Block) führen. Eine nicht oder nur unzureichend behandelte Lyme-Borreliose kann Wochen bis Monate nach der Infektion zu Spätmanifestationen, wie Arthritis, Polyneuropathie und Enzephalopathie, führen. Die Diagnose einer Lyme-Borreliose beruht primär auf den klinischen Befunden sowie auf der hohen Wahrscheinlichkeit von Bissen durch infizierte Zecken. Serologische Tests helfen bei endemisch exponierten Personen, deren klinische Befunde sich mit einer disseminierten Lyme-Borreliose im Spätstadium decken.

Inzidenz/ Prävalenz

Die Lyme-Borreliose tritt in den gemäßigten Regionen Nordamerikas, Europas und Asiens auf. In den USA ist sie mit über 23.000 Fällen pro Jahr die häufigste durch Vektoren übertragene Erkrankung.[1] Die meisten Fälle treten in den östlich und zentral gelegenen Staaten des Nordens auf, mit einer jährlichen Inzidenz in den Endemiegebieten von immerhin 133/100.000 Personen.[1] In hoch endemischen Gemeinden kann die Inzidenz der Lyme-Borreliose 1000/100.000 Personen pro Jahr überschreiten.[2] In manchen europäischen Ländern wurde die Inzidenz der Lyme-Borreliose auf über 100/100.000 Personen pro Jahr geschätzt.[2] Zentren der Lyme-Borreliose wurden in den nördlichen Waldgebieten Russlands, in China und in Japan beschrieben.[2] In tropischen Gebieten oder in der südlichen

Hemisphäre wurden keine Übertragungszyklen von *B. burgdorferi* dokumentiert.[2]

Ätiologie/ Risikofaktoren Die Lyme-Borreliose wird durch Infektion mit einer B.-burgdorferi-Genospezies im weiteren Sinne verursacht. Sämtliche Fälle von Lyme-Borreliose in Nordamerika sind die Folge einer Infektion mit *B. burgdorferi*. In Europa kann die Lyme-Borreliose durch *B. burgdorferi*, *B. garinii* oder *B. afzelii* ausgelöst werden. Die infektiösen Spirochäten werden durch den Biss gewisser Zecken der Gattung Ixodes auf den Menschen übertragen.[2] Menschen, die sich häufig oder längere Zeit in den Lebensbereichen infizierter Zecken der Gattung Ixodes aufhalten, sind am stärksten durch eine Lyme-Borreliose gefährdet. Das individuelle Risiko hängt ab von der Wahrscheinlichkeit eines Bisses durch infizierte Zeckenvektoren, die wiederum abhängig ist von deren Besiedelungsdichte, der Prävalenz der Infektion in den Zecken und dem Ausmaß, in dem eine Person mit infizierten Zecken in Kontakt gerät. Das Risiko einer Erkrankung konzentriert sich oft in Kernbereichen. In den USA ist das Risiko am höchsten in gewissen Landkreisen der östlichen und zentral gelegenen Staaten des Nordens, und zwar in den Monaten April bis Juli.[2] Man infiziert sich bei Tätigkeiten in bewaldeten oder buschbestandenen Gebieten, die ein bevorzugtes Habitat für Zecken sowie für deren Wirte unter dem Schalenwild und den Nagern darstellen. Ein Impfstoff auf der Grundlage des Oberflächenproteins OspA wurde für den Einsatz in den USA zugelassen, später jedoch vom Markt genommen.

Prognose Die Lyme-Borreliose ist nur selten tödlich. Eine unbehandelte Lyme-Arthritis löst sich mit 10–20 % pro Jahr von allein, mehr als 90 % der Gesichtslähmungen infolge einer Lyme-Borreliose verschwinden spontan, und die meisten Fälle einer Lyme-Karditis genesen ohne Folgeerscheinungen.[4] Eine unbehandelte Lyme-Borreliose kann jedoch zu Arthritis (50 % der unbehandelten Patienten), zu Meningitis oder Neuropathien (15 % der unbehandelten Patienten), zu einer Karditis (5–10 % der unbehandelten Patienten mit Erythema migrans) sowie in seltenen Fällen zu einer Enzephalopathie führen.

Literatur

1. Centers for Disease Control and Prevention (CDC). Lyme disease – United States, 2001–2002. *MMWR Morb Mortal Wkly Rep* 2004;53:365–369.
2. O'Connel S, Granstorm M, Gray JS, et al. Epidemiology of European Lyme borreliosis. *Zentralbl Bakteriol* 1998;287:229–240.
3. Dennis DT. Epidemiology, ecology, and prevention of Lyme disease. In: Rahn DW, Evans J, eds. *Lyme disease*. Philadelphia: American College of Physicians, 1998:7–34.
4. Rahn DW, Evans J, eds. *Lyme disease*. Philadelphia: American College of Physicians, 1998.
5. Warshafsky S, Nowakowski J, Nadelman RB, et al. Efficacy of antibiotic prophylaxis for prevention of Lyme disease. *J Gen Intern Med* 1996;11:329–333. Search date 1995; primary sources Medline and hand searches of reference lists for English language papers.
6. Nadelman RB, Nowakowski J, Fish D, et al. Prophylaxis with single-dose doxycycline for the prevention of Lyme disease after an *Ixodes scapularis* tick bite. *N Engl J Med* 2001;345:79–84.
7. Costello CM, Steere AC, Pinkerton RE, et al. A prospective study of tick bites in an endemic area for Lyme disease. *J Infect Dis* 1989;159:136–139.
8. Shapiro ED, Gerber MA, Holabird NB, et al. A controlled trial of antimicrobial prophylaxis for Lyme disease after deer-tick bites. *N Engl J Med* 1992;327:1769–1773.
9. Agre F, Schwartz R. The value of early treatment of deer tick bites for the prevention of Lyme disease. *Am J Dis Children* 1993;147:945–947.
10. Steere AC, Green J, Schoen RT, et al. Successful parenteral penicillin therapy of established Lyme arthritis. *N Engl J Med* 1985;312:869–874.
11. Steere AC, Levin RE, Molloy PJ, et al. Treatment of Lyme arthritis. *Arthritis Rheum* 1994;37:878–888.
12. Dattwyler RJ, Halperin JJ, Volkman DJ, et al. Treatment of late Lyme borreliosis – randomized comparison of ceftriaxone and penicillin. *Lancet* 1998;1:1191–1194.

13. Hassler D, Zoller M, Haude H-D, et al. Cefotaxime versus penicillin in the late stage of Lyme disease – prospective, randomized therapeutic study. *Infection* 1990;18:16–20.
14. Oksi J, Nikoskelainen J, Vijanen MK. Comparison of oral cefixime and intravenous ceftriaxone followed by oral amoxicillin in disseminated Lyme borreliosis. *Eur J Clin Microbiol Infect Dis* 1998;17:715–719.
15. Klempner MS, Hu LT, Evans J, et al. Two controlled trials of antibiotic treatment in patients with persistent symptoms and a history of Lyme disease. *N Engl J Med* 2001;345:85–92.
16. Krupp LB, Hyman LG, Grimson R, et al. Study and Treatment Of Post Lyme disease (STOP-LD): a randomized double masked clinical trial. *Neurology* 2003;60:1923–1930.
17. Kaplan RF, Trevino RP, Johnson GM, et al. Cognitive function in post-treatment Lyme disease: do additional antibiotics help? *Neurology* 2003;60:1916–1922.
18. Pfister H-W, Preac-Mursic V, Wilske B, et al. Randomized comparison of ceftriaxone and cefotaxime in Lyme neuroborreliosis. *J Infect Dis* 1991;163:311–318.
19. Ettestad PJ, Campbell GL, Welbel SF, et al. Biliary complications in the treatment of unsubstantiated Lyme disease. *J Infect Dis* 1995;171:356–361.

Kommentar

Werner Zimmerli

Die Prophylaxe und Therapie der Lyme-Borreliose sind heute durch RCTs gut belegt. Ein größeres Problem ist die Diagnose dieser Infektion. Da mit dem Nachweis einer positiven Serologie eine aktuelle Lyme-Borreliose nicht bewiesen werden kann, müssen die publizierten diagnostischen Richtlinien strikte angewendet werden, um die Prophylaxe und Therapie sinnvoll und kosteneffektiv anzuwenden (1). Die Impfung, welche nur gegen die Infektion mit Borrelia burgdorferi ss. wirksam ist, wurde in Europa, wo andere Species häufiger sind, nicht auf den Markt gebracht. Nach weniger als 4 Jahren wurde der Impfstoff wieder vom amerikanischen Markt zurückgezogen. Gründe dafür waren die beschränkte Wirksamkeit (76 %), die Notwendigkeit häufiger Booster, der hohe Preis und die potentielle Gefahr der Impfstoff-induzierten Autoimmunarthritis. Da HLA-DR4 positive Individuen gehäuft eine Antibiotika-resistente Lyme-Arthritis auf Grund einer Immunantwort gegen OspA haben, wurde die Impfung, welche aus rekombinantem OspA besteht, als potentiell gefährlich beurteilt. Deshalb ist eine Zweitgeneration-Impfung in Entwicklung, bei welcher das kreuzregierende LFA-1αL/OspA T-Zell Epitop in geeigneter Weise mutiert wurde. Dieser neue Impfstoff konnte im Tierversuch protektive Immunität ohne die gefürchtete Kreuzreaktion erzeugen (2).

Die Bedeutung der asymptomatischen Serokonversion wurde kürzlich in einer prospektiven Studie untersucht (3). Von 269 Studienteilnehmer hatten 28 eine asymptomatische Serokonversion, 15 von 25 Studienpatienten (60 %), welche während 20 Monaten nachkontrolliert werden konnten, blieben vollständig asymptomatisch, d. h. sie hatten auch keine Spätmanifestationen, welche in der Regel innerhalb von 2 Jahren nach Infektion auftreten. Kommt es anlässlich der Infektion zur Manifestation eines Erythema migrans, muss dieses antibiotisch behandelt werden, um eine Spätmanifestation zu verhindern. Die notwendige Therapiedauer war bisher nicht klar. In einer RCT konnten Wormser et al. (4) zeigen, dass eine zehntägige Therapie mit Doxycyclin (2 × 100 mg/d) genügend ist, um beim Patienten mit einem Erythema migrans mit oder ohne Zeichen der Dissemination Spätfolgen erfolgreich zu verhüten. Bei Patienten mit kognitiven Störungen nach behandelter Lyme-Borreliose werden häufig weitere antibiotische Therapien durchgeführt. Diese sind dokumentiert unwirksam, wie eine weitere Studie (RCT) aus den USA zeigen konnte (5). Bei 129 Patienten wurde entweder eine 30-tägige Ceftriaxon-Therapie gefolgt von einer 60-tägigen Doxycyclin-Therapie oder eine entsprechende Placebo-Therapie durchgeführt. Innerhalb der 90-tägigen Beobachtungszeit konnten keine signifikanten Unterschiede bezüglich verschiedener Scores, in welchen Gedächtnis, Aufmerksamkeit, Depression und unspezifische somatische Störungen gemessen wurden, gefunden werden. Somit sollten diese Patienten heute nicht mehr antibiotisch behandelt werden.

1. Tugwell P, Dennis DT, Weinstein A, *et al.* Laboratory evaluation in the diagnosis of Lyme disease. *Ann Intern Med* 1997:127:1109–23.

2. Willett TA, Meyer AL, Brown EL, et al. An effective second-generation outer surface protein A-derived Lyme vaccine that eliminates a potentially autoreactive T cell epitope. *PNAS* 2004: 101:1303–8.
3. Steere AC, Sikand VK, Schoen RT, Nowakowski J. Asymptomatic infection with *Borrelia burgdorferi. Clin Infect Dis* 2003:37:528–32.
4. Wormser GP, Ramanathan R, Nowakowski J, *et al.* Duration of antibiotic therapy for early Lyme disease. *Ann Intern Med* 2003:138:697–704.
5. Kaplan RF, Trevino RP, Johnson GM, *et al.* Cognitive function in post-treatment Lyme disease: do additional antibiotics help? *Neurology* 2003:60:1916–22.

Malaria: Prävention bei Reisenden

Suchdatum: März 2004

Ashley M. Croft

Frage **Welche Effekte haben nichtmedikamentöse präventive Maßnahmen bei erwachsenen Reisenden?**

Nutzen belegt

Mit Insektiziden behandelte Moskitonetze[43, 44]
An Reisenden durchgeführte RCTs fanden sich nicht. Einer systematischen Übersicht bei Erwachsenen und Kindern eines Malaria-Endemiegebietes zufolge senken insektizidbehandelte Moskitonetze die Anzahl leichter Malaria-Episoden und die Kindersterblichkeit.

Nutzen wahrscheinlich

Mit Insektiziden behandelte Kleidung[45, 46]
Zwei RCTs an Soldaten und in Flüchtlingshaushalten zufolge senkt mit Permethrin behandelter Stoff (Kleidung oder Tücher) die Inzidenz der Malaria.

Wirksamkeit unbekannt

Insektizide als Aerosol bei Erwachsenen[34–36]
Es fanden sich keine RCTs zu den Effekten von Insektiziden als Aerosol zur Prävention der Malaria bei Reisenden. Eine große Beobachtungsstudie an Reisenden ergab nur unzureichende Belege über die Effekte von Insektiziden in Aerosolform zur Prävention der Malaria. Zwei kommunalen RCTs an Bewohnern von Malaria-Endemiegebieten zufolge verringert ein Versprühen von Insektizidaerosolen in Räumen die klinische Malaria.

Klimaanlagen und Ventilatoren bei Erwachsenen[36, 38, 39]
Es fanden sich keine RCTs zu den Effekten von Klimaanlagen und Ventilatoren zur Prävention der Malaria bei Reisenden. Einer großen Fragebogenstudie zufolge senken Klimaanlagen die Inzidenz der Malaria. Einer kleinen Beobachtungsstudie zufolge verringern Deckenventilatoren die Gesamtzahl in Innenräumen gefangener Culex-Mücken, führen jedoch nicht zu einer signifikanten Verringerung der Gesamtzahl in Innenräumen gefangener Anopheles-Mücken.

Volle Bekleidung bei Erwachsenen[36, 47, 48]
Es fanden sich keine RCTs über die Effekte einer Vollbekleidung in der Prävention der Malaria unter Reisenden. Einer großen Fragebogenstudie zufolge senkt das Tragen langer Hosen und langärmeliger Hemden die Inzidenz der Malaria.

Räucherspiralen und Verdampfer bei Erwachsenen[25, 38, 41]
Zur Wirksamkeit von Räucherspiralen und Verdampfern zur Prävention der Malaria bei Reisenden fanden sich keine RCTs. Eine Fallkontrollstudie mit Räucherspiralen bei Reisenden ergab keine Belege für einen protektiven Effekt gegen Malaria. Einer RCT mit Räucherspiralen und einer Beobachtungsstudie zu Pyrethroidverdampfern zufolge verringern diese die Anzahl der Culex-Mücken im Inneren von Räumen.

Rauch[42]
Zur Wirksamkeit von Rauch zur Prävention der Malaria fanden sich keine RCTs. Einer kontrollierten klinischen Studie zufolge vertreibt Rauch am Abend die Mücken.

Topische (auf die Haut aufgetragene) Insekten-Repellents bei Erwachsenen[36, 37, 49–51]

Zur Wirksamkeit topischer (auf die Haut aufgetragener) Insekten-Repellents zur Prävention der Malaria bei Reisenden fanden sich keine RCTs. Einer kleinen Crossover-RCT zufolge schützen Diethyltoluamid (DEET) enthaltende Präparate gegen Mückenstiche. Für DEET wurde – vor allem bei längerem Einsatz – über systemische und die Haut betreffende Nebenwirkungen berichtet.

Ultraschallvorrichtungen; biologische Kontrollmaßnahmen bei Erwachsenen[37, 40]

Zur Wirksamkeit dieser Interventionen fanden sich keine RCTs.

Frage **Welche Effekte hat eine medikamentöse Prophylaxe bei erwachsenen Reisenden?**

Nutzen wahrscheinlich

Atovaquon plus Proguanil bei Erwachsenen[67, 80, 81]

Eine RCT an Migranten mit begrenzter Immunität zeigte, dass Atovaquon plus Proguanil den Anteil der Patienten mit Malaria senkt. Einer RCT zufolge besteht in Bezug auf die Prävention der Malaria kein signifikanter Unterschied zwischen Atovaquon plus Proguanil und Chloroquin plus Proguanil. Eine RCT, in der Atovaquon plus Proguanil mit Mefloquin verglichen wurde, zeigte während der gesamten Studiendauer keinen Fall einer klinischen Malaria, jedoch fanden sich unter Mefloquin mehr neurologische Schäden als unter Atovaquon plus Proguanil. RCTs, in denen die Nebenwirkungen von Atovaquon plus Proguanil mit Chloroquin plus Proguanil verglichen wurden, kamen zu unterschiedlichen Ergebnissen. Einer RCT zufolge führt Atovaquon plus Proguanil im Vergleich zu Mefloquin und Chloroquin plus Proguanil zu weniger Nebenwirkungen und hat ähnliche Nebenwirkungsraten wie Doxycyclin. Eine weitere RCT zeigte hinsichtlich der Nebenwirkungen keinen signifikanten Unterschied zwischen Atovaquon plus Proguanil und Chloroquin plus Proguanil.

Doxycyclin bei Erwachsenen[60–66]

Einer RCT an Soldaten und einer RCT an Migranten mit begrenzter Immunität zufolge senkt Doxycyclin im Vergleich zu Placebo das Risiko einer Malaria. Eine der RCTs zeigte, dass Doxycyclin nach 13 Wochen mit Übelkeit und Erbrechen, Diarrhoe, Husten, Kopfschmerzen und unspezifischen dermatologischen Symptomen einhergeht. Belege für die langfristige Sicherheit fanden sich nicht. Einer RCT zufolge hat Doxycyclin weniger Nebenwirkungen als Mefloquin oder Chloroquin plus Proguanil und ähnliche Nebenwirkungsraten wie Atovaquon plus Proguanil.

Nutzen und Schaden abzuwägen

Chloroquin plus Proguanil bei Erwachsenen[57–60]

Eine RCT ergab hinsichtlich der Inzidenz der durch *P. falciparum* verursachten Malaria keinen signifikanten Unterschied zwischen Chloroquin plus Proguanil und Proguanil plus Sulfadoxin plus Pyrimethamin. Einer RCT zufolge besteht hinsichtlich der Inzidenz der durch *P. falciparum* verursachten Malaria kein signifikanter Unterschied zwischen Chloroquin plus Proguanil und Proguanil allein. Eine RCT zeigte hinsichtlich der Prävention von Malaria keinen signifikanten Unterschied zwischen Chloroquin plus Proguanil und Atovaquon plus Proguanil. RCTs, in denen Nebenwirkungen von Chloroquin plus Proguanil mit denen von Atovaquon plus Proguanil verglichen wurden, zeigten unterschiedliche Ergebnisse. Einer RCT zufolge verstärkt Chloroquin plus Proguanil im Vergleich zu drei anderen üblichen Antimalariamitteln (Doxycyclin, Mefloquin und Atovaquon plus Proguanil). Einer weiteren RCT zufolge besteht hinsichtlich der Nebenwirkungen kein signifikanter Unterschied zwischen Chloroquin plus Proguanil und Atovaquon plus Proguanil.

Mefloquin bei Erwachsenen[63, 66–77]

Eine systematische Übersicht mit einer RCT an Soldaten ergab, dass Mefloquin im Vergleich zu Placebo Malariafälle verringert, und dass Mefloquin eine 100 %ige Schutzwirkung hat. Eine RCT mit Mefloquin im Vergleich zu Atovaquon plus Proguanil ergab während der gesamten Studie keine Fälle einer klinischen Malaria, zeigte jedoch unter Mefloquin verglichen mit Atovaquon plus Proguanil eine signifikant höhere Rate neuropsychiatrischer Schäden. Einer RCT zufolge hat Mefloquin mehr Nebenwirkungen als Doxycyclin oder Atovaquon plus Proguanil und ähnliche Nebenwirkungsraten wie Chloroquin plus Proguanil.

Wirksamkeit unbekannt

Chloroquin bei Erwachsenen[54–56]

Zur Wirksamkeit von Chloroquin bei Reisenden fanden sich keine RCTs. Eine RCT an österreichischen Arbeitern in Nigeria ergab hinsichtlich der Inzidenz der Malaria nach 6–22 Monaten keinen signifikanten Unterschied zwischen Chloroquin und Sulfadoxin plus Pyrimethamin. In den meisten Endemiegebieten der Welt ist *Plasmodium falciparum* inzwischen gegen Chloroquin resistent.

Pyrimethamin plus Dapson bei Erwachsenen[89, 90]

RCTs an Reisenden fanden sich nicht. Eine RCT an thailändischen Soldaten ergab nur unzureichende Belege für einen Vergleich zwischen Pyrimethamin plus Dapson mit Proguanil plus Dapson. Aus Beobachtungen ergeben sich begrenzte Belege dafür, dass Pyrimethamin plus Dapson zu Agranulozytose führen kann.

Unwirksamkeit oder Schädlichkeit wahrscheinlich

Amodiaquin bei Erwachsenen[82–88]

Es fanden sich keine RCTs zu den Effekten von Amodiaquin zur Prävention der Malaria bei Reisenden. Begrenzte Belege aus Beobachtungen sprechen jedoch dafür, dass Amodiaquin einen Leberschaden und Hepatitis verursachen kann.

Sulfadoxin plus Pyrimethamin bei Erwachsenen[90]

Es fanden sich keine RCTs zu Sulfadoxin plus Pyrimethamin allein. Einer RCT zufolge besteht hinsichtlich der Inzidenz der durch *P. falciparum* verursachten Malaria kein signifikanter Unterschied zwischen Chloroquin plus Proguanil und Chloroquin plus Sulfadoxin plus Pyrimethamin. Eine retrospektive Beobachtungsstudie spricht dafür, dass Sulfadoxin plus Pyrimethamin mit schweren Hautreaktionen einhergeht.

Frage — Welche Effekte hat eine Antimalariavakzine?

Wirksamkeit unbekannt

Impfstoffe[91]

RCTs an Reisenden über die Effekte von Antimalariavakzinen fanden sich nicht. Einer systematischen Übersicht von Malaria-Impfstoffen bei Bewohnern von Malaria-Endemiegebieten zufolge verringert das SPf66-Vakzin im Vergleich zu Placebo erste Anfälle von Malaria.

Frage **Welche Effekte haben präventive Maßnahmen bei Reisenden im Kindesalter?**

Wirksamkeit unbekannt

Mefloquin bei Kindern[92–95]

Es fanden sich keine RCTs zu den Effekten von Mefloquin in der Prävention einer Malaria bei Reisenden im Kindesalter.

Unwirksamkeit oder Schädlichkeit wahrscheinlich

Topische (auf die Haut aufgetragene) DEET-haltige Insekten-Repellents bei Kindern[92–95]

Zur Wirksamkeit DEET-haltiger Insekten-Repellents zur Prävention der Malaria bei Kindern fanden sich keine RCTs. Fallberichte über Kleinkinder zeigten ernste Nebenwirkungen unter DEET (Diethyltoluolamid).

Frage **Welche Effekte haben Maßnahmen bei schwangeren Reisenden?**

Wirksamkeit unbekannt

Insektizidbehandelte Moskitonetze bei schwangeren Reisenden[99–102]

Es fanden sich keine RCTs zu den Effekten insektizidbehandelter Moskitonetze zur Prävention einer Malaria bei schwangeren Reisenden. Eine RCT an schwangeren Dauerbewohnerinnen eines Malaria-Endemiegebietes ergab nur unzureichende Belege für die Effekte permethrin-behandelter Moskitonetze in der Malariaprävention.

Antimalariamittel bei schwangeren Reisenden, insektizidbehandelte Kleidung bei schwangeren Reisenden, topische (auf die Haut aufgetragene) Insekten-Repellents bei schwangeren Reisenden[95, 102–106]

Zur Wirksamkeit dieser Interventionen fanden sich keine RCTs.

Frage **Welche Effekte haben Antimalaria-Maßnahmen bei Piloten?**

Wirksamkeit unbekannt

Antimalariamittel bei Piloten und fliegendem Personal[110, 111]

Es fanden sich keine RCTs zu den Effekten von Antimalariamittel bei Piloten.

Definition Malaria ist eine akute parasitäre Erkrankung aus den Tropen und Subtropen, verursacht durch Befall und Zerstörung von Erythrozyten durch eine von vier Spezies der Art *Plasmodium*: *P. falciparum*, *P. vivax*, *P. ovale* und *P. malariae*.[1] Das klinische Bild einer Malaria richtet sich nach der infizierenden Spezies sowie nach Genetik, Immunstatus und Alter der infizierten Person.[2] Die schwerste Form von Malaria beim Menschen wird durch *P. falciparum* verursacht. Zu den unterschiedlichen klinischen Merkmalen gehören auf- und absteigendes Fieber, Schüttelfrost, Kopfschmerzen, Muskelschmerzen und -schwäche, Erbrechen, Husten, Diarrhoe und Abdominalschmerz. Weitere Symptome in Verbindung mit einem Organversagen sind: akutes Nierenversagen, generalisierte Krämpfe und Kreislaufkollaps, gefolgt von Koma und Tod.[2, 4] *P. falciparum* ist für mehr als 50 % der Malariainfektionen in den meisten asiatischen Ländern, für über 90 % der Malariainfektionen in den Ländern südlich der Sahara und für nahezu 100 der Malariainfektionen auf Haiti verantwortlich.[5] Reisende werden hier definiert als Besucher aus einem malariafreien Gebiet, die in ein Malariaendemiegebiet kommen und dort weniger als ein Jahr bleiben.

Inzidenz/ Prävalenz

Malaria ist die gefährlichste durch Parasiten verursachte Erkrankung des Menschen, betrifft nahezu 5% der Weltbevölkerung und verursacht jährlich rund eine Million Todesfälle.[6] Durch Kriegseinwirkungen, Klimawandel, Wanderungsbewegungen großen Stils, verbesserte Brutbedingungen für die als Vektoren dienenden Mücken, eine sich rasch ausbreitende Medikamenten- und Insektizidresistenz und Vernachlässigen der Infrastruktur des öffentlichen Gesundheitswesens[1,7] ist die Malaria zurzeit in über 100 Ländern endemisch. Diese Länder werden jährlich von mehr als 125 Millionen Fernreisenden besucht.[4] Jährlich gibt es unter Fernreisenden aus Industrienationen vielleicht 25.000 Malariafälle, von denen rund 10.000 dokumentiert werden und 150 tödlich verlaufen.[8]

Ätiologie/ Risikofaktoren

Der Menschen bekommt Malaria durch Sporozoiten, die durch den Stich infizierter weiblicher Anopheles-Mücken übertragen werden.[9] Diese fliegen auf der Suche nach Nahrung gegen den Wind und suchen nach der Duftspur eines attraktiven Wirts.[10] Weibliche Anopheles-Mücken werden von ihrem menschlichen Wirt über 7–20 m und eine Reihe von Stimuli angezogen, darunter abgeatmetes Kohlendioxid, Milchsäure und andere Gerüche des Wirts sowie Wärme und Feuchtigkeit.[11] Längere Personen werden tendenziell häufiger gestochen als Personen mit geringerer Körperlänge und Erwachsene häufiger als Kinder.[11,12] Frauen erhalten in Studien signifikant mehr Stiche als Männer.[13] Von etwa 3200 bislang beschriebenen Mückenspezies gehören etwa 430 zur Gattung Anopheles, und von diesen übertragen rund 70 Anophelesspezies bekanntermaßen Malaria, wobei etwa 40 Spezies als bedeutende Vektoren gelten.[14] Eine Malariainfektion tritt gewöhnlich nicht bei Temperaturen unter 16 °C bzw. über 35 °C und auch nicht in Höhen über 3000 m am Äquator (niedrigere Höhen in kühleren Klimazonen) auf, da sich die Sporozoiten in der Mücke nicht entwickeln können.[15] Die optimalen Bedingungen für eine Übertragung sind eine Luftfeuchtigkeit von über 60% und eine Umgebungstemperatur von 25–30 °C.[16] Die meisten der wichtigen Vektoren der Malaria brüten in kleinen, flüchtigen Ansammlungen frischen Oberflächenwassers, die den Sonnenstrahlen ausgesetzt sind und wenige Räuber enthalten, sowie in stehenden Gewässern austrocknender Flussbetten.[17] Regenfälle schaffen zwar Brutstätten für Mücken, jedoch können exzessive Regengüsse Mückenlarven und -puppen wegspülen.[18] Umgekehrt können lange Dürreperioden zu einer verstärkten Malariaübertragung führen, sofern sie Breite und Strömungsgeschwindigkeit großer Flüsse hinreichend verringern, um geeignete Brutstätten für die Anophelesmücke zu schaffen.[19] Zwar unterscheiden sich die Anophelesmücken hinsichtlich ihrer bevorzugten Nahrungs- und Ruheplätze, die meisten stechen jedoch abends oder nachts.[20] Nur eine ungewöhnlich hungrige Anophelesmücke sucht am Tage nach Nahrung.[21] Erwachsene Anophelesmücken entfernen sich gewöhnlich nicht mehr als 2–3 km von ihrer Brutstätte, auch wenn ein Flugradius von bis zu 7 km beobachtet wurde.[22] Besonders starke Winde können eine Mücke bis zu 30 km und mehr mit sich forttragen.[11] Bei Reisenden hängt die Malariagefährdung vom Bestimmungsort, von der Aktivität und von der Dauer der Reise ab. Eine retrospektive Kohortenstudie (5898 gesicherte Fälle) an italienischen Reisenden zwischen 1989 und 1997 ergab als Malariainzidenz 1,5/1000 bei Reisen nach Afrika, 0,11/1000 bei Reisen nach Asien und

0,04/1000 bei Reisen nach Mittel- und Südamerika.[23] Eine Untersuchung an 2131 deutschen Reisenden ins südlich der Sahara gelegene Afrika ergab, dass Einzelreisende neun Mal stärker gefährdet waren als Pauschalreisende.[24] In einer Fallkontrollstudie (46 Fälle, 557 Kontrollen) wurde berichtet, dass eine Reise in die Tropen von mehr als 21 Tagen im Vergleich zu einer Dauer von 21 Tagen oder weniger das Malariarisiko mehr als verdoppelt.[25]

Prognose

Eine Malaria kann sich schon nach einem einzigen Stich der Anophelesmücke entwickeln.[26] Beim Menschen hat die Malaria gewöhnlich eine Inkubationszeit zwischen 10 und 14 Tagen (*P. falciparum*, *P. vivax* und *P. ovale*) bis hin zu etwa 28 Tagen (*P. malariae*).[27] Bestimmte Stämme von *P. vivax* und *P. ovale* können eine erheblich längere Inkubationszeit zwischen 6 und 18 Monaten haben.[19] Etwa 90 % der Malariaanfälle Reisender treten zu Hause auf.[28] Irgendwelche Fiebermuster bei Personen, die sich in Endemiegebieten aufgehalten haben, sollten als Malaria gelten, soweit nichts anderes nachgewiesen werden konnte.[4, 6, 21, 26, 29] Ist eine Malariainfektion erst einmal eingetreten, sind ältere Reisende stärker durch schlechte klinische Endpunkte und Tod gefährdet. Unter US-amerikanischen Reisenden betrug die Todesfallrate zwischen 1966 und 1987 0,4 % bei Patienten im Alter von 0–19 Jahren, 2,2 % für die Altersgruppe 20–39 Jahre, 5,8 % in der Altersgruppe 40–69 Jahre und 30,3 % bei Patienten im Alter von 70–79.[30] Komplikationen und Todesfälle infolge einer Malaria ergeben sich hauptsächlich aus einer ungeeigneten Therapie oder durch eine Verzögerung des Therapiebeginns.[31] Wird eine Malaria sofort diagnostiziert und behandelt, genesen etwa 88 % zuvor gesunder Reisender vollständig.[32]

Literatur

1. Weller PF. Protozoan infections. In: Dale DC, ed. *Infectious diseases.* New York: WebMD, 2003:651–675.
2. Pasvol V. Malaria. In: Cohen J, Powderly WG, eds. *Infectious diseases.* 2nd ed. London: Mosby, 2004:1579–1591.
3. Jong EC, McMullen R. *The travel and tropical medicine manual.* Philadelphia:Saunders, 2003.
4. World Health Organization. *International travel and health.* Geneva:WHO, 2003:30–148.
5. Funk-Baumann M. Geographic distribution of malaria at traveler destinations. In: Schlagenhauf P, ed. *Traveler's malaria.* Hamilton, Ontario: BC Decker, 2001:56–93.
6. White NJ. Malaria. In: Cook GC, Zumla AI, eds. *Manson's tropical diseases.* 21st ed. London: Saunders, 2003:1205–1295.
7. Martens P, Hall L. Malaria on the move: human population movement and malaria transmission. *Emerg Infect Dis* 2000;6:103–109.
8. Wellems TE, Miller LH. Two worlds of malaria. *N Engl J Med* 2003;349:1496–1498.
9. Krogstad DJ. Plasmodium species (malaria). In: Mandell GL, Bennett JE, Dolin R, eds. *Mandell, Douglas, and Bennett's principles and practice of infectious diseases.* 5th ed. New York: Churchill Livingstone,2000:2817–2831.
10. White GB. Medical acarology and entomology. In: Cook GC, Zumla AI, eds. *Manson's tropical diseases.* 21st ed. London: Saunders,2003:1717–1805.
11. Service MW, Townson H. The Anopheles vector. In: Warrell DA, Gilles HM, eds. *Essential malariology.* 4th ed. London: Arnold, 2002:59–84.
12. Goodyer LI. *Travel medicine for health professionals.* London: Pharmaceutical Press, 2004.
13. Golenda CF, Solberg VB, Burge R, et al. Gender-related efficacy difference to an extended duration formulation of topical *N,N*–diethyl–*m*–toluamide (DEET). *Am J Trop Med Hyg* 1999;60:654–657.
14. Renshaw M, Silver JB. Malaria, human. In: Service MW, ed. *Encyclopedia of arthropod-transmitted infections of man and domesticated animals.* New York: CABI Publishing, 2001:314–327.
15. Burkot TR,Graves PM. Malaria, babesiosis, theileriosis and related diseases. In: Eldridge BF, Edman JD, eds. *Medical entomology.* Dordrecht: Kluwer Academic Publishers, 2004:187–230.
16. Snow RS, Gilles HM. The epidemiology of malaria. In: Warrell DA, Gilles HM, eds. *Essential malariology.* 4th ed. London: Arnold,2002:85–106.
17. Peters W, Pasvol G. *Tropical medicine and parasitology.* 5th ed. London: 2002.
18. Gillies MT. Anopheline mosquitos: vector behaviour and bionomics. In: Wernsdorfer WH, McGregor I, eds. *Malaria: principles and practice of malariology.* Edinburgh: Churchill Livingstone,1988: 453–485.

19. Taylor TE, Strickland GT. Malaria. In: Strickland GT, ed. *Hunter's tropical medicine and emerging infectious diseases.* 8th ed. Philadelphia: WB Saunders,2000:614–663.
20. Bradley DJ, Warrell DA. Malaria. In: Warrell DA, Cox TM, Firth JD, Benz EJ, eds. *Oxford textbook of medicine.* 4th ed. Oxford: Oxford University Press,2003:721–748.
21. Kassianos GC. *Immunization: childhood and travel health.* 4th ed. Oxford: Blackwell Science,2001.
22. Charlwood JD, Alecrim WA. Capture-recapture studies with the South American malaria vector Anopheles darlingi, Root. *Ann Trop Med Parasitol* 1989;83:569–576.
23. Romi R, Sabatinelli G, Majori G. Malaria epidemiological situation in Italy and evaluation of malaria incidence in Italian travelers. *J Travel Med* 2001;8:6–11.
24. Jelinek T, Loscher T, Nothdurft HD. High prevalence of antibodies against circumsporozoite antigen of *Plasmodium falciparum* without development of symptomatic malaria in travellers returning from sub-Saharan Africa. *J Infect Dis* 1996;174:1376–1379.
25. Moore DAJ, Grant AD, Armstrong M, et al. Risk factors for malaria in UK travellers. *Trans R Soc Trop Med Hygiene* 2004;98:55–63.
26. Winstanley P. Malaria: treatment. *J R Coll Physicians Lond* 1998;32:203–207.
27. Stürchler D. Global epidemiology of malaria. In: Schlagenhauf P, ed. *Traveler's malaria.* Hamilton, Ontario: BC Decker,2001:14–55.
28. Kain KC, Keystone JS. Malaria in travelers. Epidemiology, disease and prevention. *Infect Dis Clin North Am* 1998;12:267–284.
29. Hellgren U. Approach to the patient with malaria. In: Keystone JS, Kozarsky PE, Freedman DO, Nothdurft HD, Connor BA, eds. *Travel medicine.* London: Mosby,2004:169–274.
30. Greenberg AE, Lobel HO. Mortality from *Plasmodium falciparum* malaria in travelers from the United States, 1959 to 1987. *Ann Intern Med* 1990;113:326–327.
31. Grobusch MP. Self-diagnosis and self-treatment of malaria by the traveler. In: Keystone JS. Kozarsky PE, Freedman DO, Nothdurft HD, Connor BA, eds. *Travel medicine.* London: Mosby, 2004:157–167.
32. Miller SA, Bergman BP, Croft AM. Epidemiology of malaria in the British Army from 1982–1996. *J R Army Med Corps* 1999;145:20–22.
33. Beier JC, Oster CN, Onyango FK, et al. *Plasmodium falciparum* incidence relative to entomological inoculation rates at a site proposed for testing malaria vaccines in western Kenya. *Am J Trop Med Hyg* 1994;50:529–536.
34. Misra SP, Webber R, Lines J, et al. Spray versus treated nets using deltamethrin – a community randomized trial in India. *Trans R Soc Trop Med Hyg* 1999;93:456–457.
35. Rowland M, Mahmood P, Iqbal J, et al. Indoor residual spraying with alphacypermethrin controls malaria in Pakistan: a community-randomized trial. *Trop Med Int Health* 2000;5:472–481.
36. Schoepke A, Steffen R, Gratz N. Effectiveness of personal protection measures against mosquito bites for malaria prophylaxis in travellers. *J Travel Med* 1998;5:188–192.
37. Fradin MS. Mosquitoes and mosquito repellents: a clinician's guide. *Ann Intern Med* 1998;128: 931–940. Search date 1997; primary sources Medline, the Internet, the Extension Toxicology Network database, hand searches of reference lists, and contact with distributors of natural insect repellents.
38. Hewitt SE, Farhan M, Urhaman H, et al. Self-protection from malaria vectors in Pakistan: an evaluation of popular existing methods and appropriate new techniques in Afghan refugee communities. *Ann Trop Med Parasitol* 1996;90:337–344.
39. Service MW. *Mosquito ecology: field sampling methods.* 2nd ed. London: Chapman and Hall, 1993.
40. Sylla el-HK, Lell B, Krsmsner PG. A blinded, controlled trial of an ultrasound device as mosquito repellent. *Wein Klin Wochenschr* 2000;112:448–450.
41. Yap HH, Tan HT, Yahaya AM, et al. Field efficacy of mosquito coil formulations containing d-allethrin and d-transallethrin against indoor mosquitoes especially *Culex quinquefasciatus. Southeast Asian J Trop Med Public Health* 1990;21:558–563.
42. Vernède R, van Meer MMM, Aplers MP. Smoke as a form of personal protection against mosquitoes, a field study in Papua New Guinea. *Southeast Asian J Trop Med Public Health* 1994;25:771–775.
43. Lengeler C. Insecticide treated bednets and curtains for preventing malaria. In: The Cochrane Library, Issue 1, 2004. Chichester, UK: John Wiley & Sons, Ltd. Search date not stated; primary sources Cochrane Infectious Diseases Group Trial Register, Medline, Embase, and hand searches of reference lists, relevant journals, and personal contact with funding agencies and manufacturers.
44. Winstanley P. Malaria: treatment. *J R Coll Physicians Lond* 1998;32:203–207.
45. Soto J, Medina F, Dember N, et al. Efficacy of permethrin-impregnated uniforms in the prevention of malaria and leishmaniasis in Colombian soldiers. *Clin Infect Dis* 1995;21:599–602.
46. Rowland M, Durrani N, Hewitt S, et al. Permethrin-treated *chaddars* and top-sheets: appropriate technology for protection against malaria in Afghanistan and other complex emergencies. *Trans R Soc Trop Med Hyg* 1999;93:465–472.
47. Juckett G. Malaria prevention in travelers. *Am Fam Physician* 1999;59:2523–2530.
48. Bradley DJ, Warhurst DC. Guidelines for the prevention of malaria in travellers from the United Kingdom. *Commun Dis Rep CDR Rev* 1997;7:R137–R152.

49. McConnell R, Fidler AT, Chrislip D. Everglades National Park health hazard evaluation report. Cincinatti, Ohio: US Department of Health and Human Services, Public Health Service, 1986. NIOSH Health Hazard Evaluation Report No. HETA-83–085–1757.
50. Lamberg SI, Mulrennan JA. Bullous reaction to diethyl toluamide (DEET) resembling a blistering insect eruption. *Arch Dermatol* 1969;100:582–586.
51. Curtis CF, Townson H. Malaria: existing methods of vector control and molecular entomology. *Br Med Bull* 1998;54:311–325.
52. Gupta RK, Rutledge LC. Laboratory evaluation of controlled-release repellent formulations on human volunteers under three climatic regimens. *J Am Mosq Control Assoc* 1989;5:52–55.
53. Stemberger H, Leimer R, Widermann G. Tolerability of long-term prophylaxis with Fansidar: a randomized double-blind study in Nigeria. *Acta Trop* 1984;41:391–399.
54. Petersen E. Malariaprofylakse. *Ugeskr Læger* 1997;159:2723–2730.
55. Gherardin T. Mefloquine as malaria prophylaxis. *Aust Fam Physician* 1999;28:310.
56. Schlagenhauf P. Mefloquine for malaria chemoprophylaxis 1992–1998: a review. *J Travel Med* 1999;6:122–133.
57. Fogh S, Schapira A, Bygbjerg IC, et al. Malaria chemoprophylaxis in travellers to east Africa: a comparative prospective study of chloroquine plus proguanil with chloroquine plus sulfadoxine-pyrimethamine. *BMJ* 1988;296:820–822.
58. Wetsteyn JCFM, de Geus A. Comparison of three regimens for malaria prophylaxis in travellers to east, central, and southern Africa. *BMJ* 1993;307:1041–1043.
59. Drysdale SF, Phillips-Howard PA, Behrens RH. Proguanil, chloroquine, and mouth ulcers. *Lancet* 1990;335:164.
60. Schlagenhauf P, Tschopp A, Johnson R, et al. Tolerability of malaria chemoprophylaxis in non-immune travellers to sub-Saharan Africa: multicentre, randomised, double blind, four arm study. *BMJ* 2003;327:1078–1081.
61. Ohrt C, Richie TL, Widjaja H, et al. Mefloquine compared with doxycycline for the prophylaxis of malaria in Indonesian soldiers. A randomized, double-blind, placebo-controlled trial. *Ann Intern Med* 1997;126:963–972.
62. Taylor WR, Richie TL, Fryauff DJ, et al. Malaria prophylaxis using azithromycin: a double-blind, placebo-controlled trial in Irian Jaya, Indonesia. *Clin Infect Dis* 1999;28:74–81.
63. Phillips MA, Kass RB. User acceptability patterns for mefloquine and doxycycline malaria chemoprophylaxis. *J Travel Med* 1996;3:40–45.
64. Leutscher PDC. Malariaprofylakse. *Ugeskr Læger* 1997;159:4866–4867.
65. Anonymous. Mefloquine and malaria prophylaxis [letter]. *Drug Ther Bull* 1998;36:20–22.
66. Croft AMJ, Garner P. Mefloquine for preventing malaria in non-immune adult travellers. In: The Cochrane Library, Issue 1, 2004. Chichester, UK: John Wiley & Sons, Ltd. Search date 2000; primary sources Cochrane Infectious Diseases Group Trial Register, Medline, Embase, Lilacs, Science Citation Index, hand searches of reference lists of articles, and personal contact with researchers in the subject of malaria chemoprophylaxis and drug companies.
67. Overbosch D, Schilthuis H, Bienzle U, et al. Atovaquone-proguanil versus mefloquine for malaria prophylaxis in nonimmune travelers: results from a randomized double-blind study. *Clin Infect Dis* 2001;33:1015–1021.
68. Barrett PJ, Emmins PD, Clarke PD, et al. Comparison of adverse events associated with use of mefloquine and combinations of chloroquine and proguanil as antimalarial prophylaxis: postal and telephone survey of travellers. *BMJ* 1996;313:525–528.
69. Smith HR, Croft AM, Black MM. Dermatological adverse effects with the antimalarial drug mefloquine: a review of 74 published case reports. *Clin Exp Dermatol* 1999;24:249–254.
70. Weinke T, Trautmann M, Held T, et al. Neuropsychiatric side effects after the use of mefloquine. *Am J Trop Med Hyg* 1991;45:86–91.
71. Bem L, Kerr L, Stuerchler D. Mefloquine prophylaxis: an overview of spontaneous reports of severe psychiatric reactions and convulsions. *J Trop Med Hyg* 1992;95:167–169.
72. Huzly D, Schönfeld C, Beurle W, et al. Malaria chemoprophylaxis in German tourists: a prospective study on compliance and adverse reactions. *J Travel Med* 1996;3:148–155.
73. Schlagenhauf P, Steffen R, Lobel H, et al. Mefloquine tolerability during chemoprophylaxis: focus on adverse event assessments, stereochemistry and compliance. *Trop Med Int Health* 1996;1:485–494.
74. Handschin JC, Wall M, Steffen R, et al. Tolerability and effectiveness of malaria chemoprophylaxis with mefloquine or chloroquine with or without co-medication. *J Travel Med* 1997;4:121–127.
75. Van Riemsdijk MM, van der Klauw MM, van Heest JAC, et al. Neuro-psychiatric effects of antimalarials. *Eur J Clin Pharmacol* 1997;52:1–6.
76. Micheo C, Arias C, Rovira A. Adverse effects and compliance with mefloquine or chloroquine + proguanil malaria chemoprophylaxis. *Proceedings of the Second European Conference on Travel Medicine*, Venice, Italy, 2000:29–31.
77. van Riemsdijk MM, Ditters JM, Sturkenboom MCJM, et al. Neuropsychiatric events during prophylactic use of mefloquine before travelling. *Eur J Clin Pharmacol* 2002;58:441–445.

78. Mittelholzer ML, Wall M, Steffen R, et al. Malaria prophylaxis in different age groups. *J Travel Med* 1996;4:219–223.
79. Croft AM, Herxheimer A. Adverse effects of the antimalaria drug, mefloquine: due to primary liver damage with secondary thyroid involvement? *BMC Public Health* 2002;2:6.
80. Ling J, Baird JK, Fryauff DJ, et al. Randomized, placebo-controlled trial of atovaquone/proguanil for the prevention of *Plasmodium falciparum* or *Plasmodium vivax* malaria among migrants to Papua, Indonesia. *Clin Infect Dis* 2002;35:825–833.
81. Hogh B, Clarke PD, Camus D, et al. Atovaquone-proguanil versus chloroquine-proguanil for malaria prophylaxis in non-immune travellers: a randomised, double-blind study. *Lancet* 2000;356:1888–1894.
82. Hatton CSR, Peto TEA, Bunch C, et al. Frequency of severe neutropenia associated with amodiaquine prophylaxis against malaria. *Lancet* 1986;1:411–414.
83. Neftel K, Woodtly W, Schmid M, et al. Amodiaquine induced agranulocytosis and liver damage. *BMJ* 1986;292:721–723.
84. Larrey D, Castot A, Pessayre D, et al. Amodiaquine-induced hepatitis. A report of seven cases. *Ann Intern Med* 1986;104:801–803.
85. Woodtli W, Vonmoos P, Siegrist P, et al. Amodiaquin-induzierte hepatitis mit leukopenie. *Schweiz Med Wochenschr* 1986;116:966–968.
86. Bernuau J, Larrey D, Campillo B, et al. Amodiaquine-induced fulminant hepatitis. *J Hepatol* 1988;6:109–112.
87. Charmot G, Goujon C. Hépatites mineures pouvant être dues à l'amodiaquine. *Bull Soc Pathol Exot* 1987;80:266–270.
88. Raymond JM, Dumas F, Baldit C, et al. Fatal acute hepatitis due to amodiaquine. *J Clin Gastroenterol* 1989;11:602–603.
89. Shanks GD, Edstein MD, Suriyamongkol V, et al. Malaria chemoprohylaxis using proguanil/dapsone combinations on the Thai-Cambodian border. *Am J Trop Med Hyg* 1992;46:643–648.
90. Miller KD, Lobel HO, Satriale RF, et al. Severe cutaneous reactions among American travelers using pyrimethamine-sulfadoxine for malaria prophylaxis. *Am J Trop Med Hyg* 1986;35:451–458.
91. Graves P, Gelband H. Vaccines for preventing malaria. In: The Cochrane Library, Issue 1, 2004. Chichester, UK: John Wiley & Sons, Ltd. Search date 1999; primary sources Cochrane Infectious Diseases Group Trials Register, Cochrane Controlled Trial Register, Medline, Embase, hand searches of reference lists, and personal contact with organisations and researchers in the field.
92. Osimitz TG, Murphy JV. Neurological effects associated with use of the insect repellent *N,N*-diethyl-*m*-toluamide (DEET). *J Toxicol Clin Toxicol* 1997;35:435–441.
93. De Garbino JP, Laborde A. Toxicity of an insect repellent: *N,N*-diethyl-*m*-toluamide. *Vet Hum Toxicol* 1983;25:422–423.
94. Are insect repellents safe [editorial]? *Lancet* 1988;ii:610–611.
95. Bouchaud O, Longuet C, Coulaud JP. Prophylaxie du paludisme. *Rev Prat* 1998;48:279–286.
96. Smithuis FM, van Woensel JBM, Nordlander E, et al. Comparison of two mefloquine regimens for treatment of *Plasmodium falciparum* malaria on the northeastern Thai-Cambodian border. *Antimicrob Agents Chemother* 1993;37:1977–1981.
97. Ter Kuile FO, Dolan G, Nosten F, et al. Halofantrine versus mefloquine in treatment of multidrug-resistant falciparum malaria. *Lancet* 1993;341:1044–1049.
98. Luxemburger C, Price RN, Nosten F, et al. Mefloquine in infants and young children. *Ann Trop Paediatr* 1996;16:281–286.
99. Dolan G, ter Kuile FO, Jacoutot V, et al. Bed nets for the prevention of malaria and anaemia in pregnancy. *Trans R Soc Trop Med Hyg* 1993;87:620–626.
100. Lindsay S, Ansell J, Selman C, et al. Effects of pregnancy on exposure to malaria mosquitoes. *Lancet* 2000;355:1972.
101. Suh KN, Keystone JS. Malaria prophylaxis in pregnancy and children. *Infect Dis Clin Pract* 1996;5:541–546.
102. Osimitz TG, Grothaus RH. The present safety assessment of DEET. *J Am Mosq Control Assoc* 1995;11:274–278.
103. Schaefer C, Peters PW. Intrauterine diethyltoluamide exposure and fetal outcome. *Reprod Toxicol* 1992;6:175–176.
104. McGready R, Hamilton KA, Simpson JA, et al. Safety of the insect repellent *N,N*-diethyl-*m*-toluamide (DEET) in pregnancy. *Am J Trop Med Hyg* 2001;65:285–289.
105. Blomquist L, Thorsell W. Distribution and fate of the insect repellent 14C-*N,N*-diethyl-*m*-toluamide in the animal body. II. Distribution and excretion after cutaneous application. *Acta Pharmacol Toxicol (Copenh)* 1977;41:235–243.
106. Samuel BU, Barry M. The pregnant traveler. *Infect Dis Clin North Am* 1998;12:325–354.
107. Garner P, Gülmezoglu AM. Prevention versus treatment for malaria in pregnant women. In: The Cochrane Library, Issue 1, 2004. Chichester, UK: John Wiley & Sons, Ltd. Search date 2000; primary sources Cochrane Infectious Diseases Group Trial Register, Cochrane Controlled Trials Re-

gister, Medline, Embase, hand searches of reference lists, and personal contact with researchers.
108. Cot M, Roisin A, Barro D, et al. Effect of chloroquine chemoprophylaxis during pregnancy on birth weight: results of a randomized trial. *Am J Trop Med Hyg* 1992;46:21–27.
109. Nosten F, ter Kuile F, Maelankiri L, et al. Mefloquine prophylaxis prevents malaria during pregnancy: a double-blind, placebo-controlled study. *J Infect Dis* 1994;169:595–603.
110. Shamiss A, Atar E, Zohar L, et al. Mefloquine versus doxycycline for malaria prophylaxis in intermittent exposure of Israeli Air Force aircrew in Rwanda. *Aviat Space Environ Med* 1996;67:872–873.
111. Schlagenhauf P, Lobel H, Steffen R, et al. Tolerance of mefloquine by Swissair trainee pilots. *Am J Trop Med Hyg* 1997;56:235–240.

Kommentar

Arthur Marx

Der Schutz vor Moskitostichen mittels Repellentien und Insektiziden und das Tragen langer, heller Kleidung erwiesen sich in verschiedenen Studien zur Malaria-Prophylaxe als wirksam. Die Wirksamkeit insektizid-imprägnierter Bettnetze wird durch die Resultate einer systematischen Übersichtsarbeit belegt. Dagegen gibt es für viele andere Schutzmaßnahmen vor Mückenstichen ungenügende Belege.

Vor allem in Zentral- und Westafrika wie auch auf dem indischen Subkontinent ist die prophylaktische Einnahme von Mefloquin wirksam, doch können Nebenwirkungen die Akzeptanz von Mefloquin vermindern. Atovaquon plus Proguanil (Malarone®) kann auf Grund der Ergebnisse randomisierter kontrollierter Studien in Gegenden mit Resistenz gegen Mefloquin (Südostasien) für die Prophylaxe eingesetzt werden. Da Malariaparasiten durch Atovaquon plus Proguanil auch während des hepatischen Zyklus eliminiert werden, verkürzt sich die erforderliche Einnahmezeit sowohl vor der Einreise als auch nach der Ausreise aus Endemiegebieten erheblich. Gleichzeitig wurde in RCTs (mit kleinen Fallzahlen) im Vergleich mit Mefloquin eine geringere Häufigkeit von Nebenwirkungen festgestellt. Das Belegmaterial ist auf Grund einer systematischen Übersichtsarbeit ungenügend, um Mefloquin oder Atovaquon plus Proguanil zur Prophylaxe bei schwangeren Frauen einzusetzen (Mefloquin ist ab dem 2. Trimenon zugelassen).

Malaria, schwere lebensbedrohende

Suchdatum: Februar 2004

Aika Omari und Paul Garner

Frage **Welche Effekte haben Behandlungen einer komplizierten Malaria tropica bei Patienten und nicht schwangeren Patientinnen?**

Nutzen wahrscheinlich

Artemether (ebenso effektiv wie Chinin)[21–27]
Zwei systematischen Übersicht und vier anschließenden RCTs zufolge besteht hinsichtlich der Todesfallraten bei Personen mit schwerer Malaria kein signifikanter Unterschied zwischen Artemether und Chinin. Einer der Übersichten zufolge besteht hinsichtlich der Zeit bis zum Erwachen aus dem Koma, der Zeit bis zum Rückgang des Fiebers und der neurologischen Folgeerscheinungen kein signifikanter Unterschied zwischen Artemether und Chinin. Die zweite Übersicht zeigte hinsichtlich der neurologischen Folgeerscheinungen zum Zeitpunkt der Genesung keinen signifikanten Unterschied zwischen Artemether und Chinin.

Chinin in hoher Anfangsdosis (verkürzt die Zeit bis zum Verschwinden des Fiebers und der Parasiten, aber kein Unterschied der Mortalität)[17–20]
Einer systematischen Übersicht von drei kleinen RCTs an Erwachsenen und Kindern und einer zusätzlichen RCT an Kindern zufolge besteht hinsichtlich der Mortalität kein signifikanter Unterschied zwischen Chinin-Therapieschemata mit hoher Anfangsdosis und solchen ohne hohe Anfangsdosis. Die systematische Übersicht ergab, dass eine hohe Chinin-Anfangsdosis im Vergleich zu deren Auslassen die Zeiten bis zum Verschwinden der Parasiten und des Fiebers verkürzt. Der anschließenden RCT zufolge besteht hinsichtlich der Rückkehr des Bewusstseins und der Zeit bis zum Verschwinden der Parasiten kein signifikanter Unterschied zwischen einer hohen Anfangsdosis und keiner Anfangsdosis. Eine kleine RCT in der Übersicht zeigte, dass eine hohe Anfangsdosis Chinin im Vergleich zu deren Auslassen die Häufigkeit eines vorübergehenden partiellen Hörverlustes erhöht. Einer weiteren kleinen RCT in der Übersicht zufolge besteht hinsichtlich neurologischer Folgeerscheinungen kein signifikanter Unterschied zwischen den Behandlungsformen.

Chinin (auf Konsensbasis; RCTs hätten als unethisch zu gelten)[1, 9–15]
RCTs, in denen Chinin mit Placebo oder keiner Therapie verglichen wurde, fanden sich nicht, jedoch wird Chinin internationalem Konsens zufolge zur Behandlung einer schweren Malaria tropica empfohlen.

Wirksamkeit unbekannt

I. m. appliziertes im Vergleich zu i.v. verabreichtem Chinin[17]
Eine RCT an Kindern ergab weder hinsichtlich der Genesungszeiten noch in Bezug auf die Todesfälle einen signifikanten Unterschied zwischen i.m. und i.v. verabreichtem Chinin. Allerdings ermangelte es der Studie u. U. an Aussagekraft, um klinisch bedeutsame Unterschiede zwischen den Behandlungsformen aufzudecken.

I. v. appliziertes Artesunat im Vergleich zu Chinin[17]
Eine RCT ergab hinsichtlich der Mortalität keinen signifikanten Unterschied zwischen i.v. appliziertem Artesunat und Chinin, hatte jedoch u. U. nicht genügend Aussagekraft, um einen klinisch bedeutsamen Unterschied aufzudecken.

Rektal verabreichtes Artemisinin und seine Derivate[22, 28, 29]

Einer systematischen Übersicht kleiner RCTs zufolge besteht hinsichtlich der Mortalität von Patienten mit schwerer Malaria tropica kein signifikanter Unterschied zwischen rektal verabreichtem Artemisinin und Chinin. Einer RCT zufolge besteht hinsichtlich der Mortalität kein signifikanter Unterschied zwischen rektal verabreichtem Dihydroartemisinin und Chinin. Es fanden sich weder systematische Übersichten noch RCTs, in denen rektal verabreichtes Artesunat mit Chinin verglichen wird.

Frage **Welche Effekte hat eine Begleittherapie bei komplizierter Malaria tropica bei Patienten und nicht schwangeren Patientinnen?**

Wirksamkeit unbekannt

Deferoxaminmesilat[31, 32]

Eine systematische Übersicht ergab begrenzte Hinweise darauf, dass Deferoxaminmesilat im Vergleich zu Placebo das Risiko anhaltender Krämpfe bei Kindern mit zerebraler Malaria senkt.

Austauschtransfusion[37, 38]

Eine systematische Übersicht ergab keine geeigneten RCTs. Einer systematischen Übersicht von Fallkontrollstudien zufolge besteht hinsichtlich der Mortalität kein signifikanter Unterschied zwischen einer Austauschtransfusion plus Antimalariamitteln und Antimalariamitteln als alleiniger Therapie.

Initiale Bluttransfusion[36]

Eine systematische Übersicht ergab hinsichtlich der Mortalität klinisch stabiler Kinder (keine Atemnot oder Herzinsuffizienz) mit malariabedingter Anämie keinen signifikanten Unterschied zwischen einer initialen und einer abwartenden Bluttransfusion, zeigte jedoch unter der initialen Bluttransfusion mehr Nebenwirkungen. Der Übersicht zufolge besteht hinsichtlich der kombinierten Endpunkte Tod und schwere Nebenwirkungen kein signifikanter Unterschied zwischen einer Bluttransfusion und deren Unterlassen. Über eine Übertragung von Hepatitis B oder HIV wurde nicht berichtet. Es fanden sich keine RCTs, in denen die Effekte einer Transfusion bei Erwachsenen mit Malaria untersucht wurden.

Unwirksamkeit oder Schädlichkeit wahrscheinlich

Dexamethason[33, 34]

Eine systematische Übersicht ergab hinsichtlich der Mortalität keinen signifikanten Unterschied zwischen Dexamethason und Placebo, jedoch kamen gastrointestinale Blutungen und Krämpfe unter Dexamethason häufiger vor.

Definition Malaria tropica wird durch eine Protozoeninfektion der roten Blutkörperchen mit *Plasmodium falciparum* verursacht und umfasst eine Vielfalt an Syndromen. Diese Übersicht handelt von der klinisch komplizierten Malaria, d. h. einer Malaria, die sich anhand lebensbedrohender Zustände, darunter Koma, schwere Anämie, Nierenversagen, Atemnotsyndrom, Hypoglykämie, Schock, Spontanblutungen und Krämpfe, zeigt. Die Diagnose „zerebrale Malaria" sollte erwogen werden, wenn es beim Vorliegen von Malaria-Erregern zur Enzephalopathie kommt. Eine strenge Definition der zerebralen Malaria erfordert das Vorliegen eines nicht zu durchbrechenden Komas ohne eine andere Ursache einer Enzephalopathie, wie z. B. Hypoglykämie, Anämie oder Sedativa, bei bestehender P.-falciparum-Infektion.[1] Diese Übersicht enthält gegenwärtig noch nicht die Behandlung einer Malaria in der Schwangerschaft.

Inzidenz/ Prävalenz

Mit jährlich 300–500 Mio. klinischen Fällen und geschätzten 1,1–2,7 Mio. Todesfällen infolge einer schweren Malaria ist diese in den Tropen ein bedeutendes Gesundheitsproblem.[2] Über 90 % der Todesfälle treten bei Kindern unter 5 Jahren auf, hauptsächlich durch zerebrale Malaria und Anämie. In Gebieten mit stabiler Malaria-Übertragung (Endemiegebiete) sind Kinder unter 5 Jahren am stärksten durch Malaria gefährdet, weil Erwachsene und ältere Kinder Teilimmunität besitzen, die einen gewissen Schutz bietet. In Gebieten mit instabiler Malaria-Übertragung, die keine Endemiegebiete sind, trifft die Malaria sowohl Erwachsene als auch Kinder. Auch nichtimmune Reisende und MigrantInnen laufen Gefahr, eine Malaria tropica zu bekommen.

Ätiologie/ Risikofaktoren

Malaria wird durch den Stich infizierter weiblicher Anopheles-Mücken übertragen. Gewisse Gene gehen mit Resistenz gegen Malaria tropica einher. Menschliche Leukozytenantigene (HLA), vor allem HLA-Bw53 und HLA-DRB1*1302, schützen gegen Malaria tropica. Die Zusammenhänge zwischen schwerer Malaria und HLA-Antigenen sind jedoch auf spezifische Populationen begrenzt.[3,4] Auch Hämoglobin S[3] und C[5] schützen gegen Malaria tropica. Auch Gene wie der Tumor-Nekrose-Faktor wurden mit einer erhöhten Anfälligkeit für Malaria tropica in Verbindung gebracht (siehe „Malaria-Prävention, Ätiologie/Risikofaktoren", S. 448).[6]

Prognose

Bei Kindern unter 5 Jahren mit zerebraler Malaria beträgt die geschätzte Todesfallrate einer behandelten Erkrankung 19 %, auch wenn die in Kliniken dokumentierte Todesfallrate bis zu 40 % betragen kann.[1,7] Länger als 6 Monate andauernde neurologische Folgeerscheinungen treten bei über 2 % der Überlebenden auf und umfassen Ataxie, Hemiplegie, Sprachstörungen, Verhaltensstörungen, Epilepsie und Blindheit. Die schwere malariabedingte Anämie hat eine Todesfallrate von mehr als 13 %.[7] Bei Erwachsenen beträgt die Mortalität der zerebralen Malaria 20 % und steigt in der Schwangerschaft auf 50 %, und bei etwa 3 % der Überlebenden kommt es zu neurologischen Folgeerscheinungen.[8]

Literatur

1. World Health Organization. Severe falciparum malaria. World Health Organization, Communicable Diseases Cluster. *Trans R Soc Trop Med Hyg* 2000;94:S1–S90.
2. World Health Organization. WHO Expert Committee on Malaria: Twentieth report. 1998 Geneva Switzerland. *World Health Organ Tech Rep Ser* 2000;892:i–v:1–74.
3. Hill AVS. Malaria resistance genes: a natural selection. *Trans R Soc Trop Med Hyg* 1992;86:225–226.
4. Hill AVS. Genetic susceptibility to malaria and other infectious diseases: from the MHC to the whole genome. *Parasitology* 1996;112:S75–S84.
5. Modiano D, Luoni G, Sirima BS, et al. Haemoglobin C protects against clinical *Plasmodium falciparum* malaria. *Nature* 2001;414:305–308.
6. McGuire W, Hill AV, Allsopp CE, et al. Variation in the TNF-alpha promoter region associated with susceptibility to cerebral malaria. *Nature* 1994;371:508–510.
7. Murphy SC, Breman JG. Gaps in the childhood malaria burden in Africa: cerebral malaria, neurological sequelae, anemia, respiratory distress, hypoglycemia, and complications of pregnancy. *Am J Trop Med Hyg* 2001;64:S57–S67.
8. White NJ. Malaria. In: Cook GC, ed. *Manson's tropical diseases*. 20th ed. London: WB Saunders 1996:1087–1164.
9. White N, Warrell D, Chanthavanich P, et al. Severe hypoglycemia and hyperinsulinemia in falciparum malaria. *N Engl J Med* 1983;309:61–66.
10. Okitolonda W, Delacollette C, Malengreau M, et al. High incidence of hypoglycaemia in African patients treated with intravenous quinine for severe malaria. *BMJ* 1987;295:716–718.
11. Strahan JH. Quinine by continuous intravenous drip in the treatment of acute falciparum malaria. *Trans R Soc Trop Med Hyg* 1948;41:669–76.

12. Greenberg AE, Nguyen-Dinh P, Davachi F, et al. Intravenous quinine therapy of hospitalized children with *Plasmodium falciparum* malaria in Kinshasa, Zaire. *Am J Trop Med Hyg* 1988;40:360–364.
13. Hall AP. The treatment of severe falciparum malaria. *Trans R Soc Trop Med Hyg* 1977;71:367–378.
14. Warrell DA. Treatment of severe malaria. *J R Soc Med* 1989;82(suppl 17):44–50.
15. World Health Organization. The use of antimalarial drugs. Report of a WHO Informal consultation, 13–17 November 2000 (WHO/CDS/RBM/2001.33). Geneva: World Health Organization, 2001.
16. Looareesuwan S, Olliaro P, White NJ, et al. Consensus recommendation on the treatment of malaria in Southeast Asia. *Southeast Asian J Trop Med Public Health* 1998;29:355–360.
17. Pasvol G, Newton CRJC, Winstanley PA, et al. Quinine treatment of severe falciparum malaria in African children: a randomized comparison of three regimens. *Am J Trop Med Hyg* 1991;45:702–713.
18. Lesi A, Meremikwu M. High first dose quinine for treating severe malaria. In: The Cochrane Library, Issue 2, 2003. Oxford: Update Software. Search date 2002; primary sources Cochrane Infectious Diseases Group specialised trials register, Cochrane Controlled Trials Register, Medline, Embase, Lilacs, conference proceedings, researchers working in the field, and hand searches of references.
19. Assimadi JK, Gbadoé AD, Agbodjan-Djossou O, et al. Intravenous quinine treatment of cerebral malaria in African children: comparison of a loading dose regimen to a regimen without loading dose [French]. *Arch Pediatr* 2002;9:587–594.
20. Tombe M, Bhatt KM, Obel AOK. Quinine loading dose in severe falciparum malaria at Kenyatta National Hospital, Kenya. *East Afr Med J* 1992;69:670–674.
21. Artemether Quinine Meta-analysis Study Group. A meta-analysis using individual patient data of trials comparing artemether with quinine in the treatment of severe falciparum malaria. *Trans R Soc Trop Med Hyg* 2001;95:637–650. Search date not reported; primary sources Medline, Cochrane, and discussions with an international panel of malaria clinical investigators.
22. McIntosh HM, Olliaro P. Artemisinin derivatives for treating severe malaria. In: The Cochrane Library, Issue 2, 2003. Oxford: Update Software. Search date 1999; primary sources Cochrane Infectious Diseases Group Trials Register, Medline, Bids, Science Citation Index, Embase, African Index Medicus, Lilacs, hand searches of reference lists and conference abstracts, and contact with organisations and researchers in the field and pharmaceutical companies.
23. Faiz A, Rahman E, Hossain A, et al. A randomized controlled trial comparing artemether and quinine in the treatment of cerebral malaria in Bangladesh. *Ind J Malariol* 2001;38:9–18.
24. Adam I, Idris HM, Mohamed-Ali AA, et al. Comparison of intramuscular artemether and intravenous quinine in the treatment of Sudanese children with severe falciparum malaria. *East Afr Med J* 2002;79:621–625.
25. Satti GM, Elhassan SH, Ibrahim SA. The efficacy of artemether versus quinine in the treatment of cerebral malaria. *J Egypt Soc Parasitol* 2002;32:611–623.
26. Huda SN, Shahab T, Ali SM, et al. A comparative clinical trial of artemether and quinine in children with severe malaria. *Indian Pediatr* 2003;40:939–945.
27. Singh NB, Bhagyabati Devi S, Singh TB, et al. Artemether vs quinine therapy in *Plasmodium falciparum* malaria in Manipur – a preliminary report. *J Communic Dis* 2001;33:83–87.
28. Esamai F, Ayuo P, Owino–Ongor W, et al. Rectal dihydroartemisinin versus intravenous quinine in the treatment of severe malaria: a randomised clinical trial. *East Afr Med J* 2000;77:273–278.
29. Birku Y, Makonnen E, Bjorkman A. Comparison of rectal artemisinin with intravenous quinine in the treatment of severe malaria in Ethiopia. *East Afr Med J* 1999;76:154–159.
30. Newton PN, Angus BJ, Chierakul W, et al. Randomized comparison of artesunate and quinine in the treatment of severe falciparum malaria. *Clin Infect Dis* 2003;37:7–16.
31. Smith HJ, Meremikwu M. Iron chelating agents for treating malaria. In: The Cochrane Library, Issue 2, 2003. Oxford: Update Software. Search date 2003; primary sources Trials Register of the Cochrane Infectious Diseases Group, Cochrane Controlled Trials Register, Medline, Embase, and hand searches of reference lists.
32. Thuma PE, Mabeza GF, Biemba G, et al. Effect of iron chelation therapy on mortality in children with cerebral malaria. *Trans R Soc Trop Med Hyg* 1998;92:214–218.
33. Prasad K, Garner P. Steroids for treating cerebral malaria. In: The Cochrane Library, Issue 2, 2003. Oxford: Update Software. Search date 1999; primary sources Trials Register of the Cochrane Infectious Diseases Group and Cochrane Controlled Trials Register.
34. Warrell DA, Looareesuwan S, Warrell MJ, et al. Dexamethasone proves deleterious in cerebral malaria. A double-blind trial in 100 comatose patients. *N Engl J Med* 1982;306:313–319.
35. Hoffman SL, Rustama D, Punjabi NH, et al. High-dose dexamethasone in quinine-treated patients with cerebral malaria: a double-blind, placebo-controlled trial. *J Infect Dis* 1988;158:325–331.
36. Meremikwu M, Smith HJ. Blood transfusion for treating malarial anaemia. In: The Cochrane Library, Issue 2, 2003. Oxford: Update Software. Search date 1999; primary sources Trials Register of the Cochrane Infectious Diseases Group, Embase, African Index Medicus, Lilacs, hand searches of reference lists, and contact with experts.

37. Riddle MS, Jackson JL, Sanders JW, et al. Exchange transfusion and an adjunct therapy in severe *Plasmodium falciparum* malaria: a meta-analysis. *Clin Infect Dis* 2002:34:1192–1198. Search date 2001; primary sources Medline, Embase, Fedrip, and the Cochrane Database of Clinical Trials.
38. Saddler M, Barry M, Ternouth I, et al. Treatment of severe malaria by exchange transfusion [letter]. *N Engl J Med* 1990;322:58.

Kommentar

Arthur Marx

Die Wirksamkeit von Chinin zur empirischen Behandlung der komplizierten Malaria in Endemiegebieten gilt auf Grund eines Konsensus unter Fachleuten als erwiesen. Dies, obschon keine Resultate randomisierter kontrollierter Studien (RCTs) vorliegen. Placebokontrollierte Studien der Wirksamkeit von Chinin sind heutzutage aus ethischen Überlegungen nicht mehr zulässig. Eine zusätzliche Erhöhung der Chinin-Initialdosis führt zu keiner weiteren Mortalitätsreduktion, jedoch zu gehäuftem partiellem Hörverlust. Der Hörverlust ist nicht immer reversibel und kann auch bei niedriger Dosierung auftreten.
Artemisinin-Derivate bewirken eine raschen Parasiten-Elimination aus dem Blut. Die Wirksamkeit von Chloroquin und Sulfadoxin-Pyrimethamin (Fansidar®) gilt auf Grund zunehmender Resistenz in gewissen Regionen nicht mehr als gesichert, zudem können erhebliche Nebenwirkungen auftreten.
Es fehlt in *Clinical Evidence* ein Kapitel über Malaria-Therapie bei Reisenden, die aus Endemiegebieten zurückkehren. Neuere RCTs dokumentieren die Wirksamkeit von Atovaquon plus Proguanil (Malarone®) und Artemether plus Lumefantrin (Riamet®) zur Notfallbehandlung der akuten unkomplizierten P.-falciparum-Malaria bei Erwachsenen und Kindern. Für die Malaria-Therapie bei schwangeren und stillenden Frauen ist Riamet® nicht indiziert, während für Malarone® bisher noch ungenügende Daten vorliegen.

Malaria, unkomplizierte

Suchdatum: September 2003

David Taylor-Robinson, Katharine Jones und Paul Garner

Frage **Welche Effekte haben empirische Behandlungsmethoden einer klinischen Malaria im Vergleich zu Behandlungsmethoden gegen Parasitämie?**

Wirksamkeit unbekannt

Empirische Behandlung im Vergleich zur mikroskopisch oder im Schnelldiagnostiktest nachgewiesener unkomplizierter Malaria

Es fanden sich keine RCTs, in denen eine empirische Behandlung mit einer mikroskopisch oder im Schnelltest gesicherten Behandlung verglichen wird.

Frage **Welche Effekte haben Behandlungsmethoden ohne Artemisinin im Vergleich zu Amodiaquin oder Sulfadoxin-Pyrimethamin bei Patienten in Endemiegebieten (außer Südostasien)?**

Nutzen und Schaden abzuwägen

Chlorproguanil-Dapson (möglicherweise wirksamer als Sulfadoxin-Pyrimethamin, aber mit mehr schweren Nebenwirkungen)[16–18]

Es fanden sich keine RCTs, in denen über die Endpunkte an Tag 28 unter Chlorproguanil im Vergleich zu Sulfadoxin-Pyrimethamin berichtet wird. Eine anhand einer systematischen Übersicht ausgewiesenen RCT ergab unter Chlorproguanil im Vergleich zu Sulfadoxin-Pyrimethamin an Tag 14 niedrigere Raten für ein Therapieversagen. Der Übersicht zufolge besteht weder hinsichtlich der Nebenwirkungsraten insgesamt noch in Bezug auf schwere Nebenwirkungen ein signifikanter Unterschied zwischen den Behandlungsmethoden. Eine anhand der Übersicht ausgewiesene RCT zeigte, dass unter Chlorproguanil im Vergleich zu Sulfadoxin-Pyrimethamin ein größerer Anteil der Patienten unter Störungen des roten Blutbildes leidet. Der anderen RCT zufolge führt eine im Vergleich zu Sulfadoxin-Pyrimethamin höhere Nebenwirkungsrate unter Chlorproguanil zum Therapieabbruch. Es fanden sich keine RCTs, in denen ein 3-tägige Behandlungsschema mit Chlorproguanil-Dapson (mit 2,0 mg Chlorproguanil) mit Amodiaquin verglichen wird.

Wirksamkeit unbekannt

Sulfadoxin-Pyrimethamin plus Amodiaquin (kein erwiesener Nutzen im Vergleich zu jeweils allein verabreichtem Sulfadoxin-Pyrimethamin bzw. Amodiaquin)[4, 9–15]

Eine systematische Übersicht zeigte weder hinsichtlich der Heilungsraten am 28. Tag noch bezüglich der Nebenwirkungen einen signifikanten Unterschied zwischen Sulfadoxin-Pyrimethamin plus Amodiaquin und der alleinigen Verabreichung von Sulfadoxin-Pyrimethamin, obwohl eine eine anhand der Übersicht ausgewiesene RCT unter der Kombitherapie eine kürzere Zeit bis zur Fieberfreiheit ergab als unter Sulfadoxin-Pyrimethamin allein. Einer zusätzlichen RCT zufolge finden sich unter der Kombitherapie im Vergleich zur alleinigen Therapie mit Sulfadoxin-Pyrimethamin höhere Heilungsraten am 28. Tag und leichte bis mäßige Nebenwirkungen. Eine systematische Übersicht zeigte weder hinsichtlich der Heilungsraten am 28. Tag noch der durchschnittlichen Zeit der Parasiten-Clearance bzw. der Fieberfreiheit einen signifikanten Unterschied zwischen Sulfadoxin-Pyrimethamin plus Amodiaquin und Amodiaquin allein. Drei nachfolgende RCTs zeigten hinsichtlich der Heilungsraten keine stimmigen Ergebnisse und hinsichtlich der Zeiten bis zur Fieberfreiheit und der Nebenwirkungsrate keinen signifikanten Unterschied zwischen einer Kombitherapie und Amodiaquin allein. Einer RCT zufolge verklürzt eine Kombitherapie im Vergleich zur alleinigen Verabreichung von Amodiaquin die durchschnittlichen Zeit der Parasiten-Clearance.

Sulfadoxin-Pyrimethamin plus Chloroquin (kein erwiesener Nutzen im Vergleich zur alleinigen Verabreichung von Sulfadoxin-Pyrimethamin)[4–8]
Es fanden sich keine RCTs, in denen Sulfadoxin-Pyrimethamin plus Chloroquin hinsichtlich der Ergebnisse am 28. Tag mit Sulfadoxin-Pyrimethamin allein verglichen wird. Zwei kleine RCTs lieferten nur unzureichende Belege, um zu bestimmen, ob hinsichtlich der Rate der Therapieversager an den Tagen 21 und 14 (zweite RCT) irgendein Unterschied zwischen den Behandlungsformen besteht, und sie lieferten keinerlei Informationen über Nebenwirkungen.

Frage Sind Kombitherapien mit Artemisinin bei Patienten in Endemiegebieten wirksamer als Behandlungsmethoden ohne Artemisinin?

Nutzen belegt

Artesunat (3 Tage) plus Amodiaquin (wirksamer als Amodiaquin allein)[19]
Eine systematische Übersicht ergab nach 3-tägiger Behandlung mit Artesunat plus Amodiaquin verglichen mit alleiniger Verabreichung von Amodiaquin niedrigere parasitologische Versagerraten am 28. Tag und eine geringere Gametozytämie am 7. Tag. Hinsichtlich schwerer Nebenwirkungen fand sich kein signifikanter Unterschied zwischen beiden Behandlungsformen. Wegen Mehrfachresistenz wird Amodiaquin in Südostasien nicht eingesetzt.

Artesunat (3 Tage) plus Sulfadoxin-Pyrimethamin (wirksamer als Sulfadoxin-Pyrimethamin allein, aber mit begrenzten Belegen für eine Wirksamkeit im Vergleich zu Amodiaquin plus Sulfadoxin-Pyrimethamin)[15, 19–21]
Einer systematischen Übersicht zufolge senkt Artesunat plus Sulfadoxin-Pyrimethamin im Vergleich zur alleinigen Verabreichung von Sulfadoxin-Pyrimethamin die parasitologische Versagerrate am 28. Tag und die Rate der Gametozytämie am 7. Tag. Hinsichtlich der Nebenwirkungen fand sich kein signifikanter Unterschied zwischen beiden Behandlungsformen. Eine zusätzliche RCT zeigte weder bezüglich der Rate der Therapieversager am 28. Tag noch hinsichtlich der durchschnittlichen Zeit bis zur Fieberfreiheit und der Nebenwirkungen einen signifikanten Unterschied zwischen den Behandlungsformen. Jedoch fand sich, dass eine Kombitherapie im Vergleich zu Sulfadoxin-Pyrimethamin allein bei Patienten, die zum Studienbeginn ohne Gametozyten waren, die Gametozytämie senkt. Einer RCT zufolge führt Artesunat (3 Tage) plus Sulfadoxin-Pyrimethamin im Vergleich zu Amodiaquin plus Sulfadoxin-Pyrimethamin am 28. Tag zu einem Anstieg der nicht PCR-abgeglichenen parasitologischen Versagerrate. Hinsichtlich der PCR-abgeglichenen Ergebnisse fand sich kein signifikanter Unterschied zwischen den Behandlungsformen. Infolge einer Mehrfachresistenz werden Sulfadoxin-Pyrimethamin und Amodiaquin in Südostasien nicht eingesetzt.

Nutzen und Schaden abzuwägen

Artesunat (3 Tage) plus Mefloquin (wirksamer als Mefloquin allein)[19, 22–24]
Zwei systematischen Übersichten zufolge senkt Artesunat plus Mefloquin im Vergleich zu Mefloquin allein die Rate der Therapieversager am 28. Tag. Zwei zusätzliche RCTs zeigten, dass die Kombitherapie im Vergleich zu Mefloquin allein den Anteil der Patienten mit Gametozytämie am 21. Tag senkt. In der ersten Übersicht wird über erhebliche Nebenwirkungen in beiden Gruppen berichtet, darunter akute Psychose, Angst, Herzklopfen und

Schlafstörungen. Der zweiten Übersicht zufolge besteht hinsichtlich der Rate schwerer Nebenwirkungen kein signifikanter Unterschied zwischen den Behandlungsformen. Die zusätzliche RCT ergab keine schweren Nebenwirkungen. In Südostasien wird auf Grund der Mehrfachresistenz Artesunat plus Mefloquin eingesetzt. In Gegenden, wo Nichtartemisinine noch wirksam sind, bedeutet die Entscheidung für Artesunat plus Mefloquin ein Abwägen zwischen der höheren Heilungsrate unter Mefloquin und dessen Nebenwirkungen.

Wirksamkeit unbekannt

Artemether-Lumefantrin (6 Dosen)

Es fanden sich keine RCTs, in denen ein Behandlungsschema mit sechs Dosen Artemether-Lumefantrin mit Chloroquin, Amodiaquin, Sulfadoxin-Pyrimethamin oder Mefloquin verglichen wird.

Artesunat (3 Tage) plus Chlorproguanil-Dapson

Es fanden sich keine RCTs, in denen ein 3-tägiges Behandlungsschema mit Artesunat plus Chlorproguanil-Dapson mit Chlorproguanil-Dapson allein verglichen wird. Wegen Mehrfachresistenz sollte Chlorproguanil-Dapson in Südostasien nicht eingesetzt werden.

Frage **Welche Kombitherapie mit Artemisinin ist bei Patienten in Endemiegebieten wirksamer?**

Nutzen wahrscheinlich

Artemether-Lumefantrin (6 Dosen) (wirksamer als 4 Dosen, aber kein signifikanter Unterschied im Vergleich zu 3 Tagen mit Artesunat plus entweder Mefloquin oder Amodiaquin)[25–28]

Einer RCT zufolge erhöht ein Behandlungsschema mit sechs Dosen Artemether-Lumefantrin über 3 Tage im Vergleich zu einer Therapie mit vier Dosen nach 28 Tagen die Heilung. Es zeigten sich weder schwere Nebenwirkungen noch unerwünschte kardiovaskuläre Effekte. Eine systematische Übersicht ergab hinsichtlich der Parasitämie am 28. Tag keinen signifikanten Unterschied zwischen sechs Dosen Artemether-Lumefantrin und Artesunat plus Mefloquin. Eine anhand der Übersicht ausgewiesene RCT zeigte hinsichtlich der durchschnittlichen Zeit bis zur Parasiten- oder Fieberfreiheit keinen signifikanten Unterschied zwischen den Behandlungsformen. Der Übersicht zufolge besteht weder bei leichten bis mäßigen noch bei schweren Nebenwirkungen ein signifikanter Unterschied zwischen den Behandlungsformen. Eine RCT zeigte bezüglich des klinischen und parasitologischen Ansprechens am 14. Tag keinen signifikanten Unterschied zwischen sechs Dosen Artemether-Lumefantrin und Artesunat plus Mefloquin. Es fand sich jedoch, dass sechs Dosen Artemether-Lumefantrin im Vergleich zu Artesunat plus Mefloquin das Erbrechen am 1. und 2. Tag verringern.

Definition Malaria wird von Parasiten verursacht, die durch Anopheles-Mücken übertragen werden. Beim Menschen gibt es vier Arten der Malaria, ausgelöst durch *Plasmodium falciparum*, *P. vivax*, *P. ovale* und *P. malariae*. Dabei ist *P. falciparum* die bedeutendste Ursache von Krankheit und Tod und entwickelt bekanntermaßen Resistenzen gegen Antimalariamittel.[2] In diesem Kapitel werden nur Therapien gegen *P. falciparum* bei einer Population von Erwachsenen und Kindern in Endemiegebieten besprochen, die saisonal oder das ganze Jahr über der Malaria ausgesetzt sind. Die Behandlung nichtimmuner Reisender sowie Schwangerer und HIV-Infizierter wird nicht erörtert. Wiederholte Infektionen mit *P. falciparum* führen zu temporärer und unvollständiger Immunität. Daher sieht man in Gegenden, in denen Malaria häufig vorkommt, oft „teilimmune" Erwachsene mit asymptomatischen oder chronischen Formen einer Malaria und klinischen Episoden, die infolge ihrer Immunität schwächer verlaufen. **„Schwere Malaria"** ist definiert als symptomatische Malaria mit Zeichen einer Störung lebenswichtiger Organe (WHO, 2000).[2] Jeder Patient mit symptomatischer Malaria, der keines dieser Zeichen entwickelt, gilt als Fall einer **„unkomplizierten Malaria"**. Dieses Kapitel handelt ausschließlich von der Wirksamkeit von Antimalariamitteln bei Patienten mit unkomplizierter Malaria. Tabelle 1 (S. 464) gibt eine Übersicht der Anzahl an RCTs zu jeder Behandlungsform und jedem Vergleich in diesem Kapitel.

Inzidenz/ Prävalenz

Mit jährlich 300–500 Millionen neuer Fälle – die meisten davon unkompliziert – ist die Malaria ein bedeutendes Gesundheitsproblem in den Tropen. Als Folge einer schweren, durch *P. falciparum* verursachten Malaria kommt es jährlich zu schätzungsweise 1,1–2,7 Millionen Todesfällen.[2]

Ätiologie/ Risikofaktoren

Der Malaria auslösende Parasit wird durch Anopheles-Mücken übertragen. Zu den Risikofaktoren für das Entstehen der Erkrankung gehören die Exposition gegenüber infizierten Mücken (Leben in einem Endemiegebiet, Wohnverhältnisse, die den Mücken Zutritt gewähren, und Leben in einem Gebiet, wo Anopheles-Mücken gedeihen können). Risikofaktoren in Bezug auf den Schweregrad der Erkrankung hängen ab von der Immunität des Wirts, die sich hauptsächlich nach der Exposition gegenüber dem Parasiten richtet und daher je nach Übertragungsgrad in dem Gebiet und Alter des Wirts schwankt. In den ersten 6 Lebensmonaten ist Malaria selten, da fetales Hämoglobin schützend wirkt, bei Kindern über 6 Monaten tritt sie dagegen häufig auf. In Gegenden einer intensiven Übertragung wird die Infektion durch Immunität des Wirts in höheren Altersgruppen abgeschwächt, jedoch können Morbidität und Mortalität bei weniger intensiver Übertragung auch bei Erwachsenen hoch sein.

Prognose

Eine unkomplizierte Malaria kann sich zur schweren Malaria entwickeln, chronisch werden oder unter einer effektiven Behandlung bzw. einer zunehmend stärkeren Immunität verschwinden. Der Endpunkt hängt daher von der Immunität des Wirts und sofortigem Zugang zu effektiver Behandlung ab. Ohne effektive Behandlung laufen Patienten mit keiner oder nur geringer Immunität zunehmend Gefahr, eine schwere Malaria zu entwickeln (siehe Malaria, schwere, lebensbedrohende, S. 454), was zu hoher Morbidität und Mortalität führt.

Literatur

1. Olliaro P, Mussano P. Amodiaquine for treating malaria. In: The Cochrane Library, Issue 2, 2003. Oxford: Update Software.
2. World Health Organization. WHO expert committee on malaria (twentieth report). *World Health Organ Tech Rep Ser* 2000;892:1–74 (available online at http://mosquito.who.int/docs/ecr20_toc.htm; last accessed 16 February 2005).
3. Stepniewska K, Taylor WR, Mayxay M, et al. *In vivo* assessment of drug efficacy against *Plasmodium falciparum* malaria: duration of follow-up. *Antimicrob Agents Chemother* 2004;48:4271–4280.
4. McIntosh HM. Chloroquine or amodiaquine combined with sulfadoxine–pyrimethamine for treating uncomplicated malaria. In: The Cochrane Library, Issue 4, 2004. Chichester, UK: John Wiley & Sons Ltd. Search date 2001; primary sources The Cochrane Infectious Diseases Group trials register, the Cochrane Controlled Trials Register, Medline, Embase, Science Citation Index, African Index Medicus, and Lilacs plus contact with experts in the field and drug companies.
5. Blair S, Lopez ML, Pineros JG, et al. Therapeutic efficacy of 3 treatment protocols for non-complicated *Plasmodium falciparum* malaria, Antioquia, Colombia, 2002. *Biomedica* 2003;23:318–327. [In Spanish]

6. Ogwang S, Engl M, Vigl M, et al. Clinical and parasitological response of *Plasmodium falciparum* to chloroquine and sulfadoxine/pyrimethamine in rural Uganda. *Wien Klin Wochenschr* 2003;115 (suppl):45–49.
7. Darlow B, Vrbova H, Gibney S, et al. Sulfadoxine–pyrimethamine for the treatment of acute malaria in children in Papua New Guinea. I. *Plasmodium falciparum. Am J Trop Med Hyg* 1982;31:1–9.
8. 7. Bojang KA, Schneider G, Forck S, et al. A trial of Fansidar plus chloroquine or Fansidar alone for the treatment of uncomplicated malaria in Gambian children. *Trans R Soc Trop Med Hyg* 1998;92:73–76.
9. Schapira A, Schwalbach JF. Evaluation of four therapeutic regimens for falciparum malaria in Mozambique, 1986. *Bull World Health Organ* 1988;66:219–226.
10. Staedke SG, Kamya MR, Dorsey G, et al. Amodiaquine, sulfadoxine/pyrimethamine, and combination therapy for treatment of uncomplicated malaria in Kampala, Uganda: a randomised trial. *Lancet* 2001;358:368–374.
11. Dinis par DV, Schapira A. Comparative study of sulfadoxine–pyrimethamine and amodiaquine + sulfadoxine–pyrimethamine for the treatment of malaria caused by chloroquine-resistant *Plasmodium falciparum* in Maputo, Mozambique. *Bull Soc Path Ex* 1990;83:521–528. [In French]
12. Huang QL, Ouyang WC, Zhou JX, et al. Efficacy of amodiaquine, Fansidar and their combination in the treatment of chloroquine resistant falciparum malaria. *Zhongguo Ji Sheng Chong Xue Yu Ji Sheng Chong Bing Za Zhi* 1988;6:292–295. [In Chinese]
13. Basco LK, Same-Ekobo A, Ngane VF, et al. Therapeutic efficacy of sulfadoxine–pyrimethamine, amodiaquine and the sulfadoxine–pyrimethamine–amodiaquine combination against uncomplicated *Plasmodium falciparum* malaria in young children in Cameroon. *Bull World Health Organ* 2002;80:538–545.
14. Sowunmi A. A randomized comparison of chloroquine, amodiaquine and their combination with pyrimethamine–sulfadoxine in the treatment of acute, uncomplicated, *Plasmodium falciparum* malaria in children. *Ann Trop Med Parasitol* 2002;96:227–238.
15. Rwagacondo CE, Niyitegeka F, Sarushi J, et al. Efficacy of amodiaquine alone and combined with sulfadoxine–pyrimethamine and of sulfadoxine pyrimethamine combined with artesunate. *Am J Trop Med Hyg* 2003;68:743–747.
16. Bukirwa H, Garner P, Critchley J. Chlorproguanil–dapsone for treating uncomplicated malaria. In: The Cochrane Library, Issue 4, 2004. Chichester, UK: John Wiley & Sons, Ltd. Search date 2004; primary sources Cochrane Infectious Disease Group trials register, the Cochrane Controlled Trials Register, Medline, Embase, Science Citation Index, African Indewx Medicus and Lilacs, and contact with experts in the field and drug companies.
17. Alloueche A, Bailey W, Barton S, et al. Comparison of chlorproguanil–dapsone with sulfadoxine–pyrimethamine for the treatment of uncomplicated falciparum malaria in young African children: double-blind randomised controlled trial. *Lancet* 2004;363:1843–1848.
18. Sulo J, Chimpeni P, Hatcher J, et al. Chlorproguanil–dapsone versus sulfadoxine–pyrimethamine for sequential episodes of uncomplicated falciparum malaria in Kenya and Malawi: a randomised clinical trial. *Lancet* 2002;360:1136–1143.
19. Adjuik M, Babiker A, Garner P, et al. Artesunate combinations for treatment of malaria: meta-analysis. *Lancet* 2004;363:9–17. Search date 2003; primary sources WHO/TDR sponsored studies, Medline, Cochrane Controlled Trials Register, and contact with investigators of published trials.
20. Doherty JF, Sadiq AD, Bayo L, et al. A randomized safety and tolerability trial of artesunate plus sulfadoxine–pyrimethamine versus sulfadoxine–pyrimethamine alone for the treatment of uncomplicated malaria in Gambian children. *Trans R Soc Trop Med Hyg* 1999;93:543–546.
21. Tjitra E, Suprianto S, Currie BJ, et al. Therapy of uncomplicated falciparum malaria: a randomized trial comparing artesunate plus sulfadoxine–pyrimethamine versus sulfadoxine–pyrimethamine alone in Irian Jaya, Indonesia. *Am J Trop Med Hyg* 2001;65:309–317.
22. McIntosh HM, Olliaro P. Artemisinin derivatives for treating uncomplicated malaria. In: The Cochrane Library, Issue 4, 2004. Chichester, UK: John Wiley & Sons Ltd. Search date 1999; primary sources Cochrane Infectious Diseases Group trials register, Cochrane Controlled Trials Register, Medline, Embase, Science Citation Index, Lilacs, African Index Medicus; conference abstracts plus hand searches of reference lists of relevant articles and contact with organisations, researchers in the field and drug companies.
23. Avila JC, Villaroel R, Marquino W, et al. Efficacy of mefloquine and mefloquine–artesunate for the treatment of uncomplicated *Plasmodium falciparum* malaria in the Amazon region of Bolivia. *Trop Med Int Health* 2004;9:217–221.
24. Marquino W, Huilca M, Calampa C, et al. Efficacy of mefloquine and a mefloquine–artesunate combination therapy for the treatment of uncomplicated *Plasmodium falciparum* malaria in the Amazon Basin of Peru. *Am J of Trop Med Hyg* 2003;68:608–612.
25. Vugt MV, Wilairatana P, Gemperli B, et al. Efficacy of six doses of artemether–lumefantrine (benflumetol) in multidrug-resistant *Plasmodium falciparum* malaria. *Am J Trop Med Hyg* 1999;60:936–942.

26. Omari AA, Gamble C, Garner P. Artemether–lumefantrine for treating uncomplicated falciparum malaria. In: The Cochrane Library, Issue 4, 2004. Chichester, UK: John Wiley & Sons Ltd. Search date 2004, primary sources Cochrane Infectious Diseases Group trials register, the Cochrane Controlled Trials Register, Medline, Embase, Science Citation Index, African Index Medicus and Lilacs and contact with experts in the field and drug companies.
27. Lefevre G, Looareesuwan S, Treeprasertsuk S, et al. A clinical and pharmacokinetic trial of six doses of artemether–lumefantrine for multidrug-resistant *Plasmodium falciparum* malaria in Thailand. *Am J Trop Med Hyg* 2001;64:247–256.
28. Ndayiragije A, Niyungeko D, Karenzo J, et al. Efficacy of therapeutic combinations with artemisinin derivatives in the treatment of non complicated malaria in Burundi. *Trop Med Int Health* 2004;9:673–679. [In French]
29. World Health Organization. Assessment and monitoring of antimalarial drug efficacy for the treatment of uncomplicated malaria. 2003. http://mosquito.who.int/resistance.html (last accessed 16 February 2005).

Tabelle 1 **Zahl der berücksichtigten RCTs.**

Behandlung	Vergleich mit	Zahl der systematischen Übersichten mit Nachbeobachtungszeit 28 Tage (Zahl der RCTs)	Zahl der zusätzlichen RCTs mit Nachbeobachtungszeit 28 Tage	Zahl der systematischen Übersichten mit Nachbeobachtungszeit unter 28 Tage (Zahl der RCTs)
Sulfadoxin-Pyrimethamin plus Chloroquin	Sulfadoxin-Pyrimethamin	1 (0)		0 (2)
Sulfadoxin-Pyrimethamin plus Amodiaquin	Sulfadoxin-Pyrimethamin	1 (3)	1	
	Amodiaquin	1 (3)	3	
Chlorproguanil-Dapson	Sulfadoxin-Pyrimethamin	0 (0)		1 (2)
	Amodiaquin	0 (0)		
Artesunat (3 Tage) plus Amodiaquin	Amodiaquin	1 (3)		
Artesunat (3 Tage) plus Sulfadoxin-Pyrimethamin	Sulfadoxin-Pyrimethamin	1 (7)	2	
	Sulfadoxin-Pyrimethamin plus Amodiaquin	0 (1)		
Artesunat (3 Tage) plus Mefloquin	Mefloquin	2 (12)	2	
Artesunat (3 Tage) plus Chlorproguanil-Dapson	Chlorproguanil-Dapson	0 (0)		
Artemether-Lumefantrin (6 Dosen)	Amodiaquin	0 (0)		
	Sulfadoxin-pyrimethamin	0 (0)		
	Mefloquin	0 (0)		
	Artemether-Lumefantrin (4 Dosen)	0 (1)		

Behandlung	Vergleich mit	Zahl der systematischen Übersichten mit Nachbeobachtungszeit 28 Tage (Zahl der RCTs)	Zahl der zusätzlichen RCTs mit Nachbeobachtungszeit 28 Tage	Zahl der systematischen Übersichten mit Nachbeobachtungszeit unter 28 Tage (Zahl der RCTs)
	Artesunat (3 Tage) plus Mefloquin	1 (2)		
	Artesunat (3 Tage) plus Amodiaquin	0 (0)		1

Kommentar

Christoph Hatz

Der Beitrag enthält zahlreiche relevante Informationen zu Spezialfragen der Malaria. Es bleibt allerdings offen, ob diese Informationen für den in diesem Werk verfolgten Zweck sinnvoll sind, und ob Malariaspezialisten in Malariagebieten – welche die eigentliche Zielgruppe dieses Manuskripts sind – diese Informationen in eben dieser Publikation suchen werden. Die Auswahl der erwähnten Medikamente ist für einige Endemiezonen wichtig, doch werden einige Präparate in umständlicher und für die Praxis wenig relevanter Form dargestellt.

Weshalb die Behandlungsmethoden ohne Artemisinin im Vergleich zu Amodiaquin oder Sulfadoxin-Pyrimethamin bei Patienten in Endemiegebieten erwähnt werden, ist nicht klar, zumal die WHO sowie die nationalen Behörden entscheiden, welche Medikamente als Erst- und Zweit-Wahl-Therapien empfohlen werden. Somit ist dies eher ein Policy Paper als ein nützlicher Beitrag für die in Endemiegebieten tätigen Ärzte.

Die Kombination SP mit Chloroquin wird nach meiner Kenntnis von den meisten Experten nicht als Alternative beurteilt und braucht deshalb hier nicht erwähnt zu werden.

Die Informationen zu den Artemisininpräparaten sind weitgehend bekannt und im Übrigen nicht komplett. Wenn man sich entschließt, die möglichen versuchten Kombinationen aufzulisten, sollte diese möglichst vollständig sein. Ich halte diese Aufzählung aber für wenig hilfreich, da der Nutzen von Artemisininen in Kombinationsbehandlungen sehr klar dokumentiert ist (1–5). Wenn schon eine Auflistung gemacht wird, wäre eine Liste mit RCT-geprüften Kombinationen gegenüber nicht geprüften Kombinationen gegenüber zu stellen, damit sich der Leser ein Bild der aktuellen (im übrigen kontinuierlich erweiterten) Situation machen kann. Für die Kombination Artemether/Lumefantrin gibt es ferner neue Daten bei der Therapie mit 6 Dosen in Afrika (5), welche in die aktuelle Fassung aufgenommen werden sollten.

Zusammenfassend halte ich fest, dass die Kombination von propädeutischer und hoch spezialisierter Information sehr unglücklich gewählt ist.

1. Falade C et al. Efficacy and safety of artemether–lumefantrine (Coartem®) tablets (six-dose regimen) in African infants and children with acute, uncomplicated falciparum malaria. Transactions of the Royal Society of Tropical Medicine and Hygiene (2005, in press).
2. Mutabingwa TK et al. Amodiaquine alone, amodiaquine + sulfadoxinepyrimethamine, amodiaquine + artesunate, and artemether-lumefantrine for outpatient treatment of malaria in Tanzanian children: a four-arm randomised effectiveness trial. Lancet 2005; 365: 1474–80
3. Diallo I et al. A comparison between coartem gaved at six doses and four doses in treatment of uncomplicated *plasmodium faliciparum* malaria in Senegal, West Africa. Medicine and Helath in the Tropic Congress, Abstract PO28
4. Ndayiragije A et al. Efficacy of artemisinin derivative combination therapy for the treatment of uncomplicated falciparum malaria in Burundi. Trop Med Int Health 2004;9;673–9
5. Martensson A et al. Efficacy of artesunate plus amodiaquine versus that of artemether-lumefantrine for the treatment of uncomplicated childhood Plasmodium falciparum malaria in Zanzibar, Tanzania. Clinical Infectious Diseases 2005; 41: 1079–1086.

Meningokokken-Infektion

Suchdatum: Mai 2004

J. Correia und C. A. Hart

Frage **Welche Effekte haben Maßnahmen zur Prävention einer Meningokokken-Infektion bei Kontaktpersonen und Keimträgern?**

Nutzen wahrscheinlich

Antibiotika zur Eradikation der Meningokokken-Besiedelung des Rachenraums (verringert die Besiedelung bei unbekannter Wirkung auf das Erkrankungsrisiko)[24, 25, 27–36]

RCTs zufolge verringern Antibiotika im Vergleich zu Placebo eine Meningokokken-Besiedelung des Rachenraums. Es fanden sich weder RCTs noch Belege aus Beobachtungen, in denen untersucht wurde, ob eine Eradikation der Meningokokken-Besiedelung des Rachenraums die Gefahr einer Meningokokken-Infektion verringert.

Antibiotikaprophylaxe (Sulfadiazin) bei Kontaktpersonen (beruhend auf Konsens und Beobachtungsbelegen; RCTs unwahrscheinlich)[22–26]

Es fanden sich keine RCTs zu den Effekten prophylaktisch verabreichter Antibiotika auf die Inzidenz einer Meningokokken-Infektion bei Kontaktpersonen. Eine Beobachtungsstudie spricht dafür, das prophylaktisch verabreichtes Sulfadiazin im Vergleich zu keiner Prophylaxe über 8 Wochen hinweg die Gefahr einer Meningokokken-Infektion verringert. Es fanden sich keine Belege dafür, welche Kontaktpersonen behandelt werden sollten.

Frage **Welche Effekte haben Maßnahmen zur Behandlung von Verdachtsfällen vor der stationären Aufnahme?**

Wirksamkeit unbekannt

Parenteral verabreichtes Penicillin bei Verdachtsfällen vor der stationären Aufnahme (beruhend auf Konsens und Beobachtungsbelegen; RCTs unwahrscheinlich)[38–52]

Es fanden sich keine RCTs zu den Effekten einer parenteralen Penicillin-Gabe vor der stationären Aufnahme von Personen aller Altersgruppen mit Verdacht auf Meningokokken-Infekt. Beobachtungsstudien ergaben keine schlüssigen Belege für den Nutzen einer prästationären Antibiotikagabe. Aud Grund des unvorhersehbar raschen Krankheitsverlaufs bei manchen Patienten und der Risiken eines Hinauszögerns bei geringen potenziellen Schäden einer Therapie ist es jedoch unwahrscheinlich, dass RCTs prästationären Antibiotikagabe durchgeführt werden.

Frage **Welche Effekte haben unterschiedliche Behandlungsmethoden bei Kindern mit Meningokokken-Meningitis bei der stationären Aufnahme?**

Nutzen wahrscheinlich

Zusätzlich verabreichte Kortikosteroide (verringern einen schweren Hörverlust bei bakterieller Meningitis jeder Ursache, jedoch kein Unterschied hinsichtlich der Mortalität; Wirksamkeit bei Meningokokken-Meningitis unbekannt)[53, 54]

Es fanden sich keine RCTs, in denen speziell bei Kindern mit Meningokokken-Meningitis zusätzlich Kortikosteroide verabreicht wurden. Einer systematischen Übersicht zufolge besteht hinsichtlich der Mortalität bei Kindern mit bakterieller Meningitis jeglicher Ätiologie und bei Patienten jeden Alters mit Meningokokken-Meningitis kein signifikanter Unterschied zwischen zusätzlich verabreichten Kortikosteroiden und zusätzlich verabreichtem Placebo. Der Übersicht zufolge verringern Kortikosteroide im Vergleich zu zusätzlich verabreichtem Placebo bei Kindern mit bakterieller Meningitis jeglicher Ursache eine Hörminderung, die Wirkung bei Kindern mit Meningokokken-Meningitis wurde jedoch nicht speziell untersucht. Hinsichtlich der kurz- oder langfristigen neurologischen Folgeerscheinungen bei Patienten jeden Alters mit bakterieller Meningitis jeglicher Ätiologie besteht der Übersicht zufolge kein signifikanter Unterschied zwischen zusätzlich verabreichten Kortikosteroiden und zusätzlich verabreichtem Placebo. Allerdings wurde die Wirkung bei Kindern mit Meningokokken-Meningitis nicht separat beurteilt. Beim Interpretieren vorhandener Belege für den Einsatz von Kortikosteroiden bei Kindern mit Meningokokken-Meningitis ist Vorsicht geboten, da es kaum alters- und erregerspezifische Belege gibt. In Gebieten, in denen der konjugierte Impfstoff eingeführt wurde, ist das Auftreten von *Haemophilus influenzae* Typ b (Hib) dramatisch zurückgegangen, und es ist fragwürdig, Belege aus Studien zu verwenden, die vor diesem Wandel der Epidemiologie durchgeführt wurden. Entscheidungen hinsichtlich einer Initialbehandlung, wie etwa die zusätzliche Gabe von Kortikosteroiden, fallen jedoch fast immer, bevor die spezifische Ätiologie bekannt ist.

Frage **Welche Effekte haben unterschiedliche Behandlungsmethoden bei Erwachsenen mit Meningokokken-Meningitis bei der stationären Aufnahme?**

Nutzen wahrscheinlich

Zusätzlich verabreichte Kortikosteroide (senken die Mortalität bei bakterieller Meningitis jeder Ursache, Wirksamkeit bei Meningokokken-Meningitis unbekannt)[55, 56]

Es fanden sich keine RCTs, in denen speziell bei Erwachsenen mit Meningokokken-Meningitis zusätzlich Kortikosteroide verabreicht wurden. Einer systematischen Übersicht zufolge senken zusätzlich verabreichte Kortikosteroide im Vergleich zu zusätzlich gegebenem Placebo die Mortalität bei Erwachsenen mit bakterieller Meningitis jeglicher Ätiologie. Die Subgruppenanalyse auf Meningokokken-Meningitis zeigte hinsichtlich der Mortalität keinen signifikanten Unterschied zwischen zusätzlich verabreichten Kortikosteroiden und zusätzlich gegebenem Placebo. Der Übersicht zufolge vermindern zusätzlich verabreichte Kortikosteroide im Vergleich zu zusätzlich gegebenem Placebo die neurologischen Folgeerscheinungen bei Patienten mit bakterieller Meningitis jeglicher Ursache, jedoch erreichte der Unterschied das Signifikanzniveau nicht ganz. Die Subgruppenanalyse auf Meningokokken-Meningitis zeigte hinsichtlich der neurologischen Folgeerscheinungen keinen signifikanten Unterschied zwischen zusätzlich verabreichten Kortikosteroiden und zusätzlich gegebenem Placebo. Wahrscheinlich infolge der niedrigeren Mortalitätsrate und der geringeren Folgeerscheinungen war keine der RCTs in der Übersicht hinreichend aussagekräftig, um in der Untergruppe der Patienten mit Meningokokken-Meningitis einen signifikanten Effekt der Kortikosteroidbehandlung aufzudecken. Entscheidungen hinsichtlich einer Initialbehandlung, wie etwa die zusätzliche Gabe von Kortikosteroiden, fallen jedoch fast immer, bevor die spezifische Ätiologie bekannt ist.

Frage **Welche Effekte haben unterschiedliche Behandlungsmethoden einer Meningokokken-Septikämie bei Kindern?**

Wirksamkeit unbekannt

Zusätzlich verabreichte Kortikosteroide[57–59]

Es fanden sich keine RCTs über die zusätzliche Gabe von Kortikosteroiden speziell bei Kindern mit Meningokokken-Septikämie. Zwei RCTs zufolge besteht hinsichtlich der Mortalität bei Kindern mit schwerer Sepsis und septischem Schock jeglicher bakterieller Ätiologie kein signifikanter Unterschied zwischen zwischen zusätzlich verabreichten Kortikosteroiden und zusätzlich gegebenem Placebo. Fraglich ist, ob sich die Belege aus RCTs über schwere Sepsis und septischen Schock jeglicher Ursache auf Kinder mit Meningokokken-Septikämie anwenden lassen.

Frage **Welche Effekte haben unterschiedliche Behandlungsmethoden einer Meningokokken-Septikämie bei Erwachsenen?**

Wirksamkeit unbekannt

Zusätzlich verabreichte Kortikosteroide[57, 60–62]

Es fanden sich keine RCTs über die zusätzliche Gabe von Kortikosteroiden speziell bei Erwachsenen mit Meningokokken-Septikämie. Eine systematische Übersicht zeigte hinsichtlich der Gesamtmortalität nach 28 Tagen keinen signifikanten Unterschied zwischen zusätzlich zu Antibiotika verabreichten Kortikosteroiden oder einer zusätzlichen hochdosierten Kurzzeittherapie mit Kortikoiden und Placebo. Eine zusätzliche, niedrig dosierte Kortikosteroidgabe in Dosierungen von 300 mg oder weniger Hydrocortison oder einem Äquivalent über 5 oder mehr Tage senkt hingegen im Vergleich zu Placebo nach 28 Tagen die Mortalität aller Ursachen bei Erwachsenen mit schwerer Sepsis oder septischem Schock jeglicher Ätiologie. Fraglich ist, ob sich die Belege aus RCTs über schwere Sepsis und septischen Schock jeglicher Ursache auf Erwachsene mit Meningokokken-Septikämie anwenden lassen.

Definition Als Meningokokken-Infektion wird jeder Krankheitszustand bezeichnet, der durch *Neisseria meningitidis* (den Meningokokkus) der Gruppen A, B, C, W135 oder andere Serogruppen verursacht wird. Diese Erkrankungen beinhalten eine eitrige Konjunktivitis, septische Arthritis, Meningitis und Septikämie mit oder ohne Meningitis. In diesem Kapitel werden die Meningokokken-Meningitis und die Meningokokken-Septikaemie mit oder ohne Meningitis besprochen.

Inzidenz/ Prävalenz Die Meningokokken-Infektion tritt sporadisch in Ländern mit gemäßigtem Klima auf und wird meist durch Meningokokken der Gruppe B oder C verursacht. Die jährliche Inzidenz schwankt in Europa zwischen weniger als einem Fall auf 100000 Einwohner in Frankreich und 4–5 Fällen/100000 Personen in Großbritannien und Spanien, und in den USA beträgt die Inzidenz zwischen 0,6 und 1,5 Fällen auf 100.000 Personen pro Jahr.[1, 2] Zu gelegentlichen Ausbrüchen kommt es bei Familien in beengten Verhältnissen, unter Schülern in höheren Schulen, unter Wehrdienst Leistenden sowie unter Studenten in Wohnheimen. In Afrika südlich der Sahara kommt es in Ländern, die im erweiterten „Meningitisgürtel“ liegen, regelmäßig zu Epidemien, in deren Verlauf 500/100000 Einwohner erkranken und die gewöhnlich auf die Serogruppe A zurückgehen. Allerdings kommt es in letzter Zeit auch zu Besorgnis erregenden Ausbrüchen durch die Serogruppe

W135.[3–5] In Afrika südlich der Sahare zeigt sich in über 90 % der Fälle ausschließlich eine Meningitis.[3]

Ätiologie/ Risikofaktoren Meningokokken besiedeln und infizieren gesunde Personen und werden durch engen Körperkontakt, möglicherweise durch Austausch von Sekreten der oberen Atemwege, übertragen.[5–14] Das Risiko einer Übertragung ist in der ersten Woche des Kontakts am höchsten.[9] Zu den Risikofaktoren gehören Menschenansammlungen und Zigarettenrauch.[15] In Großbritannien ist die Inzidenz eines Meningokokken-Infekts bei Kindern unter 2 Jahren am höchsten, ein zweiter Gipfel liegt im Alter zwischen 15 und 24 Jahren. Gegenwärtig ist die Inzidenz insbesondere bei Universitätsstudenten im ersten Term, die sich in Kantinen verpflegen, erhöht, auch wenn keine genaue numerische Schätzung des Risikos zu finden ist, das beispielsweise bei engem Kontakt in Wohnheimen besteht.[16] Bei engen Kontaktpersonen eines Indexfalls ist das Risiko einer Infektion höher als in der Allgemeinbevölkerung.[9, 12, 13] Das Risiko der epidemischen Ausbreitung ist bei Meningokokken der Gruppen A und C höher als in der Gruppe B.[6–8, 10] Es ist nicht bekannt, was einen Meningokokkus virulent macht. Gewisse Klone sind zu bestimmten Zeiten und in bestimmten Gruppen tendenziell vorherrschend. Bei etwa 10–15 % der Menschen wurde eine Dauerbesiedelung des Rachenraums durch Meningokokken dokumentiert, die Aufnahme eines virulenten Meningokokkus hängt jedoch eher mit einer invasiven Erkrankung zusammen.

Prognose Die Mortalität ist unter Säuglingen und Jugendlichen am höchsten und hängt mit dem Krankheitsbild und den verfügbaren therapeutischen Ressourcen zusammen: In entwickelten Ländern betragen die Sterberaten 19–25 % bei Septikämie, 10–12 % bei Meningitis plus Septikämie und weniger als 1 % bei Meningitis allein, wobei in den letzten Jahren unter den Patienten, die auf pädiatrische Intensivstationen eingewiesen wurden, eine Senkung der Gesamtmortalität zu beobachten war.[17–21]

Literatur

1. Hubert B, Caugant DA. Recent changes in meningococcal disease in Europe. *Euro Surveill* 1997;2:69–71.
2. Centers for Disease Control. Summary of notifiable diseases, United States, 1997. *MMWR Morb Mortal Wkly Rep* 1998;46: ii-vii 3–87
3. Hart CA, Cuevas LE. Meningococcal disease in Africa. *Ann Trop Med Parasitol* 1997;91:777–785.
4. Molesworth AM, Thomson MC, Connor SJ, et al. Where is the meningitis belt? Defining an area at risk of epidemic meningitis in Africa. *Trans R Soc Trop Med Hyg* 2002;96:242–249.
5. World Health Organization. Emergence of W135 meningococcal disease. Report of a WHO consultation, Geneva 17–18 September 2001. Geneva: World Health Organization; 2002. (http://www.who.int/csr/resources/publications/meningitis/whocdscsrgar20021.pdf, last accessed 24 June 2003).
6. French MR. Epidemiological study of 383 cases of meningococcus meningitis in the city of Milwaukee, 1927–1928 and 1929. *Am J Public Health* 1931;21:130–137.
7. Pizzi M. A severe epidemic of meningococcus meningitis in 1941–1942, Chile. *Am J Public Health* 1944;34:231–239.
8. Lee WW. Epidemic meningitis in Indianapolis 1929–1930. *J Prev Med* 1931;5:203–210.
9. De Wals P, Herthoge L, Borlée-Grimée I, et al. Meningococcal disease in Belgium. Secondary attack rate among household, day-care nursery and pre-elementary school contacts. *J Infect* 1981;3(suppl 1):53–61.
10. Kaiser AB, Hennekens CH, Saslaw MS, et al. Seroepidemiology and chemoprophylaxis of disease due to sulphonamide resistant *Neisseria meningitidis* in a civilian population. *J Infect Dis* 1974;130: 217–221.
11. Zangwill KM, Schuchat A, Riedo FX, et al. School-based clusters of meningococcal disease in the United States. *JAMA* 1997;277:389–395.
12. The Meningococcal Disease Surveillance Group. Meningococcal disease secondary attack rate and chemoprophylaxis in the United States. *JAMA* 1976;235:261–265.

13. Olcen P, Kjellander J, Danielson D, et al. Epidemiology of *Neisseria meningitidis*: prevalence and symptoms from the upper respiratory tract in family members to patients with meningococcal disease. *Scand J Infect Dis* 1981;13:105–109.
14. Hudson, PJ, Vogt PL, Heun EM, et al. Evidence for school transmission of *Neisseria meningitidis* during a Vermont outbreak. *Pediatr Infect Dis* 1986;5:213–217.
15. Stanwell-Smith RE, Stuart JM, Hughes AO, et al. Smoking, the environment and meningococcal disease: a case control study. *Epidemiol Infect* 1994;112:315–328.
16. Communicable Disease Surveillance Centre. Meningococcal disease in university students. *Commun Dis Rep CDR Wkly* 1998;8:49.
17. Andersen BM. Mortality in meningococcal infections. *Scand J Infect Dis* 1978;10:277–282.
18. Thomson APJ, Sills JA, Hart CA. Validation of the Glasgow meningococcal septicaemia prognostic score: a 10 year retrospective survey. *Crit Care Med* 1991;19:26–30.
19. Riordan FAI, Marzouk O, Thomson APJ, et al. The changing presentation of meningococcal disease. *Eur J Pediatr* 1995;154:472–474.
20. Booy R, Habibi P, Nadel S, et al. Reduction in case fatality rate from meningococcal disease associated with improved healthcare delivery. *Arch Dis Child* 2001;85:386–390.
21. Thorburn K, Baines P, Thomson A, et al. Mortality in severe meningococcal disease. *Arch Dis Child* 2001;85:382–385.
22. Hoiby EA, Moe PJ, Lystad A, et al. Phenoxymethyl-penicillin treatment of household contacts of meningococcal disease patients. *Antonie Van Leeuwenhoek* 1986;52:255–257.
23. Kuhns DW, Nelson CT, Feldman HA, et al. The prophylactic value of sulfadiazine in the control of meningococcic meningitis. *JAMA* 1943;123:335–339.
24. Deal WB, Sanders E. Efficacy of rifampicin in treatment of meningococcal carriers. *N Engl J Med* 1969;281:641–645.
25. Eickhoff TC. In vitro and in vivo studies of resistance to rifampicin in meningococci. *J Infect Dis* 1971;123:414–420.
26. Weidmer CE, Dunkel TB, Pettyjohn FS, et al. Effectiveness of rifampin in eradicating the meningococcal carrier state in a relatively closed population: emergence of resistant strains. *J Infect Dis* 1971;124:172–178.
27. Devine LF, Johnson DP, Hagerman CR, et al. The effect of minocycline on meningococcal nasopharyngeal carrier state in naval personnel. *Am J Epidemiol* 1971;93:337–345.
28. Renkonen OV, Sivonen A, Visakorpi R. Effect of ciproflaxacin on carrier rate of *Neisseria meningitidis* in army recruits in Finland. *Antimicrob Agents Chemother* 1987;31:962–963.
29. Dworzack DL, Sanders CC, Horowitz EA, et al. Evaluation of single dose ciprofloxacin in the eradication of *Neisseria meningitidis* from nasopharyngeal carriers. *Antimicrob Agents Chemother* 1988;32:1740–1741.
30. Artenstein MS, Lamson TH, Evans JR. Attempted prophylaxis against meningococcal infection using intramuscular penicillin. *Mil Med* 1967;132:1009–1011.
31. Guttler RB, Counts GW, Avent CK, et al. Effect of rifampicin and minocycline on meningococcal carrier rates. *J Infect Dis* 1971;124:199–205.
32. Blakebrough IS, Gilles HM. The effect of rifampicin on meningococcal carriage in family contacts in northern Nigeria. *J Infect* 1980;2:137–143.
33. Schwartz B, Al-Tobaiqi A, Al-Ruwais A, et al. Comparative efficacy of ceftriaxone and rifampicin in eradicating pharyngeal carriage of Group A *Neisseria meningitidis. Lancet* 1988;1:1239–1242.
34. Cuevas LE, Kazembe P, Mughogho GK, et al. Eradication of nasopharyngeal carriage of *Neisseria meningitidis* in children and adults in rural Africa: a comparison of ciprofloxacin and rifampicin. *J Infect Dis* 1995;171:728–731.
35. Girgis N, Sultan Y, Frenck RW Jr, et al. Azithromycin compared with rifampin for eradication of masopharyngeal colonization by *Neisseria meningitidis. Pediatr Infect Dis* J 1998;17:816–819.
36. Simmons G, Jones N, Calder L. Equivalence of ceftriaxone and rifampicin in eliminating nasopharyngeal carriage of serogroup B *Neisseria meningitidis. J Antimicrob Chemother* 2000;45:909–911.
37. Schulter G. Ciprofloxacin: a review of its potential toxicologic effects. *Am J Med* 1987(suppl 4A);82:91–93.
38. Strang JR, Pugh EJ. Meningococcal infections: reducing the case fatality rate by giving penicillin before admission to hospital. *BMJ* 1992;305:141–143.
39. Cartwright K, Reilly S, White D, et al. Early treatment with parenteral penicillin in meningococcal disease. *BMJ* 1992;305:143–147.
40. Gossain S, Constantine CE, Webberley JM. Early parenteral penicillin in meningococcal disease. *BMJ* 1992;305:523–524.
41. Woodward CM, Jessop EG, Wale MCJ. Early management of meningococcal disease. *Commun Dis Rep CDR Rev* 1995;5:R135–R137.
42. Nørgård B, Sørensen HT, Jensen ES, et al. Pre-hospital parenteral antibiotic treatment of meningococcal disease and case fatality: a Danish population-based cohort study. *J Infect* 2002;45:144–151.

43. Jefferies C, Lennon D, Stewart J, et al. Meningococcal disease in Auckland, July 1992 – June 1994. *N Z Med J* 1999;112:115–117.
44. Jolly K, Stewart G. Epidemiology and diagnosis of meningitis: results of a five-year prospective, population-based study. *Commun Dis Public Health* 2001;4:124–129.
45. Cartwright K, Strang J, Gossain S, et al. Early treatment of meningococcal disease [letter]. *BMJ* 1992;305:774.
46. Sorensen HT, Steffensen FH, Schonheyder HC, et al. Clinical management of meningococcal disease. Prospective international registration of patients may be needed. *BMJ* 1998;316:1016–1017.
47. Sorensen HT, Moller-Petersen J, Krarup HB, et al. Early treatment of meningococcal disease. *BMJ* 1992;305:774.
48. Wells LC, Smith JC, Weston VC, et al. The child with a non-blanching rash: how likely is meningococcal disease? *Arch Dis Child* 2001;85:218–222.
49. Mandl KD, Stack AM, Fleisher GR. Incidence of bacteremia in infants and children with fever and petechiae. *J Pediatr* 1997;131:398–404.
50. Brogan PA, Raffles A. The management of fever and petechiae: making sense of rash decisions. *Arch Dis Child* 2000;83:506–507.
51. Nielsen HE, Andersen EA, Andersen J, et al. Diagnostic assessment of haemorrhagic rash and fever. *Arch Dis Child* 2001;85:160–165.
52. Idsoe O, Guthe T, Willcox RR, et al. Nature and extent of penicillin side-reactions, with particular reference to fatalities from anaphylactic shock. *Bull World Health Organ* 1968;38:159–188.
53. van de Beek D, de Gans J, McIntyre P, et al. Corticosteroids in acute bacterial meningitis (Cochrane Review). In: *The Cochrane Library,* Issue 1, 2004. Chichester, UK: John Wiley & Sons, Ltd. Search date 2002; primary sources Central, Medline, Embase, Healthline, Current Contents, reference lists of articles and trial authors.
54. Molyneux EM, Walsh AL, Forsyth H, et al. Dexamethasone treatment in childhood bacterial meningitis in Malawi: a randomised controlled trial. *Lancet* 2002;360:211–218.
55. van de Beek D, de Gans J, McIntyre P, et al. Steroids in adults with acute bacterial meningitis: a systematic review. *Lancet Infect Dis* 2004;4:139–143. Search date not stated, primary sources Central, Medline, Embase, Healthline, Current Contents, reference lists of articles, and trial authors.
56. de Gans J, van de Beek D. Dexamethasone in adults with bacterial meningitis. *N Engl J Med* 2002;347:1549–1556.
57. Annane D, Bellissant E, Bollaert P, et al. Corticosteroids for treating severe sepsis and septic shock (Cochrane Review). In: The Cochrane Library, Issue 1, 2004. Chichester, UK: John Wiley & Sons, Ltd. Search date 2003, primary sources Central, Medline, Embase, Lilacs, reference lists of articles, and trial authors.
58. Bennett IL, Finland M, Hamburger M, et al. The effectiveness of hydrocortisone in the management of severe infections. *JAMA* 1963;183:166–169.
59. Slusher T, Gbadero D, Howard C, et al. Randomized, placebo-controlled, double blinded trial of dexamethasone in African children with sepsis. *Pediatr Infect Dis J* 1996;15:579–583.
60. Public Health Laboratory Service Meningococcus Forum. Guidelines for public health management of meningococcal disease in the UK. *Commun Dis Public Health* 2002;5:187–204.
61. Hackett SJ, Carrol ED, Guiver M, et al. Improved case confirmation in meningococcal disease with whole blood Taqman PCR. *Arch Dis Child* 2002;86:449–452.
62. Bone RC, Balk RA, Cerra FB, et al. Definitions for sepsis and organ failure and guidelines for the use of innovative therapies in sepsis. The ACCP/SCCM Consensus Conference Committee. American College of Chest Physicians/Society of Critical Care Medicine. *Chest* 1992;101:1644–1655.

Kommentar

Ursula Flückiger

Neisseria meningitidis sind gram-negative Diplokokken, die auf Grund ihrer Polysaccharidkapsel in verschiedene Serogruppen eingeteilt werden. In Europa spielen vor allem die Serogruppen B und C eine Rolle. Das natürliche Reservoir von *N. meningitidis* ist der menschliche Nasen-Rachen-Raum. Ungefähr 5–10 % der gesunden Bevölkerung sind Träger. Das höchste Risiko, an einer Meningokokkenmeningitis zu erkranken, haben Säuglinge unter einem Jahr, gefolgt von den 15- bis 19-Jährigen. Die Letalität beträgt ca. 10 %, und bis zu 20 % der Überlebenden haben bleibende Schäden. In den letzten Jahren haben Meldungen von invasiven Erkrankungen mit dem Serotyp C zugenommen (1, 2). Der Meningokokken-Polysaccharid-Impfstoff gegen die Serotypen A und C wirkt nicht bei Kindern unter 2 Jahren, und die Schutzwirkung hält nur ca. 3–5 Jahre an. Ein neuer konjugierter Impfstoff gegen den Serotyp C, der auch Kinder unter 2 Jahren schützt, ist seit kurzem erhältlich. Gegen Serotyp B gibt es keinen Impfstoff. Eine Chemoprophylaxe mit 600 mg p. o. Rifampicin 12-stündlich für 2 Tage oder einmalig 500 mg p.o. Ciprofloxacin zur Eradikation von Bakterien im Nasen-Rachen-Raum wird allgemein empfohlen. Eine Prophylaxe ist nur bei engem Kontakt mit dem Erkrankten notwendig, d. h. Leben im gleichen Haushalt, Kontakt mit respiratorischem Sekret.

1. Rosenstein NE, Perkins BA, Stephens DS, Popovic T, Hughes JM. Meningococcal disease. N Engl J Med 2001;344:1378–88.
2. Connolly M, Noah N. Is group C meningococcal disease increasing in Europe? A report of surveillance of meningococcal infection in Europe 1993–6. European Meningitis Surveillance Group. Epidemiol Infect 1999;122:41–49.

Wichtige Internetadressen:
- www.admin.ch/bag/infreporting/f104.htm
- www.doh.gov.uk/meningitis-vaccine
- www.cdc.gov/mmwr

Toxoplasmose, kongenitale

Suchdatum: März 2004

Piero Olliaro

Frage **Welche Effekte hat eine Behandlung der Toxoplasmose in der Schwangerschaft für Mutter und Kind?**

Wirksamkeit unbekannt

Gegen Parasiten gerichtete Substanzen[3, 7–10]

Zwei systematische Übersichten von Studien an serokonvertierten Frauen, die während der Schwangerschaft serokonvertierten, ergaben verglichen mit keiner Therapie unzureichende Belege für die Wirksamkeit der gegenwärtigen antiparasitären Behandlung bei Mutter und Kind.

Definition Die Toxoplasmose wird durch den Parasiten *Toxoplasma gondii* verursacht. Bei immunkompetenten Individuen ist die Infektion asymptomatisch oder nicht spürbar, führt jedoch zu einer lebenslangen Immunantwort. Während der Schwangerschaft kann Toxoplasmose durch die Plazenta hindurch übertragen werden und zum intrauterinen Fruchttod sowie zu neonataler Wachstumsverzögerung, geistiger Retardierung, Augendefekten und Blindheit im späteren Leben führen. Eine kongenitale Toxoplasmose (gesicherte Infektion des Feten oder Neugeborenen) präsentiert sich bei der Geburt entweder als subklinische Erkrankung, die sich im späteren Leben zur neurologischen oder ophthalmologischen Erkrankung entwickeln kann, oder als Krankheit unterschiedlichen Schweregrades, die vom leichten Augenschaden bis zur schweren geistigen Retardierung reicht.

Inzidenz/ Prävalenz Die dokumentierten Raten zur Seroprävalenz der Toxoplasmose schwanken zwischen den einzelnen Ländern; Schwankungen bestehen auch innerhalb der Länder selbst sowie zeitlich. Das Risiko einer Erstinfektion ist unter jungen Menschen einschließlich schwangerer Frauen am höchsten. Es fanden sich keine Kohortenstudien, in denen die jährlichen Serokonversionsraten von Frauen im fortpflanzungsfähigen Alter oder die Inzidenz der Primärinfektion beschrieben wurden. In einer systematischen Übersicht (Suchdatum 1996) wurden 15 Studien ausgewiesen, in denen Serokonversionsraten von 2,4–16/1000 in Europa und 2–6/1000 in den USA dokumentiert wurden.[1] In Frankreich wurde 1978 mit dem Screening auf kongenitale Toxoplasmose begonnen, und von 1983 bis 1995 betrug die Rate der Serokonversion während der Schwangerschaft bei nichtimmunen Frauen 4–5/1000.[2]

Ätiologie/ Risikofaktoren Eine Toxoplasma-Infektion wird gewöhnlich erworben durch Aufnahme von entweder Oozysten (über ungewaschenes Obst oder durch Katzenkot verunreinigtes Gemüse) oder von Gewebszysten (über rohes oder unzureichend gekochtes Fleisch). Das Risiko, sich mit Toxoplasmen zu infizieren, schwankt mit den Ernährungsgewohnheiten, mit dem Kontakt zu Katzen oder anderen Schoßtieren sowie mit einer beruflich bedingten Exposition.

Prognose Eine systematische Übersicht von Studien, die von 1983 bis 1996 durchgeführt wurden, ergab keine populationsbasierten prospektiven Studien zum natürlichen Verlauf der Toxoplasmose während der Schwangerschaft.[1]

In einer systematischen Übersicht (Suchdatum 1997, neun kontrollierte, nichtrandomisierte Studien) zeigte sich, dass eine während der Schwangerschaft erworbene, unbehandelte Toxoplasmose mit Infektionsraten der Kinder zwischen 10 % und 100 % einhergeht.[3] Es fanden sich zwei europäische Studien, in denen das Gestationsalter zum Zeitpunkt der mütterlichen Serokonversion mit dem Risiko einer Übertragung und Erkrankung bei der Geburt korreliert wurde.[4, 5] Das Risiko einer Übertragung stieg mit dem Gestationsalter zum Zeitpunkt der mütterlichen Serokonversion und erreichte 70–90 %, wenn die Serokonversion der Mutter nach der 30. Schwangerschaftswoche eintrat. Im Gegensatz dazu war das Risiko einer klinischen Erkrankung für ein infiziertes Kind am höchsten, wenn die Serokonversion der Mutter schon frühzeitig in der Schwangerschaft auftrat. Das höchste Risiko von Frühzeichen einer Erkrankung (einschließlich Chorioretinitis und Hydrozephalus) betrug etwa 10 % und trat bei einer Serokonversion der Mutter zwischen der 24. und 30. Schwangerschaftswoche auf.[5] Säuglinge mit unbehandelter kongenitaler Toxoplasmose und generalisierten neurologischen Anomalien bei der Geburt entwickeln geistige Retardierung, Wachstumsretardierung, Blindheit oder Sehstörungen, Krämpfe und Spastiken. Kinder mit subklinischer Infektion bei der Geburt können kognitive und motorische Defizite sowie Sehstörungen haben, die u. U. jahrelang unerkannt bleiben. Eine Fallkontrollstudie (845 brasilianische Schulkinder) zeigte, dass geistige Retardierung und eine Retinochoroiditis signifikant mit einer positiven Toxoplasmose-Serologie zusammenhängen (populationsattribuierbares Risiko 6–9 %).[6]

Literatur

1. Eskild A, Oxman A, Magnus P, et al. Screening for toxoplasmosis in pregnancy: what is the evidence of reducing a health problem? *J Med Screen* 1996;3:188–194. Search date 1996; primary sources Medline, Cochrane Pregnancy and Childbirth Database, and hand searched references.
2. Carme B, Tirard-Fleury V. Toxoplasmosis among pregnant women in France: seroprevalence, seroconversion and knowledge levels: trends 1965–1995. *Med Malad Infect* 1996;26:431–436.
3. Wallon M, Liou C, Garner P, et al. Congenital toxoplasmosis: systematic review of evidence of efficacy of treatment in pregnancy. *BMJ* 1999;318:1511–1514. Search date 1997; primary sources Medline, Embase, Pascal, Biological Abstracts, and personal communications.
4. Foulon W, Villena I, Stray-Pedersen B, et al. Treatment of toxoplasmosis during pregnancy: a multicenter study of impact on fetal transmission and children's sequelae at age 1 year. *Am J Obstet Gynecol* 1999;180:410–415.
5. Dunn D, Wallon M, Peyron F, et al. Mother-to-child transmission of toxoplasmosis: risk estimates for clinical counselling. *Lancet* 1999;353:1829–1833.
6. Caiaffa WT, Chiari CA, Figueiredo AR, et al. Toxoplasmosis and mental retardation: report of a case-control study. *Mem Inst Oswaldo Cruz* 1993;88:253–261.
7. Peyron F, Wallon M, Liou C, et al. Treatments for toxoplasmosis in pregnancy. In: The Cochrane Library, Issue 2, 2000. Oxford: Update Software. Search date 1997; primary sources Medline, Embase, Pascal, Biological Abstracts, and the Cochrane Controlled Trials Register.
8. Vergani P, Ghidini A, Ceruti P, et al. Congenital toxoplasmosis: efficacy of maternal treatment with spiramycin alone. *Am J Reprod Immunol* 1998;39:335–340.
9. Garland SM, O'Reilly MA. The risks and benefits of antimicrobial therapy in pregnancy. *Drug Saf* 1995;13:188–205.
10. Bader TJ, Macones GA, Asch DA. Prenatal screening for toxoplasmosis. *Obstet Gynecol* 1997;90: 457–464.

Kommentar

Ruth Gilbert

Es gibt wenig Information zur Prävalenz der kongenitalen Toxoplasmose in einzelnen Ländern. Studien in Nord-Europa und in Massachusetts (USA) fanden eine Prävalenz von weniger als 1 pro 10.000 Lebendgeburten, während die Raten in Frankreich, Polen und Brasilien am höchsten sind (zwischen 1 und 3 pro 10.000 Lebendgeburten). In den industrialisierten Ländern des Westens ist ungenügend gekochtes Fleisch die hauptsächliche Übertragung. Neuere Studien unterstreichen die Bedeutung von ungefiltertem Trinkwasser als wichtigste Übertragungsform in Entwicklungsländern. Eins von 6 mit kongenitaler Toxoplasmose infizierten Kindern hat intrakraniale oder okuläre Läsionen, und 2–5 % der infizierten Kinder leiden unter schweren neurologischen Behinderungen oder sterben in der Kindheit. Es fehlen Daten zu leichteren Behinderungen auf Grund von kongenitaler Toxoplasmose, die bis ins Schulalter unentdeckt bleiben können. Drei Studien haben den Effekt der pränatalen antibiotischen Behandlung von Schwangeren zur Verringerung des Risikos der Mutter-Kind-Übertragung untersucht. Alle drei Studien berücksichtigen den wichtigen Störfaktor des Gestationsalters bei Zeitpunkt der Übertragung. Das Kapitel unterstellt, dass Kinder mit kongenitaler Toxoplasmose, welche prä- oder postnatal nicht behandelt werden, ein höheres Risiko für neurologische Manifestationen haben. Evidenz aus Kohortenstudien unterstützt diese Annahme nicht. Es besteht schwache Evidenz, dass eine pränatale Behandlung, unmittelbar nach mütterlicher Serokonversion das Risiko von Hirnläsionen bei Neugeborenen reduziert. Es besteht keine Evidenz, dass eine Kombination von Pyrimethamin-Sulphonamid effektiver ist als Spiramycin. Die Effektivität einer postnatalen Behandlung von mittels Screening identifizierten infizierten Kindern ist nicht untersucht. Ein Nutzen einer postnatalen Behandlung wurde nur für immun-kompromitierte Kinder nachgewiesen, welche ein höheres Risiko einer disseminierten Infektion aufweisen. Wichtige ungelöste Fragen sind, ob die prä- oder postnatale Behandlung der kongenitalen Toxoplasmose einen Einfluss auf das klinische Ergebnis von neurologischen oder okulären Manifestationen hat.

1. Gilbert RE, Peckham CS. Congenital toxoplasmosis in the UK: to screen or not to screen? Journal of Medical Screening 2002;9:135–41.

Tuberkulose

Suchdatum: August 2003

Paul Garner, Alison Holmes und Lilia Ziganshina

Frage **Welche Effekte haben Maßnahmen zur Prävention einer Tuberkulose bei Hochrisikopatienten ohne HIV-Infektion?**

Nutzen und Schaden abzuwägen

Isoniazid[3]
Einer systematische Übersicht an Patienten ohne HIV-Infektion, aber mit hohem Risiko für eine Tuberkulose zufolge verringert eine Prophylaxe ohne Isoniazid im Vergleich zu Placebo über 6–12 Monate das Risiko einer aktiven pulmonalen oder extrapulmonalen Tuberkulose. Ferner zeigte sich, dass ein kurzer 6-Monats-Zyklus ebenso wirksam ist wie ein 12-Monats-Zyklus. Eine große RCT ergab, dass eine Behandlung mit Isoniazid im Vergleich zu Placebo das Risiko einer Hepatotoxizität signifikant erhöht.

Frage **Welche Effekte haben verschiedene medikamentöse Therapieschemata bei frisch diagnostizierter Lungentuberkulose?**

Nutzen belegt

Kurzzeit-Chemotherapie (so gut wie längere Zyklen)[4–7]
Einer RCT zufolge senkt ein 6-monatiges Therapieschema mit Rifampicin plus Isoniazid verglichen mit Isoniazid allein die Rezidivrate. Eine RCT ergab bei Patienten mit Lungentuberkulose hinsichtlich der Rezidivrate keine Belege für einen Unterschied zwischen Kurzzeitbehandlungen mit Isoniazid (6 Monate) und einer längerfristigen Chemotherapie (8–9 Monate). Drei RCTs sprechen dafür, dass Pyrazinamid die Sputum-Clearance nach 2 Monaten beschleunigt und das Risiko eines Rezidivs im Vergleich zu einer Therpie ohne Pyrazinamid senkt.

Nutzen wahrscheinlich

Intermittierende Kurzzeit-Chemotherapie (so gut wie eine tägliche Behandlung)[8, 9]
Zwei RCTs an Patienten mit frisch diagnostizierter Tuberkulose ergaben hinsichtlich der Heilungsraten keinen signifikanten Unterschied zwischen Kurzzeit-Chemotherapieschemata mit täglicher Verabreichung und solchen mit 2- bis 3-maliger Verabreichung pro Woche. Möglicherweise fehlte es den RCTs jedoch an Aussagekraft, um einen klinisch bedeutsamen Unterschied auszuschließen.

Pyrazinamid[5–7]
RCTs zufolge beschleunigen Chemotherapieschemata mit Pyrazinamid bei Patienten mit frisch diagnostizierter Tuberkulose im Vergleich zu anderen Schemata die Sputum-Clearance in den ersten 2 Monaten. Hinsichtlich der Effekte auf die Rezidivraten fanden sich jedoch nur begrenzte Belege.

Wirksamkeit unbekannt

Schemata mit Chinolonen[11, 12]
Belege für die Effekte chinolonhaltige Chemotherapieschemata fanden sich nur in unzureichendem Maße.

Unwirksamkeit oder Schädlichkeit wahrscheinlich

Chemotherapie über weniger als 6 Monate[10]

Eine systematische Übersicht ergab begrenzte Hinweise darauf, dass eine Verkürzung der Behandlung auf weniger als 6 Monate die Rezidivraten im Vergleich zu einer 12-monatigen Behandlung signifikant erhöht.

Frage **Welche Effekte haben verschiedene Therapieschemata bei mehrfachresistenter Tuberkulose?**

Wirksamkeit unbekannt

Vergleichender Nutzen verschiedener Schemata bei mehrfachresistenter Tuberkulose

Es fanden sich keine RCTs an Patienten mit frisch diagnostizierter Tuberkulose, in denen verschiedene Medikamentenschemata bei mehrfachresistenter Tuberkulose verglichen wurden.

Frage **Welche Effekte hat eine niedrig energetische Lasertherapie bei Patienten mit Tuberkulose?**

Wirksamkeit unbekannt

Lasertherapie[13]

Eine systematische Übersicht erbrachte nur unzureichende Belege für Effekte einer niedrig energetische Lasertherapie bei Patienten mit Tuberkulose.

Frage **Welche Effekte haben Maßnahmen zur Durchführung der verordneten Therapie und der Teilnahme an Screening-Maßnahmen?**

Nutzen wahrscheinlich

Finanzielle Anreize[14–16]

Einer systematische Übersicht zufolge verbessern finanzielle Anreize im Vergleich zur üblichen Versorgung die Durchführung der verordneten Therapie von Menschen in beengten wirtschaftlichen Verhältnissen. Einer anschließenden RCT zufolge verbessern finanzielle Anreize bei i.v. Drogenkonsumenten die vollständige Durchführung der Therapie. Einer weiteren RCT zufolge besteht hinsichtlich der vollständigen Durchführung der Therapie kein signifikanter Unterschied zwischen unmittelbaren und verzögert eingesetzten finanziellen Anreizen.

Kommunale GesundheitsberaterInnen[14]

Einer RCT zufolge verstärkt die Konsultation kommunaler GesundheitsberaterInnen die Durchführung der verordneten Therapie im Vergleich zu keiner Konsultation signifikant.

Motivation von Therapieabbrechern[14]

RCTs zufolge erhöht die intensive Motivation von Therapieabbrechern (wiederholte Hausbesuche und Erinnerungsschreiben) im Vergleich zu Routineaktivitäten (einmaliges Erinnerungsschreiben und Hausbesuch) die Rate der vollständig durchgeführten Therapieschemata signifikant.

Patientenschulung durch eine Pflegeperson[14]

Einer RCT zufolge erhöht Patientenschulung durch eine Pflegeperson im Vergleich zu einer Schulungsbroschüre die Rate der vollständig durchgeführten Therapieschemata.

Wirksamkeit unbekannt

Direkte Überwachung der Medikamenteneinnahme[15, 16, 18–20]

Eine systematische Übersicht ergab hinsichtlich der Heilungsraten keinen signifikanten Unterschied zwischen einer direkt beobachteten Behandlung und der Selbstbehandlung. Eine große RCT, bei der sich die Patienten ihren Therapiesupervisor selbst aussuchen konnten, zeigte, dass die direkte Überwachung der Medikamenteneinnahme im Vergleich zur Selbstbehandlung sowohl die Heilungsraten als auch die kombinierte Heilungs- und Theapieabschlussrate signifikant hebt. In dieser Studie könnten aber auch Begleitinterventionen zu einer besseren Einhaltung der Therapie beigetragen haben.

Aufforderungen und Kontrakte zur Verbesserung der erneuten Teilnahme am Mantoux-Test[14, 21]

Einer RCT an gesunden Personen zufolge erhöhen telefonische Aufforderungen zur erneuten Durchführung des Mantoux-Tests im Vergleich zur Kontrollgruppe ohne Aufforderung die Anzahl der erneut Teilnehmenden leicht, jedoch war der Unterschied nicht signifikant. Eine RCT an Gesunden ergab, dass die ausdrückliche mündliche Zusage zur Teilnahme am Test im Vergleich zur fehlenden Zusage die Wahrscheinlichkeit einer erneuten Teilnahme am Mantoux-Test erhöht.

Patientenschulung durch einen Arzt, Aufforderungen zum Befolgen der Verordnung, Sanktionen bei Fernbleiben, Personaltraining[14]

Zu den Effekten dieser Interventionen fanden sich nur unzureichende Belege.

Definition	Die Tuberkulose wird durch *Mycobacterium tuberculosis* verursacht und kann zahlreiche Organe befallen. Spezifische Symptome richten sich nach dem Ort der Infektion und sind im Allgemeinen begleitet von Fieber, Schweißausbrüchen und Gewichtsabnahme.
Inzidenz/ Prävalenz	Etwa ein Drittel der Weltbevölkerung ist mit *M. tuberculosis* infiziert. Der Erreger tötet mehr Menschen als jedes andere infektiöse Agens. Schätzungen der WHO zufolge finden sich 95 % der Fälle in Entwicklungsländern, und 25 % der vermeidbaren Todesfälle in Entwicklungsländern werden durch Tuberkulose verursacht.[1]
Ätiologie/ Risikofaktoren	Zu den sozialen Faktoren gehören Armut, beengte Wohnverhältnisse, Obdachlosigkeit und eine unzureichende Gesundheitsversorgung. Zu den medizinischen Faktoren gehören HIV und Immunsuppression.
Prognose	Die Prognose schwankt stark und hängt von der Behandlung ab.[2]

Literatur

1. Global Tuberculosis Programme. *Treatment of tuberculosis.* Geneva: World Health Organization, 1997:WHO/TB/97.220.
2. Enarson D, Rouillon A. Epidemiological basis of tuberculosis control. In: Davis PD, ed. *Clinical tuberculosis.* 2nd ed. London: Chapman and Hall Medical, 1998.
3. Smieja MJ, Marchetti CA, Cook DJ, et al. Isoniazid for preventing tuberculosis in non-HIV infected persons (Cochrane Review). In: The Cochrane Library, Issue 4, 2003. Chichester, UK: John Wiley & Sons, Ltd.
4. East and Central African/British Medical Research Council Fifth Collaborative Study. Controlled clinical trial of 4 short-course regimens of chemotherapy (three 6-month and one 8-month) for pulmonary tuberculosis. *Tubercle* 1983;64:153–166.

5. British Thoracic Society. A controlled trial of 6 months chemotherapy in pulmonary tuberculosis, final report: results during the 36 months after the end of chemotherapy and beyond. *Br J Dis Chest* 1984;78:330–336.
6. Hong Kong Chest Service/British Medical Research Council. Controlled trial of four thrice weekly regimens and a daily regimen given for 6 months for pulmonary tuberculosis. *Lancet* 1981;1:171–174.
7. Farga V, Valenzuela P, Valenzuela MT, et al. Short-term chemotherapy of tuberculosis with 5-month regimens with and without pyrazinamide in the second phase (TA-82). *Rev Med Chil* 1986;114:701–705 [In Spanish].
8. Mwandumba HC, Squire SB. Fully intermittent dosing with drugs for tuberculosis in adults. In: The Cochrane Library, Issue 1, 2002. Oxford: Update Software. Search date 2001; primary sources Cochrane Infectious Diseases Group Trials Register, Cochrane Controlled Trials Register, Medline, Embase, reference lists of article, and researchers contacted for unpublished trials.
9. Naude JMTW, Donald PR, Huseey GD, et al. Twice weekly vs. daily chemotherapy for childhood tuberculosis. *Pediatr Infect Dis* 2000;19:405–410.
10. Gelband H. Regimens of less than six months treatment for TB. In: The Cochrane Library, Issue 1, 2002. Oxford: Update Software. Search date 1999; primary sources Medline, Cochrane Parasitic Diseases Trials Register, contact with researchers, and hand searches of reference lists.
11. Kennedy N, Berger L, Curran J, et al. Randomized controlled trial of a drug regimen that includes ciprofloxacin for the treatment of pulmonary tuberculosis. *Clin Infect Dis* 1996;22:827–833.
12. Kennedy N, Fox R, Uiso L, et al. Safety profile of ciprofloxacin during long-term therapy for pulmonary tuberculosis. *J Antimicrob Chemother* 1993:32:897–902.
13. Vlassov VV, Pechatnikov LM, MacLehose HG. Low level laser therapy for treating tuberculosis (Cochrane Review). In: The Cochrane Library, Issue 4, 2003. Chichester, UK: John Wiley & Sons, Ltd.
14. Volmink J, Garner P. Interventions for prompting adherence to tuberculosis treatment. In: The Cochrane Library, Issue 3, 2001. Oxford: Update Software. Search date 2000; primary sources Medline, Embase, Cochrane Controlled Trials Register 1998, Issue 3, Cochrane Collaboration Effective Professional Practice (CCEPP) Registry Trials, LILACS to 2000, hand searches of journals and reference lists, and contact with authors.
15. Malotte CK, Hollingshead JR, Larro M. Incentives vs. outreach workers for latent tuberculosis treatment in drug users. *Am J Prev Med* 2001;20:103–107.
16. Chaisson R, Barnes GL, Hackman JR, et al. A randomized, controlled trial of interventions to improve adherence to isoniazid therapy to prevent tuberculosis in injection drug users. *Am J Med* 2001;110:610–615.
17. Fujiwara PI, Larkin C, Frieden TR. Directly observed therapy in New York history, implementation, results and challenges. *Tuberculosis* 1997;18:135–148.
18. Volmink J, Garner P. Directly observed therapy for treating tuberculosis. In: The Cochrane Library, Issue 1, 2003. Oxford: Update Software. Search date 2002; primary sources, Cochrane Library, Medline, Embase, LILACS, hand searches of reference lists, and contact with experts in the field and relevant organisations.
19. Garner P. What makes DOT work? *Lancet* 1998;352:1326–1327.
20. Volmink J, Matchaba P, Garner P. Directly observed therapy and treatment adherence. *Lancet* 2000;355:1345–1350. Search date 1999; primary sources Medline, Embase, Cochrane Controlled Trials Register, and hand searches of reference lists.
21. Wurtele SK, Galanos AN, Roberts MC. Increasing return compliance in a tuberculosis detection drive. *J Behav Med* 1980;3:311–318.

Kommentar

Ursula Flückiger

Mit dem Auftreten der HIV-Epidemie hat sich die Epidemiologie der Tuberkulose, der weltweit häufigsten Infektionskrankheit, geändert: Zunahme der an Tuberkulose Erkrankten, v.a. von jüngeren Menschen, Zunahme der Primärerkrankungen verglichen mit Reaktivierungen und Zunahme der Fälle mit multiresistenten (definiert als INH- und Rifampicin-resistenten) Bakterien. Im Jahr 2000 wurden 8.3 Mio neue Fälle geschätzt mit der höchsten Inzidenz in Afrika (1, 2). Die initiale Standardtherapie ist eine 4er-Therapie (INH, Rifampicin, Pyrazinamid, Ethambutol) bis zum Erhalt der Empfindlichkeitsprüfung, danach eine 3er-Therapie für 2 Monate und anschließend eine 2er-Therapie (INH und Rifampicin) für 4 Monate. Eine 6-monatige Therapie für eine pulmonale Tuberkulose hat sich durchgesetzt. Ebenfalls zeigten Studien, dass Pyrazinamid in den ersten 2 Monaten für die rasche Sterilisation des Sputums wichtig ist. Zunehmend wird in Studien berichtet, dass die

Medikamenteneinnahme nach einer Initialphase auf 2- bis 3-mal/Woche reduziert werden darf; dies jedoch nur bei Patienten ohne Kavernen und bei HIV-negativen Patienten, da sonst die Rezidivgefahr zu hoch ist (3, 4).

1. Corbett EL, Watt CJ, Walker N, et al .The Growing Burden of Tuberculosis Arch Intern Med. 2003;163:1009–1021.
2. www,who.int/tb/en
3. Cohn DL, Catlin BJ, Peterson KL, *et al.* A 62-dose, 6-month therapy for pulmonary and extrapulmonary tuberculosis. A twice-weekly, directly observed, and cost-effective regimen. Ann Intern Med 1990;112(6):407–15.
4. Tuberculosis Trials Consortium. Rifapentine and isoniazid once a week versus rifampicin and isoniazid twice a week for treatment of drug-susceptible pulmonary tuberculosis in HIV-negative patients: a randomised clinincal trial. Lancet 2002;360:528–34.

Kohlenmonoxidvergiftung, akute

Suchdatum: August 2004

Nicholas Phin

Viele Fälle einer leichten bis mäßigen Kohlenmonoxidvergiftung werden möglicherweise fehldiagnostiziert. Eine anamnestisch bekannte Exposition gegenüber Kohlenmonoxid sowie das Vorliegen klinischer Zeichen und Symptome sollten nicht ignoriert werden, selbst wenn der Prozentsatz an Carboxyhämoglobin niedrig oder im Normalbereich liegt.
Bei Verdacht auf eine Kohlenmonoxidvergiftung bestehen die unmittelbaren und wesentlichen Maßnahmen darin, die betroffene Person von der Kohlenmonoxidquelle fortzubringen und Sauerstoff zu verabreichen, vorzugsweise durch eine Nicht-Rückatemmaske.
Im klinischen Setting muss jede Entscheidung zum Einsatz von hyperbarem Sauerstoff auf der klinischen Anamnese, dem Prozentsatz an Carboxyhämoglobin, am Zustand der Person sowie an der Umsetzbarkeit eines sicheren Transports zu einer entsprechenden Einrichtung beruhen.

Frage **Welche Effekte haben unterschiedliche Sauerstoff-Behandlungsmethoden bei akuter Kohlenmonoxidvergiftung?**

Nutzen belegt

100 % Sauerstoff über eine Nicht-Rückatemmaske (verglichen mit Luft)[40–43] (Kategorisierung auf der Grundlage von Konsens und physiologischen Studien)
Es fanden sich weder eine systematische Übersicht noch RCTs oder analytische Beobachtungsstudien, in denen 100 % Sauerstoff über eine Nicht-Rückatemmaske hinsichtlich klinisch relevanter Endpunkte von Interesse mit Luft verglichen werden. Eine solche RCT an Patienten mit Verdacht auf akute Kohlenmonoxidvergiftung hätte als unethisch zu gelten. Eine retrospektive Übersicht der Akten von Patienten mit akuter Kohlenmonoxidvergiftung unterschiedlichen Schweregrades im Tertiärsetting eines Lehrkrankenhauses, die entweder über eine Nicht-Rückatemmaske oder – falls sie intubiert waren – über das Beatmungsgerät 100 % Sauerstoff erhielten, zeigte, dass 100 % Sauerstoff die Halbwertszeit des Carboxyhämoglobins verkürzt. Es fanden sich weder eine systematische Übersicht noch RCTs zu anderen klinischen Endpunkten von Interesse bei Patienten mit akuter Kohlenmonoxidvergiftung. Vor dem Hintergrund physiologischer Studien sind die Vorteile von 100 %igem Sauerstoff über eine Nicht-Rückatemmaske im Notfall allgemein akzeptiert, jedoch wird noch heftig über die optimale Dauer der Behandlung in Settings der Sekundär- oder Tertiärversorgung diskutiert.

Nutzen wahrscheinlich

100 % hyperbarer Sauerstoff bei 2–3 ATA (im Vergleich zu 100 % normobarem Sauerstoff bei mäßiger bis schwerer Vergiftung)[45–58]
Eine RCT an Patienten mit mäßiger bis schwerer akuter Kohlenmonoxidvergiftung ergab nur begrenzte Belege dafür, dass 100 % hyperbarer Sauerstoff, innerhalb von 24 Stunden nach der stationären Aufnahme bei 2–3 Atmosphären verabreicht, im Vergleich zu 100 % hyperbarem Sauerstoff die kognitiven Folgeerscheinungen verringert. Unklar ist jedoch, welche Arten von Patient davon profitieren, welches das optimale Therapieschema ist und wie lange nach der Kohlenmonoxidexposition die Therapie noch wirksam ist. Das Ausmaß der Wirkung einer hyperbaren Sauerstofftherapie hängt hochgradig von dem Druck, mit dem der Sauerstoff verabreicht wird, von der Anzahl der Behandlungen sowie vom Sauerstoffgehalt von Kontrollbehandlungen ab.

28 % Sauerstoff (verglichen mit Luft) (Kategorisierung auf der Grundlage von Konsens und physiologischen Studien)
Es fanden sich weder eine systematische Übersicht noch RCTs oder analytische Beobachtungsstudien, in denen 28 % normobarer Sauerstoff bei Patienten mit Kohlenmonoxidvergiftung in Bezug auf klinisch relevante Endpunkte von Interesse mit Luft verglichen werden. Analytische Studien gelten u. U. als unethisch. 28 % Sauerstoff beeinflussen die Carboxyhämoglobinspiegel, sind zur Senkung der Carboxyhämoglobin-Halbwertszeit jedoch möglicherweise nicht so effektiv wie höhere Sauerstoffkonzentrationen. Britische Sanitäter setzen 28 %igen Sauerstoff routinemäßig ein, um negative Auswirkungen bei Personen zu verhindern, die u. U. von ihrem hypoxischen Atemstimulus abhängen.

Wirksamkeit unbekannt

100 % hyperbarer Sauerstoff bei 2–3 ATA (im Vergleich zu 100 % Sauerstoff bei leichter Vergiftung) [50, 51]
Es fanden sich weder eine systematische Übersicht noch RCTs ausschließlich an Personen mit leichter Kohlenmonoxidvergiftung. Zwei RCTs mit leichter bis mäßiger akuter Kohlenmonoxidvergiftung ergaben nur unzureichende Belege, um Schlussfolgerungen hinsichtlich der Effekte von hyperbarem Sauerstoff im Vergleich zu 100 % Sauerstoff über eine Nicht-Rückatemmaske zur Prävention neurologischer Spätkomplikationen zu ziehen. Zu anderen klinischen Endpunkten fanden sich weder eine systematische Übersicht noch RCTs.

Definition

Kohlenmonoxid ist ein geruch- und farbloses Gas, und eine Vergiftung damit führt zu Hypoxie, Zellschäden und Tod.[1, 2] **Diagnose einer Kohlenmonoxidvergiftung:** Eine Exposition gegenüber Kohlenmonoxid wird entweder direkt aus Blutproben bestimmt und in Prozent Carboxyhämoglobin ausgedrückt, oder indirekt anhand der Kohlenmonoxidkonzentration der Ausatemluft gemessen. Der Prozentsatz an Carboxyhämoglobin ist der am häufigsten verwandte Biomarker einer Exposition gegenüber Kohlenmonoxid. Zwar lässt sich die Diagnose einer Kohlenmonoxidvergiftung anhand des Nachweises erhöhter Blutspiegel von Carboxyhämoglobin sichern, jedoch sollten klinische Zeichen und Symptome nach bekannter Exposition gegenüber Kohlenmonoxid nicht ignoriert werden. Zeichen und Symptome einer Kohlenmonoxidvergiftung betreffen hauptsächlich Hirn und Herz, die für eine Hypoxie am empfindlichsten sind. Die Symptome einer Kohlenmonboxidvergiftung sind unspezifisch und unterschiedlich und umfassen Kopfschmerzen, Erschöpfung[3], Krankheitsgefühl, „Katastrophendenken", Verwirrtheit, Übelkeit, Benommenheit, Sehstörungen, Thoraxschmerzen, Kurzatmigkeit, Bewusstseinsverlust und Krämpfe[4–6]. Bei Patienten mit Begleiterkrankungen können Symptome wie Kurzatmigkeit oder Thoraxschmerzen stärker hervortreten. Die klassischen Zeichen von Kohlenmonoxid – kirschrote Lippen, periphere Zyanose und Netzhautblutungen – sind in Wirklichkeit nur selten zu beobachten.[7] **Interpretation der Kohlenmonoxidspiegel:** Nichtraucher, die außerhalb urbaner Zonen leben, haben Carboxyhämoglobinspiegel zwischen 0,4 % und 1,0 %, entsprechend der endogenen Kohlenmonoxidproduktion. In einem belebten urbanen oder industriellen Umfeld hingegen können Werte bis zu 5 % noch als normal gelten.[8] Raucher sind erhöhten Konzentrationen an Kohlenmonoxid in Zigaretten ausgesetzt, und starke Raucher, die ansonsten gesund sind, können Carboxyhämoglobinspiegel bis zu 15 % vertragen.[9] Die Verwendung des Prozentsatzes an Carboxyhämoglobin als Messgröße für den Schweregrad einer Kohlenmonoxidvergiftung oder zur Bestimmung von Therapieoptionen ist beschränkt, da die Carboxyhämoglobinspiegel sich verändern, indem der Patient aus dem Bereich der Kohlenmonoxidquelle entfernt wird und u. U. schon vor der Bestimmung des Prozentsatzes an Carboxyhämoglobin Sauerstoff erhält. Außerdem können Patienten mit Begleiterkrankungen, die sie für die mit Kohlenmonoxid einhergehende Hypoxie anfälliger machen, schon bei niedrigen oder normalen Carboxyhämoglobinspiegeln Zeichen einer Vergiftung zeigen.[10] In der Literatur wurden Versuche unternommen, verschiedenen Carboxyhämoglobinspiegeln Symptome und Zeichen zuzuordnen[11], allerdings wird akzeptiert, dass Carboxyhämoglobinspiegel bei akut Vergifteten nur grob mit den klinischen Zeichen und Symptomen korrelieren, vor allem, wenn es um das neurologische Funktionieren geht.[12] In früheren Studien wurde versucht, zwischen Rauchern und Nichtrauchern zu differenzieren. Auch wurde in der Literatur versucht, eine Kohlenmonoxidvergiftung anhand des Prozentsatzes an Carboxyhämoglobin und klinischer Symptome in leicht, mäßig und schwer zu unterteilen[13], jedoch herrscht in dieser Frage weder eindeutiger Konsens noch eine Übereinkunft. Folgender Grad an Vergiftung wurde in der Literatur als *leichte Kohlenmonoxidvergiftung* beschrieben: Carboxyhämoglobinspiegel >10 % ohne klinische Zeichen oder Symptome einer Kohlenmonoxidvergiftung. *Mäßige Kohlenmonoxidvergiftung:* Carboxyhämoglobinspiegel >10 % und weniger als 20–25 % der Betroffenen mit leichteren klinischen Zeichen und Symptomen einer Vergiftung, wie Kopfschmerzen, Lethargie oder Erschöpfung. *Schwere Kohlenmonoxidvergiftung:* Carboxyhämoglobinspiegel >20–25 %, Bewusstseinsverlust sowie Verwirrtheit und/oder Zeichen einer kardialen Ischämie. **Population:** In diese Übersicht wurden Erwachsene aufgenommen, die mit Verdacht auf Kohlenmonoxidvergiftung zu Angehörigen der Gesundheitsfachberufe kamen. Zwar herrscht in diesem Punkt noch kein Konsens, jedoch wird in den meisten Studien, in denen die Kohlenmonoxidvergiftung und ihre Therapie untersucht werden, ein Carboxyhämoglobinspiegel ≥10 % oder das Vorliegen klinischer Zeichen und Symptome nach bekannter Exposition gegenüber Kohlenmonoxid als Indikator einer akuten Kohlenmonoxidvergiftung verwandt. Sofern nicht anders angegeben, ist dies auch in diesem Kapitel die Definition einer akuten Kohlenmonoxidvergiftung. Wo angezeigt, wurden die Begriffe „leicht", „mäßig" oder „schwer" verwandt, um die Populationen in einzelnen Studien zu beschreiben.

Inzidenz/ Prävalenz

Die Kohlenmonoxidvergiftung gilt weltweit als eine der führenden Todes- und Verletzungsursachen und ist ein bedeutendes Gesundheitsproblem.[14] Im Jahre 2000 gab es in England und Wales 521 Todesfälle, in denen Kohlenmonoxid als Todesursache dokumentiert wurde (ICD-9 – E986) – verglichen mit 1363 Todesfällen im Jahre 1985, ein Trend, der auch in den USA beobachtet wurde.[17] Von den 521 auf eine Kohlenmonoxidvergiftung zurückzuführenden Fällen waren 148 ein Unfall, und die verbleibenden 373 die Folge eines Suizids bzw. einer Selbstschädigung. Auf Grund der Vielfalt ihres Erscheinungsbildes werden Vergiftungen durch Kohlenmonoxid mit an Sicherheit grenzender Wahrscheinlichkeit zu selten diagnostiziert, und US-amerikanischen Schätzungen zufolge gibt es mehr als 40000 Notaufnahmen jährlich, viele davon mit einer grippeähnlichen Erkrankung.[18] Im Jahre 2003 wurden in britischen Kliniken 534 Fälle von Patienten dokumentiert, die an toxischen Effekten einer Kohlenmonoxidvergiftung litten.[19] Sollte das US-amerikanische Bild die tatsächliche Morbidität einer Kohlenmonoxidvergiftung widerspiegeln, läge diese Schätzung ganz erheblich zu niedrig. Studien in den USA zufolge kommen Unfälle mit Kohlenmonoxidvergiftung in den Wintermonaten am häufigsten vor[20, 21] und hängen mit vermehrtem Heizen und dieselbetriebenen Generatoren sowie mit vermindertem Lüften zusammen. Dieser jahreszeitliche Anstieg fällt mit der jährlichen Zunahme der Influenza zusammen, und angesichts ähnlichen Symptomatik werden vielleicht viele Fälle einer leichten Kohlenmonoxidvergiftung fehldiagnostiziert.

Ätiologie/ Risikofaktoren

Hochgradig Gefährdete: Zu den durch eine Kohlenmonoxidvergiftung am stärksten Gefährdeten gehören Patienten mit koronarer Herzkrankheit, einem Gefäßleiden oder Anämie, Schwangere und ihr Ungeborenes, Säuglinge sowie ältere Menschen. Bei Patienten mit koronarer Herzkrankheit verkürzen experimentell induzierte Blut-Carboxyhämoglobin-Spiegel von 4,5 % die Belastungsphase vor dem Einsetzen des anginabedingten Schmerzes, und dieser hält länger an.[22–24] Bei anämischen Patienten ist die Sauerstofftransportkapazität des Blutes bereits gestört, daher reagieren sie empfindlicher auf Kohlenmonoxid.[25] Ältere Menschen sind gefährdet auf Grund von Begleiterkrankungen, wie etwa einer Herz- und/oder Atemwegserkrankung, sowie infolge einer verminderten Kompensationsreaktion in Situationen einer Hypoxie. In der Schwangerschaft ist die Sauerstofftransportkapazität der Frau infolge einer erhöhten endogenen Kohlenmonoxidproduktion vermindert, und das zusätzliche endogene Kohlenmonoxid des sich entwickelnden Feten führt zu einer erhöhten Carboxyhämoglobinkonzentration.[26] Eine höhere Atemfrequenz während der Schwangerschaft führt bei jeder gegebenen Kohlenmonoxidkonzentration zu einer entsprechend erhöhten Aufnahme.[27] Auch der Fetus ist gefährdet, und verschiedentlich kam es zum Tod des Feten, während die Mutter am Leben blieb.[26, 28, 29] Der in Entwicklung befindliche Fetus setzt Sauerstoff bei einem niedrigeren Sauerstoffpartialdruck frei, und fetales Hämoglobin bindet Kohlenmonoxid rascher als das Hämoglobin Erwachsener. Bei einem deutlichen Anstieg des mütterlichen Carboxyhämoglobins oder bei mäßiger bis schwerer Vergiftung der Mutter kann Kohlenmonoxid auch teratogen wirken. Auf Grund ihres im Verhältnis zu Erwachsenen höheren Sauerstoffverbrauchs reagieren Säuglinge gegenüber den Auswirkungen von Kohlenmonoxid u. U. empfindlicher, und ihre Reaktionen und Symptome variieren stärker. Es wurden Fälle von Kindern dokumentiert, die im selben Auto fuhren und bei ähnlichen Carboxyhämoglobinspiegeln unterschiedliche Symptome hatten oder deren Carboxyhämoglobinspiegel bei vergleichbarer Exposition gegenüber Kohlenmonoxid erheblich voneinander abwichen.[31] **Kohlenmonoxidquellen:** Kohlenmonoxid entsteht durch unvollständige Verbrennung kohlenstoffhaltiger Brennstoffe, wie Gas (Stadtgas oder Gas in Flaschen), Holzkohle, Koks, Öl und Holz. Potenzielle Quellen sind Gasöfen, Feuer und Thermen, gasbetriebene Heißwassergeräte, Autoabgase, Holzkohlengrills, paraffinbetriebene Heizgeräte, Feststoffbrenner sowie defekte oder unzureichend belüftete Heizgeräte. Eine bisweilen übersehene Kohlenmonoxidquelle ist Methylenchlorid in manchen Abbeizern und Sprays. Methylenchlorid wird rasch über Haut und Lunge resorbiert und in der Leber zu Kohlenmonoxid umgewandelt. Methylenchlorid wird in Körpergeweben gelagert und nach und nach freigesetzt; die CO_2-Eliminationshalbwertszeit bei methylenchlorid-exponierten Personen ist mehr als doppelt so lang wie die von eingeatmetem Kohlenmonoxid. Die Konzentrationen an natürlich vorkommendem Kohlenmonoxid im Außenbereich reichen von 0,01 mg/m^3 bis 0,23 mg/m^3 (0,009–0,2 ppm)[32], im städtischen Verkehr Großbritanniens liegen die durchschnittlichen Konzentrationen indessen mit etwa 20 mg/m^3 (17,5 ppm) höher.[33] Eine Exposition gegenüber dieser Konzentration könnte längerfristig zu einem Carboxyhämoglobinspiegel von etwa 3 % führen.

Kohlenmonoxidvergiftung, akute

Prognose

Die Daten zur Prognose einer Kohlenmonoxidvergiftung sind in sich unstimmig und widersprüchlich. Es herrscht jedoch allgemein Übereinstimmung dahingehend, dass Endpunkt und Prognose von dem Grad an Kohlenmonoxid, dem eine Person ausgesetzt ist, von der Dauer dieser Exposition sowie von bereits vorhandenen Risikofaktoren beeinflusst werden.[33] Ein schlechtes Ergebnis lässt sich bei langer Exposition gegenüber Kohlenmonoxid, Bewusstseinsverlust und fortschreitendem Alter vorhersagen. Außerdem sind Hypotonie und Herzstillstand unabhängige Prädiktoren für bleibende Behinderung und Tod. Nach akuter Kohlenmonoxidvergiftung sind die am stärksten hypoxiesensiblen Organe, d. h. Gehirn und Herz, auch am stärksten betroffen. Bereits bestehende Begleiterkrankungen, die sich auf diese Organe auswirken, beeinflussen bis zu einem gewissen Grad das klinische Bild und die Prognose. So kann es etwa bei einem Herzkranken zur Myokardischämie kommen, die wiederum zum Infarkt und Tod führen könnte. Patienten, die nach einem Herzstillstand infolge Kohlenmonoxidvergiftung wiederbelebt werden, haben eine schlechte Prognose. In einer kleinen retrospektiven Studie[34] starben alle 18 Patienten mit Carboxyhämoglobinspiegeln von 31,7 ± 11,0 %, die nach Wiederbelebung im Anschluss an einen Herzstillstand hyperbaren Sauerstoff erhalten hatten. Da die verschiedenen Gehirnabschnitte unterschiedlich sensibel auf hypoxische Schäden infolge einer verminderten Sauerstoffzufuhr oder direkter Auswirkungen des intrazellulären Stoffwechsels regieren, sind auch die Auswirkungen auf das Gehirn subtiler.[35] Neben den akuten neurologischen Folgeerscheinungen, die zu Bewusstseinsverlust, Koma und Tod führen, können bei Patienten, die von einer Kohlenmonoxidvergiftung genesen, auch Konzentrations- und Gedächtnisstörungen (bleibende neurologische Folgen) auftreten oder sich nach einer Phase scheinbarer Normalität entwickeln (neurologische Spätfolgen). Neurologische Spätfolgen entstehen zwischen 2 und 240 Tagen nach Exposition und betreffen erwiesenermaßen 10–32 % der von einer Kohlenmonoxidvergiftung Genesenden.[36, 37] Zu den Symptomen gehören kognitive Veränderungen, Persönlichkeitsveränderungen, Inkontinenz, Psychose und Parkinsonismus.[38] Glücklicherweise haben sich 50–75 % der Betroffenen nach einem Jahr wieder erholt.[39]

Literatur

1. Stewart RD. The effect of carbon monoxide on humans. *J Occup Med* 1976;18:304–309.
2. Piantadosi CA. Carbon monoxide poisoning. *Undersea Hyperb Med* 2004;31:167–177.
3. Kirkpatrick JN. Occult carbon monoxide poisoning. *West J Med* 1987;146:52–56.
4. Burney RE, Wu SC, Nemiroff MJ. Mass carbon monoxide poisoning: clinical effects and results of the treatment of 184 victims. *Ann Emerg Med* 1982;11:394–399.
5. Hampson NB, Kramer CC, Dunford RG, et al. Carbon monoxide poisoning from indoor burning of charcoal briquettes. *JAMA* 1994;271:52–53.
6. Miller RL, Toal BF, Foscue K, et al. Unintentional carbon monoxide poisonings in residential settings – Conneticut, November 1993–March 1994. *MMWR Morb Mortal Wkly Rep* 1995;44:765–767.
7. Hardy KR, Thom SR. Pathophysiology and treatment of carbon monoxide poisoning. *J Toxicol Clin Toxicol* 1994;32:613–629.
8. Stewart RD, Baretta ED, Platte LR, et al. Carboxyhemoglobin levels in American blood donors. *JAMA* 1974;229:1187–1195.
9. *Indoor air quality in the home (2): carbon monoxide* (Assessment A5). Institute for Environment and Health, Leicester, 1998.
10. Coburn RF, Forster RE, Kane PB. Considerations of the physiological variables that determine the blood carboxyhemoglobin concentration in man. *J Clin Invest* 1965;44:1899 –1910.
11. Reisdorff EJ, Wiegenstein JG. Carbon monoxide poisoning. In: Tintinalli JE, Krome RL, Ruiz E. *Emergency medicine: a comprehensive study guide.* 3rd edition. New York: McGraw Hill; 1992:704.
12. Chale S. Carbon monoxide poisoning. In: Viccellio P, ed. *Handbook of medical toxicology.* 1st edition. New York: Little, Brown and Company. 1993;639–647.

13. Ilano AL, Raffin TA. Management of carbon monoxide poisoning. *Chest* 1990;97:165–169.
14. Raub JA, Mathieu-Nolf M, Hampson NB, et al. Carbon monoxide poisoning – a public health perspective. *Toxicology* 2000;145:1–14.
15. Office of National Statistics. http://www.statistics.gov.uk/STATBASE/xsdataset.asp?More=Y
16. *Mortality statistics 1985 – cause.* Series DH2, ICD code 986. Office of Population, Censuses and Surveys. London HMSO, 1987.
17. Cobb N, Etzel RA. Unintentional carbon monoxide-related deaths in the United States, 1979 through 1988. *JAMA* 1991;266:659–663.
18. Hampson NB. Emergency department visits for carbon monoxide poisoning in the Pacific Northwest. *J Emerg Med* 1998;16:695–698.
19. Hospital Episode Statistics 2002/03. Department of Health.
20. Anon. Deaths from motor-vehicle-related unintentional carbon monoxide poisoning – Colorado, 1996, New Mexico, 1980–1995, and United States, 1979–1992. *MMWR Morb Mortal Wkly Rep* 1996;45:1029–1032.
21. Anon. Carbon monoxide poisoning at a indoor ice arena and bingo hall – Seattle, 1996. *MMWR Morb Mortal Wkly Rep* 1996;45:265–267.
22. Anderson EW, Andelman RJ, Strauch JM, et al. Effect of low-level carbon monoxide exposure on onset and duration of angina pectoris. A study of ten patients with ischemic heart disease. *Ann Intern Med* 1973;79:46–50.
23. Kleinman MT, Davidson DM, Vandagriff RB, et al. Effects of short-term exposure to carbon monoxide in subjects with coronary artery disease. *Arch Environ Health* 1989;44:361–369.
24. Allred EN, Bleecker ER, Chaitman BR, et al. Short-term effects of carbon monoxide exposure on the exercise performance of subjects with coronary artery disease. *New Eng J Med* 1989;321:1426–1432. [Erratum in: *N Engl J Med* 1990;322:1019]
25. Coburn RF, Williams WL, Kahn SB. Endogenous carbon monoxide production in patients with haemolytic anaemia. *J Clin Invest* 1966;45:460–8.
26. Longo LD. The biological effects of carbon monoxide on the pregnant woman, fetus and newborn infant. *Am J Obstet Gynaecol* 1977;129:69–103.
27. Marx CM, Pope JF, Blumer JL. Developmental toxicology. In: Haddad LM, Winchester JY, eds. *Clinical management of poisoning and drug overdose.* Philadelphia, WB Saunders, 1990.
28. Farrow J, Davis GJ, Roy TM, et al. Fetal death due to nonlethal maternal carbon monoxide poisoning. *J Forensic Sci* 1990;35:1448–1452.
29. Cramer CR. Fetal death due to accidental maternal carbon monoxide poisoning. *J Toxicol Clin Toxicol* 1982;19:297–301.
30. Norman CA, Halton DM. Is carbon monoxide a workplace teratogen? A review and evaluation of the literature. *Ann Occup Hyg* 1990;34:335–347.
31. Sanchez R, Fosarelli P, Felt B, et al. Carbon monoxide poisoning due to automobile exposure: disparity between carboxy hemoglobin levels and symptoms of victims. *Pediatrics* 1988;82:663–665.
32. WHO. *Air quality guidelines for Europe.* Copenhagen, Denmark; WHO Regional Office for Europe, 1994.
33. Department of the Environment Expert Panel on Air Quality Standards. Carbon monoxide. London. HMSO, 1994.
34. Hampson NB, Zmaeff JL. Outcome of patients experiencing cardiac arrest with carbon monoxide poisoning treated with hyperbaric oxygen. *Ann Emerg Med* 2001;38:36–41.
35. Roos RAC. Neurological complications of carbon monoxide intoxication. In: Vinken PJ, Bruyn GW, eds. *Intoxications of the nervous system.* Amsterdam, Elsevier Science, 1994;31–38.
36. Gorman DF, Clayton D, Gilligan JE, et al. A longitudinal study of 100 consecutive admissions for carbon monoxide poisoning to the Royal Adelaide Hospital. *Anaesth Intensive Care* 1992;20:311–316.
37. Norris CR, Trench JM, Hook R. Delayed carbon monoxide encephalopathy: clinical and research implications. *J Clin Psychiatry* 1982;43:294–295.
38. Choi IS. Parkinsonism after carbon monoxide poisoning. *Eur Neurol* 2002;48:30–33.
39. Choi IS. Delayed neurologic sequelae in carbon monoxide intoxication. *Arch Neurol* 1983;40:433–435.
40. Weaver LK, Howe S, Hopkins R, et al. Carboxyhemoglobin half-life in carbon monoxide-poisoned patients treated with 100 % oxygen at atmospheric pressure. *Chest* 2000;117:801–808.
41. Petersen JE, Stewart RD. Absorption and elimination of carbon monoxide by inactive young men. *Arch Environ Health* 1970;21:165–171.
42. Balentine JD. *Pathology of oxygen toxicity.* New York: Academic Press, 1982.
43. Edwards C, Lowry C, Pennefarther J. Oxygen toxicity. In: Edwards C, Lowry C, Pennefarther J, eds. *Diving and subaquatic medicine.* Oxford: Butterworth Heineman, 1992:241–256.
44. Schienkestel CD, Jones K, Myles PS, et al. Where to now with carbon monoxide poisoning? *Emerg Med Australas* 2004;16:151–154.

45. Saunders P. Hyperbaric oxygen therapy in the management of carbon monoxide poisoning, osteoradionecrosis, burns, skin grafts and crush injury. Birmingham: University of Birmingham, Department of Public Health and Epidemiology, 2000:1–52.
46. Juurlink DN, Stanbrook MB, McGuigan MA. Hyperbaric oxygen for carbon monoxide poisoning (Cochrane Review). In: The Cochrane Library, Issue 3, 2004, Chichester, UK: John Wiley & Sons, Ltd. Search date: 2001; primary sources Medline, Embase, the Controlled Trials Register of the Cochrane Collaboration, supplemented by a manual review of bibliographies of identified articles and discussion with recognized content experts.
47. Dent THS. Hyperbaric oxygen therapy for carbon monoxide poisoning. In: Bazian Ltd (Ed) *STEER: Succinct and Timely Evaluated Evidence Reviews* 2002; 2 (13). Wessex Institute for health research & Development, University of Southampton. http://www.signpoststeer.org
48. Mathieu D, Wattel F, Mathieu Nolf M, et al. Interim analysis – controlled clinical trial of hyperbaric oxygen in acute carbon monoxide (CO) poisoning. *Undersea Hyperb Med* 1996;23(suppl):7–8.
49. Ducasse JL, Celsis P, Marc-Vergnes JP. Non-comatose patients with acute carbon monoxide poisoning: hyperbaric or normobaric oxygenation? *Undersea Hyperb Med* 1995;22:9–15.
50. Raphael JC, Elkharrat D, Jars-Guincestre MC, et al. Trial of normobaric and hyperbaric oxygen for acute carbon monoxide intoxication. *Lancet* 1989;2:414–419.
51. Thom SR, Taber RL, Mendiguren II, et al. Delayed neuropsychologic sequelae after carbon monoxide poisoning: prevention by treatment with hyperbaric oxygen. *Ann Emerg Med* 1995;25:474–480.
52. Weaver LK, Hopkins RO, Chan KJ, et al. Hyperbaric oxygen for acute carbon monoxide poisoning. *New Engl J Med* 2002;347:1057–1067.
53. Weaver LK, Hopkins RO, Larson Lohr V, et al. Double blind, controlled, prospective, randomized clinical trial (RCT) in patients with acute carbon monoxide (CO) poisoning: outcome of patients treated with normobaric oxygen or hyperbaric oxygen (HBO2) – an interim report. *Undersea Hyperb Med* 1995;22(suppl):1.
54. Scheinskestel CD, Bailey M, Myles PS, et al. Hyperbaric or normobaric oxygen for acute carbon monoxide poisoning: a randomised controlled clinical trial. *Med J Aust* 1999;170:203–210.
55. Sheffield P, Desautels DA. Hyperbaric and hypobaric chamber fires: a 73-year analysis. *Undersea Hyperb Med* 1997;24:153–164.
56. Beer MH, Berkow R, eds. Adverse effects of hyperbaric oxygen. In: *Merck manual of diagnosis and therapy.* Section 21, Chapter 299.
57. Pace N, Strajman E, Walker EL. Acceleration of carbon monoxide elimination in man by high pressure oxygen. Science 1950;III:652–654.
58. Jay GD, Tetz DJ, Hartigan CF, et al. Portable hyperbaric oxygen therapy in the emergency department with the modified Gamow bag. *Ann Emerg Med* 1995;26:707–711.

Kommentar

Klaus Mörike

Die Kohlenmonoxid-Vergiftung ist aus mehreren Gründen heimtückisch. Da Kohlenmonoxid (CO) ein farb- und geruchloses sowie nicht reizend wirkendes Gas ist, entzieht es sich der Wahrnehmung. Des Weiteren sind die häufigsten Symptome einer CO-Vergiftung (Kopfschmerz, Schwindel, Verwirrtheit) unspezifisch (1) und können, da oft „grippeähnlich“, leicht verkannt werden (2).

In der Behandlung der akuten CO-Vergiftung war in den 60er Jahren des vorigen Jahrhunderts die hyperbare Sauerstofftherapie (HBO) auf der Grundlage klinischer Erfahrung und unkontrollierter Studien eingeführt worden. Danach ergaben kontrollierte Studien, die hyperbare (HBO) und normobare Sauerstofftherapie (NBO) verglichen, kein schlüssiges Ergebnis. Erst eine im Jahr 2002 publizierte, sorgfältig angelegte randomisierte Doppelblindstudie aus den USA bei 152 Patienten mit akuter CO-Vergiftung zeigte die Überlegenheit der HBO gegenüber der NBO in Bezug auf kognitive Dysfunktion nach 6 und 12 Wochen (3).

Zuvor hatte eine australische Studie, ein randomisierter Doppelblind-Vergleich zwischen HBO und NBO, eine Verminderung neurologischer Spätschäden durch HBO nicht nachweisen können (4).

Im Jahr 2003 führte der Gemeinsame Bundesausschuss in einem Abschlussbericht aus: „In verschiedenen Ländern (u. a. Frankreich, Belgien, USA, Italien) gilt vor allem bei der schweren Vergiftung (Bewusstlosigkeit, frühzeitige neurologische Ausfälle) die HBO als Standardtherapie.“ Er bewertete im Wesentlichen die genannte amerikanische (3) und die australische (4) Studie, wies auf die unterschiedliche Dosis und den unterschiedlichen Beobachtungszeitraum als mögliche Erklärung für die abweichenden Ergebnisse hin und kam aufgrund einer höheren Bewertung der methodischen und inhaltlichen Qualität der amerikanischen Studie (3) zu folgender Entscheidung: „Die Hyperbare Sauerstofftherapie bei der Indikation CO-Vergiftung erfüllt die Kriterien des §137c SGB V (ausreichend, zweckmäßig, wirtschaftlich) und ist damit eine Leistung im Rahmen der gesetzlichen Krankenversicherung." (5)

1. Piantadosi CA. Carbon monoxide poisoning. *N Engl J Med* 2002; 347: 1054–1055.
2. Walker W, Hay A. Carbon monoxide poisoning is still an underrecognised problem. *BMJ* 1999; 319: 1082–1083.
3. Weaver LK, Hopkins RO, Chan KJ, Churchill S, Elliott CG, Clemmer TP, Orme JF Jr, Thomas FO, Morris AH. Hyperbaric oxygen for acute carbon monoxide poisoning. *N Engl J Med* 2002; 347: 1057–1067.
4. Scheinkestel CD, Bailey M, Myles PS, Jones K, Cooper DJ, Millar IL, Tuxen DV. Hyperbaric or normobaric oxygen for acute carbon monoxide poisoning: a randomised controlled clinical trial. *Med J Aust* 1999; 170: 203–210.
5. Gemeinsamer Bundesausschuss. Abschlussbericht des Ausschusses Krankenhaus nach §137c SBG V. Methode: Hyperbare Sauerstofftherapie (HBO). Indikation: Kohlenmonoxidintoxikation. www.g-ba.de (Zugriff 19. 09. 2005)

Organophosphat-Vergiftung

Suchdatum: September 2004

Michael Eddleston, Surjit Singh und Nick Buckley

Frage **Welche Effekte haben unterschiedliche Behandlungsmethoden bei akuter Organophosphat-Vergiftung?**

Nutzen wahrscheinlich

Atropin (konsensbasiert, RCTs würden als unethisch gelten)[22–28]

Atropin gilt als Grundlage der Behandlung, und vielen Fallserien zufolge kehrt es die frühen Muskarineffekte der akuten Organophosphat-Vergiftung um. Es fanden sich keine RCTs, in denen Atropin mit Placebo verglichen wurde, wobei diese Studien jedoch als unethisch gelten würden. Eine kleine RCT zeigte hinsichtlich der Mortalität oder der Beatmungsraten keinen signifikanten Unterschied zwischen Atropin und Glycopyrroniumbromid, hatte jedoch u. U. nicht genügend Aussagekraft, um einen klinisch bedeutsamen Unterschied aufzudecken.

Benzodiazepine zur Kontrolle organophosphatbedingter Krämpfe (konsensbasiert, RCTs würden als unethisch gelten)[44–46]

Benzodiazepine gelten als Standardbehandlung bei Krämpfen, die durch Organophosphate induziert wurden. Es fanden sich keine RCTs, in denen ein Diazepam oder andere Benzodiazepine mit Placebo oder einem anderen Antikonvulsivum verglichen werden. Eine RCT, in der bei Patienten mit Krämpfen ein Benzodiazepin mit Placebo verglichen wird, hätte heute als unethisch zu gelten.

Glycopyrroniumbromid (Glykopyrrolat; konsensbasiert, RCTs würden als unethisch gelten)[29, 30]

Es fanden sich keine RCTs, in denen Glycopyrroniumbromid (Glykopyrrolat) mit Placebo verglichen wird. Es ist jedoch unwahrscheinlich, dass solche Studien als ethisch betrachtet würden, wenn Glycopyrroniumbromid und Placebo nicht zusammen mit Atropin gegeben werden. Eine kleine RCT zeigte hinsichtlich der Todesfall- oder Beatmungsraten keinen signifikanten Unterschied zwischen Glycopyrroniumbromid und Atropin, war jedoch u. U. nicht groß genug, um klinisch bedeutsame Unterschiede aufzufinden. Glycopyrroniumbromid wurde an Stelle von Atropin eingesetzt, weil man glaubt, es habe weniger Nebenwirkungen auf das Zentralnervensystem.

Waschen der vergifteten Person und Entfernen kontaminierter Kleidung (konsensbasiert, RCTs würden als unethisch gelten)[9–12]

Es fanden sich weder RCTs noch Beobachtungsstudien von hinreichender Qualität, in denen das Waschen der vergifteten Person mit warmem Wasser und Seife sowie das Entfernen kontaminierter Kleidung evaluiert werden. Dies scheint jedoch offensichtlich als Weg, eine weitere Haut- und Schleimhautexposition zu verringern und wird weithin empfohlen. Eine RCT hätte demnach als unethisch zu gelten. In der Gesundheitsversorgung Tätige sollten darauf achten, dass sie durch das Waschen nicht von anderen wichtigen Behandlungsoptionen abgelenkt werden, und sich auch selbt durch Handschuhe, Kittel und Schutzbrille schützen und kontaminierte Ausrüstungsgegenstände und Kleidung sorgsam zu entsorgen.

Wirksamkeit unbekannt

Aktivkohle (Einzel- oder Mehrfachdosis)[17–19, 21]

Es fanden sich weder eine systematische Übersicht noch RCTs oder Beobachtungsstudien von hinreichender Qualität, in denen Aktivkohle als Einzel- oder Mehrfachdosis bei Patienten mit akuter Organophosphat-Vergiftung evaluiert wird.

Magenspülung[15]

Es fanden sich weder eine systematische Übersicht noch Beobachtungsstudien von hinreichender Qualität, in denen die Magenspülung bei Patienten mit akuter Organophosphat-Vergiftung evaluiert wird. Eine Magenspülung bei bewegungseingeschränkten, nicht kooperativen Patienten hat ohne sorgfältige Kontrolle der Atemwege oft Nebenwirkungen. Wenn der Patient nicht sediert und intubiert werden kann, übersteigt das Risiko von Schäden infolge einer Aspiration wahrscheinlich den potenziellen Nutzen des Verfahrens.

Milch oder andere Hausmittel kurz nach der Aufnahme

Es fanden sich weder RCTs noch Beobachtungsstudien von hinreichender Qualität über die Gabe eines „Hausmittels" kurz nach der Aufnahme eines Organophosphats.

N-methyl-D-aspartat-Rezeptor-Antagonisten[49, 50]

Es fanden sich weder RCTs noch Beobachtungsstudien von hinreichender Qualität, in denen N-methyl-D-aspartat-Rezeptor-Antagonisten bei Patienten mit akuter Organophosphat-Vergiftung evaluiert werden.

Organophosphorhydrolasen[31, 37, 38]

Es fanden sich weder RCTs noch Beobachtungsstudien von hinreichender Qualität, in denen Organophosphorhydrolasen bei Patienten mit akuter Organophosphat-Vergiftung evaluiert werden.

Oxime[1, 7–9, 25–28, 32, 34–36]

Eine systematische Übersicht ergab unzureichende Belege über die Effekte von Oximen bei akuter Organophosphat-Vergiftung.

Natriumbikarbonat[39–43]

Es fanden sich weder RCTs noch Beobachtungsstudien von hinreichender Qualität, in denen Natriumbikarbonat bei Patienten mit akuter Organophosphat-Vergiftung evaluiert wird.

α_2-Sympathomimetika (Clonidin)[47, 48]

Es fanden sich weder RCTs noch Beobachtungsstudien von hinreichender Qualität, in denen α_2-Sympathomimetika (Clonidin) bei Patienten mit akuter Organophosphat-Vergiftung evaluiert werden.

Unwirksamkeit oder Schädlichkeit wahrscheinlich

Abführmittel[14]

Es fanden sich weder RCTs noch Beobachtungsstudien von hinreichender Qualität, in denen Abführmittel bei Patienten mit akuter Organophosphat-Vergiftung evaluiert werden. Die Organophosphat-Vergiftung selbst löst Diarrhoe aus, was zu Störungen des Elektrolythaushalts führen kann. Diese können durch Abführmittel verstärkt werden, was dafür spricht, dass u. U. der Schaden gegenüber einem potenziellen Nutzen überwiegt.

Organophosphat-Vergiftung

Ipecacuanha (Brechwurz; konsensbasiert, RCTs würden als unethisch gelten)[13]
Es fanden sich weder RCTs noch Beobachtungsstudien von hinreichender Qualität, in denen die Effekte von Ipecacuanha (Brechwurz) bei Patienten mit akuter Organophosphat-Vergiftung evaluiert werden. Klinischem Konsens entsprechend überwiegt das signifikante Risiko von Schäden – obwohl nicht quantifiziert – möglicherweise potenzielle Vorteile.

Definition Die akute Organophosphat-Vergiftung tritt ein nach dermaler, respiratorischer oder oraler Exposition gegenüber gering flüchtigen Pestiziden (z. B. Chlorpyrifos, Dimethoat) oder hoch flüchtigen Nervengasen (z. B. Sarin, Tabun). Die Hemmung der Acetylcholinesterase an den Synapsen führt zur Akkumulation von Acetylcholin und Hyperaktivierung der Acetylcholinrezeptoren am neuromuskulären Übergang sowie im autonomen Nervensystem und im ZNS.[1] Klinische Frühzeichen spiegeln die Beteiligung des Parasympathikus wider: Bradykardie, Bronchorrhoe, Miose, Speichelfluss, Tränenfluss, Abgang von Stuhl und Urin sowie Hypotonie. In diesem Stadium kommt es auch häufig zu Zeichen einer Beteiligung des neuromuskulären Übergangs (Muskelschwäche und Faszikulieren) sowie im ZNS (Krämpfe [bei Nervengasen], Koma). Es wurde ein Intermediärsyndrom mit Hirnnervenlähmung und Schwäche der proximalen Muskulatur bei erhaltener Kraft der distalen Muskulatur nach Rückgang der frühen cholinergen Symptome beschrieben, dessen Definition, Pathophysiologie und Inzidenz jedoch noch nicht geklärt sind. Nach der Genesung von einer akuten Vergiftung kann es bei einigen Organophosphat-Verbindungen auch zu einer späten motorischen oder motorisch-sensorischen peripheren Neuropathie kommen.[1]

Inzidenz/ Prävalenz Die meisten Fälle treten in Entwicklungsländern nach versehentlicher beruflicher oder gezielter Exposition gegenüber Organophosphat-Pestiziden auf.[2] Trotz spärlicher Daten scheinen Organophosphate weltweit die bedeutendste Ursache von Vergiftungen in suizidaler Absicht zu sein.[3] In Sri Lanka beispielsweise kommt es jährlich zu 10.000–20.000 stationären Einweisungen wegen Organophosphat-Vergiftung; 10 % dieser Patienten sterben. In den meisten Fällen war die Vergiftung beabsichtigt.[4] Die fallbezogenen Sterberaten in der gesamten Dritten Welt liegen gewöhnlich über 20 %. In Mittelamerika ist die beruflich bedingte Vergiftung häufiger als die Vergiftung in suizidaler Absicht, und es gibt weniger Todesfälle.[5] Anhand von Extrapolationen aus begrenzten Daten schätzt die WHO, dass weltweit jährlich über 200.000 Menschen an Pestizidvergiftung sterben.[6] Diese Zahlen sind jedoch alt und stark umstritten.[2] Die meisten Todesfälle finden sich in Asien, von denen Organophosphat-Pestizide möglicherweise 50 % darstellen.[3] Während des Krieges zwischen dem Iran und dem Irak kam es zu Todesfällen durch Organophosphat-Nervengase.[7] Militärische und terroristische Aktionen mit diesen chemischen Waffen sind auch weiterhin möglich. Während des Attentats in Tokyo starben 12 Personen, und im Iran waren es nach militärisch oder terroristisch bedingter Exposition möglicherweise Tausende.

Ätiologie/ Risikofaktoren Die breite Zugänglichkeit von Pestiziden in ländlichen Gegenden der Dritten Welt macht sie zur leichten Option für Akte der Selbstschädigung.[3] Die beruflich bedingte Exposition ist gewöhnlich auf unzureichende Schutzausrüstungen beim Einsatz toxischer Verbindungen zurückzuführen.[2]

Prognose Es gibt keine validierten Bewertungssysteme zur Kategorisierung des Schweregrades oder zur Vorhersage der Ergebnisse, auch wenn zahlreiche Systeme vorgeschlagen wurden. Der äußerst vielfältige Verlauf und die

Schwierigkeiten beim Bestimmen der aufgenommenen Dosis machen die Vorhersage eines individuellen Behandlungsergebnisses ungenau und potenziell gefährlich, da sich die Situation von Personen, die in gutem Zustand aufgenommen wurden, rasch verschlechtern und eine Intubation und mechanische Beatmung erfordern kann. Die Prognose einer Vergiftung in suizidaler Absicht hängt wahrscheinlich von der Dosis und Toxizität des aufgenommenen Organophosphats ab, z. B. von seinem neurotoxischen Potenzial, seiner Halbwertszeit, seiner Wirkungsverlustrate durch Altern oder ob eine Aktivierung der toxischen Komponente bzw. toxischen Vorstufe erforderlich ist und ob es dimethyliert oder diäthyliert ist.[8] Die Prognose einer beruflich bedingten Exposition ist besser, weil die Dosis normalerweise niedriger ist und die Applikation dermal erfolgt.

Literatur

1. Lotti M. Clinical toxicology of anticholinesterase agents in humans. In:Krieger RI, Doull J, eds. *Handbook of Pesticide toxicology.* San Diego: Academic press, 2001:1043–1085.
2. Karalliedde L, Eddleston M, Murray V. The global picture of organophosphate insecticide poisoning. In: Karalliedde L, Feldman F, Henry J, et al, eds. *Organophosphates and health.* London: Imperial Press, 2001:432–471.
3. Eddleston M. Patterns and problems of deliberate self-poisoning in the developing world. *Q J Med* 2000;93:715–731.
4. Roberts D, Karunarathna A, Buckley N, Manuweera G, Sheriff MHR, Eddleston M. Influence of pesticide regulation on acute poisoning deaths in Sri Lanka. *Bull WHO* 2003, 81: 789–798.
5. Wesseling C, McConnell R, Partanen T, et al. Agricultural pesticide use in developing countries: health effects and research needs. *Int J Health Serv* 1997;27:273–308.
6. World Health Organization in collaboration with the United Nations Environment Programme. *Public health impact of pesticides used in agriculture.* Geneva: World Health Organization, 1990.
7. Balali-Mood M, Shariat M. Treatment of organophosphate poisoning. Experience of nerve agents and acute pesticide poisoning on the effects of oximes. *J Physiol Paris* 1998;92:375–378.
8. Eyer P. The role of oximes in the management of organophosphorus pesticide poisoning. *Toxicol Rev* 2003; 22:165–190.
9. Riviere JE, Chang SK. Transdermal penetration and metabolism of organophosphate insecticides. In: Chambers JE, Levi PE, eds. *Organophosphates: chemistry, fate and effects.* San Diego: Academic Press, 1992:241–253.
10. Wester RC, Sedik L, Melendres J, et al. Percutaneous absorption of diazinon in humans. *Food Chem Toxicol* 1993;31:569–572.
11. Krieger RI, Dinoff TM. Malathion deposition, metabolite clearance, and cholinesterase status of date dusters and harvesters in California. *Arch Environ Contam Toxicol* 2000;38:546–553.
12. Griffin P, Mason H, Heywood K, et al. Oral and dermal absorption of chlorpyrifos: a human volunteer study. *Occup Environ Med* 1999;56:10–13.
13. American Academy of Clinical Toxicology, European Association of Poison Centres and Clinical Toxicologists. Position statement: ipecac syrup. *J Toxicol Clin Toxicol* 1997;35:699–709.
14. American Academy of Clinical Toxicology and European Association of Poison Centres and Clinical Toxicologists. Position statement: cathartics. *J Toxicol Clin Toxicol* 1997;35:743–752.
15. American Academy of Clinical Toxicology, European Association of Poison Centres and Clinical Toxicologists. Position statement: gastric lavage. *J Toxicol Clin Toxicol* 1997;35:711–719.
16. American Academy of Clinical Toxicology, European Association of Poison Centres and Clinical Toxicologists. Position statement: single-dose activated charcoal. *J Toxicol Clin Toxicol* 1997;35:721–741.
17. American Academy of Clinical Toxicology, European Association of Poison Centres and Clinical Toxicologists. Position statement and practice guidelines on the use of multi-dose activated charcoal in the treatment of acute poisoning. *J Toxicol Clin Toxicol* 1999;37:731–751.
18. Mauro LS, Nawarskas JJ, Mauro VF. Misadventures with activated charcoal and recommendations for safe use. *Ann Pharmacother* 1994;28:915–924.
19. Dorrington CL, Johnson DW, Brant R, and the Multiple Dose Activated Charcoal Complication Study Group. The frequency of complications associated with the use of multiple-dose activated charcoal. *Ann Emerg Med* 2003;41:370–377.
20. Tuncok Y, Gelal A, Apaydin S, et al. Prevention of oral dichlorvos toxicity by different activated charcoal products in mice. *Ann Emerg Med* 1995;25:353–355.
21. University of Oxford. Acute organophosphate pesticide poisoning in Sri Lanka – management, complications and pharmacogenetics. ISRCTN02920054 allocated July 2002. http://www.controlled-trials.com/isrctn/trial/ 02920054/0/02920054.html (last accessed 28 January 2004).

22. Heath AJW, Meredith T. Atropine in the management of anticholinesterase poisoning. In: Ballantyne B, Marrs TC, eds. *Clinical and experimental toxicology of organophosphates and carbamates.* Oxford: Butterworth Heinemann, 1992:543–554.
23. Eddleston M, Buckley N, Checketts H, Senarathna L, Mohamed F, Sheriff MHR, Dawson A. Speed of initial atropinisation in significant organophosphorus pesticide poisoning – a systematic comparison of recommended regimens. *J Toxicol Clin Toxicol* 2004;42:865–875.
24.. Johnson MK, Jacobsen D, Meredith TJ, et al. Evaluation of antidotes for poisoning by organophosphorus pesticides. *Emerg Med* 2000;12:22–37.
25. Samuel J, Thomas K, Jeyaseelan L, et al. Incidence of intermediate syndrome in organophosphorus poisoning. *J Assoc Physic India* 1995;43:321–323.
26. Samuel J, Peter JV, Thomas K, et al. Evaluation of two treatment regimens of pralidoxime (1gm single bolus dose vs 12gm infusion) in the management of organophosphorus poisoning. *J Assoc Physicians India* 1996;44:529–531.
27. Cherian AM, Jeyaseelan L, Peter JV, et al. *Effectiveness of pralidoxime in the treatment of organophosphorus poisoning – a randomised, double-blind, placebo-controlled clinical trial.* INCLEN Monograph series on Critical International Health Issues No. 7, 1997.
28. Cherian AM, Peter JV, Samuel J, et al. Effectiveness of P2AM (PAM – pralidoxime) in the treatment of organophosphorus poisoning. A randomised, double-blind, placebo-controlled trial. *J Assoc Physicians India* 1997;45:22–24.
29. Bardin PG, van Eeden SF. Organophosphate poisoning: grading the severity and comparing treatment between atropine and glycopyrrolate. *Crit Care Med* 1990;18:956–960.
30. Ali-Melkkila T, Kanto J, Iisalo E. Pharmacokinetics and related pharmacodynamics of anticholinergic drugs. *Acta Anaesthesiol Scand* 1993;37:633–642.
31. Eddleston M, Szinicz L, Eyer P, et al. Oximes in acute organophosphorus pesticide poisoning: a systematic review of clinical trials. *Q J Med* 2002;95:275–283. Search date 2002; primary sources Medline, Embase, The Cochrane Library, checking of reference lists, contact with experts, and a web search using Google.
32. Bismuth C, Inns RH, Marrs TC. Efficacy, toxicity and clinical uses of oximes in anticholinesterase poisoning. In: Ballantyne B, Marrs TC, eds. *Clinical and experimental toxicology of organophosphates and carbamates.* Oxford: Butterworth Heinemann, 1992:555–577.
33. Kusic R, Jovanovic D, Randjelovic S, et al. HI-6 in man: efficacy of the oxime in poisoning by organophosphorus insecticides. *Hum Exp Toxicol* 1991;10:113–118.
34. Worek F, Backer M, Thiermann H, et al. Reappraisal of indications and limitations of oxime therapy in organophosphate poisoning. *Hum Exp Toxicol* 1997;16:466–472.
35. Worek F, Eyer P, Kiderlen D, et al. Effect of human plasma on the reactivation of sarin-inhibited human erythrocyte acetylcholinesterase. *Arch Toxicol* 2000;74:21–26.
36. University of Oxford. Acute organophosphate pesticide poisoning in Sri Lanka – management, complications and pharmacogenetics. ISRCTN55264358 allocated July 2002. http://www.controlled-trials.com/isrctn/trial/%20/0/55264358.html (last accessed 27 January 2004).
37. Sogorb MA, Vilanova E, Carrera V. Future applications of phosphotriesterases in the prophylaxis and treatment of organophosporus insecticide and nerve agent poisonings. *Toxicol Lett* 2004;151:219–233.
38. Raushel FM. Bacterial detoxification of organophosphate nerve agents. *Curr Opin Microbiol* 2002;5:288–295.
39. Forsythe SM, Schmidt GA. Sodium bicarbonate for the treatment of lactic acidosis. *Chest* 2000;117:260–267.
40. Cordoba D, Cadavid S, Angulo D, et al. Organophosphate poisoning: modifications in acid base equilibrium and use of sodium bicarbonate as an aid in the treatment of toxicity in dogs. *Vet Hum Toxicol* 1983;25:1–3.
41. Wong A, Sandron CA, Magalhaes AS, et al. Comparative efficacy of pralidoxime vs sodium bicarbonate in rats and humans severely poisoned with O-P pesticide. *J Toxicol Clin Toxicol* 2000;38:554–555.
42. Balali-Mood M, Ayati MH, Ali-Akbarian H. Effects of high doses of sodium bicarbonate in acute organophosphate pesticide poisoning [abstract]. *J Toxicol Clin Toxicol* 2003;41:383.
43. Roberts DM, Buckley NA. Alkalinisation for treating organophosphorus pesticide poisoning. Cochrane Database of Systematic Reviews. In press protocol 2005.
44. Sellstrom A. Anticonvulsants in anticholinesterase poisoning. In: Ballantyne B, Marrs TC, eds. *Clinical and experimental toxicology of organophosphates and carbamates.* Oxford: Butterworth Heinemann, 1992:578–586.
45. Marrs TC. Diazepam in the treatment of organophosphorus ester pesticide poisoning. *Toxicol Rev* 2003; 22:75–81.
46. Murphy MR, Blick DW, Dunn MA, et al. Diazepam as a treatment for nerve agent poisoning in primates. *Aviat Space Environ Med* 1993;64:110–115.
47. van Zwieten PA. Centrally acting antihypertensive drugs. Present and future. *Clin Exp Hypertens* 1999;21:859–873.

48. Liu WF. A symptomatological assessment of organophosphate-induced lethality in mice: comparison of atropine and clonidine protection. *Toxicol Lett* 1991;56:19–32.
49. Lees KR, Dyker AG, Sharma A, et al. Tolerability of the low-affinity, use-dependent NMDA antagonist AR-R15896AR in stroke patients: a dose-ranging study. *Stroke* 2001;32:466–472.
50. Lallement G, Baubichon D, Clarencon D, et al. Review of the value of gacyclidine (GK-11) as adjuvant medication to conventional treatments of organophosphate poisoning: primate experiments mimicking various scenarios of military or terrorist attack by soman. *Neurotoxicology* 1999;20:675–684.

Kommentar

Klaus Mörike

Erkenntnisse aus RCTs liegen nicht vor; sie würden als unethisch gelten. Die Therapieempfehlungen sind konsensbasiert.
Organophosphate sind Hemmstoffe der Acetylcholinesterase. Dem Vorteil, dass sie biologisch abbaubar sind, steht der Nachteil meist einer hohen akuten Toxizität gegenüber. Organophosphate werden als Insektizide verwendet, haben aber auch als chemische Kampf stoffe (z. B. Tabun, Sarin und VX) Bedeutung erlangt (1). Vergiftungen kommen am häufig sten in ländlichen Gebieten und in Ländern der Dritten Welt vor. Die Organophosphate sind Ester oder Amide der Phosphorsäure. Der bekannteste Vertreter ist Parathion (E 650).
Organophosphate werden über Inhalation, Ingestion oder die Haut rasch resorbiert. Organophosphate und ihre potenten Sulfoxidations-(„-oxon") Derivate hemmen die Acetylcholinesterase. Dadurch kommt es zu einer exzessiven Anhäufung von Acetylcholin an den Muskarin- und Nikotin-Rezeptoren sowie im Zentralnervensystem. Dementsprechend kommt es zu folgenden klinischen Manifestationen einer Organophosphat-Vergiftung:

- muskarinische (parasympathische) Manifestationen: Erbrechen, Diarrhoe, abdominelle Krämpfe, Bronchospasmen, Miosis, Bradykardie, exzessiver Speichelfluss und Schwitzen. Senkung von Blutdruck und Puls
- nikotinische (ganglionäre) Manifestationen: Muskelfaszikulationen, Tremor, Schwäche. Lähmung der Atemmuskulatur kann zum Tod führen. Anstieg von Blutdruck und Puls
- zentralnervöse Manifestationen: Agitiertheit, Krämpfe, Koma.

Die Diagnose wird – neben der Anamnese und den genannten klinischen Symptomen – über die Reduktion der Pseudocholinesterase-Aktivität im Plasma und der Acetylcholinesterase-Aktivität in den Erythrozyten laboranalytisch bestätigt.
In der Therapie wird neben der Elementarhilfe die möglichst frühzeitige und wiederholte intravenöse Injektion von Atropin als wichtig angesehen (2). Hierbei sind sehr hohe Dosen erforderlich, und die Maximaldosis wird um ein Vielfaches überschritten werden müssen. Atropin hebt zwar die muskarinische, nicht aber die nikotinische Wirkung auf. Gegen die neuromuskuläre Atemlähmung bei schweren Vergiftungen ist Atropin nicht wirksam. Wenn die Wirkung nachlässt (d. h. Wiedereinsetzen von Bradykardie, Miosis, Schweiß- und Speichelsekretion, Atembeklemmung), sind Nachinjektionen erforderlich (2).
Ergänzend zu Atropin wird Obidoxim (Toxogonin®), ein Reaktivator der Acetylcholinesterase, angewandt. Pralidoxim ist in Deutschland nicht im Handel. Die intravenöse Gabe erfolgt anschließend an die erste Injektion von Atropin. Im Gegensatz zu Atropin darf Obidoxim nicht „nach Wirkung" dosiert werden (2).
Zur Anwendung von Glycopyrronium (Robinul® zur Injektion), einem quaternären Muskarinrezeptor-Antagonisten, finden sich in gängigen deutschsprachigen Therapieempfehlungen bei der Organophosphat-Vergiftung keine Angaben. Eine Zulassung der U.S.-amerikanischen Federal Drug Administration liegt für diese Indikation nicht vor.
Zur Unterdrückung der Krämpfe wird Diazepam intravenös verwendet (3).

1. Worek F, Reiter G, Eyer P, Szinicz L: Reactivation kinetics of acetylcholinesterase from different species inhibited by highly toxic organophosphates. *Arch Toxicol* 2002; 76: 523–529
2. Sefrin P: Unkraut- und Insektenvertilgungsmittel. In: Sefrin P: *Notfalltherapie.* 6. Aufl.; München – Wien: Urban & Schwarzenberg, 1999.
3. Burchardi H (Hrsg.): *Akute Notfälle.* 4. Auflag.; Stuttgart – New York: Georg Thieme Verlag, 1993

Paracetamol-Vergiftung

Suchdatum: März 2004

Nick Buckley und Michael Eddleston

Frage **Welche Effekte haben unterschiedliche Behandlungsmethoden?**

Nutzen belegt

Acetylcystein[5, 13–25]

Eine systematische Übersicht ergab eine RCT an Patienten mit nachgewiesener, durch Paracetamol induzierter Leberinsuffizienz. Es zeigte sich, dass Acetylcystein die 21-Tages-Mortalität im Vergleich zu Placebo senkt. Einer Beobachtungsstudie zufolge entwickeln Patienten, die frühzeitig mit Acetylcystein behandelt werden, mit geringerer Wahrscheinlichkeit einen Leberschaden als früher unbehandelt gebliebene Kontrollpersonen. Es fanden sich keine RCTs, in denen Acetylcystein mit Methionin verglichen wird.

Nutzen wahrscheinlich

Methionin[13, 32, 33]

Eine anhand einer systematischen Übersicht ausgewiesene RCT ergab hinsichtlich der Mortalität keinen signifikanten Unterschied zwischen Methionin und unterstützender Versorgung, auch wenn es ihr u. U. an Aussagekraft ermangelte, um einen klinisch bedeutsamen Unterschied aufzudecken. Es zeigen sich begrenzte Hinweise darauf, dass Methionin im Vergleich zu unterstützender Versorgung die Hepatotoxizität verringert. Es fanden sich keine RCTs, in denen Methionin mit Acetylcystein verglichen wird.

Wirksamkeit unbekannt

Aktivkohle (als Einmaldosis oder mehrfach dosiert)[4, 13, 26–29]

Eine systematische Übersicht ergab keine Belege für die Effekte von Aktivkohle – ob als Einmaldosis oder mehrfach dosiert – bei Patienten mit Paracetamol-Vergiftung. Einer großen Fallreihe zufolge sind klinisch signifikante Komplikationen unter mehrfachdosierter Aktivkohle selten.

Magenspülung[4, 13, 30, 31]

Eine systematische Übersicht ergab keine RCTs, in denen die Effekte einer Magenspülung bei Paracetamol-Vergiftung untersucht werden.

Ipecacuanha[13, 26, 30]

Eine systematische Übersicht ergab keine RCTs, in denen die Effekte von Ipecacuanha bei Paracetamol-Vergiftung untersucht werden.

Definition Eine Paracetamol-Vergiftung ist die Folge einer zufällig oder absichtlich eingenommenen Überdosis Paracetamol.

Inzidenz/ Prävalenz In Großbritannien ist Paracetamol diejenige Substanz, die am häufigsten eingenommen wird, um sich selbst zu vergiften.[1] Auch im übrigen Europa, in Nordamerika sowie in Asien und Australien ist sie ein häufig angewandtes Mittel zur Selbstvergiftung. In England und Wales kam es von 1989 bis 1990 zu schätzungsweise 41.200 Fällen von Vergiftung mit paracetamolhaltigen Produkten, mit einer Mortalität von 0,04 % (95 %-CI 0,38–0,46 %). Überdosen von Paracetamol allein führen in England und Wales jährlich zu schätzungsweise 150–200 Todesfällen und 15–20 Lebertransplantationen. Studien jüngeren Datums sprechen dafür, dass Paracetamol-Vergiftungen in Großbritannien inzwischen mindestens genauso häufig vorkommen, auch wenn begrenzte Belege dafür vorliegen, dass deutliche Überdosierungen, Lebertransplantationen und Todesfälle leicht zurückgegangen sind, seit im Jahre 1998 kleinere Packungsgrößen eingeführt wurden.[2]

Ätiologie/ Risikofaktoren

Die meisten Fälle in Großbritannien sind impulsive Akte der Selbstschädigung unter jungen Menschen.[1, 2] In einer Studie mit 80 Personen, die eine Überdosis Paracetamol eingenommen hatten, hatten sich 42 Personen die Tabletten speziell zum Zweck der Einnahme einer Überdosis verschafft, und zwar in 33 Fällen weniger als eine Stunde vor der Tat.[2]

Prognose

Personen mit Paracetamol-Blutspiegeln oberhalb der Standardbehandlungslinie haben unbehandelt eine schlechte Prognose (Abb. 1).[4–6] Die Standardbehandlungslinie wird in Großbritannien definiert als eine Linie, die auf einem halblogarithmischen Diagramm 200 mg/l bei 4 Stunden und 30 mg/l bei 15 Stunden verbindet. In einer Studie an 57 unbehandelten Patienten mit Blutspiegeln oberhalb dieser Linie entwickelten 33 einen schweren Leberschaden, und 3 Patienten starben.[5] Bei Personen, bei denen anamnestisch Alkoholmissbrauch, die Einnahme enzyminduzierender Substanzen, Essstörungen oder mehrfache Einnahmen von Überdosen bekannt sind, besteht u. U. die Gefahr eines Leberschadens bei Blutspiegeln unterhalb dieser Linie.[7] In den USA dient eine niedrigere Linie als Indikation zur Behandlung; jedoch fanden sich keine Daten, die einen Zusammenhang zwischen dieser Linie und prognostischen Ergebnissen herstellen.[8] **Dosiseffekt:** Die eingenommene Dosis ist auch ein Indikator für die Gefahr einer Hepatotoxizität. Bei Personen, die weniger als 125 mg/kg KG einnahmen, bestand keine signifikante Hepatotoxizität, während es bei höheren Dosen zu einem scharfen, dosisabhängigen Anstieg kam.[9] Kinder, bei denen dokumentiert ist, dass eine Einzeldosis von weniger als 200 mg/kg KG nicht zum Tode führt und nur selten hepatotoxisch wirkt, haben u. U. eine höhere Toxizitätsschwelle nach akuter Ingestion.[10] Für Patienten, die später als 24 Stunden oder zu einem unbekannten Zeitpunkt nach der Aufnahme in ärztliche Behandlung kommen, wurden mehrere andere prognostische Indikatoren vorgeschlagen, darunter die Prothrombinzeit und abnorme Leberfunktionswerte.[11, 12] Diese wurden jedoch nicht prospektiv evaluiert.

Literatur

1. Gunnell D, Hawton K, Murray V, et al. Use of paracetamol for suicide and non-fatal poisoning in the UK and France: are restrictions on availability justified? *J Epidemiol Community Health* 1997;51:175–179.
2. Camidge DR, Wood RJ, Bateman DN. The epidemiology of self-poisoning in the UK. *Br J Clin Pharmacol* 2003;56:613–619.
3. Hawton K, Ware C, Mistry H, et al. Paracetamol self-poisoning. Characteristics, prevention and harm reduction. *Br J Psychiatry* 1996;168:43–48.
4. Buckley NA, Whyte IM, O'Connell DL, et al. Activated charcoal reduces the need for *N*-acetylcysteine treatment after acetaminophen (paracetamol) overdose. *J Toxicol Clin Toxicol* 1999;37:753–757.
5. Prescott LF, Illingworth RN, Critchley JAJH, et al. Intravenous *N*-acetylcysteine: the treatment of choice for paracetamol poisoning. *BMJ* 1979;2:1097–1100.
6. Rumack BH, Matthew H. Acetaminophen poisoning and toxicity. *Pediatrics* 1975;55:871–876.
7. Vale JA, Proudfoot AT. Paracetamol (acetaminophen) poisoning. *Lancet* 1995;346:547–552.
8. Smilkstein MJ, Knapp GL, Kulig KW, et al. Efficacy of oral *N*-acetylcysteine in the treatment of acetaminophen overdose. Analysis of the National Multicentre Study (1976–1985). *N Engl J Med* 1988;319:1557–1562.

9. Prescott LF. Paracetamol overdosage. Pharmacological considerations and clinical management. *Drugs* 1983;25:290–314.
10. Caravati EM. Unintentional acetaminophen ingestion in children and the potential for hepatotoxicity. *J Toxicol Clin Toxicol* 2000;38:291–296.
11. Schiodt FV, Ott P, Christensen E, et al. The value of plasma acetaminophen half-life in antidote-treated acetaminophen overdosage. *Clin Pharmacol Ther* 2002;71:221–225.
12. James LP, Wells E, Beard RH, et al. Predictors of outcome after acetaminophen poisoning in children and adolescents. *J Pediatr* 2002;140:522–526.
13. Brok J, Buckley N, Gluud C. Interventions for paracetamol (acetaminophen) overdoses. In: The Cochrane Library, Issue 3, 2004. Chichester, UK: John Wiley & Sons, Ltd. Search date 2001; primary sources Cochrane Hepato-Biliary Group Controlled Trials Register, Cochrane Controlled Trials Register, Medline, Embase, and hand searching of reference lists from RCTs, textbooks, review articles and meta-analyses, and personal contact with authors of relevant RCTs.
14. Keays R, Harrison PM, Wendon JA, et al. Intravenous acetylcysteine in paracetamol induced fulminant hepatic failure: a prospective controlled trial. *BMJ* 1991;303:1026–1029.
15. Buckley NA, Whyte IM, O'Connell DL, et al. Oral or intravenous *N*-acetylcysteine: which is the treatment of choice for acetaminophen (paracetamol) poisoning? *J Toxicol Clin Toxicol* 1999;37:759–767.
16. Chan TY, Critchley JA. Adverse reactions to intravenous *N*-acetylcysteine in Chinese patients with paracetamol (acetaminophen) poisoning. *Hum Exp Toxicol* 1994;13:542–544.
17. Schmidt LE, Dalhoff K. Risk factors in the development of adverse reactions to *N*-acetylcysteine in patients with paracetamol poisoning. *Br J Clin Pharmacol* 2001;51:87–91.
18. Wright RO, Anderson AC, Lesko SL, et al. Effect of metoclopramide dose on preventing emesis after oral administration of *N*-acetylcysteine for acetaminophen overdose. *J Toxicol Clin Toxicol* 1999;37:35–42.
19. Sanaei-Zadeh H, Taghaddosinejad F, Jalali N, et al. Adverse effects of intravenous N-acetylcysteine. *Clin Drug Invest* 2003;23;129–133.
20. Kao LW, Kirk MA, Furbee RB, et al. What is the rate of adverse events after oral N-acetylcysteine administered by the intravenous route to patients with suspected acetaminophen poisoning? *Ann Emerg Med* 2003;42:741–750.
21. Mant TG, Tempowski JH, Volans GN, et al. Adverse reactions to acetylcysteine and effects of overdose. *BMJ* 1984;289:217–219.
22. Appelboam AV, Dargan PI, Jones AL, et al. Fatal anaphylactoid reaction to *N*-acetylcysteine: caution in asthmatics. *J Toxicol Clin Toxicol* 2002;40:366–367.
23. Perry HE, Shannon MW. Efficacy of oral versus intravenous *N*-acetylcysteine in acetaminophen overdose: results of an open-label, clinical trial. *J Pediatr* 1998;132:149–152.
24. Dougherty T, Greene T, Roberts JR. Acetaminophen overdose: comparison between continuous and intermittent intravenous *N*-acetylcysteine 48-hour protocols. *Ann Emerg Med* 2000;36:S83.
25. Woo OF, Mueller PD, Olson KR, et al. Shorter duration of oral *N*-acetylcysteine therapy for acute acetaminophen overdose. *Ann Emerg Med* 2000;35:363–368.
26. Krenzelok EP, McGuigan M, Lheur P. Position statement: ipecac syrup. American Academy of Clinical Toxicology and European Association of Poisons Centres and Clinical Toxicologists. *J Toxicol Clin Toxicol* 1997;35:699–709.
27. Dorrington CL, Johnson DW, Brant R. The frequency of complications associated with the use of multiple-dose activated charcoal. *Ann Emerg Med* 2003;41:370–377.
28. Chyka PA, Seger D. Position statement: single-dose activated charcoal. American Academy of Clinical Toxicology; European Association of Poisons Centres and Clinical Toxicologists. *J Toxicol Clin Toxicol* 1997;35:721–741.
29. American Academy of Clinical Toxicology, European Association of Poison Centres, and Clinical Toxicologists. Position statement and practice guidelines on the use of multi-dose activated charcoal in the treatment of acute poisoning. *J Toxicol Clin Toxicol* 1999;37:731–751.
30. Pond SM, Lewis-Driver DJ, Williams GM, et al. Gastric emptying in acute overdose: a prospective randomised controlled trial. *Med J Aust* 1995;163:345–349.
31. Vale JA. Position statement: gastric lavage. American Academy of Clinical Toxicology, European Association of Poisons Centres, and Clinical Toxicologists. *J Toxicol Clin Toxicol* 1997;35:711–719.
32. Hamlyn AN, Lesna M, Record CO, et al. Methionine and cysteamine in paracetamol (acetaminophen) overdose, prospective controlled trial of early therapy. *J Int Med Res* 1981;9:226–231.
33. Alsalim W, Fadel M. Oral methionine compared with intravenous n-acetyl cysteine for paracetamol overdose. *Emerg Med J* 2003;20:366–367. Search date 2003; primary source Medline.

Kommentar

Klaus Mörike

Zur **Prävention**: Durch gesetzliche Begrenzung der Abgabemenge wurde in Großbritannien ein Rückgang der Mortalität und der Lebertransplantationsrate erreicht (1). Auch die Einführung von Blister-Packungen erwies sich als vorteilhaft (2).
Zur **Diagnostik**: Eine ausreichend lange Beobachtungs- und Behandlungszeit von mindestens 48 Stunden nach Ingestion ist wichtig (3).
Zu **Interventionen**: Für die Behandlung mit Acetylcystein hat sich kein spezielles Schema gegenüber einem anderen als überlegen erwiesen (4). Orale und intravenöse Gabe sind wahrscheinlich etwa gleich effektiv, wenn die oral verabreichte Menge nicht erbrochen wird.
Für unerwünschte Wirkungen von Acetylcystein ist Asthma bronchiale ein Risikofaktor (5). Normalerweise sind sie leicht beherrschbar und geben keinen Grund, Acetylcystein vorzuenthalten.
Von den Resorptionsreduktionsmaßnahmen (Aktivkohle, Magenspülung, Ipecacuanha) hat Aktivkohle das günstigste Nutzen-Risiko-Verhältnis (4). Eine Studie bei Freiwilligen zeigte, dass die Paracetamol-Bioverfügbarkeit um 30 % reduziert wurde, wenn Aktivkohle nach einer Stunde verabreicht wurde, nicht jedoch später (6). Aktivkohle kann mit der oralen Acetylcystein-Gabe interferieren.
Zu **prognostischen Faktoren**: Die Behandlung mit Acetylcystein soll früh, d. h. möglichst innerhalb der ersten 10 Stunden nach Ingestion, erfolgen. Ob Acetylcystein nach 12 Stunden noch einen Nutzen bringt, ist nicht bewiesen; dennoch wird es auch dann noch gegeben (7).
Die Lebertransplantation kann bei fulminantem Leberversagen lebensrettend sein (4). Eine genaue Definition der Auswahlkriterien steht noch aus (4). Die arterielle Laktat-Konzentration ist möglicherweise hilfreich (8). Hyperphosphatämie kann ein Zeichen des paracetamolinduzierten Leberversagens sein (9).
Ob chronischer Alkoholkonsum die Hepatotoxizität von Paracetamol erhöht, ist umstritten (10–14). Auf Grund einer aktuellen retrospektiven Analyse ist chronischer Alkoholkonsum ein unabhängiger Risikofaktor für Mortalität durch Paracetamol-Vergiftung (15). Hingegen stellt die akute Alkohol-Ingestion offenbar einen protektiven Faktor dar, jedoch nur bei Alkoholikern (15).

1. Hawton K, Townsend E, Deeks J, Appleby L, Gunnell D, Bennewith O, Cooper J: Effects of legislation restricting pack sizes of paracetamol and salicylate on self poisoning in the United Kingdom: before and after study. BMJ 2000;322:1–7.
2. Turvill JL, Burroughs AK, Moore KP: Change in occurrence of paracetamol overdose in UK after introduction of blister packs. Lancet 2000;355:2048–9.
3. James LP, Wells E, Beard RH, Farrar HC: Predictors of outcome after acetaminophen poisoning in children and adolescents. J Pediatr 2002;140:522–6.
4. Brok J, Buckley N, Gluud C: Interventions for paracetamol (acetaminophen) overdoses (Cochrane Review). In: The Cochrane Library, Issue 3, 2002. Oxford: Update Software.
5. Schmidt LE, Dalhoff K: Risk factors in the development of adverse reactions to N-acetylcysteine in patients with paracetamol poisoning. Br J Clin Pharmacol 2001;51:87–91.
6. Green R, Grierson R, Sitar DS, Tenenbein M: How long after drug ingestion is activated charcoal still effective? J Toxicol Clin Toxicol 2001;39:601–5.
7. Jones AL: Recent advances in the management of late paracetamol poisoning. Emerg Med 2000;12:14–21.
8. Bernal W, Donaldson N, Wyncoll D, Wendon J: Blood lactate as an early predictor of outcome in paracetamol-induced acute liver failure. Lancet 2002;359:558–63.
9. Schmidt LE, Dalhoff K: Serum phosphate is an early predictor of outcome in severe acetaminophen-induced hepatotoxicity. Hepatology 2002;36:659–65.
10. Prescott LF: Paracetamol, alcohol and the liver. Br J Clin Pharmacol 2000;49:291–301.
11. Kuffner EK, Dart RC, Bogdan GM, Hill RE, Casper E, Darton L: Effect of maximal daily doses of acetaminophen on the liver of alcoholic patients. A randomized, double-blind, placebo-controlled trial. Arch Intern Med 2001;161:2247–52.

12. Holtzman JL: The effect of alcohol on acetaminophen hepatotoxicity. Arch Intern Med 2002;162:1193.
13. Soll AH, Sees KL: Is acetaminophen really safe in alcoholic patients? Arch Intern Med 2002;162:1194.
14. Oviedo J, Wolfe MM: Alcohol, acetaminophen, and toxic effects on the liver. Arch Intern Med 2002;162:1194–5.
15. Schmidt LE, Dalhoff K, Enghusen Poulsen H: Acute versus chronic alcohol consumption in acetaminophen-induced hepatotoxicity. Hepatology 2002;35:876–82.

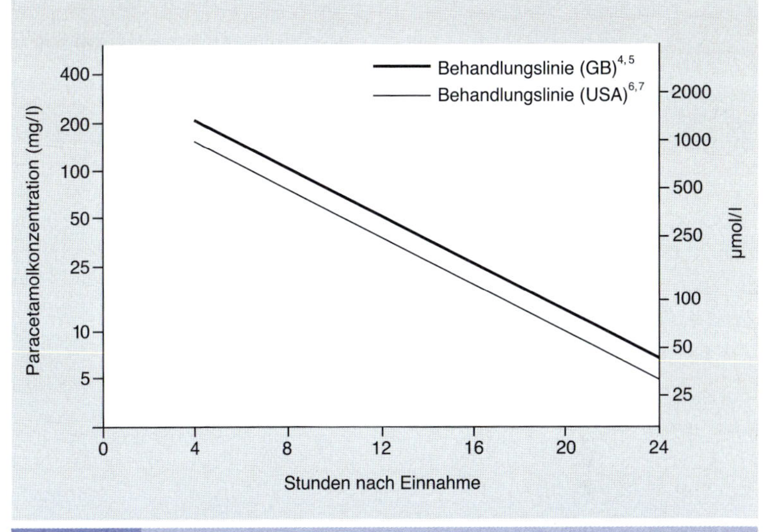

Abbildung 1 Nomogramm zur Festsetzung einer Acetylcystein- oder Methionintherapie anhand den Blutkonzentrationen von Paracetamol 4–24 Stunden nach Einnahme.[3]

Chlamydieninfektion im Genitalbereich

Suchdatum: März 2004

Nicola Low

Frage **Welche Effekte haben Antibiotikatherapien bei Männern und nicht schwangeren Frauen mit unkomplizierter genitaler Chlamydieninfektion?**

Kurzzeitige Keimfreiheit ist der in den meisten RCTs gemessene Parameter zur Beurteilung des Heilungserfolges, doch dieser ist nicht gleich bedeutend mit einer Keimeradikation. Langzeit-Heilungen wurden auf Grund hoher Ausfallraten und Schwierigkeiten bei der Unterscheidung zwischen persistierender Infektion und Reinfektion durch neuerliche Exposition nicht intensiv untersucht.

Nutzen belegt

Azithromycin (Einzeldosis)[13]

Einer systematischen Übersicht von zwölf verblindeten und unverblindeten RCTs zufolge besteht hinsichtlich der Raten an Keimfreiheit (Heilungsraten) bei Chlamydieninfektion kein signifikanter Unterschied zwischen einer Einzeldosis Azithromycin und einer 7-tägigen Behandlung mit Doxycyclin. Die Nebenwirkungsraten der Therapien waren vergleichbar.

Doxycyclin, Tetracyclin (Therapien mit Mehrfachdosen)[14–36]

Kleinen RCTs mit kurzer Nachbeobachtungsphase und hohen Abbruchraten zufolge erreichen Therapien mit Mehrfachdosen von Tetrazyklinen (Doxycyclin, Tetracyclin) bei Chlamydieninfektionen im Genitalbereich mikrobielle Heilungsraten von mindestens 95 %. Einer systematischen Übersicht von zwölf verblindeten und unverblindeten RCTs zufolge besteht hinsichtlich der Raten an Keimfreiheit (Heilungsraten) bei Chlamydieninfektion kein signifikanter Unterschied zwischen einer 7-tägigen Behandlung mit Doxycyclin und einer Einzeldosis Azithromycin. Die Nebenwirkungsraten der Therapien waren vergleichbar. Die Metaanalyse zweier RCTs zeigte, dass Doxycyclin im Vergleich zu Ciprofloxacin mikrobiologische Therapieversager verringert.

Nutzen wahrscheinlich

Erythromycin (Mehrfachdosen)[33–35]

Drei kleine RCTs ergaben für Erythromycin Heilungsraten von 77–100 %, wobei mit 2 g Erythromycin pro Tag im Vergleich zu 1 g/d höhere Heilungsraten erreicht wurden.

Wirksamkeit unbekannt

Amoxicillin, Ampicillin, Clarithromycin, Lymecyclin, Minocyclin, Ofloxacin, Pivampicillin, Rifampicin, Rosarimycin, Roxithromycin, Sparfloxacin, Trovafloxacin (Therapien mit Mehrfachdosen)

Es fanden sich begrenzte Hinweise auf die Effekte dieser Therapien.

Nutzen unwahrscheinlich

Ciprofloxacin (Therapieschemata mit Mehrfachdosen)[23, 24]

Zwei RCTs zufolge führt Ciprofloxacin in 63–92 % der Fälle zu einer Heilung. Eine Metaanalyse ergab jedoch, dass bei Ciprofloxacin im Vergleich zu Doxycyclin eine signifikant höhere Versagerquote zu beobachten ist.

Frage **Welche Effekte haben Antibiotikatherapien bei unkomplizierter genitaler Chlamydieninfektion in der Schwangerschaft?**

Nutzen wahrscheinlich

Azithromycin (Einzeldosis)[37–39]

Eine systematische Übersicht ergab, dass eine Einzeldosis Azithromycin die Heilungsrate im Vergleich zu einer 7-tägigen Erythromycintherapie erhöht und das Risiko einer zum Therapieabbruch führenden Nebenwirkung verringert. Zwei nachfolgend durchgeführten nicht verblindeten RCTs zufolge besteht jedoch hinsichtlich der Heilungsraten kein signifikanter Unterschied zwischen einer Einzeldosis Azithromycin und mehreren Amoxicillindosen.

Erythromycin oder Amoxicillin (Therapien mit Mehrfachdosen)[37]

Einer kleinen, in einer systematischen Übersicht ausgewiesenen RCT zufolge erhöht Erythromycin im Vergleich zu Placebo die Heilungsraten. Der Übersicht zufolge verringert ein 7-tägiger Therapiezyklus mit Erythromycin im Vergleich zu einer Einzeldosis Azithromycin die mikrobiologische Heilung und erhöht das Risiko von Nebenwirkungen. Zwei nachfolgende RCTs zeigten hinsichtlich der Heilungsraten keinen signifikanten Unterschied zwischen Amoxicillin in Mehrfachdosierung und einer Einzeldosis Azithromycin. Andere RCTs in der Übersicht zeigten hohe Heilungsraten unter Erythromycin und Amoxyillin und keinen signifikanten Unterschied zwischen den Heilungsraten beider Substanzen.

Wirksamkeit unbekannt

Clindamycin (Therapien mit Mehrfachdosen)[36]

In einer kleinen RCT war hinsichtlich der Heilungsraten kein signifikanter Unterschied zwischen Clindamycin und Erythromycin zu erkennen.

Definition

Die Chlamydieninfektion des Genitales ist eine sexuell übertragbare Infektion der männlichen Harnröhre und der Endozervix und/oder der Urethra bei der Frau. Sie wird als **unkompliziert** definiert, wenn sie nicht in den oberen Genitaltrakt aufgestiegen ist. Die Infektion verläuft bei Frauen in bis zu 80 % der Fälle asymptomatisch, kann aber auch unspezifische Symptome, wie vaginalen Fluor und Zwischenblutungen, verursachen. Bei Männern führt die Infektion zu Ausfluss und Harnröhrenreizung oder Dysurie, kann aber in bis zu 50 % der Fälle auch asymptomatisch verlaufen.[1] Bei **komplizierter** Chlamydieninfektion kommt es zusätzlich zu einer Infektion des oberen Genitaltrakts (bei Frauen als PID [siehe „Pelvic Inflammatory Disease", S. 523], bei Männern als Epididymoorchitis) sowie extragenitaler Bereiche wie der Augen. Therapeutische Maßnahmen bei komplizierter Chlamydieninfektion sind in diesem Kapitel nicht enthalten.

Inzidenz/ Prävalenz

Die genitale Chlamydieninfektion ist in den Industrienationen die häufigste bakterielle sexuell übertragbare Infektion[1], und zwischen 2000 und 2002 stieg die Anzahl dokumentierter Fälle in Großbritannien und den USA um etwa 20 %.[2, 3] Bei der Frau tritt die Infektion meist im Alter zwischen 16 und 19 Jahren auf. In dieser Altersgruppe werden in Großbritannien jährlich 1300 neue Infektionen auf 100.000 Frauen[2] angegeben; im Vergleich dazu sind es 1900 auf 100.000 in Schweden[4] und 2536/100.000 in den USA[3]. Bei Männern liegt der Erkrankungsgipfel in der Altersgruppe von 20 bis 24 Jahren, mit etwa 965/100.000 neuen Infektionen pro Jahr in Großbritannien und den USA und 1200/100.000 in Schweden.[2–4] Mit zunehmendem Alter nehmen die Raten deutlich ab. Die jeweils angegebenen

Raten hängen in hohem Maße vom Grad der Durchuntersuchung ab. Die Bevölkerungsprävalenz der unkomplizierten Chlamydieninfektion des Genitales betrug 1999 in Großbritannien unter den 18- bis 44-Jährigen 2,2 % (95 %-CI 1,5–3,2 %) beim Mann und 1,5 % (95 %-CI 1,1–2,1 %) bei der Frau.[5]

Ätiologie/ Risikofaktoren Die Infektion wird durch das Bakterium *Chlamydia trachomatis*, Serotypen D bis K verursacht und primär durch Geschlechtsverkehr, aber auch perinatal sowie durch direkten oder indirekten Okulogenitalkontakt übertragen.

Prognose Bei Frauen verursacht eine unbehandelte Infektion durch Aszension in den oberen Genitaltrakt in 30–40 % der Fälle eine PID (siehe „Pelvic Inflammatory Disease", S. 523).[6] Bereits nach einer einzigen PID-Episode tritt bei etwa 11 % der Frauen eine tubäre Sterilität auf, und das Risiko für eine Extrauteringravidität ist 6- bis 7fach erhöht.[7] Bei Männern kann eine aszendierende Infektion zur Epididymitis führen. Es liegen diesbezüglich jedoch nur begrenzte Belege für eine kausale Beziehung zur männlichen Sterilität vor.[8] Eine vertikale Übertragung von einer infizierten Mutter auf ihr Kind führt in 30–40 % der Fälle zu einer Chlamydienkonjunktivitis oder -pneumonie des Neugeborenen. Chlamydieninfektionen können gemeinsam mit anderen Infektionen der Geschlechtsorgane/genitalen Infektionen auftreten und erhöhen das Risiko einer HIV-Übertragung und -Infektion.[1] Unbehandelt dauert eine Chlamydieninfektion bei den meisten Frauen mindestens 60 Tage und nimmt beim Mann einen etwas kürzeren Verlauf.[9] Die Rate der Spontanremissionen beträgt monatlich etwa 5 %.[10]

Literatur

1. Holmes KK, Sparling PF, Mårdh PA, et al, eds. *Sexually transmitted diseases*. 3rd ed. New York: McGraw Hill Inc, 1999.
2. Health Protection Agency. Chlamydia (*Chlamydia trachomatis*). (http://www.hpa.org.uk/infections/topics_az/hiv_and_sti/sti-chlamydia/chlamydia.htm, last accessed 19 July 2004).
3. Centers for Disease Control and Prevention. Sexually Transmitted Disease Surveillance, 2001. Atlanta, GA: U.S. Department of Health and Human Services, September 2002.
4. Communicable Diseases in Sweden 2000. The Annual Report of the Department of Epidemiology. 2000, Stockholm, Swedish Institute for Infectious Disease Control.
5. Fenton K, Korovessis C, Johnson AM, et al. Sexual behaviour in Britain: sexually transmitted infections and prevalent *Chlamydia trachomatis* infection. *Lancet* 2001;358:1851–1854.
6. Cates W Jr, Rolfs RT Jr, Aral SO. Sexually transmitted diseases, pelvic inflammatory disease, and infertility: an epidemiologic update. *Epidemiol Rev* 1990;12:199–220.
7. Weström L, Bengtsson LP, Mårdh PA. Incidence, trends, and risks of ectopic pregnancy in a population of women. *BMJ* 1981;282:15–18.
8. Ness RB, Markovic N, Carlson CL, et al. Do men become infertile after having sexually transmitted urethritis? An epidemiologic examination [review]. *Fertil Steril* 1997;68:205–213.
9. Golden MR, Schillinger JA, Markowitz L, et al. Duration of untreated genital infections with *Chlamydia trachomatis*: a review of the literature. *Sex Transm Dis 2000;27:329–337.*
10. Morré SA, van den Brule AJC, Rozendaal L, et al. The natural course of asymptomatic *Chlamydia trachomatis* infections: 45 % clearance and no development of clinical PID after one-year follow up. *Int J STD AIDS* 2002;13(Suppl 2):12–18.
11. Chalmers I, Adams M, Dickersin K, et al. A cohort study of summary reports of controlled trials. *JAMA* 1990;263:1401–1405.
12. Clinical Effectiveness Group. National guideline for the management of *Chlamydia trachomatis* genital tract infection. *Sex Transm Infect* 1999;75(Suppl 1):4–8
13. Lau C-Y, Qureshi AK. Azithromycin versus doxycycline for genital chlamydial infections: A meta-analysis of randomised clinical trials. *Sex Transm Dis* 2002;29:497–502. Search date 2001; primary sources Medline, HealthSTAR, Ovid, Best Evidence, Cochrane Database of Abstracts and Reviews of Effectiveness.
14. Paavonen J, Kousa M, Saikku P, et al. Treatment of nongonococcal urethritis with trimethoprim-sulphadiazine and with placebo. A double-blind partner-controlled study. *Br J Venereal Dis* 1980;56:101–104.

15. Nilsen A, Halsos A, Johansen A, et al. A double blind study of single dose azithromycin and doxycycline in the treatment of chlamydial urethritis in males. *Genitourin Med* 1992;68:325–327.
16. Steingrimsson O, Olafsson JH, Thorarinsson H, et al. Single dose azithromycin treatment of gonorrhea and infections caused by *C trachomatis* and *U urealyticum* in men. *Sex Transm Dis* 1994;21: 43–46.
17. Stamm WE, Hicks CB, Martin DH, et al. Azithromycin for empirical treatment of the nongonococcal urethritis syndrome in men. A randomized double-blind study. *JAMA* 1995;274:545–549.
18. Brihmer C, Mårdh PA, Kallings I, et al. Efficacy and safety of azithromycin versus lymecycline in the treatment of genital chlamydial infections in women. *Scand J Infect Dis* 1996;28:451–454.
19. Stein GE, Mummaw NL, Havlichek DH. A preliminary study of clarithromycin versus doxycycline in the treatment of nongonococcal urethritis and mucopurulent cervicitis. *Pharmacotherapy* 1995;15: 727–731.
20. Romanowski B, Talbot H, Stadnyk M, et al. Minocycline compared with doxycycline in the treatment of nongonococcal urethritis and mucopurulent cervicitis. *Ann Intern Med* 1993;119:16–22.
21. Boslego JW, Hicks CB, Greenup R, et al. A prospective randomized trial of ofloxacin vs. doxycycline in the treatment of uncomplicated male urethritis. *Sex Transm Dis* 1988;15:186–191.
22. Phillips I, Dimian C, Barlow D, et al. A comparative study of two different regimens of sparfloxacin versus doxycycline in the treatment of non-gonococcal urethritis in men. *J Antimicrob Chemother* 1996;37(suppl A):123–134.
23. Hooton TM, Rogers ME, Medina TG, et al. Ciprofloxacin compared with doxycycline for nongonococcal urethritis. Ineffectiveness against *Chlamydia trachomatis* due to relapsing infection. *JAMA* 1990;264:1418–1421.
24. Jeskanen L, Karppinen L, Ingervo L, et al. Ciprofloxacin versus doxycycline in the treatment of uncomplicated urogenital *Chlamydia trachomatis* infections. A double-blind comparative study. *Scand J Infect Dis Suppl* 1989;60:62–65.
25. McCormack WM, Dalu ZA, Martin DH, et al. Double-blind comparison of trovafloxacin and doxycycline in the treatment of uncomplicated Chlamydial urethritis and cervicitis. Trovafloxacin Chlamydial Urethritis/Cervicitis Study Group. *Sex Transm Dis* 1999;26:531–536.
26. Lassus AB, Virrankoski T, Reitamo SJ, et al. Pivampicillin versus doxycycline in the treatment of chlamydial urethritis in men. *Sex Transm Dis* 1990;17:20–22.
27. Lassus A, Juvakoski T, Kanerva L. Comparison between rifampicin and tetracycline in the treatment of nongonococcal urethritis in males with special reference to *Chlamydia trachomatis. Eur J Sex Transm Dis* 1984;2:15–17.
28. Lassus A, Allgulander C, Juvakoski T. Efficacy of rosaramicin and tetracycline in chlamydia-positive and -negative nongonococcal urethritis. *Eur J Sex Transm Dis* 1982;1:29–31.
29. Juvakoski T, Allgulander C, Lassus A. Rosaramicin and tetracycline treatment in *Chlamydia trachomatis*-positive and -negative nongonococcal urethritis. *Sex Transm Dis* 1981;8:12–15.
30. Brunham RC, Kuo CC, Stevens CE, et al. Therapy of cervical chlamydial infection. *Ann Intern Med* 1982;97:216–219.
31. Batteiger BE, Zwickl BE, French ML, et al. Women at risk for gonorrhea: comparison of rosaramicin and ampicillin plus probenecid in the eradication of *Neisseria gonorrhoeae, Chlamydia trachomatis* and genital mycoplasmas. *Sex Transm Dis* 1985;12:1–4.
32. Robson HG, Shah PP, Lalonde RG, et al. Comparison of rosaramicin and erythromycin stearate for treatment of cervical infection with *Chlamydia trachomatis. Sex Transm Dis* 1983;10:130–134.
33. Worm AM, Hoff G, Kroon S, et al. Roxithromycin compared with erythromycin against genitourinary chlamydial infections. *Genitourin Med* 1989;65:35–38.
34. Worm AM, Avnstorp C, Petersen CS. Erythromycin against *Chlamydia trachomatis* infections. A double blind study comparing 4- and 7-day treatment in men and women. *Dan Med Bull* 1985;32:269–271.
35. Linnemann CCJ, Heaton CL, Ritchey M. Treatment of *Chlamydia trachomatis* infections: comparison of 1- and 2-g doses of erythromycin daily for seven days. *Sex Transm Dis* 1987;14:102–106.
36. Kuo CC, Wang SP, Grayston JT. Antimicrobial activity of several antibiotics and a sulfonamide against *Chlamydia trachomatis* organisms in cell culture. *Antimicrob Agents Chemother* 1977;12: 80–83.
37. Brocklehurst P, Rooney G. Interventions for treating genital *Chlamydia trachomatis* infection in pregnancy. In: The Cochrane Library, Issue 3, 2002. Oxford: Update Software. Search date 1998; primary sources Cochrane Pregnancy and Childbirth Review Group Specialised Register of Controlled Trials, and Cochrane Controlled Trials Register.
38. Jacobson GF, Autry AM, Kirby RS, et al. A randomized controlled trial comparing amoxicillin and azithromycin for the treatment of *Chlamydia trachomatis* in pregnancy. *Am J Obstet Gynecol* 2001;184:1352–1356.
39. Kacmar J, Cheh E, Montagno A, et al. A randomized trial of azithromycin versus amoxicillin for the treatment of *Chlamydia trachomatis* in pregnancy. *Infect Dis Obstet Gynecol* 2001;9:197–202.

Kommentar

Pietro L. Vernazza

Chlamydieninfekte gehören zu den häufigsten sexuell übertragbaren Infektionen. Die Mehrzahl der Infektionen verläuft allerdings asymptomatisch (Frauen 80 %, Männer 50 %). Dies erklärt auch die hohe Prävalenz von genitalen Infektionen mit Chlamydia trachomatis (1–5 %). Am häufigsten sind Jugendliche zwischen 15 und 19 Jahren betroffen.

Die lange Persistenz von asymptomatischen genitalen Chlamydieninfekten (bis 15 Monate dokumentiert) unterstreicht die epidemiologische Bedeutung der Erkrankung. Während der Persistenz des Erregers sind die Träger infektiös, was – zusammen mit der milden Symptomatik – die starke Verbreitung dieser sexuell übertragbaren Erkrankung erklärt. Die Persistenz erschwert aber auch die Beurteilung therapeutischer Interventionen (Re-Infektion vs. Rezidiv). Die meisten Studien untersuchten nur das kurzfristige klinische und/oder mikrobiologische Ansprechen der Therapie.

Die Therapie der genitalen Chlamydieninfekte (außerhalb der Schwangerschaft) ist gut belegt für Tetracycline (4 × 500 mg, 7 Tage), Doxycycline (100 mg bid, 7 Tage) und Makrolide. Ciprofloxacin ist der Standardtherapie unterlegen. Die Behandlung mit einer Einmaldosis Azithromycin (1g) dürfte bezüglich Wirksamkeit und Nebenwirkungen der 7-tägigen Standardtherapie ebenbürtig sein.

Während der Schwangerschaft ist Amoxicillin eine gute Alternative zur Behandlung mit Erythromycin, aber auch die Einmaldosis Azithromycin ist gut wirksam und ist dem Erythromycin bezüglich mikrobiologischer Eradikation überlegen. Es gibt wenig Daten zur Teratogenizität von Azithromycin.

Genitalwarzen

Suchdatum: März 2004

Henry W. Buck Jr.

Frage Welche Effekte haben unterschiedliche Behandlungsmethoden bei externen Genitalwarzen?

Nutzen belegt

Kryotherapie (in der Beseitigung von Warzen ebenso effektiv wie Trichloressigsäure und effektiver als Podophyllin)[15–17]

Es fanden sich keine RCTs, in denen Kryotherapie mit Placebo oder Nichtbehandlung verglichen worden wäre. Zwei RCTs zufolge besteht hinsichtlich der Abheilung nach 6–10 Wochen kein signifikanter Unterschied zwischen Kryotherapie und Trichloressigsäure. Eine der RCTs zeigte hinsichtlich eines erneuten Auftretens von Warzen 2 Monate nach Abschluss der Therapie keinen signifikanten Unterschied. Begrenzten Hinweisen aus einer RCT zufolge ist eine Kryotherapie in Bezug auf die Heilungsraten nach 6-wöchiger Therapie weniger wirksam als Elektrochirurgie. Die Nachbeobachtung „geheilter" Patienten ergab jedoch im Hinblick auf das neuerliche Auftreten von Warzen nach 3–5 Monaten keinen signifikanten Unterschied. In einer anderen RCT zeigte sich in Bezug auf die 3-Monats-Heilungsraten kein signifikanter Unterschied zwischen Kryotherapie und Elektrochirurgie. Einer RCT zufolge bessert eine Kryotherapie im Vergleich zu Podophyllin die Heilungsraten nach 6 Wochen, und die Nachbeobachtung „geheilter" Patienten zeigte, dass 3–5 Monate nach einer Kryotherapie weniger Patienten erneut Warzen bekommen hatten.

Elektrochirurgie (mindestens ebenso wirksam wie Kryotherapie und wirksamer als Podophyllin zur Beseitigung der Warzen)[15, 18–23]

Einer RCT zufolge heilen unter Elektrochirurgie nach 6 Monaten mehr Warzen ab als nach Nichtbehandlung. Eine RCT zeigte, dass die Elektrochirurgie im Vergleich zu systemisch verabreichtem Interferon nach 6 Monaten das Abheilen von Warzen verbessert, wobei die Zunahme jedoch nicht signifikant war. Eine RCT zeigte, dass die Elektrochirurgie im Vergleich zur Kryotherapie nach 6-wöchiger Behandlung die Heilungsraten bessert. Die Nachbeobachtung „geheilter" Patienten ergab jedoch hinsichtlich des Anteils an Patienten, die 3–5 Monate nach der Behandlung erneut Warzen hatten, keinen signifikanten Unterschied. Außerdem stellte sich heraus, dass die Elektrotherapie im Vergleich zu Podophyllin nach 6-wöchiger Behandlung die Heilungsraten erhöht, und die Nachbeobachtung erfolgreich Geheilter zeigte, dass dieser Unterschied auch noch 3–5 Monate nach der Behandlung besteht. Einer anderen RCT zufolge besteht hinsichtlich der Abheilung nach 3 Monaten kein signifikanter Unterschied zwischen Elektrochirurgie und Kryotherapie.

Imiquimod bei Patienten ohne HIV[24–27]

Einer systematischen Übersicht und einer anschließenden RCT zufolge führt 1- oder 5 %ige Imiquimod-Creme bei Patienten ohne HIV im Vergleich zu Placebo sowohl zu einer signifikant höheren Abheilungsrate als auch zu einem verringerten Wiederauftreten von Warzen. Eine RCT an Frauen ohne HIV ergab, dass 2 Mal täglich verabreichtes im Vergleich zu einmal täglich oder 3 Mal wöchentlich verabreichtem Imiquimod 5 % über 20 Wochen hinweg die Abheilung der Warzen nicht beschleunigt, ein Hauterythem hingegen verstärkt wird. Einer RCT an Patienten ohne HIV zufolge führt 5 %iges Imiquimod im Vergleich zu 1 %igem Imiquimod oder Placebo zu einer mäßigen bis schweren Verstärkung eines Erythems, und Erosion, Exkoriation, Ödem und Schorfbildung nehmen zu.

Topisches Interferon[29–31]

Drei RCTs zufolge verbessert lokal appliziertes Interferon im Vergleich zu Placebo 4 Wochen nach der Behandlung die Abheilung der Warzen. Eine der RCTs zeigte auch, dass topisches Interferon im Vergleich zu Podophyllotoxin die 4-Wochen-Heilungsrate von Warzen verbessert.

Lasertherapie (genauso wirkungsvoll wie operative Exzision)[14, 35]

Es fanden sich keine RCTs, die eine Lasertherapie mit Placebo oder Nichtbehandlung verglichen hätten. Eine RCT ergab nach 36 Monaten weder hinsichtlich der Abheilungsrate noch in Bezug auf Rezidive einen signifikanten Unterschied zwischen Lasertherapie und operativer Entfernung.

Podophyllin (ebenso wirksam wie Podophyllotoxin oder operative Exzision beim Beseitigen von Warzen, aber weniger effektiv als Kryotherapie und Elektrochirurgie; zur Rezidivprävention weniger effektiv als operative Exzision; keine placebokontrollierten Studien gefunden; Kategorisierung konsensbasiert)[54]

Es fanden sich keine RCTs zum Vergleich von Podophyllin mit Placebo, jedoch herrscht Konsens dahingehend, dass Podophyllinharz hinsichtlich der Beseitigung von Warzen wirksam ist. Sechs RCT lieferten hinsichtlich des Abheilens von Warzen und eines erneuten Auftretens keine schlüssigen Belege für einen Unterschied zwischen Podophyllotoxin und Podophyllin. RCTs zufolge besteht hinsichtlich des Abheilens von Warzen kein signifikanter Unterschied zwischen chirurgischer Exzision (Schere) und Podophyllin. Sie zeigten jedoch, dass eine chirurgische Exzision wirksamer ist als Podophyllin, wenn es darum geht, nach 6–12 Monaten ein Rezidiv zu verhindern. Einer RCT zufolge ist Podophyllin in Bezug auf ein Beseitigen der Warzen nach 6 Wochen weniger effektiv als Kryotherapie oder Elektrochirurgie, und die Nachbeobachtung der Patienten, deren Warzen erfolgreich beseitigt worden waren, ergab, dass unter Podophyllin nach 3–5 Monaten mehr Patienten Warzen hatten. Einer RCT zufolge ist Podophyllin hinsichtlich der Beseitigung von Warzen nach 3 Monaten effektiver als systemisch verabreichtes Interferon. Einer andere RCT zeigte, das Podophyllin in der Rezidivprävention nach 6–12 Monaten weniger effektiv ist als die operative Exzision. Einer RCT zufolge besteht hinsichtlich der Beseitigung von Warzen nach 3 Monaten kein signifikanter Unterschied zwischen Podophyllin plus Trichloressigsäure und Podophyllin allein.

Podophyllotoxin[31,36–53]

RCTs zufolge erhöht Podophyllotoxin die Abheilungsraten für Warzen in einem Beobachtungszeitraum von 16 Wochen im Vergleich zu Placebo signifikant. Sechs RCTs lieferten hinsichtlich des Abheilens von Warzen oder ihres erneuten Auftretens keine schlüssigen Belege für einen Unterschied zwischen Podophyllotoxin und Placebo. Einer RCT zufolge ist Podophyllotoxin in der Beseitigung von Warzen nach 4 Wochen weniger effektiv als topisches Interferon.

Operative Exzision (ebenso wirksam wie Lasertherapie oder Podophyllin beim Beseitigen von Warzen, effektiver als Podophyllin in der Rezidivprophylaxe)[32–34]

Es fanden sich keine RCTs, in denen die operative Exzision mit einer Nichtbehandlung verglichen wurde. RCTs zeigten hinsichtlich der Abheilungsrate keinen signifikanten Unterschied zwischen operativer Exzision (Schere) und Lasertherapie oder Podophyllin. Es stellte sich jedoch heraus, dass die operative Exzision in der Rezidivprophylaxe nach 6–12 Monaten effektiver ist als Podophyllin.

Nutzen wahrscheinlich

Bi- und Trichloressigsäure[11–14]

Es fanden sich keine RCTs, in denen Bi- und Trichloressigsäure mit Placebo verglichen wurde. Zwei RCTs ergaben hinsichtlich einer Heilung der Warzen nach 6- bis 10-wöchiger

Behandlung keinen signifikanten Unterschied zwischen Trichloressigsäure und Kryotherapie, und eine der RCTs zeigte hinsichtlich des erneuten Auftretens von Warzen 2 Monate nach der Behandlung keinen signifikanten Unterschied. Einer RCT zufolge besteht hinsichtlich der Heilung von Warzen nach 3 Monaten kein signifikanter Unterschied zwischen Trichloressigsäure plus Podophyllin und Podophyllin allein.

Wirksamkeit unbekannt

Imiquimod bei Patienten mit HIV[24–27]

Eine RCT an Patienten mit HIV zeigte hinsichtlich der Beseitigung von Warzen nach 16 Wochen keinen signifikanten Unterschied zwischen Imiquimod-Creme und Placebo. Einer RCT an Patienten ohne HIV zufolge führt 5 %iges Imiquimod im Vergleich zu 1 %igem Imiquimod oder Placebo zu einer mäßigen bis schweren Verstärkung eines Erythems, und Erosion, Exkoriation, Ödem und Schorfbildung nehmen zu.

Unwirksamkeit oder Schädlichkeit wahrscheinlich

Systemische Interferontherapie[18–23]

Es fanden sich fünf RCTs, in denen verschiedene Zubereitungen von Interferon mit Placebo oder Nichtbehandlung verglichen wurden. Zwei der RCTs zufolge verbessert systemisch verabreichtes Interferon im Vergleich zu Placebo oder Nichtbehandlung die Abheilung von Warzen, während drei der RCT hinsichtlich der vollständigen oder teilweisen Abheilung der Warzen keinen signifikanten Unterschied zwischen Interferon oder Placebo zeigten. Systemisch verabreichtes Interferon hat erhebliche Nebenwirkungen, darunter Anaphylaxie, Störungen des Blutbildes, grippeähnliche Symptome, Kopfschmerzen, Erschöpfung, Myalgien, Fieber und Gewichtsabnahme. Einer RCT zufolge besteht hinsichtlich der Abheilung von Warzen nach 6 Monaten kein signifikanter Unterschied zwischen Elektrochirurgie und systemisch verabreichtem Interferon. Einer RCT zufolge ist systemisch verabreichtes Interferon zur Beseitigung der Warzen nach 3 Monaten weniger effektiv als Podophyllin.

Frage — **Welche Effekte haben Maßnahmen zur Prävention einer Übertragung von HPV oder externen Genitalwarzen?**

Wirksamkeit unbekannt

Kondome[55]

Beobachtungsstudien lieferten nur unzureichende Belege für eine Beurteilung der Effekte von Kondomen auf die Übertragung des HPV. Geschlechtsverkehr mit Penetration ist für die Ausbreitung nicht erforderlich, da dies auch bei äußerer Berührung zwischen den Genitalien oder beim Berühren des Genitales mit der Hand geschen kann. Eine Fallkontrollstudie und eine Querschnittsstudie sprechen dafür, dass Personen, die stets ein Kondom verwenden, mit geringerer Wahrscheinlichkeit Genitalwarzen bekommen als Personen, die dies nie oder nur gelegentlich tun.

Definition Äußere Genitalwarzen sind gutartige epitheliale Tumoren im Bereich der äußeren Perianal- und Perigenitalregion. Man unterscheidet auf Grund der Morphologie die vier folgenden Typen: kondylomatöse, keratotische, papuläre und flache Warzen.

Inzidenz/ Prävalenz Im Jahre 1996 waren äußere und innere Genitalwarzen der Grund für über 180.000 Erstkonsultationen in Allgemeinarztpraxen der USA: etwa 60.000 weniger als für 1995 gemeldet.[1] Man schätzt, dass in den USA 1 % der sexuell aktiven Personen zwischen 18 und 49 Jahren an äußeren Genitalwarzen leiden.[2] Durch das humane Papillomavirus (HPV) verursachte äußere und zervikale Läsionen gelten unter Personen im Alter zwischen 18 und 25 Jahren als die häufigste sexuell übertrage Erkrankung. In den USA fallen 50–60 % der Tests auf HPV-DNA bei Frauen im Alter von 18 bis 25 Jahren positiv aus, aber nicht mehr als 10–15 % dieser Frauen haben jemals Genitalwarzen.

Ätiologie/ Risikofaktoren Äußere Genitalwarzen werden durch humane Papillomaviren (HPV) verursacht und sexuell übertragen. Bei Personen mit beeinträchtigter Funktion des Immunsystems treten sie häufiger auf.[3] Obwohl über 100 verschiedene Genotypen bekannt sind, werden die Warzen bei immunkompetenten Menschen überwiegend von HPV-6 und HPV-11 verursacht.[4, 5]

Prognose Die Fähigkeit, Warzen des äußeren Genitales zu beseitigen und davon frei zu bleiben, ist eine Funktion der zellulären Immunität.[6] Bei immunkompetenten Personen ist die Prognose hinsichtlich einer Heilung und des Vermeidung eines Rezidivs gut[7], wohingegen es Menschen mit beeinträchtigter zellulärer Immunität (z. B. Personen mit HIV oder AIDS) schwer fällt, Warzenfreiheit zu erreichen und zu bewahren.[3] Unbehandelt können die Warzen entweder unverändert persistieren, sich vergrößern oder vermehren oder sich spontan zurückbilden. Klinischen Studien zufolge kommen Rezidive häufig vor und machen wiederholte Behandlungen erforderlich. Nur in seltenen Fällen, wenn überhaupt, entwickeln sie sich zu einem Karzinom.[8] Die juvenile Larynxpapillomatose, eine seltene und manchmal lebensbedrohliche Erkrankung, tritt bei Kindern auf, deren Mütter an Genitalwarzen erkrankt waren. Auf Grund der Seltenheit dieser Erkrankung ist es schwierig, Studien zu entwickeln, die evaluieren könnten, ob eine Behandlung schwangerer Frauen das Erkrankungsrisiko beeinflussen kann.[9, 10]

Literatur

1. US Department of Health and Human Services, Public Health Service. Division of STD Prevention. *Sexually transmitted disease surveillance.* Atlanta: Centers for Disease Control and Prevention, 1996.
2. Koutsky LA, Galloway DA, Holmes KK. Epidemiology of genital human papillomavirus infection. *Epidemiol Rev* 1988;10:122–163.
3. Khanna N. HAART use in women with HIV and influence on cervical intraepithelial neoplasia: a clinical opinion. *J Low Genital Tract Dis* 2002;6:111–115.
4. Gissmann L, zur Hausen H. Partial characterization of viral DNA from human genital warts (condylomata acuminata). *Int J Cancer* 1980;25:605–609.
5. Gissmann L, Boshart M, Durst M, et al. Presence of human papillomavirus in genital tumors. *J Invest Dermatol* 1984;83(suppl 1):26–28.
6. Stanley MA. Imiquimod and the imidazoquinolones: mechanism of action and therapeutic potential. *Clin Exp Dermatol* 2002;27:571–577.
7. Elfgren K, Jacobs M, Walboomers JM, et al. Rate of human papillomavirus clearance after treatment of cervical intraepithelial neoplasia. *Obstet Gynecol* 2002;100:965–971.
8. IARC Working Group on Evaluation of Carcinogenic Risks to Humans. *IARC monographs on the evaluation of carcinogenic risks to humans: human papillomaviruses.* Lyon, France: World Health Organization, International Agency for Research on Cancer, 1995.
9. Bonnez W, Kashima HK, Leventhal B, et al. Antibody response to human papillomavirus (HPV) type 11 in children with juvenile-onset recurrent respiratory papillomatosis (RRP). *Virology* 1992;188: 384–387.
10. Hallden C, Majmudar B. The relationship between juvenile laryngeal papillomatosis and maternal condylomata acuminata. *J Reprod Med* 1986;31:804–807.
11. Abdullah AN, Walzman M, Wade A. Treatment of external genital warts comparing cryotherapy (liquid nitrogen) and trichloroacetic acid. *Sex Transm Dis* 1993;20:344–345.
12. Godley MJ, Bradbeer CS, Gellan M, et al. Cryotherapy compared with trichloroacetic acid in treating genital warts. *Genitourin Med* 1987;63:390–392.
13. Gabriel G, Thin RN. Treatment of anogenital warts. Comparison of trichloroacetic acid and podophyllin versus podophyllin alone. *Br J Venereal Dis* 1983;59:124–126.

14. Schwartz DB, Greenberg MD, Daoud Y, et al. Genital condylomas in pregnancy: use of trichloroacetic acid and laser therapy. *Am J Obstet Gynecol* 1988;158(6 pt 1):1407–1416.
15. Stone KM, Becker TM, Hadgu A, et al. Treatment of external genital warts: a randomised clinical trial comparing podophyllin, cryotherapy, and electrodesiccation. *Genitourin Med* 1990;66:16–19.
16. Simmons PD, Langlet F, Thin RN. Cryotherapy versus electrocautery in the treatment of genital warts. *Br J Venereal Dis* 1981;57:273–274.
17. Bergman A, Bhatia NN, Broen EM. Cryotherapy for treatment of genital condylomata during pregnancy. *J Reprod Med* 1984;29:432–435.
18. Benedetti Panici P, Scambia G, Baiocchi G, et al. Randomized clinical trial comparing systemic interferon with diathermocoagulation in primary multiple and widespread anogenital condyloma. *Obstet Gynecol* 1989;74(3 pt 1):393–397.
19. Condylomata International Collaborative Study Group. Recurrent condylomata acuminata treated with recombinant interferon alfa-2a: a multicenter double-blind placebo-controlled clinical trial. *JAMA* 1991;265:2684–2687.
20. Condylomata International Collaborative Study Group. Recurrent condylomata acuminata treated with recombinant interferon α-2a: a multicenter double-blind placebo-controlled clinical trial. *Acta Derm Venereol* 1993;73:223–226.
21. Olmos L, Vilata J, Rodriguez Pichardo A, et al. Double-blind, randomized clinical trial on the effect of interferon-β in the treatment of condylomata acuminata. *Int J STD AIDS* 1994;5:182–185.
22. Reichman RC, Oakes D, Bonnez W, et al. Treatment of condyloma acuminatum with three different interferon-α preparations administered parenterally: a double-blind, placebo-controlled trial. *J Infect Dis* 1990;162:1270–1276.
23. Armstrong DK, Maw RD, Dinsmore WW, et al. Combined therapy trial with interferon α-2a and ablative therapy in the treatment of anogenital warts. *Genitourin Med* 1996;72:103–107.
24. Moore RA, Edwards JE, Hopwood J, et al. Imiquimod for the treatment of genital warts: a quantitative systematic review. *BMC Infect Dis* 2001;1:3. Search date 2000; primary sources Medline, Cochrane Library, and hand searches of review articles and reference lists.
25. Syed TA, Hadi SM, Qureshi ZA, et al. Treatment of external genital warts in men with imiquimod 2 % in cream. A placebo-controlled, double-blind study. *J Infect* 2000;41:148–51.
26. Trofatter KF Jr, Ferenczy A, Fife KH. Increased frequency of dosing of imiquimod 5 % cream in the treatment of external genital warts in women. *Int J Gynaecol Obstet* 2002;76:191–193.
27. Sauder DN, Skinner RB, Fox TL, et al. Topical imiquimod 5 % cream as an effective treatment for external genital and perianal warts in different patient populations. *Sex Transm Dis* 2003;30:124–128.
28. Kirby PK, Kiviat N, Beckman A, et al. Tolerance and efficacy of recombinant human interferon γ in the treatment of refractory genital warts. *Am J Med* 1988;85:183–188.
29. Keay S, Teng N, Eisenberg M, et al. Topical interferon for treating condyloma acuminata in women. *J Infect Dis* 1988;158:934–939.
30. Syed TA, Ahmadpour OA. Human leukocyte derived interferon-α in a hydrophilic gel for the treatment of intravaginal warts in women: a placebo-controlled, double-blind study. *Int J STD AIDS* 1998;9:769–772.
31. Syed TA, Khayyami M, Kriz D, et al. Management of genital warts in women with human leukocyte interferon-α vs podophyllotoxin in cream: a placebo-controlled, double-blind, comparative study. *J Mol Med* 1995;73:255–258.
32. Duus BR, Philipsen T, Christensen JD, et al. Refractory condylomata acuminata: a controlled clinical trial of carbon dioxide laser versus conventional surgical treatment. *Genitourin Med* 1985;61:59–61.
33. Khawaja HT. Podophyllin versus scissor excision in the treatment of perianal condylomata acuminata: a prospective study. *Br J Surg* 1989;76:1067–1068.
34. Jensen SL. Comparison of podophyllin application with simple surgical excision in clearance and recurrence of perianal condylomata acuminata. *Lancet* 1985;2:1146–1148.
35. Kryger-Baggesen N, Falck Larsen J, Hjortkjaer Pedersen P. CO2 laser treatment of condylomata acuminata. *Acta Obstet Gynecol Scand* 1984;63:341–343.
36. Greenberg MD, Rutledge LH, Reid R, et al. A double-blind, randomized trial of 0.5 % podofilox and placebo for the treatment of genital warts in women. *Obstet Gynecol* 1991;77:735–739.
37. Beutner KR, Conant MA, Friedman-Kien AE, et al. Patient-applied podofilox for treatment of genital warts. *Lancet* 1989;i:831–834.
38. Kirby P, Dunne King D, Corey L. Double-blind randomized clinical trial of self-administered podofilox solution versus vehicle in the treatment of genital warts. *Am J Med* 1990;88:465–469.
39. Tyring S, Edwards L, Cherry LK, et al. Safety and efficacy of 0.5 % podofilox gel in the treatment of anogenital warts. *Arch Dermatol* 1998;134:33–38.
40. Von Krogh G, Hellberg D. Self-treatment using a 0.5 % podophyllotoxin cream of external genital condylomata acuminata in women. A placebo-controlled, double-blind study. *Sex Transm Dis* 1992;19:170–174.

41. Von Krogh G, Szpak E, Andersson M, et al. Self-treatment using 0.25 %–0.50 % podophyllotoxin-ethanol solutions against penile condylomata acuminata: a placebo-controlled comparative study. *Genitourin Med* 1994;70:105–109.
42. Syed TA, Lundin S, Ahmad SA. Topical 0.3 % and 0.5 % podophyllotoxin cream for self-treatment of condylomata acuminata in women: a placebo-controlled, double-blind study. *Dermatology* 1994;189: 142–145.
43. Bonnez W, Elswick RK Jr, Bailey-Farchione A, et al. Efficacy and safety of 0.5 % podofilox solution in the treatment and suppression of anogenital warts. *Am J Med* 1994;96:420–425.
44. Edwards A, Atma-Ram A, Thin RN. Podophyllotoxin 0.5 % *v* podophyllin 20 % to treat penile warts. *Genitourin Med* 1988;64:263–265.
45. Hellberg D, Svarrer T, Nilsson S, et al. Self-treatment of female external genital warts with 0.5 % podophyllotoxin cream (Condyline) vs weekly applications of 20 % podophyllin solution. *Int J STD AIDS* 1995;6:257–261.
46. Kinghorn GR, McMillan A, Mulcahy F, et al. An open, comparative, study of the efficacy of 0.5 % podophyllotoxin lotion and 25 % podophyllotoxin solution in the treatment of condylomata acuminata in males and females. *Int J STD AIDS* 1993;4:194–199.
47. Lassus A, Haukka K, Forsstrom S. Podophyllotoxin for treatment of genital warts in males: a comparison with conventional podophyllin therapy. *Eur J Sex Transm Dis* 1984;2:31–33.
48. White, DJ, Billingham C, Chapman S, et al. Podophyllin 0.5 % or 2.0 % *v* podophyllotoxin 0.5 % for self treatment of penile warts: a double blind randomised study. *Genitourin Med* 1997;73:184–187.
49. Lacey JN, Goodall RL, Tennvail GR, et al., for the Perstorp Pharma Genital Warts Clinical Trial Group. Randomised controlled trial and economic evaluation of podophyllotoxin solution, podophyllotoxin cream, and podophyllin in the treatment of genital warts. *Sex Transm Infect* 2003;79:270–275.
50. Von Krogh G. Topical self-treatment of penile warts with 0.5 % podophyllotoxin in ethanol for four or five days. *Sex Transm Dis* 1987;14:135–140.
51. Von Krogh G. Penile condylomata acuminata: an experimental model for evaluation of topical self-treatment with 0.5–1.0 % ethanolic preparations of podophyllotoxin for three days. *Sex Transm Dis* 1981;8:179–186.
52. Condylomata International Collaborative Study Group. A comparison of interferon alfa-2a and podophyllin in the treatment of primary condylomata acuminata. *Genitourin Med* 1991;67:394–399.
53. Petersen CS, Weismann K. Quercetin and kaempherol: an argument against the use of podophyllin? *Genitourin Med* 1995;71:92–93.
54. Simmons PD. Podophyllin 10 % and 25 % in the treatment of ano-genital warts: a comparative double-blind study. *Br J Venereal Dis* 1981;57:208–209.
55. Manhart LE, Koutsky LA. Do condoms prevent genital HPV infection, external genital warts, or cervical neoplasia? A meta-analysis. *Sex Transm Dis* 2002;29:725–735. Search date 2000; primary sources Medline 1980 to date, hand searches of reference lists, and contact with experts in the field.

Kommentar

Stephan Lautenschlager

HPV-assoziierte anogenitale Läsionen gehören auf Grund der hohen Prävalenz, der hohen Rezidivrate, der Schwierigkeit der Viruseradikation und des onkogenen Potenzials gewisser Typen zu den größten Problemen sexuell übertragbarer Erkrankungen. Eine Vielzahl unterschiedlicher Therapieformen steht heute zur Verfügung, wobei aktuell die Wahl der Therapie von der Morphologie und Ausdehnung des Befundes, des Immunstatus des Patienten und vor allem von persönlichen Präferenzen des Therapeuten abhängt. Bisherige Studienresultate lassen keine Therapieform erkennen, die das Ziel einer langfristigen, remissionsfreien und symptomarmen Abheilung erfüllt und anderen Therapien überlegen ist. Wegen Toxizitätsproblemen und fehlenden Daten können heute 5-Fluorouracil, Bi-/Trichloressigsäure und systemische Interferon-Gabe nicht mehr empfohlen werden. Eine dokumentierte Wirksamkeit besteht für Kryotherapie, Elektrochirurgie, Imiquimod (bei HIV-negativen Patienten), intraläsionales/topisches Interferon, Laserchirurgie, Podophyllotoxin und chirurgische Abtragung mittels Skalpell. Lediglich Podophyllotoxin, Imiquimod und intraläsionales Interferon wurden placebokontrolliert getestet. Die in unterschiedlichen Studien gefundenen, stark divergierenden Rezidivraten für gleiche Therapieformen dokumentieren die schwierige Standardisierung und Reproduzierbarkeit der Methoden. Zunehmend werden Therapieformen bevorzugt, die durch die Patienten selbst durchgeführt werden können. Hierfür stehen Imiquimod und Podophyllotoxin zur Verfügung. Imiquimod weist eine tiefere Rezidivrate auf, während Podophyllotoxin das bessere Kosten-Nutzen-Verhältnis aufweist (1).

1. Williams P and Von Krogh G. The cost-effectiveness of patient-applied treatments for anogenital warts. *Int J STD AIDS* 2003;14:228–34

Gonorrhoe

Suchdatum: Juli 2004

John Moran

Frage **Welche Wirkungen haben unterschiedliche Behandlungsmethoden gegen unkomplizierte Infektionen bei Männern und nicht schwangeren Frauen?**

Nutzen belegt

Einmaltherapieschemata mit Antibiotika (beruhend auf einem Ergebnisvergleich über Einzelbereiche verschiedener Studien hinweg)[10–27]

Eine systematische Übersicht ergab begrenzte Hinweise darauf, dass sich mit Einmaltherapieschemata (Ceftriaxon, Ciprofloxacin, Gatifloxacin, Spectinomycin, Azithromycin, Ofloxacin, Cefixim) bei einer Urogenital- oder Rektalinfektion Heilungsraten von 95 % oder mehr erreichen lassen. Bei Pharynxinfektionen sind die Heilungsraten geringer (ca. 80 %). Resistenzen gegen Penizilline, Tetrazykline und Sulphonamide sind mittlerweile weit verbreitet, und in einigen Gebieten besteht inzwischen häufig Resistenz gegen Fluorochinolone.

Frage **Welche Wirkungen haben unterschiedliche Behandlungsmethoden gegen unkomplizierte Infektionen bei Schwangeren?**

Nutzen belegt

Einmaltherapieschemata mit Antibiotika[28–31]

Einer systematischen Übersicht zufolge ist eine Antibiotikatherapie (Amoxicillin plus Probenecid, Spectinomycin, Ceftriaxon und Cefixim) zur Heilung einer Gonorrhoe bei schwangeren Frauen effektiv. Berichte über schwere Nebenwirkungen fanden sich nicht.

Frage **Welche Wirkungen haben unterschiedliche Behandlungsmethoden bei disseminierter Gonorrhoe und Chlamydieninfektion?**

Nutzen wahrscheinlich

Mehrfachdosis-Therapieschemata (lediglich Belege aus nichtrandomisiert-kontrollierten Studien und Konsens)[11]

Es fanden sich keine RCTs zur Beurteilung der Behandlung disseminierter Gonokokkeninfektionen. Es besteht jedoch ein starker Konsens darüber, dass Therapien mit Mehrfachdosen von intravenös wirksamen Cephalosporinen oder Chinolonen (außer bei chinolonresistenten *Neisseria gonorrhoeae*) die wirksamsten Therapien darstellen. Es fanden sich keine Berichte über Misserfolge bei diesen Therapien.

Frage **Welche Wirkungen hat eine Simultanbehandlung bei Gonorrhoe und Chlamydieninfektion?**

Wirksamkeit unbekannt

Simultanbehandlung mit Antibiotika[1–3]

Eine Simultanbehandlung mit einem antimikrobiellen Wirkstoff gegen Gonorrhoe und Chlamydieninfektionen beruht mehr auf theoretischen Vorstellungen und Expertenmeinungen als auf Belegen aus RCTs. Das Nutzen-Risiko-Verhältnis wird – abhängig von der Prävalenz von Begleitinfektionen in der jeweiligen Population – entsprechend unterschiedlich ausfallen.

Definition

Gonorrhoe wird verursacht durch eine Infektion mit *Neisseria gonorrhoeae.* Bei Männern manifestiert sich die Infektion in den meisten Fällen als unkomplizierte Urethritis mit Dysurie und Ausfluss. In weniger typischen Fällen sind die Symptome allerdings leicht und nicht von einer Chlamydienurethritis zu unterscheiden. Bei Frauen ist der häufigste Manifestationsort die Zervix, wo die Infektion zu Symptomen wie vaginalem Ausfluss, Unterleibsbeschwerden und Dyspareunie führt. In 20–40 % der Fälle liegt eine Begleitinfektion mit Chlamydien vor.[1–3]

Inzidenz/ Prävalenz

Zwischen 1975 und 1997 ist die Inzidenz gemeldeter Gonorrhoefälle in den USA um 74 % auf einen Tiefpunkt von 122/100.000 Einwohner gefallen. Seit 1997 werden jährlich zwischen 125 und 133 Fälle pro 100.000 Einwohner gemeldet.[4] Unter jüngeren Menschen liegen die Raten am höchsten. Im Jahre 2002 lag die Inzidenz unter Frauen im Alter zwischen 15 und 19 Jahren (676/100.000) und unter Männern zwischen 20 und 24 Jahren (538/100.000) am höchsten. In England, Wales und Nordirland ist die Zahl der diagnostizierten Gonorrhoefälle von 1994 bis 2002 auf 296/100.000 bei 20- bis 24-jährigen Männern und 214/100.000 bei 16- bis 19-jährigen Mädchen im Jahr 2001 gestiegen.[5] Die Raten für 2004 glichen denen aus dem Jahre 2003.

Ätiologie/ Risikofaktoren

Die meisten Infektionen sind die Folge von vaginalem, rektalem oder oralem Geschlechtsverkehr. Große Bedeutung hat aber auch die Minderheit an Infektionen, zu denen es während der Entbindung von der Mutter auf ihr Neugeborenes kommt und die eine das Sehvermögen bedrohende eitrige Konjunktivitis (*Ophthalmia neonatorum*) verursachen können. Seltener sind Augeninfektionen bei älteren Kindern und Erwachsenen als Folge von Sexualkontakten, schlechter Hygiene oder der medizinischen Verwendung von Urin.

Prognose

Unbehandelt heilt eine Gonorrhoe nach wochen- oder monatelangen unangenehmen Symptomen spontan und unter Verschwinden der Erreger ab.[6] Innerhalb dieser Zeit besteht allerdings eine beachtliche Wahrscheinlichkeit für die Übertragung auf andere Personen oder die Entwicklung von Komplikationen.[6] Bei vielen Frauen bleiben die Infektionen auf Grund fehlender leicht erkennbarer Symptome unentdeckt und unbehandelt. Ein unbekannter Teil dieser unbehandelten Infektionen verursacht lokale Komplikationen wie Lymphangitis, Periurethralabszess, Bartholinitis und Harnröhrenstrikturen oder führt durch Keimaszension in den oberen Genitaltrakt bei Männern zu Epididymitis und bei Frauen zu einer Entzündung von Uterus, Eileitern und Ovarien im Rahmen einer PID (siehe „Pelvic Inflammatory Disease“, S. 523). Einer Übersicht zufolge war *N. gonorrhoeae* in elf europäischen Studien von Frauen mit akuter PID zu 8–32 % in Kulturen nachweisbar, in acht US-amerikanischen Studien betrug dieser Anteil 27–80 %.[7] Der Anteil an Neisseria-gonorrhoeae-Infektionen, die zur PID führen, wurde bislang nicht ausreichend untersucht. Eine Studie an 26 Frauen, die Männern mit Gonorrhoe ausgesetzt waren, ergab bei 19 Frauen positive Kulturen, und von diesen hatten wiederum fünf Frauen eine PID, und weitere vier hatten Schmerzen in den Uterusadnexen.[8] PID kann zu Infertilität führen (siehe „Pelvic Inflammatory Disease“, S. 523). Bei manchen Patienten kann eine lokale Gonokokkeninfektion streuen. Einer US-amerikanischen Studie zufolge beträgt das Risiko einer Dissemination 0,6–1,1 % bei Frauen, während eine europäische Studie dieses Risiko mit 2,3–3,0 % bewertete.[9, 10] Dieselbe europäische Studie ergab ein geringeres Risiko für Männer (0,4–0,7 %).[10] Eine disseminierte Infektion führt zu petechialen oder pustulösen Hautveränderungen, asymmetrischen Arthropathien, Tendovaginitis oder septischer Arthritis oder in seltenen Fällen zu Meningitis oder Endokarditis.

Literatur

1. Centers for Disease Control and Prevention. Sexually transmitted diseases treatment guidelines 2002. *MMWR Morb Mortal Wkly Rep* 2002;51:36–42.
2. Creighton S, Tenant-Flowers M, Taylor CB, et al. Co-infection with gonorrhoea and chlamydia: how much is there and what does it mean? *Int J STD AIDS* 2003;14:109–113.
3. Lyss SB, Kamb ML, Peterman TA, et al. *Chlamydia trachomatis* among patients infected with and treated for *Neisseria gonorrhoeae* in sexually transmitted disease clinics in the United States. *Ann Intern Med* 2003;139:178–185.
4. Division of STD Prevention, Centers for Disease Control and Prevention. *Sexually transmitted disease surveillance, 2002*. Atlanta, Georgia: US Department of Health and Human Services, Centers for Disease Control and Prevention, September 2003. http://www.cdc.gov/std/stats (last accessed 10 October 2004).
5. Health Protection Agency. Epidemiological Data – Gonorrhoea. http://www.hpa.org.uk/infections/topics_az/hiv_and_sti/sti-gonorrhoea/epidemiology/epidemiology.htm (last accessed 10 October 2004).
6. Hook EW, Handsfield HH. Gonococcal infections in the adult. In: Holmes KK, Mardh PA, Sparling PF, et al, eds. *Sexually transmitted diseases*. 3rd ed. New York: McGraw-Hill, 1999.
7. Cates WC Jr, Rolfs RT, Aral SG. Sexually transmitted diseases, pelvic inflammatory disease, and infertility: an epidemiologic update. *Epidemiol Rev* 1990;12:199–220.
8. Platt R, Rice PA, McCormack WM. Risk of acquiring gonorrhoea and prevalence of abnormal adnexal findings among women recently exposed to gonorrhoea. *JAMA* 1983;250:3205–3209.
9. Holmes KK, Wiesner PJ, Pedersen AHB. The gonococcal arthritis-dermatitis syndrome. *Ann Intern Med* 1971;75:470–471.
10. Barr J, Danielsson D. Septic gonococcal dermatitis. *BMJ* 1971;1:482–485.
11. Moran JS, Levine WC. Drugs of choice for the treatment of uncomplicated gonococcal infections. *Clin Infect Dis* 1995;20(suppl 1):47–65. Search date range 1981–1993; primary sources Medline, reference lists from retrieved articles, abstracts from the annual Interscience Conference on Antimicrobial Agents and Chemotherapy, and meetings of the International Society for Sexually Transmitted Disease Research.
12. Aplasca De Los Reyes MR, Pato-Mesola V, Klausner JD, et al. A randomized trial of ciprofloxacin versus cefixime for treatment of gonorrhea after rapid emergence of gonococcal ciprofloxacin resistance in the Philippines. *Clin Infect Dis* 2001;32:1313–1318.
13. Rahman M, Alam A, Nessa K, et al. Treatment failure with the use of ciprofloxacin for gonorrhea correlates with the prevalence of fluoroquinolone-resistant *Neisseria gonorrhoeae* strains in Bangladesh. *Clin Infect Dis* 2001;32:884–889.
14. Moran JS. Treating uncomplicated *Neisseria gonorrhoeae* infections: is the anatomic site of infection important? *Sex Transm Dis* 1995;22:39–47.
15. Handsfield HH, McCormack WM, Hook EW III, et al. The Gonorrhea Treatment Study Group. A comparison of single-dose cefixime with ceftriaxone as treatment for uncomplicated gonorrhea. *N Engl J Med* 1991;325:1337–1341.
16. Megran DW, LeFebvre K, Willets V, et al. Single-dose oral cefixime versus amoxicillin plus probenecid for the treatment of uncomplicated gonorrhea in men. *Antimicrob Agents Chemother* 1990;34:355–357.
17. Handsfield HH, Dalu ZA, Martin DH, et al. Azithromycin Gonorrhea Study Group. Multicenter trial of single-dose azithromycin vs. ceftriaxone in the treatment of uncomplicated gonorrhea. *Sex Transm Dis* 1994;21:107–111.
18. Wilton LV, Pearce GL, Mann RD. A comparison of ciprofloxacin, norfloxacin, ofloxacin, azithromycin and cefixime examined by observational cohort studies. *Br J Clin Pharmacol* 1996;41:277–284.
19. Burstein GR, Berman SM, Blumer JL, et al. Ciprofloxacin for the treatment of uncomplicated gonorrhea infection in adolescents: does the benefit outweigh the risk? *Clin Infect Dis* 2002;35(suppl 2):191–199. Search date 2000; primary sources Medline, and citation lists.
20. The WHO Western Pacific Region Gonococcal Antimicrobial Surveillance Programme. Surveillance of antibiotic resistance in *Neisseria gonorrhoeae* in the WHO Western Pacific Region, 2002. *Commun Dis Intell* 2003;26:488–491.

21. Ye S, Su X, Wang Q, et al. Surveillance of antibiotic resistance of *Neisseria gonorrhoeae* isolates in China, 1993–1998. *Sex Transm Dis* 2002;29:242–245.
22. Centers for Disease Control and Prevention: gonococcal isolate surveillance project annual report, 2002. In: *2002 Gonococcal Isolate Surveillance Project (GISP) supplement*. Atlanta, Georgia: US Department of Health and Human Services, October 2003. http://www.cdc.gov/std/GISP2001/ (last accessed 10 October 2004).
23. Dan M, Poch F, Sheinberg B. High prevalence of high-level ciprofloxacin resistance in *Neisseria gonorrhoeae* in Tel Aviv, Israel: correlation with response to therapy. *Antimicrob Agents Chemother* 2002;46:1671–1673.
24. Fenton KA, Ison C, Johnson AP, et al. Ciprofloxacin resistance in *Neisseria gonorrhoeae* in England and Wales in 2002. *Lancet* 2003;361:1867–1869.
25. Fiorito S, Galarza P, Pagano I, et al. Emergence of high level ciprofloxacin resistant *Neisseria gonorrhoeae* strain in Buenos Aires, Argentina. *Sex Transm Infect* 2001;77:77.
26. Haimovici R, Roussel TJ. Treatment of gonococcal conjunctivitis with single-dose intramuscular ceftriaxone. *Am J Ophthalmol* 1989;107:511–514.
27. Hoosen AA, Kharsany AB, Ison CA. Single low-dose ceftriaxone for the treatment of gonococcal ophthalmia: implications for the national programme for the syndromic management of sexually transmitted diseases. *S Afr Med J* 2002;92:238–240.
28. Brocklehurst P. Antibiotics for gonorrhoea in pregnancy. In: The Cochrane Library, Issue 2, 2004. Chichester, UK: John Wiley & Sons, Ltd. Search date 2001; primary sources Cochrane Pregnancy and Childbirth Group Register, and The Cochrane Controlled Trials Register.
29. Cavenee M, Farris J, Spalding T. Treatment of gonorrhea in pregnancy. *Obset Gynaecol* 1993;81: 33–38.
30. Ramus RM, Sheffield JS, Mayfield JA, et al. A randomized trial that compared oral cefixime and intramuscular ceftriaxone for the treatment of gonorrhea in pregnancy. *Am J Obstet Gynecol* 2001;185:629–632.
31. Loebstein R, Addis A, Ho E, et al. Pregnancy outcome following gestational exposure to fluoroquinolones: a multicenter prospective controlled study. *Antimicrob Agents Chemother* 1998;42:1336–1339.

Kommentar

Stephan Lautenschlager

Aktuelle Daten aus Westeuropa dokumentieren eine beachtliche Zunahme der Gonorrhoe in den letzten Jahren. Die Rate der asymptomatisch Infizierten ist höher ist als bisher angenommen, jedoch konnte kürzlich in den USA eine niedrige Prävalenz von 0,4 % bei jungen Erwachsenen dokumentiert werden (1). Die Behandlung der unkomplizierten Gonorrhoe bei Männern und nicht-schwangeren Frauen kann mit einer Einmaldosis gewisser Cephalosporine, Chinolone und Spectinomycin durchgeführt werden. Bei importierten Erregern aus Asien und dem pazifischen Raum sowie bei homosexuellen Männern in den USA können Chinolone auf Grund der steigenden Resistenzentwicklung nicht mehr empfohlen werden (2). Auch in der Schweiz häufen sich die Berichte über Chinolon-resistente Gonokokken. Daten zur Therapie während der Schwangerschaft sind sehr spärlich vorhanden, eine Therapie mit Ceftriaxon, Cefixim oder Spectinomycin scheint ebenfalls möglich, ohne dass gravierende Nebenwirkungen dokumentiert worden sind. Daten zu disseminierten Verläufen sind ausstehend, jedoch sind keine Therapieversager unter einer mehrtägigen, resistenzgerechten parenteralen Behandlung bekannt. Eine gleichzeitige blinde Mitbehandlung von Chlamydien mit einem zweiten Antibiotikum basiert nicht auf Studienresultaten und sollte nur in Regionen mit hoher Chlamydien-Prävalenz oder bei limitierten diagnostischen Mitteln in Erwägung gezogen werden.

1. Miller WC, Ford CA, Morris M et al. Prevalence of chlamydial and gonococcal infections among young adults in the United States. JAMA;291:2229–36
2. CDC. Increases in Fluoroquinolone-Resistant Neisseria gonorrhoeae among men who have sex with men – Unites States, 2003, and revised recommendations for gonorrhea treatment, 2004. MMWR Morb Mortal Wkly Rep 2004;53:335–8.

Herpes genitalis

Suchdatum: März 2004

Eva Jungmann

Frage **Welche Effekte haben Maßnahmen zur Prävention einer sexuellen Übertragung des Herpes-simplex-Virus?**

Nutzen wahrscheinlich

Antivirale Behandlung einer infizierten Sexualpartnerin bzw. eines infizierten Sexualpartners (verringerte Übertragung auf den nicht infizierten Partner)[12]
Einer RCT zufolge verringert die tägliche Gabe von Valaciclovir im Vergleich zu Placebo die Gefahr einer Übertragung des Herpes-simplex-Virus 2 auf eine zuvor nicht infizierte Sexualpartnerin bzw. einen zuvor nicht infizierten Sexualpartner.

Kondomeinsatz durch den Mann zur Prävention einer sexuellen Übertragung von infizierten Männern auf nichtinfizierte SexualpartnerInnen (Kategorisierung anhand von Beobachtungshinweisen und nichtrandomisierten Belegen im Kontext praktischer und ethischer Probleme der Durchführung von RCTs)[11]
Ein begrenztes Maß an Belegen aus einer prospektiven Kohortenstudie zeigt, dass die Verwendung von Kondomen durch Männer mit Genitalherpes das Risiko der Übertragung einer HS V-2-Infektion auf nichtinfizierte Sexualpartner senken kann.

Wirksamkeit unbekannt

Frauenkondome
Es fanden sich weder eine systematische Übersicht noch RCTs zu den Effekten von Frauenkondomen in der Prävention einer sexuellen Übertragung.

Kondomeinsatz zur Prävention einer sexuellen Übertragung von infizierten Frauen auf nichtinfizierte Männer[11]
Die Untergruppenanalyse einer prospektiven Kohortenstudie ergab hinsichtlich der Übertragung von HS V-2 von infizierten Partnerinnen auf nichtinfizierte Männer keinen signifikanten Unterschied zwischen dem Kondomeinsatz und dem Weglassen von Kondomen.

Andere Formen der Impfung außer Glykoprotein-Impfstoff
Zu anderen Formen der Impfung fanden sich weder eine systematische Übersicht noch RCTs.

Nutzen unwahrscheinlich

Rekombinanter Glykoprotein-Impfstoff (gB2 und gD2) bei hochgradig Infektionsgefährdeten (sofern nicht vor der Impfung als HS V-1- und HS V-2-negativ bekannt)[9, 10]

Einer RCT zufolge besteht hinsichtlich der Prävention einer HS V-2-Infektion bei hochgradig Infektionsgefährdeten kein signifikanter Unterschied zwischen rekombinantem Glykoprotein-Impfstoff (gB2 und gD2) und Placebo. Der Subgruppenanalyse einer zweiten RCT zufolge verringert rekombinanter adjuvanter HS V-2-Glykoprotein-D-Impfstoff im Vergleich zu Placebo das Risiko eines Genitalherpes bei Frauen, die zum Ausgangszeitpunkt HS V-1- und HS V-2-seronegativ sind und feste GeschlechtspartnerInnen mit klinisch gesichertem Genitalherpes haben. Subgruppenanalysen ergaben auch hinsichtlich der Infektionsrate bei Männern oder Frauen, die HS V-1-seropositiv sind und feste GeschlechtspartnerInnen mit Genitalherpes haben, keinen signifikanten Unterschied zwischen dem Impfstoff und Placebo.

Frage **Welche Effekte haben Maßnahmen zur Prävention einer Übertragung des Herpes-simplex-Virus von der Mutter auf das Neugeborene?**

Wirksamkeit unbekannt

Schnittentbindung bei Frauen mit genitalen Herpesläsionen am Entbindungstermin[7, 8, 16, 18]

Es fanden sich weder eine systematische Übersicht noch RCTs über die Auswirkungen einer Schnittentbindung auf die Mutter-Kind-Übertragung von Herpes genitalis bei Müttern mit genitalen Herpesläsionen am Entbindungstermin. Die Operation selbst ist mit einem erhöhten mütterlichen Morbiditäts- und Mortalitätsrisiko belastet.

Orale antivirale Erhaltungstherapie in der Spätschwangerschaft (ab 36. SSW) bei Frauen mit Herpes-genitalis-Anamnese[13–17]

Eine systematische Übersicht lieferte nur unzureichende Belege für eine Beurteilung der Wirkungen während der Schwangerschaft verabreichter oraler antiviraler Wirkstoffe auf die Übertragung der Infektion auf das Neugeborene. Der Übersicht zufolge verringert Aciclovir bei Frauen mit ersten oder erneuten genitalen HS V-Episoden während der Schwangerschaft das Wiederauftreten der Infektion und die Notwendigkeit eines HS V-bedingten Kaiserschnitts.

Serologisches Screening und Beratung in der Spätschwangerschaft

Es fanden sich weder eine systematische Übersicht noch RCTs zu den Effekten eines serologischen Screenings und einer Beratung zur Prävention mütterlicher Infektionen in der Spätschwangerschaft.

Frage **Welche Effekte hat eine antivirale Behandlung bei Personen, die zum ersten Mal an Genitalherpes erkranken?**

Orale antivirale Therapie bei Erstmanifestation[19–21]

Drei RCTs zufolge verkürzt eine orale Therapie mit Aciclovir im Vergleich zu Placebo die Dauer der Läsionen, der Symptome und die Virusdissemination.

Wirksamkeit unbekannt

Verschiedene Darreichungsformen einer antiviralen Therapie bei Ersterkrankung[22]

Eine RCT ergab hinsichtlich der klinischen Ergebnisse keinen signifikanten Unterschied zwischen Aciclovir und Valaciclovir.

Frage **Welche Effekte haben Maßnahmen zur Verringerung der Auswirkungen eines Rezidivs?**

Nutzen belegt

Tägliche orale antivirale Therapie bei häufigen Rezidiven[23, 25, 30–35]

RCTs zufolge senkt eine tägliche Erhaltungstherapie mit oralen antiviralen Therapeutika (Valaciclovir, Aciclovor oder Famciclovir) im Vergleich zu Placebo die Rezidivhäufigkeit, und jeweils orales Aciclovir und Valaciclovir verbessern die Lebensqualität.

Orale antivirale Therapie bei Rezidivbeginn[23–29]

Einer systematischen Übersicht, einer nicht systematischen Übersicht und einer RCT zufolge vermindert eine bei den ersten Rezidivzeichen begonnene orale antivirale Therapie (Aciclovor, Famciclovir oder Valaciclovir) im Vergleich zu Placebo sowohl die Zeit des Bestehens von Läsionen als auch die Virusdissemination und erhöht bei Patienten mit rezidivierendem Herpes genitalis die Rate abortiver Rezidive. RCTs zufolge erwiesen sich Aciclovir, Famciclovir und Valaciclovir, verglichen mit Placebo, als ähnlich effektiv in der Verkürzung der Symptomdauer und der Heilung von Läsionen sowie in der Verringerung der Virusdissemination. Zwei RCTs zufolge besteht bei Valaciclovir kein Unterschied zwischen einer 3-tägigen und einer 5-tägigen Behandlung.

Wirksamkeit unbekannt

Psychotherapie zur Verringerung der Rezidivhäufigkeit[36, 37]

Eine systematische Übersicht qualitativ schlechter Studien lieferte nur unzureichende Belege über die Effekte psychosozialer Maßnahmen zur Prävention von Rezidiven eines Herpes genitalis.

Frage **Welche Effekte haben verschiedene Behandlungsmethoden bei Patienten mit Herpes genitalis und HIV-Infektion?**

Nutzen wahrscheinlich

Orale antivirale Erhaltungstherapie zur Prävention eines erneuten Genitalherpes bei Patienten mit HIV-Infektion[39, 42]

Einer RCT zufolge verhindert Valaciclovir eine HS V-Infektion wirksamer als Placebo. Eine RCT ergab hinsichtlich der Prävention rezidivierender HS V-Infektionen über 48 Wochen keinen signifikanten Unterschied zwischen Valaciclovir und Aciclovir.

Wirksamkeit unbekannt

Orale antivirale Therapiebei einem akuten Rezidiv eines Herpes genitalis bei HIV-Patienten[38–41]

Zwei RCTs zufolge besteht hinsichtlich der Dauer der Läsionen und Symptome kein signifikanter Unterschied zwischen Famciclovir, Valaciclovir und Aciclovir.

Orale antivirale Therapiebei einer Ersterkrankung an Herpes genitalis bei HIV-Patienten

Es fanden sich keine RCTs zur Behandlung einer Ersterkrankung an Herpes genitalis bei HIV-Patienten.

Definition Bei Herpes genitalis handelt es sich um eine Infektion mit Herpesviren Typ 1 (HS V-1) oder Typ 2 (HS V-2). Zu den typischen klinischen Merkmalen gehören flache Ulzerationen im Genitalbereich. Die Herpes-simplex-Infektionen lassen sich über virologische und serologische Befunde nachweisen. Man unterscheidet zwischen: a) der **Erstmanifestation einer Primärinfektion**, definiert durch den gesicherten Nachweis von Herpes-simplex-Virus bei Personen, bei denen zuvor weder HS V-1- noch HS V-2-Antikörper nachzuweisen waren; b) der **ersten Episode einer Zweitinfektion**, mit HS V-2 bzw. HS V-1 bei Personen mit bereits nachgewiesenen HS V-1- bzw. HS V-2-Antikörpern; c) der **Erstmanifestation eines Rezidivs** an HS V-2- oder HS V-1-Infektionen bei Personen mit bereits nachgewiesenen HS V-2- oder HS V-1-Antikörpern; d) dem **rezidivierenden Herpes genitalis**, der durch Reaktivierung einer latenten Herpes-Infektion entsteht. HS V-1 kann auch zu Gingivostomatitis und orolabialen Ulzera führen. HS V-2 kann auch andere Formen der Herpes-Infektion verursachen, etwa am Auge, und beide Virustypen können eine Infektion des Zentralnervensystems, wie z. B. eine Enzepahalitis, verursachen.

Inzidenz/ Prävalenz

Herpes-genitalis-Infektionen gehören zu den häufigsten sexuell übertragenen Krankheiten. Studien zur Seroprävalenz zeigen, dass bei 22 % der Erwachsenen in den USA HS V-2-Antikörper nachzuweisen sind.[1] Einer britischen Studie zufolge haben 23 % der erwachsenen Patienten in Kliniken für sexuell übertragbare Krankheiten und 7,6 % der Blutspender in London HS V-2-Antikörper im Blut.[2] Die Seroprävalenz nahm zwischen 1976 und 1980 sowie zwischen 1988 und 1994 um 30,0 % (95 %-CI 15,8–45,8 %) zu.[1] Es sei jedoch angemerkt, dass Antikörperspiegel zwar das Vorliegen aktueller oder früherer Infektionen beweisen, jedoch nicht zwischen möglichen Manifestationen von HIV-2-Infektionen, z. B. genital/okulär, unterscheiden. Bei alleiniger Anwendung auf Herpes genitalis sind diese Zahlen daher mit Vorsicht zu betrachten.

Ätiologie/ Risikofaktoren

Sowohl HS V-1 als auch HS V-2 können genitale Primärinfektionen verursachen, bei HS V-2-Infektion ist die Gefahr einer rezidivierenden Erkrankung jedoch höher.[3] Die meisten Menschen mit HS V-2-Infektion sind sich der geringen Symptomatik wegen ihrer Erkrankung gar nicht bewusst. Diese Menschen können jedoch die Infektion auf Sexualpartner oder Neugeborene übertragen.[4, 5]

Prognose

Mögliche Folgen einer Herpes-simplex-Infektion sind Herpes-simplex-Infektionen bei Neugeborenen, opportunistische Infektionen bei abwehrgeschwächten Menschen, rezidivierende Ulzerationen im Genitalbereich und psychosoziale Probleme. HS V-2-Infektionen sind assoziiert mit einem erhöhten Risiko für HIV-Übertragung oder -Neuinfektion.[6] Die häufigsten neurologischen Komplikationen sind die aseptische Meningitis (bei etwa 25 % der Frauen im Rahmen einer Primärinfektion) und die Harnretention (bei etwa 15 % der Frauen im Rahmen einer Primärinfektion).[5] Für Neugeborene, deren Mütter sich in der Spätschwangerschaft erstmals infiziert haben, besteht ein hohes absolutes Infektionsrisiko von 41 % (95 %, CI 26–56 %), während Neugeborene von Müttern mit bereits früher erfolgter Infektion ein niedriges Infektionsrisiko tragen (<3 %), selbst wenn bei der Entbindung ein Rezidivinfekt vorliegt.[7, 8] Etwa 15 % der neonatalen Herpesinfektionen sind die Folge einer postpartalen, von oralen Herpesläsionen bei Verwandten oder Klinikpersonal ausgehenden Virusübertragung.[5]

Literatur

1. Fleming DT, McQuillan GM, Johnson RE, et al. Herpes simplex virus type 2 in the United States, 1976 to 1994. *N Engl J Med* 1997;337:1105–1111.
2. Cowan FM, Johnson AM, Ashley R, et al. Antibody to herpes simplex virus type 2 as serological marker of sexual lifestyle in populations. *BMJ* 1994;309:1325–1329.
3. Benedetti J, Corey L, Ashley R. Recurrence rates in genital herpes after symptomatic first-episode infection. *Ann Intern Med* 1994;121:847–854.
4. Mertz GJ, Schmidt O, Jourden JL, et al. Frequency of acquisition of first-episode genital infection with herpes simplex virus from symptomatic and asymptomatic source contacts. *Sex Transm Dis* 1985;12:33–39.
5. Whitley RJ, Kimberlin DW, Roizman B. Herpes simplex viruses. *Clin Infect Dis* 1998;26:541–553.
6. Wald A, Link K. Risk of HIV infection in HS V-2 seropositive persons: a meta-analysis. *J Infect Dis* 2002;185:45–52.
7. Brown ZA, Selke SA, Zeh J, et al. Acquisition of herpes simplex virus during pregnancy. *N Engl J Med* 1997;337:509–515.

8. Smith J, Cowan FM, Munday P. The management of herpes simplex virus infection in pregnancy. *Br J Obstet Gynaecol* 1998;105:255–268. Search date 1996; primary source Medline.
9. Corey L, Langenberg AG, Ashley R, et al. Recombinant glycoprotein vaccine for the prevention of genital HS V-2 infection: two randomised controlled trials. *JAMA* 1999;282:331–340.
10. Stanberry LR, Sprunace SL, Cunningham AL, et al. Glycoprotein-D-adjuvant vaccine to prevent genital herpes. *N Engl J Med* 2002;347:1652–1661.
11. Wald A, Langenberg A, Link K, et al. Effect of condoms on reducing the transmission of herpes simples virus type 2 from men to women. *JAMA* 2001;285:3100–3106.
12. Corey L, Wald A, Patel R, et al. Once-daily valaciclovir to reduce the risk of transmission of genital herpes. *N Engl J Med* 2004;350:11–20.
13. Sheffield JS, Hollier LM, Hill JB, et al. Aciclovir prophylaxis to prevent herpes simplex virus recurrence at delivery: a systematic review. *Obstet Gynecol* 2003;102:1396–1403. Search date 2003.
14. Scott LL, Sanchez PJ, Jackson GL, et al. Acyclovir suppression to prevent Cesarean delivery after first-episode genital herpes. *Obstet Gynecol* 1996;87:69–73.
15. Scott LL, Hollier LM, McIntire D, et al. Acyclovir suppression to prevent recurrent genital herpes at delivery. *Inf Dis Obstet Gynecol* 2002;10:71–77.
16. Watts DH, Brown ZA, Money D, et al. A double-blind, randomized, placebo-controlled trial of aciclovir in late pregnancy for the reduction of herpes simplex virus shedding and cesarean delivery. *Am J Obstet Gynecol* 2003;188:836–843.
17. Brocklehurst P, Kinghorn G, Carney O, et al. A randomised placebo controlled trial of suppressive acyclovir in late pregnancy in women with recurrent genital herpes infection. *Br J Obstet Gynaecol* 1998;105:275–280.
18. Randolph A, Washington A, Prober C. Cesarean delivery for women presenting with genital herpes lesions. *JAMA* 1993;270:77–82.
19. Nilsen AE, Aasen T, Halsos AM, et al. Efficacy of oral acyclovir in treatment of initial and recurrent genital herpes. *Lancet* 1982;2:571–573.
20. Mertz G, Critchlow C, Benedetti J, et al. Double-blind placebo-controlled trial of oral acyclovir in the first episode genital herpes simplex virus infection. *JAMA* 1984;252:1147–1151.
21. Bryson YJ, Dillon M, Lovett M, et al. Treatment of first episodes of genital herpes simplex virus infections with oral acyclovir: a randomized double-blind controlled trial in normal subjects. *N Engl J Med* 1983;308:916–921.
22. Fife KH, Barbarash RA, Rudolph T, et al. Valaciclovir versus acyclovir in the treatment of first-episode genital herpes infection: results of an international, multicenter, double-blind randomized clinical trial. *Sex Transm Dis* 1997;24:481–486.
23. Stone K, Whittington W. Treatment of genital herpes. *Rev Infect Dis* 1990;12(Suppl 6):610–619.
24. Wald A, Carrell D, Remington M, et al. Two-day regimen of acyclovir for treatment of recurrent genital herpes simplex virus type 2 infection. *Clin Infect Dis* 2002;34:944–948.
25. Wald A. New therapies and prevention strategies for genital herpes. *Clin Infect Dis* 1999;28:S4–S13. Search date not reported; primary source Medline.
26. Chosidow O, Drouault Y, Leconte-Veyriac F, et al. Famciclovir versus aciclovir in immunocompetent patients with recurrent genital herpes infections: a parallel-groups, randomised, double-blind clinical trial. *Br J Dermatol* 2001;144:818–824.
27. Strand A, Patel R, Wulf H C, et al. Aborted genital herpes simplex virus lesions: findings from a randomised controlled trial with valaciclovir. *Sex Transm Infect* 2002;78:435–439.
28. Leone PA, Trottier S, Miller JM. Valaciclovir for episodic treatment of genital herpes: a shorter 3-day treatment course compared with 5-day treatment. *Clin Infect Dis* 2002;34:958–962.
29. Reichman RC, Badger GJ, Mertz GJ, et al. Treatment of recurrent genital herpes simplex infections with oral acyclovir: a controlled trial. *JAMA* 1984;251:2103–2107.
30. Patel R, Tyring S, Strand A, et al. Impact of suppressive antiviral therapy on the health related quality of life of patients with recurrent genital herpes infection. *Sex Transm Infect* 1999;75:398–402.
31. Doward LC, McKenna SP, Kohlmann T, et al. The international development of the RGHQoL: a quality of life measure for recurrent genital herpes. *Qual Life Res* 1998;7:143–153.
32. Reitano M, Tyring S, Lang W, et al. Valaciclovir for the suppression of recurrent genital herpes simplex virus infection: a large-scale dose range finding study. *J Infect Dis* 1998;178:603–610.
33. Goldberg L, Kaufman R, Kurtz T, et al. Continuous five-year treatment of patients with frequently recurring genital herpes simplex virus infection with acyclovir. *J Med Virol* 1993(Suppl 1);45–50.
34. Wald A, Zeh J, Barnum G, et al. Suppression of subclinical shedding of herpes simplex virus type 2 with acyclovir. *Ann Intern Med* 1996;124:8–15.
35. Fife KH, Crumpacker CS, Mertz GJ. Recurrence and resistance patterns of herpes simplex virus following stop of ≥6 years of chronic suppression with acyclovir. *J Infect Dis* 1994;169:1338–1341.
36. Longo D, Koehn K. Psychosocial factors and recurrent genital herpes: a review of prediction and psychiatric treatment studies. *Int J Psychiatry Med* 1993;23:99–117. Search date 1991; primary sources Psychological Abstracts, Medline, and hand searches of reference lists.

37. Longo DJ, Clum GA, Yaeger NJ. Psychosocial treatment for recurrent genital herpes. *J Consult Clin Psychol* 1988;56:61–66.
38. Romanowski B, Aoki FY, Martel AY, et al. Efficacy and safety of famciclovir for treating mucocutaneous herpes simplex infection in HIV-infected individuals. Collaborative Famciclovir HIV Study Group. *AIDS* 2000;14:1211–1217.
39. Conant MA, Schacker TW, Murphy RL, et al. International Valaciclovir HS V Study Group. Valaciclovir versus aciclovir for herpes simplex virus infection in HIV-infected individuals: two randomized trials. *Int J STD AIDS* 2002;13:12–21.
40. Schacker T, Zeh J, Hu HL, et al. Frequency of symptomatic and asymptomatic HS V-2 reactivations among HIV-infected men. *J Infect Dis* 1998;178:1616–1622.
41. Schacker T, Ryncarz A, Goddard J, et al. Frequent recovery of HIV from genital herpes simplex virus lesions in HIV infected persons. *JAMA* 1998;280:61–66.
42. DeJesus E, Wald A, Warren T, et al. Valaciclovir for the suppression of recurrent genital herpes in human immunodeficiency virus-infected subjects. *J Infect Dis* 2003;188:1009–1016. [Erratum in: *J Infect Dis* 2003;188:1404]

Kommentar

Manuel Battegay

Genitaler Herpes simplex, eine sexuell übertragene Krankheit, hat in den letzten Dekaden zugenommen. Antikörper lassen nur bedingt Rückschüsse auf die Manifestation (chronisch, latent, inaktiv) zu, jedoch kann mit Anamnese, Klinik und Labor meist zwischen Primär- und Rezidivinfektion unterschieden werden. Virusübertragungen von einem HS V-positivem Mann auf eine HS V-negative Frau können durch Kondome signifikant reduziert werden. Umgekehrt schützen Kondome gegen die Virusübertragung von HS V-2 bei infizierten Frauen auf Männer wahrscheinlich nicht. Studien über die Wirksamkeit von Kondomen sind schwierig, da sie nur von einem Teil, und allermeist nicht immer, benutzt werden.
Virostatika verkürzen Schmerzdauer, Auftreten neuer Läsionen sowie die virale Ausscheidung zeitlich. Bei der Therapie der ersten Episode sind topische Medikamente i.v.- und oralen Virostatika unterlegen. Bei der Erstepisode wurde keine Diffferenz zwischen den Substanzen Valacyclovir, Famvir und Acyclovir gefunden. Eine tägliche antivirale Sekundärprophylaxe ist gegen genitalen Herpes wirksam. Ungeachtet der Substanz ist eine Frühtherapie bei Rezidiv am wirksamsten (reduzierte Dauer und/oder abortive Klinik, reduziertes Shedding). Erstaunlicherweise gibt es keine systematische Reviews oder RCTs über die Wirksamkeit von Virostatika gegen genitalen Herpes bei durch HIV immunsupprimierten Patienten. Anzunehmen ist, dass auch bei dieser Patientengruppe Virostatika wirksam sind.
Erste Resultate mit rekombinantem Impstoff (HS V-2 Glykoprotein-D) zeigen bei HS V-1- und HS V-2-seronegativen Frauen einen Schutz gegen genitalen Herpes. Umgekehrt konnte dies bei Männern und bei HS V-1-seropositiven Frauen nicht bestätigt werden.
Immunisierungen sind bei Personen mit chronischen viralen Infekten zur Verbesserung des Verlaufes fraglich. Dies gilt auch für die genitale Herpes-Infektion (RCTs zeigen keinen signifikanten Unterschied der Impfgruppe versus der Placebo-Studienpopulation).

Pelvic Inflammatory Disease (PID)

Suchdatum: April 2004

Jonathan Ross

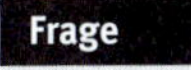

Frage — **Welche Effekte haben empirische Behandlungsmethoden im Vergleich zum Hinauszögern der Therapie bis zum Eintreffen der Ergebnisse mikrobiologischer Untersuchungen?**

Wirksamkeit unbekannt

Empirische Antibiotikatherapie im Vergleich zu einer durch Testergebnisse gesteuerten Behandlung[1–3, 17]

Es fanden sich keine RCTs, in denen eine empirische Antibiotikabehandlung (vor Erhalt von Ergebnissen mikrobiologischer Tests) bei Frauen mit Verdacht auf Pelvic Inflammatory Dosease mit einer durch Testergebnisse gesteuerten Behandlung verglichen wurde.

Frage — **Wie lassen sich verschiedene Antibiotikatherapien miteinander vergleichen?**

Nutzen wahrscheinlich

Antibiotika (zur Symptomverbesserung und mikrobiologischen Heilung bei Frauen mit gesicherter PID)[18–27]

Es herrscht Übereinstimmung dahingehend, dass eine Antibiotikabehandlung bei Frauen mit diagnostisch gesicherter PID effektiver sind als Nichtbehandlung. Einer systematischen Übersicht aus Beobachtungsstudien und RCTs zufolge sind mehrere unterschiedliche Antibiotikatherapien (darunter i.v. verabreichtes Clindamycin plus Aminoglykosid, i.v. verabreichtes Cephalosporin mit oder ohne Probenecid plus orales Doxycyclin sowie Ofloxacin) zur Linderung der Symptomatik einer PID vergleichbar effektiv und führen zu einer hohen klinischen und mikrobiologischen Heilungsrate.

Orale Antibiotikatherapie (im Vergleich zu parenteraler Antibiotikatherapie)[21]

In zwei RCTs zeigte sich kein signifikanter Unterschied zwischen oraler Ofloxacin-Behandlung und parenteraler Therapie mit Cefoxitin plus Doxycyclin.

Ambulante im Vergleich zu stationärer Antibiotikatherapie[22]

Eine RCT zeigte nach ambulanter Therapie der PID mit i.m. verabreichtem Cefoxitin plus Probenecid plus oralem Doxycyclin verglichen mit einer stationären Behandlung unter Verwendung parenteraler Antibiotika nach einer Beobachtungszeit von 35 Monaten keinen signifikanten Unterschied hinsichtlich der Zahl der PID-Rezidive, der Infertilität oder der EUG-Rate.

Wirksamkeit unbekannt

Antibiotische Therapien unterschiedlicher Dauer[19]

In systematischen Übersichten fanden sich keine guten Belege für eine optimale Therapiedauer.

Frage Welche Effekte hat eine routinemäßige Antibiotikaprophylaxe zur Prävention einer PID vor dem Einführen eines IUP?

Wirksamkeit unbekannt

Routinemäßige Antibiotikaprophylaxe vor einer IUD-Insertion bei Hochrisikopatientinnen[28, 29]

Es fanden sich keine guten Belege zu einer Antibiotikaprophylaxe vor einer IUD-Insertion bei Patientinnen, die hochgradig PID-gefährdet sind.

Nutzen unwahrscheinlich

Routinemäßige Antibiotikaprophylaxe vor einer IUD-Insertion bei Patientinnen mit niedrigem Risiko[28, 29]

Eine systematische Übersicht ergab bei Frauen mit niedrigem PID-Risiko keinen signifikanten Unterschied hinsichtlich PID-Inzidenz nach routinemäßiger Antibiotikaprophylaxe mit Doxycyclin verglichen mit Placebo vor der IUD-Einlage.

Definition Unter Pelvic Inflammatory Disease (PID) versteht man bei Frauen die Entzündung und Infektion des oberen Genitaltraktes, die typischerweise neben den Eileitern auch die Ovarien und das umgebende Gewebe betrifft.

Inzidenz/ Prävalenz Die genaue Inzidenz der Pelvic Inflammatory Disease (PID) ist nicht bekannt, da die Krankheit nicht zuverlässig über klinische Parameter zu diagnostizieren ist.[1–3] Die beste Untersuchungsmethode ist eine direkte Inspektion der Eileiter über eine diagnostische Laparoskopie, die jedoch auf Grund ihrer Invasivität nicht routinemäßig durchgeführt werden kann. Eine PID ist in den USA der häufigste gynäkologische Grund für eine Krankenhauseinweisung und verantwortlich für 49/10.000 dokumentierte stationäre Entlassungen. In den allgemeinärztlichen Praxen in England und Wales wird die Diagnose bei 1/62 (1,6 %) aller 16- bis 45-jährigen Frauen gestellt.[4] Da jedoch eine PID in den meisten Fällen asymptomatisch verläuft, wird die wahre Prävalenz in diesen Angaben unterschätzt.[1, 5] Einen groben Anhaltspunkt für die PID-Prävalenz in Entwicklungsländern ergeben die gemeldeten Hospitalisierungsraten. Eine PID ist in den afrikanischen Staaten südlich der Sahara Ursache für 17–40 %, in Südostasien für 15–37 % und in Indien für 3–10 % aller gynäkologischen Einweisungen.[6]

Ätiologie/ Risikofaktoren Die mit einer Pelvic Inflammatory Disease (PID) assoziierten Faktoren entsprechen denen bei sexuell übertragbaren Krankheiten: jugendliches Alter, schlechte sozioökonomische Umstände, niedriger Bildungsstand und neuer Sexualpartner.[2, 7, 8] Die Erkrankung ist Folge einer aszendierenden Zervixinfektion, und eine initiale Schleimhautschädigung durch Bakterien (vor allem *Chlamydia trachomatis* und *Neisseria gonorrhoeae*) ermöglicht auch opportunistischen Erregern die Invasion. Aus dem oberen Genitaltrakt lassen sich zahlreiche Bakterien isolieren, darunter auch *Mycoplasma hominis* und Anaerobier.[9] Die Aszension der Infektion in den oberen Genitaltrakt kann durch Vaginalduschen und instrumentelle Eingriffe an der Zervix begünstigt werden. Barrieremethoden, Levonorgestrel-Implantate und orale Kontrazeptiva führen dagegen im Vergleich zu anderen Verhütungsmethoden zu einer Reduktion des Erkrankungsrisikos.[10–14]

Pelvic Inflammatory Disease (PID)

Prognose Die Pelvic Inflammatory Disease (PID) hat eine hohe Morbidität; etwa 20 % der betroffenen Frauen werden unfruchtbar, 20 % entwickeln chronische Unterleibsschmerzen, und im Falle einer Konzeption kommt es in 10 % der Fälle zur ektopen Schwangerschaft.[2] Es fanden sich keine placebokontrollierten Studien zu Antibiotikatherapien. Unkontrollierte Beobachtungen deuten darauf hin, dass die klinischen Symptome auch bei einer beachtlichen Zahl unbehandelter Frauen spontan sistieren.[15] Wiederholte PID-Episoden sind mit einem 4- bis 6fachen Risiko für dauerhafte Eileiterschäden assoziiert.[16] Einer Fallkontrollstudie (76 Fälle und 367 Kontrollen) zufolge führt bereits ein um wenige Tage verzögerter Behandlungsbeginn zu einer Beeinträchtigung der Fertilität (OR 2,6; 95 %-CI 1,2–5,9).[17]

Literatur

1. Morcos R, Frost N, Hnat M, et al. Laparoscopic versus clinical diagnosis of acute pelvic inflammatory disease. *J Reprod Med* 1993;38:53–56.
2. Metters JS, Catchpole M, Smith C, et al. *Chlamydia trachomatis: summary and conclusions of CMO's expert advisory group*. London: Department of Health, 1998.
3. Centers for Disease Control. 2002 guidelines for treatment of sexually transmitted diseases. Bethesda, Maryland: CDC, 1998, 2002. http://www.cdc.gov/std/treatment/TOC2002TG.htm (last accessed 15 February 2005).
4. Simms I, Rogers P, Charlett A. The rate of diagnosis and demography of pelvic inflammatory disease in general practice: England and Wales. *Int J STD AIDs* 1999;10:448–455.
5. Velebil P, Wingo PA, Xia Z, et al. Rate of hospitalization for gynecologic disorders among reproductive-age women in the United States. *Obstet Gynecol* 1995;86:764–769.
6. Kani J, Adler MW. Epidemiology of pelvic inflammatory disease. In: Berger GS, Westrom L, eds. *Inflammatory disease*. New York: Raven Press, 1992.
7. Simms I, Catchpole M, Brugha R, et al. Epidemiology of genital chlamydia trachomatis in England and Wales. *Genitourin Med* 1997;73:122–126.
8. Grodstein F, Rothman KJ. Epidemiology of pelvic inflammatory disease. *Epidemiology* 1994;5: 234–242.
9. Bevan CD, Johal BJ, Mumtaz G, et al. Clinical, laparoscopic and microbiological findings in acute salpingitis: report on a United Kingdom cohort. *Br J Obstet Gynaecol* 1995;102:407–414.
10. Wolner-Hanssen P, Eschenbach DA, Paavonen J, et al. Association between vaginal douching and acute pelvic inflammatory disease. *JAMA* 1990;263:1936–1941.
11. Jacobson L, Westrom L. Objectivized diagnosis of acute pelvic inflammatory disease. Diagnostic and prognostic value of routine laparoscopy. *Am J Obstet Gynecol* 1969;105:1088–1098.
12. Kelaghan J, Rubin GL, Ory HW, et al. Barrier-method contraceptives and pelvic inflammatory disease. *JAMA* 1982;248:184–187.
13. Wolner-Hanssen P, Eschenbach DA, Paavonen J, et al. Decreased risk of symptomatic chlamydial pelvic inflammatory disease associated with oral contraceptive use. *JAMA* 1990;263:54–59.
14. Sivin I. Risks and benefits, advantages and disadvantages of levonorgestrel-releasing contraceptive implants. *Drug Saf* 2003;26:303–335.
15. Curtis AH. Bacteriology and pathology of fallopian tubes removed at operation. *Surg Gynecol Obstet* 1921;33:621.
16. Hillis SD, Owens LM, Marchbanks PA, et al. Recurrent chlamydial infections increase the risks of hospitalization for ectopic pregnancy and pelvic inflammatory disease. *Am J Obstet Gynecol* 1997;176:103–107.
17. Hillis SD, Joesoef R, Marchbanks PA, et al. Delayed care of pelvic inflammatory disease as a risk factor for impaired fertility. *Am J Obstet Gynecol* 1993;168:1503–1509.
18. Walker CK, Kahn JG, Washington AE, et al. Pelvic inflammatory disease: metaanalysis of antimicrobial regimen efficacy. *J Infect Dis* 1993;168:969–978. Search date 1992; primary sources Medline, and bibliographies from reviews, textbooks, and references.
19. Walker CK, Workowski KA, Washington AE, et al. Anaerobes in pelvic inflammatory disease: implications for the Centers for Disease Control and Prevention's guidelines for treatment of sexually transmitted diseases. *Clin Infect Dis* 1999;28(suppl):29–36. Search date 1997; primary sources Medline, and bibliographies from reviews, textbooks, and references.
20. Martens MG, Gordon S, Yarborough DR, et al. Multicenter randomized trial of ofloxacin versus cefoxitin and doxycycline in outpatient treatment of pelvic inflammatory disease. Ambulatory PID Research Group. *South Med J* 1993;86:604–610.
21. Wendel GD, Cox SM, Bawdon RE, et al. A randomized trial of ofloxacin versus cefoxitin and doxycycline in the outpatient treatment of acute salpingitis. *Am J Obstet Gynecol* 1991;164:1390–1396.

22. Ness RB, Soper DE, Holley RL, et al. Effectiveness of inpatient and outpatient treatment strategies for women with pelvic inflammatory disease: results from the Pelvic Inflammatory Disease Evaluation and Clinical Health (PEACH) Randomized Trial. *Am J Obstet Gynecol* 2002;186:929–937.
23. Witte EH, Peters AA, Smit IB, et al. A comparison of pefloxacin/metronidazole and doxycycline/metronidazole in the treatment of laparoscopically confirmed acute pelvic inflammatory disease. *Eur J Obstet Gynecol Reprod Biol* 1993;50:153–158.
24. Heinonen PK, Teisala K, Miettinen A, et al. A comparison of ciprofloxacin with doxycycline plus metronidazole in the treatment of acute pelvic inflammatory disease. *Scand J Infect Dis* 1989;60 (suppl):66–73.
25. Soper DE, Brockwell NJ, Dalton HP. Microbial etiology of urban emergency department acute salpingitis: treatment with ofloxacin. *Am J Obstet Gynecol* 1992;167:653–660.
26. Buchan H, Vessey M, Goldacre M, et al. Morbidity following pelvic inflammatory disease. *Br J Obstet Gynaecol* 1993;100:558–562.
27. Brunham RC, Binns B, Guijon F, et al. Etiology and outcome of acute pelvic inflammatory disease. *J Infect Dis* 1988;158:510–517.
28. Grimes DA, Schulz KF. Antibiotic prophylaxis for intrauterine contraceptive device insertion. In: The Cochrane Library, Issue 4, 2002. Oxford: Update Software. Search date 2000; primary sources Medline, Popline, Embase, lists of references, and contacted experts in the field.
29. Story MJ, McCloud PI, Boehm G. Doxycycline tolerance study. Incidence of nausea after doxycycline administration to healthy volunteers: a comparison of 2 formulations (Doryx' vs Vibramycin'). *Eur J Clin Pharmacol* 1991;40:419–421.

Kommentar

Eduard Wight

Die bakterielle Vaginose (BV) ist ein Risikofaktor für postoperative Infektionen nach gynäkologischen und geburtshilflichen Eingriffen (1). Außerdem wird die BV gehäuft bei Trägerinnen von Kupfer-IUDs (intrauterine contraceptive device = Spirale) gefunden (2). Ob aber der Nachweis einer BV ein erhöhtes Risiko für eine Infektion nach einer IUD-Einlage darstellt, ist umstritten, da IUD-Trägerinnen nicht häufiger an STDs oder PIDs erkranken als Frauen, die andere Formen der Kontrazeption anwenden (3).
Während Frauen mit schon seit längerem liegenden IUD während Monaten und Jahren keine erhöhte PID-Rate aufweisen, sind Infektionen des oberen Genitale im Zeitraum von 20 Tagen nach einer IUD-Einlage trotz Asepsis bis 6-fach erhöht. Dies wird auf eine Kontamination des Cavum uteri mit Vaginalkeimen anlässlich der IUD-Einlage zurückgeführt. Trotz dieses erhöhten relativen Infektrisikos kurz nach der IUD-Einlage wird das absolute Infektrisiko bei IUD-Trägerin als tief angesehen. Deshalb hat sich im Kollektiv von Frauen, die nur ein geringes Risiko für STDs aufweisen, weder ein Routinescreening auf STDs noch eine Antibiotikaprophylaxe vor der IUD-Einlage als effizient erwiesen (4). Diese Aussage gilt jedoch nicht für Frauen, die ein erhöhtes Risiko (-Verhalten) für STDs aufweisen (5).

1. Soper D.E. Bacterial vaginosis and postoperative infections. Am J Obstet Gynecol, 169: 467–469, 1993
2. Joesoef M.R. et al, High rate of bacterial vaginosis among women with intrauterine devices in Manado, Indonesia. Contraception, 64:169–172, 2001
3. Hodoglugil N.N. et al; Intrauterine device use and sexually transmitted disease screening and occurrence. Contraception, 61: 359–364, 2000
4. ACOG Practice Bulletin Nr. 59; Intrauterine device. Obstet Gynecol, 105: 223–230, 2005
5. Grimes D.A.; Intrauterine device and upper-genital-tract infection. Lancet, 356: 1013–1019, 2000

STD: Partner-Benachrichtigung

Suchdatum: Juli 2003

Nicol Coetzee, Catherine Mathews, Sally Guttmacher und Merrick Zwarenstein

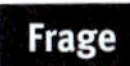

Frage **Welche Effekte haben unterschiedliche Strategien zur Benachrichtigung der Sexualpartner in unterschiedlichen Personengruppen, und welche Effekt haben Maßnahmen zur Verbesserung der Partnerbenachrichtigung durch den Patienten?**

[A.d.Ü.: In verschiedenen Gesundheitssystemen des Auslands existieren spezielle Informations- und Beratungsdienstleistungen für Patienten mit sexuell übertragbaren Krankheiten zur Verbesserung der Kontrolle von Krankheitsübertragung, der Information und Behandlung möglicher Sexualpartner auf freiwilliger Basis. Zu diesem Zweck werden speziell ausgebildete und psychologisch geschulte Leistungserbringer, wie Ärzte, Krankenschwestern, Sozialarbeiter, Berater usw. zur Betreuung von Patienten mit sexuell übertragbaren Krankheiten und ihrer Partner eingesetzt.
In der Literatur werden folgende Formen der Partnerbenachrichtigung unterschieden:

- Patient Referral (Partnerbenachrichtigung durch den Patienten)
- Provider Referral (medizinisches Personal informiert Partner, ohne dass der Name des Indexpatienten bekannt gegeben wird)
- Contract Referral (Indexpatient soll Partner benachrichtigen. Falls Partner im festgelegten Zeitraum nicht zur Kontrolle erscheint, erfolgt Benachrichtigung durch Arzt)
- Outreach Assistance (Partner werden von Fachpersonal in der Nähe benachrichtigt, ohne Namensnennung).

Die verschiedenen Interventionsmöglichkeiten sind im nachstehenden Kommentar von J. Bitzer dargelegt. Da die zitierten Studien im Rahmen der spezifischen angloamerikanischen Versorgungssysteme erarbeitet wurden, werden die Begriffe im folgenden Text nicht übersetzt.]
Es fanden sich keine guten Belege zu den Auswirkungen einer Partnerbenachrichtigung auf die persönliche Beziehung des Betroffenen mit seinem Partner, insbesondere was die Häufigkeit an Gewalt, Missbrauch und Beendigung der Beziehung betrifft.
Es fanden sich auch keine vergleichenden Studien zu den Auswirkungen einer Maßnahme über verschiedene Gruppen von Betroffenen, wie Patienten mit unterschiedlichen Krankheiten oder Krankheitskombinationen oder Gesellschaftsbereiche hinweg.

Nutzen wahrscheinlich

Contract Referral (bei Patienten mit Syphilis genauso effektiv wie Provider Referral)[4]

Die systematische Übersicht einer großen RCT, in der verschiedene Strategien zur Benachrichtigung der Sexualpartner von Patienten mit Syphilis miteinander verglichen wurden, zeigte hinsichtlich der Raten an erfolgreichen Benachrichtigungen keinen signifikanten Unterschied zwischen Provider Referral und Contract Referral, wenn den Personen aus der Contract-Referral-Gruppe 2 Tage Zeit zur Benachrichtigung ihrer Sexualpartner zugestanden wurde.

Anbieten der Wahl zwischen Provider Referral und Patient Referral (im Vergleich zu Patient Referral) bei Patienten mit HIV[4]

Einer systematischen Übersicht mit einer RCT, in der verschiedene Strategien zur Partnerbenachrichtigung miteinander verglichen wurden, zufolge ist bei HIV-Infizierten das Angebot, zwischen Provider Referral (bei der die Identität des Patienten nicht aufgedeckt wird) und Patient Referral zu wählen, hinsichtlich der Benachrichtigungsraten wirkungsvoller als alleiniges Patient Referral.

Provider Referral oder Contract Referral (im Vergleich zu Patient Referral) bei Patienten mit Gonorrhoe oder nicht durch Gonokokken verursachter Urethritis (hauptsächlich Chlamydien)[4]

Einer systematischen Übersicht zufolge erhöht Contract Referral bei Patienten mit Gonorrhoe im Vergleich zu Patient Referral die Zahl von Partnern, die sich für eine Behandlung beim Arzt vorstellen. Bei nicht durch Gonokokken verursachter Urethritis ergab eine systematische Übersicht, dass Provider Referral im Vergleich zu Patient Referral den Anteil benachrichtigter bzw. entdeckter infizierter Partner pro Patient erhöht.

Wirksamkeit unbekannt

Ergänzung von Patient Referral durch Erinnerungsanrufe und persönliches Anschreiben; Informationsvideos; Informationsbroschüren; Patient Referral durch verschiedene Arten von Leistungserbringern; Patient Referral bei HIV[4, 10]

Es fanden sich nur unzureichende Belege für die Effekte dieser Interventionen zur Verbesserung der Benachrichtigung von Partnern.

Definition

Die „Benachrichtigung von Sexualpartnern" ist ein Prozess, in dessen Rahmen Sexualpartner von Patienten mit nachgewiesenen sexuell übertragenen Krankheiten über die Gefahr einer möglichen Infektion informiert werden. Die wichtigsten Informationsmöglichkeiten sind:

- Patient Referral (Partnerbenachrichtigung durch den Patienten)
- Provider Referral (medizinisches Personal informiert Partner, ohne dass der Name des Indexpatienten bekannt gegeben wird)
- Contract Referral (Indexpatient soll Partner benachrichtigen. Falls Partner im festgelegten Zeitraum nicht zur Kontrolle erscheint, erfolgt Benachrichtigung durch Arzt)
- Outreach Assistance (Partner werden von Fachpersonal in der Nähe benachrichtigt, ohne Namensnennung).

Inzidenz/ Prävalenz

Ein Großteil der an sexuell übertragbaren Infektionen Erkrankten zeigt weder Symptome noch Zeichen einer Infektion. So waren z. B. 22–68 % der Männer, die durch eine Partnerbenachrichtigung identifiziert wurden, asymptomatisch.[1] Die Partnerbenachrichtigung ist neben breit angelegten Screeninguntersuchungen die einzige Möglichkeit, solche Menschen zu erreichen. Infektionsprävention bzw. -behandlung von Personen mit mehreren gleichzeitigen Sexualpartnern haben wahrscheinlich den größten Einfluss auf die Weiterverbreitung von sexuell übertragenen Krankheiten.[2]

Prognose

Es fanden sich keine Studien, die zeigen, dass die Benachrichtigung von Sexualpartnern für diesen oder für zukünftige Partner einer infizierten Person von gesundheitlichem Nutzen ist. Es wäre sowohl technisch als auch ethisch schwierig, solche Belege zu erhalten. Eine RCT verglich die Identifizierung, Untersuchung und Behandlung asymptomatischer Frauen mit erhöhtem Risiko für zervikale Chlamydieninfektionen mit einer Normalversorgung. Dabei zeigte sich, dass dadurch die Inzidenz für PID (Pelvic Inflammatory Disease) verringert wird (RR 0,44; 95 %-CI 0,2–0,9).[3] Diesen Belegen zufolge bringt eine Benachrichtigung der Sexualpartner, mit dem Ziel, bei den noch ahnungslosen Personen Infektionen zu identifizieren und zu behandeln, infizierten Partnern einen direkten Nutzen.

Literatur

1. Holmes KK, Mardh PA, Sparling PF, et al, eds. *Sexually transmitted diseases*, 2nd ed. New York: McGraw-Hill, 1990:1083.
2. Fenton KA, Peterman TA. HIV partner notification: taking a new look. *AIDS* 1997;11:1535–1546.

3. Scholes D, Stergachis A, Heidrich FE, et al. Prevention of pelvic inflammatory disease by screening for cervical chlamydial infection. *N Engl J Med* 1996;21:1399–1401.
4. Mathews C, Coetzee N, Zwarenstein M, et al. Strategies for partner notification for sexually transmitted diseases. Cochrane Library, Issue 3, 2002. Search date 2001; primary sources Medline, Embase, Psychological Abstracts, Sociological Abstracts, Cochrane Controlled Trials Register, hand searches of the proceedings of International AIDS Conferences and the International Society for STD Research meetings, and personal contact with key experts.
5. Levy JA, Fox SE. The outreach-assisted model of partner notification with IDUs. *Public Health Rep* 1998;113(suppl 1):160–169.
6. Stein MD, Freedberg KA, Sullivan LM, et al. Sexual ethics: disclosure of HIV-positive status to partners. *Arch Intern Med* 1998;158:253–257.
7. Perry SW, Card CAL, Moffatt M, et al. Self-disclosure of HIV infection to sexual partners after repeated counseling. *AIDS Educ Prev* 1994;6:403–411.
8. Toomey KE, Peterman TA, Dicker LW, et al. Human immunodeficiency virus partner notification. *Sex Transm Dis* 1998;25:310–316.
9. Oh MK, Boker JR, Genuardi FJ, et al. Sexual contact tracing in adolescent chlamydial and gonococcal cervicitis cases. *J Adolesc Health* 1996;18:4–9.
10. Potterat JJ, Rothenberg R. The case-finding effectiveness of self-referral system for gonorrhea: a preliminary report. *Am J Public Health* 1977;67:174–176.

Kommentar

Johannes Bitzer

Die Benachrichtigung des Sexualpartners bei sexuell übertragbaren Erkrankungen (STDs) erscheint aus präventivmedizinischen Gründen unabdingbar. In der Literatur werden folgende Formen der Partnerbenachrichtigung unterschieden:

- Patient Referral (Partnerbenachrichtigung durch den Patienten)
- Provider Referral (medizinisches Personal informiert Partner, ohne dass der Name des Indexpatienten bekannt gegeben wird)
- Contract Referral (Indexpatient soll Partner benachrichtigen. Falls Partner im festgelegten Zeitraum nicht zur Kontrolle erscheint, erfolgt Benachrichtigung durch Arzt)
- Outreach Assistance (Partner werden von Fachpersonal in der Nähe benachrichtigt, ohne Namensnennung).

Die Wirksamkeit wird wie folgt gemessen: Partner identifiziert, benachrichtigt, zur Konsultation kommend, mit positiven Tests, behandelt, Rate von Reinfektionen, Inzidenz von STDs in der Gesamtpopulation, Schädigung von Patient oder Partner wie Gewalt und Missbrauch.

RCTs zufolge erhöhen Provider Referral, Contract Referral oder das Angebot der Wahl zwischen Provider und Patient Referral die Rate benachrichtigter und getesteter Patienten mit HIV, Gonorrhoea oder Chlamydien. Contract Referral scheint gleich effektiv wie Provider Referral bei Patienten mit Syphilis zu sein. Telefonerinnerungen und Kontaktkarten sowie Aufklärungsvideos zeigen keine eindeutigen Auswirkungen.

Keine Evidenz besteht zur Frage, in welcher Weise eine Partnerbenachrichtigung auf die Beziehung zwischen Patienten und Partner einwirkt, insbesondere auf die Rate von Gewalt, Missbrauch oder Trennung.

Die effektive Therapie von infizierten Patienten/innen mit mehr als einem aktuellen Sexualpartner scheint die größte protektive Wirkung im Hinblick auf die Ausbreitung von STDs zu haben.

Inwieweit Partnerbenachrichtigung einen gesundheitlichen Benefit für den Partner oder zukünftige Partner infizierter Personen bringt, ist aus methodischen und ethischen Gründen schwer nachweisbar. Eine RCT bei asymptomatischen Frauen, bei denen Chlamydientests und evtl. Therapie verglichen wurde mit Usual Care, fand eine reduzierte Inzidenz von Pelvic Inflammatory Disease. Dies könnte ein indirekter Hinweis darauf sein, dass auch die Partnerbenachrichtigung (die darauf abzielt, meist asymptomatische Personen zu untersuchen und gegebenenfalls zu behandeln) zu einem Health Benefit führt.

Vaginose, bakterielle

Suchdatum: März 2004

M. Riduan Joesoef und George Schmid

Eine bakterielle Vaginose kann spontan ausheilen.

Frage **Welche Effekte haben unterschiedliche Antibiotikatherapien bei nicht schwangeren Frauen mit symptomatischer bakterieller Vaginose auf die Heilungsrate und die Symptomlinderung?**

Nutzen belegt

Antibiotikatherapie mit Metronidazol oder Clindamycin (kurzfristiger Nutzen)[17–27]
Einer systematischen Übersicht zufolge gelingt unter Antibiotikatherapie (Clindamycin-Creme oder Metronidazol-Gel intravaginal) bei mehr Frauen eine Heilung als unter Placebo. Eine systematische Übersicht zeigte hinsichtlich der Heilungsraten oder der Nebenwirkungen nach 5–10 Tagen oder 4 Wochen keinen signifikanten Unterschied zwischen intravaginal verabreichtem Clindamycin und oral verabreichtem Metronidazol. Ein Vergleich der Ergebnisse mehrerer Studien zeigte jedoch, dass eine Candida-Vulvovaginitis unter intravaginal verabreichtem Clindamycin u. U. seltener auftritt als unter oralem Metronidazol. Intravaginal verabreichtes Clindamycin wurde in seltenen Fällen mit einer leichten bis schweren Kolitis und vaginaler Candidose bei nicht schwangeren Frauen in Verbindung gebracht. Einer anderen systematischen Übersicht zufolge erhöht eine 7-tägige orale Therapie mit Metronidazol die Heilungsraten im Vergleich zu einer Therapie mit einer Einzeldosis (ED) von 2g. RCTs mit begrenzter Aussagekraft ergaben hinsichtlich der Heilungsraten keinen signifikanten Unterschied zwischen einer oralen Therapie mit Clindamycin oder Metronidazol, und es zeigte sich, dass beide Therapien mit Übelkeit und einem metallischen Geschmack im Mund einhergehen. In einer RCT fand sich in Bezug auf die Heilungsraten nach 35 Tagen kein signifikanter Unterschied zwischen einer 3-tägigen Behandlung mit intravaginalen Clindamycin-Ovula und einer 7-tägigen Behandlung mit intravaginaler Clindamycin-Creme. Es zeigte sich, dass der Anteil der Patientinnen mit Nebenwirkungen in beiden Gruppen vergleichbar ist, Ovula gingen jedoch mit einer höheren Inzidenz an Vaginal- und Kopfschmerzen einher, und die Creme zeigte eine höhere Inzidenz grippeähnlicher Symptome. Eine andere RCT ergab hinsichtlich der Heilungsraten oder der Nebenwirkungen keinen signifikanten Unterschied zwischen einer einmaligen und einer zweimaligen intravaginalen Gabe von Metronidazol-Gel. Es fanden sich keine Belege zu langfristigen Ergebnissen. Einer kleinen RCT zufolge leiden mehr als 50% der Frauen 2 Monate nach einer Antibiotikatherapie erneut an bakterieller Vaginose.

Frage **Welche Effekte hat eine Antibiotikabehandlung schwangerer Frauen zur Verringerung unerwünschter Ergebnisse einer Schwangerschaft und zur Prävention neonataler Komplikationen?**

Nutzen wahrscheinlich

Antibiotikatherapie (ausgenommen Clindamycin intravaginal) bei Schwangeren mit vorausgegangener Frühgeburt[29, 31]
Einer systematischen Übersicht zufolge senken Antibiotika das Risiko eines niedrigen Geburtsgewichts bei Frauen mit bakterieller Vaginose, die eine Fehlgeburt hatten, auch wenn sich die Resultate für Frühgeburt zwischen den einzelnen Studien unterscheiden. Eine

nachfolgende RCT zeigte, dass frühzeitig im 2. Trimenon verabreichtes Clindamycin im Vergleich zu Placebo bei Frauen mit früheren Fehl- oder Frühgeburten diese verringert.

Wirksamkeit unbekannt

Antibiotikatherapie bei Schwangerschaft mit geringem Risiko[25, 26]

Einer systematischen Übersicht an Allgemeinpopulationen schwangerer Frauen zufolge besteht hinsichtlich einer Frühgeburt, eines niedrigen Geburtsgewichts, Neugeborenensepsis oder des perinatalen Todes kein signifikanter Unterschied zwischen Antibiotika (oral oder vaginal) und Placebo oder Nichtbehandlung. Anschließende RCTs bei Frauen mit bakterieller Vaginose oder abnormer Flora des Genitaltrakts (mit oder ohne bakterielle Vaginose) zeigten jedoch, dass frühzeitig im 2. Trimenon oral oder vaginal verabreichtes Clindamycin im Vergleich zu Placebo Fehl- oder Frühgeburten verringert.

Unwirksamkeit oder Schädlichkeit wahrscheinlich

Intravaginale Clindamycin-Therapie[17,18]

In Studien, in denen Frauen unabhängig von einer früheren Frühgeburt beurteilt wurden, zeigten drei RCTs im Vergleich zu Placebo eine nicht signifikante Zunahme an Frühgeburten und niedrigem Geburtsgewicht bei Frauen mit bakterieller Vaginose, die mit Clindamycin-Creme behandelt wurden. Eine nachfolgende RCT ergab bei Frauen mit abnormer Flora des Genitaltrakts (mit oder ohne bakterielle Vaginose) jedoch nur begrenzte Belege dafür, dass frühzeitig im 2. Trimenon intravaginal verabreichte Clindamycin-Creme im Vergleich zu Placebo Frühgeburten verringert.

Frage: Verhindert eine Behandlung des männlichen Sexualpartners Rezidive?

Unwirksamkeit oder Schädlichkeit wahrscheinlich

Behandlung des männlichen Sexualpartners einer Frau mit Metronidazol oder Clindamycin (keine Senkung des Rezidivrisikos der Frau)[41]

Einer systematischen Übersicht zufolge ergibt eine orale antibiotische Behandlung des Partners mit einem oralen Antibiotikum für Frauen, die Antibiotika erhalten und einen einzigen, festen Sexualpartner haben, keinen Vorteil hinsichtlich des Rezidivrisikos.

Frage: Welche Effekte hat eine Behandlung vor einem gynäkologischen Eingriff?

Nutzen wahrscheinlich

Orale oder intravaginale Antibiotikatherapie vor operativem Schwangerschaftsabbruch[42, 43]

Drei RCTs ergaben unter einer oralen oder intravaginalen Antibiotikatherapie im Vergleich zu Placebo bei Frauen mit bakterieller Vaginose vor einem operativen Schwangerschaftsabbruch eine geringere Rate einer Pelvic Inflammatory Disease. Der Unterschied war jedoch nur in der größten der RCTs signifikant. In RCTs an nicht schwangeren Frauen mit bakterieller Vaginose ging intravaginal verabreichtes Clindamycin in seltenen Fällen mit leichter bis schwerer Kolitis und vaginaler Candidose einher. Orales Metronidazol ist von Übelkeit und einem metallischen Geschmack im Mund begleitet.

Wirksamkeit unbekannt

Antibiotikatherapie vor gynäkologischen Eingriffen außer Abtreibung[4, 12–14, 42–43]

Es fanden sich keine Belege über die Effekte einer Antibiotikabehandlung bei Frauen mit bakterieller Vaginose, bei denen ein anderer gynäkologischer Eingriff als eine Abtreibung/Interruptio durchgeführt wird.

Definition

Die bakterielle Vaginose (BV) ist eine mikrobielle Erkrankung, die durch eine Verschiebung in der bakteriellen Vaginalflora von einer überwiegenden Besiedelung mit *Lactobacillus*-Spezies zu hohen Anaerobierkonzentrationen gekennzeichnet ist. Bei 50 % der infizierten Frauen ist die Erkrankung asymptomatisch. Bei symptomatischen Frauen tritt ein übermäßiger weißlicher und/oder übel riechender Fluor vaginalis auf, dessen Geruch sich während des Geschlechtsverkehrs auffällig verstärken kann. Die üblicherweise praktizierte klinische Diagnostik einer BV erfordert, dass drei von vier folgenden Kriterien erfüllt sind: 1) Nachweis von Clue-cells im Nativpräparat; 2) homogener Fluor, der an den Vaginalwänden haftet; 3) pH-Wert in der Vaginalflüssigkeit über 4,5 und 4) ein fischiger Amingeruch des Fluors, der sich bei Zugabe von 10 % Kaliumhydroxid verstärkt. Besonders in einem Forschungs-Setting ziehen manche Experten andere Methoden der Diagnose (z. B. Gram-Färbung von Scheidensekret) vor. Die Gram-Färbung unter Anwendung der Nugent-Kriterien[1] ordnet die Scheidenflora drei Kategorien zu: normal, intermediär und Flora entsprechend einer bakteriellen Vaginose. Eine abnorme Scheidenflora entspricht der intermediären Kategoeir und der Kategorie der bakteriellen Vaginose.

Inzidenz/ Prävalenz

Die bakterielle Vaginose, die etwa zwei Mal so oft auftritt wie eine Candidiasis, ist die häufigste Ursache einer Scheideninfektion.[2] In unterschiedlichen Bereichen (Settings) wurden bei unselektierten Frauen Prävalenzraten von 10–61 % gefunden.[3] Die Inzidenzdaten sind begrenzt. Eine Studie kam jedoch zu dem Ergebnis, dass, über einen Beobachtungszeitraum von 2 Jahren, bei 50 % der Frauen mit IUD (Spirale) und 20 % der Frauen, die orale Kontrazeptiva einnehmen, mindestens eine Infektion auftritt.[4] Bei lesbischen Frauen ist eine bakterielle Vaginose besonders häufig zu beobachten.[5]

Ätiologie/ Risikofaktoren

Die Ursachen der Erkrankung sind noch nicht vollständig geklärt. Risikofaktoren sind neue oder wechselnde Sexualpartner[2, 4, 6] und ein früher Beginn der sexuellen Aktivität[7]. Ein ursächlicher Krankheitserreger, der zwischen Geschlechtspartnern übertragen wird, konnte aber nicht nachgewiesen werden. Intrauterinpessare (IUD)[4] und Scheidenspülungen[6] werden ebenfalls als Risikofaktoren genannt. Die Infektionen scheinen um die Zeit der Menstruation am häufigsten aufzutreten.[8]

Prognose

Der Verlauf einer bakteriellen Vaginose ist variabel und noch wenig erforscht. Ohne Behandlung werden sowohl bei Schwangeren als auch bei nicht schwangeren Frauen Spontanheilungen und persistierende Infektionen beobachtet. Nach einer Behandlung kommt es bei etwa einem Drittel der Frauen zu Rezidiven. Eine anamnestisch bekannte BV ist assoziiert mit erhöhten Raten an Schwangerschaftskomplikationen wie Mangelgeburt[7]; Frühgeburt (gepoolte OR aus 10 Kohortenstudien: 1,8; 95 %-CI 1,5–2,6)[9]; vorzeitige Wehen; vorzeitiger Blasensprung[7]; späte Fehlgeburt; Chorioamnionitis[10]; Endometritis nach normaler Entbindung (8,2 % im Vergleich zu 1,5 %, OR 5,6; 95 %-CI 1,8–17,2)[11]; Endometritis nach Sectio (55 % im

Vergleich zu 17 %, OR 5,8; 95 %-CI 3,0–10,9)[12] und Operationen im Bereich des Genitaltraktes.[13, 14] Frauen mit vorausgegangener Frühgeburt tragen ein besonders hohes Komplikationsrisiko, mit einem 7fach erhöhten Risiko für eine neuerliche Frühgeburt (AR 24/428 [6 %] bei allen Frauen im Vergleich zu 10/24 [42 %] bei Frauen mit vorausgegangener Frühgeburt).[15] Eine bakterielle Vaginose verstärkt eine HIV-Übertragung und -Infektion.[15]

Literatur

1. Nugent RP, Krohn MA, Hillier SL. Reliability of diagnosing bacterial vaginosis is improved by a standardized method of Gram stain interpretation. *J Clin Microbiol* 1991;29:297–301.
2. Barbone F, Austin H, Louv WC, et al. A follow-up study of methods of contraception, sexual activity, and rates of trichomoniasis, candidiasis, and bacterial vaginosis. *Am J Obstet Gynecol* 1990;163: 510–514.
3. Mead PB. Epidemiology of bacterial vaginosis. *Am J Obstet Gynecol* 1993;169:446–449.
4. Avonts D, Sercu M, Heyerick P, et al. Incidence of uncomplicated genital infections in women using oral contraception or an intrauterine device: a prospective study. *Sex Transm Dis* 1990;17:23–29.
5. Berger BJ, Kolton S, Zenilman JM, et al. Bacterial vaginosis in lesbians: a sexually transmitted disease. *Clin Infect Dis* 1995;21:1402–1405.
6. Hawes SE, Hillier SL, Benedetti J, et al. Hydrogen peroxide-producing lactobacilli and acquisition of vaginal infections. *J Infect Dis* 1996;174:1058–1063.
7. Hillier SL, Nugent RP, Eschenbach DA, et al. Association between bacterial vaginosis and preterm delivery of a low-birth-weight infant. *N Engl J Med* 1995;333:1737–1742.
8. Schwebke JR, Morgan SC, Weiss HL. The use of sequential self-obtained vaginal smears for detecting changes in the vaginal flora. *Sex Transm Dis* 1997;24:236–239.
9. Flynn CA, Helwig AL, Meurer LN. Bacterial vaginosis in pregnancy and the risk of prematurity: a meta-analysis. *J Fam Pract* 1999;48:885–892.
10. Hillier SL, Martius J, Krohn MA, et al. Case-control study of chorioamnionic infection and chorioamnionitis in prematurity. *N Engl J Med* 1988;319:972–975.
11. Newton ER, Prihoda TJ, Gibbs RS. A clinical and microbiologic analysis of risk factors for puerperal endometritis. *Obstet Gynecol* 1990;75:402–406.
12. Watts D, Krohn M, Hillier S, et al. Bacterial vaginosis as a risk factor for postcesarean endometritis. *Obstet Gynecol* 1990;75:52–58.
13. Larsson PG, Platz-Christensen JJ, Dalaker K, et al. Treatment with 2 % clindamycin vaginal cream prior to first trimester surgical abortion to reduce signs of postoperative infection: a prospective, double-blinded, placebo-controlled, multicenter study. *Acta Obstet Gynecol Scand* 2000;79:390–396.
14. Soper DE, Bump RC, Hurt WG. Bacterial vaginosis and trichomoniasis vaginitis are risk factors for cuff cellulitis after abdominal hysterectomy. *Am J Obstet Gynecol* 1990;163:1016–1021.
15. McDonald HM, O'Loughlin JA, Vigneswaran R, et al. Impact of metronidazole therapy on preterm birth in women with bacterial vaginosis flora (*Gardnerella vaginalis*): a randomised, placebo controlled trial. *Br J Obstet Gynaecol* 1997;104:1391–1397.
16. Schmid G, Markowitz L, Joesoef R, et al. Bacterial vaginosis and HIV infection [editorial]. *Sex Transm Infect* 2000;76:3–4.
17. Joesoef MR, Schmid GP. Bacterial vaginosis: review of treatment options and potential clinical indications for therapy. *Clin Infect Dis* 1999;28(suppl 1):S57–S65. Search date 1996; primary sources Medline, hand searches of text books about sexually transmitted diseases and meeting abstracts, and contact with drug manufacturers.
18. Paavonen J, Mangioni C, Martin MA, et al. Vaginal clindamycin and oral metronidazole for bacterial vaginosis: a randomized trial. *Obstet Gynecol* 2000;96:256–260.
19. Joesoef MR, Schmid GP. Bacterial vaginosis: review of treatment options and potential clinical indications for therapy. *Clin Infect Dis* 1995;20(suppl 1):S72–S79. Search date 1993; primary sources Medline, hand searches of text books about sexually transmitted diseases and meeting abstracts, and contact with drug manufacturers.
20. Greaves WL, Chungafung J, Morris B, et al. Clindamycin versus metronidazole in the treatment of bacterial vaginosis. *Obstet Gynecol* 1988;72:799–802.
21. Aubert JM, Oliete S, Leira J. Treatment of bacterial vaginosis: clindamycin versus metronidazol. *Prog Obst Gin* 1994;37:287–292.
22. Livengood CH, Soper DE, Sheehan KL, et al. Comparison of once daily and twice daily dosing of 0.75 % metronidazole gel in the treatment of bacterial vaginosis. *Sex Transm Dis* 1999;26:137–142.
23. Sobel J, Peipert JF, McGregor JA, et al. Efficacy of clindamycin vaginal ovule (3-day treatment) versus clindamycin vaginal cream (7-day treatment) in bacterial vaginosis. *Infect Dis Obstet Gynecol* 2001;9:9–15.

24. Hillier SL, Lipinski C, Briselden AM, et al. Efficacy of intravaginal 0.75 % metronidazole gel for the treatment of bacterial vaginosis. *Obstet Gynecol* 1993;81:963–967.
25. Schmitt C, Sobel JD, Meriwether C. Bacterial vaginosis: treatment with clindamycin cream versus oral metronidazole. *Obstet Gynecol* 1992;79:1020–1023.
26. Trexler MF, Fraser TG, Jones MP. Fulminant pseudomembranous colitis caused by clindamycin phosphate vaginal cream. *Am J Gastroenterol* 1997;92:2112–2113.
27. CLEOCIN Clindamycin phosphate vaginal cream (product information). *Physicians' desk reference*, 56 Edition. Kalamazoo, MI: Pharmacia & UpJohn Company, 2002, 2788–2789.
28. Sobel JD, Schmitt C, Meriwether C. Long-term follow-up of patients with bacterial vaginosis treated with oral metronidazole and topical clindamycin. *J Infect Dis* 1993;167:783–784.
29. McDonald H, Brocklehurst P, Parsons J, et al. Antibiotics for treating bacterial vaginosis in pregnancy. In: The Cochrane Library, Issue 1, 2004. Chichester, UK: John Wiley &Sons Ltd. Search date 2002; primary sources Cochrane Pregnancy and Childbirth Group trials register.
30. Ugwumadu A, Manyonda I, Reid F, et al. Effect of early oral clindamycin on late miscarriage and preterm delivery in asymptomatic women with abnormal vaginal flora and bacterial vaginosis: a randomised controlled trial. *Lancet* 2003;361:983–988.
31. Lamont RF, Duncan SL, Mandal D, et al. Intravaginal clindamycin to reduce preterm birth in women with abnormal genital tract flora. *Obstet Gynecol* 2003;101:516–522.
32. Carey JC, Klebanoff MA, Hauth JC, et al. Metronidazole to prevent preterm delivery in pregnant women with asymptomatic bacterial vaginosis. *N Engl J Med* 2000;342:534–540.
33. McGregor JA, French JI, Jones W, et al. Bacterial vaginosis is associated with prematurity and vaginal fluid mucinase and sialidase: results of a controlled trial of topical clindamycin cream. *Am J Obstet Gynecol* 1994;170:1048–1059.
34. Joesoef MR, Hillier SL, Wiknjosastro G, et al. Intravaginal clindamycin treatment for bacterial vaginosis: effect on preterm delivery and low birth weight. *Am J Obstet Gynecol* 1995;173:1527–1531.
35. Kekki M, Kurki T, Pelkonen J, et al. Vaginal clindamycin in preventing preterm birth and peripartal infections in asymptomatic women with bacterial vaginosis: a randomized, controlled trial. *Obstet Gynecol* 2001;97:643–648.
36. Vermeulen GM, van Swet AA, Bruinse HW. Changes in the vaginal flora after two percent clindamycin vaginal cream in women at high risk of spontaneous preterm birth. *Br J Obstet Gynaecol* 2001;108:697–700.
37. Hauth JC, Goldenberg RL, Andrews WW, et al. Reduced incidence of preterm delivery with metronidazole and erythromycin in women with bacterial vaginosis. *N Engl J Med* 1995;333:1732–1736.
38. Morales WJ, Schorr S, Albritton J. Effect of metronidazole in patients with preterm birth in preceding pregnancy and bacterial vaginosis: a placebo-controlled, double-blind study. *Am J Obstet Gynecol* 1994;171:345–349.
39. Odendaal HJ, Popov I, Schoeman J, et al. Preterm labour: is bacterial vaginosis involved? *S Afr Med J* 2002;92:231–234.
40. Vermeulen GM, Bruinse HW. Prophylactic administration of clindamycin 2 % vaginal cream to reduce the incidence of spontaneous preterm birth in women with an increased recurrence risk: a randomized placebo-controlled double-blind trial. *Br J Obstet Gynaecol* 1999;106:652–657.
41. Hamrick M, Chambliss ML. Bacterial vaginosis and treatment of sexual partners. *Arch Fam Med* 2000;9:647–648. Search date not reported; primary sources Medline and the Cochrane Library.
42. Larsson PG, Platz-Christensen JJ, Thejls H, et al. Incidence of pelvic inflammatory disease after first-trimester legal abortion in women with bacterial vaginosis after treatment with metronidazole: a double-blind, randomized study. *Am J Obstet Gynecol* 1992;166:100–103.
43. Crowley T, Low N, Turner A, et al. Antibiotic prophylaxis to prevent post-abortal upper genital tract infection in women with bacterial vaginosis: randomised controlled trial. *BJOG* 2001;108:396–402.

Kommentar

Jörg Humburg

Die bakterielle Vaginose ist häufig, ihre Ätiologie und Pathogenese schlecht verstanden (1).

Die empfohlenen Therapien mit Clindamycin oder Metronidazol lokal, respektive per os sind nur kurzzeitig effektiv, die Rezidivraten jedoch hoch (2). Weitere Fortschritte in der Therapie sind nur zu erwarten bei besserem Verständnis der Zusammenhänge zwischen Entstehung der bakteriellen Vaginose (Ungleichgewicht in der Scheidenflora, Verschwinden von Lactobazillen, überschießendes Wachstum vorallem gramnegativer Anaerobier) und der Ökologie der Scheidenflora, so zeigte sich in einer RCT eine Wiederherstellung eines lactobazillendominierten Scheidenflora nach oraler Einnahme bestimmter Lactobazillenstämme, nicht jedoch in der Kontrollgruppe (3). Dies könnte in Zukunft zumindest auf einfachen Weg eine Prävention ermöglichen.

1. Weir E. Bacterial vaginosis: more questions than answers. *JAMC* 2004 Aug;171 (5)
2. Flynn O'Brien R. Bacterial vaginosis: many questions – any answers?. *Curr Opin Pediatr* 2005; 17:473–79
3. Reid G, Burton J, Hammond JA, Bruce AW. Nucleic acid-based diagnosis of bacterial vaginosis and improved management using probiotic lactobacilli. *J Med Food* 2004;7(2): 223–8

Erektile Dysfunktion

Suchdatum: August 2003

Robyn Webber

Frage **Welche Effekte haben unterschiedliche Behandlungsmethoden?**

Nutzen belegt

Intrakavernös verabreichtes Alprostadil[26, 27]
Einer großen RCT zufolge verbessert intrakavernös verabreichtes Alprostadil die Chancen einer zufrieden stellenden Erektion im Vergleich zu Placebo. Eine kleine RCT ergab begrenzte Hinweise darauf, dass Vakuumpumpen für die Festigkeit der Erektion, nicht jedoch hinsichtlich des Orgasmus ebenso effektiv sind wie intrakavernöse Alprostadil-Injektionen.

Intraurethral verabreichtes Alprostadil[28, 29]
Eine große RCT bei Männern, die zuvor auf Alprostadil angesprochen hatten, ergab in begrenztem Maße Belege dafür, dass intraurethral verabreichtes Alprostadil (Prostaglandin E_1) im Vergleich zu Placebo die Chancen eines erfolgreichen Geschlechtsverkehrs und mindestens eines Orgasmus im Laufe von 3 Monaten erhöht. Etwa ein Drittel der Männer litt unter Schmerzen am Penis. Es fanden sich keine direkten Vergleiche zwischen intraurethral verabreichtem Alprostadil und entweder intrakavernös verabreichtem Alprostadil oder anderen Formen der medikamentösen Behandlung.

Sildenafil[4–19]
Einer systematischen Übersicht und 15 anschließend durchgeführten RCTs zufolge verbessert Sildenafil im Vergleich zu Placebo die Erektionen und erhöht die Häufigkeit erfolgreichen Geschlechtsverkehrs. Unerwünschte Wirkungen, wie Kopfschmerzen, Hautrötung und Dyspepsie, sind bei bis zu einem Viertel der Männer dokumentiert. Bei Männern, die gleichzeitig mit oral verabreichten Nitraten behandelt wurden, wurde über Todesfälle berichtet.

Yohimbin[2, 3]
Eine systematische Übersicht ergab, dass Yohimbin im Vergleich zu Placebo die nach Eigenangaben berichtete sexuelle Funktion und Penisrigidität nach 2–10 Wochen bessert. Vorübergehende unerwünschte Wirkungen sind bei bis zu einem Drittel der Männer dokumentiert.

Nutzen und Schaden abzuwägen

Topisches Alprostadil[28, 29]
Zwei quasi-randomisierte Studien ergaben begrenzte Hinweise darauf, dass topisch verabreichtes Alprostadil im Vergleich zu Placebo die Anzahl der Männer mit für einen Geschlechtsverkehr ausreichenden Erektionen erhöht. Allerdings führt die Substanz häufig zu Hautreizungen.

Wirksamkeit unbekannt

L-Arginin[23]
Einer kleinen RCT zufolge besteht hinsichtlich der Sexualfunktion kein signifikanter Unterschied zwischen L-Arginin und Placebo. Die Studie war jedoch u. U. zu klein, um einen klinisch bedeutsamen Unterschied auszuschließen.

Penisprothesen[30]
Es fanden sich keine RCTs über Penisprothesen bei Männern mit erektiler Dysfunktion.

Trazodon[24]
Einer kleinen RCT zufolge besteht hinsichtlich der Erektionen oder der Libido kein signifikanter Unterschied zwischen Trazodon und Placebo. Die Studie war jedoch u. U. zu klein, um einen klinisch bedeutsamen Unterschied auszuschließen.

Vakuumpumpen[27]
Vakuumpumpen wurden in RCTs nicht ausreichend beurteilt. Eine kleine RCT ergab begrenzte Hinweise darauf, dass Vakuumpumpen für die Festigkeit der Erektion, nicht jedoch hinsichtlich des Orgasmus ebenso effektiv sind wie intrakavernöse Injektionen mit Alprostadil (Prostaglandin E_1).

Definition Die „erektile Dysfunktion" hat den Begriff „Impotenz" weitgehend ersetzt. Sie wird definiert als anhaltende Unfähigkeit, eine Rigidität des Penis zu erreichen bzw. aufrechtzuerhalten, die ausreicht, um eine zufrieden stellende sexuelle Leistung zu ermöglichen.

Inzidenz/ Prävalenz Es fanden sich nur wenig gute epidemiologische Informationen, eine Querschnittsstudie spricht jedoch dafür, dass das Alter diejenige Variable ist, die am stärksten mit der erektilen Dysfunktion zusammenhängt, und dass in den USA u. U. bis zu 30 Mio. Männer betroffen sind.[1] Nahezu 40 % der 40- bis 50-jährigen Männer berichten über zumindest gelegentliche Schwierigkeiten beim Erreichen und Aufrechterhalten einer Erektion, während sich dieser Wert bei den 70-Jährigen den 70 % nähert.

Ätiologie/ Risikofaktoren Inzwischen ist man der Ansicht, dass ca. 80 % der Fälle von erektiler Dysfunktion eine organische Ursache haben und der Rest psychogenen Ursprungs ist. Zu den Risikofaktoren gehören steigendes Alter, Rauchen und Übergewicht. Störungen der Erektion fallen in drei Kategorien: (1) Unfähigkeit, eine Erektion in Gang zu setzen; (2) Füllungsversagen, verursacht durch Gefäßinsuffizienz, die bewirkt, dass der arterielle Blutfluss in den Penis zur Füllung und Tumeszenz nicht ausreicht; (3) Speicherversagen infolge einer venookklusiven Dysfunktion. Die erektile Dysfunktion ist eine anerkannte Nebenwirkung vieler pharmazeutischer Wirkstoffe.

Prognose Es fanden sich keine Belege von guter Qualität zur Prognose einer unbehandelten, organischen erektilen Dysfunktion.

Literatur

1. Feldman HA, Goldstein I, Dimitrios GH, et al. Impotence and its medical and psychosocial correlates: results of the Massachusetts male aging study. *J Urol* 1994;151:54–61.
2. Ernst E, Pittler MH. Yohimbine for erectile dysfunction: a systemic review and meta-analysis of randomized clinical trials. *J Urol* 1998;159:433–436. Search date 1997; primary sources Medline, Embase, The Cochrane Library, and hand searched references.
3. Teloken C, Rhoden EL, Sogari P, et al. Therapeutic effects of high dose yohimbine hydrochloride on organic erectile dysfunction. *J Urol* 1998;159:122–124.
4. Fink HA, MacDonald R, Rutks IR, et al. Sildenafil for male erectile dysfunction. A systematic review and meta-analysis. *Arch Intern Med* 2002;162:1349–1360. Search date 2000; primary sources Medline, Health-STAR, Current Contents, Cochrane Library, review of bibliographies of retrieved trials and review articles, and a hand search of urology journals and national meeting abstracts.
5. Chen KK, Hsieh JT, Huang ST, et al. ASSESS-3: a randomised, double-blind, flexible-dose clinical trial of the efficacy and safety of oral sildenafil in the treatment of men with erectile dysfunction in Taiwan. *Int J Impot Res* 2001;13:221–229.
6. Seidman SN, Roose SP, Menza MA, et al. Treatment of erectile dysfunction in men with depressive symptoms: results of a placebo-controlled trial with sildenafil citrate. *Am J Psychiatry* 2001;158:1623–1630.

7. Lewis R, Bennett CJ, Borkon WD, et al. Patient and partner satisfaction with Viagra (sildenafil citrate) treatment as determined by the Erectile Dysfunction Inventory of Treatment Satisfaction Questionnaire. *Urology* 2001;57:960–965.
8. Becher E, Tejada NA, Gomez R et al. Sildenafil citrate (Viagra) in the treatment of men with erectile dysfunction in southern Latin America: A double blind, randomized, placebo-controlled, parallel-group, multicenter, flexible-dose escalation study. *Int J Impot Res* 2002;14(suppl):33–41.
9. Glina S, Bertero E, Claro J, et al. Efficacy and safety of flexible dose oral sildenafil citrate (Viagra) in the treatment of erectile dysfunction in Brazilian and Mexican men. *Int J Impot Res* 2002;14(suppl): 27–32.
10. Gomez F, Davila H, Costa A, et al. Efficacy and safety of oral sildenafil citrate (Viagra) in the treatment of male erectile dysfunction in Colombia, Ecuador, and Venezuela: a double-blind, multicenter, placebo-controlled study. *Int J Impot Res* 2002;14(suppl):42–47.
11. Young JM, Bennett C, Gilhooly P, et al. Efficacy and safety of sildenafil citrate (Viagra) in black and Hispanic American men. *Urology* 2002;60(suppl 2B):39–48.
12. Levinson IP, Khalaf IM, Shaeer KZM, et al. Efficacy and safety of sildenafil citrate (Viagra) for the treatment of erectile dysfunction in men in Egypt and South Africa. *Int J Impot Res* 2003;15(suppl 1): S25–S29.
13. Stuckey BGA, Jadzinsky MN, Murphy LJ, et al. Sildenafil citrate for treatment of erectile dysfunction in men with type 1 diabetes. *Diabetes Care* 2003;26:279–284.
14. Incrocci L, Hop WCJ, Slob AK. Efficacy of sildenafil in an open-label study as a continuation of a double-blind study in the treatment of erectile dysfunction after radiotherapy for prostate cancer. *Urology* 2003;62:116–120.
15. Choi HK, Ahn TY, Kim JJ, et al. A double– blind, randomised, placebo–controlled, parallel group, multicentre, flexible–dose escalation study to assess the efficacy and safety of sildenafil administered as required to male outpatients with erectile dysfunction in Korea. *International Journal of Impotence Research* 2003;15:80–86.
16. Escobar–Jimenez F, et al. Efficacy and safety of sildenafil in men with type 2 diabetes mellitus and erectile dysfunction. *Med Clin (Barc)* 2002;119:121–124. (Spanish).
17. Kongkanand A, Ratana-Olarn K, Ruangdilokrat S, et al. The efficacy and safety of oral sildenafil in Thai men with erectile dysfunction: a randomized, double blind, placebo controlled, flexible-dose study. *Journal of the Medical Association of Thaliand* 2003;86:195–204.
18. Nurnberg HG, Hensley PL, Gelenberg AJ, et al. Treatment of antidepressant-associated sexual dysfunction with sildenafil. *JAMA* 2003;289:56–64.
19. Boulton AJ, Selam JL, Sweeney M, et al. Sildenafil citrate for the treatment of erectile dysfunction in men with Type II diabetes mellitus. *Diabetologia* 2001;44:1296–1301.
20. Morales A, Gingell C, Collins M, et al. Clinical safety of oral sildenafil citrate (Viagra) in the treatment of erectile dysfunction. *Int J Impot Res* 1998;10:69–74.
21. Arruda-Olson AM, Mahoney DW, Nehra DW et al. Cardiovascular effects of sildenafil during exercise in men with known or probable coronary artery disease: a randomized crossover trial. *JAMA* 2002; 287: 719–725.
22. Olsson AM, Speakman MJ, Dinsmore WW, et al. Sildenafil citrate (Viagra) is effective and well tolerated for treating erectile dysfunction of psychogenic or mixed aetiology. *Int J Clin Pract* 2000;54:561–566.
23. Chen J, Wollman Y, Chernichovsky T, et al. Effect of oral administration of high-dose nitric oxide donor L-arginine in men with organic erectile dysfunction: results of a double-blind randomized placebo-controlled study. *BJU Int* 1999;83:269–273.
24. Costabile RA, Spevak M. Oral trazodone is not effective therapy for erectile dysfunction: a double blind placebo-controlled trial. *J Urol* 1999;161:1819–1822.
25. Padma-Nathan H, Hellstrom WJ, Kaiser FE, et al, for the Medicated Urethral System for Erection (MUSE) Study Group. Treatment of men with erectile dysfunction with transurethral alprostadil. *N Engl J Med* 1997;336:1–7.
26. PGE1 Study Group. Prospective, multicenter trials of efficacy and safety of intracavernosal alprostadil (prostaglandin E1) sterile powder in men with erectile dysfunction. *N Engl J Med* 1996;334:873–877.
27. Soderdahl DW, Thrasher JB, Hansberry KL, et al. Intracavernosal drug induced erection therapy vs external vacuum device in the treatment of erectile dysfunction. *Br J Urol* 1997;79:952–957.
28. McVary KT, Polepalle S, Riggi S, et al. Topical prostaglandin E1 SEPA gel for the treatment of erectile dysfunction. *J Urol* 1999;162:726–730.
29. Goldstein I, Payton TR, Schechter PJ. A double blind placebo controlled efficacy and safety study of topical gel formulation of 1 % alprostadil (Topiglan) for the in office treatment of erectile dysfunction. *Urology* 2001;57:301–305.
30. Goldstein I, Newman L, Baum N, et al. Safety and efficacy outcome of Mentor α 1 inflatable penile prosthesis implantation for impotence treatment. *J Urol* 1997;157:833–839.

Prostatahyperplasie, benigne

Suchdatum: Juli 2003

Robyn Webber

Frage **Welche Effekte haben unterschiedliche Behandlungsmethoden?**

Nutzen belegt

Alphablocker[9–12, 14–23]

Systematischen Übersichten zufolge bessern Alphablocker im Vergleich zu Placebo Symptomen-Scores im Bereich des unteren Harntrakts. Systematische Übersichten ergaben begrenzte Hinweise darauf, dass verschiedene Alphablocker ähnliche Wirkungen haben. RCTs ergaben begrenzte Hinweise darauf, dass Alphablocker im Vergleich zu dem 5?-Reduktase-Hemmer Finasterid Symptomen-Scores bessern. Eine RCT zeigte hinsichtlich der Symptomen-Scores und der maximalen Flussrate nach einem Jahr keinen signifikanten Unterschied zwischen Tamsulosin und Sägepalmenextrakt. Begrenzte Hinweise aus einer weiteren RCT sprechen dafür, dass Alphablocker zur Besserung der Symptomatik weniger effektiv sind als eine transurethrale Mikrowellen-Thermotherapie über 18 Monate. Es fanden sich keine RCTs, in denen Alphablocker mit einer operativen Behandlung verglichen wurden.

5α-Reduktase-Hemmer[7, 10, 15, 26, 30–32]

Einer systematischen Übersicht und anschließenden RCTs zufolge verbessern 5α-Reduktase-Hemmer im Vergleich zu Placebo Symptomen-Scores und verringern Komplikationen. Der Übersicht zufolge gehen 5α-Reduktase-Hemmer mit mehr Nebenwirkungen einher als Placebo, darunter eine verminderte Libido, Impotenz und Ejakulationsstörungen.

Sägepalmenextrakte[57–59]

Einer systematischen Übersicht zufolge verbessern Sägepalmenextrakte im Vergleich zu Placebo Symptomen-Scores. Hinsichtlich der Symptomen-Scores fand sich kein signifikanter Unterschied zwischen Sägepalmenextrakten und dem Alphablocker Tamsulosin oder dem 5α-Reduktase-Hemmer Finasterid. Eine RCT zeigte hinsichtlich der Symptomen-Scores keinen signifikanten Unterschied zwischen Tamsulosin und Tamsulosin plus Sägepalmenextrakt.

Transurethrale Mikrowellen-Thermotherapie[38, 49–55]

RCTs zufolge verringert die transurethrale Mikrowellen-Thermotherapie im Vergleich zu einer Scheintherapie Symptomen-Scores. Es fanden sich begrenzte Hinweise darauf, dass eine transurethrale Resektion kurzfristige Symptome stärker lindert als eine transurethrale Mikrowellen-Thermotherapie. Eine RCT ergab, dass die transurethrale Mikrowellen-Thermotherapie Symptomen-Scores über 18 Monate hinweg stärker bessert als Alphablocker.

Transurethrale Resektion im Vergleich zur Nichtoperation[33–43]

RCTs zufolge senkt die transurethrale Resektion Symptomen-Scores stärker als beobachtendes Abwarten und erhöht weder das Risiko einer erektilen Dysfunktion noch das einer Inkontinenz.

Nutzen wahrscheinlich

β-Sitosterol-Pflanzenextrakt[55]

Einer systematischen Übersicht zufolge bessert β-Sitosterol-Pflanzenextrakt im Vergleich zu Placebo kurzfristig Symptomen-Scores des unteren Harntrakts. Es fanden sich keine

RCTs, in denen β-Sitosterol-Pflanzenextrakt mit anderen Behandlungsformen verglichen wurde.

Wirksamkeit unbekannt

Pygeum africanum[61]

Eine systematische Übersicht ergab begrenzte Hinweise darauf, dass *Pygeum africanum* im Vergleich zu Placebo nach 4–16 Wochen den maximalen Harnfluss erhöht und das Restharnvolumen verringert. Es fanden sich keine RCTs, in denen *Pygeum africanum* mit anderen Behandlungsformen verglichen wurde.

Roggenpollenextrakt[60]

Eine systematische Übersicht ergab begrenzte Hinweise darauf, dass Roggenpollenextrakt im Vergleich zu Placebo zur subjektiven Besserung nach Eigenangaben des Patienten führt und das Auftreten einer Nykturie nach 12–14 Wochen verringert. Die Übersicht wies jedoch nur zwei kleine RCTs aus, aus denen sich keine zuverlässigen Schlussfolgerungen ziehen ließen. Es fanden sich keine RCTs, in denen Roggenpollenextrakt mit anderen Behandlungsformen verglichen wurde.

Transurethrale Resektion im Vergleich zu weniger invasiven Techniken[36–39]

RCTs ergaben hinsichtlich der Symptomen-Scores keinen signifikanten Unterschied zwischen transurethraler Resektion und transurethraler Inzision bzw. zwischen transurethraler Resektion und Elektrovaporisation. RCTs mit begrenzten Belegen zeigten im Vergleich zur visuellen Laserablation eine stärkere Besserung der Symptome unter transurethraler Resektion, letztere ging jedoch mit dem höheren Risiko einer Bluttransfusion einher.

Transurethrale Resektion im Vergleich zur transurethralen Nadelablation[56]

In einer RCT fanden sich begrenzte Hinweise darauf, dass die transurethrale Resektion im Vergleich zur transurethralen Nadelablation nach einem Jahr Symptomen-Scores verringert, wobei die transurethrale Nadelablation weniger Nebenwirkungen verursacht.

Definition

Die benigne Prostatahyperplasie wird histologisch definiert. Klinisch ist sie charakterisiert durch Symptome des unteren Harntrakts (Pollakisurie, Harndrang, einen schwachen und intermittierenden Harnstrahl, die Notwendigkeit zu pressen, ein Gefühl der unvollständigen Entleerung und Nykturie) und kann zu Komplikationen einschließlich eines Harnverhalts führen.

Inzidenz/ Prävalenz

Abhängig von der Definition der benignen Prostatahyperplasie reichen Schätzungen zur Prävalenz von Symptomen bei 70-jährigen Männern von 10 % bis 30 %.[1]

Ätiologie/ Risikofaktoren

Durch welche Mechanismen die benigne Prostatahyperplasie Symptome und Komplikationen verursacht, ist unklar, auch wenn ein Blasenausgangshindernis ein wichtiger Faktor ist.[2] Die am besten dokumentierten Risikofaktoren sind zunehmendes Alter und unbeeinträchtigte Hodenfunktion.[3]

Prognose

Studien an Männern auf Gemeinde- und Arztpraxis-Ebene sprechen dafür, dass manifeste Symptome des unteren Harntrakts im Allgemeinen langsam progredient sind.[4, 5] Jedoch kann sich die Symptomatik mit und ohne Behandlung verstärken oder abschwächen. Bei Männern mit symptomatischer benigner Prostatahyperplasie kommt es in 1–2 % der Fälle pro Jahr zum akuten Harnverhalt.[5–7]

Literatur

1. Bosch JL, Hop WC, Kirkels WJ, et al. Natural history of benign prostatic hyperplasia: appropriate case definition and estimation of its prevalence in the community. *Urology* 1995;46(suppl A):34–40.
2. Barry MJ, Adolfsson J, Batista JE, et al. Committee 6: measuring the symptoms and health impact of benign prostatic hyperplasia and its treatments. In: Denis L, Griffiths K, Khoury S, et al, eds. *Fourth International Consultation on BPH, Proceedings.* Plymouth, UK: Health Publication Ltd, 1998: 265–321.
3. Oishi K, Boyle P, Barry MJ, et al. Committee 1: Epidemiology and natural history of benign prostatic hyperplasia. In: Denis L, Griffiths K, Khoury S, et al, eds. *Fourth International Consultation on BPH, Proceedings.* Plymouth, UK: Health Publication Ltd, 1998:23–59.
4. Jacobsen SJ, Girman CJ, Guess HA, et al. Natural history of prostatism: longitudinal changes in voiding symptoms in community dwelling men. *J Urol* 1996;155:595–600.
5. Barry MJ, Fowler FJ, Bin L, et al. The natural history of patients with benign prostatic hyperplasia as diagnosed by North American urologists. *J Urol* 1997;157:10–15.
6. Jacobsen S, Jacobson D, Girman C, et al. Natural history of prostatism: risk factors for acute urinary retention. *J Urol* 1997;158:481–487.
7. McConnell J, Bruskewitz R, Walsh P, et al. The effect of finasteride on the risk of acute urinary retention and the need for surgical treatment among men with benign prostatic hyperplasia. *N Engl J Med* 1998;338:557–563.
8. Barry MJ, Fowler FJ Jr, O'Leary MP, et al. The American Urological Association symptom index for benign prostatic hyperplasia. *J Urol* 1992;148:1549–1557.
9. Djavan B, Marberger M. A meta-analysis on the efficacy and tolerability of α1-adrenoceptor antagonists in patients with lower urinary tract symptoms suggestive of benign prostatic obstruction. *Eur Urol* 1999;36:1–13. Search date 1998; primary source Medline.
10. Clifford GM, Farmer RDT. Medical therapy for benign prostatic hyperplasia: a review of the literature. *Eur Urol* 2000;38:2–19. Search date 1999; primary sources Medline, Embase, and the Cochrane Library.
11. Wilt TJ, MacDonald R, Nelson D. Tamsulosin for treating lower urinary tract symptoms compatible with benign prostatic obstruction: a systematic review of efficacy and adverse effects. *J Urol* 2002;167:177–183. Search date 2000; primary sources Medline, Embase, The Cochrane Library, Cochrane prostatic Disease and Urologic Malignancies Group Trial Register, and hand searched reference lists.
12. Wilt TJ, Howe W, MacDonald R. Terazosin for treating symptomatic benign prostatic obstruction: a systematic review of efficacy and adverse effects. *BJU Int* 2002;89:214–225. Search date: 2001; primary sources Medline, Embase, Cochrane Library, the Prostatic Diseases and Urological Malignancies Group specialised register, and reference lists from previous reviews.
13. Andersen M, Dahlstrand C, Hoye K. Double-blind trial of the efficacy and tolerability of doxazosin in the gastrointestinal therapeutic system, doxazosin standard, and placebo in patients with benign prostatic hyperplasia. *Eur Urol* 2000;38:400–409.
14. Roehrborn CG. Efficacy and safety of once-daily alfuzosin in the treatment of lower urinary tract symptoms and clinical benign prostatic hyperplasia: a randomized, placebo-controlled trial. *Urology* 2001;58:953–959.
15. Kirby RS, Roehrborn S, Boyle P, et al. Efficacy and tolerability of doxazosin and finasteride, alone or in combination, in treatment of symptomatic benign prostatic hyperplasia: the prospective European doxazosin and combination therapy (PREDICT) trial. *Urology* 2003;61:119–126.
16. Roehrborn CG, Oesterling JE, Auerbach S, et al. The Hytrin community assessment trial study: a one-year study of terazosin versus placebo in the treatment of men with symptomatic benign prostatic hyperplasia. *Urology* 1996;47:159–168.
17. McNeil SA, Daruwala PD, Mitchell IDC, et al. Sustained-release alfuzosin and trial without catheter after acute urinary retention: a prospective placebo-controlled trial. *BJU Int* 1999;84:622–627.
18. Buzelin JM, Herbert M, Blondin P, et al. Alpha-blocking treatment with alfuzosin in symptomatic benign prostatic hyperplasia: comparative study with prazosin. *Br J Urol* 1993;72:922–927.
19. Kirby RS, Andersen M, Gratzke P, et al. A combined analysis of double-blind trials of the efficacy and tolerability of doxazosin-gastrointestinal therapeutic system, doxazosin standard and placebo in patients with benign prostatic hyperplasia. *BJU Int* 2001;87:192–200.
20. Debruyne FMJ, Jardin A, Colloi D, et al. Sustained-release alfuzosin, finasteride and the combination of both in the treatment of benign prostatic hyperplasia. *Eur Urol* 1998;34:169–175.
21. Lee E. Comparison of tamsulosin and finasteride for lower urinary tract symptoms associated with benign prostatic hyperplasia in Korean patients. *J Int Med Res* 2002;30:584–590.
22. Lepor H, Williford WO, Barry MJ, et al. The efficacy of terazosin, finasteride, or both in benign prostatic hyperplasia. Veterans' Affairs cooperative studies benign prostatic hyperplasia study group. *N Engl J Med* 1996;335:533–539.

23. Hofner K, Claes H, De Reijke TM, et al. Tamsulosin 0.4–mg once daily: effect on sexual function in patients with lower urinary tract symptoms suggestive of benign prostatic obstruction. *Eur Urol* 1999;36:335–341.
24. Mobley D, Dias N, Levenstein M. Effects of doxazosin in patients with mild, intermediate, and severe benign prostatic hyperplasia. *Clin Ther* 1998;20:101–109.
25. Kaplan S, Kaplan N. Alpha-blockade: monotherapy for hypertension and benign prostatic hyperplasia. *Urology* 1996;48:541–550.
26. Roehrborn CG, Boyle P, Bergner D, et al. Serum prostate specific antigen and prostate volume predict long-term changes in symptoms and flow rate: results of a four-year, randomised trial comparing finasteride and placebo. *Urology* 1999:54;663–669.
27. Roehrborn CG, McConnell JD, Lieber M, et al. Serum prostate-specific antigen concentration is a powerful predictor of acute urinary retention and the need for surgery in men with clinical benign prostatic hyperplasia. *Urology* 1999;53:473–480.
28. Roehrborn CG, Bruskewitz R, Nickel GC, et al. Urinary retention in patients with BPH treated with finasteride or placebo over 4 years. *Eur Urol* 2000;37:528–536.
29. Kaplan S, Garvin D, Gilhooly P, et al. Impact of baseline symptom severity on future risk of benign prostatic hyperplasia-related outcomes and long-term response to finasteride. *Urology* 2000;56:610–616.
30. Roehrborn C, Boyle P, Nickel JC, et al. Efficacy and safety of a dual inhibitor of 5-alpha-reductase types 1 and 2 (Dutasteride) in men with benign prostatic hyperplasia. *Urology* 2003;60:434–441.
31. Andersen J, Nickel J, Marshall V, et al. Finasteride significantly reduces acute urinary retention and need for surgery in patients with symptomatic benign prostatic hyperplasia. *Urology* 1997;49: 839–845.
32. Boyle P, Gould AL, Roehrborn CG. Prostate volume predicts outcome of treatment of benign prostatic hyperplasia with finasteride: meta-analysis of randomized clinical trials. *Urology* 1996;48: 398–405.
33. Wasson J, Reda D, Bruskewitz R, et al. A comparison of transurethral surgery with watchful waiting for moderate symptoms of benign prostatic hyperplasia. *N Engl J Med* 1995;332:75–79.
34. Donovan JL, Peters T, Neal DE, et al. A randomized trial comparing transurethral resection of the prostate, laser therapy and conservative treatment of men with symptoms associated with benign prostatic enlargement: the ClasP study. *J Urol* 2000;164:65–70.
35. Flanigan RC, Reda DC, Wasson JH, et al. Five year outcome of surgical resection and watchful waiting for men with moderately symptomatic benign prostatic hyperplasia: a Department of Veterans' Affairs cooperative study. *J Urol* 1998;160:12–17.
36. Yang Q, Peters TJ, Donovan JL, et al. Transurethral incision compared with transurethral resection of the prostate for bladder outlet obstruction: a systematic review and meta-analysis of randomized controlled trials. *J Urol* 2001;165:1526–1532. Search date 1999; primary sources Medline, Embase, ISI, the Cochrane Library, and Cochrane Prostatic Diseases and Urologic Cancers Group Trial Register.
37. Wheelahan J, Scott NA, Cartmill R, et al. Minimally invasive laser techniques for prostatectomy: a systematic review. *BJU Int* 2000;86:805–815. Search date 1999; primary sources Medline, Embase, Current Contents, and the Cochrane Library.
38. Wheelahan J, Scott NA, Cartmill R, et al. Minimally invasive non-laser thermal techniques for prostatectomy: a systematic review. *BJU Int* 2000;86:977–988. Search date 1999; primary sources Medline, Embase, Current Contents, and the Cochrane Library.
39. Hoffman RM, MacDonald R, Slaton JW, et al. Laser prostatectomy versus transurethral resection for treating benign prostatic obstruction: a systematic review. *J Urol* 2003;169:210–215. Search date 2002; primary sources Medline, Cochrane Library, Prostatic Diseases and Urologic Cancers Group Registry, Science Citation Index and hand searches of reference lists of all identified articles and of *BJU International*, *The Journal of Urology* and *Urology* from 1998–2002.
40. McAllister WJ, Absalom MJ, Mir K, et al. Does endoscopic laser ablation of the prostate stand the test of time? Five-year test results from a multicentre randomised controlled trial of endoscopic laser ablation against transurethral resection of the prostate. *BJU Int* 2000;85:437–439.
41. Kupeli S, Yilmaz E, Soygur T, et al. Randomized study of transurethral resection of the prostate and combined transurethral resection and vaporization of the prostate as a therapeutic alternative in men with benign prostatic hyperplasia. *J Endourol* 2001;15:317–321.
42. Helke C, Manseck A, Hakenberg OW, et al. Is transurethral vaporesection of the prostate better than standard transurethral resection? *Eur Urol* 2001;39:551–557.
43. McAllister WJ, Karim O, Plail RO, et al. Transurethral electrovaporization of the prostate: is it any better than conventional transurethral resection of the prostate: *BJU Int* 2003;91:211–214.
44. Lu-Yao GL, Barry MJ, Chang CH, et al. Transurethral resection of the prostate among Medicare beneficiaries in the United States: time trends and outcomes. *Urology* 1994;44:692–698.
45. McConnell JD, Barry MJ, Bruskewitz RC, et al. *Direct treatment outcomes – complications. Benign prostatic hyperplasia: diagnosis and treatment.* Clinical Practice Guideline, Number 8. Rockville, Ma-

ryland: Agency for Health Care Policy and Research, Public Health Service, US Department of Health and Human Services, 1994:91–98.
46. McConnell JD, Barry MJ, Bruskewitz RC, et al. *Direct treatment outcomes – sexual dysfunction. Benign prostatic hyperplasia: diagnosis and treatment.* Clinical Practice Guideline, Number 8. Rockville, Maryland: Agency for Health Care Policy and Research, Public Health Service, US Department of Health and Human Services, 1994:99–103.
47. McConnell JD, Barry MJ, Bruskewitz RC, et al. *Direct treatment outcomes – urinary incontinence. Benign prostatic hyperplasia: diagnosis and treatment.* Clinical Practice Guideline, Number 8. Rockville, Maryland: Agency for Health Care Policy and Research, Public Health Service, US Department of Health and Human Services, 1994:105–106.
48. Brookes ST, Donovan JL, Peters TJ, et al. Sexual dysfunction in men after treatment for lower urinary tract symptoms: evidence from randomized controlled trial. *BMJ* 2002;324:1059–1064.
49. Roehrborn C, Preminger G, Newhall P, et al. Microwave thermotherapy for benign prostatic hyperplasia with the Dornier Urowave: results of a randomized, double-blind, multicenter, sham-controlled trial. *Urology* 1998;51:19–28.
50. Larson T, Blute M, Bruskewitz R, et al. A high-efficiency microwave thermoablation system for the treatment of benign prostatic hyperplasia: results of a randomized, sham-controlled, prospective, double-blind, multicenter clinical trial. *Urology* 1998;51:731–742.
51. De la Rosette J, De Wildt M, Alivizatos G, et al. Transurethral microwave thermotherapy (TUMT) in benign prostatic hyperplasia: placebo versus TUMT. *Urology* 1994;44:58–63.
52. Francisca EA, D'Ancona FC, Meuleman EJ, et al. Sexual function following high energy microwave thermotherapy: results of a randomized controlled study comparing transurethral microwave thermotherapy to transurethral prostatic resection. *J Urol* 1999;161:486–490.
53. Djavan B, Roehrborn CG, Shariat S, et al. Prospective randomized comparison of high energy transurethral microwave thermotherapy versus alpha blocker treatment of patients with benign prostatic hyperplasia. *J Urol* 1999;161:139–143.
54. Djavan B, Seitz C, Roehrborn C, et al. Targeted transurethral microwave thermotherapy versus alpha-blockade in benign prostatic hyperplasia: outcomes at 18 months. *Urology* 2001;57:66–70.
55. Wilt TJ, Macdonald R, Ishani A. Beta-sitosterol for the treatment of benign prostatic hyperplasia: a systematic review. *BJU Int* 1999;83:976–983. Search date 1998; primary sources Medline, Embase, Phytodok, and the Cochrane Library.
56. Bruskewitz R, Issa M, Roehrborn C, et al. A prospective, randomized 1-year clinical trial comparing transurethral needle ablation to transurethral resection of the prostate for the treatment of symptomatic benign prostatic hyperplasia. *J Urol* 1998;159:1588–1594.
57. Wilt T, Ishani A, Stark G, et al. Serenoa repens for benign prostatic hyperplasia. In: The Cochrane Library, Issue 3, 2002. Oxford: Update Software. Search date 1997; primary sources Medline, Embase, Phytodok, and the Cochrane Library.
58. DeBruyne F, Koch G, Boyle P, et al. Comparison of a phytotherapeutic agent (Permixon) with an α blocker (Tamsulosin) in the treatment of benign prostatic hyperplasia: a 1-year randomized international study. *Eur Urol* 2002;41:497–507.
59. Glemain P, Coulange C, Billebaud T, et al. Tamsulosine avec ou sans Serenoa repens dans l'hypertrophie bénigne de la prostate: l'essai OCOS [in French]. *Prog Urol* 2002;12:395–403.
60. Macdonald R, Ishani A, Rutks I, et al. A systematic review of Cernilton for the treatment of benign prostatic hyperplasia. *BJU Int* 2000;85:836–841. Search date 1997; primary sources Embase and the Cochrane Library. Additional Medline search 1998.
61. Wilt T, Ishani A, MacDonald R, et al. Pygeum africanum for benign prostatic hyperplasia (Cochrane Review). In: The Cochrane Library, Issue 3, 2002. Oxford: Update Software. Search date 2000; primary sources Medline, Embase, Cochrane Library, Phytodok, hand searches of bibliographies, and contact with relevant manufacturers and researchers.

Prostatakarzinom, metastatisches

Suchdatum: September 2002

M. Dror Michaelson, Matthew R. Smith und James A. Talcott

Frage Welche Effekte haben Behandlungen bei metastatischem Prostatakarzinom?

Nutzen wahrscheinlich

Androgenentzug[1–3]

Es fanden sich nur in begrenztem Maße Belege aus RCTs, die dafür sprechen, dass ein Androgenentzug im Vergleich zu keiner Initialbehandlung die Mortalität senkt. Eine nicht-systematische Übersicht von RCTs zeigte, dass Orchiektomie, Diäthylstilböstrol und Gonadorelin-Analoga die Symptome und objektiven Krankheitszeichen bei den meisten Männern anfänglich bessern, ergab jedoch Belege für einen Unterschied zwischen verschiedenen Formen des Androgenentzugs.

Kombinierte Androgenblockade (Androgenentzug plus Antiandrogen) im Vergleich zum alleinigen Androgenentzug[7–9]

Systematische Übersichten ergaben begrenzte Hinweise auf eine 2- bis 5%ige Verlängerung der 5-Jahres-Überlebensrate unter Androgenblockade (Androgenentzug plus nicht-steroidales Antiandrogen) im Vergleich zum alleinigen Androgenentzug.

Wirksamkeit unbekannt

Intermittierender Androgenentzug

Es fanden sich keine RCTs, in denen die langfristigen Effekte eines intermittierenden und eines kontinuierlichen Androgenentzugs hinsichtlich Mortalität, Morbidität oder Lebensqualität untersucht wurden.

Unwirksamkeit oder Schädlichkeit wahrscheinlich

Verzögerter Androgenentzug ohne Überwachung[5]

Eine systematische Übersicht ergab begrenzte Belege für einen kleinen 10-Jahres-Überlebensvorteil bei unmittelbarem Androgenentzug durch Gonadorelin-Analoga oder Ochriektomiebei Männern mit fortgeschrittenem asymptomatischem Prostatakarzinom. Das Gesamtüberleben nach 1, 2 und 5 Jahren blieb unverändert. Das Risiko ernster Komplikationen steigt bei Männern, deren Behandlung bis zum Fortschreiten der Erkrankung hinausgezögert wird.

Frage Welche Effekte hat eine Behandlung bei symptomatischem, androgenunabhängigem metastatischem Prostatakarzinom?

Nutzen wahrscheinlich

Chemotherapie (Palliation, aber kein Beleg für einen Effekt auf das Überleben)[10–17]

RCTs ergaben begrenzte Hinweise darauf, dass eine Chemotherapie mit einigen neuen Wirkstoffen plus Kortikosteroide im Vergleich zu alleinigen Kortikosteroiden die Schmerzen lindert, die Palliation verlängert und die Lebensqualität erhöht. Es fand sich jedoch keine Verlängerung der Gesamtüberlebensrate. Frühere RCTs hatten bei Männern mit metastasiertem Prostatakarzinom keinen Nutzen durch eine Chemotherapie ergeben.

Perkutane (externe) Strahlentherapie (Palliation, aber kein Beleg für einen Effekt auf das Überleben; Kategorisierung auf der Grundlage von Beobachtungsbelegen, RCTs sind unwahrscheinlich)[18, 20–24]

Eine systematische Übersicht ergab eine kleine RCT bei Männern mit symptomatischen Knochenmetastasen, die hinsichtlich des Überlebens keinen signifikanten Unterschied zwischen einer perkutanen Bestrahlung plus Placebo und einer perkutanen Bestrahlung plus Strontium-89 ergab. Strontium-89 ging jedoch mit einer signifikant niedrigeren Anzahl neuer Schmerzlokalisationen einher. Einer kleinen anschließenden RCT an Männern mit schmerzenden Knochenmetastasen zufolge führt Samarium-153 im Vergleich zu Placebo zu einer signifikanten Senkung der Schmerz-Scores. Eine zweite kleine nachfolgende RCT an einer ausgewählten Population ergab im Vergleich zu Placebo eine Verlängerung des Überlebens unter Strontium-89, jedoch lassen sich die Ergebnisse nur schwer verallgemeinern.

Wirksamkeit unbekannt

Bisphosphonate[25]

Eine systematische Übersicht mit zwei RCTs ergab nur unzureichende Belege für die Wirksamkeit von Bisphosphonaten.

Definition Siehe „Nichtmetastatisches Prostatakarzinom“, S. 549. Ein androgenunabhängiges Karzinom ist definiert als ein Prostatakarzinom, das trotz Androgenentzugs fortschreitet.

Inzidenz/ Prävalenz Siehe „Nichtmetastatisches Prostatakarzinom“, S. 550.

Ätiologie/ Risikofaktoren Siehe „Nichtmetastatisches Prostatakarzinom“, S. 550.

Prognose Das Prostatakarzinom metastasiert überwiegend in die Knochen. Ein metastatisches Prostatakarzinom kann zu Schmerzen, Schwäche, Lähmung und zum Tod führen.

Literatur

1. Byar DP, Corle DK. Hormone therapy for prostate cancer: results of the Veterans Administration Cooperative Urologic Research Group studies. *NCI Monogr* 1988;7:165–170.
2. Seidenfeld J, Samson DJ, Hasselblad V, et al. Single-therapy androgen suppression in men with advanced prostate cancer: a systematic review and meta-analysis. *Ann Intern Med* 2000;132:566–577. Search date 1998; primary sources Medline, Cancerlit, Embase, The Cochrane Library, and Current Contents.
3. Hedlund PO, Henriksson P. Parenteral estrogen versus total androgen ablation in the treatment of advanced prostate carcinoma: effects on overall survival and cardiovascular mortality. *Urology* 2000;55:328–332.
4. Spetz A, Hammar M, Lindberg B, et al. Prospective evaluation of hot flashes during treatment with parenteral estrogen or complete androgen ablation for metastatic carcinoma of the prostate. *J Urol* 2001;166:517–520.
5. Nair B, Wilt T, MacDonald R, et al. Early versus deferred androgen suppression in the treatment of advnaced prostatic cancer. In: The Cochrane Library, Issue 3, 2002. Oxford: Update Software. Search date 2001; primary sources Medline, Cancerlit, Embase, Cochrane Controlled Trials Register, VA Cochrane Prostate Disease and Urologic Cancer Register, and Current Contents.
6. Medical Research Council Prostate Cancer Working Party Investigators Group. Immediate versus deferred treatment for advanced prostatic cancer: initial results of the Medical Research Council trial. *Br J Urol* 1997;79:235–246.
7. Prostate Cancer Clinical Trialists' Collaborative Group. Maximum androgen blockade in advanced prostate cancer: an overview of the randomized trials. *Lancet* 2000;355:1491–1498. Search date not stated; primary sources computerised literature search, proceedings of congresses, contacts with authors, trial groups, and pharmaceutical industry.

8. Samson DJ, Seidenfeld J, Schmitt B, et al. Systematic review and meta-analysis of monotherapy compared with combined androgen blockade for patients with advanced prostate carcinoma. *Cancer* 2002;95:361. Search date 1998; primary sources Medline, Embase, Cancerlit, Cochrane databases, and Current Contents.
9. Schmitt B, Wilt TJ, Schellhammer PF, et al. Combined androgen blockade with non-steroidal antiandrogens for advanced prostate cancer: a systematic review. *Urology* 2001;57:727–732. Search date not stated; primary sources Blue Cross and Blue Shield Association's Technology Evaluation Center data set, Cochrane Controlled Trials Register, Cochrane Central Register, and the Veterans Administration Cochrane Prostate Disease and Urologic Malignancy Register.
10. Murphy GP, Huben RP, Priore R. Results of another trial of chemotherapy with and without hormones in patients with newly diagnosed metastatic prostate cancer. *Urology* 1986;28:36.
11. Saxman S, Ansari R, Drasga R, et al. Phase III trial of cyclophosphamide versus cyclophosphamide, doxorubicin, and methotrexate in hormone-refractory prostatic cancer: A Hoosier Oncology Group study. *Cancer* 1992;70:2488.
12. Janknegt RA, Boon TA, Van De Beek C, et al Combined hormono/chemotherapy as primary treatment for metastatic prostate cancer: A randomized, multicenter study of orchiectomy alone versus orchiectomy plus estramustine phosphate. *Urology* 1997;49:411.
13. Fontana D, Bertetto O, Fasolis G, et al. Randomized comparison of goserelin acetate versus mitomycin C plus goserelin acetate in previously untreated prostate cancer patients with bone metastases. *Tumori* 1998;84:39.
14. De Reijke TM, Keuppens, FI, Whelan P, et al. Orchiectomy and orchiectomy plus mitomycin C for metastatic prostate cancer in patients with poor prognosis: the final results of a European Organization for Research in Cancer Therapy Genitourinary Group Trila. *J Urol* 1999;162:1658.
15. Tannock IF, Osoba D, Stockler MR, et al. Chemotherapy with mitoxantrone plus prednisone or prednisone alone for symptomatic hormone-resistant prostate cancer: a Canadian randomized trial with palliative end points. *J Clin Oncol* 1996;14:1756–1764.
16. Kantoff PW, Halabi S, Conaway M, et al. Hydrocortisone with or without mitoxantrone in men with hormone-refractory prostate cancer: results of the Cancer and Leukemia Group B 9182 Study. *J Clin Oncol* 1999;17:2506–2513.
17. Small EJ, Marshall E, Reyno L, et al. Suramin therapy for patients with symptomatic hormone-refractory prostate cancer: results of a randomised phase III trial comparing suramin plus hydrocortisone to placebo plus hydrocortisone. *J Clin Oncol* 2000;18:1440–1450.
18. McQuay HJ, Carroll D, Moore RA. Radiotherapy for painful bone metastases: a systematic review. *Clin Oncol* 1997;9:150–154. Search date 1996; primary sources Medline, the Oxford Pain Relief database, Embase, Cochrane Library, and reference lists.
19. Quilty PM, Kirk D, Bolger JJ, et al. A comparison of the palliative effects of strontium-89 and external beam radiotherapy in metastatic prostate cancer. *Radiother Oncol* 1994;31:33–40.
20. Tu S, Millikan RE, Mengistu B, et al. Bone-targeted therapy for advanced androgen-independent carcinoma of the prostate: a randomized Phase II trial. Lancet 2001;357:336–341.
21. Serafini AN, Houston SJ, Resche I, et al. Palliation of pain associated with metastatic bone cancer using samarium-153 lexidronam: a double-blind placebo-controlled clinical trial. *J Clin Oncol* 1998;16:1574–1581.
22. Porter AT, McEwan AJ, Powe JE, et al. Results of a randomized Phase-III trial to evaluate the efficacy of strontium-89 adjuvant to local field external beam irradiation in the management of endocrine resistant metastatic prostate cancer. *Int J Radiat Oncol Biol Phys* 1993;25:805–813.
23. Maxon HR, Schroder LE, Hertzberg VS, et al. Rhenium-186(Sn)HEDP for treatment of painful osseous metastases: results of a double-blind crossover comparison with placebo. *J Nucl Med* 1991;32:1877–1881.
24. Robinson RG, Preston DF, Schiefelbein M, et al. Strontium 89 therapy for the palliation of pain due to osseous metastases. *JAMA* 1995;274:420–424. Search date 1994; primary source Medline.
25. Bloomfield DJ. Should bisphosphonates be part of the standard therapy of patients with multiple myeloma or bone metastases from other cancers? An evidence-based review. *J Clin Oncol* 1998;16:1218–1225. Search date not stated; primary sources Medline, hand search of major cancer journals, reference lists, and contact with experts.

Prostatakarzinom, nicht metastatisches

Suchdatum: Februar 2003

Timothy Wilt

Frage **Welche Effekte hat eine Behandlung des klinisch lokalisierten Prostatakarzinoms?**

Nutzen und Schaden abzuwägen

Radikale Prostatektomie[8, 9, 13–24]
Zwei RCTs ergaben hinsichtlich der Todesfallrate jeder Ursache bei Männern mit klinisch nachgewiesener Erkrankung nach einer durchschnittlichen Nachbeobachtungszeit von 6,2 und 23 Jahren keinen signifikanten Unterschied zwischen radikaler Prostatektomie und beobachtendem Abwarten. Der größeren der beiden RCTs zufolge senkt eine radikale Prostatektomie im Vergleich zu beobachtendem Abwarten die durch ein Prostatakarzinom und Metastasen bedingte Todesfallrate nach 6 Jahren. Zwei kleine RCTs zeigten, dass die radikale Prostatektomie im Vergleich zur perkutanen Bestrahlung das Risiko eines Therapieversagens verringert. Die radikale Prostatektomie birgt die Risiken einer größeren Operation sowie sexueller Funktionsstörungen und Störungen der Harnwege.

Beobachtendes Abwarten[9–12]
Zwei RCTs ergaben hinsichtlich der Todesfallrate jeder Ursache bei Männern mit klinisch nachgewiesener Erkrankung nach einer durchschnittlichen Nachbeobachtungszeit von 6,2 und 23 Jahren keinen signifikanten Unterschied zwischen beobachtendem Abwarten und radikaler Prostatektomie. Der größeren der beiden RCTs zufolge senkt eine radikale Prostatektomie im Vergleich zu beobachtendem Abwarten die durch ein Prostatakarzinom und Metastasen bedingte Todesfallrate nach 6 Jahren. Eine RCT zeigte, das die radikale Prostatektomie im Vergleich zu beobachtendem Abwarten eine erektile Dysfunktion verstärkt, ergab jedoch hinsichtlich der Lebensqualität nach 12 Monaten keinen signifikanten Unterschied.

Wirksamkeit unbekannt

Androgensuppression[1, 8, 34]
Es fanden sich keine RCTs zu den Effekten einer frühzeitigen Androgensuppression bei Fehlen von Symptomen hinsichtlich der Lebenszeit und -qualität bei Männern mit klinisch lokalisiertem Prostatakarzinom. Eine durch eine systematische Übersicht ausgewiesene RCT ergab begrenzte Hinweise darauf, dass Östrogen im Vergleich zu beobachtendem Abwarten die durch ein Prostatakarzinom bedingten Todesfälle verringert. Hinsichtlich des Gesamtüberlebens fand sich kein signifikanter Unterschied. Ein vorläufiger Bericht über drei große laufende RCTs an Männern mit lokalem oder lokal fortgeschrittenem Prostatakarzinom ergab, dass Bicalutamid plus Standardversorgung im Vergleich zu alleiniger Standardversorgung die Raten des radiologischen Fortschreitens und der Knochenmetastasen nach 2–3 Jahren senkt. Hinsichtlich des Gesamtüberlebens besteht zwischen den Behandlungsformen kein signifikanter Unterschied.

Perkutane (externe) Strahlentherapie[8, 14, 17, 25–28]
Es fanden sich keine RCTs, in denen die perkutane Strahlentherapie mit beobachtendem Abwarten verglichen wurde. Zwei RCTs zufolge erhöht eine perkutane Bestrahlung im Vergleich zur radikalen Prostatektomie das Risiko eines Therapieversagens. Zwei RCTs ergaben hinsichtlich des Gesamtüberlebens und der Tumorkontrolle nach 3–5 Jahren keinen signifikanten Unterschied zwischen konformer und konventioneller Strahlentherapie.

Eine systematische Übersicht ergab begrenzte Belege dafür, dass eine konforme Strahlentherapie mit Dosissteigerung im Vergleich zur konventionellen Strahlentherapie bei Männern mit Tumoren in den Stadien T1 und T2 sowie mit einem Prostatakarzinom mittleren Risikos die akute und späte behandlungsbezogene Morbidität senkt.

Androgensuppression bei asymptomatischen Männern mit nach frühzeitiger Therapie erhöhten PSA-Werten, Brachytherapie, Kryochirurgie[8, 30–32, 35]
Es fanden sich keine RCTs über die Effekte dieser therapeutischen Maßnahmen.

Frage **Welche Effekte hat eine Behandlung des klinisch fortgeschrittenen Prostatakarzinoms?**

Nutzen belegt

Sofortige Androgensuppression nach radikaler Prostatektomie und Entfernen der Beckenlymphknoten bei Prostatakarzinom mit Lymphknotenbefall (verglichen mit radikaler Prostatektomie und verzögerter Androgensuppression)[42]
Einer kleinen RCT an Männern mit Prostatakarzinom und Lymphknotenbefall zufolge senkt eine sofortige im Vergleich zu verzögerter Androgensuppression nach radikaler Prostatektomie und Beckenlymphadenektomie die Mortalität im Median nach 7 Jahren Nachbeobachtung.

Nutzen wahrscheinlich

Androgensuppression ab dem Zeitpunkt der Diagnose[1, 36–39]
RCTs ergaben bei Männern mit lokalem oder lokal fortgeschrittenem Prostatakarzinom hinsichtlich des Gesamtüberlebens nach 2–10 Jahren keinen signifikanten Unterschied zwischen einer Androgensuppression mit Bicalutamid und keiner Androgensuppression. Den RCTs zufolge verringert Bicalutamid das objektive Fortschreiten im Vergleich zu einer Therapie ohne Bicalutamid. Eine systematische Übersicht ergab, dass eine frühzeitige Androgensuppression im Vergleich zu einer verzögerten Behandlung das 10-Jahres-Überleben von Männern mit lokal fortgeschrittenem Prostatakarzinom verlängert, jedoch zeigte sich hinsichtlich des 5-Jahres-Überlebens kein signifikanter Unterschied. Eine RCT ergab begrenzte Hinweise darauf, dass eine unmittelbare Androgensuppression – verglichen mit einer verzögerten – die Komplikationsrate senkt.

Frühzeitige Androgensuppression zusätzlich zur perkutanen Strahlentherapie (verlängert das Überleben im Vergleich zur Bestrahlung bzw. verzögerten Androgensuppression)[35, 40, 41]
RCTs mit unzureichenden Belegen zufolge verlängert eine unmittelbare Androgensuppression zum Zeitpunkt der Diagnose zusätzlich zur perkutanen Strahlentherapie – verglichen mit alleiniger perkutaner Strahlentherapie oder Strahlentherapie plus verzögerter Androgensuppression – das Langzeitüberleben. Eine RCT ergab begrenzte Hinweise darauf, dass eine unmittelbare im Vergleich zur verzögerten Androgensuppression Komplikationen verringert.

Definition Die Stadieneinteilung des Prostatakarzinoms erfolgt nach zwei Systemen: der TNM-Klassifikation und dem American-Urologic-Staging-System. Ein nicht metastatisches Prostatakarzinom lässt sich unterteilen in „klinisch lokalisiert" und „fortgeschritten". Das klinisch lokalisierte Karzinom wird anhand der klinischen Untersuchung als auf die Drüse beschränkt angenommen. Das lokal fortgeschrittene Karzinom hat die Prostatakapsel überschritten, sich aber noch nicht auf andere Organe ausgebreitet. Das metastatische Karzinom hat sich über die Prostata hinaus entweder auf lokale, regionale oder systemische Lymphknoten, die Samenblasen oder auf andere Organe des Körpers (z. B. Knochen, Leber, Gehirn) ausgebreitet und ist nicht mit der Prostata verbunden. An dieser Stelle werden das „klinisch lokalisierte“ und das „lokal fortgeschrittene“ Karzinom betrachtet. Das „metastatische“ Karzinom wird in einem eigenen Kapitel (siehe „Metastatisches Prostatakarzinom“, nur im Internet) abgehandelt.

Inzidenz/ Prävalenz

Das Prostatakarzinom ist weltweit das sechsthäufigste Malignom und die dritthäufigste Tumorerkrankung beim Mann. Im Jahre 2000 wurden weltweit schätzungsweise 513.000 neue Fälle eines Prostatakarzinoms diagnostiziert, und etwa 250.000 Todesfälle ließen sich weltweit einem Prostatakarzinom zuordnen. Im Alter unter 50 Jahren ist ein Prostatakarzinom selten. Bei etwa 85 % aller Männer mit Prostatakarzinom erfolgt die Diagnose nach dem 65. Lebensjahr. Autopsiestudien sprechen für eine hohe Prävalenz des subklinischen Prostatakarzinoms in jedem Alter: 30 % bei Männern im Alter von 30 bis 39 Jahren, 50 % bei Männern im Alter von 50 bis 59 Jahren und über 75 % bei Männern über 85 Jahre. Je nach Ethnie und weltweit schwankt die Inzidenz erheblich. Die höchsten Raten finden sich unter Schwarzen in den USA, und die niedrigsten Raten sind bei chinesischen Männern zu beobachten.[1]

Ätiologie/ Risikofaktoren

Zu den Risikofaktoren gehören zunehmendes Alter, ein familienanamnestisch bekanntes Prostatakarzinom, Zugehörigkeit zur schwarzen Rasse sowie möglicherweise eine höhere Fett- und Fleischaufnahme mit der Nahrung, eine geringe Aufnahme von Lycopen (aus Tomatenprodukten), wenig Obst und eine hohe Kalziumaufnahme mit der Nahrung. In den USA haben Afroamerikaner eine um etwa 60 % höhere Inzidenz als Weiße.[2] Die Inzidenz für in den USA lebende Afroamerikaner beträgt ca. 90/100.000 (Alter <65 Jahre) und ca. 1300/100.000 (Alter 65–74 Jahre). Für Weiße beträgt die Inzidenz etwa 44/100.000 (Alter <65 Jahre) und ca. 900/100.000 (Alter 65–74 Jahre).[2]

Prognose

Die Chance, dass Männer mit einem gut bis mäßig differenzierten, palpablen, klinisch lokalisierten Prostatakarzinom ohne symptomatische Progredienz bleiben, beträgt 70 % nach 5 Jahren und 40 % nach 10 Jahren.[3] Das Risiko einer symptomatischen Progredienz ist bei Männern mit schlecht differenziertem Karzinom höher.[4] Die retrospektive Analyse einer großen Operationsreihe bei Männern mit klinisch lokalisiertem Prostatakarzinom ergab, dass die durchschnittliche Zeit zwischen dem Anstieg des prostataspezifischen Antigens (PSA) und dem Entstehen von Metastasen 8 Jahre beträgt.[5] Die Zeit bis zum weiteren Anstieg des PSA und die Zeit bis zur Verdoppelung des PSA-Spiegels sowie der Gleason-Score waren prädiktiv für die Wahrscheinlichkeit und Zeitdauer bis zum Auftreten von Metastasen. Hat ein Mann erst einmal Metastasen entwickelt, so beträgt die mediane Überlebenszeit weniger als 5 Jahre.[5] Zur Morbidität durch ein lokales oder regionales Fortschreiten der Erkrankung gehören Hämaturie, Blasenobstruktion und Ödeme in den unteren Gliedmaßen. In den USA sank die altersadaptierte prostatakarzinomspezifische Mortalität aller Männer im Alter von 65 Jahren und darüber zwischen 1991 und 1997 um 15 % (von 244 Todesfällen/100.000 auf 207 Todesfälle/100.000). Die Gründe dafür sind unklar, auch wenn ungenaue Bescheinigung des Todesursache, PSA-Screening sowie eine frühzeitigere intensivere Therapie einschließlich radikaler Prostatektomie, Strahlentherapie und Androgensuppression als Gründe vorgeschlagen wurden. Allerdings haben Regionen in den USA und Kanada, in denen PSA-Tests und eine Frühbehandlung häufiger sind, ähnliche Prostatakarzinom-Mortalitätsraten wie Gegenden, in denen seltener getestet und frühzeitig behandelt wird.[6] Dementsprechend haben Länder, in denen weniger PSA-Tests und Frühbehandlungen durchgeführt werden, wie etwa Großbritannien, ähnliche altersadaptierte Prostatakarzinom-Mortalitätsraten wie Länder mit hohen Test- und Behandlungsraten, wie die USA.[7]

Literatur

1. See WA, Wirth MP, McLeod DG et al. Bicalutamide as immediate therapy either alone or as adjuvant to standard care of patients with localized or locally advanced prostate cancer: first analysis of the early prostate cancer program. *J Urol* 2002;168:429–435.
2. Stanford JL, Stephenson RA, Coyle LM, et al. Prostate Cancer Trends 1973–1995, SEER Program, National Cancer Institute. NIH Pub. No. 99–4543. Bethesda, MD, 1999.
3. Adolfsson J, Steineck G, Hedund P. Deferred treatment of clinically localized low-grade prostate cancer: actual 10-year and projected 15-year follow-up of the Karolinska series. *Urology* 1997;50: 722–726.
4. Johansson J-E, Holmberg L, Johansson S, et al. Fifteen-year survival in prostate cancer: prospective, population-based study in Sweden. *JAMA* 1997;277:467–471.
5. Pound CR, Partin AW, Eisenberger MA, et al. Natural history of progression after PSA elevation following radical prostatectomy. *JAMA* 1999;281:1591–1597.
6. Lu-Yao G, Albertsen PC, Stanford JL et al. Natural experiment examining impact of aggressive screening and treatment on prostate cancer mortality in two fixed cohorts from Seattle area and Connecticut. *BMJ* 2002;325:740.
7. Frankel S, Smith GD, Donovan J, et al. Screening for prostate cancer. *Lancet* 2003;361:1122–1128.
8. Harris RP, Lohr KN, Beck R, et al. *Screening for prostate cancer*. Systematic Evidence Review no. 16. Rockville, MD: Agency for Healthcare Research and Quality, 2001. Available online at (http://www.ahrq.gov/clinic/serfiles.htm, last accessed 16 September 2003).
9. Holmberg L, Bill-Axelson A, Helgesen F et al. A randomized trial comparing radical prostatectomy with watchful waiting in early prostate cancer. *N Engl J Med* 2002;347:781–789.
10. Albertsen PC, Hanley JA, Gleason DF, et al. Competing risk analysis of men aged 55 to 74 years at diagnosis managed conservatively for clinically localized prostate cancer. *JAMA* 1998;280:975–980.
11. Lu-Yao GL, Yao S. Population-based study of long-term survival in patients with clinically localised prostate cancer. *Lancet* 1997;349:906–910.
12. Gann PH, Hennekens CH, Stampfer MJ. A prospective evaluation of plasma prostate-specific antigen for detection of prostatic cancer. *JAMA* 1995;273:289–294.
13. Iversen P, Madsen PO, Corle DK. Radical prostatectomy versus expectant treatment for early carcinoma of the prostate: 23 year follow-up of a prospective randomized study. *Scand J Urol Nephrol* 1995;172(suppl):65–72.
14. Paulson DF, Lin GH, Hinshaw W, et al. Radical surgery versus radiotherapy for adenocarcinoma of the prostate. *J Urol* 1982;128:502–504.
15. Steineck G, Helgesen Adolfsson J, et al. Quality of life after radical prostatectomy or watchful waiting. *N Engl J Med* 2002;347:790–796.
16. Lu-Yao GL, McLerran D, Wasson JH. An assessment of radical prostatectomy: time trends, geographic variation, and outcomes. *JAMA* 1993;269:2633–2636.
17. Middleton RG, Thompson IM, Austenfeld MS, et al. Prostate cancer clinical guidelines panel summary report on the management of clinically localized prostate cancer. *J Urol* 1995;154:2144–2148. Search date 1993; primary source Medline.
18. Anonymous. Screening for prostate cancer. *Ann Intern Med* 1997;126:480–484.
19. Fowler FJ, Barry MJ, Lu-Yao G, et al. Patient-reported complications and follow-up treatment after radical prostatectomy: the national Medicare experience 1988–1990 (updated June 1993). *Urology* 1993;42:622–629.
20. Bishoff JT, Motley G, Optenberg SA, et al. Incidence of fecal and urinary incontinence following radical perineal and retropubic prostatectomy in a national population. *J Urol* 1998;160:454–458.
21. Fleming C, Wasson J, Albertsen PC, et al. A decision analysis of alternative strategies for clinically localized prostate cancer. *JAMA* 1993;269:2650–2658.
22. Litwin MS, Hays RD, Fink A, et al. Quality-of-life outcomes in men treated for localized prostate cancer. *JAMA* 1995;273:129–135.
23. Wilt TJ, Brawer MK. The prostate cancer intervention versus observation trial. *Oncology* 1997;11:1133–1139.
24. Norlen BJ. Swedish randomized trial of radical prostatectomy versus watchful waiting. *Can J Oncol* 1994;4(suppl 1):38–42.

25. Brundage M, Lukka H, Crook J, et al. The use of conformal radiotherapy and the selection of radiation dose in T1 or T2 low or intermediate risk prostate cancer – a systematic review. *Radiother Oncol* 2002;64:239–250. Search date 2001; primary sources Medline, Cancerlit, proceedings of the *American Society of Clinical Oncology* and the *American Society for Therapeutic Radiology and Oncology*, personal files, and bibliographies of identified articles and reviews.
26. Dearnaley DP, Khoo VS, Norman AR, et al. Comparison of radiation side-effects of conformal and conventional radiotherapy in prostate cancer: a randomized trial. *Lancet* 1999;353:267–272.
27. Fowler FJ, Barry MJ, Lu-Yao G, et al. Outcomes of external beam radiation therapy for prostate cancer: a study of Medicare beneficiaries in three surveillance, epidemiology, and end results areas. *J Clin Oncol* 1996;14:2258–2265.
28. Crook J, Perry G, Robertson S, et al. Routine prostate biopsies: results for 225 patients. *Urology* 1995;45:624–632.
29. Shipley WU, Thames HD, Sandler HM, et al. Radiation therapy for clinically localized prostate cancer. A multi-institutional pooled analysis. *JAMA* 1999;281:1598–1604.
30. Crook J, Lukka H, Klotz L, et al. Systematic overview of the evidence for brachytherapy in clinically localized prostate cancer. *Can Med Assoc J* 2001;164:975–981. Search date 1999; primary sources Medline and Cancerlit.
31. Wills F, Hailey D. Brachytherapy for prostate cancer. Edmonton, AB, Canada: The Alberta Heritage Foundation for Medical Research. *Health Technol Assess* 1999:1–65. Search date 1999; primary sources The Cochrane Library, Medline, Healthstar, Cancerlit, Embase, Cinahl, hand searches of reference lists, and internet searches.
32. Talcott JA, Clark JC, Stark P, et al. Long term complications of brachytherapy for early prostate cancer. A survey of treated patients. American Society of Clinical Oncology Annual Meeting 1999; Abstract 1196.
33. Littrup PJ, Mody A, Sparschu RA. Prostate cryosurgery complications. *Semin Int Radiol* 1994; 11:226–230.
34. Rauchenwald M. First results of the early prostate cancer program study. *J Urol Urogynakol* 2001 ;8:21–27.
35. Agency for Health Care Policy and Research. Relative effectiveness and cost-effectiveness of methods of androgen suppression in the treatment of advanced prostatic cancer. Summary. Rockville, MD: Agency for Health Care Policy and Research, 1999. (Evidence Report/Technology Assessment: No 4.) (http://www.ahcpr.gov/clinic/epcsums/prossumm.htm, last accessed 10 July 2003). Search date 1998; primary sources Medline, Cancerlit, Embase, Current Contents, and Cochrane Library.
36. Byar DP, Corle DK. Hormone treatment for prostate cancer: results of the Veterans' Administration cooperative urologic research group studies. *NCI Monograph* 1988;7:165–170.
37. Nair B, Wilt T, MacDonald, R, et al. Early versus deferred androgen suppression in the treatment of advanced prostatic cancer. In: The Cochrane Library, Issue 2, 2002. Oxford: Update Software. Search date 2001; primary sources Medline, Embase, Cancerlit, Cochrane Library, VA Cochrane Prostate Disease register, and hand searches of bibliographies.
38. The Medical Research Council Prostate Cancer Working Party Investigators Group. Immediate versus deferred treatment for advanced prostatic cancer: initial results of the Medical Research Council trial. *Br J Urol* 1997;79:235–246.
39. Wirth M, Tyrrell C, Wallace M, et al. Bicalutamide (Casodex) 150–mg as immediate therapy in patients with localized or locally advanced prostate cancer significantly reduces the risk of disease progression. *Urology* 2001;58:146–150.
40. Fellows GJ, Clark PB, Beynon LL, et al. Treatment of advanced localised prostatic cancer by orchiectomy, radiotherapy, or combined treatment. *Br J Urol* 1992:70;304–309.
41. Pilepich M, Winter M, Madhu J, et al. Phase III Radiation Therapy Oncology Group (RTOG) trial 86–10 of androgen deprivation adjuvant to definitive radiotherapy in locally advanced carcinoma of the prostate. *Int J Radiat Oncol Biol Phys* 2001;50:1243–1252.
42. Messing EM, Manola J, Sarodsy M, et al. Immediate hormonal therapy compared with observation after radical prostatectomy and pelvic lymphadenectomy in men with node-positive prostate cancer. *N Engl J Med* 1999;341:1781–1789.

Prostatitis, chronische

Suchdatum: Juli 2004

Thomas Lang und Anthony Schaeffer

Frage **Welche Effekte haben Behandlungsmethoden bei chronischer bakterieller Prostatitis?**

Nutzen wahrscheinlich

Alphablocker[27]
Es fanden sich keine RCTs, in denen Alphablocker mit Placebo oder Nichtbehandlung verglichen wurden. Eine RCT ergab in begrenztem Maße Belege dafür, dass Alphablocker, die zusätzlich zu Antibiotika verabreicht werden, die Symptome im Vergleich zur alleinigen Antibiotikatherapie abschwächen und die Anzahl der Rezidive verringern können.

Wirksamkeit unbekannt

Lokale Injektion von Antibiotika[25, 26]
Es fanden sich keine RCTs, in denen die lokale Injektion von Antibiotika mit Placebo oder Nichtbehandlung verglichen wurde. Einer kleinen RCT zufolge verbessert die anale submukosale Injektion von Amikacin im Vergleich zu i.m. verabreichten Amikacin nach 3 Monaten die Symptomen-Scores und die Rate der bakteriellen Eradikation.

Oral verabreichte Antibiotika[18–24]
Es fanden sich keine RCTs, in denen orale Antibiotika mit Placebo oder Nichtbehandlung verglichen werden. Zwei RCTs zeigten hinsichtlich der klinischen Erfolgsraten und der bakteriologischen Heilung nach 6 Monaten keinen signifikanten Unterschied zwischen Ciprofloxacin und anderen Chinolonen (Lomefloxacin und Ciprofloxacin). In retrospektiven Kohortenstudien wird abhängig von der verwendeten Substanz und der Dauer der Behandlung über Heilungsraten zwischen 0 % und 88 % berichtet.

Radikale Prostatektomie[30–32]
Es fanden sich keine RCTs über die Wirksamkeit der radikalen Prostatektomie.

Transurethrale Resektion[28, 29]
Es fanden sich keine RCTs über die Wirksamkeit der transurethralen Resektion.

Frage **Welche Effekte haben Behandlungsmethoden bei chronischer abakterieller Prostatitis?**

Wirksamkeit unbekannt

Alphablocker[33–37]
Zwei kleine anhand einer systematischen Übersicht ausgewiesene RCTs sowie drei kleine nachfolgende RCTs ergaben begrenzte Hinweise darauf, dass Alphablocker im Vergleich zu Placebo die Lebensqualität und Symptome bessern können. Allerdings waren die Studien u. U. zu klein, um klinisch bedeutsame Unterschiede aufzudecken.

5?-Reduktase-Hemmer[33, 38]

Eine kleine anhand einer systematischen Übersicht ausgewiesene RCT ergab in unzureichendem Maße Belege über die Effekte von 5?-Reduktase-Hemmern im Vergleich zu Placebo bei Männern mit chronischer abakterieller Prostatitis.

Allopurinol[41, 42]

Eine anhand einer systematischen Übersicht ausgewiesene RCT ergab unzureichende Belege für die Effekte von Allopurinol im Vergleich zu Placebo bei Männern mit chronischer abakterieller Prostatitis.

Antiphlogistika[33, 39]

Eine anhand einer systematischen Übersicht ausgewiesene RCT ergab unzureichende Belege für die Effekte von Antiphlogistika im Vergleich zu Placebo oder Nichtbehandlung bei Männern mit chronischer abakterieller Prostatitis.

Biofeedback

Es fanden sich keine Belege von guter Qualität zu den Effekten von Biofeedback.

Prostatamassage

Es fanden sich keine Belege von guter Qualität zu den Effekten von Prostatamassage.

Sitzbäder

Es fanden sich keine Belege von guter Qualität zu den Effekten von Sitzbädern.

Transurethrale Mikrowellen-Thermotherapie[33, 40]

Eine systematische Übersicht ergab in begrenztem Maße Belege aus einer kleinen RCT, die dafür sprechen, dass die transurethrale Mikrowellen-Thermotherapie im Vergleich zu einer Scheintherapie die Lebensqualität nach 3 Monaten und die Symptome über 21 Monate hinweg signifikant hebt bzw. bessert. Aus dieser einen kleinen Studie ließen sich jedoch keine zuverlässigen Schlussfolgerungen ziehen.

Definition

Die **chronische bakterielle Prostatitis** ist charakterisiert durch die positive Bakterienkultur aus Prostataexprimat. Sie kann suprapubischen Schmerz, Kreuzschmerzen oder perinealen Schmerz, geringen Harndrang, Pollakisurie und Dysurie verursachen und mit rezidivierenden Harnwegsinfekten einhergehen. Sie kann aber auch asymptomatisch sein. Die **chronische abakterielle Prostatitis** oder das chronische Beckenschmerzsyndrom ist charakterisiert durch Schmerzen im Becken- und Dammbereich bei Fehlen pathogener Keime im Prostataexprimat. Sie geht oft einher mit Reizerscheinungen und obstruktiven Miktionssymptomen wie Harndrang, Pollakisurie, verzögert einsetzendem Harnstrahl und schwachem Harnstrahl. Zu den Symptomen können weiter hinzukommen: suprapubischer, peniler testikulärer und skrotaler Schmerz sowie Kreuzschmerzen. Eine chronische abakterielle Prostatitis kann entzündlich (Leukozyten im Prostatasekret) oder nichtentzündlich (Fehlen von Leukozyten im Prostatasekret) sein.[1]

Inzidenz/ Prävalenz

In einer Studie auf kommunaler Basis (58.955 Konsultationen von Männern ≥18 Jahre bei niedergelassenen Ärzten) aus den USA wurde geschätzt, dass bei 9 % der Männer irgendwann eine chronische Prostatitis diagnostiziert wird.[2] Einer weiteren Studie zufolge wurde bei 8 % der Männer mit Urogenitalsymptomen, die sich einem Urologen vorstellten, und bei 1 % der Männer mit Urogenitalsymptomen, die sich einem Arzt der Primärversorgung vorstellten, eine chronische Prostatitis diagnostiziert.[3]

Prostatitis, chronische

Die meisten Fälle einer chronischen Prostatitis sind abakteriell. Eine akute bakterielle Prostatitis ist, obwohl leicht zu diagnostizieren, selten.

Ätiologie/ Risikofaktoren

Zu den üblicherweise an einer bakteriellen Prostatitis beteiligten Erregern gehören *Escherichia coli*, weitere gramnegative Enterobacteriaceae, gelegentlich Pseudomonas sp. und in seltenen Fällen grampositive Enterokokken. Die Ursache einer abakteriellen Prostatitis ist unklar, auch wenn dargelegt wurde, dass sie u. U. durch eine nicht gesicherte Infektion mit Chlamydia trachomatis[4], Ureaplasma urealytikum[5], Mycoplasma hominis[6] und Trichomonas vaginalis[7] verursacht wird. Auch andere Faktoren, wie Entzündung[8], Autoimmunmechanismen[9], Störungen des hormonellen Gleichgewichts[10], spannungsbedingte Beckenbodenmyalgie[11], intraprostatischer Harnreflux[12] und psychische Störungen[13] könnten beteiligt sein.

Prognose

Der natürliche Verlauf einer unbehandelten chronischen bakteriellen und abakteriellen Prostatitis ist noch immer nicht genau beschrieben. Eine chronische bakterielle Prostatitis kann zu Harnwegsinfekten führen.[14] Darüber hinaus haben mehrere Untersucher über einen Zusammenhang zwischen chronischer bakterieller Prostatitis und Infertilität berichtet.[15] Die Folgeerscheinungen einer abakteriellen Prostatitis gleichen denen einer chronischen bakteriellen Prostatitis. Die Fertilität kann vermindert sein.[16] Eine Studie ergab, dass sich eine chronische abakterielle Prostatitis ähnlich negativ auf die Lebensqualität auswirkt wie Angina pectoris, Morbus Crohn oder ein vorausgegangener Myokardinfarkt.[17]

Literatur

1. Nickel JC, Nyberg LM, Hennenfent M. Research guidelines for chronic prostatitis: consensus report from the first National Institutes of Health International Prostatitis Collaborative Network. *Urology* 1999;54:229–233.
2. Roberts RO, Lieber MM, Rhodes T, et al. Prevalence of a physician-assigned diagnosis of prostatitis: the Olmsted County study of urinary symptoms and health status among men. *Urology* 1998;51: 578–584.
3. Collins MM, Stafford, RS, O'Leary MP, et al. How common is prostatitis? A national survey of physician visits. *J Urol* 1998;159:1224–1228.
4. Poletti F, Medici MC, Alinovi A, et al. Isolation of *Chlamydia trachomatis* from the prostatic cells in patients affected by nonacute abacterial prostatitis. *J Urol* 1985;134:691–693.
5. Weidner W, Brunner H, Krause W. Quantitative culture of *Ureaplasma urealyticum* in patients with chronic prostatitis or prostatosis. *J Urol* 1980;124:622–625.
6. Brunner H, Weidner W, Schiefer HG. Studies on the role of *Ureaplasma urealyticum* and *Mycoplasma hominis* in prostatitis. *J Infect Dis* 1983;147:807–813.
7. Skerk V, Schonwald S, Granic J, et al. Chronic prostatitis caused by *Trichomonas vaginalis* – diagnosis and treatment. *J Chemother* 2002;14:537–538.
8. Jang TL, Schaeffer AJ. The role of cytokines in prostatitis. *World J Urol* 2003;21:95–99. [Erratum in: *World J Urol* 2003;70:223.]
9. Alexander RB, Brady F, Ponniah S. Autoimmune prostatitis: evidence of T cell reactivity with normal prostatic proteins. *Urology* 1997;50:893–899.
10. Naslund MJ, Strandberg JD, Coffey DS. The role of androgens and estrogens in the pathogenesis of experimental nonbacterial prostatitis. *J Urol* 1988;140:1049–1053.
11. Nadler RB. Bladder training biofeedback and pelvic floor myalgia. *Urology* 2002;60:42–43.
12. Kirby RS, Lowe D, Bultitude MI, et al. Intra-prostatic urinary reflux: an aetiological factor in abacterial prostatitis. *Br J Urol* 1982;54:729–731.
13. de la Rosette JJ, Ruijgrok MC, Jeuken JM, et al. Personality variables involved in chronic prostatitis. *Urology* 1993;42:654–662.
14. Roberts RO, Lieber MM, Bostwick DG, et al. A review of clinical and pathological prostatitis syndromes. *Urology* 1997;49:809–821.
15. Giamarellou H, Tympanidis K, Bitos NA, et al. Infertility and chronic prostatitis. *Andrologia* 1984;16:417–422.
16. Leib Z, Bartoov B, Eltes F, et al. Reduced semen quality caused by chronic abacterial prostatitis: an enigma or reality? *Fertil Steril* 1994;61:1109–1116.

17. Wenninger K, Heiman JR, Rothman I, et al. Sickness impact of chronic nonbacterial prostatitis and its correlates. *J Urol* 1996;155:965–968.
18. Naber KG. Lomefloxacin versus ciprofloxacin in the treatment of chronic bacterial prostatitis. *Int J Antimicrob Agents* 2002;20:18–27.
19. Bundrick W, Heron SP, Ray P, et al. Levofloxacin versus ciprofloxacin in the treatment of chronic bacterial prostatitis: a randomized double-blind multicenter study. *Urology* 2003;62:537–541.
20. Hanus PM, Danzinger LH. Treatment of chronic bacterial prostatitis. *Clin Pharmacol* 1984;3:49–55.
21. Naber KG, Sorgel F, Kees F, et al. Norfloxacin concentration in prostatic adenoma tissue (patients) and in prostatic fluid in patients and volunteers. 15th International Congress of Chemotherapy, Landsberg. In: Weidner N, Madsen PO, Schiefer HG, eds. *Prostatitis: etiopathology, diagnosis and therapy.* New York: Springer Verlag, 1987.
22. Szoke I, Torok L, Dosa E, et al. The possible role of anaerobic bacteria in chronic prostatitis. *Int J Androl* 1998;21:163–168.
23. Cox CE. Ofloxacin in the management of complicated urinary tract infections, including prostatitis. *Am J Med* 1980;87(suppl 6c):61–68.
24. Meares EM, Stamey TA. Bacteriologic localization patterns in bacterial prostatitis and urethritis. *Invest Urol* 1968;5:492–518.
25. Hu WL, Zhong SZ, He HX. Treatment of chronic bacterial prostatitis with amikacin through anal submucosal injection. *Asian J Androl* 2002;4:163–167.
26. Baert L, Leonard A. Chronic bacterial prostatitis: 10 years of experience with local antibiotics. *J Urol* 1988;140:755–757.
27. Barbalias GA, Nikiforidis G, Liatsikos EN. Alpha-blockers for the treatment of chronic prostatitis in combination with antibiotics. *J Urol* 1998;159:883–887.
28. Wasson JH, Reda DJ, Bruskewitz RC, et al. A comparison of transurethral surgery with watchful waiting for moderate symptoms of benign prostatic hyperplasia. *N Engl J Med* 1995;332:75–79.
29. Smart CJ, Jenkins JD, Lloyd RS. The painful prostate. *Br J Urol* 1975;47:861–869.
30. Quinlan DM, Epstein JI, Carter BS, et al. Sexual function following radical prostatectomy: influence of preservation of neurovascular bundles. *J Urol* 1991;145:998–1002.
31. Steiner MS, Morton RA, Walsh PC. Impact of radical prostatectomy on urinary continence. *J Urol* 1991;145:512–515.
32. Davis BE, Weigel JW. Adenocarcinoma of the prostate discovered in 2 young patients following total prostatovesiculectomy for refractory prostatitis. *J Urol* 1990;144:744–745.
33. Collins M, MacDonald R, Wilt T. Diagnosis and treatment of chronic abacterial prostatitis: a systematic review. *Ann Intern Med* 2000;133:367–368. Search date 1999; primary sources Medline, The Cochrane Library, hand searches of bibliographies, and contact with an expert.
34. Cheah PY, Liong ML, Yuen KH, et al. Terazosin therapy for chronic prostatitis/chronic pelvic pain syndrome: a randomized, placebo controlled trial. *J Urol* 2003;169:592–596.
35. Mehik A, Alas P, Nickel JC, et al. Alfuzosin treatment for chronic prostatitis/chronic pelvic pain syndrome: a prospective, randomized, double-blind, placebo-controlled, pilot study. *Urology* 2003;62: 425–429.
36. Nickel JC, Narayan P, McKay J, et al. Treatment of chronic prostatitis/chronic pelvic pain syndrome with tamsulosin: a randomized double blind trial. *J Urol* 2004;171:1594–1597.
37. de la Rosette JJ, Karthaus HF, van Kerrebroeck PE, et al. Research in "prostatitis syndromes": the use of alfuzosin (a new alpha 1-receptor-blocking agent) in patients mainly presenting with micturition complaints of an irritative nature and confirmed urodynamic abnormalities. *Eur Urol* 1992;22: 222–227.
38. Leskinen M, Lukkarinen O, Marttila T. Effects of finasteride in patients with inflammatory chronic pelvic pain syndrome: a double-blind, placebo-controlled, pilot study. *Urology* 1999;53:502–505.
39. Wédren H. Effects of sodium pentosanpolysulphate on symptoms related to chronic non-bacterial prostatitis. *Scand J Urol Nephrol* 1987;21:81–88.
40. Nickel J, Sorensen R. Transurethral microwave thermotherapy for nonbacterial prostatitis: a randomized double-blind sham controlled study using new prostatitis specific assessment questionnaires. *J Urol* 1996;155:1950–1955.
41. McNaughton Collins M, MacDonald R, Wilt T. Interventions for chronic abacterial prostatitis. In: The Cochrane Library, Issue 2, 2004. Chichester, UK: John Wiley & Sons, Ltd. Search date 2000; primary sources Medline, The Cochrane Library, hand searches of bibliographies of identified articles and reviews, and contact with an expert.
42. Persson B, Ronquist G, Ekblom M. Ameliorative effect of allopurinol on nonbacterial prostatitis: a parallel double-blind controlled study. *J Urol* 1996;155:961–964.

Varikozele

Suchdatum: September 2004

Chandra Shekhar Biyani und Günter Janetschek

Frage **Welche Effekte haben Behandlungsmethoden bei Männern mit Varikozele?**

Wirksamkeit unbekannt

Embolisation[9–11]

Es fanden sich keine RCTs, in denen die Embolisation mit der Verödung oder keiner Behandlung verglichen wurde. Drei RCTs lieferten unzureichende Belege für die Effekte einer Embolisation zur Verbesserung der Fertilität bei Männern mit Varikozele verglichen mit Ligaturtechniken. Es fanden sich keine Belege für eine Untersuchung der Effekte einer Embolisation auf die durch eine Varikozele verursachten Schmerzen oder Beschwerden.

Abwartende Behandlung[1, 3–8]

Eine systematische Übersicht heterogener RCTs von schlechter Qualität an Paaren mit durch den Mann bedingter Subfertilität ergaben hinsichtlich der Schwangerschaftsrate keine schlüssigen Belege für einen Unterschied zwischen abwartender Behandlung und operativer Ligatur oder Verödung. Die Übersicht ergab keine RCTs, in denen abwartende Behandlung mit Verödung verglichen wird. Es fanden sich keine Belege für eine Untersuchung der Effekte einer abwartenden Behandlung auf die durch eine Varikozele verursachten Schmerzen oder Beschwerden.

Verödung[1, 7]

Einer RCT zufolge besteht hinsichtlich der Schwangerschaftsrate kein signifikanter Unterschied zwischen Verödung und keiner Behandlung. Es fanden sich keine Belege für eine Untersuchung der Effekte einer Verödung auf die durch eine Varikozele verursachten Schmerzen oder Beschwerden.

Operative Ligatur[9, 10]

Eine systematische Übersicht und zusätzliche RCTs lieferten nur unzureichende Belege für die Effekte einer operativen Ligatur verglichen mit keiner Behandlung, Embolisation oder im Vergleich untereinander. Es fanden sich keine RCTs, in denen die operative Ligatur mit der Sklerotherapie verglichen wird. Es fanden sich keine Belege für eine Untersuchung der Effekte einer operativen Ligatur auf die durch eine Varikozele verursachten Schmerzen oder Beschwerden.

Definition Die Varikozele ist eine Erweiterung des Plexus pampiniformis des Samenstrangs. Die Einteilung des Schweregrades ist folgende: 0. Grad – nur durch technische Untersuchung nachweisbar; 1. Grad – nur beim Valsalva-Manöver (Pressen) palpabel oder sichtbar; 2. Grad – bei aufrechtem Stehen bei Raumtemperatur palpabel, aber nicht sichtbar; 3. Grad – im Stehen bei Raumtemperatur sichtbar. In mindestens 85 % der Fälle handelt es sich um eine einseitige, linksseitig gelegene Varikozele. In den meisten der verbleibenden Fälle ist sie beidseitig. Eine nur rechtsseitige Varikozele ist selten. Viele Männer mit Varikozele sind symptomlos. Zu den Symptomen können Hodenschmerzen oder -beschwerden und Unbehagen bezüglich des kosmetischen Erscheinungsbildes gehören. Die Erkrankung gilt weithin als einer der Faktoren männlicher Infertilität, die der häufigste Grund für eine Überweisung zur Behandlung ist. Die Belege für einen Kausalzusammenhang sind jedoch spärlich.

Inzidenz/ Prävalenz Es fanden sich neue Daten zur Prävalenz der Varikozele. In Einzelfällen wurde geschätzt, dass etwa 10–15 % der Männer und heranwachsenden Knaben in der Allgemeinbevölkerung eine Varikozele haben.[1] Eine Multicenterstudie zeigte bei subfertilen Paaren eine Prävalenz der Varikozele beim Mann von etwa 12 %.[2] Bei Männern mit abnormen Werten bei der Spermaanalyse beträgt die Prävalenz der Varikozele etwa 25 %.

Ätiologie/ Risikofaktoren Es fanden sich keine zuverlässigen Daten zu epidemiologischen Risikofaktoren einer Varikozele, wie etwa die Familienanamnese oder Umweltfaktoren. Anatomisch wird eine Varikozele durch eine Funktionsstörung der Ventile in der V. spermatica verursacht, durch die sich das Blut im Plexus pampiniformis sammelt. Auf Grund der normalen anatomischen Asymmetrie tritt dies mit größerer Wahrscheinlichkeit in der linken als in der rechten V. spermatica auf.

Prognose Es wird ein Zusammenhang zwischen Varikozele und Subfertilität angenommen, auch wenn nur wenige zuverlässige Belege vorliegen. Der Spontanverlauf der Varikozele ist unklar.

Literatur

1. Evers JL, Collins JA. Surgery or embolisation for varicocele in subfertile men (Cochrane Review). In: The Cochrane Library, Issue 3, 2004. Chichester, UK: John Wiley & Sons Ltd. Search date 2003; primary sources Cochrane Menstrual Disorders and Subfertility Group's specialised register of controlled trials, Medline, hand searches of 22 specialist journals (first issue until 2004) and searches of references of identified studies.
2. World Health Organization. The influence of varicocele on parameters of fertility in a large group of men presenting to infertility clinics. *Fertil Steril* 1992;57:1289–1293.
3. Madgar I, Weissenberg R, Lunenfeld B, et al. Controlled trial of high spermatic vein ligation for varicocele in infertile men. *Fertil Steril* 1995;63:120–124.
4. Nilsson S, Edvinsson A, Nilsson B. Improvement of semen and pregnancy rate after ligation and division of the internal spermatic vein: fact or fiction? *Br J Urol* 1979;51:591–596.
5. Yamamoto M, Hibi H, Hirata Y, et al. Effect of varicocelectomy on sperm parameters and pregnancy rate in patients with subclinical varicocele: a randomized prospective controlled study. *J Urol* 1996;155:1636–1638.
6. Grasso M, Lania C, Castelli M, et al. Low-grade left varicocele in patients over 30 years old: the effect of spermatic vein ligation on fertility. *BJU Int* 2000;85:305–307.
7. Krause W, Müller HH, Schåfer H, et al. Does treatment of varicocele improve male fertility? Results of the "Deutsche Varikozelenstudie", a multicentre study of 14 collaborating centres. *Andrologia* 2002;34:164–171.
8. Dohle GR, Pierik F, Weber RF. Does varicocele repair result in more spontaneous pregnancies? A randomised prospective trial. *J Urol* 2003;169(suppl):408–409. [abstract 1525].
9. Yavetz H, Levy R, Papo L, et al. Efficacy of varicocele embolization versus ligation of the left internal spermatic vein for improvement of sperm quality. *Int J Androl* 1992;15:338–344.
10. Sayfan J, Soffer Y, Orda R. Varicocele treatment: prospective randomized trial of 3 methods. *J Urol* 1992;148:1447–1449.
11. Nieschlag E, Behre HM, Schlingheider A, et al. Surgical ligation vs angiographic embolization of the vena spermatica: a prospective randomized study for the treatment of varicocele-related infertility. *Andrologia* 1993;25:233–237.

Dysmenorrhoe

Suchdatum: Juli 2004

Michelle Proctor und Cynthia Farquhar

Frage Welche Effekte haben unterschiedliche Behandlungsmethoden?

Nutzen belegt

Nichtsteroidale Antiphlogistika (außer Azetylsalizylsäure)[14–21]

Drei systematischen Übersichten und fünf nachfolgenden RCTs zufolge lindern nichtsteroidale Antiphlogistika (NSAIDs einschl. COX-2-Hemmer, aber außer Nifluminsäure) im Vergleich zu Placebo die Schmerzen. Eine systematische Übersicht zeigte, dass NSAIDs außer COX-2-Hemmern die Einschränkung der täglichen Aktivitäten, die Abwesenheit am Arbeitsplatz oder in der Schule und die Notwendigkeit zusätzlicher Analgesie verringern. Direkte Vergleiche führten nicht zu einer Klärung, welche nichtsteroidalen Antiphlogistika wirksamer oder sicherer sind. Einer kleinen, anhand einer systematischen Übersicht ausgewiesenen RCT zufolge besteht hinsichtlich der Schmerzlinderung kein signifikanter Unterschied zwischen einem NSAID (Naproxen) und Paracetamol. Einer systematischen Übersicht zufolge verringert Naproxen die Schmerzen stärker und geht mit weniger Nebenwirkungen einher als Co-Proxamol. Es fand sich auch, dass Mefenaminsäure die Symptome stärker reduziert als Co-Proxamol. Die Schäden durch NSAIDs einschließlich der Klasse der COX-2-Hemmer werden eingehend an anderer Stelle in diesem Werk betrachtet (siehe Antiphlogistika, nichtsteroidale [NSAIDs], S. 299). Sie umfassen Magen-Darm-Ulzera und -Blutungen bei den herkömmlichen NSAIDs sowie bei mindestens einigen der COX-2-Hemmer eine erhöhte kardiovaskuläre Gefährdung. Auf Grund von Belegen für eine tödliche Toxizität bei einem geringen Mehrfachen der normalen therapeutischen Dosis und Todesfällen durch unbeabsichtigte Überdosierung wurde Co-Proxamol in einigen Ländern vom Markt genommen. Rofecoxib, ein NSAID der Klasse der COX-2-Hemmer, wurde auf Grund kardiovaskulärer Nebenwirkungen weltweit vom Markt genommen.

Nutzen wahrscheinlich

Azetylsalizylsäure, Paracetamol und Kombinationsanalgetika[13, 14]

Einer systematischen Übersicht zufolge ist Azetylsalizylsäure zur Schmerzlinderung wirksamer als Placebo. Zwei systematische Übersichten ergaben hinsichtlich der Schmerzlinderung keinen signifikanten Unterschied zwischen Paracetamol und Placebo, Azetylsalizylsäure bzw. Naproxen, auch wenn einige der RCTs u. U. zu klein waren, um klinisch bedeutsame Unterschiede aufzudecken. Die erste Übersicht ergab begrenzte Hinweise darauf, dass Co-Proxamol den Schmerz im Vergleich zu Placebo verringert. Eine kleine, anhand einer systematischen Übersicht ausgewiesene RCT zeigte hinsichtlich der Schmerzlinderung keinen signifikanten Unterschied zwischen Paracetamol und einem NSAID (Naproxen). Einer systematischen Übersicht zufolge hat Naproxen weniger Nebenwirkungen als Co-Proxamol. Außerdem zeigte sich, dass Mefenaminsäure die Symptome stärker bessert als Co-Proxamol.

Magnesium[30]

Eine systematische Übersicht ergab aus zwei von drei kleinen RCTs begrenzte Hinweise darauf, dass Magnesium im Vergleich zu Placebo den Schmerz nach 5–6 Monaten verringert. Die dritte RCT ergab in diesem Zusammenhang keinen signifikanten Unterschied zeischen den Behandlungsformen.

Thiamin[30]

Einer großen, anhand einer systematischen Übersicht identifizierten RCT zufolge verringert Thiamin im Vergleich zu Placebo den Schmerz nach 60 Tagen.

Toki-shakuyaku-san (Kräuterheilmittel)[30]

Eine systematische Übersicht ergab begrenzte Hinweise darauf, dass Toki-shakuyaku-san im Vergleich zu Placebo den Schmerz nach 6 Monaten lindert und die Notwendigkeit einer zusätzlichen Medikation im Vergleich zu Placebo verringert. Es fanden sich keine RCTs zu anderen Kräuterheilmitteln.

Topisch applizierte Wärme (ca. 39 °C)[38]

Einer RCT zufolge ist eine Behandlung mit topisch applizierter Wärme hinsichtlich einer Senkung des Schmerzes ebenso wirksam wie Ibuprofen und wirksamer als Placebo.

Transkutane elektrische Nervenstimulation (TENS; nur Hochfrequenzstimulation, Effekte der Niederfrequenzstimulation weiterhin unklar)[8, 11, 36, 37]

Eine systematische Übersicht ergab anhand kleiner RCTs begrenzte Hinweise darauf, dass eine hochfrequente transkutane elektrische Nervenstimulation (TENS) im Vergleich zu einer Placebo-TENS den Schmerz lindert, im Vergleich zu Ibuprofen jedoch weniger wirksam ist. Kleine RCTs ergaben sich nur unzureichende Belege zur Beurteilung einer Niederfrequenz-TENS im Vergleich zu Placebo-Tabletten oder Hochfrequenz-TENS.

Vitamin E[30, 33, 34]

Eine RCT ergab begrenzte Hinweise darauf, dass Vitamin E im Vergleich zu Placebo die Schmerzen verringert. Eine zweite systematische Übersicht ergab eine RCT, die hinsichtlich der Schmerzlinderung keinen Unterschied zwischen Vitamin E plus Ibuprofen und Ibuprofenallein ergab.

Wirksamkeit unbekannt

Akupunktur[11, 12]

Eine systematische Übersicht von zwei RCTs ergab nur unzureichende Belege für einen Vergleich der klinischen Effekte von Akupunktur mit Placebo oder anderen Behandlungsformen.

Verhaltensinterventionen[23–25]

Zwei RCTs von schlechter Qualität ergaben unzureichende Belege für die Wirksamkeit von Verhaltensinterventionen.

Zweiphasen-Kontrazeptiva[26–29]

Eine systematische Übersicht und eine nachfolgende RCT ergaben hinsichtlich der Schmerzlinderung unzureichende Belege für die Wirksamkeit von oraler Zweiphasen-Kontrazeptiva im Vergleich zu Placebo.

Lebertran[30, 31]

Eine kleine, anhand einer systematischen Übersicht ausgewiesene Crossover-RCT sowie eine zusätzliche RCT ergaben nur begrenzte Hinweise darauf, dass Lebertran (mit oder ohne Vitamin B_{12}) im Vergleich zu Placebo nach 1–3 Monaten die Schmerzen lindert und Sypmtome abschwächt.

Heilkräuter (außer Toki-shakuyaku-san)[30]

Es fanden sich keine RCTs zu anderen Heilkräutern.

Operative Unterbrechung von Nervenbahnen im Becken[39–41]

Begrenzte Belege aus einer kleinen RCT sprechen dafür, dass eine laparoskopische uterine Nervenablation im Vergleich zur diagnostischen Laparoskopie die Schmerzlinderung verstärkt. Eine zweite RCT zeigte, dass die laparoskopische uterine Nervenablation im Vergleich zur laparoskopischen präsakralen Neurektomie nach 12 Monaten die Schmerzen verringert. Hinsichtlich der Schmerzlinderung fand sich nach 3 Monaten kein signifikanter Unterschied zwischen den Behandlungsformen. Auch zeigte sich, dass die laparoskopische präsakrale Neurektomie im Vergleich zur laparoskopischen uterinen Nervenablation mit dem erhöhten Risiko einer Obstipation einhergeht.

Vitamin B[12,31, 32]

Es fanden sich keine RCTs, in denen Vitamin B_{12} mit Placebo verglichen wird. Eine kleine RCT ergab nur unzureichende Belege für einen Vergleich zwischen Vitamin B_{12} und einer fettarmen vegetarischen Diät. Eine RCT lieferte nur unzureichende Belege dafür, dass Vitamin B_{12} plus Lebertran im Vergleich zu Placebo nach 1–3 Monaten den Schmerz und die Symptome verringert.

Nutzen unwahrscheinlich

Chiropraktische Behandlung der Wirbelsäule[35]

Eine systematische Übersicht ergab hinsichtlich der Schmerzen nach einem Monat keinen signifikanten Unterschied zwischen einer chiropraktischen Behandlung der Wirbelsäule und einer Placebo-Behandlung. Die Übersicht ergab zwei kleine RCTs von schlechterer Qualität mit widersprüchlichen Ergebnissen hinsichtlich der Wirksamkeit einer chiropraktischen Behandlung der Wirbelsäule im Vergleich zu Placebo ode Nichtbehandlung.

Definition

Als Dysmenorrhoe bezeichnet man schmerzhafte, vom Uterus ausgehende Menstruationskrämpfe. Gewöhnlich wird sie unterteilt in „primäre Dysmenorrhoe" (Schmerzen ohne Organpathologie) und „sekundäre Dysmenorrhoe" (Beckenschmerzen in Zusammenhang mit einem definierten pathologischen Zustand, wie etwa einer Endometriose [siehe „Endometriose", S. 566] oder Ovarialzysten). Das erste Auftreten einer primären Dysmenorrhoe erfolgt gewöhnlich kurz nach der Menarche (6–12 Monate), wenn ovulatorische Zyklen ablaufen. Die Schmerzen dauern gewöhnlich 8–72 Stunden und gehen üblicherweise mit dem Einsetzen der Menstruationsblutung einher. Die sekundäre Dysmenorrhoe kann zu jedem Zeitpunkt nach der Menarche vorkommen, aber auch im 4. oder 5. Lebensjahrzehnt einer Frau als neues Symptom nach dem Beginn einer ursächlichen Grunderkrankung auftreten.[1] In diesem Kapitel geht es um primäre und sekundäre Dysmenorrhoe. Endometriose, die eine sekundäre Dysmenorrhoe verursachen kann, wird in einem eigenen Kapitel besprochen (siehe „Endometriose", S. 566).

Inzidenz/ Prävalenz

Abweichungen in der Definition der Dysmenorrhoe machen es schwierig, die genaue Prävalenz zu bestimmen. Studien beschäftigen sich tendenziell mit jungen Mädchen, und die Art der Dysmenorrhoe wird nicht immer spezifiziert. Heranwachsende Mädchen zeigen tendenziell eine höhere Prävalenz der primären Dysmenorrhoe als ältere Frauen, da sich eine primäre Dysmenorrhoe mit zunehmendem Alter bessern kann (siehe „Prognose"). Die Rate sekundärer Dysmenorrhoen kann bei Jugendlichen niedriger liegen, da auslösende Zustände u. U. noch nicht eingetreten sind. Daher lassen sich die Ergebnisse von Prävalenzstudien an Jugendlichen nicht immer auf ältere Frauen extrapolieren und bilden auch keine genauen Schätzungen zur Prävalenz der sekundären Dysmenorrhoe. Allerdings haben verschiedene Formen von Studien eine übereinstimmend hohe Prävalenz bei Frauen verschiedenen Alters und verschiedener Nationalitäten ergeben. In einer systematischen Übersicht (Suchdatum 1996) zur Prävalenz chronischer Beckenschmerzen, in der ambulante und stationäre Untersuchungen aus entwickelten Ländern zusammengefasst wurden, schätzte man die Prävalenz auf 45–95 %.[2] Eine zweite systematische Übersicht von Studien aus Entwicklungsländern (Suchdatum 2002) zeigte, dass 25–50 % erwachsener Frauen und etwa 75 % der weiblichen Jugendlichen eine Dysmenorrhoe angeben, wobei 5–20 % über schwere Dysmenorrhoe oder Schmerzen berichten, die sie davon abhalten, ihren üblichen Tätigkeiten nachzugehen.[2] Zusätzliche Studien zur Prävalenz sind in Tabelle 1 (S. 564) zusammengefasst.

Berichte konzentrieren sich auf Jugendliche und erfassen im Allgemeinen nur die primäre Dysmenorrhoe, auch wenn dies nicht immer speziell ausgewiesen wird.

Ätiologie/ Risikofaktoren

Eine Longitudinalstudie einer repräsentativen Stichprobe des Jahrgangs 1962 ergab, dass der Schweregrad einer Dysmenorrhoe signifikant mit folgenden Punkten zusammenhängt: a) Dauer der Menstruationsblutung (die durchschnittliche Dauer der Menstruationsblutung betrug 5 Tage bei Frauen ohne Dysmenorrhoe im Vergleich zu 5,8 Tagen bei Frauen mit schwerer Dysmenorrhoe, wobei letztere definiert wurde durch Schmerzen, die nicht gut auf Analgetika ansprechen und die Alltagsaktivitäten eindeutig behindern; p <0,001; WMD –0,80; 95 %-CI –1,36 bis –0,24); b) niedrigeres Durchschnittsalter bei der Menarche (13,1 Jahre bei Frauen ohne Dysmenorrhoe im Vergleich zu 12,6 Jahren bei Frauen mit schwerer Dysmenorrhoe; p <0,01; WMD 0,50; 95 %-CI 0,09–0,91) und c) Rauchen (41 % der Raucherinnen im Vergleich zu 26 % der Nichtraucherinnen hatten eine mäßige bis schwere Dysmenorrhoe).[9] Es gibt auch einige Belege für eine Dosis-Wirkungs-Beziehung zwischen Tabakrauch und einer erhöhten Inzidenz der Dysmenorrhoe.[10]

Prognose

Die primäre Dysmenorrhoe ist ein chronisch wiederkehrender Zustand, der meist junge Frauen betrifft. Studien zu ihrem natürlichen Verlauf sind selten. Eine skandinavische Longitudinalstudie ergab, dass sich die primäre Dysmenorrhoe im 3. Lebensjahrzehnt des reproduktiven Lebens einer Frau bessert und nach einer Geburt ebenfalls abnimmt.[9] Es fanden sich keine Studien, in denen die Beziehung zwischen der Prognose einer sekundären Dysmenorrhoe und dem Schweregrad einer zu Grunde liegenden pathologischen Situation, wie etwa einer Endometriose, zuverlässig untersucht wurde.

Literatur

1. Fraser I. Prostaglandins, prostaglandin inhibitors and their roles in gynaecological disorders. *Baillie-re's Clinical Obstet Gynaecol* 1992;6:829–857.
2. Zondervan KT, Yudkin PL, Vessey MP, et al. The prevalence of chronic pelvic pain in the United Kingdom: a systematic review. *Br J Obstet Gynaecol* 1998;105:93–99. Search date 1996; primary sources Medline, Embase, and Psychlit.
3. Harlow SD, Campbell OM. Epidemiology of menstrual disorders in developing countries: a systematic review. *BJOG* 2004;111:6–16.
4. Harlow SD, Park M. A longitudinal study of risk factors for the occurrence, duration and severity of menstrual cramps in a cohort of college women. *Br J Obstet Gynaecol* 1996;103:1134–1142.
5. Campbell MA, McGrath PJ. Use of medication by adolescents for the management of menstrual discomfort. *Arch Pediatr Adolesc Med* 1997;151:905–913.
6. Robinson JC, Plichta S, Weisman CS, et al. Dysmenorrhoea and the use of oral contraceptives in adolescent women attending a family planning clinic. *Am J Obstet Gynecol* 1992;166:578–583.

7. Andersch B, Milsom I. An epidemiologic study of young women with dysmenorrhea. *Am J Obstet Gynecol* 1982;144:655–660.
8. Klein JR, Litt IF. Epidemiology of adolescent dysmenorrhea. *Pediatrics* 1981;68:661–664.
9. Sundell G, Milsom I, Andersch B. Factors influencing the prevalence and severity of dysmenorrhoea in young women. *Br J Obstet Gynaecol* 1990;97:588–594.
10. Chen C, Cho SI, Damokosh AI, et al. Prospective study of exposure to environmental tobacco smoke and dysmenorrhea. *Environ Health Perspect* 2000;108:1019–1022.
11. Proctor ML, Smith CA, Farquhar CM, et al. Transcutaneous electrical nerve stimulation and acupuncture for primary dysmenorrhoea. In: The Cochrane Library, Issue 1, 2004. Oxford: Update Software. Search date 2001; primary sources Cochrane Controlled Trials Register, Medline, Embase, Cinahl, Bio extracts, Psychlit, SportDiscus, Cochrane Complementary Medicine Field's Register of Controlled Trials (CISCOM), and hand searches of citation lists.
12. Helms JM. Acupuncture for the management of primary dysmenorrhea. *Obstet Gynecol* 1987;69:51–56.
13. Zhang WY, Li Wan Po A. Efficacy of minor analgesics in primary dysmenorrhoea: a systematic review. *Br J Obstet Gynaecol* 1998;105:780–789. Search date 1997; primary sources Medline, Embase, and Science Citation Index.
14. Marjoribanks J, Proctor ML, Farquhar C. Nonsteroidal anti-inflammatory drugs for primary dysmenorrhoea. In: The Cochrane Library, Issue 1, 2004. Chichester, UK: John Wiley & Sons, Ltd. Search date 2003; primary sources Cochrane Menstrual Disorders and Subfertility Group Trials Register, Cochrane Controlled Trials Register, Medline, Embase, National Research Register, and hand searches of citation lists and conference proceedings.
15. Weaver AL. Rofecoxib: clinical pharmacology and clinical experience. *Clin Ther* 2001;23:1323–1338. Search date not stated; primary sources Medline, Embase, relevant web sites, and hand searches of proceedings of relevant scientific meetings.
16. Chavez ML, DeKorte CJ. Valdecoxib: a review. *Clin Ther* 2003:25;817–851. Search date 2002; PubMed, Medline, International Pharmaceutical Abstracts, and hand searches of citation lists.
17. Mehlisch DR, Ardia A, Pallotta T. Analgesia with ibuprofen arginate versus conventional ibuprofen for patients with dysmenorrhea: a crossover trial. *Curr Ther Res* 2003:64;327–337.
18. Bitner M, Kattenhorn J, Hatfield C, et al. Efficacy and tolerability of lumiracoxib in the treatment of primary dysmenorrhoea. *Int J Clin Pract* 2004;58:340–345.
19. Malmstrom K, Kotey P, Cichanowitz N, et al. Analgesic efficacy of etoricoxib in primary dysmenorrhea: results of a randomized, controlled trial. *Gynecol Obstet Invest* 2003;56:65–69.
20. Sahin I, Saracoglu F, Kurban Y, et al. Dysmenorrhea treatment with a single daily dose of rofecoxib. *Int J Gynaecol Obstet* 2003;83:285–291.
21. Morrison BW, Daniels SE, Kotey P, et al. Rofecoxib, a specific cyclooxygenase-2 inhibitor, in primary dysmenorrhea: a randomized controlled trial. *Obstet Gynecol* 1999;94:504–508.
22. Ylikorkala O, Puolakka J, Kauppila A. Comparison between naproxen tablets and suppositories in primary dysmenorrhea. *Prostaglandins* 1980;20:463–468.
23. Chesney MA, Tasto DL. The effectiveness of behavior modification with spasmodic and congestive dysmenorrhea. *Behav Res Ther* 1975;13:245–253.
24. Israel RG, Sutton M, O'Brien KF. Effects of aerobic training on primary dysmenorrhea symptomatology in college females. *J Am Coll Health* 1985;33:241–244.
25. Proctor ML, Murphy PA, Pattison HM, et al. Behavioural interventions for primary and secondary dysmenorrhoea (Protocol for a Cochrane Review). In: The Cochrane Library, Issue 1, 2004. Oxford: Update Software.
26. Proctor ML, Roberts H, Farquhar C. Combined oral contraceptives for primary dysmenorrhoea. In: The Cochrane Library, Issue 1, 2004. Oxford, Update Software. Search date 1999; primary sources Medline, Embase, Cinahl, Cochrane Controlled Trials Register, and hand searches of citation lists.
27. Hendrix SL, Alexander NJ. Primary dysmenorrhea treatment with a desogestrel-containing low-dose oral contraceptive. *Contraception* 2002:66;393–399.
28. Nakano R, Takemura H. Treatment of function dysmenorrhoea: a double-blind study. *Acta Obstet Gynaecol Jpn* 1971;18:41–44.
29. Matthews AE, Clarke JE. Double-blind trial of a sequential oral contraceptive (Sequens) in the treatment of dysmenorrhoea. *J Obstet Gynaecol Br Commonw* 1968;75:1117–1122.
30. Proctor ML, Murphy PA. Herbal and dietary therapies for primary and secondary dysmenorrhoea. In: The Cochrane Library, Issue 4, 2003. Oxford: Update Software. Search date 2000; primary sources Medline, Embase, Cinahl, Psychlit, Bioabstracts, Cochrane Controlled Trials Register, and hand searches of citation lists.
31. Deutch B, Jorgensen EB, Hansen JC. Menstrual discomfort in Danish women reduced by dietary supplements of omega-3 PUFA and B12 (fish oil or seal oil capsules). *Nutr Res* 2000;20:621–631.
32. Barnard ND, Scialli AR, Hurlock D, et al. Diet and sex-hormone binding globulin, dysmenorrhea, and premenstrual symptoms. *Obstet Gynecol* 2000;95:245–250.

33. Fugh-Berman A, Kronenberg F. Complementary and alternative medicine (CAM) in reproductive-age women: a review of randomized controlled trials. *Reprod Toxicol* 2003:17;137–152. Search date 2002; primary sources Medline, Alternative and Complementary Database, and hand searches of citation lists.
34. Ziaei S, Faghihzadeh S, Sohrabvand F, et al. A randomised placebo-controlled trial to determine the effect of vitamin E in treatment of primary dysmenorrhoea. *BJOG* 2001;108:1181–1183.
35. Proctor ML, Hing W, Johnson TC, et al. Spinal manipulation for primary and secondary dysmenorrhoea. In: The Cochrane Library, Issue 4, 2003. Oxford: Update Software. Search date 2000; primary sources Medline, Embase, Cinahl, Psychlit, Bioabstracts, SportDiscus, Cochrane Controlled Trials Register, and hand searches of citation lists.
36. Dawood MY, Ramos J. Transcutaneous electrical nerve stimulation (TENS) for the treatment of primary dysmenorrhea: a randomized crossover comparison with placebo TENS and ibuprofen. *Obstet Gynecol* 1990;75:656–660.
37. Hedner N, Milsom I, Eliasson T, et al. TENS is effective in painful menstruation. *Lakartidningen* 1996;93:1219–1222. [In Swedish]
38. Akin MD, Weingand KW, Hengehold DA, et al. Continuous low-level topical heat in the treatment of dysmenorrhea. *Obstet Gynecol* 2001;97:343–349.
39. Proctor ML, Farquhar CM, Sinclair OJ, et al. Surgical interruption of pelvic nerve pathways for primary and secondary dysmenorrhoea. In: The Cochrane Library, Issue 4, 2003. Oxford: Update Software. Search date 1999; primary sources Medline, Embase, Cochrane Controlled Trials Register, and hand searches of citation lists and conference proceedings.
40. Birmingham Women's Health Care NHS Trust. An RCT to assess the efficacy of laparoscopic uterosacral nerve ablation (LUNA) in the treatment of chronic pelvic pain. *The National Research Register* 2002;4:N0047063419. http://www.update-software.com/national/provUpdate.htm (last accessed 8 July 2003).
41. Khan KS, Khan SF, Nwosu CR, et al. Laparoscopic uterosacral nerve ablation in chronic pelvic pain: an overview. *Gynaecol Endosc* 1999;8:257–265. Search date 1997; primary sources Medline, Embase, and Science Citation Index.
42. Rosenwaks Z, Jones GS, Henzl MR, et al. Naproxen sodium, aspirin, and placebo in primary dysmenorrhoea. Reduction of pain and blood levels of prostaglandin-F2-alpha metabolite. *Am J Obstet Gynecol* 1981:140;592–598.

Tabelle 1 **Studien zur Prävalenz der Dysmenorrhoe[4–8]**

Studienpopulation	n	Ort	Jahr	Prävalenz
College-Studentinnen 17–19 J.[4]	165	USA	1996	72 % (13 % schwer)
Schülerinnen und Studentinnen 14–21 J.[5]	291	Kanada	1997	93 % (5 % schwer)
Jugendliche in einer städtischen Familienplanungs-Beratungsstelle[6]	308	USA	1992	80 % (18 % schwer)
19-jährige Frauen (Stadt)[7]	569	Schweden	1982	73 % (15 % schwer)
Jugendliche 12–17 J.[8]	2699	USA	1981	60 % (14 % schwer)

Kommentar

Christina Schlatter

Die Dysmenorrhoe ist ein häufiges Problem der gynäkologischen Praxis, das die Mehrheit aller Frauen betrifft. Eine longitudinale Studie an 404 Krankenschwestern zeigte jedoch, dass die Schmerzen während der Menstruation in weniger als 5 % eine Arbeitsunfähigkeit bedingen (1). In der Beratung betroffener Frauen soll der negative Einfluss des Nikotins auf die Dysmenorrhoe betont werden. Zudem gibt es gute Anhaltspunkte für eine Verbesserung der Schmerzen nach Geburten (1). Gerade bei Adoleszentinnen wird zur Behandlung der primären Dysmenorrhoe im klinischen Alltag häufig ein Ovulationshemmer eingesetzt. Diese Praxis wird nun auch von einem RCT gestützt, der an 76 Adoleszentinnen zeigt, dass orale Antikonzeptiva im Vergleich zu Placebo zu einer signifikanten Verbesserung der Dysmenorrhoe führen (2). Eine neue RCT verbessert zudem die Evidenz der Wirksamkeit von Vitamin E, das die Prostaglandinsynthese hemmt (3). Gemäss dieser Studie führt bereits eine tägliche Dosis von 400IE Vitamin E zu einer signifikanten Verbesserung der Dysmenorrhoe und bietet Frauen eine Alternative zu den nebenwirkungsreichen NSAR/COX- Hemmern. In der Praxis haben bei schwerer Dysmenorrhoe insbesondere menstruationsunterdrückende Verfahren einen hohen Stellenwert. Neben Depotgestagenen könnte hierbei auch die Anwendung von Ovulationshemmern ohne Pillenpause eine Rolle spielen. Eine nicht-randomisierte prospektive Studie an 50 Frauen mit chirurgisch bestätigter Endometriose und Dysmenorrhoe unter zyklischen Ovulationshemmern zeigt ein besseres Ansprechen nach 2 Jahren im hormonellen Langzeitzyklus (4).

1. Weissman AM, et al. The natural history of primary dysmenorrhoea: a longitudinal study. Br J Obstet Gynaecol 2004; 111:345–352
2. Davis A.R. et al. Oral Contraceptives for Dysmenorrhea in Adolescent Girls. A Randomized Trial. Obstet Gynecol 2005; 106:97–104
3. Ziaei S., Zakeri M., Kazemnejad A. A randomised controlled trial of vitamin E in the treatment of primary dysmenorrrhoea. BJOG 2005; 112:466–9
4. Vercellini P, et al. Continuous use of an oral contraceptive for endometriosis-associated recurrent dysmenorrhoea that does not respond to a cyclic pill regimen. Fertil Steril 2003; 80:560–3.

Endometriose

Suchdatum: März 2004

Neil Johnson und Cynthia Farquhar

Es fanden sich keine RCTs, in denen konservative mit operativen Verfahren verglichen werden.

Frage **Welche Effekte haben hormonelle Behandlungsmethoden zum Zeitpunkt der Diagnose?**

Nutzen belegt

Zweiphasen-Kontrazeptiva oder Medroxyprogesteron[16–29]

RCTs zufolge verringern Hormonbehandlungen (Zweiphasen-Kontrazeptiva, Danazol, Gestrinon, GnRH-Analoga oder Medroxyprogesteronacetat) bei Diagnose im Vergleich zu Placebo über 3–6 Behandlungsmonate den einer Endometriose zugeordneten Schmerz und sind allesamt ähnlich wirksam. Eine kleine, anhand einer systematischen Übersicht ausgewiesene RCT zeigte hinsichtlich der Linderung menstruations- und nichtmenstruationsbedingter Schmerzen keinen signifikanten Unterschied zwischen oralen Zweiphasen-Kontrazeptiva und oralen Zweiphasen-Kontrazeptiva plus GnRH-Analoga. Hormonbehandlungen haben oft Nebenwirkungen. Einer systematischen Übersicht zufolge verringern orale Zweiphasen-Kontrazeptiva im Vergleich zu GnRH-Analoga Hitzewallungen, Schlaflosigkeit und Scheidentrockenheit.

Nutzen und Schaden abzuwägen

Danazol, Gestrinon, Gonadorelin-Analoga (GnRH-Analoga)[17, 19]

RCTs zufolge verringern Hormonbehandlungen (Zweiphasen-Kontrazeptiva, Danazol, Gestrinon, GnRH-Analoga oder Medroxyprogesteronacetat) bei Diagnose im Vergleich zu Placebo über 3–6 Behandlungsmonate den einer Endometriose zugeordneten Schmerz und sind allesamt ähnlich wirksam. Eine kleine, anhand einer systematischen Übersicht ausgewiesene RCT zeigte, dass niedrig dosierte orale Kontrazeptiva im Vergleich zu Goserelin in 6 Behandlungsmonaten eine Dysmenorrhoe verringern. Sechs Monate nach Absetzen der Therapie hatte sich jedoch der Zustand aller Frauen gebessert. Eine zusätzliche größere RCT ergab hinsichtlich der Linderung menstruations- und nichtmenstruationsbedingter Schmerzen keinen signifikanten Unterschied zwischen oralen Zweiphasen-Kontrazeptiva und oralen Zweiphasen-Kontrazeptiva plus GnRH-Analoga. Nebenwirkungen einer Hormonbehandlung sind häufig und umfassen Hitzewallungen und Verlust an Knochenmasse unter Gonadorelin-Analoga oder Gestrinon sowie androgene Nebenwirkungen unter Danazol. Einer RCT zufolge verringern Zweiphasen-Kontrazeptiva im Vergleich zu GnRH-Analoga Hitzewallungen, Schlaflosigkeit und Scheidentrockenheit.

Wirksamkeit unbekannt

Dydrogesteron[17]

Eine kleine RCT lieferte nur unzureichende Belege für einen Vergleich zwischen Dydrogesteron und Placebo.

Frage **Welche Effekte haben hormonelle Behandlungsmethoden vor einer Operation?**

Wirksamkeit unbekannt

Präoperative Hormonbehandlung[15, 30]

Zwei RCTs lieferten nur unzureichende Belege für die Effekte präoperativer Hormonbehandlungen bei Frauen mit endometriosebedingten Schmerzen.

Frage **Welche Effekte haben operative Behandlungsmethoden?**

Nutzen wahrscheinlich

Kombiniertes laparoskopisches Abtragen von Endometrioseherden und uterosakrale Nervenablation[31–35]

Einer RCT mit begrenzten Hinweisen zufolge verringert das laparoskopische Abtragen von Endometrioseherden zusammen mit der laparoskopischen uterosakralen Nervenablation den Schmerz nach 6 Monaten stärker als die diagnostische Laparoskopie, und diese Schmerzlinderung hielt bei über 50 % der Frauen bis zu 5 Jahre an. Zwei kleine, anhand einer systematischen Übersicht ausgewiesene RCTs und eine größere nachfolgende RCT zeigten hinsichtlich der Rezidivraten für Dysmenorrhoe nach 6 Monaten bis 3 Jahren keinen signifikanten Unterschied zwischen laparoskopischem Abtragen plus laparoskopischer uterosakralen Nervenablation und ausschließlich laparoskopischer Ablation. Der anschließenden RCT zufolge besteht hinsichtlich der Zufriedenheit mit der Behandlung nach einem Jahr kein signifikanter Unterschied zwischen den verschiedenen Behandlungsformen. Unter Umständen waren die RCTs jedoch zu klein, um klinisch bedeutsame Unterschiede aufzudecken.

Wirksamkeit unbekannt

Alleiniges laparoskopisches Abtragen von Endometrioseherden[35]

Es fanden sich keine RCTs, in denen bei Frauen mit endometriosebedingten Schmerzen das alleinige laparoskopische Abtragen von Endometrioseherden untersucht wird. Zwei kleine, anhand einer systematischen Übersicht ausgewiesene RCTs und eine größere nachfolgende RCT zeigten hinsichtlich der Rezidivraten für Dysmenorrhoe nach 6 Monaten bis 3 Jahren keinen signifikanten Unterschied zwischen laparoskopischem Abtragen plus laparoskopischer uterosakralen Nervenablation und ausschließlich laparoskopischer Ablation. Der anschließenden RCT zufolge besteht hinsichtlich der Zufriedenheit mit der Behandlung nach einem Jahr kein signifikanter Unterschied zwischen den verschiedenen Behandlungsformen. Unter Umständen waren die RCTs jedoch zu klein, um klinisch bedeutsame Unterschiede aufzudecken. Es fanden sich keine RCTs, in denen die Laserablation von Endometrioseherden mit der Diathermieablation verglichen wird.

Laparoskopische uterosakrale Nervenablation (LUNA)

Es fanden sich keine RCTs, in denen LUNA allein bei Frauen mit endometriosebedingten Schmerzen evaluiert wurde.

Frage **Welche Effekte haben hormonelle Behandlungsmethoden nach Erhaltungs-OP?**

Nutzen wahrscheinlich

Postoperative Hormonbehandlung nach Erhaltungs-OP[29, 36–44]

RCTs zufolge verringert eine 6-monatige postoperative Hormonbehandlung mit Danazol oder Gonadorelin-Analoga im Vergleich zu Placebo oder abwartender Behandlung den Schmerz und verzögert dessen erneutes Auftreten nach 12 und 24 Monaten. Eine Behandlung über 3 Monate mit Danazol oder Gonadorelin-Analoga oder eine Behandlung mit Zweiphasen-Kontrazeptiva über 6 Monate scheint nicht wirksam zu sein. Einer RCT zufolge sind Cyproteronacetat und orale Zweiphasen-Kontrazeptiva bei Frauen mit mäßigen bis schweren Schmerzen ähnlich wirksam. Einer kleinen RCT zufolge verringert ein postoperativ eingesetztes, Levonorgestrel freisetzendes Intrauterinpessar im Vergleich zur alleinigen Operation nach einem Jahr die Dysmenorrhoe. Nebenwirkungen einer Hormonbehandlung sind häufig und umfassen Hitzewallungen und Verlust an Knochenmasse unter Gonadorelin-Analoga sowie androgene Nebenwirkungen unter Danazol.

Frage **Welche Effekte haben hormonelle Behandlungsmethoden nach Oophorektomie (mit oder ohne Hysterektomie)?**

Wirksamkeit unbekannt

Hormonbehandlung nach Oophorektomie[45]

Eine RCT an Frauen, bei denen zuvor eine Oophorektomie vorgenommen worden war, ergab hinsichtlich des erneuten Auftretens einer Endometriose unzureichende Belege für die Effekte einer Hormonsubstitutionstherapie im Vergleich zu keiner Behandlung.

Frage **Welche Effekte haben hormonelle Behandlungsmethoden ovariellem Endometrioseherd?**

Nutzen wahrscheinlich

Laparoskopische Zystektomie bei ovariellem Endometrioseherd[46]

Einer RCT zufolge bessert eine laparoskopische Zystektomie im Vergleich zur laparoskopischen Dränage den durch einen ovariellen Endometrioseherd verursachten Schmerz nach 2 Jahren. Die Komplikationsraten sind vergleichbar.

Definition Die Endometriose ist charakterisiert durch ektopes Endometrium, das zu Dysmenorrhoe, Dyspareunie, nichtzyklischem Beckenschmerz und Subfertilität führen kann. Die Diagnose erfolgt laparoskopisch. Die meisten Endometrioseherde finden sich im Becken (Ovarien, Peritoneum, Ligamenta sacrouterina, Douglas-Raum und Rektovaginalseptum). Herde außerhalb des Beckenraums, darunter im Nabel und im Diaphragma, sind selten. Der Schweregrad einer Endometriose wird von der American Fertility Society definiert: In dieser Übersicht werden die Begriffe „leicht“ (Stadium I und II), „mäßig“ (Stadium III) und „schwer“ (Stadium IV) verwandt.[1] Endometriome sind Endometriosezysten im Ovar. In dieser Übersicht werden Dysmenorrhoe, Dyspareunie und nicht zyklusgebundene Beckenschmerzen in Verbindung mit Endometriose betrachtet. Zur Subfertilität in Zusammenhang mit Endometriose siehe „Infertilität und Subfertilität“, S. 572).

Endometriose

Inzidenz/ Prävalenz

Bei asymptomatischen Frauen beträgt die Prävalenz der Endometriose 2–22 %.[2–5] Schwankungen der Schätzungen zur Prävalenz werden meist auf Unterschiede in den diagnostischen Schwellen und Kriterien der Studien sowie auf Schwankungen des Fortpflanzungsalters zwischen den jeweiligen Populationen als auf zu Grunde liegende genetische Faktoren zurückgeführt. Bei Frauen mit Dysmenorrhoe reicht die Inzidenz der Endometriose von 40 % bis 60 % und bei Frauen mit Subfertilität von 20 % bis 30 %.[3, 6, 7] Der Schweregrad der Symptome und die Wahrscheinlichkeit einer solchen Diagnose nehmen mit dem Alter zu. Am höchsten ist die Inzidenz im Alter von 40 Jahren. Symptome und laparoskopisches Erscheinungsbild decken sich nicht immer.[10]

Ätiologie/ Risikofaktoren

Die Ursache der Endometriose ist unbekannt. Zu den Risikofaktoren gehören eine frühe Menarche und eine späte Menopause. Embryonalzellen können zu Herden im Nabel führen, während eine retrograde Menstruation zur Ablagerung von Endometriumzellen im Diaphragma führen kann.[11, 12] Die Anwendung oraler Kontrazeptiva senkt das Risiko einer Endometriose, und dieser protektive Effekt hält nach deren Absetzen noch für ein Jahr an.[9]

Prognose

Es fanden sich zwei RCTs, in denen Frauen, die mit Placebo behandelt worden waren, wiederholt laparoskopiert wurden.[13, 14] Bei einem Drittel der Frauen lösten sich Endometrioseherde über 6–12 Monate hinweg spontan auf, verschlechterten sich bei der Hälfte der Frauen und blieben bei den übrigen Frauen unverändert.

Literatur

1. American Fertility Society. Revised American Fertility Society (RAFS) classification of endometriosis. *Fertil Steril* 1985;43:351–352.
2. Mahmood TA, Templeton A. Prevalence and genesis of endometriosis. *Hum Reprod* 1991;6:544–549.
3. Gruppo Italiano per lo studio dell'endometriosi. Prevalence and anatomical distribution of endometriosis in women with selected gynaecological conditions: results from a multicentric Italian study. *Hum Reprod* 1994;9:1158–1162.
4. Moen MH, Schei B. Epidemiology of endometriosis in a Norwegian County. *Acta Obstet Gynecol Scand* 1997;76:559–562.
5. Eskenazi B, Warner ML. Epidemiology of endometriosis. *Obstet Gynecol Clin North Am* 1997;24: 235–258.
6. Ajossa S, Mais V, Guerriero S, et al. The prevalence of endometriosis in premenopausal women undergoing gynecological surgery. *Clin Exp Obstet Gynecol* 1994;21:195–197.
7. Waller KG, Lindsay P, Curtis P, et al. The prevalence of endometriosis in women with infertile partners. *Eur J Obstet Gynecol Reprod Biol* 1993;48:135–139.
8. Berube S, Marcoux S, Maheux R. Characteristics related to the prevalence of minimal or mild endometriosis in infertile women. Canadian Collaborative Group on Endometriosis. *Epidemiology* 1998;9:504–510.
9. Vessey MP, Villard-Mackintosh L, Painter R. Epidemiology of endometriosis in women attending family planning clinics. *BMJ* 1993;306:182–184.
10. Vercellini P, Trespidi L, De Giorgi O, et al. Endometriosis and pelvic pain: relation to disease stage and localization. *Fertil Steril* 1996;65:299–304.
11. Rock JA, Markham SM. Pathogenesis of endometriosis. *Lancet* 1992;340:1264–1267.
12. McLaren J, Prentice A. New aspects of pathogenesis of endometriosis. *Curr Obstet Gynaecol* 1996;6:85–91.
13. Cooke ID, Thomas EJ. The medical treatment of mild endometriosis. *Acta Obstet Gynecol Scand Suppl* 1989;150:27–30.
14. Harrison RF, Barry-Kinsella C. Efficacy of medroxyprogesterone treatment in infertile women with endometriosis: a prospective, randomized, placebo-controlled study. *Fertil Steril* 2000;74:24–30.
15. Audebert A, Descampes P, Marret H, et al. Pre or post operative medical treatment with nafarelin in Stage III–IV endometriosis: a French multicentred study. *Eur J Obstet Gynecol Reprod Biol* 1998;79:145–148.
16. Prentice A, Deary AJ, Goldbeck-Wood S, et al. Gonadotrophin releasing hormone analogues for pain associated with endometriosis. In: The Cochrane Library, Issue 2, 2001. Oxford: Update Software.

Search date 1998; primary sources Medline, Embase, Cochrane Controlled Trials Register, and unpublished trials by UK distributors of gonadotrophin releasing hormone analogues.
17. Prentice A, Deary AJ, Bland E. Progestagens and antiprogestagens for pain associated with endometriosis. In: The Cochrane Library, Issue 1, 2004. Chichester, UK: John Wiley & Sons Ltd. Update Software. Search date 2000; primary sources Medline, Embase, and Cochrane Controlled Trials Register.
18. Selak V, Farquhar C, Prentice A, et al. Danazol for pelvic pain associated with endometriosis. In: The Cochrane Library, Issue 1, 2004. Chichester: John Wiley & Sons Ltd. Update Software. Search date 2003; primary sources Medline, Embase, Cochrane Controlled Trials Register, and hand searches of journals and conference proceedings.
19. Moore J, Kennedy S, Prentice A. Modern combined oral contraceptives for pain associated with endometriosis. In: The Cochrane Library, Issue 1, 2004. Chichester, UK: John Wiley & Sons Ltd. Update Software. Search date 2003; primary sources Medline, Embase, and Cochrane Controlled Trials Register.
20. Hornstein MD, Surrey ES, Weisberg GW, et al. Leuprolide acetate depot and hormonal add-back in endometriosis: a 12-month study. Lupron Add-Back Study Group. *Obstet Gynecol* 1998; 91:16–24.
21. Surrey ES, Hornstein MD. Prolonged GnRH agonist and add-back therapy for symptomatic endometriosis: long-term follow-up. *Obstet Gynecol* 2002;99:709–719.
22. Vercellini P, Trespidi L, Colombo A, et al. A gonadotropin-releasing hormone agonist versus a low-dose oral contraceptive for pelvic pain associated with endometriosis. *Fertil Steril* 1993;60:75–79.
23. Parazzini F, Di Cintio E, Chatenoud L, et al. Estroprogestin vs. gonadotrophin agonists plus estroprogestin in the treatment of endometriosis-related pelvic pain: a randomized trial. *Eur J Obstet Gynecol Reprod Biol* 2000;88:11–14.
24. Bromham DR, Bookere MW, Rose GR, et al. Updating the clinical experience in endometriosis – the European perspective. *Br J Obstet Gynaecol* 1995;102(suppl):12–16.
25. Bergqvist A, Theorell T. Changes in quality of life after hormonal treatment of endometriosis. *Acta Obstet Gynecol Scand* 2001;80:628–637.
26. Compston JE, Yamaguchi K, Croucher PI, et al. The effects of gonadotrophin-releasing hormone agonists on iliac crest cancellous bone structure in women with endometriosis. *Bone* 1995;16:261–267.
27. Gregoriou O, Konidaris S, Vitoratos N, et al. Gonadotropin-releasing hormone analogue plus hormone replacement therapy for the treatment of endometriosis: a randomized controlled trial. *Int J Fertil Womens Med* 1997;42:406–411.
28. Taskin O, Yalcinoglu AI, Kucuk S. Effectiveness of tibolone on hypoestrogenic symptoms induced by goserelin treatment in patients with endometriosis. *Fertil Steril* 1997;67:40–45.
29. Morgante G. Low-dose danazol after combined surgical and medical therapy reduces the incidence of pelvic pain in women with moderate and severe endometriosis. *Hum Reprod* 1999;14:2371–2374.
30. Shaw R, Garry R, McMillan L, et al. A prospective randomized open study comparing goserelin (Zoladex) plus surgery and surgery alone in the management of ovarian endometriomas. *Gynaecol Endosc* 2001;10:151–157.
31. Jacobson TZ, Barlow DH, Garry R, et al. Laparoscopic surgery for pelvic pain associated with endometriosis. In: The Cochrane Library, Issue 1, 2004. Chichester, UK: John Wiley & Sons Ltd. Update Software. Search date 2001; primary sources Medline, Embase, The Cochrane Menstrual Disorders and Subfertility Group's Specialised Register of controlled trials, and the National Research Register.
32. Sutton CJG, Ewen SP, Whitelaw N, et al. A prospective, randomised, double-blind, controlled trial of laser laparoscopy in the treatment of pelvic pain associated with minimal, mild and moderate endometriosis. *Fertil Steril* 1994;62:696–700.
33. Sutton CJG, Pooley AS, Ewen SP. Follow-up report on a randomised, controlled trial of laser laparoscopy in the treatment of pelvic pain associated with minimal to moderate endometriosis. *Fertil Steril* 1997;68:170–174.
34. Proctor M, Farquhar CM, Sinclair O, et al. Surgical interruption of pelvic nerve pathways for primary and secondary dysmenorrhoea. In: The Cochrane Library, Issue 1, 2004. Chichester, UK: John Wiley & Sons Ltd. Update Software. Search date 1998; primary sources Medline, Embase, Cochrane Controlled Trials Register, and hand searches of journals, conference proceedings, and references.
35. Vercellini P, Aimi G, Busacca, M, et al. Laparoscopic uterosacral ligament resection for dysmenorrhea associated with endometriosis: results of a randomized, controlled trial. *Fertil Steril* 2003;80: 310–319.
36. Parazzini F, Fedele L, Busacca M, et al. Postsurgical medical treatment of advanced endometriosis: results of a randomized clinical trial. *Am J Obstet Gynecol* 1994;171:1205–1207.
37. Bianchi S, Busacca M, Agnoli B, et al. Effects of 3 month therapy with danazol after laparoscopic surgery for stage III/IV endometriosis: a randomized study. *Hum Reprod* 1999;14:1335–1337.
38. Telimaa S, Ronnberg L, Kauppila A. Placebo-controlled comparison of danazol and high-dose medroxyprogesterone acetate in the treatment of endometriosis after conservative surgery. *Gynecol Endocrinol* 1987;1:363–371.

39. Hornstein MD, Hemmings R, Yuzpe AA, et al. Use of nafarelin versus placebo after reductive laparoscopic surgery for endometriosis. *Fertil Steril* 1997;68:860–864.
40. Vercellini P, Crosignani PG, Fadini R, et al. A gonadotrophin-releasing hormone agonist compared with expectant management after conservative surgery for symptomatic endometriosis. *Br J Obstet Gynaecol* 1999;106:672–677.
41. Muzii L, Marana R, Caruana P, et al. Postoperative administration of monophasic combined oral contraceptives after laparoscopic treatment of ovarian endometriosis: a prospective, randomized trial. *Am J Obstet Gynecol* 2000;183:588–592.
42. Busacca M, Somigliana E, Bianchi S, et al. Post-operative GnRH analogue treatment after conservative surgery for symptomatic endometriosis stage III–IV: a randomized controlled trial. *Hum Reprod* 2001;16:2399–2402.
43. Vercellini P, Frontino G, de Giorgi O, et al. Comparison levonorgestrel-releasing intrauterine device versus expectant management after conservative surgery for symptomatic endometriosis: a pilot study. *Fertil Steril* 2003;80:305–309.
44. Vercellini P, De Giorgi O, Mosconi P, et al. Cyproterone acetate versus a continuous monophasic oral contraceptive in the treatment of recurrent pelvic pain after conservative surgery for symptomatic endometriosis. *Fertil Steril* 2002;77:52–61.
45. Matorras R, Elorriaga MA, Pijoan JI, et al. Recurrence of endometriosis in women with bilateral adnexectomy (with or without total hysterectomy) who received hormone replacement therapy. *Fertil Steril* 2002;77:303–308.
46. Beretta P, Franchi M, Ghezzi F, et al. Randomised clinical trial of two laparoscopic treatments of endometriomas: cystectomy versus drainage and coagulation. *Fertil Steril* 1998;709:1176–1180.

Infertilität und Subfertilität

Suchdatum: Juni 2003

Kirsten Duckitt

Frage **Welche Effekte haben Behandlungsmethoden einer durch Ovulationsstörungen verursachten Infertilität?**

Nutzen wahrscheinlich

Clomifen[7, 14, 32–40]

Einer systematischen Übersicht zufolge erhöht Clomifen im Vergleich zu Placebo die Schwangerschaftsrate bei Frauen mit seltenen Ovulationen. Vier andere Studien sowie zwei RCTs, in denen Clomifen mit Tamoxifen verglichen wurde, ergaben hinsichtlich der Ovulations- und Schwangerschaftsraten keinen signifikanten Unterschied. Einer RCT zufolge führt Clomifen plus Metformin nach einer Behandlung von 6 Monaten im Vergleich zu Clomifen allein zu einem Anstieg der Schwangerschaftsrate.

Nutzen und Schaden abzuwägen

Gonadotropine[15, 16, 40, 45]

Es fanden sich keine RCTs, in denen Gonadotropine mit Placebo oder Clomifen verglichen wurden. Eine systematische Übersicht ergab unter humanen menopausalen Gonadotropinen oder Urofollitropin (Urofollitrophin, aus Urin gewonnenes FSH) Schwangerschaftsraten von 10–12 %. Der Übersicht zufolge besteht hinsichtlich der Schwangerschaftsraten kein signifikanter Unterschied zwischen den Behandlungsmethoden. Zwei RCTs zufolge betragen die Schwangerschaftsraten unter Follitropin (gentechnisch hergestelltes FSH) oder Urofollitropin 24–27 %. Es fand sich kein signifikanter Unterschied zwischen den Behandlungsformen. Der Übersicht zufolge senkt Urofollitropin um Vergleich zu humanen Menopausengonadotropinen das Risiko eines ovariellen Überstimulationssyndroms, obwohl dies auf Frauen beschränkt war, die nicht gleichzeitig mit GnRH-Analoga behandelt wurden. Eine systematische Übersicht und eine nachfolgende RCT ergaben hinsichtlich der Schwangerschaftsraten keinen signifikanten Unterschied zwischen dem laparoskopischen Zona-Drilling der Ovarien und Gonadotropinen, zeigten jedoch, dass Gonadotropine zu einer signifikanten Verringerung von Mehrlingsschwangerschaften führen. Beobachtungsbelege sprechen dafür, dass Gonadotropine mit einem erhöhten Risiko für ein nichtinvasives Ovarialkarzinom und Mehrlingsschwangerschaften einhergehen.

Wirksamkeit unbekannt

Cyclofenil[44]

Eine RCT ergab nur unzureichende Belege für die Effekte von Cyclofenil bei Frauen mit Ovulationsstörungen.

Laparoskopisches Zona-Drilling der Ovarien[18, 19, 47]

Es fanden sich keine RCTs, in denen laparoskopisches Zona-Drilling der Ovarien mit Nichtbehandlung verglichen wurde. Eine systematische Übersicht und eine nachfolgende kleine RCT ergaben hinsichtlich der Schwangerschaftsrate keinen signifikanten Unterschied zwischen dem laparoskopischen Drilling der Ovarien und Gonadotropinen. Sie zeigten, dass das laparoskopische Drilling der Ovarien zu einer signifikanten Verringerung von Mehrlingsschwangerschaften führt.

Pulsatile GnRH-Therapie[48, 50–53]

Eine systematische Übersicht kleiner, schwacher RCTs lieferte nur unzureichende Belege für eine Beurteilung der pulsatilen GnRH-Therapie.

Frage Welche Effekte haben Behandlungsmethoden bei tubarer Infertilität?

Nutzen belegt

In-vitro-Fertilisation[2, 8, 11, 12, 68–75]

Es fanden sich keine RCTs, in denen die In-vitro-Fertilisation mit einer Nichtbehandlung verglichen wurde. Es ist unwahrscheinlich, dass RCTs durchgeführt werden. Beobachtungsbelege aus den USA und Großbritannien sprechen unter Berücksichtigung der intrazyoplasmatischen Spermieninjektion für eine durchschnittliche Lebendgeburtsrate von 22–25 % pro In-vitro-Fertilisationszyklus. Einer RCT zufolge erhöht die sofortige im Vergleich zur verzögerten In-vitro-Fertilisation die Schwangerschafts- und Lebendgeburtsraten. Drei RCTs ergaben hinsichtlich der Anzahl an Lebendgeburten keinen signifikanten Unterschied zwischen In-vitro-Fertilisation und intrazyoplasmatischer Spermieninjektion. Beobachtungsbelege sprechen für Mehrfachschwangerschaften und ein ovarielles Überstimulationssyndrom als Nebenwirkungen der In-vitro-Fertilisation.

Nutzen wahrscheinlich

Tubenspülung mit fettlöslichen Substanzen[56]

Einer systematischen Übersicht zufolge erhöht eine Tubenspülung mit fettlöslichen Substanzen im Vergleich zu keiner Intervention die Schwangerschaftsrate. Die Übersicht ergab, dass eine Tubenspülung mit fettlöslichen Substanzen im Vergleich zu einer Spülung mit wasserlöslichen Substanzen die Anzahl der Lebendgeburten erhöht.

Tuben-OP (vor einer In-vitro-Fertilisation)[9, 10, 20–25, 58–67]

Eine systematische Übersicht an Frauen mit Hydrosalpingen, die sich einer In-vitro-Fertilisation unterzogen, ergab, dass eine Tuben-OP – im Vergleich zu keiner oder einer konservativen Therapie – die Schwangerschafts- und Lebendgeburtsrate erhöht. Eine systematische Übersicht ergab hinsichtlich der Schwangerschaftsraten keinen signifikanten Unterschied zwischen verschiedenen Formen der Tuben-OP. Einer systematischen Übersicht zufolge besteht hinsichtlich der Schwangerschaftsraten kein signifikanter Unterschied zwischen einer Tuben-OP plus Zusatztherapien zur Verhinderung von Adhäsionen (Steroide, Dextran, Noxytiolin) und einer alleinigen Tuben-OP. Eine weitere systematische Übersicht lieferte nur unzureichende Belege zur Einschätzung der postoperativen Hydrotubation oder einer Second-look-Laparoskopie.

Wirksamkeit unbekannt

Selektive Salpingographie plus Tubenkatheterisierung[58–60]

Es fanden sich keine RCTs über die Effekte der selektiven Salpingographie plus Tubenkatheterisierung.

Tubenspülung mit wasserlöslichen Substanzen[52, 54, 55]

Eine systematische Übersicht ergab keine RCTs, in denen die Tubenspülung mit wasserlöslichen Substanzen mit einer Nichtbehandlung verglichen wurde. Es fand sich, dass eine Tubenspülung mit wasserlöslichen Medien im Vergleich zur Tubenspülung mit fettlöslichen Medien die Lebendgeburtsrate senkt.

Frage **Welche Effekte haben Maßnahmen bei einer durch Endometriose verursachten Infertilität?**

Nutzen wahrscheinlich

Intrauterine Insemination plus Gonadotropine[78–82]
Einer RCT zufolge erhöht die intrauterine Insemination plus Gonadotropine im Vergleich zu keiner Behandlung die Anzahl der Lebendgeburten. Eine zweite RCT ergab hinsichtlich der Geburtsraten keinen signifikanten Unterschied zwischen einer abwartenden Behandlung und intrauteriner Insemination plus Downregulierung der Hypophyse. Diese Studie hat jedoch u. U. nicht genügend Aussagekraft, um einen klinisch bedeutsamen Unterschied aufzudecken. Einer dritten RCT zufolge erhöht die intrauterine Insemination plus Gonadotropine im Vergleich zur alleinigen intrauterinen Insemination die Schwangerschaftsraten nach dem ersten Behandlungszyklus.

In-vitro-Fertilisation (IVF)[8,85–87]
Es fanden sich keine RCTs an Frauen mit endometriosebedingter Infertilität, in denen die IVF mit einer Nichtbehandlung verglichen wurde. Es ist auch unwahrscheinlich, dass RCTs durchgeführt werden. Beobachtungsbelege aus den USA und Großbritannien sprechen unter Berücksichtigung der intrazyoplasmatischen Spermieninjektion für eine durchschnittliche Lebendgeburtsrate von 22–25 % pro In-vitro-Fertilisationszyklus. Beobachtungsstudien erbrachten keine schlüssigen Belege dafür, ob die IVF bei Frauen mit Endometriose ebenso effektiv ist wie bei Frauen mit tubar bedingter Infertilität.

Laparoskopisches Entfernen von Endometriumzysten[26, 27, 83, 84]
Es fanden sich keine RCTs, in denen die Laparoskopie mit einer Nichtbehandlung oder Ovarsuppression verglichen wurde. Einer systematischen Übersicht zufolge erhöht die laparoskopische Resektion oder Ablation von Endometriumzysten die Lebendgeburtsraten im Vergleich zur diagnostischen Laparoskopie. Unter dem laparoskopischen Eingriff kam es nicht zu einem Anstieg operationsbedingter Komplikationen.

Unwirksamkeit oder Schädlichkeit wahrscheinlich

Medikamenteninduzierte Ovarsuppression[76, 77]
Eine systematische Übersicht ergab hinsichtlich der Schwangerschaftsraten keinen signifikanten Unterschied zwischen Medikamenten, die die Ovarialfunktion unterdrücken, und Placebo. Der Übersicht zufolge führen ovulationsunterdrückende Wirkstoffe (Medroxyprogesteron, Gestrinon, Zweiphasen-Kontrazeptiva und GnRH-Analoga) zu Nebenwirkungen wie Gewichtszunahme, Hitzewallungen und Osteoporose, und Danazol kann eine dosisabhängige Gewichtszunahme und androgene Effekte verursachen.

Frage **Welche Effekte haben Maßnahmen bei Paaren mit einer durch männliche Faktoren verursachten Infertilität?**

Nutzen belegt

Intrazytoplasmatische Spermieninjektion plus IVF[8, 89–93]
Es fanden sich keine RCTs zur intrazytoplasmatischen Spermieninjektion plus IVF, in denen die Schwangerschafts- und Lebendgeburtsraten bewertet werden. Beobachtungsbelege aus Großbritannien sprechen unter Berücksichtigung der intrazyoplasmatischen Spermieninjektion für eine durchschnittliche Lebendgeburtsrate von 22 % pro In-vitro-Fertilisationszyklus.

Intrauterine Insemination[28, 88]

Zwei systematischen Übersichten zufolge erhöht die intrauterine Insemination im Vergleich zur intrazervikalen Insemination oder dem geplanten natürlichen Geschlechtsverkehr die Schwangerschaftsraten.

Wirksamkeit unbekannt

Heterologe Insemination[8, 29, 30]

Es fanden sich keine RCTs über die Effekte einer heterologen Insemination. Beobachtungsbelege sprechen für eine durchschnittliche Lebendgeburtsrate von 11 %, bisweilen ist jedoch unklar, ob zusätzlich zur heterologen Insemination noch eine ovarielle Stimulation stattgefunden hat.

IVF im Vergleich zum intratubaren Gametentransfer (GIFT)[13, 95]

Eine kleine RCT ergab nur unzureichende Belege für einen Vergleich zwischen IVF und intratubarem Gametentransfer (GIFT).

Frage Welche Effekte haben Maßnahmen bei Infertilität unklarer Genese?

Nutzen belegt

Intrauterine Insemination (plus Gonadotropine)[28, 31, 99–101]

Zwei systematischen Übersichten und einer nachfolgenden RCT zufolge erhöht die intrauterine Insemination im Vergleich zum geplanten Geschlechtsverkehr oder zur intrazervikalen Insemination die Schwangerschaftsraten. Eine systematische Übersicht ergab hinsichtlich der Schwangerschaftsraten keinen signifikanten Unterschied zwischen intrauteriner Insemination und geplantem Geschlechtsverkehr bzw. intrazervikaler Insemination. Sie zeigte jedoch, dass eine jeweils zusätzlich zu den drei Interventionen durchgeführte Behandlung mit Gonadotropinen die Schwangerschaftsrate pro Zyklus erhöht. Einer systematischen Übersicht und einer nachfolgenden RCT zufolge erhöht die Spermienperfusion der Tuben im Vergleich zur intrauterinen Insemination die Schwangerschaftsraten. Eine systematische Übersicht zeigte hinsichtlich der Lebendgeburtsrate keinen signifikanten Unterschied zwischen intrauteriner Insemination mit oder ohne Gonadotropine und IVF.

Nutzen wahrscheinlich

Clomifen[97, 98]

Eine systematische Übersicht ergab begrenzte Hinweise darauf, dass Clomifen im Vergleich zu Placebo die Schwangerschaftsraten pro Zyklus erhöht.

Spermienperfusion der Tuben[102, 103]

Einer systematischen Übersicht und einer anschließenden RCT zufolge führt die Spermienperfusion der Tuben im Vergleich zur intrauterinen Insemination zu einer Erhöhung der Schwangerschaftsraten.

Wirksamkeit unbekannt

Intratubarer Gametentransfer (GIFT)[104–109]

Zum GIFT fanden sich keine RCTs im Vergleich zu keiner Behandlung. RCTs ergaben hinsichtlich der Schwangerschaftsraten widersprüchliche Ergebnisse zu GIFT im Vergleich zu anderen Formen der Behandlung (intrauterine Insemination, geplanter Geschlechtsverkehr und IVF).

In-vitro-Fertilisation (IVF)[110]

Zwei kleine RCTs ergaben hinsichtlich der Schwangerschaftsraten keinen signifikanten Unterschied zwischen IVF und GIFT. Eine RCT ergab hinsichtlich der kumulativen Schwangerschaftsraten keinen signifikanten Unterschied zwischen IVF und intrauteriner Insemination, zeigte jedoch, dass unter IVF mehr Paare ihre Therapie von sechs Behandlungszyklen nicht beenden. Beobachtungsbelege aus Großbritannien und den USA sprechen für eine Lebendgeburtsrate von 22–25 % pro IVF-Zyklus. In einer systematischen Übersicht wird jedoch eine RCT an Paaren mit Infertilität unklarer Genese ausgewiesen, derzufolge hinsichtlich der Schwangerschaftsraten kein signifikanter Unterschied zwischen IVF und abwartender Behandlung besteht. In dieser Übersicht enthaltene RCTs ergaben hinsichtlich der Schwangerschaftsraten keinen signifikanten Unterschied zwischen IVF und entweder GIFT oder intrauteriner Insemination mit oder ohne ovarielle Stimulation.

Definition

Die normale Fertilität ist definiert als der Eintritt einer Schwangerschaft nach 2 Jahren regelmäßigen Geschlechtsverkehrs.[1] Viele definieren Infertilität jedoch als Unfähigkeit zur Empfängnis nach einem Jahr ungeschützten Geschlechtsverkehrs. Die Infertilität kann primär sein bei Paaren, bei denen es noch nie zur Empfängnis gekommen ist, oder sekundär bei Paaren, bei denen es schon einmal zur Empfängnis gekommen ist. Zu den infertilen Paaren gehören sterile Paare (bei denen es niemals zu einer Schwangerschaft auf natürlichem Wege kommen wird) und subfertile Paare (die irgendwann eine Schwangerschaft erreichen könnten).

Inzidenz/ Prävalenz

Auch wenn es keine Belege für eine größere Verschiebung der Prävalenz der Infertilität gibt, suchen viel mehr Paare als früher um Hilfe nach. Gegenwärtig sucht in industrialisierten Ländern etwa eines von sieben Paaren wegen Infertilität den Arzt auf.[2] Die Raten primärer Infertilität schwanken zwischen den einzelnen Ländern sehr und reichen von 10 % in Afrika bis etwa 6 % in Nordamerika und Europa.[1] Die angegebenen Raten für die sekundäre Infertilität sind weniger zuverlässig.

Ätiologie/ Risikofaktoren

In Großbritannien ist nahezu ein Drittel der Fälle von Infertilität unklarer Genese.[3] Die übrigen werden verursacht durch Ovulationsinsuffizienz (27 %), niedrige Spermienzahl oder schlechte Spermienqualität (19 %), Schädigung der Tuben (14 %), Endometriose (5 %) oder andere Ursachen (5 %).[3]

Prognose

In entwickelten Ländern sind etwa 80–90 % der Paare, die eine Schwangerschaft anstreben, nach einem Jahr, und 95 % nach 2 Jahren erfolgreich.[3] Die Chancen, schwanger zu werden, variieren mit der Ursache und Dauer der Infertilität, dem Alter der Frau, der vorangehenden Schwangerschaftsanamnese des Paares und der Verfügbarkeit verschiedener Behandlungsoptionen.[2, 4] Für die ersten 2–3 Jahre einer Infertilität unklarer Genese bleiben die kumulativen Schwangerschaftsraten hoch (27–46 %), sinken dann jedoch mit zunehmendem Alter der Frau und mit der Dauer der Infertilität.[4] Die Hintergrundraten einer spontanen Schwangerschaft bei infertilen Paaren lassen sich aus Longitudinalstudien an infertilen Paaren berechnen, die ohne Behandlung beobachtet wurden.[4]

Literatur

1. European Society for Human Reproduction and Embryology. Guidelines to the prevalence, diagnosis, treatment and management of infertility, 1996. *Hum Reprod* 1996;11:1775–1807.
2. Templeton A, Morris JK. IVF – factors affecting outcome. In: Templeton A, Cooke ID, O'Brien PMS, eds. *35th RCOG study group evidence-based fertility treatment*. London: RCOG Press, 1998:265–273.
3. Effective Health Care. The management of subfertility. *Effective Health Care Bulletin* 1992;3:13. Search date and primary sources not reported.

4. Collins JA, Burrows EA, Willan AR. The prognosis for live birth among untreated infertile couples. *Fertil Steril* 1995;64:22–28.
5. Khan KS, Daya S, Collins JA, et al. Empirical evidence of bias in infertility research: overestimation of treatment effect in crossover trials using pregnancy as the outcome measure. *Fertil Steril* 1996;65:939–945.
6. Cohlen BJ, Te Velde ER, Looman CW, et al. Crossover or parallel design in infertility trials? The discussion continues. *Fertil Steril* 1998;70:40–45.
7. Hughes E, Collins J, Vandekerckhove P. Clomiphene citrate for ovulation induction in women with oligo-amenorrhoea. In: The Cochrane Library, Issue 2, 2003. Oxford: Update Software. Search date not reported; primary source Cochrane Subfertility Group Register of Controlled Trials.
8. Human Fertilisation and Embryology Authority. (www.hfea.gov.uk, last accessed 21 January 2004).
9. Holst N, Maltau JM, Forsdahl F. Handling of tubal infertility after introduction of in vitro fertilization: changes and consequences. *Fertil Steril* 1991;55:140–143.
10. Vilos GA, Verhoest CR, Martin JS. Economic evaluation of in vitro fertilization-embryo transfer and neosalpingostomy for bilateral tubal obstruction. *J Soc Obstet Gynecol Can* 1998;20:139–147.
11. Centers for Disease Control and Prevention. US Department of Health and Human Services, 1998. Assisted Reproductive Technology Success Rates. National Summary and Clinic Reports. December 2000.
12. Brinsden PR, Wada I, Tan SL, et al. Diagnosis, prevention and management of ovarian hyperstimulation syndrome. *Br J Obstet Gynaecol* 1995;102:767–772.
13. Meirow D, Schenker JG. Appraisal of GIFT. *Eur J Obstet Gynecol Reprod* 1995;58:59–65.
14. Rossing MA, Daling JR, Weiss NS, et al. Ovarian tumours in a cohort of infertile women. *N Engl J Med* 1994;331:771–776.
15. Nugent D, Vandekerckhove P, Hughes E, et al. Gonadotrophin therapy for ovulation induction in subfertility associated with polycystic ovarian syndrome. In: The Cochrane Library, Issue 2, 2003. Oxford: Update Software. Search date not reported; primary sources Cochrane Menstrual Disorders and Subfertility Group Specialised Trials Register, Medline, and bibliographies of identified studies.
16. Coelingh-Bennink HJ, Fauser BC, Out HJ. Recombinant follicle-stimulating hormone (FSH; Puregon) is more efficient than urinary follicle stimulating hormone (Metrodin) in women with clomiphene-resistant, normogonadotrophic, chronic anovulation: a prospective, multicenter, assessor-blind, randomized, clinical trial. European Puregon collaborative anovulation study group. *Fertil Steril* 1998;69:19–25.
17. Wang CF, Gemzell C. The use of human gonadotrophins for the induction of ovulation in women with polycystic ovarian disease. *Fertil Steril* 1980;33:479–486.
18. Farquhar C, Vandekerckhove P, Arnot M, et al. Laparoscopic „drilling“ by diathermy or laser for ovulation induction in anovulatory polycystic ovary syndrome. In: The Cochrane Library, Issue 2, 2003. Oxford: Update Software. Search date 2001; primary source Cochrane Menstrual Disorders and Subfertility Group Specialised Trials Register.
19. Muenstermann U, Kleinstein J. Long-term GnRH analogue treatment is equivalent to laparoscopic laser diathermy in polycystic ovarian syndrome patients with severe ovarian dysfunction. *Hum Reprod* 2000;15:2526–2530.
20. Winston RM, Margara RA. Microsurgical salpingostomy is not an obsolete procedure. *Br J Obstet Gynaecol* 1991;98:637–642.
21. Singhal V, Li TC, Cooke ID. An analysis of factors influencing the outcome of 232 consecutive tubal microsurgery cases. *Br J Obstet Gynaecol* 1991;98:628–636.
22. Marana R, Quagliarello J. Distal tubal occlusion: microsurgery versus in vitro fertilization: a review. *Int J Fertil* 1988;33:107–115.
23. Marana R, Quagliarello J. Proximal tubal occlusion: microsurgery versus IVF – a review. *Int J Fertil* 1988;33:338–340.
24. Patton PE, Williams TJ, Coulam CB. Results of microsurgical reconstruction in patients with combined proximal and distal occlusion: double obstruction. *Fertil Steril* 1987;47:670–674.
25. Wahab M, Li TC, Cooke ID. Reversal of sterilization versus IVF. *J Obstet Gynaecol* 1997;17:180–185.
26. Jacobson TZ, Barlow DH, Koninckx PR, et al. Laparoscopic surgery for subfertility associated with endometriosis. In: The Cochrane Library, Issue 2, 2003. Oxford: Update Software. Search date 2000–2001; primary sources Cochrane Menstrual Disorders and Subfertility Group Specialised Trials Register, the Cochrane Controlled Trials Register, Medline, Embase, and the National Research Register.
27. Chapron C, Querleu D, Bruhat M, et al. Surgical complications of diagnostic and operative gynaecological laparoscopy: a series of 29–966 cases. *Hum Reprod* 1998;13:867–872.
28. Ford WCL, Mathur RS, Hull MGR. Intrauterine insemination: is it an effective treatment for male factor infertility? *Balliere Clin Obstet Gynecol* 1997;11:691–710. Search date not reported; primary sources Medline, Bids, and manual scanning of leading reproductive journals.

29. Le Lannou D, Lansac J. Artificial procreation with frozen donor sperm: the French experience of CECOS. In: Barratt CLR, Cooke ID, eds. *Donor insemination*. Cambridge: Cambridge University Press, 1993;152–169.
30. Cooke ID. Donor insemination – timing and insemination method. In: Templeton A, Cooke ID, O'Brien PMS, eds. *35th RCOG Study Group evidence-based fertility treatment*. London: RCOG Press, 1998.
31. Zeyneloglu HB, Arici A, Olive DL, et al. Comparison of intrauterine insemination with timed intercourse in superovulated cycles with gonadotrophins: a meta-analysis. *Fertil Steril* 1998;69:486–491. Search date 1997; primary sources Medline, and hand searches of bibliographies of relevant publications and review articles.
32. Buvat J, Buvat-Herbaut M, Marcolin G, et al. Antiestrogens as treatment of female and male infertilities. *Horm Res* 1987;28:219–229.
33. Boostanfar R, Jain JK, Mishell DR Jr, et al. A prospective randomized trial comparing clomiphene citrate with tamoxifen citrate for ovulation induction. *Fertil Steril* 2001;75:1024–1026.
34. Messinis IE, Nillius SJ. Comparison between tamoxifen and clomiphene for induction of ovulation. *Acta Obstet Gynecol Scand* 1982;61:377–379.
35. Gerhard I, Runnebaum B. Comparison between tamoxifen and clomiphene therapy in women with anovulation. *Arch Gynecol* 1979;227:279–288.
36. El Biely MM, Habba M. The use of metformin to augment the induction of ovulation in obese infertile patients with polycystic ovary syndrome. *Middle East Fertil Soc J* 2001;6:43–49.
37. Venn A, Watson L, Lumley J, et al. Breast and ovarian cancer incidence after infertility and IVF. *Lancet* 1995;346:995–1000.
38. Parazzini F, Negri E, La Vecchia C, et al. Treatment for infertility and risk of invasive epithelial ovarian cancer. *Hum Reprod* 1997;12:2159–2161.
39. Mosgaard BJ, Lidegaard O, Kjaer SK, et al. Infertility, fertility drugs, and invasive ovarian cancer: a case-control study. *Fertil Steril* 1997;67:1005–1012.
40. Shushan A, Paltiel O, Iscovich J, et al. Human menopausal gonadotrophin and the risk of epithelial ovarian cancer. *Fertil Steril* 1996;65:13–18.
41. Dunn A, Macfarlane A. Recent trends in the incidence of multiple births and associated mortality in England and Wales. *Arch Dis Child Fetal Neonatal Ed* 1996;75:F10–F19.
42. State-specific variation in rates of twin births – United States, 1992–1994. *MMWR Morb Mortal Wkly Rep* 1997;46:121–125.
43. Levene MI, Wild J, Steer P. Higher multiple births and the modern management of infertility in Britain. British Association of Perinatal Medicine. *Br J Obstet Gynecol* 1992;99:607–613.
44. Cabau A, Krulik DR. Stérilités de cause hormonale et stérilitées inexpliquées. Traitement par le cyclofenil. Etude controlée à double insu. *J Gynécol Obstet Biol Reprod* 1990;19:96–101.
45. Yarali H, Bukulmez O, Gurgan T. Urinary follicle stimulating hormone (FSH) versus recombinant FSH in clomiphene citrate resistant normogonadotropic, chronic anovulation: a prospective randomised study. *Fertil Steril* 1999;72:276–281.
46. Greenblatt E, Casper R. Adhesion formation after laparoscopic ovarian cautery for polycystic ovarian syndrome: lack of correlation with pregnancy rates. *Fertil Steril* 1993;60:766–770.
47. Deans A, Wayne C, Toplis P. Pelvic infection: a complication of laparoscopic ovarian drilling. *Gynaecol Endoscopy* 1997;6:301–303.
48. Bayram N, Van Wely M, Vandekerckhove P, et al. Pulsatile luteinising hormone releasing hormone for ovulation induction in subfertility associated with polycystic ovary syndrome. In: The Cochrane Library, Issue 2, 2003. Oxford: Update Software. Search date not reported; primary sources Cochrane Menstrual Disorders and Subfertility Group Specialised Trials Register and hand searches of reference lists of included trials.
49. Martin KA, Hall JE, Adams JM, et al. Comparison of exogenous gonadotropins and pulsatile gonadotropin-releasing hormone for induction of ovulation in hypogonadotropic amenorrhea. *J Clin Endocrinol Metab* 1993;77:125–129.
50. Braat DD, Schoemaker R, Schoemaker J. Life table analysis of fecundity in intravenously gonadotropin-releasing hormone-treated patients with normogonadotropic and hypogonadotropic amenorrhea. *Fertil Steril* 1991;55:266–271.
51. Filicori M, Flamigni C, Dellai P, et al. Treatment of anovulation with pulsatile gonadotropin-releasing hormone: prognostic factors and clinical results in 600 cycles. *J Clin Endocrinol Metab* 1994;79:1215–1220.
52. Honore GM, Holden AE, Schenken RS. Pathophysiology and management of proximal tubal blockage. *Fertil Steril* 1999;71:785–795. Search date not reported; primary sources Medline and Science Citation Index.
53. Balen AH, Braat DD, West C, et al. Cumulative conception and live birth rates after the treatment of anovulatory infertility: safety and efficacy of ovulation induction in 200 patients. *Hum Reprod* 1994;9:1563–1570.

54. Thurmond AS. Pregnancies after selective salpingography and tubal recanalization. *Radiology* 1994;190:11–13.
55. Marana R. Proximal tubal obstruction: are we overdiagnosing and overtreating? *Gynaecol Endoscopy* 1992;1:99–101.
56. Johnson N, Vandekerckhove P, Watson A, et al. Tubal flushing for subfertility. In: The Cochrane Library, Issue 2, 2003. Oxford: Update Software. Search date 2001; primary sources Cochrane Menstrual Disorders and Subfertility Group Specialised Trials Register, Medline; Embase; Biological Abstracts; the National Research Register; the Clinical Trials Register; search of citation lists of included trials, eligible studies, and relevant review articles; contact with authors of trials eligible for inclusion; and search of abstract booklets from scientific meetings.
57. Nugent D, Watson AJ, Killick SR, et al. A randomized controlled trial of tubal flushing with lipiodol for unexplained infertility. *Fertil Steril* 2002;77:173–175.
58. Johnson NP, Mak W, Sowter MC. Surgical treatment for tubal disease in women due to undergo in vitro fertilisation. In: The Cochrane Library, Issue 2, 2003. Oxford: Update Software. Search date 2000; primary sources Cochrane Menstrual Disorders and Subfertility Group Specialised Trials Register, Medline, Embase, Psychlit, Current Contents, Biological Abstracts, Social Sciences Index, and the National Research Register.
59. Watson A, Vandekerckhove P, Lilford R. Techniques for pelvic surgery in subfertility. In: The Cochrane Library, Issue 2, 2003. Oxford: Update Software. Search date not reported; primary source Cochrane Menstrual Disorders and Subfertility Group Specialised Trials Register.
60. Watson A, Vandekerckhove P, Lilford R. Liquid and fluid agents for preventing adhesions after surgery for subfertility. In: The Cochrane Library, Issue 2, 2003. Oxford: Update Software. Search date not reported; primary source Cochrane Menstrual Disorders and Subfertility Group Specialised Trials Register.
61. Johnson NP, Watson A. Postoperative procedures for improving fertility following pelvic reproductive surgery. In: The Cochrane Library, Issue 2, 2003. Oxford: Update Software. Search date not reported; primary source Cochrane Menstrual Disorders and Subfertility Group Specialised Trials Register.
62. Filippini F, Darai E, Benifla JL, et al. Distal tubal surgery: a critical review of 104 laparoscopic distal tuboplasties. *J Gynecol Obstet Biol Reprod* 1996;25:471–478. [In French].
63. Donnez J, Casanas-Roux F. Prognostic factors of fimbrial microsurgery. *Fertil Steril* 1986;46:200–204.
64. Tomazevic T, Ribic-Pucelj M, Omahen A, et al. Microsurgery and in vitro fertilization and embryo transfer for infertility resulting from pathological proximal tubal blockage. *Hum Reprod* 1996;11:2613–2617.
65. Wu CH, Gocial B. A pelvic scoring system for infertility surgery. *Int J Fertil* 1988;33:341–346.
66. Oelsner G, Sivan E, Goldenberg M, et al. Should lysis of adhesions be performed when in vitro fertilization and embryo transfer are available? *Hum Reprod* 1994;9:2339–2341.
67. Gillett WR, Clarke RH, Herbison GP. First and subsequent pregnancies after tubal surgery: evaluation of the fertility index. *Fertil Steril* 1998;68:1033–1042.
68. Jarrell J, Labelle R, Goeree R, et al. In vitro fertilization and embryo transfer: a randomized controlled trial. *Online J Curr Clin Trials* 1993;2:Doc 73.
69. van Rumste MME, Evers JLH, Farquhar CM. Intra-cytoplasmic sperm injection versus conventional techniques for oocyte insemination during in vitro fertilisation in patients with non-male subfertility. In: The Cochrane Library, Issue 2, 2003. Oxford: Update Software. Search date 2002; primary sources Cochrane Menstrual Disorders and Subfertility Group Specialised Trials Register, the Cochrane Controlled Trials Register, and Pubmed.
70. Bukulmez O, Yarali H, Yucel A, et al. Intracytoplasmic sperm injection versus in vitro fertilization for patients with a tubal factor as their sole cause of infertility: a prospective, randomized trial. *Fertil Steril* 2000;73:38–42.
71. Bhattacharya S, Hamilton MP, Shaaban M, et al. Conventional in-vitro fertilisation versus intracytoplasmic sperm injection for the treatment of non-male-factor infertility: a randomised controlled trial. *Lancet* 2001;357:2075–2079.
72. Poehl M, Holagschwandtner M, Bichler K, et al. IVF-patients with nonmale factor „to ICSI“ or „not to ICSI“ that is the question? *J Assist Reprod Genet* 2001;18:205–208.
73. Wennerholm U, Bergh C. Obstetric outcome and follow-up of children born after in vitro fertilization (IVF). *Hum Fertil* 2000;3:52–64. Search date 1998; primary source Medline.
74. Chapko KM, Weaver MR, Chapko MK, et al. Stability of in vitro fertilization-embryo transfer success rates from the 1989, 1990, and 1991 clinic-specific outcome assessments. *Fertil Steril* 1995;64:757–763. Search date not reported; primary source Medline.
75. Human Fertilisation and Embryology Authority. *The patients' guide to IVF clinics*. London: HFEA, 2000.
76. Hughes E, Fedorkow D, Collins J, et al. Ovulation suppression for endometriosis. In: The Cochrane Library, Issue 2, 2003. Oxford: Update Software. Search date not reported; primary source Cochrane Subfertility Group Register of Controlled Trials.

77. Dockeray CJ, Sheppard BL, Bonnar J. Comparison between mefenamic acid and danazol in the treatment of established menorrhagia. *Br J Obstet Gynaecol* 1989;96:840–844.
78. Tummon IS, Asher LJ, Martin JSB, et al. Randomized controlled trial of superovulation and insemination for infertility associated with minimal or mild endometriosis. *Fertil Steril* 1997;68:8–12.
79. Fedele L, Bianchi S, Marchini M, et al. Superovulation with human menopausal gonadotrophins in the treatment of infertility associated with endometriosis: a controlled randomised study. *Fertil Steril* 1992;58:28–31.
80. Nulsen JC, Walsh S, Dumez S. A randomised and longitudinal study of human menopausal gonadotrophin with intrauterine insemination in the treatment of infertility. *Obstet Gynaecol* 1993;82:780–786.
81. Cantineau AEP, Heineman MJ, Cohlen BJ. Single versus double intrauterine insemination (IUI) in stimulated cycles for subfertile couples. In: The Cochrane Library, Issue 2, 2003. Oxford: Update Software. Search date July 2002; primary sources Cochrane Menstrual Disorders and Subfertility Group Specialised Trials Register, the Cochrane Controlled Trials Register, Medline, Embase, Science Direct Database, Confsci, and Pascal.
82. Zreik TG, Garcia-Velasco JA, Habboosh MS, et al. Prospective, randomized, crossover study to evaluate the benefit of human chorionic gonadotrophin-timed versus urinary luteinising hormone-timed intrauterine inseminations in clomiphene citrate-stimulated treatment cycles. *Fertil Steril* 1998;71:1070–1074.
83. Hughes EG, Fedorkow DM, Collins J. A quantitative overview of controlled trials in endometriosis-associated infertility. *Fertil Steril* 1993;59:963–970. Search date not reported; primary sources Medline, Science Citation Index, abstracts from scientific meetings, and hand searches of relevant trials and personal contacts.
84. Adamson GD, Pasta DJ. Surgical treatment of endometriosis-associated infertility: meta-analysis compared with survival analysis. *Am J Obstet Gynecol* 1994;171:1488–1504.
85. Barnhart K, Dunsmoor-Su R, Coutifaris, C. Effect of endometriosis on in vitro fertilization. *Fertil Steril* 2002;77:1148–1155. Search date 1999; primary sources Medline and hand searches of references.
86. Geber S, Paraschos T, Atkinson G, et al. Results of IVF in patients with endometriosis: the severity of the disease does not affect outcome or the incidence of miscarriage. *Hum Reprod* 1995;10:1507–1511.
87. Olivennes F, Feldberg D, Liu H-C, et al. Endometriosis: a stage by stage analysis – the role of in vitro fertilization. *Fertil Steril* 1995;64:392–398.
88. Cohlen BJ, Vandekerckhove P, Te Velde ER, et al. Timed intercourse versus intra-uterine insemination with or without ovarian hyperstimulation for subfertility in men. In: The Cochrane Library, Issue 2, 2003. Oxford: Update Software. Search date 1996–1997; primary sources Medline, Embase, DDFU, Biosis, Scisearch, hand searches, and conference abstracts.
89. Kurinczuk J, Bower C. Birth defects in infants conceived by intracytoplasmic sperm injection: an alternative interpretation. *BMJ* 1997;315:1260–1265.
90. Bonduelle M, Legein J, Buyesse A, et al. Prospective follow up study of 423 children born after intracytoplasmic sperm injection. *Hum Reprod* 1996;11:1558–1564.
91. Bonduelle M, Legein J, Derde M, et al. Comparative follow-up study of 130 children born after ICSI and 130 children born after IVF. *Hum Reprod* 1995;10:3327–3331.
92. Velde E, Van Baar A, Van Kooije R. Concerns about assisted reproduction. *Lancet* 1998;351:1524–1525.
93. Tanbo T, Bakketeig LS, Jacobsen G, et al. SMM Report 3/2002: children born from intracytoplasmic sperm injection – systematic review. The Norwegian Centre for Health Technology Assessment: SINTEF Unimed. Search date 2001; primary sources Medline, Embase, Cochrane Controlled Clinical Database Register (CCTR), INAHTA database, and Cochrane Database of Systematic Reviews (CDSR).
94. De Wert G. Ethics of intracytoplasmic sperm injection: proceed with care. *Hum Reprod* 1998;13(suppl 1):219–227.
95. Leeton J, Healy D, Rogers P. A controlled study between the use gamete intrafallopian transfer (GIFT) and in vitro fertilization and embryo transfer in the management of idiopathic and male infertility. *Fertil Steril* 1987;48:605–607.
96. O'Brien P, Vandekerckhove P. Intra-uterine versus cervical insemination of donor sperm for subfertility. In: The Cochrane Library, Issue 2, 2003. Oxford: Update Software. Search date 1996; primary source Cochrane Menstrual Disorders and Subfertility Group Specialised Trials Register.
97. Hughes E, Collins J, Vandekerckhove P. Clomiphene citrate for unexplained subfertility in women. In: The Cochrane Library, Issue 2, 2003. Oxford: Update Software. Search date 2000; primary sources Cochrane Menstrual Disorders and Subfertility Group Specialised Trials Register, Medline, Embase, and Cinahl.
98. Fujii S, Fukui A, Fukushi Y, et al. The effects of clomiphene citrate on normally ovulatory women. *Fertil Steril* 1997;68:997–999.

99. Hughes EG. The effectiveness of ovulation induction and intrauterine insemination in the treatment of persistent infertility: a meta-analysis. *Hum Reprod* 1997;12:1865–1872. Search date not reported; primary source Cochrane Menstrual Disorders and Subfertility Group Specialised Trials Register.
100. Guzick DS, Carson SA, Coutifaris C, et al. Efficacy of superovulation and intrauterine insemination in the treatment of infertility. National Cooperative Reproductive Medicine Network. *N Engl J Med* 1999;340:177–183.
101. Sengoku K, Tamate K, Takaoka Y, et al. The clinical efficacy of low-dose step-up follicle stimulating hormone administration for treatment of unexplained infertility. *Hum Reprod* 1999;14:349–353.
102. Trout SW, Kemmann E. Fallopian sperm perfusion versus intrauterine insemination: a randomized controlled trial and meta-analysis of the literature. *Fertil Steril* 1999;71:881–885. Search date not reported; primary source Medline.
103. Ricci G, Nucera G, Pozzobon C, et al. A simple method for fallopian tube sperm perfusion using a blocking device in the treatment of unexplained infertility. *Fertil Steril* 2001;76:1242–1248.
104. Hogerzeil HV, Spiekerman JCM, De Vries JWA, et al. A randomized trial between GIFT and ovarian stimulation for the treatment of unexplained infertility and failed artificial insemination by donor. *Hum Reprod* 1992;7:1235–1239.
105. Murdoch AP, Harris M, Mahroo M, et al. Gamete intrafallopian transfer (GIFT) compared with intrauterine insemination in the treatment of unexplained infertility. *Br J Obstet Gynaecol* 1991;98:1107–1111.
106. Wessels PHX, Cronje HS, Oosthuizen AP, et al. Cost-effectiveness of gamete intrafallopian transfer in comparison with induction of ovulation with gonadotrophins in the treatment of female infertility: a clinical trial. *Fertil Steril* 1992;57:163–167.
107. Murdoch AP, Harris M, Mahroo M, et al. Is GIFT (gamete intrafallopian transfer) the best treatment for unexplained infertility? *Br J Obstet Gynaecol* 1991;98:643–647.
108. Rombauts L, Dear M, Breheny S, et al. Cumulative pregnancy rates and live birth rates after gamete intra-fallopian transfer. *Hum Reprod* 1997;12:1338–1342.
109. Society for Assisted Reproductive Technology and the American Society for Reproductive Medicine. Assisted reproductive technology in the United States and Canada: 1995 results generated from the American Society for Reproductive Medicine/Society for Assisted Reproductive Technology Registry. *Fertil Steril* 1998;69:389–398.
110. Pandian Z, Bhattacharya S, Nikolaou D, et al. In vitro fertilisation for unexplained subfertility. In: The Cochrane Library, Issue 2, 2003. Oxford: Update Software. Search date 2001; primary sources Cochrane Menstrual Disorders and Subfertility Group Specialised Trials Register, the Cochrane Controlled Trials Register, Medline, Embase, reference lists of articles, hand searches of relevant conference proceedings, and contact with researchers in the field.

Kommentar

Bruno Imthurn

In der Schweiz werden die Kosten verschiedener Sterilitätsbehandlungen von den Krankenkassen nicht übernommen. Diese Praxis basiert auf Urteilen des eidgenössischen Versicherungsgerichts, welches die Wissenschaftlichkeit und die Wirksamkeit von Methoden wie In-vitro-Fertilisation (IVF) und intrazytoplasmatischer Spermieninjektion (ICSI) in Abrede stellt. Umso erstaunlicher, aber für den Kenner der Materie keineswegs überraschend, ist die Tatsache, dass gerade diese beiden Methoden sowohl bei tubarer (IVF) als auch bei männlicher Infertilität (ICSI) in dieser ohne Zweifel äußerst kritischen Publikation unter der Rubrik „Nutzen belegt“ erscheinen.
Metformin ist ausschließlich beim polyzystischen Ovarsyndrom (PCO-S) wirksam und einsetzbar. Dasselbe gilt für das Zona-Drilling der Ovarien, die mechanische, thermische oder laseroptische punktuelle Beschädigung der ovariellen Oberfläche. Der Nutzen des Zona-Drillings wird allerdings trotz des im Vergleich zu hormonellen Stimulationen reduzierten Mehrlingsrisikos wegen der Gefahr von tubo-ovariellen Adhäsionsbildungen kontrovers beurteilt.
Die heterologe Insemination, d. h. die Inseminationsbehandlung mit Spendersperma, wird dann eingesetzt, wenn alle homologen Verfahren gescheitert oder aussichtslos sind. Sie unterscheidet sich aber auch bezüglich der Moralvorstellungen derart stark von der Behandlung mit Partnersperma, dass RCTs nicht durchführbar sind. Aber deswegen von „unbekannter Wirkung“ zu sprechen, ist unzulässig.

Der intratubare Gametentransfer (GIFT) hat, bedingt durch die Fortschritte der IVF, stark an Gewicht verloren und wird in der Schweiz kaum mehr durchgeführt. Auch die Tubenchirurgie hat heute aus dem gleichen Grund nur noch eine geringe Bedeutung. Leider wurde es verpasst, rechtzeitig RCTs durchzuführen. Da es auf diesem Gebiet bald keine erfahrenen Operateure mehr gibt, wird es auch nicht mehr möglich sein, RCTs zu realisieren, welche den Nutzen von IVF und Tubenchirurgie vergleichen.

Genitalprolaps

Suchdatum: August 2004

Joseph Loze Onwude

Frage **Welche Effekte haben nichtoperative Behandlungsmethoden bei Frauen mit Genitalprolaps?**

Wirksamkeit unbekannt

Beckenbodenübungen[13]

Es fanden sich weder eine systematische Übersicht noch Beobachtungsstudien von hinreichender Qualität, in denen die Wirkungen von Beckenbodenübungen auf die Symptome eines Genitalprolaps untersucht werden.

Vaginal appliziertes Östrogen[18, 19]

Es fanden sich weder eine systematische Übersicht noch RCTs zu den Effekten von vaginal appliziertem Östrogen.

Scheidenpessare*[14–17]

Es fanden sich weder RCTs noch Beobachtungsstudien von hinreichender Qualität, in denen die Wirkungen von Scheidenpessaren auf die Symptome eines Genitalprolaps untersucht werden. Nach allgemein übereinstimmender Meinung sind sie jedoch sowohl präoperativ zur kurzfristigen Linderung eines Genitalprolaps als auch – bei kontraindizierter Operation – langfristig wirksam.
*) Scheidenpessare gelten übereinstimmend als effektiv.

Definition Ein Genitalprolaps – auch als Prolaps der Beckenorgane bekannt – umfasst den Uterus-, Uterovaginal- oder Vaginalprolaps. Ein Genitalprolaps resultiert aus einem Verlust der muskulären Stütze im Beckenbereich. Beim Uterusprolaps sinkt der Uterus mit der Zervix voran in den Vaginalkanal, was wiederum die Vagina herunterziehen und dann als Uterovaginalprolaps bezeichnet werden kann. Beim Vaginalprolaps ragen ein oder mehrere Anteile der Scheidenwand in den Vaginalkanal. Ein Vaginalprolaps wird klassifiziert entsprechend dem betroffenen Anteil der Scheidenwand: Eine Zystozele betrifft die vordere obere, eine Uretherozele die untere vordere, eine Rektozele die hintere und eine Enterozele die obere hintere Scheidenwand. Nach einer Hysterektomie kann die Spitze der Vagina als Scheidenstumpfprolaps prolabieren. Dabei werden gewöhnlich auch die vordere und hintere Scheidenwand nach unten gezogen. Die beiden wichtigsten Systeme zur Einteilung des Schweregrades eines Genitalprolaps, das Baden-Walker-halfway-System[1] und das Organ Prolapse Quantification System (POPQ)[2], werden in Tabelle 1, S. 586 zusammengefasst. Ein leichter Genitalprolaps kann asymptomatisch sein. Symptome eines Genitalprolaps sind hauptsächlich unspezifisch. Häufige Symptome sind Schweregefühl im Becken, Hervortreten des Genitale und Schwierigkeiten beim Geschlechtsverkehr, wie etwa Schmerzen oder der Verlust des vaginalen Empfindungsvermögens. Zu den Symptomen, die häufiger mit speziellen Formen eines Prolaps einhergehen können, gehören Harninkontinenz in Verbindung mit einer Zystozele, eine unvollständige Harnentleerung bei Zystozele und/oder einem Uterusprolaps sowie bei einer Rektozele die

Notwendigkeit, beim Stuhlgang mit dem Finger auf das Perineum oder die hintere Scheidenwand zu drücken.[3]

Inzidenz/ Prävalenz

Schätzungen zur Prävalenz schwanken je nach Population und den Kriterien, nach denen Frauen in Studien aufgenommen wurden, ganz erheblich. Eine in den USA durchgeführte Studie an 497 Frauen im Alter zwischen 18 und 82 Jahren zeigte anlässlich einer allgemeingynäkologischen Routineuntersuchung bei 93,6 % der Frauen einen gewissen Grad an Genitalprolaps (43,3 % POPQ-Stadium 1, 47,4 % POPQ-Stadium 2, 2,6 % POPQ-Stadium 3 und 0 % POPQ-Stadium 4).[4] In dieser Studie ergab sich, dass die Inzidenz eines klinisch relevanten Prolaps (POPQ-Stadium 2 oder darüber) mit der Anzahl der Geburten zunimmt: Nulliparae 14,6 %, 1–3 Geburten 48 % und mehr als 3 Geburten 71,2 %. Einer schwedischen Studie an 487 Frauen zufolge haben 30,8 % der Frauen im Alter zwischen 20 und 59 Jahren bei der klinischen Untersuchung einen gewissen Grad an Genitalprolaps.[5] Die Prävalenz des Genitalprolaps nimmt mit dem Alter zu: von 6,6 % bei Frauen im Alter von 20–29 Jahren auf 55,6 % bei Frauen im Alter von 50–59 Jahren. Auch liegt die Prävalenz eines Genitalprolaps bei Frauen, die geboren haben (44 %) höher als bei Nulliparae (5,8 %). Einer Querschnittsstudie an 241 perimenopausalen Frauen im Alter von 45–55 Jahren, die an einer Studie zur Hormonsubstitutionstherapie teilnehmen wollten, zufolge hatten 23 % einen Genitalprolaps im POPQ-Stadium 1, 4 % hatten einen Genitalprolaps im POPQ-Stadium 2, und keine der Frauen hatte einen Prolaps der Stadien 3 und 4.[6] Eine britische Studie an 285 peri- und postmenopausalen Frauen, die wegen klimakterischer Symptome eine Menopausesprechstunde aufsuchten, zeigte, dass 20 % einen gewissen Grad an Uterovaginal- oder Scheidenstumpfprolaps hatten. Bei 51 % fand sich ein gewisser Prolaps der vorderen, und bei 27 % ein gewisser Grad an Prolaps der hinteren Scheidenwand.[7] Ein schwerer, den POPQ-Stadien 3 oder 4 entsprechender Prolaps zeigte sich bei 6 % der Frauen. Einer prospektiven Studie an 412 postmenopausalen Frauen im Alter von 50–79 Jahren zufolge beträgt die Ausgangsprävalenz der Zystozele 24,6 % für die Grade 1, 2 und 3; die Prävalenz betrug jeweils 14,4 %, 9,5 % bzw. 0,7 %. Die Ausgangsprävalenz der Rektozele beträgt 12,9 %; die Prävalenzen für die Grade 1 und 2 betrugen 7,8 % bzw. 5,1 %. Und die Ausgangsprävalenz des Uterusprolaps betrug 3,8 %; die Prävalenzen für die Grade 1 und 2 betrugen 3,3 % bzw. 0,6 %.[8] Bei den Frauen, die in die Studie aufgenommen wurden, betrug die jährliche Inzidenz der Zystozele, Rektozele und des Uterusprolaps 9 %, 6 % bzw. 2 %.

Ätiologie/ Risikofaktoren

Einer Fallkontrollstudie zufolge sind die stärksten Risikofaktoren für einen schweren Genitalprolaps der POPQ-Stadien 3 und 4 zunehmendes Alter (OR 1,12 für jedes zusätzliche Jahr; 95 %-CI 1,09–1,15), zunehmendes Gewicht des größten, vaginal entbundenen Babys (OR 1,24 für jede zusätzlichen 440g; 95 %-CI 1,06–1,44), eine vorangegangene Hysterektomie (OR 2,37; 95 %-CI 1,16–4,86) sowie eine vorangegangene Operation wegen eines Genitalprolaps (OR 5,09; 95 %-CI 1,49–17,26).[10] Die Studie ergab keinen signifikanten Zusammenhang zwischen einem schweren Genitalprolaps und chronischen Leiden wie Adipositas, Hypertonie oder chronisch-obstruktiver Lungenerkrankung.

Prognose

Es fanden sich keine zuverlässigen Informationen über den natürlichen Verlauf eines unbehandelten leichten Genitalprolaps (POPQ-Stadien 1 und 2, Baden-Walker-Grad 1 und 2). Es fand sich eine prospektive Studie über das Fortschreiten eines Genitalprolaps bei Frauen, die mittels Hormonsubstitution (Östrogen plus Progesteron) behandelt bzw. nicht behandelt wurden.[8] Allerdings wurden die Ergebnisse für die Therapiegruppe nicht getrennt dokumentiert und gelten daher u. U. nicht für unbehandelte Frauen. Darüber hinaus verwandten die Forschenden eine Untersuchungstechnik, deren Reliabilität, Reproduzierbarkeit und Fähigkeit zur Unterscheidung zwischen keinem und einem leichten Prolaps nicht bekannt war. Es zeigte sich, dass Zystozelen im Laufe eines Jahres in 9 % der Fälle von Grad 1 nach Grad 2 oder 3 zunehmen und in 9 % der Fälle von Grad 2 oder 3 auf Grad 0 bzw. in 23 % der Fälle von Grad 1 auf Grad 0 zurückgehen. Rektozelen nehmen in 1 % der Fälle von Grad 1 nach Grad 2 oder 3 zu, gehen jedoch in 3 % der Fälle von Grad 2 oder 3 auf Grad 0 und in 2 % der Fälle von Grad 1 auf Grad 0 zurück. Ein Uterusprolaps geht in 48 % der Fälle von Grad 1 auf Grad 0 zurück. Auch die Inzidenz einer Morbidität in Verbindung mit einem Genitalprolaps ist schwer abzuschätzen. In Großbritannien wurde die jährliche Inzidenz stationärer Aufnahmen wegen Genitalprolaps auf 2,04 auf 1000 Frauen unter 60 Jahren geschätzt.[9] Ein Genitalprolaps ist auch eine wichtige Ursache für gynäkologische Operationen.

Literatur

1. Baden WF, Walker TA, Lindsay HJ. The vaginal profile. *Tex Med J* 1968;64:56–58.
2. Bump RC, Mattiasson A, Bo K, et al. The standardization of terminology of female pelvic floor dysfunction. *Am J Obstet Gynecol* 1996;175:10–17.
3. Eva UF, Gun W, Preben K. Prevalence of urinary and fecal incontinence and symptoms of genital prolapse in women. *Acta Obstet Gynecol Scand* 2003;82:280–286.
4. Swift SE. The distribution of pelvic organ support in a population of female subjects seen for routine gynaecology health care. *Am J Obstet Gynecol* 2000;183:277–285.
5. Samuelsson EU, Victor FTA, Tibbin G, et al. Signs of genital prolapse in a Swedish population of women 20–59 years of age and possible related factors. *Am J Obstet Gynecol* 1999;180:299–305.
6. Bland DR, Earle BB, Vitolins MZ, et al. Use of the Pelvic Organ Prolapse staging system of the International Continence Society, American Urogynecologic Society, and Society of Gynecologic Surgeons in perimenopausal women. *Am J Obstet Gynecol* 1999;181:1324–1327.
7. Versi E, Harvey MA, Cardozo L, et al. Urogenital prolapse and atrophy at menopause: a prevalence study. *Int Urogynecol J* 2001;12:107–110.
8. Handa VL, Garrett E, Hendrix S, et al. Progression and remission of pelvic organ prolapse: a longitudinal study of menopausal women. *Am J Obstet Gynecol* 2004;190:27–32.
9. Mant J, Painter R, Vessey M. Epidemiology of genital prolapse: observations from the Oxford Family Planning Association Study. *Br J Obstet Gynaecol* 1997;104:579–585.
10. Swift SE, Pound T, Dias JK. Case-control study of the etiology of severe pelvic organ prolapse. *Int Urogynecol J* 2001;12:187–192.
11. Digesu GA, Khullar V, Cardoso L, et al. P-QoL: a validated quality of life questionnaire for the symptomatic assessment of women with uterogenital prolapse. *Int Urogynecol J* 2000;11:S25.
12. Hagen S, Stark D, Maher C, Adams E. Conservative management of pelvic organ prolapse in women (Cochrane Review). In: The Cochrane Library, Issue 2, 2004. Chichester, UK: John Wiley & Sons, Ltd. Search date 2003 for most sources and 2004 for the Cochrane Incontinence Group Trials Register; primary sources the Cochrane Incontinence Group Trials Register, Medline, Premedline, Embase, Cinahl, PEDro, the UK National Research Register, Controlled Clinical Trials and Zetoc.
13. Piya-Anant M, Therasakvichya S, Leelaphatanadit C, et al. Integrated health research program for the Thai elderly: prevalence of genital prolapse and effectiveness of pelvic floor exercise to prevent worsening of genital prolapse in elderly women. *J Med Assoc Thai* 2003;86:509–515.
14. Adams E, Thomson A, Maher C, Hagen S. Mechanical devices for pelvic organ prolapse in women (Cochrane Review). In: The Cochrane Library, Issue 2, 2004 Chichester, UK: John Wiley & Sons, Ltd. Search date 2003 for most sources and 2004 for the Cochrane Incontinence Group Trials Register; primary sources the Cochrane Incontinence Group Trials Register, Medline, Premedline, Embase, Cinahl, PEDro, the UK National Research Register, Controlled Clinical Trials and Zetoc.
15. Wu V, Farrell SA, Baskett TF, et al. A simplified protocol for pessary management. *Obstet Gynecol* 1997;90:990–994.
16. Farrell SA. Practical advice for ring pessary fitting and management. *J Obstet Gynaecol Can* 1997;19:625–632.
17. Sulak PJ, Kuehl TJ, Shull BL. Vaginal pessaries and their use in pelvic relaxation. *J Reprod Med* 1993;38:919–923.

18. Makinen J, Soderstrom K, Kiilhoma P, et al. Histological change in the vaginal connective tissue of women with and without uterine prolapse. *Arch Gynecol* 1986;239:17–20.
19. Norton P, Boyd C, Deak S. Abnormal collagen ratios in women with genitourinary prolapse. *Neurourol Urodyn* 1992;11:2–4.

Tabelle 1 **Einteilung der Schweregrade eines Genitalprolaps.**

Baden-Walker[1]		POPQ[2]	
Grad	Position des distalsten Teils bei Valsalva-Manöver	Stadium	Position des distalsten Teils bei Valsalva-Manöver
0	kein Prolaps	0	kein Prolaps
1	bis zum Hymen	1	> 1 cm oberhalb Hymen
2	Hymenhöhe	2	≤ 1 cm proximal oder distal der Hymenhöhe
3	unterhalb Hymen	3	> 1 cm unterhalb Hymen, aber 2 cm höher als Gesamtlänge der Vagina
4	maximal deszendiert	4	komplette Eversion des unteren Genitaltrakts

Kommentar

David Scheiner

Es erstaunt, dass für ein bei erwachsenen Frauen derart häufiges und seit Jahrtausenden behandeltes Krankheitsbild wie der Genitaldeszensus (engl. pelvic organ prolapse) keine randomisierten kontrollierten Studien vorliegen. Dies ist aber bei vielen im klinischen Alltag bewährten Therapien der Fall.

Vaginalpessare sind seit dem 5. Jahrhundert vor Christus zur Therapie des Genitaldeszensus erprobt. Der von Hippokrates empfohlene in Essig getränkte Granatapfel zur Reposition des Uterus, die Wollknäuel oder die mit Wachs überzogenen Holzpessare wurden in den letzten Jahrhunderten durch Pessare aus Glas, Porzellan, Ton oder Gold ersetzt. Im 18. Jahrhundert wurde Kautschuk eingeführt, wodurch Verletzungen der Vagina vermindert und der Tragkomfort erhöht werden konnte. Seit dem 20. Jahrundert wird das weichere und verträglichere Silikon genutzt.

Die moderne konservative Therapie besteht aus der Pessartherapie, meist kombiniert mit einer lokalen Östrogenisierung, sowie der physiotherapeutischen Beckenbodenrehabilitation. Prinzipiell stehen drei Pessartypen zur Verfügung: Ring-, Schalen- und Würfelpessare, die einerseits zur Behebung des Genitaldeszensus, andererseits auch zur Therapie einer Belastungsinkontinenz dienen. Die lokale Östrogenisierung soll die häufig bei postmenopausalen Patientinnen atrophe Vaginalhaut stärken und die Abheilung von durch den Genitaldeszensus verursachten Ulzerationen beschleunigen.

Ob der Genitaldeszensus wie heutzutage zunehmend chirurgisch oder konservativ angegangen wird, hängt mitunter vom Alter, den Beschwerden, dem Genitaldeszensus sowie einer allfälligen Urininkontinenz oder Defäkationsstörung ab. Die Indikation zur Pessartherapie ist der symptomatische Prolaps, wenn die operative Sanierung (noch) nicht möglich ist, was häufig für ältere Frauen mit Komorbiditäten zutrifft. Auch während der Schwangerschaft oder bei nicht abgeschlossener Familienplanung können Pessare eingesetzt werden. Pessare können auch diagnostisch eingesetzt werden, um als Repositionsver-

such eine larvierte Urininkontinenz auszuschließen oder den Operationserfolg abzuschätzen. Der Einsatz kann temporär zum Überbrücken der Zeit bis zur operativen Sanierung sowohl zur Behebung als auch zur Behandlung von Ulzerationen der Portio oder Vaginalwände, welche durch den Prolaps entstanden sind, oder zur Kräftigung der Vaginalhaut vor geplanter Operation erfolgen. Allfällige Risikofaktoren wie Adipositas, Fehlernährung, chronische Obstipation, körperlichen Belastung und chronische Bronchitis sollen zudem reduziert oder eliminiert werden.
Die Pessartherapie wird insgesamt gut ertragen, und die Nebenwirkungen beschränken sich auf Erosionen oder Ulzerationen der Vaginalhaut, Fluor oder Kolpitis. Regelmäßige Speculumkontrollen und Pessarwechsel sind daher notwendig. Erosionen von Pessaren in die Blase oder Darm sind anektotisch.
Ein eigentlicher Konsensus, wann ein Pessar eingesetzt oder wann operiert werden soll, besteht nicht und ist letztendlich die Wahl der Patientin. Mit den besseren chirurgischen Resultaten und Anästhesieverfahren bei älteren Patientinnen hat die Indikation für ein Pessar abgenommen. Bei Angst der Patientin vor oder bei Kontraindikationen für eine Operation sind Pessare eine valide Alternative.

Mammakarzinom, metastatisches

Suchdatum: Juni 2004

Justin Stebbing und Robert Glassman

Frage Welche Effekte haben Hormonbehandlungen der ersten Wahl?

Nutzen belegt

Hormonbehandlung der ersten Wahl mit Antiöstrogenen (Tamoxifen) oder Progestinen (hinsichtlich des Überlebens kein signifikanter Unterschied im Vergleich zu einer taxanfreien Kombinationschemotherapie und daher bei Frauen mit östrogenrezeptorpositivem Tumor u. U. vorzuziehen)[8-11, 20-23]

Eine systematische Übersicht ergab hinsichtlich des Überlebens nach 12 oder 24 Monaten keinen signifikanten Unterschied zwischen einer Hormonbehandlung erster Wahl mit Tamoxifen bzw. Progestinen und einer taxanfreien Kombinationschemotherapie. Der Übersicht zufolge ist die Hormonbehandlung als Therapie der ersten Wahl bei Frauen mit östrogenrezeptorpositiver Erkrankung einer Chemotherapie u. U. vorzuziehen, sofern die Erkrankung nicht rasch fortschreitet. Es zeigte sich, dass die Ansprechraten unter Hormontherapie niedriger sind als unter Chemotherapie, dass erstere jedoch mit weniger Übelkeit, Erbrechen und Haarausfall einhergeht.

Selektive Aromatasehemmer bei postmenopausalen Frauen (mindestens ebenso wirksam wie Tamoxifen beim Verzögern eines Fortschreitens der Erkrankung)[33-38]

Zwei RCTs zufolge ist der Aromatasehemmer Anastrozol als Therapie der ersten Wahl bei metastasiertem postmenopausalem Mammakarzinom hinsichtlich des Verzögerns eines Fortschreitens der Erkrankung mindestens so wirksam wie Tamoxifen und verursacht u. U. weniger thromboembolische Nebenwirkungen und Vaginalblutungen. Einer RCT zufolge verlängert der Aromatasehemmer Letrozol im Vergleich zu Tamoxifen die Zeit bis zum Fortschreiten der Erkrankung.

Tamoxifen bei östrogenrezeptorpositiven Frauen[8-11, 20-23]

RCTs zufolge erhöhen Antiöstrogene (primär Tamoxifen) die Ansprechraten bei einem beträchtlichen Anteil der Frauen mit metastatischem Mammakarzinom. Die Wahrscheinlichkeit für einen Nutzen der Antiöstrogenbehandlung war bei postmenopausalen Frauen mit östrogenrezeptorpositiven Tumoren am größten. Hinsichtlich der Ansprechraten, der Remissionsraten oder des Gesamtüberlebens besteht RCTs zufolge kein signifikanter Unterschied zwischen Tamoxifen und Progestinen oder einer ovarialen Ablation, jedoch hat Tamoxifen weniger Nebenwirkungen. Einer RCT zufolge ist Tamoxifen beim Lindern von Knochenschmerzen weniger effektiv als Medroxyprogesteron. Zwei RCTs an Frauen mit metastasierendem postmenopausalem Mammakarzinom zeigten, dass Tamoxifen und der Aromatasehemmer Anastrozol in Bezug auf die Verzögerung eines Fortschreitens der Erkrankung gleichermaßen effektiv sind, wobei Tamoxifen mehr thromboembolische Nebenwirkungen und Vaginalblutungen auslösen kann. Einer RCT zufolge ist Tamoxifen in Bezug auf die Verzögerung eines Fortschreitens der Erkrankung weniger wirksam als der Aromatasehemmer Anastrozol.

Nutzen wahrscheinlich

Kombinierte Gonadorelin-Analoga plus Tamoxifen bei prämenopausalen Frauen[32]

RCTs an prämenopausalen Frauen mit östrogenrezeptorpositivem metastatischem Mammakarzinom zufolge verbessert eine Therapie der ersten Wahl mit Gonadorelin-Analoga und Tamoxifen – im Vergleich zu Gonadorelin-Analoga allein – die Ansprechraten, die Gesamtüberlebensrate und das progressionsfreie Überleben.

Nutzen und Schaden abzuwägen

Progestine als Therapie der ersten Wahl (im Vergleich zu Tamoxifen, Nutzen erwiesen bei Frauen mit Knochenmetastasen oder Anorexie; höhere Dosen haben Nebenwirkungen)[24–26]

RCTs ergaben hinsichtlich der Ansprechraten, der Remissionsraten oder des Überlebens keinen signifikanten Unterschied zwischen Medroxyprogesteron und Tamoxifen als Therapie der ersten Wahl. Eine nicht systematische Übersicht zeigte jedoch, dass höhere Dosen von Medroxyprogesteron Nebenwirkungen wie Übelkeit, Gewichtszunahme und Exazerbationen einer Hypertonie haben. Einer RCT zufolge bessert Medroxyprogesteron Knochenschmerzen im Vergleich zu Tamoxifen. Belege aus Beobachtungen sprechen dafür, dass Medroxyprogesteron den Appetit, die Gewichtszunahme und das Wohlbefinden steigern kann. Eine systematische Übersicht zeigte hinsichtlich des Überlebens nach 12 oder 24 Monaten keinen signifikanten Unterschied zwischen einer Hormonbehandlung der ersten Wahl (Progestine oder Tamoxifen) und einer Kombinationschemotherapie ohne Taxane. Der Übersicht zufolge ist eine Hormonbehandlung als Therapie der ersten Wahl bei Frauen mit östrogenrezeptorpositiver Erkrankung einer Chemotherapie u. U. vorzuziehen, sofern die Erkrankung nicht rasch fortschreitet. Die Übersicht zeigte, dass eine Hormontherapie niedrigere Ansprechraten hat als eine Chemotherapie, aber mit weniger Übelkeit, Erbrechen und Alopezie einhergeht.

Ovariale Ablation bei prämenopausalen Frauen (hinsichtlich der Ansprechraten und des Überlebens kein signifikanter Unterschied zu Tamoxifen, aber mit erheblichen Nebenwirkungen verbunden)[28–31]

Eine systematische Übersicht und eine anschließende RCT an prämenopausalen Frauen ergaben hinsichtlich der Ansprechrate, der Dauer des Ansprechens oder des Überlebens keinen signifikanten Unterschied zwischen einer ovarialen Ablation (operativ oder durch Bestrahlung) und Tamoxifen als Therapie der ersten Wahl. Die ovariale Ablation geht mit erheblichen Nebenwirkungen, wie Hitzewallungen und vorübergehender Beschwerdezunahme („tumor flare“), einher.

Frage **Welche Effekte haben Hormonbehandlungen der zweiten Wahl bei Frauen, die auf Tamoxifen nicht angesprochen haben?**

Nutzen belegt

Selektive Aromatasehemmer bei postmenopausalen Frauen (längeres Überleben im Vergleich zu Progestinen, im Verzögern des Fortschreitens der Erkrankung so wirksam wie Antiöstrogene)[39–45]

RCTs an postmenopausalen Frauen mit metastasierendem Mammakarzinom, die während einer adjuvanten Therapie mit Tamoxifen ein Rezidiv erlitten oder deren Erkrankung während einer Therapie der ersten Wahl mit Tamoxifen fortschritt, zufolge verlängern die selektiven Aromatasehemmer Anastrozol, Letrozol und Exemestan im Vergleich zu Progestinen (Megestrol) oder nichtselektiven Aromatasehemmern (Aminoglutethimid) das Überleben und gehen mit weniger Nebenwirkungen einher. Zwei RCTs zufolge besteht im Hinauszögern eines Fortschreitens der Erkrankung kein signifikanter Unterschied zwischen Anastrozol und Fulvestrant. Die Belege sprechen dafür, dass selektive Aromatasehemmer besser vertragen werden als eine frühere Standardtherapie zweiter Wahl mit einem Progestin oder Aminoglutethimid und bei östrogenrezeptorpositiven Frauen äußerst wirksam sind.

Unwirksamkeit oder Schädlichkeit wahrscheinlich

Progestine (zur Verängerung des Überlebens weniger wirksam als selektive Aromatasehemmer und mit mehr Nebenwirkungen behaftet)

RCTs ergaben bei postmenopausalen Frauen mit metastasierendem Mammakarzinom, die unter adjuvanter Behandlung mit Tamoxifen ein Rezidiv erlitten hatten oder deren Erkrankung unter Tamoxifen als Therapie der ersten Wahl fortgeschritten war, dass Progestine zur Verlängerung des Überlebens weniger effektiv sind als die selektiven Aromatasehemmer Anastrozol, Letrozol und Exemestan und mehr Nebenwirkungen haben.

Frage – Welche Effekte hat eine Chemotherapie der ersten Wahl?

Nutzen belegt

Anthrazyklinbasierte, taxanfreie Kombinationschemotherapien (CAF) mit Doxorubicin (erhöht im Vergleich zu anderen Schemata die Ansprechraten und verlängert das Überleben)[8–11, 20, 47–64]

RCTs zufolge verbessern Schemata einer Kombinationschemotherapie mit einem Anthrazyklin wie Doxorubicin (CAF) als Therapie der ersten Wahl im Vergleich zu anderen Schemata die Ansprechraten und verlängern die Zeit bis zur Progression sowie das Überleben.

Klassische taxanfreie Kombinationschemotherapie (CMF; erhöht im Vergleich zur modifizierten CMF die Ansprechraten und verlängert das Überleben)[8–11, 20, 47–64]

Einer systematischen Übersicht zufolge verbessert die klassische taxanfreie Kombinationschemotherapie als Therapie der ersten Wahl im Vergleich zu modifizierten Schemata die Ansprechraten und verlängert das Überleben.

Nutzen wahrscheinlich

Taxanbasierte Kombinationschemotherapie (kann im Vergleich zu einer taxanfreien Kombinationschemotherapie die Ansprechraten erhöhen)[65]

Einer systematischen Übersicht zufolge verbessert eine taxanbasierte Kombinationschemotherapie als Therapie der ersten oder zweiten Wahl im Vergleich zu einer taxanfreien Kombinationschemotherapie das Gesamtüberleben, die Zeit bis zum Fortschreiten der Erkrankung und die Gesamtansprechrate. Wurde die Analyse auf RCTs zur Therapie der ersten Wahl beschränkt, fand sich hinsichtlich des Gesamtüberlebens kein signifikanter Unterschied.

Unwirksamkeit oder Schädlichkeit wahrscheinlich

Hochdosierte Chemotherapie (kein signifikanter Unterschied hinsichtlich des Gesamtüberlebens im Vergleich zur Standardtherapie und mehr Nebenwirkungen)[18, 66–68]

Eine systematische Übersicht ergab hinsichtlich des Gesamtüberlebens über 1–5 Jahre keinen signifikanten Unterschied zwischen einer hoch dosierten Chemotherapie – die eine autologe Transplantation von Stammzellen aus dem Knochenmark oder der peripheren Blutbahn erfordert – und einer Standardtherapie. Es zeigte sich, dass eine hoch dosierten Chemotherapie im Vergleich zu einer Standardtherapie die behandlungsbezogene Morbidität und Mortalität erhöht.

Frage **Welche Effekte hat eine Chemotherapie der ersten Wahl in Verbindung mit einem monoklonalen Antikörper?**

Nutzen belegt

Chemotherapie plus monoklonale Antikörper (Trastuzumab; bei Frauen mit überexprimiertem HER2/neu-Onkogen)[69–71]

Einer RCT zufolge verlängert eine Standard-Chemotherapie plus monoklonalem Antikörper Trastuzumab als Therapie der ersten Wahl – im Vergleich zur alleinigen Standard-Chemotherapie bei Frauen, deren Tumoren HER2/neu überexprimieren – die Zeit bis zum Fortschreiten der Erkrankung und verbessert das objektive Ansprechen sowie die Gesamtüberlebensrate. Die schwerste beobachtete Nebenwirkung war eine Funktionsstörung des Herzens bei Frauen, die ein Anthrazyklin plus Trastuzumab erhielten.

Frage **Welche Effekte hat eine Chemotherapie der zweiten Wahl?**

Nutzen wahrscheinlich

Taxanbasierte Kombinationschemotherapie (kann bei Frauen mit anthrazyklinresistenter Erkrankung im Vergleich zu einer taxanfreien Kombinationschemotherapie die Ansprechrate erhöhen)[65, 72]

Einer systematischen Übersicht zufolge verlängert eine taxanbasierte Kombinationschemotherapie als Therapie der ersten oder zweiten Wahl im Vergleich zu einer taxanfreien Kombinationschemotherapie das Gesamtüberleben, die Zeit bis zum Fortschreiten der Erkrankung und die Gesamtansprechrate. Der Unterschied blieb auch dann signifikant, wenn die Analyse auf Frauen beschränkt wurde, die zuvor Anthrazykline erhalten hatten. Einer RCT zufolge besteht hinsichtlich des Fortschreitens oder Gesamtüberlebens kein signifikanter Unterschied zwischen Docetaxel und 5-Fluorouracil plus Vinorelbin oder zwischen Paclitaxel und Capecitabin als Therapie der zweiten Wahl.

Wirksamkeit unbekannt

Capecitabin bei anthrazyklinresistenter Erkrankung[79–81]

Eine RCT ergab für Capecitabin und Paclitaxel nach dem Versagen von Anthrazyklin ähnliche Ansprechraten und -zeiten bis zum Fortschreiten der Erkrankung.

Halbsysnthetische Vincaalkaloide bei anthrazyklinresistenter Erkrankung[73–75]

Eine RCT ergab hinsichtlich des Fortschreitens oder Gesamtüberlebens keinen signifikanten Unterschied zwischen 5-Fluorouracil plus Vinorelbin und Docetaxel als Therapie der zweiten Wahl. Eine weitere RCT ergab, dass Vinorelbin als Therapie der zweiten Wahl im Vergleich zu Melphalan das Überleben verlängert und ein Fortschreiten verzögert. Einer dritten RCT zufolge besteht hinsichtlich des Überlebens oder der Lebensqualität kein signifikanter Unterschied zwischen Vinorelbin plus Doxorubicin und Doxorubicin allein.

Frage **Welche Effekte haben Behandlungsmethoden bei Knochenmetastasen?**

Nutzen belegt

Strahlentherapie und geeignete Analgesie (nicht auf der Basis von RCT-Belegen)[86–92]

Es fanden sich keine RCTs. In nichtrandomisierten Studien fanden sich begrenzte Hinweise darauf, dass sich anhaltende und lokalisierte Knochenschmerzen bei über 80 % der Frauen erfolgreich durch eine Strahlentherapie mit begleitender geeigneter Analgesie (von nichtsteroidalen Antiphlogistika bis zu Morphin und seinen Derivaten) behandeln lassen, und dass Hirnnervenkompressionen bei 50–80 % der Patientinnen erfolgreich durch eine Strahlentherapie behandelt werden können. RCTs ergaben keine Belege dafür, dass kurze Strahlentherapien hinsichtlich der Schmerzlinderung weniger effektiv sind als längere Strahlentherapien. Einer RCT zufolge lassen sich verschiedene Fraktionierungsschemata zur effektiven Behandlung neuropathischer Knochenschmerzen verwenden.

Nutzen wahrscheinlich

Bisphosphonate bei Knochenmetastasen[82–85]

RCTs an Frauen unter Standard-Chemotherapie oder Hormonbehandlung wegen Knochenmetastasen infolge eines metastatischen Mammakarzinoms zufolge verringern und verzögern Bisphosphonate im Vergleich zu Placebo Skelettkomplikationen. Keine der RCTs zeigte hinsichtlich der Überlebensrate einen signifikanten Unterschied.

Frage Welche Effekte haben Behandlungsmethoden bei Rückenmarkmetastasen?

Nutzen belegt

Strahlentherapie plus hoch dosierte Steroide bei Frauen mit Rückenmarkskompression[93, 94]

Eine kleine RCT an Frauen mit Rückenmarkskompression spricht dafür, dass zusätzlich zu einer Strahlentherapie verabreichte Steroide im Vergleich zu alleiniger Strahlentherapie die Chance einer Gehfähigkeit nach 6 Monaten verbessern.

Strahlentherapie (nicht auf der Basis von RCT-Belegen)[93, 94]

Es fanden sich keine RCTs. Rückenmarkskompression ist ein Notfall. Retrospektiven Analysen sprechen dafür, dass eine frühzeitige Strahlentherapie Zielkriterien verbessert, jedoch erlangten weniger als 10 % der Patientinnen die Gehfähigkeit zurück, wenn es vor der Strahlentherapie zu einer schweren Verschlechterung der motorischen Funktion gekommen war.

Frage Welche Effekte haben Behandlungsmethoden bei Hirnmetastasen?

Nutzen wahrscheinlich

Strahlentherapie (nicht auf der Basis von RCT-Belegen)[90, 95]

RCTs fanden sich nicht. Retrospektive Studie sprechen dafür, dass eine Bestrahlung des gesamten Gehirns bei einigen Frauen mit Hirnmetastasen infolge eines Mammakarzinoms zur Verbesserung der neurologischen Funktion führt.

Wirksamkeit unbekannt

Intrathekale Chemotherapie[97]

Es fanden sich weder RCTs noch Beobachtungsstudien zur intrathekalen Chemotherapie bei Patientinnen mit Hirnmetastasen.

Strahlensensibilisierende Substanzen[97]

Es fanden sich keine RCTs über strahlensensibilisierende Substanzen. Eine offen randomisierte Fallkontrollstudie ergab nur begrenzte Belege dafür, dass zusätzlich verabreichtes RSR13, eine strahlensensibilisierende Substanz, während der Bestrahlung des gesamten Gehirns das Überleben verlängern kann.

Operative Resektion[96]

Es fanden sich keine RCTs. Eine retrospektive Kohortenstudie ergab nur begrenzte Belege für eine Beurteilung der operativen Resektion bei Patientinnen mit Hirnmetastasen.

Frage Welche Effekte haben Behandlungsmethoden bei Hirnmetastasen?

Nutzen wahrscheinlich

Strahlentherapie zur Kontrolle choroidaler Metastasen[98–102]

RCTs fanden sich nicht. Retrospektive Studie sprechen dafür, dass eine Strahlentherapie bei einigen Frauen mit choroidalen Metastasen von Nutzen ist.

Definition Als metastatisches oder fortgeschrittenes Mammakarzinom bezeichnet man das Vorliegen der Krankheit an entfernten Orten wie Knochen, Leber oder Lunge. Es ist durch eine primäre Operation nicht zu behandeln und gilt gegenwärtig als unheilbar. Allerdings können junge Menschen mit guter Leistungsfähigkeit 15–20 Jahre überleben.[1] Zu den Symptomen können Schmerzen infolge von Knochenmetastasen, Atemnot infolge einer Ausbreitung in die Lungen und Übelkeit oder abdominelle Beschwerden infolge einer Leberbeteiligung gehören.

Inzidenz/ Prävalenz Das Mammakarzinom ist der zweithäufigste Tumor der Welt (1,05 Mio. Patientinnen) und bei weitem die häufigste maligne Erkrankung der Frau (22 % aller Krebserkrankungen). Weltweit beträgt das Verhältnis zwischen Mortalität und Inzidenz 36 %. Das Mammakarzinom steht an fünfter Stelle der tumorbedingten Todesursachen insgesamt (obwohl es die führende Mortalitätsursache bei der Frau ist – die 370.000 jährlichen Todesfälle bilden 13,9 % der tumorbedingten Todesfälle bei Frauen). Jährlich verursacht das metastatische Mammakarzinom in den USA 46.000 und in Großbritannien 15.000 Todesfälle.[2] Es ist heutzutage die Tumorerkrankung mit der höchsten Prävalenz, und es gibt schätzungsweise 3,9 Mio. Frauen, bei denen in den vergangenen 5 Jahren ein Mammakarzinom diagnostiziert wurde (im Vergleich etwa zum Lungenkarzinom, mit dem 1,4 Mio. leben). Die wahre Prävalenz der metastasierten Erkrankung ist hoch, da manche Frauen viele Jahre lang mit der Erkrankung leben. Seit 1990 sind die Inzidenzraten insgesamt um etwa 1,5 % jährlich gestiegen.[3]

Ätiologie/ Risikofaktoren Das Risiko einer metastatischen Erkrankung hängt mit bekannten prognostischen Faktoren im ursprünglichen Primärtumor zusammen. Zu diesen Faktoren gehören eine östrogenrezeptornegative Erkrankung, Primärtumoren mit einem Durchmesser von 3 cm oder mehr sowie eine Beteiligung der axillären Lymphknoten. In einer großen systematischen Übersicht kam es innerhalb von 10 Jahren nach adjuvanter Chemotherapie wegen eines Mammakarzinoms im Frühstadium bei 60–70 % nodal positiver und bei 25–30 % nodal negativer Frauen zum Rezidiv.[4]

Prognose Die Prognose richtet sich nach dem Alter, dem Ausmaß der Erkrankung und dem Östrogenrezeptorstatus. Es gibt auch Belege dafür, dass eine Überexpression des Produkts des HER2/neu-Onkogens, das bei etwa einem Drittel der Frauen mit metastatischem Mammakarzinom auftritt, mit einer schlechteren Prognose einhergeht.[5] Ein kurzes krankheitsfreies Intervall (z. B. <1 Jahr) zwischen der Operation eines frühen Mammakarzinoms und der Entstehung von Metastasen spricht dafür, dass die wiederkehrende Erkrankung gegen das zur adjuvanten Therapie verwandte Medikament resistent ist.[6] Bei Frauen, deren Metastasen nicht behandelt werden, beträgt die durchschnittliche Überlebenszeit nach der Diagnose der Metastasen 12 Monate.[7] Die Bestimmung der Therapie der ersten Wahl (hormonell oder operativ) beruht auf einer Vielfalt klinischer Faktoren.[8–11] In vielen Ländern, darunter den USA, Kanada und einigen europäischen Ländern, gibt es Belege für eine in den vergangenen Jahren abnehmende Sterberate. Dies spiegelt möglicherweise Verbesserungen der Therapie (und daher eine gestiegene Überlebensrate) sowie eine frühzeitigere Diagnose wider.[2–12]

Literatur

1. Hortobagyi GN. Can we cure limited metastatic breast cancer? *J Clin Oncol* 2002;20:620–623.
2. Pisani P, Parkin DM, Ferlay J. Estimates of the worldwide mortality from eighteen major cancers in 1985. Implications for prevention and projections of future burden. *Int J Cancer* 1993;55:891–903.
3. Parkin MD. Global cancer statistics in the year 2000. *Lancet Oncol* 2001;2:533–543.
4. Early Breast Cancer Trialists' Collaborative Group. Polychemotherapy for early breast cancer: an overview of the randomised trials. *Lancet* 1998;352:930–942. Search date 1995; studies were identified using lists prepared by three international cancer research groups, by searching the international Cancer Research Data Bank, meeting abstracts, and references of published trials, and by consulting experts.
5. Slamon DJ, Clark GM, Wong SG, et al. Human breast cancer: correlation of relapse and survival with amplification of the HER-2/neu oncogene. *Science* 1987;235:177–182.
6. Rubens RD, Bajetta E, Bonneterre J, et al. Treatment of relapse of breast cancer after adjuvant systemic therapy. *Eur J Cancer* 1994;30A:106–111.
7. Cold S, Jensen NV, Brincker H, et al. The influence of chemotherapy on survival after recurrence in breast cancer: a population based study of patients treated in the 1950s, 1960s, and 1970s. *Eur J Cancer* 1993;29A:1146–1152.
8. Jackson IM, Litherland S, Wakeling AE. Tamoxifen and other antioestrogens. In: Powels TJ, Smith IE, eds. *Medical management of breast cancer*. London: Martin Dunitz, 1997:51–59.
9. Arafah BM, Pearson OH. Endocrine treatment of advanced breast cancer. In: Jordan VC, ed. *Estrogen/antiestrogen action and breast cancer therapy*. Madison: University of Wisconsin Press, 1986:417–429.
10. McGuire WL. Hormone receptors: their role in predicting prognosis and response to endocrine therapy. *Semin Oncol* 1978;5:428–443.
11. Kuss JT, Muss HB, Hoen H, et al. Tamoxifen as initial endocrine therapy for metastatic breast cancer: long term follow-up of two Piedmont Oncology Association (POA) trials. *Breast Cancer Res Treat* 1997;42:265–274.
12. Olsen O, Gotzsche PC. Cochrane review on screening for breast cancer with mammography. *Lancet* 2001;358:1340–1342.
13. Coates A, Gebski V, Signori D. Prognostic value of quality-of-life scores during chemotherapy for advanced breast cancer. *J Clin Oncol* 1992;10:1833–1838.
14. European Organisation for Research and Treatment of Cancer (EORTC). *A practical guide to EORTC studies*. Brussels: EORTC Data Center, 1996:126.
15. Miller AB, Hoogstraten B, Staquet M, et al. Reporting results of cancer treatment. *Cancer* 1981;47:207–214.
16. Baum M, Priestman T, West RR, et al. A comparison of subjective responses in a trial comparing endocrine with cytotoxic treatment in advanced carcinoma of the breast. In: Mouridsen HT, Palshof T, eds. *Breast cancer – experimental and clinical methods*. London: Pergamon Press, 1980:223–228.
17. Bernhard J, Thurlimann B, Schmitz SF, et al. Defining clinical benefit in postmenopausal patients with breast cancer under second-line endocrine treatment: does quality of life matter? *J Clin Oncol* 1999;17:1672–1679.
18. Greenberg PA, Hortobagyi GN, Smith TL, et al. Long-term follow-up of patients with complete remission following combination chemotherapy for metastatic breast cancer. *J Clin Oncol* 1996;14:2197–2205.
19. Geels P, Eisenhauer E, Bezjak A, et al. Palliative effect of chemotherapy: objective tumor response is associated with symptom improvement in patients with metastatic breast cancer. *J Clin Oncol* 2000;18:2395–2405.
20. Fossati R, Confalonieri C, Torri V, et al. Cytotoxic and hormonal treatment for metastatic breast cancer: a systematic review of published randomised trials involving 31 510 women. *J Clin Oncol* 1998;16:3439–3460. Search date 1997; primary sources Medline, Embase, and hand searches of reference lists from retrieved articles and lists from relevant meetings.

21. Litherland S, Jackson IM. Antioestrogens in the management of hormone-dependent cancer. *Cancer Treat Rev* 1988;15:183–194.
22. Johnston SR. Acquired tamoxifen resistance in human breast cancer – potential mechanisms and clinical implications. *Anticancer Drugs* 1997;8:911–930.
23. Hayes DF, Van Zyl JA, Goedhals L, et al. Randomised comparison of tamoxifen and two separate doses of toremifene in postmenopausal patients with metastatic breast cancer. *J Clin Oncol* 1995;13:2556–2566.
24. Parazzini F, Colli E, Scatigna M, et al. Treatment with tamoxifen and progestins for metastatic breast cancer in postmenopausal women: a quantitative review of published randomised clinical trials. *Oncology* 1993;50:483–489. Search date 1991; primary sources Medline and hand searches of reference lists of articles identified.
25. Muss HB, Case DL, Atkins JN, et al. Tamoxifen versus high-dose oral medroxyprogesterone acetate as initial endocrine therapy for patients with metastatic breast cancer: a Piedmont Oncology Association study. *J Clin Oncol* 1994;12:1630–1638.
26. Pannutti F, Martoni A, Zamagni C, et al. Progestins. In: Powles TJ, Smith IE, eds. *Medical management of breast cancer.* London: Martin Dunitz, 1997:95–107.
27. Pannuti F, Martoni A, Murari G, et al. Analgesic activity of medroxyprogesterone acetate in cancer patients: an anti-inflammatory mediated activity? *Int J Tissue React* 1985;7:505–508.
28. Crump M, Sawka CA, DeBoer G, et al. An individual patient-based meta-analysis of tamoxifen versus ovarian ablation as first-line endocrine therapy for premenopausal women with metastatic breast cancer. *Breast Cancer Res Treat* 1997;44:201–210. Search date not stated; primary sources Medline, Cancerlit, hand searches of bibliographies of related publications, and personal contact with principal investigators of unpublished trials.
29. Sawka CA, Pritchard KI, Shelley W, et al. A randomised crossover trial of tamoxifen versus ovarian ablation for metastatic breast cancer in premenopausal women: a report of the National Cancer Institute of Canada clinical trials group trial MA1. *Breast Cancer Res Treat* 1997;44:211–215.
30. Taylor CW, Green S, Dalton WS, et al. Multicenter randomised clinical trial of goserelin versus surgical ovariectomy in premenopausal patients with receptor-positive metastatic breast cancer: an intergroup study. *J Clin Oncol* 1998;16:994–999.
31. Boccardo F, Rubagotti A, Perotta A, et al. Ovarian ablation versus goserelin with or without tamoxifen in pre-perimenopausal patients with advanced breast cancer: results of a multicentric Italian study. *Ann Oncol* 1994;5:337–342.
32. Klijn JG, Blamey RW, Boccardo F, et al. Combined tamoxifen and luteinising hormone-releasing hormone (LHRH) agonist versus LHRH agonist alone in premenopausal advanced breast cancer: a meta-analysis of four randomised trials. *J Clin Oncol* 2001;19:343–353.
33. Bonneterre J, Thurlimann B, Robertson JFR, et al. Anastrozole versus tamoxifen as first-line therapy for advanced breast cancer in 668 postmenopausal women: results of the tamoxifen or arimidex randomised group efficacy and tolerability study. *J Clin Oncol* 2000;18:3748–3757.
34. Nabholtz JM, Buzdar A, Pollak M, et al. Anastrozole is superior to tamoxifen as first-line therapy for advanced breast cancer in postmenopausal women: results of a North American multicentre randomised trial. *J Clin Oncol* 2000;18:3758–3767.
35. Nabholtz JM, Bonneterre J, Buzdar A, et al. Anastrozole (Arimidex) versus tamoxifen as first-line therapy for advanced breast cancer in postmenopausal women: survival analysis and updated safety results. *Eur J Cancer* 2003;39:1684–1689.
36. Mouridsen H, Gershanovich M, Sun Y, et al. Phase III study of letrozole versus tamoxifen as first-line therapy of advanced breast cancer in postmenopausal women: analysis of survival and update of efficacy from the International Letrozole Breast Cancer Group. *J Clin Oncol* 2003;21:2101–2109.
37. Mouridsen H, Gershanovich M, Sun Y, et al. Superior efficacy of letrozole (Femara) versus tamoxifen as first-line therapy for postmenopausal women with advanced breast cancer: results of a phase III study of the International Letrozole Breast Cancer Group. *J Clin Oncol* 2001:19;2596–2606.
38. Lipton A, Ali SM, Leitzel K, et al. Serum HER-2/neu and response to the aromatase inhibitor letrozole versus tamoxifen. *J Clin Oncol* 2003;21:1967–1972.
39. Buzdar A, Jonat W, Howell A, et al. Anastrozole, a potent and selective aromatase inhibitor, versus megestrol acetate in post-menopausal women with advanced breast cancer: results of overview analysis of two phase III trials. *J Clin Oncol* 1996;14:2000–2011.
40. Osborne CK, Pippen J, Jones SE, et al. Double-blind randomised trial comparing the efficacy and tolerability of fulvestrant versus anastrozole in postmenopausal women with advanced breast cancer progressing on prior endocrine therapy. *J Clin Oncol* 2002;20:3386–3395.
41. Howell A, Robertson JF, Quaresma Albano J, et al. Fulvestrant, formerly ICI 182,780, is as effective as anastrozole in postmenopausal women with advanced breast cancer progressing after prior endocrine treatment. *J Clin Oncol* 2002;20:3396–3403.
42. Kaufman M, Bajetta E, Dirix LY, et al. Exemestane is superior to megestrol acetate after tamoxifen failure in postmenopausal women with advanced breast cancer: results of a phase III randomised double-blind trial. *J Clin Oncol* 2000;18:1399–1411.

43. Dombernowsky P, Smith I, Falkson G, et al. Letrozole, a new oral aromatase inhibitor for advanced breast cancer: double-blind randomised trial showing a dose effect and improved efficacy and tolerability compared with megestrol acetate. *J Clin Oncol* 1998;16:453–461.
44. Gershanovich M, Chaudri HA, Campos D, et al. Letrozole, a new oral aromatase inhibitor: randomised trial comparing 2.5 mg daily, 0.5 mg daily and aminoglutethimide in postmenopausal women with advanced breast cancer. *Ann Oncol* 1998;9:639–645.
45. Jones S, Vogel C, Arkhipov A, et al. Multicenter phase II trial of exemestane as third-line hormonal therapy of postmenopausal women with metastatic breast cancer. *J Clin Oncol* 1999;17:3418–3425..
46. Lønning PE, Bajetta E, Murray R, et al. Activity of exemestane in metastatic breast cancer after failure of nonsteroidal aromatase inhibitors: a phase II trial. *J Clin Oncol* 2000;18:2234–2244.
47. A'Hern RP, Smith IE, Ebbs SR. Chemotherapy and survival in advanced breast cancer: the inclusion of doxorubicin in Cooper type regimens. *Br J Cancer* 1993;67:801–805. Search date not stated; primary sources Cancerlit and communication with colleagues.
48. Stewart DJ, Evans WK, Shepherd FA, et al. Cyclophosphamide and fluorouracil combined with mitozantrone versus doxorubicin for breast cancer: superiority of doxorubicin. *J Clin Oncol* 1997;15:1897–1905.
49. Namer M, Soler-Michel P, Turpin F. Results of a phase III prospective randomised trial comparing mitoxantrone and vinorelbine in combination with standard FAC/FEC in front-line therapy of metastatic breast cancer. *Eur J Cancer* 2001;37:1132–1140.
50. Engelsman E, Klijn JC, Rubens RD, et al. "Classical" CMF versus a 3-weekly intravenous CMF schedule in postmenopausal patients with advanced breast cancer. *Eur J Cancer* 1991;27:966–970.
51. Tannock IF, Boyd NF, DeBoer G, et al. A randomised trial of two dose levels of cyclophosphamide, methotrexate and fluorouracil chemotherapy for patients with metastatic breast cancer. *J Clin Oncol* 1988;6:1377–1387.
52. Cummings FJ, Gelman R, Horton J. Comparison of CAF versus CMFP in metastatic breast cancer: analysis of prognostic factors. *J Clin Oncol* 1985;3:932–940.
53. Smalley RV, Lefante J, Bartolucci A, et al. A comparison of cyclophosphamide, adriamycin, and 5-fluorouracil (CAF) and cyclophosphamide, methotrexate, 5-fluorouracil, vincristine, and prednisolone (CMFVP) in patients with advanced breast cancer. *Breast Cancer Res Treat* 1983;3:209–220.
54. French Epirubicin Study Group. A prospective randomised phase III trial comparing combination chemotherapy with cyclophosphamide, fluorouracil, and either doxorubicin or epirubicin. *J Clin Oncol* 1988;6:679–688.
55. Italian Multicentre Breast Study with Epirubicin. Randomised phase III study of fluorouracil, doxorubicin, and cyclophosphamide in advanced breast cancer: an Italian multicentre trial. *J Clin Oncol* 1988;6:976–982.
56. Wilcken N, Hornbuckle J, Ghersi D. Chemotherapy alone versus endocrine therapy alone for metastatic breast cancer. In: The Cochrane Library, Issue 3, 2003. Oxford: Update Software. Search date 2002, primary sources Cochrane Breast Cancer Group Specialised Trials Register.
57. Sledge GW, Hu P, Torney D, et al. Comparison of chemotherapy with chemohormonal therapy as first-line therapy for metastatic, hormone sensitive breast cancer. An Eastern Cooperative Oncology Group Study. *J Clin Oncol* 2000;18:262–266.
58. Ross MB, Buzdar AU, Smith TL, et al. Improved survival of patients with metastatic breast cancer receiving combination chemotherapy. *Cancer* 1985;55:341–346.
59. Goldhirsch A, Glick JH, Gelber RD, et al. International consensus panel on the treatment of primary breast cancer. *J Natl Cancer Inst* 1998;90:1601–1608.
60. Coates AS, Hurny C, Peterson HF, et al. Quality of life scores predict outcome in metastatic but not early breast cancer. *J Clin Oncol* 2000;18:3768–3774.
61. Hakamies-Blomquist L, Luoma M, Sjostrom J, et al. Quality of life in patients with metastatic breast cancer receiving either docetaxel or sequential methotrexate and 5-fluorouracil. A multicenter randomised phase III trial by the Scandinavian breast group. *J Clin Oncol* 2000;36:1411–1417.
62. Houston SJ, Richards MA, Bentley AE, et al. The influence of adjuvant chemotherapy on outcome after relapse for patients with breast cancer. *Eur J Cancer* 1993;29A:1513–1518.
63. The Italian Group for Antiemetic Research. Dexamethasone alone or in combination with ondansetron for the prevention of delayed nausea and vomiting induced by chemotherapy. *N Engl J Med* 2000;342:1554–1559.
64. Stockler M, Wilcken NR, Ghersi D, et al. Systematic reviews of chemotherapy and chemotherapy and endocrine therapy in metastatic breast cancer. *Cancer Treat Rev* 2000;26:151–168. Search date not stated; primary source Medline.
65. Ghersi D, Wilcken N, Simes J, Donoghue E. Taxane containing regimens for metastatic breast cancer. In: The Cochrane Library, Issue 3, 2003. Oxford: Update Software. Search date 2003, primary sources Cochrane Breast Cancer Group Specialised Trials Register.
66. Farquhar C, Basser R, Hetrick S, et al. High dose chemotherapy and autologous bone marrow or stem cell transplantation versus conventional chemotherapy for women with metastatic breast cancer. In: The Cochrane Library, Issue 3, 2003. Oxford: Update Software. Search date 2002; primary sources

Cochrane Breast Cancer Group Specialised Trials register, cooperative research groups' websites, Medline, Embase, Central/CCTR, American Society of Clinical Oncology.
67. Hortobagyi GN, Bodey GP, Buzdar AU, et al. Evaluation of high-dose versus standard FAC chemotherapy for advanced breast cancer in protected environment units: a prospective randomised trial. *J Clin Oncol* 1987;5:354–364.
68. Bastholt L, Dalmark M, Gjedde S, et al. Dose–response relationship of epirubicin in the treatment of postmenopausal patients with metastatic breast cancer: a randomised study of epirubicin at four different dose levels performed by the Danish Breast Cancer Co-operative Group. *J Clin Oncol* 1996;14:1146–1155.
69. Slamon DJ, Leyland-Jones B, Shak S, et al. Use of chemotherapy plus a monoclonal antibody against HER2 for metastatic breast cancer that overexpresses HER2. *N Engl J Med* 2001;344:783–792.
70. Osoba D, Slamon DJ, Burchmore M, et al. Effects on quality of life of combined trastuzumab and chemotherapy in women with metastatic breast cancer. *J Clin Oncol* 2002;20:3106–3113.
71. Vogel CL, Cobleigh MA, Tripathy D, et al. Efficacy and safety of trastuzumab as a single agent in first-line treatment of HER2-overexpressing metastatic breast cancer. *J Clin Oncol* 2002;20:719–726.
72. Bonneterre J, Roche H, Monnier A, et al. Docetaxel vs 5-fluorouracil plus vinorelbine in metastatic breast cancer after anthracycline therapy failure. *Br J Cancer* 2002;87:1210–1215.
73. Jones S, Winer E, Vogel C, et al. Randomised comparison of vinorelbine and melphalan in anthracycline-refractory advanced breast cancer. *J Clin Oncol* 1995;13:2567–2574.
74. Norris B, Pritchard KI, James K, et al. Phase III comparative study of vinorelbine combined with doxorubicin versus doxorubicin alone in disseminated metastatic/recurrent breast cancer: National Cancer Institute of Canada Clinical Trials Group Study MA8. *J Clin Oncol* 2000;18:2385–2394.
75. Namer M, Soler-Michel P, Mefti F, et al. Is the combination FAC/FEC always the best regimen in advanced breast cancer? Utility of mitoxantrone and vinorelbine association as an alternative: results from a randomised trial [abstract]. *Breast Cancer Res Treat* 1997;46:94(A406).
76. Freyer G, Delozier T, Lichinister M, et al. Phase II study of oral vinorelbine in first-line advanced breast cancer chemotherapy. *J Clin Oncol* 2003;21:35–40.
77. Berruti A, Sperone P, Bottini A. Phase II study of vinorelbine with protracted fluorouracil infusion as a second or third line approach for advanced breast cancer patients previously treated with anthracyclines. *J Clin Oncol* 2000;18:3370–3377.
78. Stathopoulus GP, Rigatos SK, Pergantas N, et al. Phase II trial of biweekly administration of vinorelbine and gemcitabine in pretreated advanced breast cancer. *J Clin Oncol* 2002;20:37–41.
79. Tomiak E, Verma S, Levine M, et al. Use of capecitabine in stage IV breast cancer: an evidence summary. *Curr Oncol* 2000;7:84–90. Search date 2000; primary sources Medline, Cancerlit, Cochrane, Pubmed, US Food and Drug Administration website, Physician Query Database, Clinical Trials Listing service, hand searches of proceedings of the American Society of Clinical Oncology, and contact with Hoffmann-La Roche.
80. Blum JL, Jones SE, Buzdar AU, et al. Multicenter phase II study of capecitabine in paclitaxel-refractory metastatic breast cancer. *J Clin Oncol* 1999;17:485–493.
81. Diasio RB. An evolving role for oral fluoropyrimidine drugs. *J Clin Oncol* 2002;20:894–896.
82. Pavlakis N, Stockler M. Bisphosphonates for breast cancer. In: The Cochrane Library, Issue 3, 2003. Oxford: Update Software. Search date not stated, primary sources Cochrane Breast Cancer Group Specialised Trials Register, Medline, Central/CCTR, Embase, CancerLit, and hand searches from a number of other relevant sources.
83. Body JJ, Diel IJ, Lichinitser MR, et al. Intravenous ibandronate reduces the incidence of skeletal complications in patients with breast cancer and bone metastases. *Ann Oncol* 2003;14:1399–1405.
84. Hillner BE, Ingle JN, Berenson JR, et al. American Society of Clinical Oncology guideline on the role of bisphosphonates in breast cancer: American Society of Oncology Bisphosphonates Expert Panel. *J Clin Oncol* 2000;18:1378–1391.
85. Hillner BE, Weeks JC, Desch CE, et al. Pamidronate in prevention of bone complications in metastatic breast cancer; a cost-effectiveness analysis. *J Clin Oncol* 2000;18:72–79.
86. World Health Organization. *Cancer pain relief.* Geneva: WHO, 1996.
87. Hall SM, Budzar AV, Blumenschein GR. Cranial nerve palsies in metastatic breast cancer due to osseous metastasis without intracranial involvement. *Cancer* 1983;52:180–184.
88. Bone Trial Working Party. 8 Gy single fraction radiotherapy for the treatment of metastatic skeletal pain: randomised comparison with a multifraction schedule over 12 months of patient follow-up. *Radiother Oncol* 1999;52:111–121.
89. Price P, Hoskin PJ, Easton D, et al. Prospective randomised trial of single and multifraction radiotherapy schedules in treatment of painful bony metastases. *Radiother Oncol* 1986;6:247–255.
90. Priestman TJ, Dunn J, Brada M, et al. Final results of the Royal College of Radiologists' trial comparing two different radiotherapy schedules in the treatment of brain metastases. *Clin Oncol* 1996;8:308–315.
91. Roos DE, O'Brien PC, Smith JG, et al. A role for radiotherapy in neuropathic bone pain: preliminary response rates from a prospective trial. *Int J Radiat Oncol Biol Phys* 2000;46:975–981.

92. Bretscher N. Care for dying patients: what is right? *J Clin Oncol* 2000;18:233–234.
93. Rades D, Blach M, Nerreter V, et al. Metastatic spinal cord compression. Influence of time between onset of motor deficits and start of irradiation on therapeutic effect. *Strahlenther Onkol* 1999;175:378–381.
94. Sorensen S, Helweg-Larsen S, Mouridsen H, et al. Effect of high-dose dexamethasone in carcinomatous metastatic spinal cord compression treated with radiotherapy: a randomised trial. *Eur J Cancer* 1994;30A:22–27.
95. Cancer Guidance Subgroup of the Clinical Outcomes Group. *Improving outcomes in breast cancer. The research evidence.* London: NHS Executive, 1996.
96. Diener-West M, Dobbins TW, Phillips TL, et al. Identification of an optimal subgroup for treatment evaluation of patients with brain metastases using RTOG study 7916. *Int J Radiat Oncol Biol Phys* 1989;16:669–673.
97. Shaw E, Scott C, Suh J, et al. RSR13 plus cranial radiation therapy in patients with brain metastases: comparison with the Radiation Therapy Oncology Group Recursive Partitioning Analysis Brain Metastases Database. *J Clin Oncol* 2003;21:2364–2371.
98. Wiegel T, Bottke D, Kreusel KM, et al. External beam radiotherapy of choroidal metastases – final results of a prospective study of the German Cancer Society (ARO 95–08). *Radiother Oncol* 2002;64:13–18.
99. Ratanatharathorn V, Powers WE, Grimm J, et al. Eye metastasis from carcinoma of the breast: radiation treatment and results. *Cancer Treat Rev* 1991;18:261–276.
100. Piccone MR, Maguire AM, Fox KC, et al. Choroidal metastases. Case 1: breast cancer. *J Clin Oncol* 1999;17:3356–3358.
101. Hortobagyi GN. Treatment of breast cancer. *N Engl J Med* 1998;339:974–984.
102. Levinger S, Merin S, Seigal R, et al. Laser therapy in the management of choroidal breast tumor metastases. *Ophthalmic Surg Lasers* 2001;32:294–299.
103. Ando M, Watanabe T, Nagata K, et al. Efficacy of docetaxel 60 mg/m2 in patients with metastatic breast cancer according to the status of anthracycline resistance. *J Clin Oncol* 2001;19:336–342.

Kommentar

Stephanie von Orelli

Etwa 45–50 % der Patientinnen mit Brustkrebs entwickeln im Verlauf ihrer Erkrankung Metastasen. Die Knochen sind der häufigste Ort der Metastasierung, gefolgt von Lunge, Pleura und Leber. Nach den heutigen Kenntnissen ist die Heilung der Patientinnen mit nachgewiesenen Fernmetastasen ausgeschlossen.

Im Fordergrund der therapeutischen Überlegungen steht deshalb, unter Berücksichtigung des Allgemeinzustandes, des Alters und der Wünsche der Patientin, das Erhalten einer optimalen Lebensqualität. Isolierte Metastasen in der Leber oder der Lunge können primär operativ behandelt werden. Bei Knochenmetastasierung werden zusätzlich zur Hormon- respektive Chemotherapie Biphosphonate eingesetzt. Falls die Knochenmetastasen symptomatisch werden, können sie zusätzlich radiotherapiert werden.

Im Bezug auf die systemische Therapie stellt sich die Frage nach der Dynamik der Erkrankung und der Hormonrezeptorlage des Tumors. Im Falle eines Hormonrezeptor-positiven, langsam wachsenden Tumors ist der Hormontherapie primär den Vorzug zu geben. In der Regel werden bei postmenopausalen Patientinnen insbesondere nach Tamoxifenvorbehandlung Aromatasehemmer (1, 2), und bei den prämenopausalen Gn-Rh-Analoga kombiniert mit Tamoxifen indiziert (3). Bei Hormonrezeptor-negativen Tumoren mit jedoch Her-2-neu-Positivität wird heute die Monotherapie mit dem monoklonalen Antikörper Trastuzumab indiziert (4).

Bei schnellem Tumorwachstum werden verschiedene Chemotherapieschemata eingesetzt. Mit einer Polychemotherapie kann eine Ansprechrate in bis zu 60 % erzielt werden, jedoch bleibt das mittlere Überleben mit Metastasen unter 2 Jahren. Als First-Line-Therapie werden üblicherweise Anthrazyklin-haltige Chemotherapien eingesetzt, insbesondere bei Patientinnen, die zuvor noch nicht mit diesen behandelt wurden. Auch Taxan-haltige Regime werden zunehmen als First-Line-Therapie indiziert (5). Bei Her2-Onkogen-positiven Tumoren gewinnt die Herceptin-Therapie kombiniert mit einem Chemotherapeutikum an Bedeutung. Als Second- oder Third-Line-Chemotherapien werden Vinorelbin, ein semisynthetisches Vinca-Alkaloid oder Capecitabine allein oder mit anderen Chemotherapeutika gegeben. Weitere Substanzen werden aktuell in verschiedenen Studien geprüft. Die

Dauer der Chemotherapiegabe ist unklar und wird neben den Wünschen der Patientin und ihrem Allgemeinzustand auch von der kumulativen Maximaldosis insbesondere der Anthrazykline sowie der weiteren Tumorprogression bestimmt.

1. Nabholtz JM, Buzdar A, Pollak M et al.: Anastrozole is superior to tamoxifen as first-line therapy for advanced breast cancer in postmenopausal women: results of a North American multicenter randomized trial. Arimidex Study Group. J Clin Oncol. 2000 Nov 15;18(22):3758–67.
2. Mouridsen H, Gershanovich M, Sun Y, Perez-Carrion R, Dugan M. et al.: Superior efficacy of letrozole versus tamoxifen as first-line therapy for postmenopausal women with advanced breast cancer: results of a phase III study of the International Letrozole Breast Cancer Group. J Clin Oncol. 2001 May 15;19(10):2596–606.
3. Klijn JG, Blamey RW, Boccardo F, Tominaga T, Duchateau L, Sylvester R: Combined Hormone Agents Trialists' Group and the European Organization for Research and Treatment of Cancer. Combined tamoxifen and luteinizing hormone-releasing hormone (LHRH) agonist versus LHRH agonist alone in premenopausal advanced breast cancer: a meta-analysis of four randomized trials. J Clin Oncol. 2001 Jan 15;19(2):343–53.
4. Slamon DJ; Leyland-Jones B; Shak S; Fuchs H; Paton V; Bajamonde A; Fleming T; Eiermann W; Wolter J; Pegram M; Baselga J; Norton L Use of chemotherapy plus a monoclonal antibody against HER2 for metastatic breast cancer that overexpresses HER2. N Engl J Med 2001 Mar 15;344 (11):783–92.
5. Ghersi D, Wilcken N, Simes J, Donoghue E.: Taxane containing regimens for metastatic breast cancer. Cochrane Database Syst Rev. 2003(3):CD003366. Review.

Mammakarzinom, nicht metastatisches

Suchdatum: Februar 2004

J. Michael Dixon, Alan Rodger und Justin Stebbing

Frage Welche Effekte haben Maßnahmen nach brusterhaltender Operation eines duktalen Carcinoma in situ?

Nutzen wahrscheinlich

Strahlentherapie[6–9]

Zwei anhand einer systematischen Übersicht ausgewiesenen RCTs zufolge verringert die Strahlentherapie nach brusterhaltender Operation bei duktalem Carcinoma in situ im Vergleich zu keiner Strahlentherapie Lokalrezidive und invasive Karzinome nach 4 und 8 Jahren. Es fanden sich jedoch keine Belege über einen Effekt hinsichtlich des Überlebens. Eine RCT an Frauen nach lokaler Exzision ergab nach einer durchschnittlichen Nachbeobachtung von einem Jahr hinsichtlich eines total invasiven oder duktalen Carcinoma in situ keinen signifikanten Unterschied zwischen Tamoxifen plus Strahlentherapie und alleiniger Strahlentherapie.

Tamoxifen plus Strahlentherapie (verringert Rezidive bei Frauen mit östrogenrezeptorpositiven Tumoren)[9–11]

Einer RCT zufolge verringert adjuvant verabreichtes Tamoxifen Komplikationen eines Mammakarzinoms bei Frauen, die sich einer umfangreichen Exzision und Strahlentherapie unterzogen haben, nach einer durchschnittlichen Nachbeobachtung von 6 Jahren. Allerdings sprach eine Subgruppenanalyse dafür, dass der Nutzen u. U. auf Patientinnen mit östrogenrezeptorpositivem Tumor begrenzt ist. Belege für einen Effekt auf die Überlebensrate fanden sich nicht. Eine RCT an Frauen, die sich einer lokalen Exzision unterzogen hatten, ergab nach einer durchschnittlichen Nachbeobachtungszeit von einem Jahr hinsichtlich eines total invasiven oder duktalen Carcinoma in situ keinen signifikanten Unterschied zwischen Tamoxifen plus Strahlentherapie und alleiniger Strahlentherapie.

Frage Welche Effekte haben Behandlungsmethoden eines primär operablen Mammakarzinoms?

Nutzen belegt

Adjuvante Kombinationschemotherapie[70, 73]

Einer systematischen Übersicht zufolge senkt eine adjuvante Kombinationschemotherapie – im Vergleich zu keiner Chemotherapie – die Rezidivraten und hebt die 10-Jahres-Überlebensrate. Der Nutzen scheint unabhängig vom Lymphknoten- oder Menopausenstatus zu sein, auch wenn die absoluten Besserungen bei Frauen mit nodal positiver Erkrankung und vielleicht auch bei jüngeren Frauen stärker ausgeprägt sind. Zu den Nebenwirkungen einer Chemotherapie gehören Erschöpfung, Übelkeit und Erbrechen, Haarausfall, Knochenmarksuppression, Neuropathie und Magen-Darm-Störungen. Eine Chemotherapie kann die Fertilität und die Ovarialfunktion beeinträchtigen.

Adjuvant verabreichtes Tamoxifen (bei Frauen mit östrogenrezeptorpositiven Tumoren)[74–79]

Einer systematischen Übersicht zufolge senkt bis zu 5 Jahre lang adjuvant verabreichtes Tamoxifen bei Frauen mit östrogenrezeptorpositivem Tumor (unabhängig von deren Alter, Menopausenstatus und Lymphknotenbeteiligung oder einer zusätzlichen Chemotherapie) das Risiko, ein Rezidiv zu erleiden und zu sterben. Eine Behandlungsdauer von 5 Jahren ist besser als kürzere Behandlungszeiten, die Belege ergeben jedoch keinen Nutzen bei Behandlungszeiten über 5 Jahren. Tamoxifen erhöht ein wenig das Risiko eines Endometriumkarzinoms, jedoch fanden wir keine Belege für eine unerwünschte Gesamtwirkung auf die Tumormortalität.

Anthrazyklinschemata als adjuvante Chemotherapie[70]
Einer systematischen Übersicht zufolge verringern adjuvante Therapieschemata mit einem Anthrazyklin im Vergleich zu einem Standard-Mehrfach-Chemotherapie-Schema (CMF) Rezidive und erhöhen die 5-Jahres-Überlebensrate. Zu den Nebenwirkungen einer Chemotherapie gehören Erschöpfung, Übelkeit und Erbrechen, Haarausfall, Knochenmarksuppression, Neuropathie und Magen-Darm-Störungen. Eine Chemotherapie kann die Fertilität und die Ovarialfunktion beeinträchtigen.

Kombinationschemotherapie plus Tamoxifen[81]
Einer RCT zufolge erhöht eine zusätzlich zu Tamoxifen eingesetzte Chemotherapie (CMF) die 5-Jahres-Überlebensrate von Frauen mit lymphknotennegativem, östrogenrezeptorpositivem Mammakarzinom im Frühstadium. Die RCT zeigte, dass eine zusätzlich zu Tamoxifen eingesetzte Chemotherapie mit vermehrten Nebenwirkungen wie Übelkeit, Neutropenie, Alopezie, Thromboembolie und Phlebitis einhergeht.

Weniger extensive Operation (ähnliche Überlebensrate wie bei extensiverer Operation)[28–36]
Eine systematische Übersicht und Langzeitnachbeobachtung der darin enthaltenen RCTs zeigte, dass eine extensivere Operation im Vergleich zu einer weniger extensiven Operation die Ergebnisse bei Frauen mit frühinvasivem Mammakarzinom nicht verbessert, vorausgesetzt, der lokale Tumor wurde vollständig exzidiert. Das kosmetische Erscheinungsbild ist schlechter als nach extensiverer Operation.

Prämenopausale Ovarektomie[82]
Einer systematischen Übersicht zufolge bessert eine Ovarektomie bei prämenopausalen Frauen mit Mammakarzinom im Frühstadium im Vergleich zu keiner Ovarektomie nach 15 Jahren Nachbeobachtung das Überleben.

Strahlentherapie nach brusterhaltender Operation (verringert Lokalrezidive, ähnliche Überlebensraten wie alleinige brusterhaltende Operation)[6, 28, 31–33, 45–51]
Einer systematischen Übersicht und einer anschließenden RCT zufolge senkt eine zusätzlich zur brusterhaltenden Operation vorgenommene Strahlentherapie im Vergleich zur alleinigen brusterhaltenden Operation das Risiko eines Lokalrezidivs. Hinsichtlich des Überlebens fand sich kein signifikanter Unterschied zwischen brusterhaltender Operation plus Strahlentherapie und brusterhaltender Operation allein. Eine systematische Übersicht und eine zusätzliche RCT zeigten hinsichtlich des Überlebens und der Lokalrezidive keinen signifikanten Unterschied zwischen brusterhaltender Operation und Mastektomie. Eine RCT ergab, dass eine Strahlentherapie (mit oder ohne Tamoxifen) im Vergleich zu Tamoxifen allein ipsilaterale Tumorrezidive nach einer mittleren Nachbeobachtungszeit von 87 Monaten verringert. Hinsichtlich der Überlebens fand sich kein signifikanter Unterschied. Eine Strahlentherapie kann in seltenen Fällen Spätfolgen haben, darunter Pneumonitis, Pericarditis, Armödem, Armplexopathie und radionekrotische Rippenfrakturen.

Strahlentherapie nach Mastektomie bei Frauen, die stark durch ein Lokalrezidiv gefährdet sind[45, 56–63]
Eine systematische Übersicht zeigte, dass eine Strahlentherapie der Thoraxwand nach Mastektomie im Vergleich zu keiner Strahlentherapie das Risiko von Lokalrezidiven um zwei Drittel senkt. Der Übersicht zufolge senkt eine Strahlentherapie weder die Mortalität aller Ursachen noch die Mortalität des Mammakarzinoms nach alleiniger Mastektomie

oder nach Mastektomie plus Ausräumung der Achselhöhle. Nach Mastektomie plus gezielter Entnahme einzelner Lymphknoten senkte eine Strahlentherapie jedoch die Mortalität aller Ursachen. Die Strahlentherapie kann in seltenen Fällen mit Spätfolgen einhergehen. Dazu gehören Pneumonie, Perikarditis, Lymphödem des Arms, Armplexopathie und Rippenfrakturen infolge einer strahlungsbedingten Nekrose.

Nutzen wahrscheinlich

Neoadjuvante Chemotherapie (senkt die Mastektomieraten und hat ähnliche Überlebensraten wie die adjuvante Chemotherapie)[12–20]

Fünf RCTs zufolge besteht hinsichtlich des Überlebens kein signifikanter Unterschied zwischen neoadjuvanter Chemotherapie und adjuvanter Chemotherapie. Drei RCTs zeigten, dass eine neoadjuvante Chemotherapie im Vergleich zur adjuvanten Chemotherapie die Mastektomierate senkt. Zu den Nebenwirkungen einer Chemotherapie gehören Erschöpfung, Übelkeit und Erbrechen, Haarausfall, Knochenmarksuppression, Neuropathie und Magen-Darm-Störungen. Eine Chemotherapie kann die Fertilität und die Ovarialfunktion beeinträchtigen.

Totale Lymphknotenbestrahlung bei Hochrisikoerkrankung[45, 56–58, 60]

Eine systematische Übersicht zeigte, dass eine Strahlentherapie nach Mastektomie einschließlich totaler Lymphknotenbestrahlung lokoregionale Rezidive verringert. Es zeigte sich, dass eine Strahlentherapie nach Mastektomie bei Frauen nach Mastektomie plus Entnahme einzelner Lymphknoten, nicht jedoch bei Frauen nach alleiniger Mastektomie oder nach Mastektomie plus Ausräumung der Achselhöhle das Überleben verlängert.

Nutzen und Schaden abzuwägen

Strahlentherapie nach Mastektomie bei Frauen, die nicht in hohem Maße durch ein Lokalrezidiv gefährdet sind[45, 59, 61–63]

Einer systematischen Übersicht zufolge senkt die Bestrahlung der Thoraxwand nach Mastektomie im Vergleich zu keiner postoperativen Strahlentherapie das Risiko eines Lokalrezidivs um zwei Drittel. Es zeigte sich, dass eine Strahlentherapie weder die Mortalität aller Ursachen noch die Mortalität des Mammakarzinoms nach alleiniger Mastektomie oder nach Mastektomie plus Ausräumung der Achselhöhle senkt. Nach Mastektomie plus gezielter Entnahme einzelner Lymphknoten senkte eine Strahlentherapie jedoch die Mortalität aller Ursachen. Eine Strahlentherapie kann mit späteren Nebenwirkungen einhergehen, die selten sind, z. B. interstitielle Pneumonie, Perikarditis, Lymphödem des Arms, Strahlenschaden des Plexus brachialis und Rippenfrakturen infolge einer strahlungsbedingten Nekrose. Bei Frauen, die nicht hochgradig durch ein Lokalrezidiv gefährdet sind, müssen der absolute Nutzen und Schaden daher abgewogen werden.

Ausräumung der Achselhöhle[28, 83–87]

Es herrscht Konsens dahingehend, dass eine Ausräumung der Achselhöhle verglichen mit keiner Behandlung der Achselhöhle isolierte Lokalrezidive verringert. RCTs ergaben hinsichtlich des 5- bis 10-Jahres-Überlebens keinen signifikanten Unterschied zwischen einer Ausräumung der Achselhöhle und der gezielten Entnahme einzelner Lymphknoten (gefolgt von Strahlentherapie der Achselhöhle bei positivem Lymphknotenbefund) und axillärer Strahlentherapie (unabhängig vom axillären Lymphknotenbefund). Einer systematischen Übersicht zufolge verringert eine Strahlentherapie der Achselhöhle verglichen mit deren Ausräumung isolierte Lokalrezidive, jedoch war dieser Unterschied nicht signifikant. Einer systematischen Übersicht mit Belegen von überwiegend schlechter Qualität zufolge ist das Risiko eines Arm-Lymphödems bei Ausräumung der Achselhöhle plus Strahlentherapie am höchsten, bei der gezielten Entnahme einzelner Lymphknoten plus Strahlentherapie niedriger und bei der alleinigen gezielten Entnahme am niedrigsten.

Axilläre Strahlentherapie[28, 83–87]

Einer systematischen Übersicht zufolge verringert die axilläre Bestrahlung im Vergleich zur Ausräumung der Achselhöhle isolierte Lokalrezidive. Der Unterschied war jedoch nicht signifikant. Hinsichtlich des 10-Jahres-Überlebens zeigte die Übersicht keinen signifikanten Unterschied zwischen axillärer Strahlentherapie und Ausräumung der Achselhöhle. Einer systematischen Übersicht mit Belegen von überwiegend schlechter Qualität zufolge ist die Gefahr eines Arm-Lymphödems am höchsten nach Strahlentherapie plus Ausräumung der Achselhöhle, niedriger nach gezielter Entnahme einzelner Lymphknoten plus Strahlentherapie und am niedrigsten bei alleiniger gezielter Entnahme einzelner Lymphknoten.

Gezielte Entnahme einzelner Lymphknoten[28, 83–87]

Eine systematische Übersicht ergab hinsichtlich des 5-Jahres-Überlebens keinen signifikanten Unterschied zwischen einer Ausräumung der Achselhöhle und der gezielten Entnahme einzelner Lymphknoten (gefolgt von Strahlentherapie der Achselhöhle bei positivem Lymphknotenbefund). Eine systematische Übersicht mit Belegen von meist schlechter Qualität zeigte, dass das Risiko eines Armödems am höchsten bei der Ausräumung der Achselhöhle, geringer bei gezielten Entnahme einzelner Lymphknoten plus Strahlentherapie und am niedrigsten bei gezielter Entnahme einzelner Lymphknoten allein.

Wirksamkeit unbekannt

Verschiedene neoadjuvante Chemotherapieschemata (unzureichende Belege dafür, welches Schema das wirksamste ist)[21–27]

Hinsichtlich des Überlebens, der Rezidive oder der Lebensqualität fanden sich nur unzureichende Belege für irgendeinen Unterschied zwischen üblichen Chemotherapieschemata.

Bestrahlung der Mammaria-interna-Lymphknoten[56, 57, 60, 64–68]

Eine RCT ergab hinsichtlich eines Rezidivs oder des Überlebens nach 2–3 Jahren keinen signifikanten Unterschied zwischen einer Strahlentherapie und keiner Bestrahlung der Mammaria-interna-Lymphknoten. Die Behandlung kann eine strahlungsinduzierte kardiale Morbidität erhöhen.

Strahlentherapie der ipsilateralen Fossa supraclavicularis[45, 54, 60, 69]

Es fanden sich nur unzureichende Belege zur Wirksamkeit einer Strahlentherapie der ipsilateralen Fossa supraclavicularis auf das Überleben. RCTs zufolge verringert eine Strahlentherapie der Thoraxwand und der Lymphknoten das Risiko lokoregionaler Rezidive einschließlich des Risikos eines nodalen Rezidivs in der ipsilateralen Fossa supraclavicularis. Die Morbidität einer Bestrahlung der ipsilateralen Fossa supraclavicularis ist gering und, wenn sie doch eintritt, leicht und temporär.

Nutzen unwahrscheinlich

Höher dosierte adjuvante Kombinationschemotherapie

RCTs ergaben keinen zusätzlichen Überlebensvorteil durch höher dosierte Schemata. Zu den Nebenwirkungen einer Chemotherapie gehören Erschöpfung, Übelkeit und Erbrechen, Haarausfall, Knochenmarksuppression, Neuropathie und Magen-Darm-Störungen. Eine Chemotherapie kann die Fertilität und die Ovarialfunktion beeinträchtigen.

Verlängerte Kombinationschemotherapie (8–12 vs. 4–6 Monate)

Eine systematische Übersicht ergab keinen zusätzlichen Nutzen durch die Verlängerung einer adjuvanten Chemotherapie von 4–6 auf 8–12 Monate. Zu den Nebenwirkungen einer Chemotherapie gehören Erschöpfung, Übelkeit und Erbrechen, Haarausfall, Knochenmarksuppression, Neuropathie und Magen-Darm-Störungen. Eine Chemotherapie kann die Fertilität und die Ovarialfunktion beeinträchtigen.

Unwirksamkeit oder Schädlichkeit wahrscheinlich

Hoch dosierte Chemotherapie[80]

Eine systematische Übersicht ergab hinsichtlich des 5-Jahres-Überlebens von Frauen mit frühzeitig schlechter Prognose eines Mammakarzinoms keinen signifikanten Unterschied zwischen einer hoch dosierten Chemotherapie plus autologer Transplantation und konventioneller Chemotherapie. Der Übersicht zufolge erhöht eine hoch dosierte Chemotherapie zusammen mit einer autologen Transplantation im Vergleich zur konventionellen Chemotherapie die Anzahl behandlungs- und nicht tumorbezogener Todesfälle.

Frage — Welche Effekte haben Maßnahmen bei lokal fortgeschrittenem Mammakarzinom (Stadium III B)?

Nutzen wahrscheinlich

Hormonbehandlung plus Strahlentherapie (verbessert das Überleben im Vergleich zu alleiniger Strahlentherapie)[57, 60, 88–92]

Einer RCT zufolge verzögert eine Hormonbehandlung (Tamoxifen oder Ovarektomie) plus Strahlentherapie im Vergleich zu alleiniger Strahlentherapie lokoregionale Rezidive und verbessert bei lokal fortgeschrittenem Mammakarzinom das Überleben nach 8 Jahren.

Strahlentherapie[57, 60, 88–92]

Zwei kleine RCTs an Frauen mit lokal fortgeschrittenem Tumor (Stadium III B) ergaben, dass eine Strahlentherapie oder Operation als alleinige Lokalbehandlung hinsichtlich der Ansprechraten, der Dauer des Ansprechens und des Gesamtüberlebens bei operabel gemachtem, lokal fortgeschrittenem Mammakarzinom ähnliche Effekte hat. Auf Grund der höheren erforderlichen Strahlendosis auf der Haut ist die lokale Hauttoxizität (Akut- und Spätfolgen) nach einer Strahlentherapie bei lokal fortgeschrittenem Mammakarzinom höher als nach einer Behandlung wegen eines weniger fortgeschrittenen Tumors.

Strahlentherapie nach versuchter kurativer Operation[57, 60, 88–92]

Eine RCT ergab begrenzte Belege dafür, dass eine Strahlentherapie nach versuchter kurativer Operation – im Vergleich zu keiner weiteren Lokalbehandlung – Lokal- und Regionalrezidive verringern kann. Sie verlängerte jedoch weder die Zeit bis zum Rezidiv noch das Gesamtüberleben. Auf Grund der höheren erforderlichen Strahlendosis auf der Haut ist die lokale Hauttoxizität (Akut- und Spätfolgen) nach einer Strahlentherapie bei lokal fortgeschrittenem Mammakarzinom höher als nach einer Behandlung wegen eines weniger fortgeschrittenen Tumors.

Operation[57, 60, 88–92]

Zwei kleine RCTs an Frauen mit lokal fortgeschrittenem Tumor (Stadium III B) ergaben, dass Operation und Strahlentherapie als alleinige Lokalbehandlung hinsichtlich der Ansprechraten, der Dauer des Ansprechens und des Gesamtüberlebens bei operabel gemachtem, lokal fortgeschrittenem Mammakarzinom ähnlich wirksam sind.

Nutzen unwahrscheinlich

Chemotherapie (Cyclophosphamid/Methotrexat/5-Fluorouracil oder anthrazyklinbasierte Schemata) zusätzlich zur Strahlentherapie[93–98]

RCTs ergaben nut unzureichende Belege dafür, dass eine Strahlentherapie zusammen mit einer zytotoxischen Chemotherapie mittels Cyclophosphamid plus Methotrexat plus Fluorouracil oder mit einem anthrazyklinbasierten Mehrfachschema im Vergleich zu alleiniger Strahlentherapie bei lokal fortgeschrittenem Mammakarzinom das Überleben, das krankheitsfreie Überleben oder die langfristige lokoregionale Überwachung der Erkrankung verbessert.

Definition In diesem Kapitel werden die Effekte unterschiedlicher Behandlungsmethoden bei nicht metastasierendem primärem Mammakarzinom untersucht. Das **duktale Carcinoma in situ** ist ein nichtinvasiver Tumor, charakterisiert durch Tumorzellen in den Milchgängen, aber ohne Nachweis des Durchbrechens der Basalmembran und der Invasion in periduktales Gewebe. Das **invasive Mammakarzinom** lässt sich in drei Hauptgruppen unterteilen: frühes invasives Mammakarzinom, lokal fortgeschrittenes Karzinom und metastasiertes Mammakarzinom (siehe „Metastatisches Mammakarzinom", S. 588). Das **operable Mammakarzinom** ist dem Erscheinungsbild nach auf die Brust und bisweilen auf die lokalen Lymphknoten beschränkt und kann operativ entfernt werden. Auch wenn diese Frauen zum Zeitpunkt des Staging keine offenen Metastasen haben, bleiben sie hinsichtlich eines Lokalrezidivs und einer metastatischen Ausbreitung gefährdet. Sie lassen sich unterteilen in Frauen mit Tumoren von mehr als 4 cm Größe und multifokalen Tumoren, die gewöhnlich durch eine Mastektomie behandelt werden, und in Frauen mit unifokalen Tumoren von weniger als 4 cm Größe und unifokalen Tumoren, die sich durch eine brusterhaltende Operation behandeln lassen. Das **lokal fortgeschrittene Mammakarzinom** wird definiert entsprechend dem TNM-System der UICC[1] als Stadium III B (umfasst T4 a–d, N2-Erkrankung, aber keine Metastasen). Es handelt sich um ein Krankheitsbild mit (klinischem oder histopathologischem) Nachweis einer Beteiligung der Haut oder der Thoraxwand oder der axillären Lymphknoten, die durch die Ausweitung des Tumors miteinander verbacken sind, oder einer Kombination dieser Merkmale. Das **metastasierte Mammakarzinom** wird in einem eigenen Abschnitt dargestellt (siehe „Metastatisches Mammakarzinom", S. 588).

Inzidenz/ Prävalenz Das Mammakarzinom trifft etwa ein Zehntel bis ein Elftel der Frauen in Großbritannien und verursacht etwa 21.000 Todesfälle pro Jahr. Die Prävalenz ist mit über 100.000 Frauen in Großbritannien, die mit einem Mammakarzinom leben, etwa 5 Mal höher. Von den jährlich 15.000 neuen Fällen eines Mammakarzinoms in Großbritannien zeigt die Mehrheit ein primär operables Krankheitsbild.[2]

Ätiologie/ Risikofaktoren Das Risiko eines Mammakarzinoms steigt mit dem Alter und verdoppelt sich alle 10 Jahre bis zur Menopause. Zu den Risikofaktoren gehören frühe Menarche, spät einsetzende Menopause, höheres Alter bei der Geburt des ersten Kindes, ein familienanamnestisch bekanntes Mammakarzinom, atypische Hyperplasie, Alkoholabusus, Strahlenexposition von sich entwickelndem Brustgewebe, Einnahme oraler Kontrazeptiva, postmenopausale Hormonsubstitutionstherapie und Übergewicht/Adipositas. Das Risiko schwankt in verschiedenen Ländern um ein Fünffaches. Die Ursache eines Mammakarzinoms ist bei den meisten Frauen unbekannt. Etwa 5 % der Mammakarzinome lassen sich Mutationen der Gene *BRCA1* und *BRCA2* zuordnen.[3]

Prognose Das **primäre Mammakarzinom** ist potenziell heilbar. Das Risiko eines Rezidivs hängt ab von verschiedenen klinisch-pathologischen Merkmalen, von denen der Status der axillären Lymphknoten, das histologische Grading, die Tumorgröße und der Östrogenrezeptorstatus prognostisch am wichtigsten sind. Von den Frauen mit operablem Tumor sind 5 Jahre nach Diagnose und Behandlung noch 70 % am Leben, wobei die meisten Frauen postoperativ eine adjuvante Behandlung erhalten. Das Risiko eines Rezidivs ist während dieser 5 Jahre am höchsten, bleibt jedoch während der 15–20 Jahre nach der Operation gleich. Bei den Frauen mit nodal positivem Tumor beträgt die Chance eines Rezidivs innerhalb von 5 Jahren 50–60 %, verglichen mit 30–35 % bei nodal negativem Tumor. Einer großen systematischen Übersicht[4] zufolge kommt es nach 10 Jahren bei 60–70 % der Frauen mit nodal positivem Tumor im Vergleich zu 25–30 % der Frauen mit nodal negativem Tumor zu einem Rezidiv.[4] Die Prognose für ein krankheitsfreies 5-Jahres-Überleben ist bei Stadium III B (33 %) schlechter als für Stadium III A (71 %)[5]. Die 5-Jahres-Gesamtüberlebensrate beträgt 44 % bei Stadium III B bzw. 84 % für Stadium III A. Eine schlechte Überlebensrate und häufige Lokalrezidive charakterisieren das lokal fortgeschrittene Mammakarzinom.

Literatur

1. UICC International Union Against Cancer. *TNM classification of malignant tumours*, 5th ed. Sobin LH, Wittekind CH, eds. New York: Wiley-Liss, 1997.
2. CRC. Breast Cancer Factsheet. 1996.
3. Easton D, Ford D. Breast and ovarian cancer incidence in BRCA-1 mutation carriers. *Am J Hum Genet* 1995;56:265–271.
4. Carter CL, Allen C, Henson DE. Relation of tumour size, lymph node status and survival in 24 740 breast cancer cases. *Cancer* 1989;63:181–187.
5. Hortobagyi GN, Ames FC, Buzdar AU, et al. Management of stage III primary breast cancer with primary chemotherapy, surgery and radiation therapy. *Cancer* 1988;62:2507–2516.
6. Rutqvist LE, Rose C, Cavallin-Stahl E. A systematic overview of radiation therapy effects in breast cancer. *Acta Oncol* 2003;42:532–545.
7. Fisher B, Dignam J, Wolmark N, et al. Lumpectomy and radiation therapy for the treatment of intraductal breast cancer: findings of the National Surgical Adjuvant Breast and Bowel Project B-17. *J Clin Oncol* 1998;16:441–452.
8. Julien JP, Bijker N, Fentiman IS, et al. Radiotherapy in breast-conserving treatment for ductal carcinoma *in situ*; first results of EORTC randomised Phase III trial 10853. *Lancet* 2000;355:528–533.
9. Houghton J, George WD, Cuzick J, et al. Radiotherapy and tamoxifen in women with completely excised ductal carcinoma in situ of the breast in the UK, Australia, and New Zealand: randomised controlled trial. *Lancet* 2003;362:95–102.
10. Fisher B, Dignam J, Wolmark N, et al. Tamoxifen in treatment of intraductal breast cancer: National Surgical Adjuvant Breast and Bowel Project B-24 randomised controlled trial. *Lancet* 1999;353: 1993–2000.
11. Allred D, Bryant J, Land S, et al. Estrogen receptor expression as a positive marker of the effectiveness of tamoxifen in the treatment of DCIS: findings from NSABP Protocol B-24 [conference abstract]. San Antonio Breast Cancer Symposium, 2002.
12. Mauriac L, Durand M, Avril A, et al. Effects of primary chemotherapy in conservative treatment of breast cancer patients with operable tumours larger than 3 cm: results of a randomised trial in a single centre. *Ann Oncol* 1991;2:347–354.
13. Scholl SM, Fourquet A, Asselain B, et al. Neoadjuvant versus adjuvant chemotherapy in premenopausal patients with tumours considered too large for breast conserving surgery: preliminary results of a randomised trial. *Eur J Cancer* 1994;30A:645–652.
14. Powles TJ, Hickish TF, Makris A, et al. Randomized trial of chemoendocrine therapy started before or after surgery for treatment of primary breast cancer. *J Clin Oncol* 1995;13:547–552.
15. Fisher B, Bryant J, Wolmark N, et al. Effect of preoperative chemotherapy on the outcome of women with operable breast cancer. *J Clin Oncol* 1998;16:2672–2685.
16. Van der Hage JA, van de Velde CJ, Julien JP, et al. Pre-operative chemotherapy in primary operable breast cancer: results from the European Organisation for Research and Treatment of Cancer Trial 10902. *J Clin Oncol* 2001;19:4224–4237.
17. Mauriac L, MacGrogan G, Avril A, et al. Neoadjuvant chemotherapy for operable breast carcinoma larger than 3 cm: a unicentre randomized trial with a 124-month median follow-up. Institut Bergonie Bordeaux Groupe Sein (IBBGS). *Ann Oncol* 1999;10:47–52.
18. Broet P, Scholl S, De la Rochrfordiere A, et al. Short and long term effects on survival in breast cancer patients treated by primary chemotherapy: an updated analysis of a randomised trial. *Breast Cancer Res Treat* 1999;58:151–156.

19. Makris A, Powles TJ, Ashley SE, et al. A reduction in the requirements for mastectomy in a randomized trial of neoadjuvant chemoendocrine therapy in primary breast cancer. *Ann Oncol* 1998;9:1179–1184.
20. Avril A, Faucher A, Bussieres E, et al. Results of 10 years of a randomized trial of neoadjuvant chemotherapy in breast cancers larger than 3 cm. *Chirurgie* 1998;123:247–256. [In French]
21. Therasse P, Mauriac L, Welnicka-Jaskiewicz M, et al. Final results of a randomized phase III trial comparing cyclophosphamide, epirubicin, and fluorouracil with a dose-intensified epirubicin and cyclophosphamide + filgrastim as neoadjuvant treatment in locally advanced breast cancer: an EORTC-NCIC-SAKK multicenter study. *J Clin Oncol* 2003;21:843–850.
22. Buzdar AU, Singletary SE, Theriault RL, et al. Prospective evaluation of paclitaxel versus combination chemotherapy with fluorouracil, doxorubicin, and cyclophosphamide as neoadjuvant therapy in patients with operable breast cancer. *J Clin Oncol* 1999;17:3412–3417.
23. Cocconi G, Bisagni G, Ceci G, et al. Three new active cisplatin-containing combinations in the neoadjuvant treatment of locally advanced and locally recurrent breast carcinoma: a randomized Phase II trial. *Breast Canc Res Treat* 1999;56:125–132.
24. Smith IC, Heys SD, Hutcheon A, et al. Neoadjuvant chemotherapy in breast cancer: significantly enhanced response with docetaxel. *J Clin Oncol* 2002;20:1456–1466.
25. D'Orazio AI, O'Shaughnessy J, Seidman AD. Neoadjuvant docetaxel augments the efficacy of preoperative docetaxel/cyclophosphamide in operable breast cancer: first results of NSABP-27. *Clin Breast Cancer* 2002;2:266–268.
26. Takatsuka Y, Yayoi E, Kobayashi T, et al. Neoadjuvant intra-arterial chemotherapy in locally advanced breast cancer: a prospective randomised study. *Jpn J Clin Oncol* 1994;24:20–25.
27. Webb A, Smith IE, Ahern R. A randomised Phase II trial of pre-operative navelbine/epirubicin (NE) versus navelbine/mitozantrone (NM) versus adriamycin/cyclophosphamide (AC) for early breast cancer. *Eur J Cancer* 2001;37:174.
28. Early Breast Cancer Trialists' Collaborative Group. Effects of radiotherapy and surgery in early breast cancer: an overview of the randomised trials. *N Engl J Med* 1995;333:1444–1455. Search date not reported; primary sources individual patient data from trials that began before 1985, trials identified from lists from national cancer bodies, the International Cancer Research Data Bank, hand searches of conference proceedings and reference lists, and personal contact with investigators.
29. Fisher B, Jeong JH, Anderson S, et al. Twenty-five year follow-up of a randomized trial comparing radical mastectomy, total mastectomy, and total mastectomy followed by irradiation. *New Engl J Med* 2002;347:567–575.
30. Morris AD, Morris RD, Wilson JF, et al. Breast conserving therapy versus mastectomy in early stage breast cancer: a meta-analysis of 10 year survival. *Cancer J Sci Am* 1997;3:6–12. Search date 1995, primary source Medline.
31. Veronesi U, Cascinelli N, Mariani L, et al. Twenty-year follow-up of a randomised study comparing breast-conserving surgery with radical mastectomy for early breast cancer. *N Engl J Med* 2002;347:1227–1232.
32. Fisher B, Andeson S, Bryant J, et al. Twenty-year follow-up of a randomised trial comparing total mastectomy, lumpectomy and lumpectomy plus irradiation for the treatment of invasive breast cancer. *N Engl J Med* 2002;347:1233–1241.
33. Poggi MM, Danforth DN, Sciuto LC, et al. Eighteen-year results in the treatment of early breast carcinoma with mastectomy versus breast conservation therapy: the National Cancer Institute randomised trial. *Cancer* 2003;98:697–702.
34. Sacchini V, Luini A, Tana S, et al. Quantitative and qualitative cosmetic evaluation after conservative treatment for breast cancer. *Eur J Cancer* 1991;27:1395–1400.
35. Smitt NC, Nowels KW, Zdeblick MJ, et al. The importance of the lumpectomy surgical margin status in long-term results of breast conservation. *Cancer* 1995;76:259–267.
36. Wazer DE, DiPetrillo T, Schmidt-Ullrich R, et al. Factors influencing cosmetic outcome and complication risk after conservative surgery and radiotherapy for early-stage breast carcinoma. *J Clin Oncol* 1992;10:356–363.
37. Abner AL, Recht A, Vicini FA, et al. Cosmetic results after surgery, chemotherapy and radiation therapy for early breast cancer. *Int J Radiat Oncol Biol Phys* 1991;21:331–338.
38. Dewar JA, Benhamou S, Benhamou E, et al. Cosmetic results following lumpectomy axillary dissection and radiotherapy for small breast cancers. *Radiother Oncol* 1988;12:273–280.
39. Rochefordiere A, Abner A, Silver B, et al. Are cosmetic results following conservative surgery and radiation therapy for early breast cancer dependent on technique? *Int J Radiat Oncol Biol Phys* 1992;23:925–931.
40. Sneeuw KA, Aaronson N, Yarnold J, et al. Cosmetic and functional outcomes of breast conserving treatment for early stage breast cancer 1: comparison of patients' ratings, observers' ratings and objective assessments. *Radiother Oncol* 1992;25:153–159.

41. Ash DV, Benson EA, Sainsbury JR, et al. Seven year follow-up on 334 patients treated by breast conserving surgery and short course radical postoperative radiotherapy: a report of the Yorkshire Breast Cancer Group. *Clin Oncol* 1995;7:93–96.
42. Lindsey I, Serpell JW, Johnson WR, et al. Cosmesis following complete local excision of breast cancer. *Aust N Z J Surg* 1997;67:428–432.
43. Touboul E, Belkacemi Y, Lefranc JP, et al. Early breast cancer: influence of type of boost (electrons vs iridium-192 implant) on local control and cosmesis after conservative surgery and radiation therapy. *Radiother Oncol* 1995;34:105–113.
44. Halyard MY, Grado GL, Schomber PJ, et al. Conservative therapy of breast cancer: the Mayo Clinic experience. *Am J Clin Oncol* 1996;19:445–450.
45. Early Breast Cancer Trialists' Collaborative Group. Favourable and unfavourable effects on long-term survival of radiotherapy for early breast cancer: an overview of the randomised trials. *Lancet* 2000;355:1757–1770. Search date not reported; primary sources individual patient data from trials that began before 1990, trials identified from lists from national cancer bodies, the International Cancer Research Data Bank, hand searches of conference proceedings and reference lists, and personal contact with investigators.
46. Malmstrom P, Holmberg L, Anderson H, et al. Breast conservation surgery, with and without radiotherapy, in women with lymph node-negative breast cancer: a randomised clinical trial in a population with access to public mammography screening. *Eur J Cancer* 2003;39:1690–1697.
47. Veronesi U, Marubini E, Mariani L, et al. Radiotherapy after breast-conserving surgery in small breast carcinoma: long-term results of a randomized trial. *Ann Oncol* 2001;12:997–1003.
48. Liljegren G, Holmberg L, Adami HO, et al, for the Uppsala–cörebro Breast Cancer Study Group. Sector resection with or without postoperative radiotherapy for stage I breast cancer: five year results of a randomised trial. *J Natl Cancer Inst* 1994;86:717–722.
49. Liljegren G, Holmberg J, Bergh, J, et al, and the Uppsala–cörebro Breast Cancer Study Group. 10-year results after sector resection with or without postoperative radiotherapy for stage I breast cancer: a randomized trial. *J Clin Oncol* 1999;17:2326–2333.
50. Lee HD, Yoon DS, Koo JY, et al. Breast conserving therapy in stage I & II breast cancer in Korea. *Breast Cancer Res Treat* 1997;44:193–199.
51. Whelan TJ, Levine M, Julian J, et al. The effects of radiation therapy on quality for life of women with breast carcinoma: results of a randomized trial. *Cancer* 2000;88:2260–2266.
52. Fisher B, Bryant J, Dignam JJ, et al. Tamoxifen, radiation therapy, or both for prevention of ipsilateral breast tumor recurrence after lumpectomy in women with invasive breast cancers of one centimeter or less. *J Clin Oncol* 2002;20:41–49.
53. Rayan G, Dawson LA, Bezjak A, et al. Prospective comparison of breast pain in patients participating in a randomized trial of breast-conserving surgery and tamoxifen with or without radiotherapy. *Int J Radiat Oncol Biol Phys* 2003;55:154–161.
54. Steering Committee on Clinical Practice Guidelines for the Care and Treatment of Breast Cancer. A Canadian consensus document. *Can Med Assoc J* 1998;158(suppl 3):1–84.
55. Cuzick J, Stewart H, Rutqvist L, et al. Cause-specific mortality in long term survivors of breast cancer who participated in trials of radiotherapy. *J Clin Oncol* 1994;12:447–453. Search date not reported; primary source cause specific mortality data from unconfounded randomised trials began before 1975 (trial identification methods not reported).
56. Ragaz J, Jackson SM, Le N, et al. Adjuvant radiotherapy and chemotherapy in node-positive premenopausal women with breast cancer. *N Engl J Med* 1997;337:956–962.
57. Overgaard M, Hansen PS, Overgaard J, et al. Postoperative radiotherapy in high-risk premenopausal women with breast cancer who receive adjuvant chemotherapy. *N Engl J Med* 1997;337:949–955.
58. Hojris I, Overgaard M, Christensen JJ, et al. Morbidity and mortality of ischaemic heart disease in high-risk breast-cancer patients after adjuvant postmastectomy systemic treatment with or without radiotherapy: analysis of DBCG 82b and 82c randomised trials. Radiotherapy Committee of the Danish Breast Cancer Cooperative Group. *Lancet* 1999;354:1425–1430.
59. Ghersi D, Simes J. Draft report of effectiveness of postmastectomy radiotherapy and risk factors for local recurrence in early breast cancer. Report to NHMRC National Breast Cancer Centre, Sydney, 1998.
60. Overgaard M, Jensen MB, Overgaard J, et al. Postoperative radiotherapy in high risk postmenopausal breast cancer patients given adjuvant tamoxifen: Danish Breast Cancer Cooperative Group DBCG 82c randomised trial. *Lancet* 1999;353:1641–1648.
61. O'Rourke S, Gaba MH, Morgan D, et al. Local recurrence after simple mastectomy. *Br J Surg* 1994;81:386–389.
62. Fowble B, Gray R, Gilchrist K, et al. Identification of a subset of patients with breast cancer and histologically positive nodes who may benefit from postoperative radiotherapy. *J Clin Oncol* 1988;6:1107–1117.

63. Houghton J, Baum M, Haybittle JL. Role of radiotherapy following total mastectomy in patients with early breast cancer: the closed trials working party of the CRC breast cancer trials group. *World J Surg* 1994;18:117–122.
64. Kaija H, Maunu P. Tangential breast irradiation with or without internal mammary chain irradiation: results of a randomised trial. *Radiother Oncol* 1995;36:172–176.
65. Gyenes G, Rutqvist LE, Liedberg A, et al. Long-term cardiac morbidity and mortality in a randomized trial of pre- and postoperative radiation therapy versus surgery alone in primary breast cancer. *Radiother Oncol* 1998;48:185–190.
66. Handley R. Carcinoma of the breast. *Ann R Coll Surg Engl* 1975;57:59–66.
67. Veronesi U, Cascinelli NM, Bufalino R, et al. Risk of internal mammary lymph node metastases and its relevance on prognosis in breast cancer patients. *Ann Surg* 1983;198:681–684.
68. Veronesi U, Valagussa P. Inefficacy of internal mammary node dissection in breast cancer surgery. *Cancer* 1981;47:170–175.
69. Bates T, Evans RGB. Report of the Independent Review commissioned by The Royal College of Radiologists into brachial plexus neuropathy following radiotherapy for breast cancer. London: Royal College of Radiologists, 1995.
70. Early Breast Cancer Trialists' Collaborative Group. Polychemotherapy for early breast cancer: an overview of the randomised trials. *Lancet* 1998;352:930–942. Search date not reported; primary sources individual patient data from trials that began before 1990, trials identified from lists from national cancer bodies, the International Cancer Research Data Bank, hand searches of conference proceedings and reference lists, and personal contact with investigators.
71. Fisher B, Anderson S, Wickerham DL, et al. Increased intensification and total dose of cyclophosphamide in a doxorubicin-cyclophosphamide regimen for the treatment of primary breast cancer: findings from national surgical adjuvant breast and bowel project B-22. *J Clin Oncol* 1997;15:1858–1869.
72. Wood WC, Budman DR, Korzun AH. Dose and dose intensity of adjuvant chemotherapy for stage II, node-positive breast carcinoma. *N Engl J Med* 1994;330:1253–1259.
73. Bonadonna G, Zambeti M, Valagussa P. Sequential or alternating doxorubicin and CMF regimens in breast cancer with more than three positive nodes. *JAMA* 1995;273:542–547.
74. Early Breast Cancer Trialists' Collaborative Group. Tamoxifen for early breast cancer: an overview of the randomised trials. *Lancet* 1998;351:1451–1467. Search date not reported; primary sources individual patient data from trials that began before 1990, trials identified from lists from national cancer bodies, the International Cancer Research Data Bank, hand searches of conference proceedings and reference lists, and personal contact with investigators.
75. Swedish Breast Cancer Cooperative Group. Randomised trial of two versus five years of adjuvant tamoxifen for post-menopausal early stage breast cancer. *J Natl Cancer Inst* 1996;88:1543–1549.
76. Fisher B, Dignam J, Bryant J, et al. Five versus more than five years of tamoxifen therapy for breast cancer patients with negative lymph nodes and estrogen receptor-positive tumours. *J Natl Cancer Inst* 1996;88:1529–1542.
77. Stewart HJ, Forrest AP, Everington D, et al. Randomised comparison of 5 years of adjuvant tamoxifen with continuous therapy for operable breast cancer. *Br J Cancer* 1996;74:297–299.
78. Powles TJ, Hickish T, Kanis JA, et al. Effect of tamoxifen on bone mineral density measured by dual-energy x-ray absorptiometry in healthy premenopausal and postmenopausal women. *J Clin Oncol* 1996;14:78–84.
79. Swain SM. Tamoxifen: the long and short of it. *J Natl Cancer Inst* 1996;88:1510–1512.
80. Farquhar C, Basser R, Marjoribanks J, et al. High dose chemotherapy and autologous bone marrow or stem cell transplantation versus conventional chemotherapy for women with early poor prognosis breast cancer. Cochrane Library Issue 2, 2003. Oxford: Update Software. Search date 2002; primary sources Cochrane Breast Cancer Group specialised register, Cochrane Controlled Trials Register, Medline, Embase, Psychinfo, Cinahl, websites of co-operative research groups and American Society of Clinical Oncologists, and reference lists.
81. Fisher B, Dignam J, Wolmark N, et al. Tamoxifen and chemotherapy for lymph node-negative, estrogen receptor-positive breast cancer. *J Natl Cancer Inst* 1997;89:1673–1682.
82. Early Breast Cancer Trialists' Group. Ovarian ablation in early breast cancer: overview of the randomised trials. *Lancet* 1996;348:1189–1196. Search date not reported; primary sources individual patient data from trials that began before 1990, trials identified from lists from national cancer bodies, the International Cancer Research Data Bank, hand searches of conference proceedings and reference lists, and personal contact with investigators.
83. Chetty U, Jack W, Prescott RJ, et al. Management of the axilla in operable breast cancer treated by breast conservation: a randomised controlled trial. *Br J Surg* 2000;87:163–169.
84. Browning C, Redman S, Pillar C, et al. NHMRC National Breast Cancer Centre, Sydney 1998. Lymphoedema: prevalence risk factors and management: a review of research. Search date 1996; primary sources Medline, hand searches of article references, personal contact with key resources of article references, and personal contact with key resources.

85. Axelsson CK, Mouridzsen HT, Zedeler K. Axillary dissection at level I and II lymph nodes is important in breast cancer classification. *Eur J Cancer* 1992;28A:1415–1418.
86. Kiricuta CI, Tausch J. A mathematical model of axillary lymph node involvement based on 1446 complete axillary dissections in patients with breast carcinoma. *Cancer* 1992;69:2496–2501.
87. Steele RJC, Forrest APM, Gibson R, et al. The efficacy of lower axillary sampling in obtaining lymph node status in breast cancer: a controlled randomised trial. *Br J Surg* 1985;72:368–369.
88. Papaioannou A, Lissaios B, Vasilaros S, et al. Pre- and post-operative chemoendocrine treatment with or without post-operative radiotherapy for locally advanced breast cancer. *Cancer* 1983;51:1284–1290.
89. Perloff M, Lesnick G J, Korzun A, et al. Combination chemotherapy with mastectomy or radiotherapy for stage III breast carcinoma: a Cancer and Leukaemia Group B Study. *J Clin Oncol* 1988;6: 261–269.
90. De Lena M, Varini M, Zucali R, et al. Multimodal treatment for locally advanced breast cancer. Results of chemotherapy–radiotherapy versus chemotherapy–surgery. *Cancer Clin Trials* 1981;4: 229–236.
91. Olson JE, Neuberg D, Pandya KJ, et al. The role of radiotherapy in the management of operable locally advanced breast carcinoma: results of a randomised trial by the Eastern Co-operative Oncology Group. *Cancer* 1997;79:1138–1149.
92. Willsher PC, Robertson JF, Armitage NC, et al. Locally advanced breast cancer: long term results of a randomised trial comparing primary treatment with tamoxifen or radiotherapy in post-menopausal women. *Eur J Surg Oncol* 1996;22:34–37.
93. Bartelink H, Rubens RD, Van der Schueren E, et al. Hormonal therapy prolongs survival in irradiated locally advanced breast cancer: a European Organisation for Research and Treatment of Cancer randomised Phase III trial. *J Clin Oncol* 1997;15:207–215.
94. Koning C, Hart G. Long term follow up of a randomised trial on adjuvant chemotherapy and hormonal therapy in locally advanced breast cancer. *Int J Rad Oncol Biol Phys* 1998;41:397–400.
95. Rodger A, Jack WJL, Hardman PDJ, et al. Locally advanced breast cancer: report of a Phase II study and subsequent Phase III trial. *Br J Cancer* 1992;65:761–765.
96. Deo SV, Bhutani M, Shukla NK, et al. Randomized trial comparing neo-adjuvant versus adjuvant chemotherapy in operable locally advanced breast cancer (T4b N0–2 M0) *J Surg Oncol* 2003;84:192–197.
97. Willsher PC, Robertson JF, Chan SY, et al. Locally advanced breast cancer: early results of a randomised trial of multimodal therapy versus initial hormone therapy. *Eur J Cancer* 1997;33:45–49.
98. Tan SM, Cheung KL, Willsher PC, et al. Locally advanced primary breast cancer: medium term results of a randomised trial of multimodal therapy versus initial hormone therapy. *Eur J Cancer* 2001;37:2331–2338.

Kommentar

Stephanie von Orelli

Das Mammakarzinom ist in den westlichen Industrieländern der häufigste Krebs der Frau, etwa 25 % der Malignome der Frau entfallen auf den Brustkrebs.
Das duktale Carcinoma in situ stellt nach heutiger Auffassung eine Vorstufe des invasiven Mammakarzinomes dar. Bei dieser lokalen Erkrankung liegt deshalb der Schwerpunkt der Therapie auf der lokalen Exzision mit ein Sicherheitsabstand von wenn möglich >1 mm. Bei etwa 16 % der Patientinnen kommt es nach 4 Jahren zu einem ipsilateralen Lokalrezidiv. Durch eine Radiotherapie kann dieses Risiko auf etwa 9 % gesenkt werden ($p = 0.005$; HR 0.62, 95 % CI 0.44–0.87) (1). Die Untergruppenanalyse der RCT, welche den Vorteil einer anschließenden Radiotherapie des Restdrüsenkörpers untersuchte, zeigt, dass vor allem junge Patientinnen, solche mit nicht im Gesunden reseziertem DCIS oder solche mit histologisch High-Grade- oder Komedo-Typ profitieren (2, 3, 4). In der NSABP B-24 Studie reduziert die Einnahme von Tamoxifen nach der Radiotherapie die Wahrscheinlichkeit eines ipsilateralen Rezidives nach 5 Jahren von 9 % auf 6 % (5). Eine Verbesserung des Gesamtüberlebens konnte weder durch die Radiotherapie noch durch eine Tamoxifentherapie erreicht werden.
Die Hoffnung, dass durch eine primäre systemische Therapie beim invasiven Mammakarzinom das Gesamtüberleben verbessert werden kann, hat sich leider bis heute nicht erfüllt. Drei RCTs konnten jedoch eine Reduktion der Mastektomierate zu Gunsten der brusterhaltenden Therapie ohne statistisch signifikante Erhöhung der Lokalrezidive zeigen. Das Ziel der chirurgischen Lokaltherapie beim primär operablen Mammakarzinom ist die Ex-

zision im Gesunden. Die Radiotherapie bei brusterhaltend operierten Patientinnen gilt als Goldstandard, wobei dadurch die Lokalrezidivrate jener nach Mastektomie entspricht (6). 10–30 % der Patientinnen nach Mastektomie bilden ein Lokalrezidiv, welches sich an der Thoraxwand, supraklavikulär oder axillär manifestiert. Deshalb empfehlen einige Autoren die Radiotherapie insbesondere bei großen Tumoren und ausgedehntem Lymphknotenbefall auch nach Mastektomie.

Um abzuschätzen, inwieweit eine Patientin von einer adjuvanten systemischen Therapie profitieren kann, gilt es die Krankheitsprognose mit oder ohne Therapie realistisch zu beurteilen. Dabei wird die Anzahl der befallenen Lymphknoten, die Tumorgröße, seine Differenzierung, sein Hormonrezeptorstatus und das Vorhandensein einer Lymphangiosis carcinomatosa berücksichtigt, zudem das Alter der Patientin und der Menopausenstatus. Für die adjuvante systemische Therapie mittels einer Chemotherapie werden anthrazyklinhaltige Kombinationschemotherapien verwendet. Auf Grund der Datenlage ist anzunehmen, dass eine zusätzliche Therapie, bei welcher neben den Anthrazyklinen auch Taxane adjuvant eingesetzt werden, einen weiteren Vorteil bringen (10).

Als adjuvante Hormontherapie sollten Patientinnen mit Östrogen- und/oder Gestagen-positiven Tumoren Tamoxifen 20 mg über 5 Jahre erhalten. Die drei randomisierten kontrollierten Studien, welche bei postmenopausalen Patientinnen verschiedene Aromatasehemmer mit Tamoxifen vergleichen, respektive die Gabe von Aromatasehemmern nach der abgeschlossenen Tamoxifeneinnahme prüfen, sind vielversprechend. Der primäre Einsatz von Aromatasehemmern wird heute insbesondere bei Östrogenrezeptor-positiven und Progesteronrezeptor-negativen oder Her-2 überexprimierenden Tumoren oder bei Kontraindikationen für Tamoxifen empfohlen (7, 8, 9).

1. Julien JP, Bijker N, Fentiman IS, et al. Radiotherapy in breast-conserving treatment for ductal carcinoma *in situ*; first results of EORTC randomised Phase III trial 10853. *Lancet* 2000;355:528
2. Fisher ER, Costantino J, Fisher B, Palekar AS, Redmond C, Mamounas E. Pathological findings from the National Surgical Adjuvant Breast Project (NSABP) Protocol B-17: intraductal carcinoma (ductal carcinoma in situ). Cancer 1995;75:1310–1319.
3. Fisher ER, Dignam J, Tan-Chiu E, et al. Pathological findings from the National Surgical Adjuvant Breast Project (NSABP) eight-year update of Protocol B-17: intraductal carcinoma. Cancer 1999;86:429–438.
4. Bijker N, Peterse JL, Duchateau L, et al. Risk factors for recurrence and metastasis after breast-conserving therapy for ductal carcinoma-in-situ: analysis of European Organization for Research and Treatment of Cancer Trial 10853. J Clin Oncol 2001;19:2263–2271.
5. Fisher B, Dignam J, Wolmark N, et al. Tamoxifen in treatment of intraductal breast cancer: National Surgical Adjuvant Breast and Bowel Project B-24 randomised controlled trial. Lancet 1999;353: 1993–2000
6. Early Breast Cancer Trialists' Collaborative Group. Effects of radiotherapy and surgery in early breast cancer: an overview of the randomised trials. *N Engl J Med* 1995;333:1444–1455
7. ATAC Trialists' Group. Anastrozole alone or in combination with tamoxifen versus tamoxifen alone for adjuvant treatment of postmenopausal women with early breast cancer: first results of the ATAC randomised trial. Lancet. 2002; 359: 2131–2139.
8. Coombes RC, Hall E, Gibson LJ, et al. A randomized trial of exemestane after two to three years of tamoxifen therapy in postmenopausal women with primary breast cancer. N Engl J Med. 2004; 350: 1081–1092
9. Goss PE, Ingle JN, Martino S, et al. A randomized trial of letrozole in postmenopausal women after five years of tamoxifen therapy for early-stage breast cancer. N Engl J Med. 2003; 349: 1793–1802
10. Perez EA. Adjuvant therapy approaches to breast cancer: should taxanes be incorporated? Curr Oncol Rep. 2003 Jan;5(1):66–71

Mastodynie

Suchdatum: März 2004

Nigel Bundred

Frage **Welche Effekte haben unterschiedliche Behandlungsmethoden bei Mastodynie?**

Nutzen und Schaden abzuwägen

Danazol[10-12]
Einer RCT zufolge reduziert Danazol im Vergleich zu Placebo eine zyklische Mastodynie nach 12 Monaten, führt jedoch signifikant häufiger zu Nebenwirkungen (tiefere Stimmlage, Menorrhagie und Muskelkrämpfe). Hinsichtlich der Schmerzlinderung zeigte sich kein signifikanter Unterschied zwischen Danazol und Tamoxifen.

Tamoxifen[10, 20-25]
Drei RCTs ergaben begrenzte Hinweise darauf, dass Tamoxifen zur Linderung einer Mastodynie effektiver ist als Placebo. Die zwei RCTs, in denen über Nebenwirkungen berichtet wurde, zeigten unter Tamoxifen mehr Hitzewallungen und vaginalen Ausfluss als unter Placebo, auch wenn die Unterschiede zwischen den Gruppen kein Signifikanzniveau erreichten. Eine RCT ergab bei einer niedrigeren Dosis von 10 mg im Vergleich zu 20 mg eine ähnliche Wirksamkeit, aber weniger Nebenwirkungen. Einer RCT zufolge besteht hinsichtlich der Schmerzlinderung kein signifikanter Unterschied zwischen Tamoxifen und Danazol. Einer Meta-Analyse von vier großen Studien zur Prävention des Mammakarzinoms zufolge geht über lange Zeit eingesetztes Tamoxifen mit einem erhöhten Risiko für Venenthrombosen einher. Tamoxifen ist in Großbritannien und den USA für die Indikation Mastodynie nicht zugelassen.

Gestrinon[19, 25, 27]
Einer RCT zufolge reduziert Gestrinon im Vergleich zu Placebo eine Mastodynie nach 3 Monaten, führt jedoch häufiger zu Nebenwirkungen (fettige Haut, Hirsutismus, Akne, Abnahme der Brustgröße, Kopfschmerzen und Depression).

Wirksamkeit unbekannt

Antibiotika
Es fanden sich weder eine systematische Übersicht noch RCTs von hinreichender Qualität zu Antibiotika.

Fettarme, kohlenhydratreiche Ernährung[6]
Eine kleine RCT ergab begrenzte Hinweise darauf, dass die Empfehlung zur Berücksichtigung einer fettarmen, kohlenhydratreichen Ernährung im Vergleich zur allgemeinen Ernährungsberatung das prämenstruelle Schwellungs- und Spannungsgefühl in der Brust nach eigenen Angaben der Patientin nach 6 Monaten verringert. Hinsichtlich des kombinierten Endpunktes Schwellungs- und Spannungsgefühl in der Brust und Lymphknotenbeteiligung bei der körperlichen Untersuchung nach 6 Monaten zeigte sich jedoch kein signifikanter Unterschied zwischen den Gruppen.

Diuretika
Es fanden sich weder eine systematische Übersicht noch RCTs von hinreichender Qualität zu Diuretika.

Mastodynie

Nachtkerzenöl[5, 7–9]

Einer RCT zufolge besteht hinsichtlich der Häufigkeit von Schmerzen nach 6 Monaten kein signifikanter Unterschied zwischen Nachtkerzenöl und Placebo.

Gonadorelin-Analoga (LHRH-Analoga)[26]

Es fanden sich weder eine systematische Übersicht noch RCTs von hinreichender Qualität zu Gonadorelin-Analoga.

Lisurid[16]

Eine RCT mit schwacher Methodik ergab begrenzte Belege dafür, dass Lisurid-Maleat (ein Dopamin-Agonist) im Vergleich zu Placebo eine Mastodynie im Verlauf von 2 Monaten abschwächt.

Pyridoxin

Es fanden sich weder eine systematische Übersicht noch RCTs von hinreichender Qualität zu Pyridoxin.

Tibolon[18, 19]

Eine RCT ergab hinsichtlich der Mastodynie und der Schmerzempfindlichkeit nach 12 Monaten keinen signifikanten Unterschied zwischen Tibolon und Placebo.

Vitamin E

Es fanden sich weder eine systematische Übersicht noch RCTs von hinreichender Qualität zu Vitamin E.

Nutzen unwahrscheinlich

Bromocriptin[13–15]

Eine RCT mit hohen Abbruchraten und eine kleine Crossover-RCT, in der über Crossover-Ergebnisse berichtet wurde, ergaben begrenzte Hinweise darauf, dass Bromocriptin (ein Dopamin-Agonist) im Vergleich zu Placebo eine Mastodynie verringert. Beide RCTs ergaben jedoch unter Bromocriptin eine höhere Inzidenz von Nebenwirkungen als unter Placebo. Zu den Nebenwirkungen gehören Übelkeit, Benommenheit, orthostatische Hypotonie und Obstipation. Einer der RCTs zufolge waren Studienabbrüche infolge von Nebenwirkungen unter Bromocriptin häufiger als unter Placebo, auch wenn die Unterschiede zwischen den Gruppen kein Signifikanzniveau erreichten. Auf Grund häufiger und intolerabler Nebenwirkungen wird Bromocriptin inzwischen nur noch selten eingesetzt, und die US-amerikanische Food and Drug Administration hat die Zulassung für diese Indikation zurückgezogen.

Hormonsubstitutionstherapie (Östrogen)[17]

Es fanden sich keine placebokontrollierten Studien zur Hormonsubstitutionstherapie bei Mastodynie. Eine Hormonsubstitutionstherapie geht mit dem erhöhten Risiko eines Mammakarzinoms, venöser Thromboembolien und eines Gallenblasenleidens einher.

Gestagene[28, 29]

Zwei kleine Crossover-RCTs ergaben bei Mastodynie keinen signifikanten Unterschied zwischen Gestagen-Creme oder Medroxyprogesteronacetat-Tabletten und Placebo.

Definition Brustschmerzen der Frau lassen sich differenzieren in die zyklische Mastalgie = Mastodynie (schlimmer vor einer Menstruation) und die nichtzyklische Mastalgie (unabhängig vom Menstruationszyklus).[1, 2] Zyklische Schmerzen sind oft beidseits, in den oberen, äußeren Quadranten am stärksten ausgeprägt und können zur Innenseite des Oberarms hin ausstrahlen.[1–3] Nichtzyklische Schmerzen können durch echte Brustschmerzen oder durch Schmerzen in der Thoraxwand, die über den Rippenknorpeln lokalisiert sind, verursacht werden.[1,2,4] Spezifische pathologische Befunde der Brust und fortgeleiteter Schmerz ohne Zusammenhang mit der Brust werden in diesem Kapitel nicht berücksichtigt.

Inzidenz/ Prävalenz Bis zu 70 % der Frauen entwickeln in ihrem Leben eine Mastodynie. Von 1171 US-amerikanischen Frauen einer gynäkologischen Sprechstunde litten 69 % unter regelmäßigen Beschwerden, die in 11 % der Fälle als schwer beurteilt wurden; 36 % der Frauen hatten wegen einer Mastodynie einen Arzt konsultiert.[2]

Ätiologie/ Risikofaktoren Mastodynie tritt am häufigsten bei Frauen im Alter von 30–50 Jahren auf.[1,2]

Prognose Bei 20–30 % der Frauen vergehen zyklische Brustschmerzen innerhalb von 3 Monaten nach ihrem Beginn spontan.[5] Der Schmerz neigt zu Rezidiv und Remission, und bis zu 60 % der Frauen entwickeln 2 Jahre nach der Behandlung erneut Symptome.[1] Nichtzyklische Schmerzen sprechen auf eine Therapie nur schlecht an, können jedoch bei 50 % der Frauen spontan verschwinden.[1]

Literatur

1. Gateley CA, Mansel RE. Management of the painful and nodular breast. *Br Med Bull* 1991;47: 284–294.
2. Ader DN, Shriver CD. Cyclical mastalgia: prevalence and impact in an outpatient breast clinic sample. *J Am Coll Surg* 1997;185:466–470.
3. Harding C, Osundeko O, Tetlow L, et al. Hormonally-regulated proteins in breast secretions are markers of target organ sensitivity. *Br J Cancer* 2000;2:354–360.
4. Maddox PR, Harrison BJ, Mansel RE, et al. Non-cyclical mastalgia: improved classification and treatment. *Br J Surg* 1989;76:901–904.
5. Pye JK, Mansel RE, Hughes LE. Clinical experience of drug treatments for mastalgia. *Lancet* 1985;1:373–377.
6. Boyd NF, McGuire V, Shannon P, et al. Effect of a low-fat high-carbohydrate diet on symptoms of cyclical mastopathy. *Lancet* 1988;2:128–132.
7. Blommers J, de Lange-De Klerk ES, Kuik DJ, et al. Evening primrose oil and fish oil for severe chronic mastalgia: a randomized, double-blind, controlled trial. *Am J Obstet Gynecol* 2002;187:1389–1394.
8. Preece PE, Hanslip JI, Gilbert L, et al. Evening primrose oil (Efamol) for mastalgia. In: Horrobin D, ed. *Clinical uses of essential fatty acids.* Montreal: Eden Press, 1982:147–154.
9. What's new: Epogam and Efamast (gamolenic acid) – withdrawal of marketing authorisations. (www.mca.gov.uk/whatsnew/epogam.htm, last accessed 15 September 2004).
10. Kontostolis E, Stefanidis K, Navrozoglou I, et al. Comparison of tamoxifen with danazol for treatment of cyclical mastalgia. *Gynecol Endocrinol* 1997;11:393–397.
11. Maddox PR, Harrison BJ, Mansel RE. Low-dose danazol for mastalgia. *Br J Clin Pract* 1989;68: 43–47.
12. Anonymous. Danazol. In: *The ABPI compendium of data sheets and summaries of product characteristics.* London: Datapharm Publications, 1999–2000:1395.
13. Mansel RE, Dogliotti L. European multicentre trial of bromocriptine in cyclical mastalgia. *Lancet* 1990;335:190–193.
14. Blichert-Toft M, Anderson AN, Henrikson OB, et al. Treatment of mastalgia with bromocriptine: a double blind crossover study. *BMJ* 1979;1:237.
15. Arrowsmith-Lowe T. Bromocriptine indications withdrawn. *FDA Med Bull* 1994;24:2.
16. Kaleli S, Aydin Y, Erel CT, et al. Symptomatic treatment of premenstrual mastalgia in premenopausal women with lisuride maleate: a double-blind placebo-controlled randomized study. *Fertil Steril* 2001;75:718–723.
17. Colacurci N, Mele D, De Franciscis P, et al. Effects of tibolone on the breast. *Eur J Obs Gyn Rep Bio* 1998;80:235–238.
18. Palomba S, Di Carlo C, Morelli M, et al. Effect of tibolone on breast symptoms resulting from postmenopausal hormone replacement therapy. *Maturitas* 2003;45:267–273.
19. Parfitt K, ed. *Martindale. The complete drug reference*, 32nd ed. London: Pharmaceutical Press, 1999:1447–1448.

20. Grio R, Cellura A, Geranio R, et al. Clinical efficacy of tamoxifen in the treatment of premenstrual mastodynia. *Minerva Ginecol* 1998;50:101–103.
21. Fentiman IS, Caleffi M, Brame K, et al. Double-blind controlled trial of tamoxifen therapy for mastalgia. *Lancet* 1986;1:287–288.
22. GEMB Group. Tamoxifen therapy for cyclical mastalgia: dose randomised trial. *Breast* 1997;5:212–213.
23. Fentiman IS, Hamed H, Caleffi M, et al. Dosage and duration of tamoxifen treatment for mastalgia: a controlled trial. *Br J Surg* 1988;75:845–846.
24. Cuzick J, Powles T, Veronesi U, et al. Overview of the main outcomes in breast cancer prevention trials. *Lancet* 2003;361:296–300.
25. Anonymous. Nolvadex. In: *The ABPI compendium of data sheets and summaries of product characteristics.* London: Datapharm Publications Ltd, 1999–2000:1799.
26. Hamed H, Caleffi M, Chaudary MA, et al. LHRH analogue for treatment of recurrent and refractory mastalgia. *Ann R Coll Surg Engl* 1990;72:221–224.
27. Peters F. Multicentre study of gestinone in cyclical breast pain. *Lancet* 1992;339:205–208.
28. Maddox PR, Harrison BJ, Horobin JM, et al. A randomised controlled trial of medroxyprogesterone acetate in mastalgia. *Ann R Coll Surg Engl* 1990;72:71–76.
29. McFadyen IJ, Raab GM, Macintyre CC, et al. Progesterone cream for cyclic breast pain. *BMJ* 1989;298:931.

Kommentar

Judit Pók

Brustschmerzen gehören zu den häufigsten Symptomen, weswegen Frauen eine senologische Sprechstunde aufsuchen. Die Ätiologie der Mastodynie ist unklar, und es werden die verschiedensten ursächlichen Faktoren diskutiert, wie z. B. hormonelle Einflüsse, Wasserretention im Gewebe und lokale Gewebefaktoren. Die Unterteilung in einerseits zyklusabhängige, oft auch beidseitige Mastodynie, und in andererseits zyklusunabhängige ein- oder beidseitige Brustschmerzen, lässt im ersten Fall ein hormonelles resp. Stoffwechselgeschehen wahrscheinlich erscheinen, während im zweiten Fall auch ein im weitestesten Sinne muskulo-skelettales Geschehen bedacht werden muss.
Da die Ursache der Mastodynie unklar ist, kann auch keine klar evaluierte, kausale Therapie angeboten werden. Die eingesetzten Therapien sind Behandlungsversuche. Sie sind unterschiedlich wirksam und müssen individuell, für die einzelne Patientin diskutiert und angewendet werden. Zu bedenken ist, dass speziell bei hormonellen Therapien auch mit Nebenwirkungen und Nebeneffekten zu rechnen ist, die sorgfältig vor Therapiebeginn mit der Patientin besprochen werden müssen.
Ein Therapieerfolg kann nicht garantiert werden.
Die wichtigste Maßnahme bei Mastodynie ist die sorgfältige Anamnese und klinische Untersuchung, allenfalls ergänzt durch eine Bildgebung. Bei unauffälligen Verhältnissen darf die Patientin beruhigt werden und man kann ihr mit gutem Gewissen versichern, dass ihre Brustschmerzen nicht Ausdruck einer Brusterkrankung oder gar eines Malignoms sind.

Menopause: Symptome

Suchdatum: März 2004

Edward Morris und Janice Rymer

Frage **Welche Effekte haben konservative Behandlungsmethoden?**

Nutzen belegt

Gestagene allein[6, 32–36]

Fünf RCTs zufolge verringern Gestagene allein im Vergleich zu Placebo vasomotorische Symptome, und eine RCT zeigte in Bezug auf vasomotorische Symptome keinen signifikanten Unterschied zwischen jeweils allein verabreichtem Progesteron und Östrogen. Es fanden sich keine RCTs, in denen die Effekte von Gestagenen allein auf Urogenitalsymptome untersucht werden. Eine RCT ergab hinsichtlich psychischer Symptome oder der Lebensqualität keinen signifikanten Unterschied zwischen Progesteron und Placebo.

Tibolon[22, 23, 38–45]

Zwei RCTs zufolge verbessert Tibolon im Vergleich zu Placebo vasomotorische Symptome. Einer RCT zufolge verbessert Tibolon im Vergleich zu Placebo die Sexualfunktion. Zwei RCTs lieferten begrenzte Hinweise dafür, dass Tibolon in der Abschwächung vasomotorischer Symptome nicht so effektiv ist wie Östrogen plus Progesteron. Zwei RCTs zufolge verbessert Tibolon im Vergleich zu Östrogen plus Progesteron die Sexualfunktion. Es fanden sich keine RCTs, in denen die psychischen Symptome oder die Lebensqualität untersucht werden.

Nutzen und Schaden abzuwägen

Östrogene allein (bessern Menopausensymptome, erhöhen jedoch nach langfristigem Einsatz das Risiko für Mammakarzinom, Endometriumkarzinom, Schlaganfall und venöse Thromboembolien)[3–21]

Systematischen Übersichten und nachfolgenden RCTs zufolge bessert Östrogen im Vergleich zu Placebo vasomotorische, urogenitale und psychische Symptome sowie die Lebensqualität. Zu den wichtigen Nebenwirkungen des Östrogens gehören jedoch ein erhöhtes Risiko für ein Mamma- und Endometriumkarzinom, Schlaganfall und venöse Thromboembolien. Ein Progesteronzusatz senkt das Risiko einer Endometriumhyperplasie.

Östrogene plus Progesterone (bessern Menopausensymptome, erhöhen jedoch nach langfristigem Einsatz das Risiko für Mammakarzinom, Endometriumkarzinom, Schlaganfall und venöse Thromboembolien)[3, 4, 18, 20–31]

Einer systematischen Übersicht und nachfolgenden RCTs zufolge bessern Östrogen plus Progesterone im Vergleich zu Placebo kurzfristig urogenitale und psychische Symptome. Zu den wichtigen Nebenwirkungen gehören jedoch ein erhöhtes Risiko für ein Mammakarzinom, Schlaganfall und venöse Thromboembolien. Zwei RCTs lieferten nur begrenzte Belege dafür, dass Östrogen plus Progesteron im Vergleich zu Tibolon vasomotorische Symptome verringert, dass jedoch Tibolon im Vergleich zu Östrogen plus Progesteron die Sexualfunktion verbessert.

Wirksamkeit unbekannt

Antidepressiva

Zu den Effekten von Antidepressiva bei Menopausensymptomen fanden sich keine RCTs.

Clonidin[55]

Einer kleinen RCT zufolge verringert über 8 Wochen transdermal verabreichtes Clonidin im Vergleich zu Placebo die Anzahl und Intensität von Hitzewallungen. Allerdings ließen sich aus dieser Studie keine zuverlässigen Schlussfolgerungen ziehen. Es fanden sich keine RCTs, in denen die Effekte von Clonidin auf die Sexualfunktion, psychische Symptome oder die Lebensqualität untersucht werden.

Phytoöstrogene[46–54]

Neun RCTs ergaben ergaben keine schlüssigen Belege dafür, dass Phytoöstrogene im Vergleich zu Placebo vasomotorische oder andere Menopausensymptome verringern. Es fanden sich keine RCTs zur Untersuchung der Lebensqualität.

Testosteron[56–57]

Es fanden sich keine RCTs, in denen Testosteron mit Placebo verglichen wurde. Kliene RCTs lieferten im Vergleich zu Placebo keine schlüssigen Belege für die Effekte von Testosteron plus Östrogen auf vasomotorische Symptome oder die Sexualfunktion. Es fanden sich keine RCTs zur Untersuchung psychischer Symptome oder der Lebensqualität.

Definition Die Menopause ist definiert als das Ende der letzten Menstruation. Ein Jahr nach ihrer letzten Periode gilt eine Frau als postmenopausal. Aus praktischen Gründen ist die Diagnose „Postmenopause" als einjährige Amenorrhoe definiert. Symptome der Menopause setzen oft in den Jahren der Perimenopause ein. Der Komplex der Menopausesymptomatik umfasst vasomotorische Symptome (Hitzewallungen), Schlaflosigkeit, Stimmungsumschwünge, eine Senkung des Energieniveaus, Libidoverlust, Scheidentrockenheit und Harnwegssymptome.

Inzidenz/ Prävalenz In Großbritannien liegt das Durchschnittsalter für den Beginn der Menopause bei 50 Jahren und 9 Monaten. Die Perimenopause beginnt im Mittel zwischen 45,5 und 47,5 Jahren. Eine schottische Studie (6096 Frauen im Alter von 45–54 Jahren) ergab, dass 84 % der Frauen mindestens eines der klassischen Menopausensymptome erfahren hatten, wobei 45 % von ihnen mono- oder polysymptomatisch sind.[1]

Ätiologie/ Risikofaktoren Urogenitalsymptome der Menopause werden durch gesunkene Östrogenspiegel verursacht, die Ursachen der vasomotorischen Symptome und der psychischen Effekte sind jedoch komplex und noch immer unklar.

Prognose Die Menopause ist ein physiologisches Ereignis und ihr Zeitpunkt u. U. genetisch bestimmt. Zwar sind die endokrinen Veränderungen von Dauer, jedoch verschwinden Menopausensymptome wie Hitzewallungen, die etwa bei 70 % der Frauen auftreten, mit der Zeit.[2] Manche Symptome, wie z. B. die Atrophie der Genitalorgane, können indessen bestehen bleiben oder zunehmen.

Literatur

1. Porter M, Penney G, Russell D, et al. A population based survey of women's experience of the menopause. *Br J Obstet Gynaecol* 1996;103:1025–1028.
2. Hagsta TA, Janson PO. The epidemiology of climacteric symptoms. *Acta Obstet Gynecol Scand* 1986;134(suppl):59.
3. MacLennan A, Lester S, Moore V. Oral oestrogen replacement therapy versus placebo for hot flushes. In: The Cochrane Library, Issue 2, 2001. Oxford: Update Software. Search date 2000; primary sources Medline, Embase, Cinahl, and hand searched relevant journals and conference abstracts.
4. Utian WH, Shoupe D, Bachmann G, et al. Relief of vasomotor symptoms and vaginal atrophy with lower doses of conjugated equine estrogens and medroxyprogesterone acetate. *Fertil Steril* 2001;75: 1065–1079.

5. Rozenbaum H, Chevallier O, Moyal M, et al. Efficacy and tolerability of pulsed estrogen therapy: a 12-week double-blind placebo-controlled study in highly symptomatic postmenopausal women. *Climacteric* 2002;5:249–258.
6. Lobo RA, McCormick W, Singer F, et al. DMPA compared with conjugated oestrogens for the treatment of postmenopausal women. *Obstet Gynecol* 1984;63:1–5.
7. Speroff L. Efficacy and tolerability of a novel estradiol vaginal ring for relief of menopausal symptoms. *Obstet Gynecol* 2003;102:823–834.
8. Cardozo L, Lose G, McClish D, et al. A systematic review of estrogens for recurrent urinary tract infections: third report of the hormones and urogenital therapy (HUT) committee. *Int Urogynecol J Pelvic Floor Dysfunct* 2001;12:15–20. Search date 1998; primary sources Excerpta Medica, Medline, Science Citation Index, and hand-searching relevant journals.
9. Notelovitz M, Mattox JH. Suppression of vasomotor and vulvovaginal symptoms with continuous oral 17β-estradiol. *Menopause* 2000;7:310–317.
10. Casper F, Petri E. Local treatment of urogenital atrophy with an estradiol-releasing vaginal ring: a comparative and a placebo-controlled multicenter study. Vaginal Ring Study Group. *Int Urogynecol J Pelvic Floor Dysfunct* 1999;10:171–176.
11. Zweifel JE, O'Brien WH. A meta-analysis of the effect of HRT upon depressed mood. *Psychoneuroendocrinology* 1997;22:189–212. Search date 1995; primary sources Psychological Abstracts, Medline, and hand searches of Dissertation Abstracts International.
12. Haskell SG, Richardson ED, Horwitz RI. The effect of ORT on cognitive function in women: a critical review of the literature. *J Clin Epidemiol* 1997;50:1249–1264. Search date 1996; primary sources Medline, and hand searched reference lists.
13. Wiklund I, Karlberg J, Mattsson L. Quality of life of postmenopausal women on a regimen of transdermal estradiol therapy: a double-blind placebo-controlled study. *Am J Obstet Gynecol* 1993;168: 824–830.
14. Derman RJ, Dawood MY, Stone S. Quality of life during sequential hormone replacement therapy – a placebo-controlled study. *Int J Fertil Menopausal Stud* 1995;40:73–78.
15. Norman RJ, Flight IHK, Rees MCP. Oestrogen and progestogen hormone replacement therapy for peri-menopausal and post-menopausal women: weight and body fat distribution. In: The Cochrane Library, Issue 2, 2001. Search date 1998; primary sources Medline, Embase, Current Contents, Biological Abstracts, Cinahl, citation lists, and contact with authors of eligible trials retrieved.
16. Grady D, Sawaya G. Postmenopausal hormone therapy increases risk of deep vein thrombosis and pulmonary embolism. *Am J Med* 1998;105:41–43.
17. Barrett-Connor E. Fortnightly review: hormone replacement therapy. *BMJ* 1998;317:457–461.
18. Lethaby A, Farquhar C, Sarkis A, et al. Hormone replacement therapy in postmenopausal women: endometrial hyperplasia and irregular bleeding. In: The Cochrane Library, Issue 1, 2004. Oxford: Update Software. Search date not reported; primary sources Cochrane Menstrual Disorders and Subfertility Group Trials Register, Medline, Embase, Current Contents, Biological Abstracts, Social Sciences Index, Psychlit, Cinahl, hand searched citation lists, and contact with drug companies and trials authors.
19. Collaborative Group on Hormonal Factors in Breast Cancer. Breast cancer and hormone replacement therapy: collaborative reanalysis of data from 51 epidemiological studies of 52 705 women with breast cancer and 108 411 women without breast cancer. *Lancet* 1997;350:1047–1059. Search date and primary sources not reported; the authors collected epidemiological data on 52 705 women with breast cancer and 108 411 women without breast cancer from 51 studies identified from literature searches, review articles, and discussions with colleagues.
20. Beral V, Banks E, Reeves G. Evidence from randomized trials on the long-term effects of hormone replacement therapy. *Lancet* 2002;360:942–944.
21. Writing Group for the Women's Health Initiative Investigators. Risks and benefits of estrogen plus progestin in healthy postmenopausal women: principal results from the Women's Health Initiative randomized controlled trial. *JAMA* 2002;288:321–333.
22. Hammar M, Christau S, Nathorst-Boos J, et al. A double-blind, randomised trial comparing the effects of tibolone and continuous combined hormone replacement therapy in postmenopausal women with menopausal symptoms. *Br J Obstet Gynaecol* 1998;105:904–911.
23. Al Azzawi F, Wahab M, Habiba M, et al. Continuous combined hormone replacement therapy compared with tibolone. *Obstet Gynecol* 1999;93:258–264.
24. Mattsson LA. Clinical experience with continuous combined transdermal hormone replacement therapy. *J Menopause* 1999;6:25–29.
25. Hays J, Ockene JK., Brunner RL, et al. Effects of estrogen plus progestin on health-related quality of life. *N Engl J Med* 2003;348:1839–1854.
26. Hilditch JR, Lewis J, Ross AH, et al. A comparison of the effects of oral conjugated equine estrogen and transdermal estradiol-17 β combined with an oral progestin on quality of life in postmenopausal women. *Maturitas* 1996;24:177–184.

27. Chlebowski RT, Hendrix SL, Langer RD, et al. Influence of estrogen plus progestin on breast cancer and mammography in healthy postmenopausal women: the Women's Health Initiative Randomized Trial. *JAMA* 2003;289:3243–3253.
28. Anderson GL, Judd HL, Kaunitz AM, et al. Effects of estrogen plus progestin on gynecologic cancers and associated diagnostic procedures: the Women's Health Initiative Randomized Trial. *JAMA* 2003;290:1739–1748.
29. Wassertheil-Smoller S, Hendrix SL, Limacher M, et al. Effect of estrogen plus progestin on stroke in postmenopausal women: the Women's Health Initiative: a randomized trial. *JAMA* 2003;289: 2673–2684.
30. Medical Research Council's General Practice Research Framework. Randomised comparison of oestrogen versus oestrogen plus progesterone hormone replacement therapy in women with hysterectomy. *BMJ* 1996;312:473–478.
31. Greendale GA, Reboussin BA, Hogan P, et al. Symptom relief and side effects of postmenopausal hormones: results from the postmenopausal estrogen/progestin interventions trial. *Obstet Gynecol* 1998;92:982–988.
32. Loprinzi CL, Michalak JC, Quella SK, et al. Megestrol acetate for the prevention of hot flashes. *N Engl J Med* 1994;331:347–352.
33. Aslaksen K, Frankendal B. Effect of oral MPA on menopausal symptoms on patients with endometrial carcinoma. *Acta Obstet Gynecol Scand* 1982;61:423–428.
34. Schiff I, Tulchinsky D, Cramer D, et al. Oral medroxyprogesterone in the treatment of postmenopausal symptoms. *JAMA* 1980;244:1443–1445.
35. Leonetti HB, Longo S, Anasti JN. Transdermal progesterone cream for vasomotor symptoms and postmenopausal bone loss. *Obstet Gynecol* 1999;94:225–228.
36. Wren BG, Champion SM, Willetts K, et al. Transdermal progesterone and its effect on vasomotor symptoms, blood lipid levels, bone metabolic markers, moods, and quality of life for postmenopausal women. *Menopause* 2003;10:13–18.
37. Bjorn I, Bixo M, Noid KS, et al. Negative mood changes during hormone replacement therapy: a comparison between two progestogens. *Am J Obstet Gynecol* 2000;183:1419–1426.
38. Kicovic PM, Cortes-Prieto J, Luisi M, et al. Placebo-controlled cross-over study of effects of Org OD14 in menopausal women. *Reproduction* 1982;6:81–91.
39. Landgren MB, Bennink HJ, Helmond FA, et al. Dose-response analysis of effects of tibolone on climacteric symptoms. *BJOG* 2002;109:1109–1114.
40. Nathorst-Boos J, Hammar M. Effect on sexual life – a comparison between tibolone and a continuous estradiol-norethisterone acetate regimen. *Maturitas* 1997;26:15–20.
41. Kokcu A, Cetinkaya MB, Yanik F, et al. The comparison of effects of tibolone and conjugated estrogen- medroxyprogesterone acetate therapy on sexual performance in postmenopausal women. *Maturitas* 2000;36:75–80.
42. Laan E, Van Lunsen RHW, Everaerd W. The effects of tibolone on vaginal blood flow, sexual desire and arousability in postmenopausal women. *Climacteric* 2001;4:28–41.
43. Morris EP, Wilson POG, Robinson J, et al. Long term effects of tibolone on the genital tract in postmenopausal women. *Br J Obstet Gynaecol* 1999;106:954–959.
44. Benedek-Jaszmann LJ. Long-term placebo-controlled efficacy and safety study of Org OD14 in climacteric women. *Maturitas* 1987;1:25–33.
45. Walker ID, Davidson JF, Richards A, et al. The effect of the synthetic steroid Org OD14 on fibrinolysis and blood lipids in postmenopausal women. *Thromb Haemost* 1985;53:303–305.
46. Murkies AL, Lombard C, Stauss BJ, et al. Dietary flour supplementation decreases postmenopausal hot flushes: effect of soy and wheat. *Maturitas* 1995;21:189–195.
47. Washburn S, Burke GL, Morgan T, et al. Effect of soy protein supplementation on serum lipoproteins, blood pressure, and menopausal symptoms in perimenopausal women. *Menopause* 1999;6:7–13.
48. Baber RJ, Templeman C, Morton T, et al. Randomized placebo-controlled trial of an isoflavone supplement and menopausal symptoms in women. *Climacteric* 1999;2:85–92.
49. Scambia G, Mango D, Signorile PG, et al. Clinical effects of a standardized soy extract in postmenopausal women: a pilot study. *Menopause* 2000;7:105–111.
50. Kotsopoulos D, Dalais FS, Liang Y-L, et al. The effects of soy protein containing phytoestrogens on menopausal symptoms in postmenopausal women. *Climacteric* 2000;3:161–167.
51. Upmalis DH, Lobo R, Bradley L, et al. Vasomotor symptom relief by soy isoflavone extract tablets in postmenopausal women: a multicenter, double-blind, randomized, placebo-controlled study. *Menopause* 2000;7:236–242.
52. Han KK, Soares JM Jr, Haidar MA, et al. Benefits of soy isoflavone therapeutic regimen on menopausal symptoms. *Obstet Gynecol* 2002;99:389–394.
53. Penotti M, Fabio E, Modena AB, et al. Effect of soy-derived isoflavones on hot flushes, endometrial thickness, and the pulsatility index of the uterine and cerebral arteries. *Fertil Steril* 2003;79:1112–1117.
54. Tice JA, Ettinger B, Ensrud K, et al. Phytoestrogen supplements for the treatment of hot flashes: the Isoflavone Clover Extract (ICE) Study: a randomized controlled trial. *JAMA* 2003;290:207–214.

55. Nagamani M, Kelver ME, Smith ER. Treatment of menopausal hot flashes with transdermal administration of clonidine. *Am J Obstet Gynecol* 1987;156:561–565.
56. Simon J, Klaiber E, Wiita B, et al. Differential effects of estrogen-androgen and estrogen-only therapy on vasomotor symptoms, gonadotropin secretion, and endogenous androgen bioavailability in postmenopausal women. *Menopause* 1999;6:138–146.
57. Dow MG, Hart DM, Forrest CA. Hormonal treatments of sexual unresponsiveness in postmenopausal women: a comparative study. *Br J Obstet Gynaecol* 1983;90:361–366.
58. Sherwin BB, Gelfand MM, Brender W. Androgen enhances sexual motivation in females: a prospective crossover study of sex steroid administration in the surgical menopause. *Psychosom Med* 1985;47:339–351.

Kommentar

Bruno Imthurn

Seit der Publikation der Daten des ersten Armes der WHI-Studie (Women's Health Initiative), welcher die Effekte einer kombinierten Hormontherapie bei der postmenopausalen Frau untersuchte, hat ein Umdenken stattgefunden (1). Während früher eine Hormonsubstitutionstherapie als im ungünstigsten Falle nicht wirksam angesehen wurde, ist eine postmenopausale Hormontherapie nun zu einer medikamentösen Behandlung wie jede andere auch geworden. D. h., dass sie eine klare Indikation braucht und in den allermeisten Fällen zwar hilft, unter gewissen Umständen aber auch schaden kann. Dies gilt es bei jeder Verschreibung zu berücksichtigen.
Im April 2004, somit nach dem Verfassen des hier kommentierten Artikels, wurden die Resultate des zweiten Arms der WHI-Studie publiziert, der sich mit der Östrogenmonotherapie („Östrogene alleine") bei hysterektomierten postmenopausalen Patientinnen befasste (2). Es handelte sich dabei zweifellos um den bisher besten und aussagekräftigsten RCT, welcher sich mit dieser Fragestellung beschäftigte. Im Gegensatz zu den Schlussfolgerungen der Autoren Morris und Rymer („... erhöhen ... das Risiko für Mammakarzinom ...") zeigte dieser RCT allerdings, dass bei der Östrogenmonotherapie das Mammakarzinomrisiko keineswegs erhöht ist. Die Daten wiesen sogar auf eine Risikoreduktion hin.
Obschon bei der Anwendung von „Gestagenen allein" zur Behandlung vasomotorischer Beschwerden in der Postmenopause der „Nutzen belegt" ist, kann dieser Modus nur als Therapie der 2. Wahl betrachtet werden. So wurden in den zitierten Untersuchungen meistens Dosen verwendet (in der Vergleichsstudie mit Östrogenen Depo-Medroxyprogesteronacetat 150 mg i.m./25 Tage, 3), welche einem Mehrfachen der üblicherweise eingesetzten Mengen entsprechen und zu einer Kumulierung führen. Östrogene wirken bereits schon bei wesentlich geringeren Dosen. Auch hier gilt es „Nutzen und Schaden abzuwägen".
Ein günstiger Effekt von Phytoöstrogenen auf vasomotorische Menopausensymptome bleibt zwar mit RCTs unbewiesen, ist aber im klinischen Alltag zumindest bei schwachen Wallungen immer wieder beobachtbar. Sicher darf aber hier der durchaus erwünschte und ohne Zweifel vorhandene Placebo-Effekt nicht unterschätzt werden.

1. Writing Group for the Women's Health Initiative Investigators. Risks and benefits of estrogen plus progestin in healthy postmenopausal women: principal results from the Women's Health Initiative randomized controlled trial. *JAMA* 2002;288:321–333.
2. The Women's Health Initiative Steering Committee. Effects of conjugated equine estrogen in postmenopausal women with hysterectomy: the Women's Health Initiative randomized controlled trial. *JAMA* 2004;291:1701–1712.
3. Lobo RA, McCormick W, Singer F, Roy S. DMPA compared with conjugated oestrogens for the treatment of postmenopausal women. *Obstet Gynecol* 1984;63:1–5.

Menorrhagie

Suchdatum: Oktober 2003

Kirsten Duckitt und Keri McCully

Frage **Welche Effekte haben unterschiedliche Behandlungsmethoden?**

Nutzen belegt

Endometriumausdünnung vor einem hysteroskopischen Eingriff[26, 45–49]
Einer systematischen Übersicht zufolge verringern präoperativ verabreichte Gonadorelin-Analoga (GnRH-Analoga) im Vergleich zu keiner präoperativen Behandlung oder präoperativ verabreichtem Danazol mäßige bis schwere Perioden und verstärken eine Amenorrhoe. Es fanden sich unzureichende Belege über die Effekte von präoperativ verabreichtem Danazol oder Gestagenen im Vergleich zu Placebo oder keiner präoperativen Behandlung.

Hysterektomie (im Vergleich zur Endometriumdestruktion) nach Versagen der konservativen Behandlung[3, 36–42]
Systematischen Übersichten zufolge senkt eine Hysterektomie den menstruellen Blutverlust sowie die Anzahl der Frauen, die nach 1–4 Jahren weiterer Operationen bedürfen, und erhöht im Vergleich zur Endometriumdestruktion die Zufriedenheit. Hinsichtlich der Effektivität ergaben RCTs keine Unterschiede zwischen verschiedenen Formen der Hysterektomie. In einer großen Kohortenstudie wurden bei etwa einem Drittel der Frauen, die sich einer Hysterektomie unterzogen, kleinere oder größere Komplikationen dokumentiert.

Nichtsteroidale Antiphlogistika[3, 12, 13]
Einer systematischen Übersicht zufolge senken nichtsteroidale Antiphlogistika im Vergleich zu Placebo den durchschnittlichen menstruellen Blutverlust signifikant. Eine systematische Übersicht ergab hinsichtlich des menstruellen Blutverlustes keinen signifikanten Unterschied zwischen Mefenaminsäure und Naproxen bzw. zwischen nichtsteroidalen Antiphlogistika und oral verabreichten Gestagenen, oralen Kontrazeptiva oder Progesteron freisetzenden intrauterinen Trägern.

Tranexamsäure[3, 14–19]
Systematischen Übersichten zufolge senkt Tranexamsäure im Vergleich zu Placebo oder anderen Substanzen (orale Gestagene, Mefenaminsäure, Etamsylat, Flurbiprofen und Diclofenac) den menstruellen Blutverlust. Zu den Nebenwirkungen von Tranexamsäure gehören Beinkrämpfe und Übelkeit bei etwa einem Drittel der Frauen unter dieser Substanz. Eine langfristige populationsbasierte Beobachtungsstudie ergab keine Belege für eine Erhöhung des Risikos einer Thromboembolie unter Tranexamsäure.

Nutzen wahrscheinlich

Hysteroskopische im Vergleich zur nichthysteroskopischen Endometriumdestruktion nach Versagen einer konservativen Therapie[45]
Eine systematische Übersicht ergab, dass hysteroskopische im Vergleich zu nichthysteroskopischen Methoden der Endometriumdestruktion eine Amenorrhoe nach 12 Monaten verstärken. Hinsichtlich der Amenorrhoe- oder Zufriedenheitsraten fanden sich keine schlüssigen Belege für einen Unterschied zwischen den verschiedenen hysteroskopischen Verfahren. RCTs zufolge kommt es bei 15 % der Frauen, die sich einer Endometriumdestruktion unterziehen, zu Komplikationen wie Infektion, Blutung oder Uterusperforation.

Nutzen und Schaden abzuwägen

Danazol[3, 13]

Systematischen Übersichten mit begrenzten Hinweisen zufolge verringert Danazol im Vergleich zu Placebo, in der Lutealphase oral verabreichten Gestagenen, Mefenaminsäure, Naproxen oder oralen Kontrazeptiva den menstruellen Blutverlust, führt jedoch im Vergleich zu NSAIDs oder oral verabreichten Gestagenen zu einem Anstieg der Nebenwirkungen.

Wirksamkeit unbekannt

Kombinierte orale Kontrazeptiva[12, 13, 20, 21]

Eine systematische Übersicht ergab unzureichende Belege über die Wirksamkeit oraler Kontrazeptiva in der Behandlung der Menorrhagie.

Endometriumresektion im Vergleich zur konservativen Therapie[26]

In einer systematischen Übersicht und einer zusätzlichen RCT wurde die transzervikale Endometriumresektion mit der konservativen Therapie verglichen und ergab widersprüchliche Resultate. RCTs zeigten bei 0–15 % der Frauen, die sich einer Endometriumdestruktion unterzogen, Komplikationen wie Infektion, Blutung oder Uterusperforation.

Etamsylat[16, 19]

Eine systematische Übersicht ergab unzureichende Belege für die Effekte von Etamsylat im Vergleich zu Placebo, Mefenaminsäure, Aminocapronsäure oder Tranexamsäure.

Intrauterin verabreichte Gestagene[24–30]

Es fanden sich keine RCTs, in denen intrauterin verabreichte Gestagene mit Placebo verglichen wurden. Zwei systematische Übersichten und drei nachfolgende RCTs ergaben im Vergleich zwischen Levonorgestrel freisetzenden intrauterinen Trägern und anderen Behandlungsformen (Endometriumresektion, thermische Ballonablation, Norethisteron, konservative Behandlung, nichtsteroidale Antiphlogistika und Hysterektomie) widersprüchliche Belege über den menstruellen Blutverlust, die Zufriedenheitsraten und die Lebensqualitäts-Scores.

Dilatation und Curettage nach Versagen der konservativen Therapie, GnRH-Analoga, Myomektomie nach Versagen der konservativen Therapie

Zur Wirksamkeit dieser Interventionen fanden sich keine RCTs.

Nutzen unwahrscheinlich

Oral verabreichte Gestagene (längerer Behandlungszyklus)[17, 51]

Es fanden sich keine RCTs, in denen oral verabreichte Gestagene mit Placebo verglichen wurden. Eine anhand einer systematischen Übersicht ausgewiesene RCT ergab im Vergleich zwischen einem längeren Behandlungszyklus mit oral verabreichten Gestagen (Norethisteron) und einem Levonorgestrel freisetzenden intrauterinen Träger keinen signifikanten Unterschied hinsichtlich des menstruellen Blutverlustes.

Unwirksamkeit oder Schädlichkeit wahrscheinlich

Oral verabreichte Gestagene nur in der Lutealphase[17]

Es fanden sich keine RCTs, in denen oral verabreichte Gestagene mit Placebo miteinander verglichen wurden. Einer systematischen Übersicht zufolge erhöhen in der Lutealphase oral verabreichte Gestagene den durchschnittlichen menstruellen Blutverlust im Vergleich zu Danazol, Tranexamsäure oder einem Gestagen freisetzenden intrauterinen Träger.

Menorrhagie

Definition

Menorrhagie ist definiert als eine schwere, aber regelmäßige Monatsblutung. Die idiopathische ovulatorische Menorrhagie ist eine regelmäßige, schwere Blutung ohne erkennbaren pathologischen Befund des Beckens oder eine allgemeine Blutungsstörung. Als objektive Menorrhagie gilt ein menstrueller Gesamtblutverlust vom 80 ml oder mehr bei jeder Menses.[1] Subjektiv kann die Menorrhagie definiert werden als Klage über einen regelmäßigen, über mehrere Zyklen hintereinander auftretenden exzessiven menstruellen Blutverlust bei einer Frau in den fortpflanzungsfähigen Jahren.

Inzidenz/ Prävalenz

In Großbritannien suchen jährlich 5 % der Frauen im Alter von 30–49 Jahren ihren Allgemeinarzt wegen einer Menorrhagie auf.[2] In Neuseeland haben 2–4 % der Konsultationen durch prämenopausale Frauen in der Primärversorgung Menstruationsstörungen zum Anlass.[3]

Ätiologie/ Risikofaktoren

Man geht davon aus, dass die idiopathische ovulatorische Menorrhagie durch eine gestörte Prostaglandinproduktion im Endometrium verursacht wird.[4] Prostaglandin kann auch an einer Menorrhagie in Zusammenhang mit Uterusmyomen, einer Adenomyose oder einem Intrauterinpessar beteiligt sein. Myome wurden bei 10 % der Frauen mit Menorrhagie (80–100 ml/Zyklus) und bei 40 % der Frauen mit schwerer Menorrhagie (≥200 ml/Zyklus) dokumentiert.[5]

Prognose

Eine Menorrhagie schränkt normale Tätigkeiten ein und verursacht bei zwei Dritteln der Frauen mit nachgewiesener objektiver Menorrhagie eine Eisenmangelanämie.[1, 6, 7] Bei einer von fünf Frauen in Großbritannien und einer von drei Frauen in den USA wird vor dem Alter von 60 Jahren eine Hysterektomie durchgeführt, und bei mindestens 50 % dieser Frauen ist eine Menorrhagie das Hauptproblem.[8–10] Bei etwa 50 % der Frauen, bei denen wegen einer Menorrhagie eine Hysterektomie durchgeführt wird, wird ein normaler Uterus entfernt.

Literatur

1. Hallberg L, Hogdahl A, Nilsson L, et al. Menstrual blood loss – a population study: variation at different ages and attempts to define normality. *Acta Obstet Gynecol Scand* 1966;45:320–351.
2. Vessey MP, Villard-Mackintosh L, McPherson K, et al. The epidemiology of hysterectomy: findings in a large cohort study. *Br J Obstet Gynaecol* 1992;99:402–407.
3. Working Party of the National Health Committee New Zealand. *Guidelines for the management of heavy menstrual bleeding*. Wellington: Ministry of Health, 1998. (Available from The Ministry of Health, 133 Molesworth Street, PO Box 5013, Wellington, New Zealand.) Search date 1996; primary sources Medline, Embase, Current Contents, Biological Abstracts, Social Sciences Index, Psychlit, and Cinahl.
4. Smith SK, Abel MH, Kelly RW, et al. A role for prostacyclin (PGI2) in excessive menstrual bleeding. *Lancet* 1981;1:522–524.
5. Rybo G, Leman J, Tibblin R. Epidemiology of menstrual blood loss. In: Baird DT, Michie EA, eds. *Mechanisms of menstrual bleeding*. New York: Raven Press, 1985:181–193.
6. Alexander DA, Naji AA, Pinion SB, et al. Randomised trial comparing hysterectomy with endometrial ablation for dysfunctional uterine bleeding: psychiatric and psychosocial aspects. *BMJ* 1996;312:280–284.
7. Coulter A, Peto V, Jenkinson C. Quality of life and patient satisfaction following treatment for menorrhagia. *Fam Pract* 1994;11:394–401.
8. Coulter A, McPherson K, Vessey M. Do British women undergo too many or too few hysterectomies? *Soc Sci Med* 1988;27:987–994.
9. Pokras R, Hufnagel VG, NCHS. Hysterectomies in the United States, 1965–84. Hyattsville, Maryland: US Department of Health and Human Services, Public Health Service, CDC, 1987; DHHS publication no. (PHS)87-1753. (Vital and health statistics; series 13, no. 92).
10. Coulter A, Kelland J, Long A. The management of menorrhagia. *Effective Health Care Bull* 1995;9:1–14.

11. Clarke A, Black N, Rowe P, et al. Indications for and outcome of total abdominal hysterectomy for benign disease: a prospective cohort study. *Br J Obstet Gynaecol* 1995;102:611–620.
12. Lethaby A, Augood C, Duckitt K. Nonsteroidal anti-inflammatory drugs for heavy menstrual bleeding In: The Cochrane Library, Issue 3, 2003. Oxford: Update Software. Search date 2001; primary sources Cochrane Menstrual Disorders and Subfertility Group trials register, Medline, Embase, Psychlit, Current Contents, Biological Abstracts, Social Sciences Index, Cinahl, reference lists, and drug companies.
13. Beaumont H, Augood C, Duckitt K, et al. Danazol for heavy menstrual bleeding (Cochrane Review). In: The Cochrane Library, Issue 3, 2003. Oxford: Update Software. Search date 2001; primary sources Medline, Embase, Current Contents, Cinahl, National Research Register, Menstrual Disorders and Subfertility Group's Specialised Register, reference lists, and authors contacted.
14. Lethaby A, Farquhar C, Cooke I. Antifibrinolytics for heavy menstrual bleeding (Cochrane review). In: The Cochrane Library, Issue 3, 2003. Oxford: Update Software. Search date 1997; primary sources Cochrane Menstrual Disorders and Subfertility Group trials register, Medline, Embase, and hand searches of reference lists from experts, and drug companies.
15. Preston JT, Cameron IT, Adams EJ, et al. Comparative study of tranexamic acid and norethisterone in the treatment of ovulatory menorrhagia. *Br J Obstet Gynaecol* 1995;102:401–406.
16. Coulter A, Kelland J, Peto V, et al. Treating menorrhagia in primary care. An overview of drug trials and a survey of prescribing practice. *Int J Technol Assess Health Care* 1995;11:456–471. Search date not reported; primary sources Medline and Embase.
17. Lethaby A, Irvine G, Cameron I. Cyclical progestogens for heavy menstrual bleeding (Cochrane review). In: The Cochrane Library, Issue 3, 2003. Oxford: Update Software. Search date not reported; primary sources Cochrane Menstrual Disorders and Subfertility Group trials register, Medline, Embase, Psychlit, Current Contents, Biological Abstracts, Social Sciences Index, Cinahl, and reference lists.
18. Rybo G. Tranexamic acid therapy is effective treatment in heavy menstrual bleeding: clinical update on safety. *Ther Adv* 1991;4:1–8.
19. Bonnar J, Sheppard BL. Treatment of menorrhagia during menstruation: randomised controlled trial of etamsylate, mefenamic acid, and tranexamic acid. *BMJ* 1996;313:579–582.
20. Iyer V, Farquhar C, Jepson R. Oral contraceptive pills for heavy menstrual bleeding. In: The Cochrane Library, Issue 3, 2003. Oxford: Update Software. Search date 1997; primary source Cochrane Register of Controlled Trials.
21. Nilsson L, Rybo G. Treatment of menorrhagia. *Am J Obstet Gynecol* 1971;5:713–720.
22. Ramcharan S, Pellegrin FA, Ray MR, et al. The Walnut Creek contraceptive drug study – a prospective study of the side effects of oral contraceptives. Vol III. An interim report: a comparison of disease occurrence leading to hospitalization or death in users and nonusers of oral contraceptives. *J Reprod Med* 1980;25:345–372.
23. Royal College of General Practitioners. *Oral contraceptives and health*. London: Pitman Medical, 1974.
24. Lethaby AE, Cooke I, Rees M. Progesterone/progestogen intrauterine releasing systems for heavy menstrual bleeding (Cochrane review). In: The Cochrane Library, Issue 3, 2003. Oxford: Update Software. Search date 1999; primary sources Cochrane Menstrual Disorders and Subfertility Group trials register, Medline, Embase, and experts contacted.
25. Stewart A, Cummins C, Gold L, et al. The effectiveness of the levonorgestrel-releasing intrauterine system in menorrhagia: a systematic review. *Br J Obstet Gynaecol* 2001;108:74–86. Search date 1999; primary sources Medline, Cinahl, Embase, Cochrane Library, Best Evidence, BMJ website archive facility, various internet search engines, hand searches of the *J Family Plan* and *The Diplomate*, and personal contact with Schering Health Care Ltd and the Royal College of Obstetricians and Gynaecologists Audit Unit.
26. Marjoribanks J, Lethaby A, Farquhar C. Surgery versus medical therapy for heavy menstrual bleeding (Cochrane Review). In: *The Cochrane Library*, Issue 3, 2003. Oxford: Update Software. Search date 2002, primary sources Cochrane Menstrual Disorders and Subfertility Group Trials Register, Cochrane Controlled Trials Register, Medline, Embase, Current Contents, Biological Abstracts, Psychinfo, Cinahl, hand searches of reference lists of articles, and personal contact with experts in the field.
27. Barrington J, Arunkalaivanan A, Abdel-Fattah M. Comparison between the levonorgestrel intrauterine system and thermal balloon ablation in the treatment of menorrhagia. Eur J Obstet Gynaecol Reprod Biol 2003;108:72–74.
28. Anonymous. Long-acting progestogen-only contraception. *Drug Ther Bull* 1996;34:93–96.
29. Luukkainen T. The levonorgestrel-releasing IUD. *Br J Fam Plann* 1993;19:221–224.
30. Irvine GA, Campbell-Brown MB, Lumsden MA, et al. Randomised comparative study of the levonorgestrel intrauterine system and norethisterone for the treatment of idiopathic menorrhagia. *Br J Obstet Gynaecol* 1998;105:592–598.

31. Thomas EJ, Okuda KJ, Thomas NM. The combination of a depot gonadotrophin releasing hormone agonist and cyclical hormone replacement therapy for dysfunctional uterine bleeding. *Br J Obstet Gynaecol* 1991;98:1155–1159.
32. Eldred JM, Haynes PJ, Thomas EJ. A randomized double blind placebo controlled trial of the effects on bone metabolism of the combination of nafarelin acetate and norethisterone. *Clin Endocrinol* 1992;37:354–359.
33. Pickersgill A, Kingsland CR, Garden AS, et al. Multiple gestation following gonadotrophin releasing hormone therapy for the treatment of minimal endometriosis. *Br J Obstet Gynaecol* 1994;101:260–262.
34. Smith JJ, Schulman H. Current dilatation and curettage practice: a need for revision. *Obstet Gynecol* 1985;65:516–518.
35. Haynes PJ, Hodgson H, Anderson AB, et al. Measurement of menstrual blood loss in patients complaining of menorrhagia. *Br J Obstet Gynaecol* 1977;84:763–768.
36. Lethaby A, Sheppers S, Cooke I, et al. Endometrial resection and ablation versus hysterectomy for heavy menstrual bleeding. In: The Cochrane Library, Issue 3, 2003. Oxford: Update Software. Search date not reported; primary sources Cochrane Menstrual Disorders and Subfertility Group trials register, Medline, Embase, Psychlit, Current Contents, Biological Abstracts, Social Sciences Index, and Cinahl.
37. Zupi E, Zullo F, Marconi D, et al. Hysteroscopic endometrial resection versus laparoscopic supracervical hysterectomy for menorrhagia: A prospective randomized trial. Am J Obstet Gynecol 2003;188:7–12.
38. Phipps JH, John M, Nayak S. Comparison of laparoscopically assisted vaginal hysterectomy and bilateral salpingo-oophorectomy with conventional abdominal hysterectomy and bilateral salpingo-oophorectomy. *Br J Obstet Gynaecol* 1993;100:698–700.
39. Raju KS, Auld BJ. A randomised prospective study of laparoscopic vaginal hysterectomy versus abdominal hysterectomy each with bilateral salpingo-oophorectomy. *Br J Obstet Gynaecol* 1994;101: 1068–1071.
40. Richardson RE, Bournas N, Magos AL. Is laparoscopic hysterectomy a waste of time? *Lancet* 1995;345:36–41.
41. Summitt RL Jr, Stovall TG, Lipscomb GH, et al. Randomized comparison of laparoscopy-assisted vaginal hysterectomy with standard vaginal hysterectomy in an outpatient setting. *Obstet Gynecol* 1992;80:895–901.
42. Langebrekke A, Eraker R, Nesheim B, et al. Abdominal hysterectomy should not be considered as primary method for uterine removal. *Acta Obstet Gynecol Scand* 1996;75:404–407.
43. Carlson KJ. Outcomes of hysterectomy. *Clin Obstet Gynecol* 1997;40:939–946.
44. Dicker RC, Greenspan JR, Strauss LT, et al. Complications of abdominal and vaginal hysterectomy among women of reproductive age in the United States. The Collaborative Review of Sterilization. *Am J Obstet Gynecol* 1982;144:841–848.
45. Lethaby A, Hickey M. Endometrial destruction techniques for heavy menstrual bleeding (Cochrane Review). In: The Cochrane Library, Issue1, 2003. Oxford: Update Software. Search date 2001; primary sources Conchrane Controlled Trials Register, Medline, Embase, Current Contents, Biological Abstracts, Psychlit, Cinahl, Register of Cochrane Menstrual Disorders and Subfertility Group, reference lists of articles, contacted pharmaceutical companies, and experts in the field.
46. Boujida VH, Philipsen T, Pelle J, et al. Five-year follow-up of endometrial ablation: endometrial coagulation versus endometrial resection. *Obstet Gynecol* 2002;99:988–992.
47. Pellicano M, Guida M, Acunzo G, et al. Hysteroscopic transcervical endometrial resection versus thermal destruction for menorrhagia: a prospective randomized trial on satisfaction rate. *Am J Obstet Gynecol* 2002;187:545–550.
48. Cooper J, Gimpelson R, Laberge P, et al. A randomized, multicenter trial of safety and efficacy of the NovaSure system in the treatment of menorrhagia.. J American Association of Gynecologic Laparoscopists 2002;9:418–428.
49. Overton C, Hargreaves J, Maresh M. A national survey of the complications of endometrial destruction for menstrual disorders: the MISTLETOE study. Minimally invasive surgical techniques – laser, endothermal or endoresection. *Br J Obstet Gynaecol* 1997;104:1351–1359.
50. Broadbent JAM, Magos AL. Menstrual blood loss after hysteroscopic myomectomy. *Gynaecol Endoscop* 1995;4:41–44.
51. Sowter MC, Singla AA, Lethaby A. Pre-operative endometrial thinning agents before endometrial destruction for heavy menstrual bleeding (Cochrane review). In: The Cochrane Library, Issue 3, 2003. Oxford: Update Software. Search date 2001; primary sources Cochrane Menstrual Disorders and Subfertility Group trials register, Medline, Embase, Psychlit, Biological Abstracts, Cinahl, reference lists, authors of conference abstracts, Zeneca Pharmaceuticals, and Sanofi Winthrop.
52. Kriplani A, Manchanda R, Nath J, et al. A randomized trial of danazol pretreatment prior to endometrial resection. *Eur J Obstet Gynecol Reprod Biol* 2002;103:68–71.

53. Higham JM, O'Brien PMS, Shaw RW. Assessment of menstrual blood loss using a pictorial chart. *Br J Obstet Gynaecol* 1990;97:734–739.

Kommentar

Christina Schlatter

Im Deutschen unterscheiden wir anders als in der englischen Sprache zwischen der Menorrhagie als Blutung, die länger als 7 Tage dauert, und der Hypermenorrhoe als Blutung mit Koageln. Meist bestimmt das Ausmaß der Eisenmangelanämie den Handlungsbedarf. Da bei 13 % der Frauen mit Menorrhagie ein Morbus von Willebrand ursächlich zugrunde liegt (1), stellt sich der Klinikerin die Frage, ob bei der Anamnese einer primären Menorrhagie diese häufigste vererbliche Blutungsstörung aktiv gesucht werden soll. Weil eine frühe Diagnose dieser Störung die Morbidität an Hemorrhagien senkt, empfiehlt die ACOG ein aggressives Screening bei betroffenen Frauen (2). Die hier vorgestellten Studien beziehen sich auf das Problem der übermäßigen Menstruationsblutung nach Ausschluss von pathologischen Ursachen. In der klinischen Praxis ist es meist der Kinderwunsch, der über die zur Wahl stehenden Therapiemethoden entscheidet. Bei jüngeren Frauen haben demnach die nebenwirkungsarmen und bewährten medikamentösen Verfahren mit NSAR oder Hormonen den Vorrang. Im Gegensatz zur Anwendung parenteraler und intrauteriner Gestagene rechtfertigt die Datenlage den weit verbreiteten Einsatz von zyklischen Gestagenen für die Indikation der starken Menstruationsblutung allein nicht mehr. Auf Grund der vorliegenden Daten stellt sich die Frage, warum Tranexamsäure so selten verschrieben wird. Bedauerlicherweise findet sich keine RCT, die Aufschluss gibt über das hiermit verbundene thromboembolische Risiko. Angesichts der kleinen Zahlen untersuchter Patientinnen und der kurzen Verlaufsdauern der Studien (max. 3 Monate) bei einem Medikament, das seit über 30 Jahren auf dem Markt ist, fällt es der Klinikerin nicht leicht, sich von der Evidenz zu einem Wechsel überzeugen zu lassen, zumal hier die Frage eines Publication Bias gestellt werden muss. Zudem ist Tranexamsäure um ein Mehrfaches teurer (27 Fr./Zyklus) als Mefenaminsäure oder Gestagene. Nicht diskutiert werden neuere Verfahren wie die Embolisation oder die medikamentöse Therapie mit Mifepristone, zu denen erst wenige Studien vorliegen.

1. Lukes A.S. Perry S. Ortel T.L. Von Willebrand's disease diagnosed after menorrhagia worsened from Levonorgesterel intrauterine system. Obstet Gynecol 2005;105:1223–1226
2. Von Willebrand disease in gynecologic practice. ACOG Committee Opinion No. 263. American College of Obstetricians and Gynecologists. Obstet Gynecol 2001; 98:1185–6

Myome

Suchdatum: Dezember 2003

Anne Lethaby und Beverley Vollenhoven

Frage **Welche Effekte haben ausschließlich konservative Behandlungsmethoden?**

Nutzen wahrscheinlich

Gonadorelin-Analoga (GnRH-Analoga) plus Progestagen (kein signifikanter Unterschied zu GnRH-Analoga hinsichtlich schwerer Blutungen, zusätzliches Progestagen verringert jedoch vasomotorische Symptome und Hitzewallungen in Verbindung mit GnRH-Analoga)[28–30]

Einer kleinen RCT zufolge besteht hinsichtlich des Anteils an Frauen, die nach 12 Monaten schwere Blutungen haben, kein signifikanter Unterschied zwischen Leuprorelinacetat (Leuprolid) plus Progestagen und Leuprorelinacetat allein. Einer kleinen RCT zufolge verringern GnRH-Analoga plus Medroxyprogesteronacetat vasomotorische Symptome über 12 Monate deutlich stärker als GnRH-Analoga allein. Eine kleine RCT zeigte, dass Leuprorelinacetat plus Progestagen den Anteil an Frauen, die über 24 Wochen Hitzewallungen haben, deutlich stärker verringert als Leuprorelinacetat allein.

Gonadorelin-Analoga plus Tibolon (kein signifikanter Unterschied zu GnRH-Analoga hinsichtlich der Myomsymptomatik, zusätzliches Tibolon verringert jedoch Hitzewallungen und verhindert einen mit GnRH-Analoga einhergehenden Verlust an Knochenmineraldichte)[28, 31–34]

Zwei kleine RCTs ergaben in Bezug auf myombedingte Symptome bzw. Uterus- und Myomgröße keinen signifikanten Unterschied zwischen GnRH-Analoga allein und GnRH-Analoga plus Tibolon. Es zeigte sich, dass zusätzlich verabreichtes Tibolon Hitzewallungen, Trockenheit der Scheide sowie nächtliches Schwitzen verringert und einem Verlust an Knochenmineraldichte vorbeugt.

Nutzen und Schaden abzuwägen

Gonadorelin-Analoga allein[15–27]

RCTs zufolge verringern GnRH-Analoga im Vergleich zu Placebo myombedingte Symptome, gehen jedoch mit erheblichen Nebenwirkungen einher. Zwei RCTs zeigten, dass GnRH-Analoga im Vergleich zu Placebo nach etwa 3 Monaten eine Amenorrhö verstärken. Eine RCT lieferte nur unzureichende Belege für einen Vergleich zwischen Nafarelin und Buserelin. Einer RCT zufolge verstärken höhere im Vergleich zu niedrigeren Dosen Nafarelin nach 16 Wochen eine Amenorrhö. Zwei RCTs zeigten, dass Nafarelin im Vergleich zu Placebo nach 16 Behandlungswochen die Knochendichte, gemessen am Ausgangswert, verringert. Sechs Monate nach Absetzen der Behandlung kehrt die Knochendichte jedoch wieder auf den Ausgangswert zurück. Zwei RCTs zufolge treten Hitzewallungen unter Nafarelin häufiger auf als unter Placebo oder Buserelin. Einer RCT zufolge treten Hitzewallungen und Schweißausbrüche unter Goserelin häufiger auf als unter Placebo.

Wirksamkeit unbekannt

Gonadorelin-Analoga plus eine Kombination aus Östrogen und Progestagen (im Vergleich zu Gonadorelin-Analoga plus Progestagen unzureichende Belege für die Effekte)[33]

Eine kleine RCT lieferte nur unzureichende Belege für einen Vergleich zwischen GnRH-Analoga plus kombinierte Hormonsubstitution mit Östrogen und Progestagen und GnRH-Analoga plus Progestagen-Substitution.

Gonadorelin-Analoga plus Raloxifen (im Vergleich zu alleinigen Gonadorelin-Analoga unzureichende Belege für die Effekte)[34]

Einer RCT zufolge verringert zusätzlich zu GnRH-Analoga verabreichtes Raloxifen im Vergleich zur alleinigen Behandlung mit GnRH-Analoga die Myomgröße. Hinsichtlich myombedingter Symptome oder Hitzewallungen fand sich kein signifikanter Unterschied.

Nichtsteroidale Antiphlogistika[35, 36]

Zwei kleine RCTs lieferten nur unzureichende Belege für eine Beurteilung nichtsteroidaler Antiphlogistika bei Frauen mit Myomen.

Gestrinon; intrauterin verabreichtes Levonorgestrel; Mifepriston

Es fanden sich keine RCTs zu den Effekten dieser Interventionen.

Frage **Welche Effekte haben präoperative medikamentöse Behandlungsmethoden bei Frauen vor einer Myomenukleation?**

Nutzen wahrscheinlich

Gonadorelin-Analoga[41–44]

Eine systematische Übersicht zeigte, dass GnRH-Analoga – 3 Monate vor der Myomenukleation verabreicht – im Vergleich zu Placebo oder keiner Behandlung die präoperative Hämoglobinkonzentration und den Hämatokrit anheben und Symptome am Uterus und im Beckenraum verringern. Präoperativ verabreichtes Gonadorelin senkt auch die Rate vertikaler Inzisionen während der Laparotomie. Bei Frauen, die vor einer Hysterektomie mit GnRH-Analoga behandelt wurden, wurde im Vergleich zu Placebo mit größerer Wahrscheinlichkeit vaginal statt abdominal vorgegangen. Präoperativ verabreichtes Goserelin verringert den intraoperativen Blutverlust, auch wenn der Unterschied nur gering und die klinische Bedeutung ungewiss ist. Eine nachfolgende RCT zeigte hinsichtlich des intraoperativen Blutverlustes keinen signifikanten Unterschied zwischen präoperativ verabreichtem Triptorelin und sofortiger Operation. Einer kleinen RCT zufolge verringern GnRH-Analoga kombiniert mit einer Endometriumresektion gegenüber einer Therapie ausschließlich mit GnRH-Analoga über ein Jahr hinweg die Notwendigkeit weiterer medikamentöser oder operativer Behandlung. Präoperativ verabreichte GnRH-Analoga gehen jedoch mit Nebenwirkungen eines Östrogenmangels wie Hitzewallungen, Vaginalsymptomen und Schweißausbrüchen einher, und Frauen unter GnRH-Analoga brachen die Therapie häufiger wegen der Nebenwirkungen ab.

Frage **Welche Effekte haben unterschiedliche operative Behandlungsmethoden?**

Nutzen belegt

Laparoskopische Myomenukleation (erhält im Vergleich zur Hysterektomie die Fertilität; verkürzt im Vergleich zur abdominalen Myomenukleation die Genesungszeit und verringert postoperative Schmerzen)[50, 51]

Zwei RCTs ergaben begrenzte Hinweise darauf, dass die laparoskopische im Vergleich zur abdominalen Myomenukleation postoperative Schmerzen und Fieber verringert und die Genesungszeit verkürzt. Es fanden sich keine RCTs, in denen die laparoskopische Myomenukleation mit der totalen abdominalen, vaginalen oder laparoskopischen Hysterektomie verglichen wird. Der Hauptnutzen einer Myomenukleation besteht gegenüber der Hysterektomie jedoch darin, dass die Fertilität erhalten bleibt.

Nutzen wahrscheinlich

Laparoskopisch assistierte vaginale Hysterektomie (verkürzt im Vergleich zur totalen abdominalen Hysterektomie die Genesungszeit und verringert postoperative Schmerzen, verlängert jedoch im Vergleich zur totalen vaginalen Hysterektomie die Op-Zeit und erhöht den Blutverlust)[46, 47]

Zwei RCTs zufolge haben Frauen nach laparoskopisch unterstützter vaginaler Hysterektomie im Vergleich zu Frauen nach totaler abdominaler Hysterektomie kürzere Genesungszeiten und weniger postoperative Schmerzen. Eine RCT ergab bei Frauen unter laparoskopisch assistierter vaginaler Hysterektomie längere Op-Zeiten und einen höheren Blutverlust als unter totaler abdominaler Hysterektomie.

Totale abdominale Hysterektomie (verringert im Vergleich zu keiner Behandlung myombedingte Symptome)*[49]

Es fanden sich keine RCTs, in denen die totale abdominale Hysterektomie mit keiner Behandlung oder einer Scheinbehandlung verglichen wird. Es ist auch unwahrscheinlich, dass eine RCT durchgeführt wird. Es herrscht Übereinstimmung dahingehend, dass die totale abdominale Hysterektomie hinsichtlich der Verringerung myombedingter Symptome dem Unterlassen einer Behandlung überlegen ist. RCTs zeigten bei Frauen unter totaler abdominaler Hysterektomie längere Op-Zeiten, einen höheren Blutverlust, stärkere Schmerzen und Fieber, einen längeren Klinikaufenthalt, eine spätere Rückkehr an den Arbeitsplatz und weniger Zufriedenheit als bei Frauen nach totaler vaginaler Hysterektomie. Zwei RCTs ergaben bei Frauen mit totaler abdominaler Hysterektomie längere Genesungszeiten und stärkere postoperative Schmerzen, aber kürzere Op-Zeiten und einen geringeren Blutverlust als bei Frauen mit laparoskopisch assistierter vaginaler Hysterektomie. Einer RCT zufolge haben Frauen nach totaler abdominaler Hysterektomie mehr Fieber, bleiben länger in der Klinik und brauchen mehr Zeit bis zur Genesung als Frauen nach totaler laparoskopischer Hysterektomie.

Totale laparoskopische Hysterektomie (senkt im Vergleich zur totalen abdominalen Hysterektomie postoperatives Fieber, verkürzt Klinikaufenthalt und Genesungszeit)[49]

Einer RCT zufolge haben Frauen nach totaler laproskopischer Hysterektomie weniger Fieber sowie einen kürzeren Klinikaufenthalt und kürzere Genesungszeiten als Frauen nach totaler abdominaler Hysterektomie.

Totale vaginale Hysterektomie (verkürzt im Vergleich zur totalen abdominalen Hysterektomie die Operationszeit, senkt Blutverlust und Fieber, verkürzt den Klinikaufenthalt und erhöht die Zufriedenheit mit der Op)[47, 48]

Zwei RCTs zufolge haben Frauen unter totaler vaginaler Hysterektomie kürzere Op-Zeiten, einen geringeren Blutverlust, weniger Schmerzen und Fieber, einen kürzeren Klinikaufenthalt, kehren früher an den Arbeitsplatz zurück und sind zufriedener als Frauen nach

totaler abdominaler Hysterektomie. Eine RCT ergab, dass Frauen bei totaler vaginaler Hysterektomie kürzere Op-Zeiten und einen geringeren Blutverlust haben als Frauen bei laparoskopisch assistierter vaginaler Hysterektomie.
*) konsensbasiert; RCTs unwahrscheinlich

Wirksamkeit unbekannt

Thermische Ballonablation[52]

Es fanden sich keine RCTs, in denen die thermische Ballonablation mit konservativer Behandlung oder Hysterektomie verglichen wird. In einer RCT wurde die thermische Ballonablation bei Frauen mit Myomen, die kleiner waren als eine durchschnittliche Schwangerschaft von 12 Wochen, mit der Rollerball-Abtragung verglichen; alle Frauen waren zuvor mit GnRH-Analoga behandelt worden. Nach 12 Monaten fand sich weder hinsichtlich der Amenorrhöraten, des Pictorial Bleeding Assessment Chart Score (Bestimmung des Blutverlustes anhand von Piktogrammen) und des Hämoglobins noch bezüglich der Hysterektomieraten ein signifikanter Unterschied zwischen thermischer Ballonablation und Rollerball-Abtragung. Es zeigte sich, dass die thermische Ballonablation im Vergleich zur Rollerball-Abtragung die Op-Zeit verkürzt und die Rate intraoperativer Komplikationen senkt. Für beide Operationen gab etwa ein Drittel der Frauen an, „nicht sehr zufrieden“ zu sein.

Definition Myome (Leiomyome des Uterus) sind gutartige Tumoren der glatten Muskelzellen des Uterus. Frauen mit Myomen können asymptomatisch sein oder kommen mit Menorrhagie (30 %), Beckenschmerzen mit oder ohne Dysmenorrhö oder Drucksymptomatik (34 %) und Infertilität (27 %) sowie nach wiederholten Aborten (3 %) in die Sprechstunde.[1] Viele der Daten zur Darstellung der Beziehung zwischen Myomen und Symptomen beruhen auf unkontrollierten Studien, in denen die Wirkung einer Myomenukleation auf die jeweils vorliegenden Symptome beurteilt wird.[2] Die Prävalenz von Myomen kann bei infertilen Frauen bis zu 13 % betragen, eine direkte Kausalbeziehung zwischen Myomen und Infertilität wurde jedoch nicht nachgewiesen.[3]

Inzidenz/ Prävalenz Die dokumentierte Inzidenz von Myomen schwankt je nach diagnostischer Methode zwischen 5,4 % und 77,0 % – den Goldstandard bildet der histologische Nachweis. Bei einer Zufallsstichprobe von 335 Schwedinnen im Alter zwischen 25 und 40 Jahren wurde auf der Grundlage einer transvaginalen Ultraschalluntersuchung über eine Myominzidenz von 5,4 % (95 %-CI 3,0–7,8 %) berichtet.[4] Eine andere große Fallkontrollstudie zeigte, dass die Myomrate bei Frauen unter 50 Jahren höher liegt; es fand sich eine Rate pathologisch gesicherter Myome von 4,24/1000 Frauenjahre bei Frauen über 50 Jahre, verglichen mit 6,20/1000 Frauenjahre bei Frauen von 45–50 Jahren, 4,63/1000 Frauenjahre bei Frauen von 40–45 Jahren, 2,67/1000 Frauenjahre bei Frauen von 35–40 Jahren, 0,69/1000 Frauenjahre bei Frauen von 30–35 Jahren und 0,31/1000 Frauenjahre bei Frauen von 25–30 Jahren.[5] In Postmortem-Untersuchungen fanden sich diese Tumoren bei 50 % der Frauen.[6] Serienschnitte im Abstand von 2 mm an 100 aufeinander folgenden Hysterektomieproben zeigten Myome bei 50 von 68 (73 %) prämenopausalen und 27 von 32 (84 %) postmenopausalen Frauen. Bei diesen Frauen wurde die Hysterektomie nicht auf Grund von Myomen vorgenommen.[7] Auf der Grundlage einer Diagnostik anhand von Ultraschall und Hysterektomie liegt die Inzidenz von Myomen bei schwarzen Frauen 3 Mal höher als bei weißen Frauen.[8] Myome in der Submukosa wurden diagnostiziert bei 6–34 % der Frauen, bei denen wegen abnormer Blutungen eine Hysteroskopie vorgenommen wurde, und bei 2–7 % der Frauen, die wegen Infertilität untersucht wurden.[9]

Ätiologie/ Risikofaktoren Die Ursache von Myomen ist unbekannt. Bekannt ist, dass jedes Myom monoklonalen Ursprungs ist und unabhängig entsteht.[10, 11] Zu den Faktoren, die als beteiligt gelten, gehören die Sexualhormone Östrogen und Progesteron sowie die insulinähnlichen Wachstumsfaktoren, der epidermale und der transformierende Wachstumsfaktor. Zu den Risikofaktoren gehören Nulliparität und Adipositas. Nach fünf Schwangerschaften mit termingerechten Geburten sinkt das Risiko gegenüber einer Nullipara auf ein Fünftel ($p < 0,001$).[5] Adipositas erhöht das Risiko für jeweils 10 kg Gewichtszunahme um 21 % ($p < 0,008$).[5] Auch Kontrazeptiva in Form von Kombipräparaten senken das Risiko mit zunehmender Einnahmedauer (Frauen, die 4–6 Jahre lang orale Kontrazeptiva eingenommen haben, im Vergleich zu Frauen, die niemals orale Kontrazeptiva eingenommen haben: OR 0,8, 95 %-CI 0,5–1,2; Frauen, die ≥7 Jahre lang orale Kontrazeptiva eingenommen haben, im Vergleich zu Frauen, die niemals orale Kontrazeptiva eingenommen haben: OR 0,5, 95 %-CI 0,3–0,9).[12] Auch Frauen nach Injektionen von 150 mg Depot-Medroxyprogesteronacetat zeigten eine niedrigere Inzidenz als Frauen, denen diese Substanz noch nie injiziert worden war (OR 0,44; 95 %-CI 0,36–0,55).[13]

Prognose Es gibt nur wenige Daten über die Langzeitprognose unbehandelter Fälle dieser Tumoren, vor allem bei Frauen, die zum Zeitpunkt der Diagnose asymptomatisch sind. In einer kleinen Fallkontrollstudie wird über eine Gruppe von 106 Frauen berichtet, die ein Jahr lang lediglich beobachtet wurden und bei denen es in dieser Zeit zu keiner signifikanten Veränderung der Symptomatik und der Lebensqualität kam.[14] Nach der Menopause neigen Myome dazu, zu schrumpfen oder zu fibrosieren.[5]

Literatur

1. Buttram VC, Reiter RC. Uterine leiomyomata: etiology, symptomatology and management. *Fertil Steril* 1981;6:433–445.
2. Lumsden MA, Wallace EM. Clinical presentation of uterine fibroids. *Baillieres Clin Obstet Gynaecol* 1998;12:177–195.
3. Valle RF. Hysteroscopy in the evaluation of female infertility. *Am J Obstet Gynecol* 1980;137: 425–431.
4. Borgfeldt C, Andolf E. Transvaginal ultrasonographic findings in the uterus and the endometrium: low prevalence of leiomyoma in a random sample of women age 25–40 years. *Acta Obstet Gynecol Scand* 2000;79:202–207.
5. Ross RK, Pike MC, Vessey MP, et al. Risk factors for uterine fibroids: reduced risk associated with oral contraceptives. *BMJ* 1986;293:359–363.
6. Thompson JD, Rock JA, eds. *Te Linde's operative gynecology*, 7th edition. 1992, JB Lippincott Company: London, Hagerstrom.
7. Cramer SF, Patel A. The frequency of uterine leiomyomas. *Am J Clin Pathol* 1990;90:435–438.
8. Schwartz SM, Marshall LM, Baird DD. Epidemiologic contributions to understanding the etiology of uterine leiomyomata. *Environ Health Perspect* 2000;108:821–827.
9. Farquhar C, Arroll B, Ekeroma A, et al. An evidence-based guideline for the management of uterine fibroids. *Aust N Z J Obstet Gynaecol* 2001;41:125–140.
10. Townsend DE, Sparkes RS, Baluda MC, et al. Unicellular histogenesis of uterine leiomyomas as determined by electrophoresis of glucose-6-phosphate dehydrogenase. *Am J Obstet Gynecol* 1970;107: 1168–1174.
11. Hashimoto K, Azuma C, Kamiura S, et al. Clonal determination of uterine leiomyomas by analyzing differential inactivation of the X-chromosome-linked phosphoglycerokinase gene. *Gynecol Obstet Invest* 1995;40:204–208.
12. Chiaffarino F, Parazzini F, La Vecchia C, et al. Use of oral contraceptives and uterine fibroids: results from a case-control study. *Br J Obstet Gynaecol* 1999;106:857–860.

13. Lumbiganon P, Rugpao S, Phandhu-Fung S, et al. Protective effect of depot-medroxyprogesterone acetate on surgically treated uterine leiomyomas: a multicentre-case control study. *Br J Obstet Gynaecol* 1995;103:909–914.
14. Carlson KJ, Miller BA, Fowler FJ Jr. The Maine Women's Health Study: II. Outcomes of nonsurgical management of leiomyomas, abnormal bleeding, and chronic pelvic pain. *Obstet Gynecol* 1994;83: 566–572.
15. Minaguchi H, Wong JM, Snabes MC. Clinical use of nafarelin in the treatment of leiomyomas. A review of the literature. *J Reprod Med* 2000;45:481–489. Search date 1997; primary sources Medline, Refline, bibliographies, relevant journals, and abstracts from conferences and other meetings.
16. Donnez J, Vivancos BH, Kudela M, et al. A randomized, placebo-controlled, dose-ranging trial comparing fulvestrant with goserelin in premenopausal patients with uterine fibroids awaiting hysterectomy. *Fertil Steril* 2003;79:1380–1389.
17. Friedman AJ, Hoffman DI, Comite F, et al. Treatment of leiomyomata uteri with leuprolide acetate depot: a double-blind, placebo-controlled, multicenter study. *Obstet Gynecol* 1991;77:720–725.
18. Friedman AJ, Harrison-Atlas D, Barbieri RL, et al. A randomized placebo-controlled double-blind study evaluating the efficacy of leuprolide acetate depot in the treatment of uterine leiomyomata. *Fertil Steril* 1989;51:251–254.
19. Schlaff WD, Zerhouni EA, Huth JA, et al. A placebo-controlled trial of a depot gonadotropin-releasing hormone analogue (leuprolide) in the treatment of uterine leiomyomata. *Obstet Gynecol* 1989;74:856–862.
20. Espinos JJ, Marti A, Asins E, et al. Efectos de dos dosis de un analogo de la GnRH (leuprorelina depot) sobre la miomatosis uterina. *Clin Invest Gin Obst* 1993;20:382–387.
21. Takeuchi H, Kobori H, Kikuchi I, et al. A prospective randomised study comparing endocrinological and clinical effects of two types of GnRH agonists in cases of uterine leiomyomas or endometriosis. *J Obstet Gynecol Res* 2000;26:325–331.
22. Broekmans FJ, Hompes PG, Heitbrink MA, et al. Two-step gonadotropin-releasing hormone agonist treatment of uterine leiomyomas: standard-dose therapy followed by reduced-dose therapy. *Am J Obstet Gynecol* 1996;175:1208–1216.
23. Watanabe Y, Nakamura G, Matsuguchi H, et al. Efficacy of a low-dose leuprolide acetate depot in the treatment of uterine leiomyomata in Japanese women. *Fertil Steril* 1992;58:66–71.
24. Watanabe Y, Nakamura G. Effects of two different doses of leuprolide acetate depot on uterine cavity area in patients with uterine leiomyomata. *Fertil Steril* 1995;63:487–490.
25. Vollenhoven BJ, Shekleton P, McDonald J, et al. Clinical predictors for buserelin acetate treatment of uterine fibroids: a prospective study of 40 women. *Fertil Steril* 1990;54:1032–1038.
26. Friedman AJ, Barbieri RL, Benacerraf BR, et al. Treatment of leiomyomata with intranasal or subcutaneous leuprolide, a gonadotropin-releasing hormone agonist. *Fertil Steril* 1987;48:560–564.
27. Costantini S, Anserini P, Valenzano M, et al. Luteinizing hormone-releasing hormone analog therapy of uterine fibroid: analysis of results obtained with buserelin administered intranasally and goserelin administered subcutaneously as a monthly depot. *Eur J Obstet Gynaecol Reprod Biol* 1990;37:63–69.
28. Scialli AR, Jestila KJ. Sustained benefits of leuprolide acetate with or without subsequent medroxyprogesterone acetate in the nonsurgical management of leiomyomata uteri. *Fertil Steril* 1995;64: 313–320.
29. Caird LE, West CP, Lumsden MA, et al. Medroxyprogesterone acetate with Zoladex for long-term treatment of fibroids: effects on bone density and patient acceptability. *Hum Reprod* 1997;2:436–440.
30. Friedman AJ, Barbieri RL, Doubilet PM, et al. A randomized double-blind trial of a gonadotropin releasing-hormone agonist (leuprolide) with or without medroxyprogesterone acetate in the treatment of leiomyomata uteri. *Fertil Steril* 1988;49:404–409.
31. Palomba S, Affinito P, Giovanni MD, et al. A clinical trial of the effects of tibolone administered with gonadotropin-releasing hormone analogues for the treatment of uterine leiomyomata. *Fertil Steril* 1998;70:111–118.
32. Gocmen A, Kara IH, Karaca M. The effect of add-back treatment with tibolone on patients with myoma uteri treated with triptorelin. *Clin Exp Obstet Gynecol* 2002:29;222–224.
33. Friedman AJ, Daly M, Juneau-Norcross M, et al. Long-term medical therapy for leiomyomata uteri: a prospective, randomized study of leuprolide acetate depot plus oestrogen-progestin or progestin 'add-back' for 2 years. *Hum Reprod* 1994;9:1618–1625.
34. Palomba S, Russo T, Orio F Jr, et al. Effectiveness of combined GnRH analogue plus raloxifene administration in the treatment of uterine leiomyomas: a prospective, randomized, single-blind, placebo-controlled clinical trial. *Hum Reprod* 2002;17:3213–3219.
35. Ylikorkala O, Pekonen F. Naproxen reduces idiopathic but not fibromyoma-induced menorrhagia. *Obstet Gynecol* 1986;68:10–12.
36. Makarainen L, Ylikorkala O. Primary and myoma-associated menorrhagia: role of prostaglandins and effects of ibuprofen. *Br J Obstet Gynaecol* 1986;93:974–978.
37. Coutinho EM, Goncalves MT. Long-term treatment of leiomyomas with gestrinone. *Fertil Steril* 1989;51:939–946.

38. Coutinho EM, Boulanger GA, Goncalves MT. Regression of uterine leiomyomas after treatment with gestrinone, an antiestrogen, antiprogesterone. *Am J Obstet Gynecol* 1986;155:761–767.
39. Mahajan DK, London SN. Mifepristone (RU486): a review. *Fertil Steril* 1997;68:967–976.
40. Ikomi A, Pepra EF. Efficacy of the levonorgestrel intrauterine system in treating menorrhagia: actualities and ambiguities. *J Fam Plann Reprod Health Care* 2002;28:99–100.
41. Lethaby A, Vollenhoven B, Sowter M, et al. Preoperative GnRH analogue therapy before hysterectomy or myomectomy for uterine fibroids. In: The Cochrane Library, Issue 4, 2000. Oxford: Update Software. Search date 2000; primary sources the Cochrane Menstrual Disorders and Subfertility Group Register of Trials, Medline, Embase, the National Research Register, the National Library of Medicine's Clinical Trials Register, and Current Contents. Published trials were also identified from citation lists of review articles and direct contact with drug companies for unpublished trials. In most cases, the first author of each included trial was contacted for additional information.
42. Vercellini P, Trespidi L, Zaina B, et al. Gonadotropin-releasing hormone agonist treatment before abdominal myomectomy: a controlled trial. *Fertil Steril* 2003;79:1390–1395.
43. Parazzini F, Bortolotti A, Chiantera V, et al. Goserelin acetate to avoid hysterectomy in pre-menopausal women with fibroids requiring surgery. *Eur J Obstet Gynecol Reprod Biol* 1999;87:31–33.
44. Campo S, Garcea N. Laparoscopic myomectomy in premenstrual women with and without preoperative treatment using gonadotrophin-releasing hormone analogues. *Hum Reprod* 1999;14:44–48.
45. Rees M, Chamberlain P, Gillmer M. Management of uterine fibroids with goserelin acetate alone or goserelin acetate plus endometrial resection. *Gynaecol Endosc* 2001;10:33–35.
46. Ferrari MM, Berlanda N, Mezzopane R, et al. Identifying the indications for laparoscopically assisted vaginal hysterectomy: a prospective, randomised comparison with abdominal hysterectomy in patients with symptomatic uterine fibroids. *Br J Obstet Gynaecol* 2000;107:620–625.
47. Hwang JL, Seow KM, Tsai YL, et al. Comparative study of vaginal, laparoscopically assisted vaginal and abdominal hysterectomies for uterine myoma larger than 6–cm in diameter or uterus weighing at least 450–g: a prospective randomized study. *Acta Obstet Gynecol Scand* 2002;81:1132–1138.
48. Benassi L, Rossi T, Kaihura CT, et al. Abdominal or vaginal hysterectomy for enlarged uteri: a randomized clinical trial. *Am J Obstet Gynecol* 2002;187:1561–1565.
49. Seracchioli R, Venturoli S, Vianello F, et al. Total laparoscopic hysterectomy compared with abdominal hysterectomy in the presence of a large uterus. *J Am Assoc Gynecol Laparosc* 2002;9:333–338.
50. Mais V, Ajossa S, Guerriero S, et al. Laparoscopic versus abdominal myomectomy: a prospective, randomized trial to evaluate benefits in early outcome. *Am J Obstet Gynecol* 1996;174:654–658.
51. Seracchioli R, Rossi S, Govoni F, et al. Fertility and obstetric outcome after laparoscopic myomectomy of large myomata: a randomised comparison with abdominal myomectomy. *Hum Reprod* 2000;15:2663–2668.
52. Soysal ME, Soysal SK, Vicdan K. Thermal balloon ablation in myoma-induced menorrhagia under local anesthesia. *Gynecol Obstet Invest* 2001;51:128–133.

Kommentar

Claudia Hutzli

Myome sind gutartige mesenchymale Tumoren der glatten Muskulatur und gehören zu den häufigsten Tumoren der Frau. Der Entstehungsmechanismus ist unklar, Östrogendominanz stellt einen Wachstumsstimulus dar. Bei sehr schnell wachsenden Myomen ist ein Leiomyosarkom auszuschließen.

Nur ein symptomatischer Uterus myomatosus ist therapiebedürftig. Die Therapie richtet sich nach den Symptomen (irreguläre vaginale Blutungen, Eisenmangelanämie, Druckbeschwerden oder pelvine Schmerzen, Infertilität). Zur Wahl stehen medikamentöse, chirurgische und kombiniert medikamentös/operative Strategien.

Medikamentös kann durch Antiöstrogene, Gestagene, Antigestagene und GnRH-Analoga eine Wachstumshemmung oder gar Schrumpfung der Myome erzielt werden. Diese Therapien gehen z. T. mit massiven Nebenwirkungen einher. Der Langzeiteinsatz von GnRH-Analoga ist aus diesen sowie aus Kostengründen (3 Monate ca. 1300 sFr) nicht empfehlenswert. Die postmenopausalen Nebenwirkungen können durch eine „add back"-Therapie (tief dosierte Östrogene, Tibolone, etc.) reduziert werden. Die optimale Kombination ist aufgrund fehlender großer randomisierter Studien nicht bekannt. Bei postmenopausalen Patientinnen verringert Raloxifen die uterinen Myome durch einen antiproliferativen und proapoptotischen Effekt.

Bei Blutungsstörungen und Schmerzen stehen Tranexamsäure und NSAR zur Diskussion. Auch der Einsatz einer levonorgestrelhaltigen Spirale ist denkbar.

Chirurgisch kommt die Myomektomie (abdominal, laparoskopisch, hysteroskopisch) und die Hysterektomie in Frage. Als Alternative steht auch die uterine Embolisation zur Verfügung.

Die gezielt präoperative GnRH-Therapie ist aufgrund der heutigen Datenlage nicht indiziert. Im Gegenteil kann es das Rezidiv-Risiko erhöhen, weil durch Schrumpfen der kleinen Myome diese evtl. intraoperativ nicht mehr erkannt werden und postoperativ wieder an Größe zunehmen können. Auch kann die Operation nach GnRH-Analoga durch Zerstörung der Gewebestrukturen erschwert sein.

Der wichtigste Aspekt in der Behandlung von Myomen ist die Einstellung der Patientin. Obwohl die Hysterektomie als einzige Therapie eine definitive Lösung darstellt, kann diese problematisch sein. Die zentrale Bedeutung des Uterus als Körperzentrum, Sexualorgan, Inbegriff der Weiblichkeit, Quelle von Energie, Symbol von Jugendlichkeit, etc. darf nicht vernachlässigt werden. So ist für einige Patientinnen die Hysterektomie auch nach abgeschlossener Familienplanung und Versagen von uteruserhaltenden Therapiemethoden keine Option oder mit starken psychologischen Schwierigkeiten verbunden.

Generell gilt es den Nutzen gegenüber den potentiellen unerwünschten Nebenwirkungen einer Myomtherapie je nach Beschwerden, Alter resp. Vorstellung der Patientin abzuwägen. Insbesondere ist ein eventueller Kinderwunsch wegweisend. Auch die Lokalisation der Myome (intramural, subserös, submukös) und deren Größe spielen eine wichtige Rolle. Beim vorliegenden Kommentar wurde bewusst nicht auf experimentelle Therapieansätze eingegangen.

1. Palomba S, Orio F Jr, Russo T et al. Antiproliferative and proaptotic effetcs of raloxifene on uterine leiomyomas in postmenopausal women. Fertil Steril. 2005; 84(1):154–61
2. Campo S, Garcea N. Laparoscopic myomectomy in premenstrual women with and without preoperative treatment using gonadotropin-releasing hormone analogues. Hum Reprod 1999;14:44–48
3. Tropeano G, et al. The role of uterine embolization in the management of uterine fibroids. Curr Opin Obstet Gynecol 2005; 17:329–332

Ovarkarzinom

Suchdatum: Juni 2003

Richmal Oates-Whitehead

Bei allen Behandlungsformen fanden sich unzureichende Belege für deren Effekte auf die Lebensqualität.

Frage **Welche Effekte haben operative Methoden der Behandlung eines bei der Erstuntersuchung schon fortgeschrittenen Ovarkarzinoms?**

Wirksamkeit unbekannt

Primär-OP im Vergleich zu keiner OP, Primär-OP plus Chemotherapie im Vergleich zur alleinigen Chemotherapie[1]

Es fanden sich keine RCTs.

Routinemäßige Tumorreduktion im Intervall nach Erst-OP plus Chemotherapie[16, 17]

Eine RCT zeigte, dass eine routinemäßige Tumorreduktion im Intervall nach Erst-OP plus Chemotherapie im Vergleich zur alleinigen Chemotherapie ohne Tumorreduktion die Gesamtüberlebensrate über ca. 3,5 Jahre hinweg anhebt. Einer zweiten RCT zufolge hat eine Tumorreduktion im Intervall keine Wirkung auf die Überlebensrate. Möglicherweise fehlte es dieser RCT jedoch an Aussagekraft, um einen klinisch bedeutsamen Effekt aufzudecken.

Nutzen unwahrscheinlich

Routinemäßige Second-look-OP[14, 15]

Zwei RCTs enthalten keine Belege dafür, dass eine routinemäßige Second-look-OP im Vergleich zu beobachtendem Abwarten bei Frauen, die sich nach einem Ersteingriff auf Grund eines fortgeschrittenen Ovarkarzinoms einer Chemotherapie unterziehen, die Gesamtüberlebensrate anhebt.

Frage **Welche Effekte hat die Chemotherapie eines bei der Erstuntersuchung schon fortgeschrittenen Ovarkarzinoms?**

Nutzen belegt

Platinfreie Kombichemotherapieschemata plus Platin[8, 18–27, 29–31]

Einer systematischen Übersicht (4 RCTs, 1024 Frauen) zufolge erhöht Platin, das einem platinfreien Kombichemotherapieschema hinzugefügt wird, im Vergleich zu ausschließlicher Therapie mit platinfreien Kombichemotherapieschemata die Überlebensrate.

Platin-Schemata plus Paclitaxel[32–36]

Eine systematische Übersicht und eine zusätzliche RCT ergaben, dass zusätzlich zu einer Chemotherapie auf Platin-Basis verabreichtes Paclitaxel im Vergleich zur alleinigen Chemotherapie auf Platin-Basis das progressionsfreie Überleben und das Gesamtüberleben nach einer Erst-OP auf Grund eines fortgeschrittenen Ovarkarzinoms signifikant verbessert.

Chemotherapie auf Platin-Basis (mindestens so wirksam wie platinfreie Schemata)[18, 20–23, 25–34]

Einer systematischen Übersicht und nachfolgenden RCTs zufolge sind Chemotherapieschemata auf Platin-Basis mindestens ebenso wirksam wie platinfreie Schemata, und eine platinhaltige Substanz als Zusatz eines platinfreien Schemas verbessert das Überleben.

Nutzen wahrscheinlich

Platin-Schemata mit einem Wirkstoff (ebenso wirksam wie Platin-Kombischemata, aber mit weniger Nebenwirkungen und besser als platinfreie Schemata mit nur einem Wirkstoff)[24, 26]

Einer systematischen Übersicht und drei zusätzlichen RCTs zufolge sind platinbasierte Schemata mit nur einem Wirkstoff hinsichtlich des progressionsfreien Überlebens und des Gesamtüberlebens mindestens ebenso wirksam wie Platin-Kombischemata und haben weniger Nebenwirkungen. Einer RCT zufolge verbessert Cisplatin im Vergleich zu Thiotepa zwar das Überleben ohne Fortschreiten der Erkrankung, nicht aber das Gesamtüberleben.

Wirksamkeit unbekannt

Relative Wirksamkeit verschiedener platinhaltiger Wirkstoffe (Cisplatin im Vergleich zu Carboplatin) zusätzlich zu einem Taxan (Paclitaxel)[29]

Eine RCT ergab hinsichtlich des progressionsfreien Überlebens oder des Gesamtüberlebens keinen signifikanten Unterschied zwischen Paclitaxel plus Cisplatin und Paclitaxel plus Carboplatin. Möglicherweise fehlte es der RCT jedoch an Aussagekraft, um klinisch bedeutsame Effekte aufzudecken.

Relative Wirksamkeit verschiedener Taxane (Paclitaxel im Vergleich zu Docetaxel) zusätzlich zu einem platinhaltigen Wirkstoff (Doxetaxel)[36–42]

Es fanden sich keine zuverlässigen RCTs, in denen die Effekte von Carboplatin plus Paclitaxel mit den Effekten von Carboplatin plus Docetaxel verglichen wurden.

Definition

Tumoren der Ovarien werden klassifiziert entsprechend dem angenommenen Ursprungszelltyp (Oberflächenepithel, Stroma, Keimzellen). Die meisten malignen Ovarkarzinome (85–95 %) gehen vom Oberflächenepithel des Ovars aus und werden daher als epithelial bezeichnet.[1] Sie lassen sich weiter unterteilen in histologische Typen (serös, muzinös und klarzellig). Die Stadieneinteilung des epithelialen Ovarkarzinoms erfolgt nach der FIGO-Klassifikation. Diese Übersicht befasst sich ausschließlich mit dem fortgeschrittenen epithelialen Ovarkarzinom, für das die FIGO-Stadien II bis IV angenommen werden.

Inzidenz/ Prävalenz

Die jährliche Inzidenz des Ovarkarzinoms überschreitet weltweit 140.000, mit jeweils unterschiedlichen Raten in den einzelnen Ländern.[2] Unterschiede in reproduktiven Zusammenhängen, darunter das Menarche- und Menopausenalter, Schwangerschaft, Stillen und die Anwendung oraler Kontrazeptiva können zu diesen Veränderungen beitragen. Die Raten sind am höchsten in Skandinavien, Nordamerika und Großbritannien und am niedrigsten in Afrika, Indien, China und Japan.[3] In Großbritannien ist das Ovarkarzinom das vierthäufigste Malignom der Frau und die führende Todesursache unter den gynäkologischen Tumorerkrankungen, mit einem Lebenszeitrisiko von ca. 2 %.[4] In Großbritannien betrug die Inzidenz 5174 im Jahre 1988[5] und 6880 im Jahre 1998[6]. In einigen anderen Ländern scheint sich die Inzidenz des Ovarkarzinoms zu stabilisieren, und in den wohlhabenderen Ländern (Finnland, Dänemark, Neuseeland und USA) sinken die Raten.

Ätiologie/ Risikofaktoren Zu den Risikofaktoren gehören zunehmendes Alter, ein familienanamnestisch bekanntes Ovarkarzinom, niedrige Fertilität, die Anwendung fertilisierender Medikamente und eine niedrige Geburtenzahl.[7–11] Fallkontrollstudien ergaben, dass die Einnahme von Zweiphasen-Kontrazeptiva über mehr als 5 Jahre hinweg mit einer 40%igen Senkung des Risikos für ein Ovarkarzinom einhergeht.[3, 7, 12, 13]

Prognose Bei über 80% der Frauen befindet sich der Tumor bei der Erstuntersuchung bereits in einem fortgeschrittenen Stadium, und die 5-Jahres-Gesamtüberlebensraten sind niedrig (<30%).[6] Die wichtigsten prognostischen Faktoren bei fortgeschrittener Erkrankung scheinen das Stadium und die postoperative Resttumormasse zu sein.

Literatur

1. Allen DG, Heintz AP, Touw FW. A meta-analysis of residual disease and survival in stage III and IV carcinoma of the ovary. *Eur J Gynaecol Oncol* 1995;16:349–356. Search date not reported; primary sources literature search of Silver-Platter 3.1, hand searches, and personal communications.
2. Beral V. *The epidemiology of ovarian cancer.* In: Sharp F, Soutter WP, eds. *Proceedings of the Seventeenth Study Group of the Royal College of Obstetricians and Gynaecologists in conjunction with the Helene Harris Memorial Trust.* London: RCOG, 1987:21–31.
3. Banks E, Beral V, Reeves G. The epidemiology of ovarian cancer: a review. *Int J Gynecol Cancer* 1997;7:425–438.
4. Parkin DM, Laara E, Muir CS. Estimates of the worldwide frequency of sixteen major cancers in 1980. *Int J Cancer* 1988;41:184–197.
5. Blake P, Lambert H, Crawford R. *Cancer of the ovary and fallopian tube.* In: Blake P, Lambert H, Crawford R, eds. *Gynaecological oncology. A guide to clinical management.* Oxford: Oxford University Press, 1998:12–44.
6. Cancer Statistics: Cancer Research Campaign, 2002. (http://www.cancerresearchuk.org/aboutcancer/statistics/incidence>. Last accessed 14 January 2004.
7. Whittemore AS, Harris R, Itnyre J. Characteristics relating to ovarian cancer risk: collaborative analysis of 12 US case-control studies. II. Invasive epithelial ovarian cancers in white women. Collaborative Ovarian Cancer Group. *Am J Epidemiol* 1992;136:1184–1203.
8. Yancik R. Ovarian cancer. Age contrasts in incidence, histology, disease stage at diagnosis and mortality. *Cancer* 1993;71:517–523.
9. Adami H-O, Hseih C-C, Lambe M, et al. Parity, age at first childbirth, and risk of ovarian cancer. *Lancet* 1994;344:1250–1254.
10. Rossing MA, Daling JR, Weiss NS, et al. Ovarian tumours in a cohort of infertile women. *N Engl J Med* 1994;331:771–776.
11. Venn A, Watson L, Bruinsma F, et al. Risk of cancer after use of fertility drugs with in-vitro fertilisation. *Lancet* 1999;354:1586–1590.
12. Mant JWF, Vessey MP. *Ovarian and endometrial cancers.* In: Doll R, Fraumeni JF Jr, Muir CS, eds. *Trends in cancer incidence and mortality.* Plainview, NY: Cold Spring Harbor Laboratory Press, 1994:287–307.
13. Booth M, Beral V, Smith P. Risk factors for ovarian cancer: a case-control study. *Br J Cancer* 1989;60:592–598.
14. Nicoletto MO, Tumolo S, Talamini R, et al. Surgical second look in ovarian cancer: a randomized study in patients with laparoscopic complete remission – a Northeastern Oncology Cooperative Group-Ovarian Cancer Cooperative Group Study. *J Clin Oncol* 1997;15:994–999.
15. Luesley D, Lawton F, Blackledge G, et al. Failure of second-look laparotomy to influence survival in epithelial ovarian cancer. *Lancet* 1988;2:599–603.
16. Van der Burg ME, van Lent M, Buyse M, et al. The effect of debulking surgery after induction chemotherapy on the prognosis in advanced epithelial ovarian cancer. Gynecological Cancer Cooperative Group of the European Organization for Research and Treatment of Cancer. *N Engl J Med* 1995;332:629–634.
17. Redman CW, Warwick J, Luesley DM, et al. Intervention debulking surgery in advanced epithelial ovarian cancer. *Br J Obstet Gynaecol* 1994;101:142–146.
18. Advanced Ovarian Cancer Trialists Group. Chemotherapy for advanced ovarian cancer. In: The Cochrane Library, Issue 1, 2002. Oxford: Update Software. Search date 1998; primary sources Medline, Cancerlit, the trial registers produced by the National Cancer Institute (Physicians Data Query)

and the United Kingdom Co-ordinating Committee on Cancer Research, hand searches of relevant meeting proceedings, and contact with experts in the field and pharmaceutical companies.
19. Alberts DS, Mason-Liddil N, O'Toole RV, et al. Randomized phase III trial of chemoimmunotherapy in patients with previously untreated stages III and IV suboptimal disease ovarian cancer: a Southwest Oncology Group Study. *Gynecol Oncol* 1989;32:8–15.
20. Edwards CL, Herson J, Gershenson DM, et al. A prospective randomized clinical trial of melphalan and cis-platinum versus hexamethylmelamine, adriamycin, and cyclophosphamide in advanced ovarian cancer. *Gynecol Oncol* 1983;15:261–277.
21. Sessa C, Colombo N, Bolis G, et al. Randomized comparison of hexamethylmelamine, adriamycin, cyclophosphamide (HAC) vs. cisplatin, adriamycin, cyclophosphamide (PAC) in advanced ovarian cancer: long-term results. *Cancer Treat Rev* 1991;18(suppl A):37–46.
22. Krommer CF, Szalai JP. Cyclophosphamide, adriamycin and cisplatin (CAP) versus cyclophosphamide, adriamycin and vincristin (CAV) in the treatment of advanced ovarian cancer: a randomized study. *Ann Oncol* 1992;3:37–39.
23. Neijt JP, Bokkel Huinink WW, van der Burg ME, et al. Randomised trial comparing two combination chemotherapy regimens (Hexa-CAF vs CHAP-5) in advanced ovarian carcinoma. *Lancet* 1984;2: 594–600.
24. Dorum A, Kristensen GB, Trope C. A randomised study of cisplatin versus thiotepa as induction chemotherapy in advanced ovarian carcinoma. *Eur J Cancer* 1994;30A:1470–1474.
25. Neijt J, ten Bokkel Huinink W, van der Burg M, et al. Long-term survival in ovarian cancer. Mature data from The Netherlands Joint Study Group for Ovarian Cancer. *Eur J Cancer* 1991;27:1367–1372.
26. The ICON Collaborators. ICON2: randomised trial of single-agent carboplatin against three-drug combination of CAP (cyclophosphamide, doxorubicin, and cisplatin) in women with ovarian cancer. ICON Collaborators. International Collaborative Ovarian Neoplasm Study. *Lancet* 1998;352:1571–1576.
27. Bolis G, Favalli G, Danese S, et al. Weekly cisplatin given for 2 months versus cisplatin plus cyclophosphamide given for 5 months after cytoreductive surgery for advanced ovarian cancer. *J Clin Oncol* 1997;15:1938–1944.
28. Marth C, Trope C, Vergote IB, et al. Ten-year results of a randomised trial comparing cisplatin with cisplatin and cyclophosphamide in advanced, suboptimally debulked ovarian cancer. *Eur J Cancer* 1998;34:1175–1180.
29. Neijt JP, Engelholm SA, Tuxen MK, et al. Exploratory phase III study of paclitaxel and cisplatin versus paclitaxel and carboplatin in advanced ovarian cancer. *J Clin Oncol* 2000;18:3084–3092.
30. US Food and Drug Administration. Center for Drug Evaluation and Research. (http://www.fda.gov/cder/cancer/toxicityframe.htm>. Last accessed 14 January 2004.
31. van der Hoop RG, van der Burg ME, Bokkel Huinink WW, et al. Incidence of neuropathy in 395 patients with ovarian cancer treated with or without cisplatin. *Cancer* 1990;66:1697–1702.
32. Bella M, Cocconi A, Mambrini A, et al. The concept of a medical debulking in advanced ovarian carcinoma before cisplatin treatment. Final results of a prospective randomized trial [abstract]. *Tumori* 1998;84(suppl 54):A146.
33. Mobus V, Schoder W, Luck HJ, et al. Cisplatin/paclitaxel vs carboplatin/paclitaxel as first-line chemotherapy in ovarian cancer: an AGO study group phase III trial [abstract]. *Ann Oncol* 1998;9:173.
34. Shröeder W, DuBois A, Kuhn W, et al. Treatment of patients with advanced ovarian cancer (FIGO IIB-IV) with cisplatin/paclitaxel or carboplatin/paclitaxel – an interim analysis of the AGO study protocol ovar-3 [abstract 908]. *Eur J Cancer* 1999; 35(suppl 4):S231.
35. Skarlos DV, Aravantinos G, Kosmidis P, et al. Paclitaxel with carboplatin versus paclitaxel with carboplatin alternating with cisplatin as first-line chemotherapy in advanced epithelial ovarian cancer: preliminary results of a Hellenic Cooperative Oncology Group study [abstract]. *Semin Oncol* 1997;24 (suppl 15):S15.
36. Lister-Sharp D, McDonagh MS, Khan KS, et al. A rapid and systematic review of the effectiveness and cost-effectiveness of the taxanes used in the treatment of advanced breast and ovarian cancer. *Health Technol Assess* 2000;4:17–115. Search date not reported; primary sources Medline, Embase, Cancerlit, Cochrane Controlled Trials Register, National Research Register, and contact with researchers and review groups.
37. Smith-Sorensen B, Kaern J, Holm R, et al. Therapy effect of either paclitaxel or cyclophosphamide combination treatment in patients with epithelial ovarian cancer and relation to TP53 gene status. *Br J Cancer* 1998;78:375–381.
38. McGuire WP, Hoskins WJ, Brady MF, et al. Cyclophosphamide and cisplatin compared with paclitaxel and cisplatin in patients with stage III and stage IV ovarian cancer. *N Engl J Med* 1996;334:1–6.
39. Piccart MJ, Bertelsen K, James K, et al. Randomized intergroup trial of cisplatin–paclitaxel versus cisplatin–cyclophosphamide in women with advanced epithelial ovarian cancer: three-year results. *J Natl Cancer Inst* 2000;92:699–708.

40. Muggia FM, Braly PS, Brady MF, et al. Phase III randomized study of cisplatin versus paclitaxel versus cisplatin and paclitaxel in patients with suboptimal stage III or IV ovarian cancer: a gynecologic oncology group study. *J Clin Oncol* 2000;18:106–115.
41. International Collaborative Ovarian Neoplasm Group. Paclitaxel plus carboplatin versus standard chemotherapy with either single-agent carboplatin or cyclophosphamide, doxorubicin, and cisplatin in women with ovarian cancer: the ICON3 randomised trial. *Lancet* 2002;360:505–515.
42. Vasey PA. First results of the SCOTROC trial: a phase III comparison of paclitaxel–carboplatin and docetaxel–carboplatin as first line chemotherapy for epithelial ovarian cancer. *Proc ASCO* 2001;84:170–178.

Kommentar

Daniel Fink

Etwa jede 70. Frau erkrankt an einem Ovarialkarzinom, wobei das Ovarialkarzinom das gynäkologische Karzinom mit der höchsten Mortalität ist. Als protektivster Faktor wird die langfristige Einnahme von Ovulationshemmern angesehen. Bei rund 70 % der Patientinnen liegt bei Diagnosestellung ein fortgeschrittenes Ovarialkarzinom vor. Eckpfeiler des Therapiekonzeptes sind die Primäroperation mit radikalem Tumordebulking, die postoperative Chemotherapie, sowie Maßnahmen zur Erhaltung der Lebensqualität. Eine möglichst vollständige Entfernung des Tumorgewebes schafft die Voraussetzung für einen optimalen Wirkungsgrad der Chemotherapie. So ist die Größe des postoperativen Tumorrestes ein wichtiger prognostischer Faktor.
Ein Intervalldebulking scheint gemäß der GOG 152-Studie in der Paclitaxel/Platin-Ära keine statistisch signifikanten Vorteile zu bringen, wenn das initiale Debulking durch einen Spezialisten durchgeführt wurde. Wurde hingegen die Primäroperation durch einen wenig erfahrenen Operateur durchgeführt, so scheint das Intervalldebulking einen Überlebensvorteil zu bewirken (1). Bei der Chemotherapie sind die Platine (Carboplatin oder Cisplatin) die wirksamsten Substanzen. Heutzutage gilt die Kombination eines Platins mit einem Taxan (Paclitaxel oder Docetaxel) als Standardchemotherapie beim fortgeschrittenen Ovarialkarzinom. Allerdings war in der kürzlich publizierten ICON3-Studie die Kombination mit Paclitaxel einer Monotherapie mit Carboplatin nicht überlegen (2). Damit darf bei älteren Patientinnen und/oder Taxanunverträglichkeit eine Monotherapie mit Carboplatin gegeben werden. Eine aus rein diagnostischen Gründen durchgeführte Zweitlaparotomie nach Abschluss der Chemotherapie bei einer Patientin mit klinischer, laborchemischer und radiologischer Komplettremission wird als Second-Look-Operation bezeichnet. Eine Second-Look-Operation hat heute in der Standardtherapie des fortgeschrittenen Ovarialkarzinoms auf Grund des fehlenden Einflusses auf die Gesamtüberlebenszeit keinen Platz mehr und sollte nur noch im Rahmen prospektiver Therapiestudien durchgeführt werden.
Das Ovarialkarzinom ist ein chemosensitiver Tumor. Trotz zunächst guter Wirkung führt die Zytostatikatherapie meist nicht zur Heilung, und bei Rezidiven ist die Heilung in der Regel unmöglich. Der Einsatz der Chemotherapeutika bei Patientinnen mit rezidiviertem Ovarialkarzinom ist nicht standardisiert. Die Indikation und Auswahl der Substanzen muss sich nach dem Allgemeinzustand und den Vorstellungen der Patientin sowie nach der Wahrscheinlichkeit des Ansprechens und dem Nebenwirkungsprofil richten.

1. van der Burg ME, van Lent M, Buyse M et al.: The effect of debulking surgery after induction chemotherapy on the prognosis in advanced epithelial ovarian cancer. Gynecological Cancer Cooperative Group of the European Organization for Research and Treatment of Cancer. N Engl J Med 1995;332:629–34.
2. International Collaborative Ovarian Neoplasm (ICON) Group: Paclitaxel plus carboplatin versus standard chemotherapy with either single-agent carboplatin or cyclophosphamide, doxorubicin, and cisplatin in women with ovarian cancer: the ICON3 randomised trial. Lancet 2002;360:505–15.

Polyzystische Ovarien

Suchdatum: Oktober 2003

Hesham Al-Inany

Frage **Welche Effekte haben unterschiedliche Behandlungsmethoden?**

Nutzen wahrscheinlich

Cyproteronacetat-Ethinylestradiol (Co-Cyprindol; verringert Hirsutismus gegenüber dem Ausgangswert, hinsichtlich des Hirsutismus kein signifikanter Unterschied zwischen Cyproteronacetat-Ethinylestradiol und anderen Kombipräparaten unter den Kontrazeptiva)[7–12]

Es fanden sich keine RCTs, in denen Cyproteronacetat-Ethinylestradiol mit Placebo verglichen wird. Eine RCT ergab anhand einer Bewertung von Veränderungen innerhalb der Gruppe gegenüber dem Ausgangswert begrenzte Belege dafür, dass Cyproteronacetat-Ethinylestradiol Hirsutismus und Oligomenorrhö bessert. Zwei RCTs zufolge verringern Therapieschemata mit Cyproteronacetat-Ethinylestradiol und anderen Kombipräparaten unter den Kontrazeptiva nach 6 Monaten wirksam einen Hirsutismus. Eine dieser RCTs ergab auch begrenzte Belege dafür, dass Cyproteronacetat-Ethinylestradiol einen Hirsutismus nach 6 Monaten weniger wirksam verringert als Ketoconazol. Einer vierten RCT zufolge ist Cyproteronacetat-Ethinylestradiol beim Reduzieren eines Hirsutismus nach 6 Monaten weniger wirksam als Metformin. Eine fünfte RCT ergab, dass zusätzlich zu Cyproteronacetat-Ethinylestradiol verabreichtes Finasterid einen Hirsutismus nach 6 Monaten wirksamer verringert als Cyproteronacetat-Ethinylestradiol allein. Cyproteronacetat-Ethinylestradiol geht mit erhöhter Gefahr von Venenthreombosen einher.

Finasterid (kann Hirsutismus ebenso wirksam verringern wie Flutamid und Spironolacton)[13–17]

Zwei RCTs zufolge verringert Finasterin im Vergleich zu Placebo nach 6-monatiger Behandlung einen Hirsutismus, und drei andere RCTs ergaben eher begrenzte Belege dafür, dass es einen Hirsutismus gegenüber dem Ausgangswert reduziert. Kleine RCTs an Frauen mit idiopathischem Hirsutismus lieferten nur unzureichende Belege für einen Vergleich der relativen Wirksamkeit von Finasterid, Flutamid und Spironolacton. Von den drei RCTs, in denen die Behandlungsformen direkt miteinander verglichen wurden, zeigten zwei hinsichtlich des Hirsutismus keinen signifikanten Unterschied zwischen den Therapien, und der dritten RCT zufolge verringert Finasterid einen Hirsutismus nach 12 Monaten weniger wirksam als Flutamid. Einer sechsten RCT zufolge verringert zusätzlich zu Cyproteronacetat-Ethinylestradiol verabreichtes Finasterid einen Hirsutismus nach 6 Monaten wirksamer als die alleinige Gabe von Cyproteronacetat-Ethinylestradiol. Es fanden sich keine RCTs zur Beurteilung der Effekte bei Oligomenorrhö.

Flutamid (kann Hirsutismus ebenso wirksam verringern wie Finasterid und Spironolacton)[13–17]

Kleine RCTs an Frauen mit idiopathischem Hirsutismus lieferten nur unzureichende Belege für einen Vergleich der relativen Wirksamkeit von Finasterid, Flutamid und Spironolacton. Einer der RCTs zufolge bessert Flutamid gegenüber Placebo einen Hirsutismus, und drei andere RCTs ergaben eher begrenzte Belege dafür, dass es einen Hirsutismus gegenüber dem Ausgangswert reduziert. Von den drei RCTs, in denen die Behandlungsformen direkt miteinander verglichen wurden, zeigten zwei hinsichtlich des Hirsutismus keinen signifikanten Unterschied zwischen den Therapien, und der dritten RCT zufolge verringert Flutamid einen Hirsutismus nach 12 Monaten wirksamer als Finasterid. Es fanden sich keine RCTs zur Beurteilung der Effekte bei Oligomenorrhö.

Metformin (verbessert im Vergleich zu Placebo den Menstruationsrhythmus; verringert im Vergleich zu Cyproteronacetat-Ethinylestradiol den Hirsutismus)[19, 20]

Eine RCT ergab begrenzte Belege dafür, dass Metformin im Vergleich zu Placebo über 3 Monate hinweg das Menstruationsmuster verbessert. Einer weiteren RCT zufolge verringert zusätzlich zu einer kalorienarmen Diät verabreichtes Metformin im Vergleich zu Placebo nach 6 Monaten eine Oligomenorrhö, und anhand einer Bewertung von Veränderungen innerhalb der Gruppe gegenüber dem Ausgangswert ergaben sich begrenzte Belege dafür, dass es auch einen Hirsutismus abschwächt. Einer dritten RCT zufolge verringert Metformin einen Hirsutismus nach 12 Monaten wirksamer als Cyproteronacetat-Ethinylestradiol.

Spironolacton (kann den Hirsutismus ebenso wirksam verringern wie Finasterid und Flutamid)[21]

Eine systematische Übersicht von zwei RCTs an Frauen mit Hirsutismus infolge eines polyzystischen Ovarialsyndroms oder idiopathischem Hirsutismus zeigte, dass Spironolacton verglichen mit Placebo den Hirsutismus nach 6 Monaten verringert. Eine kleine RCT ergab begrenzte Belege dafür, dass Spironolacton einen Hirsutismus nach 6 Monaten weniger wirksam verringert als Ketoconazol. Einer kleinen RCT zufolge reduzieren sowohl Spironolacton als auch Finasterid und Flutamid im Vergleich zu Placebo nach 6 Monaten einen Hirsutismus, und zwischen den Gruppen fand sich kein signifikanter Unterschied. Diese RCT hatte jedoch u. U. nicht genügend Aussagekraft, um einen klinisch bedeutsamen Unterschied zwischen den Behandlungsformen aufzudecken. Es fanden sich keine RCTs, in denen die Effekte bei Oligomenorrhö bewertet werden.

Wirksamkeit unbekannt

Cyproteronacetat-Ethinylestradiol (Co-Cyprindol; zur Besserung einer Oligomenorrhö)[7–12]

Es fanden sich keine RCTs, in denen Cyproteronacetat-Ethinylestradiol mit Placebo verglichen wird. Eine RCT ergab anhand einer Bewertung von Veränderungen innerhalb der Gruppe gegenüber dem Ausgangswert begrenzte Belege dafür, dass Cyproteronacetat-Ethinylestradiol eine Oligomenorrhö bessert.

Interventionen zur Gewichtsabnahme[18]

Es fanden sich weder eine systematische Übersicht noch RCTs zum Vergleich zwischen Interventionen zur Gewichtsabnahme und deren Unterlassen, in denen klinische Endpunkte bei Frauen mit polyzystischem Ovarialsyndrom untersucht werden. Eine RCT ergab anhand einer Bewertung von Veränderungen innerhalb der Gruppe gegenüber dem Ausgangswert begrenzte Belege dafür, dass eine eiweißreiche oder -arme Diät mit dem Ziel einer Gewichtsabnahme über 16 Wochen den Menstruationsrhythmus verbessern kann.

Ketoconazol

Eine RCT ergab begrenzte Hinweise darauf, dass Ketoconazol im Vergleich zu Cyproteronacetat-Ethinylestradiol oder Spironolacton nach 6 Monaten einen Hirsutismus verringert. Es fanden sich keine RCTs, in denen die Effekte bei Oligomenorrhö bewertet werden.

Mechanische Enthaarung

Es fanden sich keine RCTs zu den Effekten einer mechanischen Enthaarung bei Frauen mit Hirsutismus infolge eines polyzystischen Ovarialsyndroms.

Definition Das polyzystische Ovarialsyndrom (PCOS, Stein-Leventhal-Syndrom) ist definiert als Ansammlung vieler unvollständig entwickelter Follikel in den Ovarien infolge chronischer Anovulation und einen Anstieg der ovariellen

Androgenproduktion. Diagnostisch sind sekundäre Ursachen, wie Androgen produzierende Neoplasmen, eine Hyperprolaktinämie sowie eine kongenitale Nebennierenrindenhyperplasie mit Beginn im Erwachsenenalter auszuschließen.[1] Das PCOS ist charakterisiert durch unregelmäßige Menstruationszyklen, spärliche oder fehlende Menses, multiple kleine Zysten auf den Ovarien (polyzystische Ovarien), leichten Hirsutismus und Infertilität. Viele Frauen leiden auch unter Insulinresistenz, Akne und Gewichtszunahme.[1] Noch bis vor kurzem herrschte hinsichtlich der diagnostischen Kriterien eines PCOS kein allgemeiner Konsens. In manchen Studien wurde es eher auf der Grundlage von Ultraschallbefunden der polyzystischen Ovarien als anhand klinischer Kriterien diagnostiziert. Inzwischen wurde eine internationale Konsensusdefinition veröffentlicht, in der das PCOS als das Vorliegen von mindestens 12 Follikeln mit einem Durchmesser von 2–9 mm und/oder einem Ovarialvolumen von mehr als 10 ml definiert wird.[2]

Inzidenz/ Prävalenz

In entwickelten Ländern wird das PCOS bei 4–10 % der Frauen in gynäkologischen Praxen diagnostiziert.[1–3] Dieser Wert gibt jedoch u. U. nicht die wahre Prävalenz wieder, weil es keine spezifischen populationsbasierten Studien gibt und die bei der Diagnose angewandten Kriterien unterschiedlich sind. Die meisten Frauen kommen im Alter zwischen 30 und 40 Jahren in Behandlung.[3]

Ätiologie/ Risikofaktoren

Die Ätiologie ist unbekannt. Genetische Faktoren können eine Rolle spielen, die genauen Mechanismen sind jedoch unklar. Zwei Studien zeigten Belege für die familiäre Häufung einer Hyperandrogenämie (mit oder ohne Oligomenorrhö) bei Verwandten 1. Grades von Frauen mit PCOS.[3, 4] In der ersten Studie erfüllten 22 % der Schwestern von Frauen mit PCOS die diagnostischen Kriterien eines PCOS.[3] In der zweiten Studie hatten 19 der 78 evaluierten Mütter (24 %) und 16 der 50 untersuchten Schwestern (32 %) ein PCOS.[4]

Prognose

Es gibt Belege dafür, dass Frauen mit PCOS gegenüber Frauen ohne PCOS stärker für einen TYp-2-Diabetes sowie – infolge der Hyperlipidämie – für Herz-Kreislauf-Erkrankungen gefährdet sind.[5] Oligo- und amenorrhoische Frauen tragen ein höheres Risiko einer Endometriumhyperplasie und eines späteren Endometriumkarzinoms.[6]

Literatur

1. Dunaif A. Insulin resistance and the polycystic ovary syndrome: mechanism and implications for pathogenesis. *Endocr Rev* 1997;18:774–800.
2. The Rotterdam ESHRE/ASRM-sponsored PCOS consensus workshop group. Revised 2003 consensus on diagnostic criteria and long-term health risks related to polycystic ovary syndrome (PCOS). *Hum Reprod* 2004;19:41–47.
3. Legro RS, Driscoll D, Strauss JF 3rd, et al. Evidence for a genetic basis for hyperandrogenemia in polycystic ovary syndrome. *Proc Natl Acad Sci U S A* 1998;95:14956–14960.
4. Kahsar-Miller MD, Nixon C, Boots LR, et al. Prevalence of polycystic ovary syndrome (PCOS) in first-degree relatives of patients with PCOS. *Fertil Steril* 2001;75:53–58.
5. Legro RS, Kunselman AR, Dunaif A. Prevalence and predictors of dyslipidemia in women with polycystic ovary syndrome. *Am J Med* 2001;111:607–613.
6. Hardiman P, Pillay OS, Atiomo W. Polycystic ovary syndrome and endometrial carcinoma. *Lancet* 2003;361:1810–1812.
7. Mastorakos G, Koliopoulos C, Creatsas G. Androgen and lipid profiles in adolescents with polycystic ovary syndrome who were treated with two forms of combined oral contraceptives. *Fertil Steril* 2002;77: 919–927.
8. Gokmen O, Senoz S, Gulekli B, Isik AZ. Comparison of four different treatment regimes in hirsutism related to polycystic ovary syndrome. *Gynecol Endocrinol* 1996;10:249–255.

9. Creatsas G, Hassan E, Deligeoroglou E, et al. Treatment of polycystic ovarian disease during adolescence with ethinylestradiol/cyproterone acetate versus a D-Tr-6-LHRH analog. *Int J Gynaecol Obstet* 1993;42:147–153.
10. Harborne L, Fleming R, Lyall H, et al. Metformin or antiandrogen in the treatment of hirsutism in polycystic ovary syndrome. *J Clin Endocrinol Metab* 2003;88:4116–4123.
11. Tartagni M, Schonauer LM, De Salvia MA, et al. Comparison of Diane 35 and Diane 35 plus finasteride in the treatment of hirsutism. *Fertil Steril* 2000;73:718–723.
12. World Health Organization. WHO Pharmaceuticals Newsletter 2003;3:5.
13. Lakryc EM, Motta ELA, Soares JM Jr, et al. The benefits of finasteride for hirsute women with polycystic ovary syndrome or idiopathic hirsutism. *Gynecol Endocrinol* 2003;17:57–63.
14. Moghetti P, Tosi F, Tosti A, et al. Comparison of spironolactone, flutamide, and finasteride efficacy in the treatment of hirsutism: a randomized, double blind, placebo-controlled trial. *J Clin Endocrinol Metab* 2000;85:89–94.
15. Falsetti L, De Fusco D, Eleftheriou G, et al. Treatment of hirsutism by finasteride and flutamide in women with polycystic ovary syndrome. *Gynecol Endocrinol* 1997;11:251–257.
16. Falsetti L, Gambera A, Legrenzi L, et al. Comparison of finasteride versus flutamide in the treatment of hirsutism. *Eur J Endocrinol* 1999;141:361–367.
17. Muderris II, Bayram F, Guven M. A prospective, randomized trial comparing flutamide (250 mg/d) and finasteride (5 mg/d) in the treatment of hirsutism. *Fertil Steril* 2000;73:984–987.
18. Moran LJ, Noakes M, Clifton PM, et al. Dietary composition in restoring reproductive and metabolic physiology in overweight women with polycystic ovary syndrome. *J Clin Endocrinol Metab* 2003;88:812–819.
19. Pasquali R, Gambineri A, Biscotti D, et al. Effect of long-term treatment with metformin added to hypocaloric diet on body composition, fat distribution, and androgen and insulin levels in abdominally obese women with and without the polycystic ovary syndrome. *J Clin Endocrinol Metab* 2000;85:2767–2774.
20. Moghetti P, Castello R, Negri C, et al. Metformin effects on clinical features, endocrine and metabolic profiles, and insulin sensitivity in polycystic ovary syndrome: a randomized, double-blind, placebo-controlled 6-month trial, followed by open, long-term clinical evaluation. *J Clin Endocrinol Metab* 2000;85:139–146.
21. Farquhar C, Lee O, Toomath R, et al. Spironolactone versus placebo or in combination with steroids for hirsutism and/or acne (Cochrane Review). In: The Cochrane Library, Issue 2, 2003. Oxford: Update Software. Search date not reported, primary sources Medline, Bioabstracts, Psychlit, Cinahl, Social Sciences Index, Dissertation Abstracts, Current Contents, Embase, and hand searches of reference lists of relavant trials and personal contact with drug companies.

Kommentar

Bruno Imthurn

Das polyzystische Ovarsyndrom (PCO-S) weist verschiedene Symptome auf (Androgenisierungserscheinungen, Zyklusanomalien, Sterilität...), welche einzeln oder kombiniert und auch in verschiedenen Schweregraden auftreten können. Im Falle einer Adipositas ist es das Ziel jeder Therapie, das Gewicht zu senken und so eine Verbesserung der Symptomatik zu erreichen. Leider zeigt der klinische Alltag, dass es gerade beim PCO-S sehr schwierig ist, dies zu erreichen. Es ist deswegen nicht verwunderlich, dass diesbezüglich keine RCTs existieren.
Cyproteronacetat (CPA) ist die einzige Substanz, welche in der Schweiz zur systemischen medikamentösen Therapie von Androgenisierungserscheinungen zugelassen ist. Alle anderen antiandrogen wirksamen Substanze sind deshalb nur Behandlungsvarianten der 2. Wahl. Da CPA im Falle einer Schwangerschaft auf einen männlichen Föten feminisierend wirkt, muss es in jedem Falle mit einer sicheren Kontrazeption kombiniert werden. Inwieweit CPA in bzw. mit einem Ovulationshemmer bei der Therapie des Hirsutismus besser wirkt als ein Ovulationshemmer ohne CPA ist zwar aufgrund der Datenlage nicht ganz klar. Trotzdem wird bei schweren Hirsutismusformen für eine begrenzte Zeit höher dosiertes CPA eingesetzt, um einen möglichst maximalen Effekt zu erzielen. Bei Behaarung an exponierten Stellen, z. B. im Gesicht, hat sich die Kombination einer systemischen antiandrogenen Therapie mit einer Epilationsbehandlung bewährt.
Es ist durch eine Unzahl von Studien belegtes Lehrbuchwissen, das sich im Alltag immer wieder bestätigt, dass Ovulationshemmer den Zyklus, speziell auch bei einer Oligomenorrhoe, äusserst wirkungsvoll und zuverlässig regulieren. Dies gilt auch für die Kombination

CPA-Ethinylestradiol, welche in ihrer Zusammensetzung und Wirkung einem handelsüblichen Ovulationshemmer entspricht. Diese klare Evidenz, welche aus der Zeit vor Durchführung von RCTs stammt, ist möglicherweise der Grund dafür, warum in der aktuellen Literatur keine RCTs zu dieser Frage auffindbar sind. Daraus zu schließen, dass die „Wirksamkeit unbekannt" sei, ist aber nicht zulässig.

Durch neue pathophysiologische Erkenntnisse ermuntert werden in neuerer Zeit orale Antidiabetika, allen voran das Metformin, zur Therapie des PCO-S bzw. seiner Symptome eingesetzt. So konnte gezeigt werden, dass Metformin bei vielen Frauen mit einer PCO-S-bedingten Sterilität die Follikelreifung normalisieren kann. Ob auch Spätkomplikationen des PCO-S, wie Diabetes mellitus Typ2 oder kardiovaskuläre Probleme, mit einer Metformin-Langzeitbehandlung günstig beeinflusst werden können, ist Gegenstand aktueller Studien.

Prämenstruelles Syndrom

Suchdatum: Oktober 2002

Katrina Wyatt

Frage **Welche Effekte haben unterschiedliche Behandlungsmethoden?**

Nutzen belegt

Diuretika[42–48]
RCTs zufolge bessert Spironolacton im Vergleich zu Placebo Symptome eines prämenstruellen Syndroms einschließlich einer Mastodynie und Völlegefühl. Zwei RCTs zeigten, dass Metolazon oder Ammoniumchlorid im Vergleich zu Placebo das prämenstruelle Schwellungsgefühl und die Gewichtszunahme verringert.

Nichtsteroidale Antiphlogistika[74–80]
RCTs zufolge bessern Prostaglandinhemmer eine Reihe prämenstrueller Symptome, verringern im Vergleich zu Placebo jedoch nicht die prämenstruelle Mastodynie.

Selektive Serotonin-Wiederaufnahme-Hemmer[91–94]
Einer systematischen Übersicht und nachfolgenden RCTs zufolge bessern selektive Serotonin-Wiederaufnahme-Hemmer prämenstruelle Symptome signifikant, führen im Vergleich zu Placebo jedoch häufig zu Nebenwirkungen.

Nutzen wahrscheinlich

Kognitive Verhaltenstherapie[29–35]
RCTs zufolge verringert eine kognitive Verhaltenstherapie im Vergleich zu Kontrollbehandlungen prämenstruelle Symptome signifikant. Die Belege genügen jedoch nicht, um das Ausmaß der Wirksamkeit zu definieren.

Körperliche Betätigung[51, 52]
Einer RCT zufolge bessert aerobische Gymnastik im Vergleich zu Placebo prämenstruelle Symptome signifikant. Einer andere RCT zufolge bessert Aerobic von hoher Intensität Symptome signifikant stärker als Aerobic von niedriger Intensität.

Östrogene[70–73]
Belege in geringem Umfang aus kleinen RCTs sprechen dafür, dass Östradiol im Vergleich zu Placebo Symptome bessert. Das Ausmaß der Wirksamkeit bleibt jedoch unklar.

Orale Kontrazeptiva[81–85]
RCTs ergaben begrenzte Hinweise darauf, dass orale Kontrazeptiva im Vergleich zu Placebo prämenstruelle Symptome bessern.

Nutzen und Schaden abzuwägen

Bromocriptin (nur Brustsymptome)[23–27]
RCTs ergaben begrenzte Hinweise darauf, dass Bromocriptin im Vergleich zu Placebo eine Mastodynie lindert, auch wenn es oft zu Nebenwirkungen kommt.

Danazol[36–41]
RCTs zufolge verringert Danazol im Vergleich zu Placebo prämenstruelle Symptome signifikant, bei langfristigem Dauergebrauch hat es jedoch erhebliche, mit einer Maskulinisierung einhergehende Nebenwirkungen.

Gonadorelin-Analoga[53–64]

RCTs zufolge schwächen Gonadorelin-Analoga (in früheren Nomenklaturen als GnRH-Analoga bezeichnet) im Vergleich zu Placebo prämenstruelle Symptome signifikant ab. RCTs zufolge bewirkt Gonadorelin plus Östrogen plus Gestagen (Zusatztherapie) einen Rückgang der Symptomen-Scores, der zwischen dem für die alleinige Gabe eines Gonadorelin-Analogons bzw. dem für Placebo typischen Score-Rückgang liegt. Eine kleine RCT zeigte im Vergleich zwischen einem Gonadorelin-Analogon plus Tibolon und einem Gonadorelin-Analogon plus Placebo eine ähnliche Senkung der Symptomen-Scores. Eine Behandlung mit GnRH-Analoga über mehr als 6 Monate birgt das signifikante Risiko einer Osteoporose, was ihren Nutzen für eine Langzeittherapie einschränkt.

Nichtselektive Serotonin-Wiederaufnahme-Hemmer-Antidepressiva bzw. -Anxiolytika[7–22]

RCTs zufolge bessern nichtselektive Serotonin-Wiederaufnahme-Hemmer-Antidepressiva und -Anxiolytika im Vergleich zu Placebo mindestens ein Symptom des prämenstruellen Syndroms signifikant. Ein Teil der Frauen setzt die Therapie jedoch unerwünschter Wirkungen wegen ab. Zwei kleine RCTs ergaben hinsichtlich der Effekte von Betablockern und Lithium unzureichende Belege.

Wirksamkeit unbekannt

Hysterektomie mit oder ohne beidseitige laparoskopische Oophorektomie[65–69]

RCTs fanden sich nicht. Beobachtungsstudien zufolge wirkt eine Hysterektomie mit beidseitiger Oophorektomie kurativ. Die alleinige Hysterektomie kann Symptome abschwächen. Allerdings ist die Beleglage mangels angemessener Kontrollgruppen eingeschränkt. Die Risiken entsprechen den allgemeinen Risiken eines größeren operativen Eingriffs. Die irreversible Folge der beidseitigen Oophorektomie ist Infertilität.

Gestagene[7, 86]

Eine kleine RCT ergab unzureichende Belege für die Effekte von Gestagenen im Vergleich zu Placebo.

Pyridoxin (Vitamin B_6)[18, 87–90]

Eine systematische Übersicht mit RCTs von schlechter Qualität ergab unzureichende Belege für die Effekte von Pyridoxin (Vitamin B_6). In der Übersicht sprach eine Analyse schwacher RCTs dafür, dass Vitamin B_6 im Vergleich zu Placebo Symptome signifikant bessert. Zusätzliche, methodisch schwache RCTs ergaben widersprüchliche Belege für die Effekte von Vitamin B_6.

Tibolon[35, 88, 92–94]

Eine kleine RCT ergab begrenzte Hinweise darauf, dass Tibolon im Vergleich zu Placebo (Multivitamine) den prämenstruellen Symptomen-Score bessert.

Chiropraktik, Nahrungsergänzungen, Endometriumablation, Nachtkerzenöl, beidseitige laparoskopische Oophorektomie, Reflexologie, Entspannungstherapie[28, 49, 50]

Zur Wirksamkeit dieser Interventionen fanden sich nur unzureichende Belege.

Unwirksamkeit oder Schädlichkeit wahrscheinlich

Progesteron[86]

Eine systematische Übersicht zu Progesteron im Vergleich zu Placebo ergab ein geringe, aber signifikante Besserung der gesamten prämenstruellen Symptome und keine Zunahme von Therapieabbrüchen infolge unerwünschter Wirkungen. Es ist jedoch unwahrscheinlich, dass die Besserung klinisch wichtig ist. Es bleibt unklar, ob die Darreichungsform oder der Zeitpunkt der Verabreichung von Progesteron von Bedeutung ist.

Prämenstruelles Syndrom

Definition

Als „Prämenstruelles Syndrom der Frau“ bezeichnet man die Angabe von Beschwerden über wiederkehrende psychische und/oder somatische Symptome, die speziell während der Lutealphase des Menstruationszyklus auftreten und sich gegen Ende der Menstruation auflösen (Tab. 1).[1]

Inzidenz/ Prävalenz

Prämenstruelle Symptome treten bei 95 % aller Frauen im fortpflanzungsfähigen Alter auf. Bei etwa 5 % dieser Frauen treten schwere, zu Behinderungen führende Symptome (prämenstruelles Syndrom) auf.[1]

Ätiologie/ Risikofaktoren

Die Ätiologie ist unbekannt, möglicherweise tragen jedoch hormonelle und andere (möglicherweise neuroendokrine) Faktoren bei.[2, 3] Unter Umständen besteht erhöhte Sensibilität gegenüber Progesteron, die möglicherweise durch einen Serotoninmangel verursacht wird.[2]

Prognose

Außer nach einer Oophorektomie treten die Symptome gewöhnlich nach dem Absetzen einer Therapie wieder auf.

Literatur

1. O’Brien PMS. Premenstrual syndrome. London: Blackwell Science, 1987.
2. Rapkin AJ, Morgan M, Goldman L, et al. Progesterone metabolite allopregnanolone in women with premenstrual syndrome. *Obstet Gynecol* 1997;90:709–714.
3. O’Brien PMS. Helping women with premenstrual syndrome. *BMJ* 1993;307:1471–1475.
4. Budeiri DJ, Li WP, Dornan JC. Clinical trials of treatments of premenstrual syndrome: entry criteria and scales for measuring treatment outcomes. *Br J Obstet Gynaecol* 1994;101:689–695
5. Cochrane Menstrual Disorders and Subfertility Group. Search strategy for specialist registrar (Collaborative Review Groups). In: The Cochrane Library, Issue 4. Oxford: Update software, 1999.
6. Frackiewicz EJ, Shiovitz TM. Evaluation and management of premenstrual syndrome and premenstrual dysphoric disorder. *J Am Pharm Assoc* 2001;41:437–447. Search date 2001; primary sources Medline and hand searches of bibliographies of retrieved articles.
7. Freeman EW, Rickels K, Sondheimer SJ, et al. A double-blind trial of oral progesterone, alprazolam, and placebo in treatment of severe premenstrual syndrome. *JAMA* 1995;274:51–57.
8. Schmidt PJ, Grover GN, Rubinow DR. Alprazolam in the treatment of premenstrual syndrome: a double-blind, placebo-controlled trial. *Arch Gen Psychiatry* 1993;50:467–473.
9. Harrison WM, Endicott J, Rabkin JG, et al. Treatment of premenstrual dysphoria with alprazolam and placebo. *Psychopharmacol Bull* 1987;23:150–153.
10. Smith S, Rinehart JS, Ruddock VE, et al. Treatment of premenstrual syndrome with alprazolam: results of a double-blind, placebo-controlled, randomized crossover clinical trial. *Obstet Gynecol* 1987;70:37–43.
11. Harrison WM, Endicott J, Nee J. Treatment of premenstrual dysphoria with alprazolam: a controlled study. *Arch Gen Psychiatry* 1990;47:270–275.
12. Rickels K, Freeman E, Sondheimer S. Buspirone in treatment of premenstrual syndrome. *Lancet* 1989;1:777.
13. Landen M, Eriksson O, Sundblad C, et al. Compounds with affinity for serotonergic receptors in the treatment of premenstrual dysphoria: a comparison of buspirone, nefazodone and placebo. *Psychopharmacologia* 2001;155:292–298.
14. Pearlstein TB, Stone AB, Lund SA, et al. Comparison of fluoxetine, buproprion, and placebo in the treatment of premenstrual dysphoric disorder. *J Clin Psychopharmacol* 1997;17:261–266.
15. Sundblad C, Hedberg MA, Eriksson E. Clomipramine administered during the luteal phase reduces the symptoms of premenstrual syndrome: a placebo-controlled trial. *Neuropsychopharmacology* 1993;9:133–145.
16. Rausch JL, Janowsky DS, Golshan S, et al. Atenolol treatment of late luteal phase dysphoric disorder. *J Affect Disord* 1988;15:141–147.
17. Parry BL, Rosebthal NE, James SP, et al. Atenolol in premenstrual syndrome: A test of the melatonin hypothesis. *Psychiatry Res* 1991;37:131–138.
18. Diegoli MSC, DaFonseca AM, Diegoli CA, et al. A double-blind trial of four medications to treat severe premenstrual syndrome. *Int J Gynecol Obstet* 1998;62:63–67.
19. Singer K, Cheng R, Schou M. A controlled evaluation of lithium in the premenstrual tension syndrome. *Br J Psychiatry* 1974;124:50–51.
20. Sundblad C, Modigh K, Andersch B, et al. Clomipramine effectively reduces premenstrual irritability and dysphoria: a placebo-controlled trial. *Acta Psychiatr Scand* 1992;85:39–47.

21. Harrison WM, Endicott J, Nee J. Treatment of premenstrual depression with nortriptyline: a pilot study. *J Clin Psychiatry* 1989;50:136–139.
22. Freeman EW, Rickels K, Sandheimer SJ, et al. Differential response to antidepressants in women with premenstrual syndrome/premenstrual dysphoric disorder. *Arch Gen Psychiatry* 1999;56;932–939.
23. Andersch B. Bromocriptine and premenstrual symptoms: a survey of double blind trials. *Obstet Gynecol Surv* 1983;38:643–646.
24. Ylostalo P, Kauppila A, Puolakka J, et al. Bromocriptine and norethisterone in the treatment of premenstrual syndrome. *Obstet Gynecol* 1982;59:292–298.
25. Graham JJ, Harding PE, Wise PH, et al. Prolactin suppression in the treatment of premenstrual syndrome. *Med J Aust* 1978;2:18–20.
26. Kullander S, Svanberg L. Bromocriptine treatment of the premenstrual syndrome. *Acta Obstet Gynecol Scand* 1979;58:375–378.
27. Arrowsmith-Lowe T. Bromocriptine indications withdrawn. *FDA Med Bull* 1994;24:2.
28. Stevinson C, Ernst E. Complementary/alternative therapies for premenstrual syndrome: a systematic review of randomized controlled trials. *Am J Obstet Gynecol* 2001;185:227–235. Search date 2000, primary sources Medline, Embase, Biosis, Cinahl, PsychoINFO, and the Cochrane Library Ciscom.
29. Morse C, Dennerstein L, Farrell E. A comparison of hormone therapy, coping skills training and relaxation for the relief of premenstrual syndrome. *J Behav Med* 1991;14:469–489.
30. Kirkby RJ. Changes in premenstrual symptoms and irrational thinking following cognitive-behavioural coping skills training. *J Consult Clin Psychol* 1994;62:1026–1032.
31. Blake F, Salkovskis P, Gath D, et al. Cognitive therapy for premenstrual syndrome: a controlled trial. *J Psychosom Res* 1998;45:307–318.
32. Corney RH, Stanton R, Newell R. Comparison of progesterone, placebo and behavioural psychotherapy in the treatment of premenstrual syndrome. *J Psychosom Obstet Gynaecol* 1990;11:211–220.
33. Christensen AP, Oei TPS. The efficacy of cognitive behaviour therapy in treating premenstrual dysphoric changes. *J Affect Disord* 1995;33:57–63.
34. Taylor D. Effectiveness of professional-peer group treatment: symptom management for women with PMS. *Res Nursing Health* 1999:22;496–511.
35. Arlane M. The use of a cognitive restructuring intervention in the treatment of premenstrual syndrome: A controlled study. *Dissert Abstracts Int* 1986;47:381.
36. Gilmore DH, Hawthorn RJ, Hart DM. Danol for premenstrual syndrome: a preliminary report of a placebo-controlled double-blind study. *J Int Med Res* 1985;13:129–130.
37. Watts JF, Butt WR, Logan ER. A clinical trial using danazol for the treatment of premenstrual tension. *Br J Obstet Gynaecol* 1987;94:30–34.
38. Deeny M, Hawthorn R, McKay HD. Low dose danazol in the treatment of the premenstrual syndrome. *Postgrad Med J* 1991;67:450–454.
39. Sarno APJ, Miller EJJ, Lundblad EG. Premenstrual syndrome: beneficial effects of periodic, low-dose danazol. *Obstet Gynecol* 1987;70:33–36.
40. Hahn PM, Van Vugt DA, Reid RL. A randomized, placebo-controlled, crossover trial of danazol for the treatment of premenstrual syndrome. *Psychoneuroendocrinology* 1995;20:193–209.
41. O'Brien PMS, Abukhalil IEH. Randomised controlled trial of the management of premenstrual syndrome and premenstrual mastalgia using luteal phase only danazol. *Am J Obstet Gynecol* 1999;180:18–23.
42. Hellberg D, Claesson B, Nilsson S. Premenstrual tension: a placebo-controlled efficacy study with spironolactone and medroxyprogesterone acetate. *Int J Gynaecol Obstet* 1991;34:243–248.
43. Wang M, Hammarback S, Lindhe BA, et al. Treatment of premenstrual syndrome by spironolactone: a double-blind, placebo-controlled study. *Acta Obstet Gynecol Scand* 1995;74:803–808.
44. Burnet RB, Radden HS, Easterbrook EG, et al. Premenstrual syndrome and spironolactone. *Aust N Z J Obstet Gynaecol* 1991;31:366–368.
45. Vellacott ID, Shroff NE, Pearce MY, et al. A double-blind, placebo-controlled evaluation of spironolactone in the premenstrual syndrome. *Curr Med Res Opin* 1987;10:450–456.
46. Werch A, Kane RE. Treatment of premenstrual tension with metolazone: a double-blind evaluation of a new diuretic. *Curr Ther Res Clin Exp* 1976;19:565–572.
47. Mattsson B, von Schoultz B. A comparison between lithium, placebo and a diuretic in premenstrual tension. *Acta Psychiatr Scand Suppl* 1974;255:75–84.
48. Hoffman JJ. A double blind crossover clinical trial of an OTC diuretic in the treatment of premenstrual tension and weight gain. *Curr Ther Res* 1979;26:575–580.
49. Budeiri D, Li WP, Dornan JC. Is evening primrose oil of value in the treatment of premenstrual syndrome? *Control Clin Trials* 1996;17:60–68. Search date 1993; primary sources Science Citation Index, Medline, Dissertation Abstracts, and companies who marketed evening primrose oil were approached for any published or unpublished trials.
50. Vaddadi KS. The use of gamma-linolenic acid and linoleic acid to differentiate between temporal lobe epilepsy and schizophrenia. *Prostaglandins Med* 1981;6:375–379.

51. Lemos D. The effects of aerobic training on women who suffer from premenstrual syndrome. *Dissert Abstracts Int* 1991;52:563.
52. Bibi KW. The effects of aerobic exercise on premenstrual syndrome symptoms. *Dissert Abstracts Int* 1995;56:6678.
53. Freeman EW, Sondheimer SJ, Rickels K. Gonadotrophin-releasing hormone agonist in the treatment of premenstrual symptoms with and without ongoing dysphoria: a controlled study. *Psychopharmacol Bull* 1997;33:303–309.
54. Brown CS, Ling FW, Andersen RN, et al. Efficacy of depot leuprolide in premenstrual syndrome: effect of symptom severity and type in a controlled trial. *Obstet Gynecol* 1994;84:779–786.
55. Helvacioglu A, Yeoman RR, Hazelton JM, et al. Premenstrual syndrome and related hormonal changes. Long-acting gonadotrophin releasing hormone agonist treatment. *J Reprod Med* 1993;38:864–870.
56. Muse KN, Cetel NS, Futterman LA, et al. The premenstrual syndrome. Effects of medical ovariectomy. *N Engl J Med* 1984;311:1345–1349.
57. Mortola JF, Girton L, Fischer U. Successful treatment of severe premenstrual syndrome by combined use of gonadotrophin-releasing hormone agonist and estrogen/progestin. *J Clin Endocrinol Metab* 1991;72:252A–252F.
58. Mezrow G, Shoupe D, Spicer D, et al. Depot leuprolide acetate with estrogen and progestin add-back for long-term treatment of premenstrual syndrome. *Fertil Steril* 1994;62:932–937.
59. Hammarback S, Backstrom T. Induced anovulation as treatment of premenstrual tension syndrome: a double-blind cross-over study with GnRH-agonist versus placebo. *Acta Obstet Gynecol Scand* 1988;67:159–166.
60. West CP, Hillier H. Ovarian suppression with the gonadotrophin-releasing hormone agonist goserelin (Zoladex) in management of the premenstrual tension syndrome. *Hum Reprod* 1994;9:1058–1063.
61. Leather AT, Studd JWW, Watson NR, et al. The treatment of severe premenstrual syndrome with goserelin with and without „add-back“ estrogen therapy: a placebo-controlled study. *Gynecol Endocrinol* 1999;13:48–55.
62. Sundstrom I, Nyberg S, Bixo M, et al. Treatment of premenstrual syndrome with gonadotrophin-releasing hormone agonist in a low dose regimen. *Acta Obstet Gynecol Scand* 1999;78:891–899.
63. Di Carlo C, Palomba S, Tommaselli GA, et al. Use of leuprolide acetate plus tibolone in the treatment of severe premenstrual syndrome. *Fertil Steril* 2001;75:380–384.
64. Studd J, Leather AT. The need for add-back with gonadotrophin-releasing hormone agonist therapy. *Br J Obstet Gynaecol* 1996;103 Suppl 14:1–4.
65. Shaw RW, Soutter WP, Stanton SL. Gynaecology. New York: Churchill Livingstone, 1997.
66. Metcalf MG, Braiden V, Livesey JH, et al. The premenstrual syndrome: amelioration of symptoms after hysterectomy. *J Psychosom Res* 1992;36:569–584.
67. Osborn M, Gath D. Psychological and physical determinants of premenstrual symptoms before and after hysterectomy. *Psychol Med* 1990;20:565–572.
68. Casper RF, Hearn MT. The effect of hysterectomy and bilateral oophorectomy in women with severe premenstrual syndrome. *Am J Obstet Gynecol* 1990;162:105–109.
69. Casson P, Hahn PM, Van Vugt DA, et al. Lasting response to ovariectomy in severe intractable premenstrual syndrome. *Am J Obstet Gynecol* 1990;162:99–105.
70. Dhar V, Murphy BE. Double-blind randomized crossover trial of luteal phase estrogens (Premarin) in the premenstrual syndrome (PMS). *Psychoneuroendocrinology* 1990;15:489–493.
71. Watson NR, Studd JW, Savvas M, et al. Treatment of severe premenstrual syndrome with oestradiol patches and cyclical oral norethisterone. *Lancet* 1989;2:730–732.
72. de Lignieres B, Vincens M, Mauvais-Jarvis P, et al. Prevention of menstrual migraine by percutaneous oestradiol. *BMJ* 1986;293:1540.
73. Panay N. Treatment of depressive symptoms in women diagnosed as having premenstrual syndrome (PMS) with long cycle hormone replacement therapy (TridestraR). National Research Register, 1999.
74. Mira M, McNeil D, Fraser IS, et al. Mefenamic acid in the treatment of premenstrual syndrome. *Obstet Gynecol* 1986;68:395–398.
75. Jakubowicz DL, Godard E, Dewhurst J. The treatment of premenstrual tension with mefenamic acid: analysis of prostaglandin concentrations. *Br J Obstet Gynaecol* 1984;91:78–84.
76. Wood C, Jakubowicz D. The treatment of premenstrual symptoms with mefenamic acid. *Br J Obstet Gynaecol* 1980;87:627–630.
77. Gunston KD. Premenstrual syndrome in Cape Town. Part II: a double-blind placebo-controlled study of the efficacy of mefenamic acid. *S Afr Med J* 1986;70:159–160.
78. Budoff PW. No more menstrual cramps and other good news. New York: GP Putman and Sons, 1980.
79. Facchinetti F, Fioroni L, Sances G, et al. Naproxen sodium in the treatment of premenstrual symptoms: a placebo-controlled study. *Gynecol Obstet Invest* 1989;28:205–208.
80. Budoff PW. Use of prostaglandin inhibitors in the treatment of PMS. *Clin Obstet Gynecol* 1987;30 (2):453–464.

81. Graham CA, Sherwin BB. A prospective treatment study of premenstrual symptoms using a triphasic oral contraceptive. *J Psychosom Res* 1992;36:257–266.
82. Freeman EW, Kroll R, Rapkin A, et al. Evaluation of a unique oral contraceptive in the treatment of premenstrual dysphoric disorder. *J Womens Health Gend Based Med* 2001;10:561–569.
83. Cullberg J. Mood changes and menstrual symptoms with different gestagen/estrogen combinations: a double blind comparison with a placebo. *Acta Psychiatr Scand* Suppl 1972; 236:1–86.
84. Morris NM, Udry JR. Contraceptive pills and day-by-day feelings of well-being. *Am J Obstet Gynecol* 1972;113:763–765.
85. Silbergeld S, Brast N, Noble EP. The menstrual cycle: a double blind study of symptoms, mood and behaviour and biochemical variables using Enovid and placebo. *Psychosom Med* 1971;33:411–428.
86. Wyatt K, Dimmock P, Jones P, et al. Efficacy of progesterone and progestogens in management of premenstrual syndrome: systematic review. *BMJ* 2001;323:776–780. Search date 2000; primary sources Embase, Medline, PsychINFO, the Cochrane controlled trial register, hand searches, and pharmaceutical companies who manufacture progesterone preparations.
87. Wyatt KM, Dimmock PW, O'Brien PMS. Vitamin B6 therapy: a systematic review of its efficacy in premenstrual syndrome. *BMJ* 1999;318:1375–1381. Search date 1998; primary sources Medline, Psychlit, and Cinahl.
88. Taskin O, Gokdeniz R, Yalcinoglu A, et al. Placebo-controlled cross-over study of effects of tibolone on premenstrual symptoms and peripheral beta-endorphin concentrations in premenstrual syndrome. *Hum Reprod* 1998;13:2402–2405.
89. Lauritzen CH, Reuter HD, Repges R, et al. Treatment of premenstrual tension syndrome with vitex agnus castus, controlled double blind study vs pyridoxine. *Phytomedicine* 1994;4:183–189.
90. Lauritzen C. Die behandling des premenstreullen syndoms. Doppelblind studie mi hochdosertem vitamin B6 gegen placebo. *Z Allg Med* 1988;64:275–278.
91. Dimmock PW, Wyatt KM, Jones PW, et al. Efficacy of selective serotonin-reuptake inhibitors in premenstrual syndrome: A systematic. *Lancet* 2000;356:1131–1136. Search date not stated; primary sources Medline, Embase, PsychLit, Cinahl, Cochrane Controlled Trials Register, and reference lists of retrieved articles.
92. Steiner M, Romano SJ, Babcock S, et al. The efficacy of fluoxetine in improving physical symptoms associated with premenstrual dysphoric disorder. *Br J Obstet Gynaecol* 2001;108:462–468.
93. Freeman EW, Rickels K, Yonkers KA, et al. Venlafaxine in the treatment of premenstrual dysphoric disorder. *Obstet Gynecol* 2001;98:737–744.
94. Cohen LS, Miner C, Brown E, et al. Premenstrual Daily Fluoxetine for Premenstrual Dysphoric Disorder: A placebo-controlled clinical trial using computerized diaries. *Obstet Gynecol* 2002;100: 435–44.

Tabelle 1 **Häufig angegebene Symptome bei Frauen mit PMS.**[2]

Psychische Symptome	Reizbarkeit, Depression, Weinen/Weinerlichkeit, Angst, Angespanntsein, Stimmungsumschwünge, Konzentrationsmangel, Verwirrtheit, Vergesslichkeit, Ungeselligkeit, Unruhe, Gefühlsausbrüche/Wut, Traurigkeit/traurige Grundstimmung, Einsamkeit
Verhaltenssymptome	Müdigkeit, Benommenheit, Schlaf/Schlaflosigkeit, herabgesetzte Effizienz, Neigung zu Unfällen, Veränderungen sexueller Neigungen, erhöhte Energie, Müdigkeit
Körperliche Symptome: Schmerz	Kopfschmerzen/Migräne, Schmerzempfindlichkeit, Wundsein, Schmerzen und Schwellen der Brust (insgesamt bekannt als prämenstruelle Mastalgie), Rückenschmerzen, Unterleibskrämpfe, allgemeine Schmerzen
Körperliche Symptome: Völlegefühl und Schwellungen	Gewichtszunahme, Völlegefühl oder Aufgetriebensein des Unterleibs, Ödeme an Armen und Beinen, Flüssigkeitsretention
Symptome des Appetits	Erhöhter Appetit, Heißhunger auf bestimmte Nahrungsmittel, Übelkeit

Pyelonephritis bei nicht schwangeren Frauen

Suchdatum: Juli 2003

Adriana Wechsler

Frage **Welche Effekte haben unterschiedliche Behandlungsmethoden?**

Nutzen wahrscheinlich

Intravenös verabreichte Antibiotika bei Frauen, die mit unkomplizierter Infektion hospitalisiert wurden (diese Kategorisierung basiert nicht auf placebokontrollierten Studien, die wahrscheinlich als unethisch angesehen würden)[8–11]
Es fanden sich keine RCTs, in denen intravenös verabreichte Antibiotika mit Gruppen ohne Antibiotika verglichen wurden. Es herrscht Übereinstimmung, dass intravenös verabreichte Antibiotika wirksm sind, und es ist unwahrscheinlich, dass eine solche RCT heute noch durchgeführt würde. Eine RCT ergab hinsichtlich der Linderung der Symptome oder des erneuten Auftretens von Bakterien im Urin nach 28 Tagen keinen signifikanten Unterschied zwischen jeweils intravenös verabreichtem Ampicillin plus intravenös verabreichtem Gentamicin und Co-trimoxazol plus intravenös verabreichtem Gentamicin. Es fanden sich keine hinreichende Belege für einen Vergleich der klinischen Effekte verschiedener intravenöser Therapieschemata.

Oral verabreichte Antibiotika bei Frauen mit unkomplizierter Infektion (diese Kategorisierung basiert nicht auf placebokontrollierten Studien, die wahrscheinlich als unethisch angesehen würden)[2–7]
Es fanden sich keine RCTs, in denen oral verabreichte Antibiotika mit Gruppen ohne Antibiotika verglichen wurden. Es herrscht jedoch Übereinstimmung, dass diese Antibiotika wirksam sind, und es ist unwahrscheinlich, dass eine solche RCT heutzutage noch durchgeführt würde. Eine systematische Übersicht und eine anschließende RCT bei Frauen mit unkomplizierter Pyelonephritis, von denen keine stationär aufgenommen wurde, ergaben hinsichtlich der bakteriologischen und klinischen Heilungsraten keine schlüssigen Unterschiede zwischen oral verabreichtem Co-trimoxazol, Co-Amoxiclav oder Chinolonen (Ciprofloxacin, Norfloxacin, Levofloxacin oder Lomefloxacin).

Wirksamkeit unbekannt

Relative Wirksamkeit verschiedener oraler und intravenöser Antibiotikaschemata; stationäre im Vergleich zu ambulanter Betreuung; intravenös im Vergleich zu oral verabreichten Antibiotika
Es fanden sich keine RCTs an Frauen mit akuter unkomplizierter Pyelonephritis.

Definition Als „Akute Pyelonephritis“ oder „Oberer Harnwegsinfekt“ bezeichnet man eine Infektion der Niere, die durch Schmerzen beim Wasserlassen, Fieber, Flankenschmerz, Übelkeit und Erbrechen charakterisiert ist. Leukozyten finden sich nahezu immer im Urin, und gelegentlich sieht man unter dem Mikroskop auch Leukozytenzylinder. In Bezug auf Definitionen des Schweregrades herrscht nicht wirklich Übereinstimmung. Patienten mit akuter Pyelonephritis lassen sich aber auch unterteilen in diejenigen, die in der Lage sind, Antibiotika peroral einzunehmen, keine Zeichen einer Sepsis zeigen und zu Hause betreut werden können, und diejenigen, die stationär einer intravenösen Behandlung bedürfen. Hinsichtlich der Darreichungsform besteht kaum ein Unterschied zwischen Mann und Frau.

Pyelonephritis bei nicht schwangeren Frauen

Inzidenz/ Prävalenz	In den USA gibt es pro Jahr 250.000 Fälle von akuter Pyelonephritis.[1] Die weltweite Prävalenz und Inzidenz sind unbekannt.
Ätiologie/ Risikofaktoren	Eine Pyelonephritis entsteht in der Regel dadurch, dass Bakterien aus der Blase in den Harnleitern aufsteigen und in die Niere eindringen. In manchen Fällen führt dies sogar zur Bakteriämie. Personen mit strukturellen oder funktionellen Harnwegsanomalien neigen stärker zu einer Pyelonephritis, die gegenüber einer oralen Therapie refraktär ist oder durch eine Bakteriämie kompliziert wird. Wiederholte Harnwegsinfekte prädisponieren diese Patienten für medikamentenresistente Organsmen.
Prognose	Zu den Komplikationen gehören Urosepsis, Niereninsuffizienz und Nierenabszess. Eine Grunderkrankung der Nieren, Diabetes mellitus oder eine Immunsuppression können die Prognose verschlechtern, jedoch fanden sich keine guten Langzeitbelege für die Sepsis- oder Todesfallraten bei solchermaßen erkrankten Patienten.

Literatur

1. Stamm WE, Hooton TM, Johnson JR. Urinary tract infection: from pathogenesis to treatment. *J Infect Dis* 1989;15:400–406.
2. Pinson AG, Philbrick JT, Lindbeck GH, et al. Oral antibiotic therapy for acute pyelonephritis: a methodologic review of the literature. *J Gen Intern Med* 1992;7:544–553. Search date 1991; primary sources Medline and Current Contents.
3. Richard GA, Klimberg IN, Fowler CL, et al. Levofloxacin versus ciprofloxacin versus lomefloxacin in acute pyelonephritis. *Urology* 1998;52:51–55.
4. Farrell DJ, Morrissey I, De Rubeis D, et al. A UK multicentre study of the antimicrobial susceptibility of bacterial pathogens causing urinary tract infection. *J Infect* 2003;46:94–100.
5. Hoiby N, Tvede M. Therapeutic failure with trimethoprim+sulfamethoxazole in uncomplicated acute bacterial cystitis and pyelonephritis in women with resistant bacteria. *Ugeskr Laeger* 2002;164: 4672–4673. [In Danish]
6. Talan DA, Stamm WE, Hooton TM, et al. Comparison of ciprofloxacin (7 days) and trimothoprim-sulfamethoxazole (14 days) for acute uncomplicated pyelonephritis in women: a randomized trial. *JAMA* 2000;283:1583–1590.
7. Raz R, Chazan B, Kennes Y, et al. Empiric use of trimthoprim–sulfamethoxazole (TMP–SMX) in the treatment of women with uncomplicated urinary tract infections, in a geographical area with high prevalence of TMP–SMX-resistant uropathogens. *Clin Infect Dis* 2002;34:1165–1169.
8. Johnson JR, Lyons MF, Pearce W, et al. Therapy for women hospitalized with acute pyelonephritis: a randomized trial of ampicillin versus trimethoprim–sulfamethoxazole for 14 days. *J Infect Dis* 1991;163:325–330.
9. Le Conte P, Simon N, Bourrier P, et al. Acute pyelonephritis. Randomized multicentre double-blind study comparing ciprofloxacin with combined ciprofloxacin and tobramycin. *Presse Med* 2001;30:11–15. [In French]
10. Jimenez-Cruz F, Jasovich A, Cajigas J, et al. A prospective, multicenter, randomized, double-blind study comparing ertapenem and ceftriaxone followed by appropriate oral therapy for complicated urinary tract infections in adults. *Urology* 2002;60:16–22.
11. Tomera KM, Burdmann EA, Reyna OG, et al. Ertapenem versus ceftriaxone followed by appropriate oral therapy for treatment of complicated urinary tract infections in adults: results of a prospective, randomized, double-blind multicenter study. *Antimicrob Agents Chemother* 2002;46:2895–2900.

Stressinkontinenz

Suchdatum: April 2003

Bazian Ltd.

Frage **Welche Effekte haben nichtoperative Behandlungsmethoden bei Frauen mit Stressinkontinenz?**

Nutzen wahrscheinlich

Östrogensubstitution (nur Kurzzeittherapie; Wirksamkeit einer Dauertherapie ungewiss und u. U. von erhöhtem Risiko für Schlaganfall und Endometriumkarzinom begleitet [sofern nicht mit einem Gestagen kombiniert] und für Mammakarzinom, koronare Herzkrankheit und Lungenembolie, falls mit Progesteron kombiniert) [10, 19, 21]
Einer systematischen Übersicht zufolge verbessert eine kurzfristige Östrogensubstitution im Vergleich zu Placebo die Heilungs- oder Besserungsraten. Der Übersicht zufolge erhöhen Beckenbodenübungen im Vergleich zu einer kurzfristigen Östrogensubstitution die Heilungs- oder Besserungsraten. Hinsichtlich der Heilungs- oder Besserungsraten zeigte sich kein signifikanter Unterschied zwischen einer Elektrostimulation des Beckenbodens und einer kurzfristigen Östrogensubstitution, u. U. fehlte es jedoch an Aussagekraft, um einen klinisch bedeutsamen Unterschied auszuschließen. Bedenken bestehen hinsichtlich der Sicherheit einer langfristigen Östrogengabe. Einer RCT zufolge erhöht eine kombinierte Substitution mit Östrogen und Progesteron bei Frauen in der Postmenopause mit erhaltenem Uterus nach 5 Jahren die Gefahr eines invasiven Mammakarzinoms, einer koronaren Herzkrankheit, eines Schlaganfalls und einer Lungenembolie. Einer RCT zufolge erhöht eine orale Östrogensubstitution nach 6 Jahren bei Frauen mit erhaltenem Uterus die Gefahr eines Schlaganfalls. Es gibt begrenzte Belege dafür, dass nicht mit einem Gestagen kombiniertes Östrogen bei Frauen mit erhaltenem Uterus mit einem erhöhten Risiko eines Endometriumkarzinoms einhergeht.

Elektrostimulation des Beckenbodens[11–16, 18]
RCTs zeigten, dass eine Elektrostimulation des Beckenbodens im Vergleich zu keiner Stimulation oder einer Scheinstimulation die Symptome verringert. Eine systematische Übersicht ergab hinsichtlich der Heilungs- und Besserungsraten nach 12 Monaten keinen signifikanten Unterschied zwischen einer Elektrostimulation und Muskelübungen des Beckenbodens. Es zeigte sich, dass die Elektrostimulation des Beckenbodens in einigen wenigen Fällen mit einer Scheidenreizung und Schwierigkeiten beim Aufrechterhalten der Behandlungsmotivation einhergeht. RCTs zeigten hinsichtlich der von den Patientinnen selbst angegebenen Heilungs- oder Besserungsraten sowie hinsichtlich des Urinabgangs über 4 Wochen bis 12 Monate hinweg keinen signifikanten Unterschied zwischen der Elektrostimulation des Beckenbodens und Vaginalkonen, jedoch fehlte es ihnen u. U. an Aussagekraft, um einen klinischen bedeutsamen Unterschied auszuschließen. Eine systematische Übersicht ergab hinsichtlich der Heilungs- und Besserungsraten keinen signifikanten Unterschied zwischen der Elektrostimulation des Beckenbodens und Östrogensubstitution, jedoch fehlte es ihr u. U. an Aussagekraft, um einen klinischen bedeutsamen Unterschied auszuschließen.

Beckenbodenübungen[8–10]
Eine systematische Übersicht zeigte, dass Beckenbodenübungen im Vergleich zu keiner Behandlung oder Placebo über 3–6 Monate die Heilungs- oder Besserungsraten erhöhen und die Häufigkeit des Urinabgangs verringern. Hinsichtlich der Heilungs- oder Besserungsraten nach 12 Monaten fand sich kein signifikanter Unterschied zwischen Beckenbodenübungen und Elektrostimulation des Beckenbodens. Es zeigte sich, dass Beckenbo-

denübungen im Vergleich zu Vaginalkonen nach 6 Monaten die Anzahl der Episoden eines Urinabgangs senken, jedoch fand sich hinsichtlich der Heilungs- oder Besserungsraten nach 12 Monaten kein signifikanter Unterschied. Einer systematischen Übersicht zufolge erhöhen Beckenbodenübungen im Vergleich zu einer Östrogensubstitution die Heilungs- und Besserungsraten.

Vaginalkonen[9]

Eine systematische Übersicht zeigte, dass Vaginalkonen im Vergleich zu Kontrollen über 6–12 Monate die von den Patientinnen selbst angegebenen Heilungs- oder Besserungsraten erhöhen. Hinsichtlich der Episoden eines Urinabgangs ergab sich kein signifikanter Unterschied. RCTs zeigten hinsichtlich der von den Patientinnen selbst angegebenen Heilungs- oder Besserungsraten über 12 Monate keinen signifikanten Unterschied. Es fand sich, dass Vaginalkonen hinsichtlich der Verringerung von Episoden eines Urinabgangs über 6 Monate weniger wirksam sind als Beckenbodenübungen. Ferner zeigten RCTs, dass zwischen Vaginalkonen und Elektrostimulation des Beckenbodens weder hinsichtlich der von den Patientinnen selbst angegebenen Heilungs- oder Besserungsraten noch in Bezug auf den Urinabgang über 4 Wochen bis zu 12 Monaten kein signifikanter Unterschied besteht. Unter Umständen fehlte es den RCTs jedoch an Aussagekraft, um einen klinisch bedeutsamen Unterschied aufzudecken. Die häufigste Nebenwirkung in Verbindung mit Vaginalkonen bestand in der Schwierigkeit, die Motivation aufrechtzuerhalten. Es wurde aber auch über eine kleine Anzahl schwerer wiegender Ereignisse, wie Vaginitis oder Unterleibsschmerzen, berichtet.

Frage **Welche Effekte haben operative Behandlungsmethoden bei Frauen mit Stressinkontinenz?**

Nutzen belegt

Laparoskopische Kolposuspension (ähnliche Heilungsraten wie offene retropubische Kolposuspension und spannungsfreies Vaginalband[31]

Es fanden sich keine RCTs, in denen die laparoskopische Kolposuspension mit keiner Behandlung, einer Scheinbehandlung, konservativen Behandlungsmethoden, der vorderen Scheidenplastik, einer suburethralen Schlingenoperation oder der Nadelkolposupension verglichen wurde. Einer systematischen Übersicht zufolge erhöht die offene retropubische Kolposuspension verglichen mit der laparoskopischen Kolposuspension nach einem Jahr die objektiven Heilungsraten. Hinsichtlich der objektiven Heilungsraten nach 5 Jahren und der subjektiven Heilungsraten einem Jahr zeigte sich jedoch kein signifikanter Unterschied. Eine anhand einer Übersicht ausgewiesene RCT zeigte nach 6 Monaten bis 2 Jahren, dass die Heilungsrate unter einem spannungsfreien Vaginalband höher ist als nach laparoskopischer Kolposuspension, während zwei nachfolgende RCTs hinsichtlich der Heilungsrate nach 6 Wochen bis zu einem Jahr keinen signifikanten Unterschied zeigten.

Offene retropubische Kolposuspension (höhere Heilungsraten als die konservative Behandlung, vordere Scheidenplastik oder Nadelkolposuspension, aber mehr Nebenwirkungen als eine konservative Therapie)[30]

Es fanden sich keine RCTs, in denen die offene retropubische Kolposuspension mit keiner Behandlung oder einer Scheinbehandlung verglichen wurde. Eine systematische Übersicht ergab, dass die offene retropubische Kolposuspension im Vergleich zu konservativer Behandlung, vorderer Scheidenplastik oder Nadelkolposuspension die Heilungsraten nach 1–5 Jahren erhöht. Die offene retropubische Kolposuspension geht mit mehr Nebenwirkungen einher als eine konservative Behandlung, hat jedoch weniger operative Komplikationen als die Nadelkolposuspension. Es zeigte sich, dass die offene retropubische im Vergleich zur laparoskopischen Kolposuspension die Heilungsraten nach einem Jahr erhöht. Weder hinsichtlich der objektiven Heilungsraten nach 5 Jahren noch bezüglich der subjektiven Heilungsraten nach einem Jahr oder 5 Jahren fand sich jedoch ein signifikanter Unterschied. Auch zwischen der offenen retropubischen Kolposuspension und der suburethralen Schlingenoperation fand sich bezüglich der Heilungsraten nach einem Jahr kein signifikanter Unterschied. Die Übersicht zeigte, dass die offene retropubischen Kolposuspension im Vergleich zum spannungsfreien Vaginalband mit einer geringeren Inzidenz der Blasenperforation einhergeht, die Inzidenz eines postoperativen Fiebers jedoch höher ist.

Spannungsfreies Vaginalband bzw. TVT-Plastik[17,27–29]

Es fanden sich keine RCTs, in denen das spannungsfreie Vaginalband mit keiner Behandlung, einer Scheinbehandlung, konservativer Therapie, vorderer Scheidenplastik oder Nadelkolposuspension verglichen wird. Einer RCT zufolge besteht hinsichtlich der Heilungsraten nach 12 Monaten kein signifikanter Unterschied zwischen dem spannungsfreien Vaginalband und suburethralen Schlingenoperationen. Einer systematischen Übersicht zufolge besteht hinsichtlich der Heilungsraten nach bis zu 2 Jahren kein signifikanter Unterschied zwischen dem spannungsfreien Vaginalband und der offenen retropubischen Kolposuspension. Den darin enthaltenen Studien ermangelte es jedoch u. U. an Aussagekraft, um einen klinisch bedeutsamen Unterschied aufzudecken. Den in der Übersicht enthaltenen Studien zufolge geht das spannungsfreie Vaginalband im Vergleich zur offenen retropubischen Kolposuspension mit einer höheren Inzidenz der Blasenperforation, aber mit einer niedrigeren Inzidenz für postoperatives Fieber einher. Einer anhand einer systematischen Übersicht ausgewiesenen RCT zufolge ist die Heilungsrate unter einem spannungsfreien Vaginalband nach 6–24 Monaten höher als nach laparoskopischer Kolposuspension, während zwei nachfolgende RCTs nach 6 Wochen bis zu einem Jahr hinsichtlich der Heilungsrate keinen signifikanten Unterschied zwischen den Gruppen zeigte.

Nutzen und Schaden abzuwägen

Suburethrale Schlingenoperationen außer spannungsfreies Vaginalband (ähnliche Heilungsraten wie nach offener retropubischer Kolposuspension und Nadelkolposuspension, aber mehr perioperative Komplikationen als die Nadelkolposuspension)[22–25]

Es fanden sich keine RCTs, in denen suburethrale Schlingenoperationen mit keiner Behandlung, konservativer Therapie, vorderer Scheidenplastik oder laparoskopischer Kolposuspension verglichen wurden. Fünf anhand einer systematischen Übersicht ausgewiesene RCTs ergaben hinsichtlich der Heilungsraten nach bis zu 6 Jahren keinen signifikanten Unterschied zwischen suburethraler Schlingenoperation und offener retropubischer Kolposuspension, auch wenn den Studien u. U. die Aussagekraft fehlte, um einen klinisch bedeutsamen Unterschied aufzudecken. Eine kleine, durch die Übersicht ausgewiesene RCT zeigte hinsichtlich der Heilungsraten nach einem Jahr keinen signifikanten Unterschied zwischen suburethraler Schlingenoperation und Nadelkolposuspension, hatte jedoch unter Umständen zu wenig Aussagekraft, um einen klinisch bedeutsamen Unterschied aufzudecken. Die RCT ergab, dass eine suburethrale Schlingenoperation im Vergleich zur Nadelkolposuspension die perioperativen Komplikationen erhöht. Einer RCT zufolge besteht nach 12 Monaten hinsichtlich der subjektiven Heilungsraten kein signifikanter Unterschied zwischen einem spannungsfreien Vaginalband und suburethralen Schlingenoperationen.

Nutzen unwahrscheinlich

Vordere Scheidenplastik (niedrigere Heilungsraten als nach offener retropubischer Kolposuspension)[22, 23]

Es fanden sich keine RCTs, in denen die vordere Scheidenplastik (anteriore Kolporrhaphie) mit keiner Behandlung, suburethraler Schlingenoperation, spannungsfreiem Vaginalband oder laparoskopischer Kolposuspension verglichen wurde. Eine RCT lieferte nur unzureichende Belege für einen Vergleich zwischen vorderer Scheidenplastik und konservativer Behandlung. Einer systematischen Übersicht zufolge ist die vordere Scheidenplastik hinsichtlich einer Steigerung der Heilungsraten nach 12 Monaten oder 5 Jahren weniger effektiv als die offene retropubische Kolposuspension. Bezüglich der Operationskomplikationen insgesamt zeigte sich zwischen beiden Verfahren kein signifikanter Unterschied. Hinsichtlich der Heilungsraten nach 12 Monaten ergab sich kein signifikanter Unterschied zwischen vorderer Scheidenplastik und Nadelkolposuspension.

Nadelkolposuspension (niedrigere Heilungsraten und mehr operative Komplikationen als bei offener retropubischer Kolposuspension)[32]
Es fanden sich keine RCTs, in denen die Nadelkolposuspension mit keiner Behandlung, einer konservativen Therapie, dem spannungsfreien Vaginalband oder der laparoskopischen Kolposuspension verglichen wurde. Eine systematische Übersicht zeigte hinsichtlich der Heilungsraten keinen signifikanten Unterschied zwischen Nadelkolposuspension und vorderer Scheidenplastik oder einer suburethralen Schlingenoperation, ergab jedoch für die Nadelkolposuspension weniger perioperative Nebenwirkungen als bei einer suburethralen Schlingenoperation. Eine weitere systematische Übersicht zeigte, dass die offene retropubische Kolposuspension im Vergleich zur Nadelkolposuspension die Heilungsraten nach 5 Jahren erhöht, letztere jedoch weniger perioperative Nebenwirkungen hat.

Definition

Stressinkontinenz ist der unwillkürliche Abgang von Urin bei Anstrengungen oder körperlicher Belastung, Niesen oder Husten. Stressinkontinenz trifft überwiegend Frauen und kann zu Sozial- oder Hygieneproblemen führen.[1] Typischerweise besteht zuvor kein Harndrang. Physiologisch ist Stressinkontinenz definiert als intravesikaler Druck, der bei fehlender Detrusorkontraktion den Urethraldruck übersteigt.

Inzidenz/ Prävalenz

Stressinkontinenz ist ein häufiges Problem. In Ländern mit hohen Einkommen wurde die Prävalenz bei erwachsenen Frauen auf 17–45 % geschätzt.[2] Eine Querschnittsstudie (15.308 norwegische Frauen unter 65 Jahren) ergab eine Prävalenz der Stressinkontinenz von 4,7 % bei Nulliparae, 6,9 % bei Frauen, die nur mittels Sectio caesarea geboren hatten, und 12,2 % bei Frauen nach ausschließlich vaginalen Geburten.[3] In den Jahren 2000 und 2001 wurden in Großbritannien etwa 10000 Operationen am weiblichen Blasenausgang durchgeführt.[4] Etwa 4000 davon waren offene Unterleibsoperationen, zirka 3000 wurden vaginal durchgeführt, rund 1500 erfolgten laparoskopisch, und die Übrigen wurden als „Andere" kategorisiert.

Ätiologie/ Risikofaktoren

Zu den ätiologischen Faktoren gehören Schwangerschaft, vaginale Geburt oder Kaiserschnitt, Zigarettenrauchen und Adipositas.[3, 5, 7] Eine Querschnittsstudie (15.308 norwegische Frauen) zeigte, dass das Risiko einer Stressinkontinenz bei Frauen, die durch Kaiserschnitt (altersadaptierte OR 1,4; 95 %-CI 1,0–2,0) oder vaginal (altersadaptierte OR 3,0; 95 %-CI 2,5–3,5)[3] entbinden, im Vergleich zu Nulliparae erhöht ist. Die Gefahr einer Stressinkontinenz ist auch erhöht bei Frauen nach vaginaler Geburt im Vergleich zu Frauen nach Kaiserschnitt (adaptierte OR 2,4; 95 %-CI 1,7–3,2). Einer Fallkontrollstudie (606 Frauen) zufolge ist das Risiko einer echten Stressinkontinenz auch erhöht bei Frauen, die früher geraucht haben (adaptierte OR 2,20; 95 %-CI 1,18–4,11) und die gegenwärtig rauchen (adaptierte OR 2,48; 95 %-CI 1,60–3,48).[7] Es fanden sich keine zuverlässigen Daten, um die mit Adipositas einhergehenden Risiken zu bestimmen.

Prognose

Es fanden sich keine zuverlässigen Daten über den Verlauf einer Stressinkontinenz. Unbehandelt gilt sie als persistierende, lebenslange Erkrankung.

Literatur

1. Abrams P, Cardozo L, Fall M, et al. The standardisation of terminology in lower urinary tract function. *Neurourol Urodyn* 2002;21:167–178.
2. Jolleys JV. Reported prevalence of urinary incontinence in women in a general practice. *BMJ* 1988;296:1300–1302.
3. Rortveit G, Daltveit AK, Hannestad YS, et al; Norwegian EPINCONT Study. Urinary incontinence after vaginal delivery or cesarean section. *N Engl J Med* 2003;348:900–907.
4. Department of Health. Hospital episode statistics; England: financial year 2000–01. (http://www.doh.gov.uk/hes/tables/tbcv100a.pdf, last accessed 1 December 2003).
5. Wilson PD, Herbison RM, Herbison GP. Obstetric practice and the prevalence of urinary incontinence three months after delivery. *B J Obstet Gynaecol* 1996;103:154–161.
6. Bump RC, Sugerman HJ, Fantl JA, et al. Obesity and lower urinary tract function in women: effect of surgically induced weight loss. *Am J Obstet Gynecol* 1992;167:392–397.
7. Bump RC, McClish DK. Cigarette smoking and urinary incontinence in women. *Am J Obstet Gynecol* 1992;167:1213–1218.
8. Hay-Smith EJ, Bo K, Berghmans LC, et al. Pelvic floor muscle training for urinary incontinence in women. In: The Cochrane Library, Issue 4, 2003. Chichester: Wiley. Search date 2000; primary sources Medline, Embase, the database of the Dutch National Institute of Allied Health Professions, the database of the Cochrane Rehabilitation and Related Therapies Field, Physiotherapy Index, reference lists of relevant articles, the proceedings of the International Continence Society and contact with investigators in the field.
9. Herbison P, Plevnik S, Mantle J. Weighted vaginal cones for urinary incontinence. In: The Cochrane Library, Issue 4, 2003. Chichester: Wiley. Search date 2003; primary sources Cochrane Incontinence Group Specialised Register, Medline, Cihahl, and reference lists of relevant articles.
10. Moehrer B, Hextall A, Jackson S. Oestrogens for urinary incontinence in women. In: Cochrane Library, Issue 4, 2003. Chichester: Wiley. Search date 2003, primary sources Cochrane Incontinence Group Specialized Register, Medline, Cinahl, CCT, hand searching of journals.
11. Berghmans LCM, Hendriks HJM, Bo K, et al. Conservative treatment of stress urinary incontinence in women: a systematic review of randomized clinical trials. *Br J Urol* 1998;82:181–191. Search date 1998; primary sources Medline, Excerpta Medica, database of the Dutch National Institute of Allied Health Professions, database of the Cochrane Field in Therapies and Rehabilitation, and hand searches of references.
12. Brubaker L, Benson JT, Bent A, et al. Transvaginal electrical stimulation for female urinary incontinence. *Am J Obstet Gynecol* 1997;177:536–540.
13. Yamanishi R, Yasuda K, Sakakibara R, et al. Pelvic floor electrical stimulation in the treatment of stress incontinence: an investigation study and a placebo controlled double-blind trial. *J Urol* 1997;158:2127–2131.
14. Preisinger E, Hofbauer J, Nurnberger N, et al. Possibilities of physiotherapy for urinary stress incontinence. *Z Phys Med Bain Med Klim* 1990;19:75–79.
15. Sung MS, Choi YH, Back SH, et al. The effect of pelvic floor muscle exercises on genuine stress incontinence among Korean women—focusing on its effects on the quality of life. *Yonsei Med J* 2000;41:237–251.
16. Jeyaseelan SM, Haslam EJ, Winstanley J, et al. An evaluation of a new pattern of electrical stimulation as a treatment for urinary stress incontinence: a randomized, double-blind, controlled trial. *Clinic Rehabil* 2000;14:631–640.
17. Cody J, Wyness L, Wallace S, et al. Systematic review of the clinical effectiveness of tension-free vaginal tape for treatment of urinary stress incontinence. *Health Technol Assess* 2003;7:1–218. Search date 2002, primary sources Medline, Embase, Dane, Cochrane Incontinence Review Group, references lists, conference proceedings, and experts in the area.
18. Bo K, Talseth R, Holme I. Single blind, randomised controlled trial of pelvic floor exercises, electrical stimulation, vaginal cones, and no treatment in management of genuine stress incontinence in women. *BMJ* 1999;318:487–493.
19. WHI Writing Group. Risk and benefits of estrogen plus progestin in healthy postmenopausal women: principal results From the Women's Health Initiative randomized controlled trial. *JAMA* 2002;288: 321–333.
20. WHI Steering Committee. Effects of conjugated equine estrogens in postmenopausal women with hysterectomy. *JAMA* 2004;291:1701–1712.
21. Grady D, Gebretsadik T, Kerlikowske K, et al. Hormone replacement therapy and endometrial cancer: a meta-analysis. *Obstet Gynecol* 1995;85:304–313.
22. Glazener CMA, Cooper K. Anterior vaginal repair for urinary incontinence in women. In: The Cochrane Library, Issue 4, 2003. Chichester: Wiley. Search date 2003; primary sources the Medline, Cinahl, CCT, Cochrane Incontinence Trials Register, hand searching of journals, and reference lists of relevant articles.

23. Black NA, Downs SH. The effectiveness of surgery for stress incontinence in women: a systematic review. *B J Urol* 1996;78:497–510. Search date 1995; primary sources Medline, Embase, Science Citation Index, British Library Information Index, and reference lists of relevant articles.
24. Bezerra CA, Bruschini H, Cody DJ. Suburethral sling operations for urinary incontinence in women. In: The Cochrane Library, Issue 4, 2003. Chichester: Wiley. Search date 2003; primary sources the Cochrane Incontinence Group's Trials Register, Medline. Cinahl, CCT, and hand searches of journals.
25. Culligan PJ, Goldberg RP, Sand PK. A randomized controlled trial comparing a modified Burch procedure and a suburethral sling: long-term follow-up. *Int Urogynecol J Pelvic Floor Dysfunct* 2003;14:229–233.
26. Liapis A, Bakas P, Creatsas G. Burch colposuspension and tension-free vaginal tape in the management of stress urinary incontinence in women. *Eur Urol* 2002;41:469–473.
27. Valpas A, Kivela A, Penttinen J, et al. Tension-free vaginal tape and laparoscopic mesh colposuspension in the treatment of stress urinary incontinence: immediate outcome and complications—a randomized clinical trial. *Acta Obstet Gynecol Scand* 2003;82:665–671.
28. Üstün Y, Engin-Üstün Y, Güngör M, et al. Tension-free vaginal tape compared with laparoscopic Burch urethropexy. *J Am Assoc Gynecol Laparosc* 2003;10:386–389.
29. Arunkalaivanan AS, Barrington JW. Randomised trial of porcine dermal sling (Pelvicol implant) vs. tension-free vaginal tape (TVT) in the surgical treatment of stress incontinence: a questionnaire-based study. *Int Urogynecol J Pelvic Floor Dysfunct* 2003;14:17–23.
30. Lapitan MC, Cody DJ, Grant AM. Open retropubic colposuspension for urinary incontinence in women. In: The Cochrane Library, Issue 4, 2003. Chichester: Wiley. Search date April 2003; primary sources the Cochrane Incontinence Group Specialised Register, Medline, Cinahl, CCT, and hand searches of journals.
31. Moehrer B, Ellis G, Carey M, et al. Laparoscopic colposuspension for urinary incontinence in women. In: The Cochrane Library, Issue 4, 2003. Chichester: Wiley. Search date April 2002; primary sources the Cochrane Incontinence Group Specialised Register, reference lists of relevant articles, conference proceedings, reviews, and unpublished research.
32. Glazener CMA, Cooper K. Bladder neck needle suspension for urinary incontinence in women. In: The Cochrane Library, Issue 4, 2003. Chichester: Wiley. Search date December 2002; primary sources the Cochrane Incontinence Trials Register, Medlines, Cinahl, CCT, hand searching of journals, and reference lists of relevant articles.

Vulvovaginale Candidiasis

Suchdatum: November 2004

Des Spence

Frage **Welche Effekte haben Behandlungsmethoden einer akuten vulvovaginalen Candidiasis bei nicht schwangeren Frauen?**

Nutzen belegt

Intravaginal applizierte Imidazole[10–69]

RCTs zufolge verringern intravaginal verabreichte Imidazole (Butoconazol, Clotrimazol, Miconazol oder Terconazol) im Vergleich zu Placebo persistierende Symptome einer vulvovaginalen Candidiasis nach nach 9–38 Tagen. Ferner ergaben RCTs keine klaren Belege dafür, dass sich die klinischen Effekte der verschiedenen intravaginal verabreichten Imidazole voneinander unterscheiden. RCTs ergaben hinsichtlich persistierender Symptome keinen klaren Beleg für irgendeinen Unterschied zwischen kürzeren und längeren Behandlungszeiträumen (1–14 Tage). RCTs zufolge besteht hinsichtlich der Symptome kein signifikanter Unterschied zwischen intravaginal verabreichten Imidazolen und oral verabreichtem Fluconazol, Itraconazol oder Ketoconazol. RCTs zeigten, dass intravaginal verabreichte Imidazole mit weniger Übelkeit, Kopfschmerz und Unterleibsschmerzen einhergehen, aber stärkere Reizungen der Vulva und mehr vaginalen Ausfluss verursachen als jeweils oral verabreichtes Fluconazol bzw. Ketoconazol. Zwei RCTs lieferten unzureichende Belege für einen Vergleich zwischen intravaginal verabreichten Imidazolen und intravaginal verabreichtem Nystatin.

Oral verabreichtes Fluconazol[66]

Es fanden sich keine RCTs, in denen oral verabreichtes Fluconazol mit Placebo oder Nichtbehandlung verglichen wurde. Eine systematische Übersicht ergab hinsichtlich persistierender Symptome einer vulvovaginalen Candidiasis über 1–12 Wochen keinen signifikanten Unterschied zwischen oral verabreichtem Fluconazol oder Itraconazol und intravaginal verabreichten Imidazolen und zeigte, dass Fluconazol mit mehr Übelkeit, Kopfschmerz und Unterleibsschmerzen einhergeht, aber weniger Reizungen der Vulva und vaginalen Ausfluss verursacht als intravaginal verabreichte Imidazole. Eine schwache RCT lieferte unzureichende Belege für einen Vergleich zwischen jeweils oral verabreichtem Fluconazol und Itraconazol. Einer systematischen Übersicht zufolge besteht hinsichtlich persistierender Symptome einer vulvovaginalen Candidiasis oder der Nebenwirkungen kein signifikanter Unterschied zwischen jeweils oral verabreichtem Fluconazol und Ketoconazol.

Oral verabreichtes Itraconazol[12, 65, 66]

Einer RCT zufolge verringert oral verabreichtes Itraconazol im Vergleich zu Placebo persistierende Symptome nach 1-wöchiger Behandlung. Eine systematische Übersicht ergab hinsichtlich persistierender Symptome nach 1–12 Wochen keinen signifikanten Unterschied zwischen jeweils oral verabreichtem Itraconazol und Fluconazol und intravaginal applizierten Imidazolen. Eine schwache RCT lieferte unzureichende Belege für einen Vergleich zwischen jeweils oral verabreichtem Itraconazol und Fluconazol.

Nutzen wahrscheinlich

Intravaginal verabreichtes Nystatin[8]

Einer RCT zufolge reduziert intravaginal verabreichtes Nystatin im Vergleich zu Placebo nach 14 Tagen den Anteil an Fällen mit schlechter Symptomminderung. Zwei RCTs lieferten unzureichende Belege für einen Vergleich zwischen intravaginal verabreichtem Nystatin und intravaginal verabreichten Imidazolen. Einer RCT zufolge ist intravaginal verabreichtes Nystatin zur Steigerung der klinischen Heilungsraten weniger wirksam als Borsäure. Die RCT lieferte jedoch keine Informationen hinsichtlich der Nebenwirkungen von intravaginal verabreichtem Nystatin im Vergleich zu intravaginal verabreichter Borsäure. Es fanden sich keine RCTs, in denen intravaginal verabreichtes Nystatin mit oral verabreichtem Fluconazol, Itraconazol oder Ketoconazol verglichen wurde.

Nutzen unwahrscheinlich

Scheidenduschen[80,81]

Es fanden sich keine RCTs zu Scheidenduschen bei Frauen mit akuter vulvovaginaler Candidiasis. Scheidenduschen haben gravierende Nebenwirkungen, darunter Pelvic Inflammatory Disease und ektope Schwangerschaft.

Knoblauch[80]

Es fanden sich keine RCTs zu Knoblauch bei Frauen mit akuter vulvovaginaler Candidiasis.

Intravaginal verabreichte Borsäure[80, 83]

Einer RCT zufolge erhöht intravaginal verabreichte Borsäure im Vergleich zu intravaginal verabreichtem Nystatin nach 4 Wochen die klinischen Heilungsraten. Die RCT lieferte keine Informationen über Nebenwirkungen intravaginal verabreichter Borsäure im Vergleich zu intravaginal verabreichtem Nystatin. Intravaginal verabreichte Borsäure kann Hautreizungen verursachen.

Intravaginal verabreichtes Teebaumöl[80, 82]

Es fanden sich keine RCTs zu intravaginal verabreichtem Teebaumöl bei Frauen mit akuter vulvovaginaler Candidiasis.

Yoghurt mit Lactobacillus acidophilus[80]

Es fanden sich keine RCTs zu Yoghurt mit *Lactobacillus acidophilus* bei Frauen mit akuter vulvovaginaler Candidiasis.

Nutzen unwahrscheinlich

Oral verabreichtes Ketoconazol[9, 71–78]

Es fanden sich keine RCTs, in denen oral verabreichtes Ketoconazol mit Placebo oder Gruppen ohne Behandlung verglichen wurde. RCTs ergaben hinsichtlich einer Abschwächung persistierender Symptome keinen signifikanten Unterschied zwischen oral verabreichtem Ketoconazol und intravaginal applizierten Imidazolen und zeigten, dass oral verabreichtes Ketoconazol mehr Übelkeit, Erschöpfung und Kopfschmerz verursachen kann, aber aber zu weniger Reizerscheinungen der Vulva führt. Eine RCT ergab hinsichtlich persistierender Symptome oder der Nebenwirkungen keinen signifikanten Unterschied zwischen jeweils oral verabreichtem Ketoconazol und Fluconazol. In Fallberichten wurde Ketoconazol mit einem niedrigen Risiko einer fulminanten Hepatitis in Verbindung gebracht (1/12.000 Behandlungszyklen mit oral verabreichtem Ketoconazol); es herrscht Konsens dahingehend, dass die Risiken bei Frauen mit vulvovaginaler Candidiasis größer sein können als der Nutzen.

Behandeln des männlichen Geschlechtspartners[85–87]

RCTs ergaben hinsichtlich der Auflösung der Symptome einer akuten vulvovaginalen Candidiasis bei der Frau über 1–4 Wochen hinweg oder der Rate symptomatischer Rezidive bei der Frau 4–5 Wochen nach der Behandlung keinen signifikanten Unterschied zwischen einer Behandlung oder keiner Behandlung des männlichen Geschlechtspartners einer

Frau. Die an den RCTs beteiligten Frauen waren nicht auf Grund der Anamnese einer vulvovaginalen Candidiasis ausgewählt worden.

Frage **Welche Effekte haben Behandlungsmethoden bei nicht schwangeren Frauen mit rezidivierender vulvovaginaler Candidiasis?**

Nutzen wahrscheinlich

Oral verabreichtes Itraconazol[91, 92]

Einer RCT zufolge verringert eine monatliche Prophylaxe mit oral verabreichtem Itraconazol im Vergleich zu Placebo über 6 Monate symptomatische Rezidive. Eine schwache, offen randomisierte RCT lieferte unzureichende Belege für einen Vergleich zwischen einer oralen Itraconazolprophylaxe 2 Mal wöchentlich und intravaginal verabreichtem Clotrimazol.

Wirksamkeit unbekannt

Scheidenduschen[80, 81]

Es fanden sich keine RCTs zu Scheidenduschen bei Frauen mit rezidivierender vulvovaginaler Candidiasis. Scheidenduschen haben gravierende Nebenwirkungen, darunter Pelvic Inflammatory Disease, Endometritis, ektope Schwangerschaft, Gonorrhoe und Chlamydieninfektion.

Knoblauch[80]

Es fanden sich keine RCTs zu Knoblauch bei Frauen mit rezidivierender vulvovaginaler Candidiasis.

Intravaginal verabreichte Borsäure[80, 84]

Es fanden sich keine RCTs zu intravaginal verabreichter Borsäure bei Frauen mit rezidivierender vulvovaginaler Candidiasis.

Intravaginal verabreichte Imidazole[88, 89]

Zwei RCTs ergaben hinsichtlich der Prävention einer rezidivierenden symptomatischen vulvovaginalen Candidiasis unzureichende Belege für die Effekte einer regelmäßigen Prophylaxe mit intravaginal appliziertem Clotrimazol im Vergleich zu Placebo. Einer RCT zufolge besteht hinsichtlich der Anzahl von Episoden einer symptomatischen Vaginitis über 6 Monate hinweg kein signifikanter Unterschied zwischen monatlich intravaginal verabreichtem Clotrimazol und einer Behandlung nach Bedarf, auch wenn Frauen unter regelmäßiger Prophylaxe weniger Vaginitisepisoden hatten. Die RCT war u. U. zu klein, um einen klinisch bedeutsamen Unterschied auszuschließen. Die Mehrzahl der Frauen bevorzugte eine Behandlung nach Bedarf. Eine RCT ergab unzureichende Belege für die Effekte einer regelmäßigen Prophylaxe mit intravaginal verabreichtem Clotrimazol im Vergleich zu oral verabreichtem Itraconazol.

Oral verabreichtes Fluconazol

Es fanden sich keine RCTs über die Effekte einer regelmäßigen Prophylaxe mit oral verabreichtem Fluconazol zur Prävention symptomatischer Rezidive einer vulvovaginalen Candidiasis.

Intravaginal verabreichtes Teebaumöl[80, 82]

Es fanden sich keine RCTs zu intravaginal verabreichtem Teebaumöl bei Frauen mit rezidivierender vulvovaginaler Candidiasis.

Yoghurt mit Lactobacillus acidophilus[80, 94, 95]

Zwei anhand einer systematischen Übersicht ausgewiesene Crossover-RCTs von schlechter Qualität lieferten unzureichende Belege für die Effekte von oral aufgenommenen Yoghurt mit *Lactobacillus acidophilus* bei Frauen mit rezidivirender vulvovaginaler Candidiasis. Oral aufgenommener Yoghurt kann bei Personen mit Laktoseintoleranz zu Magen-Darm-Störungen führen. Die Übersicht wies keine RCTs zu vaginal verabreichtem Yoghurt mit *Lactobacillus acidophilus* aus.

Nutzen unwahrscheinlich

Prophylaxe mit intermittierend oder kontinuierlich verabreichtem Ketoconazol[93]

Einer RCT zufolge verringert Ketoconazol (400 mg/d, 5 Tage während des Menstruationszyklus oder in niedrigerer Dosierung kontinuierlich oral verabreicht) im Vergleich zu Placebo die Anzahl symptomatischer Rezidive über 6 Monate hinweg. Dieser Nutzen geht mit einer erhöhten Risiko von Nebenwirkungen einher, darunter seltene Fälle einer fulminanten Hepatitis (1/12.000 Behandlungszyklen mit oral verabreichtem Ketoconazol); es herrscht Konsens dahingehend, dass die Risiken bei Frauen mit vulvovaginaler Candidiasis größer sein können als der Nutzen.

Behandeln des männlichen Geschlechtspartners zur Symptombeseitigung und zur Prävention symptomatischer Rezidive bei der Frau[96]

Eine RCT ergab hinsichtlich der Rate symptomatischer Rezidive bei der Frau über 12 Monate keinen signifikanten Unterschied zwischen einer Behandlung oder keiner Behandlung des männlichen Geschlechtspartners einer Frau.

Definition

Die vulvovaginale Candidiasis ist definiert als eine symptomatische Vaginitis (Entzündung der Vagina), die oft die Vulva mit einbezieht und durch Infektion mit einem Candida-Hefepilz verursacht wird. Die vorwiegenden Symptome sind Pruritus vulvae und Fluor vaginalis (der minimal in Form von „käseartigem“ Material oder als wässriges Sekret auftreten kann). Die Abgrenzung von anderen Formen der vulvovaginalen Candidiasis erfordert den mikroskopischen Nachweis von Hefezellen im Vaginalsekret. **Rezidivierende vulvovaginale Candidiasis:** Die Definition einer „rezidivierenden“ vulvovaginalen Candidiasis schwankt zwischen den RCTs, wird jedoch gewöhnlich definiert als 4 oder mehr symptomatische Episoden pro Jahr.[1] In dieser Zusammenfassung wurden Studien an asymptomatischen Frauen mit vaginaler Besiedelung durch *Candida* sp. nicht berücksichtigt.

Inzidenz/ Prävalenz

Die vulvovaginale Candidiasis gilt nach der bakteriellen Vaginose als die zweithäufigste Ursache einer Vaginitis. Inzidenzschätzungen sind nur eingeschänkt möglich erfolgen primär auf der Grundlage des Datenmaterials poliklinisch behandelter Fälle. Eine asymptomatische Prävalenz wurde bei 10 % der Frauen dokumentiert[2], und anamnestische Eigenangaben von mindestens einer Episode einer vulvovaginalen Candidiasis erreichen 72 %[3]. Rezidivierende Symptome sind häufig, werden jedoch nur in einem Drittel der Fälle durch eine Candidiasis verursacht.[4]

Ätiologie/ Risikofaktoren

Für 85–90 % aller Fälle von vulvovaginaler Candidiasis ist *Candida albicans* verantwortlich. Die Entwicklung einer symptomatischen vulvovaginalen Candidiasis resultiert möglicherweise aus verstärktem Wachstum der Hefepilze, die bereits zuvor die Vagina besiedelten, ohne Symptome zu verursachen. Zu den Risikofaktoren einer vulvovaginalen Candidiasis gehören Schwangerschaft, Diabetes mellitus und eine systemische Antibiotikatherapie. Die Belege für verschiedene Arten von Kontrazeptiva als

Risikofaktoren sind widersprüchlich. Die Inzidenz einer vulvovaginalen Candidiasis steigt mit Beginn der sexuellen Aktivität, jedoch fanden sich keine direkten Belege dafür, dass die vulvovaginale Candidiasis sexuell übertragen wird.[5–7]

Prognose Es fanden sich nur wenige Beschreibungen des Spontanverlaufs einer unbehandelten vulvovaginalen Candidiasis. Beschwerden wie Dysurie und Dyspareunie sind die Hauptkomplikationen. Bei den männlichen Partnern von Frauen mit vulvovaginaler Candidiasis kann, wenn auch selten, eine Balanitis auftreten.

Literatur

1. Sobel JD. Vulvovaginal candidiasis. In: Holmes KK MP-A, Sparling PF, Lemon SM, et al, eds. *Sexually transmitted diseases*. New York: McGraw-Hill, 1999:629–639.
2. de Oliveira JM, Cruz AS, Fonseca AF, et al. Prevalence of *Candida albicans* in vaginal fluid of asymptomatic Portuguese women. *J Reprod Med* 1993;38:41–42.
3. Sobel JD, Faro S, Force RW, et al. Vulvovaginal candidiasis: epidemiologic, diagnostic, and therapeutic considerations. *Am J Obstet Gynecol* 1998;178:203–211.
4. Weissenbacher S, Witkin SS, Tolbert V, et al. Value of *Candida* polymerase chain reaction and vaginal cytokine analysis for the differential diagnosis of women with recurrent vulvovaginitis. *Infect Dis Obstet Gynecol* 2000;8:244–247.
5. Foxman B. The epidemiology of vulvovaginal candidiasis: risk factors. *Am J Public Health* 1990;80:329–331.
6. Geiger AM, Foxman B, Sobel JD. Chronic vulvovaginal candidiasis: characteristics of women with *Candida albicans, C glabrata* and no *Candida*. *Genitourin Med* 1995;71:304–307.
7. Geiger AM, Foxman B, Gillespie BW. The epidemiology of vulvovaginal candidiasis among university students. *Am J Public Health* 1995;85:1146–1148.
8. Isaacs JH. Nystatin vaginal cream in monilial vaginitis. *Illinois Med J* 1973;3:240–241.
9. Reef SE, Levine WC, McNeil MM, et al. Treatment options for vulvovaginal candidiasis, 1993. *Clin Infect Dis* 1995;20:S80–S90. Search date 1993; primary sources Medline and hand search of two textbooks.
10. Thomason JL, Gelbart SM, Kellett AV, et al. Terconazole for the treatment of vulvovaginal candidiasis. *J Reprod Med* 1990;35:992–994.
11. Brown D Jr, Henzl MR, LePage ME, et al. Butoconazole vaginal cream in the treatment of vulvovaginal candidiasis: comparison with miconazole nitrate and placebo. *J Reprod Med* 1986;31:1045–1048.
12. Stein GE, Mummaw N. Placebo-controlled trial of itraconazole for treatment of acute vaginal candidiasis. *Antimicrob Agents Chemother* 1993;37:89–92.
13. Bro F. Single-dose 500-mg clotrimazole vaginal tablets compared with placebo in the treatment of *Candida vaginitis*. *J Fam Pract* 1990;31:148–152.
14. Fleury F, Hodgson C. Single-dose treatment of vulvovaginal candidiasis with a new 500 mg clotrimazole vaginal tablet. *Adv Ther* 1984;1:349–356.
15. Guess EA, Hodgson C. Single-dose topical treatment of vulvovaginal candidiasis with a new 500 mg clotrimazole vaginal tablet. *Adv Ther* 1984;1:137–145.
16. Franklin R. Seven-day clotrimazole therapy for vulvovaginal candidiasis. *South Med J* 1978;71:141–143.
17. Corson SL, Kapikian RR, Nehring R. Terconazole and miconazole cream for treating vulvovaginal candidiasis. *J Reprod Med* 1991;36:561–567.
18. Kjaeldgaard A. Comparison of terconazole and clotrimazole vaginal tablets in the treatment of vulvovaginal candidosis. *Pharmatherapeutica* 1986;4:525–531.
19. Stein GE, Gurwith D, Mummaw N, et al. Single-dose tioconazole compared with 3-day clotrimazole treatment in vulvovaginal candidiasis. *Antimicrob Agents Chemother* 1986;29:969–971.
20. Kaufman RH, Henzl MR, Brown D Jr, et al. Comparison of three-day butoconazole treatment with seven-day miconazole treatment for vulvovaginal candidiasis. *J Reprod Med* 1989;34:479–483.
21. Droegemueller W, Adamson DG, Brown D. Three-day treatment with butoconazole nitrate for vulvovaginal candidiasis. *Obstet Gynecol* 1984;64:530–534.
22. Jacobson JB, Hajman AJ, Wiese J. A new vaginal antifungal agent – butoconazole nitrate. *Acta Obstet Gynecol Scand* 1985;64:241–244.
23. Hajman AJ. Vulvovaginal candidosis: comparison of 3-day treatment with 2 % butoconazole nitrate cream and 6-day treatment of 1 % clotrimazole cream. *J Int Med Res* 1988;16:367–375.
24. Adamson GD, Brown D Jr, Standard JV, et al. Three-day treatment with butoconazole vaginal suppositories for vulvovaginal candidiasis. *J Reprod Med Obstet Gynecol* 1986;31:131–132.

25. Bradbeer CS, Mayhew SR, Barlow D. Butaconazole and miconazole in treating vaginal candidiasis. *Genitourin Med* 1985;61:270–272.
26. Cassar NL. High-potency nystatin cream in the treatment of vulvovaginal candidiasis. *Curr Ther Res* 1983;34:305–310.
27. Glasser A. Single-dose treatment of vaginal mycoses. Effectiveness of clotrimazole and econazole. *Fortschr Med* 1986;104:259–262.
28. Gastaldi A. Treatment of vaginal candidiasis with fenticonazole and miconazole. *Curr Ther Res Clin Exp* 1985;38:489–493.
29. Gabriel G, Thin RN. Clotrimazole and econazole in the treatment of vaginal candidosis. A single-blind comparison. *Br J Ven Dis* 1983;59:56–58.
30. Amrouni B, Pereiro M, Florez A, et al. A phase III comparative study of the efficacies of flutrimazole versus clotrimazole for the treatment of vulvovaginal candidiasis. *J Mycol Med* 2000;10:62–65.
31. Arendt J. Terconazole versus clotrimazole cream in vulvovaginal candidiasis. *Adv Ther* 1989;6:287–294.
32. Gouveia DC, Jones Da Silva C. Oxiconazole in the treatment of vaginal candidiasis: single dose versus 3-day treatment with econazole. *Pharmatherapeutica* 1984;3:682–685.
33. Brewster E, Preti PM, Ruffmann R, et al. Effect of fenticonazole in vaginal candidiasis: a double-blind clinical trial versus clotrimazole. *J Int Med Res* 1986;14:306–310.
34. Balsdon M-J. Comparison of miconazole-coated tampons with clotrimazole vaginal tablets in the treatment of vaginal candidosis. *Br J Ven Dis* 1981;57:275–278.
35. Bradbeer CS, Thin RN. Comparison of econazole and isoconazole as single dose treatment for vaginal candidosis. *Genitourin Med* 1985;61:396–398.
36. Brown D Jr, Binder CL, Gardner HL, et al. Comparison of econazole and clotrimazole in the treatment of vulvovaginal candidiasis. *Obstet Gynecol* 1980;56:121–123.
37. Brown D, Henzl MR, Kaufman RH, et al. Butoconazole nitrate 2% for vulvovaginal candidiasis. *J Reprod Med* 1999;44:933–938.
38. Cohen L. Single dose treatment of vaginal candidosis: comparison of clotrimazole and isoconazole. *Br J Ven Dis* 1984;60:42–44.
39. Dellenbach P, Thomas J-L, Guerin V, et al. Topical treatment of vaginal candidosis with sertaconazole and econazole sustained-release suppositories. *Int J Gynecol Obstet* 2000;71:S47–S52.
40. Wiest W, Azzollini E, Ruffmann R. Comparison of single administration with an ovule of 600–mg fenticonazole versus a 500–mg clotrimazole vaginal pessary in the treatment of vaginal candidiasis. *J Int Med Res* 1989;17:369–372.
41. Palacio-Hernanz A, Sanz-Sanz F, Rodriquez-Noriega A. Double-blind investigation of R-42470 (terconazole cream 0.4%) and clotrimazole (cream 1%) for the topical treatment of mycotic vaginitis. *Chemioterapia* 1984;3:192–195.
42. Lolis D, Kanellopoulos N, Liappas I, et al. Double-blind evaluation of miconazole tampons, compared with clotrimazole vaginal tablets, in vaginal candidiasis. *Clin Ther* 1981;4:212–216.
43. Studd JW, Dooley MM, Welch CC, et al. Comparative clinical trial of fenticonazole ovule (600–mg) versus clotrimazole vaginal tablet (500–mg) in the treatment of symptomatic vaginal candidiasis. *Curr Med Res Opin* 1989;11:477–484.
44. Herbold H. Comparative studies to the clinical efficacy of two 1-dose-therapies of vaginal candidosis. *Med Welt* 1985;36:255–257.
45. Lappin MA, Brooker DC, Francisco CA, et al. Effect of butoconazole nitrate 2% vaginal cream and miconazole nitrate 2% vaginal cream treatments in patients with vulvovaginal candidiasis. *Infect Dis Obstet Gynecol* 1996;4:323–328
46. Lebherz TB, Goldman L, Wiesmeier E, et al. A comparison of the efficacy of two vaginal creams for vulvovaginal candidiasis, and correlations with the presence of *Candida* species in the perianal area and oral contraceptive use. *Clin Ther* 1983;5:409–416.
47. Stettendorf S, Benijts G, Vignali M, et al. Three-day therapy of vaginal candidiasis with clotrimazole vaginal tablets and econazole ovules: a multicenter comparative study. *Chemotherapy* 1982;28:87–91.
48. Wolfson N, Samuels B, Hodgson C, et al. One-day management of vulvovaginal candidiasis. *J La State Med Soc* 1987;139:27–29.
49. Lebherz T, Guess E, Wolfson N. Efficacy of single- versus multiple-dose clotrimazole therapy in the management of vulvovaginal candidiasis. *Am J Obstet Gynecol* 1985;152:965–968.
50. Fleury F, Hughes D, Floyd R. Therapeutic results obtained in vaginal mycoses after single-dose treatment with 500–mg clotrimazole vaginal tablets. *Am J Obstet Gynecol* 1985;152:968–970.
51. Loendersloot EW, Goormans E, Wiesenhaan PE, et al. Efficacy and tolerability of single-dose versus six-day treatment of candidal vulvovaginitis with vaginal tablets of clotrimazole. *Am J Obstet Gynecol* 1985;152:953–955.
52. Wolfson N, Samuels B, Riley J. A three-day treatment regimen for vulvovaginal candidiasis. *J La State Med Soc* 1982;134:28–31.

53. Oates JK, Davidson F. Treatment of vaginal candidiasis with clotrimazole. *Postgrad Med J* 1974;50: 99–102.
54. Lebherz TB, Ford LC, Kleinkopf V. A comparison of a three-day and seven-day clotrimazole regimen for vulvovaginal candidiasis. *Clin Ther* 1981;3:344–348.
55. Robertson WH. Vulvovaginal candidiasis treated with clotrimazole cream in seven days compared with fourteen day treatment with miconazole cream. *Am J Obstet Gynecol* 1978;132:321–323.
56. Pasquale SA, Lawson J, Sargent EC Jr, et al. A dose–response study with Monistat cream. *Obstet Gynecol* 1979;53:250–253.
57. Floyd R, Hodgson C. One-day treatment of vulvovaginal candidiasis with a 500-mg clotrimazole vaginal tablet compared with a three-day regimen of two 100-mg vaginal tablets daily. *Clin Ther* 1986;8:181–186.
58. Hughes D, Kriedman T, Hodgson C. Treatment of vulvovaginal candidiasis with a single 500-mg clotrimazole vaginal tablet compared with two 100-mg tablets daily for three days. *Curr Ther Res Clin Exp* 1986;39:773–777.
59. Mizuno S, Cho N. Clinical evaluation of three-day treatment of vaginal mycosis with clotrimazole vaginal tablets. *J Int Med Res* 1983;11:179–185.
60. Milsom I, Forssman L. Treatment of vaginal candidosis with a single 500-mg clotrimazole pessary. *Br J Ven Dis* 1982;58:124–126.
61. Westphal J. Treatment of *Candida mycoses* of the vulva and vagina with clotrimazole. Comparison of single-dose and six-day therapy. *Fortschr Med* 1988;106:445–448.
62. Upmalis DH, Cone FL, Lamia CA, et al. Single-dose miconazole nitrate vaginal ovule in the treatment of vulvovaginal candidiasis: two single-blind, controlled studies versus miconazole nitrate 100 mg cream for 7 days. *J Women's Health Gender-based Medicine* 2000;9:421–429.
63. Wiest W, Ruffmann R. Short-term treatment of vaginal candidiasis with fenticonazole ovules: a three dose schedule comparative trial. *J Int Med Res* 1987;15:319–325.
64. Dennerstein GJ, Langley R. Vulvovaginal candidiasis: treatment and recurrence. *Aust N Z J Obstet Gynaecol* 1982;22:231–233.
65. Watson MC, Grimshaw JM, Bond CM, et al. Oral versus intra-vaginal imidazole and triazole antifungal treatment of uncomplicated vulvovaginal candidiasis (thrush). In: The Cochrane Library, Issue 4. Oxford: Update Software, 2001. Search date 2000; primary sources Cochrane Library, Medline, Embase, Cochrane Collaboration Sexually Transmitted Disease Group Specialised Register of Controlled Trials, hand search of reference lists, and UK manufacturers of antifungal drugs.
66. De Punzio C, Garutti P, Mollica M, et al. Fluconazole 150 mg single dose versus itraconazole 200 mg per day for 3 days in the treatment of acute vaginal candidiasis: a double-blind randomized study. *Eur J Obs Gynecol Reprod Biol* 2003;106:193–197.
67. Sobel JD, Brooker D, Stein GE, et al. Single oral dose fluconazole compared with conventional clotrimazole topical therapy of *Candida vaginitis*. *Am J Obstet Gynecol* 1995;172:1263–1268.
68. Osser S, Haglund A, Weström L. Treatment of vaginal candidiasis: a prospective randomized investigator-blind multicenter study comparing topically applied econazole with oral fluconazole. *Acta Obstet Gynecol Scand* 1991;70:73–78.
69. Anonymous. A comparison of single-dose oral fluconazole with 3-day intravaginal clotrimazole in the treatment of vaginal candidiasis. *Br J Obstet Gynaecol* 1989;96:226–232.
70. Timonen H, Hartikainen-Vahtera P, Kivijarvi A, et al. A double-blind comparison of the effectiveness of itraconazole oral capsules with econazole vaginal capsules in the treatment of vaginal candidosis. *Drug Invest* 1992;4:515–520.
71. Puolakka J, Tuimala R. Comparison between oral ketoconazole and topical miconazole in the treatment of vaginal candidiasis. *Acta Obstet Gynecol Scand* 1983;62:575–577.
72. Rohde-Werner H. Topical tioconazole versus systemic ketoconazole treatment of vaginal candidiasis. *J Int Med Res* 1984;12:298–302.
73. Bingham JS. Single blind comparison of ketoconazole 200–mg oral tablets and clotrimazole 100–mg vaginal tablets and 1 % cream in treating acute vaginal candidosis. *Br J Ven Dis* 1984;60:175–177.
74. Miller PI, Humphries M, Grassick K. A single-blind comparison of oral and intravaginal treatments in acute and recurrent vaginal candidosis in general practice. *Pharmatherapeutica* 1984;3:582–587.
75. Comninos A, Kapellakis I, Pikouli-Giannopoulou P, et al. Double-blind evaluation of ketoconazole comparatively with clotrimazole in vaginal candidiasis. *Curr Ther Res* 1984;36:100–104.
76. Sobel JD, Schmitt C, Stein G, et al. Initial management of recurrent vulvovaginal candidiasis with oral ketoconazole and topical clotrimazole. *J Reprod Med* 1994;39:517–520.
77. Farkas B, Simon N. Ergebnisse einer Vergleichsstudie mit einem oral und einem lokal zu applizierenden Antimykotikum bei Vaginalmykosen. *Mykosen* 1984;27:554–561.
78. Kutzer E, Oittner R, Leodolter S, et al. A comparison of fluconazole and ketoconazole in the oral treatment of vaginal candidiasis: report of a double-blind multicentre trial. *Eur J Obstet Gynecol Reprod Biol* 1988;29:305–313.

79. Lake-Bakaar G, Scheuer PJ, Sherlock S. Hepatic reactions associated with ketoconazole in the United Kingdom. *BMJ* 1987;294:419–422.
80. Van Kessel K, Assefi N, Marrazzo J, Eckert L. Common complementary and alternative therapies for yeast vaginitis and bacterial vaginosis: a systematic review. *Obstet Gynecol Surv* 2003;58:351–358. Search date 2002; primary sources PubMed, Cochrane Library, Embase, Cinahl, Lilacs, Natural Medicines Comprehensive Databse, Longwood Herbal Taskforce, and Alternative Medicine Alert.
81. Martino JL, Vermund SH. Vaginal douching: evidence for risks or benefits to women's health *Epidemiol Rev* 2002;24:109–124. Search date 2002; primary source Medline, and contact with medical and nursing organisations for policy and education documents and with the US Food and Drug Administration to obtain minutes of a meeting of the Nonprescription Drug Advisory Committee held on April 15 1997.
82. Mozelsio NB, Harris KE, McGrath KG, Grammer LC. Immediate systemic hypersensitivity reaction associated with topical application of Australian tea tree oil. *Allergy Asthma Proc* 2003;24:73–75.
83. Van Slyke K, Michel VP, Rein M. Treatment of vulvovaginal candidiasis with boric acid powder *Am J Obstet Gynecol* 1981;141:145–148.
84. Litovitz TL, Klein-Schwartz W, Oderda GM, Schmitz BF. Clinical manifestations of toxicity in a series of 784 boric acid ingestions. *Am J Emerg Med* 1988;6:209–213.
85. Calderon-Marquez JJ. Itraconazole in the treatment of vaginal candidosis and the effect of treatment of the sexual partner. *Rev Inf Dis* 1987;9:S143–S145.
86. Bisschop MP, Merkus JM, Scheygrond H, et al. Co-treatment of the male partner in vaginal candidosis: a double-blind randomized control study. *Br J Obstet Gynaecol* 1986;93:79–81.
87. Buch A, Skytte Christensen E. Treatment of vaginal candidosis with natamycin and effect of treating the partner at the same time. *Acta Obstet Gynecol Scand* 1982;61:393–396.
88. Roth AC, Milsom I, Forssman L, et al. Intermittent prophylactic treatment of recurrent vaginal candidiasis by postmenstrual application of a 500 mg clotrimazole vaginal tablet. *Genitourin Med* 1990;66:357–360.
89. Sobel JD. Clotrimazole treatment of recurrent and chronic and chronic candida vulvovaginitis. *Obstet Gynecol* 1989;73:330–334.
90. Fong IW. The value of prophylactic (monthly) clotrimazole versus empiric self-treatment in recurrent vaginal candidiasis. *Genitourin Med* 1994;70:124–126.
91. Spinillo A, Colonna L, Piazzi G, et al. Managing recurrent vulvovaginal candidiasis. Intermittent prevention with itraconazole. *J Reprod Med* 1997;42:83–87.
92. Fong IW. The value of chronic suppressive therapy with itraconazole versus clotrimazole in women with recurrent vaginal candidiasis. *Genitourin Med* 1992;68:374–377.
93. Sobel JD. Recurrent vulvovaginal candidiasis. A prospective study of the efficacy of maintenance ketoconazole therapy. *N Engl J Med* 1986;315:1455–1458.
94. Hilton E, Isenberg HD, Alperstein P, et al Ingestion of yoghurt containing *Lactobacillus acidophilus* as prophylaxis for candidal vaginitis. *Ann Intern Med* 1992;116:353–357.
95. Shalev E, Battino S, Weiner E, et al Ingestion of yoghurt containing *Lactobacillus acidophilus* as prophylaxis for recurrent candidal vaginitis and bacterial vaginosis. *Arch Fam Med* 1996;5:593–596.
96. Fong IW. The value of treating the sexual partners of women with recurrent vaginal candidiasis with ketoconazole. *Genitourin Med* 1992;68:174–176.

Zervixkarzinom

Suchdatum: Juni 2003

Sudha Sundar, Amanda Horne und Sean Kehoe

Frage **Welche Effekte haben unterschiedliche Behandlungsmethoden bei Zervixkarzinom im Frühstadium?**

Nutzen wahrscheinlich

Konisation der Zervix bei mikroinvasivem Karzinom (Stadium Ia1)[9]

Es fanden sich weder eine systematische Übersicht noch RCTs zur Konisation der Zervix im Vergleich zur einfachen Hysterektomie bei mikroinvasivem Karzinom (Stadium Ia1). Es herrscht jedoch Übereinstimmung dahingehend, dass eine Konisation bei mikroinvasivem Karzinom (Stadium Ia1) wirksam ist, vorausgesetzt, die Exzisionsränder sind frei von Tumor und zervikaler intraepithelialer Neoplasie. Eine Konisation der Zervix kann im Gegensatz zur Hysterektomie die Fertilität erhalten.

Radikale Zervixamputation plus Lymphadenektomie (Fertilität bleibt gegenüber der Hysterektomie erhalten)[10–15]

Es fanden sich weder eine systematische Übersicht noch RCTs, in denen eine radikale Zervixamputation plus Lymphadenektomie bei Frauen mit Zervixkarzinom im Frühstadium mit radikaler Hysterektomie verglichen wird. Eine radikale Zervixamputation plus Lymphadenektomie kann, anders als die Hysterektomie, die Fertilität erhalten.

Radiotherapie oder Operation[16]

Eine RCT zeigte hinsichtlich des Gesamtüberlebens oder des krankheitsfreien Überlebens keinen signifikanten Unterschied zwischen Radiotherapie und einer radikalen Hysterektomie plus Lymphadenektomie (mit oder ohne adjuvante Radiotherapie) bei Zervixkarzinom im Frühstadium. Es herrscht übereinstimmend die Ansicht, dass sowohl eine Operation als auch die Radiotherapie wahrscheinlich von Nutzen sind.

Frage **Welche Effekte haben unterschiedliche Behandlungsmethoden beim frühen Zervixkarzinom und Bulky Disease?**

Nutzen belegt

Chemoradiotherapie (verlängertes Überleben im Vergleich zur alleinigen Radiotherapie)[17–20]

Zwei RCTs zufolge verlängert eine Chemoradiotherapie im Vergleich zur Radiotherapie das Gesamtüberleben und das progressionsfreie Intervall, wenn sie entweder vor oder nach einer Hysterektomie eingesetzt wird. Eine kombinierte Chemoradiotherapie ist hämatologisch und gastrointestinal toxischer als eine alleinige Radiotherapie.

Nutzen wahrscheinlich

Neoadjuvante Chemotherapie[21–23]

RCTs ergaben begrenzte Hinweise darauf, dass eine neoadjuvante Chemotherapie (vor einer lokalen operativen Behandlung und/oder Radiotherapie) im Vergleich zu ausschließlich lokaler Behandlung das Überleben verbessert und Lokalrezidive verringert.

*) konsensbasiert

Zervixkarzinom

Definition

Das Zervixkarzinom ist eine aus der Cervix uteri hervorgehende maligne Neubildung. Etwa 80 % der Zervixkarzinome sind vom Plattenepitheltyp, die übrigen sind Adenokarzinome, adenosquamöse Karzinome und andere seltene Formen.[1] Die Stadieneinteilung (Staging) eines Zervixkarzinoms beruht auf der klinischen Evaluation (FIGO-Klassifikation). Die Betreuung wird bestimmt durch Tumormasse und -stadium. Dieses Kapitel handelt von Behandlungsmethoden des frühen Zervixkarzinoms (definiert als FIGO-Stadien Ia1, Ia2, Ib1 und kleine Tumoren im Stadium IIa) sowie vom frühen Zervixkarzinom mit Bulky-Disease (defniert als FIGO-Stadium Ib2 und größere Tumoren im Stadium IIa).

Inzidenz/ Prävalenz

Das Zervixkarzinom ist der zweithäufigste Tumor bei der Frau; weltweit werden jährlich 450000 Fälle neu diagnostiziert.[2] Die meisten Fälle (80 %) treten in weniger entwickelten Ländern ohne effektives Screening-Programm auf. Seit der Einführung eines Programms für das Screening auf präkanzeröse intraepitheliale Zervixneoplasien in Großbritannien und Europa ist die Inzidenz des Zervixkarzinoms signifikant zurückgegangen. Zwischen 1988 und 1997 sank sie um 42 % (England und Wales). Diese Abnahme geht erwiesenermaßen auf das Zervix-Screening-Programm zurück.[3] In England und Wales hat das Zervixkarzinom eine jährliche Inzidenz von 3200 Frauen und verursacht jedes Jahr 1000 Todesfälle.[4]

Ätiologie/ Risikofaktoren

Zu den Risikofaktoren eines Zervixkarzinoms gehören frühzeitiger Geschlechtsverkehr, häufig wechselnde Geschlechtspartner, Rauchen, Einnahme von Kontrazeptiva über lange Zeit, niedriger sozioökonomischer Status, immunsuppressive Therapie sowie Mikronährstoffmangel. Es besteht ein starker Zusammenhang zwischen einer Dauerinfektion durch onkogene, hochgefährliche Stämme des humanen Papillomavirus und dem Entstehen eines Zervixkarzinoms.[5–7] Das Virus wird hauptsächlich durch Geschlechtsverkehr erworben und hat eine Spitzenprävalenz von 20–30 % bei Frauen im Alter von 20–30 Jahren[8], auch wenn die Infektion in 80 % der Fälle nur vorübergehend ist und innerhalb von 12–18 Monaten verschwindet.

Prognose

Insgesamt beträgt das erkrankungsfreie Überleben in den Stadien Ib2 und IIb 50–70 %, im Stadium III 30–50 % und im Stadium IV 5–15 %.[1] Bei Frauen unter Behandlung nähert sich die Überlebensrate im Stadium Ia den 100 % und sinkt im Stadium Ib1 und bei kleineren Tumoren im Stadium IIa auf 70–85 %. Das Überleben von Frauen mit lokal stärker fortgeschrittenem Tumor wird beeinflusst durch die Tumormasse, das Alter der Betroffenen sowie durch Begleiterkrankungen. Die Mortalität bei unbehandelter lokal fortgeschrittener Erkrankung ist hoch.

Literatur

1. Waggoner SE. Cervical cancer. *Lancet* 2003;361:2217–2225.
2. Parkin DM, Whelan SL, Ferlay J et al. *Cancer incidence in five continents, vol 7.* IARC: Lyon, 1997.
3. Quinn M, Babb P, Jones J, et al. Effect of screening on incidence of and mortality from cancer of cervix in England: evaluation based on routinely collected statistics. *BMJ* 1999;318:904–908.
4. London: Office for National Statistics. HMSO, 2001.
5. Walboomers JM, Jacobs MV, Manos MM, et al. Human papillomavirus is a necessary cause of invasive cervical cancer worldwide. *J Pathol* 1999;189:12–19.
6. Ferenczy A, Franco E. Persistent human papillomavirus infection and cervical neoplasia. *Lancet Oncol* 2002;3:11–16.
7. Bosch FX, Manos MM, Munoz N, et al. Prevalence of human papillomavirus in cervical cancer: a worldwide perspective. International biological study on cervical cancer (IBSCC) Study Group. *J Natl Cancer Inst* 1995;87:796–802.

8. Sellors JW, Mahony JB, Kaczorowski J, et al. Prevalence and predictors of human papillomavirus infection in women in Ontario, Canada. Survey of HPV in Ontario Women (SHOW) Group. Cmaj 2000;163:503–508.
9. Luesley D, Leeson S, eds. *Colposcopy and programme management. NHS cancer screening programmes 2004.* NHSCP publication No. 20.
10. Dargent D, Franzosi F, Ansquer Y, et al. [Extended trachelectomy relapse: plea for patient involvement in the medical decision]. *Bull Cancer* 2002;89:1027–1030.
11. Dargent D, Martin X, Sacchetoni A, et al. Laparoscopic vaginal radical trachelectomy: a treatment to preserve the fertility of cervical carcinoma patients. *Cancer* 2000;88:1877–1882.
12. Shepherd JH, Mould T, Oram DH. Radical trachelectomy in early stage carcinoma of the cervix: outcome as judged by recurrence and fertility rates. Bjog 2001;108:882–885.
13. Roy M, Plante M. Pregnancies after radical vaginal trachelectomy for early-stage cervical cancer. *Am J Obstet Gynecol* 1998;179:1491–1496.
14. Schlaerth JB, Spirtos NM, Schlaerth AC. Radical trachelectomy and pelvic lymphadenectomy with uterine preservation in the treatment of cervical cancer. *Am J Obstet Gynecol* 2003;188:29–34.
15. Covens A, Shaw P, Murphy J, et al. Is radical trachelectomy a safe alternative to radical hysterectomy for patients with stage IA–B carcinoma of the cervix? *Cancer* 1999;86:2273–2279.
16. Landoni F, Maneo A, Colombo A, et al. Randomised study of radical surgery versus radiotherapy for stage Ib–IIa cervical cancer. *Lancet* 1997;350:535–540.
17. Green J, Kirwan J, Tierney J, et al. Concomitant chemotherapy and radiation therapy for cancer of the uterine cervix. *Cochrane Database Syst Rev* 2001;4:CD002225.
18. Green JA, Kirwan JM, Tierney JF, et al. Survival and recurrence after concomitant chemotherapy and radiotherapy for cancer of the uterine cervix: a systematic review and meta-analysis. *Lancet* 2001;358:781–786.
19. Keys HM, Bundy BN, Stehman FB, et al. Cisplatin, radiation, and adjuvant hysterectomy compared with radiation and adjuvant hysterectomy for bulky stage IB cervical carcinoma. *N Engl J Med* 1999;340:1154–1161.
20. Peters WA 3rd, Liu PY, Barrett RJ 2nd, et al. Concurrent chemotherapy and pelvic radiation therapy compared with pelvic radiation therapy alone as adjuvant therapy after radical surgery in high-risk early-stage cancer of the cervix. *J Clin Oncol* 2000;18:1606–1613.
21. Tierney JF, Stewart LA, Parmar MK. Can the published data tell us about the effectiveness of neoadjuvant chemotherapy for locally advanced cancer of the uterine cervix? *Eur J Cancer* 1999;35:406–409.
22. Sardi JE, Giaroli A, Sananes C, et al. Long-term follow-up of the first randomized trial using neoadjuvant chemotherapy in stage Ib squamous carcinoma of the cervix: the final results. *Gynecol Oncol* 1997;67:61–69.
23. Napolitano U, Imperato F, Mossa B, et al. The role of neoadjuvant chemotherapy for squamous cell cervical cancer (Ib-IIIb): a long-term randomized trial. *Eur J Gynaecol Oncol* 2003;24:51–59.
24. Chassagne D, Sismondi P, Horiot JC, et al. *Radiother Oncol* 1993;26:195–202.

Kommentar

Matthias Streich

Das Zervixkarzinom ist weltweit mit 15 % das zweithäufigste Karzinom der Frau. Ein regelmäßiges Screening senkt die Inzidenz (1, 2). In 80 % handelt es sich um nicht verhornende Plattenepithelkarzinome.

Die Differenzialkolposkopie und gezielte Biopsie stellen das Rückgrat der Abklärung dar. Bei symptomatischen Patientinnen oder klinischem Verdacht auf Zervixkarzinom darf die histologische Sicherung nicht aufgrund eines negativen Papabstriches hinausgeschoben werden, da dieser in 50 % falsch negativ sein kann (3).

Grundsätzlich stehen bei jungen Patientinnen und frühen Stadien (bis und mit Stadium FIGO IIA) die operativen Therapien im Vordergrund. Operation und Radiochemotherapie haben zwar in den Stadien IB und II dieselben Langzeitergebnisse aber ein unterschiedliches Nebenwirkungsspektrum (4). Die kombinierte Radiochemotherapie, mit Cisplatin 40 mg/m^2 wöchentlich während der Dauer der Radiatio, ist der alleinigen Radiotherapie überlegen (5). Die Vorteile der operativen Therapie sind vor allem, dass die Ovarien bei prämenopausalen Frauen funktionell bleiben und weniger Vaginalstenosen auftreten als bei Bestrahlung.

Im Stadium IA1 und fehlenden Risikofaktoren genügt die lokale Entfernung mittels Konisation im Gesunden und eine engmaschige Kontrolle. Bei Risikofaktoren sollte die pelvine

Lymphonodektomie sowie die einfache Hysterektomie durchgeführt werden. Im Stadium IA2 und IB1 soll die erweiterte Hysterektomie und die pelvine bei IB1 eventuell paraaortale Lymphonodektomie durchgeführt werden. Im Stadium IB2 ist die radikale Hysterektomie mit pelviner und paraaortaler Lymphnodektomie indiziert. Bei Befall der Lymphknoten ist zusätzlich eine adjuvante Radiochemotherapie nötig.

Bei positivem Kinderwunsch ist bei IA1-Erkrankung ohne lymphovaskuläre Invasion und negativen Resektionsrändern sowie negativer endozervikaler Curettage die alleinige Konisation eine Option. Wenn ekto- und endozervikal noch Dysplasie vorhanden ist, steigt das Risiko residuelles Karzinom zu finden von 4 auf 33 %.Bei Zusatzrisiken sollte das Stadium IA1 gleich wie das Stadium IA2 behandelt werden. Mehrere Studien zeigten einen Zusammenhang zwischen positivem lymphovaskulärem Befall und Beteiligung von Lymphknoten in bis zu 33 % (6–9). Bei Invasionstiefen von 3,1–5 mm findet man Lymphknotenmetastasen in bis zu 8 %, weshalb im Stadium IA2 und IB1 bis 2 cm die radikale Trachelektomie (Teil der Zervix mit Parametrien) mit pelviner Lymphnodektomie (möglichst per Laparoskopie) für eine streng selektionierte Population von Frauen mit Kinderwunsch eine Option darstellt obwohl Langzeitresultate noch fehlen (10).

Im Stadium FIGO IIA kann die radikale Hysterektomie mit pelviner und paraaortale Lymphnodektomie durchgeführt werden

Das Management des Adenokarzinoms der Zervix ist grundsätzlich gleich wie beim Plattenepithelkarzinom, die Prognose scheint aber schlechter zu sein. Problematisch ist das häufig multifokale Wachstum und damit der schlechte prädiktive Wert eines freien Resektionsrandes beim mikroinvasiven Adenokarzinom und dass sowohl Papabstrich als auch endozervikale Curettage schlecht zur weiteren Überwachung geeignet sind. In der Regel wird eine einfache Hysterektomie empfohlen.

1. Swan J et al. Progress in Cancer screening practices in the USA: results from the 2000 National Health Interwiew Survey. Cancer 2003;97:1528–1540
2. Sawaya GF et al. Current approaches to cervical cancer screening. NEJM 2001;344:1603–1607
3. Sasiene PD, Cuzick J, Lynch E et al. Estimating the efficacy of screening by auditing smear histories of women with and without cervical cancer. Br J Cancer 1996;73:1001–1005
4. Landoni F, Maneo A, Colombo A et al. Randomized Study of radical surgery versus radiotherapy for stage Ib-IIa cervical cancer. Lancet 1997;350:535–540
5. GreenJ et al. Concomitant chemotherapy and radiation for cancer of the uterine cervix. Cochrane Database Syst Rev 2005;3:CD002225
6. Schneider A et al. New aspects in the treatment of cervical cancer. Gynäkologe 2004;37:886–892
7. Schorge JO, Lee KR, Sheets EE Prospective management of stage IA1 cervical adenocarcinoma by conization alone to preserve fertility: a preliminary report. Gynecol Oncol 2000;78:217–220
8. Roman LD et al. Risk of residual invasive disease in women with microinvasive squamous cancer in a conization specimen. Obstet Gynecol 1997;90:759–764
9. Roman LD et al. Influence of quantity of lymph-vascular space invasion on the risk of nodal metastases in women with early-stage squamous cancer of the cervix. Gynecol Oncol 1998;68:220–225
10. Ayhan A et al. Correlation between pathological risk factors and pelvic lymph node metastases in stage I squamous carcinoma of the cervix: a multivariate analysis of 194 cases J Surg Oncol 1991;48:207–209

Zystitis, rezidivierende, bei nicht schwangeren Frauen

Suchdatum: April 2003

Adriana Wechsler

Frage	**Welche Effekte haben Maßnahmen zur Verhinderung weiterer Zystitisrezidive?**

Nutzen belegt

Dauerprophylaxe mit Antibiotika (Trimethoprim, Co-trimoxazol, Nitrofurantoin, Cefaclor oder einem Chinolon)[2, 7–14]

RCTs zufolge senkt eine kontinuierliche Antibiotikaprophylaxe mit Trimethoprim, Co-trimoxazol, Nitrofurantoin, Cefaclor oder einem Chinolon über 6–12 Monate im Vergleich zu Placebo die Raten einer rezidivierenden Zystitis. Hinsichtlich der Rezidivraten fand sich zwischen den unterschiedlichen Dauertherapieschemata kein schlüssiger Unterschied. Eine RCT, in der eine tägliche Dauerprophylaxe mit Antibiotika mit einer postkoitalen Antibiotikaprophylaxe verglichen wurde, ergab hinsichtlich der Raten einer positiven Urinkultur nach einem Jahr keinen signifikanten Unterschied.

Postkoitale Antibiotikaprophylaxe (Co-trimoxazol, Nitrofurantoin oder ein Chinolon)[8, 15–17]

Vier RCTs zufolge senken Co-trimoxazol, Nitrofurantoin oder ein Chinolon im Vergleich zu Placebo die Zystitisraten bei Medikamenteneinnahme innerhalb von 2 Stunden nach dem Geschlechtsverkehr signifikant. Eine RCT, in der eine tägliche Dauerprophylaxe mit Antibiotika mit einer postkoitalen Antibiotikaprophylaxe verglichen wurde, ergab hinsichtlich der Raten einer positiven Urinkultur nach einem Jahr keinen signifikanten Unterschied.

Wirksamkeit unbekannt

Kronsbeersaft und Kronsbeerprodukte (Cranberry)[19]

Eine systematische Übersicht mit zwei schwachen RCTs ergab nur unzureichende Belege über die Wirksamkeit von Kronsbeersaft und anderen Kronsbeerprodukten bei Frauen mit rezidivierender Zystitis.

Methenamin-hippurat-Prophylaxe[20–23]

Es fanden sich keine zuverlässigen RCTs über die Wirksamkeit von Methenamin-hippurat (Hexamin-hippurat).

Co-trimoxazol als selbstverabreichte Einzeldosis[18]

Einer kleinen RCT zufolge ist eine zu Beginn der Zystitissymptome selbstverabreichte Einzeldosis Co-trimoxazol hinsichtlich einer Verringerung der Rezidivraten über ein Jahr hinweg weniger wirksam als eine Co-trimoxazol-Dauerprophylaxe. Die Belege waren jedoch zu begrenzt, um sichere Schlussfolgerungen zu ziehen.

Definition Die Zystitis ist eine Infektion des unteren Harntrakts, die zu Schmerzen beim Wasserlassen, Pollakisurie, Hämaturie oder suprapubischen, nicht mit dem Wasserlassen verbundenen Schmerzen führt. Nahezu immer finden sich Leukozyten und Bakterien im Urin. Fieber, Flankenschmerz, Übelkeit oder Erbrechen sprechen für eine Pyelonephritis (Infektionen des oberen Harntrakts) (siehe „Pyelonephritis bei nicht schwangeren Frauen“, S. 652). Eine rezidivierende Zystitis kann entweder eine Reinfektion (nach erfolgreicher Eradikation einer Infektion) oder einen Rückfall nach inadäquater Therapie darstellen.

Inzidenz/ Prävalenz Die Inzidenz der Zystitis bei prämenopausalen, sexuell aktiven Frauen beträgt 0,5–0,7 Infektionen pro Personenjahr[1], 20–40 % der Frauen erleiden in ihrem Leben eine Zystitis. Von diesen wiederum entwickeln 20 % ein Rezidiv, und zwar nahezu immer (90 % der Fälle) infolge einer Reinfektion, statt eines Rückfalls nach inadäquater Therapie. Die Infektionsraten sinken während der Wintermonate.[2]

Ätiologie/ Risikofaktoren Die Zystitis wird durch uropathogene Bakterien in der Fäkalflora verursacht, die den Bereich der Vaginal- und Urethralöffnung besiedeln und über die Harnröhre in die Blase aufsteigen. Risikofaktoren für eine Zystitis sind eine frühere Infektion, Geschlechtsverkehr und vaginale Spermizide.[3, 4]

Prognose Es fanden sich nur wenige Belege über die langfristigen Effekte einer unbehandelten Zystitis. Eine Studie ergab, dass eine Progression bis hin zur Pyelonephritis selten ist, und es in den meisten Fällen, auch wenn die Symptome bisweilen über mehrere Monate anhalten, zu Spontanheilungen kommt.[5] Frauen mit jährlich mehr als zwei Infektionen über viele Jahre hinweg haben ein hohes Risiko fortlaufender rezidivierender Infektionen.[6]

Literatur

1. Hooton TM, Scholes D, Hughes JP, et al. A prospective study of risk factors for symptomatic urinary tract infection in young women. *N Engl J Med* 1996;335:468–474.
2. Stamm WE, McKevitt M, Roberts PL, et al. Natural history of recurrent urinary tract infections in women. *Rev Infect Dis* 1991;13:77–84.
3. Fihn SD, Latham RH, Roberts P, et al. Association between diaphragm use and urinary tract infection. *JAMA* 1985;254:240–245.
4. Fihn SD, Boyko EJ, Normand EH, et al. Association between use of spermicide-coated condoms and *Escherichia coli* urinary tract infection in young women. *Am J Epidemiol* 1996;144:512–520.
5. Mabeck CE. Treatment of uncomplicated urinary tract infection in non-pregnant women. *Postgrad Med J* 1972;48:69–75.
6. Stamm WE, Counts GW, McKevitt M, et al. Urinary prophylaxis with trimethoprim and trimethoprim-sulfamethoxazole: efficacy, influence on the natural history of recurrent bacteriuria and cost control. *Rev Infect Dis* 1982;4:450–455.
7. Stamm WE, Counts GW, Wagner KF, et al. Antimicrobial prophylaxis of recurrent urinary tract infections: a double-blind placebo-controlled trial. *Ann Intern Med* 1980;92:770–775.
8. Melekos MD, Asbach HW, Gerharz E, et al. Post-intercourse versus daily ciprofloxacin prophylaxis for recurrent urinary tract infections in premenopausal women. *J Urol* 1997;157:935–939.
9. Nicolle LE, Harding GKM, Thompson M, et al. Prospective, randomized, placebo-controlled trial of norfloxacin for the prophylaxis of recurrent urinary tract infection in women. *Antimicrob Agents Chemother* 1989;33:1032–1035.
10. Brumfitt W, Smith GW, Hamilton-Miller JMT, et al. A clinical comparison between macrodantin and trimethoprim for prophylaxis in women with recurrent urinary infection. *J Antimicrob Chemother* 1985;16:111–120.
11. Raz R, Boger S. Long-term prophylaxis with norfloxacin versus nitrofurantoin in women with recurrent urinary tract infection. *Antimicrob Agents Chemother* 1991;35:1241–1242.
12. Brumfitt W, Hamilton-Miller JMT, Smith GW, et al. Comparative trial of norfloxacin and macrocrystalline nitrofurantoin (Macrodantin) in the prophylaxis of recurrent urinary tract infection in women. *Q J Med* 1991;81:811–820.
13. Brumfitt W, Hamilton-Miller JMT. A comparative trial of low-dose cefaclor and macrocrystalline nitrofurantoin in the prevention of recurrent urinary tract infection. *Infection* 1995;23:98–102.
14. Martorana C, Giberti C, Damonte P: Preventive treatment of recurring cystitis in women. Double-blind randomised study using cinoxacin and placebo. *Minerva Urol Nefrol* 1984;36:43–49.
15. Stapleton A, Latham RH, Johnson C, et al. Postcoital antimicrobial prophylaxis for recurrent urinary tract infection: a randomized, double-blind placebo-controlled trial. *JAMA* 1990;264:703–706.

16. Pfau A, Sacks TG. Effective postcoital quinolone prophylaxis of recurrent urinary tract infection in women. *J Urol* 1994;152:136–138.
17. Pfau A, Sacks T, Englestein D. Recurrent urinary tract infections in premenopausal women: prophylaxis based on an understanding of the pathogenesis. *J Urol* 1983;129:1153–1156.
18. Wong ES, McKevitt M, Running K, et al. Management of recurrent urinary tract infections with patient-administered single-dose therapy. *Ann Intern Med* 1985;102:302–307.
19. Jepson RG, Mihaljevic L, Craig J. Cranberries for preventing urinary tract infections. In: The Cochrane Library, Issue 3, 2002. Oxford: Update Software. Search date 2001; primary sources Cochrane Collaboration Field in Complementary Medicine Registry of randomised trials, Cochrane Controlled Trials Register (CCTR) and CENTRAL, Psychlit, LILACS, Cinahl, Medline, Embase, Biological Abstracts, Current Contents, the Internet, hand searches of reference lists of review articles and relevant trials, conference abstracts from relevant meetings, and personal contact with companies involved with the manufacture of cranberry preparations.
20. Lee B, Bhuta T, Craig J, et al. Methenamine hippurate for preventing urinary tract infections. In: The Cochrane Library, Issue 3, 2002. Oxford: Update Software. Search date 2000; primary sources Cochrane Controlled Trials Register, Medline, Embase, Cinahl, Current Contents, reference lists of review articles, and retrieved trials. The manufacturers of methenamine salts were contacted for unpublished studies, and contact was made with known investigators in the area.
21. Hoivik HO, Gundersen R, Osmundsen K, et al. Prevention of recurrent cystitis in fertile women. A double-blind comparison of hiprex and placebo in general practice. [Norwegian]. *Tidsskr Nor Laegeforen* 1984;104:1150–1152.
22. Gundersen R, Hoivik HO, Osmundsen K. Frequent cystitis in elderly women. A double-blind comparison of hiprex and placebo in general practice. [Norwegian]. *Tidsskr Nor Laegeforen* 1986;106: 2048–2049.
23. Kasanen A, Junnila SY, Kaarsalo E, et al. Secondary prevention of recurrent urinary tract infections. Comparison of the effect of placebo, methenamine hippurate, nitrofurantoin and trimethoprim alone. *Scand J Infect Dis* 1982;14:293–296.

Ektope Schwangerschaft

Suchdatum: April 2003

Bazian Ltd.

Frage **Welche Effekte haben verschiedene Behandlungen bei nicht-rupturierter Eileiterschwangerschaft?**

Nutzen und Schaden abzuwägen

Offene und laparoskopische Salpingotomie[1]

Einer systematischen Übersicht zufolge führt die offene Salpingotomie häufiger zur erfolgreichen Behandlung einer Eileiterschwangerschaft verglichen mit der laparoskopischen Salpingotomie. Es konnten keine signifikanten Unterschiede zwischen den Vorgehensweisen hinsichtlich der Raten nachfolgender intrauteriner oder erneuter ektoper Schwangerschaften festgestellt werden. Gleichzeitig war der perioperative Blutverlust bei der laparotomischen Vorgehensweise höher.

Wirksamkeit unbekannt

Methotrexat (oral)[1, 12, 14–16]

Eine kleine RCT einer systematischen Übersicht ergab, dass kein Unterschied besteht zwischen einer oralen Gabe von 2,5 mg Methotrexat täglich über 5 Tage und einem abwartenden Vorgehen hinsichtlich der Notwendigkeit einer Laparaskopie auf Grund persistierender Adnexmassen nach drei Monaten.

Salpingotomie[1]

Es wurden keine RCTs gefunden, in denen eine Salpingotomie mit einem abwartenden Vorgehen verglichen wurde. Eine anhand einer systematischen Übersicht ausgewiesene RCT zeigte hinsichtlich der Eliminationsrate einer Tubargravidität bei Tubenerhalt, der Rate spontaner Intrauteringraviditäten oder wiederholter ektoper Schwangerschaften nach 18 Monaten keinen signifikanten Unterschied zwischen mehrfach i.m. verabreichtem Methotrexat (1 mg/kg an Tag 1, 2, 4 und 6) plus Folsäure und laparoskopischer Salpingostomie. Derselben RCT zufolge senkt mehrfach verabreichtes Methotrexat im Vergleich zur laparoskopischen Salpingostomie die gesundheitsbezogene Lebensqualität. Eine systematische Übersicht ergab unter einer I.m.-Einzeldosis Methotrexat (1 mg/kg oder 50 mg/m^2) im Vergleich zur laparoskopischen Salpingostomie höhere Raten einer persistierenden ektopen Schwangerschaft und niedrigere Eliminationsraten bei Tubargravidität.

Expression durch den Fimbrientrichter, Salpingektomie, Salpingovariektomie

Es wurden keine systematischen Übersichten oder RCTs zur Evaluation dieser Interventionen gefunden.

Nutzen unwahrscheinlich

Methotrexat (intramuskuläre Gabe, wiederholt oder einmalig)[1, 12, 14–16]

Einer anhand einer systematischen Übersicht ausgewiesenen RCT zufolge besteht kein signifikanter Unterschied zwischen der intramuskulären Applikation wiederholter Methotrexatgaben (1 mg/kg KG am 1., 2., 4. und 6. Tag) plus Folsäure und der laparoskopischen Salpingotomie hinsichtlich der erfolgreichen tubenerhaltenden Eliminierung der Gravidität, einer nachfolgend spontan eintretenden intrauterinen Schwangerschaft oder wiederholt auftretender ektoper Gravidität nach 18 Monaten. In der selben RCT zeigte sich, dass wiederholten Gaben von Methotrexat im Vergleich zur laparoskopischen Salpingotomie die gesundheitsbezogene Lebensqualität senken. Eine systematische Übersicht ergab, dass bei einmaliger intramuskulärer Gabe von Methotrexat (1 mg/kg KG oder 50 mg/m^2) die Raten persistierender ektoper Schwangerschaften höher und die Rate erfolgreich eliminierter Tubargraviditäten niedriger lagen als bei laparoskopischer Salpingotomie.

Definition

Bei einer ektopen Schwangerschaft geschieht die Einnistung der befruchteten Eizelle nicht im Endometrium. In den meisten Fällen findet die Einnistung im Eileiter statt. Eine Diagnose der ektopen Schwangerschaft erfolgt über klinische Symptome und durch wiederholte Bestimmung des humanen Choriongonadotropins (β-hCG) im Serum oder mittels Ultraschall. Zur Spontanregression kommt es nur in bestimmten Fällen: wenn bei vaginalsonografischer Untersuchung nur wenig Trophoblastgewebe im Eileiter zu erkennen ist, bei zurückgehenden β-hCG-Werten oder bei nur gering ausgeprägter klinischer Beschwerdesymptomatik. **Population:** In diesem Kapitel geht es ausschließlich um die Therapie bei nicht-rupturierter Tubargravidität. Typischerweise besteht diese Gruppe aus Frauen mit kleinen, ultrasonographisch oder anhand wiederholter β-hCG-Messungen gesicherten Tubargraviditäten. Die Behandlung von Frauen mit akuten Symptomen einer ektopen Schwangerschaft (wie Peritonismus, Blutung oder Symptomen einer Tubarruptur) wird hier nicht diskutiert.

Inzidenz/ Prävalenz

Kleinere Studien deuten darauf hin, dass die Häufigkeit ektoper Schwangerschaften bei 1–2 % liegt. In einer neueren, großen Studie wurde versucht anhand nationaler Datensätze den Anteil ektoper Schwangerschaften in den USA zu bestimmen. Es zeigte sich jedoch, dass mit den verfügbaren Daten keine genaue Bestimmung der tatsächlichen Inzidenz möglich war.

Ätiologie/ Risikofaktoren

Eine neuere, umfangreiche Fall-Kontroll-Studie deutet darauf hin, dass zu den wichtigsten Risikofaktoren für eine ektope Schwangerschaft eine vorangegangene Unterleibsentzündung (OR 3,4; 995 % KI 2,4–5,0) und Nikotinabusus (OR 3,9; 95 % KI 2,6–5,9) zählen. Weitere Risikofaktoren waren mütterliches Alter, vorangegangener Spontanabort, Infertilitätsanamnese sowie vorangegangene Verwendung eines Intrauterinpessars. Aus früheren Studien geht hervor, dass ein Zusammenhang besteht zwischen ektoper Schwangerschaft und einer Extrauteringravidität in der Anamnese, vorangegangener Tuben-OP einschließlich Tubensterilisation, pathologischen Veränderungen der Eileiter, Verwendung eines Intrauterinpessars, vorangegangenen Infektionen des Genitaltrakts, Nikotinabusus sowie intrauteriner Diäthylstilboestrol-Exposition. Das Risiko einer ektopen Schwangerschaft nach Tubensterilisation hängt von der chirurgischen Vorgehensweise ab. Es hat sich gezeigt, dass nach beidseitiger Tubenkoagulation vor dem 30.Lebensjahr das Risiko einer ektopen Schwangerschaft 27-fach erhöht war im Vergleich zu einer postpartalen partiellen Salpingektomie.

Prognose

Zu den Risiken einer ektopen Schwangerschaft gehören Tubenruptur, lebensbedrohliche Blutung sowie nachfolgende Sterilität. Durch die Kombination von Vaginalsonografie und wiederholter Messung der β-hCG-Werte ist heutzutage eine Diagnose früher möglich. Entsprechend ist die Mortalität in den Industrieländern zurück gegangen. In den USA belief sie sich 1970 noch auf 35,5 pro 10.000 Fälle, 1989 lag sie bei 3,8 pro 10.000 Fälle. In Großbritannien ist sie zwischen 1973 und 1993 von 16 pro 10.000 auf 3 pro 10.000 Fälle gesunken. In den ärmeren Ländern ist die Mortalität hingegen nach wie vor hoch: in einem afrikanischen Survey wird sie mit

100–300 Todesfälle pro 10.000 Frauen mit ektoper Schwangerschaft beziffert. Die Evaluation eines abwartenden Vorgehens zur Einschätzung der Prognose ist auf Grund ethischer Bedenken, die Frauen auf diese Weise möglicherweise einem unnötigem Risiko auszusetzen, schwierig. Forensische Implikationen sind hier ebenso denkbar. Dennoch wird das abwartende Vorgehen bei Frauen mit einem geringen Risiko für akute Komplikationen (wie Frauen ohne klinische Beschwerdesymptomatik, bei frühem Schwangerschaftsalter mit wenig Trophoblastgewebe sowie abfallenden β-hCG-Werten) bei engmaschiger Überwachung als eine mögliche Option angesehen. In einer neueren nicht-systematischen Übersicht wurden bei abwartendem Vorgehen Raten spontaner Regression von 46–65 % festgestellt. In einer prospektiven Kohortenstudie (118 Frauen) zeigte sich, dass die Rate der Spontanregressionen mit der Höhe des β-hCG-Wertes variierte. Sie reichte von 98 % bei β-hCG-Werten von unter 200 mlU/mL bis 25 % bei β-hCG-Werten von über 2000 mlU/mL. Verlässliche Prädiktoren für eine Tubenruptur oder Blutungen konnten bisher jedoch nicht ermittelt werden.

Literatur

1. Hajenius PJ, Mol BW, Bossuyt PM, et al. Interventions for tubal pregnancy. In: The Cochrane Library, Issue 1, 2003. Oxford: Update Software. Search date not reported; primary sources The Cochrane Library Menstrual Disorders and Subfertility Group trials register and Medline.
2. Korhonen J, Stenman UH, Ylostalo P. Serum human chorionic gonadotrophin dynamics during spontaneous resolution of ectopic pregnancy. *Fertil Steril* 1994;61:632–636.
3. Sau AK, Auld BJ, Mita S. Current status of management of ectopic pregnancy. *Gynaecol Endosc* 1999;8:73–79.
4. Khaleeque F, Siddiqui RI, Jafarey SN. Ectopic pregnancies: a three year study. *J Pak Med Assoc* 2001;51:240–243.
5. Centres for Disease Control. Ectopic pregnancies – United States, 1988–1989. *MMWR Morb Mortal Wkly Rep* 1992;41:591–594.
6. Zane SB, Kieke BA Jr, Kendrick JS, et al. Surveillance in a time of changing health care practices: estimating ectopic pregnancy incidence in the United States. *Matern Child Health J* 2002;6:227–236.
7. Bouyer J, Coste J, Shojaei T, et al. Risk factors for ectopic pregnancy: a comprehensive analysis based on a large case-control, population-based study in France. *Am J Epidemiol* 2003;157:185–194.
8. Ankum WM, Mol BW, Van der Veen F, et al. Risk factors for ectopic pregnancy: a meta-analysis. *Fertil Steril* 1996;65:1093–1099. Search date 1994; primary source Medline, and hand searches of 10 gynaecological journals, five epidemiological journals, and reference lists of identified studies.
9. Peterson H, Xia Z, Hughes JH, et al. The risk of ectopic pregnancy after tubal sterilization. *New Engl J Med* 1997;336:762–767. Search date 1994; primary source Medline.
10. Xiong X, Buekens P, Wollast E. IUD use and the risk of ectopic pregnancy: a meta-analysis of case-control studies. *Contraception* 1995;52:23–34.
11. Goyaux N, Leke R, Keita N, et al. Ectopic pregnancy in African developing countries. *Acta Obstet Gynecol Scand* 2003;82:305–312.
12. Korhonen J, Stenman UH, Ylostalo P. Low-dose oral methotrexate with expectant management of ectopic pregnancy. *Obstet Gynaecol* 1996;88:775–778.
13. Vermesh M, Silva PD, Rosen GF, et al. Management of unruptured ectopic gestation by linear salpingostomy: a prospective randomized clinical trial of laparoscopy versus laparotomy. *Obstet Gynaecol* 1989;73:400–404.
14. Sowter MC, Farquhar CM, Petrie KJ, et al. A randomised trial comparing single dose systemic methotrexate and laparoscopic surgery for the treatment of unruptured ectopic pregnancy. *Br J Obstet Gynaecol* 2001;108:192–203.
15. Hajenius PJ, Engelsbel S, Mol BW, et al. Randomised trial of systemic methotrexate versus laparoscopic salpingostomy in tubal pregnancy. *Lancet* 1997;350:774–779.
16. Yalcinkaya TM, Brown SE, Thomas DW, et al. A comparison of 25–mg/m2 and 50–mg/m2 dose of methotrexate for the treatment of ectopic pregnancy. Abstract of the scientific oral and poster sessions of the American Society for Reproductive Medicine, Boston, USA, 1996:O-027.

Kommentar

Ulrich Lattermann

Bei der ektopen Schwangerschaft findet die Nidation in 98 % in den Eileitern statt. Die Diagnose wird auf Grund von Symptomen (Blutung, Schmerzen) oder bei der Routineuntersuchung durch die Sonografie gestellt. Ergänzend kann die wiederholte Bestimmung von hCG im Serum eingesetzt werden.
Die Häufigkeit ektoper Schwangerschaften liegt bei 1–2 % der Geburten.
Wesentliche Risikofaktoren sind auch in Deutschland postentzündliche, mechanische Hindernisse, Tubenendometriose und Nikotingebrauch. Eine ektope Schwangerschaft in der Anamnese oder vorausgegangene Operationen an den Eileitern erhöhen das Risiko ebenfalls.
Durch die heute verbreitete Vaginalsonografie lässt sich die Diagnose früher sichern, was zu drastischer Senkung der Mortalität führte. In den Industrieländern liegt sie derzeit bei 3–4 pro 10.000 Fälle.
Die Wahrscheinlichkeit der Spontanregression ist abhängig von der hCG-Konzentration im Serum: 98 % bei Werten unter 200 mIU/ml, 25 % bei Werten über 2.000 mIU/ml.
Sichere Prädiktoren für bedrohliche Blutungen bei Tubarruptur oder Tubarabort existieren jedoch nicht.
Auf die sonografische Diagnose der Tubargravidität folgt in Deutschland meist die unmittelbare operative Entfernung des Schwangerschaftsproduktes. Dabei werden laparoskopische Techniken bevorzugt. Dies lässt sich trotz der etwas häufigeren erfolgreichen Behandlung der Tubargravidität bei der Laparotomie mit der geringeren Morbidität nach Laparoskopie begründen.
Die primäre medikamentöse Therapie der ektopen Schwangerschaft hat sich bei uns in der Routine bisher nicht durchgesetzt (1). Bei hCG-Konzentrationen unter 2.000–3.000 mIU/ml lassen sich jedoch – auch mit der Einmalgabe – vergleichbare Eliminationsraten wie bei der operativen Behandlung erreichen: Es werden Erfolgsraten um 95 % beschrieben (2–4).

1. Voigt, Gynäkologe 2004; 37: 459–466
2. Tawfiq et al., Fertil Steril 2000; 74: 877–880
3. Gamzu et al., Fertil Steril 2002; 77: 761–765
4. Potter et al., Am J Obstet Gynecol 2003; 188: 1192–1194

Frühgeburt

Suchdatum: September 2003

Bridgette Byrne und John J Morrison

Frage **Welche Effekte haben verschiedene präventive Maßnahmen bei durch Frühgeburt gefährdeten Frauen?**

Nutzen wahrscheinlich

Prophylaktische Cerclage bei Frauen mit einem Risiko für Zervixinsuffizienz ohne veränderten Zervixbefund[22–30]

In systematischen Übersichten kamen die insgesamt fünf aufgenommenen RCTs zu unterschiedlichen Ergebnissen bei Frauen ohne veränderten Zervixbefund. In einer umfangreichen RCT führte eine prophylaktische Cerclage zwischen der 9. und 29. SSW zu einer Verringerung der Zahl der Geburten vor der 33. SSW bei Frauen mit einer vorangegangenen Frühgeburt oder einem chirurgischen Eingriff an der Zervix in der Anamnese. Gleichzeitig verdoppelte sich jedoch das Risiko für das Auftreten von Fieber im Wochenbett verglichen mit keiner Cerclage. In den anderen vier kleineren RCTs wurden bei Frauen mit verschiedenen Risikofaktoren für eine Frühgeburt keine signifikanten Unterschiede hinsichtlich der Zahl der Frühgeburten vor der 34. SSW nach Legen einer Cerclage zwischen der 10. und 30. SSW beobachtet verglichen mit keiner Cerclage.

Wirksamkeit unbekannt

Prophylaktische Cerclage bei Frauen mit einem Risiko für Zervixinsuffizienz mit verändertem Zervixbefund[22–30]

Die zwei RCTs einer systematischen Übersicht kamen zu unterschiedlichen Ergebnissen hinsichtlich der Auswirkungen einer prophylaktischen Cerclage bei Frauen mit verändertem Zervixbefund. In einer RCT wurden keine signifikanten Unterschiede hinsichtlich der Geburten vor der 34. SSW festgestellt. In der anderen, kleineren RCT zeigte sich, dass Cerclage plus Bettruhe die Zahl der Geburten vor der 34. SSW verringerte verglichen mit Bettruhe allein. In keiner der beiden RCTs konnten signifikante Unterschiede in der perinatalen Mortalität bei Cerclage plus Bettruhe verglichen mit Bettruhe allein nachgewiesen werden.

Nutzen unwahrscheinlich

Erweiterte Schwangerenvorsorge für sozial benachteiligte Frauen/Risikoschwangere[11–21]

RCTs aus verschiedenen Ländern konnten keine signifikanten Unterschiede zwischen einer erweiterten Schwangerenvorsorge verglichen mit dem jeweils üblichen Schwangerenvorsorgeprogramm zur Verringerung des Frühgeburtsrisikos finden.

Frage **Welche Effekte haben verschiedene Maßnahmen zur Verbesserung der Ergebnisse nach vorzeitigem Blasensprung?**

Nutzen wahrscheinlich

Antibiotikagabe bei vorzeitigem Blasensprung (verlängert die Schwangerschaft und kann zu einer Verringerung des Infektionsrisikos beitragen, die Auswirkungen auf die perinatale Mortalität sind jedoch unbekannt)[31]

Eine systematische Übersicht ergab, dass eine Antibiotikagabe bei vorzeitigem Blasensprung vor der vollendeten 37. SSW verglichen mit einem Placebo die Schwangerschaftsdauer verlängert und das Risiko neonataler Morbidität (z. B. Infektion des Neugeborenen, Notwendigkeit einer Sauerstofftherapie sowie normabweichende Ergebnisse bei der sonografischen Untersuchung des Gehirns) verringert. Gleichzeitig wurde bei der Gabe von Co-Amoxiclav (Amoxillin plus Clavulansäure) verglichen mit einem Placebo ein Anstieg des Risikos einer nekrotisierenden Enterokolitis beobachtet.

Wirksamkeit unbekannt

Amnioinfusion bei vorzeitigem Blasensprung[33]

Eine systematische Übersicht mit einer RCT ergab nur unzureichende Belege über die Auswirkungen einer Amnioinfusion zur Verbesserung des neonatalen Outcomes nach vorzeitigem Blasensprung vor der vollendeten 37. SSW verglichen mit keiner Amnioinfusion.

Frage **Welche Effekte haben unterschiedliche Behandlungsformen zur Verhinderung von Uteruskontraktionen bei vorzeitigen Wehen?**

Nutzen wahrscheinlich

Kalziumantagonisten[35]

Es konnten keine systematische Übersicht oder RCTs gefunden werden, in denen Kalziumantagonisten mit einem Placebo verglichen wurden. Einer systematischen Übersicht zufolge führt die Gabe von Kalziumantagonisten verglichen mit anderen Tokolytika (überwiegend Betamimetika) zu einer signifikanten Verringerung der Zahl der Geburten innerhalb von 48 Stunden, der neonatalen Morbidität sowie der Drop-out-Rate auf Grund von unerwünschten Nebenwirkungen bei der Mutter.

Wirksamkeit unbekannt

Oxytozinantagonisten (Atosiban)[34, 38, 39]

Die zwei RCTS einer systematischen Übersicht, in denen Atosiban mit Placebo verglichen wurde, kamen zu unterschiedlichen Ergebnissen. Der umfangreicheren RCT zufolge führte die Gabe von Atosiban zu einer Verlängerung der Schwangerschaftsdauer verglichen mit Placebo. Gleichzeitig zeigte sich, dass es bei Atosibangabe vermehrt zu fetalen Todesfällen vor der 28. SSW zu kommen scheint. In der kleineren RCT wurde ein Anstieg der Geburten innerhalb von 48 Stunden bei Atosibangabe beobachtet.

Prostaglandinsynthesehemmer (Indometazin)[34]

Einer systematischen Übersicht mit eingeschränkter Aussagekraft zufolge führt die Indometazingabe zu einer Reduzierung der Geburten innerhalb von 48 Stunden und 7 Tagen sowie der Zahl der Geburten vor der 37. SSW verglichen mit Placebo. Es zeigten sich jedoch keine signifikanten Unterschiede zwischen der Indometazingabe und einem Placebo oder keiner Behandlung hinsichtlich der perinatalen Mortalität, Atemnotsyndrom, bronchopulmonaler Dysplasie, nekrotisierender Enterokolitis, neonataler Sepsis oder niedrigem Geburtsgewicht. Die Übersicht verfügte möglicherweise über eine zu geringe Aussagekraft, um klinisch relevante Unterschiede aufdecken zu können.

Nutzen unwahrscheinlich

Magnesiumsulfat[34, 36, 37]

Eine systematische Übersicht ergab keinen signifikanten Unterschied zwischen Magnesiumsulfat und Placebo hinsichtlich einer Geburt vor der 36. SSW, der perinatalen Mortalität und eines Atemnotsyndroms. Einer zweiten systematischen Übersicht zufolge besteht kein signifikanter Unterschied zwischen der Gabe von Magnesiumsulfat und der anderer Tokolytika (Betamimetika, Kalziumantagonisten, Prostaglandinsynthesehemmer, Nitroglyzerin, Alkohol und Dextroseinfusion) hinsichtlich einer Geburt innerhalb von 48 Stunden, die Ergebnisse waren jedoch nicht einheitlich.

Unwirksamkeit oder Schädlichkeit wahrscheinlich

Betamimetika[34]

Einer systematischen Übersicht zufolge bestehen keine signifikanten Unterschiede zwischen einer Gabe von?$_2$-Antagonisten und Placebo oder keiner Behandlung hinsichtlich der perinatalen Mortalität, der Häufigkeit des Auftretens eines Atemnotsyndroms oder eines Geburtsgewichts <2500 g. Es zeigte sich, dass die Gabe von?$_2$-Antagonisten verglichen mit Placebo oder keiner Behandlung vermehrt zu unerwünschten mütterlichen Nebenwirkungen wir Thoraxschmerzen, Palpitationen, Dyspnoe, Zittern, Übelkeit, Erbrechen, Kopfschmerzen, Hyperglykämie und Hypokaliämie führt.

Frage **Welche Effekte hat eine elektive im Vergleich zur selektiven Sectio caesarea bei Frauen in vorzeitigen Wehen?**

Nutzen unwahrscheinlich

Elektive verglichen mit selektiver Sectio caesarea bei Frühgeburtsbestrebungen[40]

Aus einer systematischen Übersicht geht hervor, dass eine elektive verglichen mit einer selektiven Sectio caesarea bei Frauen mit zervixwirksamer vorzeitiger Wehentätigkeit das Risiko mütterlicher Morbidität erhöht. Gleichzeitig zeigten sich keine signifikanten Unterschiede hinsichtlich der neonatalen Morbidität und Mortalität. Die RCTs verfügten möglicherweise über eine zu geringe Power, um klinisch relevante positive Auswirkungen auf das Neugeborene aufdecken zu können.

Frage **Welche Effekte haben Maßnahmen zur Verbesserung des Ergebnisses einer Frühgeburt?**

Nutzen belegt

Kortikoidgabe in der Schwangerschaft[41]

Einer systematischen Übersicht zufolge führt eine Kortikoidgabe in der Schwangerschaft bei drohender Frühgeburt zu einer signifikanten Verringerung des Risikos für ein fetales Atemnotsyndrom und intraventrikuläre Blutungen verglichen mit einem Placebo oder keiner Behandlung.

Unwirksamkeit oder Schädlichkeit wahrscheinlich

Antibiotikagabe bei vorzeitiger zervixwirksamer Wehentätigkeit und intakter Fruchtblase[31]

Einer systematischen Übersicht zufolge führt eine Antibiotikagabe verglichen mit Placebo weder zu einer Verlängerung der Schwangerschaftsdauer noch zu einer Senkung der perinatalen Mortalität, die Inzidenz mütterlicher Infektionen ist jedoch niedriger.

Thyreotropin-Releasing-Hormon (TRH) bei Frühgeburtsbestrebungen[43]

Eine systematische Übersicht ergab keinen signifikanten Unterschied zwischen einer kombinierten TRH- und Kortikoidgabe bei Frauen mit einem Risiko für eine Frühgeburt zur Verbesserung der neonatalen Outcomes verglichen mit einer alleinigen Kortikoidgabe. Eine kombinierte TRH- und Kortikoidgabe verglichen mit einer alleinigen Kortikoidgabe führte zu einem signifikanten Anstieg der unerwünschten Nebenwirkungen für Mutter und Kind.

Frühgeburt

Definition

Die Frühgeburt ist von der WHO definiert als die Geburt eines Kindes vor der vollendeten 37. Schwangerschaftswoche (SSW). Es gibt keine offizielle untere Grenze, jedoch ist die 23.–24. SSW allgemein als solche anerkannt. Dies entspricht einem Geburtsgewicht von etwa 500 g.

Inzidenz/ Prävalenz

In Industrieländern liegt die Frühgeburtenrate bei 5–10 % aller Geburten, wobei die Rate in den letzten Jahren in einigen Ländern anzusteigen scheint, insbesondere in den USA. Für die Frühgeburtenrate in Entwicklungsländern (entsprechend der o. a. Definition für eine Frühgeburt) wurden nur wenige aussagekräftige Studien gefunden. In Nordwest-Äthiopien wird die Frühgeburtenrate mit 11–22 % angegeben, abhängig von der untersuchten Altersgruppe. Die höchste Rate war bei Teenagern zu verzeichnen.

Ätiologie/ Risikofaktoren

30 % der Frühgeburten treten spontan auf. Ihre Ursache ist nicht geklärt. Die wichtigsten Risikofaktoren für die idiopathische Frühgeburt sind ein niedriger sozioökonomischer Status sowie eine Frühgeburt in der Anamnese. Bei weiteren 30 % der Frühgeburten handelt es sich um Mehrlingsgeburten. Zu den weiteren bisher bekannten Risikofaktoren zählen Infektionen des Genitaltrakts und vorzeitiger Blasensprung vor der vollendeten 37. SSW, die zusammen zu 20–25 % der Frühgeburten führen. Die primäre Sectio caesarea auf Grund einer hypertensiven Erkrankung der Mutter, intrauteriner Wachstumsretardierung, fetaler Fehlbildungen und anderer Erkrankungen in der Schwangerschaft wird als Grund für die verbleibenden 15–20 % genannt.

Prognose

Die zervixwirksame vorzeitige Wehentätigkeit führt im Allgemeinen zu einer Frühgeburt. Eine systematische Übersicht (Datum der Suche ist nicht genannt), in der die Tokolyse mit einem Placebo verglichen wird, ergab, dass die vorzeitige Wehentätigkeit in etwa 27 % spontan zum Stillstand kam und in etwa 70 % zu einer Frühgeburt führte. Beobachtungsstudien haben ergeben, dass eine Frühgeburt das Risiko einer weiteren Frühgeburt in einer folgenden Schwangerschaft signifikant erhöht.

Literatur

1. Morrison JJ, Rennie JM. Clinical, scientific and ethical aspects of fetal and neonatal care at extremely preterm periods of gestation. *Br J Obstet Gynaecol* 1997;104:1341–1350.
2. Rush RW, Keirse MJNC, Howat P, et al. Contribution of preterm delivery to perinatal mortality. *BMJ* 1976;2:965–968.
3. Creasy RK. Preterm birth prevention: where are we? *Am J Obstet Gynecol* 1993;168:1223–1230.
4. Burke C, Morrison JJ. Perinatal factors and preterm delivery in an Irish obstetric population. *J Perinat Med* 2000;28:49–53.
5. Goldenberg RL, Rouse DJ. Prevention of premature birth. *N Engl J Med* 1998;339:313–320.
6. Kumbi S, Isehak A. Obstetric outcome of teenage pregnancy in northwestern Ethiopia. *East Afr Med J* 1999;76:138–140.
7. Iannucci TA, Tomich PG, Gianopoulos JG. Etiology and outcome of extremely low-birth-weight infants. *Am J Obstet Gynecol* 1996;174:1896–1902.
8. Main DM, Gabbe SG, Richardson D, et al. Can preterm deliveries be prevented? *Am J Obstet Gynecol* 1985;151:892–898.
9. King JF, Grant A, Keisre MJNC, et al. β Mimetics in preterm labour: an overview of the randomised controlled trials. *Br J Obstet Gynaecol* 1988;95:211–222. Search date not reported; primary sources Oxford Database of Perinatal Trials, hand searches of reference lists, and personal contacts.
10. Keirse MJNC, Rush RW, Anderson AB, et al. Risk of preterm delivery and/or abortion. *Br J Obstet Gynaecol* 1978;85:81–85.
11. Spencer B, Thomas H, Morris J. A randomized controlled trial of the provision of a social support service during pregnancy; the South Manchester Family Worker project. *Br J Obstet Gynaecol* 1989;96:281–288.

12. Mueller-Heubach E, Reddick D, Barrett B, et al. Preterm birth prevention: evaluation of a prospective controlled randomized trial. *Am J Obstet Gynecol* 1989;160:1172–1178.
13. Goldenberg R, Davis R, Copper R, et al. The Alabama birth prevention project. *Obstet Gynecol* 1990;75:933–939.
14. Blondel B, Breart G, Glado J, et al. Evaluation of the home-visiting system for women with threatened preterm labour. Results of a randomized controlled trial. *Eur J Obstet Gynaecol Reprod Biol* 1990;34:47–58.
15. Villar J, Farnot U, Barros F, et al. A randomized trial of psychosocial support during high-risk pregnancies. *N Engl J Med* 1992;327:1266–1271.
16. Collaborative Group on Preterm Birth Prevention. Multicenter randomized controlled trial of a preterm birth prevention program. *Am J Obstet Gynecol* 1993;169:352–366.
17. Moore ML, Meis PJ, Ernest JM, et al. A randomized trial of nurse intervention to reduce preterm and low birth weight births. *Obstet Gynecol* 1998;91:656–661.
18. Olds DL, Henderson CR Jr, Tatelbaum R, et al. Improving the delivery of prenatal care and outcomes of pregnancy: a randomized trial of nurse home visitation. *Pediatrics* 1986;77:16–28.
19. Koniak-Griffin D, Anderson NL, Verzemnieks I, et al. A public health nursing early intervention program for adolescent mothers: outcomes from pregnancy through 6 weeks postpartum. *Nursing Res* 2000;49:130–138.
20. Heins HC, Nance NW, McCarthy BJ, et al. A randomised trial of nurse–midwifery prenatal care to reduce low birth weight. *Obstet Gynecol* 1990;75:341–345.
21. Klerman LV, Ramey SL, Goldenberg RL, et al. A randomised controlled trial of augmented prenatal care for multiple-risk Medicaid eligible African American women. *Am J Public Health* 2001;91:105–111.
22. Bachmann LM, Coomarasamy A, Honest H, et al. Elective cervical cerclage for prevention of preterm birth: a systematic review. *Acta Obstet Gynecol Scand* 2003;82:9–404. Search date 2002; primary sources Medline, Embase, Cochrane Library, Science Citation Index, reference lists, and reviews.
23. MRC/RCOG Working party on cervical cerclage. Final report of the Medical Research Council/Royal College of Obstetricians and Gynaecologists multicentre randomised trial of cervical cerclage. *Br J Obstet Gynaecol* 1993;100:516–523.
24. Rush RW, Isaacs S, McPherson K, et al. A randomised controlled trial of cervical cerlage in women at high risk of spontaneous preterm delivery. *Br J Obstet Gynaecol* 1984;91:724–730.
25. Lazar P, Gueguen S, Dreyfus J, et al. Mulitcentred controlled trials of cervical cerclage in women at moderate risk of preterm delivery. *Br J Obstet Gynaecol* 1984;91:731–735.
26. Dor J, Shalev J, Mashiach S, et al. Elective cervical suture of twin pregnancies diagnosed ultrasonically in the first trimester following induced ovulation. *Gynecol Obstet Invest* 1982;13:55–60.
27. Szeverenyi M, Chalmels J, Grant A, et al. Surgical cerclage in the treatment of cervical incompetence during pregnancy (determining the legitimacy of the procedure). *Orv Hetil* 1992;133:1823–1826.
28. Drakeley AJ, Roberts D, Alfirevic Z. Cervical stitch (cerclage) for preventing pregnancy loss in women. In: The Cochrane Library, Issue 4, 2003. Chichester, UK: John Wiley & Sons, Ltd. Search date 2002; primary sources Cochrane Pregnancy and Childbirth Group Trials Register, congress proceedings of International and European Society meetings of feto-maternal medicine, recurrent miscarriage and reproductive medicine, and contact with researchers.
29. Althuisius SM, Dekker GA, Hummel P, et al. Final results of the Cervical Incompetence Prevention Randomised Cerclage Trial (CIPRACT): therapeutic cerclage with bed rest versus bed rest alone. *Am J Obstet Gynecol* 2001;185:1106 –1112.
30. Rust OA, Atlas RO, Reed J, et al. Revisiting the short cervix detected by transvaginal ultrasound in the second trimester: why cerclage therapy may not help. *Am J Obstet Gynecol* 2001;185:1098–1105.
31. Kenyon S, Boulvain M. Antibiotics for preterm premature rupture of membranes. In: The Cochrane Library, Issue 4, 2003. Chichester, UK: John Wiley & Sons, Ltd. Search date 2003; primary source Cochrane Pregnancy Childbirth Group Trials Register.
32. Kenyon SL, Taylor DJ, Tarnow-Mordi W. Broad-spectrum antibiotics for preterm, prelabour rupture of fetal membranes: the ORACLE I randomised trial. *Lancet* 2001;357:979–988.
33. Hofmeyr GJ. Amnioinfusion for preterm rupture of membranes. In: The Cochrane Library, Issue 4, 2003. Chichester, UK: John Wiley & Sons, Ltd. Search date 2001; primary sources Cochrane Pregnancy and Childbirth Group Trials Register and Cochrane Register of Controlled Trials.
34. Gyetvai K, Hannah ME, Hodnett ED, et al. Tocolytics for preterm labor: a systematic review. *Obstet Gynecol* 1999;94:869–877. Search date 1998; primary sources Medline and Cochrane Register of Controlled Trials.
35. King JF, Flenady VJ, Papatsonis DNM et al. Calcium channel blockers for inhibiting preterm labour. In; The Cochrane Library, Issue 4, 2003. Chichester, UK: John Wiley & Sons, Ltd. Search date 2002; primary sources Cochrane Controlled Trials Register, Medline, Embase, Current Contents, hand searched relevant references, and contact with experts.
36. Crowther CA, Hiller JE, Doyle LW. Magnesium sulphate for preventing preterm birth in threatened preterm labour. In: The Cochrane Library, Issue 4, 2002. Oxford: Update Software. Search date 2002.

37. Ma L. Magnesium sulfate in prevention of preterm labour (translation). *Chung Hua I Hsueh Tsa Chih Taipei* 1992;72:158–161.
38. Goodwin TM, Paul R, Silver H, et al. The effect of the oxytocin antagonist atosiban on preterm uterine activity in the human. *Am J Obstet Gynecol* 1994;170:474–478.
39. Romero R, Sibai BM, Sanchez-Ramos L, et al. An oxytocin receptor antagonist (atosiban) in the treatment of preterm labor: a randomized, double-blind, placebo-controlled trial with tocolytic rescue. *Am J Obstet Gynecol* 2000;182;1173–1183.
40. Grant A, Penn ZJ, Steer PJ. Elective or selective caesarean delivery of the small baby? A systematic review of the controlled trials. *Br J Obstet Gynaecol* 1996;103:1197–1200. Search date not reported; primary sources not reported.
41. Crowley P. Prophylactic corticosteroids for preterm birth. In: The Cochrane Library, Issue 4, 2003. Chichester, UK: John Wiley & Sons, Ltd. Search date 1996; primary sources Cochrane Pregnancy and Childbirth Group Trials Register.
42. Baud O, Foix-L'Helias L, Kaminski M, et al. Antenatal glucocorticoid treatment and cystic periventricular leukomalacia in very premature infants. *N Engl J Med* 1999;341:1190–1196.
43. Crowther CA, Alfirevic Z, Haslam RR. Prenatal thyrotropin-releasing hormone (TRH) for preterm birth. In: The Cochrane Library, Issue 4, 2003. Chichester, UK: John Wiley & Sons, Ltd. Search date 1999; primary sources Cochrane Pregnancy and Childbirth Group Trials Register.
44. King J, Flenady V. Prophylactic antibiotic for inhibiting preterm labour with intact membranes. In: The Cochrane Library, Issue 4, 2003. Chichester, UK: John Wiley & Sons, Ltd. Search date 2002; primary sources Cochrane Pregnancy and Childbirth Group Trials Register, personal contacts, and hand searches of reference lists.
45. Kenyon SL, Taylor DJ, Tarnow-Mordi W. Broad-spectrum antibiotics for spontaneous preterm labour: the ORACLE II randomised trial. *Lancet* 2001;357:989–994.

Kommentar

Ulrich Lattermann

Eine Frühgeburt ist die Geburt eines Kindes vor 37+1 SSW. Sie ist weltweit die wichtigste Ursache der perinatalen Morbidität und Mortalität. Die Inzidenz der Frühgeburtlichkeit liegt in den Industrieländern konstant zwischen 5 und 10 %.

Der eindrucksvolle Rückgang der Perinatalsterblichkeit ist Folge der verbesserten Überlebenschancen frühgeborener Kinder.

Bei etwa einem Drittel der spontanen Frühgeburten bleibt die Ursache ungeklärt, es lässt sich keine fetale oder maternale Begleitpathologie eruieren.

Aszendierende Infektionen und Formen pathologischer Plazentation sind die hauptsächlichen Auslöser vorzeitiger Wehen, eines vorzeitigen Blasensprunges und neben maternalen Erkrankungen wichtigster Grund für die vorzeitige Schwangerschaftsbeendigung.

Ein längerfristiges Hinauszögern der Geburt ist bei Zervix-wirksamer, vorzeitiger Wehentätigkeit meist nicht möglich, und – abhängig von der zu Grunde liegenden Pathologie – auch nicht sinnvoll.

Deutlich ist gezeigt, dass die antenatale Kortikoid-Gabe bei drohender Frühgeburt bis zur 34+0 SSW (bei zusätzlichem vorzeitigen Blasensprung bis zur 32+0 SSW) das Risiko eines fetalen Atemnotsyndroms und intraventrikulärer Blutungen sowie die neonatale Mortalität insgesamt signifikant verringert.

Unerwünschte Wirkungen spielen bei einmaliger Applikation für den Feten und die Mutter keine Rolle.

Der Einsatz von Tokolytika verlängert die Schwangerschaft signifikant um wenige Tage, was aber nicht zu verringerter perinataler Morbidität und Mortalität führt, jedoch zu erheblichen unerwünschten Wirkungen bei der Mutter. Kalziumantagonisten (Nifedipin) sind die Stoffgruppe mit dem günstigsten Nutzen-Schaden-Profil. Die Substanz ist in Deutschland derzeit für diese Indikation nicht zugelassen und wird deshalb hier nur zögerlich eingesetzt. Die tokolytische Wirksamkeit von Atosiban, einem Oxytozinantagonisten, bedarf weiterer Untersuchungen. Eine Überlegenheit gegenüber dem in Deutschland wesentlich preisgünstigeren Nifedipin ist jedenfalls nicht zu erkennen.

In der Zusammenschau ist die Anwendung von Tokolytika nur in Verbindung mit der antenatalen Kortikoid-Therapie vertretbar und nach Abschluss der Organreifeinduktion zu beenden.

Frühgeburt

Bei frühem vorzeitigen Blasensprung lassen sich durch antibiotische Therapie das Risiko für eine Neugeboreneninfektion deutlich verringern und die Schwangerschaftsdauer verlängern, ohne jedoch damit die perinatale Mortalität signifikant zu senken.
Die prophylaktische Cerclage führt bei hohem Risiko für eine Zervixinsuffizienz, so bei Frauen mit vorangegangener Frühgeburt, zu signifikant weniger Geburten vor der 33. SSW. Im Gesamtkollektiv der Frühgeburten spielt die Zervixinsuffizienz jedoch eine untergeordnete Rolle, da ihre Inzidenz mit etwa 0,5 % aller Schwangerschaften niedrig ist.

Peripartale Behandlung: Versorgung des Perineums

Suchdatum: April 2004

Chris Kettle

Frage **Welche Effekte haben intrapartale operative Maßnahmen auf die Rate der Verletzungen im Dammbereich?**

Nutzen belegt

Selektiver Einsatz der Episiotomie (reduziert das Risiko für Verletzungen im hinteren Bereich des Genitales verglichen mit routinemäßigem Einsatz)[13]

Einer systematischen Übersicht zufolge führt eine Beschränkung der Episiotomie auf bestimmte fetale und mütterliche Indikationen verglichen mit einem routinemäßigen Einsatz zu einem signifikant verringerten Risiko für Verletzungen im hinteren Bereich des Genitales, der Notwendigkeit der Wundversorgung sowie des Auftretens von Komplikationen im Rahmen der Wundheilung. Die Rate der Verletzungen der vorderen Scheidenwand sowie der Labienrisse und -schürfungen, die jeweils mit minimaler Morbidität einhergehen, ist bei selektivem Einsatz der Episiotomie erhöht.

Nutzen und Schaden abzuwägen

Vakuumextraktion (weniger Scheiden-Damm-Verletzungen als bei Forceps, Neugeborene haben jedoch ein erhöhtes Risiko für ein Kephalhämatom)[20–23]

Einer systematischen Übersicht anschließenden RCTs zufolge reduziert die Vakuumextraktion verglichen mit der Forcepsgeburt die Rate ernsthafter Verletzungen im Dammbereich. Allerdings ist die Inzidenz neonataler Kephalhämatome und Retinaeinblutungen erhöht.

Nutzen unwahrscheinlich

Mediane Episiotomie (höheres Risiko eines DR III°/IV° im Vergleich zur mediolateralen Episiotomie)[13–17]

Es fanden sich keine Belege, dass die mediane Episiotomie verglichen mit der mediolateralen Episiotomie zu weniger Schmerzen im Dammbereich und zu einer Verringerung der Wunddehiszenz führt. Belege aus einer quasi-randomisierten Studie mit begrenzter Aussagekraft weisen darauf hin, dass die mediane Episiotomie verglichen mit der mediolateralen Episiotomie möglicherweise das Risiko für einen DR III?/DR IV? erhöht.

Unwirksamkeit oder Schädlichkeit wahrscheinlich

Periduralanästhesie (erhöht die Zahl vaginal-operativer Geburten, die wiederum mit einer erhöhten Rate an Verletzungen im Dammbereich verbunden sind)[18, 19]

Eine systematische Übersicht konnte keine direkten Belege für die Auswirkungen der Periduralanästhesie (PDA) verglichen mit anderen Formen der Anästhesie auf die Rate der Verletzungen im Dammbereich finden. Allerdings geht aus verschiedenen in der Übersicht ausgewiesenen RCTs hervor, dass eine PDA, die über die Eröffnungsperiode hinaus aufrecht erhalten wird, verglichen mit einer PDA, die auf die Eröffnungsperiode beschränkt bleibt, zu einer Erhöhung der Rate der vaginal-operativen Geburten führt, die wiederum mit einem erhöhten Risiko für Verletzungen im Dammbereich verbunden sind.

Frage **Welche Effekte haben intrapartale nichtoperative Maßnahmen auf die Rate der Verletzungen im Dammbereich?**

Nutzen belegt

Kontinuierliche Unterstützung während der Geburt (reduziert im Vergleich zur üblichen Versorgung das Risiko für eine vaginal-operative Geburt)[24]

Einer systematischen Übersicht zufolge führt eine kontinuierliche Unterstützung der Frauen während der Geburt verglichen mit der Standardbetreuung zu einer geringeren Rate an vaginal-operativen Geburten (Vakuumextraktion oder Forzeps). In der Übersicht zeigte sich kein signifikanter Unterschied hinsichtlich der Gesamtraten einer Episiotomie oder anderer Verletzungen im Dammbereich (definiert als Episiotomie oder andere Verletzungen, die einer chirurgischen Versorgung bedürfen).

Nutzen und Schaden abzuwägen

Aufrechte Geburtsposition verglichen mit Rücken- oder Steinschnittlage zur Geburt (weniger Episiotomien, jedoch mehr DR II? als in Rücken- oder Steinschnittlage)[25]

Einer systematischen Übersicht zufolge, in der die aufrechte Geburtsposition mit der Rücken- oder Steinschnittlage zur Geburt verglichen wurde, führt eine aufrechte Position zu einer, wenn auch geringfügigen, Verringerung der Rate der Episiotomien. Dem stand jedoch ein signifikanter Anstieg der Rate an DR II? gegenüber, durch die der Nutzen wieder aufgehoben wurde. Die Rate der vaginal-operativen Geburten war bei aufrechter Geburtsposition leicht reduziert.

Aktiver Dammschutz bei der Geburt („hands on") verglichen mit Dammschutz bei Bedarf („hands poised") (vermehrte Schmerzen, häufigere manuelle Plazentalösung, kein signifikanter Unterschied in der Rate der Dammverletzungen, Reduzierung der Rate der Episiotomien)[2, 28]

Eine multizentrische RCT und eine quasirandomisierte Studie zeigten, dass ein Dammschutz bei Bedarf (die Hände sind nur in Bereitschaft, berühren aber weder den kindlichen Kopf noch den Damm der Mutter), verglichen mit dem allgemein üblichen aktiven Dammschutz (eine Hand übt Druck auf den kindlichen Kopf aus, um den Durchtritt zu bremsen, die andere stützt den Damm), zu einer geringeren Episiotomierate führt. In der RCT wurden keine Belege für Auswirkungen auf das Risiko für Verletzungen im Dammbereich gefunden. Es zeigte sich jedoch, dass bei einem Dammschutz bei Bedarf das Risiko für eine manuelle Plazentalösung erhöht war, ebenso wurden höhere Raten kurzfristiger Schmerzen im Dammbereich beobachtet.

Wirksamkeit unbekannt

Abwartendes Vorgehen in der Austreibungsphase[2, 28]

In einer RCT wurde ein abwartendes Vorgehen, bei dem das Tiefertreten des Köpfchens nicht aktiv unterstützt wurde, verglichen mit dem sofortigen aktiven Mitdrücken. Es zeigte sich kein signifikanter Unterschied hinsichtlich der Verletzungen im Dammbereich.

Forciertes Mitpressen (Valsalva)[26, 27]

Eine systematische Übersicht mit zwei kontrollierten Studien mangelhafter Qualität verglich das forcierte Mitpressen (Valsalva) mit dem spontanen Mitdrücken in der Austreibungsphase, bei dem der Atem nicht bewusst lange angehalten wird. Es konnte kein signifikanter Unterschied hinsichtlich der Rate oder des Ausmaßes an Verletzungen im Dammbereich gezeigt werden.

Frage **Welche Effekte haben verschiedene Methoden und Materialien zur Primärversorgung von Dammrissen I. und II. Grades und Episiotomien?**

Nutzen belegt

Absorbierbares synthetisches Nahtmaterial zur Naht von DR I°, DR II° und Episiotomien (reduziert Schmerzen in den ersten Tagen nach der Geburt im Vergleich zu Catgut)[33–39]

Einer systematischen Übersicht zufolge treten bei einer Versorgung mit absorbierbarem synthetischem Nahtmaterial verglichen mit einer Versorgung mit Catgut weniger Schmerzen in den ersten 10 Tagen nach der Geburt auf. In einer nach der systematischen Übersicht durchgeführten RCT zeigte sich hingegen kein signifikanter Unterschied hinsichtlich der Schmerzen im Dammbereich am 3.Tag post partum. Es besteht jedoch die Möglichkeit, dass die Power der Studie zu gering war, um einen klinisch relevanten Effekt nachweisen zu können. Hinsichtlich Schmerzen im Dammbereich und beim Geschlechtsverkehr 3 Monate post partum konnte weder in der systematischen Übersicht noch in der nachfolgenden RCT ein signifikanter Unterschied zwischen der Verwendung von absorbierbarem synthetischen Nahtmaterial und Catgut zur Versorgung von Dammverletzungen gezeigt werden. Eine RCT mit einem Follow-up von 12 Monaten aus der systematischen Übersicht ergab, dass die Verwendung von absorbierbarem synthetischem Nahtmaterial verglichen mit Catgut zu geringeren Dyspareunieraten 12 Monate nach der Geburt führt. In verschiedenen RCTs zeigte sich kein signifikanter Unterschied zwischen schnell absorbierbaren und normalen synthetischen Nahtmaterialien hinsichtlich der Schmerzen im Dammbereich insgesamt, Schmerzen beim Sitzen oder Dyspareunie. In diesen RCTs wurden jedoch weniger Schmerzen im Dammbereich beim Gehen beobachtet, und bei der Verwendung schnell absorbierbaren synthetischen Nahtmaterials war weniger Nahtmaterial nötig.

Fortlaufende, subkutane Naht der Haut bei der Versorgung von DR I°, DR II° und Episiotomien (reduziert Schmerzen in den ersten Tagen nach der Geburt im Vergleich zu Einzelknopfnähten)[39–40]

Einer systematischen Übersicht zufolge führt eine fortlaufende, subkutane Hautnaht verglichen mit der transkutanen Einzelknopfnaht zu einer Verringerung der kurzfristigen Schmerzen. Drei Monate nach der Geburt zeigte sich jedoch hinsichtlich der Perinealschmerzen und der Dyspareunie kein signifikanter Unterschied. In einer RCT zeigte sich, dass eine lockere fortlaufende Naht verglichen mit Einzelknopfnähten zur Versorgung aller drei Schichten sowohl kurzfristige Schmerzen im Dammbereich reduziert als auch die Notwendigkeit zur Entfernung von Fäden innerhalb der ersten 3 Monate post partum.

Nutzen wahrscheinlich

Nichtversorgung der Haut bei DR I° und DR II° (reduziert Dyspareunie)[31, 32]

Eine umfangreiche RCT konnte keinen signifikanten Unterschied zwischen der Nicht-Versorgung der Haut und der konventionellen Nahttechnik hinsichtlich der Schmerzen in den ersten 10 Tagen nach der Geburt zeigen. Einer zweiten RCT zufolge führt eine Nicht-Versorgung zu einer Verringerung der Schmerzen innerhalb der ersten 3 Monate nach der Geburt. In beiden RCTs zeigte sich, dass ein Verzicht auf die Hautnaht zu einem selteneren Auftreten von Dyspareunie 3 Monate post partum führt.

Unwirksamkeit oder Schädlichkeit wahrscheinlich

Nichtversorgung der Muskel- und Hautschicht bei DR I° und DR II° (schlechtere Wundheilung als bei Versorgung der Verletzung)[29, 30]

In zwei kleinen RCTs konnte kein signifikanter Unterschied zwischen der Nichtversorgung und der Versorgung von DR I? und DR II? hinsichtlich kurzfristiger Schmerzen im Dammbereich festgestellt werden. In einer der beiden RCTs zeigte sich kein signifikanter Unterschied in der Wundheilung zwischen den Gruppen. In der anderen RCT wurde jedoch ein höherer Anteil an Frauen mit schlechterer Wundheilung 6 Wochen post partum bei Nicht-Versorgung der Dammverletzung beobachtet.

Frage **Welche Effekte haben verschiedene Methoden und Materialien zur Primärversorgung von Dammrissen II. und III. Grades und Episiotomien?**

Wirksamkeit unbekannt

Verschiedene Nahttechniken und Nahtmaterialien zur Versorgung von DR III° und DR IV°[41]

In einer kleinen RCT, in der die überlappende Naht mit der End-zu-End-Methode zur primären Versorgung von DR III° verglichen wurde, zeigte sich hinsichtlich der Beschwerden im Dammbereich sowie eine nicht-signifikante Verringerung des Anteils der Frauen, die über Stuhldrang und -inkontinenz berichteten, kein signifikanter Unterschied zwischen beiden Verfahren.

Nutzen unwahrscheinlich

Definition Unter Verletzungen im Dammbereich ist jede spontane oder intendierte (Episiotomie) Verletzung des Genitales während der Geburt zu verstehen. Hierzu zählen Verletzungen im vorderen Bereich des Genitales wie Labienschürfungen und -risse, Verletzungen der vorderen Scheidenwand, der Urethra oder der Klitoris, die in der Regel eine geringe Morbidität aufweisen. Zu den Verletzungen im hinteren Bereich des Genitales zählen alle Verletzungen der hinteren Scheidenwand, der Dammmuskulatur und des Sphincter ani. Bei einem DR I° ist lediglich die Haut an der hinteren Kommissur betroffen; bei einem DR II° ist die Haut und die Muskelschicht des Dammes verletzt; bei einem DR III° ist zusätzlich der Sphincter ani an- oder durchgerissen; bei einem DR IV° ist der Sphincter ani externus und internus durchtrennt sowie die Rektumschleimhaut verletzt.

Inzidenz/ Prävalenz Über 85 % der Frauen, die vaginal gebären, weisen eine Verletzung im Dammbereich auf. 60–70 % dieser Verletzungen werden versorgt; 1997 entsprach dies 400.000 Frauen pro Jahr in Großbritannien. In der Episiotomierate gibt es große Unterschiede: 8 % in den Niederlanden, 14 % in Großbritannien, 50 % in den USA und 99 % in den osteuropäischen Ländern. In den USA und in Großbritannien wird etwa ein Drittel der Dammrisse versorgt, wobei diese Zahl möglicherweise höher liegt; genaue Angaben sind auf Grund inkonsistenter Dokumentation und uneinheitlicher Klassifikation der Verletzungen im Dammbereich nur schwer zu treffen. Das Vorkommen von Verletzungen des Sphincter ani schwankt zwischen 0,5 % in Großbritannien, 2,5 % in Dänemark und 7 % in Kanada.

Ätiologie/ Risikofaktoren Verletzungen im Dammbereich treten bei Spontangeburten und vaginal-operativen Geburten auf und sind im Allgemeinen bei der ersten Geburt ausgeprägter. Zu den Risikofaktoren zählen darüber hinaus höheres kindliches Gewicht, Geburtsmodus und Fehleinstellungen des vorangehenden Teiles. Weitere mütterliche Faktoren, von denen das Ausmaß der Geburtsverletzung abhängen kann, sind Ethnie (weiße Frauen weisen möglicherweise ein höheres Risiko auf als Schwarze), höheres Alter, gestörte Kollagensynthese sowie ein schlechter Ernährungszustand. Die Präferenzen des medizinischen Personals für bestimmte Interventionen während der Geburt können ebenfalls die Rate und die Schwere der Verletzungen im Dammbereich beeinflussen (z. B. Vakuumextraktion vs. Forzeps).

Prognose Verletzungen im Dammbereich beeinflussen das physische, psychische und soziale Wohlbefinden der Frau sowohl in der Zeit des Wochenbetts als auch auf lange Sicht. Sie können sich negativ auf das Stillen, das Familienleben und die sexuellen Beziehungen der Frau auswirken. In Großbritannien geben 23–42 % der Frauen ein eingeschränktes Wohlbefinden und Schmerzen im Dammbereich in den ersten 10–12 Tagen post partum an, 7–10 % haben längerfristige Schmerzen (3–18 Monate nach der Geburt). 23 % berichten über leichte Dyspareunie in den ersten 3 Monaten nach der Geburt, 3–10 % über Stuhlinkontinenz und bis zu 24 % über Harninkontinenz. Das Ausmaß dieser Komplikationen hängt von der Schwere der Verletzung und der Effektivität der Behandlung ab.

Literatur

1. Sultan AH, Kamm MA, Bartram CI, et al. Perineal damage at delivery. *Contemp Rev Obstet Gynaecol* 1994;6:18–24.
2. McCandlish R, Bowler U, van Asten H, et al. A randomised controlled trial of care of the perineum during second stage of normal labour. *Br J Obstet Gynaecol* 1998;105:1262–1272.
3. Sleep J, Grant A, Garcia J, et al. West Berkshire perineal management trial. *BMJ* 1984;298:587–690.
4. Wagner M. *Pursuing the birth machine: the search for appropriate technology.* Camperdown: ACE Graphics, 1994;165–174.
5. Statistical Bulletin–NHS Maternity Statistics, England: 2001–2002. London: Department of Health, 2003.
6. Graves EJ, Kozak LJ. National hospital discharge survey: annual summary, 1996. *Vital Health Stat* 13. 1999;(140):i–iv,1–46.
7. Audit Commission. *First class delivery: improving maternity services in England and Wales.* London: Audit Commission Publications, 1997.
8. Sultan AH, Monga AK, Kumar D, et al. Primary repair of anal sphincter using the overlap technique. *Br J Obstet Gynaecol* 1999;106:318–323.
9. Renfrew MJ, Hannah W, Albers L, et al. Practices that minimize trauma to the genital tract in childbirth: a systematic review of the literature. *Birth* 1998;25:143–160. Search date 1997; primary sources Cochrane Database of Systematic Reviews, Medline, Cinahl, Miriad, Midirs, Index Medicus, and hand searches of current textbooks of obstetrics, midwifery, and nursing.
10. Glazener CMA, Abdalla M, Stroud P, et al. Postnatal maternal morbidity: extent, causes, prevention and treatment. *Br J Obstet Gynaecol* 1995;102:286–287.
11. Sleep J, Grant A. Pelvic floor exercises in postnatal care. *Br J Midwifery* 1987;3:158–164.
12. Sultan AH, Kamm MA, Hudson CN. Anal sphincter disruption during vaginal delivery. *N Engl J Med* 1993;329:1905–1911.
13. Carroli G, Belizan J. Episiotomy for vaginal birth (Cochrane Review). In: The Cochrane Library, Issue 1, 2004. Chichester, UK: John Wiley & Sons, Ltd. Search date not reported; primary sources Cochrane Pregnancy and Childbirth Group Trials Register.
14. Coats PM, Chan KK, Wilkins M, et al. A comparison between midline and mediolateral episiotomies. *Br J Obstet Gynaecol* 1989;87:408–412.
15. Werner CH, Schuler W, Meskendahl I. Midline episiotomy versus mediolateral episiotomy: a randomised prospective study. *Int J Gynaecol Obstet* Proceedings of 13th World Congress of Gynaecology and Obstetrics (FIGO), Singapore 1991; Book 1:33.
16. Shiono P, Klebanof MD, Carey JC. Midline episiotomies: more harm than good? *Obstet Gynaecol* 1990;75:756–770.
17. Klein MC, Gauthier MD, Robbins JM, et al. Relationship of episiotomy to perineal trauma and morbidity, sexual function, and pelvic floor relaxation. *Am J Obstet Gynecol* 1994;17:591–598.
18. Howell CJ. Epidural versus non-epidural analgesia for pain relief in labour (Review). In: The Cochrane Library, Issue 1, 2004. Chichester, UK: John Wiley & Sons, Ltd. Search date not reported; primary source Cochrane Pregnancy and Childbirth Group Specialised Register of Controlled Trials.
19. Howell CJ, Chalmers I. A review of prospectively controlled comparisons of epidural with non-epidural forms of pain relief during labour. *Int J Obstet Anaesth* 1992;1:93–110.
20. Johanson RB, Menon BKV. Vacuum extraction versus forceps for assisted vaginal delivery (Cochrane Review). In: The Cochrane Library, Issue 1, 2004. Chichester, UK: John Wiley & Sons, Ltd. Search date 1999; primary source Cochrane Pregnancy and Childbirth Group Trials Register

21. Pliego Perez AR, Moncada Navarro O, Neri Ruz ES, et al. Comparative assessment of efficacy and safety of assisted vaginal delivery with forceps and with vacuum extractor. *Ginecol Obstet Mex* 2000;68:453–459. [In Spanish]
22. Weerasekera DS, Premaratne S. A randomised prospective trial of the obstetric forceps versus vacuum extraction using defined criteria. *J Obstet Gynaecol* 2002;22:344–345.
23. Fitzpatrick M, Behan M, O'Connell PR, et al. Randomised clinical trial to assess anal sphincter function following forceps or vacuum assisted vaginal delivery. *Br J Obstet Gynaecol* 2003;110: 424–429.
24. Hodnett ED, Gates S, Hofmeyr GJ, et al. Continuous support for women during childbirth (Cochrane Review). In: The Cochrane Library, Issue 1, 2004. Chichester, UK: John Wiley & Sons, Ltd. Search date 2003; primary sources Cochrane Pregnancy and Childbirth Group Trials Register, Central, and Cochrane Controlled Trials Register.
25. Gupta JK, Hofmeyr GJ. Position for women during second stage of labour (Cochrane Review). In: The Cochrane Library, Issue 2, 2004. Chichester, UK: John Wiley & Sons, Ltd. Search date 2003; primary sources Cochrane Pregnancy and Childbirth Group Trials Register and personal contact with authors of published and unpublished trials.
26. Nikodem VC. Sustained (Valsalva) vs exhalatory bearing down in 2nd stage of labour. In: Enkin MW, Keirse MJ, Renfrew MJ, et al, eds. *Pregnancy and childbirth module.* In: The Cochrane Library, Issue 1, 1994. Oxford: Update Software. Search date 1993; primary sources Cochrane Pregnancy and Childbirth Database, Medline, and hand searches of specialist journals and conference proceedings.
27. Hansen SL, Clark SL, Foster JC. Active pushing versus passive fetal descent in the second stage of labor: a randomized controlled trial. *Obstet Gynecol* 2002;99:29–34.
28. Mayerhofer K, Bodner-Adler B, Bodner K, et al. Traditional care of the perineum during birth. A prospective, randomized, multicenter study of 1,076 women. *J Reprod Med* 2002;47:477–482.
29. Lundquist M, Olsson A, Nissen E, et al. Is it necessary to suture all lacerations after a vaginal delivery? *Birth* 2000;27:79–85.
30. Fleming EM, Hagen S, Niven C. Does perineal suturing make a difference? The SUNS trial. *Br J Obstet Gynaecol* 2003;110: 684–689.
31. Gordon B, Mackrodt C, Fern E, et al. The Ipswich Childbirth study: 1. A randomised evaluation of two stage after birth perineal repair leaving the skin unsutured. *Br J Obstet Gynaecol* 1998;105: 435–440.
32. Oboro VO, Tabowei TO, Loto OM, et al. A multicentre evaluation of the two-layer repair of after birth perineal trauma. *J Obstet Gynaecol* 2003;1:5–8.
33. Kettle C, Johanson RB. Absorbable synthetic versus catgut suture material for perineal repair (Cochrane Review). In: The Cochrane Library, Issue 1, 2004. Chichester, UK: John Wiley & Sons, Ltd. Search date 1999; primary source Cochrane Pregnancy and Childbirth Group Trials Register.
34. Upton A, Roberts CL, Ryan M, et al. A randomised trial, conducted by midwives, of perineal repairs comparing a polyglycolic suture material and chromic catgut. *Midwifery* 2002;18:223–229.
35. Mackrodt C, Gordon B, Fern E, et al. The Ipswich Childbirth study: 2. A randomised comparison of polyglactin 910 with chromic catgut for after birth perineal repair. *Br J Obstet Gynaecol* 1998;105: 441–445.
36. Grant A, Gordon B, Mackrodt C, et al. The Ipswich Childbirth study: one year follow up of alternative methods used in perineal repair. *Br J Obstet Gynaecol* 2001;108:34–40.
37. McElhinney BR, Glenn DRJ, Harper MA. Episiotomy repair: Vicryl versus Vicryl rapide. *Ulster Med J* 2000;69:27–29.
38. Gemynthe A, Langhoff-Roos J, Sahl S, et al. New Vicryl formulation: an improved method of perineal repair? *Br J Midwifery* 1996;4:230–234.
39. Kettle C, Hills RK, Jones P, et al. Continuous versus interrupted perineal repair with standard or rapidly absorbed sutures after spontaneous vaginal birth: a randomised controlled trial. *Lancet* 2002;359:2217–2223.
40. Kettle C, Johanson RB. Continuous versus interrupted sutures for perineal repair (Cochrane Review). In: The Cochrane Library, Issue 1, 2004. Chichester, UK: John Wiley & Sons, Ltd. Search date 1999; primary source Cochrane Pregnancy and Childbirth Group Specialised Register of Controlled Trials.
41. Fitzpatrick M, Fynes M, Behan M, et al. A randomized clinical trial comparing primary overlap with approximation repair of third-degree obstetric tears. *Am J Obstet Gynecol* 2000;183:1220–1224.

Kommentar

Ulrich Lattermann

Verletzungen im Dammbereich umfassen spontane und intendierte (Episiotomie) Verletzungen des äußeren Genitales während der Geburt.

Im vorderen Bereich des äußeren Genitales gehören hierzu Verletzungen der Labien, der vorderen Vaginalwand, der Klitoris und der Urethra. Verletzungen in diesem Bereich sind zwar auch schmerzhaft, aber von sehr geringer mittel- und langfristiger Morbidität gefolgt. Im hinteren Bereich des äußeren Genitales kommen Verletzungen der hinteren Vaginalwand, der Dammmuskulatur, des Analsphinkter-Apparates und des Darmes vor. Hier ist in Abhängigkeit von der Ausdehnung der Verletzung mit erheblicher Morbidität zu rechnen. Die Verletzungen können okkult sein.

Über 85 % der Frauen werden nach einer Vaginalgeburt eine Verletzung im Bereich des äußeren Genitales aufweisen. Das Ausmaß ist u. a. von Risikofaktoren wie Parität, Gewicht des Kindes, Geburtsmodus, Geburtsdauer, Haltung und Einstellung des vorangehenden Teils, maternales Alter und Gewebebeschaffenheit abhängig. Daneben beeinflussen die Vorstellungen und Interventionen der Geburtshelfenden die Rate und Schwere der Verletzungen im Dammbereich.

Geburtsverletzungen des äußeren Genitale beeinträchtigen das physische, psychische und soziale Befinden der Frau.

Die besonders beeinträchtigende anale Inkontinenz ist mit höhergradigen Dammverletzungen mit Schädigung des analen Sphinkters und des Darmes (DR III/IV) assoziiert.

Da bei der Vaginalgeburt mit Verletzungen gerechnet werden muss, kann das Ziel nur sein, die mittel- und langfristige Morbidität der Verletzung so gering wie möglich zu halten. Das heißt, Frequenz und Ausdehnung von Verletzungen im hinteren Bereich des äußeren Genitales sollten möglichst gering gehalten, insbesondere höhergradige Dammverletzungen wie DR III/IV vermieden werden.

Die Daten zeigen im Hinblick auf Dammverletzungen keinen Vorteil der kontinuierlichen Betreuung während der Geburt, des aktiven Dammschutzes und der aufrechten Gebärposition. Die hierdurch bedingte Verringerung der Episiotomiefrequenz wird durch den Anstieg der Rate an DR II° ausgeglichen. Die – in Deutschland übliche – fast kontinuierliche Betreuung durch eine Hebamme reduziert dagegen die Rate vaginal-operativer Entbindungen.

Es gibt keinen Anhalt dafür, dass eine Episiotomie besser und komplikationsärmer als eine Spontanverletzung abheilt. Der zurückhaltende, selektive Einsatz der Episiotomie (Beschleunigung der Geburt aus kindlicher Indikation) schont den hinteren Bereich unter Inkaufnahme vermehrter Verletzungen im vorderen Bereich. Wenn eine Episiotomie erforderlich scheint, sollte die medio-lateral geschnittene Episiotomie bevorzugt werden, da die median geschnittene Episiotomie möglicherweise das höchste unabhängige Einzelrisiko für einen Dammriss III/IV° darstellt. Die Annahme, die mediane Episiotomie wäre weniger schmerzhaft, lässt sich nicht aufrecht halten.

Die Morbidität von Dammverletzungen wird neben dem Ausmaß und Ort der Verletzung auch durch die Effektivität der Behandlung beeinflusst. Die Verwendung von synthetischem, absorbierbaren Nahtmaterial ist vorteilhaft. Der Einsatz von Catgut ist in Deutschland nicht üblich. Die Naht sollte dabei fortlaufend erfolgen, auf jeden Fall sind transkutane Einzelknopfnähte zu vermeiden.

Vaginal-operative Entbindungen gehen mit erhöhtem Risiko für eine Verletzung des äußeren Genitale einher. Dabei führt die Vakuumextraktion zu signifikant weniger maternalen Verletzungen als die Forzeps-Extraktion, häufiger sind aber neonatale Kephalhämatome und Retinablutungen. Auch in Deutschland lässt sich ein verstärkter Trend zur Vakuumextraktion in den Perinatalerhebungen erkennen.

Eine Periduralanästhesie, die über die Eröffnungsperiode hinaus aufrecht erhalten wird, erhöht die Rate an vaginal-operativen Entbindungen und damit auch die Häufigkeit von Verletzungen im Bereich des äußeren Genitales.

Präeklampsie und Hypertonie

Suchdatum: Dezember 2003

Lelia Duley

Frage **Welche Effekte haben präventive Maßnahmen bei präeklampsiegefährdeten Frauen?**

Nutzen belegt

Thrombozytenaggregationshemmer[13–18]

Einer systematischen Übersicht zufolge verringert sich bei Frauen, von denen angenommen wird, dass sie ein Risiko für Präeklampsie haben, durch Thrombozytenaggregationshemmer (vorwiegend Aspirin) das Risiko für eine Präeklampsie verglichen mit einem Placebo oder keiner Behandlung. Des Weiteren zeigte sich eine signifikante Verringerung des Risikos für den Tod des Kindes und für eine Geburt vor der 37. SSW. Bei anderen wichtigen Outcomes konnten in den RCTs keine signifikanten Unterschiede nachgewiesen werden. Die systematische Übersicht erbrachte keine Evidenzen, dass eine Aspiringabe verglichen mit einem Placebo das Blutungsrisiko für die Frau oder das Kind erhöht.

Kalziumsupplementierung[19, 20]

Einer systematischen Übersicht zufolge verringert eine Kalziumsupplementierung (überwiegend 2g/d) das Risiko für eine Präeklampsie und Hypertonie verglichen mit einem Placebo. Ebenso verringert sich das Risiko für die Geburt eines Kindes mit einem Geburtsgewicht unter 2500g. Es fand sich kein signifikanter Unterschied zwischen Kalziumsubstitution und Placebo hinsichtlich des Risikos für eine Sectio caesarea, eine Frühgeburt, eine Totgeburt oder einen perinatalen Todesfall vor der Entlassung aus dem Krankenhaus.

Wirksamkeit unbekannt

Antioxidanzien[30, 31]

Zwei RCTs ergaben begrenzte Belege dafür, dass Antioxidanzien (Vitamin C und E oder Lycopen) im Vergleich zu Placebo das Risiko einer Präeklampsie verringern. Die RCTs lieferten nur unzureichende Belege für andere klinisch bedeutsame Endpunkte.

Magnesiumsupplementierung[29]

Eine systematische Übersicht fand nur unzureichende Belege hinsichtlich der Auswirkungen einer Magnesiumsupplementierung auf das Risiko für Präeklampsie oder ihre Komplikationen.

Andere pharmakologische Interventionen (Atenolol oder Nitrat)[34–37]

In einer kleinen RCT wurde Atenolol mit Placebo und in einer anderen kleinen RCT wurde Glyceroltrinitratpflaster mit Placebo verglichen. Beide RCTs waren zu klein, um verlässliche Schlussfolgerungen ziehen zu können.

Salzarme Ernährung[28]

Eine systematische Übersicht mit eingeschränkter Aussagekraft ergab keinen signifikanten Unterschied in dem Risiko für Präeklampsie bei salzarmer Ernährung verglichen mit einer normalen Ernährung.

Vitamin C und E[30, 31]

Eine RCT fand Belege mit eingeschränkter Aussagekraft, dass die Vitamine C und E verglichen mit einem Placebo das Risiko für eine Präeklampsie bei Risikoschwangeren signifikant verringerten.

Nachtkerzenöl; Lebertran[25, 32]

Es fanden sich sechs RCTs zu Lebertran und/oder Nachtkerzenöl, die zu klein waren, um verlässliche Schlussfolgerungen zu ziehen.

Frage **Welche Effekte haben Maßnahmen bei Frauen, die während der Schwangerschaft eine leichte bis mäßige Hypertonie entwickeln?**

Wirksamkeit unbekannt

Antihypertensiva bei leichter bis moderater Hypertonie[42–48]

Zwei systematische Übersichten ergaben, dass Antihypertensiva das Risiko des Auftretens einer schweren Hypertonie um die Hälfte verringern können. Die Auswirkungen von Antihypertensiva auf andere wichtige Outcomes ist jedoch unklar. Systematischen Übersichten zufolge steht die Gabe von ACE-Hemmern in der Schwangerschaft mit einem fetalen Nierenversagen in Zusammenhang und erhöhen?-Blocker das Risiko für die Geburt eines hypotrophen Kindes. Es bleibt unklar, ob eine Behandlung der leichten bis moderaten Hypertonie während der Schwangerschaft mit Antihypertensiva sinnvoller ist als keine Behandlung.

Bettruhe/Hospitalisierung[38–41]

Es fanden sich nur unzureichende Belege für die Auswirkungen einer Hospitalisierung oder von Bettruhe verglichen mit ambulanter Betreuung oder Betreuung in einer Tagesklinik.

Frage **Welche Effekte haben Maßnahmen bei Frauen, die während der Schwangerschaft eine schwere Präeklampsie oder eine sehr starke Hypertonie entwickeln?**

Nutzen belegt

Prophylaktische Gabe von Magnesiumsulfat bei schwerer Präeklampsie[56–61]

Eine systematische Übersicht ergab, dass eine prophylaktische Gabe von Magnesiumsulfat bei Frauen mit schwerer Präeklampsie das Risiko für eine Eklampsie verglichen mit Placebo halbiert. Sie zeigte, dass Magnesiumsulfat im Vergleich zu Placebo die Mortalität der Mutter senkt, obwohl die Unterschiede zwischen den Gruppen kein Signifikanzniveau erreichten. Die Übersicht zeigte hinsichtlich des Risikos einer Totgeburt oder des neonatalen Todes bei Babys von Frauen mit schwerer Präeklampsie keinen signifikanten Unterschied zwischen Magnesiumsulfat und Placebo. Außerdem ergab die Übersicht, dass Magnesiumsulfat im Vergleich zu Phenytoin oder Nimodipin das Risiko einer Eklampsie senkt. Ein Viertel der Frauen unter Magnesiumsulfat gab Nebenwirkungen an (überwiegend Hitzewallungen), verglichen mit 5 % unter Placebo. Die Übersicht ergab unzureichende Belege über die Effekte von Diazepam im Vergleich zu Magnesiumsulfat bei Frauen mit schwerer Präeklampsie.

Nutzen wahrscheinlich

Antihypertensiva bei schwerer Hypertonie[49–51]

Es besteht Einigkeit darüber, dass Frauen mit schwerer Hypertonie während der Schwangerschaft mit Antihypertensiva behandelt werden sollten. Entsprechend wären Placebo-Interventionsstudien ethisch nicht vertretbar.
Einer systematischen Übersicht und einer anschließend durchgeführten RCT bei Frauen mit sofort behandlungspflichtiger Hypertonie zufolge senken alle darin eingeschlossenen Antihypertonika den Blutdruck, jedoch gibt es keine Belege für einen Unterschied in der Wirksamkeit verschiedener Antihypertonika. Die Studien waren zu klein, um weitere Schlussfolgerungen über die relativen Effekte der verschiedenen Präparate ziehen zu können. Die Gabe von Ketanserin und Diazoxid ist möglicherweise mit mehr unerwünschten Nebenwirkungen verbunden als die Behandlung mit Hydralazin bzw. Labetalol.

Wirksamkeit unbekannt

Geburtshilfliche Interventionen bei schwerer Early-Onset-Präeklampsie[62]

Einer systematischen Übersicht mit zwei kleinen RCTs zufolge gibt es keine Belege, dass geburtshilfliche Interventionen bei schwerer Early-Onset-Präeklampsie verglichen mit einem abwartenden Vorgehen die Rate der Totgeburten oder der perinatalen Mortalität reduzieren. Hingegen zeigte sich, dass geburtshilfliche Interventionen verglichen mit einem abwartenden Vorgehen häufiger zu einer Verlegung des Kindes auf eine neonatale Intensivstation führen und das Risiko für eine nekrotisierende Enterokolitis und ein Atemnotsyndrom des Neugeborenen erhöhen. Es wurden keine ausreichenden Belege hinsichtlich der Auswirkungen eines intervenierenden verglichen mit einem abwartenden Vorgehen auf die Mutter gefunden.

Antioxidanzien bei schwerer Präeklampsie[55]

Eine RCT erbrachte nur unzureichende Belege hinsichtlich der Auswirkungen einer Kombination von Vitamin E, Vitamin C und Allopurinol verglichen mit einem Placebo.

Form der Analgesie während der Geburt bei schwerer Präeklampsie[63]

Einer RCT an Frauen mit schwerer Präeklampsie zufolge führt eine Periduralanästhesie während der Geburt verglichen mit intravenöser patientenkontrollierter Analgesie zu einer signifikanten Verringerung der Schmerz-Scores. Die klinische Relevanz dieses Unterschieds bleibt jedoch unklar.

Plasmavolumenexpander bei schwerer Hypertonie[52–54]

Eine systematische Übersicht erbrachte nur unzureichende Belege hinsichtlich der Auswirkungen der Gabe von Plasmavolumenexpandern verglichen mit einem Verzicht auf Plasmavolumenexpander.

Frage **Welches Antikonvulsivum eignet sich am besten bei Frauen mit Eklampsie?**

Nutzen belegt

Magnesiumsulfat bei Eklampsie[64, 65]

Systematischen Übersichten zufolge verringert Magnesiumsulfat das Risiko weiterer eklamptischer Krampfanfälle verglichen mit Phenytoin, Diazepam oder einem lytischen Cocktail. Einer systematischen Übersicht zufolge senkt Magnesiumsulfat im Vergleich zu Diazepam das Risiko des Todes der Mutter. Zwei weitere systematische Übersichten zeigten unter Magnesiumsulfat im Vergleich zu Phenytoin oder lytischem Cocktail niedrigere

Sterblichkeitsraten der Mütter, auch wenn die Unterschiede zwischen den Gruppen kein Signifikanzniveau erreichten.

Definition

Hypertonie während der Schwangerschaft umfasst unterschiedliche Krankheitsbilder. Unter **schwangerschaftsinduzierter Hypertonie (SIH)** versteht man einen Anstieg des Blutdrucks während der zweiten Schwangerschaftshälfte ohne Proteinurie. **Präeklampsie** stellt ein komplexes Krankheitsbild dar, das nur in der Schwangerschaft auftritt. Sie geht im Allgemeinen mit erhöhtem Blutdruck und Proteinurie einher. Sie tritt selten vor der 20. SSW auf. **Eklampsie** bedeutet das Auftreten von einem oder mehreren Krampfanfällen in Verbindung mit der Präeklampsie. **Vorbestehende Hypertonie (in diesem Kapitel nicht berücksichtigt)** ist ein bereits vor der Schwangerschaft oder vor der 20. SSW bekannter Bluthochdruck. Es kann sich dabei um eine essenzielle Hypertonie oder, seltener, um ein Begleitsymptom einer anderen Grunderkrankung handeln.

Inzidenz/ Prävalenz

Eine SIH tritt bei 10% aller Schwangeren auf, Präeklampsie bei 2–8%. Eine Eklampsie tritt in industrialisierten Ländern bei einer von 2000 Geburten auf. In Entwicklungsländern reichen die Schätzungen für das Auftreten der Eklampsie von 1/100 bis 1/1700 Geburten.

Ätiologie/ Risikofaktoren

Die Ätiologie der Präeklampsie ist unbekannt. Es handelt sich wahrscheinlich um ein multifaktorielles Geschehen, dem möglicherweise eine fehlerhafte Plazentaimplantation während der ersten Schwangerschaftshälfte zu Grunde liegt. Präeklampsie tritt häufiger bei Frauen mit großer Plazenta auf, wie sie z. B. bei Mehrlingsschwangerschaften vorkommt, sowie bei Frauen mit Gefäßveränderungen, wie Diabetikerinnen, Hypertonikerinnen und Frauen mit Kollagenosen. Zu weiteren Risikofaktoren gehören genetische Prädisposition, Multiparität und hohes mütterliches Alter. Rauchen scheint mit einer Verringerung des Risikos für Präeklampsie einherzugehen, allerdings wird dieser potenzielle Nutzen durch einen Anstieg unerwünschter Outcomes wie niedriges Geburtsgewicht, vorzeitige Plazentalösung und perinatale Todesfälle aufgehoben.

Prognose

Das Schwangerschaftsoutcome von Frauen mit SIH ist mindestens ebenso gut wie das normotensiver Frauen. Wenn sich jedoch eine Präeklampsie entwickelt, steigt sowohl die mütterliche als auch die fetale Morbidität und Mortalität. Bei Frauen mit schwerer Präeklampsie liegt die perinatale Mortalität doppelt so hoch wie bei normotensiven Frauen. Das perinatale Outcome ist bei früh in der Schwangerschaft einsetzender Hypertonie schlechter. Bei Frauen mit schwerer essenzieller Hypertonie ist die perinatale Mortalität ebenfalls erhöht.

Literatur

1. Gifford RW, August P, Chesley LC, et al. National high blood pressure education program working group report on high blood pressure in pregnancy. *Am J Obstet Gynecol* 1990;163(5 Pt 1):1691–1712.
2. WHO international collaborative study of hypertensive disorders of pregnancy. Geographic variation in the incidence of hypertension in pregnancy. *Am J Obstet Gynecol* 1988;158:80–83.
3. Douglas K, Redman C. Eclampsia in the United Kingdom. *BMJ* 1994;309:1395–1400.
4. Crowther CA. Eclampsia at Harare maternity hospital. An epidemiological study. *S Afr Med J* 1985;68:927–929.
5. Bergström S, Povey G, Songane F, et al. Seasonal incidence of eclampsia and its relationship to meteorological data in Mozambique. *J Perinat Med* 1992;20:153–158.
6. Roberts JM, Redman CWG. Pre-eclampsia: more than pregnancy-induced hypertension. *Lancet* 1993;341:1447–1451.
7. Taylor DJ. The epidemiology of hypertension during pregnancy. In: Rubin PC, ed. *Hypertension in pregnancy.* Amsterdam: Elsevier Science, 1988: 223–240.

8. Sibai BM, Caritis S, Hauth J. Risks of preeclampsia and adverse neonatal outcomes among women with pregestational diabetes mellitus. National Institute of Child Health and Human Development Network of Maternal-Fetal Medicine Units. *Am J Obstet Gynecol* 2000;182:364–369.
9. MacGillivray I. *Pre-eclampsia. The hypertensive disease of pregnancy.* London: WB Saunders, 1983.
10. Conde-Agudelo A, Althabe F, Belizan JM, et al. Cigarette smoking during pregnancy and risk of preeclampsia: a systematic review. *Am J Obstet Gynecol* 1999;181:1026–1035. Search date 1998; primary sources Medline, Embase, Popline, Cinahl, Lilacs, and hand searches of proceedings of international meetings on pre-eclampsia and reference lists of retrieved articles.
11. Chamberlain GVP, Philip E, Howlett B, et al. *British births.* London: Heinemann, 1970.
12. Sibai B, Lindheimer M, Hauth J, et al. Risk factors for preeclampsia, abruptio placentae, and adverse neonatal outcomes among women with chronic hypertension. *N Engl J Med* 1998;339:667–671.
13. Knight M, Duley L, Henderson-Smart DJ, et al. Antiplatelet agents for preventing and treating preeclampsia. In: The Cochrane Library, Issue 4, 2003. Oxford: Update Software. Search date 1999; primary sources Cochrane Pregnancy and Childbirth Group Trials Register and conference proceedings.
14. Vainio M, Kujansuu E, Iso-Mustajarvi M, et al. Low dose acetylsalicylic acid in prevention of pregnancy-induced hypertension and intrauterine growth retardation in women with bilateral uterine artery notches. *Br J Obstet Gynaecol* 2002;109:161–167.
15. Subtil D, Goeusse P, Puech F, et al. Aspirin (100–mg) used for prevention of pre-eclampsia in nulliparous women: the Essai Regional Aspirine Mere-Enfant study (Part 1). *Br J Obstet Gynaecol* 2003;110:475–484.
16. Yu CK, Papageorghiou AT, Parra M, et al. Randomized controlled trial using low-dose aspirin in the prevention of pre-eclampsia in women with abnormal uterine artery Doppler at 23 weeks' gestation. *Ultrasound Obstet Gynecol* 2003;22:233–239.
17. Grant A, Farrell B, Heineman J, et al. Low dose aspirin in pregnancy and early childhood development: follow up of the collaborative low dose aspirin study in pregnancy. *Br J Obstet Gynaecol* 1995;102:861–868.
18. Parazzini F, Bortolus R, Chatenoud L, et al. Follow-up of children in the Italian study of aspirin in pregnancy. *Lancet* 1994;343:1235.
19. Atallah AN, Hofmeyr GJ, Duley L. Calcium supplementation during pregnancy for preventing hypertensive disorders and related problems. In: The Cochrane Library, Issue 4, 2003. Oxford: Update Software. Search date 2001; primary source Cochrane Pregnancy and Childbirth Group Trials Register.
20. Herrera JA, Arevalo-Herrera M, Herrera S. Prevention of pre-eclampsia by linoleic acid and calcium supplementation: a randomized controlled trial. *Obstet Gynecol* 1998;91:585–590.
21. Salvig JD, Olsen SF, Secher NJ. Effects of fish oil supplementation in late pregnancy on blood pressure: a randomised controlled trial. *Br J Obstet Gynaecol* 1996;103:529–533.
22. Onwude JL, Lilford RJ, Hjartardottir H, et al. A randomised double blind placebo controlled trial of fish oil in high risk pregnancy. *Br J Obstet Gynaecol* 1995;102:95–100.
23. Bulstra-Ramakers MTE, Huisjes HJ, Visser GHA. The effects of 3–g eicosapentaenoic acid daily on recurrence of intrauterine growth retardation and pregnancy induced hypertension. *Br J Obstet Gynaecol* 1995;102:123–126.
24. Laivuori H, Hovatta O, Viinikka L, et al. Dietary supplementation with primrose oil or fish oil does not change urinary excretion of prostacyclin and thromboxane metabolites in pre-eclamptic women. *Prostaglandins Leukot Essent Fatty Acids* 1993;49:691–694.
25. D'Almeida A, Carter JP, Anatol A, et al. Effects of a combination of evening primrose oil (gamma linolenic acid) and fish oil (eicosapentaenoic + docahexaenoic acid) versus magnesium, and versus placebo in preventing pre-eclampsia. *Women Health* 1992;19:117–131.
26. Moodley J, Norman RJ. Attempts at dietary alteration of prostaglandin pathways in the management of pre-eclampsia. *Prostaglandins Leukot Essent Fatty Acids* 1989;37:145–147.
27. Herrera JA. Nutritional factors and rest reduce pregnancy-induced hypertension and pre-eclampsia in positive roll-over test primigravidas. *Int J Gynaecol Obstet* 1993;41:31–35.
28. Duley L, Henderson-Smart D. Reduced salt intake compared to normal dietary salt, or high intake, in pregnancy. In: The Cochrane Library, Issue 4, 2003. Oxford: Update Software. Search date 1999; primary source Cochrane Pregnancy and Childbirth Group Trials Register.
29. Makrides M, Crowther CA. Magnesium supplementation in pregnancy. In: The Cochrane Library, Issue 4, 2003. Oxford: Update Software. Search date 2001; primary source Cochrane Pregnancy and Childbirth Group Trials Register.
30. Chappell LC, Seed PT, Briley AL, et al. Effect of antioxidants on the occurrence of pre-eclampsia in women at increased risk: a randomised trial. *Lancet* 1999;354:810–816.
31. Sharma JB, Kumar A, Kumar A, et al. Effect of lycopene on pre-eclampsia and intra-uterine growth retardation in primigravidas. *Int J Gynecol Obstet* 2003;81:257–262.
32. Olsen SF, Sorensen JD, Secher NJ, et al. Randomised controlled trial of effect of fish oil supplementation on pregnancy duration. *Lancet* 1992;339:1003–1007.
33. Makrides M, Duley L, Olsen SF. Fish oil and other prostaglandin precursor supplementation during pregnancy for reducing pre-eclampsia, preterm birth, low birth weight and intrauterine growth res-

triction (protocol for a Cochrane Review). In: The Cochrane Library, Issue 4, 2003. Oxford: Update Software.
34. Easterling TR, Brateng D, Schucker B, et al. Prevention of preeclampsia: a randomized trial of atenolol in hyperdynamic patients before onset of hypertension. *Obstet Gynecol* 1999;93:725–733.
35. Lees C, Valensise H, Black R, et al. The efficacy and fetal-maternal cardiovascular effects of transdermal glycerol trinitrate in the prophylaxis of pre-eclampsia and its complications: a randomized double blind placebo controlled trial. *Ultrasound Obstet Gynaecol* 1998;12:334–338.
36. Butters L, Kennedy S, Rubin PC. Atenolol in essential hypertension during pregnancy. *BMJ* 1990;301:587–589.
37. Churchill D, Bayliss H, Beevers G. Fetal growth restriction. *Lancet* 1999;355:1366–1367.
38. Duley L. Hospitalisation for non-proteinuric pregnancy hypertension. In: Keirse MJNC, Renfrew MJ, Neilson JP, et al, eds. *Pregnancy and childbirth module.* In: The Cochrane Library, Issue 2, 1995. Oxford: Update Software. Search date 1993; primary source Cochrane Pregnancy and Childbirth Group Trials Register.
39. Duley L. Strict bed rest for proteinuric hypertension in pregnancy. In: Keirse MJNC, Renfrew MJ, Neilson JP, et al, eds. *Pregnancy and childbirth module.* In: The Cochrane Library, Issue 4, 1995. Oxford: Update Software. Search date 1993; primary source Cochrane Pregnancy and Childbirth Group Trials Register.
40. Kröner C, Turnbull D, Wilkinson C. Antenatal day care units versus hospital admission for women with complicated pregnancy. In: The Cochrane Library, Issue 4, 2003. Oxford: Update Software. Search date 2001; primary sources Cochrane Pregnancy and Childbirth Group Trials Register, Cochrane Controlled Trials Register, Cinahl, Current Contents, and conference proceedings.
41. Abalos E, Carroli G. Bed rest with or without hospitalisation for hypertension during pregnancy (protocol for a Cochrane Review). In: The Cochrane Library, Issue 4, 2003. Oxford: Update Software.
42. Abalos E, Duley L, Steyn DW, et al. Antihypertensive drug therapy for mild to moderate hypertension during pregnancy. In: The Cochrane Library, Issue 4, 2003. Oxford: Update Software. Search date 2000; primary sources Cochrane Pregnancy and Childbirth Group Trials Register, Cochrane Controlled Trials Register, Medline, and Embase.
43. Magee LA, Duley L. Oral beta-blockers for mild to moderate hypertension during pregnancy. In: The Cochrane Library, Issue 4, 2003. Oxford: Update Software. Search date 2002; primary sources Cochrane Pregnancy and Childbirth Group Trial Register, Medline, and hand searches of reference lists.
44. Elhassan EM, Mirghani OA, Habour AB, et al. Methyldopa versus no drug treatment in the management of mild pre-eclampsia. *East Afr Med J* 2002;79:172–175.
45. Rudnicki M, Frolich A, Pilsgaard K, et al. Comparison of magnesium and methyldopa for the control of blood pressure in pregnancies complicated with hypertension. *Gynecol Obstet Invest* 2000;49:231–235.
46. Von Dadelszen P, Ornstein MP, Bull SB, et al. Fall in mean arterial pressure and fetal growth restriction in pregnancy hypertension: a meta-analysis. *Lancet* 2000;355:87–92. Search date 1997; primary sources Medline, Embase, hand searches of reference lists, *Hypertension and Pregnancy* 1992–1997, and a standard toxicology text.
47. Ferrer RL, Sibai BM, Mulrow CD, et al. Management of mild chronic hypertension during pregnancy: a review. *Obstet Gynecol* 2000;96:849–860. Search date 1999; primary sources 16 electronic databases, textbook references, and contact with experts.
48. Mulrow CD, Chiquette E, Ferrer RL, et al. Management of chronic hypertension during pregnancy. Evidence Report/Technology Assessment No 14 (prepared by the San Antonio Evidence-based Practice Center based at the University of Texas Health Science Center at San Antonio under Contract No 290–97–0012). AHRQ Publication No 00-E011. Rockville, MD: Agency for Healthcare Research and Quality. August 2000. Search date 1999; primary sources 16 electronic databases, textbook references, and experts. Http://www.ahrq.gov/clinic/epcsums/pregsum.htm.
49. Duley L, Henderson-Smart DJ. Drugs for treatment of very high blood pressure during pregnancy. In: The Cochrane Library, Issue 4, 2003. Oxford: Update Software. Search date 2002; primary source Cochrane Pregnancy and Childbirth Group Trials Register.
50. Aali BS, Nejad SS. Nifedipine or hydralazine as a first-line agent to control hypertension in severe preeclampsia. *Acta Obstet Gynecol Scand* 2002;81:25–30.
51. Elatrous S, Nouira S, Ouanes Besbes L, et al. Short-term treatment of severe hypertension of pregnancy: prospective comparison of nicardipine and labetalol. *Intensive Care Med* 2002;28:1281–1286.
52. Duley L, Williams J, Henderson-Smart DJ. Plasma volume expansion for treatment of pre-eclampsia. In: The Cochrane Library, Issue 4, 2003. Oxford: Update Software. Search date 2000; primary source Cochrane Pregnancy and Childbirth Group Trials Register.
53. The Albumin Reviewers (Alderson P, Bunn F, Li Wan Po L, et al). Human albumin solution for resuscitation and volume expansion in critically ill patients. In: The Cochrane Library, Issue 4, 2003. Oxford: Update Software. Search date 2002; primary sources Cochrane Injuries Group Trials Register, Cochrane Controlled Trials Register, Medline, Embase, Bids Scientific and Technical Procee-

dings, hand searches of reference lists of trials and review articles, and personal contact with authors of identified trials.
54. Alderson P, Schierhout G, Roberts I, et al. Colloids versus crystalloids for fluid resuscitation in critically ill patients. In: The Cochrane Library, Issue 4, 2003. Oxford: Update Software. Search date 1999; primary sources Cochrane Clinical Trials Register, Medline, Embase, Bids Index to Scientific and Technical Proceedings, and reference lists of trials and review articles.
55. Gülmezoglu AM, Hofmeyr GJ, Oosthuizen MMJ. Antioxidants in the treatment of severe preeclampsia: a randomized explanatory study. *Br J Obstet Gynaecol* 1997;104:689–696.
56. Duley L, Gülmezoglu AM, Henderson-Smart D. Magnesium sulphate and other anticonvulsants for women with pre-eclampsia. In: The Cochrane Library Issue 4, 2003. Oxford: Update Software. Search date 2002; primary source Cochrane Pregnancy and Childbirth Group Trials Register.
57. The Magpie Trial Collaborative Group. Do women with pre-eclampsia, and their babies, benefit from magnesium sulphate? The Magpie Trial: a randomised placebo-controlled trial. *Lancet* 2002;359: 1877–1890.
58. Mittendorf R, Covert R, Boman J, et al. Is tocolytic magnesium sulphate associated with increased total paediatric mortality? *Lancet* 1997;350:1517–1518.
59. Nelson K, Grether JK. Can magnesium sulfate reduce the risk of cerebral palsy in very low birthweight infants? *Pediatrics* 1995;95:263–269.
60. Schendel DE, Berg CJ, Yeargin-Allsopp M, et al. Prenatal magnesium sulfate exposure and the risk of cerebral palsy or mental retardation among very low-birth-weight children aged 3 to 5 years. *JAMA* 1996;276:1805–1810.
61. Crowther CA, Hiller JE, Doyle LW, et al. Effect of magnesium sulfate given for neuroprotection before preterm birth. A randomized controlled trial. *JAMA* 2003;290:2669–2676.
62. Churchill D, Duley L. Interventionist versus expectant care for severe pre-eclampsia before term (Cochrane Review). In: The Cochrane Library, Issue 4, 2003. Oxford: Update Software. Search date 2002; primary sources Cochrane Pregnancy and Childbirth Group Trials Register and Cochrane Controlled Trials Register.
63. Head BB, Owen J, Vincent Jr RD, et al. A randomized trial of intrapartum analgesia in women with severe preeclampsia. *Obstet Gynecol* 2002;99:452–457.
64. Duley L, Henderson-Smart D. Magnesium sulphate versus diazepam for eclampsia. In: The Cochrane Library, Issue 4, 2003. Oxford: Update Software. Search date 2002; primary source Cochrane Pregnancy and Childbirth Group Trials Register.
65. Duley L, Henderson-Smart D. Magnesium sulphate versus phenytoin for eclampsia. In: The Cochrane Library, Issue 4, 2003. Oxford: Update Software. Search date 2002; primary source Cochrane Pregnancy and Childbirth Group Trials Register.
66. Duley L, Gulmezoglu AM. Magnesium sulphate versus lytic cocktail for eclampsia. In: The Cochrane Library, Issue 4, 2003. Oxford: Update Software. Search date 2000; primary sources Cochrane Pregnancy and Childbirth Group Trials Register and Cochrane Controlled Trials Register.

Kommentar

Ulrich Lattermann

Die hypertensiven Erkrankungen in der Schwangerschaft umfassen unterschiedliche Krankheitsbilder:

- schwangerschaftsinduzierte Hypertonie (SIH, Gestationshypertonie) mit Hypertonie ohne Proteinurie zwischen der 20. SSW und 12 Wochen postpartal
- Präeklampsie (Gestose) mit Hypertonie und Proteinurie in der Schwangerschaft, wobei schwere Verlaufsformen mit tonisch-klonischen Krampfanfällen (Eklampsie) oder mit Hämolyse, erhöhten Leberenzymen und Thrombozytopenie (HELLP-Syndrom) einhergehen
- vorbestehende Hypertonie (chronische Hypertonie) mit Hypertonie zumindest vor der 20. SSW oder Fortbestehen über 6 Wochen postpartal hinaus
- Propfpräeklampsie (Pfropfgestose) mit Auftreten von Präeklampsie-Symptomen bei Schwangeren mit vorbestehender Hypertonie.

Die klinische Symptomatik ist durch Hypertonie (RR >140/90 mmHg) und Proteinurie (>0.3 g/24 h), daneben durch Hämokonzentration (Hb >13 g/dl, Hk >38 %), Thrombozytopenie (<100.000/µl), Leberschäden (GPT, GOT >Norm), Hämolyse (LDH >Norm, Bilirubin >1.2 mg/dl, Haptoglobin-Abfall), Nierenschäden (Harnsäure >6 mg/dl, Krea >1.2 mg/dl), Gewichtszunahme (>1 kg/Woche), Oberbauchschmerzen sowie zentrale Symptome wie Augenflimmern, Kopfschmerzen und motorische Unruhe gekennzeichnet.

Eine SIH wird bei etwa 10 %, eine Präeklampsie bei 2–8 % aller Schwangeren gefunden.
Die Ätiologie der Präeklampsie ist unbekannt. Pathogenetisch ist das Vorhandensein von Trophoblastgewebe (Plazenta) zwingend. Es besteht eine genetische Disposition, Störungen der Interaktion zwischen maternalem Immunsystem und alloimmunem Schwangerschaftsprodukt spielen eine Rolle.
Die Prognose für Kinder von Frauen mit SIH ist nicht schlechter als von normotensiven Frauen. Bei Präeklampsie oder vorbestehender Hypertonie steigen sowohl die maternale als auch die fetale Morbidität und Mortalität.
Eine wirksame Primär-Prophylaxe der hypertensiven Schwangerschaftserkrankungen für alle Schwangeren gibt es derzeit nicht.
Bei Frauen mit hohem (Wiederholungs-)Risiko für die Entwicklung einer Präeklampsie wird die Gabe von Low-dose-Aspirin und die Kalziumsupplementierung empfohlen.
Für weitere Maßnahmen existieren derzeit keine Wirksamkeitsnachweise.
Die einzige kausale Therapie hypertensiver Schwangerschaftserkrankungen ist die Entbindung.
In Fällen einer Präeklampsie, in denen der Versuch, die Schwangerschaft zu verlängern, gerechtfertigt erscheint, ist die intensive stationäre Betreuung von Mutter und Fet indiziert. Eine hochdosierte parenterale Magnesiumsulfat-Gabe reduziert dabei das Risiko für die Entwicklung einer Eklampsie.
Bei anhaltenden diastolischen Blutdruckwerten von >110 mmHg sollte eine antihypertensive Therapie mit Dihydralazin oder Urapidil unter laufender CTG-Kontrolle erfolgen, um die Mutter vor einer akuten Enzephalopathie zu schützen. Die antihypertensive Therapie beeinflusst jedoch den Verlauf einer Präeklampsie nicht.Vor jeder antihypertensiven Behandlung muss das intravasale Flüssigkeitsvolumen expandiert werden.
Für andere Maßnahmen gibt es keine allgemein anerkannten Hinweise auf ihre Wirksamkeit.
Mit der Beachtung der im Mutterpass erfassten Daten existiert in Deutschland eine sehr effektive Möglichkeit zur Sekundär-Prophylaxe: Würden Blutdruckwerte >140/100 mm Hg, Proteinurie, Hämoglobin >13 g/dl oder Hämatokrit >38 % und subjektive Symptome wie Augenflimmern, Kopfschmerzen und Oberbauchbeschwerden zu konsequenter Klinikeinweisung der Schwangeren führen, wäre die maternale und fetale Morbidität und Mortalität zu senken.

Übelkeit und Erbrechen in der Frühschwangerschaft

Suchdatum: Juli 2003

Richmal Oates-Whitehead

Frage **Welche Effekte haben verschiedene Behandlungen für Übelkeit und Erbrechen in der Frühschwangerschaft?**

Nutzen belegt

Ingwer[23–26]
Drei RCTs und eine randomisierte Cross-over-Studie haben ergeben, dass Ingwer zu einer Verringerung des Auftretens von Übelkeit und Erbrechen in der Frühschwangerschaft führt. Eine weitere RCT zeigte, dass Ingwer das Auftreten von Übelkeit und Würgereiz reduzierte, jedoch keine Auswirkungen auf das Erbrechen hatte.

Nutzen wahrscheinlich

Akupressur[7–17]
Einer systematische Übersicht mit kleinen RCTs von eingeschränkter Aussagekraft zufolge berichten bei Akupressur am Punkt P6 signifikant weniger Frauen von morgendlicher Übelkeit verglichen mit Placeboakupressur oder keiner Behandlung. Drei nach der systematischen Übersicht durchgeführte RCTs und zwei randomisierte Interventionsstudien ergaben, dass Akupressur von P6 die Dauer, aber nicht notwendigerweise die Intensität der Symptome von Übelkeit und Erbrechen reduziert.

Antihistaminika (H_1-Antagonisten)[7, 21]
Zwei systematische Übersichten mit eingeschränkter Aussagekraft haben ergeben, dass eine Antihistaminikagabe zur Verringerung von Übelkeit und Erbrechen führen kann. Belege für eine Teratogenität wurden nicht gefunden.

Cyanocobalamin (Vitamin B_{12})[21]
Einer systematischen Übersicht zufolge führt Cyanocobalamin verglichen mit Placebo zu einer Verringerung der Episoden des Erbrechens.

Pyridoxin (Vitamin B_6)[7, 21]
Zwei systematischen Übersichten mit eingeschränkter Aussagekraft zufolge reduziert Pyridoxin das Ausmaß der Übelkeit. Es gibt jedoch keine Belege hinsichtlich der Auswirkungen auf das Erbrechen.

Wirksamkeit unbekannt

Akupunktur[27]
Einer RCT zufolge führt Akupunktur verglichen mit keiner Akupunktur zu einer Verringerung von Übelkeit und Erbrechen ohne vermehrte unerwünschte Nebenwirkungen. Gleichzeitig wurde jedoch auch eine Verbesserung bei Placeboakupunktur verglichen mit keiner Behandlung beobachtet. In einer zweiten kleineren RCT konnte kein signifikanter Unterschied hinsichtlich Übelkeit zwischen Akupunktur und Placeboakupunktur festgestellt werden.

Diätetische Maßnahmen (außer Ingwer)
Es wurden keine RCTs zu diätetischen Maßnahmen (mit Ausnahme von Ingwer) gefunden.

Phenothiazin[21]

Einer systematischen Übersicht mit eingeschränkter Aussagekraft zufolge führen Phenothiazine zu einer Verringerung des Anteils von Frauen, die unter Übelkeit und Erbrechen leiden. Die Ergebnisse waren allerdings nicht eindeutig. In der Übersicht konnten keine Belege für eine Teratogenität von Phenothiazinen gefunden werden.

Frage **Welche Effekte haben verschiedene Behandlungen von Hyperemesis gravidarum?**

Wirksamkeit unbekannt

Akupunktur[27]

Einer kleinen Cross-over-RCT zufolge führt eine Akupunktur am Punkt P6 verglichen mit Placeboakupunktur zu einer schnelleren Verringerung der Übelkeit (gemessen auf einer visuellen Analogskala). Ebenso kam es seltener zu Erbrechen. Dennoch konnten keine eindeutigen Schlussfolgerungen aus dieser Studie gezogen werden.

Kortikosteroide[7, 21, 29, 30]

Einer kleinen RCT zufolge führt die Behandlung mit Prednisolon verglichen mit Placebo zu keiner signifikanten Verbesserung bei persistierendem Erbrechen. Ebenso wenig konnte eine seltenere Wiederaufnahme in ein Krankenhaus nach einwöchiger Prednisolonbehandlung beobachtet werden. In einer kleinen RCT konnte keine signifikante Verbesserung bei persistierendem Erbrechen festgestellt werden, allerdings kam es bei Prednisolongabe seltener zur Wiederaufnahme in ein Krankenhaus als bei der Behandlung mit Promethazin.

Kortikotropin (ACTH, adrenokortikotropes Hormon)[7, 21]

Einer kleinen RCT zufolge besteht kein signifikanter Unterschied zwischen einer intramuskulären Gabe von ACTH und einem Placebo hinsichtlich Übelkeit und Erbrechen.

Diazepam[7]

Eine RCT erbrachte nur unzureichende Belege hinsichtlich der Auswirkungen einer Diazepamgabe bei Hyperemesis gravidarum.

Diätetische Maßnahmen (außer Ingwer)[31]

In einer kleinen Cross-over-RCT konnte kein signifikanter Unterschied hinsichtlich Übelkeit und Erbrechen festgestellt werden zwischen einer dreiwöchigen Gabe von Johannisbrotmehl und Placebo.

Ingwer[7]

Die Belege einer kleinen RCT waren nicht ausreichend, um die Auswirkungen von Ingwer bei Hyperemesis gravidarum zu beurteilen.

Ondansetron[7]

Die Belege einer kleinen RCT waren nicht ausreichend, um die Auswirkungen von Odansetron bei Hyperemesis gravidarum zu beurteilen.

Definition **Übelkeit und Erbrechen** treten in der Frühschwangerschaft häufig auf. Obwohl oft von „morgendlicher Übelkeit" gesprochen wird, können Übelkeit und Erbrechen zu jeder Tageszeit auftreten und auch anhaltend sein. Die Symptome beginnen im Allgemeinen zwischen der 4. und 7. SSW (in einer Studie war dies bei 70 % der Betroffenen der Fall) und hören bei 90 % der Frauen bis zur 16. SSW wieder auf. Eine Studie ergab, dass Übelkeit und/oder Erbrechen bei weniger als 10 % der betroffenen Frauen bereits vor

Ausbleiben der Menstruation einsetzen. Bei den meisten Frauen ist eine Behandlung nicht erforderlich. Gleichzeitig können sich persistierendes Erbrechen und schwere Übelkeit zu einer Hyperemesis entwickeln, wenn die Frau nicht in der Lage ist, ausreichend Nahrung und Flüssigkeit bei sich zu behalten und es in der Folge zu einer Störung des Flüssigkeits- und Elektrolythaushaltes kommt. Eine **Hypermesis gravidarum** ist charakterisiert durch lang anhaltende und schwere Übelkeit und Erbrechen, Dehydrierung und Gewichtsverlust. Es kann zu einem erhöhten Plasmaketonspiegel (Ketonämie) sowie zu erniedrigten Natrium-, Kalium- und Harnsäurespiegeln im Blut (Hyponatriämie, Hypokalziämie, Hypourikämie) kommen, zu einer metabolischen Alkalose durch Chloridmangel und zum Auftreten von Ketonkörpern im Urin.

Inzidenz/ Prävalenz

Von Übelkeit sind etwa 70 % und von Erbrechen etwa 60 % der Schwangeren betroffen. Die tatsächliche Inzidenz der Hypermesis gravidarum ist nicht bekannt. Die Angaben schwanken zwischen 3 und 20 pro 1000 Schwangere. In den meisten Veröffentlichungen findet sich eine Inzidenz von 1 zu 200.

Ätiologie/ Risikofaktoren

Die Ursachen von Übelkeit und Erbrechen in der Schwangerschaft sind unbekannt. Eine Theorie geht davon aus, dass sie durch einen Anstieg des hCG-Spiegels verursacht werden. Diese Theorie wird gestützt durch die Genese der Beschwerden, durch die Schwere der Symptome bei einer Blasenmole und die gute Prognose (s.u.). Die Ätiologie der Hyperemesis gravidarum ist ebenfalls unklar. Auch hier werden endokrine und psychologische Faktoren vermutet, aber die Belege sind nicht schlüssig.

Prognose

Einer systematischen Übersicht zufolge (Suchdatum 1988, 11 Studien) gehen Übelkeit und Erbrechen mit einem verringerten Risiko für eine Fehlgeburt einher (6 Studien, 14.564 Frauen, OR 0,36; 95 %-CI 0,32–0,42). Es konnte jedoch keinen Zusammenhang mit der perinatalen Mortalität hergestellt werden. Die Symptome von Übelkeit und Erbrechen sowie der Hyperemesis bessern sich im Allgemeinen mit zunehmender Schwangerschaftsdauer. Aus einer Querschnitts-Beobachtungsstudie geht jedoch hervor, dass 13 % der Frauen von Übelkeit und Erbrechen über die 20. SSW hinaus betroffen waren.

Literatur

1. Nelson-Piercy C. Treatment of nausea and vomiting in pregnancy. When should it be treated and what can be safely taken? *Drug Saf* 1998;19:155–164.
2. Eliakim R, Abulafia O, Sherer DM. Hyperemesis gravidarum: a current review. *Am J Perinatol* 2000;17:207–218.
3. Gadsby R, Barnie-Adshead AM, Jagger C. A prospective study of nausea and vomiting during pregnancy. *Br J Gen Pract* 1993;43:245–248.
4. Baron TH, Ramirez B, Richter JE. Gastrointestinal motility disorders during pregnancy. *Ann Intern Med* 1993;118:366–375.
5. Weigel MM, Weigel RM. Nausea and vomiting of early pregnancy and pregnancy outcome. A meta-analytical review. *Br J Obstet Gynaecol* 1989;96:1312–1318. Search date 1988; primary sources Medline and hand searches of references cited in identified articles.
6. Whitehead SA, Andrews PLR, Chamberlain GVP. Characterisation of nausea and vomiting in early pregnancy: a survey of 1000 women. *J Obstet Gynaecol* 1992;12:364–369.
7. Jewell D, Young G. Interventions for nausea and vomiting in early pregnancy. In: The Cochrane Library, Issue 3, 2001. Oxford: Update Software. Search date 2001; primary sources Cochrane Pregnancy and Childbirth Group Trials Register and the Cochrane Controlled Trials Register.
8. Norheim AJ, Pedersen EJ, Fønnebø V, et al. Acupressure treatment of morning sickness in pregnancy: a randomised, double-blind, placebo-controlled study. *Scand J Prim Health Care* 2001;19:43–47.
9. Steele NM, French J, Gatherer-Boyles J, et al. Effect of acupressure by Sea-Bands on nausea and vomiting of pregnancy. *J Obstet Gynecol Neonatal Nurs* 2001;30:61–70.

10. Werntoft E, Dykes A-K. Effect of acupressure on nausea and vomiting during pregnancy: a randomised controlled, pilot study. *J Reprod Med* 2001;46:835–839.
11. Stone CL. Acupressure wristbands for the nausea of pregnancy. *Nurse Pract* 1993;18:15.
12. Bayreuther J, Lewith GT, Pickering R. A double-blind cross-over study to evaluate the effectiveness of acupressure at pericardium 6 (P6) in the treatment of early morning sickness (EMS). *Complement Ther Med* 1994;2:70–76.
13. Evans AT, Samuels SN, Marshall C, et al. Suppression of pregnancy-induced nausea and vomiting with sensory afferent stimulation. *J Reprod Med* 1993;38:603–606.
14. Belluomini J, Litt RC, Lee KA, et al. Acupressure for nausea and vomiting of pregnancy: a randomized, blinded study. *Obstet Gynecol* 1994;84:245–248.
15. O'Brien B, Relyea MJ, Taerum T. Efficacy of P6 acupressure in the treatment of nausea and vomiting during pregnancy. *Am J Obstet Gynecol* 1996;174:708–715.
16. Dundee JW, Sourial FBR, Ghaly RG, et al. P6 acupressure reduces morning sickness. *J R Soc Med* 1988;81:456–457.
17. Dundee J, McMillan C. Some problems encountered in the scientific evaluation of acupuncture emesis. *Acupunct Med* 1992;10:2–8.
18. Smith C, Crowther C, Beilby J. Pregnancy outcome following women's participation in a randomised controlled trial of acupuncture to treat nausea and vomiting in early pregnancy. *Complement Ther Med* 2002;10:78–83.
19. Knight B, Mudge C, Openshaw S, et al. Effect of acupuncture on nausea of pregnancy: a randomized, controlled trial. *Obstet Gynecol* 2001;97:184–188.
20. Smith C, Crowther C, Beilby J. Pregnancy outcome following women's participation in a randomised controlled trial of acupuncture to treat nausea and vomiting in early pregnancy. *Complement Ther Med* 2002;10:78–83
21. Mazzotta P, Magee LA. A risk–benefit assessment of pharmacological and nonpharmacological treatments for nausea and vomiting of pregnancy. *Drugs* 2000;59:781–800. Search date 1998; primary sources Medline, Pregnancy and Childbirth Module of the Cochrane Database of Systematic Reviews, hand searches of bibliographies of retrieved papers, standard toxicology text (Drugs in Pregnancy and Lactation), and personal contact with pharmaceutical companies, researchers, and clinicians in the fields of pharmacology, toxicology, obstetrics, and paediatrics.
22. Czeizel AE, Dudas I, Fritz G, et al. The effect of periconceptional multivitamin-mineral supplementation on vertigo, nausea and vomiting in the first trimester of pregnancy. *Arch Gynecol Obstet* 1992;251:181–185.
23. Vutyavanich T, Kraisarin T, Ruangsri R. Ginger for nausea and vomiting in pregnancy: randomized, double-masked, placebo-controlled trial. *Obstet Gynaecol* 97;2001:577–582.
24. Keating A, Chez RA. Ginger syrup as an antiemetic in early pregnancy. *Altern Ther Health Med* 2002;8:89–91.
25. Willetts K, Ekangaki A, Eden J. Effect of a ginger extract on pregnancy-induced nausea: a randomised controlled trial. *Aust N Z J Obstet Gynaecol* 2003;43:139–144.
26. Fischer-Rasmussen W, Kjaer SK, Dahl C, et al. Ginger treatment of hyperemesis gravidarum. *Eur J Obstet Gynecol Reprod Biol* 1990;38:19–24.
27. Carlsson CP, Axemo P, Bodin A, et al. Manual acupuncture reduces hyperemesis gravidarum: a placebo-controlled, randomized, single-blind, crossover study. *J Pain Symptom Manage* 2000;20: 273–279.
28. Ylikorkala O, Kauppila A, Ollanketo ML. Intramuscular ACTH or placebo in the treatment of hyperemesis gravidarum. *Acta Obstet Gynecol Scand* 1979;58:453–455.
29. Nelson-Piercy C, Fayers P, de Swiet M. Randomised, double-blind, placebo-controlled trial of corticosteroids for the treatment of hyperemesis gravidarum. *Br J Obstet Gynaecol* 2001;108:9–15.
30. Safari HR, Fassett MJ, Souter IC, et al. The efficacy of methylprednisolone in the treatment of hypermesis gravidarum: a randomized, double-blind, controlled study. *Am J Obstet Gynecol* 1998;179: 921–924.
31. General Practitioner's Research Group. Hyperemesis treated with a pharmacologically inert compound. *Practitioner* 1966;196:711–714.

Kommentar

Ulrich Lattermann

Übelkeit und Erbrechen in der Frühschwangerschaft (Emesis gravidarum) kommen bei 70–85 % der Schwangeren vor.
Die *Hyperemesis gravidarum* ist ein anhaltendes, erstmals vor der 20. SSW aufgetretenes Erbrechen, das zu Störungen im Flüssigkeits- und Elektrolythaushalt führt. Hiervon sind 0.3–1,0 % der Schwangeren betroffen.

Übelkeit und Erbrechen in der Frühschwangerschaft

Die Ätiologie ist unklar, endokrine und psychische Faktoren werden diskutiert.
Therapeutische Ziele sind, das subjektive Befinden durch Linderung der Übelkeit und Senkung der Erbrechensfrequenz zu bessern, und einen Flüssigkeits- und Elektrolytverlust auszugleichen.
Bei der *Emesis gravidarum* verringert Ingwer zumindest Übelkeit und Würgereiz, möglicherweise auch die Häufigkeit des Erbrechens. In Deutschland sind Antihistaminika vom Typ der H1-Antagonisten gebräuchlicher, sie mindern die Übelkeit und die Episoden des Erbrechens. Die Supplementation von Cyanocobalamin (Vitamin B_{12}) senkt die Erbrechensfrequenz, von Pyridoxin (Vitamin B_6) reduziert die Übelkeit.
Bei der Therapie der *Hyperemesis gravidarum* steht der Ausgleich eines relevanten Wasser- und Elektrolytverlustes im Vordergrund. Unterstützende Medikation mit H1-Antagonisten und den Vitaminen B_{12} und B_6 ist sinnvoll.

Wochenbettdepression

Suchdatum: Januar 2004

Louise Howard

Frage	Welche Effekte haben verschiedene Therapien?

Nutzen wahrscheinlich

Antidepressiva (Fluoxetin)[3, 4, 18–25]

Aus einer kleinen RCT mit eingeschränkter Aussagekraft gibt es Hinweise, dass eine Fluoxetin-Behandlung zur Besserung der postnatalen Depression nach 4 und 12 Wochen post partum führen kann verglichen mit Placebo. Im Rahmen der RCT gab es Schwierigkeiten mit der Teilnehmerrekrutierung sowie eine hohe Drop-out-Rate, des Weiteren waren stillende Frauen von der Studienteilnahme ausgeschlossen. Es konnten keine RCTs gefunden werden, in denen eine Fluoxetingabe in zufrieden stellender Form mit einer psychologischen Behandlung verglichen wurde. Es fanden sich weder RCTs zu den Effekten anderer Antidepressiva bei Frauen mit Wochenbettdepression noch RCTs, in denen andere Antidepressiva zufrieden stellend mit Psychotherapien verglichen werden.

Kognitive Verhaltenstherapie (Einzeltherapie)[33–35]

Einer RCT mit eingeschränkter Aussagekraft zufolge führen sowohl die kognitive Verhaltenstherapie als auch eine ideale Standardbetreuung zu einer Verbesserung der depressiven Symptomatik, es zeigte sich jedoch kein signifikanter Unterschied zwischen den beiden Behandlungsformen. Belege mit eingeschränkter Aussagekraft aus einer RCT deuten darauf hin, dass eine kognitive Verhaltenstherapie zu einer kurzfristigen Besserung der postnatalen Depression führt (direkt nach der Behandlung) im Vergleich zu der üblichen primären Gesundheitsversorgung. In der RCT konnten keine eindeutigen längerfristigen Vorteile (9 Monate bis 5 Jahre post partum) der kognitiven Verhaltenstherapie festgestellt werden verglichen mit der üblichen primären Gesundheitsversorgung, nicht-direktiver Beratung oder Psychotherapie.

Interpersonelle Psychotherapie[20, 24, 38–41]

Aus einer RCT geht hervor, dass interpersonelle Psychotherapie zur Besserung der postnatalen Depression nach 12 Wochen führte verglichen mit einer Kontrollgruppe, in der die Frauen zunächst 12 Wochen auf einer Warteliste standen, bevor mit der Therapie begonnen wurde.

Nicht-direktive Beratung[20, 30–34]

Zwei RCTs mit eingeschränkter Aussagekraft weisen darauf hin, dass eine nicht-direktive Beratung kurzfristig (direkt nach der Behandlung) zu einer Besserung der postnatalen Depression führt verglichen mit der üblichen primären Gesundheitsversorgung. Eine der beiden RCTs, in der ein Follow-up über 12 Wochen post patum hinaus durchgeführt wurde, ergab keine eindeutigen langfristigen Vorteile (9 Monate bis 5 Jahre post partum) einer nicht-direktiven Beratung verglichen mit der üblichen primären Gesundheitsversorgung, kognitiver Verhaltenstherapie oder Psychotherapie.

Psychotherapie[2, 33, 34]

Belege mit eingeschränkter Aussagekraft einer RCT deuten darauf hin, dass eine Psychotherapie zu einer kurzfristigen Besserung der postnatalen Depression (direkt nach der Behandlung) führen kann im Vergleich zu der üblichen primären Gesundheitsversorgung. Es konnten jedoch keine längerfristigen Vorteile (9 Monate bis 5 Jahre post partum) der Psychotherapie festgestellt werden verglichen mit der üblichen primären Gesundheitsversorgung, nicht-direktiver Beratung oder kognitiver Verhaltenstherapie.

Nutzen unbekannt

Antidepressiva (außer Fluoxetin)

Es konnten keine RCTs gefunden werden, in denen die Effektivität von Antidepressiva in der Behandlung von Frauen mit postnataler Depression untersucht wurde. Des Weiteren wurden keine RCTs ermittelt, in denen andere Antidepressiva als Fluoxetin in zufrieden stellender Form mit einer psychologischen Behandlung verglichen wurden.

Kognitive Verhaltenstherapie (Gruppentherapie)[36]

In einer kleinen RCT mit Frauen mit ausgeprägter depressiver Symptomatik zeigte sich, dass eine kognitive Verhaltenstherapie als Gruppentherapie zu einer Besserung der Symptome nach 6 Monaten führte verglichen mit der üblichen primären Gesundheitsversorgung.

Hormone[20, 27, 28]

Belege mit eingeschränkter Aussagekraft einer kleinen RCT deuten darauf hin, dass die Gabe von Östrogenen bei Frauen mit schwerer postnataler Depression zu einer Besserung der Symptomatik nach 3 und 6 Monaten führt verglichen mit einem Placebo.

Lichttherapie[20, 29]

Es konnten keine RCTs gefunden werden, in denen eine Lichttherapie untersucht wurde.

Unterstützung der Mutter-Kind-Interaktion[42–44]

Aus einer kleinen RCT geht hervor, dass eine Unterstützung der Mutter-Kind-Interaktion keinen signifikanten Effekt auf das Ausmaß der Depressionssymptomatik (ermittelt über einen Score) hatte verglichen mit der üblichen Behandlung. Sie führte jedoch dazu, dass die Mütter innerhalb von 10 Wochen nach Beginn der Behandlung positiver auf ihr Kind reagierten.

Psychologische Beratung und Training zusammen mit dem Partner[20, 37]

Einer kleinen RCT zufolge führt eine psychologische Beratung und Training zusammen mit dem Partner nach 10 Wochen zu niedrigeren Depressions-Scores bei der Wöchnerin sowie einer geringeren psychiatrischen Morbidität des Partners verglichen mit einer psychologischen Beratung und Training ohne den Partner.

Telefonische Unterstützung durch andere Mütter[45]

Einer kleinen RCT zufolge führt eine telefonische Unterstützung durch andere Mütter zu niedrigeren Depressions-Scores nach 8 Wochen verglichen mit der üblichen Behandlung.

Definition

Die postnatale Depression wird im Allgemeinen definiert als eine nicht-psychotische Depression innerhalb der ersten 6 Monate nach der Geburt. Psychische Störungen im Wochenbett sind erst in jüngster Zeit als separate Krankheitsbilder in die psychiatrischen Klassifikationen aufgenommen worden. Dennoch müssen sowohl die International Classification of Diseases (ICD-10)[1] als auch das Diagnostic and Statistical Manual of Mental Disorders, 4. Auflage (DSM-IV) bestimmte Kriterien erfüllen, die ihre Anwendbarkeit einschränken: der ICD-10-Katalog kategorisiert psychische Störungen, die nach der Geburt auftreten, zwar als puerperale Störungen, jedoch nur dann, wenn sie sich nicht an anderer Stelle einordnen lassen. Im DSM-IV-Handbuch ist eine Einordnung von psychischen Störungen als „postpartale Störung" möglich, wenn sie innerhalb von 4 Wochen nach der Geburt einsetzen.[2] In der klinischen Praxis und Forschung wird häufig die o. a. weiter gefasste Definition angewandt, denn unabhängig davon, ob eine postnatale Depression sich tatsächlich von einer allgemeinen Depression unterscheidet, sind bei einer Depression im Wochenbett spezifische Aspekte in Bezug auf die Wöchnerin zu beachten ebenso wie Implikationen für die Entwicklung des Kindes (s.a. Prognose). Die Symptome einer postnatalen Depression sind denen einer Depression in anderen Lebensphasen vergleichbar. Hierzu gehören eine gedrückte Stimmung, Schlafstörungen, Appetitstörungen, tageszeitbedingte Stimmungsschwankungen, Konzentrationsstörungen und Reizbarkeit. Zusätzlich erleben Frauen mit einer postnatalen Depression jedoch noch Schuldgefühle hinsichtlich ihrer Unfähigkeit, sich um ihr Neugeborenes zu kümmern. In vielen Ländern wird die Edinburgh Postnatal Depression Scale[3, 4] als Screeninginstrument zur Früherkennung der postnatalen Depression eingesetzt.

Inzidenz/ Prävalenz

Die Prävalenz der postnatalen Depression ist der der Depression außerhalb des Wochenbetts bei Frauen vergleichbar. Gleichzeitig ist die Inzidenz der Depression im ersten Monat nach der Geburt gegenüber der durchschnittlichen monatlichen Inzidenz bei nicht schwangeren Frauen um das Dreifache erhöht.[5] Studie aus verschiedenen Kulturen haben eine konsistente Inzidenz der postnatalen Depression von 10–15 % gezeigt[6], wobei die Raten bei Teenager-Müttern höher lagen. Eine Metaanalyse von Studien überwiegend aus Industrieländern ergab eine Inzidenz der postnatalen Depression von 12–13 %.[7]

Ätiologie/ Risikofaktoren

In drei systematischen Übersichten wurden folgende Risikofaktoren für das Auftreten einer postnatalen Depression identifiziert: eine psychische Störung in der Anamnese (einschließlich einer vorangegangenen postnatalen Depression), geringe soziale Unterstützung, Partnerschaftsprobleme sowie belastende Erlebnisse in der jüngeren Vergangenheit.[7–9]

Prognose

In den meisten Fällen klingt eine postnatale Depression innerhalb von 3–6 Monaten spontan ab[10], dennoch leiden etwa ein Viertel der betroffenen Frauen ein Jahr post partum nach wie vor unter der Depression.[11] In den Industrieländern stellt der Suizid heutzutage die wichtigste mütterliche Todesursache im ersten Jahr nach der Geburt dar.[12] Gleichzeitig ist diese Suizidrate niedriger als bei im Alter vergleichbaren Frauen, die nicht innerhalb des vorangegangenen Jahres geboren haben.[13] Es besteht ein Zusammenhang zwischen postnataler Depression und einer geringeren Wahrscheinlichkeit für eine stabile Mutter-Kind-Bindung[15], Defiziten in der Mutter-Kind-Interaktion und einer gestörten kognitiven und emotionalen Entwicklung des Kindes, insbesondere bei Jungen, die in sozial benachteiligten Gebieten leben.[15–17] Dieser Zusammenhang bleibt signifikant selbst wenn anschließende depressive Episoden der Mutter in der Analyse berücksichtigt werden.

Literatur

1. World Health Organization. *Tenth Revision of the International Classification of Diseases and Related Health Problems. Clinical Descriptions and Diagnostic Guidelines.* Geneva: WHO, 1992.
2. American Psychiatric Association. *Diagnostic and Statistical Manual of Mental Disorders, fourth edition.* New York: American Psychiatric Association, 1994.
3. Murray L, Carothers AD. The validation of the Edinburgh Post-natal Depression Scale on a community sample. *Br J Psychiatry* 1990;157:288–290.
4. Cox JL, Holden JM, Sagovsky R. Detection of postnatal depression. Development of the 10-item Edinburgh Postnatal Depression Scale. *Br J Psychiatry* 1987;150:782–786.
5. Cox JL, Murray D, Chapman G. A controlled study of the onset, duration and prevalence of postnatal depression. *Br J Psychiatry* 1993;163:27–31.

6. Kumar R. Postnatal mental illness: a transcultural perspective. *Soc Psychiatry Psychiatr Epidemiol* 1994;29:250–264.
7. O'Hara MW, Swain AM. Rates and risks of postpartum depression: a meta-analysis. *Int Rev Psychiatry* 1996;8:37–54.
8. Beck CT. A meta-analysis of predictors of postpartum depression. *Nurs Res* 1996;45:297–303.
9. Wilson LM, Reid AJ, Midmer DK, et al. Antenatal psychosocial risk factors associated with adverse postnatal family outcomes. *CMAJ* 1996;154:785–799.
10. Cooper PJ, Murray L. Course and recurrence of postnatal depression. Evidence for the specificity of the diagnostic concept. *Br J Psychiatry* 1995;166:191–195.
11. Kumar R, Robson KM. A prospective study of emotional disorders in childbearing women. *Br J Psychiatry* 1984;144:35–47.
12. *The fifth report of the Confidential Enquiries into Maternal Deaths in the United Kingdom*. London: Royal College of Obstetricians and Gynaecologists, 2001.
13. Appleby L. Suicide during pregnancy and in the first postnatal year. *BMJ* 1991;302:137–140.
14. Martins C, Gaffan EA. Effects of early maternal depression on patterns of infant–mother attachment: a meta-analytic investigation. *J Child Psychol Psychiatry* 2000;41:737–746.
15. Murray L, Cooper PJ. The impact of postpartum depression on child development. *Int Rev Psychiatry* 1996;8:55–63.
16. Carter AS, Garrity-Rokous EF, Chazan-Cohen R, et al. Maternal depression and comorbidity: Predicting early parenting, attachment security, and toddler social-emotional problems and competencies. *J Am Acad Child Adolesc Psychiatry* 2001;40:18–26.
17. Hay DF, Pawlby S, Sharp D, et al. Intellectual problems shown by 11-year-old children whose mothers had postnatal depression. *J Child Psychol Psychiatry* 2001;42:871–889.
18. Mulrow C, Williams J, Trivedi M, et al. Treatment of depression – newer pharmacotherapies. *Psychopharm Bull* 1998;34:409–795. Search date 1998.
19. Hoffbrand S, Howard LM, Crawley H. Antidepressant drug treatment for postnatal depression. In: The Cochrane Library, Issue 2, 2001. Oxford: Update Software. Search date 1999; primary sources the Cochrane Depression, Anxiety and Neurosis Group's Specialised Register of Controlled Trials, Cochrane Library Controlled Trials Register, Cochrane Pregnancy and Childbirth Group's Specialised Register, Medline, Science Citation Index, MIDIRS Midwifery Database, UK National Research Register, HSRProj, Current Controlled Trials website, search of reference lists and book bibliographies, and contact with pharmaceutical companies, experts and organisations.
20. Boath E, Henshaw C. The treatment of postnatal depression: a comprehensive literature overview. *J Reprod Infant Psychol* 2001;19:215–248. Search date 2000; primary sources Medline, PsychLit, Sociofile, CINAHL, COPAC, published books held by BL, hand search, reference checking and search of Marce Society conference proceedings and abstracts.
21. Appleby L, Warner R, Whitton A, et al. A controlled study of fluoxetine and cognitive-behavioural counselling in the treatment of postnatal depression. *BMJ* 1997;314:932–936.
22. Spitzer RL, Endicott J, Robins E. Research diagnostic criteria: rationale and reliability. *Arch Gen Psychiatry* 1978;35:773–782.
23. Lewis G, Pelosi AJ, Arya R, et al. Measuring psychiatric disorder in the community: a standardised assessment for use by lay interviewers. *Psychol Med* 1992;22:465–486.
24. Hamilton M. Hamilton depression scale. In: Guy W, ed. *ECDEU assessment manual for psychopharmacology, revised edition*. Rockville MD: U.S. National Institute of Mental Health Psychopharmacology Research Branch, 1976:179–192.
25. Burt VK, Suri R, Altshuler L, et al. The use of psychotropic medications during breast-feeding. *Am J Psychiatry* 2001;158:1001–1009.
26. Austin M, Mitchell P. Use of psychotropic medications in breastfeeding women: acute and prophylactic treatment. *Aust N Z J Psychiatry* 1998;32:778–784.
27. Lawrie TA, Herxheimer A, Dalton K. Oestrogens and progestogens for preventing and treating postnatal depression. In: The Cochrane Library, Issue 2, 2003. Oxford: Update Software. Search date 2001; primary sources Cochrane Pregnancy and Childbirth Group's Specialised Register of Controlled Trials, Cochrane Controlled Trials Register, reference list check.
28. Gregoire AJP, Kumar R, Everitt B, et al. Transdermal oestrogen for treatment of severe postnatal depression. *Lancet* 1996;347:930–933.
29. Corral M, Kuan A, Kostaras D. Bright light therapy's effect on postpartum depression. *Am J Psychiatry* 2000;157:303–304.
30. Elkan R, Kendrick D, Hewitt M, et al. The effectiveness of domiciliary health visiting: a systematic review of international studies and a selective review of the British literature. *Health Technol Assess* 2000;4:1–339. Search date 1997; primary sources Medline, CINAHL, EMBASE, the internet, the Cochrane Library, index to theses, hand search of *Health Visitor*, reference list check, and contact with key individuals and organisations.

31. Ray KL, Hodnett ED. Caregiver support for postpartum depression. In: The Cochrane Library, Issue 2, 2003. Oxford: Update Software. Search date 2001; primary source Cochrane Pregnancy and Childbirth Group trials register.
32. Holden JM, Sagovsky R, Crawley H. Counselling in a general practice setting: controlled study of health visitor intervention in treatment of postnatal depression. *BMJ* 1989;298:223–226.
33. Cooper PJ, Murray L, Wilson A, et al. Controlled trial of the short and long-term effect of psychological treatment of postpartum depression. I. Impact on maternal mood. *Br J Psychiatry* 2003;182:412–419.
34. Murray L, Cooper PJ, Wilson A, et al. Controlled trial of the short and long-term effect of psychological treatment of postpartum depression: 2: Impact on the mother–child relationship and child outcome. *Br J Psychiatry* 2003;182:420–427.
35. Prendergast J, Austin M-P. Early childhood nurse-delivered cognitive behavioural counselling for postnatal depression. *Australas Psychiatry* 2001;9:255–259.
36. Honey K, Bennet P, Morgan M. A brief psycho-educational group intervention for postnatal depression. *Br J Clin Psychol* 2002;41:405–409.
37. Misri S, Kostaras X, Fox D, et al. The impact of partner support in the treatment of postnatal depression. *Can J Psychiatry* 2000;45:554–558.
38. O'Hara MW, Stuart S, Gorman, L, et al. Efficacy of interpersonal psychotherapy for postpartum depression. *Arch Gen Psychiatry* 2000;57:1039–1045.
39. Weissman MM, Bothwell S. Assessment of social adjustment by patient self-report. *Arch Gen Psychiatry* 1976;33:1111–1115.
40. O'Hara MW, Hoffman JG, Phillips LHC, et al. Adjustment in childbearing women: the Postpartum Adjustment Questionnaire. *Psychol Assess* 1992;4:160–169.
41. Spanier GB. Measuring dyadic adjustment: new scales for assessing the quality of marriage and similar dyads. *J Marriage Fam* 1976;38:15–28.
42. Horowitz JA, Bell M, Trybulski J, et al. Promoting responsiveness between mothers with depressive symptoms and their infants. *J Nurs Scholarsh* 2001;33:323–329.
43. Censullo M, Bowler R, Lester B, et al. Development of an instrument to measure infant–adult synchrony. *Nurs Res* 1987;36:244–248.
44. Censullo M. *Dyadic mutuality code manual.* Wellesley MA: Wellesley College Center for Research on Women, 1991.
45. Dennis C. The effect of peer support on postpartum depression: a pilot randomized controlled trial. *Can J Psychiatry* 2003;48:115–124.

Asthma und pfeifende Atemgeräusche bei Kindern

Suchdatum: Juni 2003

Duncan Keeley und Michael McKean

Frage **Welche Effekte haben unterschiedliche Behandlungsmethoden bei akutem kindlichem Asthma?**

Nutzen belegt

Sauerstoff (bei fehlenden Belegen aus RCTs; Kategorisierung basiert auf Beobachtungen und starkem Konsens darüber, dass Sauerstoff von Nutzen ist)[6]
Eine RCT zum Vergleich zwischen der Verabreichung von Sauerstoff und einer Behandlung ohne Sauerstoff bei akutem schwerem Asthmaanfall ist ethisch nicht zu rechtfertigen. Eine prospektive Kohortenstudie und klinische Erfahrungen unterstützen die Notwendigkeit der Sauerstoffgabe bei akutem Asthmaanfall.

Hoch dosierte inhalative Glukokortikoide[13–19]
Es fand sich eine systematische Übersicht, in der vier RCTs zum Vergleich von hoch dosierten inhalativen Glukokortikoiden und oralen Glukokortikoiden bei Kindern identifiziert wurden. Drei RCTs zufolge besteht bei Kindern mit *leichtem bis mittelschwerem Asthmaanfall* hinsichtlich der Hospitalisierungsrate kein signifikanter Unterschied zwischen inhalativ appliziertem Budesonid oder Dexamethason und oral appliziertem Prednisolon. Einer RCT bei Kindern mit *mittelschwerem bis schwerem Asthmaanfall* zufolge verringert orales Prednisolon im Vergleich zu inhalativem Fluticason die Zahl der stationären Einweisungen und die Lungenfunktion nach 4 Stunden. Einer nachfolgend durchgeführten RCT bei 4- bis 6-jährigen Kindern zufolge verbessert inhalatives Fluticason die Lungenfunktion über 7 Tage im Vergleich zu oralem Prednisolon signifikant. Einer anderen RCT bei 5- bis 16-jährigen stationär behandelten Kindern und Jugendlichen mit schwerem Asthmaanfall zufolge besteht hinsichtlich der Lungenfunktion 24 Stunden und 24 Tage nach Klinikeinweisung kein signifikanter Unterschied zwischen einer Therapie mit inhalativem Budesonid und oraler Prednisolontherapie.

Inhalatives Ipratropiumbromid in Ergänzung zu β_2-Mimetika (in der Notfallambulanz)[7, 8]
Einer systematischen Übersicht zufolge senken Mehrfachgaben von Ipratropiumbromid plus einem inhalierbaren β_2-Mimetikum (Fenoterol oder Salbutamol) im Vergleich zur alleinigen Therapie mit β_2-Mimetika bei Kindern und Jugendlichen im Alter von 18 Monaten bis zu 17 Jahren mit schweren Asthmaanfällen die Zahl der stationären Einweisungen und verbessern die Lungenfunktion bei schwerem Asthmaanfall. Bei Kindern mit leichten bis mittelschweren Asthmaanfällen verbessert bereits eine Einzeldosis von inhalierbarem Ipratropiumbromid plus β_2-Mimetikum (Fenoterol, Salbutamol oder Terbutalin) die Lungenfunktion im Vergleich zu einer alleinigen Therapie mit β_2-Mimetika für bis zu 2 Stunden, hat aber keine Auswirkungen auf die Zahl der Krankenhauseinweisungen.

Dosier-Aerosol plus Inhalationshilfen (Spacer) zur inhalativen β_2-Mimetika-Therapie (genauso wirksam wie Kompressionsvernebler)[9, 10]
Eine systematische Übersicht bei Kindern mit akutem, nicht lebensbedrohlichem Asthma, die alt genug für die Verwendung einer Inhalationshilfe (Spacer) waren, zeigte hinsichtlich des Effektes auf die Hospitalisierungsrate keinen signifikanten Unterschied zwischen Dosier-Aerosol plus Spacer einerseits und Kompressionsvernebler andererseits zur inhalati-

ven Applikation von β_2-Mimetika (Fenoterol, Salbutamol oder Terbutalin) oder β-Mimetikum (Orciprenalin). Bei Kindern, die Dosier-Aerosole mit Spacer verwenden, sind Aufenthaltsdauer in der Notaufnahme, Hypoxie und Herzfrequenz im Vergleich zu solchen, die β_2-Mimetika über Kompressionsvernebler erhalten haben, jedoch tendenziell geringer.

Systemische Glukokortikoide[11, 12]

Einer systematischen Übersicht zufolge erhöhen systemisch verabreichte Glukokortikoide die Wahrscheinlichkeit einer frühzeitigen Entlassung und senken innerhalb von 1–3 Monaten die Häufigkeit eines Rezidivs bei Kindern, die eines akuten Asthmas wegen hospitalisiert sind.

Nutzen wahrscheinlich

Theophyllin i.v.[20, 21]

Einer systematischen Übersicht bei 1- bis 19-jährigen Kindern bzw. Jugendlichen – die wegen eines schweren Asthmaanfalls in stationärer Behandlung waren – zufolge verbessert intravenös appliziertes Theophyllin im Vergleich zu Placebo nach 6–8 Stunden sowohl Lungenfunktion als auch Symptomen-Score, während hinsichtlich der Notwendigkeit einer zusätzlichen bronchodilatatorischen Therapie und der Verweildauer im Krankenhaus kein signifikanter Unterschied zu erkennen ist. Einer nachfolgend durchgeführten RCT bei 1- bis 17-jährigen Kindern bzw. Jugendlichen – die wegen eines schweren Asthmaanfalls in intensivmedizinischer Behandlung waren – zufolge verkürzt eine i.v. Theophyllintherapie im Vergleich zu einer Kontrollgruppe zwar signifikant die Zeitspanne, die vergeht, bis ein Asthma-Score von maximal 3 erreicht wird, während hinsichtlich der notwendigen Dauer einer Intensivbehandlung kein signifikanter Unterschied zur Kontrollgruppe zu beobachten ist.

Wirksamkeit unbekannt

Inhalatives Ipratropiumbromid in Ergänzung zu β_2-Mimetika (nach initialer Stabilisierung)[7, 8]

Einer RCT bei Kindern – die mit initial stabilisiertem schwerem Asthmaanfall stationär aufgenommen worden waren – zufolge besteht hinsichtlich des klinischen Asthma-Scores innerhalb der ersten 36 Stunden kein signifikanter Unterschied zwischen Ipratropiumbromid (über Vernebler), Placebo plus Salbutamol (β_2-Mimetikum) und einem Kortikosteroid (Hydrocortison oder Prednison).

Frage **Welche Effekte haben Monotherapien bei der Prophylaxe von kindlichem Asthma?**

Nutzen erwiesen

Glukokortikoide per inhalationem[22–43]

Einer systematischen Übersicht zufolge verbessern prophylaktisch inhalierte Glukokortikoide bei kindlichem Asthma im Vergleich zu Placebo Symptome und Lungenfunktion. RCTs zufolge kommt es unter inhalativen Glukokortikoiden im Vergleich zu Placebo zu einer leichten Wachstumsretardierung, auch wenn langfristige Nachbeobachtungen dafür sprechen, dass die Kinder als Erwachsene normale Körperhöhe erreichen. In seltenen Fällen wurden inhalative Kortikosteroide mit einer Suppression der Nebenniere in Verbindung gebracht. Einer RCT bei 6- bis 16-jährigen Kindern zufolge besteht hinsichtlich der Besserung der Asthmasymptome kein signifikanter Unterschied zwischen inhaliertem Beclomethason und Theophyllin. Durch eine inhalative Beclomethasontherapie verringert sich jedoch der Bedarf an Bronchodilatatoren und oralen Glukokortikoiden. Kleinen

RCTs zufolge sind inhalative Glukokortikoide hinsichtlich der Symptome und der Lungenfunktion wirksamer als Na-Cromoglycat.
RCTs bei 5- bis 16-jährigen Kindern bzw. Jugendlichen zufolge führen inhalierte Glukokortikoide (Beclomethason, Budosenid oder Fluticason) im Vergleich zu inhalierten lang wirksamen β_2-Mimetika (Salmeterol) oder inhaliertem Nedocromil bei Kindern mit Asthma zu einer Verbesserung der Symptome und der Lungenfunktion.

Nedocromil per inhalationem [46, 47]

Zwei RCTs bei 6- bis 12-jährigen Kindern zufolge verringert inhalatives Nedocromil im Vergleich zu Placebo den Symptom-Score, die Schwere des Asthma sowie den Bedarf an Bronchodilatatoren und verbessert die Lungenfunktion. Einer großen RCT bei 5- bis 12-jährigen Kindern mit leichtem bis mittelschwerem Asthma zufolge besteht hinsichtlich der Lungenfunktion, der Hospitalisierungsrate oder des Symptomen-Scores auf Tagebuchkarten kein signifikanter Unterschied zwischen Nedocromil und Budesonid oder Placebo, während hinsichtlich verschiedener anderer Parameter von Asthmasymptomen und -morbidität Budesonid wirksamer war als Nedocromil und Nedocromil wirksamer als Placebo.

Orales Montelukast[52, 53]

Einer RCT bei 6- bis 14-jährigen Kindern zufolge erhöht orales Montelukast (ein Leukotrien-Rezeptor-Antagonist) im Vergleich zu Placebo vom Ausgangswert aus die mittlere morgendliche Einsekundenkapazität und verringert den Tagesbedarf an β_2-Mimetika, während hinsichtlich der Tagessymptome und des nächtlichen Aufwachens auf Grund asthmatischer Atemnot kein signifikanter Unterschied zu Placebo besteht. Einer anderen RCT bei 2- bis 5-jährigen Kindern zufolge verbessert Montelukast im Vergleich zu Placebo zwar den durchschnittlichen Tagessymptom-Score und verringert den Bedarf an notfallmäßig applizierten Steroiden, zeigte aber im Vergleich zu Placebo keinen signifikanten Unterschied hinsichtlich des durchschnittlichen Nachtsymptom-Scores. Es fanden sich keine RCTs zum direkten Vergleich von oral appliziertem Montelukast und inhalativen Glukokortikoiden.

Nutzen und Schaden abzuwägen

Salmeterol per inhalationem [30, 48]

Zwei RCTs bei 4- bis 14-jährigen Kindern zufolge verbessert inhalatives Salmeterol im Vergleich zu Placebo zwar die Lungenfunktion, die Belege zu einem verringerten Salbutamolbedarf sind dagegen widersprüchlich. Einer RCT zum Vergleich von inhalativem Salmeterol und Beclomethason zufolge kommt es unter Salmeterol zu einer signifikanten Verschlechterung der Bronchialreaktivität.

Orales Theophyllin[49–51]

Einer kleinen RCT bei 6- bis 15-jährigen Kindern zufolge erhöht oral appliziertes Theophyllin im Vergleich zu Placebo signifikant die mittleren morgendlichen Peak-Flow-Werte und verringert die durchschnittliche Zahl nächtlicher Asthmaanfälle und benötigter Bronchodilatator-Dosen. Einer anderen RCT bei 6- bis 16-jährigen Kindern bzw. Jugendlichen zufolge besteht zwar hinsichtlich der Verbesserung der Asthmasymptome kein signifikanter Unterschied zwischen oralem Theophyllin und inhalativem Beclomethason, der Bedarf an Bronchodilatatoren und oralen Glukokortikoiden ist jedoch über einen Beobachtungszeitraum von einem Jahr unter Theophyllin höher. Werden die therapeutischen Blutspiegel überschritten, kommt es bei Theophyllin außerdem zu schweren Nebenwirkungen (Herzrhythmusstörungen, Krämpfe).

Wirksamkeit unbekannt

Inhalatives Na-Cromoglycat[44, 45]

Eine systematische Übersicht lieferte keine ausreichenden Belege für eine prophylaktische Behandlung mit Na-Cromoglycat bei Kindern bzw. Jugendlichen von unter einem Jahr bis 18 Jahren. Mehreren vergleichenden RCTs zufolge ist Na-Cromoglycat hinsichtlich der Besserung der Symptome und der Lungenfunktion nicht so wirksam wie inhalative Glukokortikoide.

Frage **Welche Effekte haben Zusatztherapien bei Asthma, das durch Standardtherapie mit inhalativen Glukokortikoiden nicht ausreichend beherrschbar ist?**

Wirksamkeit unbekannt

Höher dosierte inhalative Glukokortikoide[54]

Eine RCT bei 6- bis 16-jährigen Kindern unter inhaliertem Beclomethason, bei der die Wirksamkeit einer zusätzlichen zweiten Dosis Beclomethason mit denen eines Placebo verglichen wurde, zeigte keine signifikanten Unterschiede hinsichtlich Lungenfunktion, Symptom-Score, Anfallshäufigkeit oder bronchialer Reaktivität. Aber in der Gruppe mit Erhöhung des Beclomethason fand sich nach einem Jahr eine signifikante Verringerung der Wachstumsgeschwindigkeit.

Salmeterol per inhalationem[54, 55]

Einer RCT an Kindern bzw. Jugendlichen im Alter von 6 bis 16 Jahren zufolge erhöht der Zusatz von Salmeterol, einem lang wirksamen β_2-Mimetikum, die Peak-Flow-Raten in den ersten paar Monaten, zeigte jedoch nach einem Jahr keinen Anstieg. Auch eine zweite, kurze RCT an Kindern im Alter zwischen 4 und 16 Jahren ergab nach Zusatz von Salmeterol einen morgendlichen Anstieg der Peak-Flow-Raten und mehr symptomfreie Tage nach 3 Monaten.

Orales Montelukast[57, 58]

Eine Cross-over-RCT bei Kindern an Kindern im Alter von 6 bis 14 Jahren mit persistierendem Asthma, die für mindestens 6 Monate mit inhalativem Budesonid behandelt worden waren, ergab, dass die zusätzliche Gabe von Montelukast, einem Leukotrien-Antagonisten, verglichen mit Placebo zu einer Verbesserung der Lungenfunktion und über einen Beobachtungszeitraum von 4 Wochen zu einer Verringerung der Asthmaanfälle führt. Diese Unterschiede waren zwar statistisch signifikant, aber aus klinischer Sicht nur gering.

Orales Theophyllin[43, 56]

Einer kleinen RCT zufolge wird bei zusätzlicher Gabe von Theophyllin statt Placebo zu einer vorbestehenden Therapie die Zahl der symptomfreien Tage erhöht und die Notwendigkeit einer zusätzlichen Gabe Orciprenalin, einem β-Mimetikum, oder Glukokortikoiden (Beclomethason oder Prednisolon) über einen Beobachtungszeitraum von 4 Wochen vermindert. Es fanden sich unzureichende Belege, um diese kurzfristigen Vorteile und langfristige Schäden gegeneinander abzuwägen.

Frage **Welche Effekte haben unterschiedliche Behandlungsmethoden auf akute Obstruktion im Säuglingsalter?**

Nutzen wahrscheinlich

Ipratropiumbromid in Ergänzung zu Fenoterol[65]

Einer in einer systematischen Übersicht identifizierten RCT bei 3- bis 24-monatigen Kindern zufolge verringert die zusätzliche Gabe von Ipratropiumbromid zu Fenoterol, einem kurz wirksamen β_2-Mimetikum, im Vergleich zur alleinigen Fenoteroltherapie den Prozentsatz der Kinder, die 45 Minuten nach der initialen Therapie noch eine weitere Behandlung benötigen.

Salbutamol per inhalationem[65]

Eine RCT an Säuglingen im Alter von 3 Monaten bis 2 Jahren zeigte, dass vernebeltes Salbutamol (ein kurz wirksames β_2-Mimetikum) die Atemfrequenz verbessert, jedoch zeigte sich kein signifikanter Unterschied hinsichtlich der Rate stationärer Einweisungen. Eine weitere RCT an Kindern im Alter von unter 18 bis zu 36 Monaten zeigte hinsichtlich einer Veränderung in Bezug auf die Ausgangswerte klinischer Symptom-Scores keinen signifikanten Unterschied zwischen Salbutamol und Placebo.

Kurz wirksame β_2-Mimetika, appliziert über Dosier-Aerosol/Spacer versus Kompressionsvernebler[59–64]

Zwei RCTs bei Kindern bis zu 5 Jahren zufolge besteht hinsichtlich der Hospitalisierungsraten kein signifikanter Unterschied zwischen der Wirksamkeit von über Dosier-Aerosol/Spacer und über Kompressionsvernebler appliziertem Salbutamol. Einer anderen RCT bei 1- bis 24-monatigen Kleinkindern zufolge besteht auch bei Terbutalin kein signifikanter Unterschied zwischen beiden Applikationsformen. Mögliche Nebenwirkungen inhalativer β_2-Mimetika sind Tachykardie, Tremor und Hypokaliämie.

Wirksamkeit unbekannt

Hoch dosierte inhalative Glukokortikoide[67]

Einer systematischen Übersicht zufolge verringert die Gabe hoch dosierter inhalativer Glukokortikoide zwar im Vergleich zu Placebo den Bedarf an oralen Glukokortikoiden, der Unterschied ist allerdings statistisch nicht signifikant. Der Übersicht zufolge gibt es außerdem im Vergleich zu Placebo elterlicherseits eine eindeutige Präferenz für inhalative Glukokortikoide. Die klinische Bedeutung dieser Ergebnisse ist jedoch unklar.

Ipratropiumbromid per inhalationem[65, 68]

Es fanden sich keine RCTs zum Vergleich von inhalativem Ipratropiumbromid und Placebo in der Behandlung akuter asthmatischer Atemgeräusche.

Orales Prednisolon[66]

Eine kleine RCT zeigte hinsichtlich der täglichen Symptom-Scores keinen signifikanten Unterschied zwischen oralem Prednisolon (einem Kortikosteroid) und Placebo.

Frage **Welche Effekte hat eine Prophylaxe bei Säuglingen und Kleinkindern mit giemenden Atemgeräuschen?**

Nutzen wahrscheinlich

Orales Salbutamol[69, 70]

Einer in einer systematischen Übersicht identifizierten RCT bei 3- bis 14-monatigen Kleinkindern zufolge verringert orales Salbutamol (ein kurz wirksames β_2-Mimetikum) im Vergleich zu Placebo das Risiko eines Therapiefehlschlags.

Nutzen und Schaden abzuwägen

Höher dosiertes inhalatives Budesonid[72, 73]

Einer RCT bei 6- bis 30-monatigen Kleinkindern zufolge verringern höhere prophylaktische Dosen inhalativen Budesonids (eines Glukokortikoids) über einen 12-wöchigen Beobachtungszeitraum im Vergleich zu Placebo die Symptome und den Prozentsatz giemender Kinder, können aber die Zahl akuter Giemattacken pro Kind nicht signifikant senken. Einer anderen RCT bei 11- bis 36-monatigen Kindern zufolge senken höhere prophylaktische Budesonid-Dosen zwar signifikant den Prozentsatz der Tage mit zusätzlich erforderlicher oraler Prednisolongabe, Atemgeräusche und nächtliche Schlafstörungen, können den Husten aber nicht signifikant bessern. Höhere Dosen inhalativer Glukokortikoide können zu Nebenwirkungen führen.

Wirksamkeit unbekannt

Inhalatives Ipratropiumbromid[65, 68]

Einer in einer systematischen Übersicht identifizierten RCT zufolge besteht hinsichtlich der Symptomlinderung kein signifikanter Unterschied zwischen vernebeltem Ipratropiumbromid und Placebo. Die Studie hatte jedoch zu wenig Patienten, um einen klinisch bedeutsamen Unterschied zwischen den beiden Behandlungen auszuschließen.

Salbutamol per inhalationem [59, 69–71]

Zwei in einer systematischen Übersicht bei bis zu 2-jährigen Säuglingen und Kleinkindern identifizierten RCTs zufolge besteht hinsichtlich der Symptomlinderung kein signifikanter Unterschied zwischen inhaliertem Salbutamol (einem kurz wirksamen β_2-Mimetikum) und Placebo.

Niedrig dosiertes Budesonid[74–76]

Drei RCTs lieferten keine eindeutigen Belege für die Wirksamkeit niedriger prophylaktischer Dosen von inhalativem Budesonid (einem Glukokortikoid) bei 1 Woche bis 6 Jahre alten Kindern mit rezidivierendem Giemen.

Nutzen unwahrscheinlich

Inhalatives Beclometason in Ergänzung zu Salbutamol[76]

Eine RCT zeigte im Vergleich zu additivem Placebo keine signifikante Verbesserung der Symptome durch inhalative Beclomethasongabe in Ergänzung zu einer inhalativen Salbutamoltherapie.

Definition Die Unterscheidung zwischen asthmatischem und nichtasthmatischem, viral bedingtem Giemen kann schwierig sein. Zwischen den Attacken persistierende Symptome und Zeichen sprechen ebenso für ein Asthma wie eine persönliche oder familiäre Vorgeschichte atopischer Erkrankungen, wie Ekzem oder Heuschnupfen. **Kindliches Asthma** ist gekennzeichnet durch chronischen oder rezidivierenden Husten, Atemnot und pfeifende Atemgeräusche (Giemen). Die Diagnose wird bei Kindern, die alt genug sind, um eine Spirometrie oder eine Peak-Flow-Messung durchzuführen, durch den Nachweis einer reversiblen Atemwegsobstruktion bestätigt. Bei Kindern sind – noch mehr als bei Erwachsenen – im Rahmen der Diagnostik andere Ursachen für rezidivierende Atemwegsobstruktionen sorgfältig auszuschließen. „Akutes Asthma" ist ein Begriff zur Beschreibung einer schweren Exazerbation von Asthmasymptomen, begleitet von Tachykardie und Tachypnoe. **Giemen bei Säuglingen** äußert sich als ein hoher, brummender oder pfeifender Laut, der vor allem beim Ausatmen zuhören ist und meistens durch akute Virusinfekte (siehe „Bronchitis, obstruktive, bei Kindern", S. 733) oder Asthma verursacht wird. Die klinische Unterscheidung ist nicht einfach.

Inzidenz/ Prävalenz

Kindliches Asthma: Studien zeigen einen steigenden Prozentsatz von Kindern mit der Diagnose Asthma. Das Ausmaß dieses Anstiegs ist nicht allein durch eine erhöhte diagnostische Aufmerksamkeit zu erklären. Im Rahmen einer Fragebogen-Studie wurden in Aberdeen, Schottland, 1964 eine Gruppe von 2510 und 1998 eine Gruppe von 3403 Kindern im Alter zwischen 8–13 Jahren befragt. In dem zwischen beiden Befragungen liegenden Zeitraum von 25 Jahren stieg die Diagnose von Asthma von 4 % auf 10 %.[1] Der Prävalenzanstieg von kindlichem Asthma von den 60er- zu den 80er-Jahren war begleitet von einem entsprechenden Anstieg der Klinikeinweisungen im selben Zeitraum.[2] In England und Wales entsprach dies einem Anstieg um das Sechsfache.[2] **Pfeifende Atemgeräusche bei Säuglingen und Kleinkindern** treten häufig auf und scheinen tendenziell zuzunehmen, wenn auch die Größenordnung der Steigerung nicht eindeutig ist. Einer schottischen Querschnittsstudie (1964 eine Gruppe von 2510 und 1998 eine Gruppe von 3403 Kindern im Alter zwischen 8 und 13 Jahren) zufolge stieg die Prävalenz pfeifender Atemgeräusche zwischen 1964 und 1989 von 10 % auf 20 % und die von anfallsartiger Atemnot im gleichen Zeitraum von 5 % auf 10 %.[1] Schwierigkeiten bei der Abgrenzung einzelner Gruppen (Phänotypen) und der transitorische Charakter der Symptome mit häufigen Spontanbesserungen beeinträchtigen die Ausagekraft vieler Studien.

Ätiologie/ Risikofaktoren

Kindliches Asthma: Asthma tritt gehäuft bei Kindern mit atopischer Veranlagung oder familiärer Belastung; häufigen und schweren Giemattacken und wechselnder Atemwegsobstruktion oder hyperreagiblem Bronchialsystem auf. Auslösende Faktoren sind Atemwegsinfekte, Hausstaubmilben, Haustierallergene, Tabakrauch und Angstzustände. **Pfeifende Atemgeräusche bei Säuglingen und Kleinkindern:** In den meisten Fällen werden die Attacken durch virale Atemwegsinfekte ausgelöst.

Prognose

Kindliches Asthma: Einer britischen Längsschnittstudie von Kindern des Jahrgangs 1970 zufolge sind bei 29 % der Kinder, die im Alter von 5 Jahren asthmatische Atemgeräusche zeigen, solche auch im Alter von 10 Jahren zu hören.[3] In einer anderen Studie wurde eine Gruppe von Kindern aus Melbourne, Australien, von ihrem 7. Lebensjahr bis ins Erwachsenenalter beobachtet. Der Studie zufolge hatte ein großer Teil (73 %) der Jungen, die im Alter von 14 Jahren gelegentlich Symptome gezeigt hatten bis zum Alter von 28 Jahren nur geringe oder gar keine Symptome mehr, während zwei Drittel der 14-Jährigen mit häufigen Symptomen auch im Alter von 28 Jahren unter rezidivierenden Anfällen litten.[4] **Pfeifende Atemgeräusche bei Säuglingen und Kleinkindern:** Die Ergebnisse einer Kohortenstudie (826 Neugeborene, die bis ins 6. Lebensjahr beobachtet wurden) deuten darauf hin, dass es mindestens drei prognostisch unterschiedliche Gruppen von pfeifenden Atemgeräuschen bei Säuglingen und Kleinkindern gibt.[5] Der Studie zufolge gibt es eine Gruppe (14 % aller Kinder, mit Risikofaktoren für atopisches Asthma wie erhöhte Immunglobulin E-Spiegel und mütterliches Asthma) „persistierender Giemer", bei denen das Giemen anfangs durch virale Infekte ausgelöst bis ins Schulalter persisierte. Eine zweite Gruppe (20 % aller Kinder, mit reduzierter Lungenfunktion im Säuglingsalter, aber ohne frühe Atopiemarker) „transitorischer Giemer", bei denen das Giemen ebenfalls durch Virusinfekte ausgelöst worden war, aber nach dem 3. Lebensjahr sistiert hatte, und eine dritte Gruppe (15 % aller Kinder) „später Giemer", welche die Atemgeräusche erst nach dem 3. Lebensjahr bis zum Erreichen des Schulalters entwickelten.[5] Einer anderen retrospektiven Kohortenstudie zufolge war es bei 14 % der Kinder mit einem Anfall und 23 % der Kinder mit vier oder mehr Anfällen in den ersten Lebensjahren bei einer Nachbeobachtung im Alter von 10 Jahren im vorangegangenen Jahr zu mindestens einer obstruktiven Erkrankung der Atemwege gekommen.[3] Die Applikation von inhalativen Medikamenten kann bei kleinen Kindern schwierig sein. Unstimmigkeiten in den Ergebnissen könnten deshalb zumindest teilweise auch auf Auswirkungen unterschiedlicher Medikamente, Applikationshilfen, Dosierungen, Symptommuster und einer uneinheitlichen therapeutischen Antwort bei kleinen Kindern zurückzuführen sein.

Literatur

1. Russell G, Ninan TK. Respiratory symptoms and atopy in Aberdeen school children: evidence from two surveys 25 years apart. *BMJ* 1992;304:873–875.
2. Kabesh M, Von Mutius E. Epidemiology and public health. In: Silverman M ed. *Childhood asthma and other wheezing disorders.* 2nd ed. London: Arnold, 2002.
3. Park ES, Golding J, Carswell F, et al. Pre-school wheezing and prognosis at 10. *Arch Dis Child* 1986;61:642–646.
4. Kelly WJW, Hudson I; Phelan PD, et al. Childhood asthma in adult life: a further study at 28 years of age. *BMJ* 1987;294:1059–1062.
5. Martinez FD, Wright AL, Taussig L, et al. Asthma and wheezing in the first six years of life. *N Engl J Med* 1995;333:133–138.
6. Geelhoed GC, Landau LI, Le Souef PN. Evaluation of SaO2 as a predictor of outcome in 280 children presenting with acute asthma. *Ann Emerg Med* 1994;23:1236–1241.
7. Plotnick LH, Ducharme FM. Combined inhaled anticholinergics and β2 agonists in the initial management of acute paediatric asthma. In: The Cochrane Library, Issue 2, 2003. Chichester, UK: John Wiley & Sons, Ltd. Search date 2000; primary sources Medline, Embase, Cinahl, hand searches of bibliographies of references, and contact with pharmaceutical companies for details of unpublished trials and personal contacts.
8. Goggin N, Macarthur C, Parkin PC. Randomized trial of the addition of ipratropium bromide to albuterol and corticosteroid therapy in children hospitalized because of an acute asthma exacerbation. *Arch Pediatr Adolesc Med* 2001;155:1329–1334.
9. Cates CJ. Holding chambers versus nebulisers for β-agonist treatment of acute asthma. In: The Cochrane Library, Issue 2, 2003. Chichester, UK: John Wiley & Sons, Ltd. Search date 2001; primary sources Medline and Cochrane Airways Review Group Register.
10. Chou KJ, Cunningham SJ, Crain EF. Metered-dose inhalers with spacers vs nebulizers for pediatric asthma. *Arch Pediatr Adolesc Med* 1995;149:201–205.
11. Smith M, Iqbal S, Elliott TM, et al. Corticosteroids for hospitalised children with acute asthma (Cochrane Review). In: The Cochrane Library, Issue 2, 2003. Chichester, UK: John Wiley & Sons, Ltd. Date of most recent amendment: 15 December 2002. Date of most recent substantive amendment: 30 October 2002.
12. Patel H, Macarthur C, Johnson D. Recent corticosteroids use and the risk of complicated varicella in otherwise immunocompetent children. *Arch Pediatr Adolesc Med* 1996;150:409–414.
13. Edmonds ML, Camargo CA Jr, Pollack CV Jr, et al. Early use of inhaled corticosteroids in the emergency department treatment of acute asthma. In: The Cochrane Library, Issue 2, 2003. Chichester, UK: John Wiley & Sons, Ltd. Search date 2000; primary sources Cochrane Airways Group Register, and hand searches of bibliographies.

14. Manjra AI, Price J, Lenney W, et al. Efficacy of nebulised fluticasone propionate compared with oral prednisolone in children with an acute exacerbation of asthma. *Respir Med* 2000;94:1206–1214.
15. Matthews EE, Curtis PD, McLain B, et al. Nebulized budesonide versus oral steroid in severe exacerbations of childhood asthma. *Acta Paediatr* 1999;88:841–843.
16. Schuh S, Resiman J, Alshehri M, et al. A comparison of inhaled fluticasone and oral prednisone for children with severe acute asthma. *N Engl J Med* 2000;343:689–694.
17. Scarfone RJ, Loiselle JM, Wiley JF II, et al. Nebulized dexamethasone versus oral prednisone in the emergency treatment of asthmatic children. *Ann Emerg Med* 1995;26:480–486.
18. Volowitz B, Bentur L, Finkelstein Y, et al. Effectiveness and safety of inhaled corticosteroids in controlling acute asthma attacks in children who were treated in the emergency department: a controlled comparative study with oral prednisolone. *J Allergy Clin Immunol* 1998;102:1605–1609.
19. Devidayal S, Singhi S, Kumar L, et al. Efficacy of nebulized budesonide compared to oral prednisolone in acute bronchial asthma. *Acta Paediatr* 1999;88:835–840.
20. Mitra A, Bassler D, Ducharme FM. Intravenous aminophylline for acute severe asthma in children over 2 years using inhaled bronchodilators. In: The Cochrane Library, Issue 2, 2003. Chichester, UK: John Wiley & Sons, Ltd. Search date 2001; primary sources Cochrane Airways Group Register and reference lists of relevant articles.
21. Ream RS, Loftis LL, Albers GM, et al. Efficacy of IV theophylline in children with severe status asthmaticus. *Chest* 2001;119:1480–1488.
22. Calpin C, Macarthur C, Stephens D, et al. Effectiveness of prophylactic inhaled steroids in childhood asthma: a systematic review of the literature. *J Allergy Clin Immunol* 1997;100:452–457. Search date 1996; primary source Medline.
23. Tinkelman DG, Reed C, Nelson H, et al. Aerosol beclomethasone diproprionate compared with theophylline as primary treatment of chronic, mild to moderately severe asthma in children. *Pediatrics* 1993;92:64–77.
24. Ng SH, Dash CH, Savage SJ. Betamethasone valerate compared with sodium cromoglycate in asthmatic children. *Postgrad Med J* 1977;53:315–320.
25. Kannisto S, Voutilainen R, Remes K, et al. Efficacy and safety of inhaled steroid and cromone treatment in school-age children: a randomized pragmatic pilot study. *Pediatr Allergy Immunol* 2002;13:24–30.
26. Leflein JG, Szefler SJ, Murphy KR, et al. Nebulized budesonide inhalation suspension compared with cromolyn sodium nebulizer solution for asthma in young children: results of a randomized outcomes trial. *Pediatrics* 2002;109:866–872.
27. Price JF, Weller PH. Comparison of fluticasone propionate and sodium cromoglycate for the treatment of childhood asthma (an open parallel group study). *Respir Med* 1995;89:363–368.
28. The Childhood Asthma Management Program Research Group. Long-term effects of budesonide or nedocromil in children with asthma. *N Engl J Med* 2000;343:1054–1063.
29. Verberne A, Frost C, Roorda R, et al. One year treatment with salmeterol compared with beclomethasone in children with asthma. *Am J Respir Crit Care Med* 1997;156:688–695.
30. Simons FER and the Canadian Beclomethasone Diproprionate–Salmeterol Xinafoate Study Group. A comparison of beclomethasone, salmeterol and placebo in children with asthma. *N Engl J Med* 1997;337:1659–1665.
31. Ducharme FM, Hicks GC. Anti-leukotriene agents compared to inhaled corticosteroids in the management of recurrent and/or acute asthma. In: The Cochrane Library, Issue 2, 2003. Chichester, UK: John Wiley & Sons, Ltd. Search date 1999; primary sources Medline, Embase, Cinahl, hand searches of reference lists, and personal contact with colleagues and internal headquarters of leukotriene producers.
32. Drake AJ, Howells RJ, Shield JPH, et al. Symptomatic adrenal insufficiency presenting with hypoglycaemia in children with asthma receiving high dose inhaled fluticasone proprionate. *BMJ* 2002;324:1081–1083.
33. Todd GR, Acerini CL, Ross-Russell R, et al. Survey of adrenal crisis associated with inhaled corticosteroids in the United Kingdom. *Arch Dis Child* 2002;87:457–461.
34. Wolthers OD, Riis BJ, Pedersen S. Bone turnover in asthmatic children treated with oral prednisolone or inhaled budesonide. *Pediatr Pulmonol* 1993;16:341–346.
35. Reilly SM, Hambleton G, Adams JE, et al. Bone density in asthmatic children treated with inhaled corticosteroids. *Arch Dis Child* 2001;84:183–184.
36. Simons FE, Persaud MP, Gillespie CA, et al. Absence of posterior subcapsular cataracts in young patients treated with inhaled corticosteroids. *Lancet* 1993;342:776–778.
37. Abuektish F, Kirkpatrick JN, Russell G. Posterior subcapsular cataract and inhaled steroid therapy. *Thorax* 1995;50:674–676.
38. Allen DB, Mullen M, Mullen B. A meta-analysis of the effect of oral and inhaled steroids on growth. *J Allergy Clin Immunol* 1994;93:967–976. Search date 1993; primary sources literature searches of leading medical journals 1956–1993.

39. Sharek PJ, Bergman DA. Beclomethasone for asthma in children: effects on linear growth. In: The Cochrane Library, Issue 2, 2003. Chichester, UK: John Wiley & Sons, Ltd. Search date 1999; primary source Cochrane Airways Group Asthma Trials Register.
40. Doull IJ, Freezer NJ, Holgate ST. Growth of prepubertal children with mild asthma treated with inhaled beclometasone dipropionate. *Am J Resp Crit Care Med* 1995;151:1715–1719.
41. Pauwels RA, Pedersen S, Busse WW, et al. Early intervention with budesonide in mild persistent asthma: a randomised, double-blind trial. *Lancet* 2003;361:1071–1076.
42. Agertoft L, Pedersen S. Effects of long-term treatment with an inhaled corticosteroid on growth and pulmonary function in asthmatic children. *Respir Med* 1994;88:373–381.
43. Agertoft L, Pedersen S. Effect of long-term treatment with inhaled budesonide on adult height in children with asthma. *N Engl J Med* 2000;343:1064–1069.
44. Tasche M, Uijen J, Bernsen R, et al. Inhaled disodium cromoglycate (DSCG) as maintenance therapy in children with asthma: a systematic review. *Thorax* 2000;55:913–920. Search date 1999; primary sources Medline, Embase, Cochrane Controlled Trials Register, database of manufacturers of disodium cromoglicate, and hand searched references.
45. Edwards A, Holgate S, Howell J, et al. Sodium cromoglycate in childhood asthma [Letter]. *Thorax* 2001;56:331.
46. Armenio L, Baldini C, Bardare M, et al. Double blind placebo controlled study of nedocromil sodium in asthma. *Arch Dis Child* 1993;68:193–197.
47. Edwards AM, Lyons J, Weinberg E, et al. Early use of inhaled nedocromil sodium in children following an acute episode of asthma. *Thorax* 1999;54:308–315.
48. Weinstein S, Pearlman D, Bronsky E, et al. Efficacy of salmeterol xinafoate powder in children with chronic persistent asthma. *Ann Allergy Asthma Immunol* 1998;81:51–58.
49. Pedersen S. Treatment of nocturnal asthma in children with a single dose of sustained release theophylline taken after supper. *Clin Allergy* 1985;15:79–85.
50. Stein MA, Krasowski M, Leventhal BL, et al. Behavioural and cognitive effects of theophylline and caffeine. *Arch Pediatr Adolesc Med* 1996;50:284–288. Search date not stated; primary sources Medline, Psychlit, Dissertation Abstracts, and hand searched references.
51. Tsiu SJ, Self TH, Burns R. Theophylline toxicity: update. *Ann Allergy* 1990;64:241–257.
52. Knorr B, Matz J, Bernstein JA, et al. Montelukast for chronic asthma in 6–14 year old children. *JAMA* 1998;279:1181–1186.
53. Knorr B, Franchi LM, Bisgaard H, et al. Montelukast, a leukotriene receptor antagonist for the treatment of persistent asthma in children aged 2–5 years. *Pediatrics* 2001;108:E48.
54. Verberne A, Frost C, Duiverman E, et al. Addition of salmeterol versus doubling the dose of beclomethasone in children with asthma. *Am J Respir Crit Care Med* 1998;158:213–219.
55. Russell G, Williams DAJ, Weller P, et al. Salmeterol xinafoate in children on high dose inhaled steroids. *Ann Allergy Asthma Immunol* 1995;75:423–428.
56. Nassif EG, Weinberger M, Thompson R, et al. The value of maintenance theophylline in steroid dependent asthma. *N Engl J Med* 1981;304:71–75.
57. Simons FER, Villa JR, Lee BW, et al. Montelukast added to budesonide in children with persistent asthma: a randomized double blind crossover study. *J Pediatr* 2001;138:694–698.
58. Laviolette M, Malmstrom K, Lu S, et al. Montelukast added to inhaled beclomethasone in treatment of asthma. *Am J Respir Crit Care Med* 1999;160:1862–1868.
59. Chavasse R, Seddon P, Bara A, et al. Short acting beta agonists for recurrent wheeze in children under 2 years of age. In: The Cochrane Library, Issue 2, 2003. Chichester, UK: John Wiley & Sons, Ltd. Search date not stated; primary sources Medline and Pubmed.
60. Bentur L, Canny GJ, Shields MD, et al. Controlled trial of nebulised albuterol in children younger than 2 years of age with acute asthma. *Pediatrics* 1992;89:133–137.
61. Prahl P, Petersen NT, Hornsleth A. Beta2-agonists for the treatment of wheezy bronchitis. *Ann Allergy* 1986;57:439–441.
62. Ploin D, Chapuis FR, Stamm D, et al. High-dose albuterol by metered dose inhaler plus a spacer device versus nebulization in preschool children with recurrent wheezing: a double-blind randomized equivalence trial. *Pediatrics* 2000;106:311–317.
63. Mandelberg A, Tsehori S, Houri S, et al. Is nebulized aerosol treatment necessary in the pediatric emergency department? *Chest* 2000;117:1309–1313.
64. Closa RM, Ceballos JM, Gomez-Papi A, et al. Efficacy of bronchodilators administered by nebulizers versus spacer devices in infants with acute wheezing. *Pediatr Pulmonol* 1998;26:344–348.
65. Everard ML, Bara A, Kurian M, et al. Anticholinergic drugs for wheeze in children under the age of two years. In: The Cochrane Library, Issue 2, 2003. Chichester, UK: John Wiley & Sons, Ltd. Search date not stated; primary sources Cochrane Airways Group Register and hand searches of respiratory care and paediatric journals.
66. Webb M, Henry R, Milner AD. Oral corticosteroids for wheezing attacks under 18 months. *Arch Dis Child* 1986;61:15–19.

67. McKean M, Ducharme F. Inhaled steroids for episodic viral wheeze of childhood. In: The Cochrane Library, Issue 2, 2003. Chichester, UK: John Wiley & Sons, Ltd. Search date not stated; primary sources Cochrane Airways Group Register and reference lists of articles.
68. Henry RL, Hiller EJ, Milner AD, et al. Nebulised ipratropium bromide and sodium cromoglycate in the first two years of life. *Arch Dis Child* 1984;59:54–57.
69. Chavasse RJ, Bastian-Lee Y, Richter H, et al. Inhaled salbutamol for wheezy infants: a randomised controlled trial. *Arch Dis Child* 2000;82:370–375.
70. Kraemer R, Graf Bigler U, Casaulter Aebischer C, et al. Clinical and physiological improvement after inhalation of low-dose beclomethasone dipropionate and salbutamol in wheezy infants. *Respiration* 1997;64:342–349.
71. Fox GF, Marsh MJ, Milner AD. Treatment of recurrent acute wheezing episodes in infancy with oral salbutamol and prednisolone. *Eur J Pediatr* 1996;155:512–516.
72. de Blic J, Delacourt C, Le Bourgeois M, et al. Efficacy of nebulized budesonide in treatment of severe infantile asthma: a double-blind study. *J Allergy Clin Immunol* 1996;98:14–20.
73. Bisgaard H, Munck SL, Nielsen JP, et al. Inhaled budesonide for treatment of recurrent wheezing in early childhood. *Lancet* 1990;336:649–651.
74. Noble V, Ruggins NR, Everard ML, et al. Inhaled budesonide for chronic wheezing under 18 months of age. *Arch Dis Child* 1992;67:285–288.
75. Fox GF, Everard ML, Marsh MJ, et al. Randomised controlled trial of budesonide for the prevention of post-bronchiolitis wheezing. *Arch Dis Child* 1999;80:343–347.
76. Wilson N, Sloper K, Silverman M. Effect of continuous treatment with topical corticosteroid on episodic viral wheeze in preschool children. *Arch Dis Child* 1995;72:317–320.
77. Barrueto L, Mallol J, Figueroa L. Beclomethasone dipropionate and salbutamol by metered dose inhaler in infants and small children with recurrent wheezing. *Pediatr Pulmonol* 2002;34:52–57.
78. Parkin PC, Macarthur C, Saunders NR, et al. Development of clinical asthma score for use in hospitalized children between 1 and 5 years of age. *J Clin Epidemiol* 1996;49:821–825.

Kommentar

Johannes Forster

Wie in den Abschnitten Ätiologie und Prognose ausgeführt, ist im Säuglingsalter das asthmaartige (pfeifende) Atemgeräusch fast ausschließlich durch Virusinfektionen ausgelöst. Tatsächliches, aus dem klinischen Verlauf und vor dem Hintergrund einer atopischen Belastung diagnostiziertes (kindliches) Asthma wird in der Regel erst im 3. Lebensjahr diagnostiziert.

Hinsichtlich der Behandlung des durch Virusinfektionen ausgelösten Giemens ist eine wesentliche Ergänzung zu diesem Kapitel zu machen: Für den Nutzen von Kortikosteroiden bei der Akuterkrankung des Säuglings ergab sich in einem systematischen Review keine Evidenz (1). Die Autoren weisen aber darauf hin, dass die Studien eine große Heterogenität zeigen. Insofern ist es sinnvoll, die Studien darauf hin anzusehen, ob bestimmte Versorgungssituationen genau den eigenen entsprechen, und dann deren Ergebnisse für die Versorgung der eigenen Patienten heranzuziehen; beispielsweise sind finnische Studien meist gut auf deutsche Verhältnisse zu übertragen (2).

Hinsichtlich des kindlichen Asthmas besteht prinzipiell das Dilemma, dass in einzelnen Studien einzelne Medikamente für sich genommen oder in einem Add-on-Design auf Wirksamkeit getestet werden. In der Praxis müssen jedoch Kinder mit wechselnden bzw. höherzahligen Medikamentenkombinationen behandelt werden. Hier helfen Leitlinien der Fachgesellschaften, die sich diesem Problem unter hinreichender Berücksichtigung der Evidenz stellen. Die neue deutsche Nationale Versorgungs-Leitline Asthma (3) ist hinsichtlich der Berücksichtigung der Evidenz-Lage eine AWMF-Stufe 3-Leitlinie, da sie alle Evidenz der Britischen Leitlinie übernommen hat. Nur die Ausfertigung durch eine Experten-Runde reduziert sie wieder auf die AWMF-Stufe 1.

Die daraus entwickelte Pädiatrische Leitlinie wird nach Durchlaufen des entsprechend transparent gemachten Prozesses dann eine AWMF-Stufe 2-Leitlinie sein (Veröffentlichung unter www.GPAeV.de ▶ Stellungnahmen der GPA; und bei der AWMF).

1. Patel H, Platt R, Lozano JM, Wang EEL. Glucocorticoids for acute viral bronchiolitis in infants and young children. *The Cochrane Database of Systematic Reviews* 2004, Issue 3. Art. No.: CD004878. DOI: 10.1002/14651858.CD004878

2. Csonka P, Kaila M, Laippala P, Iso-Mustajarvi M, Vesikari T, Ashorn P. Oral prednisolone in the acute management of children age 6 to 35 months with viral respiratory infection-induced lower airway disease: a randomized, placebo-controlled trial. J Pediatr. 2003;143:725–30.
3. http://www.leitlinien.de/versorgungsleitlinien/asthma (27. 8. 2005)

Aufmerksamkeitsdefizit-/ Hyperaktivitätsstörung (ADHD)

Suchdatum: Mai 2004

Deborah Pritchard

Frage **Welche Effekte haben unterschiedliche Behandlungsmethoden eines Hyperaktivitätssyndroms bei Kindern?**

Nutzen wahrscheinlich

Atomoxetin[27–31]

Vier RCTs zufolge verringert Atomoxetin im Vergleich zu Placebo nach bis zu 9-wöchiger Therapie die Symptome eines Hyperaktivitätssyndroms. Die RCTs zeigten, dass Atomoxetin verglichen mit Placebo den Appetit verringert und Übelkeit, Erbrechen, Asthenie, Dyspepsie, Infektionen sowie Pruritus verringert.

Dexamphetaminsulfat[5, 21, 23]

Zwei systematische Übersichten und eine nachfolgende RCT ergaben nur ein begrenztes Maß an Belegen dafür, dass Dexamphetamin verglichen mit Placebo einige Verhaltensparameter verbessert. Eine systematische Übersicht ergab nur unzureichende Belege für einen Vergleich der Wirkung von Dexamphetamin und Methylphenidat. Eine RCT ergab ein begrenztes Maß an Belegen dafür, dass eine zusätzliche Therapie mit Clonidin bei Kindern, die bereits mit Dexamphetamin oder Methylphenidat behandelt wurden, im Vergleich zu Placebo nach 6 Wochen Verhaltenssymptome eines ADHD abschwächt.

Methylphenidat[11–22]

Einer systematischen Übersicht und nachfolgenden RCTs zufolge schwächt Methylphenidat im Vergleich zu Placebo kurzfristig die zentralen Symptome eines Hyperaktivitätssyndroms ab, führt jedoch zu Schlaf- und Appetitstörungen. Die Übersicht ergab keine hinreichenden Belege für einen Vergleich der Wirkungen von Methylphenidat mit Dexamphetamin oder trizyklischen Antidepressiva. Auch ergab die Übersicht nur in begrenztem Maße Belege dafür, dass Methylphenidat im Vergleich zu Psycho- bzw. Verhaltenstherapie mittelfristig die Symptomatik bessert. Die klinische Bedeutung dieser Ergebnisse ist jedoch unklar. Eine kleine RCT lieferte nur unzureichende Belege für einen Vergleich von Clonidin und Methylphenidat, jeweils in Monotherapie, und der Kombination. Eine zweite RCT ergab begrenzte Belege dafür, dass Clonidin im Vergleich zu zusätzlich verabreichtem Placebo bei Kindern, die bereits Dexamphetamin oder Methylphenidat erhalten, nach 6 Wochen Verhaltenssymptome eines Hyperaktivitätssyndroms abschwächt.

Methylphenidat plus Psycho- bzw. Verhaltenstherapie[11, 12, 17–21]

Eine systematische Übersicht ergab bei Kindern mit Hyperaktivitätssyndrom keine schlüssigen Ergebnisse für Kombinationstherapien (Methylphenidat plus Psycho- bzw. Verhaltenstherapie) im Vergleich mit Placebo. Einer zweiten systematischen Übersicht zufolge führen Kombitherapien verglichen mit alleiniger Psycho- bzw. Verhaltenstherapie zu einer Besserung der Symptome eines Hyperaktivitätssyndroms. Außerdem sprach die Übersicht dafür, dass eine kombinierte medikamentöse Betreuung plus intensiver Verhaltenstherapie besser ist als eine alleinige medikamentöse Betreuung.

Wirksamkeit unbekannt

Clonidin[23–26]

Begrenzte Belege aus einer systematischen Übersicht sprechen dafür, dass Clonidin im Vergleich zu Placebo zentrale Symptome eines Hyperaktivitätssyndroms abschwächt, wobei die klinische Bedeutung dieser Befunde jedoch unklar ist. Eine kleine RCT lieferte nur unzureichende Belege für einen Vergleich zwischen Clonidin und Methylphenidat, jeweils in Monotherapie, und der Kombination. Eine zweite RCT ergab begrenzte Belege dafür, dass Clonidin verglichen mit zusätzlich verabreichtem Placebo bei Kindern, die bereits Dexamphetamin oder Methylphenidat erhalten, nach 6 Wochen Verhaltenssymptome eines Hyperaktivitätssyndroms abschwächt.

Psycho- bzw. Verhaltenstherapie[13, 17, 20, 21]

Eine systematische Übersicht mit zwei kleinen RCTs lieferte nur unzureichende Belege für eine Beurteilung der Wirkungen einer Psycho- bzw. Verhaltenstherapie im Vergleich zur Standardversorgung. Eine große nachfolgende RCT zeigte in Rating-Skalen für das Verhalten keinen signifikanten Unterschied zwischen Psycho- bzw. Verhaltenstherapie und Standardversorgung.

Definition

Das Hyperaktivitätssyndrom (ADHD) ist „ein dauerhaftes Muster aus Unaufmerksamkeit, Hyperaktivität und Impulsivität, das häufiger und in stärkerem Ausmaß auftritt, als typischerweise bei Personen auf vergleichbarem Entwicklungsniveau beobachtet wird" (DSM-IV).[1] Unaufmerksamkeit, Hyperaktivität und Impulsivität sind allgemein als zentrale Symptome des ADHD bekannt. Die Symptome müssen mindestens 6 Monate lang bestehen, vor dem Alter von 7 Jahren beobachtet worden sein, und es muss in mehr als einem Umfeld eine „klinisch bedeutsame Beeinträchtigung des sozialen, bildungsbezogenen oder beruflichen Funktionierens" nachweisbar sein. Die Symptome dürfen nicht durch eine andere Störung bzw. Erkrankung, wie etwa Angststörung, Gemütskrankheit, Psychose oder Autismus, besser erklärbar sein.[1] In der *ICD-10* der WHO[2] wird für eine stärker eingeschränkte Diagnose der Begriff „hyperkinetic Störung" verwandt. Er unterscheidet sich von der DSM-IV-Klassifikation[3] insofern, als alle drei Probleme der Aufmerksamkeit, Hyperaktivität und Impulsivität vorliegen müssen, stringentere Kriterien für eine „beherrschende Rolle" in Situationen erfüllt sein müssen und das Vorliegen einer anderen Erkrankung als Ausschlusskriterium gilt. Die in diesem Kapitel aufgeführten Belege beziehen sich überwiegend auf Kinder im Alter von 5 Jahren und darüber. Bei Kindern im Vorschulalter gibt es nur spärliche Belege für die Wirksamkeit und Sicherheit von Therapien.

Inzidenz/ Prävalenz

Schätzungen zur Prävalenz des ADHD schwanken entsprechend den diagnostischen Kriterien und der Population, aus der die jeweilige Stichprobe gewonnen wurde. Prävalenzschätzungen nach DSM-IV unter Schulkindern reichen von 3 % bis 5 %[1], andere Schätzungen schwanken jedoch zwischen 1,7 % und 16,0 %[4, 5]. Es gibt keinen objektiven Test zur Bestätigung der Diagnose ADHD, die weiterhin eine klinische Diagnose darstellt. Zusammen mit einem ADHD finden sich oft andere Erkrankungen. Eine oppositionelle Verhaltensstörung besteht bei bei 35 % (95 %-CI 27–44 %) der Kinder mit ADHD, eine Verhaltensstörung bei 26 % (95 %-CI 13–41 %), eine Angststörung bei 26 % (95 %-CI 18–35 %) und eine depressive Störung bei 18 % (95 %-CI 11–27 %).[6]

Ätiologie/ Risikofaktoren Die Ursachen eines ADHD sind unbekannt.[6] Begrenzte Belege sprechen für eine genetische Komponente.[7–9] Zu den Risikofaktoren gehören auch psychosoziale Faktoren.[10] Jungen sind im Vergleich zu Mädchen stärker gefährdet, wobei die Relationen zwischen 3: 1[6] und 4: 1[3] schwanken.

Prognose Mehr als 70 % der hyperaktiven Kinder erfüllen u. U. auch als Jugendliche noch die Kriterien eines ADHD, und bei bis zu 65 % der Jugendlichen ist dies auch im Erwachsenenalter noch der Fall.[5] Veränderungen der diagnostischen Kriterien können Schwierigkeiten beim Interpretieren der wenigen Ergebnisstudien bereiten. Eine Kohorte von Jungen, die über durchschnittlich 16 Jahre hinweg nachbeobachtet wurden, ergab eine neunfache Zunahme antisozialer Persönlichkeitsstörungen und einen vierfachen Anstieg des Substanzmissbrauchs.[7]

Literatur

1. American Psychiatric Association. *Diagnostic and statistical manual of mental disorders (DSM-IV)*, 4th ed. Washington, DC: American Psychiatric Association, 1994.
2. World Health Organization. *International statistical classification of diseases and related health problems,* 10th rev ed. Geneva: World Health Organization, 1994.
3. Taylor E, Sergeant J, Doepfner M, et al. Clinical guidelines for hyperkinetic disorder. European Society for Child and Adolescent Psychiatry. *Eur Child Adolesc Psychiatry* 1998;7:184–200.
4. Goldman LS, Genel M, Bezman RJ, et al. Diagnosis and treatment of attention-deficit/hyperactivity disorder in children and adolescents. Council on Scientific Affairs, American Medical Association. *JAMA* 1998;279:1100–1107.
5. Jadad AR, Boyle M, Cunningham C, et al. *Treatment of attention-deficit/hyperactivity disorder.* Evidence report/technology assessment No 11. (Prepared by McMaster University under Contract No. 290–97–0017). Rockville MD: Agency for Health Care Policy and Research and Quality, 1999. Search date 1997; primary sources Medline, Cinahl, Healthstar, Psychinfo, Embase, The Cochrane Library, hand searches of reference lists, and contact with organisations funding research on attention deficit hyperactivity disorder and researchers. http://hstat.nlm.nih.gov/hq/Hquest/screen/DirectAccess/db/3143 (last accessed 24 February 2005).
6. Green M, Wong M, Atkins D, et al. *Diagnosis and treatment of attention-deficit/hyperactivity disorder in children and adolescents.* Council on Scientific Affairs, American Medical Association. Technical Review No. 3 (Prepared by Technical Resources International, Inc. under Contract No. 290-94-2024.). Rockville MD: Agency for Health Care Policy and Research, AHCPR Publication No. 99–0050, 1999.
7. Finkel MF. The diagnosis and treatment of the adult attention deficit hyperactivity disorders. *Neurologist* 1997;3:31–44.
8. Hertzig MEE, Farber EAE. *Annual progress in child psychiatry and child development, 1996.* New York: Brunner/Mazel Inc, 1997:602.
9. Kaminester DD. Attention deficit hyperactivity disorder and methylphenidate: when society misunderstands medicine. *McGill J Med* 1997;3:105–114.
10. Taylor E, Sandberg S, Thorley G, et al. *The epidemiology of childhood hyperactivity. Maudsley monographs.* London: Institute of Psychiatry, 1991:33.
11. Lord J, Paisley S. *The clinical effectiveness and cost-effectiveness of methylphenidate for hyperactivity in childhood.* London: National Institute for Clinical Excellence, Version 2, August 2000. Search date 2000; primary sources Jadad et al,[5] Medline, Cinahl, Healthstar, Psychinfo, and Embase.
12. Wolraich ML, Greenhill LL, Pelham W, et al. Randomized, controlled trial of OROS methylphenidate once a day in children with attention-deficit/hyperactivity disorder. *Pediatrics* 2001;108:883–892.
13. Pelham WE, Gnagy EM, Burrows-MacLean L, et al. Once-a-day Concerta methylphenidate versus three-times-daily methylphenidate in laboratory and natural settings. *Pediatrics* 2001;107:E105.
14. Evans SW, Pelham WE, Smith BH, et al. Dose-response effects of methylphenidate on ecologically valid measures of academic performance and classroom behavior in adolescents with ADHD. *Exp Clin Psychopharmacol* 2001;9:163–175.
15. Pelham WE, Hoza B, Pillow DR, et al. Effects of methylphenidate and expectancy on children with ADHD: behavior, academic performance, and attributions in a summer treatment program and regular classroom settings. *J Consult Clin Psychol* 2002;70:320–335.
16. Wilens TE, Faraone SV, Biederman J, et al. Does stimulant therapy of attention-deficit/hyperactivity disorder beget later substance abuse? A meta-analytic review of the literature. *Pediatrics* 2003;111:179–185. Search date not reported.

17. Jensen PS, Arnold LE, Richters JE, et al. A 14-month randomized clinical trial of treatment strategies for attention-deficit/hyperactivity disorder. The MTA Cooperative Group. Multimodal Treatment Study of Children with ADHD. *Arch Gen Psychiatry* 1999;56:1073–1086.
18. Swanson JM, Kraemer HC, Hinshaw SP, et al. Clinical relevance of the primary findings of the MTA: success rates based on severity of ADHD and ODD symptoms at the end of treatment. *J Am Acad Child Adolesc Psychiatry* 2001;40:168–179.
19. Jensen PS, Hinshaw SP, Kraemer HP, et al. ADHD comorbidity findings from MTA study: comparing comorbid subgroups. *J Am Acad Child Adolesc Psychiatry* 2001;40:147–158.
20. Boyle MH, Jadad AR. Lessons from large trials: the MTA study as a model for evaluating the treatment of childhood psychiatric disorder. *Can J Psychiatry* 1999;44:991–998.
21. Miller A, Lee SK, Raina P, et al. A review of therapies for attention-deficit/hyperactivity disorder. Canadian Coordinating Office for Health Technology Assessment, 1998. Search date 1997; primary sources Medline, Current Contents, hand searches of review articles, textbooks, British Columbia Methylphenidate Survey, and Intercontinental Medical Statistics for information on drug prescription and utilization in Canada.
22. Goyette CH, Conners CK, Ulrich RF. Normative data on revised Conners Parent and Teacher Rating scales. *J Abnorm Child Psychol* 1978;6:221–236.
23. James RS, Sharp WS, Bastain TM, et al. Double-blind, placebo-controlled study of single-dose amphetamine formulations in ADHD. *J Am Acad Child Adolesc Psychiatry* 2001;40:1268–1276.
24. Connor DF, Fletcher KE, Swanson JM. A meta-analysis of clonidine for symptoms of attention-deficit hyperactivity disorder. *J Am Acad Child Adolesc Psychiatry* 1999;38:1551–1559. Search date 1999; primary sources Medline; Psychinfo; Current Contents; Social and Behavioral Sciences; Current Contents Clinical Medicine; and hand searches of non-peer reviewed research reports, book chapters, chapter bibliographies, and individual report references.
25. Connor DF, Barkley RA, Davis HT. A pilot study of methylphenidate, clonidine, or the combination in ADHD comorbid with aggressive oppositional defiant or conduct disorder. *Clin Pediatr (Phila)* 2000;39:15–25.
26. Hazell PL, Stuart JE. A randomized controlled trial of clonidine added to psychostimulant medication for hyperactive and aggressive children. *J Am Acad Child Adolesc Psychiatry* 2003;42;886–894.
27. Michelson D, Faries D, Wernicke J, et al. Atomoxetine in the treatment of children and adolescents with attention-deficit/hyperactivity disorder: a randomized, placebo-controlled, dose-response study. *Pediatrics* 2001;108:E83. http://pediatrics.aappublications.org/cgi/reprint/108/5/e83 (last accessed 24 February 2005).
28. F. Michelson D, Allen AJ, Busner J, et al. Once-daily atomoxetine treatment for children and adolescents with attention deficit hyperactivity disorder: a randomized, placebo-controlled study. *Am J Psychiatry* 2002;159:1896–1901.
29. G. Spencer T, Heiligenstein JH, Biederman J, et al. Results from 2 proof-of-concept, placebo-controlled studies of atomoxetine in children with attention-deficit/hyperactivity disorder. *J Clin Psychiatry* 2002;63:1140–1147.
30. K Wernicke JF, Faries D, Girod D, et al. Cardiovascular effects of atomoxetine in children, adolescents, and adults. *Drug Saf* 2003;26:729–740.
31. N Wernicke JF, Adler L, Spencer T, et al. Changes in symptoms and adverse events after discontinuation of atomoxetine in children and adults with attention deficit/hyperactivity disorder: a prospective, placebo-controlled assessment. *J Clin Psychopharmacol* 2004;24:30–35.
32. Barkley RA. *Attention-deficit hyperactivity disorder: a handbook for diagnosis and treatment.* New York: Guilford Press, 1990.

Blutabnahme bei Säuglingen: Schmerzlinderung

Suchdatum: Mai 2003

Deborah Pritchard

Frage	Welche Effekte haben unterschiedliche Maßnahmen zur Verringerung der Schmerzreaktion bei Fersenpunktion?

Nutzen wahrscheinlich

Kontakt (Haut auf Haut) im Vergleich zum Wickeln von reifen Neugeborenen[62]

RCTs zufolge schreien reife Neugeborene weniger, wenn sie – statt gewickelt zu werden – während der Blutabnahme die Haut der Mutter spüren.

Orale Glukoselösung[6, 7–15, 17–37, 39]

RCTs zufolge verringert eine orale Glukosegabe im Vergleich zu Wasser oder Nichtbehandlung signifikant die Schmerzreaktion (insbesondere die Schreidauer).

Orale Zuckerlösung[6, 7–15, 17–37, 39]

Systematische Übersichten und zusätzliche RCTs ergaben gute Belege bei Säuglingen und begrenzte Belege bei reifen Neugeborenen, dass die orale Gabe einer Zuckerlösung im Vergleich zur Gabe von Wasser oder zur Nichtbehandlung zu einer Reduktion der Schmerzreaktion (besonders der Schreidauer) führt. Einer RCT zufolge scheint eine Zuckerlösung den Nutzen des Hautkontakts nicht zu steigern. Drei RCTs an reifen Neugeborenen zeigten, dass eine Zuckerlösung plus Schnuller effektiver ist als ein Schnuller allein, auch wenn hinsichtlich des Schmerz-Scores bei Frühgeborenen einer RCT zufolge kein signifikanter Unterschied zwischen einem in Zuckerlösung getauchten Schnuller und einem Schnuller allein besteht. Eine RCT lieferte keine ausreichenden Belege zu den Effekten einer oralen Glukoselösung bei Fersenpunktion des reifen Neugeborenen im Vergleich zu Lidocain-Prilocain-Emulsion.

Andere Süßungsmittel[6, 17, 31, 32, 38]

RCTs zufolge senken andere Süßungsmittel (Glukoselösung oder künstlicher Süßstoff aus 10 Teilen Cyclamat und 1 Teil Saccharin) den Schmerz-Score und die Schreidauer im Vergleich zu Wasser.

Schnuller[6, 24, 30, 36, 37, 57–60]

RCTs bei reifen Neugeborenen und bei Frühgeborenen zeigten, dass die Gabe eines Schnullers vor der Fersenpunktion im Vergleich zu Nichtbehandlung zu einer geringeren Schmerzreaktion führt.

Lagerung (Embryohaltung) bei Frühgeborenen[30, 61, 63, 64]

Einer RCT zufolge ist die Schmerzreaktion geringer, wenn Arme und Beine während der Punktion in der Mittellinie in eine gebeugte Haltung (Embryohaltung) gebracht werden.

Schaukeln[8, 60]

Es fanden sich nur begrenzte Belege dafür, dass Schaukeln im Vergleich zu Placebo schmerzbedingten Stress verringert.

Wirksamkeit unbekannt

Mehrfachgaben von süßen Flüssigkeiten[11]

In einer kleinen RCT zeigte sich hinsichtlich des Schmerz-Scores bei Fersenpunktion kein signifikanter Unterschied zwischen einer Einzeldosis und mehrfachen Gaben von Zuckerlösung.

Wickeln[15, 61, 62]

Einer kleinen RCT zufolge besteht hinsichtlich der Schmerzantwort kein signifikanter Effekt durch Wickeln im Vergleich zum Nicht-Wickeln.

Nutzen unwahrscheinlich

Muttermilch oder Stillen[18, 25, 28, 32, 34, 38]

In RCTs fanden sich keine Belege dafür, dass Muttermilch oder Stillen im Vergleich zu Wasser bei Neugeborenen zu einer Reduktion der Schmerzreaktion oder des Schreiens während einer Fersenpunktion geführt hätte.

Bauchlage[30, 61, 63, 64]

Eine RCT erbrachte hinsichtlich des Schmerz-Scores bei Fersenpunktion keinen signifikanten Unterschied zwischen Bauch-, Seiten- und Rückenlage.

Oberflächenanästhetika[32, 42–56]

Systematische Übersichten und zusätzliche RCTs lieferten keine Belege für eine im Vergleich zu Placebo abgeschwächte Schmerzreaktion – insbesondere Schreidauer – bei Säuglingen, die vor der Fersenpunktion eine Oberflächenanästhesie (Lidocain, Lidocain-Prilocain-Emulsion oder Tetracain [Amethocain]) erhalten hatten.

Wärmen vor der Punktion[32, 65, 66]

Zwei RCTs bei reifen Neugeborenen erbrachten keinen Nutzen für ein Anwärmen der Ferse vor Punktion.

Frage — **Welche Effekte haben unterschiedliche Maßnahmen zur Verringerung der Schmerzreaktion bei Venenpunktion?**

Stillen[72]

Einer RCT zufolge verringert Stillen während der Venenpunktion im Vergleich zu oral verabreichtem Wasser oder Hautkontakt die Schmerzreaktion. Eine RCT zeigte hinsichtlich der Schmerzreaktion keinen signifikanten Unterschied zwischen Stillen und oral verabreichter Glukoselösung.

Orale Glukoselösung[35, 39, 69, 70]

RCTs zufolge führt die orale Gabe einer Glukoselösung im Vergleich zu Wasser oder Nichtbehandlung bei reifen Neugeborenen und Frühgeborenen zu einer Reduktion der Schmerzreaktion (besonders der Schreidauer). Einer RCT zufolge besteht hinsichtlich der Schmerz-Scores kein signifikanter Unterschied zwischen Glukose- und Zuckerlösung.

Schnuller[67]

Einer RCT zufolge führt die Gabe eines Schnullers vor der Venenpunktion im Vergleich zu Wasser oder Nichtbehandlung zu einer geringeren Schmerzreaktion.

Oberflächenanästhesie[32, 42, 46, 47, 49–51, 54, 68, 71]

Begrenzten Hinweisen aus vier RCTs zufolge verringert eine Lidocain-Prilocain-Emulsion verglichen mit Placebo die Schmerzreaktion bei Venenpunktion. Zwei RCTs kamen zu dem Ergebnis, dass Tetracain-Gel (Amethocain) verglichen mit Placebo den Schmerz und das Schreien während der Venenpunktion verringert.

Wirksamkeit unbekannt

Andere Süßungsmittel

Es fanden sich keine RCTs zu den Wirkungen anderer Süßungsmittel bei Venenpunktion.

Definition Gängige Methoden zur Blutentnahme im Säuglingsalter sind Fersenpunktion, Venenpunktion und Arterienpunktion. Bei der Fersenpunktion wird die Außenseite der Ferse punktiert, die Ferse gedrückt und das austretende Kapillarblut gesammelt. Bei einer Venenpunktion wird venöses Blut aus einer peripheren Vene aspiriert. Die arterielle Blutentnahme ist nicht Thema dieser Übersicht. RCTs in dieser Übersicht wurden in einem Setting der klinischen Versorgung durchgeführt, und die Belege beziehen sich auf frühgeborene und kranke Säuglinge mit mehrfachen Blutentnahmen statt auf Säuglinge, die routinemäßig für ein Screening punktiert werden. Die Ergebnisse lassen sich daher nicht auf routinemäßige Fersenpunktionen bei gesunden Säuglingen anwenden.

Inzidenz/ Prävalenz Bei nahezu jedem Säugling in den Industrienationen wird kurz nach der Geburt eine Fersenpunktion für ein Screening auf Stoffwechselkrankheiten (z. B. Phenylketonurie) durchgeführt. Viele Säuglinge erhalten außerdem wiederholt Fersen- oder Venenpunktionen zur Überwachung ihrer Blutzucker- und Hämoglobinwerte. Frühchen oder kranke Neugeborene auf Intensivstationen müssen auf diese Weise täglich 1–21 schmerzhafte Punktionen über sich ergehen lassen.[1–3] 61–87 % dieser invasiven Interventionen bei kranken Säuglingen sind Fersenpunktionen, 8–13 % Venenpunktionen. Analgetika werden selten speziell für die Blutentnahme verabreicht, 5–19 % der Säuglinge erhalten jedoch aus anderen Gründen Schmerzmittel.[2, 3] In einer Studie wurden während 63 % der Venen- und 75 % der Fersenpunktionen tröstende Beistandsmaßnahmen durchgeführt.[3]

Ätiologie/ Risikofaktoren Eine Blutentnahme ist vor allem bei Frühchen und kranken Säuglingen häufig schwierig. Junge Säuglinge könnten im Vergleich mit älteren außerdem das Problem einer höheren Sensitivität und eine länger anhaltenden Schmerzreaktion haben.[4] Einfluss auf die Schmerzreaktion des Säuglings nehmen neben seinem Alter auch vorausgegangene Schmerzerfahrungen und die Entnahmetechnik.

Prognose Die durch die Blutentnahme verursachten Schmerzen führen akut zu einer physischen und psychischen Verschlechterung.[4] Die Erfahrung von Schmerzen während der Blutabnahme scheint die Schmerzreaktion bei nachfolgend durchgeführten Blutabnahmen zu verstärken.[5] Andere unerwünschte Nebenwirkungen sind Blutung, Hämatome und Infektionen.

Literatur

1. Stevens B, Johnston C, Taddio A, et al. Management of pain from heel lance with lidocaine–prilocaine (EMLA) cream: is it safe and efficacious in preterm infants? *J Dev Behav Pediatr* 1999;20:216–221.
2. Johnston CC, Collinge JM, Henderson SJ, et al. A cross-sectional survey of pain and pharmacological analgesia in Canadian neonatal intensive care units. *Clin J Pain* 1997;13:308–312.
3. Porter FL, Anand KJS. Epidemiology of pain in neonates. *Res Clin Forum* 1998;20:9–18.

4. Anand K, Stevens BJ, McGrath PJ. *Pain in neonates.* Amsterdam: Elsevier Science BV, 2000.
5. Taddio A, Gurguis MG, Koren G. Lidocaine-prilocaine cream versus tetracaine gel for procedural pain in children. *Ann Pharmacother* 2002;36:687–692.
6. Stevens B, Yamada J, Ohlsson A. Sucrose for analgesia in newborn infants undergoing painful procedures. In: The Cochrane Library, Issue 3, 2002. Oxford: Update Software. Search date 2001; primary sources Medline, Embase, Reference Update, Cochrane Library, and hand searches of personal files, bibliographies, recent neonatal and pain journals, and conference proceedings.
7. Bucher HU, Moser T, von Siebenthal K, et al. Sucrose reduces pain reaction to heel lancing in preterm infants: a placebo-controlled, randomized and masked study. *Pediatr Res* 1995;38:332–335.
8. Johnston CC, Stremler RL, Stevens BJ, et al. Effectiveness of oral sucrose and simulated rocking on pain response in preterm neonates. *Pain* 1997;72:193–199.
9. Ramenghi LA, Wood CM, Griffith GC, et al. Reduction of pain response in premature infants using intraoral sucrose. *Arch Dis Child Fetal Neonatal Ed* 1996;74:F126–F128.
10. Gibbins SA. Efficacy and safety of sucrose for procedural pain relief in preterm and term neonates. *Dissert Abstract Int* 2001;62–04B:1804.
11. Johnston CC, Stremler R, Horton L, et al. Effect of repeated doses of sucrose during heel stick procedure in preterm neonates. *Biol Neonate* 1999;75:160–166.
12. Mellah D, Gourrier E, Merbouche S, et al. Analgesia with saccharose during heel capillary prick. A randomized study in 37 newborns of over 33 weeks of amenorrhea. *Arch Pediatr* 1999;6:610–616 [in French].
13. Storm H, Fremming A. Food intake and oral sucrose in preterms prior to heel prick. *Acta Paediatr* 2002;91:555–560.
14. Abad Massanet F, Diaz Gomez NM, Domenech Martinez E, et al. Analgesic effect of oral sweet solution in newborns. *An Esp Pediatr* 1995;43:351–354.
15. Gormally S, Barr RG, Wertheim L, et al. Contact and nutrient caregiving effects on newborn infant pain responses. *Dev Med Child Neurol* 2001;43:28–38.
16. Haouari N, Wood C, Griffiths G, et al. The analgesic effect of sucrose in full term infants: a randomised controlled trial. *BMJ* 1995;310:1498–1500.
17. Ramenghi LA, Griffith GC, Wood CM, et al. Effect of non-sucrose sweet tasting solution on neonatal heel prick responses. *Arch Dis Child Fetal Neonatal Ed* 1996;74:F129–F131.
18. Ors R, Ozek E, Baysoy G, et al. Comparison of sucrose and human milk on pain response in newborns. *Eur J Pediatr* 1999;158:63–66.
19. Blass EM, Hoffmeyer LB. Sucrose as an analgesic for newborn infants. *Pediatrics* 1991;87:215–218.
20. Blass EM. Pain-reducing properties of sucrose in human newborns. *Chem Senses* 1995;20:29–35.
21. Blass EM. Milk-induced hypoalgesia in human newborns. *Pediatrics* 1997:99:825–829.
22. Isik U, Ozek E, Bilgen H, et al. Comparison of oral glucose and sucrose solutions on pain response in neonates. *J Pain* 2000;1:275–278.
23. Overgaard C, Knudsen A. Pain-relieving effect of sucrose in newborns during heel prick. *Biol Neonate* 1999;75:279–284.
24. Blass EM, Watt LB. Suckling- and sucrose-induced analgesia in human newborns. *Pain* 1999;83:611–623.
25. Bilgen H, Ozek E, Cebeci D, et al. Comparison of sucrose, expressed breast milk, and breast-feeding on the neonatal response to heel prick. *J Pain* 2001;2:301–305.
26. Akman I, Zek E, Bilgen H, et al. Sweet solutions and pacifiers for pain relief in newborn infants. *J Pain* 2002;3:199–202
27. Greenberg CS. A sugar-coated pacifier reduces procedural pain in newborns. *Pediatr Nurs* 2002;28:271–277.
28. Blass EM, Miller LW. Effects of colostrum in newborn humans: dissociation between analgesic and cardiac effects. *J Dev Behav Pediatr* 2001;22:385–390.
29. Rushforth JA, Levene MI. Effect of sucrose on crying in response to heel stab. *Arch Dis Child* 1993;69:388–389.
30. Stevens B, Johnston C, Franck L, et al. The efficacy of developmentally sensitive interventions and sucrose for relieving procedural pain in very low birth weight neonates. *Nurs Res* 1999;48:35–43.
31. Stevens B, Taddio A, Ohlsson A, et al. The efficacy of sucrose for relieving procedural pain in neonates: a systematic review and meta-analysis. *Acta Paediatr* 1997;86:837–842. Search date 1995; primary sources Medline, Embase, Reference Update, and hand searches of personal files, bibliographies, most recent neonatal and pain journals, and conference proceedings.
32. Ohlsson A, Taddio A, Jadad AR, et al. Evidence-based decision making, systematic reviews and the Cochrane collaboration: implications for neonatal analgesia. In: Anand K, Stevens B, McGrath PJ, eds. *Pain in Neonates.* Amsterdam: Elsevier Science BV, 2000:251–268. Search date 1998; primary sources Medline, Cochrane Library, hand searches of personal files, and reference lists.
33. Bauer K, Versmold H. Oral sugar solutions in pain therapy of neonates and premature infants. *Z Geburtshilfe Neonatol* 2001;205:80–85. Search date 2000; primary source PubMed.

34. Skogsdal Y, Eriksson M, Schollin J. Analgesia in newborns given oral glucose. *Acta Paediatr* 1997;86:217–220.
35. Eriksson M, Gradin M, Schollin J. Oral glucose and venepuncture reduce blood sampling pain in newborns. *Early Hum Dev* 1999;55:211–218.
36. Bellieni CV, Buonocore G, Nenci A, et al. Sensorial saturation: an effective analgesic tool for heel-prick in preterm infants: a prospective randomized trial. *Biol Neonate* 2001;80:15–18.
37. Bellieni CV, Bagnoli F, Perrone S, et al. Effect of multisensory stimulation on analgesia in term neonates: a randomized controlled trial. *Pediatr Res* 2002;51:460–463.
38. Bucher HU, Baumgartner R, Bucher N, et al. Artificial sweetener reduces nociceptive reaction in term newborn infants. *Early Hum Dev* 2000:59:51–60.
39. Carbajal R, Chauvet X, Couderc S, et al. Randomised trial of analgesic effects of sucrose, glucose, and pacifiers in term neonates. *BMJ* 1999;319:1393–1397.
40. Horitz N. Does oral glucose reduce the pain of neonatal procedure? *Arch Dis Child* 2002;80–81.
41. Gray L, Miller LW, Philipp BL, et al. Breastfeeding is analgesic in healthy newborns. *Pediatrics* 2002;109:590–593.
42. Taddio A, Ohlsson A, Einarson TR, et al. A systematic review of lidocaine–prilocaine cream (EMLA) in the treatment of acute pain in neonates. *Pediatrics* 1998;101:E1. Search date 1996; primary sources Medline, Embase, Reference Update, and hand searches of personal files and meeting proceedings.
43. Essink-Tjebbes CM, Hekster YA, Liem KD, et al. Topical use of local anesthetics in neonates. *Pharm World Sci* 1999;21:173–176. Search date 1998; primary source Medline.
44. Ramaioli F, Amice De D, Guzinska K, et al. EMLA cream and the premature infant [abstract]. *Int Monitor Reg Anaesthesia* 1993;59.
45. Stevens B, Johnston C, Taddio A, et al. *The safety and efficacy of EMLA for heel lance in premature neonates.* International Association for the Study of Pain, 8th World Congress on Pain, Vancouver, Canada 1996;239:181–182.
46. Rushforth JA, Griffiths G, Thorpe H, et al. Can topical lignocaine reduce behavioural response to heel prick? *Arch Dis Child Fetal Neonatal Ed* 1995;72:F49–F51.
47. Larsson BA, Jylli L, Lagercrantz H, et al. Does a local anaesthetic cream (EMLA) alleviate pain from heel-lancing in neonates? *Acta Anaesthesiol Scand* 1995;39:1028–1031.
48. Wester U. Analgesic effect of lidocaine ointment on intact skin in neonates. *Acta Paediatr* 1993;82:791.
49. Jain A, Rutter N, Ratnayaka M. Topical amethocaine gel for pain relief of heel prick blood sampling: a randomised double blind controlled trial. *Arch Dis Child Fetal Neonatal Ed* 2001;84:F56–F59.
50. Robieux I, Kumar R, Radhakrishnan S, et al. Assessing pain and analgesia with a lidocaine–prilocaine emulsion in infants and toddlers during venipuncture. *J Pediatr* 1991;118:971–973.
51. Acharya AB, Bustani PC, Phillips JD, et al. Randomised controlled trial of eutectic mixture of local anaesthetics cream for venepuncture in healthy preterm infants. *Arch Dis Child Fetal Neonatal Ed* 1998;78:F138–F142.
52. Gourrier E, Karoubi P, el Hanache A, et al. Use of EMLA cream in a department of neonatology. *Pain* 1996;68:431–434.
53. Brisman M, Ljung BM, Otterbom I, et al. Methaemoglobin formation after the use of EMLA cream in term neonates. *Acta Paediatr* 1998;87:1191–1194.
54. Larsson BA, Tannfeldt G, Lagercrantz H, et al. Alleviation of the pain of venepuncture in neonates. *Acta Paediatr* 1998;87:774–779.
55. Jain A, Rutter N. Does topical amethocaine gel reduce the pain of venepuncture in newborn infants? A randomised double blind controlled trial. *Arch Dis Child Fetal Neonatal Ed* 2000;83:F207–F210.
56. Moore J. No more tears: a randomized controlled double-blind trial of Amethocaine gel vs. placebo in the management of procedural pain in neonates. *J Adv Nurs* 2001;34:475–482.
57. Bo LK, Callaghan P. Soothing pain-elicited distress in Chinese neonates. *Pediatrics* 2000:105:E49.
58. Corbo MG, Mansi G, Stagni A, et al. Nonnutritive sucking during heelstick procedures decreases behavioral distress in the newborn infant. *Biol Neonate* 2000;77:162–167.
59. Field T, Goldson E. Pacifying effects of nonnutritive sucking on term and preterm neonates during heelstick procedures. *Pediatrics* 1984;74:1012–1015.
60. Campos RG. Rocking and pacifiers: two comforting interventions for heelstick pain. *Res Nurs Health* 1994;17:321–331.
61. Fearon I, Kisilevsky BS, Hains SMJ, et al. Swaddling after heel lance: age-specific effects on behavioural recovery in preterm infants. *J Dev Behav Pediatr* 1997;18:222–232.
62. Gray L, Watt L, Blass EM. Skin-to-skin contact is analgesic in healthy newborns. *Pediatrics* 2000;105 (1):e14.
63. Corff KE, Seideman R, Venkataraman PS, et al. Facilitated tucking: a nonpharmacologic comfort measure for pain in preterm neonates. *J Obstet Gynecol Neonatal Nurs* 1995;24:143–147.
64. Porter FL, Wolf CM, Miller JP. The effect of handling and immobilization on the response to acute pain in newborn infants. *Pediatrics* 1998;102:1383–1389.

65. Barker DP, Willetts B, Cappendijk VC, et al. Capillary blood sampling: should the heel be warmed? *Arch Dis Child Fetal Neonatal Ed* 1996;74:F139–F140.
66. Janes M, Pinelli J, Landry S, et al. Comparison of capillary blood sampling using an automated incision device with and without warming the heel. *J Perinatol* 2002;22:154–158.
67. Abad F, Diaz NM, Domenech E, et al. Oral sweet solution reduces pain-related behaviour in preterm infants. *Acta Paediatr* 1996;85:854–858.
68. Abad F, Diaz-Gomez NM, Domenech E, et al. Oral sucrose compares favourably with lidocaine–prilocaine cream for pain relief during venepuncture in neonates. *Acta Paediatr* 2001;90:160–165.
69. Deshmukh LS, Udani RH. Analgesic effect of oral glucose in preterm infants during venipuncture: a double blind, randomized, controlled trial. *J Trop Pediatr* 2002;48:138–141.
70. Gradin M, Eriksson M, Holmqvist G, et al. Pain reduction at venepuncture in newborns: oral glucose compared with local anesthetic cream. *Pediatrics* 2002;110:1053–1057.
71. Lindh V, Wiklund U, Hakansson S. Assessment of the effect of EMLA during venipuncture in the newborn by analysis of heart rate variability. *Pain* 2000;86:247–254.
72. Carbajal R, Veerapen S, Couderc S, et al. Analgesic effect of breast feeding in term neonates: randomised controlled trial. *BMJ* 2003;326:13.

Kommentar

Dorothe Bösinger und Marcus Krüger

Die Schmerzlinderung bei Blutentnahmen von Frühgeborenen, Neugeborenen und Säuglingen gehört heute zum Standard, insbesondere auf neonatologischen Stationen. Lagerung, Beruhigung und Körperkontakt sind selbstverständliche pflegerische Beruhigungsmaßnahmen, die signifikant zur Schmerz-Score-Reduktion führen. Darüber hinaus ist die Wirkung von mit oder ohne Schnuller verabreichter Zuckerlösung sehr gut belegt und jederzeit problemlos durchführbar. Auch in anderen Bereichen, zum Beispiel vor der kapillären Blutentnahme zur Stoffwechseluntersuchung (Entbindungsabteilungen, Hebammen) ist die Gabe von Glukose 20 % dringend zu empfehlen.

Der Artikel nennt jedoch keine Dosierungsempfehlungen und Zeitangaben. Für Frühgeborene ab 24 Schwangerschaftswochen empfiehlt sich eine Dosis von 0,1 ml beim reifen Neugeborenen bis zu 2 ml Glukose 20 % oder Glukose 30 % 2 Minuten vor Beginn der Blutentnahme verabreicht. Nicht untersucht wurde, bis zu welchem Lebensalter diese Maßnahme effektiv ist.

In den amerikanischen Empfehlungen wird als Zuckerlösung Sucrose, also ein Disaccharid aus Fructose und Glukose genannt. Sucrose ist in Deutschland nicht üblich, die Wirksamkeit von Glukose als Monosaccharid ist gleichwertig. Von der breiten Anwendung fructosehaltiger Lösungen zur oralen Schmerzlinderung ist aber wegen der Gefahr einer unerkannten Fructoseintoleranz dringend abzuraten!

Bronchitis, obstruktive, bei Kindern

Suchdatum: Oktober 2003

Manuel Lozano

Frage **Welche Effekte haben Präventivmaßnahmen?**

Nutzen belegt

RS-Virus-Immunglobuline (RSV-Ig) oder Palivizumab (monoklonaler Antikörper) bei Hochrisikopatienten[10, 11]

Einer systematischen Übersicht zufolge verringert die prophylaktische Gabe von RS-Virus-Immunglobulin (RSV-Ig) oder Palivizumab (monoklonaler Antikörper) im Vergleich zu Placebo oder Nichtbehandlung bei Frühchen, Kindern mit bronchopulmonaler Dysplasie und Kindern mit einer Kombination von Risikofaktoren die Zahl der Krankenhauseinweisungen oder die Notwendigkeit einer intensivmedizinischen Versorgung. Die Therapie dauerte zwischen 4 und 6 Monaten.

Wirksamkeit unbekannt

Spezielle Pflegevorkehrungen (Kohortierung, Händewaschen, Kittel, Masken, Handschuhe und Schutzbrille) bei stationären Patienten[12–17]

Es fanden sich keine RCTs zu den Effekten dieser Maßnahmen zur Prävention der Ausbreitung einer Bronchiolitis auf andere Kinder.

Frage **Welche Effekte haben unterschiedliche Behandlungsmethoden?**

Wirksamkeit unbekannt

Bronchodilatatoren (Salbutamol per inhalationem, Adrenalin [Epinephrin] per inhalationem) [18–28]

Systematischen Übersichten zufolge verbessern inhalative Bronchodilatatoren bei stationären Patienten, in Notfallabteilungen und Ambulanzen den klinischen Gesamt-Score im Vergleich zu Placebo auf kurze Sicht (bis zu 24 Stunden nach der Behandlung). Hinsichtlich der Hospitalisierungsraten fand sich kein signifikanter Unterschied zwischen Bronchodilatatoren und Placebo. Nachfolgende RCTs ergaben keine Belege dafür, dass vernebeltes Adrenalin im Vergleich zu 0,9 %iger Natriumchloridlösung bei Säuglingen die kurzfristigen Ergebnisse während der ersten 4 Krankheitstage, die Hospitalisierungsraten, die Dauer des Klinikaufenthaltes oder die Zeit bis zum Rückgang der Erkrankung verbessert. Vier RCTs lieferten hinsichtlich der Hospitalisierungsraten und der Dauer des Klinikaufenthaltes nur unzureichende Belege für einen Unterschied zwischen jeweils vernebeltem Adrenalin und Salbutamol.

Glukokortikoide[29–44]

RCTs lieferten im Vergleich zu Placebo lediglich begrenzte und nichtschlüssige Belege zur Wirksamkeit von Glukokortikoiden.

Ribavirin[47–52]

Einer systematischen Übersicht bei Kindern, die wegen einer RS-Virus-Bronchiolitis in eine Klinik eingewiesen worden waren, ergab hinsichtlich der Mortalität, des Risikos einer Verschlechterung der Atemfunktion oder der Verweildauer im Krankenhaus keinen signifikanten Unterschied zwischen Ribavirin und Placebo. Ribavirin führt jedoch begrenzten

Belegen zufolge zu einer signifikanten Verkürzung der Beatmungsdauer. Zwei nachfolgende RCTs ergaben hinsichtlich der Verweildauer im Krankenhaus, der Rate stationärer Aufnahmen auf Grund von Symptomen der tiefen Atemwege im ersten Jahr nach der akuten Episode oder der Häufigkeit rezidivierenden Giemens über eine 1-jährige Nachbeobachtung hinweg keinen signifikanten Unterschied zwischen Ribavirin und Placebo.

Definition

Eine Bronchiolitis ist eine akute, virusinduzierte, mit den Zeichen und Symptomen einer Obstruktion einhergehende Entzündung der Bronchiolen. Die Diagnose basiert auf dem klinischen Befund. Zum klinischen Bild gehören Fieber, Rhinitis (Entzündung der Nasenschleimhaut), Tachypnoe (beschleunigte Atmung), expiratorisches Giemen, Husten, Rasselgeräusche, Einsatz der Atemhilfsmuskulatur, Apnoe (aussetzende Atmung), Dyspnoe (Schwierigkeiten beim Atmen), Nasenflügeln (Bewegung der Nasenflügel) und interkostale Einziehungen (Einziehen des Weichteilgewebes zwischen den Rippen beim Einatmen). Die Schwere des Krankheitsbildes lässt sich nach klinischen Kriterien mit leicht, mittelschwer und schwer klassifizieren.

Inzidenz/ Prävalenz

Eine Bronchiolitis ist bei Säuglingen und Kleinkindern die häufigste Infektionskrankheit der unteren Atemwege. Sie tritt saisonal gehäuft, in gemäßigten Klimazonen[1] vor allem im Winter und in tropischen Ländern in der Regenzeit auf. Jedes Jahr leiden in den USA etwa 21 % der Säuglinge an Erkrankungen der unteren Atemwege. Sechs bis 10/1000 (1–2 % der Kinder <12 Monaten) werden wegen einer Bronchiolitis in eine Klinik eingewiesen.[2] Die höchsten Einweisungsraten findet man bei Säuglingen zwischen 2 und 6 Monaten.[3]

Ätiologie/ Risikofaktoren

In 70 % der Fälle wird die Bronchiolitis durch RS-Viren verursacht. In den Wintermonaten steigt der Anteil sogar auf 80–100 %. Im zeitigen Frühjahr ist dagegen oft das Parainfluenza-Virus Typ 3 für die Infektion verantwortlich.[1]

Prognose

Morbidität und Letalität: Die Schwere der Erkrankung ist abhängig von der Größe des Kindes und der Intensität und Häufigkeit an Kontakten mit anderen infektiösen Kindern. Kinder mit angeborenen Herzfehlern, chronischen Lungenkrankheiten, ehemalige Frühgeborene, solche mit perinatalem Sauerstoffmangel und Säuglinge unter 6 Wochen haben ein erhöhtes Morbiditäts- und Letalitätsrisiko.[4] Andere Faktoren, die zu einem längeren oder komplizierten stationären Verlauf führen, sind Apnoe oder Herzstillstand in der Vorgeschichte, Verschattungen auf dem Röntgenbild und (in Nordamerika) Zugehörigkeit zu den ethnischen Gruppen der Ureinwohner (Indianer und Inuit).[5] Das Risiko, innerhalb der ersten 2 Lebenswochen zu sterben, ist hoch für Kinder mit angeborenen Herzfehlern (3,4 %) oder chronischen Lungenkrankheiten (3,5 %) – verglichen mit dem kombinierten Risiko anderer Patientengruppen (0,1 %)[4]. Die Raten für die Einweisung auf eine Intensivstation (Spannweite 31–36 %) und die Notwendigkeit einer künstlichen Beatmung (Spannweite 11–19 %) sind dagegen für alle Hochrisikogruppen annähernd gleich.[4] Diese Kinder benötigen auch in einem hohen Prozentsatz (Spannweite 63–83 %) zusätzlichen Sauerstoff.[4] Demgegenüber liegen die Raten einer Einweisung auf die Intensivstation (15 %) und der Beatmung (8 %) bei diesen Kindern ohne Merkmale einer hohen Gefährdung deutlich niedriger.[6] **Langzeitprognose:** Verschiedene Studien kommen zu unterschiedlichen Informationen über die Langzeitprognose. Eine kleine prospektive Studie mit zwei angeglichenen Kohorten (25 Kinder mit, 25 Kinder ohne Bronchiolitis) ergab keine

Belege dafür, dass eine ambulant behandelbare Bronchiolitis langfristig zu einem erhöhten Asthmarisiko führt.[7] Mögliche Störgrößen dieser Studie sind Unterschiede im Schweregrad der Krankheit, Tabakexposition und beengte Lebensverhältnisse.[8] In einer prospektiven Studie mit 50 randomisiert selektierten Kindern, die wegen Bronchiolitis stationär aufgenommen, über Fragebogen 5 Jahre nachbeobachtet und im fünften Jahr zusätzlich besucht wurden, zeigte sich dagegen im Vergleich mit der Gesamtbevölkerung eine Verdoppelung der Asthmainzidenz. Allerdings kam es in dieser Studie bei der Nachbeobachtung zu einem großen Verlust an Studienteilnehmern (30 %), und es fehlte eine angeglichene Kontrollgruppe.[9]

Literatur

1. Phelan P, Olinsky A, Robertson C. *Respiratory illness in children*. 4th ed. London: Blackwell Scientific Publications, 1994.
2. Gruber W. Bronchiolitis. In: Long S, Pickering L, Prober C, eds. *Principles and practice of pediatric infectious diseases*. 1st ed. New York: Churchill Livingstone, 1997:1821.
3. Glezen WP, Taber LH, Frank AL, et al. Risk of primary infection and reinfection with respiratory syncytial virus. *Am J Dis Child* 1986;140:543–546.
4. Navas L, Wang E, de Carvalho V, et al. Improved outcome of respiratory syncytial virus infections in a high-risk hospitalized population of Canadian children. *J Pediatr* 1992;121:348–354.
5. Wang EEL, Law BJ, Stephens D, et al. Pediatric Investigators Collaborative Network on Infections in Canada (PICNIC) study of morbidity and risk factors with RSV disease. *J Pediatr* 1995;126:212–219.
6. Wang EEL, Law BJ, Boucher F, et al. Pediatric Investigators Collaborative Network on Infections in Canada (PICNIC) study of admission and management variation in patients hospitalized with respiratory syncytial viral lower respiratory infection. *J Pediatr* 1996;129:390–395.
7. McConnochie KM, Mark JD, McBride JT, et al. Normal pulmonary function measurements and airway reactivity in childhood after mild bronchiolitis. *J Pediatr* 1985;107:54–58.
8. McConnochie KM, Roghmann KJ. Parental smoking, presence of older siblings and family history of asthma increase risk of bronchiolitis. *Am J Dis Child* 1986;140:806–812.
9. Sly PD, Hibbert ME. Childhood asthma following hospitalization with acute viral bronchiolitis in infancy. *Pediatr Pulmonol* 1989;7:153–158.
10. Wang EEL, Tang NK. Immunoglobulin for preventing respiratory syncytial virus infection. In: The Cochrane Library, Issue 3, 2003. Oxford: Update Software. Search date 1999; primary sources Cochrane Acute Respiratory Infections Trials Register, Medline, and abstracts from the Pediatric Academy Meetings and the Intersciences Conference on Antimicrobial Agents and Chemotherapy from 1994–1997.
11. Simpson S, Burls A. *A systematic review of the effectiveness and cost-effectiveness of palivizumab (Synagis®) in the prevention of respiratory syncytial virus (RSV) infection in infants at high risk of infection*. Birmingham: West Midlands Health Technology Assessment Group, University of Birmingham, 2001.
12. Krasinski K, LaCouture R, Holzman R, et al. Screening for respiratory syncytial virus and assignment to a cohort at admission to reduce nosocomial transmission. *J Pediatr* 1990;116:894–898.
13. Isaacs D, Dickson H, O'Callaghan C, et al. Handwashing and cohorting in prevention of hospital acquired infections with respiratory syncytial virus. *Arch Dis Child* 1991;66:227–231.
14. Gala CL, Hall CB, Schnabel KC, et al. The use of eye-nose goggles to control nosocomial respiratory syncytial virus infection. *JAMA* 1986;256:2706–2708.
15. Hall CB, Douglas RG. Nosocomial respiratory syncytial virus infections: should gowns and masks be used? *Am J Dis Child* 1981;135:512–515.
16. Murphy D, Todd JK, Chao RK, et al. The use of gowns and masks to control respiratory illness in pediatric hospital personnel. *J Pediatr* 1981;99:746–750.
17. Madge P, Paton JY, McColl JH, et al. Prospective controlled study of four infection-control procedures to prevent nosocomial infection with respiratory syncytial virus. *Lancet* 1992;340:1079–1083.
18. Kellner JD, Ohlsson A, Gadomski AM, et al. Bronchodilators for bronchiolitis. In: The Cochrane Library, Issue 3, 2003. Oxford: Update Software. Search date 1998; primary sources Medline, Embase, Reference Update, reference lists of articles, and files of the authors.
19. Flores G, Horwitz RI. Efficacy of beta 2-agonists in bronchiolitis: a reappraisal and meta-analysis. *Pediatrics* 1997;100:233–239. Search date 1995; primary sources Medline and hand searches of references and selected journals.
20. Abul-Ainine A, Luyt D. Short term effects of adrenaline in bronchiolitis: a randomised controlled trial. *Arch Dis Child* 2002;86:276–279.

21. Patel H, Platt RW, Pekeles GS, et al. A randomized, controlled trial of the effectiveness of nebulized therapy with epinephrine compared with albuterol and saline in infants hospitalized for acute viral bronchiolitis. *J Pediatr* 2002;141:818–824.
22. Hariprakash S, Alexander J, Carroll W, et al. Randomized controlled trial of nebulized adrenaline in acute bronchiolitis. *Pediatr Allergy Immunol* 2003;14:134–139.
23. Patel H, Gouin S, Platt RW. Randomized, double-blind, placebo-controlled trial of oral albuterol in infants with mild-to-moderate acute viral bronchiolitis. *J Pediatr* 2003;142:509–514.
24. Wainwright C, Altamirano L, Cheney M, et al. A multicenter, randomized, double-blind, controlled trial of nebulized epinephrine in infants with acute bronchiolitis. *N Engl J Med* 2003;349:27–35.
25. Sanchez I, De Koster J, Powell RE, et al. Effect of racemic epinephrine and salbutamol on clinical score and pulmonary mechanics in infants with bronchiolitis. *J Pediatr* 1993;122:145–151.
26. Menon K, Sutcliffe T, Klassen TP. A randomized trial comparing the efficacy of epinephrine with salbutamol in the treatment of acute bronchiolitis. *J Pediatr* 1995;126:1004–1007.
27. Reijonen T, Korppi M, Pitkakangas S, et al. The clinical efficacy of nebulized racemic epinephrine and albuterol in acute bronchiolitis. *Arch Pediatr Adolesc Med* 1995;149:686–692.
28. Gadomski AM, Lichenstein R, Horton L, et al. Efficacy of albuterol in the management of bronchiolitis. *Pediatrics* 1994;93:907–912.
29. Garrison MM, Christakis DA, Harvey E, et al. Systemic corticosteroids in infant bronchiolitis: a meta-analysis. *Pediatrics* 2000;105:e44. Search date 1999; primary sources Medline, Embase, and Cochrane Clinical Trials Registry.
30. Richter H, Seddon P. Early nebulized budesonide in the treatment of bronchiolitis and the prevention of postbronchiolitic wheezing. *J Pediatr* 1998;132:849–853.
31. Bulow SM, Nir M, Levin E. Prednisolone treatment for respiratory syncytial virus infection: a randomized controlled trial of 147 infants. *Pediatrics* 1999;104:77.
32. Tal A, Bavilski C, Yohai D, et al. Dexamethasone and salbutamol in the treatment of acute wheezing in infants. *Pediatrics* 1983;71:13–18.
33. Connolly JH, Field CM, Glasgow JF, et al. A double blind trial of prednisolone in epidemic bronchiolitis due to respiratory syncytial virus. *Acta Paediatr Scand* 1969;58:116–120.
34. Berger I, Argaman Z, Schwartz SB. Efficacy of corticosteroids in acute bronchiolitis: short-term and long-term follow-up. *Pediatr Pulmonol* 1998;26:162–166.
35. Leer JA, Green JL, Heimlich EM, et al. Corticosteroid treatment in bronchiolitis. A controlled collaborative study in 297 infants and children. *Am J Dis Child* 1969;117:495–503.
36. Goebel J, Estrada B, Quinonez J, et al. Prednisolone plus albuterol versus albuterol alone in mild to moderate bronchiolitis. *Clin Pediatr* 2000;39:213–220.
37. Cade A, Brownlee KG, Conway SP, et al. Randomised placebo controlled trial of nebulised corticosteroids in acute respiratory syncytial viral bronchiolitis. *Arch Dis Child* 2000;82:126–130.
38. Schuh S, Coates AL, Binnie R, et al. Efficacy of oral dexamethasone in outpatients with acute bronchiolitis. *J Pediatr* 2002;140:27–32.
39. Buckingham SC, Jafri HS, Bush AJ, et al. A randomized, double-blind, placebo-controlled trial of dexamethasone in severe respiratory syncytial virus (RSV) infection: effects on RSV quantity and clinical outcome. *J Infect Dis* 2002;185:1222–1228.
40. van Woensel JBM, van Aalderen WMC, de Weerd W, et al. Dexamethasone for treatment of patients mechanically ventilated for lower respiratory tract infection caused by respiratory syncytial virus. *Thorax* 2003;58:383–387.
41. Reijonen TM, Kotaniemi-Syrjanen A, Korhonen K, et al. Predictors of asthma three years after hospital admission for wheezing in infancy. *Pediatrics* 2000;106:1406–1412.
42. Van Woensel JBM, Kimpen JLL, Sprikkelman AB, et al. Long-term effects of prednisolone in the acute phase of bronchiolitis caused by respiratory syncytial virus. *Pediatr Pulmonol* 2000;30:92–96.
43. Kajosaari M, Syvanen P, Forars M, et al. Inhaled corticosteroids during and after respiratory syncytial virus-bronchiolitis may decrease subsequent asthma. *Pediatr Allergy Immunol* 2000;11:198–202.
44. Schimmer BP, Parker KL. Adrenocorticotropic hormone; adrenocortical steroids and their synthetic analogs; inhibitors of the synthesis and actions of adrenocortical hormones. In: Hardman JG, Limbird LE, eds *Goodman & Gilman's the pharmacological basis of therapeutics*. 10th ed. New York: McGraw-Hill, 2001:1649–1677.
45. Friis B, Andersen P, Brenoe E, et al. Antibiotic treatment of pneumonia and bronchiolitis: a prospective randomised study. *Arch Dis Child* 1984;59:1038–1045.
46. Chambers HF. Antimicrobial agents. General considerations. In: Hardman JG, Limbird LE, eds *Goodman & Gilman's the pharmacological basis of therapeutics*. 10th ed. New York: McGraw-Hill, 2001:1143–1170.
47. Randolph AG, Wang EEL. Ribavirin for respiratory syncytial virus lower respiratory tract infection. In: The Cochrane Library, Issue 3, 2003. Oxford: Update Software. Search date 2000; primary sources Medline, hand searches of references, and contact of noted experts.

48. Everard ML, Swarbrick A, Rigby AS, et al. The effect of ribavirin to treat previously healthy infants admitted with acute bronchiolitis on acute and chronic respiratory morbidity. *Respir Med* 2001;95:275–280.
49. Edell D, Khoshoo V, Ross G, et al. Early ribavirin treatment of bronchiolitis: effect on long-term respiratory morbidity. *Chest* 2002;122:935–939.
50. Edelson PJ. Reactions to ribavirin. *Pediatr Infect Dis J* 1991;10:82.
51. Johnson EM. Developmental toxicity and safety evaluations of ribavirin. *Pediatr Infect Dis J* 199 7;9 (suppl):85–87.
52. Long CE, Voter KZ, Barker WH, et al. Long term follow-up of children hospitalized with respiratory syncytial virus lower respiratory tract infection and randomly treated with ribavirin or placebo. *Pediatr Infect Dis J* 1997;16:1023–1028.
53. Rodriguez WJ, Gruber WC, Welliver RC, et al. Respiratory syncytial virus (RSV) immune globulin intravenous therapy for RSV lower respiratory tract infection in infants and young children at high risk for severe RSV infections. *Pediatrics* 1997;99:454–461.
54. Rodriguez WJ, Gruber WC, Groothuis JR, et al. Respiratory syncytial virus immune globulin treatment of RSV lower respiratory tract infection in previously healthy children. *Pediatrics* 1997;100:937–942.
55. Malley R, DeVincenzo J, Ramilo O, et al. Reduction of respiratory syncytial virus (RSV) in tracheal aspirates in intubated infants by use of humanized monoclonal antibody to RSV F protein. *J Infect Dis* 1998;178:1555–1561.
56. Hemming VG, Rodriguez W, Kim HW, et al. Intravenous immunoglobulin treatment of respiratory syncytial virus infections in infants and young children. *Antimicrob Agents Chemother* 1987;31:1882–1886.
57. Rimensberger PC, Burek-Kozlowska A, Morell A, et al. Aerosolized immunoglobulin treatment of respiratory syncytial virus infection in infants. *Pediatr Infect Dis J* 1996;15:209–216.
58. Groothuis JR, Levin MJ, Rodriguez W, et al. Use of intravenous gamma globulin to passively immunize high-risk children against respiratory syncytial virus: safety and pharmacokinetics. *Antimicrob Agents Chemother* 1991;35:1469–1473.

Kommentar

Johannes Forster

Die „Bronchiolitis" des angelsächsischen Sprachraums entspricht klinisch im Wesentlichen der deutschen „obstruktiven Bronchitis".
Für leicht erkrankte Kinder ist ein in RCTs überprüfte Behandlungs-Option die Verwendung von 3.0 % anstelle von 0.9 % NaCl zur schleimlösenden Inhalation, die allerdings einen Zusatz von einem ß-Mimetikum (Terbutalin) oder Epinephrin enthalten muss (1, 2).
Die Versorgung schwer kranker Kinder beginnt mit der Sauerstoffgabe (hier liegen klarerweise keine randomisierten klinischen Studien vor, es besteht direkte Evidenz). Ein Behandlungsversuch mit Bronchodilatatoren ist angezeigt, selbst wenn nur kurzfristige Erfolge beim klinischen Krankheitsbild erzeugt werden, da die benutzten Scores recht gut auch das Krankheitsgefühl und damit die aktuelle Hilfsbedürftigkeit der Kinder widerspiegeln. Ebenso ist ein Behandlungsversuch mit Kortikosteroiden angezeigt, da auch geringe Verbesserungen bei marginal noch kompensierten Patienten bedeutsam sein können.
Eine wichtige Option, um eine volle Beatmung zu vermeiden, ist die Verwendung von CPAP (3, 4, Evidenzstufe II–III).
Bei der Prävention besteht kein Zweifel, dass Palivizumab symptomatischen Infektionen vorbeugt. Unklar ist jedoch noch, ob relevante klinische Endpunkte (Beatmungspflichtigkeit, Tod, chronische Lungenerkrankung) beeinflusst werden. Die Zulassung umfasst Frühgeborene unter 32 Schwangerschaftswochen und jünger als ½ Jahr zu Beginn der RSV-Saison, Kinder mit BPD jünger als 2 Jahre und einschlägiger Therapie bis ½ Jahr vor Saisonbeginn, sowie Neugeborene und Säuglinge mit hämodynamisch wirksamen Herzfehlern. Wegen der hohen Kosten bei Prophylaxe der Gesamtgruppe, die (gemessen an den Kosten der Wiederaufnahme aufgrund von RSV-Infektionen) noch in keiner Untersuchung bislang vom monetären Nutzen aufgewogen wurden, erarbeit die DGPI zum Zeitpunkt der Manuskript-Erstellung gerade eine neue Empfehlung für eine differentielle Indikation (einsehbar unter www.dgpi.de ▶ publikationen).
Prognostisch ist die RSV-Erkrankung ein Risikofaktor für bronchiale Hyperreagibilität, signifikant mindestens bis zum Schulalter (5, Evidenzstufe I). Da die RSV-Infektion schwe-

rer verläuft, wenn im Haushalt geraucht wird (6), gehört Anti-Rauch-Beratung zu den pädiatrischen Grund-Vorsorgemaßnahmen.

1. Sarrell EM, Tal G, Witzling M, Someck E, Houri S, Cohen HA, Mandelberg A. Nebulized 3 % hypertonic saline solution treatment in ambulatory children with viral bronchiolitis decreases symptoms. Chest. 2002;122:2015–20.
2: Mandelberg A, Tal G, Witzling M, Someck E, Houri S, Balin A, Priel IE. Nebulized 3 % hypertonic saline solution treatment in hospitalized infants with viral bronchiolitis. Chest. 2003;123:481–7.
3. Beasley JM, Jones SE. Continuous positive airway pressure in bronchiolitis. Br Med J (Clin Res Ed). 1981; 283:1506–8.
4. Soong WJ, Hwang B, Tang RB. Continuous positive airway pressure by nasal prongs in bronchiolitis. Pediatr Pulmonol. 1993;16:163–6.
5. Stein RT, Sherrill D, Morgan WJ, Holberg CJ, Halonen M, Taussig LM, Wright AL, Martinez FD. Respiratory syncytial virus in early life and risk of wheeze and allergy by age 13 years. Lancet. 1999;354:541–5.
6. Bradley JP, Bacharier LB, Bonfiglio J, Schechtman KB, Strunk R, Storch G, Castro M. Severity of respiratory syncytial virus bronchiolitis is affected by cigarette smoke exposure and atopy. Pediatrics. 2005;115:e7–14.

Depressionen bei Kindern und Jugendlichen

Suchdatum: Januar 2004

Philip Hazell

Angesichts neuer Belege und eines Konsens in Bezug auf Schadensdaten zu einigen der medikamentösen Behandlungsformen in dieser Übersicht, die seit dem Verfassen des Textes aufgetaucht sind, sowie im Lichte der aktuellen von der FDA unterstützten Metaanalyse von Sicherheitsdaten wird dieses Kapitel in der nächsten aktualisierten Version überarbeitet. Bei diesen Daten geht es um erhöhte Suizid- und Selbstverletzungsgefahr bei einigen Wirkstoffen. In der Zwischenzeit sollten sich ärztlich Tätige hinsichtlich der Verschreibung von Antidepressiva bei Jugendlichen durch die Empfehlungen und Warnungen der jeweils für Arzneimittel verantwortlichen Behörden ihres Landes leiten lassen.

Frage **Welche Effekte haben unterschiedliche Behandlungsmethoden?**

Nutzen belegt

Kognitive Verhaltenstherapie (bei Kindern und Jugendlichen mit leichter bis mittelschwerer Depression)[25, 26]

Einer systematischen Übersicht bei Kindern und Jugendlichen mit leichter bis mittelschwerer Depression zufolge verbessert eine kognitive Verhaltenstherapie im Vergleich zu einer unspezifischen supportiven Therapie die Symptome.

Nutzen wahrscheinlich

Interpersonelle Psychotherapie bei Jugendlichen mit leichter bis mittelschwerer Depression[27, 28]

Zwei RCTs zufolge erhöht eine interpersonelle Psychotherapie bei Jugendlichen mit leichter bis mittelschwerer Depression im Vergleich zu klinischem Monitoring oder Wartelisten-Kontrollgruppe die Heilungsraten über 12 Wochen.

Nutzen und Schaden abzuwägen

Selektive Serotoninwiederaufnahmehemmer (SSRIs)[14–22]

Drei RCTs lieferten nur unzureichende Belege dafür, dass Fluoxetin im Vergleich zu Placebo Symptome einer Depression bessert. Einer RCT zufolge hebt Paroxetin bei Jugendlichen mit schwerer Depression im Vergleich zu Placebo nach 8 Wochen die Ansprechrate. Eine weitere RCT an Patienten mit Major-Depression (Alter: 12–20 Jahre) zeigte hinsichtlich der Wirkungen auf die Besserungsraten keinen signifikanten Unterschied zwischen Paroxetin und Clomipramin, auch wenn es ihr u. U. an Aussagekraft ermangelte, um klinisch bedeutsame Effekte aufzudecken. Der gepoolten Analyse zweier RCTs zufolge bessert Sertralin im Vergleich zu Placebo depressive Symptome bei Kindern und Erwachsenen mit Major-Depression. Es fanden sich keine RCTs zu den Wirkungen anderer SSRIs. Wird die Dosis reduziert oder die Behandlung beendet, kommt es bei selektiven Serotoninwiederaufnahmehemmern häufig zu Schwindelgefühl, Schläfrigkeit, Benommenheit, Konzentrationsschwäche, Übelkeit, Kopfschmerzen und Erschöpfung. Auf der Grundlage unveröffentlichter Daten haben die Regulierungsbehörden sowohl Großbritanniens als auch der USA empfohlen, Paroxetin bei Patienten unter 18 Jahren nicht zu verschreiben.

Wirksamkeit unbekannt

Kognitive Verhaltenstherapie (bei Jugendlichen mit Major-Depression oder Dysthymie mit depressiven Eltern)[26]

Einer RCT bei depressiven Jugendlichen mit Major-Depression oder Dysthymie und ebenfalls depressiven Eltern zufolge besteht hinsichtlich der Heilungserfolge über 2 Jahre kein signifikanter Unterschied zwischen einer ergänzend zur Normalversorgung durchgeführten kognitiven Psychotherapie und alleiniger Normalversorgung.

Elektrokrampftherapie

Es fanden sich keine RCTs zu Elektrokrampftherapie bei kindlichen oder jugendlichen Depressionen.

Familientherapie[29, 30]

Es fanden sich nur unzureichende Belege zu den Effekten einer Familientherapie bei Kindern und Jugendlichen.

Clomipramin i.v. (bei Jugendlichen)[10]

Einer kleinen RCT zufolge verbessert i.v. verabreichtes Clomipramin bei nicht suizidgefährdeten Jugendlichen im Vergleich zu Placebo nach 6 Tagen den Depressions-Score. Die Studie war jedoch zu klein und zu kurz, um verlässliche Schlüsse daraus zu ziehen.

Lithium[24]

Einer kleinen RCT bei Kindern mit Depression und familiärer Zyklothymiebelastung zufolge besteht hinsichtlich der Gesamtbewertung oder der Depressions-Scores nach 6 Wochen kein signifikanter Unterschied zwischen Lithium und Placebo. Es fehlte der Studie jedoch u. U. an Aussagekraft, um klinisch bedeutsame Effekte auszuschließen.

MAO-Hemmer[13]

Eine kleine RCT lieferte nur unzureichende Belege für einen Vergleich zwischen dem reversiblen MAO-Hemmer Moclobemid und Placebo bei 9- bis 15-jährigen Kindern mit schwerer Depression, von denen einige außerdem eine Begleiterkrankung hatten. Es fanden sich keine RCTs zu nichtreversiblen MAO-Hemmern bei Kindern und Jugendlichen.

Spezifische psychologische Therapien (ausgenommen kognitive Verhaltenstherapie)[27–32]

Es fanden sich nur unzureichende Belege zu den Effekten spezifischer psychologischer Therapien (ausgenommen kognitive Verhaltenstherapie) bei Kindern und Jugendlichen.

Johanniskraut (Hypericum perforatum)

Es fanden sich keine RCTs zur Anwendung von Johanniskraut (*Hypericum perforatum*) bei Kindern und Jugendlichen mit Depression.
Venlafaxin[14,23]
Einer kleinen RCT zufolge besteht hinsichtlich der Besserung depressiver Symptome nach 6 Wochen bei Kindern und Jugendlichen mit schwerer Depression kein signifikanter Unterschied zwischen Venlafaxin und Placebo. Es fehlte der Studie jedoch u. U. an Aussagekraft, um klinisch bedeutsame Effekte aufzudecken.

Nutzen unwahrscheinlich

Orale trizyklische Antidepressiva bei Jugendlichen[9, 10]

Einer systematischen Übersicht zufolge besteht hinsichtlich der Depressions-Scores bei depressiven Kindern und Jugendlichen nach 4–10 Wochen kein signifikanter Unterschied zwischen oralen trizyklischen Antidepressiva (Amitriptylin, Desipramin, Imipramin, Nortriptylin). Subgruppen-Analysen zufolge verringern trizyklische Antidepressiva die Symptome im Vergleich zu Placebo bei Jugendlichen jedoch, während bei Kindern keine Wirkung zu beobachten ist. Der Übersicht zufolge kommt es unter trizyklischen Antidepressiva auch zu unerwünschten Nebenwirkungen. Eine RCT zeigte nach 8 Wochen hinsichtlich der Besserungsraten keinen signifikanten Unterschied zwischen jeweils oral verabreichtem Clomipramin und Paroxetin.

Unwirksamkeit oder Schädlichkeit wahrscheinlich

Orale trizyklische Antidepressiva (bei Kindern)[9, 10]

Einer Subgruppen-Analyse in einer systematischen Übersicht zufolge besteht bei depressiven Kindern kein signifikanter Unterschied zwischen den Wirkungen von trizyklischen Antidepressiva (Amitriptylin, Desipramin, Imipramin, Nortriptylin) und Placebo. Der Übersicht zufolge kommt es unter trizyklischen Antidepressiva außerdem zu unerwünschten Nebenwirkungen.

Definition Verglichen mit der Erwachsenenform (siehe „Depressive Störungen", S. 1104) beginnt eine Depression bei Kindern (6–12 Jahre) und Jugendlichen (13–18 Jahre) oft schleichender, ist stärker durch erhöhte Reizbarkeit als durch Traurigkeit gekennzeichnet und tritt häufiger in Verbindung mit anderen Störungen wie Angst, Verhaltensstörungen, Hyperaktivität und Lernschwierigkeiten auf.[1] Der Begriff „schwere Depression" (Major-Depression) dient der Unterscheidung zwischen umschriebenen Episoden einer Depression und einer leichten, chronischen (≥1 Jahr) gedrückten Stimmungslage oder Reizbarkeit, bekannt als „Dysthymie".[1] Der Schweregrad einer Depression lässt sich anhand des Grades der Beeinträchtigung sowie des Vorliegens oder Fehlens psychomotorischer Veränderungen und somatischer Symptome definieren (siehe „Depressive Störungen", S. 1110). In manchen Studie wird der Schweregrad einer Depression nach den End-Scores von Depressionsskalen bestimmt. Eine manische Episode ist definiert durch eine abnorm und anhaltend gehobene, expansive oder gereizte Stimmungslage. Weitere mögliche Symptome sind Grandiosität, herabgesetztes Schlafbedürfnis, gedrängte Sprache, Ideenflucht, Ablenkbarkeit, psychomotorische Agitiertheit und beeinträchtigtes Urteilsvermögen.[2]

Inzidenz/ Prävalenz Die Schätzungen zur Prävalenz einer Depression bei Kindern und Jugendlichen liegen außerhalb der Klinik bei 2–6 %.[3, 4] Die Prävalenz tendiert mit zunehmendem Alter zu höheren Werten, mit einem starken Anstieg zu Beginn der Pubertät. Bei Kindern ist die Geschlechtsverteilung gleich, während Depressionen in der Pubertät häufiger bei Mädchen als bei Jungen zu beobachten sind.[5]

Ätiologie/ Risikofaktoren Die Ätiologie ist unklar, kann aber sowohl auf genetisch bedingter Anfälligkeit[6], Kindheitsereignissen als auch aktuellen psychosozialen Schwierigkeiten beruhen.[1]

Prognose Bei Kindern und Jugendlichen liegen die Rezidivraten nach einer ersten depressiven Episode bei 40 %.[7] Bei jungen Menschen mit mittelschwerer bis schwerer Depression ist im Vergleich zu Erwachsenen die Gefahr für manische Phasen innerhalb der nächsten Jahre erhöht.[1, 8] Studien zur Behandlung von Depressionen bei Kindern und Jugendlichen zeigten hohe Ansprechraten unter Placebo (in manchen Klinikstudien bis zu zwei Drittel der Fälle). Dies spricht dafür, dass Episoden einer Depression u. U. in vielen Fällen selbstlimitierend sind.[9] Ein Drittel der jungen Menschen, die eine depressive Episode durchlaufen, wird in irgendeinem Stadium einen Suizidversuch unternehmen, und 3–4 % werden durch Suizid sterben.[1]

Literatur

1. Birmaher B, Ryan ND, Williamson DE, et al. Childhood and adolescent depression: a review of the past 10 years, Part I. *J Am Acad Child Adolesc Psychiatry* 1996;35:1427–1439.
2. American Psychiatric Association. *Diagnostic and statistical manual of mental disorders, 4th ed.* Washington DC: American Psychiatric Association, 1994;328.
3. Costello EJ, Angold A, Burns BJ, et al. The Great Smoky Mountains Study of Youth. Goals, design, methods, and the prevalence of DSM-III-R disorders. *Arch Gen Psychiatry* 1996;53:1129–1136.
4. Costello EJ. Developments in child psychiatric epidemiology. *J Am Acad Child Adolesc Psychiatry* 1989;28:836–841.
5. Lewinsohn PM, Rohde P, Seely JR. Major depressive disorder in older adolescents: prevalence, risk factors, and clinical implications. *Clin Psychol Rev* 1998;18:765–794.
6. Rice F, Harold G, Thapar A. The genetic aetiology of childhood depression: a review. *J Child Psychol Psychiatry* 2002;43:65–79.
7. Birmaher B, Williamson DE, Dahl RE, et al. Clinical presentation and course of depression in youth: does onset in childhood differ from onset in adolescence? *J Am Acad Child Adolesc Psychiatry* 2004;43:63–70.
8. Geller B, Fox LW, Fletcher M. Effect of tricyclic antidepressants on switching to mania and on the onset of bipolarity in depressed 6- to 12-year-olds. *J Am Acad Child Adolesc Psychiatry* 1993;32: 43–50.
9. Hazell P, O'Connell D, Heathcote D, et al. Tricyclic drugs for depression in children and adolescents. In: The Cochrane Library, Issue 4, 2003. Chichester, UK: John Wiley & Sons, Ltd. Search date 2000; primary sources Medline, Embase, Excerpta Medica, Cochrane Depression, Anxiety and Neurosis Review Group Trials Register, hand searching of relevant studies and the Journal of American Academy of Child and Adolescent Psychiatry, and personal contact with authors of relevant studies in progress.
10. Sallee FR, Vrindavanam NS, Deas-Nesmith D, et al. Pulse intravenous clomipramine for depressed adolescents: double-blind, controlled trial. *Am J Psychiatry* 1997;154:668–673.
11. Anon. Sudden death in children treated with a tricyclic antidepressant. *Med Lett Drugs Ther* 1990;32:53.
12. Werry JS, Biederman J, Thisted R, et al. Resolved: cardiac arrhythmias make desipramine an unacceptable choice in children. *J Am Acad Child Adolesc Psychiatry* 1995;34:1239–1245.
13. Avci A, Diler RS, Kibar M, et al. Comparison of moclobemide and placebo in young adolescents with major depressive disorder. *Ann Med Sci* 1999;8:31–40.
14. Williams JW, Mulrow CD, Chiquette E, et al. A systematic review of newer pharmacotherapies for depression in adults: evidence report summary. *Ann Intern Med* 2000;132:743–756. Search date 1998; primary sources Medline, Embase, Psychlit, Lilacs, Psyindex, Sigle, Cinahl, Biological Abstracts, Cochrane Controlled Trials, hand searches, and personal contacts.
15. Simeon JG, Dinicola VF, Ferguson HB, et al. Adolescent depression: a placebo-controlled fluoxetine treatment study and follow-up. *Prog Neuropsychopharmacol Biol Psychiatry* 1990;14:791–795.
16. Emslie GJ, Rush AJ, Weinberg WA, et al. A double-blind, randomized, placebo-controlled trial of fluoxetine in children and adolescents with depression. *Arch Gen Psychiatry* 1997;54:1031–1037.
17. Emslie GJ, Heiligenstein JH, Wagner KD, et al. Fluoxetine for acute treatment of depression in children and adolescents: a placebo-controlled, randomized clinical trial. *J Am Acad Child Adolesc Psychiatry* 2002;41:1205–1215.
18. Keller MB, Ryan ND, Strober M, et al. Efficacy of paroxetine in the treatment of adolescent major depression: a randomized, controlled trial. *J Am Acad Child Adolesc Psychiatry* 2001;40:762–772.
19. Braconnier A, Le Coent R, Cohen D. Paroxetine versus clomipramine in adolescents with severe major depression: a double-blind, randomized, multicenter trial. *J Am Acad Child Adolesc Psychiatry* 2003;42:22–29.
20. Wagner KD, Ambrosini P, Rynn M, et al. Efficacy of sertraline in the treatment of children and adolescents with major depressive disorder: two randomized controlled trials. *JAMA* 2003;290:1033–1041.
21. Diler RS, Avci A. Selective serotonin reuptake inhibitor discontinuation syndrome in children: six case reports. *Curr Ther Res Clin Exp* 2002;63:188–197.
22. Riddle MA. Paroxetine and the FDA. *J Am Acad Child Adolesc Psychiatry* 2004;43:128–130.
23. Mandoki MW, Tapia MR, Tapia MA, et al. Venlafaxine in the treatment of children and adolescents with major depression. *Psychopharmacol Bull* 1997;33:149–154.
24. Geller B, Cooper TB, Zimerman B, et al. Lithium for prepubertal depressed children with family history predictors of future bipolarity: a double-blind, placebo-controlled study. *J Affect Disord* 1998;51:165–175.

25. Harrington R, Whittaker J, Shoebridge P, et al. Systematic review of efficacy of cognitive behavioural therapies in childhood and adolescent depressive disorder. *BMJ* 1998;316:1559–1563. Search date 1997; primary sources Medline, Psychlit, Cochrane, and hand searches of reference lists, book chapters, conference proceedings, and relevant journals in the field.
26. Clarke GN, Hornbrook M, Lynch F, et al. Group cognitive-behavioral treatment for depressed adolescent offspring of depressed patients in a health maintenance organization. *J Am Acad Child Adolesc Psychiatry* 2002;41:305–313.
27. Mufson L, Weissman MM, Moreau D, et al. Efficacy of interpersonal psychotherapy for depressed adolescents. *Arch Gen Psychiatry* 1999;56:573–579.
28. Rossello J, Bernal G. The efficacy of cognitive-behavioral and interpersonal treatments for depression in Puerto Rican adolescents. *J Consult Clin Psychol* 1999;67:734–745.
29. Diamond GS, Reis BF, Diamond GM, et al. Attachment-based family therapy for depressed adolescents: a treatment development study. *J Am Acad Child Adolesc Psychiatry* 2002;41:1190–1196.
30. Brent DA, Holder D, Kolko D, et al. A clinical psychotherapy trial for adolescent depression comparing cognitive, family, and supportive therapy. *Arch Gen Psychiatry* 1997;54:877–885.
31. Clarke GN, Rohde P, Lewinsohn PM, et al. Cognitive-behavioral treatment of adolescent depression: efficacy of acute group treatment and booster sessions. *J Am Acad Child Adolesc Psychiatry* 1999;38:272–279.
32. Fine S, Forth A, Gilbert M, et al. Group therapy for adolescent depressive disorder: a comparison of social skills and therapeutic support. *J Am Acad Child Adolesc Psychiatry* 1991;30:79–85.
33. Lewinsohn PM, Clarke GN. Psychosocial treatments for adolescent depression. *Clin Psychol Rev* 1999;19:329–342.
34. Reinecke MA, Ryan NE, DuBois DL. Cognitive-behavioral therapy of depression and depressive symptoms during adolescence: a review and meta-analysis. *J Am Acad Child Adolesc Psychiatry* 1998;37:26–34.
35. Mendez Carrillo FX, Moreno PJ, Sanchez-Meca J, et al. Effectiveness of psychological treatment for child and adolescent depression: a qualitative review of two decades of research. *Psicol Conductual* 2000;8:487–510.
36. Birmaher B, Brent DA, Kolko D, et al. Clinical outcome after short-term psychotherapy for adolescents with major depressive disorder. *Arch Gen Psychiatry* 2000;57:29–36.
37. Haaga DAF, Beck AT. Cognitive therapy. In: Paykel ES, ed. *Handbook of affective disorders.* Edinburgh: Churchill Livingstone, 1992;511–523.
38. Klerman GL, Weissman H. Interpersonal psychotherapy. In: Paykel ES, ed. *Handbook of affective disorders.* Edinburgh: Churchill Livingstone, 1992;501–510.

Kommentar

Jörg Michael Fegert

Während die Wirksamkeit vieler trizyklischer Antidepressiva und SSRIs für die Indikation Angst und Zwangsstörung im Kindes- und Jugendalter klar belegt ist, kann auf Grund der Studienlage für die Indikation Depression, welche die Bezeichnung Antidepressiva nahe legt, wenigstens für das Kindes- und Jugendalter keine abschließende Empfehlung gegeben werden. Neuere Auswertungen im Auftrag von Zulassungsbehörden und entsprechende Warnhinweise in Bezug auf Paroxetin und Venlafaxin fordern den Kliniker sogar zu besonderer Vorsicht auf.

Das Problem ist folgendes: Generell führen viele Antidepressiva durch ihre aktivierende, stimmungsaufhellende Komponente wenigstens vorübergehend zu einer Steigerung von Suizidgedanken und selbstschädigenden Impulsen. Diese Gefahr ist im Erwachsenenalter gut beschrieben und bekannt und wird in einer Güterabwägung in Kauf genommen, wenn ein klarer antidepressiver Effekt der Substanz nachgewiesen werden konnte. Bei den beiden oben genannten Substanzen zeigt nun eine Zusammenschau von Studiendaten, dass zwar die unerwünschten Risiken wie erwartet auftraten, der Effekt für die Zielgröße Depression aber im Vergleich zu Placebo nicht nachzuweisen war. Bei einer solchen Konstellation ist der Neueinsatz dieser Substanzen bei der Indikation Depression eher unangebracht, bestehende erfolgreiche Therapien können durchaus fortgesetzt werden, da das Risiko vor allem in der Phase des Behandlungsanfangs liegt. Die Europäische Zulassungsbehörde EMEA hat deshalb Ende April 2005 generell festgestellt, dass diese Substanzen im Kindes- und Jugendalter nur in ihren zugelassenen Indikationen zum Einsatz kommen sollten. Sie räumt dabei zwar ein, dass klinische Zustandsbilder den Einsatz von SSRI oder

SNRI notwendig machen können, rät den anwendenden Ärzten aber dabei zu einer besonders guten Information von Eltern und Kindern und zu besonderer Vorsicht (1).

Bei dem Einsatz von psychotherapeutischen Verfahren sollte beachtet werden, dass ein großer Unterschied zwischen der in der Praxis üblichen Kinder- und Jugendpsychotherapie und gezielten manualisierten Behandlungsverfahren besteht. Der hier beschriebene, eindeutig belegte Nutzen von kognitiver Verhaltenstherapie bei leichter bis mittelschwerer Depression und der hochwahrscheinliche Nutzen für die IPT ist nur übertragbar, wenn wirklich entsprechende manualisierte Verfahrensweisen von trainierten Therapeuten angewandt werden. Im Gegensatz zu Psychopharmaka, welche überall unter gleichen Bedingungen administriert werden, sodass die Effekte wirklich vergleichbar sind, muss gerade bei Psychotherapie auf solche Variablen bei der Umsetzung geachtet werden.

Cave: Nicht überall wo das Label „Psychotherapie" draufsteht, werden wirklich erfolgreiche, evidenzbasierte Konzepte angewandt. Hinzu kommt, dass die beschriebenen Ansätze vor allem an Studienpopulationen nicht aber an realitätsnahen klinischen Untersuchungsgruppen demonstriert wurden. Dies führte schon zu dem Bonmot: „therapy is good but not for patients". Die mittlerweile publizierte TADS studie (2) gibt zum ersten Mal einen komperativen Einblick in Ergebnisse medikamentöser, psychotherapeutischer und kombinierter Behandlung. Deutlich wird hierbei, dass durch die zusätzliche verhaltenstherapeutische Behandlung negative Effekte wie Suizidgedanken bei Kindern reduziert werden konnten.

Angesichts dieser eher dürftigen Datenlage und der praktischen Hinweise in Bezug auf die Psychotherapie muss der Kliniker im Einzelfall mit aller Vorsicht sich an ein erfolgreiches Behandlungssetting herantasten. Große Forschungsorganisationen wie das National Institute of Mental Health haben erkannt, dass diese Datenlage besonders mit Blick auf die schweren depressiven Erkrankungen im Kindes- und Jugendalter unbefriedigend ist, und führen derzeit große multizentrische Studien auch mit Therapieoptimierungs-Algorithmen durch. Solche Studien, welche nur von staatlichen Organisationen, aber nicht von der Industrie (wegen kollidierender wirtschaftlicher Interessen) durchgeführt werden können, versprechen für die Zukunft vielleicht eine bessere Datenlage und für den Kliniker mehr Sicherheit bei der Anwendung.

1. http://www.emea.eu.int/pdfs/human/press/pr/12891805en.pdf
2. TADS-Study-Group (2004) The Treatment for Adolescents with Depression Study (TADS): Short-Term Effectiveness and Safetys Outcomes. JAMA 7:807–820

Dreimonatskoliken (Schrei-Baby)

Suchdatum: September 2004

Teresa Kilgour und Sally Wade

Frage **Welche Effekte haben unterschiedliche Behandlungsmethoden bei Dreimonatskoliken?**

Nutzen wahrscheinlich

Molkeproteinhydrolysat[17, 18]

Eine kleine RCT lieferte anhand von Daten aus Elterntagebüchern Hinweise dafür, dass der Ersatz von Kuhmilch durch hypoallergene Säuglingsnahrung auf Molke-Basis die Schreiintensität verringert.

Nutzen und Schaden abzuwägen

Dicycloverin (Dicyclomin)[1, 6–11]

Zwei systematische Übersichten von RCTs unterschiedlicher Qualität lieferten begrenzte Hinweise dafür, dass Dicycloverin (Dicyclomin) die Schreiintensität von Babys mit Koliken im Vergleich zu Placebo reduziert. RCTs zufolge führt Dicycloverin im Vergleich zu Placebo zu erhöhter Benommenheit, Obstipation oder weichem Stuhl, wobei die Unterschiede keine statistische Signifikanz erreichen. Fallstudien bzw. -berichte über unerwünschte Nebenwirkungen reichen von Atemschwierigkeiten über Krampfanfälle, Synkopen, Asphyxie und Muskelhypotonie bis zum Koma.

Wirksamkeit unbekannt

Rat zur Reduktion externer Stimulation des Säuglings[6, 28]

Begrenzten Hinweisen aus einer RCT zufolge verringert eine Beratung der Mutter mit dem Hinweis, die externe Stimulation des Säugling zu reduzieren (weder klopfen, hochnehmen noch leicht rütteln; weniger Geräusche) – im Vergleich zu einem allgemein gehaltenen Beratungsgespräch – die Schreiintensität bei Säuglingen unter 12 Wochen innerhalb von 7 Tagen. Allerdings ließen sich aus dieser kleinen Studie keine zuverlässigen Schlussfolgerungen ziehen.

Autofahrsimulation[25]

Eine RCT ergab hinsichtlich der mütterlichen Besorgnis und der Dauer des kindlichen Schreiens über einen 2-wöchigen Beobachtungszeitraum hinweg keinen signifikanten Unterschied zwischen einer Autofahrsimulation plus Beruhigen, einer Beratung der Mutter über spezifische Managementtechniken (auf Schreien mit leichtem, besänftigenden Bewegen reagieren, Vermeiden von Überstimulation, Verwenden eines Schnullers und prophylaktisches Tragen) plus Beruhigen sowie alleinigem Beruhigen.

Kaseinproteinhydrolysat[1, 6, 17, 18]

Zwei RCTs ergaben keine eindeutigen Effekte des Einsatzes von hypoallergenen Milchpräparaten auf der Basis von Kaseinproteinhydrolysat an Stelle von Kuhmilch. Einer weiteren kleinen RCT zufolge verringert der Ersatz von Soja- oder Kuhmilch durch Kaseinproteinhydrolysat Dauer und Ausmaß des Schreiens weniger als eine Beratung.

Kraniale Osteopathie-Behandlung

Es fanden sich keine RCTs zu den Effekten einer kranialen Osteopathie-Behandlung bei Säuglingen mit Koliken.

Beratung[1, 6, 25, 26]

Eine RCT lieferte hinsichtlich einer Verringerung der mütterlichen Besorgnis und der Schreidauer über 2 Wochen keine Belege für einen signifikanten Unterschied zwischen einer Beratung der Mutter über spezifische Managementtechniken (Reaktion auf das Schreien mit leichter beruhigender Bewegung, Vermeiden von Überstimulation, Verwenden eines Schnullers und prophylaktisches Tragen) plus Beruhigen, Autofahrsimulation plus Beruhigen und alleiniger Beruhigung. Einer anderen kleine RCT zufolge verringert eine Beratung dagegen im Vergleich zu Kaseinhydrolysat an Stelle von Soja- oder Kuhmilch die Schreidauer und -intensität.

Kräutertees[1, 6, 24]

Einer kleinen RCT zufolge führt Kräutertee (mit Extrakten aus Kamille, Eisenkraut, Lakritze, Fenchel und Zitronenmelisse in Zuckerlösung) im Vergleich zu reiner Zuckerlösung nach Angaben der Eltern innerhalb von 7 Tagen zu einer signifikanten Besserung der Koliksymptome. Allerdings ließen sich aus dieser kleinen Studie keine zuverlässigen Schlussfolgerungen ziehen.

Säuglingsmassage[29]

In einer RCT fand sich bezüglich der Wirkung auf die Schreiintensität oder die von den Eltern bewerteten Koliksymptome kein signifikanter Unterschied zwischen Massage und einem „Wiegenvibrator". Die Studie hatte jedoch eventuell keine hinreichende Aussagekraft, um einen klinisch bedeutsamen Unterschied aufzudecken.

Laktosereduzierte Säuglingsmilch[1, 6, 20–22]

Vier kleine RCTs zeigten nur unzureichende Belege für die Effekte laktosereduzierter Milchpräparate bei Säuglingen mit Koliken.

Säuglingsnahrung auf Sojabasis[1, 6, 15, 16]

Einer kleinen RCT zufolge führt Säuglingsnahrung auf Sojabasis, verglichen mit üblichen Kuhmilchpräparaten, zu einer Verkürzung der Schreidauer. Allerdings ließen sich aus dieser kleinen Studie keine zuverlässigen Schlussfolgerungen ziehen.

Spinale chiropraktische Manipulation[30, 31]

Zwei RCTs erbrachten nur unzureichende Belege hinsichtlich der Effekte chiropraktischer Manipulation im Bereich der kindlichen Wirbelsäule.

Zuckerlösung[6, 23]

Eine kleine RCT lieferte begrenzte Hinweise dafür, dass eine Saccharoselösung gemäß elterlicher Bewertung im Vergleich zu Placebo nach 12 Tagen zu einer Besserung der Symptome führt. Allerdings ließen sich aus dieser kleinen Studie keine zuverlässigen Schlussfolgerungen ziehen.

Nutzen unwahrscheinlich

Rat zu vermehrtem Umhertragen[27]

Eine RCT ergab hinsichtlich der täglichen Schreidauer keinen signifikanten Unterschied zwischen dem Rat, das Baby mindestens 3 zusätzliche Stunden umherzutragen – und zwar auch zu Zeiten, in denen es nicht schreit – und allgemeinen Verhaltensratschlägen für den Fall des Schreiens (hochnehmen, Windel kontrollieren, füttern, Schnuller geben, in der Nähe der Mutter platzieren, leise Hintergrundstimuli wie Musik).

Simethicon (aktiviertes Dimeticon)[1, 6, 12–14]

In einer RCT zeigte sich hinsichtlich der Wirkung auf eine bestehende Kolik (Bewertung durch Pflegepersonal) kein signifikanter Unterschied zwischen Simethicon und Placebo. Einer anderen RCT zufolge zeigte sich bezüglich einer Besserung (bewertet durch Elterninterviews, 24-Stunden-Protokolle oder Verhaltensbeobachtung) ebenfalls kein signifikanter Unterschied. Einer anderen, qualitativ schlechten RCT zufolge senkt Simethicon im Vergleich zu Placebo nach 4- bis 7-tägiger Behandlung die Zahl der Schreiattacken. Eine RCT ergab nur unzureichende Belege für einen Vergleich zwischen Simethicon und spinaler chiropraktischer Manipulation.

Definition Dreimonatskoliken sind gekennzeichnet durch exzessive Schreiattacken bei ansonsten gesunden Säuglingen, die typischerweise in den ersten Lebenswochen beginnen und sich im 4. oder 5. Lebensmonat von alleine geben. Als exzessiv bezeichnet man ein Schreien, das über einen Zeitraum von 3 Wochen an 3 Wochentagen für mindestens 3 Stunden anhält.[1] Auf Grund des natürlichen Verlaufs von Dreimonatskoliken kann es schwer fallen, Studien zu interpretieren, die ohne Placebo oder eine unbehandelte Gruppe durchgeführt werden.

Inzidenz/ Prävalenz Jede sechste Familie (17 %) sucht wegen einer Dreimonatskolik medizinische Hilfe. Eine systematische Übersicht aus 15 bevölkerungsbezogenen Studien zeigte eine starke Variation in der Prävalenz, was auf ein unterschiedliches Studiendesign und unterschiedliche Dokumentationsmethoden zurückzuführen ist.[2] Zwei in der Übersicht identifizierte prospektive Studien ergaben Prävalenzraten von 5 % und 19 %.[2] Einer RCT (89 gestillte oder mit künstlicher Säuglingsnahrung ernährte Kinder) zufolge beträgt bei 2 Wochen alten Säuglingen die Prävalenz für ein mehr als 3-stündiges Schreien am Tag in der Gruppe der Flaschenkinder 43 % und in der Gruppe der gestillten Kinder 16 %. Im Alter von 6 Wochen betrug die Prävalenz 12 % für Flaschenkinder und 31 % für gestillte Kinder.[3]

Ätiologie/ Risikofaktoren Die Ätiologie der Dreimonatskoliken ist bisher nicht wirklich geklärt und könnte trotz der Bezeichnung „Kolik“ andere als abdominelle Ursachen haben. Es könnte sich z. B. um eine Variante des normalen kindlichen Schreiverhaltens handeln. Andere mögliche Erklärungen sind schmerzhafte Darmkrämpfe, Laktoseintoleranz, Blähungen oder elterliche Fehlinterpretation des normalen Schreiverhaltens.[1]

Prognose Eine Dreimonatskolik bessert sich mit der Zeit von alleine. Eine Studie kam zu dem Ergebnis, dass 29 % der 1–3 Monate alten Säuglinge länger als 3 Stunden am Tag schreien, während die Prävalenz bis zum Alter von 4–6 Monaten auf 7–11 % gefallen ist.[4]

Literatur

1. Lucassen PLBJ, Assendelft WJJ, Gubbels JW, et al. Effectiveness of treatments for infantile colic: a systematic review. *BMJ* 1998;316:1563–1569. Search date 1996: primary sources Cochrane Controlled Trials Register, Embase, Medline, and hand searches of reference lists.
2. Lucassen PLBJ, Assendelft WJJ, Van Eijk JTHM, et al. Systematic review of the occurrence of infantile colic in the community. *Arch Dis Child* 2001;84:398–403. Search date 1998; primary sources Embase and Medline.
3. Lucas A, St James-Roberts I. Crying, fussing and colic behaviour in breast and bottle-fed infants. *Early Hum Dev* 1998;53:9–19.
4. St James-Roberts I, Halil A. Infant crying patterns in the first year: normal community and clinical findings. *J Child Psychol Psychiatry* 1991;32:951–968.
5. Jadad AR, Moore RA, Carroll D, et al. Assessing the quality of reports of randomized clinical trials: is blinding necessary? *Control Clin Trials* 1996;17:1–12.
6. Garrison MM, Christakis DA. A systematic review of treatments for infant colic. *Pediatrics* 2000;106:184–190. Search date 1999; primary sources Medline, Cochrane Clinical Trials Registry, hand searches of reference lists, and authors.
7. Weissbluth M, Christoffel KK, Davis AT. Treatment of infantile colic with dicyclomine hydrochloride. *J Pediatr* 1984:104:951–955.

8. Hwang CP, Danielsson B. Dicyclomine hydrochloride in infantile colic. *BMJ* 1985;291:1014.
9. Gruinseit F. Evaluation of the efficacy of dicyclomine hydrochloride ("Merbentyl") syrup in the treatment of infantile colic. *Curr Med Res Opin* 1977;5:258–261.
10. Williams J, Watkin Jones R. Dicyclomine: worrying symptoms associated with its use in some small babies. *BMJ* 1984;288:901.
11. Fleiss JL. The crossover study. In: Fleiss JL, ed. *The design and analysis of clinical experiments.* New York: Wiley and Sons, 1986.
12. Metcalf TJ, Irons TG, Sher LD, et al. Simethicone in the treatment of infantile colic: a randomized, placebo-controlled, multicenter trial. *Pediatrics* 1994;94:29–34.
13. Danielsson B, Hwang CP. Treatment of infantile colic with surface active substance (simethicone). *Acta Paediatr Scand* 1985;74:446–450.
14. Sethi KS, Sethi JK. Simethicone in the management of infant colic. *Practitioner* 1988;232:508.
15. Campbell JPM. Dietary treatment of infantile colic: a double-blind study. *J R Coll Gen Pract* 1989;39:11–14.
16. Lothe L, Lindbert T, Jakobsson I. Cow's milk formula as a cause of infantile colic: a double-blind study. *Pediatrics* 1982;70:7–10.
17. Forsythe BWC. Colic and the effect of changing formulas: a double blind, multiple-crossover study. *J Pediatr* 1989;115:521–526.
18. Hill DJ, Hudson IL, Sheffield LJ, et al. A low allergen diet is a significant intervention in infantile colic: results of a community based study. *J Allergy Clin Immunol* 1995;96:886–892.
19. Lucassen PLBJ, Assendelft WJJ, Gubbels LW, et al. Infantile colic: crying time reduction with a whey hydrolysate; a double blind, randomized placebo-controlled trial. *Pediatrics* 2000;106:1349–1354.
20. Kearney PJ, Malone AJ, Hayes T, et al. A trial of lactase in the management of infant colic. *J Hum Nutr Diet* 1998;11:281–285.
21. Kanabar D, Randhawa M, Clayton P. Improvement of symptoms of infant colic following reduction of lactose load with lactase. *J Hum Nutr Diet* 2001,14;359–363.
22. Stahlberg MR, Savilahti E. Infantile colic and feeding. *Arch Dis Child* 1986;61:1232–1233.
23. Markestad T. Use of sucrose as a treatment for infant colic. *Arch Dis Child* 1997;77:356–357.
24. Weizman Z, Alkrinawi S, Goldfarb D, et al. Herbal teas for infantile colic. *J Pediatr* 1993;123:670–671.
25. Parkin PC, Schwartz CJ, Manuel BA. Randomised controlled trial of three interventions in the management of persistent crying of infancy. *Pediatrics* 1993;92;197–201.
26. Taubman B. Parental counselling compared with elimination of cow's milk or soy milk protein for the treatment of infant colic syndrome: a randomized trial. *Pediatrics* 1988;81:756–761.
27. Barr RG, McMullen SJ, Spiess H, et al. Carrying as a colic "therapy": a randomized controlled trial. *Pediatrics* 1991;87:623–630.
28. McKenzie S. Troublesome crying in infants: effect of advice to reduce stimulation. *Arch Dis Child* 1991;66:1416–1420.
29. Huhtala V, Lehtonen L, Heinonen R, et al. Infant massage compared with crib vibrator in the treatment of colicky infants. *Pediatrics* 2000;105:e84.
30. Wiberg JMM, Nordsteen J, Nilsson N. The short term effect of spinal manipulation in the treatment of infant colic: a randomized controlled clinical trial with a blinded observer. *J Manipulative Physiol Ther* 1999;22:517–522.
31. Olafsdottir E, Forshei S, Fluge G, et al. Randomised controlled trial of infant colic treated with chiropractic spinal manipulation. *Arch Dis Child* 2001;84:138–141.

Kommentar

Peter Greiner

Auch die Leitlinien der Gesellschaft für pädiatrische Gastroenterologie und Ernährung (http://www.uni-duesseldorf.de/WWW/AWMF/ll/pgast004.htm) sprechen noch von Dreimonatskoliken. Allerdings hat sich international die Problem-beschreibende Diagnose „excessive crying infant", „Schreibaby" mittlerweile etabliert (1, 2). Prävalenz und Häufigkeit der Risikofaktoren schwanken in Abhängigkeit von der Falldefinition (2). Beunruhigend ist, dass in einer Fallkontrollstudie (3) Schreibaby-Eigenschaft und Hyperaktivitätsprobleme im späteren Alter assoziiert waren.

Zu Grunde liegende somatische Diagnosen, die zeitweise überwiegend für die Schreibaby-Eigenschaft ursächlich geglaubt wurden, wie der gastroösophageale Reflux, haben diese Rolle verloren. Sie haben in Wirklichkeit keine enge Verknüpfung zu dem Störungsbild, und sind für sich genommen nur sehr ungenau zu diagnostizieren (4, 5). Gegenwärtig wird beim Schreibaby von einem Regulations- und Interaktionsproblem ausgegangen, entsprechende Verhaltenstherapien werden derzeit evaluiert (6).

Dreimonatskoliken (Schrei-Baby)

Unmittelbare praktische Hilfen (wenn auch noch nicht durchgehend evaluiert) können bei der Gesellschaft zur Förderung der seelischen Gesundheit in der frühen Kindheit (GAIMH, www.gaimh.de) erhalten werden.

1. Papoušek, M., & Papoušek, H. (1996). Infantile colic, state regulation, and interaction with parents: A systems approach. In M. H. Bornstein & J. Genevro (Eds.), Child development and behavioral pediatrics: Toward understanding children and health. Hillsdale, NJ: Lawrence Erlbaum.
2. Reijneveld SA, Brugman E, Hirasing RA. Excessive infant crying: definitions determine risk groups. Arch Dis Child. 2002;87:43–4.
3. Wolke D, Rizzo P, Woods S. Persistent infant crying and hyperactivity problems in middle childhood. Pediatrics. 2002;109:1054–60.
4. Heine RG, Cameron DJ, Chow CW, Hill DJ, Catto-Smith AG. Esophagitis in distressed infants: poor diagnostic agreement between esophageal pH monitoring and histopathologic findings. J Pediatr. 2002;140:14–9.
5. Putnam PE. GERD and crying: cause and effect or unhappy coexistence? J Pediatr. 2002;140:3–4
6. Hiscock H, Wake M. Randomised controlled trial of behavioural infant sleep intervention to improve infant sleep and maternal mood. BMJ. 2002;324:1062–5.

Enuresis nocturna

Suchdatum: Februar 2003

Natalie Lyth und Sara Bosson

Frage	Welche Effekte haben unterschiedliche Maßnahmen?

Nutzen belegt

Enuresis-Alarm plus Retentions-Kontroll-Training (so effektiv wie ein Enuresis-Alarm allein)[10, 12]

Eine systematische Übersicht ergab begrenzte Belege dafür, dass unter einem Enuresis-Alarm plus Retentions-Kontroll-Training ein größerer Anteil von Kindern 14 enuresisfreie Nächte erreicht als unter keiner Behandlung. Einer zweiten systematischen Übersicht zufolge besteht hinsichtlich des Erreichens von 14 aufeinander folgenden enuresisfreien Nächten kein signifikanter Unterschied zwischen einem Alarm plus Retentions-Kontroll-Training und einem Enuresis-Alarm allein.

Desmopressin[8, 14]

Einer systematischen Übersicht zufolge führt die Applikation von Desmopressin im Vergleich zu Placebo signifikant zu einer Reduktion des Bettnässens um mindestens 1 Tag/Woche und einer Erhöhung der Chancen für ein 14-tägiges durchgehendes Intervall ohne Enuresis. Die Übersicht ergab unzureichende Belege für einen Vergleich zwischen intranasaler und oraler Verabreichung von Desmopressin sowie zwischen Desmopressin und trizyklischen Antidepressiva. Gewisse Belege sprachen dafür, dass höhere im Vergleich zu niedrigeren Desmopressin-Dosen die Anzahl der Nächte mit Einnässen während der Behandlung verringern. Hinsichtlich der Anzahl der Kinder, die im ersten Anlauf erfolgreich waren, fand sich kein signifikanter Unterschied zwischen Desmopressin und einem Enuresis-Alarm, auch wenn eine RCT ergab, dass ein Enuresis-Alarm nach 3 Behandlungsmonaten die Anzahl der Nächte mit Einnässen stärker reduziert als Desmopressin.

Retentions-Kontroll-Training (Kurzzeiteffekte)[12, 13]

Eine systematische Übersicht zeigte, dass mit einer Trainingstherapie signifikant mehr Kinder eine 14-tägige, durchgehend trockene Periode erreichen als ohne Behandlung.

Enuresis-Alarm (Kurz- und Langzeiteffekte)[10]

Einer systematischen Übersicht zufolge erreichten signifikant mehr Kinder mit einem elektrischen Weckapparat (Klingelmatratze/-hose) – im Vergleich zu Nichtbehandlung – eine 14-tägige Periode ohne nächtliches Einnässen, und 31–61 % der Kinder mit einem elektrischen Weckapparat sind auch nach 3 Monaten noch trocken. Eine kleine RCT ergab begrenzte Hinweise darauf, dass ein Retentions-Kontroll-Training sowohl nach der Erstbehandlung als auch nach 6 Monaten das Bettnässen verringert. Eine systematische Übersicht ergab hinsichtlich des Erreichens von 14 aufeinander folgenden Nächten ohne Einnässen keinen signifikanten Unterschied zwischen einem Enuresis-Alarm und Retentions-Kontroll-Training und einem Enuresis-Alarm allein oder mit Placebo, obwohl hinsichtlich der Rate des Anfangserfolgs kein signifikanter Unterschied bestand.

Nutzen wahrscheinlich

Laserakupunktur (in einer RCT ebenso effektiv wie Desmopressin)[16]

Eine RCT erbrachte bei Kindern über 5 Jahren hinsichtlich der Zahl der Nächte mit Enuresis keinen signifikanten Unterschied zwischen Laserakupunktur und intranasal appliziertem Desmopressin.

Standard-Weckapparat in häuslicher Umgebung[11]

Einer RCT zufolge erreichen mit Hilfe eines Standard-Weckapparates zu Hause signifikant mehr Kinder eine 14-tägige, durchgehend trockene Periode als durch ein Aufwecken nach den ersten 3 Stunden Schlaf.

Wirksamkeit unbekannt

Retentions-Kontroll-Training (langfristig)[12, 13]

Einer systematischen Übersicht zufolge besteht hinsichtlich des Prozentsatzes an Nächten ohne Einnässen langfristig kein signifikanter Unterschied zwischen Retentions-Kontroll-Training und Nichtbehandlung. Eine kleine RCT zeigte jedoch einige langfristige Vorteile des Retentions-Kontroll-Trainings.

Standard-Weckapparat in häuslicher Umgebung (langfristig)[11]

Einer RCT zufolge besteht hinsichtlich des Prozentsatzes an Nächten ohne Einnässen nach 3 Monaten kein signifikanter Unterschied zwischen einem Standard-Weckapparat zu Hause und dem Aufwecken nach den ersten 3 Stunden Schlaf.

Ultraschalltherapie[15]

Es fanden sich keine RCTs. Einer kleinen kontrollierten Studie bei 6- bis 14-jährigen Kindern zufolge kann eine Ultraschalltherapie verglichen mit einer Kontrollgruppe den Anteil der Nächte ohne Einnässen bis zu 12 Monate lang signifikant erhöhen.

Nutzen unwahrscheinlich

Desmopressin in Ergänzung zum Enuresis-Alarm (langfristig)[10, 12]

Eine systematische Übersicht zeigte, dass Desmopressin plus Alarm im Vergleich zu einem Alarm plus Placebo oder alleinigem Alarm die Anzahl der während der Behandlung mit Einnässen verbrachten Nächte verringert, obwohl hinsichtlich der Anfangserfolge kein signifikanter Unterschied bestand.

Nutzen und Schaden abzuwägen

Trizyklische Antidepressiva (Imipramin, Desipramin)[9]

Einer systematischen Übersicht zufolgen erhöhen trizyklische Antidepressiva (Imipramin, Desipramin) verglichen mit Placebo die Chance, eine 14-tägige durchgehend trockene Periode zu erreichen, auch wenn sie Nebenwirkungen wie Appetitlosigkeit, Angstreaktion, Obstipation, Depression, Diarrhoe, Schwindel, Benommenheit, Mundtrockenheit, Kopfschmerzen, Gereiztheit, Lethargie, Schlafstörungen, Magenreizung und Erbrechen verstärken. Es fanden sich keine guten Studien, in denen trizyklische Antidepressiva mit Desmopressin verglichen wurden. Die Übersicht ergab keinen signifikanten Unterschied zwischen Imipramin und einem Enuresis-Alarm während der Dauer der Behandlung, zeigte jedoch begrenzte Hinweise darauf, dass ein Alarm im Vergleich zu Imipramin nach dem Ende der Therapie das Einnässen verringert.

Definition Unter Enuresis nocturna versteht man einen unwillkürlichen nächtlichen Abgang von Urin bei einem über 5 Jahre alten Kind ohne angeborene oder erworbene zentralnervöse Innervationsstörungen oder Störungen des Harntrakts.[1] Krankheiten mit Bettnässen als Symptom („nächtliche Inkontinenz" genannt) können durch sorgfältige Anamnese, körperliche Untersuchung und Urinanalysen ausgeschlossen werden. „Monosymptomatisches" nächtliches Einnässen ist charakterisiert durch ausschließlich nächtliche Symptome und macht 85 % der Fälle aus. Kommt es tagsüber zu Einnässen, spricht man von Enuresis diurna. Man bezeichnet die Störung als primär, wenn das Kind noch nie länger als 6 Monate trocken war. Kommt es nach einer solchen Zeit mit vollständiger Blasenkontrolle zu erneutem Einnässen, spricht man von sekundärer Enuresis.

Inzidenz/ Prävalenz

Zwischen 15 % und 20 % der 5-Jährigen, 7 % der 7-Jährigen, 5 % der 10-Jährigen, 2–3 % der 12- bis 14-Jährigen und 1–2 % der über 15-Jährigen nässen im Durchschnitt 2-mal wöchentlich ein.[2]

Ätiologie/ Risikofaktoren

Eine Enuresis nocturna wird verursacht durch verschieden Faktoren, wie eine geringe funktionelle Blasenkapazität, nächtliche Polyurie und Störungen der Weckmechanismen. Genetische Studien konnten mit der Störung verbundene Genloci auf Chromosom 8q, 12q, 13q und 22q11 identifizieren.[3–6]

Prognose

Der Verlauf einer Enuresis reicht vom spontanen Verschwinden der Symptome bis zur vollständigen Resistenz gegenüber allen bekannten Therapieansätzen. Etwa 1 % der Betroffenen bleibt auch im Erwachsenenalter enuretisch. 15 % der Kinder werden dagegen jedes Jahr auch ohne Behandlung trocken.[7] Es fanden sich keine RCTs zum optimalen Behandlungsbeginn. Vereinzelte Berichte deuten darauf hin, dass unterhalb von 7 Jahren eine Beruhigung der Eltern ausreichend ist. Verhaltenstherapeutische Maßnahmen, wie ein Enuresis-Alarm, erfordern Motivation und Mitarbeit des betroffenen Kindes und seiner Eltern. Diese Mitarbeit scheint nach Hinweisen aus Einzelberichten bei Kindern unter 7 Jahre noch nicht ausreichend möglich zu sein.

Literatur

1. Forsythe WI, Butler R. 50 years of enuretic alarms; a review of the literature. *Arch Dis Child* 1991;64:879–885.
2. Blackwell C. *A guide to enuresis: a guide to treatment of enuresis for professionals.* Bristol: Eric, 1989.
3. Eiberg H. Total genome scan analysis in a single extended family for primary nocturnal enuresis: evidence for a new locus (ENUR 3) for primary nocturnal enuresis on chromosome 22q11. *Eur Urol* 1998;33:34–36.
4. Eiberg H. Nocturnal enuresis is linked to a specific gene. *Scand J Urol Nephrol* 1995;173(suppl):15–17.
5. Arnell H, Hjalmas M, Jagervall G, et al. The genetics of primary nocturnal enuresis: inheritance and suggestion of a second major gene on chromosome 12q. *J Med Genet* 1997;34:360–365.
6. Eiberg H, Berendt I, Mohr J. Assignment of dominant inherited nocturnal enuresis (ENUR 1) to chromosome 13q. *Nat Genet* 1995;10:354–356.
7. Forsythe WI, Redmond A. Enuresis and spontaneous cure rate of 1129 enuretics. *Arch Dis Child* 1974;49:259–263.
8. Glazener CMA, Evans JHC. Desmopressin for nocturnal enuresis in children. In: The Cochrane Library, Issue 3, 2002. Oxford: Update Software. Search date March 2002; primary sources Medline, Embase, Amed, Assia, Bids, Cinahl, Psychlit, Sigle, and DHSS data.
9. Glazener CMA, Evans JHC. Tricyclic and related drugs for nocturnal enuresis in children. In: The Cochrane Library, Issue 1, 2003. Oxford: Update Software. Search date 1997; primary sources Medline, Embase, Amed, Assia, Bids, Cinahl, Psychlit, Sigle, and DHSS data.
10. Glazener CMA, Evans JHC. Alarm interventions for nocturnal enuresis in children (Cochrane Review). In: The Cochrane Library, Issue 1, 2003. Oxford: Update Software. Search date 1997; primary sources Medline, Embase, Amed, Assia, Bids, Cinahl, Psychlit, Sigle, and DHSS data.
11. El-Anany FG, Maghraby HA, Shaker SED, et al. Primary nocturnal enuresis: a new approach to conditioning treatment. *Urology* 1999;53:405–409.
12. Lister-Sharp D, O'Meara S, Bradley M, et al. University of York. NHS Centre for Reviews and Dissemination. August 1997. *A systematic review of the effectiveness of interventions for managing childhood nocturnal enuresis.* CRD Report 11. Search date 1996; primary sources Cochrane Library, Medline, Embase, and Psychlit.
13. Nawaz S, Griffiths P, Tappin D. Parent-administered modified dry-bed training for childhood nocturnal enuresis: evidence for superiority over urine-alarm conditioning when delivery factors are controlled. Behav Intervent 2002;17:247–260.

14. Robson WL, Leung AK. Side effects and complications of treatment with desmopressin for enuresis. J Natl Med Assoc 1994;86:775–778.
15. Kosar A, Akkus S, Savas S, et al. Effect of ultrasound in the treatment of primary nocturnal enuresis. *Scand J Urol Nephrol* 2000;34:361–365.
16. Radmayr C, Schlager A, Studen M, et al. Prospective randomised trial using laser acupuncture versus desmopressin in the treatment of nocturnal enuresis. *Eur Urol* 2001;40:201–205.

Kommentar

Martin Pohl

Die Enuresis nocturna ist, wie aus der hohen Inzidenz ersichtlich, ein häufiges Problem im Kindesalter und ein häufiger Grund für eine Vorstellung bei Ärzten verschiedener Fachrichtungen (Kinderärzte, Allgemeinärzte, Kinder- und Jugendpsychiater, Urologen). Daher ist es nicht erstaunlich, dass drei AWMF-Leitlinien vorliegen, alle ohne expliziten Bezug zur EBM in der Therapie: zur Kinderchirurgie, Kinder- und Jugendpsychiatrie und Kinder-Urologie (alle unter www.leitlinien.net). Diese schlagen mit geringen Unterschieden folgende Basis-Diagnostik vor:

- Anamnese (inklusive Familien- und Sozialanamnese)
- körperliche urologische und orientierende neurologische Untersuchung
- Urinstatus (Harnsediment, Harnkultur, spezifisches Gewicht)
- Sonographie (Restharn, Blasenwanddicke und Fehlbildungen/Harntransportstörungen)
- Miktionsprotokoll, Miktionsbeobachtung (nach Infektbehandlung)
- Uroflowmetrie (in der AWMF der Gesellschaft für Kinderchirurgie).

Liegen unauffällige Ergebnisse vor, ist eine weiterführende Diagnostik nicht notwendig und die im vorliegenden Artikel evaluierten Behandlungsmethoden, deren Evidenzniveau bzgl. der Effektivität dargelegt ist, sind einsetzbar. Allerdings beeinflussen sowohl die Praktikabilität als auch das Risiko von Nebenwirkungen die Therapiewahl zusätzlich. Hier unterscheiden sich die Therapiemöglichkeiten erheblich und gerade bei einem in der Regel spontan sistierendem und körperlich ungefährlichen Zustand sind hohe Anforderungen an die Therapiesicherheit zu stellen.

Die Imipramintherapie ist mit dem Risiko tödlicher Überdosierungen beim Patienten oder bei Kleinkindern mit Zugang zur Medikation behaftet und wird aus diesem Grunde (und wegen der hohen Rezidivrate) nicht favorisiert. Bei der Desmopressintherapie besteht das Risiko einer Wasserintoxikation bei zu großer Flüssigkeitsaufnahme nach Applikation, die in seltenen Fällen beschrieben wurde. Auf der anderen Seite ist die langfristig effektivste und physisch nebenwirkungsärmste Methode, der Enuresis-Alarm („Klingelhose"), aufwändig und erfordert ein hohes Maß an Kooperation der nächsten Bezugspersonen. Für eine gute Erfolgsaussicht ist eine intensive Vorbereitung und Therapiebegleitung der 6- bis maximal 16-wöchigen Therapie durch erfahrene Kräfte (z. B. durch Kinder- und Jugendpsychiater) sinnvoll. In einer durch die Enuresis nocturna des Kindes belasteten Familiensituation und auch im Hinblick auf eine möglichst unbeschwerte Interaktion mit dem weiteren sozialen Umfeld während wichtiger kindlicher Entwicklungsphasen ist dieser Aufwand jedoch gerechtfertigt.

Gastroenteritis bei Kindern

Suchdatum: August 2004

Jaqueline Dalby-Payne und Elizabeth Elliott

Frage **Welche Effekte haben unterschiedliche Behandlungsmethoden bei akuter Gastroenteritis?**

Nutzen belegt

Orale Rehydrierung[14–22]

Eine systematische Übersicht und zwei zusätzliche RCTs bei Kindern mit leichter bis mittelschwerer Dehydratation in entwickelten Ländern ergab hinsichtlich der Dauer der Diarrhoe, der Verweildauer im Krankenhaus oder der Gewichtszunahme bei Entlassung keinen signifikanten Unterschied zwischen oralen Rehydrierungslösungen und intravenöser Rehydrierung. Eine kleine RCT bei Kindern mit leichter bis mittelschwerer Dehydratation, die in der Notaufnahme behandelt wurden, zeigte, dass eine orale Rehydrierung die Dauer des Aufenthalts in der Notaufnahme verkürzt, die Rate der stationären Einweisungen im Vergleich zu intravenöser Rehydrierung jedoch nicht senkt. Einer RCT bei Kindern mit schwerer Dehydratation in einem Entwicklungsland zufolge führen orale im Vergleich zu intravenösen Rehydrierungslösungen zu einer Verkürzung der Diarrhoe, einer erhöhten Gewichtszunahme bei Entlassung und weniger Nebenwirkungen.
(Unter oralen Rehydrierungslösungen verstehen wir in diesem Zusammenhang Arzneimittellösungen zur Rehydrierung mit definiertem Kohlenhydrat- und Elektrolytgehalt [Anm. d. Hrsg.].)

Nutzen wahrscheinlich

Laktosefreie Ernährung (verkürzt die Dauer der Diarrhoe)[28, 30–35]

Eine systematische Übersicht und drei von fünf nachfolgende RCTs ergaben unzureichende Belege dafür, dass eine laktosefreie Ernährung die Durchfalldauer bei Kindern mit leichter bis schwerer Dehydratation im Vergleich zu laktosehaltiger Ernährung verkürzt. Den übrigen beiden nachfolgenden RCTs zufolge besteht hinsichtlich der Dauer einer Diarrhoe kein signifikanter Unterschied zwischen laktosefreier und laktosehaltiger Ernährung.

Loperamid (verkürzt die Durchfalldauer; aber Nebenwirkungen sind unklar)[2, 25–30]

Zwei RCTs zufolge senkt Loperamid im Vergleich zu Placebo bei Kindern mit leichter bis mittelschwerer Dehydratation die Durchfalldauer. In einer anderen RCT zeigte sich hinsichtlich dieses Parameters jedoch kein signifikanter Unterschied zwischen Loperamid und Placebo. Es fanden sich nur unzureichende Belege für die Beurteilung von Nebenwirkungen.

Rehydrierung über eine Magensonde (ebenso wirksam wie i.v. verabreichte Flüssigkeiten)[23, 24]

Zwei in den USA durchgeführte RCTs zum Vergleich einer Rehydrierung mittels Magensonde bzw. i.v. ergab unterschiedliche Resultate. Eine kleine RCT an mäßig dehydrierten Kindern ergab unzureichende Belege dafür, dass die Rehydrierung über eine Magensonde im Vergleich zu i.v. verabreichten Flüssigkeiten die Dauer der Diarrhoe und der Hospitalisierung verkürzt. Der zweiten, größeren RCT zufolge besteht hinsichtlich der Menge an abgesetztem Stuhl kein signifikanter Unterschied zwischen Flüssigkeiten, die über eine Magensonde gegeben werden, und i.v. verabreichten Flüssigkeiten. Es zeigte sich, dass bei einem erneuten Legen von Venenkathetern im Vergleich zu Magensonden mehr Versuche nötig sind.

Wirksamkeit unbekannt

Klare Flüssigkeiten (definierte orale Rehydrierungslösungen ausgenommen)

Es fanden sich weder systematische Übersichten noch RCTs zum Vergleich „klarer Flüssigkeiten" (Trinkwasser, kohlensäurehaltige Getränke oder klare Fruchtsäfte) und oralen Rehydrierungslösungen (mit definiertem Kohlenhydrat- und Elektrolytgehalt – [Anm. d. Hrsg.]) bei der Behandlung einer akuten Gastroenteritis.

Definition Eine akute Gastroenteritis wird durch eine gewöhnlich virusbedingte Infektion des Magen-Darm-Trakts verursacht. Sie ist gekennzeichnet durch plötzlich auftretende Diarrhoe mit oder ohne Erbrechen, Übelkeit, Fieber und Bauchschmerzen.[1] Bei Kindern können die Symptome und klinischen Zeichen sehr unspezifisch sein.[2] Diarrhoe ist definiert als das häufige Absetzen von ungeformtem, flüssigem Stuhl.[3] Unabhängig von der Ursache liegt der Schwerpunkt der Betreuung bei akuter Gastroenteritis auf der Versorgung mit ausreichenden Mengen an Flüssigkeit, um eine Dehydratation zu verhindern und zu behandeln. In diesem Kapitel werden Nutzen und Schaden verschiedener Behandlungsformen unabhängig von der Ursache untersucht.

Inzidenz/ Prävalenz Weltweit treten bei Kindern unter 5 Jahren jährlich 3–5 Milliarden Fälle von akuter Gastroenteritis auf.[4] In Großbritannien verursachen sie in dieser Altersgruppe jedes Jahr 204/1000 Hausarztkonsultationen. Die Zahl der Krankenhauseinweisungen auf Grund dieser Erkrankung liegt in Großbritannien für Kinder unter 5 Jahren bei 7/1000[5], in den USA bei 13/1000.[6] In Australien sind Gastroenteritiden die Ursache für 6 % aller stationären Aufnahmen von Kindern unter 15 Jahren.[7]

Ätiologie/ Risikofaktoren In den Industrienationen wird eine akute Gastroenteritis im Wesentlichen (87 %) durch Viren und hier vor allem durch das Rotavirus verursacht.[8–11] Bei den restlichen Fällen handelt es sich meist um bakterielle Infektionen, und zwar bevorzugt durch Campylobacter, Salmonellen, Shigellen und *Escherichia coli*. In Entwicklungsländern sind die bakteriellen Infektionen häufiger. Das Rotavirus ist aber auch dort eine der Hauptursachen für eine Magen-Darm-Infektion.

Prognose Eine akute Gastroenteritis heilt normalerweise von alleine ab, kann jedoch bei fehlender Behandlung infolge des Wasser- und Elektrolytverlustes auch zu schwerer Krankheit und Tod führen. Akute Durchfälle verursachen in Asien (China ausgenommen), Afrika und Lateinamerika bei Kindern unter 5 Jahren jährlich 4 Mio. Todesfälle, von denen 80 % bei Kleinkindern unter 2 Jahren auftreten.[12] In den Industrienationen sind Todesfälle selten. Schwere Erkrankung und Krankenhausaufnahme infolge der Exsikkose im Verlauf der Gastroenteritis sind jedoch auch dort häufig.[6, 7, 13]

Literatur

1. Armon K, Elliott EJ. Acute gastroenteritis. In: Moyer VA, Elliott EJ, Davis RL, eds. *Evidence based pediatrics and child health, 2nd edition*. London: BMJ Books, 2004;377–392.
2. American Academy of Pediatrics (APP). Practice parameter: the management of acute gastroenteritis in young children. American Academy of Pediatrics, Provisional Committee on Quality Improvement, Subcommittee on Acute Gastroenteritis. *Pediatrics* 1996;97:424–435.
3. Critchley M. *Butterworths medical dictionary, second edition*. London: Butterworths, 1986.
4. OPCS. *Mid-1993 population estimates for England and Wales*. London: HMSO, 1994.

5. OPCS. *Morbidity statistics from general practice. Fourth national study, 1991–1992.* London: HMSO, 1993.
6. Glass RI, Lew JF, Gangarosa RE, et al. Estimates of morbidity and mortality rates for diarrheal diseases in American children. *J Pediatr* 1991;118:S27–S33.
7. Elliott EJ, Backhouse JA, Leach JW. Pre-admission management of acute gastroenteritis. *J Paediatr Child Health* 1996;32:18–21.
8. Conway SP, Phillips RR, Panday S. Admission to hospital with gastroenteritis. *Arch Dis Child* 1990;65:579–584.
9. Finkelstein JA, Schwartz JS, Torrey S, et al. Common clinical features as predictors of bacterial diarrhea in infants. *Am J Emerg Med* 1989;7:469–473.
10. DeWitt TG, Humphrey KF, McCarthy P. Clinical predictors of acute bacterial diarrhea in young children. *Pediatrics* 1985;76:551–556.
11. Ferson MJ. Hospitalisations for rotavirus gastroenteritis among children under five years of age in New South Wales. *Med J Aust* 1996;164:273–276.
12. Anonymous. *A manual for the treatment of diarrhoea. Programme for the control of diarrhoeal diseases.* Geneva: WHO, 1990.
13. Conway SP, Phillips RR, Panday S. Admission to hospital with gastroenteritis. *Arch Dis Child* 1990;65:579–584.
14. Gavin N, Merrick N, Davidson B. Efficacy of glucose-based oral rehydration therapy. *Pediatrics* 1996;98:45–51. Search date 1993; primary sources Medline and experts and organisations involved in diarrhoea treatment contacted.
15. Santosham M, Daum RS, Dillman L, et al. Oral rehydration therapy of infantile diarrhea: a controlled study of well-nourished children hospitalized in the United States and Panama. *N Engl J Med* 1982;306:1070–1076.
16. Listernick R, Zieserl E, Davis AT. Outpatient oral rehydration in the United States. *Am J Dis Child* 1986;140:211–215.
17. Tamer AM, Friedman LB, Maxwell SR, et al. Oral rehydration of infants in a large urban US medical center. *J Pediatr* 1985;107:14–19.
18. Issenman RM, Leung AK. Oral and intravenous rehydration of children. *Can Fam Physician* 1993;39:2129–2136.
19. Singh M, Mahmoodi A, Arya LS, et al. Controlled trial of oral versus intravenous rehydration in the management of acute gastroenteritis. *Indian J Med Res* 1982;75:691–693.
20. Martin de Pumarejo M, Lugo CE, Alvarez-Ruiz JR, et al. Oral rehydration: experience in the management of patients with acute gastroenteritis in the emergency room at the Dr. Antonio Ortiz pediatric hospital. *Bol Assoc Med PR* 1990;82:227–233.
21. Atherly-John YC, Cunningham SJ, Crain EF. A randomized trial of oral vs intravenous rehydration in a pediatric emergency department. *Arch Pediatr Adolesc Med* 2002;156:1240–1243.
22. Sharifi J, Ghavami F, Nowrouzi Z, et al. Oral versus intravenous rehydration therapy in severe gastroenteritis. *Arch Dis Child* 1985;60:856–860.
23. Gremse DA. Effectiveness of nasogastric rehydration in hospitalized children with acute diarrhoea. *J Paediatr Gastroenterol Nutr* 1995;21;145–148.
24. Nager AL, Wang VJ. Comparison of nasogastric and intravenous methods of rehydration in pediatric patients with acute dehydration. *Pediatrics* 2002;109:566–572.
25. Diarrhoeal Diseases Study Group (UK). Loperamide in acute diarrhoea in childhood: results of a double blind, placebo controlled multicentre clinical trial. *BMJ Clin Res Ed* 1984;289:1263–1267.
26. Owens JR, Broadhead R, Hendrickse RG, et al. Loperamide in the treatment of acute gastroenteritis in early childhood. Report of a two centre, double-blind, controlled clinical trial. *Ann Trop Paediatr* 1981;1:135–141.
27. Kassem AS, Madkour AA, Massoud BZ, et al. Loperamide in acute childhood diarrhoea: a double blind controlled trial. *J Diarrhoeal Dis Res* 1983;1:10–16.
28. Karrar ZA, Abdulla MA, Moody JB, et al. Loperamide in acute diarrhoea in childhood: results of a double blind, placebo controlled clinical trial. *Ann Trop Paediatr* 1987;7:122–127.
29. Bowie MD, Hill ID, Mann MD. Loperamide for treatment of acute diarrhoea in infants and young children. A double-blind placebo-controlled trial. *S Afr Med J* 1995;85:885–887.
30. Brown KH, Peerson JM, Fontaine O. Use of nonhuman milks in the dietary management of young children with acute diarrhea: a meta-analysis of clinical trials. *Pediatrics* 1994;93:17–27. Search date not reported; primary sources Medline, hand searches of reference lists, and contact with researchers.
31. Allen UD, McLeod K, Wang EE. Cow's milk versus soy-based formula in mild and moderate diarrhea: a randomized, controlled trial. *Acta Paediatr* 1994;83:183–187.
32. Clemente YF, Tapia CC, Comino AL, et al. Lactose-free formula versus adapted formula in acute infantile diarrhea. *An Esp Pediatr* 1993;39:309–312.
33. Lozano JM, Cespedes JA. Lactose vs. lactose free regimen in children with acute diarrhoea: a randomized controlled trial. *Arch Latinoam Nutr* 1994;44:6–11.

34. Fayad IM, Hashem M, Husseine A, et al. Comparison of soy-based formulas with lactose and with sucrose in the treatment of acute diarrhoea in infants. *Arch Pediatr Adolesc Med* 1999;153:675–680.
35. Wall CR, Webster J, Quirk P, et al. The nutritional management of acute diarrhea in young infants: effect of carbohydrate ingested. *J Pediatr Gastroenterol Nutr* 1994;19:170–174.

Kommentar

Klaus-Michael Keller

Im Gegensatz zum Problem in Entwicklungsländern ist die europäische Perspektive der akuten Gastroenteritis bei Kindern charakterisiert durch eine geringe Prävalenz von Malnutrition und eine hohe Rate viral bedingter Durchfälle. So hat die ESPGHAN für Europa angesichts der hier zu Lande zu erwartenden Natriumverluste vorgeschlagen, den Salzgehalt der oralen Rehydratationslösungen (ORL) zu reduzieren (1). Die ORL sind Standard in der Behandlung der akuten Durchfallerkrankung und nutzen den glukosegekoppelten Natriumtransport im Dünndarm. So ist es unsinnig, systematische Therapiestudien mit klaren Flüssigkeiten oder süßen Säften/Limonaden im Vergleich zu ORL zu erwarten oder zu planen.
Angesichts der ökonomischen Rahmenbedingungen im Gesundheitswesen und der zu erwartenden DRGs ist es auch bei vollstationärer Behandlung entscheidend, zu berücksichtigen, dass die orale (oder nasogastrale) Rehydratation der intravenösen eher überlegen, zumindest aber gleichwertig ist.
Die Standardbehandlung der akuten Gastroenteritis besteht aus einer raschen und adäquaten oralen Rehydratation und einer frühestmöglichen Realimentation. Dabei sollte kein Nahrungswechsel im Vergleich zur vorher üblichen Kost erfolgen, eine generelle Laktosereduktion ist nicht erforderlich. Der Nahrungsaufbau ist meist viel schneller möglich als allgemein angenommen (2). Die früher übliche Teepause ist obsolet. Die Gefahr einer iatrogenen hypokalorischen Ernährung aus „stuhlkosmetischen Gründen" ist verbreitet und gut dokumentiert (3).
Wenn schon die Entscheidung für ein Medikament zusätzlich zu ORL getroffen werden soll, hat Racecadotril im Vergleich zu Loperamid bei gleicher Effektivität das höhere Sicherheitsprofil (4, 5). Erforderlich ist das aber eher selten.
Neu und viel versprechend (Evidenzstufe 1a) sind Kombinationen von bestimmten Probiotika (Lactobacillus rhamnosus GG) mit ORL (6). Es liegt eine Metaanalyse mit positivem Resultat vor (7).

1. Booth I, Desjeux J-F, Ferreire RC et al. Recommendations for composition of oral rehydration solutions for the children of Europe. Report of an ESPGAN Working group. J Pediatr Gastroenterol Nutr 1992; 14: 113–115.
2. Armitstead J, Kelly D, Walker-Smith J. Evaluation of infant feeding in acute gastroenteritis. J Pediatr Gastroenterol Nutr 1989; 8: 240–244.
3. Baker SS, Davis AM. Hypocaloric oral therapy during an episode of diarrhea and vomiting can lead to severe malnutrition. J Pediatr Gastroenterol Nutr 1998; 27: 1–5.
4. Turck D, Berard H, Fretault N, Lecomte M. Comparison of racecadotril and loperamide in children with acute diarrhoea. Aliment Pharmacol Ther 1999; 13 (suppl 6): 27–32.
5. Salazar-Lindo E, Santistepan-Ponce J, Chea-Wood E, Gutierrez M. Racecadotril in the treatment of acute watery diarrhea in children. New Engl J Med 2000; 343: 463–7.
6. Guandalini S, Pensabene L, Abu Zikri M, et al. Lactobacillus GG administered in oral rehydration solution to children with acute diarrhea: A Multicenter European trial. J Pediatr Gastroenterol Nutr 2000; 30: 54–60.
7. Van Niel CW, Feudtner C, Garrison MM, Christakis DA. Lactobacillus therapy for acute diarrhea in children: A meta-analysis. Pediatrics 2002; 109: 678–684.

Gastroösophagealer Reflux bei Kindern

Suchdatum: September 2003

Yadlapalli Kumar und Rajini Sarvananthan

Frage Welche Effekte haben unterschiedliche Behandlungsmethoden?

Nutzen wahrscheinlich

Nahrungseindicker[11–15]

Eine systematische Übersicht zu Nahrungseindickern ergab keine RCTs an Neugeborenen. Einer RCT an Säuglingen im Alter von 14 bis 120 Tagen zufolge verringert eine vorher eingedickte Fertignahrung innerhalb von einer Woche den Reflux sowie Verschlucken, Würgen und Husten. Einer kleinen RCT bei 1- bis 6-wöchigen Säuglingen zufolge besteht kein signifikanter Unterschied zwischen mit Johannisbrotmehl angedickter Nahrung und mit Placebo angedickter Nahrung, auch wenn es der Studie u. U. an Aussagekraft fehlte, um einen klinisch bedeutsamen Unterschied auszuschließen.

Natriumalginat[16–19]

Zwei RCTs bei Säuglingen und Kleinkindern unter 2 Jahren zufolge führt Natriumalginat nach 8–14 Tagen im Vergleich zu Placebo zu einer signifikanten Verringerung des Reflux. Eine dritte kleine RCT bei Kindern unter 17 Jahren ergab keinen signifikanten Unterschied zwischen Natriumalginat und Metoclopramid oder Placebo.

Wirksamkeit unbekannt

Domperidon[26]

Eine kleine RCT lieferte nur unzureichende Belege zu den Wirkungen von Domperidon.

H_2-Antagonisten[23, 27, 28]

Zwei kleine RCTs lieferten nur unzureichende Belege zu den Wirkungen von H_2-Antagonisten bei Kindern mit gastroösophagealem Reflux. In keiner der beiden RCTs wurde über klinisch bedeutsame Resultate berichtet.

Metoclopramid[18, 19, 29–31]

Drei kleinen RCTs zufolge gibt es keine ausreichenden Belege zu den Wirkungen von Metoclopramid im Vergleich zu Placebo oder anderen Behandlungsformen.

Protonenpumpenhemmer[32]

Es fanden sich keine RCTs über Protonenpumpenhemmer gegen gastroösophagealen Reflux bei Kindern.

Operation[19, 33, 34]

Es fanden sich keine RCTs über Operationen eines gastroösophagealen Reflux bei Kindern.

Nutzen und Schaden abzuwägen

Lagerung (Linksseiten- oder Bauchlage) bei Säuglingen[7–10]

Drei Cross-over-RCTs bei Säuglingen unter 6 Monaten ergaben begrenzte Belege dafür, dass die Lagerung des Säuglings in Bauch- oder Linksseitenlage im Vergleich zur Lagerung in Rückenlage die Ösophagus-pH-Werte verbessert. Sowohl die Bauch- als auch die Linksseitenlage können im Vergleich zur Rückenlage mit einem erhöhten Risiko für den plötzlichen Kindstod (SIDS) einhergehen.

Unwirksamkeit oder Schädlichkeit wahrscheinlich

Cisaprid[20–24]

In einer systematischen Übersicht zeigte sich hinsichtlich des Prozentsatzes an Kindern, deren Symptome am Ende der Behandlung gebessert waren, kein signifikanter Unterschied zwischen Cisaprid und Placebo. In verschiedenen Ländern wurde wegen unter Cisaprid auftretender lebensbedrohender Herzrhythmusstörungen auch die Zulassung für Erwachsene zurückgezogen oder die Indikation zumindest stark eingeschränkt.

Definition

Unter Refluxkrankheit versteht man das passive Rückströmen (Regurgitation) von Mageninhalt in die Speiseröhre auf Grund einer passageren oder chronischen Insuffizienz des unteren Ösophagussphinkters.[1] Eine Erhebung bei 69 Kindern (medianes Alter 16 Monate) mit Refluxkrankheit in einem Zentrum der Maximalversorgung ergab als geschilderte Symptomatik rezidivierendes Erbrechen (72 %), epigastrische und abdominelle Schmerzen (36 %), Fütterungsprobleme (29 %), Gedeihstörungen (28 %) und Reizbarkeit (19 %).[2] Die Ergebnisse sind jedoch u. U. nicht auf Kinder in der Primärversorgung, welche die meisten Fälle darstellen, verallgemeinerbar. Bei 90 % der Säuglinge begann das Erbrechen bereits vor der 6. Lebenswoche.[1]

Inzidenz/ Prävalenz

Ein gastroösophagealer Reflux wird als Problem betrachtet, wenn er häufig und anhaltend auftritt und mit weiteren Symptomen wie vermehrtem Schreien, Unwohlsein bei der Regurgitation und häufigem Aufbäumen verbunden ist.[1, 3] Einer Querschnittsbefragung von Eltern von 984 Säuglingen aus 19 Kinderarztpraxen zufolge tritt täglich mindestens einmalige Regurgitation bei 51 % aller 0- bis 3-monatigen Säuglinge auf. Eine „problematische" Regurgitation trat dagegen bei deutlich weniger Säuglingen (14 % vs. 51 %; $p < 0{,}001$) auf.[3] Die höchsten Werte für eine „problematische" Regurgitation wurden mit 23 % für 6-monatige Säuglinge angegeben.[3]

Ätiologie/ Risikofaktoren

Risikofaktoren einer Refluxkrankheit sind Unreife des unteren Ösophagussphinkters, chronische Erschlaffung des Sphinkters, erhöhter Innendruck im Bauchraum, Magenerweiterung, Hiatushernie und Störungen der Ösophagusperistaltik.[1] Frühgeborene und Kinder mit schweren neurologischen Entwicklungsstörungen oder angeborenen Ösophagusanomalien haben ein erhöhtes Erkrankungsrisiko.[1]

Prognose

Der Reflux ist in der Regel harmlos und sistiert in den meisten Fällen im Alter von 12–18 Monaten spontan.[4] Einer Querschnittsbefragung von 984 Eltern zufolge liegt der Spitzenwert für das Auftreten häufiger (>4/d) Regurgitationen im Alter von 5 Monaten (23 %), fällt aber bis zum 7. Monat bereits wieder auf 7 % ($p < 0{,}001$). Eine Kohortenstudie ergab, dass in den ersten beiden Lebensjahren häufig (≥90 Tage) regurgitierende Säuglinge im Alter von 9 Jahren mit größerer Wahrscheinlichkeit Symptome eines gastroösophagealen Reflux zeigen als nicht regurgitierende Kinder (RR 2,3; 95 %-CI 1,3–4,0).[5] Die Prävalenz einer „problematischen" Regurgitation verringert sich ebenfalls von 23 % bei 6-monatigen Säuglingen auf 3,25 % bei 10- bis 12-monatigen Säuglingen.[3] Seltene Komplikationen bei gastroösophagealem Reflux sind: Ösophagitis mit Hämatemesis und Anämie, Atemstörungen (Husten, Apnoe und rezidivierendes Giemen) und Gedeihstörungen.[1] Eine kleine Vergleichsstudie (40 Kinder) deutete darauf hin, dass die Entwicklung der Essfähigkeiten bei Säuglingen mit Refluxkrankheit im Vergleich zu gesunden Kindern langsamer verläuft und Verhaltensprobleme sowie Probleme mit dem Schlucken, der Nahrungsaufnahme und in der Mutter-Kind-Beziehung auftreten.[6]

Literatur

1. Herbst JJ. *Textbook of Gastroenterology and Nutrition in Infancy*. 2nd ed. New York: Raven Press, 1989:803–813.
2. Lee WS, Beattie RM, Meadows N, et al. Gastro-oesophageal reflux: Clinical profiles and outcome. *J Paediatr Child Health* 1999;35:568–571.
3. Nelson SP, Chen EH, Syniar GM, et al. Prevalence of symptoms of gastroesophageal reflux during infancy. *Arch Pediatr Adolesc Med* 1997;151:569–572.
4. Vandenplas Y, Belli D, Benhamou P, et al. A critical appraisal of current management practices for infant regurgitation – recommendations of a working party. *Eur J Pediatr* 1997;156:343–357.
5. Martin JA, Pratt N, Kennedy D, et al. Natural history and familial relationships of infant spilling to 9 years of age. *Paediatrics* 2002;109:1061–1067.
6. Mathisen B, Worrall L, Masel J, et al. Feeding problems in infants with gastro-oesophageal reflux disease: a controlled study. *J Paediatr Child Health* 1999;35:163–169.
7. Tobin JM, McCloud P, Cameron DJS. Posture and gastro-oesophageal reflux: a case for left lateral positioning. *Arch Dis Child* 1997;76:254–258.
8. Orenstein SR, Whitington PF. Positioning for prevention of infant gastroesophageal reflux. *J Pediatr* 1983;103:534–537.
9. Ewer AK, James ME, Tobin JM. Prone and left lateral positioning reduce gastro-oesophageal reflux in preterm infants. *Arch Dis Child Fetal Neonatal Ed* 1999;81:F201–205.
10. Dwyer T, Ponsonby AB, Newman NM, et al. Prospective cohort study of prone sleeping position and sudden infant death syndrome. *Lancet* 1991;337:1244–1247.
11. Huang RC, Forbes DA, Davies MW. Feed thickener for newborn infants with gastro-oesophageal reflux. In: The Cochrane Library, Issue 3, 2003. Oxford: Update software. Search date 2001; primary sources Medline, Cochrane Controlled Trials Register, Cochrane Library, Cinahl, conference and symposia proceedings published in *Paediatric Research* 1990–1994, and conference proceedings for the European Society for Paediatric Gastroenterology and Nutrition and the North American Society for Paediatric Gastroenterology and Nutrition.
12. Vandenplas Y, Hachimi-Idrissi S, Casteels A, et al. A clinical trial with an „anti-regurgitation" formula. *Eur J Pediatr* 1994;153:419–423.
13. Vanderhoof JA, Moran JR, Harris CL, Merkel KL, Orenstein SR. Efficacy of a pe-thickened infant formula: a multicenter, double-blind, randomized, placebo-controlled parallel group trial in 104 infants with symptomatic gastroesophageal reflux. *Clin Pediatr* 2003;42:483–495.
14. Orenstein SR, Shalaby TM, Putnam PE. Thickening feedings as a cause of increased coughing when used as therapy for gastroesophageal reflux in infants. *J Pediatr* 1992;121:913–915.
15. Borrelli O, Salvia G, Campanozzi A, et al. Use of a new thickened formula for treatment of symptomatic gastroesophageal reflux in infants. *Ital J Gastroenterol Hepatol* 1997;29:237–242.
16. Miller S. Comparison of the efficacy and safety of a new aluminium-free paediatric alginate preparation and placebo in infants with recurrent gastro-oesophageal reflux. *Curr Med Res Opin* 1999;15: 160–168.
17. Buts JP, Barudi C, Otte JB. Double-blind controlled study on the efficacy of sodium alginate (Gaviscon) in reducing gastroesophageal reflux assessed by 24 hour continuous pH monitoring in infants and children. *Eur J Pediatr* 1987;146:156–158.
18. Forbes D, Hodgson M, Hill, R. The effects of gaviscon and metoclopramide in gastroesophageal reflux in children. *J Pediatr Gastroenterol Nutr* 1986;5:556–559.
19. Davies AEM, Sandhu BK. Diagnosis and treatment of gastro-oesophageal reflux. *Arch Dis Child* 1995;73:82–86.
20. Dalby-Payne JR, Morris AM, Craig JC. Meta-analysis of randomized controlled trials on the benefits and risks of using cisapride for the treatment of gastroesophageal reflux in children. *J Gastroenterol Hepatol* 2003;18:196–202. Search date 2002. Primary sources Medline, Embase, Cochrane Controlled Trials Register, bibliographies of identified trials and correspondence with manufacturer.
21. Levy J, Hayes C, Kern J et al. Does cisapride influence cardiac rhythm? Results of a United States multicenter, double-blind, placebo-controlled paediatric study. *J Pediatr Gastroenterol Nutr* 2001;32: 458–63.
22. WHO Pharmaceuticals Newsletter, No. 3, 2000. (http://www.who.int/medicines/library/pnewslet/pn32000.html, last accessed 17 February 2004).
23. Vandenplas Y, Belli DC, Benatar A, et al. The role of cisapride in the treatment of pediatric gastroesophageal reflux. *J Pediatr Gastroenterol Nutr* 1999;28:518–528.

24. Benatar A, Feenstra A, Decraene T, et al. Effects of cisapride on corrected QT interval, heart rate, and rhythm in infants undergoing polysomnography. *Pediatrics* 2000;106:E85.
25. Ramirez-Mayans J, Garrido-Garcia LM, Huerta-Tecanhuey A, et al. Cisapride and QTc interval in children. *Pediatrics* 2000;106:1028–1030.
26. Bines JE, Quinlan JE, Treves S, et al. Efficacy of domperidone in infants and children with gastroesophageal reflux. *J Pediatr Gastroenterol Nutr* 1992;14:400–405.
27. Cucchiara S, Gobio-Casali L, Balli F, et al. Cimetidine treatment of reflux esophagitis in children: An Italian multicentre study. *J Pediatr Gastroenterol Nutr* 1989;8:150–156.
28. Lambert J, Mobassaleh M, Grand RJ. Efficacy of cimetidine for gastric acid suppression in pediatric patients. *J Pediatr* 1992;120:474–478.
29. Tolia V, Calhoun J, Kuhns L, et al. Randomized, double-blind trial of metoclopramide and placebo for gastroesophageal reflux. *J Pediatr* 1989;115:141–145.
30. Bellisant E, Duhamel JF, Guillot M, et al. The triangular test to assess the efficacy of metoclopramide in gastroesophageal reflux. *Clin Pharm Ther* 1997;61:377–384.
31. Hyams JS, Leichtner AM, Zamett LO, et al. Effect of metoclopramide on prolonged intraoesophageal pH testing in infants with gastroesophageal reflux. *J Pediatr Gastroenterol Nutr* 1986;5:716–720.
32. Gunasekaran TS, Hassall EG. Efficacy and safety of omeprazole for severe gastroesophageal reflux in children. *J Pediatr* 1993;123:148–154.
33. Spillane AJ, Currie B, Shi E. Fundoplication in children: Experience with 106 cases. *Aust NZ J Surg* 1996;66:753–756.
34. Bliss D, Hirschl R, Oldham K, et al. Efficacy of anterior gastric fundoplication in the treatment of gastroesophageal reflux in infants and children. *J Paediatr Surg* 1994;29:1071–1075.

Harnwegsinfektionen bei Kindern

Suchdatum: Januar 2004

James Larcombe

Frage **Welche Effekte haben unterschiedliche Behandlungsmethoden einer akuten Infektion bei Säuglingen?**

Nutzen wahrscheinlich

Antibiotika (wirksamer als Placebo; konsensbasiert, placebokontrollierte Studien hätten als unethisch zu gelten)

Es herrscht Übereinstimmung dahingehend, dass Antibiotika im Vergleich zu Placebo wahrscheinlich von Nutzen sind. Placebokontrollierte Studien über Antibiotika bei symptomatischen akuten Harnwegsinfekten bei Kindern gelten als unethisch.

Orale Antibiotika (so effektiv wie eine intravenöse Initialtherapie mit Antibiotika bei Säuglingen ohne schweren vesikoureteralen Reflux oder dauerhafte Nierenparenchymschäden)[9, 22]

Einer anhand einer systematischen Übersicht ausgewiesenen RCT bei Kindern unter 2 Jahren mit unkompliziertem erstem Harnwegsinfekt zufolge besteht hinsichtlich der medianen Fieberdauer, der Reinfektionsrate oder dauerhafter Nierenparenchymschäden kein signifikanter Unterschied zwischen oralen Cephalosporinen allein und einem 3-tägigen initialen intravenösen Antibioseschema plus oralen Cephalosporinen zur Fortführung. Die RCT ergab schwache Belege dafür, das eine intravenöse Initialbehandlung zusammen mit einer oralen Therapie bei Kindern mit einem Reflux III. bis IV. Grades im Vergleich zu einer ausschließlich oralen Behandlung nach 6 Monaten dauerhafte Nierenparenchymschäden verringern kann.

Wirksamkeit unbekannt

Sofortige empirische Antibiotikatherapie (Nutzen im Vergleich zu einer auf mikroskopischer Untersuchung und Kultur basierenden verzögerten Therapie unklar)[2, 9]

Es fanden sich keine RCTs, in denen bei akuten kindlichen Harnwegsinfektionen eine sofortige empirische Antibiotikatherapie mit dem Verzögern der Therapie bis zum Vorliegen der Mikroskopie- oder Kulturbefunde verglichen wurde. Der retrospektiven Analyse einer RCT zufolge besteht hinsichtlich des Vernarbungsrisikos bei unter 2-jährigen Kindern kein signifikanter Unterschied zwischen einer innerhalb der ersten 24 Stunden nach Fieberbeginn und einer 24 Stunden nach Fieberbeginn einsetzenden Cephalosporin-Therapie.

Nutzen unwahrscheinlich

Längere (7–14 Tage) intravenöse antibiotische Initialtherapie (nicht effektiver als kürzere [3–4 Tage] Antibiotikatherapien bei Kindern mit akuter Pyelonephritis)[19–21]

Einer systematischen Übersicht zufolge besteht in Bezug auf die Persistenz einer Bakteriurie nach der Behandlung, rezidivierende Harnwegsinfekte nach 6–12 Monaten oder die Entwicklung von Parenchymnarben nach 3–6 Monaten bei Kindern mit akuter Pyelonephritis kein signifikanter Unterschied zwischen einer langen (7–14 Tage) und einer kurzen (3–4 Tage) initialen intravenösen Cephalosporin-Therapie.

Längere (7–14 Tage) orale Antibiotikatherapie (nicht effektiver als kürzere [2–4 Tage] Antibiotikatherapien bei nichtrezidivierenden unteren Harnwegsinfekten und fehlenden Harnwegsanomalien) [19–21]

Eine systematische Übersicht ergab hinsichtlich der Heilungsrate 7 Tage nach der Behandlung bei Kindern ohne anamnestisch bekannte Harnwegsanomalie und ohne Verdacht auf akute Pyelonephritis keinen signifikanten Unterschied zwischen längeren (7–14 Tage) und kürzeren (2–4 Tage) Zyklen desselben oralen Antibiotikums. Einer weiteren systematischen Übersicht zufolge besteht hinsichtlich der Heilungsrate unter irgendeinem Antibiotikum kein signifikanter Unterschied zwischen 7- bis 14-tägigen und 3-tägigen Zyklen. Längere Zyklen können jedoch mit mehr Nebenwirkungen einhergehen.

Unwirksamkeit und Schädlichkeit wahrscheinlich

Länger verzögerter Therapiebeginn (> 4 Tage)[2, 9]

Fünf retrospektiven Studien zufolge kann eine mittel- bis langfristige Verzögerung (4 Tage bis 7 Jahre) mit einem erhöhten Risiko für Parenchymnarben einhergehen.

Antibiotika-Einzeldosis (weniger effektiv als ein oraler Zyklus [7–10 Tage])[19–21]

Einer systematischen Übersicht zufolge senkt eine Einzeldosis Amoxicillin im Vergleich zu einem längeren (10 Tage) oralen Amoxicillin-Zyklus die Heilungsrate nach 3–30 Tagen. Eine weitere systematische Übersicht zeigte, dass Eintages- oder Einzeldosis-Therapien im Vergleich zu 7- bis 14-tägigen Schemata eines Antibiotikums Therapieversager erhöhen.

Frage Welche Effekte haben Präventivmaßnahmen?

Nutzen wahrscheinlich

Immuntherapie[28–33]

In einer RCT an Kindern mit rezidivierenden Harnwegsinfekten zeigte sich, dass Pidotomid (ein Immuntherapeutikum) zusätzlich zu einer Antibiotikatherapie im Vergleich zu zusätzlich verabreichtem Placebo das Wiederauftreten von Harnwegsinfekten verringert.

Prophylaktische Antibiotikatherapie[23–27]

Eine systematische Übersicht lieferte begrenzte Hinweise dafür, dass eine prophylaktische Antibiose (Co-trimoxazol oder Nitrofurantoin über 10 Wochen bis 12 Monate) die Zahl der Reinfektionen im Vergleich zu Placebo oder Nichtbehandlung senkt. Einer RCT zufolge verringert eine Nitrofurantointherapie im Vergleich zu Trimethoprim über 6 Monate die Zahl an Reinfektionen. Die Therapie wird auf Grund ihrer Nebenwirkungen jedoch ebenfalls signifikant öfter abgebrochen als eine Trimethoprimtherapie. Es fanden sich keine RCTs, welche die optimale Dauer einer Prophylaxe untersucht hätten.

Wirksamkeit unbekannt

Operative Korrektur bei mittlerem bis schwerem vesikoureteralem Reflux (Grad III bis IV) bei bilateraler Nephropathie[7, 14, 35–41, 43]

In einer kleinen RCT zeigte sich unter medikamentöser Behandlung im Vergleich zur operativen Korrektur bei Kindern mit mittelschwerem bis schwerem beidseitigem vesikoureteralem Reflux und beidseitiger Nephropathie über 10 Jahre eine nicht signifikant höhere Abnahme der glomerulären Filtrationsrate.

Nutzen unwahrscheinlich

Operative Korrektur kleinerer funktioneller Fehlbildungen[34]

Es fanden sich keine RCTs. Eine Beobachtungsstudie deutet darauf hin, dass Kinder mit kleinen Fehlbildungen keine Parenchymnarben entwickeln und eine Operation deshalb keinen Vorteil bringt.

Operative Korrektur bei mittlerem bis schwerem vesikoureteralem Reflux und adäquater glomerulärer Filtrationsrate (ähnlicher Nutzen wie medikamentöse Behandlung)[7, 14, 35–41, 43]

Einer systematischen Übersicht zufolge besteht hinsichtlich der Harnwegsinfekte und ihrer Komplikationen nach 1–5 Jahren bei Kindern mit mittlerem bis schwerem vesikoureteralem Reflux trotz erfolgreicher operativer Unterbindung des Refluxes kein signifikanter Unterschied zwischen zwischen operativer und medikamentöser (prophylaktische Antibiotikatherapie) Behandlung. Einer anschließenden RCT, in der über eine 10-jährige Nachbeobachtung berichtet wurde, zufolge kommt es nach 5 Jahren bei beiden Vorgehensweisen nur selten zu neuen Parenchymschäden.

Definition

Harnwegsinfekte (HWIs) sind definiert über das Vorliegen eines reinen Wachstums von mehr als 10^5 koloniebildenden Keimen pro Milliliter Urin. Auch geringere Erregermengen können – vor allem bei Knaben und bei Katheterurin – klinisch von Bedeutung sein. Bei Uringewinnung durch suprapubische Blasenpunktion gilt jegliches Wachstum typischer pathogener Urinkeime als klinisch relevant. In der Praxis unterscheidet man normalerweise drei Altersgruppen mit unterschiedlichem Risiko und unterschiedlichen Behandlungserfordernissen: Säuglinge unter einem Jahr; jüngere Kinder (1–4, 5 oder 7 Jahre, je nach Quelle) und ältere Kinder (bis 12–16 Jahre). Als Reinfektion bezeichnet man eine neuerliche Infektion mit einem anderen Erreger, während mit Rezidiv das Wiederauftreten einer Infektion mit dem gleichen Erreger gemeint ist.

Inzidenz/ Prävalenz

In den ersten 3 Lebensmonaten sind Knaben häufiger betroffen. Anschließend ist die Inzidenz bei Mädchen jedoch wesentlich höher. Schätzungen über die wahre Inzidenz von HWI sind abhängig von den Diagnose- und Untersuchungsraten. Mindestens 8 % der Mädchen und 2 % der Knaben haben einmal in ihrer Kindheit einen Harnwegsinfekt.[1]

Ätiologie/ Risikofaktoren

Der Harntrakt ist normalerweise steril. Eine Kontamination durch Darmflora kann zu einer Harnwegsinfektion führen, wenn ein ausreichend virulenter Erreger beteiligt oder das Kind immunsupprimiert ist. Bei Neugeborenen kann die Infektion aus anderen Quellen stammen. *Escherichia coli* macht 75 % aller pathogenen Keime aus. Bei Knaben kommt Proteus häufiger vor (ca. 30 % der Infektionen). Obstruktive Harnwegsanomalien fanden sich bei 0–4 % und ein vesikoureteraler Reflux bei 8–40 % der Kinder, die wegen Erstmanifestation eines HWI untersucht wurden.[2] Eine Meta-Analyse von zwölf Kohortenstudien (537 wegen HWI stationär aufgenommene Kinder, 1062 Nieren) zeigte, dass 36 % aller Nieren bei der DMSA-Szintigraphie gewisse Vernarbungen hatten, und dass 59 % aller Kinder mit einem vesikoureteralen Reflux im Miktionszysturethrogramm mindestens eine Niere mit Parenchymschäden hatten (gepoolter positiver Wahrscheinlichkeitsquotient 1,96, 95 %-CI 1,51–2,54; gepoolter negativer Wahrscheinlichkeitsquotient 0,71, 95 %-CI 0,58–0,85). Es gab Belege für Heterogenität unter den Wahrscheinlichkeitsquotienten der verschiedenen Studien. Die Autoren kamen zu dem Schluss, dass ein vesikoureteraler Reflux bei einem Kind, das stationär aufgenommen wird, einen schwachen Prädiktor für einen Nierenschaden darstellt.[3] Auch wenn ein vesikoureteraler Reflux demnach einen Hauptrisikofaktor für eine Nierenschädigung darstellt, sind dabei evtl. auch noch andere, bisher nicht identifizierte Triggerfaktoren von Bedeutung. Der vesikoureterale Reflux tritt familiär gehäuft auf: In einem Übersichtsartikel reichte die Inzidenz eines Reflux von 26 % (eine Kohorte asymptomatischer Zwillinge) bis 86 % (Zwillinge mit anamnestisch bekanntem Harnwegsinfekt) – gegenüber einer Rate von unter 1 % in der Normalbevölkerung.[4] Zwar scheinen einige genetische Varianten häufiger bei Kindern aufzutreten, die an einer Nierenschädigung leiden, jedoch wurde bislang kein eindeutiger Zusammenhang zwischen spezifischen Genen und einem negativen Endpunkt nachgewiesen.[5] Auch lokale oder systemische Immunstörungen sind wahrscheinlich ein Faktor bei der Entstehung von Harnwegsinfekten.

Prognose

Nach der Erstinfektion werden 50 % der Mädchen im ersten Jahr und 75 % der Mädchen innerhalb der nächsten 2 Jahre von einer weiteren Infektion betroffen.[6] Es fanden sich keine Daten über Knaben, aber eine Übersicht weist darauf hin, dass Reinfektionen innerhalb des 1. Lebensjahres häufig, danach jedoch selten sind.[7] Nierenparenchymschäden treten bei 5–15 % der Kinder innerhalb von 1–2 Jahren nach der Erstinfektion auf, 32–70 % davon werden allerdings bereits bei der ersten Untersuchung registriert.[2] Die Inzidenz für Nierenparenchymschäden steigt mit jeder Infektion im Kindesalter.[8] Die retrospektive Analyse einer RCT, in der eine orale mit einer intravenösen Antibiotikatherapie verglichen wurde, ergab, dass neue Parenchymnarben nach einem ersten HWI bei Kindern mit vesikoureteralem Reflux häufiger auftreten als bei in dieser Hinsicht gesunden Kindern (logistisches Regressionsmodell: AR für narbigen Umbau bei Reflux 16/107 [15 %] im Vergleich zu 10/165 [6 %] ohne Reflux; RR 2,47, 95 %-CI 1,17–5,24).[9] Eine Studie (287 Kinder mit schwerem vesikoureteralem Reflux entweder medikamentös bei den jeweiligen HWI oder chirurgisch behandelt) wertete das Risiko für narbige Veränderungen anhand serieller DMSA-Szintigraphie über einen Zeitraum von 5 Jahren aus. Dabei zeigte sich, dass bei Kindern unter 2 Jahren unabhängig von der zugeteilten Therapie ein höheres Risiko für eine Vernarbung besteht als bei älteren Kindern (AR für Verschlechterung in der DMSA-Szintigraphie über 5 Jahre 21/86 bei Kindern <2 Jahre vs. 27/201 bei älteren Kindern; RR 1,82, 95 %-CI 1,09–3,03).[10] Einer prospektiven Studie zufolge haben Kinder in jeder Altersgruppe mit Symptomen einer Pyelonephritis wahrscheinlich Nierenanomalien (abnorme Erst-Scans bei 34/65 [52 %] der Kinder).[11] Einer weiteren prospektiven Studie zufolge treten die höchsten Raten renaler Parenchymschäden imAlter zwischen einem und 5 Jahren auf.[12] Eine weitere prospektive Studie desselben Teams zeigte, dass Kinder im Alter über einem Jahr 3 Monate nach einer Pyelonephritis-Episode mehr Anomalien im DMSA-Scan zeigten (54/129 [42 %] der älteren Kinder vs. 22/91 [24 %] der jüngeren Kinder; RR 1,73, 95 %-CI 1,14–2,63).[13] In diesem Punkt stellte das Team widersprüchliche Ergebnisse in der Literatur fest.[14] Es zeigte sich weiter, dass Mädchen 3 Monate nach einer Pyelonephritis-Episode im DMSA-Scan mit höherer Wahrscheinlichkeit Parenchymnarben zeigen als Jungen (67/171 [39 %] Mädchen vs. 9/49 [18 %] Jungen; RR 2,13, 95 %-CI 1,15–3,96).[13] Nierenparenchymschäden gehen mit zukünftigen Komplikationen einher: unzureichendes Nierenwachstum, rezidivierende Pyelonephritis im Erwachsenenalter, beeinträchtigte glomeruläre Funktion, frühzeitige Hypertonie und Niereninsuffizienz im Endstadium.[14–17] Die schlechteste Prognose hat eine Kombination von rezidivierenden

HWIs, schwerem vesikoureteralem Reflux und Nierenparenchymschäden bei der Erstvorstellung. In einer prospektiven Beobachtungsstudie wurde das Persistieren von Parenchymschäden in DMSA-Scans von Kindern mit einem ersten HWI beurteilt und die Narbenbildung wie folgt unterteilt:[18] leicht (<25 % der Niere betroffen), mäßig (25–50 % der Niere betroffen) und schwer (>50 % der Niere betroffen). Der Studie zufolge geht ein vesikoureteraler Reflux nach 6 Monaten mit mehr persisitierender Narbenbildung einher (bei Kindern mit schwerer Narbenbildung im Erst-Scan: 7/8 [88 %] mit Reflux hatten eine persistierende Läsion vs. 1/7 [14 %] ohne Reflux, RR 6,13, 95 %-CI 0,98–38,00; bei Kindern mit leichter bis mäßiger Narbenbildung im Erst-Scan: 3/8 [38 %] mit Reflux hatten eine persistierende Läsion vs. 5/31 [16 %] ohne Reflux, RR 2,70, 95 %-CI 0,81–9,10).[18] Die Studie zeigte auch, dass ein vesikoureteraler Reflux mit einem höheren Risiko für eine Pyelonephritis im Erst-Scan einhergeht (RR für Pyelonephritis mit Reflux vs. ohne Reflux 1,62, 95 %-CI 1,14–2,31).

Literatur

1. Hellstrom A, Hanson E, Hansson S, et al. Association between urinary symptoms at 7 years old and previous urinary tract infections. *Arch Dis Child* 1991;66:232–234.
2. Dick PT, Feldman W. Routine diagnostic imaging for childhood urinary tract infections: a systematic overview. *J Pediatr* 1996;128:15–22. Search date 1994; primary sources Medline, Current Contents, and hand searches of article bibliographies.
3. Gordon I, Barkovics M, Pindoria S, et al. Primary vesicoureteric reflux as a predictor of renal damage in children hospitalized with urinary tract infection: a systematic review and meta-analysis. *J Am Soc Nephrol* 2003;14:739–744. Search date 2002; primary sources Medline, Embase, and hand searches using authors' names.
4. Chertin B, Puri P. Familial vesicoureteral reflux. *J Urol* 2003;169:1804–1808.
5. Wennerstrom M, Hansson S, Jodal U, et al. Primary and acquired renal scarring in boys and girls with urinary tract infection. *J Pediatr* 2000;136:30–34.
6. Smellie JM, Katz G, Gruneberg RN. Controlled trial of prophylactic treatment in childhood urinary tract infection. *Lancet* 1978;ii:175–178.
7. Jodal U, Hansson S, Hjalmas K. Medical or surgical management for children with vesico-ureteric reflux? *Acta Paediatr Suppl* 1999;431:53–61.
8. Jodal U. The natural history of bacteriuria in childhood. *Infect Dis Clin North Am* 1987;1:713–729.
9. Hoberman A, Wald ER, Hickey RW, et al. Oral versus initial intravenous therapy for urinary tract infections in young febrile children. *Pediatrics* 1999;104:79–86.
10. Piepsz A, Tamminen-Mobius T, Reiners C, et al. Five-year study of medical and surgical treatment in children with severe vesico-ureteric reflux dimercaptosuccinic acid findings. International Reflux Study Group in Europe. *Eur J Pediatr* 1998;157:753–758.
11. Rosenberg AR, Rossleigh MA, Brydon MP, et al. Evaluation of acute urinary tract infection in children by dimercaptosuccinic acid scintigraphy: a prospective study. *J Urol* 1992;148:1746–1749.
12. Benador D, Benador N, Slozman D, et al. Are younger patients at higher risk of renal sequelae after pyelonephritis? *Lancet* 1997;349:17–19.
13. Benador D, Neuhaus TJ, Papazyan J-P, et al. Randomised controlled trial of three day versus 10 day intravenous antibiotics in acute pyelonephritis: effect on renal scarring. *Arch Dis Child* 2001;84;241–246.
14. Smellie JM, Prescod NP, Shaw PJ, et al. Childhood reflux and urinary infection: a follow-up of 10–41 years in 226 adults. *Pediatr Nephrol* 1998;12:727–736.
15. Berg UB. Long-term follow-up of renal morphology and function in children with recurrent pyelonephritis. *J Urol* 1992;148:1715–1720.
16. Martinell J, Claeson I, Lidin-Janson G, et al. Urinary infection, reflux and renal scarring in females continuously followed for 13–38 years. *Pediatr Nephrol* 1995;9:131–136.
17. Jacobson S, Eklof O, Erikkson CG, et al. Development of hypertension and uraemia after pyelonephritis in childhood: 27 year follow up. *BMJ* 1989;299:703–706.
18. Biggi A, Dardanelli L, Cussino P, et al. Prognostic value of the acute DMSA scan in children with first urinary tract infection. *Pediatr Nephrol* 2001;16:800–804.
19. Tran D, Muchant DG, Aronoff SC. Short-course versus conventional length antimicrobial therapy for uncomplicated lower urinary tract infections in children: a meta-analysis of 1279 patients. *J Pediatr* 2001;139;93–99. Search date 1999; primary sources Medline, and reference lists of identified studies.
20. Michael M, Hodson EM, Craig JC, et al. Short versus standard duration oral antibiotic therapy for acute urinary tract infection in children (Cochrane review). In: The Cochrane Library, Issue 4, 2003.

Oxford: Update Software. Search date 2002; primary sources Medline, Embase, Cochrane Library, hand searches of reference lists of identified RCTs, and contact with investigators in the field.
21. Keren R, Chan E. A meta-analysis of randomized, controlled trials comparing short- and long-course antibiotic therapy for urinary tract infections in children. *Pediatrics* 2002;109:e70. Search date 2001; primary sources Medline, Cochrane Controlled Trials Register, hand searches of references, and contact with experts. Limited to English language published articles.
22. Bloomfield P, Hodson EM, Craig JC. Antibiotics for acute pyelonephritis in children. (Cochrane Review). In: The Cochrane Library, Issue 1, 2004. Chichester, UK: John Wiley & Sons, Ltd. Search date 2002; primary sources Cochrane Register of Controlled Trials, Medline, Embase, reference lists, and abstracts from conference proceedings.
23. Williams GJ, Lee A, Craig JC. Long-term antibiotics for preventing recurrent urinary tract infection in children. In: The Cochrane Library, Issue 4, 2003. Oxford: Update Software. Search date 2002; primary sources Medline, Embase, Cochrane Controlled Trials Register, reference lists in reviews, and contact with experts.
24. Garin EH, Campos A, Homsy Y. Primary vesico-ureteral reflux: a review of current concepts. *Pediatr Nephrol* 1998;12:249–256.
25. Smellie JM, Gruneberg RN, Leakey A, et al. Long term low dose co-trimoxazole in prophylaxis of childhood urinary tract infection: clinical aspects/bacteriological aspects. *BMJ* 1976;2:203–208.
26. Allen UD, MacDonald N, Fuite L, et al. Risk factors for resistance to "first-line" antimicrobials among urinary tract isolates of *Escherichia coli* in children. *CMAJ* 1999;160:1436–1440.
27. Greenfield SP, Ng M, Gran J. Experience with vesicoureteric reflux in children: clinical characteristics. *J Urol* 1997;158:574–577.
28. Clemente E, Solli R, Mei V, et al. Therapeutic efficacy and safety of pidotimod in the treatment of urinary tract infections in children. *Arzneimittelforschung* 1994;44:1490–1494.
29. Lettgen B. Prevention of urinary tract infections in female children. *Curr Ther Res* 1996;57:464–475.
30. Ohlsson A, Lacy JB. Intravenous immunoglobulin for preventing infection in pre-term and/or low-birth-weight infants. In: The Cochrane Library, Issue 4, 2001. Oxford: Update Software. Search date 1997; primary sources Medline, Embase, Cochrane Library, Reference Update, Science Citation Index, and hand searches of reference lists of identified RCTs and personal files.
31. Weisman LE, Cruess DF, Fischer GW. Opsonic activity of commercially available standard intravenous immunoglobulin preparations. *Pediatr Infect Dis J* 1994;13:1122–1125. [Erratum in: *Pediatr Infect Dis J* 1995;14:349.]
32. Nayir A, Emre S, Sirin A, et al. The effects of vaccination with inactivated uropathogenic bacteria in recurrent urinary tract infections of children. *Vaccine* 1995;13:987–990.
33. Czerwionka-Szarflarska M, Pawlowska M. Uro-vaxom in the treatment of recurrent urinary tract infections in children. *Pediatr Pol* 1996;71:599–604. [In Polish]
34. Pylkannen J, Vilska J, Koskimies O. The value of childhood urinary tract infection in predicting renal injury. *Acta Paediatr Scand* 1981;70:879–883.
35. Wheeler D, Vimalachandra D, Hodson EM, et al. Antibiotics and surgery for vesicoureteric reflux: a meta-analysis of randomised controlled trials. *Arch Dis Child* 2003;88:688–694. Search date 2003; primary sources Medline, Embase, Cochrane Trials Register, reference lists, and contact with researchers in the field.
36. Olbing H, Smellie JM, Jodal U, et al. New renal scars in children with severe VUR: a 10-year study of randomized treatment. *Pediatr Nephrol* 2003;18:1128–1131.
37. Smellie JM, Barratt TM, Chantler C, et al. Medical versus surgical treatment in children with severe bilateral vesicoureteric reflux and bilateral nephropathy: a randomized controlled trial. *Lancet* 2001;357:1329–1333.
38. Weiss R, Duckett J, Spitzer A. Results of a randomized clinical trial of medical versus surgical management of infants and children with grades III and IV primary vesico-ureteral reflux (United States): the international reflux study in children. *J Urol* 1992;148:1667–1673.
39. Jodal U, Koskimies O, Hanson E, et al. Infection pattern in children with vesicoureteral reflux randomly allocated to operation or long-term antibacterial prophylaxis. *J Urol* 1992;148:1650–1652.
40. Birmingham Reflux Study Group. A prospective trial of operative versus non-operative treatment of severe vesicoureteric reflux in children: five years' observation. *BMJ* 1987;295:237–241.
41. Sciagra R, Materassi M, Rossi V, et al. Alternative approaches to the prognostic stratification of mild to moderate primary vesicoureteral reflux in children. *J Urol* 1996;155:2052–2056.
42. Smellie JM. Commentary: management of children with severe vesicoureteral reflux. *J Urol* 1992;148: 1676–1678.
43. Capozza N, Caione P. Dextranomer/hyaluronic acid copolymer implantation for vesico-ureteric reflux: a randomized comparison with antibiotic prophylaxis. *J Pediatr* 2002;140:230–234.

Kommentar

Martin Pohl

Harnwegsinfektionen haben bei Kindern andere Ursachen und andere Folgen als bei Erwachsenen (z. B. der häufigere vesikoureterale Reflux und das höhere Risiko von Parenchymnarben im Säuglingsalter). Ihre klinische Präsentation ist vor allem im Säuglings- und Kleinkindalter verschieden von der Symptomatik Erwachsener. Daher lassen sich die Erfahrungen aus Studien an Erwachsenen nur sehr beschränkt auf das Kindesalter übertragen und eigenständige Untersuchungen an Kindern sind trotz der schwierigeren klinischen Einschätzung unerlässlich.

Harnwegsinfektionen sind insbesondere im Kindesalter ein häufiger Grund für eine Antibiotikatherapie.

Im ambulanten Bereich ist die sichere Diagnose beim Säugling und Kleinkind eine Herausforderung, da eine Untersuchung eines Beutelurins zwar einen Harnwegsinfekt ausschließen kann, jedoch bei Nachweis von Leukozyten und/oder Bakterien im derart gewonnenen Urin nicht spezifisch genug ist. Die generelle Durchführung (Empfehlung in der Leitlinie der Urologen, www.leitlinien.net) einer Blasenpunktion oder einer Blasenkatheterisierung als sicherste Nachweismethode ist bei der Häufigkeit des Verdachtes in der ärztlichen Praxis nicht praktikabel. So wird üblicherweise eine signifikante Keimzahl mit signifikanter Leukozyturie in einem sauber gewonnenen Mittelstrahlurin als ausreichend akzeptiert, aber gerade beim (kranken) Säugling und jungen Kleinkind ist die Gewinnung einer solchen Probe ebenfalls schwierig, sodass die Gefahr falsch positiver Befunde bei nicht adäquater Technik hoch ist. Wegen der umfänglichen diagnostischen (Leitlinie der Kinderradiologen, www.leitlinien.net) und therapeutischen Konsequenzen muss jedoch vor weiteren Schritten die Sicherung der Diagnose durch die Plausibilität des Krankheitsverlaufes und durch die Untersuchung eines adäquat gewonnenen Urins einschließlich Urinkultur gefordert werden.

Der vesikoureterale Reflux ist einer der häufigsten Ursachen (wiederholter) Harnwegsinfektionen im Säuglings- und Kindesalter, die diesbezüglichen AWMF-Leitlinien zu Diagnostik und Therapie stammen von 1998 und sind nicht evidenzbasiert, sodass durch die hier zitierten Studien die Entscheidungsgrundlage verbessert wird. Andererseits decken die hier dargelegten evidenzbasierten Befunde nicht alle klinisch häufig vorkommenden Fragestellungen ab. Auf die aktuellen Leitlinien der österreichischen Gesellschaft für Kinder- und Jugendheilkunde und der schweizerischen Arbeitsgemeinschaft für Pädiatrische Nephrologie wird daher hingewiesen (http://www.dgkj.de/aktuell.htm, http://www.ssp.hin.ch/paediatrica/vol12/n1/pyelores_ge.htm; PAEDIATRICA Vol. 12 (1):16–21).

Herz-Kreislauf-Stillstand bei Kindern

Herz-Kreislauf-Stillstand bei Kindern

Suchdatum: Februar 2004

Kate Ackerman und Davis Creery

Frage **Welche Effekte haben unterschiedliche Behandlungsmethoden bei nicht durch Ertrinken ausgelöstem Herz-Kreislauf-Stillstand, der außerhalb einer medizinischen Einrichtung aufgetreten ist?**

Nutzen wahrscheinlich

Maskenbeatmung[30]

Es fanden sich keine RCTs. Einer nicht-randomisierten kontrollierten Studie bei Kindern mit nicht durch Ertrinken ausgelöstem Herz-Kreislauf-Stillstand zufolge, bei denen unter Alltagsbedingungen (außerhalb medizinischer Einrichtungen) die Atemwege frei gemacht werden mussten, besteht hinsichtlich der Überlebensraten und neurologischer Schäden kein signifikanter Unterschied zwischen endotrachealer Intubation und Maskenbeatmung.

Kardiopulmonale Reanimation durch Passanten[29]

Eine Reanimation bei Kindern mit Herz-Kreislauf-Stillstand gilt als unerlässlich, sodass placebokontrollierte Studien unethisch wären. Einer systematischen Übersicht von Beobachtungsstudien zufolge überleben Kinder, deren Herz-Kreislauf-Stillstand beobachtet wird und die eine kardiopulmonale Reanimation durch Passanten erhalten, mit höherer Wahrscheinlichkeit als Kinder, denen diese Hilfe nicht zuteil wird. Es fanden sich keine RCTs über die Effekte eines Trainings der Eltern in kardiopulmonaler Wiederbelebung.

Intubation[30]

Es fanden sich keine RCTs. Eine kontrollierte Studie zeigte bei Kindern mit nicht durch Ertrinken ausgelöstem Herz-Kreislauf-Stillstand hinsichtlich des Überlebens oder neurologischen Ergebnisses keinen signifikanten Unterschied zwischen endotrachealer Intubation und Maskenbeatmung.

Freimachen der Atemwege und Beatmung; Gleichstrom-Defibrillation (bei Kammerflimmern oder pulsloser ventrikulärer Tachykardie); Adrenalin-Injektion (Standarddosis)

Auch wenn sich keine direkten Belege für den Nutzen dieser Maßnahmen fanden, besteht dank indirekter Belege und Extrapolation von Erwachsenendaten weitgehend Konsens darüber, dass sie bei Kindern mit Herz-Kreislauf-Stillstand, wenn immer notwendig, durchgeführt werden sollen. Placebokontrollierte Studien sind aus ethischen Gründen nicht zu vertreten.

Wirksamkeit unbekannt

Hoch dosiertes Adrenalin i.v.; Bikarbonat i.v.; Calcium i.v.; Erste-Hilfe-Kurse für Eltern[8, 12]

Es fanden sich weder RCTs noch prospektive Kohortenstudien über die Wirksamkeit dieser therapeutischen Maßnahmen bei Kindern mit akzidenziellem Herz-Kreislauf-Stillstand außerhalb einer medizinischen Einrichtung.

Definition In diesem Kapitel geht es um nicht durch Ertrinken ausgelösten Herz-Kreislauf-Stillstand bei Kindern, definiert durch einen Zustand der Pulslosigkeit und Apnoe, der außerhalb einer medizinischen Einrichtung auftritt und nicht durch Ertrinken ausgelöst wird.[1]

Inzidenz/ Prävalenz Es fanden sich 12 Studien (3 prospektive, 9 retrospektive) über die Inzidenz eines Herz-Kreislauf-Stillstandes bei Kindern, der außerhalb einer medizinischen Einrichtung auftrat und nicht durch Ertrinken ausgelöst wurde.[2–13] Elf Studien lieferten Daten über die Inzidenz bei Erwachsenen und Kindern. In acht Studien wurde die Inzidenz nur bei Kindern untersucht.[2–9, 11–13] Die jährliche Inzidenz liegt in der Gesamtbevölkerung bei 2,2–5,7/100.000 (Mittelwert 3,1; 95 %-CI 2,1–4,1). Bei Kindern liegt sie zwischen 6,9 und 18,0/100.000 (Mittelwert 10,6; 95 %-CI 7,1–14,1).[8] Eine prospektive Studie (300 Kinder) ergab, dass die Hälfte der außerhalb einer Klinik auftretenden Herz-Kreislauf-Stillstände bei Säuglingen unter 12 Monaten und zwei Drittel aller Fälle bei Kleinkindern unter 18 Monaten auftreten.[11]

Ätiologie/ Risikofaktoren Es fanden sich 26 Studien, in denen die Ursachen für nicht durch Ertrinken verursachten Herz-Kreislauf-Stillstand bei insgesamt 1574 Kindern untersucht wurden. Am häufigsten waren nicht näher bestimmte Gründe, wie z. B. plötzlicher Kindstod (39 %), Trauma (18 %), chronische Krankheit (7 %) und Pneumonie (4 %).[1, 3–12, 14–28]

Prognose Es fanden sich keine Beobachtungsstudien, in denen ausschließlich nicht durch Ertrinken bedingte Fälle untersucht worden wären. Es fanden sich 27 Studien (5 prospektive, 22 retrospektive; gesamt 1754 Kinder), in denen Herz-Kreislauf-Stillstände außerhalb des klinischen Bereichs dokumentiert wurden.[1–12, 14–28] Die allgemeine Überlebensrate nach einem derartigen Herz-Kreislauf-Stillstand betrug 5 % (87 Kinder). Neunzehn dieser Studien (1140 Kinder) zufolge zeigten von den 48 überlebenden Kindern 12 (25 %) keine oder nur leichte und 36 (75 %) mittelschwere oder schwere neurologische Folgeschäden. Eine systematische Übersicht (Suchdatum 1997) berichtet über die Ergebnisse nach kardiopulmonaler Reanimation. Allerdings sind in dieser Übersicht außerhalb und innerhalb einer Klinik aufgetretene Fälle jeglicher Genese einschließlich Ertrinkens eingeschlossen.[29] Studien, in denen sich keine Angaben zum Überleben fanden, wurden ausgeschlossen. Die Übersicht fand in prospektiven und retrospektiven Beobachtungsstudien Belege dafür, dass die außerhalb des Klinikbereichs aufgetretenen Fälle allgemein eine schlechtere Prognose haben (132/1568, d. h. 8 % dieser Kinder überlebten bis zur Entlassung aus der Klinik nach einem außerhalb der Klinik aufgetretenen Herz-Kreislauf-Stillstand, während 129/544, d. h. 24 % der Kinder überlebten, wenn das Ereignis in einer Klinik stattgefunden hatte). Etwa die Hälfte der Überlebenden wurde in Studien über neurologische Ergebnisse eingeschlossen. Die Quote von guten neurologischen Ergebnissen (Normalbefund oder leichte Einschränkungen) war in diesen Fällen ebenfalls höher für die Kinder, deren Herz-Kreislauf-Stillstand in einer Klinik aufgetreten war (60/77 überlebende Kinder [78 %] aus der Klinikgruppe im Vergleich zu 28/68 [41 %] der Kinder aus der anderen Gruppe).[29]

Literatur

1. Schindler MB, Bohn D, Cox PN, et al. Outcome of out of hospital cardiac or respiratory arrest in children. *N Engl J Med* 1996;335:1473–1479.
2. Broides A, Sofer S, Press J. Outcome of out of hospital cardiopulmonary arrest in children admitted to the emergency room. *Isr Med Assoc J* 2000;2:672–674.
3. Eisenberg M, Bergner L, Hallstrom A. Epidemiology of cardiac arrest and resuscitation in children. *Ann Emerg Med* 1983;12:672–674.
4. Applebaum D, Slater PE. Should the Mobile Intensive Care Unit respond to pediatric emergencies? *Clin Pediatr (Phila)* 1986;25:620–623.

5. Tsai A, Kallsen G. Epidemiology of pediatric prehospital care. *Ann Emerg Med* 1987;16:284–292.
6. Thompson JE, Bonner B, Lower GM. Pediatric cardiopulmonary arrests in rural populations. *Pediatrics* 1990;86:302–306.
7. Safranek DJ, Eisenberg MS, Larsen MP. The epidemiology of cardiac arrest in young adults. *Ann Emerg Med* 1992;21:1102–1106.
8. Dieckmann RA, Vardis R. High-dose epinephrine in pediatric out of hospital cardiopulmonary arrest. *Pediatrics* 1995;95:901–913.
9. Kuisma M, Suominen P, Korpela R. Paediatric out of hospital cardiac arrests – epidemiology and outcome. *Resuscitation* 1995;30:141–150.
10. Ronco R, King W, Donley DK, et al. Outcome and cost at a children's hospital following resuscitation for out of hospital cardiopulmonary arrest. *Arch Pediatr Adolesc Med* 1995;149:210–214.
11. Sirbaugh PE, Pepe PE, Shook JE, et al. A prospective, population-based study of the demographics, epidemiology, management, and outcome of out of hospital pediatric cardiopulmonary arrest. *Ann Emerg Med* 1999;33:174–184.
12. Friesen RM, Duncan P, Tweed WA, et al. Appraisal of pediatric cardiopulmonary resuscitation. *Can Med Assoc J* 1982;126:1055–1058.
13. Hu SC. Out of hospital cardiac arrest in an Oriental metropolitan city. *Am J Emerg Med* 1994;12:491–494.
14. Barzilay Z, Somekh E, Sagy M, et al. Pediatric cardiopulmonary resuscitation outcome. *J Med* 1988;19:229–241.
15. Bhende MS, Thompson AE. Evaluation of an end-tidal CO2 detector during pediatric cardiopulmonary resuscitation. *Pediatrics* 1995;95:395–399.
16. Brunette DD, Fischer R. Intravascular access in pediatric cardiac arrest. *Am J Emerg Med* 1988;6:577–579.
17. Clinton JE, McGill J, Irwin G, et al. Cardiac arrest under age 40: etiology and prognosis. *Ann Emerg Med* 1984;13:1011–1015.
18. Hazinski MF, Chahine AA, Holcomb GW, et al. Outcome of cardiovascular collapse in pediatric blunt trauma. *Ann Emerg Med* 1994;23:1229–1235.
19. Losek JD, Hennes H, Glaeser P, et al. Prehospital care of the pulseless, nonbreathing pediatric patient. *Am J Emerg Med* 1987;5:370–374.
20. Ludwig S, Kettrick RG, Parker M. Pediatric cardiopulmonary resuscitation. A review of 130 cases. *Clin Pediatr (Phila)* 1984;23:71–75.
21. Nichols DG, Kettrick RG, Swedlow DB, et al. Factors influencing outcome of cardiopulmonary resuscitation in children. *Pediatr Emerg Care* 1986;2:1–5.
22. O'Rourke PP. Outcome of children who are apneic and pulseless in the emergency room. *Crit Care Med* 1986;14:466–468.
23. Rosenberg NM. Pediatric cardiopulmonary arrest in the emergency department. *Am J Emerg Med* 1984;2:497–499.
24. Sheikh A, Brogan T. Outcome and cost of open- and closed-chest cardiopulmonary resuscitation in pediatric cardiac arrests. *Pediatrics* 1994;93:392–398.
25. Suominen P, Rasanen J, Kivioja A. Efficacy of cardiopulmonary resuscitation in pulseless paediatric trauma patients. *Resuscitation* 1998;36:9–13.
26. Suominen P, Korpela R, Kuisma M, et al. Paediatric cardiac arrest and resuscitation provided by physician-staffed emergency care units. *Acta Anaesthesiol Scand* 1997;41:260–265.
27. Torphy DE, Minter MG, Thompson BM. Cardiorespiratory arrest and resuscitation of children. *Am J Dis Child* 1984;138:1099–1102.
28. Walsh R. Outcome of pre-hospital CPR in the pediatric trauma patient [abstract]. *Crit Care Med* 1994;22:A162.
29. Young KD, Seidel JS. Pediatric cardiopulmonary resuscitation: a collective review. *Ann Emerg Med* 1999;33:195–205. Search date 1997; primary sources Medline and bibliographic search.
30. Gausche M, Lewis RJ, Stratton SJ, et al. Effect of out of hospital pediatric endotracheal intubation on survival and neurological outcome. *JAMA* 2000;283:783–790.
31. Mogayzel C, Quan L, Graves JR, et al. Out of hospital ventricular fibrillation in children and adolescents: causes and outcomes. *Ann Emerg Med* 1995;25:484–491.
32. Losek JD, Hennes H, Glaeser PW, et al. Prehospital countershock treatment of pediatric asystole. *Am J Emerg Med* 1989;7:571–575.

Kommentar

Thomas Nicolai

Die hier vorliegende Analyse der Evidenz bezüglich Reanimationsmaßnahmen beim Kind zeigt im Wesentlichen, dass es diesbezüglich keinerlei randomisierte oder gar Placebo-kontrollierte Studien gibt. Dies ist wenig überraschend, und für viele der angesprochenen Fragestellungen sind auch für die Zukunft kaum derartigen Studien denkbar.

Auf absehbare Zeit wird man daher Studien aus der Erwachsenenmedizin auf Kinder übertragen müssen, wobei auch hier die Datenlage meist wenig überzeugend ist. Insbesondere die Diskussion, ob man bei der Reanimation von Erwachsenen auf die Beatmung verzichten kann zu Gunsten einer reinen Thoraxkompression, ist aber wohl nicht auf Kinder mit ihren häufig obstruierten Atemwegen zu übertragen.

Dennoch kann zu manchen Punkten auch die Analyse einzelner nichtrandomisierter, Studien oder auch allgemeiner Erfahrungen hilfreich sein. Insbesondere wurde berichtet, dass sich bei älteren Kindern im Rahmen von Reanimationen auch defibrillierbare Herzrhythmusstörungen finden und dass das Überleben dieser Kinder von der Verwendung eines Defibrillators abhängig war. Dies ist eine für den Bereich der Pädiatrie relativ neue Erkenntnis. Weiterhin fand eine Studie keinen günstigen Effekt der gegenüber den empfohlenen Standarddosen (10-fach) erhöhten Adrenalindosen bei der Wiederbelebung in der Klinik.

Eine weitere Neuerung betrifft die Verwendung intraossärer Nadeln für den Gefäßzugang bei Kindern unter Reanimationsbedingungen: hier erscheint eine randomisierte Placebo-kontrollierte Studie ebenfalls unethisch, dennoch reicht die individuelle Erfahrung bei vielen Kinderreanimationen aus, um den Einsatz generell zu empfehlen. Technische Einzelheiten wie die Verwendung einer Rachenbeatmung mit einem transnasalen Tubus bei der Säuglingsreanimation und die Wichtigkeit des Zuges am Unterkiefer zur Sicherstellung einer ausreichenden Beatmung lassen sich aus der Kinderanästhesie mühelos in Empfehlungen zur Reanimation übertragen, ohne dass es bei diesen Erkenntnissen einer RCT bedürfte.

1. Atkins DL; Hartley LL; York DK. Accurate recognition and effective treatment of ventricular fibrillation by automated external defibrillators in adolescents. Pediatrics. 1998; 101: 393–7
2. Carpenter TC; Stenmark KR. High-dose epinephrine is not superior to standard-dose epinephrine in pediatric in-hospital cardiopulmonary arrest. Pediatrics. 1997; 99: 403–8
3. Dirks B, http://springerlink.metapress.com/app/home/contribution.asp?wasp=25gmrvxxxm6698 × 2kyb0&referrer=parent&backto=issue,10,15;journal,2,101;linkingpublicationresults,1:100478,1 Monatsschrift Kinderheilkd 2004;152: 678–682
4. Johnson L; Kissoon N; Fiallos M; Abdelmoneim T; Murphy S. Use of intraosseous blood to assess blood chemistries and hemoglobin during cardiopulmonary resuscitation with drug infusions. Crit Care Med. 1999; 27: 1147–52
5. Roth B, Magnusson J, Johansson I, Holmberg S, Westrin P. Jaw lift – a simple and effective way to open the airway in children. Resuscitation 1998; 39: 171–4
6. Sorribes del Castillo J, Carrion-Perez C, Sanz-Ribera J. Nasal route to ventilation during basic cardiopulmonary resuscitation in children under two months of age. Resuscitation 1997; 35:249–52

Hyperbilirubinämie des Neugeborenen

Suchdatum: November 2003

Anthony Kwaku Akobeng

Frage **Welche Effekte haben unterschiedliche Behandlungsmethoden bei Hyperbilirubinämie durch unkonjugiertes Bilirubin bei zum Termin geborenen Kindern und Frühgeborenen?**

Nutzen belegt

Austauschtransfusion (trotz fehlender RCTs allgemeiner Konsens, dass eine Austauschtransfusion zu einer effektiven Senkung der Serumbilirubinspiegel führt)

Es fanden sich keine RCTs über die Effekte einer Austauschtransfusion im Vergleich zu keiner Behandlung oder zur Phototherapie. Es herrscht allgemein Übereinstimmung darüber, dass eine Austauschtransfusion bei der Senkung der Serumbilirubinspiegel und der Prävention neurologischer Entwicklungsfolgen wirksam ist. In den meisten RCTs, in denen andere Interventionen verglichen wurden, kam die Austauschtransfusion erfolgreich zum Einsatz, um Serumbilirubinspiegel zu senken, wenn jene anderen Interventionen deren Anstieg nicht verhindern konnten.

Phototherapie[5–10]

Zwei RCTs ergaben, dass sowohl die konventionelle als auch die faseroptische Phototherapie einen Neugeborenenikterus wirksamer verringern als keine Behandlung. Eine systematische Übersicht (die sowohl quasi-randomisierte als auch randomisiert-kontrollierte Studien umfasste) und eine nachfolgende RCT ergaben, dass die konventionelle Phototherapie effektiver ist als die faseroptische, auch wenn eine Subgruppenanalyse in der systematischen Übersicht bei Frühgeborenen keinen signifikanten Unterschied zwischen den Gruppen ergab. In keiner der in die Übersicht aufgenommenen Studien wurden die Auswirkungen beider Formen der Phototherapie auf die Eltern-Kind-Bindung evaluiert. Eine RCT ergab einen größeren Effekt bei doppelter im Vergleich zu einfacher Phototherapie, während eine RCT keinen signifikanten Unterschied zwischen doppelter faseroptischer und einfacher konventioneller Phototherapie zeigte. Eine systematische Übersicht (die sowohl quasi-randomisierte als auch randomisierte Studien umfasste) ergab hinsichtlich der zusätzlichen Phototherapie, der Austauschtransfusion oder der prozentualen Veränderung des Bilirubins nach 24 Stunden keinen signifikanten Unterschied zwischen faseroptischer plus konventioneller und ausschließlich konventioneller Phototherapie, auch wenn ein Trend zu Gunsten der faseroptischen plus konventionellen Phototherapiegruppe festzustellen war. Ein Kernikterus war in den meisten Studien nicht als Ergebnis angegeben. Zu den unerwünschten Wirkungen einer Phototherapie fanden sich nur unzureichende Belege.

Wirksamkeit unbekannt

Albumininfusion

Es fanden sich keine RCTs über die Effekte einer Albumininfusion im Vergleich zu keiner oder einer anderen Behandlung.

Häusliche im Vergleich zu klinischer Phototherapie

Es fanden sich keine RCTs über die Effekte einer häuslichen Phototherapie Vergleich zu keiner oder einer klinischen Phototherapie.

Hyperbilirubinämie des Neugeborenen

Definition

Ein Neugeborenenikterus bezieht sich auf die Gelbfärbung der Haut und der Skleren Neugeborener infolge einer Hyperbilirubinämie.

Inzidenz/ Prävalenz

Ein Ikterus ist die häufigste Erkrankung, die bei Neugeborenen ärztliches Eingreifen erfordert. Etwa 50 % der zum Termin Geborenen und 80 % der Frühgeborenen entwickeln in der ersten Lebenswoche einen Ikterus.[1] Dieser ist auch häufige Ursache für eine erneute stationäre Aufnahme Neugeborener nach deren frühzeitiger Entlassung.[2] Ein Ikterus tritt gewöhnlich 2–4 Tage nach der Geburt auf und verschwindet normalerweise nach 1–2 Wochen, ohne dass eine Therapie erforderlich wird.

Ätiologie/ Risikofaktoren

Bei den meisten ikterischen Kindern besteht keine Grunderkrankung, und der Ikterus ist physiologisch bedingt. Ein physiologischer Ikterus tritt auf, wenn es zur Ansammlung unkonjugierten Bilirubins in der Haut und den Schleimhäuten kommt. Er zeigt sich typischerweise am zweiten oder dritten Lebenstag und entsteht durch die erhöhte Bilirubinproduktion (infolge der erhöhten Zahl zirkulierender Erythrozyten und deren verkürzter Lebensdauer) und die verminderte Ausscheidung von Bilirubin (infolge einer niedrigen Konzentration an bindendem Protein der Hepatozyten, einer niedrigen Aktivität der Glukuronyltransferase und eines verstärkten enterohepatischen Kreislaufs), die bei Neugeborenen normalerweise auftreten. Bei manchen Kindern können die erhöhten Werte für unkonjugiertes Bilirubin mit dem Stillen zusammenhängen (Muttermilchikterus) und treten gewöhnlich nach dem dritten Lebenstag auf. Zwar ist die genaue Ursache eines Muttermilchikterus unklar, jedoch wird er allgemein auf einen noch nicht identifizierten Faktor in der Muttermilch zurückgeführt. Zu den nichtphysiologischen Ursachen gehören etwa eine zur Hämolyse führende Blutgruppenunverträglichkeit (Rhesus- oder AB0-Probleme), eine Hämolyse anderer Genese, Sepsis, Prellungen und Stoffwechselkrankheiten. Seltene Ursachen eines Neugeborenenikterus sind das Gilbert- und das Crigler-Najjar-Syndrom.

Prognose

Beim Neugeborenen kann unkonjugiertes Bilirubin die Blut-Hirn-Schranke passieren und ist potenziell neurotoxisch. Eine Hyperbilirubinämie mit unkonjugiertem Bilirubin kann daher zu Folgeerscheinungen in der neurologischen Entwicklung einschließlich der Entstehung eines Kernikterus führen. Dabei handelt es sich um eine Hirnschädigung durch Ablagerung von Bilirubin im Hirngewebe. Es ist jedoch unklar, ab welchem Grad genau Bilirubin neurotoxisch ist, und ein Kernikterus fand sich auch bei der Autopsie von Säuglingen ohne deutlich erhöhte Bilirubinspiegel.[3] Berichte aus jüngerer Zeit sprechen für ein erneutes Auftreten des Kernikterus in Ländern, wo er völlig verschwunden war.[4] Dies wird hauptsächlich auf die frühe Entlassung Neugeborener aus der Klinik zurückgeführt.

Literatur

1. Kumar RK. Neonatal jaundice. An update for family physicians. *Aust Fam Physician* 1999;28:679–682.
2. Gale R, Seidman DS, Stevenson DK. Hyperbilirubinemia and early discharge. *J Perinatol* 2001;21:40–43.
3. Turkel SB, Guttenberg ME, Moynes DR, et al. Lack of identifiable risk factors for kernicterus. *Pediatrics* 1980;66:502–506.
4. Hansen TWR. Kernicterus in term and near-term infants – the specter walks again. *Acta Paediatr* 2000;89:1155–1157.
5. Brown AK, Kim MH, Wu PYK, et al. Efficacy of phototherapy in prevention and management of neonatal hyperbilirubinemia. *Pediatrics* 1985;75:393–400.
6. Lipsitz PJ, Gartner LM, Bryla DA. Neonatal and infant mortality in relation to phototherapy. *Pediatrics* 1985;75:422–426.

7. Scheidt PC, Bryla DA, Nelson KB et al. Phototherapy for neonatal hyperbilirubinemia: six-year follow-up of the National Institute of Child Health and Human Development clinical trial. *Pediatrics* 1990;85:455–463.
8. Mills JF, Tudehope D. Fibreoptic phototherapy for neonatal jaundice (Cochrane Review). In: The Cochrane Library. Issue 2, 2003. Oxford: Update Software. Search date 2000; primary sources Cochrane Controlled Trials Register, Medline, Embase, reference lists, conference proceedings, and personal communications with authors.
9. Sarici SU, Alpay F, Dundaroz MR, et al. Fibreoptic phototherapy versus conventional daylight phototherapy for hyperbilirubinemia of term newborns. *Turk J Pediatr* 2001; 43: 280–285.
10. Nuntnarumit P, Naka C. Comparison of the effectiveness between the adapted-double phototherapy versus conventional-single phototherapy. *J Med Assoc Thai* 2002;85:S1159–S1166.

Kommentar

Anton Härtling

In den Neonatalerhebungen Deutschlands ist die Hyperbilirubinämie eine der häufigsten Aufnahmediagnosen für Neugeborene. Ca. 50 % der Reifgeborenen und bis zu 80 % der Frühgeborenen machen eine klinisch sichtbare Gelbsucht in der ersten Lebenswoche durch.

Für die Phototherapie, die entweder fiberoptisch oder konventionell bzw. kombiniert erfolgen kann, liegen grundsätzlich positive Ergebnisse aus den Cochrane Neonatal Reviews (1) und zwei zusätzlichen RCTs (2, 3) vor. Z.Zt. existiert keine Evidenz für gravierende Nebenwirkungen der Phototherapie. Eine neue Entwicklung in Zeiten knapper Gesundheitsresourcen stellt die Phototherapie zu Hause dar, zu der bisher jedoch nur Einzelstudien vorliegen (4).

Für reifgeborene gesunde Neugeborene wurden in Deutschland 1997 in den AWMF-Richtlinien (5) die Empfehlungen der American Academy of Pediatrics von 1994 übernom- men. Die dadurch im Vergleich zu früher angehobenen Phototherapie- und Austauschgrenzen haben Befürchtungen hinsichtlich einer Zunahme des Kernikterus geweckt. Daher wurden die amerikanischen Empfehlungen im Juli 2004 überarbeitet (6), auf die Altersgruppe der Neugeborenen von 35+0 bis 37+0 SSW erweitert und mit einer Risikostratifizierung versehen.Eine nähere Analyse der Kernikterusfälle in Deutschland (7) zeigt jedoch, dass hierfür Überwachungsdefizite und verspätete Diagnostik bei nichtimmunologischer Ursache des Ikterus infolge früher Entlassung aus der Geburtsklinik bzw. bei Hausgeburt verantwortlich sind. Diese Problematik wird nach Einführung der DRG in Deutschland noch zunehmen und unterstreicht die Notwendigkeit einer qualitativ hochwertigen ambulanten Nachsorge dieser Kinder durch Hebammen und Kinderärzte.

Dagegen fehlen für Frühgeborene und Kinder mit anderen Risiken (z. B. Hämolyse) einheitliche Therapieempfehlungen, da unklar ist, ab welchen Serumbilirubinwerten Toxizität auftritt. Indikationsschemata für Phototherapie bei Frühgeborenen finden sich in Deutschland in den Publikationen von Versmold (8) und Obladen (9). Für Frühgeborene <1000 g wird eine zurzeit laufende prospektive randomisierte Studie des Neonatal Research Network (B. Morris 2002, geplantes Erhebungsende 2005), die eine aggressive mit einer konservativen Phototherapie vergleicht, eine bessere Datenlage bringen.

Metalloporphyrine als Alternative zur Phototherapie in der Behandlung der Hyperbilirubinämie zeigen gegenwärtig noch ungenügende Evidenz (10).

1. Mills JF, Tudehope D.. Fibreoptic phototherapy for neonatal jaundice (Cochrane Review). In: *The Cochrane Library,* Issue 3, 2004. Chichester, UK: John Wiley & Sons, Ltd.
2. Brown AK, Kim MH, Wu PY, Bryla DA. Efficacy of phototherapy in prevention and management of neonatal hyperbilirubinemia. Pediatrics.1985 Feb;75:393–400.
3. Sarici SU, Alpaay F, Dundaroz MR et al. Fiberoptic phototherapy versus conventional daylight phototherapy for hyperbilirubinemia of term newborns. Turk j Pediatr 2001; 43: 280–285
4. Walls M, Wright A, Fowlie P, Irvine L, Hume R. Home phototherapy in the United Kingdom. Arch Dis Child Fetal Neonatal Ed. 2004 May; 89 (3):F282.
5. AWMF-Leitlinie Nr. 024/007, 2. Fassung 2003, Marcinkowski M, Bührer C. Hyperbilirubinämie- Diagnostik und Therapie bei reifen gesunden Neugeborenen. unter http://www.uni-duesseldorf.de/WWW/AWMF/ll/index.html

6. American Academy of Pediatrics. Management of Hyperbilirubinemia in the Newborn Infant 35 or More Weeks of Gestation. Pediatrics 2004; July 114:297–316.
7. ESPED-bericht Kernikterus 2001, Schaaf S, Bartmann P unter http://www.esped.uni-duesseldorf.de/
8. Versmold H (2002) Leitlinien Neonatologie, 9. Auflage. Klinikum Benjamin Franklin, Freie Universität Berlin
9. Obladen M (Hrsg) Neugeborenen-Intensivpflege: Grundlagen und Richtlinien, 6. überarbeitete Auflage Springer 2002
10. Suresh GK, Martin CL, Soll RF. Metalloporphyrins for treatment of unconjugated hyperbilirubinemia in neonates (Cochrane Review). In: *The Cochrane Library,* Issue 3, 2004. Chichester, UK: John Wiley & Sons, Ltd.

Krupp

Suchdatum: November 2003

David Johnson

Frage **Welche Effekte haben unterschiedliche Behandlungsmethoden bei leichtem Krupp?**

Nutzen belegt

Dexamethason (Einzeldosis p. o.)[28]

Einer RCT zufolge senkt eine Einmaldosis Dexamethason (0,15 mg/kg KG) im Vergleich zu Placebo den Anteil der wegen eines leichten Krupps behandelten Kinder, die auf Grund fortbestehender Kruppsymptome innerhalb von 7–10 Tagen erneut in ärztliche Behandlung kommen. Es fanden sich keine RCTs, in denen bei Kindern mit leichtem Krupp Einzel- mit Mehrfachdosen von Dexamethason oder andere Kortikoide miteinander verglichen wurden.

Wirksamkeit unbekannt

Abschwellende Mittel[38]

Es fanden sich weder eine systematische Übersicht noch RCTs oder prospektive Kohortenstudien über abschwellende Mittel bei Kindern mit leichtem Krupp.

Befeuchtung der Atemluft[30]

Es fanden sich weder eine systematische Übersicht noch RCTs oder Beobachtungsstudien, in denen die Effekte einer Befeuchtung der Atemluft bei Kindern mit leichtem Krupp evaluiert wurden.

Nutzen unwahrscheinlich

Antibiotika[31–38]

Es fanden sich weder eine systematische Übersicht noch RCTs oder prospektive Kohortenstudien, in denen bei Kindern mit leichtem Krupp irgendein Antibiotikum evaluiert wurde. Es herrscht jedoch weitgehend Konsens, dass Antibiotika den klinischen Verlauf der überwiegend viral bedingten Erkrankung nicht verkürzen.

Frage **Welche Effekte haben unterschiedliche Behandlungsmethoden bei mäßigem bis schwerem Krupp?**

Nutzen belegt

Adrenalin (Epinephrin; vernebelt)[5,39–45]

Drei RCTs zufolge bessert 2,25 %iges racemisches vernebeltes Adrenalin (Epinephrin) im Vergleich zu Placebo innerhalb von 30 Minuten nach Behandlungsbeginn den Krupp-Score. Eine dieser RCTs zeigte, dass die therapeutische Wirkung des Adrenalins (Epinephrin) nach 2 Stunden weitgehend verschwunden ist. In keiner der RCTs wurde über unerwünschte Wirkungen im Sinne einer Myokardinsuffizienz oder irgendeinen Beleg dafür berichtet, dass die Behandlung die Belastung des Herzens erhöht. So stieg beispielsweise die Herzfrequenz nach der Behandlung nicht an. Es fand sich jedoch ein gut dokumentierter Fallbericht über ein zuvor normales Kind mit schwerem Krupp, das nach der Behandlung mit drei Adrenalin-(Epinephrin)-Verneblungen einen kleinen Myokardinfarkt erlitt.

Einer kleinen RCT zufolge besteht hinsichtlich der durchschnittlichen Gesamtveränderung des Krupp-Score bei Kindern, die bereits mit befeuchtetem Sauerstoff und i. m. verabreichtem Dexamethason (0,6 mg/kg KG) behandelt werden, kein signifikanter Unterschied zwischen vernebeltem racemischem Adrenalin (Epinephrin) und Heliox (Helium-Sauerstoff-Gemisch).

Budesonid (vernebelt; im Vergleich zu Placebo)[46–48]

Einer systematischen Übersicht zufolge verbessert vernebeltes Budesonid im Vergleich zu Placebo bei Kindern mit mäßigem bis schwerem Krupp nach 6, 12 und 24 Stunden den Krupp-Score und senkt die Notwendigkeit einer Behandlung mit Adrenalin (Epinephrin). Eine RCT zeigte, dass 2 mg vernebeltes Budesonid, alle 12 Stunden verabreicht, im Vergleich zu Placebo die Zeit bis zu einer Verbesserung des Krupp-Score der Kinder um 2 Punkte verkürzt.

Dexamethason (im Vergleich zu Placebo)[29, 46, 47, 49–56]

Einer systematischen Übersicht zufolge verbessert Dexamethason im Vergleich zu Placebo bei Kindern mit mäßigem bis schwerem Krupp nach 6, 12 und 24 Stunden den Krupp-Score und senkt die Notwendigkeit einer Behandlung mit Adrenalin (Epinephrin). Eine nachfolgende RCT zeigte, dass eine Einzeldosis Dexamethason (0,6 mg/kg KG) im Vergleich zu Placebo den Anteil der Kinder senkt, die auf Grund fortbestehender Kruppsymptome innerhalb von 7 Tagen erneut in ärztliche Behandlung kommen.

Nutzen wahrscheinlich

Dexamethason p. o. (verglichen mit vernebeltem Budesonid)[46]

Einer RCT zufolge besteht zwischen oral verabreichtem Dexamethason (0,6 mg kg/KG) und vernebeltem Budesonid (2 mg) kein signifikanter Unterschied hinsichtlich des Anteils an Kindern, die mit Adrenalin (Epinephrin) behandelt oder nach einer Woche stationär aufgenommen werden. Einer weiteren RCT zufolge besteht zwischen oral verabreichtem Dexamethason (0,6 mg kg/KG) und vernebeltem Budesonid (2 mg) kein signifikanter Unterschied hinsichtlich des Anteils an Kindern, die nach einer Stunde mit Adrenalin (Epinephrin) behandelt oder nach 24 Stunden stationär aufgenommen werden. Diese Studie zeigte auch, dass sowohl oral verabreichtes Dexamethason als auch vernebeltes Budesonid im Vergleich zu Placebo nach 24 Stunden die Rate stationärer Aufnahmen senken. Zwar scheinen oral verabreichtes Dexamethason und vernebeltes Budesonid gleichwertig, jedoch sollte vorzugsweise orales Dexamethason verabreicht werden, da die Vernebelung gewöhnlich zu längerer Agitiertheit und Weinen führt, was die Atemnot des Kindes verstärkt. Außerdem benötigt es durchschnittlich 15 Minuten, um vernebeltes Budesonid zu verabreichen, verglichen mit 1–2 Minuten bei oral verabreichtem Dexamethason.

Dexamethason i. m. (verglichen mit vernebeltem Budesonid in Bezug auf Krupp-Scores)[53]

Einer RCT zufolge verbessert i. m. verabreichtes Dexamethason (0,6 mg/kg KG) verglichen mit vernebeltem Budesonid nach 5 Stunden den Krupp-Score, jedoch zeigte sich hinsichtlich der stationären Aufnahme kein signifikanter Unterschied. In dieser RCT erhielten die randomisiert dem Budesonid zugeordneten Kinder keine I.m.-Injektion mit Placebo, sondern zur Unterstützung der Maskierung eine elastische Binde am Oberschenkel. Möglicherweise blieb daher die Maskierung nicht gewahrt, was die Studienergebnisse potenziell verzerrt.

Sauerstoff[57]

Es fanden sich weder eine systematische Übersicht noch RCTs oder irgendwelche analytischen Beobachtungsstudien, in denen die Wirkungen von Sauerstoff bei Kindern mit mäßigem bis schwerem Krupp evaluiert werden. Eine RCT über Sauerstoff im Vergleich zu keinem Sauerstoff bei Kindern mit schwerem Krupp würde als unethisch gelten. Es herrscht weitgehend Konsens darüber, dass Sauerstoff bei Kindern mit schwerer Atemnot von Nutzen ist. Angesichts der fehlenden Schädlichkeit und der zwingenden Logik einer Verabreichung von Sauerstoff bei Kindern mit schwerem Krupp wird man diesen Kindern auch weiterhin Sauerstoff verabreichen. Eine RCT zeigte hinsichtlich der durchschnittlichen Veränderung des Krupp-Score gegenüber den Ausgangswerten keinen signifikanten Unterschied zwischen Heliox (70 % Helium, 30 % Sauerstoff) und 30 % Sauerstoff allein. Sie war jedoch zu klein, um einen klinisch bdeutsamen Unterschied zuverlässig auszuschließen.

Wirksamkeit unbekannt

L-Adrenalin (Epinephrin) verglichen mit racemischem Adrenalin (Epinephrin)[43]

Einer kleinen RCT zufolge besteht hinsichtlich der Gesamtverbesserung der Krupp-Scores kein signifikanter Unterschied zwischen L-Adrenalin (Epinephrin; 1: 1000, 5 ml) und racemischem Adrenalin (Epinephrin; 2,25 %, 5 ml).

Kurzwirksame β_2-Sympathomimetika (vernebelt)[31–34, 37, 38, 65]

Es fanden sich weder eine systematische Übersicht noch RCTs oder Beobachtungsstudien, in denen die Effekte kurzwirksamer vernebelter β_2-Sympathomimetika bei Kindern mit mäßigem bis schwerem Krupp evaluiert wurden. Auch wenn es weder empirische Belege für einen Nutzen noch eine klare theoretische Begründung für die Anwendung vernebelter kurzwirksamer β_2-Sympathomimetika gibt, wird in manchen Gemeinden ein signifikanter Anteil der Kinder mit Krupp damit behandelt.

Abschwellende Mittel (p. o.)[38]

Es fanden sich weder eine systematische Übersicht noch RCTs oder prospektive Kohortenstudien, in denen die Wirkungen eines oralen abschwellenden Mittels bei Kindern mit mäßigem bis schwerem Krupp evaluiert wurden.

Dexamethason (verschiedene Dosierungen und Darreichungen)[29, 46, 47, 49–56]

Einer RCT zufolge besteht hinsichtlich der Notwendigkeit einer Adrenalin-(Epinephrin)-Gabe nach einer Stunde, des Verbleibs in der Tagesklinik nach 24 Stunden oder der Rückkehr zur Versorgung wegen Krupp-Symptomen nach der Entlassung kein signifikanter Unterschied zwischen einer oralen Einzeldosis Dexamethason von 0,6 mg/kg KG und 0,3 mg/kg KG bzw. zwischen 0,3 mg/kg KG und 0,15 mg/kg KG. Eine systematische Übersicht unter Einschluss von Studien, in denen außer Dexamethason noch mehrere andere Kortikoide eingesetzt wurden, zeigte, dass der Unterschied zwischen der Kortikoid- und der Placebo-Gruppe hinsichtlich des Anteils der Kinder, bei denen eine Besserung dokumentiert wurde, umso stärker stieg, je höher die verabreichte Dosis war. Zwei RCTs ergaben hinsichtlich einer Auflösung von Symptomen, einer außerplanmäßigen Rückkehr in die medizinische Versorgung oder nach einer Neubeurteilung unter weiterer Behandlung mit einem Kortikosteroid, Adrenalin (Epinephrin) und/oder stationärer Aufnahme keinen signifikanten Unterschied zwischen i. m. und p. o. verabreichtem Dexamethason (0,6 mg/kg KG). In beiden RCTs erhielten die randomisiert dem oralen Dexamethason zugeordneten Kinder keine I.m.-Injektion mit Placebo, sondern zur Unterstützung der Maskierung eine elastische Binde am Oberschenkel. Möglicherweise blieb daher die Maskierung nicht gewahrt, was die Studienergebnisse potenziell verzerrt.

Dexamethason (p. o.) plus Budesonid (vernebelt)[46, 53, 54, 56]

Einer RCT zufolge besteht hinsichtlich der durchschnittlichen Veränderung des Krupp-Score gegenüber dem Ausgangswert innerhalb von 4 Stunden kein signifikanter Unterschied zwischen vernebeltem Budesonid (2 mg) plus oralem Dexamethason (0,6 mg/kg KG) und oralem Dexamethason (0,6 mg/kg KG) allein.

Heliox (Helium-Sauerstoff-Gemisch)[58]

Einer RCT zufolge besteht hinsichtlich der durchschnittlichen Veränderung des Krupp-Score gegenüber dem Ausgangswert kein signifikanter Unterschied zwischen Heliox (70 % Helium, 30 % Sauerstoff) und 30 % Sauerstoff allein, die beide über 20 Minuten über einen Befeuchter gegeben wurden. Diese RCT war jedoch zu klein, um einen klinisch bedeutsamen Unterschied aufzudecken. Eine weitere RCT ergab hinsichtlich der durchschnittlichen Veränderung des Krupp-Score gegenüber dem Ausgangswert innerhalb von 4 Stunden bei Kindern, die bereits mit befeuchtetem Saurstoff und 0,6 mg/kg KG Dexamethason i. m. behandelt wurden, keinen signifikanten Unterschied zwischen vernebeltem racemischem Adrenalin (Epinephrin) und Heliox (Helium-Sauerstoff-Gemisch).

Befeuchtung der Atemluft[30, 59–63]

Eine RCT ergab hinsichtlich der durchschnittlichen Veränderung des Krupp-Score gegenüber dem Ausgangswert innerhalb von 2 Stunden bei Kindern, die bereits eine Einzeldosis Dexamethason (0,6 mg/kg/KG) erhalten hatten, keinen signifikanten Unterschied zwischen Befeuchtung und Kontrollen. In dieser RCT geschah die Befeuchtung der Atemluft über ein flexibles Schlauchrohr, das dem Kind von einem Elternteil vors Gesicht gehalten wurde. Einer anderen RCT zufolge besteht hinsichtlich einer Verbesserung der Krupp-Scores nach 12 Stunden kein signifikanter Unterschied zwischen dem Verbringen der kruppkranken Kinder in die hochfeuchte Atmosphäre (87–95 %) eines befeuchteten Zeltes und Raumluft. In einer kleinen Fallreihe von Kindern mit Krupp wird über Verbrühungen durch heiße befeuchtete Luft berichtet.

Vernebeltes Adrenalin (Epinephrin) allein im Vergleich zu intermittierender Überdruckbeatmung[39–44]

Einer Crossover-RCT an 14 stationär behandelten Kindern im Alter zwischen 4 Monaten und 5 Jahren mit minimalem inspiratorischem Ruhestridor zufolge besteht hinsichtlich der Gesamtverbesserung der Krupp-Scores kein signifikanter Unterschied zwischen vernebeltem Adrenalin (Epinephrin) plus intermittierende Überdruckbeatmung bei 15–17 cm und vernebeltem Adrenalin (Epinephrin) allein.

Nutzen unwahrscheinlich

Antibiotika[31–34, 36–38, 66, 67]

Es fanden sich weder eine systematische Übersicht noch RCTs oder prospektive Kohortenstudien, in denen der Nutzen irgendeines Antibiotikums bei Kindern mit Krupp untersucht wird. Es herrscht jedoch starker Konsens in der Überzeugung, dass Antibiotika den Verlauf einer überwiegend viral bedingten Erkrankung nicht verkürzen. Diese Feststellung gilt nicht bei Verdacht auf eine bakterielle Tracheitis.

Frage **Welche Effekte haben unterschiedliche Behandlungsmethoden bei drohendem Atemversagen in Fällen von schwerem Krupp?**

Nutzen belegt

Adrenalin (Epinephrin; vernebelt)[68, 69]

Es fanden sich weder eine systematische Übersicht noch RCTs zur Evaluation der Wirkungen von Adrenalin (Epinephrin) bei Kindern mit drohendem Atemversagen bei schwerem Krupp. Eine RCT mit Adrenalin (Epinephrin) versus kein Adrenalin (Epinephrin) gälte als unethisch. Einer Kohortenstudie an Kindern mit akuter Verlegung der oberen Atemwege zufolge verbessert vernebeltes L-Adrenalin (Epinephrin) den durchschnittlichen Krupp-Score und senkt die Kohlendioxidspiegel. Eine andere Kohortenstudie zeigte, dass vernebeltes racemisches Adrenalin (Epinephrin) sowohl den Stridor als auch die paradoxe Atmung verringert.

Kortikosteroide[49, 70]

Einer systematischen Übersicht zufolge führt eine Behandlung mit Kortikosteroiden im Vergleich zu Placebo zu einer signifikanten Senkung der Rate intratrachealer Intubationen. Eine RCT an intubierten Kindern zeigte, dass eine Behandlung mit Prednison (1 mg kg/KG über eine Nasensonde, alle 12 Stunden bis zu 24 Stunden nach Extubation) die Intubationsdauer signifikant verkürzt und die Notwendigkeit einer Reintubation verringert.

Nutzen wahrscheinlich

Sauerstoff

Es fanden sich weder eine systematische Übersicht noch RCTs oder analytische Beobachtungsstudien zur Evaluation der Wirkungen von Sauerstoff bei Kindern mit drohendem Atemversagen bei schwerem Krupp. Eine RCT mit Sauerstoff versus kein Sauerstoff gälte als unethisch. Es herrscht weithin Konsens, dass Sauerstoff bei Kindern mit schwerer Atemnot von Nutzen ist.

Wirksamkeit unbekannt

Heliox (Helium-Sauerstoff-Gemisch)

Es fanden sich weder eine systematische Übersicht noch RCTs oder analytische Beobachtungsstudien zur Evaluation der Wirkungen von Heliox (Helium-Sauerstoff-Gemisch) bei Kindern mit drohendem Atemversagen bei schwerem Krupp.

Nutzen unwahrscheinlich

Antibiotika[31–34, 36–38]

Es fanden sich weder eine systematische Übersicht noch RCTs oder prospektive Kohortenstudien, in denender Nutzen irgendeines Antibiotikums bei Kindern mit Krupp evaluiert wurde. Es herrscht jedoch ein starker Konsens in der Überzeugung, dass Antibiotika den Verlauf einer überwiegend viral bedingten Erkrankung nicht verkürzen. Diese Feststellung gilt nicht bei Verdacht auf eine bakterielle Tracheitis.

Sedativa[31–34, 69, 71]

Es fanden sich weder eine systematische Übersicht noch RCTs zur Evaluation der Wirkungen von Sedativa bei Kindern mit drohendem Atemversagen bei schwerem Krupp. Eine prospektive Kohortenstudie zeigte, dass Kinder mit schwerem Krupp, die mit Sedativa behandelt wurden, niedrigere Krupp-Scores hatten, der transkutan gemessene Kohlendioxidpartialdruck jedoch nicht abnahm. Dies spricht dafür, dass Sedativa die Atemarbeit verringern, ohne die Ventilation zu verbessern.

Definition

Krupp ist charakterisiert durch einen vorzugsweise nächtlich akut einsetzenden bellenden Husten, inspiratorischen Stridor, Heiserkeit und Atemnot infolge einer Verlegung der oberen Atemwege. Oft gehen der Krupp-Symptomatik Symptome eines oberen Atemwegsinfekts voraus. Zu den wichtigsten Differenzialdiagnosen eines Krupp gehören eine bakterielle Tracheitis, Epiglottitis und die Inhalation eines Fremdkörpers. Manche Untersucher unterscheiden Krupp-Unterarten[1–3], und zwar meist die akute Laryngotracheitis und häufige, meist kurz dauernde Krupp-Anfälle. Bei Kindern mit akuter Laryngotracheitis geht ein oberer Atemwegsinfekt voraus, sie sind gewöhnlich febril, und es heißt, ihre Symptomatik sei hartnäckiger. Bei Kindern mit häufigen, meist kurz dauernden Krupp-Anfällen geht kein oberer Atemwegsinfekt voraus, sie sind febril, haben wiederholt Krupp, und es heißt, ihre Symptomatik sei flüchtiger. Es gibt jedoch nur wenige empirische Belege zur Rechtfertigung der Ansicht, häufige, meist kurz dauernde Krupp-Anfälle würden anders ansprechen als eine akute Laryngotracheitis. **Population:** In diese Übersicht wurden Kinder mit Krupp bis zum Alter von 12 Jahren aufgenommen. Es wurde nicht versucht, häufige, meist kurz dauernde Krupp-Anfälle auszuschließen. Es fanden sich keine Definitionen des klinischen Schweregrades, die entweder weithin akzeptiert oder rigoros hergeleitet wären. Für diese Übersicht wurde die Anwendung von Definitionen gewählt, die von einem Komittee aus Spezialisten und Subspezialisten der Alberta Medical Association (Kanada) im Zuge der Entwicklung einer klinischen Praxisrichtlinie erstellt worden waren.[4] Die Definitionen des Schweregrades wurden mit dem Westley-Croup-Score abgeglichen[5], da dieser der meistgenutzte klinische Score ist und seine Validität und Reliabilität gut dokumentiert sind[6, 7]. **Leichter Krupp:** gelegentlich bellender Husten, fehlender bis begrenzter Ruhestridor sowie keine bis leichte suprasternale und/oder interkostale Einziehungen (Retraktion der Haut über der Thoraxwand), entsprechend einem Westley-Score von 0 bis 2. **Mäßiger Krupp:** häufiger bellender Husten, leicht hörbarer Ruhestridor und suprasternale sowie sternale Retraktionen der Thoraxwand in Ruhe, aber kein oder nur ein geringes Krankheitsgefühl und Agitiertheit, entsprechend einem Westley-Score von 3 bis 5. **Schwerer Krupp:** häufig auftretender bellender Husten und – gelegentlich – exspiratorischer Stridor, ausgeprägte Retraktionen der Thoraxwand, verminderte Luftzufuhr beim Auskultieren sowie deutliches Krankheitsgefühl und Agitiertheit, entsprechend einem Westley-Score von 6 bis 11. **Drohendes Atemversagen:** bellender Husten (oft nicht hervorstechend), hörbarer Ruhestridor (gelegentlich schwer zu hören), Retraktionen der vorderen Thoraxwand (u. U. nicht ausgeprägt), gewöhnlich Lethargie oder ein verminderter Bewusstseinsgrad sowie ohne zusätzlichen Sauerstoff oft dunkle Hautfarbe, entsprechend einem Westley-Score von >11. Bei schwerer Atemnot wölbt sich die Thoraxwand bei einem Kleinkind inspiratorisch nach innen, was zu einer unsynchronisierten Weitung der Thorax- und Bauchwand führt (paradoxe Atmung). Etwa 85 % der Kinder in Notaufnahmen haben diesem Schema zufolge einen leichten Krupp, und weniger als 1 % hat schweren Krupp (unveröffentlichte prospektive Daten aus 21 allgemeinen Notaufnahmen in Alberta).

Inzidenz/ Prävalenz

Krupp hat eine durchschnittliche jährliche Inzidenz von 3 % und ist verantwortlich für 5 % der notfallmäßigen stationären Aufnahmen von Kindern unter 6 Jahren in Nordamerika (unveröffentlichte Populationsdaten aus der Calgary Hill Region, Alberta, Kanada, 1996–2000).[8] Eine retrospektive belgische Studie zeigte, dass 16 % der 5- bis 8-jährigen Kinder mindestens einmal im Leben an Krupp erkrankt waren und 5 % ein Rezidiv (3 oder mehr Episoden) erlitten hatten.[9] Es sind keine epidemiologischen Studien aus anderen Teilen der Welt bekannt, in denen die Inzidenz von Krupp bestimmt worden wäre.

Ätiologie/ Risikofaktoren

Krupp tritt meist bei Kindern im Alter zwischen 6 Monaten und 3 Jahren auf, kann aber auch bei Kindern von nur 3 Monaten und bei 12- bis 15-Jährigen vorkommen.[8] Bei Erwachsenen ist Krupp extrem selten.[10] Krupp tritt vorwiegend im Spätherbst auf, kann aber auch zu jeder anderen Jahreszeit einschließlich des Sommers vorkommen.[8] Verursacht wird Krupp durch eine Reihe von Viren sowie gelegentlich durch *Mycoplasma pneumoniae*.[8] Parainfluenza-Viren sind für 75 % aller Fälle verantwortlich, wobei Parainfluenza-Virus Typ 1 an häufigsten vorkommt. Die übrigen Fälle werden weitgehend durch RS-Viren, Metapneumoviren, Influenza-A- und -B-Viren, Adenoviren sowie Mykoplasmen verursacht.[8, 11–13] Der virale Befall der Larynxschleimhaut führt zu Entzündung, Hyperämie und Ödem[1], was wiederum zur Einengung der subglottischen Region führt. Kinder kompensieren diese Verengung durch rascheres und tieferes Atmen. Bei schwerer erkrankten Kindern wird die erhöhte Atemanstrengung bei fortschreitender Einengung kontraproduktiv, der Luftstrom durch die oberen Atemwege bekommt Turbulenzen (Stridor), ihre flexible Thoraxwand beginnt sich beim Einatmen nach innen zu wölben, was zu paradoxer Atmung führt, und in der Folge wird das Kind erschöpft. Unbehandelt wird das Kind bei einem solchen Ablauf hypoxisch und hyperkapnisch, was schließlich zum Atemversagen und -stillstand führt.[14, 15]

Prognose Bei den meisten Kindern verschwinden Krupp-Symptome innerhalb von 48 Stunden[16], bleiben jedoch bei einem kleinen Prozentsatz der Betroffenen bis zu einer Woche bestehen.[16] Die Hospitalisierungsraten schwanken zwischen den Kommunen beträchtlich, durchschnittlich werden jedoch weniger als 5 % aller Kinder mit Krupp stationär aufgenommen.[17–20] Von den stationär Aufgenommenen werden nur 1–3 % intubiert.[21–24] Die Mortalität ist gering; in einer 10-Jahres-Studie starben weniger als 0,5 % der intubierten Kinder.[22] Zu den seltenen Komplikationen eines Krupp gehören Pneumonie, Lungenödem und bakterielle Tracheitis.[25–27]

Literatur

1. Cherry JD. Croup (laryngitis, laryngotracheitis, spasmodic croup, and laryngotracheobronchitis). In: Feigin R. CJ ed. *Textbook of pediatric infectious diseases*. 3rd ed, Vol. 1. Philadelphia, PA: WB Saunders Company, Harcourt Brace Jovanovich, Inc, 1992: 209–220.
2. Cherry JD. The treatment of croup: continued controversy due to failure of recognition of historic, ecologic, and clinical perspectives. *J Pediatr* 1979;94:352–354.
3. Tunnessen W, Feinstein A. The steroid–croup controversy: an analytic review of methodologic problems. *J Pediatr* 1980;96:751–756.
4. „Croup" Working Committee. Guideline for the Diagnosis and Management of Croup. Alberta Medical Association Clinical Practise Guidelines (Canada). (http://www.albertadoctors.org/bcm/ama/amawebsite.nsf/AllDocSearch/87256DB000705C3F87256E05005534E2/$File/CROUP.PDF?OpenElement>
5. Westley CR, Ross EK, Brooks JG. Nebulized racemic epinephrine by IPPB for the treatment of croup. *Am J Dis Child* 1978;132:484–487.
6. Klassen TP, Feldman ME, Watters LK, et al. Nebulized budesonide for children with mild-to-moderate croup. *N Engl J Med* 1994;331:285–289.
7. Klassen TP, Rowe RC. The croup score as an evaluative instrument in clinical trials [abstract]. *Arch Pediatr Adolesc Med* 1995;149:60.
8. Denny F, Murphy TF, Clyde WA Jr, et al. Croup: an 11-year study in a pediatric practice. *Pediatrics* 1983;71:871 – 876.
9. Van Bever HP, Wieringa MH, Weyler JJ, et al. Croup and recurrent croup: their association with asthma and allergy. An epidemiological study on 5–8-year-old children. *Eur J Pediatr* 1999;158: 253–257.
10. Tong MC, Chu MC, Leighton SE, et al. Adult croup. *Chest* 1996;109:1659–1662.
11. Chapman RS, Henderson FW, Clyde WA Jr, et al. The epidemiology of tracheobronchitis in pediatric practice. *Am J Epidemiol* 1981;114:786–797.
12. Glezen WP, Loda FA, Clyde WAJ, et al. Epidemiologic patterns of acute lower respiratory disease of children in a pediatric group practice. *J Pediatr* 1971;78:397–406.
13. Williams JV, Harris PA, Tollefson SJ, et al. Human metapneumovirus and lower respiratory tract disease in otherwise healthy infants and children. *N Engl J Med* 2004;350:443–450.
14. Davis GM. An examination of the physiological consequences of chest wall distortion in infants with croup. In: *Medical science*. Calgary: University of Calgary, 1985:90.
15. Davis GM, Cooper DM, Mitchell I. The measurement of thoraco-abdominal asynchrony in infants with severe laryngotracheobronchitis. *Chest* 1993;103:1842–1848.
16. Johnson DW, Williamson J. Croup: duration of symptoms and impact on family functioning. *Pediatr Res* 2001;49:83A.
17. Phelan PD, Landau LI, Olinksy A. Respiratory illness in children. Oxford: Blackwell Science, 1982: 32–33.
18. To T, Dick P, Young W. Hospitalization rates of children with croup in Ontario. *J Paediatr Child Health* 1996;1:103–108.

19. Johnson DW, Williamson J. Health care utilization by children with croup in Alberta. *Pediatr Res* 2003;53:185A.
20. Dawson KP, Mogridge N, Downward G. Severe acute laryngotracheitis in Christchurch 1980–90. *N Z Med J* 1991;104:374–375.
21. Sofer S, Dagan R, Tal A. The need for intubation in serious upper respiratory tract infection in pediatric patients (a retrospective study). *Infection* 1991;19:131–134.
22. McEniery J, Gillis J, Kilham H, et al. Review of intubation in severe laryngotracheobronchitis. *Pediatrics* 1991;87:847–853.
23. Sendi K, Crysdale WS, Yoo J. Tracheitis: outcome of 1,700 cases presenting to the emergency department during two years. *J Otolaryngol* 1992;21:20–24.
24. Tan AK, Manoukian JJ. Hospitalized croup (bacterial and viral); the role of rigid endoscopy. *J Otolaryngol* 1992;21:48–53.
25. Super DM, Cartelli NA, Brooks LJ, et al. A prospective randomized double-blind study to evaluate the effect of dexamethasone in acute laryngotracheitis. *J Pediatr* 1989;115:323–329.
26. Kanter RK, Watchko JF. Pulmonary edema associated with upper airway obstruction. *Am J Dis Child* 1984;138:356–358.
27. Edwards KM, Dundon MC, Altemeier WA. Bacterial tracheitis as a complication of viral croup. *Pediatr Infect Dis* 1983;2:390–391.
28. Geelhoed GC, Turner J, Macdonald WB. Efficacy of a small single dose of oral dexamethasone for outpatient croup: a double blind placebo controlled clinical trial. *BMJ* 1996;313:140–142.
29. Luria JW, Gonzalez-del-Rey JA, DiGiulio GA, et al. Effectiveness of oral or nebulized dexamethasone for children with mild croup. *Arch Pediatr Adolesc Med* 2001;155:1340–1345.
30. Marchessault V. Historical review of croup. *J Paediatr Child Health* 2001;6:721–723.
31. Kaditis AG, Wald ER. Viral croup: current diagnosis and treatment. *Pediatr Infect Dis J* 1998;17:827–834.
32. Klassen TP. Croup. A current perspective. *Pediatr Clin North Am* 1999;46:1167–1178.
33. Brown JC. The management of croup. *Br Med Bull* 2002;61:189–202.
34. Geelhoed GC. Croup. *Pediatr Pulmonol* 1997;23:370–374.
35. Parainfluenza viral infections. In: Pickering L, ed. *Red book: 2003 report of the Committee on Infectious Diseases.* Elk Grove Village, IL: American Academy of Pediatrics, 2003:454–455.
36. Stephan U, Wiesemann HG, Hanssler L, et al. Are corticosteroids necessary in treatment of croup? Therapiewoche 1984;34:1518–1522.
37. Gonzalez de Dios J, Ramos Lizana J, Lopez Lopez C. Laryngitis epidemic (893 cases of acute laryngotracheitis and spastic croup). II. Clinical, diagnostic and therapeutic aspects. *An Esp Pediatr* 1990;32:417–422. [In Spanish]
38. Johnson D, Williamson J, Craig W, et al. Management of croup: practise variation among 21 Alberta Hospitals. *Pediatr Res* 2004;55:113A.
39. Kristjansson S, Berg-Kelly K, Winso E. Inhalation of racemic epinephrine in the treatment of mild and moderately severe croup. Clinical symptom score and oxygen saturation measurements for evaluation of treatment effects. *Acta Paediatr* 1994;83:1156–1160.
40. Taussig LM, Castro O, Beaudry PH, et al. Treatment of laryngotracheobronchitis (croup). Use of intermittent positive-pressure breathing and racemic epinephrine. *Am J Dis Child* 1975;129:790–793.
41. Weber JE, Chudnofsky CR, Younger JG, et al. A randomized comparison of helium-oxygen mixture (Heliox) and racemic epinephrine for the treatment of moderate to severe croup. *Pediatrics* 2001;107:e96.
42. Fogel JM, Berg IJ, Gerber MA, et al. Racemic epinephrine in the treatment of croup: nebulization alone versus nebulization with intermittent positive pressure breathing. *J Pediatr* 1982;101:1028–1031.
43. Waisman Y, Klein BL, Boenning DA, et al. Prospective randomized double-blind study comparing L-epinephrine and racemic epinephrine aerosols in the treatment of laryngotracheitis (croup). *Pediatrics* 1992;89:302–306.
44. Butte MJ, Nguyen BX, Hutchison TJ, et al. Pediatric myocardial infarction after racemic epinephrine administration. *Pediatrics* 1999;104:e9.
45. Gardner HG, Powell KR, Roden VJ, et al. The evaluation of racemic epinephrine in the treatment of infectious croup. *Pediatrics* 1973;52:52–55.
46. Ausejo M, Saenz A, Pham B, et al. Glucocorticoids for croup. In: The Cochrane Library. Issue 4, 2003. Chichester, UK: John Wiley & Sons, Ltd. Search date 1997. Primary sources The Cochrane Controlled Trials Register, MEDLINE and EMBASE. This review has also been published in BMJ 1999; 319:595–600.
47. Griffin S, Ellis S, Fitzgerald-Barron A, et al. Nebulised steroid in the treatment of croup: a systematic review of randomised controlled trials. *Br J Gen Pract* 2000;50:135–141. Search date 1999; primary sources Cochrane Controlled Trials Register, Medline, Embase, and Cinahl.
48. Roberts GW, Master VV, Staugas RE, et al. repeated dose inhaled budesonide in the treatment of croup versus placebo. *J paediatr child Health* 1999;35:170–171.

49. Kairys SW, Olmstead EM, O'Connor GT. Steroid treatment of laryngotracheitis: a meta-analysis of the evidence from randomized trials. *Pediatrics* 1989;83:683–693. Search date 1987; primary source Medline.
50. Pedersen LV, Dahl M, Falk-Petersen HE, et al. Inhaled budesonide versus intramuscular dexamethasone in the treatment of pseudo-croup. *Ugeskr Laeger* 1998;160:2253–2256. [In Danish]
51. Rittichier KK, Ledwith CA. Outpatient treatment of moderate croup with dexamethasone: intramuscular versus oral dosing. *Pediatrics* 2000;106:1344–1348.
52. Donaldson D, Poleski D, Knipple E, et al. Intramuscular versus oral dexamethasone for the treatment of moderate-to-severe croup: a randomized, double-blind trial. *Acad Emerg Med* 2003;10:16–21.
53. Klassen TP, Craig WR, Moher D, et al. Nebulized budesonide and oral dexamethasone for treatment of croup: a randomized controlled trial. *JAMA* 1998;279:1629–1632.
54. Geelhoed GC, Macdonald WB. Oral dexamethasone in the treatment of croup: 0.15–mg/kg versus 0.3–mg/kg versus 0.6–mg/kg. *Pediatr Pulmonol* 1995;20:362–368.
55. Johnson DW, Jacobson S, Edney PC, et al. A comparison of nebulized budesonide, intramuscular dexamethasone, and placebo in moderately severe croup. *N Engl J Med* 1998;339:498–503.
56. Geelhoed GC, Macdonald WB. Oral and inhaled steroids in croup: a randomized, placebo-controlled trial. *Pediatr Pulmonol* 1995;20:355–361.
57. Newth CJ, Levison H, Bryan AC. The respiratory status of children with croup. *J Pediatr* 1972;81:1068–1073.
58. Terregino CA, Nairn SJ, Chansky ME, et al. The effect of Heliox on croup: a pilot study. *Acad Emerg Med* 1998;5:1130–1133.
59. Neto GM, Kentab O, Klassen TP, et al. A randomized controlled trial of mist in the acute treatment of moderate croup. *Acad Emerg Med* 2002; 9:873–879.
60. Bourchier D, Dawson KP, Fergusson DM. Humidification in viral croup: a controlled trial. *Aust Paediatr J* 1984;20:289–291.
61. Greally P, Cheng K, Tanner MS, et al. Children with croup presenting with scalds. *BMJ* 1990;301:113.
62. Solomon WR. Fungus aerosols arising from cold-mist vaporizers. *J Allergy Clin Immunol* 1974;54: 222–228.
63. Jamshidi PB, Kemp JS, Peter JR, et al. The effect of humidified air in mild to moderate croup: evaluation using croup scores and respiratory inductance plethysmograph. *Pediatr Res* 2001;49:79A.
64. Lenney W, Milner AD. Treatment of acute viral croup. *Arch Dis Child* 1978;53:704–706.
65. Hampers LC, Faries SG. Practice variation in the emergency management of croup. *Pediatrics* 2002;109:505–508.
66. Mancao MY, Sindel LJ, Richardson PH, Silver FM. Herpetic croup: two case reports and a review of the literature. *Acta Paediatr* 1996;85:118–120.
67. Burton DM, Seid AB, Kearns DB, et al. Candida laryngotracheitis: a complication of combined steroid and antibiotic usage in croup. *Int J Pediatr Otorhinolaryngol* 1992;23:171–175.
68. Sivan Y, Deakers TW, Newth CJ. Thoracoabdominal asynchrony in acute upper airway obstruction in small children. *Am Rev Respir Dis* 1990;142:540–544.
69. Fanconi S, Burger R, Maurer H, et al. Transcutaneous carbon dioxide pressure for monitoring patients with severe croup. *J Pediatr* 1990;117:701–705.
70. Tibballs J, Shann FA, Landau LI. Placebo-controlled trial of prednisolone in children intubated for croup. *Lancet* 1992;340:745–748.
71. Kuusela A-L, Vesikari T. A randomized double-blind, placebo-controlled trial of dexamethasone and racemic epinephrine in the treatment of croup. *Acta Paediat Scand* 1988;77:99–104.
72. Downes JJ, Raphaely RC. Pediatric intensive care. *Anesthesiology* 1975;43:238–250.

Kommentar

Johannes Forster

An der prinzipiellen Wirksamkeit von inhaliertem Adrenalin/Epinephrin sowie systemisch verabreichten Kortikosteroiden besteht kein Zweifel. Ob zusätzlich noch inhalatives Kortikoid (Budesonid) in die Behandlungsschemata aufgenommen werden sollen, ist anhand der eigenen Patienten, der Versorgungssituation und des Preises abzuwägen.
Problematisch ist in Deutschland allerdings angesichts der vorhandenen Medikamente die Umsetzung der Evidenz in Behandlungsschemata:
Einzig zugelassenes Adrenergikum ist ein Epinephrin in einem Zerstäuber (InfectoKrupp Inhal®). Die Evidenzlage für dieses Gebinde (Bei inhalativen Medikamenten stellen Wirkstoff und Applikator immer eine Einheit dar) entspricht allerdings nicht dem von Adrenalin, das mit Kompressor-Verneblern appliziert wurde. Die pragmatische Lösung in diesem Fall ist wohl, im ambulanten Bereich (mit den minderschweren Fällen) das zugelassene

Medikament zu verwenden, und im stationären Bereich anhand der Evidenzlage weiter off-label Adrenalin mit dem Kompressor inhalieren zu lassen (1).

Für die in Deutschland weit verbreitete rektale Kortikoid-Gabe (meist 2–5 mg/kg KG Prednisolon) ist die Evidenzlage ebenfalls nicht hochwertig. Dexamethason wird in kleinkindgerecher oraler Zubereitung nicht ausgeboten, sodass auf Prednisolon (1 mg entspricht etwa 0.15 mg Dexamethason) und Betametason (0.12 mg entspricht etwa 0.15 mg Dexamethason) ausgewichen wird.

1. Scholz H (Koordinator), Atemwegsinfektionen: 6. Krupp, in DGPI-Handbuch *Infektionen bei Kindern und Jugendlichen*, Futuramed-Verlag, München, 2003, S. 768–770

Masern

Suchdatum: Juli 2004

Nitu Sengupta, Helen Bedford, David Elliman und Robert Booy

Frage **Welche Effekte hat eine Impfung gegen Masern?**

Nutzen belegt

Monovalenter Masern-Impfstoff oder kombinierter Masern-Mumps-Röteln-Lebendimpfstoff (MMR; senkt im Vergleich zu Placebo oder keiner Vakzine die Inzidenz von Masern und die Mortalität der Kinder)[5, 24–79]

Es fanden sich keine RCTs, in denen die klinischen Effekte von kombiniertem Masern-Mumps-Röteln-Lebendimpfstoff (MMR) mit keinem Impfstoff oder Placebo verglichen worden wären. Eine große RCT, eine quasi-randomisierte Studie, eine große retrospektive Kohortenstudie und mehrere Beobachtungsstudien zeigten, dass monovalenter Impfstoff die Inzidenz von Masern senkt. Auch Kohortenstudien in der breiten Bevölkerung und andere Beobachtungsstudien ergaben nach einer Impfung gegen Masern bedeutende Senkungen der Kindersterblichkeit. Beobachtungsstudien zufolge sinkt im Anschluss an Masern-Impfprogramme die Inzidenz der subakuten sklerosierenden Panenzephalitis. Nach der Impfung kommt es zu mehreren Merkmalen der Maserninfektion oder zumindest zum Verdacht darauf, jedoch fanden sich keine Studien, in denen die Raten für deren Auftreten bei Personen mit natürlich erworbenen Masern und geimpften Personen verglichen wurden. Einer nicht systematischen Übersicht zufolge erhöht eine Masernimpfung im Vergleich zu Placebo die Inzidenz von Fieber und Fieberkrämpfen, auch wenn letztere selten sind und nicht zu afebrilen Krämpfen fortschreiten. Beobachtungsstudien zeigten, dass die aseptische Meningitis, eine seltene Komplikation, nach einer Massenimpfung mit den L-Z- und Urabe-Stämmen von MMR zunimmt, jedoch wurde nicht über einen Anstieg der Inzidenz unter den Jeryl-Lynn-, Hoshino- oder Rubini-Stämmen berichtet. Beobachtungsstudien ergeben keinen Zusammenhang zwischen der Inzidenz von Asthma bei gesunden Kindern und nach MMR-Impfung. Es zeigte sich auch keine signifikante Veränderung der Inzidenz des Guillain-Barré-Syndroms, des Autismus, des Diabetes oder einer entzündlichen Darmerkrankung. Nach Impfung mit MMR wurde über Anaphylaxie berichtet, die jedoch extrem selten ist.

Wirksamkeit unbekannt

Vergleichende Effekte von kombiniertem Masern-Mumps-Röteln-Lebendimpfstoff (MMR) und monovalentem Masern-Impfstoff[77, 80]

Es fanden sich keine RCts, in denen die klinischen Effekte von kombiniertem Masern-Mumps-Röteln-Lebendimpfstoff (MMR) und monovalentem Masern-Impfstoff bei Kindern verglichen worden wären. Die Serokonversionsraten sind bei beiden Impfstoffen ähnlich.

Definition Bei Masern handelt es sich um eine Viruskrankheit, die durch ein RNA-Virus aus der Gruppe der Paramyxoviren verursacht wird. Die Krankheit ist gekennzeichnet durch eine 10- bis 12-tägige Inkubationszeit (Median: 13 Tage)[1], ein Prodromalstadium von 2–4 Tagen mit katarrhalischen Symptomen, Konjunktivitis, Koplik-Flecken auf der Mundschleimhaut, hohes Fieber und ein zentrifugales makulopapulöses Exanthem, das über 5–6 Tage, mit dem Fieber, bestehen bleibt.[1]

Inzidenz/ Prävalenz

Die Inzidenz variiert stark in Abhängigkeit vom Durchimpfungsgrad einer Bevölkerung. Weltweit schätz man die Zahl der jährlichen Maserninfektionen auf 30 Mio..[2] In Ländern mit guter Durchimpfung, wie USA, Großbritannien, Mexiko, Indien, China, Brasilien und Australien, liegt die Inzidenz dagegen nur bei 0–10/100.000.[3] In den USA waren vor Einführung einer effektiven Impfung mehr als 90 % der Menschen bis zum Alter von 15 Jahren infiziert. Nach Einführung der Impfung 1963 fiel die Inzidenz um 98 %.[1] In Finnland lag die mediane Inzidenz 1970 bei 366/100.000[4], fiel jedoch bis zum Ende der 90er-Jahre auf nahezu Null.[6] Entsprechend fielen in den 90er-Jahren mit Einführung von Impfprogrammen die jährlichen Inzidenzen in Chile, dem englischsprachigen Bereich der Karibik und auf Kuba.[7,8]

Ätiologie/ Risikofaktoren

Die Krankheit ist hochkontagiös und wird über Tröpfchen aus der Luft übertragen. Wie bei den meisten anderen Infektionskrankheiten gehören Menschenansammlungen und geringe Kohortenimmunität zu den Risikofaktoren. Neugeborene haben ein geringeres Erkrankungsrisiko als ältere Säuglinge, da sie durch mütterliche Antikörper geschützt werden. Allerdings war in den USA die Schutzwirkung in kürzlich untersuchten Epidemien niedriger als erwartet.[4] Bei Kindern geimpfter Mütter sind die Antikörperspiegel im Vergleich zu Kindern natürlich infizierter Mütter niedriger.[9,10]

Prognose

Die WHO schätzt, dass durch Masern im Jahr 2000 777.000 Todesfälle und 27,5 Mio. Lebensjahre mit blebenden Schäden verursacht wurden.[11] **Krankheitsverlauf bei gesunden Menschen:** In Industrienationen stammen die meisten prognostischen Daten aus der Zeit vor dem Beginn der allgemeinen Impfungen und von Epidemien in nichtgeimpften Populationen. In Großbritannien betrug die Gesamtkomplikationsrate vor Einführung der Impfung 6,7 %. Eine Enzephalitis traf 1,2/1000 Erkrankten, und Atemwegskomplikationen fanden sich bei 38/1000 Erkrankten.[12] Weitere Komplikationen vor Einführung der Impfung waren Krämpfe mit oder ohne Fieber, unter denen 5/1000 Personen mit Masern litten.[13] Über die idiopathische thrombozytopenische Purpura wurde berichtet, ihre Häufigkeit ist jedoch nicht bekannt. Die subakute sklerosierende Panenzephalitis (SSPE) ist eine in jedem Fall tödliche fortschreitende degenerative Erkrankung des Zentralnervensystems, die durchschnittlich 7–10 Jahre nach einer Masernerkrankung einsetzt. Sie kommt häufiger vor, wenn die Masern vor dem ersten Lebensjahr auftreten (18/100.000 bei Kindern <1 Jahr vs. 4/100.000 insgesamt), wie anhand eines passiven Berichtssystems zur Überwachung der Inzidenz von SSPE in England und Wales festgestellt wurde.[14] In den USA führte ein erneutes Aufflackern der Masern zwischen 1989 und 1991 bei ungeimpften Kleinkindern unter 5 Jahren zu 55.622 Erkrankungsfällen mit mehr als 11.000 stationären Einweisungen und 166 Todesfällen.[15–17] Mögliche Komplikationen sind Durchfall (9 %), Pneumonie (6 %) und akute Enzephalitis (~0,14 %).[17] Masern während der Schwangerschaft führen zu einem erhöhten Risiko für Frühgeburt[18], ein Zusammenhang zu angeborenen Fehlbildungen ist jedoch unbewiesen.[19] **Krankheitsverlauf bei unterernährten oder abwehrgeschwächten Menschen:** Bei unterernährten Menschen, vor allem solchen mit Vitamin-A-Mangel kann die Todesrate bei 25 % liegen. Bei immungeschwächten Personen sind Morbidität und Letalität höher. Kinder unter 5 Jahren und Erwachsene über 20 Jahre tragen ein höheres Risiko für schwere Komplikationen und Tod.[15,20] Im Zeitraum von 1974 bis 1984 berichteten vier britische Zentren, dass 15/51 (29 %) der Todesfälle unter Kindern in der ersten Remission einer Leukämie auf Masern zurückzuführen waren.[21] Ein weiterer Bericht mit einer

Übersicht von Fällen aus denselben vier Zentren und den Jahren zwischen 1973 und 1986 zeigte, dass 5/17 Masernfälle bei Kindern mit einem Malignom tödlich verliefen.[22] In den USA waren mindestens 5/36 (14 %) masernbedingte Todesfälle HIV-infizierte Personen.[15] Weltweit sind Masern einer der Hauptrisikofaktoren für Blindheit und verursachen außerdem 5 % der Todesfälle bei Kleinkindern unter 5 Jahren.[23]

Literatur

1. Richardson M, Elliman D, MaGuire H, et al. Evidence base of incubation periods, periods of infectiousness and exclusion policies for the control of communicable diseases in schools and preschools. *Pediatr Infect Dis J* 2001;20:380–391.
2. Immunisation plus reducing measles mortality. http://www.unicef.org/programme/health/document/meastrat.pdf (last accessed 5 February 2004).
3. Immunisation plus reducing measles mortality. http://www.who.int/vaccines-surveillance/graphics/htmls/meainc.htm (last accessed 5 February 2004).
4. Center for Disease Control. *Epidemiology and prevention of vaccine-preventable diseases.* Atlanta: CDC, 2000.
5. Peltola H, Heinonen P, Valle M, et al. The elimination of indigenous measles, mumps and rubella from Finland by a 12-year, two-dose vaccination program. *N Engl J Med* 1994;331:1397–1402.
6. Peltola H, Davidkin I, Valle M, et al. No measles in Finland. *Lancet* 1997;350:1364–1365.
7. de Quadros CA, Olive J, Hersh BS, et al. Measles elimination in the Americas: evolving strategies. *JAMA* 1996;275:224–229.
8. Pan American Health Organization. Surveillance in the Americas. *Wkly Bull* 1995;1.
9. Pabst HF, Spady DW, Marusyk RG, et al. Reduced measles immunity in infants in a well-vaccinated population. *Pediatr Infect Dis J* 1992;11:525–529.
10. Brugha R, Ramsay M, Forsey T, et al. A study of maternally derived measles antibody in infants born to naturally infected and vaccinated women. *Epidemiol Infect* 1996;117:519–524.
11. WHO. *World Health Report, 2001:statistical annex*. Geneva: WHO, 2001.
12. Miller DL. Frequency of complications of measles, 1963. Report on a National Inquiry by the Public Health Laboratory Service in Collaboration with the Society of Medical Officers of Health. *BMJ* 1964;2:75–78.
13. Miller CL. Severity of notified measles. *BMJ* 1978;1:1253–1255.
14. Farrington CP. Subacute sclerosing panencephalitis in England and Wales: transient effects and risk estimates. *Stat Med* 1991;10:1733–1744.
15. Atkinson WL, Hadler SC, Redd SB, et al. Measles surveillance: United States, 1991. *MMWR Morb Mortal Wkly Rep* 1992;41:1–12.
16. MMWR Current Trends Measles: United States, 1989 and first 20 weeks of 1990. *MMWR Morb Mortal Wkly Rep* 1990;39:353–363.
17. MMWR Current Trends Measles: United States, 1990. *MMWR Morb Mortal Wkly Rep* 1991;40: 369–372.
18. Siegel M, Fuerst HT. Low birth weight and maternal virus diseases. *JAMA* 1966;197:680–684.
19. Siegel M. Congenital malformations following chickenpox, measles, mumps and hepatitis. Results of a cohort study. *JAMA* 1973;226:1521–1524.
20. van den Hoof S, Conyn-van Spaendonck MA, van Steenbergen JE. Measles epidemic in the Netherlands, 1999–2000. *J Infect Dis* 2002;186:1483–1486.
21. Gray MM, Hann IM, Glass S, et al. Mortality and morbidity caused by measles in children with malignant disease attending four major treatment centres: a retrospective review. *BMJ* 1987;295:19–22.
22. Kernahan J, McQuillin J, Craft AW. Measles in children who have malignant disease. *BMJ* 1987;295: 15–18.
23. WHO Child Health http://www.who.int/child-adolescent-health/OVERVIEW/Child_Health/child_epidemiology.htm (last accessed 28 January 2004).
24. Guinee VF, Henderson DA, Casey HL, et al. Cooperative measles vaccine field trial. I. Clinical efficacy. *Pediatrics* 1966;37:649–665.
25. Anonymous. Vaccination against measles: clinical trial of live measles vaccine given alone and live vaccine preceded by killed vaccine. Second report to the medical research council by the measles vaccines committee. *BMJ* 1968;2:449–452.
26. Salmon DA, Haber M, Gangarosa E, et al. Health consequences of religious and philosophical exemptions from immunization laws: individual and societal risk of measles. *JAMA* 1999;282:47–53.
27. WHO. Measles global annual reported incidence and MCV coverage. http://www.who.int/vaccines-surveillance/graphics/htmls/IncMeas.htm (last accessed 28 January 2004).
28. Pannuti CS, Moraes JC, Souza VA, et al. Measles antibody prevalence after mass immunization in Sao Paulo, Brazil. *Bull World Health Organ* 1991;69:557–560.

29. Ramsay ME, Moffatt D, O'Connor M. Measles vaccine: a 27-year follow up. *Epidemiol Infect* 1994;112:409–412.
30. de Quadros CA, Izurieta H, Carrasco P, Brana M, Tambini G. Progress toward measles eradication in the region of the Americas. *J Infect Dis* 2003;187(suppl 1):S102–S110.
31. Ramsay ME, Jin L, White J, Litton P, Cohen B, Brown D. The elimination of indigenous measles transmission in England and Wales. *J Infect Dis* 2003;187(suppl 1):S198–S207.
32. McFarland JW, Mansoor OD, Yang B. Accelerated measles control in the western Pacific region. *J Infect Dis* 2003;187(suppl 1):S246–S251.
33. Anderson RM, May RM. Static aspects of eradication and control. In: *Infectious diseases of humans dynamics and control*. Oxford: Oxford Science Publications 88, 1992.
34. van den Hof S, Meffre CM, Conyn-van Spaendonck MA, et al. Measles outbreak in a community with very low vaccine coverage, the Netherlands. *Emerg Infect Dis* 2001;7(suppl 3):593–597.
35. Aaby P, Samb B, Simondon F, et al. Non-specific beneficial effect of measles immunisation: analysis of mortality studies from developing countries. *BMJ* 1995;311:481–485. Search date not reported; primary source Medline.
36. Koenig MA, Khan B, Wojtynak B. Impact of measles vaccination on childhood mortality in rural Bangladesh. *Bull World Health Organ* 1990;68:441–447.
37. CDC. Measles epidemic attributed to inadequate vaccination coverage: Campania, Italy, 2002. *MMWR Morb Mortal Wkly Rep* 2003;52:1044–1047.
38. McBrien J, Murphy J, Gill D, Cronin M, O'Donovan C, Cafferkey MT. Measles outbreak in Dublin, 2000. *Pediatr Infect Dis J* 2003;22:580–584.
39. Sussman J, Compston DAS. Subacute sclerosing panencephalitis in Wales. *Q J Med* 1994;87:23–34.
40. Beersma MFC, Galama JMD, Van Druten HAM, et al. Subacute sclerosing panencephalitis in the Netherlands: 1976–1990. *Int J Epidemiol* 1992;21:583–589.
41. Anlar B, Köse G, Gürer Y, et al. Changing epidemiological features of subacute sclerosing panencephalitis. *Infection* 2001;29:192–195.
42. Bojinova VS, Dimova PS, Belopitova LD, et al. Clinical and epidemiological characteristics of subacute sclerosing panencephalitis in Bulgaria during the past 25 years (1978–2002). *Eur J Paediatr Neurol* 2004;8:89–94.
43. Halsey NA, Modlin JF, Jabbour JT, et al. Risk factors in subacute sclerosing panencephalitis: a case-control study. *Am J Epidemiol* 1980;111:415–424.
44. Lynn R, Nicoll A, Rahi J, et al, eds. Royal College of Paediatrics and Child Health British Paediatric Surveillance Unit 14th Annual Report 1999–2000. http://bpsu.inopsu.com/bpsuar2000final.pdf.
45. Duclos P, Ward BJ. Measles vaccines: a review of adverse events. *Drug Saf* 1998;6:435–454. Search date 1998; primary sources Stratton RS, Howe CJ, Johnston Jr RB. Adverse events associated with childhood vaccines: evidence bearing on causality. Washington DC: National Academy Press 1994 for papers published before 1994; for articles published after 1994 primary sources WHO Collaborating Centre for International Drug Monitoring Database, discussion groups, advisory committee documents, and other unspecified databases.
46. Virtanen M, Peltola H, Paunio M, et al. Day-to-day reactogenicity and the healthy vaccinee effect of measles–mumps–rubella vaccination. *Pediatrics* 2000;106:e62.
47. Barlow WE, Davis RL, Glasser JW. The risk of seizures after receipt of whole cell pertussis or measles mumps and rubella vaccine. *N Engl J Med* 2001;345:656–661.
48. Patja A, Davidkin I, Kurki T, et al. Serious adverse events after measles–mumps–rubella vaccination during a fourteen year prospective follow up. *Pediatr Infect Dis J* 2000;19:1127–1134.
49. Farrington P, Pugh S, Colville A, et al. A new method for active surveillance of adverse events from diphtheria/tetanus/pertussis and measles/mumps/rubella vaccines. *Lancet* 1995;345:567–569.
50. Miller E, Goldacre M, Pugh S, et al. Risk of aseptic meningitis after measles, mumps, and rubella vaccine in UK children. *Lancet* 1993;341:979.
51. Black S, Shinefield H, Ray P, et al. Risk of hospitalization because of aseptic meningitis after measles-mumps-rubella vaccination in one- to two-year-old children: an analysis of the Vaccine Safety Datalink (VSD) Project. *Pediatr Infect Dis J* 1997;16:500–503.
52. Dourado I, Cunha S, Teixeira MG, et al. Outbreak of aseptic meningitis associated with mass vaccination with a urabe-containing measles-mumps-rubella vaccine: implications for immunization programs. *Am J Epidemiol* 2000;151:524–530.
53. Ki M, Park T, Yi S G, et al. Risk analysis of aseptic meningitis after measles-mumps-rubella vaccination in Korean children by using a case-crossover design. *Am J Epidemiol* 2003;157:158–165.
54. de Silveira CM, Kmetzsch CI, Mohrdieck R, et al. The risk of aseptic meningitis associated with the Leningrad-Zagreb mumps vaccine strain following mass vaccination with measles-mumps-rubella, Rio Grande do Sul, Brazil 1997. *Int J Epidemiol* 2002;31:978–982.
55. Da Cunha SS, Rodrigues LC, Barreto ML, et al. Outbreak of aseptic meningitis and mumps after mass vaccination with MMR vaccine using the Leningrad-Zagreb mumps strain. *Vaccine* 2002:20: 1106–1112.

56. Miller E, Waight P, Farrington CP, et al. Idiopathic thrombocytopenic purpura and MMR vaccine. *Arch Dis Child* 2001;84:227–229.
57. Black C, Kaye JA, Jick, H. MMR vaccine and idiopathic thrombocytopaenic purpura. *Br J Clin Pharmacol* 2003;55:107–111.
58. Stratton KR, Howe CJ, Johnston RB, eds. *Adverse events associated with childhood vaccines. Evidence bearing on causality.* Washington DC: National Academy Press, 1994.
59. Committee on Safety of Medicines and Medicines Control Agency. Adverse reactions to measles rubella vaccine. *Curr Prob Pharmacovigil* 1995;25:9–10.
60. Salisbury DM, Campbell H, Edwards B. *Measles Rubella Immunisation Campaign in England "One Year On"*. London: Department of Health, November 1995.
61. DeStefano D, Gu P, Kramarz BI, et al. Childhood vaccinations and risk of asthma. *Pediatr Infect Dis J* 2002;21:498–504.
62. Maher JE, Mullooly JP, Drew L, DeStefano F. Infant vaccinations and childhood asthma among full-term infants. *Pharmacoepidemiol Drug Saf* 2004;13:1–9.
63. McKeever TM, Lewis SA, Smith C, Hubbard R. Vaccination and allergic disease: a birth cohort study. *Am J Public Health* 2004;94:985–989.
64. Wickens K, Crane J, Kemp T, et al. A case-control study of risk factors for asthma in New Zealand children. *Aust N Z J Public Health* 2001;25:44–49.
65. Hviid A, Stellfeld M, Wohlfahrt J, Melbye M. Childhood vaccination and type 1 diabetes. *N Engl J Med* 2004;350:1398–1404.
66. Institute of Medicine. *Immunization safety review: measles–mumps–rubella vaccine and autism.* Washington DC: National Academy Press, 2001. http://books.nap.edu/books/0309074479/html/index.html (last accessed 28 January 2004).
67. DeStefano F, Bhasin TK, Thompson WW, Yeargin-Allsopp M, Boyle C. Age at first measles-mumps-rubella vaccination in children with autism and school-matched control subjects: a population-based study metropolitan Atlanta. *Pediatrics* 2004;113:259–266.
68. Madsen KM, Hviid A, Vestergaard M, et al. A population-based study of measles, mumps, and rubella vaccination and autism. *N Engl J Med 2002*;347:1477–1482.
69. Taylor B, Miller E, Farrington CP, et al. Autism and measles, mumps, and rubella vaccine: no epidemiological evidence for a causal association. *Lancet* 1999;353:2026–2029.
70. Taylor B, Miller E, Lingam R, et al. Measles, mumps, and rubella vaccination and bowel problems or developmental regression in children with autism: a population study. *BMJ* 2002;324:393–396.
71. Dales L, Hammer SJ, Smith N. Time trends in autism and in MMR immunization coverage in California. *JAMA* 2001;285:1183–1185.
72. Kaye JA, del Mar Melero-Montes M, Jick H. Mumps, measles, and rubella vaccine and the incidence of autism recorded by general practitioners: a time trend analysis. *BMJ* 2001;322:460–463.
73. Morris DL, Montgomery SM, Thompson NP. Measles vaccination and inflammatory bowel disease: a National British Cohort study. *Am J Gastroenterol* 2000;95:3507–3512.
74. Davis RL, Kramarz P, Bohlke K, et al. Measles–mumps–rubella and other measles containing vaccines do not increase risk for inflammatory bowel disease: a case control study from the Vaccine Safety Datalink project. *Arch Pediatr Adolesc Med* 2001;155:354–359.
75. Wakefield AJ, Murch SH, Anthony A, et al. Ileal–lymphoid–nodular hyperplasia, non-specific colitis, and pervasive developmental disorder in children. *Lancet* 1998;351:637–641.
76. Ceyhan M, Kanra G, Erdem G, et al. Immunogenicity and efficacy of one dose measles–mumps–rubella (MMR) vaccine at twelve months of age as compared to monovalent measles vaccination at nine months followed by MMR revaccination at fifteen months of age. *Vaccine* 2001;19:4473–4478.
77. Edees S, Pullan CR, Hull D. A randomised single blind trial of a combined mumps measles rubella vaccine to evaluate serological response and reactions in the UK population. *Public Health* 1991;105:91–97.
78. Takahashi H, Suzumura S, Shirakizawa F, et al. An epidemiological study on Japanese autism concerning routine childhood immunization history. *Jpn J Infect Dis* 2003;56:114–117.
79. Chen W, Landau S, Sham P, Fombonne E. No evidence for links between autism, MMR and measles virus. *Psychol Med* 2004;34:543–553.
80. Robertson CM, Bennet VJ, Jefferson N, et al. Serological evaluation of a measles, mumps, and rubella vaccine. *Arch Dis Child* 1988;63:612–616.
81. Anders J, Jacobson R, Poland G, et al. Secondary failure rates of measles vaccines: a meta-analysis of published studies. *Pediatr Infect Dis J* 1996;15:62–66. Search date 1995; primary sources Medline (English language only), hand searches of references cited in initialsearch and references cited within first generation references.

Kommentar

Johannes Forster

Die Masern-Impfung ist ohne Zweifel wirkungsvoll und gut verträglich. Insgesamt sind die schweren Nebenwirkungen bei der Masern-Impfung 1000 bis 10.000 Mal seltener als bei den natürlichen Masern. Gleichwohl sind in Deutschland die Durchimpfungsraten noch weit davon entfernt, dass das WHO-Ziel der Ausrottung der Masern auch nur in Sichtweite käme.

Die Kurzfassung des Kapitels berichtet über Fieber als Impfreaktion, die Langfassung über z. B. Fieberkrämpfe in der zweiten Woche nach Impfung. Deren Zahl scheint – wenn überhaupt erhöht – abhängig vom eingesetzten Impfstamm zu sein. Die vorgelegten Daten sind auf Deutschland nicht direkt übertragbar, weil hier in Kombinations-Impfstoffen andere Masern-Impfviren verwendet werden als in den vorhandenen Berichten (2x More attenuated Enders, einmal Schwarz).

Unter den Nebenwirkungen werden wenige leichte und keine lebensgefährlichen allergischen Reaktionen aufgeführt. Im Speziellen besteht auch keine Furcht mehr, Hühnerei-Allergiker mit den Standard-Impfstoffen zu impfen. Vortestungen mit dem Impfstoff werden nicht mehr gefordert. Die Impfung sollte allerdings in Erwartung einer leichten allergischen Reaktion – bei 0,2–2,5 % – durchgeführt werden (1). Kinder, die unerwartet auf eine MMR-Impfung allergisch reagieren, sollten auf Gelatine-IgE-Antikörper getestet werden (2), weil dies Allergen in andern Impfstoffen ebenfalls vorhanden ist.

Die Masern-Impfung gehört zu den öffentlich empfohlenen Impfungen, d. h. dass etwaige Impfschäden von Staatswegen entschädigt werden. In den Genuss dieser Entschädigungen kommen jedoch nur Impflinge, die nach dem aktuell gültigen Impfplan geimpft werden. Die Masernimpfung ist auch als Inkubationsimpfung vom 1. bis 3. Tag nach Kontakt die natürliche Infektion zugelassen ist. Sie kann die natürliche Infektion „überholen“ und damit das Auftreten der Wild-Masern verhindern.

Die aktuellen Empfehlungen der Ständigen Impfkommission (STIKO) sind niedergelegt Epidemiologischen Bulletin (Heft 30/2005, S. 257–272) und können in aktualisierter Version unter [http://www.rki.de ▶ Infektionsschutz ▶ Epidemiologisches Bulletin] eingesehen werden.

1. Aickin R, Hill D, Kemp A. Measles immunisation in children with allergy to egg. BMJ. 1994;309: 223–5.
2. Pool V, Braun MM, Kelso JM, Mootrey G, Chen RT, Yunginger JW, Jacobson RM, Gargiullo PM; VAERS Team. US Vaccine Adverse Event Reporting System. Prevalence of anti-gelatin IgE antibodies in people with anaphylaxis after measles-mumps rubella vaccine in the United States. Pediatrics. 2002;110(6):e71.

Migräne bei Kindern

Suchdatum: August 2004

Nick Barnes, Guy Millman und Elizabeth James

Frage **Welche Effekte haben unterschiedliche Behandlungsmethoden bei akuten Migräneanfällen bei Kindern?**

Wirksamkeit unbekannt

$5HT_1$-Antagonisten (z. B. Triptane)[15–20]

Zwei RCTs lieferten nur unzureichende Belege dafür, dass nasal verabreichtes Sumatriptan im Vergleich zu Placebo die Symptome einer Migräne verringert, Störungen des Geschmacksempfindens jedoch verstärkt.

Antiemetika

Es fanden sich keine RCTs zu Antiemetika bei Kindern mit Migräne.

Codeinphosphat

Es fanden sich keine RCTs.

Nichtsteroidale Antiphlogistika[14]

Es fanden sich keine zuverlässigen RCTs, in denen die Effekte nichtsteroidaler Antiphlogistika bei Kindern und Erwachsenen mit Migräne untersucht werden.

Paracetamol[14]

Es fanden sich keine RCTs von hinreichender Qualität für eine Beurteilung der Effekte von Paracetamol (Acetaminophen) bei Kindern und Erwachsenen mit Migräne.

Frage **Welche Effekte hat eine Migräneprophylaxe bei Kindern?**

Nutzen wahrscheinlich

Stressmanagement[30]

Eine kleine RCT ergab ein begrenztes Maß an Belegen dafür, dass ein Stressmanagement im Vergleich zu keinem Stressmanagement nach einem Monat den Schweregrad der Kopfschmerzen senkt und deren Häufigkeit verringert.

Wirksamkeit unbekannt

Ernährungsumstellung[26]

Es fanden sich keine RCTs von hinreichender Qualität bei Kindern und Erwachsenen mit Migräne.

Pizotifen[24, 25]

Es fanden sich keine RCTs von hinreichender Qualität.

Progressive Muskelrelaxation[29]

Es fanden sich keine RCTs von hinreichender Qualität, in denen die Effekte der progressiven Muskelrelaxation bei Kindern mit Migräne untersucht werden.

Thermales Biofeedback[27, 28]
Es fanden sich keine RCTs von hinreichender Qualität, in denen die Effekte des thermalen Biofeedbacks bei Kindern mit Migräne untersucht werden.

Betablocker[21–23]
Einer RCT zufolge erhöht Propanolol im Vergleich zu Placebo die Wahrnehmung eines Nutzens. Eine RCT ergab jedoch hinsichtlich der Migräneepisoden keinen signifikanten Unterschied, und einer weiteren RCT zufolge verlängert Propanolol im Vergleich zu Placebo die Dauer von Kopfschmerzen.

Definition Migräne wird von der International Headache Society (IHS) definiert als ein rezidivierender Kopfschmerz, der mit oder ohne Aura auftritt und 2–48 Stunden anhält.[1] Er ist gewöhnlich einseitig, von pulsierender Qualität und mäßiger bis hoher Intensität und nimmt durch körperliche Routineaktivität zu. Häufige Begleitsymptome sind Übelkeit, Erbrechen sowie Photo- und Phonophobie. Diese Betrachtung konzentriert sich auf Kinder unter 18 Jahre. Die diagnostischen Kriterien sind bei Kindern weiter gefasst als bei Erwachsenen und ergeben hinsichtlich der Dauer und Lokalisation der Schmerzen ein breiteres Spektrum.[2] Bei Kleinkindern ist die Diagnose schwierig, da die Erkrankung durch subjektive Symptome definiert ist. Studien, in denen Kriterien verwandt werden, die sich nicht explizit mit denen der IHS (oder mit den revidierten IHS-Kriterien für Kinder unter 15 Jahren) decken, wurden bei dieser Betrachtung ausgeschlossen.

Inzidenz/ Prävalenz Migräne tritt bei 3–10 % der Kinder auf[3–7] und betrifft in Großbritannien gegenwärtig 50 von 1000 Kindern im Schulalter sowie schätzungsweise 7,8 Mio. Kinder in der Europäischen Union.[8] Studien in Industrieländern sprechen dafür, dass Migräne zurzeit die häufigste Diagnose bei Kindern ist, die wegen Kopfschmerzen einen niedergelassenen Arzt aufsuchen. Bei Kindern unter 2 Jahren wird Migräne auf Grund der symptombasierten Definition nur selten diagnostiziert, nimmt jedoch danach mit steigendem Alter kontinuierlich zu.[1, 9, 10] Vor der Pubertät sind Jungen und Mädchen gleichermaßen betroffen, danach leiden Mädchen mit höherer Wahrscheinlichkeit an Migräne.[4, 6, 10] Siehe auch „Migräne“, Inzidenz/Prävalenz, S. 1018.

Ätiologie/ Risikofaktoren Die Ursache von Migräne ist unbekannt. Es fanden sich nur wenige zuverlässige Daten, in denen Risikofaktoren ausgewiesen oder deren Effekte bei Kindern gemessen wurden. Zu den angegebenen Risikofaktoren gehören Stress, Nahrungsmittel, die Menses sowie körperliche Belastung bei genetisch prädisponierten Kindern und Erwachsenen.[10, 11]

Prognose Es fanden sich keine zuverlässigen Daten zur Prognose einer in der Kindheit nach den IHS-Kriterien diagnostizierten Migräne. Es wurde dargelegt, es nach der Pubertät bei mehr als der Hälfte der Kinder zur Spontanremission kommt.[10] Man glaubt, dass eine Migräne, die sich beim Jugendlichen entwickelt, auch im Erwachsenenalter fortbesteht, obwohl die Attacken im späteren Leben tendenziell seltener und weniger schwer sind.[12] Es fand sich eine schwedische Longitudinalstudie (73 Kinder mit „ausgeprägter“ Migräne und einem Durchschnittsalter von 6 Jahren bei Beginn der Erkrankung) mit einem Nachuntersuchungszeitraum von 40 Jahren, die noch vor der Einführung der IHS-Kriterien für Migräne durchgeführt wurde.[13] Sie ergab, dass die Migräne bei 23 % der Beteiligten vor dem Alter von 25 Jahren aufgehört hatte. Im Alter von 50 Jahren hatten jedoch noch immer 50 %

der Beteiligten Migräne. Es fanden sich keine prospektiven Daten, in denen die Langzeitrisiken von Kindern mit Migräne untersucht wurden.

Literatur

1. Headache Classification Committee of the International Headache Society. Classification and diagnostic criteria for headache disorders, cranial neuralgias and facial pain. *Cephalalgia* 1988;8(suppl 7):1–96.
2. Winner P, Martinez W, Mate L, et al. Classification of pediatric migraine: proposed revisions to the IHS criteria. *Headache* 1995;35:407–410.
3. Hockaday JM, Barlow CF. Headache in children. In: Olesen J, Tfelt-Hansen P, Welch KMA, eds. *The headaches.* New York: Raven Press, 1993:795–808.
4. Bille B. Migraine in schoolchildren. *Acta Paediatr* 1962;51(suppl 136):1–151.
5. Goldstein M, Chen TC. The epidemiology of disabling headache. *Adv Neurol* 1982;33:377–390.
6. Abu-Arefeh I, Russell G. Prevalence of headache and migraine in schoolchildren. *BMJ* 1994;309:765–769.
7. Ueberall M. Sumatriptan in paediatric and adolescent migraine. *Cephalalgia* 2001;21(suppl 1):21–24.
8. Evers S. Drug treatment of migraine in children. A comparative review. *Paediatr Drugs* 1999;1:7–18.
9. Migraine. In: Behrman RE, Kliegman RM, Jenson HB, eds. *Nelson textbook of pediatrics.* 16th ed. Philadelphia: Saunders, 2000:1832–1834.
10. Amery WK, Vandenbergh V. What can precipitating factors teach us about the pathogenesis of migraine? *Headache* 1987;27:146–150.
11. Blau JN, Thavapalan M. Preventing migraine: a study of precipitating factors. *Headache* 1988;28: 481–483.
12. Pearce JMS. Migraine. In: Weatherall DJ, Ledingham JGG, Warrell DA, eds. *Oxford textbook of medicine.* Oxford: Oxford University Press 1996:4024–4026.
13. Bille B. A 40-year follow-up of school children with migraine. *Cephalalgia* 1997;17:488–491.
14. Hamalainen ML, Hoppu K, Valkeila E, et al. Ibuprofen or acetaminophen for the acute treatment of migraine in children. *Neurology* 1997;48:103–107.
15. Winner P, Rothner AD, Saper J, et al. A randomized, double-blind, placebo-controlled study of sumatriptan nasal spray in the treatment of acute migraine in adolescents. *Pediatrics* 2000;106:989–997.
16. Ahonen K, Hamalainen ML, Rantala H, et al. Nasal sumatriptan is effective in treatment of migraine attacks in children. A randomized trial. *Neurology* 2004;62:883–887.
17. Winner P, Lewis D, Visser WH, et al. Rizatriptan 5 mg for the acute treatment of migraine in adolescents: a randomised, double-blind, placebo-controlled study. *Headache* 2002;42:49–55.
18. Korsgard AG. The tolerability, safety and efficacy of oral sumatriptan 50 mg and 100 mg for the acute treatment of migraine in adolescents. *Cephalalgia* 1995;15(suppl 16):99.
19. Hamalainen ML, Hoppu K, Santavuori P. Sumatriptan for migraine attacks in children: a randomized placebo-controlled study. Do children with migraine respond to oral sumatriptan differently from adults? *Neurology* 1997;48:1100–1103.
20. Ueberall MA, Wenzel D. Intranasal sumatriptan for the acute treatment of migraine in children. *Neurology* 1999;52:1507–1510.
21. Ludviggson J. Propranolol used in the prophylaxis of migraine in children. *Acta Neurol Scand* 1974;50:109–115.
22. Forsythe WI, Gillies D, Sills MA. Propranolol ("Inderal") in the treatment of childhood migraine. *Dev Med Child Neurol* 1984;26:737–741.
23. Olness K, Macdonald JT, Uden DL. Comparison of self-hypnosis and propranolol in the treatment of juvenile classic migraine. *Pediatrics* 1987;79:593–597.
24. Gillies D, Sills M, Forsythe I. Pizotifen (Sanomigran) in childhood migraine. A double-blind controlled trial. *Eur Neurol* 1986;25:32–35.
25. Salmon MA. Pizotifen (BC.105. Sanomigran) in the prophylaxis of childhood migraine. *Cephalalgia* 1985;5(suppl 3):178. [Abstract]
26. Salfield SAW, Wardley BL, Houlsby WT, et al. Controlled study of exclusion of dietary vasoactive amines in migraine. *Arch Dis Child* 1987;62:458–460.
27. Labbe EL, Williamson DA. Treatment of childhood migraine using autogenic feedback training. *J Consult Clin Psychol* 1984;52:968–976.
28. Andrasik F, Attanasio V, Blanchard EB, et al. Behavioural treatment of pediatric migraine headache. In: Andrasik F (Chair), Recent developments in the assessment and treatment of headache. Symposium conducted at the annual meeting of the Association for Advancement of Behaviour Therapy, Philadelphia, PA, 1984.
29. McGrath PJ, Humphreys P, Goodman JT, et al. Relaxation prophylaxis for childhood migraine: a randomised placebo-controlled trial. *Dev Med Child Neurol* 1988;30:626–631.
30. McGrath PJ, Humphreys P, Keene D, et al. The efficacy of a self-administered treatment for adolescent migraine. *Pain* 1992;49:321–324.

Kommentar

Florian Heinen

Kindliche Kopfschmerzen sind der häufigste Grund für ein Kind, einem Arzt vorgestellt zu werden. Die Migräne ist hierbei eine häufige primäre Kopfschmerzform (3–18 %) mit besonders hoher Relevanz hinsichtlich der Lebensqualität. Die Diagnose kindliche Migräne wird dabei oft erst nach jahrelangem Krankheitsverlauf gestellt, weil (1) die klinische Symptomatik der kindlichen Migräne nicht so charakteristisch ist wie die Migräne im Erwachsenenalter, weil (2) zusätzlich eine Unschärfe zwischen Spannungskopfschmerzen und Migräne im Kindesalter besteht und weil (3) die zur Diagnosestellung notwendige Anamnesezeit im deutschen Gesundheitssystem (für den Pädiater) nicht abgebildet ist.
Für Kinder im Schulalter ist regelhaft Akuität und Schwere der Migräne so ausgeprägt, dass eine medikamentöse Akut-Therapie sinnvoll ist. Hierzu liegen übereinstimmende Stufenschemata vor, die mit den nicht-steroidalen Antiphlogistika (Triple-Kombination oder Paracetamol oder Ibuprofen) starten, um dann als nächste Stufe präferenziell die Triptane (nasales Sumatriptan) einzusetzen.
Prophylaktische medikamentöse Therapie ist nur relativ selten notwendig und sollte kritisch nach 3–6 Monaten re-evaluiert werden. Optional werden schmerzwirksame Antidepressiva (Amitriptylin), Betablocker, Kalziumantagonisten (Flunarizin) oder prophylaktisch wirksame Antikonvulsiva (z. B. Valproinat, Topiramat) eingesetzt.
Die Therapie der Migräne im Kindesalter ist immer multimodal und kann eine ganze Reihe von individuell beeinflussbaren Faktoren beinhalten (z. B. Flüssigkeitsregime, Schlaf, Stress/Entspannung, Selbstmedikation mit ätherischen Ölen, Sport/Bewegung, Fernsehkonsum, Essgewohnheiten/Diät, psychologische Therapien).
Die Pharmakotherapie ist hierbei nur *ein* Baustein.

1. Deutsche Migräne und Kopfschmerz Gesellschaft: Therapie idiopathischer Kopfschmerzen im Kindesalter. www.dmkg.de.
2. Heinen F: Kopfschmerzen. In: Reinhardt D (Hrsg.): Therapie der Krankheiten des Kindesalters. 7. Auflage Springer Verlag Stuttgart Berlin New York (2003): 1730–1735.
3. Headache. In: Maria BL (Ed) Current Management in Child Neurology 3rd ed. (2005):39–79

Nasenbluten

Suchdatum: Februar 2004

Gerald McGarry

Frage **Welche Effekte haben unterschiedliche Behandlungsmethoden bei idiopathischem rezidivierendem Nasenbluten bei Kindern?**

Nutzen wahrscheinlich

Antiseptische Cremes (im Vergleich zu Nichtbehandlung)[3, 4]
Einer RCT zufolge verringert eine Chlorhexidin/Neomycin-Creme im Vergleich zur Nichtbehandlung nach 8-wöchiger Beobachtungsdauer das Auftreten von Nasenbluten.

Wirksamkeit unbekannt

Antiseptische Creme versus Kauterisation[4]
In einer kleinen RCT zum Vergleich von Chlorhexidin/Neomycin-Creme und Silbernitrat-Kauterisation zeigte sich nach 8 Wochen hinsichtlich des Auftretens von Nasenbluten kein signifikanter Unterschied. Allerdings fehlte es der Studie u. U. an Aussagekraft, um klinisch bedeutsame Unterschiede zwischen den Behandlungsformen aufzudecken. Einige Kinder empfanden Geruch und Geschmack der Creme als unangenehm. Die Kauterisation wurde trotz Lokalanästhesie von allen Kindern als schmerzhaft beschrieben.

Kauterisation plus antiseptische Creme[4, 5]
Eine kleine RCT erbrachte nur unzureichende Belege über die Wirksamkeit einer Kombinationstherapie aus Silbernitrat-Kauterisation und Chlorhexidin/Neomycin-Salbe im Vergleich zu einer Monotherapie mit Chlorhexidin/Neomycin-Creme.

Kauterisation versus Nichtbehandlung
Es fanden sich keine RCTs zu den Effekten dieser therapeutischen Maßnahme.

Definition Unter rezidivierender idiopathischer Epistaxis versteht man rezidivierende, selbst limitierende Anfälle von Nasenbluten, für die sich keine spezifischen Ursachen finden lassen. Es existiert keine Einigkeit über Häufigkeit und Schwere der Rezidive.

Inzidenz/ Prävalenz Eine Querschnittsstudie bei 1218 Kindern zwischen 11 und 14 Jahren ergab, dass 9 % der Kinder häufig unter Nasenbluten leiden.[1] Es ist wahrscheinlich, dass nur in den schwersten Fällen eine Behandlung erwogen wird.

Ätiologie/ Risikofaktoren Bei Kindern hat Nasenbluten seinen Ursprung meistens in der vorderen Nasenscheidewand im Bereich des Locus Kieselbachi.[2] Auslösende Faktoren sind Entzündung, Austrocknung der Schleimhaut und lokale Verletzung (z. B. durch „Nasebohren").[2] Nasenbluten auf Grund anderer spezifischer lokaler (z. B. Tumor) oder systemischer Ursachen (z. B. Gerinnungsstörung) ist an dieser Stelle nicht berücksichtigt.

Prognose Rezidivierendes Nasenbluten ist bei Jugendlichen über 14 Jahren deutlich seltener zu beobachten. Bei vielen Kindern „wächst" sich das Problem damit einfach von selber aus.

Literatur

1. Rodeghiero F, Castaman G, Dini E. Epidemiological investigation of the prevalence of von Willebrand's disease. *Blood* 1987;69:454–459.
2. Watkinson JC. Epistaxis. In: Kerr AG, Mackay IS, Bull TR, eds. *Scott-Brown's Otolaryngology, Volume 4 Rhinology*. Oxford: Butterworth-Heinemann, 1997;18:1–19.
3. Kubba H, MacAndie C, Botma M, et al. A prospective, single blind, randomized controlled trial of antiseptic cream for recurrent epistaxis in childhood. *Clin Otolaryngol* 2001;26:465–468.
4. Ruddy J, Proops DW, Pearman K, et al. Management of epistaxis in children. *Int J Paediatr Otorhinolaryngol* 1991;21:139–142.
5. Murthy P, Nilssen ELK, Rao S, et al. A randomised clinical trial of antiseptic nasal carrier cream and silver nitrate cautery in the treatment of recurrent anterior epistaxis. *Clin Otolaryngol* 1999;228–231.

Obstipation bei Kindern

Suchdatum: August 2003

Gregory Rubin

Frage **Welche Effekte haben unterschiedliche Behandlungsmethoden?**

Nutzen und Schaden abzuwägen

Cisaprid mit oder ohne Magnesiumoxid[7–9]

Zwei RCTs über die Anwendung von Cisaprid bei ambulanten Patienten im Alter von 2 bis 18 Jahren in der ambulanten Versorgung zufolge führt das Medikament im Vergleich zu Placebo nach 8- bis 12-wöchiger Behandlung zur Besserung der Stuhlfrequenz und der Symptome einer Obstipation. Einer RCT an Kindern im Alter von einem bis 7 Jahren mit chronischer Obstipation zufolge führt die kombinierte Behandlung mit Cisaprid und Magnesiumoxid nach 3- bis 4-wöchiger Behandlung in einem ambulanten Setting verglichen mit Magnesiumoxid allein zu einer signifikanten Besserung der Stuhlhäufigkeit. Es fanden sich keine Belege aus der Primärversorgung. Der Einsatz von Cisaprid wurde in verschiedenen Ländern wegen unerwünschter kardialer Nebenwirkungen eingeschränkt. (Siehe Kommentar zu Cisaprid in „Gastroösophagealer Reflux bei Kindern", S. 759)

Wirksamkeit unbekannt

Biofeedback-Training[3]

Einer systematischen Übersicht zufolge besteht hinsichtlich persistierender Defäkationsstörungen nach 12 Monaten kein signifikanter Unterschied zwischen Biofeedback plus konventioneller Therapie und alleiniger konventioneller Therapie.

Ballaststoffreiche Ernährung

Es fanden sich weder systematische Übersichten noch RCTs über die Wirkungen einer ballaststoffreichen Kost bei Kindern.

Osmotische Laxanzien[10–12]

Es fanden sich keine RCTs, in denen osmotische Laxanzien bei Kindern mit Placebo verglichen wurden. Zwei kleine RCTs bei Kindern von 8 Monaten bis zu 16 Jahren zufolge besteht nach 2–4 Wochen hinsichtlich Stuhlfrequenz und -konsistenz kein signifikanter Unterschied zwischen den Wirkungen von Lactitol und Lactulose. Einer der RCTs zufolge verstärkt Lactulose im Vergleich zu Lactitol Bauchschmerzen und Blähungen. Eine dritte RCT an nichtgestillten, obstipierten Säuglingen zeigte keinen signifikanten Unterschied zwischen verschiedenen Stärken von Lactulose.

Stuhlfördernde Laxanzien[13, 14]

Eine systematische Übersicht ergab keine RCTs über die Wirkungen stuhlfördernder Laxanzien im Vergleich zu Placebo oder alternativen Behandlungsmethoden.

Definition **Obstipation** ist gekennzeichnet durch unregelmäßige Darmentleerungen mit harten, kleinen Stuhlbrocken oder Schmerzen und Schwierigkeiten bei der Darmentleerung. Die Stuhlfrequenz hingegen ist von Kind zu Kind sehr unterschiedlich.[1] Den diagnostischen Rom-II-Kriterien für Defäkationsstörungen in der Kindheit zufolge kann eine funktionelle Obstipation definiert werden als „entweder harte oder bröckchenförmige Stühle in den meisten Fällen von Stuhlgang oder feste Stühle zwei Mal oder seltener pro Woche bei Fehlen struktureller, endokriner oder metabolischer Erkrankungen".[2] In manchen der in diesem Kapitel aufgeführten Studien wurden andere Kriterien verwandt.[3] Von **Enkopresis** spricht man, wenn es bei Kindern über 4 Jahren mindestens einmal im Monat und über einen Zeitraum von mindestens 3 Monaten hinweg immer wieder zu unwillkürlichem Absetzen von Stuhl kommt.[2]

Inzidenz/ Prävalenz

Obstipation mit oder ohne Enkopresis ist bei Kindern häufig zu beobachten. In den USA ist sie für 3 % der Konsultationen in Polikliniken und für 25 % der pädiatrischen gastrointestinalen Konsultationen verantwortlich.[5] Etwa 1,5 % der Schulanfänger leiden noch an Enkopresis. Die höchste Inzidenz findet man bei den 2- bis 4-Jährigen.

Ätiologie/ Risikofaktoren

Bei 90–95 % der Kinder mit Obstipation lässt sich keine auslösende Ursache eruieren. Ballaststoffarme Ernährung und eine familiäre Veranlagung können verstärkende Faktoren sein.[6] Man vermutet oft psychologische Faktoren, obwohl die meisten betroffenen Kinder ganz normal entwickelt sind.[5] Chronische Obstipation kann zur zunehmenden Stuhlretention mit sekundärer Erweiterung des Dickdarms und zum Verlust der sensorischen und motorischen Funktionsfähigkeit führen. Zu den seltenen organischen Ursachen einer chronischen Obstipation gehören Morbus Hirschsprung (1:5000 Geburten; Verhältnis Knaben:Mädchen = 4:1 mit von Geburt an bestehender Obstipation), Mukoviszidose, anorektale Fehlbildungen, Analfissuren, Medikamente mit obstipierender Wirkung, dehydrierende Stoffwechselstörungen und andere Malabsorptionssyndrome.[3] Dieses Kapitel handelt von Kindern, bei denen keine zu Grunde liegende Ursache auszumachen ist.

Prognose

Obstipation bei Kindern kann schwer zu behandeln sein und erfordert oft eine lang andauernde Betreuung mit Beratung und medikamentöser Behandlung. In einer Langzeit-Beobachtungsstudie von Kindern, die im Alter von 5 Jahren vorgestellt wurden, verschwanden die Beschwerden bei 50 % innerhalb eines Jahres und bei 65–70 % innerhalb von 2 Jahren. Die verbleibenden Kinder benötigten langfristig Tag für Tag Laxanzien, um die Darmfunktion anzuregen, oder litten noch über Jahre an Kotschmieren.[3] Man weiß nicht, wie viele der Kinder bis ins Erwachsenenalter unter Problemen leiden. Erwachsenen mit Megarektum oder Megakolon hatten anamnestisch jedoch häufig bereits im Kindesalter Darmprobleme.

Literatur

1. Nelson R, Wagget J, Lennard-Jones JE, et al. Constipation and megacolon in children and adults. In: Misiewicz JJ, Pounder RE, Venables CW, eds. *Diseases of the gut and pancreas.* 2nd ed. Oxford: Blackwell Science, 1994;843–864.
2. Rasquin-Weber A, Hymen PE, Cucchiara S, et al. Childhood functional gastrointestinal disorders. *Gut* 1999;45(Suppl II):1160–1168.
3. Brazzelli M, Griffiths P. Behavioural and cognitive interventions with or without other treatments for defaecation disorders in children (Cochrane Review). In: The Cochrane Library, Issue 3, 2003. Chichester, UK: John Wiley & Sons, Ltd. Search date 2001; primary sources Cochrane Incontinence Group Trials Register, Cochrane Controlled Trials Register, hand searching of journals, and the Enuresis Resource and Information Centre Register.
4. American Psychiatric Association. *Diagnostic and statistical manual of mental disorders.* 4th ed. Washington, DC: American Psychiatric Association, 1994.
5. Loening-Baucke V. Chronic constipation in children. *Gastroenterology* 1993;105:1557–1563.
6. Roma E, Adamidis D, Nikolara R, et al. Diet and chronic constipation in children: the role of fiber. *J Pediatr Gastroenterol Nutr* 1999;28:169–174.
7. Halibi IM. Cisapride in the management of chronic pediatric constipation. *J Pediatr Gastroenterol Nutr* 1999;28:199–202.

8. Nurko MD, Garcia-Aranda JA, Worona LB, et al. Cisapride for the treatment of constipation in children: a double blind study. *J Pediatr* 2000;136:35–40.
9. Ni YH, Lin CC, Chang SH, et al. Use of cisapride with magnesium oxide in chronic pediatric constipation. *Acta Paediatr Taiwan* 2001;42:345–349.
10. Pitzalis G, Mariani P, Chiarini-Testa MR, et al. Lactitol in chronic idiopathic constipation of childhood. *Pediatr Med Chir* 1995;17:223–226.
11. Martino AM, Pesce F, Rosati U. The effects of lactitol in the treatment of intestinal stasis in childhood. *Minerva Pediatr* 1992;44:319–323.
12. Hejlp M, Kamper J, Ebbesen F, et al. Infantile constipation and allomin-lactulose. Treatment of infantile constipation in infants fed with breast milk substitutes: a controlled trial of 2 % and 4 % allomin-lactulose. *Ugeskr Laeger* 1990;152:1819–1822.
13. Price KJ, Elliott TM. What is the role of stimulant laxatives in the management of childhood constipation and soiling? In: The Cochrane Library, Issue 3, 2003. Chichester, UK: John Wiley & Sons, Ltd Search date 2001; primary sources Cochrane database of randomised controlled clinical trials, hand searching of paediatric journals, and contact with experts in the field.
14. Sondheimer JM, Gervaise EP. Lubricant versus laxative in the treatment of chronic functional constipation of children: a comparative study. *J Pediatr Gastroenterol Nutr* 1982;1:223–226.
15. Loening-Baucke V. Modulation of abnormal defecation dynamics by biofeedback treatment in chronically constipated children with encopresis. *J Pediatr* 1990;116:214–222.

Kommentar

Klaus-Michael Keller

Die chronische Obstipation mit und ohne Enkopresis ist ein häufiges Problem in der kinderärztlichen Praxis und in pädiatrisch-gastroenterologischen Spezialambulanzen. Bei bis zu 95 % der Kinder liegt ein habituelles bzw. funktionelles Problem vor.

Die Behandlung ist langwierig, aber an sich nicht schwierig, muss jedoch nach einem exakten, gut organisierten Plan erfolgen („Teufelskreis“). Häufig werden nicht alle Faktoren der Pathophysiologie ausreichend berücksichtigt. Zeitdruck und Entgeltstrukturen verhindern, dass dem wichtigsten Behandlungsfaktor „Aufklärung und Schulung“ von Patient und Eltern die notwendige Zeit eingeräumt wird. Initial sind 30 Minuten obligat. Die weiteren drei Behandlungsstufen sind rektale Stuhlentleerung (Desimpaktion), Vermeidung erneuter Stuhlakkumulation (Stuhlaufweichen) und die Rekonditionierung des normalen Defäkationsverhaltens („gastrokolischer Reflex“).

Das Biofeedbackverfahren ist nur bei größeren Kindern etabliert, aber nicht überall verfügbar. Langzeiteffekte fehlen. Als „kleine Psychotherapie“ des Kinderarztes ist die Verhaltenstherapie obligater Bestandteil jeder Erstbehandlung (Evidenzstufe 1b). Ein systematischer Cochrane Review liegt vor (1). Osmotische Laxanzien und Gleitmittel werden häufig eingesetzt, sie sind auch weitgehend sicher und effektiv, obwohl die wissenschaftlich untersuchte Evidenz begrenzt ist. Neu und viel versprechend ist das Therapieprinzip Polyethylenglykol (2). Für PEG liegt mittlerweile eine doppelblinde, randomisierte, kontrollierte Studie vor: Im Vergleich zu Laktulose war PEG 3350 signifikant erfolgreicher und hatte weniger Nebenwirkungen abgesehen von geschmacklichen Akzeptanzproblemen. Die Autoren bezeichnen PEG als das Laxanz der 1. Wahl bei obstipierten Kindern (3).

1. Brazzelli M, Griffiths P. Behavioural and cognitive interventions with or without other treatments for defaecation disorders in children (Cochrane Review). In: *The Cochrane Library*, Issue 3, 2004. Chichester, UK: John Wiley & Sons, Ltd.
2. Pashankar DS, Bishop WP. Efficacy and optimal dose of daily polyethylene glycol 3350 for treatment of constipation and encopresis in children. J Pediatr 2001; 139: 428–32
3. Voskuijl W, de Lorijn F, Verwijs W, et al. PEG 3350 (Transipeg) versus lactulose in the treatment of childhood functional constipation. a double blind, randomised, controlled, multicentre trial. Gut 2004; 53: 1590–4.

Otitis media, akute, bei Kindern

Suchdatum: Februar 2004

Paddy O'Neill und Tony Roberts

Frage **Welche Effekte haben unterschiedliche Behandlungsmethoden?**

Nutzen wahrscheinlich

Ibuprofen[8]
Einer RCT bei 1- bis 6-jährigen Kindern unter Antibiotikatherapie zufolge kann Ibuprofen die Ohrenschmerzen nach 2 Tagen im Vergleich zu Placebo lindern. Bewertet wurden die Beobachtungen der Eltern.

Paracetamol[8]
Einer RCT bei 1- bis 6-jährigen Kindern unter Antibiotikatherapie zufolge kann Paracetamol die Ohrenschmerzen nach 2 Tagen im Vergleich zu Placebo lindern. Die Bewertung beruht auf den elterlichen Beobachtungen.

Nutzen und Schaden abzuwägen

Antibiotika (im Vergleich zu Placebo)[2, 9–11]
Es fanden sich vier systematische Übersichten zum Vergleich von Antibiotika und Placebo bei akuter Otitis media. Die Übersichten verwendeten jedoch zum Teil verschiedene Einschlusskriterien und Ergebnisparameter. Einer Übersicht bei Kindern im Alter von 4 Monaten bis 18 Jahren zufolge führt eine ganze Reihe von Antibiotika (Cephalosporine, Erythromycin, Penizilline, Trimethoprim-Sulfamethoxazol [Co-trimoxazol]) im Vergleich zu Placebo oder Parazentese nach 7- bis 14-tägiger Behandlung zu einer Verbesserung der Symptome. Einer anderen Übersicht bei weniger als 2 Jahre alten Kleinkindern zufolge besteht nach 7 Tagen hinsichtlich der klinischen Besserung kein signifikanter Unterschied zwischen Antibiotika (Penizilline, Sulphonamide, Amoxicillin/Clavulansäure [Co-Amoxiclav]) und Placebo allein oder Placebo plus Parazentese. Einer dritten Übersicht bei Kindern im Alter von 4 Wochen bis 18 Jahren zufolge verringern Antibiotika (Ampicillin, Amoxicillin) im Vergleich zu Placebo oder abwartender Behandlung das Risiko eines Therapieversagens innerhalb eines Beobachtungszeitraums von 2–7 Tagen. Der vierten Übersicht bei Kindern im Alter von 6 Monaten bis 15 Jahren zufolge verringert eine frühzeitige Antibiotikatherapie (Erythromycin, Penizilline) im Vergleich zu Placebo den Prozentsatz der Kinder, die nach 2–7 Tagen noch an Schmerzen leiden, sowie das Risiko für eine kontralaterale Otitis media. Diese Übersicht zeigte auch, dass Antibiotika das Risiko für Erbrechen, Durchfall und ein arzneimittelbedingtes Exanthem erhöhen.

Auswahl des Antibiotikums[2, 9]
Einer systematischen Übersicht bei Kindern im Alter von 4 Monaten bis 18 Jahren zufolge besteht hinsichtlich des Behandlungserfolges nach 7–14 Tagen oder eines chronischen Paukenergusses nach 30 Tagen kein signifikanter Unterschied zwischen einer ganzen Anzahl von Antibiotika. In einer anderen systematischen Übersicht bei Kindern im Alter von 4 Monaten bis 18 Jahren fand sich hinsichtlich der Zahl an Therapieversagern innerhalb von 3–14 Tagen kein signifikanter Unterschied zwischen verschiedenen Antibiotika. Der zweiten Übersicht zufolge treten Nebenwirkungen, vornehmlich gastrointestinale, unter Cefixim häufiger auf als unter Amoxicillin oder Ampicillin und unter Amoxicillin/Clavulanat (Originalrezeptur) häufiger als unter Azithromycin. Systematischen Übersichten placebokontrollierter RCTs zufolge erhöhen Antibiotika die Gefahr von Erbrechen, Diarrhoe und Exanthemen.

Früher Therapiebeginn im Vergleich zur verzögerten Antibiotikatherapie[13]

Einer RCT bei Kindern im Alter von 6 Monaten bis 10 Jahren zufolge senkt eine früh einsetzende Therapie im Vergleich zur später einsetzenden Therapie die Zahl der Schmerztage, das Risiko für eine Trommelfellperforation und den täglichen Paracetamolbedarf (nach den ersten 24 Stunden). Bezüglich der täglichen Schmerz-Scores zeigte sich jedoch kein signifikanter Unterschied zwischen den Gruppen. Auch zeigte sich, dass Diarrhoe im Vergleich zur Spättherapie bei früh einsetzender Behandlung signifikant häufiger auftritt. Systematischen Übersichten placebokontrollierter RCTs zufolge erhöhen Antibiotika die Gefahr von Erbrechen, Diarrhoe und Exanthemen.

Längere im Vergleich zu kürzeren Zyklen einer Antibiotikatherapie[14–16]

Einer systematischen Übersicht und zwei nachfolgend durchgeführten RCTs zufolge verringert eine 10-tägige Antibiotikatherapie im Vergleich zu einer 5-tägigen Antibiotikatherapie das Risiko eines Therapieversagens, eines Rückfalls oder einer Reinfektion in einem Beobachtungszeitraum von 8–19 Tagen. Nach 20–42 Tagen findet sich jedoch kein signifikanter Unterschied zwischen den Gruppen mehr. Systematischen Übersichten placebokontrollierter RCTs zufolge erhöhen Antibiotika die Gefahr von Erbrechen, Diarrhoe und Exanthemen.

Unwirksamkeit und Schädlichkeit wahrscheinlich

Parazentese[17–19]

Eine RCT bei Säuglingen im Alter von 3 Monaten bis zu 1 Jahr ergab bei Kindern nach Parazentese plus Placebogabe im Vergleich zu Kindern nach alleiniger Antibiotikatherapie höhere Raten persistierender Infektion und niedrigere Raten einer otoskopisch gesicherten Genesung. Einer zweiten RCT an Kindern im Alter zwischen 2 und 12 Jahren zufolge besteht hinsichtlich einer Verringerung der Schmerzen nach 24 Stunden oder 7 Tagen kein signifikanter Unterschied zwischen Parazentese, Amoxicillin und keiner Behandlung. Eine dritte RCT an Kindern im Alter zwischen 2 und 12 Jahren, die wegen schwerer akuter Otitis media mittels Parazentese und Placebo behandelt wurden, ergab im Vergleich zu Antibiotika höhere Raten eines anfänglichen Therapieversagens (Auflösung der Symptome innerhalb von 12 Stunden).

Frage — Welche Effekte haben verschiedene Maßnahmen zur Rezidivprävention?

Nutzen wahrscheinlich

Xylit-Kaugummi oder Xylit-Sirup[23]

Einer RCT zufolge reduziert Xylit-Sirup oder -Kaugummi im Vergleich zu einer Kontrollgruppe den Prozentsatz an Kindern mit mindestens einer Episode einer akuten Otitis media. Es zeigte sich kein signifikanter Unterschied zwischen Xylit-Lutschbonbons und Kontroll-Kaugummi. In der Xylitgruppe kam es wegen Bauchschmerzen oder aus anderen, nicht spezifizierten Gründen im Vergleich zur Kontrollgruppe häufiger zum vorzeitigen Studienabbruch.

Nutzen und Schaden abzuwägen

Antibiotikaprophylaxe (langfristig)[20–22]

Einer systematischen Übersicht bei Kindern und Erwachsenen zufolge verringert eine Langzeitprophylaxe mit Antibiotika im Vergleich zu Placebo die Zahl von Otitisrezidiven. In einer nachfolgenden RCT bei Kindern im Alter von 3 Monaten bis zu 6 Jahren fand sich jedoch zwischen Antibiotikaprophylaxe und Placebo kein signifikanter Unterschied hinsichtlich der Rezidivprävention. Einer zweiten anschließenden RCT zufolge senkt Amoxicillin, nicht jedoch Sulfisoxazol im Vergleich zu Placebo innerhalb von 6 Monaten Rezidive einer akuten Otitis media. Die systematische Übersicht lieferte nur unzureichende Belege über Nebenwirkungen einer Dauerprophylaxe mit Antibiotika, obwohl in einer anschließenden RCT berichtet wurde, dass Diarrhoe, Erbrechen und Thrombozytämie zu den Nebenwirkungen gehören. Es fanden sich keine ausreichenden Belege über den Typ des zu verwendenden Antibiotikums, die Therapiedauer und die Zahl vorausgegangener Episoden einer akuten Otitis media, ab der eine prophylaktische Therapie gerechtfertigt ist.

Unwirksamkeit und Schädlichkeit wahrscheinlich

Tympanotomie (Paukenröhrchen)[24]

Einer kleinen RCT zufolge verringert der Einsatz von Paukenröhrchen im Vergleich zur alleinigen Parazentese oder keiner Operation innerhalb der ersten 6 Monate nach der Behandlung die durchschnittliche Zahl weiterer akuter Episoden einer Otitis media, nicht aber während der darauf folgenden 18 Monate. Außerdem zeigte sich nach der Tubenextraktion ein nichtsignifikanter Trend zu mehr Infektionsrezidiven und schlechterem Hörvermögen bei den mit Paukenröhrchen behandelten Kindern. Bei den mit Belüftungsröhrchen behandelten Ohren fand sich im Vergleich zur alleinigen Myringotomie oder keiner Operation vermehrt eine Tympanosklerose.

Definition

Unter Otitis media versteht man eine Entzündung der Mittelohrschleimhaut. Man unterscheidet dabei eine akute Mittelohrentzündung (AOM), eine rezidivierende AOM und eine chronische eitrige Mittelohrentzündung. Von AOM spricht man bei Paukenerguss und plötzlichem Auftreten von mindestens einem Anzeichen oder Symptom einer Mittelohrentzündung. Die AOM entwickelt sich sehr rasch und zeigt neben lokalen Beschwerden auch Allgemeinsymptome. Die Diagnose wird auf der Grundlage von Zeichen und Symptomen, hauptsächlich anhand von Ohrenschmerzen bei opakem oder vorgewölbtem Trommelfell (und Unbeweglichkeit bei pneumatischer Otoskopie) gestellt. Ein Erythem ist als Zeichen zur Unterstützung der Diagnosesicherung nur bedingt nützlich. Hat das Trommelfell normale Farbe, ist die Gefahr einer AOM gering.[1] Eine unkomplizierte AOM ist auf die Paukenhöhle begrenzt.[2] Ein Mittelohrerguss, der über 3 Monate ohne Infektionszeichen persistiert, ist das diagnostische Kriterium für ein Seromukotympanon – auch bekannt als „Leimohr" (siehe „Chronischer Paukenerguss", S. 879). Eine chronische eitrige Otitis media ist gekennzeichnet durch eine chronisch persistierende Entzündung im Bereich des Mittelohrs mit Sekretion (Otorrhoe) durch das perforierte Trommelfell (siehe „Chronische Otitis media", S. 871).

Inzidenz/ Prävalenz

Die akute Otitis media ist eine häufige Erkrankung mit hoher Morbidität und – bei ansonsten gesunden Kindern – geringer Mortalität. In Großbritannien kommen jedes Jahr 30 % der unter 3-Jährigen wegen einer akuten Mittelohrentzündung zum niedergelassenen Arzt, und 97 % davon erhalten eine antibiotische Therapie.[3] Bereits bis zu ihrem dritten Lebensmonat haben 10 % der Säuglinge eine AOM durchgemacht. In den USA ist die AOM der häufigste Grund für eine ambulante Antibiotikatherapie.[4]

Ätiologie/ Risikofaktoren

In den USA und in Großbritannien sind die häufigsten Erreger einer bakteriellen Mittelohrentzündung *Streptococcus pneumoniae*, *Haemophilus influenzae* und *Moraxella catarrhalis*.[3] In Kolumbien sind es die gleichen Erreger.[5] Die Zahl der penizillinresistenten Pneumokokkenstämme ist generell gestiegen, unterscheidet sich jedoch von Land zu Land. Die entscheidenden Risikofaktoren für AOM sind: geringes Lebensalter und Unterbringung in ganztägigen Betreuungseinrichtungen, wie z. B. Kinderkrippen. Zusätzliche Risikofaktoren sind: Zugehörigkeit zur weißen Rasse, männliches Geschlecht, vergrößerte Rachenmandeln (adenoide Vegetationen), Tonsillitis, Asthma, häufige vorausgegangene Mittelohrentzündungen, Flaschenernährung, familiäre Belastung für Ohrinfektionen und der Gebrauch von Schnullern oder Nuckelflaschen. Die Belege für einen Effekt von Tabakrauch in der Umgebungsluft sind umstritten.[3]

Prognose Ohne Antibiotikatherapie bessern sich AOM-Symptome bei etwa 60 % der Kinder innerhalb von 24 Stunden, und bei zirka 80 % der Kinder verschwindet die Erkrankung in rund 3 Tagen. Werden keine Antibiotika gegeben, kommt es bei 0,12 % der Kinder zu eitrigen Komplikationen.[6] In etwa 80 % der Fälle heilt die Entzündung innerhalb von 3 Tagen ohne Antibiotikatherapie ab. Schwere Komplikationen, wie Hörverlust, Mastoiditis, Meningitis und rezidivierende Entzündungen, sind bei ansonsten gesunden Kindern glücklicherweise selten.[3] Die WHO schätzt aber, dass in den Entwicklungsländern jährlich 51.000 Kinder unter 5 Jahren an den Folgen von Komplikationen sterben.[7]

Literatur

1. Rothman R, Owens T, Simel DL. Does this child have acute otitis media? *JAMA* 2003;290:1633–1640.
2. Marcy M, Takata G, Shekelle P, et al. *Management of Acute Otitis Media. Evidence Report/Technology Assessment No. 15.* (Prepared by the Southern California Evidence Based Practice Centre under contract No. 290–97–0001.) AHRQ Publication No. 01-E010. Rockville, MD: Agency for Healthcare Research and Quality, May 2001. Search date 1999; primary sources Medline, Cochrane library, Health STAR, International Pharmaceutical Abstracts, CINAL, BIOSS, and EMBASE.
3. Froom J, Culpepper L, Jacobs M, et al. Antimicrobials for acute otitis media? A review from the International Primary Care Network. *BMJ* 1997;315:98–102.
4. Del Mar C, Glasziou P, Hayem M. Are antibiotics indicated as initial treatment for children with acute otitis media? A meta-analysis. *BMJ* 1997;314:1526–1529. Search date 1994; primary sources Medline and Current Contents.
5. Berman S. Otitis media in developing countries. *Pediatrics* 1995;96:126–131.
6. Rosenfeld RM. Natural history of untreated otitis media. *Laryngoscope* 2003;113:1645–1657.
7. World Health Organization. *World Development Report 1993: Investing in Health.* Oxford: Oxford University Press, 1993:215–222.
8. Bertin L, Pons G, d'Athis P, et al. A randomized double blind multicentre controlled trial of ibuprofen versus acetaminophen and placebo for symptoms of acute otitis media in children. *Fundam Clin Pharmacol* 1996;10:387–392.
9. Rosenfeld RM, Vertrees JE, Carr J, et al. Clinical efficacy of antimicrobial drugs for acute otitis media: meta-analysis of 5400 children from thirty-three randomised trials. *J Pediatr* 1994;124:355–367. Search date 1992; primary sources Medline and Current Contents.
10. Damoiseaux RA, van Balen FAM, Hoes AW, et al. Antibiotic treatment of acute otitis media in children under two years of age: evidence based? *Br J Gen Pract* 1998;48:1861–1864. Search date 1997; primary sources Medline, Embase, and hand searched references.
11. Glasziou PP, Del Mar CB, Sanders SL, Hayem M. Antibiotics for acute otitis media in children. In: The Cochrane Library, Issue 1, 2004. Chichester, UK: John Wiley & Sons, Ltd. Search date 2000; primary sources Medline, Current Contents, reference lists, Cochrane Controlled Trials Register, and Index Medicus.
12. Rudberg, RD. Acute otitis media: comparative therapeutic results of sulphonamide and penicillin administered in various forms. *Acta Otolaryngol* 1954;113(suppl):1–79.
13. Little P, Gould C, Williamson I, et al. Pragmatic randomised controlled trial of two prescribing strategies for childhood acute otitis media. *BMJ* 2001;322:336–342.
14. Kozyrskyj AL, Hildes-Ripstein GE, Longstaffe SEA, et al. Short course antibiotics for acute otitis media. In: The Cochrane Library, Issue 1, 2004. Chichester, UK: John Wiley & Sons, Ltd. Search date 1998; primary sources Medline, Embase, Science Citation Index, Current Contents, hand searches of reference lists, and personal contacts.
15. Cohen R, Levy C, Boucherat M, et al. A multicenter randomized, double blind trial of 5 versus 10 days of antibiotic therapy for acute otitis media in young children. *J Pediatr* 1998;133:634–639.
16. Cohen R, Levy C, Boucherat M, et al. Five vs. ten days of antibiotic therapy for acute otitis media in young children. *Pediatr Infect Dis J* 2000;19:458–463.
17. Engelhard D, Cohen D, Strauss N, et al. Randomised study of myringotomy, amoxycillin/clavulanate, or both for acute otitis media in infants. *Lancet* 1989;2:141–143.

18. van Buchem FL, Dunk JH, van't Hof MA. Therapy of acute otitis media: myringotomy, antibiotics, or neither? A double blind study in children. *Lancet* 1981;318:883–887.
19. Kaleida PH, Casselbrant ML, Rockette HE, et al. Amoxicillin or myringotomy or both for acute otitis media: results of a randomised clinical trial. *Pediatrics* 1991;87:466–474.
20. Williams RL, Chalmers TC, Stange KC, et al. Use of antibiotics in preventing recurrent acute otitis media and in treating otitis media with effusion: a meta-analytic attempt to resolve the brouhaha. *JAMA* 1993;270:1344–1351. (Published erratum appears in *JAMA* 1994;27:430.) Search date 1993; primary sources Medline and Current Contents.
21. Roark R, Berman S. Continuous twice daily or once daily amoxycillin prophylaxis compared with placebo for children with recurrent acute otitis media. *Pediatr Infect Dis J* 1997;16:376–378.
22. Teele DW, Klein JO, Word BM, et al. Antimicrobial prophylaxis for infants at risk for recurrent acute otitis media. *Vaccine* 2001;19(suppl 1):S140–S143.
23. Uhari M, Kontiokari T, Niemela MA. Novel use of xylitol sugar in preventing acute otitis media. *Pediatrics* 1998;102:879–884.
24. Le CT, Freeman DW, Fireman BH. Evaluation of ventilating tubes and myringotomy in the treatment of recurrent or persistent otitis media. *Pediatr Infect Dis J* 1991;10:2–11.

Kommentar

Dirk Bassler

Die akute Mittelohrentzündung stellt einen der häufigsten Gründe für einen Arztbesuch im Kindesalter dar. Meistens wird der niedergelassene Kinderarzt konsultiert, aber auf Grund der teilweise starken Schmerzen kommt es auch regelmäßig zu Vorstellungen in Notfallpraxen oder Klinikambulanzen. Die Diagnosestellung stützt sich im Wesentlichen auf die Anamnese und die körperliche Untersuchung. Die Therapie der akuten Mittelohrentzündung wird in der Pädiatrie immer wieder als ein Paradebeispiel der evidenzbasierten Medizin präsentiert und hat nicht zuletzt deswegen in den letzten Jahren einen erheblichen Wandel erfahren.

Das die Kinder am meisten beeinträchtigende Symptom der akuten Mittelohrentzündung ist der Ohrschmerz. Zu seiner Behandlung gibt es wirksame (Evidenzstärke Ib) und im Allgemeinen gut verträgliche Mittel, wie Ibuprofen und Paracetamol.

Aus pathophysiologischer Sicht macht die Anwendung von Adrenergika Sinn. Klinische Studien haben jedoch gezeigt, dass die orale Verabreichung keinen zusätzlichen Nutzen bringt (Evidenzstärke Ib) und kontrollierte Studien auf hohem Evidenzniveau zur Überprüfung der Wirkung einer lokalen Anwendung stehen noch aus. Eine kurzfristige intranasale Applikation ist zu erwägen, in dem Bewusstsein, dass Nutzen und Schaden derzeit noch in klinischen Studien getestet werden.

Am kontroversesten diskutiert wird die Frage nach dem Nutzen und Schaden einer antibiotischen Behandlung. Die Angst vor den gravierenden Komplikationen der Otitis media (Meningitis, Mastoiditis etc.) veranlasst manche Ärzte zur Antibiotikatherapie. Diese stellt aber keinen hundertprozentigen Schutz vor Komplikationen dar. Inzwischen liegen zahlreiche randomisierte klinische Studien und systematische Übersichtsarbeiten vor, die Antibiotika bei an Mittelohrentzündung erkrankten Kindern unterschiedlicher Altersgruppen testen. Die Ergebnisse belegen, dass der undifferenzierte Einsatz von Antibiotika bei älteren Kindern und auch bei Kindern unter 2 Jahren hinterfragt werden muss (Evidenzstufe Ia/Ib). Ein primärer Verzicht auf Antibiotika bei der Behandlung der unkomplizierten Otitis media ist nach der gegenwärtigen Evidenzlage zu rechtfertigen. Es sollte allerdings eine Verlaufskontrolle gewährleistet sein.

Eine Langzeitprophylaxe zur Prävention der akuten Mittelohrentzündung mit Antibiotika oder Xylit-Präparaten ist nach dem aktuellen Stand der Erkenntnis nicht uneingeschränkt zu empfehlen. Zwar gibt es Hinweise aus randomisierten Studien, dass die dauerhafte Anwendung von Xylit-Präparaten die Inzidenz der Otitis media signifikant reduziert. Eine andere randomisierte Studie hat gezeigt, dass Xylit, verabreicht nur in Zeiten von akuten Luftwegsinfektionen, nicht in der Lage ist, die Inzidenz der Otitis media zu senken. Es liegen zu wenig Daten zur empfehlenswerten Dosis und zu Langzeitauswirkungen von Xylit vor, sodass derzeit nur im Einzelfall eine Prophylaxe erwogen werden sollte.

Otitis media, akute, bei Kindern

Einige randomisierte Studien haben die kurz- und langfristigen Auswirkungen primär operativer Maßnahmen (Paukenröhrchen, Polypenentfernung) zur Rezidivprophylaxe der Mittelohrentzündung untersucht. Ebenso wie die hier vorgestellt Studie (Paukenröhrchen) hat eine aktuelle finnische Studie (Polypenentfernung) keinen überzeugenden klinischen Nutzen nachweisen können (Evidenzstufe Ib). Die Einlage von Paukenröhrchen und die Adenoidentfernung zur Rezidivprophylaxe der akuten Mittelohrentzündung kann daher nach derzeitigem Wissen nicht uneingeschränkt empfohlen werden.

Perinatale Asphyxie

Suchdatum: Juni 2004

William McGuire

Frage **Welche Effekte haben Interventionen bei reifen Neugeborenen oder Frühgeborenen mit perinataler Asphyxie?**

Wirksamkeit unbekannt

Antioxidanzien[11–14]
Eine systematische Übersicht ergab aus zwei kleinen RCTs nur unzureichende Belege für die Wirkungen von Antioxidanzien bei Säuglingen mit perinataler Asphyxie.

Kalziumantagonisten[15]
Es fanden sich keine RCTs über die Wirkungen von Kalziumantagonisten bei Säuglingen mit Asphyxie.

Kortikosteroide[16–18]
Es fanden sich keine RCTs über die Wirkungen von Kortikosteroiden bei Säuglingen mit Asphyxie.

Flüssigkeitsrestriktion[19]
Es fanden sich keine RCTs über die Wirkungen einer Einschränkung der Flüssigkeitszufuhr bei Säuglingen mit Asphyxie.

Hyperventilation[20]
Es fanden sich keine RCTs über die Wirkungen einer Hyperventilation bei Säuglingen mit Asphyxie.

Magnesiumsulfat[21]
Es fanden sich keine RCTs über die Wirkungen von Magnesiumsulfat bei Säuglingen mit Asphyxie.

Mannitol[22]
Eine kleine RCT lieferte nur unzureichende Belege für die Wirkungen von Mannitol bei Säuglingen mit Asphyxie.

Opiatantagonisten[23, 24]
Eine kleine, anhand einer systematischen Übersicht ausgewiesene RCT machte weder Angaben zu den Wirkungen von Opiatantagonisten noch zur Mortalität oder zu den Ergebnissen der neurologischen Entwicklung bei Säuglingen mit Asphyxie.

Nutzen unwahrscheinlich

Prophylaktische Gabe von Antikonvulsiva[25]
Eine systematische Übersicht von drei kleinen, methodologisch schwachen RCTs ergab bei termingerecht geborenen Säuglingen weder hinsichtlich der Mortalität noch bezüglich der Ergebnisse der neurologischen Entwicklung einen signifikanten Unterschied zwischen Barbituraten und keiner medikamentösen Behandlung.

Perinatale Asphyxie

Definition

Die klinische Diagnose der perinatalen Asphyxie beruht auf mehreren Kriterien, darunter den beiden wichtigsten: Nachweis einer Herz-Kreislauf- und Atemdepression und einer Neurodepression, definiert als Apgar-Score <7 (5 Minuten nach der Geburt) sowie dem Nachweis einer akuten hypoxischen Gefährdung mit Azidose, definiert als arterieller Blut-pH-Wert <7 oder als Basenüberschuss >12 mmol/l.[1] In vielen Settings, vor allem in ressourcenarmen Ländern, lässt sich eine fetale oder neonatale Azidose u. U. unmöglich einschätzen. Auch Zeichen einer „hypoxisch-ischämischen" Enzephalopathie (Neugeborenenenzephalopathie) oder Funktionsstörungen anderer Organe können Teil des klinischen Bildes sein. In der Phase unmittelbar nach der Geburt, wenn eine Reanimation unternommen wird, lässt sich u. U. unmöglich bestimmen, ob die Herz-Kreislauf- und Atemdepression oder die Neurodepression eine Folge der Hypoxie bzw. Hypoxämie darstellt oder auf eine andere Erkrankung, wie etwa eine fetomaternale Infektion oder eine Stoffwechselerkrankung, zurückzuführen ist.

Inzidenz/ Prävalenz

Schätzungen zur Inzidenz der perinatalen Asphyxie schwanken je nach der verwandten Definition. In ressourcenreichen Ländern beträgt die Inzidenz der schweren (zum Tod oder zu schwerer neurologischer Behinderung führenden) perinatalen Asphyxie etwa 1 auf 1000 Lebendgeburten.[5, 6] In ressourcenarmen Ländern ist die perinatale Asphyxie möglicherweise noch viel häufiger. Daten aus klinikbasierten Studien in solchen Settings sprechen für eine Inzidenz von 5–10/1000 Lebendgeburten.[7–9] Dabei wird die wahre kommunale Inzidenz der perinatalen Asphyxie in ressourcenarmen Ländern möglicherweise unterschätzt.

Ätiologie/ Risikofaktoren

Eine perinatale Asphyxie kann *in utero*, während der Wehen und unter der Geburt oder in der Phase unmittelbar nach der Geburt eintreten. Die Ursachen sind zahlreich, darunter Plazentaabriss, Nabelschnurkompression, schwere Mekoniumaspiration, angeborene Herz- oder Lungenfehlbildungen und Geburtstrauma. Eine postnatale Asphyxie kann durch eine Verlegung der Atemwege, von der Mutter eingenommene Opiate, die zur Atemdepression führen können, sowie durch eine kongenitale Sepsis ausgelöst werden.

Prognose

Die perinatale Asphyxie ist weltweit eine bedeutende Ursache für den Tod und erworbene Hirnschäden Neugeborener.[9] Die Prognose hängt vom Schweregrad der Asphyxie ab. Nur die wenigsten Säuglinge mit schwerer Enzephalopathie nach perinataler Asphyxie überleben ohne Behinderung.[5] Es gibt jedoch in begrenztem Umfang populationsbasierte Daten über die Langzeitergebnisse nach perinataler Asphyxie, wie etwa Zerebralparese, Entwicklungsverzögerung, Seh- und Hörberhinderung sowie Lern- und Verhaltensstörungen. Nach einer Asphyxie besteht u. U. Gelegenheit zur Intervention, um einen Hirnschaden so gering wie möglich zu halten. Die erste Phase des Hirnschadens, der frühe Zelltod, entsteht durch primäre Erschöpfung der zellulären Energiespeicher. Der frühe Zelltod kann innerhalb von Minuten eintreten. Die sofortige Reanimation zur Wiederherstellung der Sauerstoffversorgung und Blutzirkulation zielt auf die Begrenzung dieses Schadens ab. Einige Stunden nach der Erstschädigung kann eine zweite Phase neuronaler Schädigung eintreten. Die bei diesem Prozess als wichtig geltenden Mechanismen umfassen die Produktion sauerstofffreier Radikale, intrazellulären Kalziumeinstrom und Apoptose. Behandlungen in der Phase nach der Reanimation zielen darauf ab, diese Prozesse zu blockieren und dabei den sekundären Zellschaden zu begrenzen und das Ausmaß jedweden Hirnschadens auf ein Minimum zu reduzieren.

Literatur

1. MacLennan A. A template for defining a causal relation between acute intrapartum events and cerebral palsy: international consensus statement. *BMJ* 1999;319:1054–1059.
2. Badawi N, Kurinczuk JJ, Keogh JM, et al. Antepartum risk factors for newborn encephalopathy: the Western Australian case-control study. *BMJ* 1998;317:1549–1553.
3. Badawi N, Kurinczuk JJ, Keogh JM, et al. Intrapartum risk factors for newborn encephalopathy: the Western Australian case-control study. *BMJ* 1998;317:1554–1558.
4. Ellis M, Manandar N, Manandar DS, et al. Risk factors for neonatal encephalopathy in Kathmandu, Nepal, a developing country: unmatched case-control study. *BMJ* 2000;320:1229–1236.
5. Levene ML, Kornberg J, Williams TH. The incidence and severity of post-asphyxial encephalopathy in full-term infants. *Early Hum Dev* 1985;11:21–26.
6. Thornberg E, Thiringer K, Odeback A, et al. Birth asphyxia: incidence, clinical course and outcome in a Swedish population. *Acta Paediatr* 1995;84:927–932.
7. Airede AI. Birth asphyxia and hypoxic-ischaemic encephalopathy: incidence and severity. *Ann Trop Paediatr* 1991;11:331–335.
8. Oswyn G, Vince JD, Friesen H. Perinatal asphyxia at Port Moresby General Hospital: a study of incidence, risk factors and outcome. *P N G Med J* 2000;43:110–120.
9. Jones G, Steketee RW, Black RE, et al. How many child deaths can we prevent this year? *Lancet* 2003;362:65–71.
10. Sarnat HB, Sarnat MS. Neonatal encephalopathy following fetal distress. A clinical and electroencephalographic study. *Arch Neurol* 1976;33:696–705.
11. Whitelaw A. Systematic review of therapy after hypoxic-ischaemic brain injury in the perinatal period. *Semin Neonatol* 2000;5:33–40. Search date not reported.
12. Van Bel F, Shadid M, Moison RM, et al. Effect of allopurinol on postasphyxial free radical formation, cerebral hemodynamics, and electrical brain activity. *Pediatrics* 1998;101:185–193.
13. Wang XL, Yu SL, Yu T, et al. Treatment of neonatal hypoxic ischaemic encephalopathy (HIE) with compound *Salvia miltiorrhizae* and citicoline: a comparative study in China. *Singapore Paediatr J* 1997;39:120–123.
14. Inder TE, Volpe JJ. Mechanisms of perinatal brain injury. *Semin Neonatol* 2000;5:3–16.
15. Levene MI, Gibson NA, Fenton AC, et al. The use of a calcium-channel blocker, nicardipine, for severely asphyxiated newborn infants. *Dev Med Child Neurol* 1990;32:567–574.
16. Alderson P, Roberts I. Corticosteroids for acute traumatic brain injury. In: The Cochrane Library. Issue 3, 2004. Chichester, UK: John Wiley & Sons, Ltd. Search date 2002. Primary sources Cochrane Injuries Group Specialised Register, CCTR, Medline and Embase.
17. Altman DI, Young RS, Yagel SK. Effects of dexamethasone in hypoxic-ischemic brain injury in the neonatal rat. *Biol Neonate* 1984;46:149–156.
18. Levene MI, Evans DH. Medical management of raised intracranial pressure after severe birth asphyxia. *Arch Dis Child* 1985;60:12–16.
19. Donn SM, Goldstein GW, Schork MA. Neonatal hypoxic-ischemic encephalopathy: current management practices. *J Perinatol* 1988;8:49–52.
20. Rosenberg AA. Response of the cerebral circulation to hypocarbia in postasphyxia newborn lambs. *Paediatr Res* 1992;32:537–541.
21. Ichiba H, Tamai H, Negishi H, et al. Randomized controlled trial of magnesium sulfate infusion for severe birth asphyxia. *Pediatr Int* 2002;44:505–509.
22. Adhikari M, Moodley M, Desai PK. Mannitol in neonatal cerebral oedema. *Brain Dev* 1990;12: 349–351.
23. McGuire W, Fowlie PW, Evans DJ. Naloxone for preventing morbidity and mortality in newborn infants of greater than 34 weeks' gestation with suspected perinatal asphyxia. (Cochrane review). In: The Cochrane Library, Issue 3, 2004. Chichester, UK: John Wiley & Sons, Ltd. Search date 2003. Primary sources the Cochrane Central Register of Controlled Trials, Medline, Embase, conference proceedings, and previous reviews.
24. Chernick V, Manfreda J, De Booy V, et al. Clinical trial of naloxone in birth asphyxia. *J Pediatr* 1988; 113:519–525.
25. Evans DJ, Levene MI. Anticonvulsants for preventing mortality and morbidity in full term newborns with perinatal asphyxia (Cochrane Review). In: The Cochrane Library, Issue 3, 2004. Oxford: Update Software. Search date 2001. Primary Sources Medline, Embase, CCTR and handsearch of conference abstracts.

Kommentar

Marcus Krüger

Studien zur Intervention bei perinataler Asphyxie sind aufgrund der kleinen Fallzahlen und der notwendigen Langzeitbeobachtungen nur mit großem Aufwand durchführbar.
Neben den genannten Interventionen sind drei Therapiekonzepte zu erwähnen, für die auch Cochrane Reviews vorliegen:
1. 100 % Sauerstoff oder Raumluft zur neonatalen Reanimation: Nach tierexperimentellen Studien konnte auch in klinischen Untersuchungen gezeigt werden, dass bei Versorgung mit 100 % Sauerstoff der oxidative Stress in der postasphyktischen Phase erhöht ist. Große klinischen Studien vornehmlich aus „Dritte-Welt-Ländern" ergaben, dass die Mortalität bei der Reanimation mit Raumluft signifikant niedriger ist. Hieraus ergab sich eine NNT von 20. In einer Subgruppenanalyse bestätigte sich der Effekt für spanische Neugeborene mit einer eindrucksvollen Reduktion der Mortalität von 3,5 % auf 0,5 % bei Verwendung von Raumluft. Auch bei Vorliegen einer Lungenpathologie ist keine Sauerstoffapplikation notwendig, wenn die Ventilation sichergestellt ist. Für die neurologische Kurzzeitmorbidität fanden sich keine Unterschiede, ebenso sind die wenigen Daten für die Langzeitmorbidität uneindeutig. Die Verwendung von Raumluft ist aufgrund der Mortalitätsdaten eindeutig zu bevorzugen (1).
2. Die Kühlung zur Reduktion des Risikos einer postasphyktischen Hirnschädigung ist ebenfalls Gegenstand aktueller Forschung. Tierexperimentelle Daten konnten an verschiedenen Modellen eindeutig eine Reduktion des neuronalen Zellverlustes durch postasphyktische Kühlung zeigen. Diese Daten entsprechen dem pathophysiologischen Modell der sekundären Hirnschädigung nach Asphyxie. Im Cochrane Review (2) wurden zwei Studien mit 50 Patienten aus randomisierten kontrollierten Studien eingeschlossen. Aus diesen Studien ergibt sich weder Nutzen noch Schaden einer Hypothermie bis zu 34 °C für die Mortalität oder das neurologische Outcome. Legt man eine erwartete Mortalität von wenigen Prozent zugrunde, so kann bei der genannten Fallzahl keine statistische Signifikanz erwartet werden.
3. Die Vorstellung zur Neuroprotektion mit Barbituraten fußt ebenfalls auf eindrucksvollen tierexperimentellen Daten. Hall (3) konnte zeigen, dass eine hochdosierte Phenobarbitalgabe nach Asphyxie zu einer signifikanten Reduktion der Kriterien „Tod oder neurologische Schädigung" führt. Diese Daten konnten in einer Metaanalyse (4) unter Einbeziehung weiterer Studien mit ebenfalls kleinen Fallzahlen nicht bestätigt werden.

1. Tan A, Schulze A, O'Donnell CP, Davis PG. Air versus oxygen for resuscitation of infants at birth. Cochrane Database Syst Rev. 2005 Apr 18;(2):CD002273.
2. Jacobs S, Hunt R, Tarnow-Mordi W, Inder T, Davis P. Cooling for newborns with hypoxic ischaemic encephalopathy. Cochrane Database Syst Rev. 2003;(4):CD003311.
3. Hall RT, Hall FK, Daily DK. High-dose phenobarbital therapy in term newborn infants with severe perinatal asphyxia: a randomized, prospective study with three-year follow-up. J Pediatr. 1998;132: 345–8.
4. Evans DJ, Levene MI. Anticonvulsants for preventing mortality and morbidity in full term newborns with perinatal asphyxia. Cochrane Database Syst Rev. 2001;(3):CD001240.

Plötzlicher Kindstod (SIDS)

Suchdatum: Juli 2004

David Creery und Angelo Mikrogianakis

Frage	Welche Wirkungen haben Maßnahmen zur Risikoreduktion bei SIDS?

Nutzen belegt

Beratung, Bauchlage zu vermeiden[2, 3, 9, 12, 16–28, 30–32]

Einer nicht systematischen Übersicht und zwölf Beobachtungsstudien zufolge waren acht Informationskampagnen, die raten, auf Bauchlagerung möglichst zu verzichten, und sieben Informationskampagnen, in denen u. a. geraten wird, beim Schlafen andere Positionen als die Bauchlage zu fördern, von einer geringeren SIDS-Inzidenz gefolgt.

Nutzen wahrscheinlich

Beratung, Tabakrauch-Exposition zu vermeiden (nur Beobachtungsbelege, RCTs unwahrscheinlich)[9, 12, 16, 20, 23, 27, 28]

Eine nicht systematische Übersicht und vier Beobachtungsstudien ergaben begrenzte Hinweise darauf, dass Informationskampagnen zur Senkung mehrerer SIDS-Risikofaktoren, in denen auch Tabakrauch-Exposition zu den Risikofaktoren gezählt wird, von einer geringeren SIDS-Inzidenz gefolgt sind. Einer Beobachtungsstudie zufolge geht Rauchen mit höherer SIDS-Inzidenz einher.

Wirksamkeit unbekannt

Beratung, nicht mit dem Baby das Bett zu teilen (nur Beobachtungsbelege, RCTs unwahrscheinlich)[9, 20]

Einer Beobachtungsstudie zufolge ist eine Informationskampagne zur Senkung mehrerer SIDS-Risikofaktoren, in der auch geraten wird, nicht gemeinsam mit dem Baby in einem Bett zu schlafen, von einer geringeren SIDS-Inzidenz gefolgt. Es ist jedoch unklar, ob die Effekte speziell auf den Rat, nicht mit dem Baby das Bett zu teilen, zurückzuführen waren.

Beratung, Überhitzung und zu warme Kleidung zu vermeiden (nur Beobachtungsbelege, RCTs unwahrscheinlich)[12, 16, 27]

Eine nicht systematische Übersicht und eine Beobachtungsstudien ergaben begrenzte Hinweise darauf, dass Informationskampagnen zur Senkung mehrerer SIDS-Risikofaktoren, zu denen auch zu warme Kleidung und Überhitzung zählen, von einer geringeren SIDS-Inzidenz gefolgt sind. Es ist jedoch unklar, ob die Effekte speziell auf den Rat, Überhitzung und zu warme Kleidung zu vermeiden, zurückzuführen waren.

Beratung, weiche Oberflächen zum Schlafen zu vermeiden (nur Beobachtungsbelege, RCTs unwahrscheinlich)

Es fanden sich keine Belege über die Effekte einer Beratung, weiche Oberflächen zum Schlafen zu vermeiden, in der Prävention des plötzlichen Kindstodes.

Beratung, zu stillen (nur Beobachtungsbelege, RCTs unwahrscheinlich)[9, 12, 16, 20, 27, 28]

Einer nicht systematischen Übersicht und drei zusätzlichen Beobachtungsstudien zufolge sind Informationskampagnen zur Senkung mehrerer SIDS-Risikofaktoren, in denen zum Stillen geraten wird, von einer geringeren SIDS-Inzidenz gefolgt. In einigen Ländern hatte die Inzidenz jedoch schon vor dem Beginn nationaler Kampagnen zu sinken begonnen.

RCTs werden aus ethischen Gründen nicht durchgeführt werden können. Es ist jedoch unklar, ob die Effekte speziell auf den Rat zu stillen zurückzuführen waren.

Beratung, den Schnullergebrauch zu fördern (nur Beobachtungsbelege, RCTs unwahrscheinlich)

Eine systematische Übersicht ergab nur unzureichende Belege über den Einsatz von Schnullern zur Prävention des plötzlichen Kindstodes.

Definition	Unter plötzlichem Kindstod (SIDS) versteht man den plötzlichen, unerwarteten Tod eines Säuglings im 1. Lebensjahr, der weder durch die Krankengeschichte, noch durch die Untersuchung der örtlichen Todesumstände oder die Obduktionsbefunde zu erklären ist.
Inzidenz/ Prävalenz	Die Inzidenz hat sich im Laufe der Zeit verändert und unterscheidet sich auch zwischen verschiedenen Staaten (SIDS-Inzidenz pro 1000 Lebendgeborene im Jahr 1996: Niederlande 0,3; Japan 0,4; Kanada 0,5; England und Wales 0,7; USA 0,8; Australien 0,9).[1]
Ätiologie/ Risikofaktoren	Laut Definition sind die Gründe für SIDS nicht bekannt. Beobachtungsstudien ergaben jedoch einen Zusammenhang zwischen SIDS und einer Reihe von Risikofaktoren wie Bauchlage als Schlafposition[2, 3], prä- oder postpartale Tabakrauch-Exposition[4], weiche, flauschige Bettauflagen[5, 6], Überhitzung durch Raumluft, Kleidung oder Bettdecken[7, 8], gemeinsames Schlafen im Elternbett (vor allem bei rauchender Mutter), fehlendes Stillen[11, 12] und fehlenden Schnullergebrauch[7, 12]. Die SIDS-Inzidenz für Geschwisterkinder ist erhöht.[14, 15]
Prognose	Diese Rubrik trifft hier nicht zu.

Literatur

1. Canadian Bureau of Reproductive and Child Health/Laboratory Centre for Disease Control/Canadian Perinatal Surveillance System (CPSS); Fact sheet: http://www.hc-sc.gc.ca/hpb/lcdc/brch/factshts/sids_e.html (last accessed 30 June 2004).
2. Beal SM, Finch CF. An overview of retrospective case-control studies investigating the relationship between prone sleeping position and SIDS. *J Paediatr Child Health* 1991;27:334–339.
3. American Academy of Pediatrics AAP Task Force on Infant Positioning and SIDS. Positioning and SIDS. *Pediatrics* 1992;89:1120–1126.
4. Anderson HR, Cook DG. Passive smoking and sudden infant death syndrome: review of the epidemiological evidence. *Thorax* 1997;52:1003–1009.
5. Mitchell EA, Thompson JM, Ford RP, et al. Sheepskin bedding and the sudden infant death syndrome. New Zealand Cot Death Study Group. *J Pediatr* 1998;133:701–704.
6. Ponsonby AL, Dwyer T, Gibbons LE, et al. Factors potentiating the risk of sudden infant death syndrome associated with the prone position. *N Engl J Med* 1993;329:377–382.
7. Fleming PJ, Blair PS, Bacon C, et al. Environment of infants during sleep and risk of the sudden infant death syndrome: results of the 1993–5 case-control study for confidential enquiry into stillbirths and deaths on infancy. Confidential Enquiry into Stillbirths and Deaths Regional Coordinators and Researchers. *BMJ* 1996;313:191–195.
8. Ponsonby AL, Dwyer T, Gibbons LE, et al. Thermal environment and sudden infant death syndrome: case-control study. *BMJ* 1992;304:277–282.
9. Mitchell EA, Tuohy PG, Brunt JM, et al. Risk factors for sudden infant death syndrome following the prevention campaign in New Zealand: a prospective study. *Pediatrics* 1997;100:835–840.
10. Scragg R, Mitchell EA, Taylor BJ, et al. Bed sharing, smoking, and alcohol in the sudden infant death syndrome. New Zealand Cot Death Study Group. *BMJ* 1993;307:1312–1318.
11. Mitchell EA, Taylor BJ, Ford RP, et al. Four modifiable and other major risk factors for cot death: the New Zealand study. *J Paediatr Child Health* 1992;28(suppl 1):S3–S8.
12. Wennergren G, Alm B, Oyen N, et al. The decline in the incidence of SIDS in Scandinavia and its relation to risk-intervention campaigns. Nordic Epidemiological SIDS Study. *Acta Paediatr* 1997;86:963–968.

13. L'Hoir MP, Engelberts AC, van Well GT, et al. Risk and preventive factors for cot death in The Netherlands, a low-incidence country. *Eur J Pediatr* 1998;157:681–688.
14. Oyen N, Skjaerven R, Irgens LM. Population-based recurrence risk of sudden infant death syndrome compared with other infant and fetal deaths. *Am J Epidemiol* 1996;144:300–305.
15. Guntheroth WG, Lohmann R, Spiers PS. Risk of sudden infant death syndrome in subsequent siblings. *J Pediatr* 1990;116:520–524.
16. Haaland K, Thoresen M. Crib death, sleeping position and temperature. *Tidsskr Nor Laegeforen* 1992;112:1466–1470. [In Norwegian]
17. Schellscheidt J, Ott A, Jorch G. Epidemiological features of sudden infant death after a German intervention campaign in 1992. *Eur J Pediatr* 1997;156:655–660.
18. Skadberg BT, Morild I, Markestad T. Abandoning prone sleeping: effect on the risk of sudden infant death syndrome. *J Pediatr* 1998;132:340–343.
19. Wigfield RE, Fleming PJ, Berry PJ, et al. Can the fall in Avon's sudden infant death rate be explained by changes in sleeping position? *BMJ* 1992;304:282–283.
20. Mitchell EA, Aley P, Eastwood J. The national cot death prevention program in New Zealand. *Aust J Public Health* 1992;16:158–161.
21. Markestad T, Skadberg B, Hordvik E, et al. Sleeping position and sudden infant death syndrome (SIDS): effect of an intervention programme to avoid prone sleeping. *Acta Paediatr* 1995;84:375–378.
22. Vege A, Rognum TO, Opdal SH. SIDS – changes in the epidemiological pattern in Eastern Norway 1984–1996. *Forensic Sci Int* 1998;93:155–166.
23. Adams EJ, Chavez GF, Steen D, et al. Changes in the epidemiologic profile of sudden infant death syndrome as rates decline among California infants: 1990–1995. *Pediatrics* 1998;102:1445–1451.
24. Mitchell EA, Ford RP, Taylor BJ, et al. Further evidence supporting a causal relationship between prone sleeping position and SIDS. *J Paediatr Child Health* 1992;28(suppl 1):S9–S12.
25. Dwyer T, Ponsonby AL, Blizzard L, et al. The contribution of changes in the prevalence of prone sleeping position to the decline in sudden infant death syndrome in Tasmania. *JAMA* 1995;273:783–789.
26. Spiers PS, Guntheroth WG. Recommendations to avoid the prone sleeping position and recent statistics for sudden infant death syndrome in the United States. *Arch Pediatr Adolesc Med* 1994;148:141–146.
27. Kiechl-Kohlendorfer U, Peglow UP, Kiechl S, et al. Epidemiology of sudden infant death syndrome (SIDS) in the Tyrol before and after an intervention campaign. *Wien Klin Wochenschr* 2001;113:27–32.
28. Sawaguchi T, Nishida H, Fukui F, et al. Study on social responses (encouraging public awareness) to sudden infant death syndrome: evaluation of SIDS prevention campaigns. *Forensic Sci Int* 2002;130 (suppl):S78–S80.
29. Malloy M. Trends in postneonatal aspiration deaths and reclassification of sudden infant death syndrome: impact of the "Back to Sleep" program. *Pediatrics* 2002;109:661–665.
30. Kane AA, Mitchell LE, Craven KP, et al. Observations on a recent increase in plagiocephaly without synostosis. *Pediatrics* 1996;97:877–885.
31. Gonzalez de Dios J, Moya M, Jimenez L, et al. Increase in the incidence of occipital plagiocephaly. *Rev Neurol* 1998;27:782–784. [In Spanish]
32. Christensen L, Østergaard JR, Nørholt SE. Positional plagiocephaly. *Ugeskr Laeger* 2002;165:46–50. [In Danish]
33. Zotter H, Kerbl R, Kurz R, Muller W. Pacifier use and sudden infant death syndrome: should health professionals recommend pacifier use based on present knowledge? *Wien Klin Wochenschr* 2002;114:791–794. Search date 2000; primary sources Medline and Pubmed.

Kommentar

Christian F. Poets

Der plötzliche Kindstod (SIDS) eignet sich kaum zur Durchführung randomisiert-kontrollierter Studien: Der primäre Endpunkt (Tod) macht diese ethisch schwer vertretbar, der extrem rasche Verlauf mit vorheriger Unklarheit, wann welches Kind davon betroffen wird, macht entsprechende Studien kaum durchführbar, und seine relative Seltenheit (0,6/1000) erfordert extrem hohe Probandenzahlen. Evidenz läßt sich hier insofern nur dadurch verbessern, dass der Effekt von Kampagnen zur Primär-Prävention, die aus der Analyse von Risikofaktoren abgeleitet wurden, systematisch überprüft wird. Gleichzeitig muss nach Nebenwirkungen dieser Interventionen gesucht werden.
Besonders sorgfältig erfolgte dies für den Risikofaktor Bauchlage. Hier wurde in zahlreichen Ländern gezeigt, dass die SIDS-Inzidenz zeitgleich mit der Durchführung von Kam-

pagnen, die hiervor warnten, um >50 % zurückging. Ferner besteht eine Dosis-Wirkungs-Beziehung in dem Sinn, dass die Bauchlage das Risiko im Vergleich zur Rückenlage um das 9-fache erhöht, die Seitlage noch um das 3-fache (1).
Für die anderen vermeidbaren Risikofaktoren ist die Evidenzlage schlechter: So wurde für das Rauchen in und nach der Schwangerschaft zwar gezeigt, dass das population-attributable risk bei >50 % liegt, d. h. die SIDS-Inzidenz würde bei Vermeidung dieses Faktors theoretisch um die Hälfte zurückgehen, aber praktisch erweist sich das Rauchverhalten als extrem schwer zu beeinflussen.
Dennoch: In Staaten bzw. Regionen, wo die Öffentlichkeit besonders konsequent über die präventive Bedeutung der Rückenlage, der rauchfreien Umgebung, des Schlafens im Schlafsack, des Stillens und des Schlafens im eigenen Bett, aber im elterlichen Schlafzimmer, aufgeklärt wurde, ging die SIDS-Häufigkeit um jeweils >80 % zurück, ohne dass es zu einer Zunahme von Morbidität kam (2–5). Auch wenn methodisch unbefriedigend bleibt, dass die Bedeutung jedes einzelnen Effekts innerhalb dieser Kampagnen nicht präzise quantifiziert werden kann, stützen diese Zahlen m. E. einen ausreichenden Evidenzlevel, um die allgemeine Umsetzung dieser Präventionsmaßnahmen zu fordern.

1. Bajanowski T, Poets CF. Der plötzliche Säuglingstod – Epidemiologie, Ätiologie, Pathophysiologie und Differentialdiagnostik. Dtsch Ärztebl 2004;101:A3185–3190
2. Kurz R. Modell des Präventionsprogramms gegen den plötzlichen Säuglingstod (SIDS) in der Steiermark. In: Kurz R, Kenner T, Poets CF (eds). Der plötzliche Säuglingstod. Springer Verlag, Wien 2000,243–266
3. L̀Hoir MP, van Well GTJ. Prevention of cot death in The Netherlands. Brussels: Proceedings of Workshop on Infant Mortality and SIDS, March 5–6, 1999
4. Skadberg BT, Morild I, Markestad T. Abandoning prone sleeping: Effect on the risk of sudden infant death syndrome. J Pediatr 1998;132:340–343
5. Hunt L, Fleming P, Golding J. Does the supine sleeping position have any adverse effects on the child? I. Health in the first six months. The ALSPAC Study Team. Pediatrics. 1997;100:E11

Windpocken

Suchdatum: März 2004

George Swingler

Frage **Welche Effekte haben Präventivmaßnahmen bei gesunden Erwachsenen und Kindern?**

Nutzen belegt

Attenuierte Lebendvakzine bei gesunden Kindern[10–16]
Zwei anhand einer systematischen Übersicht ausgewiesenen RCTs zufolge verringert eine Impfung mit attenuierter Varizella-Lebendvakzine im Vergleich zu Placebo bei gesunden Kindern das Auftreten einer klinisch sichtbaren Windpockeninfektion ohne einen statistisch relevanten Anstieg an Nebenwirkungen.

Nutzen wahrscheinlich

Zoster-Immunglobulin versus humanes Serumglobulin bei gesunden Kindern[18, 19]
Einer kleinen RCT bei Kindern mit Kontakt zu erkrankten Geschwistern zufolge verringert Zoster-Immunglobulin im Vergleich zu humanem Serumglobulin nach 20 Tagen den Prozentsatz exponierter Kindern mit klinisch manifesten Windpocken.

Wirksamkeit unbekannt

Attenuierte Lebendvakzine bei gesunden Erwachsenen[10]
Es fanden sich keine RCTs zu den Effekten von attenuiertem Varizella-Lebendimpfstoff bei gesunden Erwachsenen.

Frage **Welche Effekte haben Präventivmaßnahmen bei immungeschwächten Erwachsenen und Kindern?**

Nutzen belegt

Hoch dosiertes Aciclovir (> 3200 mg/d) bei Patienten mit HIV-Infektion[17]
Einer systematischen Übersicht an Patienten mit HIV-Infektion zufolge verringert die Gabe von hoch dosiertem Aciclovir (mindestens 3200 mg/d) über einen Zeitraum von 22 Monaten im Vergleich zu Placebo das Auftreten einer klinisch sichtbaren Windpockeninfektion und die Gesamtsterblichkeit.

Wirksamkeit unbekannt

Aciclovir bei Patienten mit nicht HIV-bedingter Abwehrschwäche
Es fanden sich keine RCTs über die Effekte von Aciclovir bei immungeschwächten Personen (außer HIV).

Attenuierte Lebendvakzine bei Patienten mit Abwehrschwäche[10]
Es fanden sich keine RCTs zu den Effekten von attenuiertem Lebendimpfstoff bei Erwachsenen und Kindern mit Abwehrschwäche.

Zoster-Immunglobulin bei Patienten mit Abwehrschwäche[10]
Es fanden sich keine RCTs über die Effekte von Zoster-Immunglobulin bei immungeschwächten Erwachsenen.

Zoster-Immunglobulin versus Varicella-Zoster-Immunglobulin bei Kindern mit Abwehrschwäche[18]

Eine RCT bei abwehrgeschwächten Kindern mit Kontakt zu einem erkrankten Geschwister ergab hinsichtlich der Häufigkeit einer klinisch manifesten Infektion nach 12 Wochen keinen signifikanten Unterschied zwischen Varicella-Zoster-Immunglobulin und Zoster-Immunglobulin.

Frage Welche Effekte haben unterschiedliche Behandlungsformen bei gesunden Erwachsenen und Kindern?

Nutzen belegt

Orales Aciclovir bei gesunden Patienten (<24h vor Ausbruch des Exanthems verabreicht)[20–22]

Zwei systematischen Übersichten zufolge verringert oral verabreichtes Aciclovir im Vergleich zu Placebo die Schwere der Symptome von Windpocken bei gesunden Erwachsenen und Kindern.

Wirksamkeit unbekannt

Orales Aciclovir bei gesunden Patienten (>24 Stunden nach Ausbruch des Exanthems verabreicht)[22]

RCTs zufolge verringert oral verabreichtes Aciclovir die Symptome der Erkrankung im Vergleich zu Placebo nicht mehr, wenn die Therapie später als 24 Stunden nach Ausbruch des Exanthems einsetzt.

Frage Welche Effekte haben unterschiedliche Behandlungsformen bei immungeschwächten Erwachsenen und Kindern?

Nutzen wahrscheinlich

Aciclovir intravenös bei Kindern mit bösartiger Erkrankung[23, 24]

Es fanden sich zwei RCTs zum Vergleich von i.v. verabreichtem Aciclovir und Placebo bei Kindern mit einer Tumorerkrankung. Einer großen RCT zufolge verringert Aciclovir eine klinische Verschlechterung. Die andere, kleinere RCT ergab hinsichtlich der klinischen Parameter keinen signifikanten Unterschied zwischen Aciclovir und Placebo.

Wirksamkeit unbekannt

Aciclovir bei Patienten mit Abwehrschwäche

Es fanden sich keine RCTs zu den Effekten von Aciclovir bei Menschen mit Abwehrschwäche.

Definition Windpocken werden durch eine Primärinfektion mit Varicella-Zoster-Viren verursacht. Bei immunkompetenten Menschen handelt es sich um eine in der Regel gutartige spontan abheilende Erkrankung mit leichtem Fieber, Unwohlsein und einem generalisierten juckenden vesikulären Exanthem.

Inzidenz/Prävalenz Windpocken sind extrem ansteckend. Über 90 % der Nichtgeimpften infizieren sich. Allerdings geschieht dies in unterschiedlichen Regionen der Welt in verschiedenen Altersstufen. Während in den USA, Großbritannien und Japan 80 % der Menschen schon bis zum 10. Lebensjahr infiziert sind, wird diese Rate in Indien, Südostasien und der Karibik erst ab dem 30. Lebensjahr erreicht.[1,2]

Ätiologie/ Risikofaktoren Windpocken werden durch eine Infektion mit dem Varicella-Zoster-Virus verursacht.

Prognose **Säuglinge und Kinder:** Bei immunkompetenten Kindern verläuft die Krankheit normalerweise relativ mild und heilt spontan ab. In den USA liegt die Todesrate für 1- bis 14-jährige Kinder bei etwa 1,4/100.000 und für Säuglinge bei 7/100.000.[3] In Australien liegt die Letalität für 1- bis 11-Jährige bei etwa 0,5–0,6/100.000 und bei 1,2/100.000 für Säuglinge.[4] Die häufigste Komplikation bei Kindern unter 5 Jahren ist eine septische bakterielle Sekundärinfektion der Haut. Bei älteren Kindern ist es eine akute zerebelläre Ataxie. Beide Komplikationen führen bei 2–3/100.000 Kindern zu einer stationären Aufnahme.[5] **Erwachsene:** Bei Erwachsenen liegt die Letalität mit 31/100.000 höher.[3] Die häufigste Komplikation ist in diesem Fall eine Varizellenpneumonie, die zu 20–30 Krankenhauseinweisungen/100.000 Erwachsene führt.[5] Die Reaktivierung einer latenten Varicella-Zoster-Virus-Infektion führt zu Gürtelrose oder Herpes zoster (siehe „Herpes-zoster-Neuralgie“, S. 402). **Immunsupprimierte Kinder unter Chemotherapie:** Einer Fallserie (77 krebskranke Kinder mit Windpocken) zufolge entwickeln Kinder unter Chemotherapie im Vergleich zu Kindern in Remission häufiger schwere disseminierte Varizellen mit Beteiligung multipler innerer Organe (19/69 [32 %] bei Kindern unter Chemotherapie vs. 0/17 [0 %] bei Kindern in Remission) und sterben häufiger (4/60 [7 %] bei Kindern unter Chemotherapie vs. 0/17 [0 %] bei Kindern in Remission).[6] **Kinder mit HIV-Infektion:** Einer retrospektiven Fallserie (45 Kinder mit AIDS) zufolge entwickelt jedes vierte Kind mit AIDS, das sich im Krankenhaus Windpocken zuzieht, eine Pneumonie, und 5 % der Kinder sterben.[7] In einer retrospektiven Kohortenstudie (73 HIV-infizierte Kinder mit Windpocken, 83 % mit symptomatischer HIV-Infektion) dauerte die Infektion bei 10 Kindern (14 %) über 2 Monate hinaus an, und bei 38 Kindern (55 %) kam es zu rekurrierenden Varicella-Zoster-Infektionen. Es bestand ein enger Zusammenhang zwischen einer zunehmenden Anzahl an Rezidiven und einer niedrigen CD4-Zellzahl.[8] Die Hälfte manifestierte sich mit einem generalisierten Exanthem und die andere Hälfte als Herpes zoster. **Neugeborene:** Es fanden sich keine Kohortenstudien von unbehandelten Neugeborenen mit perinataler Exposition im Vergleich zu Windpocken. In einer Kohortenstudie (281 Neugeborene, die Varicella-Zoster-Immunglobulin erhalten hatten, weil ihre Mütter in einem Zeitraum von 2 Monaten um die Entbindung an Windpocken erkrankt waren) entwickelten 134 (48 %) eine klinisch manifeste Infektion und 19 (14 %) sogar schwere Windpocken.[9] Die schweren Erkrankungen traten bei Neugeborenen auf, bei deren Müttern das Exanthem innerhalb von 7 Tagen vor der Entbindung aufgetreten war.

Literatur

1. Lee BW. Review of varicella zoster seroepidemiology in India and Southeast Asia. *Trop Med Int Health* 1998;3:886–890.
2. Garnett GP, Cox MJ, Bundy DA, et al. The age of infection with varicella-zoster virus in St Lucia, West Indies. *Epidemiol Infect* 1993;110:361–372.
3. Preblud SR. Varicella: complications and costs. *Pediatrics* 1986;78:728–735.
4. Scuffman PA, Lowin AV, Burgess MA. The cost effectiveness of varicella vaccine programs for Australia. *Vaccine* 1999;18:407–415.
5. Guess HA, Broughton DD, Melton LJ, et al. Population-based studies of varicella complications. *Pediatrics* 1986;78:723–727.

6. Feldman S, Hughes WT, Daniel CB. Varicella in children with cancer: seventy-seven cases. *Pediatrics* 1975;56:388–397.
7. Leibovitz E, Cooper D, Giurgiutiu D, et al. Varicella-zoster virus infection in Romanian children infected with the human immunodeficiency virus. *Pediatrics* 1993;92:838–842.
8. von Seidlein L, Gillette SG, Bryson Y, et al. Frequent recurrence and persistence of varicella-zoster virus infections in children infected with human immunodeficiency virus type 1. *J Pediatr* 1996;128:52–57.
9. Miller E, Cradock-Watson JE, Ridehalgh MK. Outcome in newborn babies given anti-varicella-zoster immunoglobulin after perinatal maternal infection with varicella-zoster virus. *Lancet* 1989;2: 371–373.
10. Skull SA, Wang EE. Varicella vaccination: a critical review of the evidence. *Arch Dis Child* 2001;85: 83–90. Search date 2000; primary sources Medline, Embase, The Cochrane Library, reference lists, the internet for position papers from health oganisations, and vaccine product information.
11. Weibel RE, Neff BJ, Kuter BJ, et al. Live attenuated varicella virus vaccine. Efficacy trial in healthy children. *New Engl J Med* 1984;310:1409–1415.
12. Kuter BJ, Weibel RE, Guess HA, et al. Oka/Merck varicella vaccine in healthy children: final report of a 2-year efficacy study and 7-year follow-up studies. *Vaccine* 1991;9:643–647.
13. Varis T, Vesikari T. Efficacy of high-titer live attenuated varicella vaccine in healthy young children. *J Infect Dis* 1996;174:S330–S334.
14. Black S, Shinefield H, Ray P, et al. Postmarketing evaluation of the safety and effectiveness of varicella vaccine. *Pediatr Infect Dis J* 1999;18:1041–1046.
15. Wise RP, Salive ME, Braun MM, et al. Postlicensure safety surveillance for varicella vaccine. *JAMA* 2000;284:1271–1279.
16. Coole L, Law B, McIntyre P. Vaccines for preventing varicella in children and adults (Protocol for a Cochrane Review). In: The Cochrane Library, Issue 1, 2004. Chichester, UK: John Wiley & Sons, Ltd.
17. Ioannidis JP, Collier AC, Cooper DA, et al. Clinical efficacy of high-dose aciclovir in patients with human immunodeficiency virus infection: a meta-analysis of randomized individual patient data. *J Infect Dis* 1998;178:349–359. Search date not reported; primary sources Medline, hand searches of abstracts from meetings, trial directories, and communication with experts.
18. Zaia JA, Levin MJ, Preblud SR, et al. Evaluation of varicella-zoster immune globulin: protection of immunosuppressed children after household exposure to varicella. *J Infect Dis* 1983;147:737–743.
19. Brunell PA, Ross A, Miller LH, et al. Prevention of varicella by zoster immune globulin. *N Engl J Med* 1969;280:1191–1194.
20. Klassen TP, Belseck EM, Wiebe N, et al. Acyclovir for treating varicella in otherwise healthy children and adolescents (Cochrane Review). In: The Cochrane Library, Issue 4, 2002. Oxford: Update Software. Search date 2002; primary sources Cochrane Controlled Trials Register, Medline, Embase, PubMed, hand searches of reference lists, and contact with authors and pharmaceutical companies.
21. Balfour HH Jr, Edelman CK, Anderson RS, et al. Controlled trial of acyclovir for chickenpox evaluating time of initiation and duration of therapy and viral resistance. *Pediatr Infect Dis J* 2001;20: 919–926.
22. Alfandari S. Second question: antiviral treatment of varicella in adult or immunocompromised patients. *Med Malad Infect* 1998;28:722–729. Search date 1997; primary sources Medline, Embase, and hand searches of reference lists and selected journals.
23. Nyerges G, Meszner Z, Gyarmati E, et al. Aciclovir prevents dissemination of varicella in immunocompromised children. *J Infect Dis* 1988;157:309–313.
24. Prober CG, Kirk LE, Keeney RE. Aciclovir therapy of chickenpox in immunosuppressed children: a collaborative study. *J Pediatr* 1982;101:622–625.

Kommentar

Johannes Forster

Die zweifelsohne wirksame aktive Varizellen-Impfung ist in Deutschland von der Ständigen Impfkommission beim Robert-Koch-Institut im Juli 2004 zur allgemeinen Anwendung empfohlen worden, vorzugsweise im zweiten Lebensjahr zusammen mit der MMR-Impfung. Es ist eine Impfung notwendig bis zum 13. Lebensjahr, danach werden vom Hersteller 2 Impfungen empfohlen.

Die folgenden Indikationen bestehen außerhalb der Grundimmunisierung: ungeimpfte 9- bis 17-jährige Jugendliche ohne Varizellenanamnese, seronegative Frauen mit Kinderwunsch, seronegative Patienten vor geplanter immunsuppressiver Therapie oder Organtransplantation, seronegative Patienten unter immunsuppressiver Therapie sowie mit Leukämie (Dabei sind spezielle Voraussetzungen zu beachten), empfängliche Patienten mit

schwerer Neurodermitis und letztlich empfängliche Personen mit engem Kontakt zu den Immunsupprimierten, onkologischen und Neurodermitis-Patienten.
Weitherin ergeben sich Indikationen für Personal in Krankenhäusern und Versorgungseinrichtungen.
Die aktuellen Empfehlungen der Ständigen Impfkommission (STIKO) sind niedergelegt Epidemiologischen Bulletin (Heft 30/2005, S. 257–272 und können in aktualisierter Version unter [http://www.rki.de ▶ Infektionsschutz ▶ Epidemilogisches Bulletin] eingesehen werden.
Neugeborene, deren Mütter 5 Tage vor bis 2 Tage nach Entbindung einen Exanthemausbruch haben, sind bekannte Risikokinder für einen schweren und letalen Verlauf. Bei ihnen wird die prophylaktische Gabe von Varizellen-Zoster Immunglobulin (VZIG) empfohlen. Die Wirksamkeit dieser Maßnahme ist allgemein anerkannt, wenn auch teilweise lückenhaft (2; entspricht Zitat 9 des Kapitels). Daher wird jetzt versucht, die Protektion zu optimieren. Dieses ist in einer Kohortenstudie mit differenziertem Risiko (Evidenzstufe III) gelungen durch unmittelbare postpartale Applikation von VZIG sowie Acyclovir i.v., beginnend 7 Tage nach Exanthemausbruch bei der Mutter (1).

1. Huang YC, Lin TY, Lin YJ, Lien RI, Chou YH. Prophylaxis of intravenous immunoglobulin and acyclovir in perinatal varicella. Eur J Pediatr. 2001;60:91–4.
2. Miller E, Cradock-Watson JE, Ridehalgh MK. Outcome in newborn babies given anti-varicella-zoster immunoglobulin after perinatal maternal infection with varicella-zoster virus. Lancet. 1989 II:371–3.

Diabetische Retinopathie

Suchdatum: Januar 2004

Simon Harding

Frage **Welche Effekte haben unterschiedliche Behandlungsmethoden bei diabetischer Retinopathie?**

Nutzen belegt

Diabeteseinstellung

Siehe „Blutzuckereinstellung bei Typ-I-Diabetes", S. 230.

Hypertonieeinstellung

Siehe „Primärprävention" (S. 27).

Laserkoagulation der Makula bei Patienten mit klinisch signifikantem Makulaödem[13, 28–32]

Einer großen RCT zufolge verringert eine Laserkoagulation der Makula bei Augen mit Makulaödem und leichter bis mäßiger diabetischer Retinopathie im Vergleich zu Nichtbehandlung nach 3 Jahren den Visusverlust. Es gab einige Belege für einen höheren Nutzen bei Augen mit besserer Sehkraft. Einer Subgruppenanalyse zufolge vermindert eine fokale Lasertherapie den Visusverlust in Augen mit klinisch signifikantem Makulaödem, vor allem bei Patienten mit Beteiligung oder drohender Gefährdung der zentralen Makula.

Periphere Laserkoagulation der Retina bei Patienten mit präproliferativer (mäßiger/schwerer nichtproliferativer*) Retinopathie und Makulopathie[7–28]

RCTs bei präproliferativer Retinopathie und Makulopathie zufolge verringert eine periphere Laserkoagulation im Vergleich zu Nichtbehandlung das Risiko eines schweren Visusverlustes nach 5 Jahren.

Periphere Laserkoagulation der Retina bei Patienten mit proliferativer Retinopathie[7–28]

RCTs zufolge reduziert eine periphere Laserkoagulation im Vergleich zu Nichtbehandlung das Risiko eines schweren Visusverlustes nach 2- bis 3-jähriger Beobachtungszeit. Einer RCT zu proliferativer diabetischer Retinopathie mit hohem Risiko zufolge vermindert eine Therapie mit einem niedrig energetischen Argonlaser im Vergleich zur Behandlung mit einem Argonlaser bei Standardenergie das Auftreten einer Glaskörperblutung und eines Makulaödems. Hinsichtlich der Sehschärfe war kein signifikanter Unterschied zwischen beiden Therapieformen zu erkennen. Es ist jedoch möglich, dass die Studie keine hinreichende Aussagekraft hatte, um klinisch wichtige Effekte aufzudecken.

Nutzen wahrscheinlich

Grid-(Gitter)-Laserkoagulation in Bereichen mit Retinaverdickung bei Patienten mit fokaler diabetischer Makulopathie[7–28]

Eine RCT zeigte nach 12 und nach 24 Monaten im Vergleich zu unbehandelten Augen eine Verbesserung der Sehschärfe in Augen, die mit Grid- oder Gittertechnik koaguliert worden waren. Verglichen mit keiner Behandlung verringerte die Laserkoagulation das Risiko für einen mäßigen Visusverlust um 50–70 %.

Wirksamkeit unbekannt

Laserkoagulation der Makula bei Patienten mit Makulopathie ohne klinisch signifikantes Makulaödem[13, 28–32]
Es fanden sich keine RCTs zur Laserkoagulation der Makula bei diesem Personenkreis.

Periphere Laserkoagulation der Retina bei Patienten mit Hintergrund- oder präproliferativer (nichtproliferativer*) Retinopathie ohne Makulopathie[7–28]
Es fanden sich keine RCTs bei Patienten mit Hintergrund- oder präproliferativer (nichtproliferativer*) Retinopathie ohne Makulopathie.

Frage — Welche Effekte haben unterschiedliche Behandlungsmethoden bei Glaskörperblutungen?

Nutzen wahrscheinlich

Vitrektomie bei Patienten mit schweren Glaskörperblutungen und proliferativer Retinopathie (bei frühzeitiger Durchführung)[34–37]
Einer RCT zufolge verringert eine frühzeitige Vitrektomie im Vergleich zu einer um 1 Jahr zurückgestellten Vitrektomie bei Nachuntersuchungen nach 1, 2 und 3 Jahren den Visusverlust bei Augen mit schweren Glaskörperblutungen und proliferativer Retinopathie.

Wirksamkeit unbekannt

Vitrektomie bei Personen mit Makulopathie
Es fanden sich keine RCTs.

Definition Eine diabetische Retinopathie ist gekennzeichnet durch Mikroaneurysmen, Blutungen, Exsudate (harte Exsudate*), Venenveränderungen, Gefäßneubildungen und Netzhautverdickungen unterschiedlichen Ausmaßes. Betroffen von den Veränderungen sind die Netzhautperipherie, die Makula oder beide Bereiche. Der Schweregrad der Retinopathie reicht von der Hintergrundretinopathie (leichte, nichtproliferative R.*) über die präproliferative (mäßige/schwere nichtproliferative R.*) und die proliferative R. bis zur fortgeschrittenen Retinopathie. Hinsichtlich der Makulabeteiligung unterscheidet man fokale, diffuse, ischämische oder gemischte Formen.

Inzidenz/ Prävalenz Eine diabetische Retinopathie ist in Großbritannien der häufigste Erblindungsgrund und verantwortlich für 12 % der nach den gesetzlichen Definitionen als Blindheit registrierten Fälle bei Menschen zwischen 16 und 64 Jahren.[1]

Ätiologie/ Risikofaktoren Zu den Risikofaktoren gehören Alter, Dauer und Einstellung eines Diabetes mellitus, Hypertonie und Hyperlipidämien.[2]

Prognose Studien zum natürlichen Krankheitsverlauf aus den 60er-Jahren kamen zu dem Ergebnis, dass die Krankheit bei mindestens der Hälfte der Menschen mit proliferativer diabetischer Retinopathie innerhalb von 3–5 Jahren zu einer Reduktion der Sehschärfe bis auf weniger als Snellen 6/60 (20/200*) führt.[3–5] Nach einer Nachbeobachtungsphase von 4 Jahren lagen die Raten für eine Verschlechterung der Sehschärfe im besseren Auge bis auf Werte unter 6/60 (20/200*) bei 1,5 % für Typ-1-Diabetiker, bei 2,7 % für nicht insulinabhängige Typ-2-Diabetiker und bei 3,2 % für insulinpflichtige Typ-2-Diabetiker.[6]

* entsprechend US-Definitionen

Literatur

1. Evans J, Rooney C, Ashwood F, et al. Blindness and partial sight in England and Wales: April 1990–March 1991. *Health Trends* 1996;28:5–12.
2. Ebeling P, Koivisto VA. Occurrence and interrelationships of complications in insulin-dependent diabetes in Finland. *Acta Diabetol* 1997;34:33–38.
3. Beetham WP. Visual prognosis of proliferating diabetic retinopathy. *Br J Ophthalmol* 1963;47: 611–619.
4. Caird FI, Burditt AF, Draper GJ. Diabetic retinopathy: a further study of prognosis for vision. *Diabetes* 1968;17:121–123.
5. Deckert T, Simonsen SE, Poulsen JE. Prognosis of proliferative retinopathy in juvenile diabetes. *Diabetes* 1967;10:728–733.
6. Klein R, Klein BEK, Moss SE. The Wisconsin epidemiologic study of diabetic retinopathy: an update. *Aust NZ J Ophthalmol* 1990;18:19–22.
7. British Multicentre Study Group. Proliferative diabetic retinopathy: treatment with xenon arc photocoagulation. *BMJ* 1977;i:739–741.
8. Hercules BL, Gayed II, Lucas SB, et al. Peripheral retinal ablation in the treatment of proliferative diabetic retinopathy: a three-year interim report of a randomised, controlled study using the argon laser. *Br J Ophthalmol* 1977;61:555–563.
9. Diabetic Retinopathy Study Research Group. DRS group 8: photocoagulation treatment of proliferative diabetic retinopathy. *Ophthalmology* 1981;88:583–600.
10. Flynn HW Jr, Chew EY, Simons BD, et al. Pars plana vitrectomy in the Early Treatment Diabetic Retinopathy Study. ETDRS report number 17. *Ophthalmology* 1992;99:1351–1357.
11. British Multicentre Study Group. Photocoagulation for diabetic maculopathy: a randomized controlled clinical trial using the xenon arc. *Diabetes 1983*;32:1010–1016.
12. Patz A, Schatz H, Berkow JW, et al. Macular edema – an overlooked complication of diabetic retinopathy. *Trans Am Acad Ophthalmol Otol* 1973;77:34–42.
13. Early Treatment Diabetic Retinopathy Study Research Group. Early photocoagulation for diabetic retinopathy: ETDRS report 9. *Ophthalmology* 1991;98:766–785.
14. Ferris F. Early photocoagulation in patients with either type I or type II diabetes. *Trans Am Ophthalmol Soc* 1996;94:505–537.
15. Bandello F, Brancato R, Lattanzio R, et al. Double-frequency Nd:YAG laser vs argon-green laser in the treatment of proliferative diabetic retinopathy: randomized study with long-term follow-up. *Lasers Surg Med* 1996;19:173–176.
16. Blankenship GW. A clinical comparison of central and peripheral argon laser panretinal photocoagulation for proliferative diabetic retinopathy. *Ophthalmology* 1988;95:170–177.
17. Bandello F, Brancato R, Menchini U, et al. Light panretinal photocoagulation (LPRP) versus classic panretinal photocoagulation (CPRP) in proliferative diabetic retinopathy. *Semin Ophthalmol* 2001;16:12–18.
18. Pearson AR, Tanner V, Keightey SJ, et al. What effect does laser photocoagulation have on driving visual fields in diabetics? *Eye* 1998;12:64–68.
19. Theodossiadis GP. Central visual field changes after panretinal photocoagulation in proliferative diabetic retinopathy. *Ophthalmologica* 1990;201:71–78.
20. Mackie SW, Walsh G. Contrast and glare sensitivity in diabetic patients with and without pan-retinal photocoagulation. *Ophthalmic Physiol Opt* 1998;18:173–181.
21. Khosla PK, Rao V, Tewari HK, et al. Contrast sensitivity in diabetic retinopathy after panretinal photocoagulation. *Ophthalmic Surg* 1994;25:516–520.
22. Birch J, Hamilton AM. Xenon arc and argon laser photocoagulation in the treatment of diabetic disc neovascularization. Part 2: effect on colour vision. *Trans Ophthalmol Soc UK* 1981;101:93–99.
23. Doft BH. Single versus multiple treatment sessions of argon laser panretinal photocoagulation for proliferative diabetic retinopathy. *Ophthalmology* 1982;89:772–779.
24. Seiberth V, Schatanek S, Alexandridis E. Panretinal photocoagulation in diabetic retinopathy: argon versus dye laser coagulation. *Graefes Arch Clin Exp Ophthalmol* 1993;231:318–322.
25. Cordeiro MF, Stanford MR, Phillips PM, et al. Relationship of diabetic microvascular complications to outcome in panretinal photocoagulation treatment of proliferative diabetic retinopathy. *Eye* 1997;11:531–536.
26. Buckley S. Field loss after pan retinal photocoagulation with diode and argon lasers. *Doc Ophthalmol* 1992;82:317–322.

27. Duffy SW, Rohan TE, Altman DG. A method for combining matched and unmatched binary data: application to randomized, controlled trials of photocoagulation in the treatment of diabetic retinopathy. *Am J Epidemiol* 1989;130:371–378.
28. Blankenship GW. Diabetic macular edema and argon laser photocoagulation: a prospective randomized study. *Ophthalmology* 1979;86:69–75.
29. The Krypton Argon Regression Neovascularization Study Research Group. Randomized comparison of krypton versus argon scatter photocoagulation for diabetic disc neovascularization: the krypton argon regression neovascularization study report number 1. *Ophthalmology* 1993;100:1655–1664.
30. Early Treatment Diabetic Retinopathy Study Research Group. Photocoagulation for diabetic macular edema. *Arch Ophthalmol* 1985;103:1796–1806.
31. Olk RJ. Modified grid argon (blue–green) laser photocoagulation for diffuse diabetic macular edema. *Ophthalmology* 1986;93:938–950.
32. Anonymous. Focal photocoagulation treatment of diabetic macular edema: relationship of treatment effect to fluorescein angiographic and other retinal characteristics at baseline: ETDRS report 19. *Arch Ophthalmol* 1995;113:1144–1155.
33. Ciavarella P, Moretti G, Falsini B, et al. The pattern electroretinogram (PERG) after laser treatment of the peripheral or central retina. *Curr Eye Res* 1997;16:111–115.
34. Diabetic Retinopathy Vitrectomy Study Group. Early vitrectomy for severe vitreous hemorrhage in diabetic retinopathy. Four-year results of a randomized trial: diabetic retinopathy vitrectomy study report 5. *Arch Ophthalmol* 1990;108:958–964.
35. Sima P, Zoran T. Long-term results of vitreous surgery for proliferative diabetic retinopathy. *Doc Ophthalmol* 1994;87:223–232.
36. Le Mer Y, Korobelnik, JF, Morel C, et al. TPA-assisted vitrectomy for proliferative diabetic retinopathy: results of a double-masked, multicenter trial. *Retina* 1999;19:378–382.
37. The Diabetic Retinopathy Vitrectomy Study Research Group. Early vitrectomy for severe proliferative diabetic retinopathy in eyes with useful vision. Results of a randomized trial. Diabetic Retinopathy Vitrectomy Study Report 3. *Ophthalmology* 1988;95:1307–1320.

Opthalmologischer Kommentar

Bernd Kirchhof

Unter „Nutzen unwahrscheinlich“ müsset hinzugefügt werden: Grid-(Gitter)-Laserkoagulation in Bereichen mit Retinaverdickung bei Patienten mit diffuser diabetischer Makulopathie. Insbesondere die diffuse Makulopathie kann nicht wirkungsvoll mit einer Lasertherapie behandelt werden und bleibt bislang therapeutisch unbefriedigend (1, 2).

1. Early Treatment Diabetic Retinopathy Study Research Group. Focal photocoagulation treatment of diabetic macular edema. Relationship of treatment effect to fluorescein angiographic and other retinal characteristics at baseline. ETDRS Report No. 19. *Arch Ophthalmol* 1995; 113: 1144–1155.
2. Aiello LM, Ferris FL, 3rd. Photocoagulation for diabetic macular edema. *Arch Ophthalmol* 1987; 105: 1163.

Glaukom

Suchdatum: Juli 2004

Rajiv Shah und Richard Wormald

Frage **Welche Effekte haben unterschiedliche Behandlungsmethoden bei primärem Offenwinkelglaukom?**

Nutzen wahrscheinlich

Lasertrabekuloplastik plus konservative Behandlung (im Vergleich zu keiner Initialbehandlung oder ausschließlich medikamentöser Therapie)[11, 12]
Einer RCT an Patienten mit neu diagnostiziertem primärem Offenwinkelglaukom oder pseudoexfoliativem Glaukom zufolge verlangsamt eine Initialbehandlung mittels Lasertrabekuloplastik und medikamentöser Therapie zur Senkung des Augeninnendrucks im Vergleich zu keiner Initialbehandlung nach 6 Jahren das Fortschreiten eines Glaukoms. Eine RCT zeigte, dass eine kombinierte Behandlung mittels initialer Lasertrabekuloplastik, gefolgt von einer medikamentösen Therapie, im Vergleich zur ausschließlich medikamentösen Therapie den Augeninnendruck senkt und eine Verschlechterung des funduskopischen Papillenbefundes verringert sowie die Gesichtsfelder nach durchschnittlich 7 Jahren verbessert.

Medikamentöse Lokaltherapie (manche RCTs umfassten Patienten mit Offenwinkelglaukom oder nur überhöhtem Augeninnendruck)[13–16]
Eine systematische Übersicht und eine nachfolgende RCT an Patienten mit primärem Offenwinkelglaukom oder mit überhöhtem Augeninnendruck ergab begrenzte Hinweise darauf, dass medikamentöse Behandlungen im Vergleich zu Placebo oder engmaschigem Beobachten den intraokulären Druck nach 3 Monaten bis 5 Jahren Nachbeobachtung senken. Hinsichtlich der Gesichtsfeldverluste zeigte sich in einer Nachbeobachtung von 1–3 Jahren oder länger jedoch kein signifikanter Unterschied zwischen der medikamentösen Behandlung und Placebo. Eine anschließende große RCT an Patienten mit überhöhtem Augeninnendruck, aber ohne Nachweis glaukombedingter Schäden zeigte, dass eine topische Behandlung zur Senkung des Augeninnendrucks im Vergleich zu engmaschigem Beobachten nach 5 Jahren die Wahrscheinlichkeit der Entstehung eines primären Offenwinkelglaukoms verringert. Eine RCT zeigte, dass eine kombinierte Behandlung mittels initialer Lasertrabekuloplastik, gefolgt von einer medikamentösen Therapie im Vergleich zu einer ausschließlich medikamentösen Therapie den Augeninnendruck senkt und eine Verschlechterung des funduskopischen Papillenbefundes verringert sowie die Gesichtsfelder nach durchschnittlich 7 Jahren verbessert. Zwei RCTs zufolge verringert die initiale Lasertrabekuloplastik im Vergleich zur medikamentösen Therapie sowohl den Gesichtsfeldverlust als auch den Augeninnendruck, jedoch zeigte sich hinsichtlich des Visus nach etwa 5 Jahren kein signifikanter Unterschied zwischen den Behandlungsformen. Einer RCT an Patienten mit primärem Offenwinkelglaukom, Pigmentglaukom oder pseudoexfoliativem Glaukom zufolge besteht hinsichtlich des Gesichtsfeldverlustes nach 5 Jahren kein signifikanter Unterschied zwischen der medikamentösen Initialbehandlung und einer initialen operativen Trabekulotomie. Unter der initialen operativen Trabekulotomie war der Visusverlust höher, jedoch wurde nichts über die Bedeutung dieses Befundes berichtet.

Nutzen und Schaden abzuwägen

Chirurgische Trabekulotomie[17–24]
Zwei RCTs zufolge reduziert eine chirurgische Trabekulotomie im Vergleich zu einer medikamentösen Therapie sowohl den Gesichtsfeldverlust als auch den intraokulären Druck,

jedoch zeigte sich hinsichtlich des Visus nach etwa 5 Jahren kein signifikanter Unterschied zwischen den Behandlungsmaßnahmen. Einer RCT an Patienten mit primärem Offenwinkelglaukom, Pigmentglaukom oder pseudoexfoliativem Glaukom zufolge besteht hinsichtlich des Gesichtsfeldverlustes nach 5 Jahren kein signifikanter Unterschied zwischen der medikamentösen Initialbehandlung und einer initialen operativen Trabekulotomie. Unter der initialen operativen Trabekulotomie war der Visusverlust höher, jedoch wurde nichts über die Bedeutung dieses Befundes berichtet. Zwei RCTs zufolge senkt die chirurgische Trabekulotomie im Vergleich zur Lasertrabekuloplastik den intraokulären Druck, die Effekte hinsichtlich der Visus- und Gesichtsfeldveränderungen nach 5–7 Jahren waren jedoch gemischt. Von der chirurgischen Trabekulotomie wird berichtet, dass sie zu einer Verminderung der zentralen Sehschärfe führt.

Wirksamkeit unbekannt

Lasertrabekuloplastik (im Vergleich zur chirurgischen Trabekulotomie)[11, 12]

Zwei RCTs zufolge senkt eine chirurgische Trabekulotomie im Vergleich zur Lasertrabekuloplastik den Augeninnendruck, hinsichtlich der Visusveränderungen nach 5–7 Jahren waren die Effekte jedoch gemischt.

Frage **Welche Effekte hat eine Senkung des Augeninnendrucks bei Patienten mit Normaldruckglaukom?**

Nutzen wahrscheinlich

Medikamentöse Therapie[22, 23]

Einer RCT zufolge verlangsamen chirurgische und/oder medikamentöse Behandlungen die Progression der Gesichtsfeldverluste nach 8 Jahren.

Nutzen und Schaden abzuwägen

Chirurgische Therapie[22, 23]

Einer RCT zufolge verlangsamen chirurgische und/oder medikamentöse Behandlungen im Vergleich zu keiner Behandlung die Progression der Gesichtsfeldverluste nach 8 Jahren, allerdings erhöhen chirurgische Eingriffe nach 8 Jahren das Risiko für die Entwicklung einer Katarakt.

Frage **Welche Effekte haben unterschiedliche Behandlungsmethoden bei akutem Engwinkelglaukom?**

Wirksamkeit unbekannt

Medikamentöse Therapien (keine placebokontrollierten RCTs, aber nachhaltiger Konsens hinsichtlich der Wirksamkeit von Behandlungen)[25, 26]

Placebokontrollierte RCTs fanden sich nicht, aber der starke Konsens bei diesem Thema lässt annehmen, dass medikamentöse Therapien effektiv sind. In einer RCT war hinsichtlich des intraokulären Drucks nach 2 Stunden kein signifikanter Unterschied zwischen niedrig dosiertem Pilocarpin und einer intensiven Pilocarpintherapie oder Pilocarpin-Implantaten festzustellen. Zu anderen medikamentösen Therapieansätzen fanden sich keine RCTs.

Operative Therapie (keine placebokontrollierten RCTs, aber nachhaltiger Konsens hinsichtlich der Wirksamkeit von Behandlungen)[25, 26]

Placebokontrollierte RCTs fanden sich nicht, aber der starke Konsens bei diesem Thema lässt annehmen, dass operative Maßnahmen wirkungsvoll sind. Eine RCT ergab in Bezug auf Sehschärfe oder intraokulären Druck nach einer Beobachtungsphase von 3 Jahren keinen signifikanten Unterschied zwischen chirurgischer Iridektomie und Laser-Iridektomie.

Definition

Mit dem Begriff „Glaukom" bezeichnet man eine Gruppe von Krankheiten, die durch eine progrediente Optikusneuropathie gekennzeichnet sind. Die Krankheit tritt normalerweise bilateral auf, ist aber asymmetrisch und kann mit beliebigen Werten des intraokulären Drucks auftreten. Alle Formen zeigen als auffallendstes Zeichen eine Papillenexkavation mit zentraler Blässe (Glaukompapille), die einhergeht mit peripheren Gesichtsfeldausfällen. Von **primärem Offenwinkelglaukom** spricht man, wenn ein Glaukom trotz offenem Abflusskanal der Vorderkammer und ohne sekundär identifizierbare Ursachen auftritt. Trotz des noch lückenhaften Wissens um den natürlichen Verlauf dieser Erkrankungen wird davon ausgegangen, dass die Störung mit einem Augeninnendruck beginnt, der für den Sehnerv zu hoch ist. Bei einem signifikanten Prozentsatz der Patienten mit Glaukom (ca. 40 %) liegt der Augeninnendruck jedoch innerhalb des statistisch definierten Normalbereichs. Der Begriff „überhöhter Augeninnendruck" gilt im Allgemeinen für Augen mit einem Augeninnendruck oberhalb der statistischen Obergrenze des Normalbereichs (ca. 21 mmHg). Allerdings ist der Sehnerv nur bei einem relativ geringen Anteil (ca. 10 %) der Augen mit erhöhtem Innendruck gegenüber dessen Wirkung empfindlich. Da der Augeninnendruck jedoch der hauptsächliche und einzig veränderbare Risikofaktor der Erkrankung ist, werden in Studien zur Effektivität einer Senkung des Augeninnendrucks oft Probanden mit sowohl überhöhtem Augeninnendruck als auch primärem Offenwinkelglaukom aufgenommen. Früher war Studienpersonal sehr zurückhaltend in Bezug auf das Vorenthalten einer aktiven Behandlung bei klinisch manifestem primärem Offenwinkelglaukom, daher wurden für viele Studien Probanden ausgewählt, die lediglich einen Augenüberdruck hatten. Studien zum Vergleich von Behandlungsformen beinhalten oft sowohl Personen mit primärem Offenwinkelglaukom als auch Patienten mit erhöhtem Augeninnendruck, jedoch ist die Zielgröße darin gewöhnlich nur der Augeninnendruck. Bei **Normaldruckglaukom** treten die typischen glaukomatösen Veränderungen bei intraokulären Drücken auf, die konstant unter unter der statistischen Obergrenze des Normalwertes von 21 mmHg liegen (ein Wert zwei Standardabweichungen oberhalb des Bevölkerungsmittels). Beim **akuten Engwinkelglaukom** (Glaukomanfall) kommt es durch einen Verschluss im Bereich des zu engen Kammerwinkels zu einem raschen und starken intraokulären Druckanstieg.

Inzidenz/ Prävalenz

Glaukome treten bei 1–2 % der über 40-jährigen Weißen auf und nehmen bis zum Alter von 70 Jahren auf 5 % zu. Zwei Drittel der Betroffenen leiden an primären Offenwinkelglaukomen, etwa ein Viertel leidet an Normaldruckglaukomen.[1, 2] Bei Schwarzen zeigen Glaukome eine höhere Prävalenz, treten in früherem Alter mit höheren Drücken auf, sind schwieriger unter Kontrolle zu bekommen und stellen den Hauptgrund für irreversible Erblindung dar.[1, 3] In Großbritannien verursachen Glaukome 8 % aller neu registrierten Erblindungen.[4]

Ätiologie/ Risikofaktoren Der Hauptrisikofaktor für die Entwicklung eines primären Offenwinkelglaukoms ist ein erhöhter Augeninnendruck. Schwächere Risikofaktoren sind positive Familienanamnese und ethnische Herkunft. Das Verhältnis zwischen systemischem Blutdruck und intraokulärem Druck ist ein bestimmender Faktor für den Blutfluss zur Sehnervenpapille und folglich ein möglicher Risikofaktor für die Entwicklung eines Glaukoms.[5] Systemische Hypotonie, Gefäßspasmen (einschließlich Raynaud-Syndrom und Migräne) und starke Blutverluste wurden in Krankenhausstudien als Risikofaktoren für die Entstehung von Normaldruckglaukomen gemeldet.[6] Risikofaktoren für ein akutes Engwinkelglaukom sind: positive Familienanamnese, weibliches Geschlecht, Weitsichtigkeit und Katarakt. Eine kürzlich durchgeführte systematische Übersicht ergab keinerlei Belege für die Theorie, dass eine routinemäßige Pupillendilatation mit kurz wirksamen Mydriatika einen Risikofaktor für ein akutes Engwinkelglaukom darstellt.[7]

Prognose Ein fortgeschrittener Gesichtsfeldverlust muss bei 20 % der Personen mit primärem Offenwinkelglaukom bereits bei der Diagnosestellung registriert werden[8] und ist ein wichtiger prognostischer Faktor für ein völliges Erblinden[9]. Die glaukombedingte Blindheit resultiert entweder aus einer massiven Gesichtsfeldeinschränkung oder einem Verlust der zentralen Sehstärke. Nachdem erste Gesichtsfeldausfälle aufgetreten sind, können unbehandelte Personen mit einem intraokulären Druck über 30 mmHg den Rest ihres Sehvermögens innerhalb von 3 oder weniger Jahren verlieren.[10] Mit fortschreitender Erkrankung bekommen Menschen mit Glaukom Schwierigkeiten, von einem hellen Raum in einen dunkleren zu gehen und Stufen und Randsteine zu erkennen. Bei Normaldruckglaukomen schreitet der Visusverlust häufig langsamer voran. Ein akutes Engwinkelglaukom führt sehr rasch zu einem Sehverlust, der anfangs durch ein Hornhautödem und später durch eine ischämische Optikusneuropathie verursacht wird.

Literatur

1. Sommer A, Tielsch JM, Katz J, et al. Relationship between intraocular pressure and primary open angle glaucoma among white and black Americans. *Arch Ophthalmol* 1991;109:1090–1095.
2. Coffey M, Reidy A, Wormald R, et al. The prevalence of glaucoma in the west of Ireland. *Br J Ophthalmol* 1993;77:17–21.
3. Leske MC, Connell AM, Wu SY, et al. Incidence of open-angle glaucoma: the Barbados Eye Studies. The Barbados Eye Studies Group. *Arch Ophthalmol* 2001;119:89–95.
4. Government Statistical Service. *Causes of blindness and partial sight amongst adults.* London: HMSO, 1988.
5. Tielsch JM, Katz J, Quigley HA, et al. Diabetes, intraocular pressure, and primary open-angle glaucoma in the Baltimore Eye Survey. *Ophthalmology* 1995;102:48–53.
6. Fleck BW, Wright E, Fairley EA. A randomised prospective comparison of operative peripheral iridectomy and Nd:YAG laser iridotomy treatment of acute angle closure glaucoma: 3 year visual acuity and intraocular pressure control outcome. *Br J Ophthalmol* 1997;81:884–888.
7. Pandit RJ, Taylor R. Mydriasis and glaucoma: exploding the myth. A systematic review. *Diabet Med* 2000;17:693–699.
8. Sheldrick JH, Ng C, Austin DJ, et al. An analysis of referral routes and diagnostic accuracy in cases of suspected glaucoma. *Ophthalmic Epidemiol* 1994;1:31–38.
9. Fraser S, Bunce C, Wormald R, et al. Deprivation and late presentation of glaucoma: case-control study. *BMJ* 2001;322:639–643.
10. Jay JL, Murdoch JR. The rates of visual field loss in untreated primary open angle glaucoma. *Br J Ophthalmol* 1993;77:176–178.
11. Heijl A, Leske MC, Bengtsson B, et al. Reduction of intraocular pressure and glaucoma progression: results from the Early Manifest Glaucoma Trial. *Arch Ophthalmol* 2002;120:1268–1279.
12. Glaucoma Laser Trial Group. The glaucoma laser trial (GLT) and glaucoma laser trial follow-up study: results. *Am J Ophthalmol* 1995;120:718–731.

13. Rossetti L, Marchetti I, Orzalesi N, et al. Randomised clinical trials on medical treatment of glaucoma: are they appropriate to guide clinical practice? *Arch Ophthalmol* 1993;111:96–103. Search date 1991; primary source Medline.
14. Kass MA, Heuer DK, Higginbotham EJ, et al. The Ocular Hypertension Treatment Study: a randomized trial determines that topical ocular hypotensive medication delays or prevents the onset of primary open-angle glaucoma. *Arch Ophthalmol* 2002;120:701–713.
15. Kamal D, Garway-Heath D, Ruben S, et al. Results of the betaxolol versus placebo treatment trial in ocular hypertension. *Graefes Arch Clin Exp Ophthalmol* 2003;241:196–203.
16. Diamond JP. Systemic adverse effects of topical ophthalmic agents: implications for older patients. *Drugs Aging* 1997;11:352–360.
17. Migdal C, Gregory W, Hitchins R, et al. Long-term functional outcome after early surgery compared with laser and medicine in open angle glaucoma. *Ophthalmology* 1994;101:1651–1657.
18. Jay JL, Allan D. The benefit of early trabeculectomy versus conventional management in primary open angle glaucoma relative to severity of disease. *Eye* 1989;3:528–535.
19. Feiner L, Piltz-Seymour JR; Collaborative Initial Glaucoma Treatment Study. Collaborative Initial Glaucoma Treatment Study: a summary of results to date. *Curr Opin Ophthalmol* 2003;14:106–111.
20. The AGIS investigators. The Advanced Glaucoma Intervention Study (AGIS): 4. Comparison of treatment outcomes within race. Seven year results. *Ophthalmology* 1998;105:1146–1164.
21. Costa UP, Smith M, Spaeth GL, et al. Loss of vision after trabeculectomy. *Ophthalmology* 1993;100: 599–612.
22. Collaborative Normal-tension Glaucoma Study Group. Comparison of glaucomatous progression between untreated patients with normal-tension glaucoma and patients with therapeutically reduced intraocular pressure. *Am J Ophthalmol* 1998;126:487–497.
23. Collaborative Normal-tension Glaucoma Study Group. The effectiveness of intraocular pressure reduction in the treatment of normal-tension glaucoma. *Am J Ophthalmol* 1998;126:498–505.
24. Ederer F, Gaasterland DA, Dally LG, et al. The Advanced Glaucoma Intervention Study (AGIS): 13. Comparison of treatment outcomes within race: 10-year results. *Ophthalmology* 2004;111:651–664.
25. Saw SM, Gazzard G, Friedman DS. Interventions for angle-closure glaucoma: an evidence-based update. *Ophthalmology* 2003;110:1869–1878; quiz 1878–1879, 1930. Search date 2002; primary sources MEDLINE, PubMed, EMBASE, Cochrane Collaborations, hand search of reference lists of important articles.
26. Edwards RS. A comparative study of Ocusert Pilo 40, intensive pilocarpine and low-dose pilocarpine in the initial treatment of primary acute angle-closure glaucoma. *Curr Med Res Opin* 1997;13: 501–509.
27. Fleck BW, Dhillon B, Khanna V, et al. A randomised, prospective comparison of Nd:YAG laser iridotomy and operative peripheral iridectomy in fellow eyes. *Eye* 1991;5:315–321.
28. Pollack IP, Robin AL, Dragon DM, et al. Use of neodymium:YAG laser to create iridotomies in monkeys and humans. *Trans Am Ophthalmol Soc* 1984;82:307–328.
29. Moster MR, Schwartz LW, Spaeth GL, et al. Laser iridectomy. A controlled study comparing argon and neodymium:YAG. *Ophthalmology* 1986;93:20–24.

Herpes-simplex-Infektion des Auges

Suchdatum: August 2003

Nigel H. Barker

Frage **Welche Effekte haben unterschiedliche Behandlungsmethoden bei epithelialer Keratitis?**

Nutzen belegt

Interferone[10]

Einer systematischen Übersicht zufolge erhöht eine lokale Interferontherapie (Alpha- oder Beta-Interferon) die Zahl der Heilungen nach 7 und 14 Tagen im Vergleich zu Placebo. Der Übersicht zufolge besteht hinsichtlich der Heilung nach 7 Tagen kein signifikanter Unterschied zwischen topischem Interferon oder Virostatikum, nach 14 Tagen war die Heilungsrate unter topischem Interferon jedoch höher. Die Übersicht zeigte auch, dass topisches Interferon plus ein topisches Virostatikum im Vergleich zu einem topischen Virostatikum allein die Heilung nach 14 Tagen verstärkt. Der Begriff „Heilung" war nicht eindeutig definiert.

Topische Virostatika[10]

Einer systematischen Übersicht zufolge erhöhen topische Virostatika (Idoxuridin oder Vidarabin) die Zahl der Heilungen nach einer 14-tägigen Beobachtungsphase im Vergleich zu Placebo. Zusätzlich zeigte sich für Trifluridin oder Aciclovir nach 7 und nach 14 Tagen eine im Vergleich zu Idoxuridin bessere Heilungsrate. Die Übersicht ergab ferner, dass eine antivirale Behandlung plus Débridement im Vergleich zu jeder der beiden Behandlungsformen für sich genommen die Heilungsrate nach 7 Tagen erhöht. Bezüglich der Heilungsrate nach 14 Tagen fand sich kein signifikanter Unterschied zwischen antiviraler Behandlung plus Débridement und einem Virostatikum allein. Auch hinsichtlich der Heilungsrate nach 7 Tagen fand sich kein signifikanter Unterschied zwischen topischen Virostatika und topischem Interferon, jedoch zeigte sich, dass topisches Interferon die Heilungsrate nach 14 Tagen erhöht. Die Übersicht ergab außerdem, dass zusätzlich zu einem topischen Virostatikum verabreichtes topisches Interferon im Vergleich zum Virostatikum allein die Heilungsrate erhöht. Der Begriff „Heilung" war nicht eindeutig definiert.

Wirksamkeit unbekannt

Débridement[10]

In einer systematischen Übersicht zeigte sich kein signifikanter Unterschied zwischen Débridement und Nichtbehandlung. Es wurde aber deutlich, dass ein Débridement plus eine antivirale Therapie im Vergleich zu jeder der beiden Behandlungsformen für sich genommen die Heilungsrate nach 7 Tagen erhöht. Dieser Unterschied blieb für die Kombinationsbehandlung im Vergleich zum alleinigen Débridement auch nach 14 Tagen signifikant.

Frage **Welche Effekte haben unterschiedliche Behandlungsmethoden bei stromaler Keratitis?**

Nutzen belegt

Topische Glukokortikoide[11]

Einer RCT bei Patienten unter topischen Virostatika zufolge führen topisch applizierte Glukokortikoide im Vergleich zu Placebo zu verlangsamter Progression der stromalen Keratitis und einer Verkürzung der Krankheitsdauer.

Herpes-simplex-Infektion des Auges

Nutzen unwahrscheinlich

Orale Therapie mit Aciclovir[12]

In einer RCT bei Patienten unter topischer Steroidtherapie plus lokaler antiviraler Behandlung fand sich bezüglich der Therapieversagerrate nach 16 Wochen kein signifikanter Unterschied zwischen oral appliziertem Aciclovir und Placebo.

Frage Welche Effekte haben unterschiedliche Behandlungsmethoden hinsichtlich der Rezidivprophylaxe eines okulären Herpes simplex?

Nutzen belegt

Orale Langzeittherapie mit Aciclovir (1 Jahr)[6, 13]

Einer großen RCT bei Personen mit mindestens einer vorausgegangenen Episode einer epithelialen oder stromalen Keratitis zufolge senkt eine orale Langzeittherapie (1 Jahr) mit Aciclovir im Vergleich zu Placebo die Rezidivrate nach einem Jahr.

Nutzen unwahrscheinlich

Orale Kurzzeittherapie mit Aciclovir (3 Wochen)[6, 13]

Eine RCT bei Personen mit epithelialer Keratitis unter topischer antiviraler Therapie (Trifluoridin) ergab hinsichtlich der Rate an stromaler Keratitis oder Iritis nach einem Jahr keinen signifikanten Unterschied zwischen einer oralen Kurzzeitprophylaxe mit Aciclovir und Placebo.

Frage Welche Effekte haben unterschiedliche Behandlungsmethoden zur Rezidivprophylaxe eines okulären Herpes simplex bei Patienten mit Hornhauttransplantaten?

Nutzen wahrscheinlich

Orale Therapie mit Aciclovir[14]

Begrenzten Hinweisen aus einer kleinen RCT zufolge verringert eine prophylaktische orale Aciclovirtherapie im Vergleich zu Placebo die Rezidivhäufigkeit und verbessert die Überlebenszeit des Transplantates.

Definition

Eine Herpes-simplex-Infektion der Augen wird normalerweise durch Herpes-simplex-Virus Typ 1 (HS V-1), in Einzelfällen aber auch durch HS V Typ 2 verursacht. Die Manifestationen einer okulären Infektion sind vielfältig und reichen von Blepharitis (Lidentzündung), obstruktiver Kanalikulitis, Konjunktivitis, oberflächlicher Keratitis und Iritis bis zur Retinitis. Man unterscheidet neonatale, primäre (HS V bei einer Person ohne vorherige Virusexposition) und rezidivierende HS V-Infektionen (vorausgegangene Virusexposition mit humoraler und zellulärer Immunität).

Inzidenz/ Prävalenz

Die Erstinfektion mit HS V erfolgt normalerweise bereits im frühen Kindesalter. In einer US-Studie fanden sich bei 50 % der Menschen mit hohem und bei 80 % der Menschen mit niedrigem sozioökonomischem Status bis zum Alter von 30 Jahren Antikörper gegen HS V-1.[1] Trotzdem gab es nur bei etwa 20–25 % der Personen mit Antikörpern anamnestische Hinweise auf klinische Manifestationen einer okulären oder kutanen Herpeserkrankung.[2] Eine okuläre Herpesinfektion ist in den reichen Industrienationen die häufigste Ursache für hornhautbedingte Blindheit und weltweit betrachtet die häufigste Ursache einer einseitigen hornhautbedingten Erblindung.[3] Eine über 33 Jahre laufende Bevölkerungsstudie in Rochester, Minnesota, ergab für neue okuläre Herpesinfektionen eine jährliche Inzidenz von 8,4/100.000 (95%-CI 6,9–9,9) und eine jährliche Gesamtinzidenz (Erstmanifestation und Rezidive) von 20,7/100.000 (95%-CI 18,3–23,1).[4] Die Prävalenz für okuläre Herpesinfektionen in der Bevölkerung lag bei 149 Fälle/10.000 Einwohner (95%-CI 115–183). Zwölf Prozent der Betroffenen litten unter einer beidseitigen Erkrankung.[4]

Ätiologie/ Risikofaktoren

Die epitheliale Keratitis entsteht aus einer produktiven lytischen viralen Infektion der Hornhautepithelzellen. Man nimmt an, dass stromale Keratitis und Iritis die Folge einer Kombination aus Virusinfektion und Abwehrschwäche darstellen. Belegen aus Beobachtungsstudien (346 Patienten mit okulärem HSV aus der Placebogruppe einer RCT) zufolge liegt das Risiko für die Entwicklung einer stromalen Keratitis bei 4% für Patienten ohne anamnestische Hinweise auf eine frühere stromale Keratitis (RR 1,0), während sie für Patienten mit vorausgegangener stromaler Keratitis bei 32% (RR 10; 95%-CI 4,32–23,38) lag. Bei der epithelialen Keratitis dagegen bilden anamnestische Hinweise auf frühere Krankheitsepisoden keinen Risikofaktor für einen rezidivierenden Verlauf.[5] Alter, Geschlecht, ethnische Zugehörigkeit oder vorausgegangene nichtokuläre HSV-Infektionen korrelieren nicht mit einem erhöhten Rezidivrisiko.[5]

Prognose

Eine epitheliale HSV-Keratitis heilt tendenziell innerhalb von 1–2 Wochen spontan ab. In einer Studie mit 271 Teilnehmern, die lokal mit Trifluorothymidin behandelt wurden und randomisiert den Gruppen mit oraler Aciclovirtherapie bzw. Placebo zugeteilt wurden, waren die Epithelläsionen in der Placebogruppe nach einer Woche in 89% und nach 2 Wochen in 99% der Fälle völlig abgeheilt oder zumindest unter 1 mm zurückgegangen.[6] In etwa 25% der Fälle kommt es nach einer epithelialen Keratitis zu einer stromalen Keratitis oder einer Iritis.[7] Mögliche Folgen einer Stromaentzündung sind: Vernarbungen, Gewebezerstörungen, Neovaskularisationen, Glaukom und persistierende Epitheldefekte. Die Rezidivrate für eine okuläre Herpesinfektion beträgt im ersten Jahr nach der Erstmanifestation 10%, nach 2 Jahren 23% und nach 10 Jahren 50%.[8] Das Risiko für rekurrierende Infektionen (epithelial oder stromal) steigt mit der Zahl der vorausgegangenen Krankheitsepisoden (2 oder 3 Episoden: RR 1,41, 95%-CI 0,82–2,42; 4 oder mehr vorausgegangene Episoden: RR 2,09, 95%-CI 1,24–3,50).[5] Fünf Prozent der Hornhauttransplantationen, die in Australien in einem 10-Jahres-Zeitraum durchgeführt wurden, wurden bei Personen mit Sehbehinderung bzw. aktueller oder drohender Hornhautperforation infolge einer stromalen HSV-Infektion vorgenommen. HSV-Rezidive auf einem Hornhauttransplantat haben entscheidenden Einfluss auf die Lebensdauer des Implantates. Über Daten aus dem Australian Corneal Graft Registry (australisches Hornhaut-Transplantationsregister) konnte gezeigt werden, dass, über einen Nachbeobachtungszeitraum von 9 Jahren bei 58% der fehlgeschlagenen, wegen einer HSV-Keratitis durchgeführten Hornhauttransplantationen mindestens ein HSV-Rezidiv aufgetreten war.[9]

Literatur

1. Nahmias AJ, Lee FK, Beckman-Nahmias S. Sero-epidemiological and sociological patterns of herpes simplex virus infection in the world. *Scand J Infect Dis Suppl* 1990;69:19–36.
2. Kaufman HE, Rayfield MA, Gebhardt BM. Herpes simplex viral infections. In: Kaufman HE, Baron BA, McDonald MB, eds. *The Cornea*. 2nd ed. Woburn, MA: Butterworth-Heinemann, 1997.

3. Dawson CR, Togni B. Herpes simplex eye infections: clinical manifestations, pathogenesis, and management. *Surv Ophthalmol* 1976;21:121–135.
4. Liesegang TJ, Melton LJ III, Daly PJ, et al. Epidemiology of ocular herpes simplex. Incidence in Rochester, Minnesota, 1950 through 1982. *Arch Ophthalmol* 1989;107:1155–1159.
5. Herpetic Eye Disease Study Group. Predictors of recurrent herpes simplex virus keratitis. *Cornea* 2001;20:123–128.
6. The Herpetic Eye Disease Study Group. A controlled trial of oral acyclovir for the prevention of stromal keratitis or iritis in patients with herpes simplex virus epithelial keratitis. The Epithelial Keratitis Trial. *Arch Ophthalmol* 1997;115:703–712.
7. Wilhelmus KR, Coster DJ, Donovan HC, et al. Prognosis indicators of herpetic keratitis. Analysis of a five-year observation period after corneal ulceration. *Arch Ophthalmol* 1981;99:1578–1582.
8. Liesegang TJ. Epidemiology of ocular herpes simplex. Natural history in Rochester, Minnesota, 1950 through 1982. *Arch Ophthalmol* 1989;107:1160–1165.
9. Williams KA, Muehlberg SM, Lewis RF, et al. *The Australian Corneal Graft Registry:1996 Report.* Adelaide: Mercury Press, 1997.
10. Wilhelmus KR. Interventions for herpes simplex virus epithelial keratitis. In: The Cochrane Library, Issue 3, 2001. Oxford: Update Software. Search date 2000; primary sources Medline, Central, Embase, Index medicus, Excerpta Medica Ophthalmology, Cochrane Eyes and Vision Group specialised register, The Cochrane Controlled Trials Register, hand searching of reference lists of primary reports, review articles, and corneal textbooks, and conference proceedings pertaining to ocular virology.
11. Wilhelmus KR, Gee L, Hauck WW, et al. Herpetic Eye Disease Study. A controlled trial of topical corticosteroids for herpes simplex stromal keratitis. *Ophthalmology* 1994;101:1883–1895.
12. Barron BA, Gee L, Hauck WW, et al. Herpetic Eye Disease Study. A controlled trial of oral acyclovir for herpes simplex stromal keratitis. *Ophthalmology* 1994;101:1871–1882.
13. Herpetic Eye Disease Study Group. Acyclovir for the prevention of recurrent herpes simplex virus eye disease. *N Engl J Med* 1998;339:300–306.
14. Barney NP, Foster CS. A prospective randomized trial of oral acyclovir after penetrating keratoplasty for herpes simplex keratitis. *Cornea* 1994;13:232–236.

Kommentar

Michael A. Thiel

In kaum einem Gebiet sind die bestehenden systematischen Reviews und RCTs für die klinische Entscheidungsfindung so wenig hilfreich wie für die okuläre Herpeserkrankung. Da in den USA das topische Acyclovir (Zovirax Augensalbe) nicht zugelassen ist (der Hersteller hat die Zulassung in den USA gar nie beantragt), wurden in den bisherigen Studien nur die alten, wenig wirksamen topischen Virostatika wie Idoxuridine, Vidarabine und Trifluridine geprüft. Die aus den 60er Jahren des letzten Jahrhunderts stammenden Substanzen werden in Europa nicht mehr oder kaum noch verwendet. Entsprechend bilden Aussagen amerikanischer Studien über die Effektivität der topischen Therapien für Europa keine brauchbare evidenzbasierte Grundlage. Ebenso sind die Informationen zu Inferferonen kaum hilfreich, da sie nicht allgemein verfügbar sind und somit für den Praktiker keine wirkliche Behandlungsoption darstellen. Auch die Daten zum Débridement (Entfernung der Epitheloberfläche) sind wenig hilfreich, da die verwendeten Techniken sehr heterogen und zum Teil unter gleichzeitiger Applikation von Iod, Silbernitraten und anderen ätzenden Substanzen erfolgte. Trotzdem können aus den bisherigen Studien wichtige Leitlinien zum therapeutischen Vorgehen bei okulärer Herpeserkrankung abgeleitet werden.

Epitheliale Herpeskeratitis: Topische Virostatika, am besten Acyclovir-Augensalbe, sind effektiv. Das Risiko für eine Progression in eine möglicherweise visuslimitierende, stromale Herpeskeratitis ist klein (4 % pro Jahr), nimmt aber mit der Häufigkeit von epithelialen Rezidiven zu. Ein Débridement in Kombination mit einer topischen, antiviralen Therapie ist sinnvoll. In Anbetracht der guten Spontanprognose der Erkrankung darf die Débridementechnik keinen Schaden verursachen. Das seit vielen Jahren empfohlene Vorgehen ist das vorsichtige Abrollen eines trockenen Wattestäbchens über den Rand der Herpesdendritica, um die virusreichen Epithelzellen am Ulkusrand zu entfernen. Eine systemische Kurzzeitprophylaxe mit Acyclovir über wenige Wochen ist sinnlos. Eine Langzeitprophylaxe reduziert das Risiko eines Rezidivs um 50 %, hat jedoch keinen Einfluss auf die Entstehung einer stromalen Herpeskeratitis.

Stromale Herpeskeratitis: Die einzig effektive Therapie der stromalen Herpeskeratitis sind topische Kortikosteroide. Eine zusätzliche orale Acyclovirtherapie führt nicht zu einer verbesserten Abheilung der Keratitis. Bei allen Patienten mit okulärer Herpeserkrankung besteht ein relevantes Risiko für ein Rezidiv der epithelialen Keratitis, und eine alleinige Gabe von Kortikosteroiden führt zu einem fulminanteren Verlauf des Rezidivs. Die antivirale Therapie während der Zeit der Steroidtherapie dient nicht der rascheren Abheilung der Keratitis sondern der Prophylaxe des Rezidivschadens. Eine evidenzbasierte Richtlinie besteht dafür nur indirekt, da eine stromale Herpeskeratitis selbst ein Risikofaktor für ein stromales Herpesrezidiv darstellt, welches durch eine orale Langzeitprophylaxe halbiert werden kann.

Langzeitprävention bei Hornhauttransplantaten wegen okulärer Herpeserkrankungen: Ein Rezidiv einer Herpeserkrankung (epithelial oder stromal) ist ein wichtiger Risikofaktor für ein Transplantatversagen. Dies erklärt sich durch die Tatsache, dass ein Herpesrezidiv zu einer Expression von HLA-Antigenen auf dem Transplantat führt und gleichzeitig die für die Abstoßungsreaktion wichtigen T-Lymphozyten aktiviert. Entsprechend hat eine kleine, nicht blinde Interventionsstudie den Vorteil einer langfristigen Herpesprophylaxe mit oralem Acyclovir gezeigt. Die indirekte Evidenz zu Gunsten der Gabe einer Langzeitprophylaxe ist so eindeutig, dass die direkte Beantwortung dieser Frage mit einer randomisierten, doppelblinden Interventionsstudie aus ethischen Gründen nicht mehr möglich ist.

Katarakt

Suchdatum: November 2003

David Allen

Frage **Welche Effekte hat eine Operation bei altersbedingter Katarakt ohne weitere Begleiterkrankung des Auges?**

Nutzen belegt

Manuelle extrakapsuläre Extraktion (besser als intrakapsuläre Extraktion)[7–10]

Eine RCT ergab, dass die manuelle extrakapsuläre Extraktion zusammen mit einem intraokulären Linsenimplantat im Vergleich zur intrakapsulären Extraktion plus Stargläsern die Sehschärfe und Lebensqualität verbessert. Außerdem zeigte die RCT für die intrakapsulärer Extraktion plus Stargläser eine höhere Komplikationsrate als bei manueller extrakapsulärer Extraktion zusammen mit einem intraokulären Linsenimplantat. Die RCT und eine systematische Übersicht von Beobachtungsstudien zeigten, dass bei manueller extrakapsulärer Extraktion mehr Patienten Komplikationen hatten als bei Phakoemulsifikation.

Phakoemulsifikation (besser als manuelle extrakapsuläre Extraktion)[11–13]

Es fanden sich weder eine systematische Übersicht noch RCTs, in denen die Phakoemulsifikation mit Nichtextraktion verglichen wird. Eine RCT, die anhand einer systematischen Übersicht gefunden wurde, zeigte ein Jahr nach Phakoemulsifikation plus flexibler Hinterkammerlinse im Vergleich zu manueller extrakapsulärer Extraktion plus starrer Hinterkammerlinse ein verbessertes Sehvermögen. Die RCT sowie eine systematische Übersicht von Beobachtungsstudien zeigten, dass bei einer manuellen extrakapsulären Extraktion mehr Patienten Komplikationen hatten als bei Phakoemulsifikation.

Definition

Katarakte sind wolkige oder getrübte Bereiche in der Linse eines Auges (die normalerweise vollkommen klar sein sollte. Dies führt zu Veränderungen, die das Sehvermögen beeinträchtigen können. Der **Altersstar** (**Cataracta senilis**) ist definiert als Katarakt bei Patienten im Alter über 16 Jahren bei Fehlen eines bekannten mechanischen, chemischen oder strahlungsbedingten Traumas. In diesem Kapitel geht es um die Operation des Altersstars. Die Katarakt bei Patienten mit Diabetes mellitus oder rezidivierender Uveitis – Erkrankungen, die das Operationsergebnis beinträchtigen können – wird nicht besprochen.

Inzidenz/ Prävalenz

Eine Katarakt ist weltweit für etwa 40 % der Fälle von Blindheit – ca. 38 Mio. Menschen – verantwortlich.[2] In ländlicher Umgebung in den USA reichte die Prävalenz einer für das Sehvermögen bedeutsamen Katarakt von annähernd 5 % im Alter von 65 Jahren bis zu 50 % bei über 75-Jährigen.[3] Die relative Inzidenz einer nichtsenilen Katarakt ist in dieser Population so gering, dass dies als effektive Inzidenz des Altersstars gelten kann.

Ätiologie/ Risikofaktoren

Ernährung, Rauchen[4] und UV-Licht gelten als Risikofaktoren für die Entstehung eines Altersstars. Außerdem mag bei einem Teil der Bevölkerung eine genetische Veranlagung zur Entstehung eines Altersstars bestehen.[6]

Prognose

Ein Altersstar schreitet mit dem Alter fort, wobei die Geschwindigkeit dieses Verlaufs unvorhersehbar ist. Eine Kataraktoperation ist indiziert, wenn die Chancen einer signifikanten Visusverbesserung gegenüber den Risiken eines schlechten Operationsergebnisses überwiegen. Sie hängt nicht vom

Erreichen eines spezifischen Standardvisus ab. Eine Kataraktoperation kann auch indiziert sein, wenn die Katarakt die Behandlung und Überwachung einer gleichzeitigen Netzhauterkrankung, wie etwa einer diabetischen Retinopathie, erschwert.

Literatur

1. The Royal College of Ophthalmologists Cataract Surgery Guidelines. February 2001. www.rcophth.ac.uk/publications/guidelines (last accessed 22 March 2004).
2. Thylefors B, Negrel AD, Pararajasegaram R, et al. Global data on blindness. *Bull World Health Organ* 1995;73:115–121.
3. Leibowitz HM, Krueger DE, Maunder LR, et al. The Framingham Eye Study monograph: an ophthalmological and epidemiological study of cataract, glaucoma, diabetic retinopathy, macular degeneration, and visual acuity in a general population of 2631 adults, 1973–1975. *Surv Ophthalmol* 1980;24 (suppl):335–610.
4. Flaye DE, Sullivan KN, Cullinan TR, et al. Cataracts and cigarette smoking: the City Eye Study. *Eye* 1989;3:379–384.
5. Taylor HR, West SK, Rosenthal FS, et al. Effect of ultraviolet radiation on cataract formation. *N Engl J Med* 1988;319:1429–1433.
6. Heiba IM, Elston RC, Klein BEK, et al. Evidence for a major gene for cortical cataract. *Invest Ophthalmol Vis Sci* 1995;36:227–235.
7. Natchiar GN, Thulasiraj RD, Negrel AD, et al. The Madurai intraocular lens study. I: a randomized clinical trial comparing complications and vision outcomes of intracapsular cataract extraction and extracapsular cataract extraction with posterior chamber intraocular lens. *Am J Ophthalmol* 1998;125:1–13.
8. Prajna V, Chandrakanth KS, Kim R, et al. The Madurai intraocular lens study. II: clinical outcomes. *Am J Ophthalmol* 1998;125:14–25.
9. Fletcher A, Vijaykumar V, Thulasiraj RD, et al. The Madurai intraocular lens study. III: visual functioning and quality of life outcomes. *Am J Ophthalmol* 1998;125:26–35.
10. Prajna V, Ellwein LB, Selvaraj S, et al. The Madurai intraocular lens study. IV: posterior capsule opacification. *Am J Ophthalmol* 2000;130:304–309.
11. Snellingen T, Evans JR, Ravilla T, et al. Surgical interventions for age related cataract. In: The Cochrane Library, Issue 1, 2003. Oxford: Update Software. Search date 2001; primary sources Cochrane Controlled Trials Register, Medline, Embase, and hand searches of reference lists of identified trials and personal contact with investigators and experts in the field.
12. Minassian DC, Rosen P, Dart JKG, et al. Extracapsular cataract extraction compared with small incision surgery by phacoemulsification: a randomized trial. *Br J Ophthalmol* 2001;85:822–829
13. Powe NR, Schein OD, Gieser SC, et al. Synthesis of the literature on visual acuity and complications following cataract extraction with intraocular lens implantation. *Arch Ophthalmol* 1994;112:239–252. Search date not stated; primary sources Medline and hand searches of the bibliographies of identified articles and personal contact with experts in the field.

Kommentar

Claude Kaufmann

Viele Verlaufsstudien haben gezeigt, dass die Kataraktoperation mit Implantation einer Kunstlinse die Sehleistung und die allgemeine Lebensqualität der in der Regel älteren Patienten massiv steigert und gleichzeitig das Sturz- und Unfallrisiko reduziert. Die Kataraktoperation gilt deshalb unbestritten als eine der für die Lebensqualität effektivsten Eingriffe der modernen Medizin. Der vorliegende Artikel zeigt, dass die Phakoemulsifikationstechnik gegenüber der manuellen extrakapsulären und diese wiederum gegenüber der intrakapsulären Technik bezüglich Komplikationsrisiko und Visusverbesserung überlegen ist. Dies ist für den Leser in der westlichen Welt und zunehmend auch in den Entwicklungsländern eine nutzlose Information, da die Phakoemulsifikationstechnik die anderen Techniken seit 15 bis 20 Jahren vollständig verdrängt hat. Die im Rahmen der Kostenexplosion des Gesundheitswesens von den Kostenträgern zunehmend gestellte Frage, ob der Gewinn an zusätzlicher Sehleistung und Lebensqualität auch die Operation der Katarakt am zweiten Auge rechtfertigt, wurde hier leider nicht beantwortet.

Konjunktivitis, bakterielle

Suchdatum: Februar 2004

Justine Smith

Frage **Welche Effekte haben Antibiotikatherapien bei Erwachsenen und Kindern mit bakterieller Konjunktivitis?**

Nutzen belegt

Antibiotikatherapie bei bakterieller Konjunktivitis mit positiver Bakterienkultur[8, 32–42]

Einer systematischen Übersicht und zwei nachfolgenden RCTs zufolge erhöhen Antibiotika (Polymyxin-Bacitracin, Ciprofloxacin oder Ofloxacin, Levofloxacin oder Moxifloxacin) im Vergleich zu Placebo die klinische und mikrobiologische Heilungsrate. Vier RCTs zufolge besteht hinsichtlich der klinischen und mikrobiologischen Heilungsraten kein signifikanter Unterschied zwischen verschiedenen Antibiotika. Eine RCT zeigte, dass Fusidinsäure im Vergleich zu Chloramphenicol die klinische Heilungsrate erhöht. Einer RCT zufolge führt eine topische Netilmicin-Therapie zu höheren Raten klinischer Heilung als eine Gentamicin-Therapie. Eine RCT ergab, dass topisches Levofloxacin im Vergleich zu topischem Ofloxacin zwar die mikrobiologische, nicht aber die klinische Heilungsrate erhöht.

Nutzen wahrscheinlich

Empirische Antibiotikatherapie bei Verdacht auf bakterielle Konjunktivitis[5, 8, 11–30]

Einer systematischen Übersicht einer RCT mit begrenzter Aussagekraft zufolge erhöht topisch appliziertes Norfloxacin im Vergleich zu Placebo nach 5 Tagen die Rate klinischer und mikrobiologischer Besserungen oder Heilungen. RCTs, die verschiedene Antibiotika miteinander verglichen, konnten jedoch hinsichtlich der klinischen und mikrobiologischen Heilungsraten keinen signifikanten Unterschied zwischen verschiedenen Wirkstoffen erkennen. Eine dieser RCTs zeigte in Bezug auf die klinische oder mikrobiologische Besserung keinen signifikanten Unterschied zwischen lokaler Polymyxin-Bacitracin-Therapie und oraler Cefixim-Therapie.

Definition Mit dem Begriff „Konjunktivitis“ werden alle Formen einer Bindehautentzündung bezeichnet, die ganz allgemein durch Reizung, Juckreiz, Fremdkörpergefühl, Lichtscheu, Tränenträufeln oder Sekretion gekennzeichnet sind. Eine bakterielle Konjunktivitis lässt sich von den anderen Konjunktivitisformen oft durch eine gelblich-weiße, mukopurulente Sekretion unterscheiden. Normalerweise findet sich auch eine papilläre Reaktion (kleine, entzündlich infiltrierte Knötchen mit fibrovaskulärem Zentrum im Bereich der Augenlider, die der Bindehautoberfläche ein samtiges Aussehen geben). Eine bakterielle Konjunktivitis tritt üblicherweise beidseitig auf. Die Behandlung beruht oft auf dem klinischen Verdacht, dass die Konjunktivitis bakteriell ist, ohne die Ergebnisse der bakteriologischen Untersuchungen abzuwarten. In diesem Kapitel haben wir daher zwischen den Effekten einer empirischen Behandlung und den Effekten einer Behandlung von Patienten mit kulturpositiver bakterieller Konjunktivitis unterschieden. In der vorliegenden Darstellung werden nur bakterielle Konjunktivitiden behandelt, die nicht durch Gonokokken verursacht wurden.

Inzidenz/ Prävalenz Zu Inzidenz und Prävalenz einer bakteriellen Konjunktivitis fanden sich keine guten Belege.

Ätiologie/ Risikofaktoren Eine Konjunktivitis kann infektiös (durch Viren, Bakterien) oder durch allergische Reaktionen verursacht werden. Bei Erwachsenen sind bakterielle Bindehautentzündungen seltener als virale Formen, obwohl die Schätzungen dazu weit auseinander liegen (nach vorliegenden Berichten verursachen Viren 8–75 % der akuten Konjunktivitiden).[1–3] Bei Erwachsenen sind Staphylokokkenspezies, gefolgt von *Streptococcus pneumoniae* und *Haemophilus influenzae* die häufigsten Erreger einer bakteriellen Konjunktivitis.[4, 5] Bei Kindern sind bakterielle Bindehautentzündungen häufiger als virale. Sie werden hauptsächlich durch *Haemophilus influenzae*, *Streptococcus pneumoniae* und *Moraxella catarrhalis* verursacht.[6, 7]

Prognose In den meisten Fällen heilt eine bakterielle Konjunktivitis spontan ab. In einer systematischen Übersicht (Suchdatum 2002) fand sich bei 64 % der Betroffenen (99 %-CI 54–73 %) unter Placebo innerhalb von 2–5 Tagen eine klinische Heilung oder eine signifikante Besserung der Symptome.[8] Einige Krankheitserreger verursachen jedoch Hornhautschäden und/oder systemische Komplikationen. Eine Otitis media entwickeln 25 % der Kinder mit H.-influenzae-Konjunktivitis[9], und bei 18 % der Personen mit Meningokokkenkonjunktivitis kommt es zu einer komplizierenden Meningitis[10].

Literatur

1. Wishart PK, James C, Wishart MS, et al. Prevalence of acute conjunctivitis caused by chlamydia, adenovirus, and herpes simplex virus in an ophthalmic casualty department. *Br J Ophthalmol* 1984;68:653–655.
2. Fitch CP, Rapoza PA, Owens S, et al. Epidemiology and diagnosis of acute conjunctivitis at an inner-city hospital. *Ophthalmology* 1989;96:1215–1220.
3. Woodland RM, Darougar S, Thaker U, et al. Causes of conjunctivitis and keratoconjunctivitis in Karachi, Pakistan. *Trans R Soc Trop Med Hygiene* 1992;86:317–320.
4. Seal DV, Barrett SP, McGill JI. Aetiology and treatment of acute bacterial infection of the external eye. *Br J Ophthalmol* 1982;66:357–360.
5. Miller IM, Wittreich J, Vogel R, et al, for the Norfloxacin-Placebo Ocular Study Group. The safety and efficacy of topical norfloxacin compared with placebo in the treatment of acute bacterial conjunctivitis. *Eur J Ophthalmol* 1992;2:58–66.
6. Gigliotti F, Williams WT, Hayden FG, et al. Etiology of acute conjunctivitis in children. *J Pediatr* 1981;98:531–536.
7. Weiss A, Brinser JH, Nazar-Stewart V. Acute conjunctivitis in childhood. *J Pediatr* 1993;122:10–14.
8. Sheikh A, Hurwitz B, Cave J. Antibiotics versus placebo for acute bacterial conjunctivitis. In: The Cochrane Library, Issue 2, 2003. Oxford: Update Software. Search date 2001; primary sources Cochrane Controlled Trials Register, Medline, bibliographies of identified trials, Science Citation Index, and personal contacts with investigators and pharmaceutical companies.
9. Bodor FF. Conjunctivitis-otitis media syndrome: more than meets the eye. *Contemp Pediatr* 1989;6:55–60.
10. Barquet N, Gasser I, Domingo P, et al. Primary meningococcal conjunctivitis: report of 21 patients and review. *Rev Infect Dis* 1990;12:838–847.
11. Kettenmeyer A, Jauch A, Boscher M, et al. A double-blind double-dummy multicenter equivalence study comparing topical lomefloxacin 0.3 % twice daily with norfloxacin 0.3 % four times daily in the treatment of acute bacterial conjunctivitis. *J Clin Res* 1998;1:75–86.
12. Agius-Fernandez A, Patterson A, Fsadni M, et al. Topical lomefloxacin versus topical chloramphenicol in the treatment of acute bacterial conjunctivitis. *Clin Drug Invest* 1998;15:263–269.
13. Montero J, Casado A, Perea E, et al. A double-blind double-dummy comparison of topical lomefloxacin 0.3 % twice daily with topical gentamicin 0.3 % four times daily in the treatment of acute bacterial conjunctivitis. *J Clin Res* 1998;1:29–39.
14. Adenis JP, Arrata M, Gastaud P, et al. Etude randomisee multicentrique acide fusidique gel ophtalmique et rifamycine collyre dans les conjonctivites aigues. *J Fr Ophtalmol* 1989;12:317–322.
15. Huerva V, Ascaso FJ, Latre B, et al. Tolerancia y eficacia de la tobramicina topica vs cloranfenicol en el tratamiento de las conjunctivitis bacterianas. *Ciencia Pharmaceutica* 1991;1:221–224.

16. Gallenga PE, Lobefalo L, Colangelo L, et al. Topical lomefloxacin 0.3 % twice daily versus tobramycin 0.3 % in acute bacterial conjunctivitis: a multicenter double-blind phase III study. *Ophthalmologica* 1999;213:250–257.
17. Alves MR, Kara JN. Evaluation of the clinical and microbiological efficacy of 0.3 % ciprofloxacin drops and 0.3 % tobramycin drops in the treatment of acute bacterial conjunctivitis. *Rev Bras Oftalmol* 1993;52:371–377.
18. Wall AR, Sinclair N, Adenis JP. Comparison of Fucithalmic (fusidic acid viscous eye drops 1 %) and Noroxin (norfloxacin ophthalmic solution 0.3 %) in the treatment of acute bacterial conjunctivitis. *J Clin Res* 1998;1:316–325.
19. Behrens-Baumann W, Quentin CD, Gibson JR, et al. Trimethoprim-polymyxin B sulphate ophthalmic ointment in the treatment of bacterial conjunctivitis: a double-blind study versus chloramphenicol ophthalmic ointment. *Curr Med Res Opin* 1988;11:227–231.
20. Van-Rensburg SF, Gibson JR, Harvey SG, Burke CA. Trimethoprim-polymyxin ophthalmic solution versus chloramphenicol ophthalmic solution in the treatment of bacterial conjunctivitis. *Pharmatherapeutica* 1982;3:274–277.
21. Gibson JR. Trimethoprim-polymyxin B ophthalmic solution in the treatment of presumptive bacterial conjunctivitis – a multicentre trial of its efficacy versus neomycin-polymyxin B-gramicidin and chloramphenicol ophthalmic solutions. *J Antimicrob Chemother* 1983;11:217–221.
22. Genee E, Schlechtweg C, Bauerreiss P, et al. Trimethoprim-polymyxin eye drops versus neomycin-polymyxin-gramicidin eye drops in the treatment of presumptive bacterial conjunctivitis – a double-blind study. *Ophthalmologica* 1982;184:92–96.
23. Malminiemi K, Kari O, Latvala M-L, et al. Topical lomefloxacin twice daily compared with fusidic acid in acute bacterial conjunctivitis. *Acta Ophthalmol Scand* 1996;74:280–284.
24. Carr WD. Comparison of Fucithalmic (fusidic acid viscous eye drops 1 %) and Chloromycetin Redidrops (chloramphenicol eye drops 0.5 %) in the treatment of acute bacterial conjunctivitis. *J Clin Res* 1998;1:403–411.
25. Horven I. Acute conjunctivitis. A comparison of fusidic acid viscous eye drops and chloramphenicol. *Acta Ophthalmol* 1993;71:165–168.
26. Hvidberg J. Fusidic acid in acute conjunctivitis. Single-blind, randomized comparison of fusidic acid and chloramphenicol viscous eye drops. *Acta Ophthalmol* 1987;65:43–47.
27. Jackson WB, Low DE, Dattani D, et al. Treatment of acute bacterial conjunctivitis: 1 % fusidic acid viscous drops vs. 0.3 % tobramycin drops. *Can J Ophthalmol* 2002;37:228–237.
28. Sinclair, Leigh DA. A comparison of fusidic acid viscous eye drops and chloramphenicol eye ointment in acute conjunctivitis. *Curr Ther Res* 1988;44:468–474.
29. The Trimethoprim-Polymyxin B Sulphate Ophthalmic Ointment Study Group. Trimethoprim-polymyxin B sulphate ophthalmic ointment versus chloramphenicol ophthalmic ointment in the treatment of bacterial conjunctivitis – a review of four clinical studies. J Antimicrob Chemother 1989; 23: 261–266.
30. Wald ER, Greenberg D, Hoberman A. Short term oral cefixime therapy for treatment of bacterial conjunctivitis. *Pediatr Infect Dis J* 2001;20:1039–1042.
31. Stern GA, Killingsworth DW. Complications of topical antimicrobial agents. *Int Ophthalmol Clin* 1989;29:137–142.
32. Hwang DG, Schanzlin DJ, Rotberg MH et al. A phase III, placebo controlled clinical trial of 0.5 % levofloxacin ophthalmic solution for the treatment of bacterial conjunctivitis. *Br J Ophthalmol* 2003;87:1004–1009.
33. Gross RD, Lichtenstein SJ, Schlech BA. Early clinical and microbiological responses in the treatment of bacterial conjunctivitis with moxifloxacin ophthalmic solution 0.5 % (vigamox) using BID dosing. *Todays Ther Trends* 2003;21:227–237.
34. Gigliotti G, Hendley JO, Morgan J, et al. Efficacy of topical antibiotic therapy in acute conjunctivits in children. J Pediatr 1984; 104:623–626.
35. Leibowitz HM. Antibacterial effectiveness of ciprofloxacin 0.3 % ophthalmic solution in the treatment of bacterial conjunctivitis. *Am J Ophthalmol* 1991;112:29S–33S.
36. Ofloxacin Study Group III. A placebo-controlled clinical study of the fluoroquinolone ofloxacin in patients with external infection. *Invest Ophthalmol Vis Sci* 1990;31:572.
37. Van Bijsterveld OP, El Batawi Y, Sobhi FS, et al. Fusidic acid in infections of the external eye. *Infection* 1987;15:16–19.
38. Gross RD, Hoffman RO, Lindsay RN. A comparison of ciprofloxacin and tobramycin in bacterial conjunctivitis is children. *Clin Pediatr* 1997;36:435–444.
39. Lohr JA, Austin RD, Grossman M, et al. Comparison of three topical antimicrobials for acute bacterial conjunctivitis. *Pediatr Infect Dis J* 1988;7:626–629.
40. Tabbara KF, El-Sheik HF, Monowarul Islam SM, et al. Treatment of acute bacterial conjunctivitis with topical lomefloxacin 0.3% compared to topical ofloxacin 0.3%. *Eur J Ophthalmol* 1999; 9:269–275.

41. Papa V, Aragona P, Scuderi AC, et al. Treatment of acute bacterial conjunctivitis with topical netilmicin. *Cornea* 2002;21:43–47.
42. Schwab IR, Friedlaender M, McCulley J, et al, and the Levofloxacin Bacterial Conjunctivitis Active Control Study Group. A phase III clinical trial of 0.5 % levofloxacin ophthalmic solution versus 0.3 % ofloxacin ophthalmic solution for the treatment of bacterial conjunctivitis. *Ophthalmology* 2003;110:457–465.

Kommentar

Michael A. Thiel

Konjunktivitiden treten oft auf. Dabei ist es oft schwierig oder unmöglich, auf Grund der klinischen Befunde zwischen einer bakteriellen, viralen, allergischen oder toxischen Ursache zu unterscheiden. Im praktischen Alltag stellt sich die Frage, ob eine Konjunktivitis mittels Bindehautabstrich weiter abgeklärt und/oder ob auf Grund des klinischen Verdachtes eine empirisch gewählte, antibiotische Therapie begonnen werden soll.

Empirische Therapie? Bakterielle Konjunktivitiden sind eine selbstlimitierende Erkrankung und nur bei Kindern mit einer gewissen Co-Morbidität (25 % Otitis media bei *Hämophilus influenzae*) verbunden. Ohne Therapie (Placebo) sind nach 2 bis 5 Tagen 64–72 % der Patienten beschwerdefrei. Durch die Gabe von Antibiotika kann der Anteil beschwerdefreier Patienten um ca. 15 % gesteigert werden. Dabei ist die Wahl des Antibiotikums nicht entscheidend. Der geringe Unterschied zwischen Placebo und topischer Antibiotikatherapie lässt sich dadurch erklären, dass die Compliance der Patienten nach den ersten Zeichen der spontanen oder durch Medikamente induzierten Besserung (am ersten oder zweiten Therapietag) rasch verloren geht. Entsprechend gibt es auf Grund der Evidenz keine Notwendigkeit, bei einer Bindehautentzündung primär eine empirische antibiotische Therapie einzuleiten, zumal das Risiko einer Ansteckung der Umgebung bei bakteriellen Konjunktivitiden der Erwachsenen minimal ist. Das Risiko von Resistenzentwicklungen bei empirischer Antibiotikatherapie der Bindehautentzündung wurde bisher nicht untersucht.

Abstrich für die mikrobiologische Kultur? Auch in den RCTs, in denen eine initiale Kultur durchgeführt und somit nur nachgewiesene bakterielle Bindehautentzündungen für die Auswertung berücksichtigt wurden, zeigt sich höchstens in den ersten Tagen eine leicht bessere Heilungsrate bei antibiotischer Therapie gegenüber Plazebo. Die Wahl des Antibiotikums war nicht entscheidend. Daten über den Effekt einer auf das Resultat der mikrobiologischen Kultur abgestützten Antibiotikawahl gegenüber einer empirischen Therapie oder Plazebo bestehen leider nicht. Es gibt somit keine evidenzbasierte Grundlage für die Durchführung einer mikrobiologische Kultur bei akuten Bindehautentzündungen des Erwachsenen. Wegen des Risikos einer Keratitis als Komplikation der sehr seltenen Gonokokken-Konjunkitivitiden erscheint eine mikrobiologische Kultur bei fulminanten, eitrigen Bindehautentzündungen und möglicher Gonokokkenexposition allerdings sinnvoll. Wegen der Seltenheit dieser Erkrankung lässt sich dies nicht mit einem RCT überprüfen. Bei Kindern besteht auf Grund des erhöhten Co-Morbiditätsrisikos (Otitis media) ein gutes Argument für einen mikrobiologischen Abstrich und im Falle eines positiven Resultates für eine allenfalls systemische Therapie der *Haemophilus-influenzae*-Infektion.

Makuladegeneration, altersabhängige

Suchdatum: Juli 2004

Jennifer Arnold

Frage **Welche Effekte haben Maßnahmen zur Prävention der Progression einer altersabhängigen Makuladegeneration?**

Nutzen wahrscheinlich

Antioxidative Vitamine und Zink-Substitution[18–22]
Eine systematische Übersicht ergab anhand einer RCT mäßige Belege dafür, dass antioxidative Vitamine und eine Zink-Substitution im Vergleich zu Placebo bei Personen mit früherer oder späterer altersbedingter Makuladegeneration das Risiko einer Progression und des Verlustes des Sehvermögens über 6 Jahre hinweg senken.

Wirksamkeit unbekannt

Lasertherapie von Drusen[23–31]
Zwei RCTs lieferten nur unzureichende Belege für eine Beurteilung, dass eine Laserbehandlung von Drusen die Inzidenz einer späteren altersabhängigen Makuladegeneration, chorioidalen Neovaskularisation oder geographischen Atrophie senken kann. Der ersten RCT zufolge verbessert eine Laser-Schwellenbehandlung im Vergleich zu Nichtbehandlung, nicht jedoch im Vergleich zu einer unterschwelligen Behandlung nach 2 Jahren den Visus. Die zweite, größere RCT ergab hinsichtlich des Visus nach einem Jahr keinen signifikanten Unterschied zwischen Lasertherapie und Nichtbehandlung. Dagegen verbessert sich einer Subgruppenanalyse zufolge die Sehschärfe, wenn durch die Lasertherapie eine Reduktion der Drusen um 50 % oder mehr gelungen war. Die RCT zeigte auch, dass eine Lasertherapie im Vergleich zu Nichtbehandlung bei Patienten mit einseitigen (nicht aber mit beidseitigen Drusen) die kurzfristige Inzidenz chorioidaler Neovaskularisationen erhöht.

Frage **Welche Effekte haben unterschiedliche Behandlungsmethoden bei exsudativer altersabhängiger Makuladegeneration?**

Nutzen belegt

Photodynamische Therapie mit Verteporfin[32–35]
Zwei systematischen Übersichten an Patienten mit altersabhängiger Makuladegeneration zufolge verringert eine photodynamische Therapie mit Verteporfin im Vergleich zu Placebo bei Patienten mit einem Visus über 20/100 oder 20/200 nach 1–2 Jahren das Risiko für mittelschwere bis schwere Sehverluste und Erblindung. Bei einem kleinen Teil der Patienten war die photodynamische Therapie mit Verteporfin mit mit einem anfänglichen Visusabfall und photosensitiven Reaktionen verbunden.

Nutzen und Schaden abzuwägen

Thermische Laserkoagulation[13–16, 37–45]
Vier großen RCTs bei Personen mit klar abgegrenzter exsudativer altersabhängiger Makuladegeneration zufolge verringert eine thermische Laserkoagulation im Vergleich zu Nichtbehandlung schwere Sehverluste nach 2–5 Jahren, geht jedoch mit einer sofortigen und dauerhaften Abnahme der Sehschärfe einher. Bei etwa der Hälfte der Behandelten kam

es innerhalb von 3 Jahren zur erneuten choroidalen Revaskularisierung. Eine kleine RCT lieferte nur unzureichende Belege für einen Vergleich der thermischen Laserkoagulation mit der subretinalen Makulachirurgie.

Wirksamkeit unbekannt

Externe Röntgenbestrahlung[46–58]

Zwei große RCTs von hoher Qualität und eine kleinere RCT zeigten hinsichtlich eines mäßigen Visusverlustes keinen signifikanten Unterschied zwischen einer niedrig dosierten externen Röntgenbestrahlung und ausschließlicher Beobachtung. Eine große RCT und eine kleinere RCT ergab jedoch, dass eine externe Röntgenbestrahlung im Vergleich zu Placebo den Visusverlust verringert. Einer weiteren kleinen RCT zufolge besteht hinsichtlich des Visusverlustes kein signifikanter Unterschied zwischen einer hoch dosierten externen Röntgenbestrahlung und ausschließlicher Beobachtung. Bezüglich der langfristigen Sicherheit fanden sich nur unzureichende Belege, auch wenn RCTs nach 12–24 Monaten keine Belege für eine Toxizität für den Sehnerv oder die Retina ergaben.

Subretinale Makulachirurgie[53, 59–61]

Zwei kleine RCTs lieferten nur unzureichende Belege über die Effekte subretinaler Operationstechniken.

Unwirksamkeit oder Schädlichkeit wahrscheinlich

Subkutanes Interferon alpha-2a[62]

Einer großen RCT zufolge führen subkutane Injektionen von Interferon alpha-2a (einem Angiogenesehemmer) im Vergleich zu Placebo zu einer Verstärkung des Sehverlustes nach einem Jahr, obwohl der Unterschied nicht signifikant war. Die RCT ergab zusätzlich Belege für schwere okuläre und systemische Nebenwirkungen.

Definition

Die altersabhängige Makuladegeneration (AMD) hat zwei klinische Stadien: die **frühe AMD**, gekennzeichnet durch Drusen und Pigmentveränderungen und gewöhnlich mit normaler Sehschärfe, und die **späte oder das Sehvermögen bedrohende AMD** in Verbindung mit einer Abnahme der zentralen Sehschärfe. Die AMD im Spätstadium hat zwei Formen: die atrophische (trockene) AMD, gekennzeichnet durch geographische Atrophie, und die exsudative (feuchte) AMD, gekennzeichnet durch chorioidale Neovaskularisation (CNV), die eventuell disziforme Narben erzeugen kann.

Inzidenz/ Prävalenz

Die altersabhängige Makuladegeneration (AMD) ist in den Industrienationen eine häufige Ursache für Erblindung. Die atrophische Form ist häufiger als die das Sehvermögen stärker bedrohende exsudative Form und bei 85 % der Menschen mit AMD zu beobachten.[1] Bei 2 % aller über 50-Jährigen findet man eine AMD im Spätstadium (zur Erblindung führend), wobei die Inzidenz mit dem Alter zunimmt (0,7–1,4 % in der Altersgruppe der 65- bis 75-Jährigen; 11–19 % bei Menschen >85 Jahre).[2–4]

Ätiologie/ Risikofaktoren

Die als Ursachen einer altersabhängigen Makuladegeneration (AMD) angeregten Hypothesen beinhalten vaskuläre Faktoren und oxidative Schädigungen, verbunden mit einer genetischen Prädisposition.[5] Alter ist der größte Risikofaktor. Zu den okulären Risikofaktoren für die Entwicklung einer exsudativen AMD zählen: weiche Drusen, Pigmentveränderungen der Makula und chorioidale Neovaskularisationen im kontralateralen Auge und eine Kataraktoperation.[6] Systemische Risikofaktoren sind: Hypertonie, Rauchen und eine positive Familienanamnese.[5, 7, 8] Hypertonie,

Ernährung (vor allem antioxidative Mikronährstoffe) und Östrogene werden als auslösende Faktoren angeschuldigt, jedoch fehlen die Beweise für deren Effekte.[5]

Prognose

Die altersabhängige Makuladegeneration (AMD) führt zu einer Verschlechterung der zentralen Sehschärfe, die für Tätigkeiten wie Lesen, Autofahren, das Erkennen von Gesichtern und alle Aufgaben, die scharfes Sehen erfordern, notwendig ist. Die **atrophische AMD** verläuft über viele Jahre langsam progredient, mit einer hohen Variabilität hinsichtlich des Zeitraums, nach dem ein – gesetzlich als Blindheit definierter – Sehverlust eingetreten ist (normalerweise etwa 5–10 Jahre).[9, 10] Die **exsudative AMD** ist sehr viel häufiger visusbedrohend; 90 % der Menschen mit schwerem AMD-bedingten Sehverlust leiden an der exsudativen Form. Diese manifestiert sich normalerweise über eine plötzlichen Visusverschlechterung und Verzerrungen (Metamorphopsie) im Bereich des zentralen Gesichtsfeldes. Eine primär aus Kohortenstudien abgeleitete Hochrechnung ergab für Menschen mit bilateralen weichen Drusen hinsichtlich der Entwicklung einer exsudativen AMD ein Risiko von 1–5 % nach einem Jahr und 13–18 % nach 3 Jahren.[11] Das beobachtete 5-Jahres-Risiko aus einer Bevölkerungsumfrage lag bei 7 %.[12] In den meisten Fällen (Schätzungen schwanken von 60–90 %) schreitet eine exsudative AMD über die Entwicklung eines zentralen Gesichtsfeldausfalls (Zentralskotom) bis zur Erblindung fort.[13–16] Das periphere Gesichtsfeld bleibt erhalten, wodurch sich die betroffene Person räumlich orientieren und ihr Leben alleine bewältigen kann. Ob eine Lesefähigkeit mit Sehhilfen erhalten werden kann, ist abhängig von Größe und Dichte des Zentralskotoms und dem Grad an verbliebener Kontrastsensitivität. Sobald sich in einem Auge eine exsudative AMD entwickelt hat, ist das andere Auge stark gefährdet (kumulative geschätzte Inzidenz: 10 % nach einem Jahr, 28 % nach 3 Jahren und 42 % nach 5 Jahren).[17]

Literatur

1. Bressler SB, Bressler NM, Fine SL. Age-related macular degeneration. *Surv Ophthalmol* 1988;32: 375–413.
2. Klein R, Klein BEK, Linton KLP. Prevalence of age-related maculopathy: the Beaver Dam Eye Study. *Ophthalmology* 1992;99:933–943.
3. Vingerling JR, Dielemans I, Hofman A, et al. The prevalence of age-related maculopathy in the Rotterdam study. *Ophthalmology* 1995;102:205–210.
4. Mitchell P, Smith W, Attebo K, et al. Prevalence of age-related maculopathy in Australia. The Blue Mountains Eye Study. *Ophthalmology* 1995;102:1450–1460.
5. Evans JR. Risk factors for age-related macular degeneration. *Prog Retin Eye Res* 2001;20:227–253.
6. Wang, JJ, Klein R, Smith W, et al. Cataract surgery and the 5-year incidence of late-stage age-related maculopathy: pooled findings from the Beaver Dam and Blue Mountains eye studies. *Ophthalmology* 2003;110:1960–1067.
7. Pieramici DJ, Bressler SB. Age-related macular degeneration and risk factors for the development of choroidal neovascularization in the fellow eye. *Curr Opin Ophthalmol* 1998;9:38–46.
8. Smith W, Assink J, Klein R, et al. Risk factors for age-related macular degeneration: pooled findings from three continents. *Ophthalmology* 2001;108:697–704.
9. Maguire P, Vine AK. Geographic atrophy of the retinal pigment epithelium. *Am J Ophthalmol* 1986;102:621–625.
10. Sarks JP, Sarks SH, Killingsworth M. Evolution of geographic atrophy of the retinal pigment epithelium. *Eye* 1988;2:552–577.
11. Holz FG, Wolfensberger TJ, Piguet B, et al. Bilateral macular drusen in age-related macular degeneration: prognosis and risk factors. *Ophthalmology* 1994;101:1522–1528.
12. Klein R, Klein BEK, Jensen SC, et al. The five-year incidence and progression of age-related maculopathy. The Beaver Dam Eye study. *Ophthalmology* 1997;104:7–21.
13. Macular Photocoagulation Study Group. Argon laser photocoagulation for neovascular maculopathy: five-year results from randomized clinical trials. *Arch Ophthalmol* 1991;109:1109–1114.

14. Macular Photocoagulation Study Group. Laser photocoagulation of subfoveal neovascular lesions of age-related macular degeneration: updated findings from two clinical trials. *Arch Ophthalmol* 1993;111:1200–1209.
15. Macular Photocoagulation Study Group. Argon laser photocoagulation for neovascular maculopathy. Three-year results from randomized clinical trials. *Arch Ophthalmol* 1986;104:694–701.
16. Macular Photocoagulation Study Group. Laser photocoagulation for juxtafoveal choroidal neovascularisation. Five-year results from randomized clinical trials. *Arch Ophthalmol* 1994;112:500–509.
17. Macular Photocoagulation Study Group. Risk factors for choroidal neovascularisation secondary to age-related macular degeneration. Arch Ophthalmol 1997;115:741–747.
18. Evans JR. Antioxidant vitamin and mineral supplements for age-related macular degeneration (Cochrane Review). In: The Cochrane Library, Issue 2, 2004. Chichester, UK: John Wiley & Sons, Ltd. Search date 2001; primary sources Medline, Embase, Cochrane Controlled Trials Register, Science Citation Index, hand searches of reference lists of relevant trials, and personal communication with investigators of included studies.
19. Age-related Eye Disease Study Research Group. A randomised placebo-controlled clinical trial of high-dose supplementation with vitamins C and E, beta carotene, and zinc for age-related macular degeneration and vision loss: AREDS report no 8. *Arch Ophthalmol* 2001;119:1417–1436.
20. The Alpha-tocopherol, Beta Carotene Cancer Prevention Study Group. The effect of vitamin E and beta carotene on the incidence of lung cancer and other cancers in male smokers. *N Engl J Med* 1994;330:1029–1035.
21. Omenn GS, Goodman GE, Thornquist MD, et al. Effects of a combination of beta carotene and vitamin A on lung cancer and cardiovascular disease. *N Engl J Med* 1996;334:1150–1155.
22. Evans JR, Henshaw K. Antioxidant vitamin and mineral supplementation for preventing age-related macular degeneration (Cochrane Review). In: The Cochrane Library, Issue 2, 2004. Chichester, UK: John Wiley & Sons, Ltd. Search date 2002; primary sources Medline, Embase, Cochrane Controlled Trials Register, Science Citation Index, hand searches of reference lists of relevant trials, and personal communication with investigators and experts in the field.
23. Olk, RJ, Friberg TR, Stickney KL, et al. Therapeutic benefits of infrared (810 nm) diode laser macular grid photocoagulation in prophylactic treatment of nonexudative age-related macular degeneration: two-year results of a randomized pilot study. *Ophthalmology* 1999;106:2082–2090.
24. Ho CA, Maguire MG, Yoken J, et al. The Choroidal Neovascularization Prevention Trial Research Group. Laser-induced drusen reduction improves visual function at 1 year. *Ophthalmology* 1999;106:1367–1373.
25. The Choroidal Neovascularization Prevention Trial Research Group. Laser treatment in eyes with large drusen. Short-term effects seen in a pilot randomized clinical trial. *Ophthalmology* 1998;105: 11–23.
26. The Choroidal Neovascularization Prevention Trial Research Group. Laser treatment in fellow eyes with large drusen: updated findings from a pilot randomized clinical trial. *Ophthalmology* 2003;110: 971–978.
27. Little HL, Showman JM, Brown BW. A pilot randomized controlled study on the effect of laser photocoagulation of confluent soft macular drusen. *Ophthalmology* 1997;104:623–631.
28. Frennesson C, Nilsson SEG. Prophylactic laser treatment in early age-related maculopathy reduced the incidence of exudative complications. *Br J Ophthalmol* 1998;82:1169–1174.
29. Figueroa MS, Regueras A, Bertrand J, et al. Laser photocoagulation for macular soft drusen. Updated results. *Retina* 1997;17:378–384.
30. Lanchoney DM, Maguire MG, Fine SL. A model of the incidence and consequences of choroidal neovascularisation secondary to age-related macular degeneration. Comparative effects of current treatment and potential prophylaxis on visual outcomes in high-risk patients. *Arch Ophthalmol* 1998;116:1045–1052.
31. Owens SL, Guymer RH, Gross-Jendroska M, et al. Fluorescein angiographic abnormalities after prophylactic macular photocoagulation for high-risk age-related maculopathy. *Am J Ophthalmol* 1999;127:681–687.
32. Wormald R, Evans J, Smeeth L, et al. Photodynamic therapy for neovascular age-related macular degeneration (Cochrane Review). In: The Cochrane Library, Issue 3, 2003. Chichester, UK: John Wiley & Sons, Ltd. Search date 2002; primary sources Cochrane Central Register of Controlled Trials, Medline, Embase, Science Citation Index, personal Communication with authors, and hand searches of reference lists of relevant studies for further trials.
33. Husereau DR, Shukla VB, Skidmore B, et al. Photodynamic therapy with verteporfin for the treatment of neovascular age-related macular degeneration: a clinical assessment. Ottawa: Canadian Coordinating Office for Health Technology Assessment; 2002. Technology report no 31. Search date not reported; primary sources Medline, Embase, Healthstar, Pascal, Scisearch, Toxline, The Cochrane Library, Pubmed, personal contact with experts in the field and with drug manufacturers, Grey Literature Searches, Current Contents Search, ADIS LMS Drug Alerts, Pharmaceutical News Index, bibliographic searches, and hand searches.

34. Bressler NM, Treatment of Age-Related Macular Degeneration with Photodynamic Therapy (TAP) Study Group. Photodynamic therapy of subfoveal choroidal neovascularisation in age-related macular degeneration with verteporfin: two-year results of 2 randomized clinical trials: TAP report 2. *Arch Ophthalmol* 2001;119:198–207.
35. Verteporfin In Photodynamic Therapy Study Group. Verteporfin therapy of subfoveal choroidal neovascularization in age-related macular degeneration: two-year results of a randomized clinical trial including lesions with occult with no classic choroidal neovascularization: verteporfin in photodynamic therapy report 2. *Am J Ophthalmol* 2001;131:541–560.
36. Blinder KJ, Bradley S, Bressler NM, et al. Effect of lesion size, visual acuity, and lesion composition on visual acuity change with and without verteporfin therapy for choroidal neovascularisation secondary to age-related macular degeneration: TAP and VIP report no. 1. *Am J Ophthalmol* 2003;136: 407–418.
37. Macular Photocoagulation Study Group. Occult choroidal neovascularization. Influence on visual outcome in patients with age-related macular degeneration. *Arch Ophthalmol* 1996;114:400–412.
38. Macular Photocoagulation Study Group. Persistent and recurrent neovascularization after laser photocoagulation for subfoveal choroidal neovascularization of age-related macular degeneration. *Arch Ophthalmol* 1994;112:489–499.
39. Macular Photocoagulation Study Group. Visual outcome after laser photocoagulation for subfoveal choroidal neovascularization secondary to age-related macular degeneration. The influence of initial lesion size and initial visual acuity. *Arch Ophthalmol* 1994;112:480–488.
40. Coscas G, Soubrane G, Ramahefasolo C, et al. Perifoveal laser treatment for subfoveal choroidal new vessels in age-related macular degeneration. Results of a randomized clinical trial. *Arch Ophthalmol* 1991;109:1258–1265.
41. Bressler NM, Maguire MG, Murphy PL, et al. Macular scatter ("grid") laser treatment of poorly demarcated subfoveal choroidal neovascularisation in age-related macular degeneration. Results of a randomised pilot trial. *Arch Ophthalmol* 1996;114:1456–1464.
42. Arnold J, Algan M, Soubrane G, et al. Indirect scatter laser photocoagulation to subfoveal choroidal neovascularization in age-related macular degeneration. *Graefes Arch Clin Exp Ophthalmol* 1997; 235:208–216.
43. Barondes MJ, Pagliarini S, Chisholm IH, et al. Controlled trial of laser photocoagulation of pigment epithelial detachments in the elderly: 4 year review. *Br J Ophthalmol* 1992;76:5–7.
44. Macular Photocoagulation Study Group. Evaluation of argon green vs krypton red laser for photocoagulation of subfoveal choroidal neovascularisation in the Macular Photocoagulation Study. *Arch Ophthalmol* 1994;112:1176–1184.
45. Willan AR, Cruess AF, Ballantyne M. Argon green vs krypton red laser photocoagulation for extrafoveal choroidal neovascularization secondary to age-related macular degeneration: 3-year results of a multicentre randomized trial. *Can J Ophthalmol* 1996;31:11–17.
46. The Radiation Therapy for Age-related Macular Degeneration (RAD) Study Group. A prospective randomized double-masked trial on radiation therapy for neovascular age-related macular degeneration (RAD) study. *Ophthalmology* 1999;106:2239–2247.
47. Hart PM, Chakravarthy U, Mackenzie G, et al. Visual outcomes in the subfoveal radiotherapy study: a randomized controlled trial of teletherapy for age-related macular degeneration. *Arch Ophthalmol* 2002;120:1029–1038.
48. Valmaggia C, Reis G, Ballinari P. Radiotherapy for subfoveal choroidal neovascularization in age-related macular degeneration: a randomized clinical trial. *Am J Ophthalmol* 2002;133:521–529.
49. Marcus DM, Sheils W, Johnson MH, et al. External beam irradiation of subfoveal choroidal neovascularization complicating age-related macular degeneration: one-year results of a prospective, double-masked, randomized clinical trial. *Arch Ophthalmol* 2001;119:171–180.
50. Kobayashi H, Kobayashi K. Age-related macular degeneration: long-term results of radiotherapy for subfoveal neovascular membranes. *Am J Ophthalmol* 2000;130:617–635.
51. Bergink GJ, Hoyng CB, Van der Maazen RW, et al. A randomized controlled clinical trial on the efficacy of radiation therapy in the control of subfoveal choroidal neovascularization in age-related macular degeneration: radiation versus observation. *Graefes Arch Clin Exp Ophthalmol* 1998;236: 321–325.
52. Char DH, Irvine AI, Posner MD, et al. Randomized trial of radiation for age-related macular degeneration. *Am J Ophthalmol* 1999;127:574–578.
53. Ciulla TA, Danis RP, Harris A. Age-related macular degeneration: a review of experimental treatments. *Surv Ophthalmol* 1998;43:134–146.
54. Hart PM, Chakravarthy U, MacKenzie G, et al. Teletherapy for subfoveal choroidal neovascularisation of age-related macular degeneration: results of follow up in a non-randomised study. *Br J Ophthalmol* 1996;80:1046–1050.
55. Finger PT, Berson A, Sherr D, et al. Radiation therapy for subretinal neovascularization. *Ophthalmology* 1996;103:878–889.

56. Mauget-Faysse M, Chiquet C, Milea D, et al. Long term results of radiotherapy for subfoveal choroidal neovascularisation in age-related macular degeneration. *Br J Ophthalmol* 1999;83:923–928.
57. Flaxel CJ, Fridrichsen EJ, Osborn Smith J, et al. Proton beam irradiation of subfoveal choroidal neovascularisation in age-related macular degeneration. *Eye* 2000;14:155–164.
58. Spaide RF, Leys A, Herrmann-Delemazure B, et al. Radiation-associated choroidal neovasculopathy. *Ophthalmology* 1999;106:2254–2260.
59. Submacular Surgery Trials Pilot Study Investigators. Submacular surgery trials randomized pilot trial of laser photocoagulation versus surgery for recurrent choroidal neovascularization secondary to age-related macular degeneration: I. Ophthalmic outcomes. Submacular surgery trials pilot study report number 1. *Am J Ophthalmol* 2000;130:387–407.
60. Lewis H, Van der Brug MS. Tissue plasminogen activator-assisted surgical excision of subfoveal choroidal neovascularization in age-related macular degeneration: a randomized, double-masked trial. *Ophthalmology* 1997;104:1847–1851.
61. Thomas MA, Dickinson JD, Melberg NS, et al. Visual results after surgical removal of subfoveal choroidal neovascular membranes. *Ophthalmology* 1994;101:1384–1396.
62. Pharmacological Therapy for Macular Degeneration Study Group. Interferon alfa-2a is ineffective for patients with choroidal neovascularization secondary to age-related macular degeneration: results of a prospective randomized placebo-controlled clinical trial. *Arch Ophthalmol* 1997;115:865–872.

Kommentar

Bernd Kirchhof

Die dargestellten Therapieoptionen betreffen die exsudative/feuchte Verlaufsform der altersabhängigen Makuladegeneration (AMD). Die vielfältigen Bemühungen, die Prognose zu verbessern, sollen nicht darüber hinweg täuschen, dass bisher überhaupt nur eine Minderheit der Patienten behandelt wird. 85 % der Patienten leiden nämlich unter der atrophischen Erscheinungsform der AMD. Für die atrophische Verlaufsform der AMD existiert noch kein Behandlungskonzept. Die atrophische/geographische AMD ist zwar weniger rasch progredient als die exsudative Form, und trägt zum kleineren Teil zur gesetzlichen Erblindungen bei, sie bedroht aber nichts desto weniger die Lesefähigkeit, die Führerscheintauglichkeit, das Gesichtererkennen, und somit die Selbstständigkeit und die Lebensqualität der Patienten.
Aktuelle evidenzbasierte Therapie wird ganz wesentlich auch am Zugewinn an Lebensqualität gemessen. Das *National Eye Institute Visual Function Questionnaire* (NEI-VFQ) wird allgemein anerkannt um die augenspezifische Lebensqualität zu erfassen. G.H. Franke hat den Bogen für die deutsche Sprache adaptiert und validiert (1). Die Lebensqualität von AMD-Patienten ist geringer im Vergleich zu Glaukom- oder Katarakt-Patienten (2).
Im Zusammenhang mit Therapiestudien zur AMD sind noch keine Daten zur Lebensqualität veröffentlicht worden. Erhalt der Lesefähigkeit ist dringendster Wunsch der AMD-Patienten, nicht nur weil Lesefähigkeit für Lebensqualität und Unabhängigkeit steht, sondern weil Lesefähigkeit auch weitere Anforderungen an die Sehkraft impliziert: Gesichtererkennen, ev. sogar PKW-Führerscheintauglichkeit. Diese Korrelation ist bei Betrachtung des Fernvisus (Einzeloptotypen) weniger gegeben. Dem Lesevisus, besser der Lesegeschwindigkeit, wird deshalb – auch in klinischen Studien – zunehmend Bedeutung beigemessen.
Die im englischen Original vorgeschlagenen Therapieoptionen sind aktuell zu ergänzen um folgende Verfahren (die wissenschaftlich nachgewiesene Wirksamkeit der hinzugekommenen Behandlungsverfahren wird in Anlehnung an die Empfehlungen der Ärztlichen Zentralstelle Qualitätssicherung und der Arbeitsgemeinschaft der Wissenschaftlichen Medizinischen Fachgesellschaften bewertet):
Wirksamkeit von Maßnahmen, um AMD zu verhindern: Medikamentöse Therapie. Nahrungsergänzungsprodukte mit antioxidativen Eigenschaften vermögen die Entwicklung von AMD zu verlangsamen. Die vom National Institute of Health (NIH) durchgeführte multizentrische randomisierte AREDS (Age Related Eye Disease) Studie verabreichte täglich oral 500 mg Vitamin C, 400 IU Vitamin E und 15 mg Beta-Karotin plus Zink an Risikopatienten. Risikopatienten sind definiert durch extensive kleine Drusen, oder mittelgroßen Drusen, oder Pigmentverschiebungen in der Makula oder das Vollbild der AMD

am Partnerauge. Risikopatienten hatten ein signifikant geringeres Risiko das Vollbild der AMD (ggf. am zweiten Auge) zu entwickeln, wenn eine Kombination aus Zink mit den o. g. Antioxidanzien eingenommen wurde. Zink und Antioxidantien alleine waren weniger wirksam als die Kombination von beidem. Daraus folgt die Empfehlung der Studie: Personen älter als 55 Jahre mit erheblichen mittelgroßen Drusen, oder mindestens einer großen Druse, oder geographischer oder exsudativer AMD im Partnerauge und ohne Gegenindikationen wie Rauchen sollten in Betracht ziehen, mit Hilfe der Studienmedikation das AMD-Risiko zu vermindern (Evidenzklasse Ib, Härtegrad A).

Wirksamkeit von Maßnahmen gegen die exsudative Form der AMD:

a) (Thermo-) Laserkoagulation. Die Argon/Krypton-Koagulation ist heute nur noch für die Untergruppe der extrafoveal gelegenen klassischen Neovaskularisationen – also ca. 5 % der exsudativen AMD-Fälle – von Bedeutung. Auch wenn davon wiederum 50 % der Augen Rezidive entwickeln, so hat man einer – wenn auch sehr kleinen – Gruppe von Patienten mit wenig Aufwand helfen können. Auch wenn die Laserkoagulation juxta- und subfovealer Neovaskularisation in Verlaufsbeobachtungen über mehrere Jahre die Prognose signifikant verbessern mag, so verbietet sich diese Option meines Erachtens dennoch, da die Hitzekoagulation der Fovea die zentrale Sehschärfe unmittelbar und irreversibel verschlechtert. und da heutzutage weniger destruktive Therapieoptionen zur Verfügung stehen. Einzig Patienten, die unter Metamorphopsien leiden und bereits sehr schlecht sehen (kein 5-Meter Visus), mögen von der zentralen Koagulation mit Stabilisierung einer extrafovealen Fixation profitieren.

b) Submakuläre Chirurgie. Die chirurgische Extraktion der submakulären Läsion transformiert die exsudative in die atrophische Verlaufsform der AMD. Lesevisus ist nicht möglich. Die Fixation ist exzentrisch. Nur ausnahmsweise mag ein Patient durch ruhigere (exzentrische Fixation) und Reduktion der Metamorphopsien profitieren. Diese beschränkte Prognose lässt sich durch zentrale Laserkoagulation möglicherweise einfacher erzielen.

c) Makulatranslokation mit 360 Grad-Retintomie. Die Verlagerung der Makula auf weniger erkranktes retinales Pigmentepithel vermag das zentrale Sehen zu stabilisieren und sogar zu verbessern. Eckardt und Eckardt (1999) berichten in ihrer prospektiven nichtrandomisierten Untersuchung von Wiederlangung der Lesefähigkeit in 50 % der Augen. Erholung der zentralen Sehschärfe und dabei insbesondere der Lesesehschärfe wird in weiteren prospektiven nichtrandomisierten Studien bestätigt. Die Komplikationen sind zahlreich: Diplopie, Hornhautödem, Hypotonie, zystoides Makulaödem, subretinales Perfluorkarbon, Blutung, Rezidiv der Neovaskularisation, und Proliferative Vitreoretinopathie mit Netzhautablösung. Die schwer wiegendste Komplikation ist die Proliferative Vitreoretinopathie bei 20–30 % der Patienten (Evidenzklasse III, Härtegrad B).

d) Makulatranslokation mit Skeraeinfaltung. Die funktionellen Ergebnisse bleiben bei der AMD hinter denen der Makulatranslokation mit 360 Grad-Retinotomie zurück, möglicherweise deshalb, weil die subfovealen Läsionen im Allgemeinen zu groß sind, als dass der „limitierte" Umfang der Verlagerung intaktes Pigmentepithel erreichen kann. Bessere Ergebnisse werden mit dieser Methode bei Myopie oder der Histoplasmose auf Grund der kleineren Neovaskularisationen dort erreicht (3, 4) (Evidenzklasse III, Härtegrad B).

e) Autologe Pigmentepithel-Aderhaut-Translokation. Seit 2003 hat J. v. Meurs (Rotterdam) eine chirurgische Technik aufgegriffen, die erstmals von Stanga vorgeschlagen wurde (5, 6). Dabei wird ein „Flicken" von retinalem Pigmentepithel zusammen mit der darunter liegenden Aderhaut von einer peripheren Stelle des Augenhintergrundes unter die Makula verlagert. Zuvor wurde eine submakuläre CNV extrahiert, wie bei unter (b) dargestellt. Das Verfahren ist in der Pilotphase. Erste Ergebnisse lassen funktionelle Erfolge wie bei der Makulatranslokation mit 360-Grad-Retinotomie erhoffen, aber ohne deren hohe Komplikationsrate.

f) Photodynamische Therapie. Zweifellos zeigt die TAP-Studie einen statistisch signifikanten Behandlungserfolg im Vergleich zu der Kontrollgruppe. Dennoch bleiben Zweifel an der klinischen Relevanz dieses Ergebnisses. Die Zulassung der Verteporphin Therapie in Europa – zuletzt sogar für okkulte sufoveale Neovaskularisationen – bleibt weltweit ohne Beispiel. Weder die USA, noch England oder Japan haben bisher die photodynamische

Therapie für AMD zugelassen. Ist die Verzögerung eines „schweren Visusverlustes" ausreichende Evidenz für Wirksamkeit? Die Daten der TAP-Studie zur Verbesserung der Lebensqualität könnten helfen diese Frage zu klären. Sie sollten dringend veröffentlich werden. Der klinisch praktische Umgang mit diesen Patienten zeigt die Wichtigkeit von Lesefähigkeit. Lesegeschwindigkeit und Lebensqualität sind m. E. unverzichtbare Parameter einer evidenzbasierten klinischen Studie über Wirksamkeit einer Behandlung der AMD.

g) Therapeutische Apherese. Die Membran-Differenzialfiltration (Rheopherese®) erreicht bei Frühformen der AMD (Drusen und beginnender Pigmentepithel-Atrophie) eine Erholung der Makulafunktion. Die Behandlung muss wiederholt werden um den Effekt aufrecht zu erhalten. Der Mechanismus ist eine Verbesserung der chorioidalen Mikrozirkulation. Die einzige kontrollierte Studie hierzu hat trotz kleiner Fallzahl eine statistisch signifikante Verbesserung der Prognose für den Fernvisus. Die Halbzeitergebnisse einer größeren randomisierten Studie (MIRA-I) bestätigen die Wirksamkeit der Rheopherese für die o. g. Untergruppe der AMD. Lesegeschwindigkeit und Lebensqualität werden in der MIRA-I Studie registriert (Evidenzklasse Ib, Härtegrad A).

1. Franke et al. 1998
2. http://www.ncbi.nlm.nih.gov/entrez/query.fcgi?cmd=Retrieve&db=pubmed&dopt=Abstract&list_uids=15242072Quality of life evaluation of age-related macular degeneration. Nippon Ganka Gakkai Zasshi. 2004;108(6):368–74)
3. Bernard et al. 2001
4. Fujii et al. 2001
5. http://www.ncbi.nlm.nih.gov/entrez/query.fcgi?cmd=Retrieve&db=pubmed&dopt=Abstract&list_uids=12153801Retinal pigment epithelium translocation after choroidal neovascular membrane removal in age-related macular degeneration. Ophthalmology. 2002 Aug;109(8):1492–8.)
6. http://www.ncbi.nlm.nih.gov/entrez/query.fcgi?cmd=Retrieve&db=pubmed&dopt=Abstract&list_uids=14693786Autologous peripheral retinal pigment epithelium translocation in patients with subfoveal neovascular membranes. Br J Ophthalmol. 2004;88(1):110–3.)

Trachom

Suchdatum: Oktober 2003

Denise Mabey und Nicole Fraser-Hurt

Frage **Welche Effekte haben Maßnahmen zur Reduktion des floriden Trachoms auf die Prävention der Narbenbildung?**

Nutzen wahrscheinlich

Häufigeres Waschen plus lokale Tetracyclintherapie (besser als Tetracyclin allein)[10, 11]

Einer RCT zufolge verringern häufigeres Waschen des Gesichts plus lokale Tetracyclintherapie im Vergleich zu einer alleinigen topischen Tetracyclintherapie nach einem Jahr die Rate schwerer Trachome. Hinsichtlich der allgemeinen Trachomhäufigkeit war kein signifikanter Unterschied zu erkennen; allerdings hatte die RCT eventuell keine hinreichende Aussagekraft, um einen klinisch bedeutsamen Effekt auszuschließen. Einer RCT zufolge senken das Waschen des Gesichts (durch eine Schulungsperson durchgeführt) plus topisches Tetracyclin im Vergleich zu Nichtbehandlung nach 3 Monaten den Prozentsatz an Kindern mit Trachom.

Wirksamkeit unbekannt

Antibiotika[10–23]

Eine systematische Übersicht lieferte nur unzureichende Belege für einen Vergleich zwischen Antibiotika untereinander oder mit Placebo bei Patienten mit floridem Trachom. Dieselbe Übersicht ergab unzureichende Belege über einen Vergleich zwischen oralem Azithromycin und topischem Tetracyclin sowie über einen Vergleich zwischen oralen Antibiotika außer Azithromycin und topischen Antibiotika bei jeweils floridem Trachom. Die Studien waren jedoch sehr heterogen, und die Übersicht schließt klinisch bedeutsame Effekte u. U. nicht aus.

Alleinige Gesichtswäsche[10]

Einer RCT zufolge besteht hinsichtlich der Trachomrate bei Kindern nach 3 Monaten kein signifikanter Unterschied zwischen dem Waschen des Gesichts (durch eine Schulungsperson durchgeführt) und Nichtbehandlung.

Beseitigung von Fliegen durch Insektizid[7]

Einer kleinen Pilotstudie für eine RCT zufolge senkt die Beseitigung von Fliegen durch Deltamethrin im Vergleich zu keiner Intervention nach 3 Monaten die Inzidenz des Trachoms.

Frage **Welche Effekte haben chirurgische Eingriffe im Narbenstadium eines Trachoms (Entropium und Trichiasis)?**

Nutzen wahrscheinlich

Bilamelläre Tarsusrotation oder Tarsusvorschub und -rotation („tarsal advance and rotation“) (besser als andere Lidoperationen)[24–28]

Bei Patienten mit ausgeprägter Trichiasis ergab eine RCT begrenzte Hinweise darauf, dass die bilamelläre Tarsusrotation im Vergleich zu Lidrandeversionsspaltung („eversion splinting“), Tarsusvorschub („tarsal advance“) oder Tarsuskeilresektion und -falzung („tarsal grooving“) nach 2 Wochen den Operationserfolg erhöht und Nebenwirkungen verringert.

Hinsichtlich des Operationserfolgs nach 2 Wochen ergab sich jedoch kein signifikanter Unterschied zwischen bilamellärer Tarsusrotation und Tarsusvorschub und -rotation („tarsal advance and rotation“). Einer zweiten RCT zufolge erhöht die bilamelläre Tarsusrotation im Vergleich zu Tarsusvorschub und -rotation („tarsal advance and rotation“) den Operationserfolg nach 25 Monaten. In beiden RCTs wurden die meisten Operationen durch einen erfahrenen Chirurgen durchgeführt. Bei Patienten mit leichter Trichiasis zeigte eine RCT, dass die Tarsusrotation im Vergleich zur Kryoablation oder Elektrolyse den Operationserfolg nach 25 Monaten erhöht. Einer weiteren RCT, in der über kombinierte Ergebnisse bei schwerer und leichter Trichiasis berichtet wurde, zufolge besteht hinsichtlich eines erneuten Auftretens nach 3 Monaten kein signifikanter Unterschied zwischen bilamellärer Tarsusrotation sowie Tarsusvorschub („tarsal advance“) und Lidrandrotation, auch wenn es unter dem bilamellären Verfahren vermehrt zu geringeren Komplikationen (Knotenbildung am Lid oder pyogenes Granulom) kommt. In dieser RCT wurden die Operationen von weniger erfahrenen Chirurgen unter Supervision durchgeführt.

Definition

Unter **floridem Trachom** versteht man eine chronische Entzündung der Augenbindehaut durch eine Infektion mit *Chlamydia trachomatis*. Nach der WHO-Klassifikation für ein florides Trachom ist ein leichtes Trachom (Grad TF – trachomatis inflammatio [follicular]) durch den Nachweis von fünf oder mehr Follikeln von mindestens 0,5 mm Durchmesser im Bereich des Oberlides gekennzeichnet. Ein schweres Trachom (Grad TI – trachomatis inflammatio [intensive]) ist definiert durch eine ausgeprägte entzündliche Verdickung der Oberlid-Konjunktiva, die mehr als die Hälfte der in normaler Tiefe gelegenen Gefäße verdeckt.[1] Ein **narbiges Trachom** wird durch wiederholte Infektionen mit C. trachomatis verursacht, die zu einer narbigen Verkürzung und Einwärtsdrehung des Oberlides (Entropium) führen, wodurch die Wimpern an der Hornhaut scheuern (Trichiasis). Ein narbiges Trachom kann auch ohne Entropium bzw. Trichiasis existieren, liegt jedoch beides vor, kommt es unweigerlich zu Narbenbildung. Die resultierende Erblindung ist die Folge einer Hornhauttrübung, die vom Ausmaß des Entropiums bzw. der Trichiasis abhängt.

Inzidenz/ Prävalenz

Das Trachom ist weltweit die führende Ursache vermeidbarer Erblindungen und wird zahlenmäßig nur von der Katarakt als Gesamtgrund für Blindheit übertroffen.[2] Insgesamt leiden 150 Mio. Menschen, die meisten davon Kinder an floriden Trachomen. Etwa 5,5 Mio. Menschen sind als Folge davon erblindet oder in Gefahr zu erblinden. Das Trachom ist eine Armutskrankheit, die von geographischen Faktoren unabhängig ist. Das narbige Trachom ist prävalent in großen Gebieten Afrikas, dem mittleren Osten, Südwest-Asien, dem indischen Subkontinent und in Aborigines-Gemeinschaften in Australien. Auch in Zentral- und Südamerika gibt es kleine Endemiegebiete.[2] In Gebieten mit durchgehend hoher Trachomprävalenz findet sich die floride Krankheitsform bei über 50 % der Vorschulkinder und kann eine Prävalenz von bis zu 60–90 % haben. 75 % der Frauen und 50 % der Männer über 45 Jahre können Zeichen eines narbigen Trachoms aufweisen.[4] Die Prävalenz für ein florides Trachom nimmt mit zunehmendem Alter ab, sodass weniger als 5 % der Erwachsenen Zeichen einer floriden Erkrankung zeigen.[3] Obwohl die floride Erkrankung gleich häufig bei Knaben und Mädchen auftritt, sind die Spätfolgen, wie Trichiasis, Entropium und Hornhauttrübung, bei Frauen häufiger als bei Männern.[3]

Ätiologie/ Risikofaktoren

Das Auftreten eines floriden Trachoms korreliert mit jugendlichem Lebensalter und engem Körperkontakt. Augen- und Nasensekrete sind mögliche Quellen für wiederholte Reinfektionen.[5] Das Teilen des Schlafzimmers mit einer erkrankten Person muss als Risikofaktor betrachtet werden.[6] Gesichtskontakt mit Fliegen wurde mit dem Auftreten florider Trachome assoziiert. Studien, die über diese Beziehung berichteten, verwendeten allerdings eine schwache Methodik.[7]

Prognose

Die Hornhautschädigung beim Trachom wird durch zahlreiche Prozesse verursacht. So können z. B. Vernarbungen zu einem unzureichenden Tränenfilm und damit zu einem trockenen Auge führen, das gegenüber reibenden Wimpern empfindlicher ist, was schließlich die Hornhauttrübung bewirkt. Die Prävalenz von Vernarbungen und nachfolgender Erblindung nimmt mit steigendem Alter zu, weshalb diese Erscheinungen vor allem bei älteren Erwachsenen zu beobachten sind.[8]

Literatur

1. Dawson CR, Jones BR, Tarizzo ML. *Guide to trachoma control in programmes for the prevention of blindness.* Geneva: World Health Organization: Albany, NY: WHO Publications Centre USA [Distributor], 1981.
2. Thylefors B, Negrel AD, Pararajasegaram R, et al. Global data on blindness. *Bull World Health Organ* 1995;73:115–121.
3. West SK, Munoz B, Turner VM, et al. The epidemiology of trachoma in central Tanzania. *Int J Epidemiol* 1991;20:1088–1092.
4. Courtright P, Sheppard J, Schachter J, et al. Trachoma and blindness in the Nile Delta: current patterns and projections for the future in the rural Egyptian population. *Br J Ophthalmol* 1989;73:536–540.
5. Bobo L, Munoz B, Viscidi R, et al. Diagnosis of *Chlamydia trachomatis* eye infection in Tanzania by polymerase chain reaction/enzyme immunoassay. *Lancet* 1991;338:847–850.
6. Bailey R, Osmond C, Mabey DCW, et al. Analysis of the household pattern of trachoma in a Gambian village using a Monte Carlo simulation procedure. *Int J Epidemiol* 1989;18:944–951.
7. Emerson PM, Lindsay SW, Walraven GE, et al. Effect of fly control on trachoma and diarrhoea. *Lancet* 1999;353:1401–1403.
8. Munoz B, West SK. Trachoma: the forgotten cause of blindness. *Epidemiol Rev* 1997;19:205–217.
9. Pruss A, Mariotti SP. Preventing trachoma through environmental sanitation: a review of the evidence base. *Bull World Health Organ* 2000;78:258–266. Search date 1999; primary sources Medline, Healthstar, and hand searches of reference lists and selected conference proceedings.
10. Peach H, Piper S, Devanesen D, et al. Trial of antibiotic drops for the prevention of trachoma in school-age Aboriginal children. *Annual Report Menzies School for Health Research* 1986;74–76.
11. West S, Munoz B, Lynch M, et al. Impact of facewashing on trachoma in Kongwa, Tanzania. *Lancet* 1995;345:155–158.
12. Mabey D, Fraser-Hurt N. Antibiotics for trachoma (Cochrane Review). In: The Cochrane Library, Issue 1, 2003. Oxford: Update Software. Search date 2001; primary sources Medline, Embase, Cinahl, Science Citation Index, Cochrane Controlled Trials Register, and personal contacts.
13. Attiah MA, el Kohly AM. Clinical assessment of the comparative effect of terramycin and GS 2989 in the mass treatment of trachoma. *Rev Int Trach Pathol Ocul Trop Subtrop Sante Publique* 1973;50:11–20.
14. Darougar S, Jones BR, Viswalingam N, et al. Family-based suppressive intermittent therapy of hyperendemic trachoma with topical oxytetracycline or oral doxycycline. *Br J Ophthalmol* 1980;64:291–295.
15. Dawson CR, Hanna L, Wood TR, et al. Controlled trials with trisulphapyrimidines in the treatment of chronic trachoma. *J Infect Dis* 1969;119:581–590.
16. Foster SO, Powers DK, Thygeson P. Trachoma therapy: a controlled study. *Am J Ophthalmol* 1966;61:451–455.
17. Hoshiwara I, Ostler HB, Hanna L, et al. Doxycycline treatment of chronic trachoma. *JAMA* 1973;224:220–223.
18. Shukla BR, Nema HV, Mathur JS, et al. Gantrisin and madribon in trachoma. *Br J Ophthalmol* 1966;50:218–221.
19. Woolridge RL, Cheng KH, Chang IH, et al. Failure of trachoma treatment with ophthalmic antibiotics and systemic sulphonamides used alone or in combination with trachoma vaccine. *Am J Ophthalmol* 1967;63(suppl):1577–1586.
20. Bowman RJC, Sillah A, Van Dehn C, et al. Operational comparison of single-dose azithromycin and topical tetracycline for trachoma. *Invest Ophthalmol Vis Sci* 2000;41:4074–4079.

21. Dawson CR, Schachter J, Sallam S, et al. A comparison of oral azithromycin with topical oxytetracycline/polymyxin for the treatment of trachoma in children. *Clin Infect Dis* 1997;24:363–368.
22. Schachter J, West SK, Mabey D, et al. Azithromycin in control of trachoma. *Lancet* 1999;354:630–635.
23. Tabbara KF, Abu el Asrar A, al Omar O, et al. Single-dose azithromycin in the treatment of trachoma. A randomized, controlled study. *Ophthalmology* 1996;103:842–846.
24. Reacher MH, Huber MJE, Canagaratnam R, et al. A trial of surgery for trichiasis of the upper lid from trachoma. *Br J Ophthalmol* 1990;74:109–113.
25. Reacher MH, Munoz B, Alghassany A, et al. A controlled trial of surgery for trachomatous trichiasis of the upper lid. *Arch Ophthalmol* 1992;110:667–674.
26. Adamu Y, Alemayehu W. A randomized clinical trial of the success rates of bilamellar tarsal rotation and tarsotomy for upper eyelid trachomatous trichiasis. *Ethiop Med J* 2002; 40:107–114.
27. Reacher MH, Taylor HR. The management of trachomatous trichiasis. *Rev Int Trach Pathol Ocul Trop Subtrop Sante Publique* 1990;67:233–262.
28. Bowman RJ, Soma OS, Alexander N, et al. Should trichiasis surgery be offered in the village? A community randomised trial of village vs. health centre-based surgery. *Trop Med Int Health* 2000;5:528–533.

Uveitis anterior, akute

Suchdatum: Februar 2004

André Curi, Kimble Matos und Carlos Pavesio

Frage **Welche Effekte haben entzündungshemmende Augentropfen?**

Wirksamkeit unbekannt

Nichtsteroidale antiphlogistische Augentropfen[8–10]

Einer RCT zufolge besteht hinsichtlich der klinischen Heilungsrate nach 21 Tagen kein signifikanter Unterschied zwischen nichtsteroidalen antiphlogistischen Augentropfen und Placebo-Augentropfen. Drei RCTs zeigten hinsichtlich der klinischen Heilungsrate nach 14 oder 21 Tagen keinen signifikanten Unterschied zwischen nichtsteroidalen antiphlogistischen Augentropfen und steroidhaltigen Augentropfen.

Steroidhaltige Augentropfen[5–7]

Steroidhaltige Augentropfen sind seit den 50er-Jahren des vergangenen Jahrhunderts die Standardtherapie bei Uveitis. In RCTs fanden sich jedoch nur unzureichende Belege über ihre Effekte bei Patienten mit akuter Uveitis anterior. Eine kleine RCT ergab hinsichtlich der Schwere der Symptomatik nach 14 oder 21 Tagen keinen signifikanten Unterschied zwischen steroidhaltigen Augentropfen (Betamethasonphosphat/Clobetasonbutyrat) und Placebo. Zwei RCTs zeigten in Bezug auf die Vorderkammerzellzählung (ein Marker für die Schwere der Erkrankung bei akuter Uveitis anterior) keinen signifikanten Unterschied zwischen Prednisolon und Rimexolon. Einer RCT zufolge erhöht Prednisolon im Vergleich zu Loteprednol nach 28 Tagen den Prozentsatz an Personen mit weniger als fünf Vorderkammerzellen pro Untersuchungsfeld. Die Ergebnisse einer anderen RCT zum Vergleich von Prednisolon und Loteprednol waren schwierig zu interpretieren. Den RCTs zufolge ist die Wahrscheinlichkeit für das Auftreten einer intraokulären Drucksteigerung unter Rimexolon und Loteprednol geringer als bei Prednisolon; allerdings waren die Unterschiede statistisch nicht signifikant. Drei RCTs zufolge besteht hinsichtlich der klinischen Heilungsraten nach 14 oder 21 Tagen kein signifikanter Unterschied zwischen steroid- und NSAID-haltigen Augentropfen.

Definition

Unter Uveitis anterior versteht man eine Entzündung der Uvea mit Iritis und Iridozyklitis, die sich nach ihrem klinischen Verlauf in eine akute und eine chronische Form oder auf Grund ihrer morphologischen Veränderungen in eine granulomatöse oder nichtgranulomatöse Form unterteilen lässt. Die akute Uveitis anterior ist charakterisiert durch ein extrem schmerzhaftes, gerötetes Auge, häufig begleitet von einer Photophobie und gelegentlich assoziiert mit verminderter Sehschärfe. Von chronischer Uveitis anterior spricht man, wenn die Beschwerden über 6 Wochen hinaus anhalten. Diese Form verläuft normalerweise asymptomatisch, bei vielen Betroffenen sind allerdings in Exazerbationsphasen doch leichte Symptome zu beobachten.

Inzidenz/ Prävalenz

Die akute Uveitis anterior ist eine seltene Erkrankung mit einer jährlichen Inzidenz in der Gesamtbevölkerung von 12/100.000.[1] In Finnland ist die Erkrankung – wahrscheinlich auf Grund genetischer Faktoren, wie der hohen Frequenz von HLA-B27 in der finnischen Bevölkerung – besonders häufig (jährliche Inzidenz 22,6/100.000, Prävalenz 68,7/100.000).[2] Die Inzidenz ist bei beiden Geschlechtern gleich, und mehr als 90 % der Fälle treten nach dem 20. Lebensjahr auf.[2, 3]

Ätiologie/ Risikofaktoren In 60–80 % der Fälle ist keine Ursache für die akute Uveitis anterior auszumachen. Systemische Erkrankungen, die mit akuter Uveitis anterior einhergehen können, sind: Spondylitis ankylosans (M. Bechterew), Reiter-Syndrom, juvenile rheumatoide Arthritis, Kawasaki-Syndrom, infektiöse Uveitis, Behçet-Syndrom, entzündliche Darmerkrankungen, interstitielle Nephritis, Sarkoidose, Multiple Sklerose, Wegener-Granulomatose, Vogt-Koyanagi-Harada-Syndrom und maskierte Syndrome. Eine akute Uveitis anterior kann bei Personen mit HLA-B27 auch ohne systemische Erkrankung auftreten oder die Manifestation einer isolierten Augenerkrankung, wie der Fuchs-Heterochromiezyklitis und dem Posner-Schlossmann- oder dem Schwartz-Syndrom, darstellen. Weitere mögliche Ursachen sind: Augenoperation, Medikamentennebenwirkung oder allergische Reaktion.[2, 3]

Prognose Eine akute Uveitis anterior ist oft selbstlimitierend. Es fanden sich allerdings keine Belege darüber, bei welchem Personenkreis es, wie häufig und in welchem Zeitraum, zu einer Spontanheilung kommt. Mögliche Komplikationen sind: hintere Synechien, Katarakt, Glaukom und chronische Uveitis. In einer Studie mit 154 Teilnehmern (232 Augen) mit akuter Uveitis anterior (119 Personen HLA-B27-positiv) war die Sehschärfe bei 209/232 Augen (90 %) besser als 20/60, bei 23/232 Augen (10 %) 20/60 oder schlechter und bei 11/232 Augen (5 %) schlechter als 20/200 (nach gesetzlichen Kriterien blind).[4]

Literatur

1. Darrel RW, Wagner HP, Kurland CT. Epidemiology of uveitis: incidence and prevalence in a small urban community. *Arch Ophthalmol* 1962;68:501–514.
2. Paivonsalo-Hietanen T, Tuominen J, Vaahtoranta-Lehtonen H, et al. Incidence and prevalence of different uveitis entities in Finland. *Acta Ophthalmol Scand* 1997;75:76–81.
3. Rosenbaum JT. Uveitis. An internist's view. *Arch Intern Med* 1989;149:1173–1176.
4. Linssen A, Meenken C. Outcomes of HLA-B27-positive and HLA-B27-negative acute anterior uveitis. *Am J Ophthalmol* 1995;120:351–361.
5. Dunne JA, Travers JP. Topical steroids in anterior uveitis. *Trans Ophthalmol Soc UK* 1979;99: 481–484.
6. Foster CS, Alter G, DeBarge RL, et al. Efficacy and safety of rimexolone 1 % ophthalmic suspension vs prednisolone acetate in the treatment of uveitis. *Am J Ophthalmol* 1996;122:171–182.
7. The Loteprednol Etabonate US Uveitis Study Group. Controlled evaluation of loteprednol etabonate and prednisolone acetate in the treatment of acute anterior uveitis. *Am J Ophthalmol* 1999; 127:537–544.
8. Young BJ, Cunninghan WF, Akingbehin T. Double-masked controlled clinical trial of 5 % tolmetin versus 0.5 % prednisolone versus 0.9 % saline in acute endogenous nongranulomatous anterior uveitis. *Br J Ophthalmol* 1982;66:389–391.
9. Dunne JA, Jacobs N, Morrison A, et al. Efficacy in anterior uveitis of two known steroids and topical tolmetin. *Br J Ophthalmol* 1985;69:120–125.
10. Sand BB, Krogh E. Topical indometacin, a prostaglandin inhibitor, in acute anterior uveitis. A controlled clinical trial of non-steroid versus steroid anti-inflammatory treatment. *Acta Ophthalmol* 1991;69:145–148.

Heuschnupfen

Suchdatum: September 2003

Aziz Sheikh, Sukhmeet Singh Panesar und Sangeeta Dhami

Frage **Welche Effekte haben unterschiedliche Behandlungsmethoden auf die Lebensqualität?**

Nutzen belegt

Orale Therapie mit Fexofenadin[12–14, 41–46]
RCTs zufolge führt von allen oralen Antihistaminika nur Fexofenadin im Vergleich zu Placebo zu einer signifikanten Besserung der Lebensqualität und der Rhinitis-Symptome.

Nutzen wahrscheinlich

Orale Leukotrien-Rezeptor-Antagonisten[55, 56, 88–91]
Eine systematische Übersicht lieferte gute Belege dafür, dass Montelukast im Vergleich zu Placebo die Lebensqualität verbessert.

Orale Leukotrien-Rezeptor-Antagonisten plus orale Antihistaminika[56, 88, 91]
Einer systematischen Übersicht zufolge verbessert Montelukast plus Loratadin im Vergleich zu Placebo die Lebensqualität. Es ergaben sich jedoch keine Belege dafür, dass die Kombinationstherapie effektiver ist als eine Behandlung mit den jeweiligen Einzelsubstanzen.

Wirksamkeit unbekannt

Intranasale Antihistaminika; intranasales Ipratropiumbromid; orale Vasokonstriktoren; orale Kombinationstherapie mit Vasokonstriktoren plus Antihistaminika; andere orale Antihistaminika[12–41, 72–82, 87]
Es fanden sich keine RCTs zur Evaluation der Effekte dieser therapeutischen Maßnahmen auf die Lebensqualität.

Frage **Welche Effekte haben unterschiedliche Behandlungsmethoden auf die Rhinitis-Symptome?**

Nutzen belegt

Orale Antihistaminika[12–71]
Zahlreichen RCTs zufolge verbessern orale Antihistaminika (Acrivastin, Azatadin, Brompheniramin, Cetirizin, Ebastin, Loratidin oder Mizolastin) die Rhinitis-Symptome im Vergleich zu Placebo. Sedierung mit Schläfrigkeit oder Benommenheit sind die am häufigsten berichteten Nebenwirkungen.

Orale Kombinationstherapie mit Pseudoephedrin plus Antihistaminikum[77–84]
RCTs zufolge verbessert eine Kombinationstherapie mit Pseudoephedrin und Antihistaminika (Fexofenadin, Acrivastin, Cetirizin, Terfenadin, Tripolidin, Loratidin oder Azatadin) im Vergleich zu Einzeltherapien mit Pseudoephedrin oder Antihistaminika oder Placebo die Gesamtsymptome einer saisonalen allergischen Rhinitis. Die am häufigsten berichteten Nebenwirkungen der Kombinationstherapie sind Kopfschmerzen und Schlafstörungen.

Nutzen wahrscheinlich

Topisches Levocabastin[72–74]
RCTs zufolge verbessert intranasal appliziertes Levocabastin die Symptome bei saisonaler allergischer Rhinitis im Vergleich zu Placebo.

Orale Leukotrien-Rezeptor-Antagonisten[55, 56, 88–91]
Eine systematische Übersicht lieferte gute Belege dafür, dass Montelukast im Vergleich zu Placebo Nasenbeschwerden bessert. Eine RCT ergab keine stimmigen Belege für die Effekte von Panlukast im Vergleich zu Placebo.

Orale Leukotrien-Rezeptor-Antagonisten plus orale Antihistaminika[56, 88, 91]
Einer systematischen Übersicht zufolge verbessert Montelukast plus Loratadin im Vergleich zu Placebo die Nasenbeschwerden. Es ergaben sich jedoch keine Belege dafür, dass die Kombinationstherapie effektiver ist als eine Behandlung mit den jeweiligen Einzelsubstanzen.

Nutzen und Schaden abzuwägen

Orale Therapie mit Astemizol[18–25]
RCTs zufolge verbessert Astemizol die Rhinitis-Symptome im Vergleich zu Placebo, wurde jedoch mit einer Verlängerung des QT-Intervalls in Verbindung gebracht und kann ventrikuläre Arrhythmien auslösen.

Orale Therapie mit Terfenadin[30, 33, 35, 50–52, 60–68, 70]
RCTs lieferten im Vergleich zu Placebo widersprüchliche Ergebnisse zur Wirksamkeit von Terfenadin auf die Rhinitis-Symptome. Bei gleichzeitiger Einnahme von Makrolid-Antibiotika, oralen Fungiziden oder Grapefruitsaft ist Terfenadin mit dem Risiko einer tödlichen Kardiotoxizität assoziiert.

Wirksamkeit unbekannt

Topische Therapie mit Azelastin[75–78]
RCTs lieferten im Vergleich zu Placebo widersprüchliche Ergebnisse zur Wirksamkeit von intranasal appliziertem Azelastin auf die Symptome einer saisonalen allergischen Rhinitis. Zwei kleinen RCTs zufolge besteht hinsichtlich der nasalen Symptomatik kein signifikanter Unterschied zwischen topischen (Azelastin, Levocabastin) und oralen Antihistaminika (Cetirizin, Terfenadin).

Intranasale Therapie mit Ipratropiumbromid[87]
Es fanden sich weder systematische Übersichten noch publizierte RCTs.

Definition

Bei der saisonalen allergischen Rhinitis handelt es sich um einen ganzen Symptomkomplex mit möglicher Beteiligung verschiedener Organsysteme. Die typischen Symptome sind jahreszeitlich betonter Nies- und Juckreiz, Schleimhautschwellung und wässrige Sekretion.[1] Häufig finden sich zusätzlich Symptome einer Konjunktivitis (Rötung, Juckreiz, Tränen). Mögliche weitere Symptome sind jahreszeitlich betonter Husten, Giemen oder Kurzatmigkeit, orale allergische Reaktionen (juckender, geröteter Oropharynx nach Genuss von Steinobst) und Allgemeinsymptome wie Müdigkeit, Fieber, Kopfdruck und Juckreiz. Die Bestätigung einer Pollenallergie durch objektive Testmethoden, wie Haut-Prick-Test, IgE-Serumdiagnostik und nasale Provokationstests, kann die diagnostische Genauigkeit erhöhen.

Heuschnupfen

Inzidenz/ Prävalenz

Die saisonale allergische Rhinitis ist weltweit zu finden. Epidemiologische Daten liefern jedoch Hinweise auf beachtliche geographische Prävalenzunterschiede. Die höchsten Prävalenzen findet man in hoch entwickelten Industrienationen wo bis zu 25 % der Bevölkerung von der Erkrankung betroffen sein können.[2–4] Prävalenz und Schwere der Symptomatik nehmen weiter zu. Es wird angenommen, dass ein verbesserter Lebensstandard und die geringere Häufigkeit von Infektionen im Kindesalter zu einer Immundeviation der T-Helferzellen im frühen Leben führt, welche die Empfänglichkeit für eine saisonale allergische Rhinitis erhöhen kann (sog. „Hygienehypothese“).[5,6] Die Erkrankung kann in jedem Lebensalter auftreten, beginnt jedoch am häufigsten in der Pubertät.[7]

Ätiologie/ Risikofaktoren

Die Symptome einer saisonalen allergischen Rhinitis werden ausgelöst durch eine IgE-vermittelte Überempfindlichkeitsreaktion auf Pollen von Gräsern, Bäumen oder Kräutern. Auch eine Allergie auf andere Aeroallergene, wie Pilzsporen, kann Symptome hervorrufen. Typischerweise verstärken sich die Symptome in der jeweiligen Pollensaison und im Freien, wo die Pollenexposition erhöht ist. Zu den Risikofaktoren gehören Atopien oder andere allergische Erkrankungen in der eigenen oder der Familienanamnese, männliches Geschlecht, Geburtsreihenfolge (bei Erstgeborenen wurde erhöhtes Risiko beobachtet) und geringe Familiengröße.[8, 9]

Prognose

Eine saisonale allergische Rhinitis kann die Lebensqualität beeinträchtigen, indem sie Arbeitsfähigkeit, Schlaf und Freizeitaktivitäten behindert. Weitere allergische Reaktionen, wie Asthma oder Ekzeme, verstärken die negativen Auswirkungen der Rhinitis zusätzlich.[11]

Literatur

1. Lund VJ, Aaronsen D, Bousquet J, et al. International consensus report on the diagnosis and management of rhinitis. *Allergy* 1994;49:1–34.
2. The International Study of Asthma and Allergies in Childhood Steering Committee. Worldwide variation in prevalence of symptoms of asthma, allergic rhinoconjunctivitis, and atopic eczema: ISAAC. *Lancet* 1998;351:1225–1232.
3. Shamssain MH, Shamsian N. Prevalence and severity of asthma, rhinitis, and atopic eczema: the North East study. *Arch Dis Child* 1999;81:313–317.
4. Sibbald B, Rink E. Epidemiology of seasonal and perennial rhinitis; clinical presentation and medical history. *Thorax* 1991;46:895–901.
5. Fleming DM, Crombie DL. Prevalence of asthma and hay fever in England and Wales. *BMJ* 1987;294:279–283.
6. Durham SR. Summer hay fever. In: Durham SR, ed. *ABC of allergies*. London: BMJ Books, 1998:16–18.
7. Scadding GK, Church MK. Rhinitis. In: Holgate ST, Church MK, Lichtenstein LM, eds. *Allergy* 2nd ed. London: Mosby, 2001:55–76.
8. Parikh A, Scadding GK. Seasonal allergic rhinitis. *BMJ* 1997;314:1392.
9. Ross AM, Fleming DM. Incidence of allergic rhinitis in general practice, 1981–92. *BMJ* 1994;308: 897–900.
10. Blaiss MS. Quality of life in allergic rhinitis. *Ann Allergy Asthma Immunol* 1999;83:449–454.
11. Sheikh A. Asthma and coexistent disease. *Asthma Gen Pract* 1998;6:17–18.
12. Meltzer EO, Casale TB, Nathan RA, et al. Once-daily fexofenadine HCl improves quality of life and reduces work and activity impairment in patients with seasonal allergic rhinitis. *Ann Allergy Asthma Immunol* 1999;83:311–317.
13. Tanner LA, Reilly M, Meltzer EO, et al. Effect of fexofenadine HCl on quality of life and work, classroom, and daily activity impairment in patients with seasonal allergic rhinitis. *Am J Manag Care* 1999;5:S235–S247.
14. Van Cauwenberge P, Juniper EF. Comparison of the efficacy, safety and quality of life provided by fexofenadine hydrochloride 120–mg, loratadine 10–mg and placebo administered once daily for the treatment of seasonal allergic rhinitis. *Clin Exp Allergy* 2000;30:891–899.
15. Leonhardt L, Gale NM, Gibbs TG. Placebo-controlled randomised evaluation of acrivastine in seasonal allergic rhinitis. *Acta Therap* 1988;14:241–248.

16. Bruno G, D'Amato G, Del Giacco GS, et al. Prolonged treatment with acrivastine for seasonal allergic rhinitis. *J Int Med Res* 1989;17:40B–46B.
17. Williams BO, Hull H, McSorley P, et al. Efficacy of acrivastine plus pseudoephedrine for symptomatic relief of seasonal allergic rhinitis due to mountain cedar. *Ann Allergy* 1996;76:432–438.
18. Franke W, Messinger D. Double-blind multicenter controlled clinical study comparing the efficacy of picumast dihydrochloride versus astemizole and placebo in patients with seasonal allergic rhinitis. *Drug Res* 1989;39:1360–1363.
19. Howarth PH, Emanuel MB, Holgate ST. Astemizole, a potent histamine H1-receptor antagonist: effect in allergic rhinoconjunctivitis, on antigen and histamine induced skin weal responses and relationship to serum levels. *Br J Clin Pharmacol* 1984;18:1–8.
20. Knight A. Astemizole – a new, non-sedating antihistamine for hayfever. *J Otolaryngol* 1985;14:85–88.
21. Oei HD. Double-blind comparison of loratadine (SCH 29851), astemizole, and placebo in hay fever with special regard to onset of action. *Ann Allergy* 1988;61:436–439.
22. Malmberg H, Holopainen E, Grahne B, et al. Astemizole in the treatment of hay fever. *Allergy* 1983;38:227–231.
23. Howarth PH, Holgate ST. Comparative trial of two non-sedative H1 antihistamines, terfenadine and astemizole, for hay fever. *Thorax* 1984;39:668–672.
24. Callier J, Engelen RF, Ianniello I, et al. Astemizole (R 43 512) in the treatment of hay fever. an international double-blind study comparing a weekly treatment (10–mg and 25–mg) with a placebo. *Curr Ther Res* 1981;29:24–35.
25. Sooknundun M, Kacker SK, Sundaram KR. Treatment of allergic rhinitis with a new long-acting H1 receptor antagonist: astemizole. *Ann Allergy* 1987;58:78–81.
26. Yan K, Harvey P, Pincus R. Trial of azatadine maleate (Zadine) in allergic asthma and rhinitis. *Clin Trials J* 1986;3:304–308.
27. Thoden WR, Druce HM, Furey SA, et al. Brompheniramine maleate: a double-blind, placebo-controlled comparison with terfenadine for symptoms of allergic rhinitis. *Am J Rhin* 1998;12:293–299.
28. Klein GL, Littlejohn T, Lockhart EA, et al. Brompheniramine, terfenadine, and placebo in allergic rhinitis. *Ann Allergy Asthma Immunol* 1996;77:365–370.
29. Ciprandi G, Passalacqua G, Mincarini M, et al. Continuous versus on demand treatment with cetirizine for allergic rhinitis. *Ann Allergy Asthma Immunol* 1997;79:507–511.
30. Ciprandi G, Tosca M, Ricca V, et al. Cetirizine treatment of rhinitis in children with pollen allergy: evidence of its antiallergic activity. *Clin Exp Allergy* 1997;27:1160–1166.
31. Grant JA, Nicodemus CF, Findlay SR, et al. Cetirizine in patients with seasonal rhinitis and concomitant asthma: prospective, randomized, placebo-controlled trial. *J Allergy Clin Immunol* 1995;95: 923–932.
32. Lockey RF, Widlitz MD, Mitchell DQ, et al. Comparative study of cetirizine and terfenadine versus placebo in the symptomatic management of seasonal allergic rhinitis. *Ann Allergy Asthma Immunol* 1996;76:448–454.
33. Sabbah A, Daele J, Wade AG, et al. Comparison of the efficacy, safety and onset of action of mizolastine, cetirizine and placebo in the management of seasonal allergic rhinoconjunctivitis. *Ann Allergy Asthma Immunol* 1999;83:319–325.
34. Tarchalska-Krynska B, Zawisa E. Clinical assessment of cetirizine. *Polski Tygodnik Lekarski* 1990;45:123–126.
35. Murray JJ, Nathan RA, Bronsky EA, et al. Comprehensive evaluation of cetirizine in the management of seasonal allergic rhinitis: impact on symptoms, quality of life, productivity, and activity impairment. *Allergy Asthma Proc* 2002;6:391–398.
36. Noonan MJ, Raphael GD, Nayak A, et al. The health-related quality of life effects of once-daily cetirizine HCl in patients with seasonal allergic rhinitis: a randomized double-blind, placebo-controlled trial. *Clin Exp Allergy* 2003;33:351–358.
37. Leynadier F, Mees K, Arendt C, Pinelli ME. Efficacy and safety of levocetirizine in seasonal allergic rhinitis. *Acta Otorhinolayrngol Belg* 2001;55:305–312.
38. Ankier SI, Warrington SJ. A double-blind placebo-controlled study of the efficacy and tolerability of ebastine against hayfever in general practice patients. *J Int Med* 1989;226:453–458.
39. Storms WW. Clinical studies of the efficacy and tolerability of ebastine 10 or 20–mg once daily in the treatment of seasonal allergic rhinitis in the US. Adis International Limited. *Drugs* 1996;52:20–25
40. Frank H Jr, Gillen M, Rohatagi SS, et al. A double-blind, placebo-controlled study of the efficacy and safety of ebastine 20–mg once daily given with and without food in the treatment of seasonal allergic rhinitis. *J Clin Pharmacol* 2002;42:1097–1104.
41. Ratner PH, Lim JC, Georges GC. Comparison of once-daily ebastine 20 mg, ebastine 10 mg, loratadine 10 mg, and placebo in the treatment of seasonal allergic rhinitis. *J Allergy Clin Immunol* 2000;105:1101–1107.
42. Howarth PH, Stern MA, Roi L, et al. Double-blind, placebo-controlled study comparing the efficacy and safety of fexofenadine hydrochloride (120 and 180–mg once daily) and cetirizine in seasonal allergic rhinitis. *J Allergy Clin Immunol* 1999;104:927–933.

43. Bronsky EA, Falliers CJ, Kaiser HB, et al. Effectiveness and safety of fexofenadine, a new nonsedating H1-receptor antagonist, in the treatment of fall allergies. *Allergy Asthma Proc* 1998;19:135–141.
44. Casale TB, Andrade C, Qu R. Safety and efficacy of once-daily fexofenadine HCl in the treatment of autumn seasonal allergic rhinitis. *Allergy Asthma Proc* 1999;20:193–198.
45. Bernstein DI, Schoenwetter WF, Nathan RA, et al. Efficacy and safety of fexofenadine hydrochloride for treatment of seasonal allergic rhinitis. *Ann Allergy Asthma Immunol* 1997;79:443–448.
46. Wilson AM, Haggart E, Sims EJ, et al. Effects of fexofenadine and desloratadine on subjective and objective measures of nasal congestion in seasonal allergic rhinitis. *Clin Exp Allergy* 2002;32:1504–1509.
47. Gutkowski A, Bedard P, Del Carpio J, et al. Comparison of the efficacy and safety of loratadine, terfenadine, and placebo in the treatment of seasonal allergic rhinitis. *J Allergy Clin Immunol* 1988;81:902–907.
48. Del Carpio J, Kabbash L, Turenne Y, et al. Efficacy and safety of loratadine (10–mg once daily), terfenadine (60–mg twice daily), and placebo in the treatment of seasonal allergic rhinitis. *J Allergy Clin Immunol* 1989;84:741–746.
49. Bruttmann G, Pedrali P. Loratadine (SCH29851) 40–mg once daily versus terfenadine 60–mg twice daily in the treatment of seasonal allergic rhinitis. *J Int Med Res* 1987;15:63–70.
50. Irander K, Odkvist LM, Ohlander B. Treatment of hay fever with loratadine – a new non-sedating antihistamine. *Allergy* 1990;45:86–91.
51. Skassa-Brociek W, Bousquet J, Montes F, et al. Double-blind placebo-controlled study of loratadine, mequitazine, and placebo in the symptomatic treatment of seasonal allergic rhinitis. *J Allergy Clin Immunol* 1988;81:725–730.
52. Dockhorn RJ, Bergner A, Connell JT. Safety and efficacy of loratadine (Sch-29851): a new non-sedating antihistamine in seasonal allergic rhinitis. *Ann Allergy* 1987;58:407–411.
53. Horak F, Bruttmann G, Pedrali P, et al. A multicentric study of loratadine, terfenadine and placebo in patients with seasonal allergic rhinitis. *Arzneimittel-Forsch* 1988;38:124–128.
54. Berger WE, Schenkel EJ, Mansfield LE, and the Desloratadine Study group. Safety and efficacy of desloratadine 5 mg in asthma patients with seasonal allergic rhinitis and nasal congestion. *Ann Allergy Asthma Immunol* 2002;89:485–491
55. Philip G, Malmstrom K, Hampel FC Jr, et al., for the Montelukast Spring Rhinitis Group. Montelukast for treating seasonal allergic rhinitis: a randomized, double-blind, placebo-controlled trial performed in the spring. *Clin Exp Allergy* 2002;32:1020–1028.
56. Nayak A, Philip G, Lu S, et al., and the Montelukast Fall Rhinitis Investigator Group. Efficacy and tolerability of montelukast alone or in combination with loratadine in seasonal allergic rhinitis: a multicenter, randomized, double-blind, placebo-controlled trial performed in the fall. *Ann Allergy Asthma Immunol* 2002;88:592–600.
57. Meltzer EO, Prenner BM, Nayak A, Desloratadine Study Group. Efficacy and tolerability of once-daily 5 mg desloratadine, an H-1 receptor antagonist with seasonal allergic rhinitis: assessment during the spring and fall seasons. *Clin Drug Invest* 2001;21:25–32.
58. Limon L, Kockler DR. Desloratadine: a nonsedating antihistamine. *Ann Pharmacother* 2003;37:237–246. Search date 2002; primary sources Medline, reference lists, and Schering Corporation.
59. Stern M, Blondin-Ertzbischoff P, Murrieta-Aguttes M, et al. Rapid and sustained efficacy of mizolastine 10–mg once daily in seasonal allergic rhinitis. *J Int Med Res* 1998;26:292–303.
60. Leynadier F, Bousquet J, Murrieta M, et al. Efficacy and safety of mizolastine in seasonal allergic rhinitis. The Rhinase Study Group. *Ann Allergy* 1996;76:163–168.
61. Boerner D, Metz K, Eberhardt R, et al. A placebo-controlled comparison of the efficacy and tolerability of picumast dihydrochloride and terfenadine in patients with seasonal allergic rhinitis. *Arzneimittel-Forsch* 1989;39:1356–1359.
62. Kagan G, Dabrowicki E, Huddlestone L. A double-blind trial of terfenadine and placebo in hay fever using a substitution technique for non-responders. *J Int Med Res* 1980;8:404–407.
63. Brandon ML, Weiner M. Clinical studies of terfenadine in seasonal allergic rhinitis. *Arzneimittel-Forsch* 1982;32:1204–1205.
64. Brooks CD, Karl KJ, Francom SF. Profile of ragweed hay fever symptom control with terfenadine started before or after symptoms are established. *Clin Exp Allergy* 1990;20:21–26.
65. Simpson RJ. Budesonide and terfenadine, separately and in combination, in the treatment of hay fever. *Ann Allergy* 1994;73:497–502.
66. Van Bavel J, Findlay SR, Hampel FC, et al. Intranasal fluticasone propionate is more effective than terfenadine tablets for seasonal allergic rhinitis. *Arch Int Med* 1994;154:2699–2704.
67. Bronsky EA, Dockhorn RJ, Meltzer EO, et al. Fluticasone propionate aqueous nasal spray compared with terfenadine tablets in the treatment of seasonal allergic rhinitis. *J Allergy Clin Immunol* 1996;97:915–921.
68. Darnell R, Pecoud A, Richards DH. A double-blind comparison of fluticasone propionate aqueous nasal spray, terfenadine tablets and placebo in the treatment of patients with seasonal allergic rhinitis to grass pollen. *Clin Exp Allergy* 1994;24:1144–1150.

69. Committee on Safety of Medicines. Astemizole (Hismanal): only available on prescription. Important new contraindications and interactions. (http://www.mca.gov.uk /, last accessed 9 June 2003).
70. Committee on Safety of Medicines. Terfenadine: Information for Doctors and Pharmacists, (http://www.mca.gov.uk/aboutagency/regframework/csm/csmhome.htm, last accessed 9 June 2003).
71. Mann RD, Pearce GL, Dunn N, et al. Sedation with „non-sedating" antihistamines: four prescription-event monitoring studies in general practice. *BMJ* 2000;320:1184–1187.
72. Schuermans V, Lewi PJ, Gypen LM, et al. Meta-analysis of the global evaluation of levocabastine nasal spray versus placebo. *Drug Inf J* 1993;27:575–584.
73. Hampel FC, Martin BG, Dolen J, et al. Efficacy and safety of levocabastine nasal spray for seasonal allergic rhinitis *Am J Rhinology* 1999;13:55–62.
74. Di Lorenzo G, Gervasi F, Drago A, et al. Comparison of the effects of fluticasone propionate, aqueous nasal spray and levocabastine on inflammatory cells in nasal lavage and clinical activity during the pollen season in seasonal rhinitics. *Clin Exp Allergy* 1999;29:1367–1377.
75. Newson-Smith G, Powell M, Baehre M, et al. A placebo controlled study comparing the efficacy of intranasal azelastine and beclomethasone in the treatment of seasonal allergic rhinitis. *Eur Arch Otorhinolaryngol* 1997;254:236–241.
76. LaForce C, Dockhorn RJ, Prenner BM, et al. Safety and efficacy of azelastine nasal spray (Astelin NS) for seasonal allergic rhinitis: a 4-week comparative multicenter trial. *Ann Allergy Asthma Immunol* 1996;76:181–188.
77. Ciprandi G, Ricca V, Passalacqua G, et al. Seasonal rhinitis and azelastine: long- or short-term treatment? *J Allergy Clin Immunol* 1997;99:301–307.
78. Duarte C, Baëhre M, Gharakhanian S, Leynadier F, and the French Azelastine Group. Treatment of severe seasonal rhinoconjunctivitis by a combination of azelastine nasal spray and eye drops: a double-blind, double-placebo study. *J Invest Allergol Clin Immunol* 2001;11:34–40.
79. Mosges R, Klimek L, Spaeth J, et al. Topical versus systemical treatment with antihistamines in seasonal allergic rhinitis. *Allergologi* 1995;18:145–150. [In German]
80. Bahmer F, Ruprecht KW. Safety and efficacy of topical levocabastine compared with oral terfenadine. *Ann Allergy* 1994;72:429–434.
81. Sussman GL, Mason J, Compton D, et al. The efficacy and safety of fexofenadine HCl and pseudoephedrine alone and in combination in seasonal allergic rhinitis. *J Allergy Clin Immunol* 1999;104:100–106.
82. Dockhorn RJ, Williams BO, Sanders RL. Efficacy of acrivastine with pseudoephedrine in treatment of allergic rhinitis due to ragweed. *Ann Allergy Asthma Immunol* 1996;76:204–208.
83. Grosclaude M, Mees K, Pinelli ME, et al. Cetirizine and pseudoephedrine retard, given alone or in combination with seasonal allergic rhinitis. *Rhinology* 1997;35:67–73.
84. Schenkel E, Corren J, Murray JJ. Efficacy of once-daily desloratadine/pseudoephedrine for relief of nasal congestion. *Allergy Asthma Proc* 2002;23:325–330.
85. Panda NK, Mann SBS. Comparative efficacy and safety of terfenadine with pseudoephedrine and terfenadine alone in allergic rhinitis. *Otolaryngol Head Neck Surg* 1998;118:253–255.
86. Tarasido JC. Azatadine maleate/pseudoephedrine sulfate repetabs versus placebo in the treatment of severe seasonal allergic rhinitis. *J Int Med Res* 1980;8:391–394.
87. Busse W, Biondi R, Casale T, et al. Randomised double-blind, parallel placebo-controlled multi-centre trial of ipratropium bromide nasal spray 0.06 % in patients with seasonal allergic rhinitis. *Ann Allergy Asthma Immunol* 1999;82:109. [Abstract]
88. Gonyeau MJ, Partisano AM. A clinical review of montelukast in the treatment of seasonal allergic rhinitis. *Formulary* 2003;38:368–378. Search date: 1990–2003; primary sources Medline, Embase, and PreMedline.
89. van Adelsberg J, Philip G, LaForce CF, et al. Randomized controlled trial evaluating the clinical benefit of montelukast for treating spring seasonal allergic rhinitis. *Ann Allergy Asthma Immunol* 2003;90:214–222.
90. Meltzer EO, Malmstrom K, Lu S, et al. Concomitant montelukast and loratadine as treatment for seasonal allergic rhinitis – a randomised placebo-controlled clinical trial. *J Allergy Clin Immunol* 2000;105:917–922.
91. Pullerits T, Praks L, Ristioja V, et al Comparison of a nasal glucocorticoid, antileukotriene and a combination of antileukotriene and antihistamine the treatment of seasonal allergic rhinitis. *J Allergy Clin Immunol* 2002;109:949–955.
92. Nathan RA. Pharmacotherapy for allergic rhinitis: a critical review of leukotriene receptor antagonists compared with other treatments. *Ann Allergy Asthma Immunol* 2003;90:182–190. Search date not stated, primary sources Medline and hand searches of relevant conference proceedings.
93. Grossman J, Ratner PH, Nathan R, et al. Pranlukast, an oral leukotriene receptor antagonist, relieves symptoms in patients with seasonal allergic rhinitis. *J Allergy Clin Immunol* 1997;99:S443.
94. Bronsky E, Boggs P, Findlay S, et al. Comparative efficacy and safety of a once-daily loratadine–pseudoephedrine combination versus its components alone and placebo in the management of seasonal allergic rhinitis. *J Allergy Clin Immunol* 1995;96:139–147.

95. Measurement of health related quality of life: adult rhinoconjunctivitis. (http://www.qoltech.co.uk/Rhinocon.htm, last accessed 9 June 2003).
96. Ware JJ, Sherbourne CD. The MOS 36-item short-form health survey (SF-36). I. Conceptual framework and item selection. *Med Care* 1992;30:473–483.

Kommentar

David Holzmann

Die Therapie der saisonalen allergischen Rhinitis (SAR) wird im Wesentlichen auf die topischen (nasalen) und systemischen Antihistaminika und die Leukotrienantagonisten beschränkt. Das topische Ipratropiumbromid ist nicht für die Indikation „allergische Rhinitis" gedacht, sondern als Mittel gegen die Rhinorrhoe bei der hyperreaktiven („vasomotorischen") Rhininopathie. Zurecht wird unter den Symptomen die behinderte Nasenatmung ins Feld geführt. Hierfür sind aber verschiedene RCT geführt worden, worin gezeigt werden konnte, dass die Antihistaminika auf Grund ihrer schlechten Wirkung auf die Entzündungsreaktion der Schleimhaut die Nasenatmungsbehinderung kaum beeinflussen. Gerade die topischen Steroide zeichnen sich durch hervorragende Wirkung in Bezug auf die Behinderung der Nasenatmung aus, da sie lokal potent die Entzündungsreaktion und damit die eosinophilen Granulozyten beeinflussen. Weiter sind Studien bekannt, wonach *nasale* Steroide sogar den Juckreiz in den Augen im Rahmen der allergischen Rhinokonjunktivitis günstig zu beeinflussen vermögen. Wenn das Kapitel die Rolle der topischen (nasalen) Steroide hier nicht aufführt, dann ist dies ein entschiedener Mangel. Je nach Schweregrad der Symptome werden nach den Richtlinien der EAACI heute Antihistaminika, Chromoglykate und topische Steroide (inkl. Kombinationen der selben) empfohlen.

Menière

Suchdatum: Februar 2004

Adrian James und Marc Thorp

Frage **Welche Effekte haben unterschiedliche Methoden bei der Behandlung der akuten Menière-Attacke?**

Wirksamkeit unbekannt

Anticholinergika; Benzodiazepine; Betahistin[17–19]

Zur Wirksamkeit dieser Behandlungsmethoden bei der akuten Menière-Attacke fanden sich keine RCTs.

Frage **Welche Effekte haben Maßnahmen zur Prophylaxe und Verzögerung einer Progression der Erkrankung?**

Wirksamkeit unbekannt

Betahistin (gegen Schwindel und Übelkeit)[13, 23–29]

Sieben RCTs ergaben unzureichende Belege zu den Auswirkungen von Betahistin – im Vergleich zu Placebo – auf Häufigkeit und Schwere von Schwindelanfällen, Tinnitus und Druckgefühl im Ohr. Zwei kleinen RCTs bei Patienten mit gesichertem oder wahrscheinlichem M. Menière zufolge besteht hinsichtlich der Effekte auf das Hörvermögen kein signifikanter Unterschied zwischen Betahistin und Trimetazidin. Einer dieser RCTs zufolge senkt Trimetazidin im Vergleich zu Betahistin die Schwindelintensität. Der anderen RCT zufolge besteht jedoch hinsichtlich der Schwindelintensität kein signifikanter Unterschied zwischen Betahistin und Trimetazidin.

Diuretika[20]

Eine kleine Cross-over-RCT ergab unzureichende Belege für die Effekte von Triamteren plus Hydrochlorothiazid auf das Hörvermögen oder den Tinnitus. Es fanden sich keine Belege für ihre Wirkungen auf das Fortschreiten der Erkrankung.

Trimetazidin[21, 22]

Es fanden sich keine RCTs, in denen Trimetazidin bei M. Menière mit Placebo verglichen wurde. Zwei kleine RCTs bei Patienten mit nachgewiesenem oder Verdacht auf Morbus Menière ergaben hinsichtlich der Effekte auf das Hörvermögen oder den Tinnitus keinen signifikanten Unterschied zwischen Trimetazidin und Betahistin. Einer dieser RCTs zufolge senkt Trimetazidin im Vergleich zu Betahistin die Schwindelintensität. Der anderen RCT zufolge besteht jedoch hinsichtlich der Schwindelintensität kein signifikanter Unterschied zwischen Betahistin und Trimetazidin. Es fanden sich keine Belege für die Wirkungen von Trimetazidin auf das Fortschreiten der Erkrankung.

Aminoglykoside; Ernährungsumstellung; psychologische Unterstützung; vestibuläre Rehabilitation[5, 16, 33–40]

Es fanden sich keine RCTs zu den Effekten dieser therapeutischen Maßnahmen in der Prävention von Menière-Attacken oder beim Verzögern einer Progression der Erkrankung.

Nutzen unwahrscheinlich

Betahistin (gegen Hörminderung)[13, 23–29]

Vier RCTs an Patienten mit Verdacht auf M. Menière zeigten in Bezug auf das über Reinton-Audiometrie bewertete Hörvermögen keinen signifikanten Unterschied zwischen Betahistin und Placebo. Zwei kleinen RCTs bei Patienten mit nachgewiesenem oder vermutetem Morbus Menière zufolge besteht hinsichtlich des Hörvermögens kein signifikanter Unterschied zwischen Betahistin und Trimetazidin.

Unwirksamkeit oder Schädlichkeit wahrscheinlich

Lithium[31, 32]

Zwei kleine Cross-over-RCTs bei Patienten mit Verdacht auf Morbus Menière ergaben nur unzureichende Belege für einen Vergleich der Effekte von Lithium und Placebo hinsichtlich Schwindel, Tinnitus, Druckaura oder Hörvermögen, zeigten jedoch unter Lithium bei manchen Patienten unerwünschte Nebenwirkungen wie Tremor, Durst und Polyurie.

Definition

Morbus Menière ist gekennzeichnet durch wiederholte akute Drehschwindelattacken und eine fluktuierende uni- oder bilaterale Schallempfindungsschwerhörigkeit, Tinnitus und Druckgefühl im betroffenen Ohr. Die Anfälle können clusterartig 6–11 Mal pro Jahr auftreten. Ebenso sind jedoch völlig symptomfreie Phasen von mehreren Monaten Dauer möglich.[1] Die Diagnosestellung erfolgt anhand klinischer Parameter.[2] Es ist wichtig, einen Morbus Menière differenzialdiagnostisch von anderen Erkrankungen (z. B. benigner Lagerungsschwindel, akute Labyrinthitis) abzugrenzen, die sich ebenfalls mit Schwindel, Hörminderung und Tinnitus manifestieren können, aber einen anderen therapeutischen Ansatz erfordern. Die Aufstellung strenger Diagnosekriterien ist dafür hilfreich. In dieser Übersicht verwendeten wir die Klassifikation der American Academy of Otolaryngology – Head and Neck Surgery (AAO-HNS) für die Bewertung der diagnostischen Exaktheit in den untersuchten RCTs.

Inzidenz/ Prävalenz

Morbus Menière ist in der Altersgruppe der 40- bis 60-Jährigen am häufigsten zu beobachten, kann aber auch schon in jüngerem Alter auftreten.[6, 7] In Europa liegt die jährliche Inzidenz für die Erkrankung bei ungefähr 50–200/100.000. Eine Begutachtung der hausärztlichen Krankenakten von 27.365 Personen ergab für den Zeitraum eines Jahres eine Inzidenz von 43 Personen (157/100.000).[8] In dieser Übersicht fehlten jedoch einheitliche diagnostische Kriterien. Ein Überblick über mehr als 8 Mio. Menschen in Schweden zeigte bei einer Diagnosestellung – ausschließlich auf der Basis einer kompletten Symptomtrias Schwindel, Hörminderung und Tinnitus – eine jährliche Inzidenz von 46/100.000.[9] Berücksichtigt man die Ergebnisse kleinerer Studien, scheint die Inzidenz in Uganda[10] geringer und in Japan höher zu sein (350/100.000, basierend auf einer nationalen Übersicht zu den stationären Behandlungszahlen einer einzigen Woche).[7]

Ätiologie/ Risikofaktoren

Morbus Menière steht im Zusammenhang mit einen endolymphatischen Hydrops (erhöhter endolymphatischer Druck im häutigen Labyrinth)[11], aber ein kausaler Zusammenhang zwischen beiden Erscheinungen ist immer noch nicht bewiesen.[12] Erkrankungen, die einen endolymphatischen Hydrops auslösen (Schläfenbeinfraktur, Syphilis, Hypothyreose, Cogan-Syndrom und Mondini-Syndrom) können sehr ähnliche Symptome verursachen.

Prognose

Morbus Menière ist eine chronische progressive Erkrankung mit einem nicht vorhersehbaren wechselhaften Verlauf, sodass es schwierig ist, eine spontane Besserung von einem Behandlungseffekt zu unterscheiden. Eine signifikante Besserung des Schwindels findet man meistens in der Placebogruppe der RCT.[13, 14] Die Häufigkeit der Schwindelattacken steigert sich vielfach in den ersten Jahren der Erkrankung und fällt dann wieder mit dem Auftreten eines dauerhaften Hörverlustes.[6] In den meisten Fällen sistieren die Schwindelanfälle irgendwann vollständig.[15] In einer über 20 Jahre laufenden Kohortenstudie mit 34 Teilnehmern, kam es bei 28 (82 %) zumindest zu einem mäßigen Hörverlust (medianer audiometrisch gemessener Hörverlust >50 dB)[1] und bei 16 (47 %) zur Entwicklung einer bilateralen Erkrankung. Die anderen Symptome bessern sich bei 60–80 % der Betroffenen unabhängig von einer Therapie.[16]

Literatur

1. Friberg U, Stahle J, Svedberg A. The natural course of Menière's disease. *Acta Otolaryngol Suppl* 1984;406:72–77.
2. Kitahara M. Concepts and diagnostic criteria of Menière's disease. In: Kitahara M, ed. *Menière's disease.* Tokyo: Springer-Verlag, 1990:3–12.
3. Alford BR. Menière's disease: criteria for diagnosis and evaluation of therapy for reporting. Report of subcommittee on equilibrium and its measurement. *Trans Am Acad Ophthalmol Otolaryngol* 1972;76:1462–1464.
4. Pearson BW, Brackmann DE. Committee on Hearing and Equilibrium guidelines for reporting treatment results in Menière's disease. *Otolaryngol Head Neck Surg* 1985;93:578–581.
5. Committee on Hearing and Equilibrium. Guidelines for the diagnosis and evaluation of therapy in Menière's disease. *Otolaryngol Head Neck Surg* 1995;113:181–185.
6. Moffat DA, Ballagh RH. Menière's disease. In: Kerr AG, Booth JB, eds. *Scott-Brown's otolaryngology.* 6th ed. Oxford: Butterworth-Heinemann, 1997.
7. Watanabe I. Incidence of Menière's disease, including some other epidemiological data. In: Oosterveld WJ, ed. *Menière's disease: a comprehensive appraisal.* Chichester: Wiley, 1983:9–23.
8. Cawthorne T, Hewlett AB. Menière's disease. *Proc Royal Soc Med* 1954;47:663–670.
9. Stahle J, Stahle C, Arenberg IK. Incidence of Menière's disease. *Arch Otolaryngol* 1978;104:99–102.
10. Nsamba C. A comparative study of the aetiology of vertigo in the African. *J Laryngol Otol* 1972;86:917–925.
11. Hallpike C, Cairns H. Observations on the pathology of Menière's syndrome. *J Laryngol Otol* 1938;53:625–655.
12. Ruckenstein MJ, Harrison RV. Cochlear pathology in Menière's disease. In: Harris JP, ed. *Menière's disease.* The Hague: Kugler Publications, 1999:195–202.
13. Schmidt JT, Huizing EH. The clinical drug trial in Menière's disease with emphasis on the effect of betahistine SR. *Acta Otolaryngol* 1992;497(suppl):1–189.
14. Moser M, Ranacher G, Wilmot TJ, et al. A double-blind clinical trial of hydroxyethylrutosides in Menière's disease. *J Laryngol Otol* 1984;98:265–272.
15. Silverstein H, Smouha E, Jones R. Natural history versus surgery for Menière's disease. *Otolaryngol Head Neck Surg* 1989;100:6–16.
16. Torok N. Old and new in Menière's disease. *Laryngoscope* 1977;87:1870–1877.
17. Storper IS, Spitzer JB, Scanlan M. Use of glycopyrrolate in the treatment of Menière's disease. *Laryngoscope* 1998;108:1442–1445.
18. Jacobson GP, Newman CW. The development of the Dizziness Handicap Inventory. *Arch Otolaryngol Head Neck Surg* 1990;116:424–427.
19. Sheldon CH, Horton BT. Treatment of Menière's disease with histamine administered intravenously. *Proceedings of the Staff Meetings of the Mayo Clinic* 1940;15:17–21.
20. van Deelen GW, Huizing EH. Use of a diuretic (Dyazide) in the treatment of Menière's disease. A double-blind cross-over placebo-controlled study. *ORL J Otorhinolaryngol Relat Spec* 1986;48: 287–292.
21. Kluyskens P, Lambert P, D'Hooge D. Trimetazidine versus betahistine in vestibular vertigo. A double blind study. *Ann Otolaryngol Chir Cervicofac* 1990;107(suppl 1):11–19. [In French]
22. Martini A, De Domenico F. Trimetazidine versus betahistine in Menière's disease. A double blind method. *Ann Otolaryngol Chir Cervicofac* 1990;107(suppl 1):20–27. [In French]
23. James AL, Burton MJ. Betahistine for Menière's disease or syndrome. In: The Cochrane Library, Issue 3, 2002. Oxford: Wiley. Search date 1999; primary sources Cochrane Controlled Trials Register, Medline, Embase, Index Medicus, and hand searches of reference lists.

24. Salami A, Dellepiane M, Tinelle E, et al. Studio a doppia cecita' tra cloridrato di betaistina e placebo nel trattamento delle sindromi Menieriformi. *Valsalva* 1984;60:302–312. [In Italian]
25. Okamato K, Hazeyama F, Taira T, et al. Therapeutic results of betahistine in Menière's disease with statistical analysis. *Iryo* 1968;22:650–666. [In Japanese]
26. Ricci V, Sittoni V, Nicora M. Valutazione terapeutica e tollerabilita del chloridrato di betaistina (Microser) in confronto a placebo nella malattia di Menière. *Riv Ital Ornitolog Audiolog Foniat* 1987;7:347–350.
27. Burkin A. Betahistine treatment of Menière's syndrome. *Clin Med* 1967;74:41–48.
28. Elia JC. Double-blind evaluation of a new treatment for Menière's syndrome. *JAMA* 1966;196:187–189.
29. Mira E, Guidetti G, Ghilardi L, et al. Betahistine dihydrochloride in the treatment of peripheral vestibular vertigo. *Eur Arch Otorhinolaryngol* 2003;260:73–77.
30. Fleiss JL. The crossover study. In: *The design and analysis of clinical experiments.* Chichester: Wiley, 1984.
31. Thomsen J, Bech P, Prytz S, et al. Menière's disease: lithium treatment (demonstration of placebo effect in a double blind cross-over trial). *Clin Otolaryngol* 1979;4:119–123.
32. Thomsen J, Bech P, Geisler A, et al. Lithium treatment of Menière's disease: results of a double-blind cross-over trial. *Acta Otolaryngol* 1976;82:294–296.
33. Furstenburg AC, Richardson G, Lathrop FD. Menière's disease. Addenda to medical therapy. *Arch Otolaryngol* 1941;34:1083–1092.
34. Balyan FR, Taibah A, De Donato G, et al. Titration streptomycin therapy in Menière's disease: long-term results. *Otolaryngol Head Neck Surg* 1998;118:261–266.
35. Wilson WR, Schuknecht HF. Update on the use of streptomycin therapy for Menière's disease. *Am J Otol* 1980;2:108–111.
36. Graham MD. Bilateral Menière's disease. Treatment with intramuscular titration streptomycin sulfate. *Otolaryngol Clin North Am* 1997;30:1097–1100.
37. Shea JJ, Ge X, Orchik DJ. Long-term results of low dose intramuscular streptomycin for Menière's disease. *Am J Otol* 1994;15:540–544.
38. Kerr AG, Toner JG. A new approach to surgery for Menière's disease: talking about surgery. *Clin Otolaryngol* 1998;23:263–264.
39. Dix MR. The rationale and technique of head exercises in the treatment of vertigo. *Acta Otorhinolaryngol Belg* 1979;33:370–384.
40. Clendaniel RA, Tucci DL. Vestibular rehabilitation strategies in Menière's disease. *Otolaryngol Clin North Am* 1997;30:1145–1158.

Kommentar

David Holzmann

Die Qualität dieses Kapitels leidet etwas darunter, dass einige Grundlagen nicht präzis wiedergegeben werden. So sollte in der Definition festgehalten werden, dass eine Schwindelattacke bei MD länger als 20 Minuten anhält. Der Begriff Osszillopsie ist sehr ungenau bis falsch definiert. Es handelt sich hierbei um eine illusorische Bewegungsempfindung bei betrachteten Objekten oder der Umgebung. Sie kann mit normalem vestibulo-okulärem Reflex (VOR) auftreten, ist aber normalerweise ein typische Symptom eines pathologischen VOR. Die wichtigste Differenzialdiagnose ist die vestibuläre Migräne; 50 % aller MD-Patienten haben zusätzlich eine Migräne, was unter dem Punkt Inzidenz Erwähnung finden müsste, zumal die Symptome sehr ähnlich sind wie bei der Ménièr'schen Krankheit. In Europa werden Litium und Trimetazidine zur Behandlung kaum eingesetzt, zumal über keine klinische Relevanz im Sinne eines Heilungserfolges berichtet werden kann. Im Gegensatz dazu wurde und wird immer noch Diamox eingesetzt, was nicht im Kapitel diskutiert wird. Kalziumkanal-Blocker wie Flunarizin und Zinnaricin werden genauso wenig aufgeführt. Wohl gibt es auch hierüber nur sehr vereinzelte RCTs, doch sollte auf Grund der weiten Verbreitung diese Medikamente Erwähnung finden. Größere Defizite weist das Kapitel über die intratympanale Applikation von Gentamycin, Steroide und Lokalanästhetika auf. Die intratympanale Anwendung von Gentamycin nimmt bei sorgfältiger Patientenselektionierung einen wichtigen Stellenwert ein und sollte deshalb mindestens Erwähnung finden. In die gleiche Diskussion sollten auch operative Massnahmen wie die Saccus-Dekompression, Labyrinthektomie und Vestibularisneurektomie diskutiert werden.

Ohrenschmerzen bei Flugreisen

Suchdatum: März 2004

Simon Janvrin

Frage	**Welche Effekte haben Präventivmaßnahmen?**

Nutzen wahrscheinlich

Oral wirksame abschwellende Mittel bei Erwachsenen[3–5]

Einer RCT bei Erwachsenen mit anamnestischen Hinweisen auf Ohrenschmerzen bei Flugreisen lieferten begrenzte Hinweise dafür, dass oral verabreichtes Pseudoephedrin die Symptome eines Barotraumas während der Flugreise im Vergleich zu Placebo verringert. Eine andere RCT bei erwachsenen Passagieren mit anamnestischen Hinweisen auf Ohrenschmerzen bei Flugreisen lieferte begrenzte Hinweise auf eine Verringerung der Ohrenschmerzen und des Hörverlustes durch Pseudoephidrin im Vergleich zu Placebo.

Wirksamkeit unbekannt

Oral wirksame abschwellende Mittel bei Kindern[5]

In einer kleinen RCT bei Kindern bis zu 6 Jahren zeigte sich in Hinblick auf die Ohrenschmerzen bei Start und Landung kein signifikanter Unterschied zwischen oral appliziertem Pseudoephedrin und Placebo.

Abschwellende Nasentropfen bei Erwachsenen[3]

Einer kleinen RCT bei Erwachsenen mit anamnestischen Hinweisen auf Ohrenschmerzen bei Flugreisen zufolge besteht in Bezug auf die Symptome eines Barotraumas kein signifikanter Unterschied zwischen Oxymetazolin-Nasenspray und Placebo.

Definition

Flugreisen können im Bereich des Mittelohrs zu Trommelfellschmerzen, Schwindel, Hörverlust und Trommelfellperforation führen.

Inzidenz/ Prävalenz

Die Prävalenz von Symptomen ist abhängig von Flughöhe, Flugzeugtyp und individuellen Faktoren. Eine Studie zur Punktprävalenz ergab, dass 20 % der Erwachsenen und 40 % der Kinder nach einem Flug einen negativen Mittelohrdruck und 10 % der Erwachsenen und 22 % der Kinder otoskopisch sichtbare Anzeichen für Trommelfellschäden aufwiesen.[1] Es fanden sich keine Daten über die Inzidenz von Trommelfellperforationen, die jedoch im kommerziellen Fluggeschäft extrem selten aufzutreten scheinen.

Ätiologie/ Risikofaktoren

Während eines Sinkfluges fällt der Druck im Mittelohr im Vergleich zu demjenigen im Gehörgang. Bei anatomisch engen Verhältnissen, Entzündung oder aus anderen Gründen behinderter Tubenfunktion kann der notwendige Lufteinstrom ins Mittelohr nicht ausreichend erfolgen. Durch die steigende Druckdifferenz zwischen Gehörgang und Mittelohr wird das Trommelfell nach innen gesaugt (retrahiert).

Prognose

In den meisten Fällen verschwinden die Symptome von alleine. Erfahrungen aus dem Bereich der militärischen Luftfahrt zeigen, dass auch die meisten Trommelfellperforationen spontan heilen.[2]

Literatur

1. Stangerup S-E, Tjernstrom O, Klokke M, et al. Point prevalence of barotitis in children and adults after flight, and the effect of autoinflation. *Aviat Space Environ Med* 1998;69:45–49.
2. O'Reilly BJ. Otorhinolaryngology. In: Ernsting J, Nicholson AN, Rainford DJ, eds. *Aviation Medicine*. 3rd edition. Oxford: Butterworth-Heinemann, 1999:319–336.
3. Jones JS, Sheffield W, White LJ, et al. A double-blind comparison between oral pseudoephedrine and topical oxymetazoline in the prevention of barotrauma during air travel. *Am J Emerg Med* 1998;16:262–264.
4. Csortan E, Jones J, Haan M, et al. Efficacy of pseudoephedrine for the prevention of barotrauma during air travel. *Ann Emerg Med* 1994;23:1324–1327.
5. Buchanan BJ, Hoagland J, Fischer PR. Pseudoephedrine and air travel-associated ear pain in children. *Arch Pediatr Adolesc Med* 1999;153:466–468.

Kommentar

David Holzmann

Ohrschmerzen beim Fliegen, namentlich beim Landen und Starten, werden von vielen Patienten beklagt, wenngleich die Zahlen in den angegebenen Studien mit 20 % (Erwachsene) und 40 % (Kinder) wahrscheinlich übertrieben sind. Der jeweilige Effekt mit topischen (nasalen) und systemisch-abschwellenden Mitteln ist zwar mit z. T. RCTs untersucht. Keine der Studien vermag jedoch einen eindeutigen und positiven Nutzen sauber zu dokumentieren. Die Rolle systmisch abschwellender Mittel wird in der Literatur unterschiedlich beurteilt. Bislang ist erst eine prospektive, parallel, doppelblind randomiserte Studie mit erwachsenen Freiwilligen bekannt, deren Probanden mit einer Anamnese von rezidivierenden Ohrschmerzen bei Flugreisen mit 120 mg Pseudoephedrin behandelt wurden. Diese hatten signifikant weniger Ohrschmerzen während Flugreisen gehabt als diejenigen in der Placebo-Gruppe (1).

1. Csortan E, Jones J, Haan M, Brown M. Efficacy of pseudoephedrine for the prevention of barotraumas during air travel. Ann Emerg Med 1994;23:1324–7)

Otitis externa

Suchdatum: März 2004

Daniel Hajioff

Frage Welche Effekte haben empirische Behandlungsmethoden?

Nutzen wahrscheinlich

Topisch verabreichte Aluminiumacetat-Tropfen (ebenso wirksam wie topische Antiinfektiosa)[15]

Es fanden sich keine RCTs, in denen topisch verabreichtes Aluminiumacetat mit Placebo verglichen wurde. Eine RCT an Patienten mit diffuser akuter Otitis externa zeigte hinsichtlich der Zeit bis zur klinischen Heilung oder der Heilungsraten nach 4 Wochen keinen signifikanten Unterschied zwischen Aluminiumacetat-Tropfen und topisch verabreichten Polymyxin-Neomycin-Hydrocortison-Tropfen.

Topische Antiinfektiosa (Antibiotika oder Antimykotika mit oder ohne Steroide)[6–14]

Eine RCT zeigte, dass Methylprednisolon-Neomycin-Tropfen im Vergleich zu Placebo Symptome und Zeichen nach 28 Tagen bessern. Zwei RCTs ergaben hinsichtlich der Heilungsrate keinen signifikanten Unterschied zwischen topisch verabreichten Chinolonen und anderen topischen Antiinfektiosa. Einer RCT zufolge verbessern Triamcinolon-Neomycin-Tropfen im Vergleich zu Hydrocortison-Neomycin-Polymyxin-B-Tropfen die Rückbildungsraten. Zwei RCTs ergaben nur begrenzte Hinweise darauf, dass Neomycin-Dexamethason-Essigsäure-Spray im Vergleich zu topischen antiinfektiösen Tropfen ohne Essigsäure die klinische Heilungsrate erhöht. Es fanden sich keine RCTs über die Effekte topischer Antiinfektiosa im Vergleich zu Antibiotika. Eine RCT ergab hinsichtlich des Schweregrades und der Dauer der Symptomatik und der Heilungsrate nur begrenzte Belege für keinen signifikanten Unterschied zwischen einer topischen antiinfektiösen Salbe plus oralem Co-Trimoxazol und einer topischen antiinfektiösen Salbe allein. Eine RCT an Patienten mit akuter diffuser Otitis externa ergab hinsichtlich der Zeit bis zur klinischen Heilung oder der Heilungsrate nach 4 Wochen keinen signifikanten Unterschied zwischen topisch verabreichten Polymyxin-Neomycin-Hydrocortison-Tropfen und Aluminiumacetat-Tropfen.

Topische Steroide[13, 14]

Einer RCT bei Patienten mit leichter oder mäßiger akuter oder chronischer Otitis externa zufolge bessert topisch verabreichtes Budsonid im Vergleich zu Placebo die Symptomatik. Es fanden sich keine RCTs, in denen topische Steroide mit topischen Antiinfektiosa verglichen wurden. Eine RCT zeigte nach einer Woche hinsichtlich der Symptom-Scores keinen signifikanten Unterschied zwischen niedrigpotenten Steroiden (topisch verabreichtes Hydrocortison) und hochpotenten Steroiden (topisch verabreichtes Hydrocortisonbutyrat).

Wirksamkeit unbekannt

Orale Antibiotika[5]

Es fanden sich keine RCTs, in denen oral verabreichte Antibiotika mit Placebo oder topisch verabreichten Antiinfektiosa verglichen wurden. Eine RCT ergab hinsichtlich des Schweregrades und der Dauer der Symptomatik sowie der Heilungsrate begrenzte Belege für keinen signifikanten Unterschied zwischen einer topischen antiinfektiösen Salbe plus oralem Co-Trimoxazol und einer topischen antiinfektiösen Salbe allein.

Ohrtoilette durch einen Spezialisten[17]

Es fanden sich keine RCTs, in denen eine Ohrtoilette durch einen Spezialisten mit keiner Ohrtoilette verglichen wurden. Einer RCT zufolge besteht nach 4 Wochen hinsichtlich der Rückbildungsraten kein signifikanter Unterschied zwischen einem Ohrtampon mit antiinfektiösen Tropfen und einem mit antiinfektiöser Salbe imprägnierten Gazeband.

Topische Essigsäure (unzureichende Belege für den Nachweis einer Wirksamkeit gegenüber Placebo)[16]

Es fanden sich keine RCTs, in denen topisch verabreichte Essigsäure mit Placebo verglichen wird. Einer RCT an Erwachsenen mit akuter diffuser Otitis externa zufolge verkürzen topische Steroide plus Antibiotika und topische Essigsäure plus Steroide im Vergleich zu Essigsäure allein die Dauer der Symptome, erhöhen die Gesamtheilungsraten und verringern Rezidive.

Nutzen unwahrscheinlich

Orale Antibiotika plus topische Antiinfektiosa (nicht besser als topische Antiinfektiosa allein)[5]

Eine RCT ergab in Bezug auf Schweregrad und Dauer der Symptome sowie auf die Heilungsrate nur begrenzte Hinweise auf nichtsignifikante Unterschiede zwischen oral verabreichtem Co-trimoxazol plus topischer antiinfektiöser Salbe und topischer antiinfektiöser Salbe allein.

Definition

Die Otitis externa ist eine Entzündung des äußeren Gehörgangs, oft zusammen mit einer Infektion. Diese breitet sich gewöhnlich über den gesamten Gehörgang aus und wird daher oft als „diffuse Otitis externa" bezeichnet. In der vorliegenden Darstellung werden lokale Entzündungen, wie Furunkel, ausgeschlossen. Die Otitis externa gliedert sich in eine akute (<6 Wochen), eine chronische (>3 Monate) und eine nekrotisierende (maligne) Form. Sie kann einmalig oder rezidivierend auftreten. Sie bewirkt starke Schmerzen mit Ausfluss aus dem Ohr und geht mit Hörverlust einher.[1] Ist der Gehörgang sichtbar, erscheint er gerötet und entzündet. Eine chronische Otitis externa kann zur Stenose des Gehörgangs mit begleitendem Hörverlust führen, für den sich Hörgeräte nur schwer anpassen lassen. Die nekrotisierende Otitis externa ist definiert durch Zerstörung des Schläfenbeins, gewöhnlich bei Personen mit Diabetes oder bei Immungeschwächten, und kann lebensbedrohend sein.[2] In dieser Übersicht wird nur die empirische Behandlung der akuten und der chronischen Otitis externa betrachtet.

Inzidenz/ Prävalenz

Die Otitis externa kommt weltweit häufig vor. Ihre Inzidenz ist nicht genau bekannt, aber es wird davon ausgegangen, dass 10 % der Menschen irgendwann einmal betroffen waren.[3] Die Erkrankung befällt Kinder, kommt jedoch bei Erwachsenen häufiger vor. Sie ist verantwortlich für einen großen Teil der Arbeitsbelastung in HNO-Abteilungen, wobei leichtere Fälle jedoch oft in der Primärversorgung betreut werden.[3]

Ätiologie/ Risikofaktoren

Eine Otitis externa kann mit einem lokalen oder generalisierten Ekzem des Gehörgangs zusammenhängen. Sie kommt gehäuft bei Schwimmern, in feuchten Umgebungen, bei Menschen ohne Zerumen oder mit engen Gehörgängen, bei Hörgeräteträgern sowie nach einem mechanischen Trauma vor.[4]

Prognose

Es fanden sich nur wenige zuverlässige Daten. Viele Fälle von Otitis externa heilen im Laufe mehrerer Wochen oder Monate spontan aus. Akute

Episoden neigen zum Rezidiv, auch wenn das Rezidivrisiko unbekannt ist. Die Erfahrung spricht dafür, dass eine chronische Entzündung einen kleinen Teil von Personen nach einer Einzelepisode von Otitis externa befällt und in seltenen Fällen zur Gehörgangsstenose führen kann.[1]

Literatur

1. Agius AM, Pickles JM, Burch KL. A prospective study of otitis externa. *Clin Otolaryngol* 1992;17:150–154.
2. Doroghazi RM, Nadol JB, Hyslop NE, et al. Invasive external otitis. Report of 21 cases and review of the literature. *Am J Med* 1981;71:603–618.
3. Raza SA, Denholm SW, Wong JC. An audit of the management of otitis externa in an ENT casualty clinic. *J Laryngol Otol* 1995;109:130–133.
4. Hirsh BE. Infections of the external ear. *Am J Otolaryngol* 1992;17:207.
5. Yelland MJ. The efficacy of oral cotrimoxazole in the treatment of otitis externa in general practice. *Med J Aust* 1993;158:697–699.
6. Cannon SJ, Grunwaldt E. Treatment of otitis externa with a tropical steroid–antibiotic combination. *Eye Ear Nose Throat Mon* 1967;46:1296–1302.
7. Pistorius B, Westberry K, Drehobl M, et al. Prospective, randomized, comparative trial of ciprofloxacin otic drops, with or without hydrocortisone, vs. polymyxin B–neomycin–hydrocortisone otic suspension in the treatment of acute diffuse otitis externa. *Infect Dis Clin Pract* 1999;8:387–395.
8. Jones RN, Milazzo J, Seidlin M. Ofloxacin otic solution for treatment of otitis externa in children and adults. *Arch Otolaryngol Head Neck Surg* 1997;123:1193–1200.
9. Sabater F, Maristany M, Mensa J, et al. Prospective double-blind randomized study of the efficacy and tolerance of topical ciprofloxacin vs topical gentamicin in the treatment of simple chronic otitis media and diffuse external otitis [in Spanish]. *Acta Otorrinolaringol Esp* 1996;47:217–220.
10. Worgan D. Treatment of otitis externa. Report of a clinical trial. *Practitioner* 1969;202:817–820.
11. Smith RB, Moodie J. A general practice study to compare the efficacy and tolerability of a spray („Otomize") versus a standard drop formulation („Sofradex") in the treatment of patients with otitis externa. *Curr Med Res Opin* 1990;12:12–18.
12. Smith RB, Moodie J. Comparative efficacy and tolerability of two antibacterial/anti-inflammatory formulations („Otomize" spray and („Otosporin" drops) in the treatment of otitis externa in general practice. *Curr Med Res Opin* 1990;11:661–667.
13. Jacobsson S, Karlsson G, Rigner P, et al. Clinical efficacy of budesonide in the treatment of eczematous external otitis. *Eur Arch Otorhinolaryngol* 1991;248:246–249.
14. Buch-Rasmussen A. Hydrocortisone alcoholic solution in eczematous external otitis. *J Int Med Res* 1979;7:449–451.
15. Lambert IJ. A comparison of the treatment of otitis externa with („Otosporin(" and aluminium acetate: a report from a services practice in Cyprus. *J R Coll Gen Pract* 1981;31:291–294.
16. van Balen FAM, Smit, WM, Zuithoff NPA, et al. Clinical efficacy of three common treatments in acute otitis externa in primary care: randomized control trial. *BMJ* 2003;327:1201–1203.
17. Pond F, McCarty D, O'Leary S. Randomized trial on the treatment of oedematous acute otitis externa using ear wicks or ribbon gauze: clinical outcome and cost. *J Laryngol Otol* 2002;116:415–419.

Otitis media, chronische

Suchdatum: November 2003

Jose Acuin

Frage **Welche Effekte haben unterschiedliche Behandlungsmethoden bei Erwachsenen?**

Nutzen wahrscheinlich

Lokale Antibiotikatherapie[53, 60, 61, 66–72]

Es fanden sich keine RCTs mit langfristiger Nachbeobachtung. Zwei RCTs ergaben begrenzte Hinweise darauf, dass eine lokale Therapie mit Chinolon-Antibiotika im Vergleich zu Placebo bei Erwachsenen mit chronischer Otitis media zu einer Besserung des otoskopischen Befundes führt. Sechs RCTs ergaben keine klaren Belege für klinisch bedeutsame Unterschiede zwischen topischen Antibiotika bei Erwachsenen. Einer systematischen Übersicht zufolge sind topische Antibiotika zur Abschwächung otoskopischer Befunde einer chronischen Otitis media effektiver als systemische Antibiotika. Eine RCT zeigte keinen signifikanten Unterschied zwischen topischem plus systemischem Ceftizoxim und ausschließlich systemisch verabreichtem Ceftizoxim. Einer RCT zufolge gibt es zwischen präoperativ verabreichten Antibiotika bei Patienten vor einer Tympanoplastik und keiner präoperativen Behandlung keinen signifikanten Unterschied. Kurze Zeit verabreichte topische Antibiotika führten in RCTs zu geringen Nebenwirkungen. In unkontrollierten Fallstudien wurde über vestibuläre Ototoxizität nach Verabreichung topischer Nicht-Chinolon-Antibiotika berichtet.

Wirksamkeit unbekannt

Ohrtoilette[53]

Es fanden sich keine RCTs zum Vergleich einer sorgfältigen Ohrreinigung (Ohrtoilette) mit Nichtbehandlung.

Systemische Antibiotikatherapie[53, 74–85]

Es fanden sich keine ausreichenden Belege über die Effekte einer systemischen Antibiotikatherapie im Vergleich untereinander, zu Placebo, zu Nichtbehandlung oder zu topischen Antiseptika. Einer systematischen Übersicht zufolge ist eine systemische Antibiotikatherapie hinsichtlich der Abschwächung otoskopischer Befunde einer chronischen Otitis media weniger wirksam als eine topische Therapie. Zwei RCTs ergaben keinen signifikanten Unterschied zwischen systemischen plus topischen Antibiotika und topischen Antibiotika allein, obwohl eine dritte RCT zeigte, dass topisches Chinolon wirksamer ist als orale plus topische Nichtchinolone. Zu den Effekten einer Langzeittherapie fanden sich keine Belege.

Topische Antiseptika[53, 74]

Es fanden sich weder systematische Übersichten noch RCTs zum Vergleich topischer Antiseptika mit Placebo oder Nichtbehandlung. Einer RCT an Erwachsenen zufolge besteht kein signifikanter Unterschied zwischen topischen Antiseptika plus Ohrtoilette unter mikroskopischer Kontrolle und entweder topischer oder oraler Antibiotika. Eine RCT ergab hinsichtlich der Auflösung von Ausfluss keinen signifikanten Unterschied zwischen topischem Povidon-Iod und topischem Chinolon. Die RCTs waren zu klein, um einen klinisch relevanten Unterschied nachzuweisen oder auszuschließen.

Topische Steroide
Es fanden sich keine RCTs zum Vergleich einer topischen Steroidtherapie mit Placebo oder Nichtbehandlung.

Tympanoplastik mit oder ohne Mastoidektomie[86–91]
Es fanden sich keine RCTs, in denen bei chronischer Otitis media ohne Cholesteatom der Einsatz einer Tympanoplastik (mit oder ohne Mastoidektomie) mit konservativer Therapie verglichen worden wäre.

Frage | **Welche Effekte haben unterschiedliche Behandlungsmethoden bei Kindern?**

Wirksamkeit unbekannt

Ohrtoilette[23, 53, 91–93]
Eine systematische Übersicht ergab anhand zweier RCTs nur unzureichende Belege für einen Vergleich zwischen einer einfachen Form der Ohrtoilette und keiner Ohrtoilette bei Kindern mit chronischer eitriger Otitis media.

Systemische Antibiotikatherapie[53, 92, 100, 101]
In RCTs fanden sich keine ausreichenden Belege über die Wirkungen einer systemischen Antibiotikatherapie bei Kindern mit chronischer Otitis media.

Lokale Antibiotikatherapie[53, 94–98]
Es fanden sich weder systematische Übersichten noch RCTs, in denen eine lokale Antibiotikatherapie bei Kindern mit Placebo verglichen worden wäre. Eine RCT mit hoher Abbruchrate zeigte, dass topisches Ciprofloxacin im Vergleich zu einer Kombination aus Framycetin, Gramicidin und Dexamethason-Ohrentropfen den Anteil an Kindern ohne Ausfluss nach 10–21 Tagen erhöht.

Lokale Kombinationstherapie mit Antibiotika und Steroiden[53, 92]
In kleinen RCTs fanden sich nur unzureichende Belege für den Vergleich einer Kombinationstherapie aus topischen Antibiotika und Steroiden mit alleiniger Ohrtoilette oder topischen Antiseptika. Eine RCT mit hoher Abbruchrate zeigte, dass topisches Ciprofloxacin im Vergleich zu einer Kombination aus Framycetin, Gramicidin und Dexamethason-Ohrentropfen den Anteil an Kindern ohne Ausfluss nach 10–21 Tagen erhöht.

Topische Antiseptika[53, 92, 99]
Zwei RCTs zufolge zeigt sich im Vergleich zu Kontrollen nach 2 Wochen keine signifikante Verringerung der Otorrhoe durch lokal applizierte Antiseptika. Einer RCT zufolge besteht hinsichtlich der Auswirkungen auf die Otorrhoe kein signifikanter Unterschied zwischen lokal applizierten Antiseptika und lokaler Antibiotika-Steroid-Therapie. Die RCTs waren allerdings zu klein, um einen klinisch relevanten Effekt auszuschließen.

Topische Steroide
Es fanden sich keine RCTs, in denen topische Steroide bei Kindern mit Placebo oder Nichtbehandlung verglichen worden wären.

Tympanoplastik mit oder ohne Mastoidektomie[89–91, 102, 103]
Es fanden sich keine RCTs, in denen bei chronischer Otitis media ohne Cholesteatom der Einsatz einer Tympanoplastik (mit oder ohne Mastoidektomie) mit konservativer Therapie verglichen worden wäre.

Otitis media, chronische

Definition

Unter chronischer Otitis media versteht man eine persistierende Entzündung des Mittelohrs oder des Mastoids. Synonyme sind z. B. „chronische eitrige Otitis media (ohne Paukenerguss)“, „chronische Mastoiditis“ und „chronische Tympanomastoiditis“. Eine chronische Mittelohrentzündung ist charakterisiert durch eine über 2–6 Wochen anhaltende oder intermittierende Sekretion (Otorrhoe) durch ein perforiertes Trommelfell. Zum typischen Befund gehören außerdem eine hyperplastische entzündete Mittelohrschleimhaut, Schleimhautpolypen und ein Cholesteatom im Bereich des Mittelohres. Man unterscheidet die „chronische Otitis media“ (engl. „chronic suppurative otitis media“) vom „chronischen Paukenerguss“ (engl. „chronic otitis media with effusion“), der durch intaktes Trommelfell sowie Erguss im Mittelohr ohne aktive Infektion gekennzeichnet ist. Auch eine nicht verheilende Trommelfellverletzung mit bleibender Perforation – ohne oder mit nur gelegentlicher Sekretion – wird, solange keine Anzeichen einer aktiven Infektion bestehen, nicht als chronische Otitis media gewertet.

Inzidenz/ Prävalenz

Weltweit liegt die Inzidenz für chronische Otitis media bei 65–330 Mio. Davon leiden zwischen 39 und 200 Mio. (60 %) unter einer signifikanten Einschränkung ihres Hörvermögens. Man hat geschätzt, dass Otitis media im Jahr 2000 zu 28.000 Toten und zu 2 Mio. DALYS (disability adjusted life years = verlorene Jahre gesunden Lebens) geführt hat[1], von denen 94 % der Fälle in den Entwicklungsländern aufgetreten sind. Die meisten dieser Todesfälle gehen wahrscheinlich auf das Konto einer chronischen Mittelohrentzündung, da eine akute Otitis media von selber ausheilt.[2–32]

Ätiologie/ Risikofaktoren

Man nimmt an, dass die chronische Otitis media eine der möglichen Komplikationen nach akuter Otitis media darstellt. Die Risikofaktoren für die Entstehung einer chronischen Entzündung sind jedoch unklar. Gehäufte Atemwegsinfektionen und schlechte sozioökonomische Lebensbedingungen (beengte Wohnverhältnisse[33] mit schlechter Ernährung und schlechten hygienischen Verhältnissen) können in Beziehung stehen zur Entwicklung einer chronischen Entzündung.[34, 35] Eine Verbesserung der Wohnverhältnisse, der Hygiene und der Ernährung bei Maori-Kindern war assoziiert mit einer Halbierung der Prävalenz von chronischer Otitis media zwischen 1978 und 1987.[36] Siehe „Otitis media, akute bei Kindern“, S. 802.

Prognose

Bei den meisten Kindern mit chronischer Otitis media kommt es – nach Begutachtung von Daten bei Kindern in Afrika, Brasilien[37], Indien[38] und Sierra Leone[39] und allgemeinen Bevölkerungsdaten in Thailand – zu einer leichten bis mittelschweren Hörminderung (Erhöhung der Hörschwelle um etwa 26–60 dB). In vielen Entwicklungsländern ist die chronische Otitis media die häufigste Ursache einer mittelschweren Schwerhörigkeit (40–60 dB).[41] Eine anhaltende Schwerhörigkeit während der ersten 2 Lebensjahre führt zu Lernschwierigkeiten und schlechten Schulleistungen.[42] Durch Ausbreitung oder Fortleitung der Infektion kann es zu lebensbedrohlichen Komplikationen wie Meningitis, intrakraniellen Abszessen oder akuter Mastoiditis kommen.[43] Die Häufigkeit schwerer Nebenwirkungen sank von 20 % im Jahre 1938 auf 2,5 % im Jahre 1948 und beträgt jetzt schätzungsweise 0,24 % in Thailand und 1,8 % in Afrika. Man nimmt an, dass dies auf einen erhöhten Einsatz von Antibiotikatherapie, Tympanoplastik und Mastoidektomie zurückzuführen ist.[44–46] Eine andere schwere Komplikation einer chronischen Otitis media ist die Entwicklung eines Cholesteatoms, das weltweit mit Wahrscheinlichkeiten von 0–60 % auftritt.[47–50] In den westlichen Industrienationen ist die Inzidenz gering. (In

Finnland lag die jährliche altersstandardisierte Inzidenz eines Cholesteatoms 1993 bei 8/100.000).[51]

Literatur

1. World Health Report, 2000. (http://www.who.int/whr/2001/archives/2000/en/pdf/Annex4-en.pdf, last accessed 21 July 2003).
2. Bastos I, Reimer A, Ingvarsson L, et al. Chronic otitis media and hearing loss among school children in a refugee camp in Angola. *J Audiol Med* 1995;4:1–11.
3. Bastos I, Reimer A, Lundgren K. Chronic otitis media and hearing loss in otitis in urban schoolchildren in Angola – a prevalence study. *J Audiol Med* 1993;2:129–140.
4. Manni JJ. Lema PN. Otitis media in Dar es Salaam, Tanzania. *J Laryngol Otol* 1987;101:222–228.
5. Bastos I, Mallya J, Ingvarsson L, et al. Middle ear disease and hearing impairment in northern Tanzania. A prevalence study of schoolchildren in the Moshi and Monduli districts. *Int J Pediatr Otorhinolaryngol* 1995;32:1–12.
6. McPherson B, Holborow CA. A study of deafness in West Africa: the Gambian Hearing Health Project. *Int J Pediatr Otorhinolaryngol* 1985;10:115–135.
7. Pisacane A, Ruas I. Bacteriology of otitis media in Mozambique. *Lancet* 1982;1:1305.
8. Halama AR, Voogt GR, Musgrave GM. Prevalence of otitis media in children in a black rural community in Venda (South Africa). *Int J Pediatr Otorhinolaryngol* 1986;11:73–77.
9. Hatcher J, Smith A, Mackenzie I, et al. A prevalence study of ear problems in school children in Kiambu district, Kenya, May 1992. *Int J Pediatr Otorhinolaryngol* 1995;33:197–205.
10. Okeowo PA. Observations on the incidence of secretory otitis media in children. *J Trop Pediatr* 1985;31:295–298.
11. Bal I, Hatcher J. Results of Kenyan Prevalence Survey. *Her Net News* 1992;4:1–2. In Berman S. Otitis media in developing countries. *Pediatrics* 1996;1:126–130.
12. Cohen D, Tamir D. The prevalence of middle ear pathologies in Jerusalem school children. *Am J Otol* 1989;19:456–459.
13. Podoshin L, Fradis M, Ben-David Y, et al. Cholesteatoma: an epidemiologic study among members of kibbutzim in northern Israel. *Ann Otol Rhinol Laryngol* 1986;95:365–368.
14. Bafaqeeh SA, Zakzouk S, Muhaimed HA, et al. Relevant demographic factors and hearing impairment in Saudi children: epidemiological study. *J Laryngol Otol* 1994;108:294–298.
15. Noh KT, Kim CS. The changing pattern of otitis media in Korea. *Int J Pediatr Otorhinolaryngol* 1985;9:77–87.
16. Kim CS, Jung HW, Yoo KY. Prevalence and risk factors of chronic otitis media in Korea: results of a nation-wide survey. *Acta Otolaryngol* 1993;113:369–375.
17. Jacob A, Rupa V, Job A, et al. Hearing impairment and otitis media in a rural primary school in South India. *Int J Pediatr Otorhinolaryngol* 1997;39:133–138.
18. Elango S, Purohit GN, Hashim M, et al. Hearing loss and ear disorders in Malaysian school children. *Int J Pediatr Otorhinolaryngol* 1991;22:75–80.
19. Lee L, Cao W, Xu F. Disability among the elderly in China: analysis of the national sampling survey of disability in 1987. *Chin Med J* 1997;110:236–237.
20. Dang Hoang S, Nhan Trung S, Le T, et al. Prevalence of chronic otitis media in a randomly selected population sampled in two communities in Southern Vietnam. Proceedings of Copenhagen Otitis Media Conference, June 1–5, 1997;Abstr 13.
21. Garrett J, Stewart J. Hearing loss and otitis media in Guam: impact of professional services. *Asia Pac J Public Health* 1989;3:213–218.
22. Dever G, Stool S, Manning S, et al. Otitis oceania: middle ear disease in the Pacific basin. *Ann Otol Rhinol Laryngol* 1990;99(suppl 149):25–27.
23. Elango S, Purohit GN, Hashim M, et al. Hearing loss and ear disorders in Malaysian school children. *Int J Pediatr Otorhinolaryngol* 1991;22:75–80.
24. Eason R, Harding F, Nicholson R, et al. Chronic suppurative otitis media in the Solomon Islands: a prospective microbiological, audiometric and therapeutic survey. *N Z Med J* 1986;99:812–815.
25. Dever G, Stool S, Manning S, et al. Otitis oceania: middle ear disease in the Pacific basin. *Ann Otol Rhinol Laryngol* 1990;99(suppl 149):25–27.
26. Bastos I, Reimer A, Andreasson L. Middle ear disease and hearing loss among urban children and orphans in Bauru, Brazil. A prevalence study. *J Audiol Med* 1994.
27. Browning GG, Gatehouse S. *The prevalence of middle ear disease in the adult British population. Clin Otolaryngol* 1992;17:317–321.
28. Alho OP, Jokinen K, Laitakari K, et al. Chronic suppurative otitis media and cholesteatoma. Vanishing diseases among Western populations? *Clin Otolaryngol* 1997;22:358–361.
29. Pedersen CB, Zachau-Christiansen B. Chronic otitis media and sequelae in the population of Greenland. *Scand J Soc Med* 1988;16:15–19.

30. Nelson SM, Berry RI. Ear disease and hearing loss among Navajo children – a mass survey. *Laryngoscope* 1994;94:316–323.
31. Canterbury D. Changes in hearing status of Alaskan natives. *Ann Otol Rhinol Laryngol* 1990;99 (suppl):22–23.
32. Sunderman J, Dyer H. Chronic ear disease in Australian aborigines. *Med J Aust* 1984;140:708–711.
33. Homoe P. Otitis media in Greenland. Studies on historical, epidemiological, microbiological, and immunological aspects. *Int J Circumpolar Health* 2001;60(suppl 2):1–54.
34. Tos M. Sequelae of secretory otitis media and the relationship to chronic suppurative otitis media. *Ann Otol Rhino Laryngol* 1990;99:18–19.
35. Daly KA, Hunter LL, Levine SC, et al. Relationships between otitis media sequelae and age. *Laryngoscope* 1998;108:1306–1310.
36. New Zealand Health Technology Assessment Clearing House. Screening programmes for the detection of otitis media with effusion and conductive hearing loss in pre-school and new entrant school children: a critical appraisal of the literature (NZHTA REPORT 3). Christchurch, New Zealand, June 1998. (http://nzhta.chmeds.ac.nz/screen.htm, last accessed 21 July 2003). Search date 1998; primary sources English language articles in Medline, Cinahl, HealthSTAR, Current Contents (combined files), Cochrane Library Database of Abstracts of Reviews of Effectiveness, NHS Economic Evaluation Database, New Zealand Bibliographic Network, New Zealand Ministry of Health publications, United States National Institute of Health publications, Catalogues of New Zealand medical libraries, and publications and current projects by the International Network of Agencies for Health Technology Assessment (INAHTA).
37. Bastos I. Otitis media and hearing loss among children in developing countries. Malmo: University of Malmo, 1994.
38. Jacob A, Rupa V, Job A, et al. Hearing impairment and otitis media in a rural primary school in south India. *Int J Pediatr Otorhinolaryngol* 1997;39:133–138.
39. Seely DR, Gloyd SS, Wright AD, et al. Hearing loss prevalence and risk factors among Sierra Leonean Children. *Arch Otolaryngol Head Neck Surg* 1995;121:853–858.
40. Antarasena S, Antarasena N, Lekagul S, et al. The epidemiology of deafness in Thailand. *Otolaryngol Head Neck Surg* 1988;3:9–13.
41. Muya EW, Owino O. *Special education in Africa: research abstracts.* Nairobi: UNESCO;1986.
42. Teele DW, Klein JO, Chase C, et al. Otitis media in infancy and intellectual ability, school achievement, speech, and language at age 7 years. Greater Boston Otitis Media Study Group. *J Infect Dis* 1990;162:685–694.
43. Osma U, Cureoglu S, Hosoglu S. The complications of chronic otitis media: report of 93 cases. *J Laryngol Otol* 2000;114:97–100.
44. Kenna M. Incidence and prevalence of complications of otitis media. *Ann Otol Rhinol Laryngol* 1990;99(suppl 149):38–39.
45. Berman S. Otitis media in developing countries. *Pediatrics* 1995;96:126–131.
46. Sorensen H. Antibiotics in suppurative otitis media. *Otolaryngol Clin North Am* 1977;10:45–50.
47. Mahoney JL. Mass management of otitis media in Zaire. *Laryngoscope* 1980;90:1200–1208.
48. Noh KT, Kim CS. The changing pattern of otitis media in Korea. *Int J Pediatr Otorhinolaryngol* 1985;9:77–87.
49. Nelson SM, Berry RI. Ear disease and hearing loss among Navajo children – a mass survey. *Laryngoscope* 1994;94:316–323.
50. Muhaimeid H, Zakzouk S, Bafaqeeh SA. Epidemiology of chronic suppurative otitis media in Saudi children. *Int J Pediatr Otorhinolaryngol* 1993;26:101–108.
51. Alho OP, Jokinen K, Laitakari K, et al. Chronic suppurative otitis media and cholesteatoma. Vanishing diseases among Western populations? *Clin Otolaryngol Allied Sci* 1997;22:358–361.
52. Browning GG, Gatehouse S, Calder IT. Medical management of active chronic otitis media: a controlled study. *J Laryngol Otol* 1988;102:491–495.
53. Acuin J, Smith A, Mackenzie I. Interventions for chronic suppurative otitis media. In: The Cochrane Library. Issue 4, 2001. Oxford: Update Software. Search date 1996; primary sources Medline, Hearing network database, handsearches, and experts.
54. Ozagar A, Koc A, Ciprut A, et al. Effects of topical otic preparations on hearing in chronic otitis media. *Otolaryngol Head Neck Surg* 1997;117:405–408.
55. De Miguel Martinez I, Vasallo M Jr, Ramos MA. Antimicrobial therapy in chronic suppurative otitis media. *Acta Otorrinolaringol Esp* 1999;50:15–19.
56. Rotimi V, Olabiyi D, Banjo T, et al. Randomised comparative efficacy of clindamycin, metronidazole, and lincomycin, plus gentamicin in chronic suppurative otitis media. *West Afr J Med* 1990;9:89–97.
57. Tutkun A, Ozagar A, Koc A, et al. Treatment of chronic ear disease – Topical ciprofloxacin vs topical gentamicin. *Arch Otolaryngol Head Neck Surg* 1995;121:1414–1416.
58. Tong MC, Woo JK, van Hasselt CA. A double-blind comparative study of ofloxacin otic drops versus neomycin-polymyxin B-hydrocortisone otic drops in the medical treatment of chronic suppurative otitis media. *J Laryngol Otol* 1996;110:309–314.

59. Clayton M, Osborne J, Rutherford D, et al. A double-blind, randomized, prospective trial of a topical antiseptic versus a topical antibiotic in the treatment of otorrhea. *Clin Otolaryngol* 1990;15:7–10.
60. Kasemsuwan L, Clongsuesuek P. A double blind, prospective trial of topical ciprofloxacin versus normal saline solution in the treatment of otorrhoea. *Clin Otolaryngol* 1997;22:44–46.
61. Fradis M, Brodsky A, Ben David J, et al. Chronic otitis media treated topically with ciprofloxacin or tobramycin. *Arch Otolaryngol Head Neck Surg* 1997;123:1057–1060.
62. Gyde MC, Randall RF. Comparative double-blind study of trimethoprim-sulfacetamide-polymyxin B and of gentamicine in the treatment of otorrhoea. *Ann Otolaryngol Chir Cervicofac* 1978;95:43–55.
63. Gyde M. A double-blind comparative study of trimethoprim-polymyxin B versus trimethoprim-sulfacetamide-polymyxin B otic solutions in the treatment of otorrhea. *J Laryngol Otol* 1981;95:251–259.
64. Gyde MC, Norris D, Kavalec EC. The weeping ear: clinical re-evaluation of treatment. *J Int Med Res* 1982;10:333–340.
65. Llorente J, Sabater F, Maristany M, et al. Multicenter comparative study of the effectiveness and tolerance of topical ciprofloxacine (0.3 %) versus topical gentamicine (0.3 %) in the treatment of chronic suppurative otitis media without cholesteatoma. *An Otorrinolaringol Ibero Am* 1995;5: 521–533.
66. Miro N, Perello E, Casamitjana F, et al. Controlled multicenter study on chronic suppurative otitis media treated with topical applications of ciprofloxacin 0.2 % solution in single-dose containers or combination of polymyxin B, neomycin, and hydrocortisone suspension. *Otolaryngol Head Neck Surg* 2000;23:617–623.
67. Crowther JA, Simpson D. Medical treatment of chronic otitis media: steroid or antibiotic with steroid ear-drops? *Clin Otolaryngol* 1991;6:142–144.
68. Marias J, Rutka JA. Ototoxicity and topical eardrops. *Clin Otolaryngol* 1998;23:360–367.
69. Leliever WC. Topical gentamicin-induced positional vertigo. *Otolaryngol Head Neck Surg* 1985;93:553–555.
70. Mira E, Benazzo M. Uso topico delle cefalosporine nel trattamento delle otiti medie purulente: valutazione della ceftizoxima (eposerin®). *Riv Ital Otorinolaringol Audiol Foniat* 1992;12:219–225.
71. Tong MC, Yue V, Ku PK, et al. Preoperative topical ofloxacin solution for tympanoplasty: a randomized, controlled study. *Otol Neurotol* 2002;23:18–-20.
72. Longridge NS. Topical gentamicin vestibular toxicity. *J Otolaryngol* 1994;23:444–446.
73. Picozzi G, Browning G, Calder I. Controlled trial of gentamicin and hydrocortisone ear drops in the treatment of active chronic otitis media. *Clin Otolaryngol* 1983;8:367–368.
74. Browning G, Picozzi G, Calder I, et al. Controlled trial of medical treatment of active chronic otitis media. *BMJ* 1983;287:1024.
75. Jaya C, Job A, Mathai E et al. Evaluation of topical povidone–iodine in chronic suppurative otitis media. *Arch Otolaryngol Head Neck Surg* 2003;129:1098–1100
76. Esposito S, D'Errico G, Montanaro C. Topical and oral treatment of chronic otitis media with ciprofloxacin. *Arch Otolaryngol Head Neck Surg* 1990;116:557–559.
77. Esposito S, D'Errico G, Mantanaro C. Topical ciprofloxacin vs. intramuscular gentamicin for chronic otitis media. *Arch Otolaryngol Head Neck Surg* 1992;118:842–844.
78. Povedano Rodriguez V, Seco Pinero M, Jurado Ramos A, et al. Eficacia del ciprofloxacino topico en el tratamiento de la otorrea cronica. *Acta Otorrinolaryngologica Española* 1995;46:15–18.
79. Yuen P, Lau S, Chau P, et al. Ofloxacin eardrop treatment for active chronic suppurative otitis media: prospective randomized study. *Am J Otol* 1994;15:670–673.
80. Cannoni M, Bonfils P, Sednaoui P, et al. Cefotiam hexetil versus amoxicillin/clavulanic acid for the treatment of chronic otitis media in adults. *Med Mal Infect* 1997;27:915–921.
81. Gonzalez A, Galindo T. Estudio abierto del tratamiento de otitis media cronica con levofloxacino vs amoxicillina /clavulanato. Invest Med Int 2001;28:33–36
82. Lildholdt T, Felding J, Juul A, et al. Efficacy of perioperative ceftazidime in the surgical treatment of chronic otitis media due to *Pseudomonas aeruginosa*. *Arch Otorhinolaryngol* 1986;243:167–169.
83. Picozzi G, Browning G, Calder I. Controlled trial of gentamicin and hydrocortisone ear drops with and without systemic metronidazole in the treatment of active chronic otitis media. *Clin Otolaryngol* 1984;9:305.
84. Supiyaphun P, Kerekhanjanarong V, Koranasophonepun J, et al. Comparison of ofloxacin otic solution with oral amoxycillin plus chloramphenicol ear drop in treatment of chronic suppurative otitis media with acute exacerbation. *J Med Assoc Thai* 2000;83:61–68.
85. Baba S, Ito H, Kinoshita H, et al. Comparative study of cefmetazole and cefazolin in the treatment of suppurative otitis media. *Jpn J Antibiot* 1982;35:1523–1552.
86. Colletti V, Fiorino FG, Indelicato T. Surgery vs natural course of chronic otitis media. Long term hearing evaluation. *Acta Otolaryngol* 1991;111:762–768.
87. Soldati D, Mudry A. Cholesteatoma in children: techniques and results. *Int J Pediatr Otorhinolaryngol* 2000;52:269–276.
88. Chang CC, Chen MK. Canal-wall-down tympanoplasty with mastoidectomy for advanced cholesteatoma. *J Otolaryngol* 2000;29:270–273.

89. Vartiainen E, Kansanen M. Tympanomastoidectomy for chronic otitis media without choleasteatoma. *Otolaryngol Head Neck Surg* 1992;106:230–234.
90. Mishiro Y, Sakagami M, Takahashi Y, et al. Tympanoplasty with and without mastoidectomy for non-cholesteatomatous chronic otitis media. *Eur Arch Otorhinolaryngol* 2001;258:13–15.
91. Berenholz LP, Rizer FM, Burkey JM, et al. Ossiculoplasty in canal wall down mastoidectomy. *Otolaryngol Head Neck Surg* 2000;123:30–33.
92. Eason R, Harding E, Nicholson R, et al. Chronic suppurative otitis media in the Solomon Islands: a prospective, microbiological, audiometric and therapeutic survey. *N Z Med J* 1986;99:812–815.
93. Smith A, Hatcher J, Mackenzie I, et al. Randomised controlled trial of treatment of chronic suppurative otitis media in Kenyan schoolchildren. *Lancet* 1996;348:1128–1133.
94. Abes G, Espallardo N, Tong M et al. A systematic review of the effectiveness of ofloxacin otic solution for the treatment of suppurative otitis media. ORL J Otorhinolaryngol Relat Spec 2003; 65:106–116. Search date 2000; primary sources Medline, Cochrane Library, Centerwatch Clinical Trial Listing Service, Trial Banks, Research and Researcher Registry: Queen's University, hand searches of collaborators' local libraries and references lists of retrieved articles.
95. Couzos S, Lea T, Mueller R et al. Effectiveness of ototopical antibiotics for chronic suppurative otitis media in Aboriginal children: a community-based, multicentre, double-blind randomised controlled trial. *Med J Aust* 2003;179:185–190.
96. Marias J, Rutka JA. Ototoxicity and topical eardrops. *Clin Otolaryngol* 1998;23:360–367.
97. Leliever WC. Topical gentamicin-induced positional vertigo. *Otolaryngol Head Neck Surg* 1985;93:553–555.
98. Longridge NS. Topical gentamicin vestibular toxicity. *J Otolaryngol* 1994;23:444–446.
99. Thorp MA, Gardiner IB, Prescott CA. Burow's solution in the treatment of active mucosal chronic suppurative otitis media: determining an effective dilution. *J Laryngol Otol* 2000;114:432–436.
100. Somekh E, Cordova Z. Ceftazidime versus aztreonam in the treatment of pseudomonal chronic suppurative otitis media in children. *Scand J Infect Dis* 2000;32:197–199.
101. Fliss D, Dagan R, Houri Z, et al. Medical management of chronic suppurative otitis media without cholesteatoma in children. *J Pediatr* 1990;116:991–996.
102. Darrouzet V, Duclos JY, Portmann D, et al. Preference for the closed technique in the management of cholesteatoma of the middle ear in children: a retrospective study of 215 consecutive patients treated over 10 years. *Am J Otol* 2000;21:474–481.
103. Tos M, Stangerup SE, Orntoft S. Reasons for reperforation after tympanoplasty in children. *Acta Otolaryngol Suppl* 2000;543:143–146.

Kommentar

Jochen A. Werner

Die „chronic suppurative otitis media" des angelsächsischen Sprachraums entspricht klinisch im Wesentlichen dem im deutschsprachigen Raum gängigen Terminus der „chronischen Otitis media mesotympanica".

Die chronische Otitis media mesotympanica nimmt ihren Ursprung in aller Regel aus einer seit Kindheit bestehenden, chronischen Tubenfunktionsstörung mit der hieraus resultierenden Minderbelüftung der Paukenhöhle. Die chronisch entzündlichen Prozesse führen schließlich zur Nekrose des Stratum fibrosum des Trommelfells mit hieraus resultierender, charakteristischer Trommelfellperforation. Das Ausmaß des Zerstörung sowie insbesondere die zusätzliche Affektion der Gehörknöchelchen hängt von der Ausdehnung des befallenen Trommelfellbezirkes sowie der Anzahl der verbleibenden Gefäße ab. Ungeachtet des an sich harmlosen Charakters der chronischen Otitis media mesotympanica können im Falle akut entzündlicher Exazerbationen selten lebensbedrohliche Komplikationen wie eine Sinusthrombose, Hirnabszesse, eine Labyrinthitis oder eine Meningitis beobachtet werden. Im Falle einer akuten Exazerbation wird aus diesem Grunde trotz fehlender Evidenz eine konservative Therapie bestehend aus einer Antibiotikagabe mit zusätzlicher Lokaltherapie empfohlen. Nicht zuletzt resultiert aus einer Nekrose üblicherweise des langen Ambossschenkels eine teilweise erhebliche Schallleitungsschwerhörigkeit.

Vorgenannte Ausführungen verdeutlichen die Notwendigkeit eines bei Erwachsenen wie bei Kindern indizierten operativen Verschlusses der Trommelfellperforation. Hierbei wird der Zeitpunkt des operativen Defektverschlusses im Kindesalter in der internationalen Literatur kontrovers diskutiert, ohne dass prospektiv vergleichende Untersuchungen vorliegen. Unter soziopsychologischen Gesichtspunkten ist eine operative Intervention vor dem

Schuleintritt zur Wiederherstellung eines möglichst uneingeschränkten Gehörs zu befürworten. Die Sanierung der Trommelfellperforation ggfs. in Kombination mit einem Höraufbau erfolgt im infektfreien Intervall im Sinne einer Tympanoplastik (1).
Der Erfolg der operativen Therapie ist unmittelbar daran gebunden, inwieweit eine Verbesserung der Mittelohrbelüftung geschaffen werden kann (2). Aus diesem Grunde kann der chirurgischen Behandlung einer chronischen Otitis media eine operative Verbesserung der Belüftungssituation (Verkleinerung der Nasenmuscheln, Septumplastik, Polypenentfernung, Adenotomie oder Tonsillektomie) vorausgehen. Im Intervall schließt sich in derartigen Fällen die operative Versorgung der Trommelfellperforation ggfs. mit Höraufbau an.

1. House JW, Teufert KB. Extrusion rates and hearing results in ossicular reconstruction. Otolaryngol Head Neck Surg 2001;125:135–141
2. Tos M, Stangerup SE, Orntoft S. Reasons for reperforation after tympanoplasty in children. Acta Otolaryngol Suppl 2000;543:143–146

Paukenerguss, chronischer

Suchdatum: März 2004

Ian Williamson

Frage Welche Effekte haben Präventivmaßnahmen?

Wirksamkeit unbekannt

Modifikation von Risikofaktoren zur Prävention eines chronischen Paukenergusses bei Otitis media[3, 5, 14]

Es fanden sich keine RCTs über die Effekte von Interventionen mit dem Ziel einer Modifikation von Risikofaktoren, wie z. B. Passivrauchen und Flaschenernährung, in der Prävention eines Seromukotympanons.

Frage Welche Effekte haben medikamentöse, mechanische und operative Behandlungsmethoden?

Nutzen wahrscheinlich

Valsalva-Manöver (mit entsprechend angefertigtem Nasenballon)[27, 28]

Einer systematischen Übersicht zufolge verbessert ein Valsalva-Manöver mit einem entsprechend angefertigten Nasenballon die Ergussbildung im Vergleich zu Nichtbehandlung signifikant. Manche Kinder haben allerdings Schwierigkeiten mit der Handhabung dieser Technik. Belege für andere Methoden eines Valsalva-Manövers fanden sich nicht.

Paukenröhrchen plus Adenotomie/Adenotonsillektomie[10, 13, 29–34]

Eine systematische Übersicht ergab, dass Paukenröhrchen und eine Adenotomie allein oder in Kombination gleichermaßen effektiv sind und die Hörstörung um weniger als 12 dB verringern. Die klinische Bedeutung dieser Hörstörung war unterschiedlich. Einer RCT der Übersicht, in der anschließend über 5-Jahres-Ergebnisse berichtet wurde, zufolge sind Paukenröhrchen plus Adenotomie/Adenotonsillektomie effektiver als jede der therapeutischen Maßnahmen für sich genommen. Alle diese operativen Verfahren sind hinsichlich einer Verkürzung der Dauer eines chronischen Paukenergusses bei chronischer Otitis media effektiver als Nichtbehandlung. Zwei anschließende RCTs ergaben hinsichtlich der Sprachentwicklung unterschiedliche Ergebnisse bei Paukenröhrchen und bei beobachtendem Abwarten. Eine vierte nachfolgende RCT zeigte, dass ein frühzeitiges Einsetzen von Paukenröhrchen im Vergleich zu beobachtendem Abwarten nach 9 Monaten Verhaltensauffälligkeiten verringert.

Wirksamkeit unbekannt

Steroide (intranasal)[19–21]

Eine kleine RCT zeigte hinsichtlich einer Auflösung des Paukenergusses keinen signifikanten Unterschied zwischen ausschließlich intranasalen Kortikosteroiden und Placebo. In einer zweiten kleinen RCT zeigten sich – im Vergleich zu alleiniger Antibiotikatherapie – begrenzte Hinweise auf eine Verbesserung der Symptome durch eine kombinierte Therapie aus intranasalen Steroiden und Antibiotika.

Adenotomie allein; Adenotonsillektomie allein; Valsalva-Manöver mit anderen Geräten; Paukenröhrchen allein; Tonsillektomie[10, 13, 29–34]

Zu den Effekten dieser Maßnahmen fanden sich keine ausreichenden Belege.

Nutzen unwahrscheinlich

Orale Antibiotika[14–18]

Eine systematische Übersicht ergab begrenzte Hinweise darauf, dass Antibiotika im Vergleich zu Placebo oder Nichtbehandlung kurzfristige Ergebnisse verbessern. Einer zweiten systematischen Übersicht von höherer Qualität, in der auch sechs RCTs aus der ersten Übersicht enthalten waren, zufolge besteht zwischen Antibiotika und Placebo kein signifikanter Unterschied. Eine dritte RCT ergab aus vier RCTs begrenzte Hinweise darauf, dass Antibiotika plus orale Steroide im Vergleich zu Antibiotika allein die Auflösungsraten verbessern. Eine weitere kleine RCT in derselben Übersicht ergab begrenzte Belege dafür, dass intranasale Steroide plus Antibiotika im Vergleich zu Antibiotika allein die Symptome verbessern. Bei 2–32 % der Kinder wurde über Nebenwirkungen der Antibiotika (hauptsächlich Übelkeit, Erbrechen und Diarrhoe) berichtet.

Mukolytika[23–26]

Einer systematischen Übersicht zufolge besteht hinsichtlich einer Auflösung des Ergusses kein signifikanter Unterschied zwischen 1- bis 3-monatigen Therapien mit Carbocystein oder Carbocystein-Lysin und Placebo oder Nichtbehandlung. Drei kleine RCTs zu Bromhexin im Vergleich zu Placebo zeigten keine schlüssigen Resultate.

Unwirksamkeit oder Schädlichkeit wahrscheinlich

Antihistaminika plus abschwellende Mittel[14, 22]

Einer systematischen Übersicht zufolge zeigt sich hinsichtlich der Auflösung des Ergusses nach 4-wöchiger Beobachtung kein signifikanter Unterschied zwischen einer Kombinationstherapie aus Antihistaminika und oral wirksamen abschwellenden Mitteln und Placebo.

Steroide (oral)[19]

In einer systematischen Übersicht zeigte sich hinsichtlich der Auflösung des Ergusses nach 2 Wochen kein signifikanter Unterschied zwischen einer oralen Kortikosteroidtherapie und Placebo. Es ergaben sich begrenzte Hinweise darauf, dass orale Kortikosteroide plus Antibiotika im Vergleich zu Antibiotika allein die Auflösungsraten verbessern.

Definition

Beim chronischen Paukenerguss oder Seromukotympanon handelt es sich um eine seröse oder muköse, aber nicht purulente Flüssigkeitsansammlung im Bereich des Mittelohrs. Betroffene Kinder werden normalerweise mit Hörminderung und Sprachproblemen vorgestellt. Im Gegensatz zu Kindern mit akuter Mittelohrentzündung (siehe „Otitis media, akute bei Kindern“, S. 802) leiden sie jedoch nicht unter akuten Ohrenschmerzen, Fieber oder Unwohlsein. Die Schwerhörigkeit ist normalerweise nur gering und wird oft erst entdeckt, wenn Eltern sich Sorgen über Verhaltensprobleme, Schulschwierigkeiten oder die Sprachentwicklung ihres Kindes machen.

Inzidenz/ Prävalenz

Ein chronischer Paukenerguss kommt in der pädiatrischen Praxis häufig vor und ist für 25–35 % aller Fälle von Otitis media verantwortlich.[1] Einer britischen Studie zufolge leiden 5 % der Kinder im Alter von 5 Jahren auf Grund eines Paukenergusses bei chronischer Otitis media irgendwann einmal unter persistierender (mindestens 3 Monate dauernder) bilateraler Schwerhörigkeit.[2] Die Prävalenz nimmt nach dem Alter von 6 Jahren beträchtlich ab.[3] Etwa 50–80 % der 4-Jährigen waren einmal in ihrem Leben von der Erkrankung betroffen.[3, 4] Schätzungen aus einer Studie zufolge haben 91,1 % der Kinder im Alter zwischen 2 Monaten und 2 Jahren irgendwann einmal einen Paukenerguss, und bei 52,2 % von ihnen sind beide Seiten betroffen.[5] In Großbritannien ist sie bei Kindern der häufigste Grund für eine operative Therapie. Die Anzahl an Konsultationen wegen Otitis media stieg zwischen 1975 und 1990 um 150 %. Bei Erwachsenen kommt es in seltenen Fällen nach einer Infektion der oberen Atemwege oder nach einer Flugreise zu einem Seromukotympanon, das nach einer akuten Otitis media über Wochen und Monate hinweg bestehen bleiben kann.[6] Schätzungen zufolge ist ein chronischer Paukenerguss für 25–35 % aller Fälle von Otitis media verantwortlich.

Ätiologie/ Risikofaktoren

Infektionen der oberen Atemwege und enge anatomische Verhältnisse in diesem Bereich fördern die Entwicklung eines Seromukotympanons.[6, 7] Durch Fallkontrollstudien wurden verschiedene Risikofaktoren, wie Alter bei Ersterkrankung unter 6 Jahre, Besuch einer ganztägigen Betreuungseinrichtung (Kinderkrippe), hohe Geschwisterzahl, Zugehörigkeit zu einer niedrigen sozioökonomischen Bevölkerungsschicht, häufige Atemwegsinfekte, Flaschenernährung und Rauchen im Haushalt identifiziert.[2, 6] Diese Faktoren führen zu einem etwa doppelt so hohen Erkrankungsrisiko.[7]

Prognose

Daten aus einer prospektiven Studie an Kindern im Alter von 2–4 Jahren zufolge lösen sich 50 % der Fälle eines Paukenergusses bei chronischer Otitis media innerhalb von 3 Monaten und 95 % innehalb eines Jahres.[8] Bei 5 % der Vorschulkinder mit Paukenerguss bei chronischer Otitis media (identifiziert durch ein tympanometrisches Screening) persistiert der Erguss über mindestens ein Jahr.[8, 9] Einer Kohortenstudie an 3-Jährigen zufolge waren 65 % der Fälle eines Paukenergusses bei chronischer Otitis media innerhalb von 3 Monaten geheilt.[9] Die meisten Kinder im Alter von 6 Jahren oder älter haben danach keine weiteren Störungen.[2] In den meisten Fällen ist die Erkrankung letztlich selbstlimitierend.[2, 5, 10] Eine große Kohortenstudie (534 Kinder) zeigte, dass Mittelohrerkrankungen bei 5-Jährigen zu einer erhöhten Zahl dokumentierter Hörprobleme führen (OR 1,44; 95 %-CI 1,18–1,76) und bei Kindern bis zum Alter von 10 Jahren mit verzögerter Sprachentwicklung einhergehen.[11] Ein Hörverlust ist die häufigste Komplikation eines Paukenergusses bei Otitis media. Die meisten Kinder mit Paukenerguss bei Otitis media haben fluktuierende oder persistierende Hörschwächen mit einem leichten bis mäßiggradigen Hörverlust von durchschnittlich 27 Dezibel. Die Art des Hörverlustes entspricht gewöhnlich einer Schalleitungsstörung, kann aber auch sensorineural oder beides sein. Der sensorineural Typ ist gewöhnlich permanent.[12] Trommelfellperforation, Tympanosklerose, Otorrhoe und Cholesteatom sind bei Kindern mit Otitis media und Paukenerguss häufiger als bei Kindern mit Otitis media ohne Paukenerguss. Diese Erkrankungen sind besonders häufig bei Kindern mit Otitis media und Paukenerguss, bei denen eine Myringotomie mit Einlage eines Paukenröhrchens vorgenommen wurde.[13]

Literatur

1. Eden A, Fireman P, Stool SE. Otitis media with effusion: sorting out the options. *Patient Care* 2000;29:32–56.
2. Williamson IG, Dunleavey J, Bain J, et al. The natural history of otitis media with effusion: a three year study of the incidence and prevalence of abnormal tympanograms in four SW Hampshire infant and first schools. *J Laryngol Otol* 1994;108:930–934.
3. Casselbrant ML, Brostoff LM, Cantekin EI, et al. Otitis media with effusion in preschool children. *Laryngoscope* 1985;95:428–436.
4. Zielhuis GA, Rach GH, Van den Broek P. The occurrence of otitis media with effusion in Dutch preschool children. *Clin Otolaryngol* 1990;15:147–153.
5. Paradise JL, Rockette HE, Colborn DK, et al. Otitis media in 2253 Pittsburgh area infants: prevalence and risk factors during the first two years of life. *Pediatrics* 1997;99:318–333.

6. Teele D, Klein J, Rosner B. Epidemiology of otitis media during the first seven years of life in children in greater Boston: a prospective, cohort study. *J Infect Dis* 1989;160:83–94.
7. Haggard M, Hughes E. Objectives, values and methods of screening children's hearing – a review of the literature. London: HMSO, 1991.
8. Zeilhuis GA, Rach GH, Broek PV. Screening for otitis media with effusion in pre-school children. *Lancet* 1989;1:311–314.
9. Fiellau-Nikolajsen M. Tympanometry in three year old children: prevalence and spontaneous course of MEE. *Ann Otol Rhinol Laryngol* 1980;89(Suppl 68):233–237.
10. University of York. Centre for Reviews and Dissemination. 1992. The treatment of persistent glue ear in children. Effective Health Care 1(4). Search date 1992; primary sources Bids, Medline, and Embase.
11. Bennett KE, Haggard MP. Behaviour and cognitive outcomes in middle ear disease. *Arch Dis Child* 1999;80:28–35.
12. Lim DJ. Recent advances in otitis media. *Ann Otol Rhinol Laryngol Suppl* 2002;199:1–124.
13. Wilks J, Maw R, Peters TJ, et al. Randomised controlled trial of early surgery versus watchful waiting for glue ear: the effect on behavioural problems in pre-school children. *Clin Otol* 2000;25:209–214.
14. Stool SE, Berg SO, Berman S, et al. Otitis media with effusion in young children: clinical practice guideline number 12. AHCPR Publication 94–0622. Rockville, Maryland: Agency for Health Care Policy and Research, Public Health Service, United States Department of Health and Human Services, July 1994. Search date 1992; primary sources online database of National Library of Medicine and 10 specialised bibliographic databases.
15. Cantekin EI, McGuire TW. Antibiotics are not effective for otitis media with effusion: reanalysis of meta-analysis. *Otorhinolaryngol Nova* 1998;8:214–222. Search date 1997; primary sources RCTs in refereed journals and proceedings published between 1980 and 1997 in English language publications.
16. Computerised clinical information system. Denver, Colorado: Micromedex, June 1993.
17. Little P, Gould C, Williamson I, et al. Reattendance and complications in a randomised trial of prescribing strategies for sore throat: the medicalising effect of prescribing antibiotics. *BMJ* 1997;315: 350–352.
18. Wise R, Hart T, Cars O, et al. Antimicrobial resistance is a major threat to public health [Editorial]. *BMJ* 1998;317:609–610.
19. Butler CC, van der Voort JH. Oral or topical nasal steroids for hearing loss associated with otitis media with effusion in children. In: The Cochrane Library, Issue 4, 2002. Oxford: Update Software. Search date 2002; primary sources Cochrane Controlled Trials Register, Embase, and Medline.
20. Shapiro GG, Bierman CW, Furukawa CT, et al. Treatment of persistent eustachian tube dysfunction with aerosolized nasal dexamethasone phosphate versus placebo. *Ann Allergy* 1982;49:81–85.
21. Tracy TM, Demain JG, Hoffman KM, et al. Intranasal beclomethasone as an adjunct to treatment of chronic middle ear effusion. *Ann Allergy Asthma Immunol* 1998;80:198–206.
22. Graf P. Rhinitis medicamentosa: aspects of pathophysiology and treatment. *Eur J Allergy Clin Immunol* 1997;52(Suppl 40):28–34.
23. Pignataro O, Pignataro LD, Gallus G, et al. Otitis media with effusion and S-carboxymethylcysteine and/or its lysine salt: a critical overview. *Int J Pediatr Otorhinolaryngol* 1996;35:231–241. Search date 1993; primary sources Medline, Embase, and Biosis.
24. Van der Merwe J, Wagenfeld DJ. The negative effects of mucolytics in otitis media with effusion. *S Afr Med J* 1987;72:625–626.
25. Stewart IA, Guy AM, Allison RS, et al. Bromhexine in the treatment of otitis media with effusion. *Clin Otolaryngol* 1985;10:145–149.
26. Roydhouse N. Bromhexine for otitis media with effusion. *N Z Med J* 1981;94:373–375.
27. Reidpath DD, Glasziou PP, Del Mar C. Systematic review of autoinflation for treatment of glue ear in children. *BMJ* 1999;318:1177–1178. Search date not reported; primary sources Medline, Cochrane Library, and pharmaceutical company database.
28. Blanshard JD, Maw AR, Bawden R. Conservative treatment of otitis media with effusion by autoinflation of the middle ear. *Clin Otolaryngol* 1993;18:188–192.
29. Maw R, Bawden R. Spontaneous resolution of severe chronic glue ear in children and the effect of adenoidectomy, tonsillectomy, and insertion of ventilation tubes. *BMJ* 1993;306:756–760.
30. Rovers MM, Stratman H, Ingels K, et al. The effect of ventilation tubes on language development in infants with otitis media with effusion: a randomised trial. *Pediatrics* 2000;106:e42.
31. Paradise J, Feldman HM, Campbell TF, et al. Effect of early or delayed insertion of tympanostomy tubes for persistent otitis media on developmental outcomes at the age of three years. *N Engl J Med* 2001;344:1179–1187.
32. Kay DJ, Nelson M, Rosenfeld RM. Meta-analysis of tympanostomy tube sequelae. *Otolaryngol Head Neck Surg* 2001;124:374–380. Search date 1999; primary sources Medline and hand searches.
33. Schilder AG. Assessment of complications of the conditions and of the treatment of otitis media with effusion. *Int J Pediatr Otolaryngol* 1999;49:S247–S251. Search date 1998; primary sources not reported.

34. Carbonell R, Ruiz-Garcia V. Ventilation tubes after surgery with otitis media with effusion or acute otitis media and swimming. Systematic review and meta-analysis. *Int J Pediatr Otorhinolaryngol* 2002;66:281–289.
35. Yardley MP. Tonsillectomy, adenoidectomy and adenotonsillectomy; are they safe day case procedures? *J Laryngol Otol* 1992;106:299–300.
36. Maw AR. Development of tympanosclerosis in children with otitis media with effusion and ventilation tubes. *J Laryngol Otol* 1991;105:614–617.

Kommentar

Jochen A. Werner

Die „otitis media with effusion“ des angelsächsischen Sprachraums entspricht klinisch im Wesentlichen dem im deutschsprachigen Raum gängigen Terminus des „chronischen Pauken-ergusses“.

Die pathophysiologischen Zusammenhänge, die zu einem chronischen Paukenerguss führen, sind weitaus komplizierter, als allgemein angenommen wird. Die Entstehung eines Paukenergusses ist an das Zusammentreffen verschiedener und individuell in ihrer Gewichtung variabler ätiologisch wirksamer Prozesse gebunden. Im Einzelnen werden lokal entzündliche Reize im Bereich der Rachenmandel, die zur Umwandlung der immunologisch primär indifferenten Mittelohrschleimhaut in eine immunologisch aktiv sezernierende Schleimhaut führen, ebenso diskutiert wie eine direkte Keiminvasion über die Adenoide. Hinsichtlich des Stellenwertes einer Allergie fehlen bisher repräsentative Studien, die den Erfolg einer antihistaminergen Therapie zur Behandlung des chronischen Paukenergusses nachweisen. Die hyperplastische Rachenmandel und deren Größenzunahme im Rahmen entzündlicher Vorgänge kann über eine mechanische Verlegung der Tube zu einer Störung des physiologischen Gasaustausches zwischen Nasenrachenraum und Mittelohr führen. Dieser Prozess wurde früher häufig als Ursache des chronischen Paukenergusses angesehen. Umfangreiche Untersuchungen weisen jedoch darauf hin, dass eine solche Vorstellung zu einfach und das isolierte mechanische Hindernis hyperplastischer Rachenmandeln für die Entstehung eines chronischen Paukenergusses von eher untergeordneter Bedeutung ist (1).

Die Ergebnisse repräsentativer Studien und Metaanalysen rechtfertigen einen konservativen Therapieversuch mit einer 14-tägigen Antibiotikabehandlung mit Amoxicillin und Clavulansäure, abschwellenden Nasentropfen und regelmäßigen Valsalva-Manövern bzw. bei Kindern die Anwendung eines aufblasbaren Ballons (z. B. Otovent®). So konnten mikrobiologische Untersuchungen der Ergussflüssigkeit in 30–70 % ein pathologisches Keimwachstum zeigen. Es handelt sich bei den nachgewiesenen Keimen vor allem um die Trias aus Hämophilus influenza, Streptococcus pneumoniae und Moraxella catarrhalis (2). Dies entspricht den Keimen, die auch im adenoidalen Gewebe nachgewiesen werden konnten.

Gegenwärtig existieren zwei Metaanalysen (3, 4), die einen positiven Kurzzeiteffekt von Antibiotika bei der Behandlung des chronischen Paukenerguss zeigen konnten. Hinzu kommen drei prospektiv randomisierte Studien zur erfolgreichen konservativen Therapie chronischer Paukenergüsse, die eine statistisch signifikante Wirkung von Amoxicillin und Clavulansäure im Vergleich zu einer Placebogruppe nachwiesen (5–7). Der statistisch signifikante Therapieerfolg nach 2-wöchiger Antibiotikagabe von Amoxicillin und Clavulansäure bleibt auch im Falle einer Infektion der oberen Luftwege sowie bei Vorliegen von Adenoiden über den Beobachtungszeitraum von 3 Monaten erhalten (8). Hämophilus influenza produziert in ca. 65 % der Fälle und M. catarrhalis immer Beta-Laktamase (1). Dies erklärt die Überlegenheit einer medikamentösen Therapie mit Beta-Laktamase-resistenten Antibiotika.

Basierend auf randomisierten Untersuchungen ist bei ausbleibendem Behandlungserfolg eine dann frühzeitige chirurgische Behandlung des chronischen Paukenergusses für die sprachliche Entwicklung der Kinder von eindeutig belegtem Vorteil. Die chirurgische Therapie sollte bei Persistenz des chronischen Paukenergusses eingeleitet werden (9).

Obwohl die Annahme, beim Ersteingriff müsse grundsätzlich ein Paukenröhrchen eingelegt werden, bereits in den 90er-Jahren mehrfach widerlegt wurde, werden in Deutschland im Falle eines persistierenden Paukenrgusses oftmals auch bei initialem Befund Paukenröhrchen eingelegt. Eine jüngst publizierte Empfehlung der amerikanischen Fachgesellschaften für Pädiatrie, Allgemeinmedizin und HNO-Heilkunde (10) befürwortet dieses Vorgehen, obwohl diesem evidenzbasierte Daten gegenüberstehen, die eine Adenotomie kombiniert mit einer beidseitigen Parazentese beim Ersteingriff sinnvoll erscheinen lassen (11–14). Die zurückhaltende Indikationsstellung zur initialen Paukenröhrcheneinlage resultiert aus der in randomisiert, prospektiven Studien mehrfach nachgewiesenen, äquivalenten Effektivität beider Behandlungsverfahren. Sie basiert außerdem auf möglichen Spätfolgen nach der Einlage von Paukenröhrchen. So ist bekannt, dass nach Einlage eines kurzzeitig liegenden Paukenröhrchens 2 % der Kinder und nach Einlage eines Langzeitröhrchens bis zu 17 % der Kinder eine operationsbedürftige Perforation des Trommelfells aufweisen (15).

Ein Rezidivpaukenerguss sollte bei geringgradiger Hörminderung zunächst erneut konservativ nach o. g. Schema therapiert werden. Bei einer nachgewiesenen Hörminderung von über 20 dB oder einer Sprachentwicklungsverzögerung wird eine Epipharyngoskopie, ggfs. Re-Adenotomie und eine beidseitige Paukenröhrcheneinlage empfohlen. Eine bereits initial vorgenommene Adenotomie kann hierbei eine auf Grund eines Rezidivpaukenergusses notwendig werdende operative Intervention in bis zu 50 % der Fälle reduzieren (16). Dies steht einer Nachblutungsrate von 0,2–0,5 % gegenüber und der Möglichkeit einer velopharyngealen Insuffizienz von 2 % (17).

1. Dünne AA, Werner JA. Stand der kontroversen Diskussion um die Pathogenese und Behandlung des chronischen Paukenergusses im Kindesalter. Laryngorhinootol. 2001;80:1–10
2. Post JC, Proston RA, Aul JJ. Molecular analyses of bacterial pathogenesis in otitis media with effusion. JAMA 1995; 273: 1598–160
3. Rosenfeld RM, Post JC Meta-analysis of antibiotics for treatment of otitis media with effusion. Otolaryngol Head Neck Surg 1992;106:378–386
4. Williams RL, Chalmers TC, Stange KC, Chalmers FT, Bowlin SJ. Use of antibiotics in preventing recurrent otitis media and in treating otitis media with effusion. JAMA 1993; 270: 1344–1351
5. Thomsen J, Sederberg-Olsen J, Balle V, Vejlsgaard R Standerup SE, Bondessen G. Antibiotic treatment of children with secretory otitis media. Arch Otorlaryngol Head Neck Surg 1989; 115: 447–451
6. Podoshin L, Fradis M, Ben-David Y, Faraggi D. The efficacy of oral steroids in the treatment of persistent otitis media with effusion. Arch Otolaryngol Head Neck Surg 1990; 116: 1404–14
7. Mandel EM; Rockette HE; Bluestone CD, Paradise JL, Nozza RJ. Efficacy of amoxicillin with or without decongestant-antihistamine for otitis media with effusion. N Engl J Med 1987; 316: 432–437
8. van Belen FAM, de Melker RA, Touw-Otten FWMM. Duoble-blind randomised trial of co-amoxiclav versus placebo for persistent otitis media with effusion in generale practice. Lancet 1996; 348: 713–716
9. Maw R, Wilks J, Harvey I, Peters TJ, Golding J. Early surgery compared with watchful waiting for glue ear and effect on language development in preschool children: a randomised trial. Lancet 1999; 3: 960–963
10. American Academy of Pediatrics. Clinical Practice Guideline. Otitis media with effusion. Pediatrics 2004; 113: 1412–1429
11. Black NA, Sanderson CFB, Freeland AP, Vessey MP. A randomised controlled trial of urgery for glue ear. Br Med J 1990; 300: 1551–1556
12. Bulman CH, Brook SJ, Berry G. A prospective randomized trial of adenotomy versus grommet insertion in the treatment of glue ear. Clin Otolaryngol 1984; 9: 67–75
13. Mandel E, Rockette HE, Bluestone CD, Paradise JL, Nozza JR. Myringotomy with and without tympanostomy tubes for chronic otitis media with effusion. Pediatr Infect Dis J 1992; 11: 270–277
14. Maw AR. Chronic otitis media with effusion (glue ear) and adenotonsillectomy: prospective randomised controlled study. Br Med J 1983; 287: 1586–1588
15. Kay DJ, Nelson M, Rosenfeld RM. Meta-analysis of tympanostomy tube sequellae. Otolaryngol Head Neck Surg 2001; 124: 374–380
16. Cyote PC, Croxford R, McIsaac W, Feldman W, Friedberg J. The role of adjuvant adenoidectomy and tonsillectomy in the outcome of insertion of tympanostomy tubes. N Engl J Med 2001; 344: 1188–1195
17. Paradise JL, Bluestone CD, Colborn. Adenoidectomy and adenotonsillectomy for recurrent acute otitis media: parallel randomized clinical trials in children not previously treated with tympanostomy tubes. JAMA 1999; 282: 945–953

Sinusitis, akute

Suchdatum: August 2004

Kim Ah-See

Frage **Welche Effekte haben Behandlungsmethoden bei Patienten mit klinisch diagnostizierter akuter Sinusitis?**

Wirksamkeit unbekannt

Antibiotika[10, 11]

Drei RCTs ergaben keine guten Hinweise darauf, dass Amoxicillin – mit oder ohne Clavulanat – im Vergleich zu Placebo Symptome bei Patienten mit klinisch diagnostizierter, aber weder radiologisch noch bakteriologisch gesicherter akuter Sinusitis abschwächt. Zwei RCTs zufolge tritt Diarrhoe unter Amoxicillin – mit oder ohne Clavulanat – häufiger auf als unter Placebo. Es fanden sich keine RCTs, in denen die Effekte anderer Antibiotika (Amoxicillin – Clavulansäure, Co-trimoxazol, Cephalosporine, Azithromycin und Erythromycin) mit Placebo oder untereinander verglichen wurden.

Antihistaminika

Es fanden sich keine RCTs, in denen die Effekte von Antihistaminika bei Patienten mit klinisch diagnostizierter akuter Sinusitis untersucht wurden.

Dekongestionsmittel

Es fanden sich keine RCTs, in denen die Effekte topischer oder systemischer schleimhautabschwellender Mittel bei Patienten mit klinisch diagnostizierter akuter Sinusitis untersucht wurden.

Steroide (topisch)

Es fanden sich keine RCTs, in denen die Effekte topischer Steroide bei Patienten mit klinisch diagnostizierter akuter Sinusitis untersucht wurden.

Frage **Welche Effekte haben Antibiotika bei Patienten mit radiologisch oder bakteriologisch gesicherter akuter Sinusitis?**

Nutzen wahrscheinlich

Cephalosporine und Makrolide (weniger Nebenwirkungen als unter Amoxicillin oder Amoxicillin/Clavulansäure)[1, 13, 16–18]

Es fanden sich keine RCTs, in denen Cephalosporine oder Makrolide mit Placebo verglichen werden. Einer systematischen Übersicht und zwei nachfolgenden RCTs bei Patienten mit radiologisch oder bakteriologisch gesicherter akuter Sinusitis zufolge besteht hinsichtlich der klinischen Rückbildung kein signifikanter Unterschied zwischen Amoxicillin oder Amoxicillin/Clavulansäure und Cephalosporinen und Makroliden. Cephalosporine und Makrolide haben jedoch weniger Nebenwirkungen als Amoxicillin und Amoxicillin/Clavulansäure. Einer RCT zufolge besteht zwischen Cephaclor (einem Cephalosporin) und Azithromycin, einem Makrolid) kein signifikanter Unterschied hinsichtlich der klinischen Besserung oder Heilung.

Nutzen und Schaden abzuwägen

Amoxicillin oder Amoxicillin/Clavulansäure (mehr Nebenwirkungen als Cephalosporine oder Makrolide[1, 13–15]

Eine systematische Übersicht ergab zwei RCTs an Patienten mit radiologisch oder bakteriologisch gesicherter akuter maxillärer Sinusitis. Es zeigte sich, dass Amoxicillin die Rate frühzeitiger klinischer Heilungen im Vergleich zu Placebo erhöht, aber häufiger mit Nebenwirkungen, vor allem gastrointestinaler Art, einhergeht. Eine systematische Übersicht und zwei nachfolgende RCTs bei Patienten mit radiologisch oder bakteriologisch gesicherter akuter Sinusitis ergab hinsichtlich der klinischen Rückbildung keinen signifikanten Unterschied zwischen Amoxicillin oder Amoxicillin/Clavulansäure und Cephalosporinen oder Makroliden. Amoxicillin und Amoxicillin/Clavulansäure verursachen jedoch mehr Nebenwirkungen.

Wirksamkeit unbekannt

Antihistaminika

Es fanden sich keine RCTs, in denen die Effekte von Antihistaminika bei Patienten mit radiologisch oder klinisch diagnostizierter akuter Sinusitis untersucht wurden.

Dekongestionsmittel

Es fanden sich keine RCTs, in denen die Effekte schleimhautabschwellender Mittel bei Patienten mit radiologisch oder klinisch diagnostizierter akuter Sinusitis untersucht wurden.

Verschiedene Dosierungen von Antibiotika[20]

Eine RCT bei Patienten mit radiologisch oder bakteriologisch gesicherter akuter Sinusitis ergab hinsichtlich der klinischen Rückbildungsraten und der Nebenwirkungen keinen signifikanten Unterschied zwischen zwei und drei täglichen Dosen von Cefaclor. Es fanden sich keine RCTs zu anderen Antibiotika, in denen verschiedene Dosierungen miteinander verglichen wurden.

Steroide (topisch)

Es fanden sich keine RCTs, in denen die Effekte topischer Steroide bei Patienten mit radiologisch oder klinisch diagnostizierter akuter Sinusitis untersucht wurden.

Nutzen unwahrscheinlich

Langzeittherapie mit Antibiotika (nicht effektiver als Kurztherapien, bei mehr Nebenwirkungen)[2, 16, 17, 19]

RCTs bei Patienten mit gesicherter akuter Sinusitis zeigten hinsichtlich der klinischen Rückbildungsraten bis zu 3 Wochen nach der Behandlung keinen signifikanten Unterschied zwischen 6- bis 10-tägigen und 3- bis 5-tägigen Therapien mit entweder Azithromycin, Telithromycin, Co-trimoxazol oder Cefuroxim (einem Cephalosporin). RCTs ergaben bei längeren und kürzeren Therapieschemata mit Azithromacin und Tekithromycin ähnliche Nebenwirkungs- und Diarroeraten. Einer RCT zufolge sind Nebenwirkungen – hauptsächlich gastrointestinaler Art – unter längerer Cefuroxim-Behandlung häufiger als unter kürzerer.

Definition Die akute Sinusitis ist pathologisch definiert als eine vorübergehende Entzündung der Schleimhautauskleidung der Nasennebenhöhlen von weniger als 4 Wochen Dauer. Klinisch ist sie charakterisiert durch eine verstopfte Nase, Rhinorrhö, Gesichtsschmerz, Hyposmie, Niesen und – in schwereren Fällen – zusätzlich durch Unwohlsein und Fieber. Die Diagnose erfolgt gewöhnlich klinisch auf der Grundlage der Anamnese und der körperlichen Untersuchung, aber ohne radiologische oder bakteriologische Untersuchung.[1] In diesem Kapitel wurden Studien an Kindern, an Patienten, die länger als 4 Wochen erkrankt waren (chronische Sinusitis) sowie an Patienten mit Symptomen nach einer Gesichtsverletzung ausgeschlossen. In jedem Abschnitt wurde deutlich gemacht, ob es um eine klinisch oder durch bakteriologische oder radiologische Untersuchung diagnostizierte akute Sinusitis geht, da sich die Effekte der Behandlungsmethoden in diesen Gruppen unterscheiden können.

Inzidenz/ Prävalenz

Jährlich diagnostizieren Allgemeinmediziner bei 1–5 % der Erwachsenen in Europa eine akute Sinusitis.[2] Auf die britische Bevölkerung umgerechnet sind dies jedes Jahr schätzungsweise 6 Mio. krankheitsbedingt eingschränkte Arbeitstage.[3, 4] Die meisten Patienten mit akuter Sinusitis werden im Rahmen der Primärversorgung untersucht und behandelt. Die Prävalenz variiert je nachdem, ob die Diagnose klinisch oder auf der Grundlage radiologischer oder bakteriologischer Untersuchungen gestellt wird.

Ätiologie/ Risikofaktoren

Eine systematische Übersicht (Suchdatum 1998) ergab, dass bei 50 % der Patienten mit der Diagnose „akute Sinusitis“ eine bakterielle Nebenhöhleninfektion vorliegt.[1] Die üblichen Erreger einer bakteriellen Sinusitis sind *Streptococcus pneumoniae* und *Haemophilus influenzae*, gelegentlich auch *Moraxella catarrhalis*. Ein vorangehender Virusinfekt der oberen Atemwege ist oft Auslöser einer akuten bakteriellen Sinusitis[5], wobei ca. 5 % der gwöhnlichen Erkältungen durch eine akute Sinusitis kompliziert werden.[6]

Prognose

Eine Metaanalyse von RCTs ergab, dass die Symptome der akuten Sinusitis bei zwei Dritteln der Patienten ohne aktive Behandlung spontan verschwinden.[7] In einer nicht systematischen Übersicht wurde berichtet, dass Patienten mit akuter Sinusitis der Gefahr einer chronischen Sinusitis und irreversibler Schädigung der mukoziliären Schleimhautoberfläche ausgesetzt sind.[8] Eine weitere nicht systematische Übersicht zeigte seltene lebensbedrohende Komplikationen wie etwa eine orbitale Zellulitis und Meningitis nach akuter Sinusitis.[9] Es fanden sich jedoch keine zuverlässigen Daten, um diese Risiken zu messen.

Literatur

1. Benninger MS, Sedory Holzer SE, Lau J. Diagnosis and treatment of uncomplicated acute bacterial rhinosinusitis: summary of the Agency for Health Care Policy and Research evidence-based report. *Otolaryngol Head Neck Surg* 2000;122:1–7. Search date 1998; primary sources Medline and bibliographies or retrieved articles.
2. Dubreuil C, Gehanno P, Goldstein F, et al. Treatment of acute maxillary sinusitis in adult outpatients: comparison of a five versus ten day-course of cefuroxime axetil. *Med Malad Infect* 2001;31:70–78.
3. Kennedy DW. International conference on sinus terminology, staging, therapy. *Ann Otol Rhinol Laryngol* 1995;104:10.
4. Jones NS. Rhinosinusitis. In: *Statements of clinical effectiveness in otorhinolaryngology*. London British Association of Otorhinolaryngologists, Head and Neck Surgeons, 1998:21–31.
5. Henry DC, Moller DJ, Adelglass J, et al. Comparison of sparfloxacin and clarithromycin in the treatment of acute bacterial maxillary sinusitis. Sparfloxacin Multicenter AMS Study Group. *Clin Ther* 1999;21:340–352.
6. Low DE, Desrosiers M, McSherry J, et al. A practical guide for the diagnosis and treatment of acute sinusitis. *CMAJ* 1997;156(suppl 6):S1–S14.
7. de Ferranti SD, Ioannidis JP, Lau J, et al. Are amoxycillin and folate inhibitors as effective as other antibiotics for acute sinusitis? A meta-analysis. *BMJ* 1998;317:632–637.
8. Goodman GM, Slavin RG. Medical management in adults of chronic sinus disease. *Immunol Allergy Clin North Am* 1994;14:69–87.

9. Ramsey PG, Weymuller EA. Complications of bacterial infection of the ears, paranasal sinuses, and oropharynx in adults. *Emerg Med Clin North Am* 1985;3:143–160.
10. De Sutter AI, De Meyere MJ, Christiaens TC, et al. Does amoxicillin improve outcomes in patients with purulent rhinorrhea? A pragmatic randomized double-blind controlled trial in family practice. *J Fam Pract* 2002;51:317–323.
11. Varonen H, Kunnamo I, Savolainen S, et al. Treatment of acute rhinosinusitis diagnosed by clinical criteria or ultrasound in primary care: a placebo-controlled randomised trial. *Scand J Prim Health Care* 2003;21:121–126.
12. Bucher HC, Tschudi P, Young J, et al. Effect of amoxicillin–clavulanate in clinically diagnosed acute rhinosinusitis: a placebo-controlled, double-blind, randomized trial in general practice. *Arch Intern Med* 2003;163:1793–1798.
13. Williams JW, Aguilar C, Makela M, et al. Antibiotics for acute maxillary sinusitis (Cochrane Review). In: The Cochrane Library, Issue 3, 2004. Oxford: Update Software. Search date 2001; primary sources Medline, Embase, search of bibliographies of included studies, and discussion with pharmaceutical companies.
14. Lindbaek M, Hjortdahl P, Johnsen ULH. Randomised, double blind, placebo controlled trial of penicillin V and amoxycillin in treatment of acute sinus infections in adults. *BMJ* 1996;313:325–329.
15. Van Buchem FL, Knottnerus JA, Schrijnemaekers VJJ, et al. Primary-care-based randomised placebo-controlled trial of antibiotic treatment in acute maxillary sinusitis. *Lancet* 1997;349:683–687.
16. Henry DC, Riffer E, Sokol WN, et al. Randomized double-blind study comparing 3- and 6-day regimens of azithromycin with a 10-day amoxicillin–clavulanate regimen for treatment of acute bacterial sinusitis. *Antimicrob Agents Chemother* 2003;47:2770–2774.
17. Luterman M, Tellier G, Lasko B, et al. Efficacy and tolerability of telithromycin for 5 or 10 days vs amoxicillin/clavulanic acid for 10 days in acute maxillary sinusitis. *Ear Nose Throat J* 2003;82: 576–590.
18. O'Doherty B. An open comparative study of azithromycin versus cefaclor in the treatment of patients with upper respiratory tract infections. *J Antimicrob Chemother* 1996;37(suppl C):71–81.
19. Williams JW Jr, Holleman DR Jr, Samsa GP, et al. Randomized controlled trial of 3 vs 10 days of trimethoprim/sulfamethoxazole for acute maxillary sinusitis. *JAMA* 1995;273:1015–1021.
20. Turik M, Watkins M, Johns D Jr. Double-masked, randomized, parallel-group comparison of cefaclor AF and cefaclor in the treatment of acute bacterial sinusitis. *Curr Ther Res Clin Exp* 1997;58:227–239.

Kommentar

Uwe Popert

Der Übergang von einem Schnupfen in eine Entzündung der Nasennebenhöhlen ist nicht sicher abgrenzbar. Bei über 30 % der Erkältungskrankheiten („common cold") finden sich auch Schleimhautschwellungen, gelegentlich sogar Schleim bzw. Sekretspiegel in den paranasalen Sinus (1). Umgekehrt ist die Nasenschleimhaut fast immer betroffen, wenn im Röntgenbild der Nasennebenhöhlen Entzündungszeichen nachweisbar sind (2). Deswegen wird der Begriff „Sinusitis" zunehmend durch die Bezeichnung „Rhinosinusitis" ersetzt (3).
Die Spontanheilungsquote ist hoch: Sie liegt nach 10–14 Tagen durchschnittlich bei 70 % (4), nach 42 Tagen bei 90 % (5) und nach 6–24 Monaten bei 99 % (6).
Der niederländische Sinusitis-Standard (7) geht von 1 Komplikation pro 10.000 Rhinosinusitiden im hausärztlichen Bereich aus. Eine russische Untersuchung ergab eine Prävalenz von 0,8 % orbitaler und 0,01 % intrakranialer Komplikationen bei Rhinosinusitis (8).
„Red flags" sind: Schwellungen oder Rötungen über den betroffenen Sinus oder periorbital, starke Kopfschmerzen oder starkes Krankheitsgefühl bis hin zur Lethargie, Beeinträchtigungen des Sehvermögens bzw. der Okulomotorik, Proptosis sowie jegliche Hinweise auf allgemeine oder fokale ZNS-Beeinträchtigung (9, 10).
Therapieoptionen:
Antibiotika: Verkürzungen der Krankheitsdauer (um etwa 2–3 Tage) durch Antibiotika konnten im hausärztlichen Bereich nur nachgewiesen werden nach CT-Diagnostik (11), in einer Subgruppe mit starken Schmerzen plus CRP oder BSG-Erhöhung (12) sowie retrospektiv bei positivem Nasenabstrich auf Pneumokokken, Hämophilus influenzae oder Moraxella catharralis (13). In den genannten erfolgreichen Studien wurde 3 × 500 mg/d Amoxicillin oder 2 × 1330 mg/d Penicillin für 7–10 Tage (14, 15) oder Azithromycin 1 × 500 mg/ für 3 Tage (16) verwendet. Vergleichende Studien und Metaanalysen (4, 17) zu unterschied-

licher Dosierung, Therapiedauer oder mit anderen Wirkstoffen erbrachten fast durchgängig eine Gleichwertigkeit aller geprüften Therapieansätze. (Weil dies aber nicht in den oben genannten erfolgreichen Studiendesigns überprüft wurde, also alle getesteten Therapien wahrscheinlich nur gleichermaßen unwirksam waren, lassen sich bestenfalls die Nebenwirkungen der unterschiedlichen Regimes auswerten.) Gegenüber Amoxicillin führten Cephalosporine und Makrolide seltener zu Therapieabbrüchen wegen Nebenwirkungen (siehe obiges Review). Von diesen genannten diagnostischen Kriterien eignet sich bestenfalls die Kombination aus Symptomen und erhöhten Entzündungswerten für den routinemäßigen Einsatz in der hausärztlichen Praxis. Trotz entsprechender Vermutungen liegen bisher keine einheitlichen Belege dafür vor, dass eine antibiotische Behandlung schwere Komplikationen oder die Entwicklung einer chronischen Sinusitis verhindern kann (18, 19).

Zusätzlich zu den im Kompendium behandelten Methoden sind noch praxisrelevant:

Antihistaminika: Eine RCT bei Patienten mit einer akuten Rhinosinusitis bei bestehender chronisch allergischer Rhinosinusitis zeigte einen signifikanten Effekt von 10 mg Loratadin/d (20).

Antikongestiva: In einem dreiarmigen RCT-Setting war 0,5 % Oxymetazolin als Spray oder Spülung nicht besser als Placebo (21). Eine geringere Gefahr für Nebenwirkungen besteht bei niedrigeren Dosierungen und bei Vermeidung von Benzalkoniumchlorid als Konservierungsstoff (22).

Salzlösungen: Bei bei der akuten Rhinosinusitis zeigte weder die Verwendung hypertoner noch isotoner Kochsalzlösung einen therapeutischen Vorteil gegenüber Placebo (23).

Kortikoid-Nasenspray: Bei einer rezidivierenden oder akuten Rhinosinusitis auf möglicherweise allergischer Grundlage kann Kortikoid-Nasenspray Symptome lindern und die Krankheitsdauer verkürzen (24–27).

Sekretolytika: In drei – noch nicht durch weitere Untersuchungen bestätigten – RCTs zeigten pflanzliche Präparate aus Myrtol, Cineol bzw. Gentiana-Extrakten eine Symptomlinderung und Heilungsbeschleunigung (28–30).

Zusammenfassung für den hausärztlichen Bereich: Die akute Rhinosinusitis ist eine häufige, selbstlimitierende und überwiegend harmlose Erkrankung. Als Basistherapie eignet sich wahrscheinlich die Gabe von pflanzlichen Sekretolytika; bei entsprechender Allergieanamnese auch die Gabe von Antihistaminika und Kortikoid-Nasenspray. Die vorliegenden Studien zeigen keinen Nutzen von Antikongestiva und salzhaltigen Lösungen. Hinweise für den Nutzen einer Antibiotikatherapie fanden sich nur bei starken Schmerzen und erhöhten Entzündungswerten oder bei nachgewiesenem bakteriellem Infekt. Belegt ist hierbei insbesondere die Verwendung von Amoxicillin und Azithromycin. Bei Hinweisen auf einen komplizierten Verlauf („red flags") werden in Leitlinien Antibiotika und fachärztliche Mitbehandlung empfohlen.

1. Gwaltney JM, Phillips CD, Miller RD, Riker DK. Computed tomographic study of the common cold. N Engl J Med 1994; 330: 25 – 30.
2. Puhakka T, Mäkelä MJ, Alanen A, KailioT, Korsoff L, Arstila P, Leinonen M, Pulkkinen MRN, Suonpää J, Mertsoia J, Ruuskanen O. Sinusitis in the common cold. J Allergy Clin Immunol 1998;102: 403 – 408.
3. Kennedy,DW, J M G Jr., J G Jones. Medical management of sinusitis: Educational goals and management guidelines.: Ann.Otol.Rhinol.Laryngol.,1995; v. 104,10 I, p. 22–30.
4. de Ferranti,SD, J P Ioannidis, J Lau, W V Anninger, M Barza. Are amoxycillin and folate inhibitors as effective as other antibiotics for acute sinusitis? A meta-analysis BMJ., 1998;317, 632–637.
5. Stalman,W, G A van Essen, G Y van der, R A de Melker. The end of antibiotic treatment in adults with acute sinusitis-like complaints in general practice? A placebo-controlled double-blind randomized doxycycline trial: Br.J.Gen.Pract.,1997;v 47, p. 794–799.
6. Fürstenberg DC. The treatment of acute nasal accessory sinus disease. Ann Otol Rhinol Laryngol 1938;47:902.
7. SIG Informatiecentrum voor de Gezondheidszorg, Utrecht: schriftelijke mededeling. Zitiert nach:.de Bock NHG Standaard M33 1996: (besucht 8. 4. 2004)
8. Kuranov,NI.Orbital and intracranial complications of rhinosinusitis. Vestn.Otorinolaringol. 2001; p. 46–47.

9. Clayman GL, Adams FL, Paugh DR, Koopmann CF Jr. Intracranial complications of paranasal sinusitis: a combined institutional review. Laryngoscope 1991; 101:234–9.
10. Jones,NS, J L Walker, S Bassi, T Jones, J Punt. The intracranial complications of rhinosinusitis: can they be prevented?: Laryngoscope, 2002; v. 112, p. 59–63.
11. Lindbaek M, Hjortdahl P, Johnson ULH. Randomised, double blind, placebo controlled trial of penicillin V and amoxycillin in treatment of acute sinus infections in adults. Brit med J 1996;313:325–9.
12. Hansen JG, Schmidt H, Grinsted P. Randomised, double blind, placebo controlled trial of penicillin V in the treatment of acute maxillary sinusitis in adults in general practice.Scand J Prim Health Care 2000;18:44–47
13. Kaiser L, Morabia A, Stalder H, Ricchetti A, Auckenthaler R, Terrier F, Hirschel B, Khaw N, Lacroix JS, Lew D. Role of nasopharyngeal culture in antibiotic prescription for patients with common cold or acute sinusitis.Eur J Clin Microbiol Infect Dis. 2001 Jul;20(7):445–51.
14. Lindbaek M, Hjortdahl P, Johnson ULH. Randomised, double blind, placebo controlled trial of penicillin V and amoxycillin in treatment of acute sinus infections in adults. Brit med J 1996;313:325–9.
15. Hansen JG, Schmidt H, Grinsted P. Randomised, double blind, placebo controlled trial of penicillin V in the treatment of acute maxillary sinusitis in adults in general practice.Scand J Prim Health Care 2000;18:44–47
16. Kaiser L, Morabia A, Stalder H, Ricchetti A, Auckenthaler R, Terrier F, Hirschel B, Khaw N, Lacroix JS, Lew D. Role of nasopharyngeal culture in antibiotic prescription for patients with common cold or acute sinusitis.Eur J Clin Microbiol Infect Dis. 2001 Jul;20(7):445–51.
17. de Bock GH, Dekker FW, Stolk J, Springer MP, Kievit J, van Houwelingen JC (1997). Antimicrobial treatment in acute maxillary sinusitis: a meta-analysis. J Clin Epidemiol 50:881–90.
18. Jones,NS, J L Walker, S Bassi, T Jones, J Punt. The intracranial complications of rhinosinusitis: can they be prevented?: Laryngoscope, 2002;v. 112, p. 59–63.
19. Theis,J, T Oubichon. Are antibiotics helpful for acute maxillary sinusitis?: J.Fam.Pract.,2003 v. 52, p. 490–492.
20. Braun,JJ, J P Alabert, F B Michel, M Quiniou, C Rat, J Cougnard, W Czarlewski, J Bousquet. Adjunct effect of loratadine in the treatment of acute sinusitis in patients with allergic rhinitis.: Allergy, 1997;v. 52(6), p. 650–5.
21. Wiklund L, Stierna P, Berglund R, Westrin KM, Tonnesson M. The efficacy of oxymetazoline administered with a nasal bellows container and combined with oral phenoxymethyl-penicillin in the treatment of acute maxillary sinusitis. Acta Otolaryngol Suppl (Stockh) 1994; 515: 57–64.
22. Graf P. 1999. Adverse Effects of benzalkonium chloride on the nasal mucosa: allergic rhinitis and rhinitis medicamentosa. Clin Ther 2000 21(10):1749–55.
23. Adam,P, M Stiffman, R L Blake, Jr..A clinical trial of hypertonic saline nasal spray in subjects with the common cold or rhinosinusitis 252: Arch Fam.Med.,1998; v. 7, p. 39–43.
24. Nayak,AS, G A Settipane, A Pedinoff, B L Charous, E O Meltzer, W W Busse, S J Zinreich, R R Lorber, G Rikken, M R Danzig. Effective dose range of mometasone furoate nasal spray in the treatment of acute rhinosinusitis: Ann.Allergy Asthma Immunol, 2002;v. 89, p. 271–278.
25. Meltzer,EO, B L Charous, W W Busse, S J Zinreich, R R Lorber, M R Danzig. Added relief in the treatment of acute recurrent sinusitis with adjunctive mometasone furoate nasal spray. The Nasonex Sinusitis Group. 133: J.Allergy Clin.Immunol., 2000 v. 106 4, p. 630–7.
26. Meltzer,EO, H A Orgel, J W Backhaus, W W Busse, H M Druce, W J Metzger, D Q Mitchell, J C Selner, G G Shapiro, e al.Intranasal flunisolide spray as an adjunct to oral antibiotic therapy for sinusitis.: J.Allergy Clin.Immunol., 1993; v. 92(6), p. 812–23.
27. Dolor,RJ, D L Witsell, A S Hellkamp, J W Williams, Jr., R M Califf, D L Simel. Comparison of cefuroxime with or without intranasal fluticasone for the treatment of rhinosinusitis. The CAFFS Trial: a randomized controlled trial: JAMA, 2001;v. 286, p. 3097–3105.
28. Neubauer N, März RW. Placebo-controlled, randomized double – blind clinical trial with Sinupret sugar-coated tablets on the basis of a therapy with antibiotics and decongestant nasal drops in acute sinusitis. Phytomedicine 1994;1:177–181.
29. Federspil P, Wulkow R, ZimmermannTh. Wirkung von Myrtol standardisiert bei der Therapie der akuten Sinusits. Laryngo Rhino Otol 1997;76: 23 –27.
30. Kehrl W, Sonnemann U, Dethlefsen U. Therapy for acute nonpurulent rhinosinusitis with cineole: results of a double-blind, randomized, placebo-controlled trial. Laryngoscope 2004;114(4):738–42.

Tinnitus

Suchdatum: Februar 2004

Angus Waddell

Frage **Welche Effekte haben unterschiedliche Behandlungsmethoden bei chronischem Tinnitus?**

Nutzen wahrscheinlich

Trizyklische Antidepressiva[4–6]

Einer systematischen Übersicht einer RCT bei Patienten mit depressiver Störung und chronischem Tinnitus zufolge verbessern trizyklische Antidepressiva (Nortriptylin) im Vergleich zu Placebo nach 6 Wochen die tinnitusbedingte Beeinträchtigung und die depressiven Symptome, während hinsichtlich der Eigenangaben der Patienten zur Tinnitusschwere kein signifikanter Unterschied besteht. Einer kleinen RCT bei Patienten mit Tinnitus, aber ohne depressive Verstimmung zufolge wertete sich nach 6 Wochen im Vergleich zu Placebo ein größerer Teil der Patienten aus der Antidepressiva-Gruppe (Amitriptylin) als gebessert. Trizyklische Antidepressiva haben Nebenwirkungen wie Mundtrockenheit, Verschwommensehen und Obstipation.

Wirksamkeit unbekannt

Benzodiazepine (Alprazolam)[4, 7, 8]

Eine systematische Übersicht ergab aus einer RCT begrenzte Hinweise darauf, dass Alprazolam, ein Benzodiazepin, nach 12 Wochen die Eigenangaben der Patienten zur Tinnitusschwere verbessert. Benzodiazepine können Nebenwirkungen haben, die einen möglichen Nutzen überwiegen.

Psychotherapie[21]

In einer systematischen Übersicht fanden sich keine ausreichenden Belege zu den Effekten von kognitiver Verhaltenstherapie, Entspannungstherapie, Schulung oder Biofeedback im Vergleich zu anderen Therapien oder Nichtbehandlung bei Patienten mit chronischem Tinnitus.

Akupunktur; Baclofen; Cinnarizin; elektromagnetische Stimulation; Ginkgo biloba; hyperbarer Sauerstoff; Hypnose; Lamotrigin; niedrig energetischer Laser; Nicotinamid; Tinnitusmasker; Zink[4, 7, 10–13, 15–20, 22–25, 27–32]

Zur Wirksamkeit dieser therapeutischen Maßnahmen fanden sich keine ausreichenden Belege.

Unwirksamkeit oder Schädlichkeit wahrscheinlich

Carbamazepin[4, 7, 9]

In einer systematischen Übersicht einer RCT zeigte sich hinsichtlich des Schwergrades eines Tinnitus nach 30 Tagen kein signifikanter Unterschied zwischen Carbamazepin und Placebo. Die Behandlung mit Carbamazepin geht mit einem erhöhten Risiko für Benommenheit, Übelkeit und Kopfschmerzen einher.

Definition Bei Tinnitus handelt es sich um die Wahrnehmung eines Geräusches, das weder aus der äußeren Umgebung noch von körpereigenen Geräuschen (z. B. Strömungsgeräusche) oder von akustischen Halluzinationen bei psychischen Erkrankungen herrührt. In der oben stehenden Darstellung geht es um die Behandlung eines Tinnitus in den Fällen, in denen er einziges oder vorherrschendes Symptom ist.

Inzidenz/ Prävalenz

Bis zu 18 % der Bevölkerung in den Industrienationen leiden geringfügig unter chronischem Tinnitus, und 0,5 % berichten von schweren Auswirkungen auf ihre Fähigkeit zu einer normalen Lebensführung.[1]

Ätiologie/ Risikofaktoren

Tinnitus kann als isoliertes idiopathisches Symptom oder in Verbindung mit jeder Art von Hörverlust auftreten. Tinnitus kann ein spezielles Merkmal von Altersschwerhörigkeit, Lärmschwerhörigkeit, Morbus Menière (siehe „Morbus Menière", S. 862) oder einem Akustikusneurinom darstellen. Bei toxischer Innenohrschädigung durch Acetylsalicylsäure oder Chinin kann der Tinnitus bei normalen Hörschwellen auftreten. Tinnitus tritt häufig in Verbindung mit einer depressiven Störung auf, wobei unklar ist, ob der Tinnitus Erscheinungsform einer Depression ist oder zu deren Entwicklung beigetragen hat.[2]

Prognose

Tinnitus beginnt oft schleichend und manifestiert sich erst nach einer langen subklinischen Phase so eindeutig, dass er diagnostiziert wird. Vor allem, wenn er im Rahmen einer Schallempfindungsschwerhörigkeit auftritt, bleibt er über Jahre oder Jahrzehnte bestehen. Bei Morbus Menière ist der Tinnitus häufig fluktuierend. Tinnitus kann Schlafstörungen, Konzentrationsunfähigkeit und depressive Störungen verursachen.[3]

Literatur

1. Coles RR. Epidemiology of tinnitus (1). *J Laryngol Otol* 1984;9(suppl):7–15.
2. Sullivan MD, Katon W, Dobie R, et al. Disabling tinnitus: association with affective disorder. *Gen Hosp Psychiatry* 1988;10:285–291.
3. Zoger S, Svedlund J, Holgers KM. Psychiatric disorders in tinnitus patients without severe hearing impairment: 24 month follow-up of patients at an audiological clinic. *Audiology* 2001;40:133–140.
4. Dobie RA. A review of randomized clinical trials in tinnitus. *Laryngoscope* 1999;109:1202–1211. Search date 1998; primary sources Medline and hand searches.
5. Bayar N, Boke B, Turan E, et al. Efficacy of amitriptyline in the treatment of subjective tinnitus. *J Otolaryngol* 2001;30:300–303.
6. Dobie RA, Sakai CS, Sullivan MD, et al. Antidepressant treatment of tinnitus patients: report of a randomized clinical trial and clinical prediction of benefit. *Am J Otol* 1993;14:18–23.
7. Schilter B, Jäger B, Heerman R, et al. Pharmacological and psychological treatment options in chronic subjective tinnitus: a meta-analysis of effective treatments. *HNO* 2000;48:589–597. [In German] Search date 1995; primary sources Medline, Psyindex, Psychlit, and hand searches including German, English, and French language papers.
8. Johnson RM, Brummett R, Schleuning A. Use of alprazolam for relief of tinnitus. A double-blind study. *Arch Otolaryngol Head Neck Surg* 1993;119:842–845.
9. Hulshof JH, Vermeij P. The value of carbamazepine in the treatment of tinnitus. *ORL J Otorhinolaryngol Relat Spec* 1985;47:262–266.
10. Simpson JJ, Gilbert AM, Weiner GM, et al. The assessment of lamotrigine, an antiepileptic drug, in the treatment of tinnitus. *Am J Otol* 1999;20:627–631.
11. Hulshof JH, Vermeij P. The effect of nicotinamide on tinnitus: a double-blind controlled study. *Clin Otolaryngol* 1987;12:211–214.
12. Podoshin L, Ben-David Y, Fradis M, et al. Idiopathic subjective tinnitus treated by biofeedback, acupuncture and drug therapy. *Ear Nose Throat J* 1991;70:284–289.
13. Paaske PB, Pedersen CB, Kjems G, et al. Zinc in the management of tinnitus. Placebo-controlled trial. *Ann Otol Rhinol Laryngol* 1991;100:647–649.
14. Westerberg BD, Roberson JB Jr, Stach BA. A double-blind placebo-controlled trial of baclofen in the treatment of tinnitus. *Am J Otol* 1996;17:896–903.
15. Park J, White AR, Ernst E. Efficacy of acupuncture as a treatment for tinnitus: a systematic review. *Arch Otolaryngol Head Neck Surg* 2000;126:489–492. Search date 1998; primary sources Medline, Cochrane Controlled Trials Register, Embase, and Ciscom.
16. Axelsson A, Andersson S, Gu LD. Acupuncture in the management of tinnitus: a placebo-controlled study. *Audiology* 1994;33:351–360.

17. Furugard S, Hedin PJ, Eggertz A, et al. Acupuncture worth trying in severe tinnitus. *Lakartidningen* 1998;95:1922–1928.
18. Marks NJ, Emery P, Onisiphorou C. A controlled trial of acupuncture in tinnitus. *J Laryngol Otol* 1984;98:1103–1109.
19. Hansen PE, Hansen JH, Bentzen O. Acupuncture therapy of chronic unilateral tinnitus. A double-blind cross-over study. *Ugeskr Laeger* 1981;143:2888–2890.
20. Vilholm OJ, Moller K, Jorgensen K. Effect of traditional Chinese acupuncture on severe tinnitus: a double-blind, placebo-controlled, clinical investigation with open therapeutic control. *Br J Audiol* 1998;32:197–204.
21. Andersson G, Lyttkens L. A meta-analytic review of psychological treatments for tinnitus. *Br J Audiol* 1999;33:201–210. Search date 1998; primary sources Medline and psychological abstracts.
22. Fiedler SC, Pilkington H, Willatt DJ. Electromagnetic stimulation as a treatment of tinnitus: a further study[abstract]. *Clin Otolaryngol* 1998;23:270.
23. Roland NJ, Hughes JB, Daley MB, et al. Electromagnetic stimulation as a treatment of tinnitus: a pilot study. *Clin Otolaryngol* 1993;18:278–281.
24. Dobie RA, Hoberg KE, Rees TS. Electrical tinnitus suppression: a double-blind crossover study. *Otolaryngol Head Neck Surg* 1986;95:319–333.
25. Coles R, Bradley P, Donaldson I, et al. A trial of tinnitus therapy with ear-canal magnets. *Clin Otolaryngol* 1991;16:371–372.
26. Mason JD, Rogerson DR, Butler JD. Client centred hypnotherapy in the management of tinnitus – is it better than counselling? *J Laryngol Otol* 1996;110:117–120.
27. Mirz F, Zachariae R, Andersen SE, et al. The low-power laser in the treatment of tinnitus. *Clin Otolaryngol* 1999;24:346–354.
28. Erlandsson S, Ringdahl A, Hutchins T, et al. Treatment of tinnitus: a controlled comparison of masking and placebo. *Br J Audiol* 1987;21:37–44.
29. Stephens SDG, Corcoran AL. A controlled study of tinnitus masking. *Br J Audiol* 1985;19:159–167.
30. Ernst E, Stevinson C. Ginkgo biloba for tinnitus: a review. *Clin Otolaryngol* 1999;24:164–167. Search date 1998; primary sources Medline, Embase, The Cochrane Library, contact with manufacturers, and hand search of reference lists.
31. Morgenstern C, Biermann E.Long-term treatment of tinnitus with the special gingko extract, Egb 761. *Fortschr Med* 1997;115:57–58.[in German]
32. Drew S, Davies E. Effectiveness of ginkgo biloba in treating tinnitus: double blind, placebo controlled trial. *BMJ* 2001;322:73–75.

Kommentar

David Holzmann

Tinnitus ist nach wie vor ein sehr verbreitetes Leiden (Prävalenz: 18 % der Gesamtbevölkerung), für welches bis heute sich noch keine Therapie als Standard-Therapie etablieren konnte. 0,5 % aller Menschen leiden unter einem schweren Tinnitus, der die Verrichtung der täglichen Arbeit im Leben einschränkt. Zahlreiche Medikamente wurden bisher mit mehr oder minder sehr beschränktem Erfolg eingesetzt. Neben der Kosten-Nutzen-Analyse muss dabei immer auch das Nebenwirkungsprofil der einzelnen Substanzen berücksichtigt werden. Unter den verschiedenen Optionen werden trizyklische Antitdepressiva, Benzodiazepine, Antiepileptika (Carbamazepin, Lomotrigin), Nicotinamid, Cinnarizin, Zink, Baclofen, Ginko Biloba, hyperbare Sauerstofftherapie und Tocainide erwähnt. Allen gemeinsam ist, dass es keine RCTs gibt, die einen signifikanten Nutzen bestätigen. Daneben werden Akupunktur, Psychotherapie, elektromagnetische Stimulationen, Hypnose und Low-Power-Lasertherapien mit ähnlich vernichtendem Erfolg eingesetzt. Im deutschen Sprachraum werden neuerdings „kognitive Tinnitusdesensitivierung“ als evidenzbasierte und leitliniengerechte Habituationstherapie eingesetzt und von der Deutschen HNO-Gesellschaft empfohlen. Es handelt sich hierbei v.a. um ein auf Verhaltenstherapie basierendes Retraining.

Tonsillitis

Suchdatum: Dezember 2003

William McKerrow

Frage **Welche Effekte hat eine Tonsillektomie bei schwerer Tonsillitis im Kindes- und Erwachsenenalter?**

Nutzen und Schaden abzuwägen

Tonsillektomie versus Antibiotika bei Kindern[4, 5, 7–12]
Zwei systematische Übersichten mit denselben beiden RCTs an Kindern ergaben nur unzureichende Belege für einen Vergleich zwischen chirurgischer und medikamentöser Behandlung. Eine anschließende RCT an weniger betroffenen Kindern ergab, dass eine Operation im Vergleich zur konservativen Behandlung über 3 Jahre hinweg die Häufigkeit von Racheninfekten senkt. Bei Populationen mit niedriger Tonsillitis-Inzidenz überwiegt u. U. die Morbidität im Zusammenhang mit der Operation gegenüber dem mäßigen Nutzen.

Wirksamkeit unbekannt

Tonsillektomie versus Antibiotika bei Erwachsenen
Es fanden sich keine RCTs zur Bewertung einer Tonsillektomie bei Erwachsenen.

Definition Unter Tonsillitis versteht man eine Infektion des Gaumenmandel-Parenchyms. Die Definition der schweren Tonsillitis ist im Grunde willkürlich. Nach neuen Regeln werden für die Diagnose einer schweren Tonsillitis folgende Kriterien gefordert: jährlich mindestens fünf echte Tonsillitiden; mindestens über ein Jahr andauernde Symptome und Erkrankungen, die zu Arbeitsunfähigkeit führen und normale Aktivitäten verhindern.[1] Die Definition beinhaltet nicht eine Tonsillitis infolge einer infektiösen Mononukleose, die gewöhnlich als Einzelepisode auftritt. Bei manchen Patienten können auf eine Tonsillitis in dieser Situation jedoch rezidivierende Tonsillitiden folgen. Die Tonsillitis kann isoliert oder als Teil des klinischen Bildes einer generalisierten Pharyngitis auftreten. Zwischen Tonsillitis und Pharyngitis wird in der Literatur nicht klar unterschieden, und oft wird die Erkrankung einfach als „akute Halsschmerzen" bezeichnet. Halsweh für 24–48 Stunden als Teil des Vorstadiums eines kleineren Infektes der oberen Atemwege ist von dieser Definition ausgeschlossen. Die Diagnose einer akuten Tonsillitis erfogt primär klinisch. Das Hauptinteresse liegt dabei auf der Frage, ob die Erkrankung viral oder bakteriell bedingt ist, da dies von Belang ist, wenn Antibiotika verschrieben werden sollen. In Studien wurde versucht, auf klinischer Basis zwischen viralen und bakteriellen Halsschmerzen zu unterscheiden, jedoch sind die Ergebnisse widersprüchlich, was für einen Mangel an zuverlässigen diagnostischen Kriterien spricht. Zu den Untersuchungen, die bei dieser Abgrenzung helfen, gehören Rachenabstriche und serologische Tests, wie der Antigen-Schnelltest und der Antistreptolysin-O-Titer (ASO-Titer). Das Schnelltesten auf Antigen ist bequem und in Nordamerika beliebt, hat jedoch eine zweifelhafte Sensitivität (61–95 %), zumindest beim Vergleich mit den Ergebnissen von Rachenabstrichen, auch wenn die Spezifität höher ist (88–100 %).

Inzidenz/ Prävalenz

Rezidivierende Halsentzündungen haben in Großbritannien im hausärztlichen Bereich eine jährliche Inzidenz von 1/10.[2] Akute Tonsillitiden kommen häufiger im Kindesalter vor.

Ätiologie/ Risikofaktoren

Häufige bakterielle Krankheitserreger sind β-hämolysierende Streptokokken und andere Streptokokken. Allerdings lassen sich nur bei einem kleineren Teil der Patienten mit Tonsillitis Bakterien anzüchten. Die Rolle von Viren ist unklar. Bei der durch die infektiöse Mononukleose bedingten Tonsillitis ist das häufigste infektiöse Agens das Epstein-Barr-Virus (Vorliegen bei 50 % der Kinder und 90 % der Erwachsenen mit dieser Erkrankung). Auch eine Infektion mit dem Zytomegalovirus kann zum klinischen Bild einer infektiösen Mononukleose führen, und die Differenzialdiagnose umfasst auch Toxoplasmose, HIV, Hepatitis A und Röteln.[3]

Prognose

Es fanden sich keine guten Daten über den natürlichen Verlauf von Tonsillitiden oder rezidivierenden Halsentzündungen bei Kindern und Erwachsenen. Teilnehmer an RCTs, die gemäß ihrer medikamentösen Therapie randomisiert wurden (Antibiotika falls nötig) zeigten mit der Zeit eine Tendenz zur Besserung.[4, 5] Rezidivierende schwere Tonsillitiden haben eine erhebnliche Morbidität einschließlich Fehlzeiten in der Schule oder am Arbeitsplatz zur Folge. Die häufigste Komplikation einer akuten Tonsillitis ist der Peritonsillarabszess, zu dessen Inzidenz sich jedoch keine guten Belege fanden. Rheumatisches Fieber und akute Glomerulonephritis sind anerkannte Komplikationen einer akuten Tonsillitis in Verbindung mit hämolysierenden Streptokokken der Gruppe Aβ. Diese Erkrankungen sind in entwickelten Ländern selten, treten jedoch gelegentlich auf. In manchen Populationen, vor allem unter den Aborigines Australiens, sind sie noch immer ein häufiges Problem und lassen sich in geschlossenen Gemeinschaften durch Penizillin effektiv verhindern. Einer systematischen Übersicht zufolge gibt es keine Belege dafür, dass eine aggressive Antibiotikatherapie bei Halsschmerzen in den entwickelten Ländern zur Prävention dieser Erkrankungen von Nutzen ist.[6]

Literatur

1. Management of sore throat and indications for tonsillectomy. National Clinical Guideline No 34. Scottish Intercollegiate Guidelines Network, Edinburgh.
2. Shvartzman P. Careful prescribing is beneficial. *BMJ* 1994;309:1101–1102.
3. Papesch M, Watkins R. Epstein Barr virus infectious mononucleosis. *Clin Otolaryngol* 2001;26:3–8.
4. Paradise JL, Bluestone CD, Bachman RZ, et al. Efficacy of tonsillectomy for recurrent throat infection in severely affected children. *N Engl J Med* 1984;310:674–683.
5. Paradise JL, Bluestone CD, Rogers KD, et al. Comparative efficacy of tonsillectomy for recurrent throat infection in more versus less severely affected children [abstract]. *Pediatr Res* 1992;31:126A.
6. Del Mar CB, Glasziou PP, Spinks AB. Antibiotics for sore throat (Cochrane Review). In: The Cochrane Library, Issue 4, 2003. Chichester, UK: John Wiley & Sons, Ltd. Search date 1999; primary sources Medline, The Cochrane Library, the Cochrane collection of hand searched trials and reference lists.
7. Marshall T. A review of tonsillectomy for recurrent throat infection. *Br J Gen Pract* 1998;48:1331–1335. Search date 1997; primary sources Cochrane Library and Medline.
8. Burton MJ, Towler B, Glasziou P. Tonsillectomy versus non-surgical treatment for chronic/recurrent acute tonsillitis. In: The Cochrane Library, Issue 4, 2003. Chichester, UK: John Wiley & Sons, Ltd. Search date 1998; primary sources Medline, Embase, Cochrane Controlled Trials Register, and hand searched references.
9. Paradise JL, Bluestone CD, Colborne DK, et al. Tonsillectomy and adenotonsillectomy for recurrent throat infection in moderately affected children. *Pediatrics* 2002;110:7–15.
10. Blair RL, McKerrow WS, Carter NW, et al. The Scottish tonsillectomy audit. *J Laryngol Otol* 1996;110(suppl 20):1–25.

11. Little P, Gould C, Williamson I, et al. Reattendance and complications in a randomised trial of prescribing strategies for sore throat: the medicalising effect of prescribing antibiotics. *BMJ* 1997;315:350–352.

12. Steward DL, Chung SJ. The role of adjuvant therapies and techniques in tonsillectomy. *Curr Opin Otolaryngol Head Neck Surg* 2000;8:186–192.

Kommentar: Tonsillektomie wegen rekurrierender Tonsillopharyngitis – häufiger Eingriff bei spärlicher Evidenz für allenfalls moderate Wirkung

Hannelore Wächtler

Mit der Anzahl und Schwere von Halsinfektionen ihrer Kinder nehmen die Besorgnis der Eltern und das Drängen auf operative Behandlung zu (1), und die „rekurrierende akute Tonsillitis", wie auch immer definiert, ist der Hauptanlass zur Tonsillektomie (2,3).

Die Zahl der Gaumenmandeloperationen in Deutschland ist zwar leicht rückläufig, aber mit einem Anteil von 1,6 % an allen stationär ausgeführten Eingriffen gehörte die Tonsillektomie auch 2001 weiterhin zu den häufigsten Operationen. Die jährliche Tonsillektomierate schwankte dabei von 1,8 pro 1000 Einwohner in Hamburg bis 4,3 pro 1000 Einwohner in Rheinland-Pfalz. Tendenziell wurden im Norden und Osten weniger Mandeln entfernt als im Süden und Westen. Die meisten Tonsillektomien erfolgten in den ersten 15 Lebensjahren, wobei es auch in der Altersverteilung deutliche geografische Unterschiede gab: So lag beispielsweise der Anteil der Kinder unter 5 Jahren in Hamburg unter 10 %, in Brandenburg und Thüringen jedoch über 30 % aller Fälle, während in Hamburg und Bremen etwa 60 % der Operierten 15 Jahre und älter waren gegenüber etwa 30 % in Rheinland-Pfalz (4).

Eine ähnliche Variabilität bei insgesamt fast gleicher Operationshäufigkeit war in Schottland Anlass einer Befragung von knapp 10.000 Operierten zur Tonsillektomie und ihren Folgen. Bei einer Rücklaufquote von 75 % eines ersten Fragebogens 6 Monate nach dem Eingriff äußerten 98 % der Befragten, dass sie froh seien operiert worden zu sein. Die meisten hatten in den zwei bis drei Jahren vor der Tonsillektomie fünf bis sechs Halsinfektionen jährlich mit einer Krankheitsdauer von überwiegend jeweils drei bis sieben Tagen. Gut 94 % der Operierten berichteten, ihre Halsprobleme seien „besser" geworden, 50 % bezeichneten sich als „geheilt". Die Angaben in einem zweiten Fragebogen 12 Monate nach der Operation mit einem Rücklauf von 45 % wichen nicht wesentlich von denen im ersten Bogen ab (2).

Angesichts dieser großen Zufriedenheit wirkt die Evidenz aus zwei sorgfältig durchgeführten RCTs zur Tonsillektomie bei Kindern ernüchternd (5, 6).

Viele Kinder und Heranwachsende bis 15 Jahre aus dem beschriebenen Audit (2) scheinen die Einschlusskriterien der RCT an moderat betroffenen Kindern zu erfüllen (6). In der Tonsillektomiegruppe dieser Studie hatte jedes Kind in den drei Jahren nach dem Eingriff im Mittel knapp fünf Pharyngitiden, wobei insgesamt lediglich jede 15. der beobachteten Erkrankungen als moderat oder schwer, die übrigen als leicht eingestuft wurden.

Überraschend ist jedoch der Rückgang von Halsinfektionen auch in der Kontrollgruppe. Jedes Kind hatte während der Nachbeobachtungszeit von drei Jahren im Mittel knapp acht (Tonsillo-)Pharyngitiden, davon waren im Durchschnitt sieben leicht, aber nur eine moderat oder schwer.

Ein Kind in der Tonsillektomiegruppe hatte also in den drei Jahren nach der Operation etwa drei ganz überwiegend milde Halsinfektionen weniger als ein Kind in der Kontrollgruppe. Die Dauer der postoperativen Halsschmerzen lag bei 6,3 Tagen, die Rate an postoperativen Blutungen von 4 % entspricht etwa der Rate von 3,5 % nach Tonsillektomie wegen rekurrierender akuter Tonsillitis in einem großen aktuellen Audit (3).

Alle Halsinfektionen mit Verdacht oder Nachweis von Gruppe A Streptokokken vor Studieneinschluss (Einschlusskriterium) und auch während der dreijährigen Nachbeobachtung wurden antibiotisch behandelt. Die Dauer der Beschwerden bei Halsinfektionen aller Altersgruppen wird aber durch eine Antibiotikagabe im Mittel lediglich um 16 Stunden verkürzt (7) und in einer neueren placebokontrollierten RCT ließ sich bei Kindern von 4 bis 15 Jahren mit klinischem Verdacht auf Streptokokkeninfektion kein Einfluss von Penicillin auf den Verlauf und auf das Wiederauftreten neuer Episoden innerhalb von 6 Monaten zeigen, auch nicht bei Nachweis von A-Streptokokken im Rachenabstrich (8). In einer kleinen dänischen Studie (9), die bei Patienten mit Indikation zur Tonsillektomie statt Operation eine sechsmonatige Makrolidgabe mit Placebo verglich, hatten zum Erstaunen der Autoren nur knapp die Hälfte der Patienten der Kontrollgruppe während der Nachbeobachtungszeit von 12 Monaten eine Tonsillopharyngitis; es gab keinen Unterschied zur Antibiotikagruppe.

Auf Grund der Datenlage lässt sich somit zumindest der Verdacht nicht widerlegen, dass ein Großteil der Zufriedenheit der Patienten mit der Tonsillektomie eher auf den oft günstigen Spontanverlauf der rekurrierenden Tonsillopharyngitis als auf eine Wirkung der Operation zurückzuführen sein könnte.

Bei der Indikationsstellung zur Tonsillektomie sollte daher mit dem Patienten, beziehungsweise den Eltern Bekanntes und Ungewisses zu diesem elektiven Eingriff genannt und gemeinsam erwogen werden, ob die signifikanten Ergebnisse der RCTs (5, 6) unter Beachtung der individuellen Vorgeschichte, Lebenssituation und Einstellungen des Patienten im konkreten Fall für übertragbar und für relevant gehalten werden.

1. Howel D, Webster S, Hayes J, Barton A, Donaldson L. The impact of recurrent throat infection on children and their families. *Family Practice* 2002; 19(3):242–246.
2. Blair RL, McKerrow WS, Carter NW, Fenton, A. The Scottish tonsillectomy audit. *J Laryngol Otol* 1996;110(suppl 20):1–25.
3. National Prospective Tonsillectomy Audit. Tonsillectomy technique as a risk factor for postoperative haemorrhage. *Lancet* 2004;364:697–702.
4. Gerste B. Operationshäufigkeit in deutschen Krankenhäusern 1998–2001. Eine Auswertung unter Berücksichtigung regionaler Verteilungen, ambulanter Operationen und nichtoperativer Prozeduren. In: Klauber J, Robra B-P, Schellschmidt H, Hrsg. *Krankenhaus-Report* 2003. Schwerpunkt: G-DRGs im Jahre 1. Stuttgart: Schattauer-Verlag, 2004:373–409.
5. Paradise JL, Bluestone CD, Bachman RZ et al. Efficacy of tonsillectomy for recurrent throat infection in severely affected children. *N Engl J Med* 1984;310:674–683.
6. Paradise JL, Bluestone CD, Colborn DK et al. Tonsillectomy and adenotonsillectomy for recurrent throat infection in moderately affected children. *Pediatrics* 2002;110(1):7–15.
7. Del Mar C.B., Glasziou P.P., Spinks AB. Antibiotics for sore throat. *The Cochrane Database of Systematic Reviews* 2004, Issue 2. Art. No.: CD000023. DOI: 10.1002/14651858.CD000023.pub2.
8. Zwart S, Rovers MM, Melker RA de, Hoes AW. Penicillin for acute sore throat in children: randomised, double blind trial. *BMJ* 2003;327:1324–1330.
9. Lildholdt T, Doessing H, Lyster M, Outzen KE. The natural history of recurrent acute tonsillitis and a clinical trial of azithromycin for antibiotic prophylaxis. Clin Otolaryngol 2003;28:371–373.

Zeruminalpfropf

Suchdatum: Dezember 2003

George Browning

Frage **Welche Effekte haben unterschiedliche Methoden bei der Entfernung eines symptomatischen Zeruminalpfropfes?**

Nutzen und Schaden abzuwägen

Ohrkürette, Ohrhäkchen[19]

Es besteht Konsens darüber, dass die Zerumenentfernung mit Hilfe eines Ohrhäkchens oder einer Ohrkürette wirksam ist, jedoch fand sich keine RCT, die diese Behandlungsmethode mit Nichtbehandlung oder einer anderen Therapie verglichen hätte. RCTs lieferten nur unzureichende Belege für eine Beurteilung des Ohrhäkchens oder der Ohrkürette nach dem Einsatz aufweichender Mittel/Otologika. Berichte über Komplikationen umfassen Otitis externa, Perforation der Paukenhöhle, Hautverletzungen im Gehörgang, Tinnitus, Schmerzen und Schwindel.

Wirksamkeit unbekannt

Manuelle Entfernung (ausgenommen Ohrkürette oder Ohrhäkchen)

Zu anderen manuellen Methoden der Zerumenentfernung außer Ohrkürette oder Ohrhäkchen fanden sich keine RCTs, auch wenn viele Praktiker diese als Standardbehandlung betrachten.

Aufweichende Mittel/Otologika[2, 6–18]

Zwei RCTs lieferten keine schlüssigen Belege für die Effekte aufweichender Mittel/Otologika im Vergleich zu Nichtbehandlung, Kochsalzlösung oder Placebo (steriles Wasser). Der ersten RCT an älteren Patienten mit Zeruminalpfropf zufolge verringert ein Markenpräparat eines aufweichenden Mittels mit Erdnussöl, Chlorobutanol und *p*-Dichlorobenzen im Vergleich zu Nichtbehandlung den Prozentsatz an Ohren, der mit einer Ohrkürette bzw. einem Ohrhäkchen behandelt werden muss. Es fand sich jedoch kein signifikanter Unterschied zwischen dem Markenpräparat eines aufweichenden Mittels und Kochsalzlösung bzw. sterilem Wasser. Hinsichtlich des Prozentsatzes an Ohren, der mit einer Ohrkürette bzw. einem Ohrhäkchen behandelt werden muss, fand sich auch kein signifikanter Unterschied zwischen Natriumbicarbonat und entweder Nichtbehandlung oder Kochsalzlösung bzw. sterilem Wasser. Einer weiteren RCT an Kindern zufolge besteht hinsichtlich des Prozentsatzes an Ohren, der mit einer Ohrkürette bzw. einem Ohrhäkchen behandelt werden muss, kein signifikanter Unterschied zwischen Natriumdocusat oder Triäthanolamin und Kochsalzlösung. RCTs zeigten keine schlüssigen Belege dafür, dass irgendein aufweichendes Mittel einem anderen überlegen ist. Auch lieferten RCTs nur unzureichende Belege für die Wirkung eines aufweichenden Mittels vor der Ohrkürettage.

Definition Zerumen im äußeren Gehörgang ist etwas völlig Normales und erhält erst dann Krankheitswert, wenn es zu Hörminderung, Schmerzen oder anderen Symptomen seitens der Ohren führt. Auch vor einer Trommelfellinspektion kann das Entfernen eines die Sicht versperrenden Zeruminalpfropfes notwendig sein. Der Begriff „Zeruminalpfropf" wird unterschiedlich verwendet und kann lediglich das Zusammentreffen einer obstruierenden Zerumenansammlung mit Beschwerden im gleichen Ohr ausdrücken.[1]

Zeruminalpfropf

Inzidenz/ Prävalenz	Es fanden sich vier Befragungsberichte zur Prävalenz eines Zeruminalpfropfes.[2–5] Die Studien wurden in ganz unterschiedlichen Populationen durchgeführt, und es wurden vielfältige Definitionen des Begriffs „Zeruminalpfropf" mit einer Prävalenz zwischen 7 % und 35 % verwandt. Unklar ist der Bezug dieser Werte zur Prävalenz in der Allgemeinbevölkerung.
Ätiologie/ Risikofaktoren	Alle Faktoren, die die normale Zerumenausscheidung aus dem Gehörgang behindern (z. B. Tragen eines Hörgerätes oder die Verwendung von Wattestöpseln bzw. -stäbchen zur Reinigung des Ohrs), erhöhen das Risiko einer Zerumenansammlung.
Prognose	In den meisten Fällen entleert sich das Zerumen spontan. Einer RCT mit einer Nichtbehandlungsgruppe zufolge lösen sich 32 % der Zeruminalpfröpfe nach 5 Tagen sontan auf.[1] Solange der Zeruminalpfropf nicht völlig den Gehörgang verschließt oder am Trommelfell haftet, kommt es höchstens zu einer ganz leichten Hörminderung.

Literatur

1. Keane EM, Wilson H, McGrane D, et al. Use of solvents to disperse ear wax. *Br J Clin Pract* 1995;49:7–12.
2. Kalantan KA, Abdulghani H, Al-Taweel AA, et al. Use of cotton tipped swab and cerumen impaction. *Ind J Otol* 1999;5:27–31.
3. Minja BM, Machemba A. Prevalence of otitis media, hearing impairment and cerumen impaction among school children in rural and urban Dar es Salaam, Tanzania. *Int J Pediatr Otorhinolaryngol* 1996;37:29–34.
4. Swart SM, Lemmer R, Parbhoo JN, et al. A survey of ear and hearing disorders amongst a representative sample of Grade 1 school children in Swaziland. *Int J Pediatr Otorhinolaryngol* 1995;32:23–34.
5. Lewis-Cullinan C, Janken JK. Effect of cerumen removal on the hearing ability of geriatric patients. *J Adv Nurs* 1990;15:594–600.
6. Burton MJ, Dorée CJ. Ear drops for the removal of ear wax (Cochrane Review). In: The Cochrane Library, Issue 4, 2003. Chichester, UK: John Wiley & Sons, Ltd. Search date 2003, primary sources Cochrane ENT Group Register, Cochrane Central Register of Controlled Trials, Medline, Embase, and hand searches of reference lists of all trials retrieved.
7. Meehan P, Isenhour JL, Reeves R, Wrenn K. Ceruminolysis in the pediatric patient: a prospective, double-blinded, randomized controlled trial. *Acad Emerg Med* 2002;9:521–522.
8. Jaffe G, Grimshaw J. A multicentric clinical trial comparing Otocerol with Cerumol as cerumenolytics. *J Int Med Res* 1978;6:241–244.
9. Lyndon S, Roy P, Grillage MG, et al. A comparison of the efficacy of two ear drop preparations („Aurax" and „Earex") in the softening and removal of impacted ear wax. *Curr Med Res Opin* 1992;13:21–25.
10. Fahmy S, Whitefield M. Multicentre clinical trial of Exterol as a cerumenolytic. *Br J Clin Pract* 1982;36:197–204.
11. Carr MM, Smith RL. Ceruminolytic efficacy in adults versus children. *J Otolaryngol* 2001;30:154–156.
12. Dummer DS, Sutherland IA, Murray JA. A single-blind, randomized study to compare the efficacy of two ear drop preparations („Andax" and „Cerumol") in the softening of ear wax. *Curr Med Res Opin* 1992;13:26–30.
13. Singer AJ, Sauris E, Viccellio AW. Ceruminolytic effects of docusate sodium: a randomized controlled trial. *Ann Emerg Med* 2000;36:228–232.
14. Amjad AH, Scheer AA. Clinical evaluation of cerumenolytic agents. *Eye Ear Nose Throat Mon* 1975;54:76–77.
15. Chaput de Saintonge DM, Johnstone CI. A clinical comparison of triethanolamine polypeptide oleate-condensate ear drops with olive oil for the removal of impacted wax. *Br J Clin Pract* 1973;27:454–455.
16. Fraser JG. The efficacy of wax solvents: *in vitro* studies and a clinical trial. *J Laryngol Otol* 1970;84: 1055–1064.
17. Memel D, Langley C, Watkins C, et al. Effectiveness of ear syringing in general practice: a randomised controlled trial and patients' experiences. *Br J Gen Pract* 2002;52:906–911.
18. Eekhof JA, de Bock GH, Le Cessie S, et al. A quasi-randomised controlled trial of water as a quick softening agent of persistent earwax in general practice. *Br J Gen Pract* 2001;51:635–637.
19. Sharp JF, Wilson JA, Ross L, et al. Ear wax removal: a survey of current practice. *BMJ* 1990;301:1251–1252.

Kommentar

David Holzmann

Ein häufiges Problem sowohl in der hausärztlichen wie auch in der ORL-fachärztlichen Praxis ist der korrekte Umgang mit Zerumen im äußeren Gehörgang. Indikationen, Zerumen zu entfernen, werden gestellt, wenn entweder das Zerumen den Gehörgang total oder subtotal obstruiert (Cerumen obdurans) und damit symptomatisch wird, oder wenn aus diagnostischen Gründen das Trommelfell inspiziert werden muss. Im diesem Kapitel werden die einzelnen Therapieformen und deren dazugehörigen Studienbelege zusammengefasst. Obschon es sich bei der Zerumenentfernung um eine der häufigsten Verrichtungen im Alltag des Arztes handelt, sind insgesamt wenig brauchbare Studien darüber verfasst worden. Als Quintessenz kann festgehalten werden, dass es keine RCT gibt, aus welcher die korrekte Therapie eines Cerumen obdurans abgeleitet werden kann. Hingegen gehen die verschiedenen Therapiemaßnahmen mit unterschiedlichen Komplikationsraten einher, woraus sich ableiten lässt, dass die klassische Ohrspühlung womöglich die am wenigsten traumatische Methode ist.

Aphthen, chronisch rezidivierende

Suchdatum: April 2004

Stephen Porter und Crispian Scully CBE

Frage **Welche Effekte haben unterschiedliche Behandlungsmethoden bei chronisch rezidivierenden Aphthen?**

Nutzen wahrscheinlich

Chlorhexidin[11–15]
RCTs zufolge können Chlorhexidingluconat-Lösungen den Schweregrad einer jeden Aphthenbildung reduzieren, beeinflussen die Inzidenz von Aphten jedoch nicht. Begrenzte Belege aus einer RCT sprechen dafür, dass 0,2 %iges Chlorhexidin-Gel im Vergleich zu einer Kontrollzubereitung Inzidenz und Dauer von Aphthen verringern kann. RCTs zufolge kann Chlorhexidin im Vergleich zu einer inerten Zubereitung den durchschnittlichen Schweregrad von Schmerzen senken.

Wirksamkeit unbekannt

Topische Glukokortikoide[2–9]
Kleinen RCTs zufolge können topische Steroide im Vergleich zu Kontrollen die Anzahl der mit Aphthen verbrachten Tage verringern. RCTs ergaben bei topischen Steroiden im Vergleich zu Kontrollpräparaten keinen konsistenten Effekt hinsichtlich der Inzidenz neuer Aphthen. Sie lieferten schwache Belege dafür, dass topische Glukokortikoide die Dauer der Erkrankung und der Schmerzen verkürzen und die Schmerzlinderung beschleunigen können, ohne spürbare lokale oder systemische Nebenwirkungen zu verursachen.

Nutzen unwahrscheinlich

Hexitidin[11–15]
Begrenzte Hinweise aus einzelnen RCTs zeigten hinsichtlich jeglicher dokumentierter Ergebnisse keinen signifikanten Unterschied zwischen einer Hexitidin-Gurgellösung oder Marken-Gurgelösung und einer Kontroll-Lösung

Definition Chronisch rezidivierende Aphthen sind oberflächliche rundliche Schleimhauterosionen, die schubweise im Abstand von wenigen Tagen bis zu einigen Monaten rezidivieren.[1]

Inzidenz/Prävalenz Die Punktprävalenz für rezidivierende Aphthen wurde bei schwedischen Erwachsenen mit 2 % angegeben.[1] In bestimmten Kindergruppen kann die Prävalenz bei 5–10 % liegen. Bis zu 66 % aller jungen Erwachsenen berichten über eine Krankheitsgeschichte, die zur Diagnose „rezidivierende Aphthen" passen würde.[1]

Ätiologie/Risikofaktoren Die Ursachen rezidivierender Aphthen sind weiterhin unbekannt. Zusammenhänge mit Hämoglobinmangel, Infektionen, gluteninduzierter Enteropathie (Zöliakie), Nahrungsmittelallergien und psychischem Stress konnten kaum bestätigt werden. Ähnliche Ulzera findet man beim Behçet-Syndrom. Bei empfindlichen Personen kann ein lokales physisches Trauma die Bildung von Aphthen in Gang setzen. Auf verhornten Schleimhautflächen des Mundbereichs sind rezidivierene Aphthen unüblich, und ihre

Häufigkeit kann sinken, wenn die Patienten jeglichen Tabakkonsum einstellen.

Prognose Etwa 80 % der Patienten mit rezidivierenden Aphthen entwickeln nur einige weniger als 1 cm im Durchmesser messende Schleimhauterosionen, die innerhalb von 5–14 Tagen ohne Narbenbildung abheilen (Minorformen). Die Aphthen rezidivieren typischerweise nach einem Zeitraum von 1–4 Monaten. Jeder 10. Patient mit rezidivierenden Aphthen kann zahlreiche winzige Ulzera (herpetiforme Ulzeration) entwickeln. Ebenso leidet jeder 10. Betroffene an einer schweren Form der Erkrankung (Majorform) mit Erosionen >1 cm, die nach kürzeren Krankheitsintervallen rezidivieren und zu Narbenbildung führen können. Bei den meisten Studien dieser Übersicht lag der Schwerpunkt auf der Behandlung kleinerer Aphthen.

Literatur

1. Porter SR, Scully C, Pedersen A. Recurrent aphthous stomatitis. *Crit Rev Oral Biol Med* 1998; 9:306–321.
2. Cooke BED, Armitage P. Recurrent Mikulicz's aphthae treatment with topical hydrocortisone hemisuccinate sodium. *BMJ* 1960;1:764–766.
3. McFall WT Jr. Effect of flurandrenolone on oral aphthae. *J Periodontol* 1968;39:364–365.
4. Browne RM, Fox EC, Anderson RJ. Topical triamcinolone acetonide in recurrent aphthous stomatitis. *Lancet* 1968;1:565–567.
5. MacPhee IT, Sircus W, Farmer ED, et al. Use of steroids in treatment of aphthous ulceration. *BMJ* 1968;2:147–149.
6. Merchant HW, Gangarosa LP, Glassman AB, et al. Betamethasone-17-benzoate in the treatment of recurrent aphthous ulcers. *Oral Surg Oral Med Oral Pathol* 1978;45:870–875.
7. Pimlott SJ, Walker DM. A controlled clinical trial of the efficacy of topically applied fluocinonide in the treatment of recurrent aphthous ulceration. *Br Dent J* 1983;154:174–177.
8. Thompson AC, Nolan A, Lamey P-J. Minor aphthous oral ulceration: a double-blind cross-over study of beclomethasone diproprionate aerosol spray. *Scot Med J* 1989;34:531–532.
9. Miles DA, Bricker SL, Razmus TF, et al. Triamcinolone acetonide versus chlorhexidine for treatment of recurrent stomatitis. *Oral Surg Oral Med Oral Pathol* 1993;75:397–402.
10. Lehner T, Lyne C. Adrenal function during topical oral corticosteroid treatment. *BMJ* 1969;4:138–141.
11. Addy M, Carpenter R, Roberts WR. Management of recurrent aphthous ulceration – a trial of chlorhexidine gluconate gel. *Br Dent J* 1976;141:118–120.
12. Addy M. Hibitane in the treatment of recurrent aphthous ulceration. *J Clin Periodontol* 1977;4:108–116.
13. Hunter L, Addy M. Chlorhexidine gluconate mouthwash in the management of minor aphthous stomatitis. *Br Dent J* 1987;162:106–110.
14. Chadwick B, Addy M, Walker DM. Hexetidine mouthrinse in the management of minor aphthous ulceration and as an adjunct to oral hygiene. *Br Dent J* 1991;171:83–87.
15. Meiller TF, Kutcher MJ, Overholser CD, et al. Effect of an antimicrobial mouthrinse on recurrent aphthous ulcerations. *Oral Surg Oral Med Oral Pathol* 1991;72:425–429.

Kommentar

Irène Hitz Lindenmüller und Andreas Filippi

Die Therapie chronisch rezidivierender Aphthen hat sich seit der Ausgabe 2005 von *Clinical Evidence* insofern geändert, als zwei Produkte auf dem Markt sind, die den Heilungsprozess von Aphthen beschleunigen und deren Neuentstehung verhindern. Das eine Produkt in Form einer Zahnpasta kann zweimal täglich angewendet sowohl für die akute Behandlung als auch prophylaktisch eingesetzt werden. Bei regelmäßiger Anwendung sollen bereits vorhandene Aphthen schneller abheilen und Rezidive verhindert werden (1). Ein weiteres Präparat mit dem Wirkstoff Amlexanox (5 %) soll bei frühzeitiger Anwendung die Ausbreitung der Aphthen stoppen und die Symptome signifikant reduzieren (2). Empfohlen werden ansonsten vor allem **lokale** Behandlungen mit **glukokortikoid-haltigen** Haftsalben oder mit Spüllösungen unterschiedlicher Wirkstoffe, da bei diesen Applikationsformen mit wenig Nebenwirkungen zu rechnen ist. Die Wirkungsdauer ist jedoch auf

Grund der Verabreichungsform kurz (3). Die Verabreichung von 50 mg Penicillin G in Tablettenform, die für 4 Tage vier Mal täglich während 5–10 Minuten in der Region der Aphthe aufgelöst wird, scheint zu einer schnelleren Abheilung der Aphthe sowie zu einer rascheren Schmerzstillung zu führen (4).
Zum Schutz vor Superinfektionen der offenen Ulzera werden vorzugsweise **Spüllösungen** eingesetzt, die Chlorhexidin oder Triclosan (5) enthalten. Beide Wirkstoffe besitzen antibakterielle, Triclosan zusätzlich entzündungshemmende und analgesierende Eigenschaften. Eine schwedische Untersuchung (6) konnte zeigen, dass tägliche Spülungen mit einer Lösung aus Amyloglucosidase und Glukoseoxidase die Anzahl neu entstehender Aphthen sowie den Schmerz reduzieren; Rezidive waren deutlich seltener.
Vom Einsatz **systemischer** Glukokortikoide, Colchicine und Thalidamide bei einzelnen, kleineren Aphthen wird abgeraten. Da mit entsprechenden Nebenwirkungen zu rechnen ist, sollte dies nur bei sehr großen und/oder multiplen Aphthen diskutiert werden (7). In einer aktuellen randomisierten Studie (8) konnte nachgewiesen werden, dass die Wirkung von Sulodexid vergleichbar mit derjenigen von Prednison ist, allerdings ohne die bekannten Nebenwirkungen.
Der Einsatz des **CO_2-Lasers** scheint den Schmerz und die Entzündung einzelner ulzerierender Aphthen zu reduzieren (9). Zudem wird ein beschleunigtes Abheilen der Aphthe nach der CO_2-Laser-Behandlung beobachtet.
Um traumatische Ursachen für die Entstehung chronisch rezidivierender Aphthen durch die Zähne insbesondere am Zungenrand zu minimieren, ist auch die Anfertigung einer **Tiefziehschiene** (die sich bei Strahlentherapie im Kopf-Hals-Bereich als Fluoridierungsschiene zum Schutz der Zähne vor Karies bewährt hat) für den Unterkiefer zu empfehlen.
Die aktuelle Anzahl und Evidenzstärke der Literatur offenbart das niedrige Evidenzniveau bei der Therapie chronisch rezidivierender Aphthen ohne Glukokortikoide. Lediglich Triclosan (5) sowie die Kombination aus Amyloglucosidase und Glukoseoxidase (6) konnten in jeweils einer Untersuchung (Evidenzstärke Ib) als effektiv beurteilt werden. Dies ist angesichts der Häufigkeit rezidivierender Aphthen in der Bevölkerung bemerkenswert.

1. Coli P, Jontell M, Hakenberg M. The effect of a dentifrice in the prevention of recurrent aphthous stomatitis. *Oral Health Prev Dent* 2004;2:133–141.
2. Murray B, McGuinness N, Biagioni P, Hyland P, Lamey PJ. A comparative study of the efficacy of Aphtheal in the management of recurrent minor aphthous ulceration. *J Oral Pathol Med* 2005;34:413–419.
3. MacPhail L. Topical and systemic therapy for recurrent aphthous stomatitis. *Semin Cutan Med Surg* 1997;16:301–307.
4. Kerr AR, Drexel CA, Spielmann AI. The efficacy and safety of 50 mg penicillin G potassium troches for recurrent aphthous ulcers. *Oral Surg Oral Med Oral Pathol Oral Radiol Endod* 2003;96:685–694.
5. Skaare AB, Herlofson BB, Barkvoll P. Mouthrinse containing triclosan reduce the incidence of recurrent aphthous ulcers. *J Clin Periodontol* 1996;23:778–781.
6. Fridh G, Koch G. Effect of a mouth rinse containing amyloglucosidase and glucose oxidase on recurrent aphthous ulcers in children and adolescents. *Swed Dent J* 1999;23:49–57.
7. Barrons RW. Treatment strategies for recurrent oral aphthous ulcers. *Am J Health Syst Pharm* 2001;58:41–50.
8. Fermiano F, Gombos F, Scully C. Recurrent aphthous stomatitis unresponsive to topical corticosteroids: a study of the comparative therapeutic effects of systemic prednisone and systemic sulodexide. *Int J Dermatol* 2003;42:394–397.
9. Colvard M, Kuo P. Managing aphthous ulcers: laser treatment applied. *J Am Dent Assoc* 1991;122:51–53.

Candidiasis, oropharyngeale

Suchdatum: Juni 2004

Caroline Pankhurst

Frage **Welche Effekte haben Maßnahmen zur Prävention und Behandlung einer oropharyngealen Candidiasis bei Erwachsenen unter einer Behandlung, die zur Immunsuppression führt?**

Nutzen belegt

Antimykotische Prophylaxe mit ganz oder teilweise resorbierbaren Antimykotika bei Patienten unter einer Tumortherapie[8, 9]

Einer systematischen Übersicht und einer nachfolgenden RCT zufolge senken resorbierbare Antimykotika (Ketoconazol, Itraconazol, Fluconazol) im Vergleich zu Placebo, Nichtbehandlung oder nichtresorbierbaren Antimykotika (Nystatin allein, Nystatin plus Chlorhexidin, Amphotericin B allein oder Amphotericin B zusammen mit Nystatin, Norfloxacin, Natamycin, Thymostimulin oder Chlorhexidin) das Risiko einer oropharyngealen Candidiasis. Die Übersicht zeigte auch, dass teilweise resorbierbare Antimykotika (Miconazol, Clotrimazol) im Vergleich zu Placebo oder Nichtbehandlung das Risiko einer oropharyngealen Candidiasis senken. Bezüglich des Risikos einer oropharyngealen Candidiasis ergab die Übersicht keinen signifikanten Unterschied zwischen nichtresorbierbaren Substanzen und Placebo. Die Studien waren allerdings sehr heterogen. Hinsichtlich der Nebenwirkungen ergab die Übersicht keinen signifikanten Unterschied zwischen resorbierbaren Antimykotika und Placebo.

Wirksamkeit unbekannt

Antimykotische Prophylaxe bei Patienten nach Transplantation[10–13]

Zwei kleine RCTs an Patienten nach Lebertransplantation zeigten hinsichtlich des Risikos einer oropharyngealen Candidiasis keinen signifikanten Unterschied zwischen Nystatin und Fluconazol oder Clotrimazol. Allerdings fehlte es den Studien u. U. an Aussagekraft, um klinisch bedeutsame Unterschiede aufzudecken. Zwei RCTs ergaben nur unzureichende Belege für die Effekte prophylaktischer Chlorhexidin-Mundspülungen mit oder ohne Nystatin im Vergleich zu Placebo bei Patienten nach Knochenmarktransplantation.

Antimykotische Behandlung bei Tumorpatienten unter Chemotherapie, Bestrahlung oder einer Kombination von beidem[14, 15]

Eine systematische Übersicht und eine nachfolgende RCT ergaben nur unzureichende Belege für die klinischen Effekte von Antimykotika im Vergleich zu Placebo bei der Behandlung einer oropharyngealen Candida-Infektion bei Tumorpatienten unter Chemotherapie oder Bestrahlung. Auch fanden sich nur unzureichende Belege für die Effekte verschiedener Antimykotika oder Dosierungen bei Tumorpatienten unter Chemotherapie oder Bestrahlung.

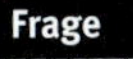

Welche Effekte haben Maßnahmen zur Prävention und Behandlung einer oropharyngealen Candidiasis bei Säuglingen und Kindern?

Nutzen belegt

Antimykotische Behandlung mit Miconazol und Fluconazol bei immunkompetenten und abwehrgeschwächten Säuglingen und Kindern (wirksamer als Nystatin)[14–20]

RCTs zufolge erhöhen Miconazol und Fluconazol im Vergleich zu Nystatin die klinischen Heilungsraten einer oropharyngealen Candidiasis bei immunkompetenten und abwehrgeschwächten Säuglingen und Kindern.

Nutzen wahrscheinlich

Antimykotische Prophylaxe mit Fluconazol bei Säuglingen und Kleinkindern mit Abwehrschwäche (wirksamer als orales Nystatin oder Amphotericin B)[3, 16]

Einer großen RCT bei Säuglingen und Kleinkindern mit Abwehrschwäche zufolge verringert Fluconazol im Vergleich zu oral verabreichtem Nystatin oder Amphotericin B oder beidem die Inzidenz einer oropharyngealen Candidiasis.

Frage

Welche Effekte haben Maßnahmen zur Prävention und Behandlung einer oropharyngealen Candidiasis bei Diabetikern?

Nutzen belegt

Behandlungen bei Diabetikern

Es fanden sich weder eine systematische Übersicht noch RCTs zur Bewertung präventiver Maßnahmen oder Therapien einer oralen Candida-Infektion bei Diabetikern.

Frage

Welche Effekte haben Maßnahmen zur Prävention und Behandlung einer oropharyngealen Candidiasis bei Trägern von Zahnprothesen?

Wirksamkeit unbekannt

Antimykotische Behandlung bei Prothesenstomatitis[21–27]

Kleine RCTs lieferten unzureichende Belege für einen Vergleich der Effekte von Antimykotika und Placebo bei der Behandlung einer oropharyngealen Candida-Infektion bei Prothesenträgern.

Prothesenhygiene[28–32]

In drei RCTs, davon zwei mit ungenügender Aussagekraft, fanden sich keine ausreichenden Belege für eine Beurteilung der klinischen Effekte von Gurgellösungen, Desinfektionsmitteln, Reinigungslösungen, mechanischer Reinigung (Bürsten) und Reinigung mit Mikrowelle. Eine Mikrowellenbehandlung eignet sich nicht für alle Prothesentypen.

Frage

Welche Effekte haben Maßnahmen zur Prävention und Behandlung einer oropharyngealen Candidiasis bei HIV-Infizierten?

Nutzen belegt

Antimykotische Prophylaxe mit Fluconazol, Itraconazol oder Nystatin bei Patienten mit fortgeschrittener HIV-Infektion[34, 35–40, 42–44]

RCTs bei Patienten mit HIV-Infektion zufolge senkt eine täglich oder wöchentlich durchgeführte antimykotische Prophylaxe mit Fluconazol, Itraconazol oder Nystatin im Vergleich zu Placebo die Inzidenz und die Anzahl der Rezidive einer oropharyngealen Candidiasis. Einer großen RCT zufolge senkt Fluconazol im Vergleich zu Clotrimazol die Anzahl der Rezidive einer oropharyngealen Candidiasis.

Topische Suspensionen systemischer Azole bei Patienten mit HIV-Infektion[33, 45–50]

RCTs zufolge ermöglichen topische Applikationsformen von Itraconazol, Fluconazol, Miconazolnitrat oder Clotrimazol eine wirksame Behandlung oropharyngealen Candida-Infektionen bei HIV-infizierten Patienten. Einer RCT zufolge verringert Fluconazol im Vergleich zu topisch appliziertem Nystatin Symptome und klinische Zeichen einer oropharyngealen Candidiasis.

Frage Welche Behandlungsformen senken das Risiko einer Resistenz gegen Antimykotika?

Wirksamkeit unbekannt

Kontinuierliche Prophylaxe versus intermittierende Therapie bei Patienten mit HIV-Infektion und akuter oropharyngealer Candidiasis (unter dem Gesichtspunkt Resistenzentwicklung)[51–53]

Einer RCT bei Patienten mit HIV-Infektion und Episoden einer akuten oropharyngealen Candidiasis zufolge besteht hinsichtlich des Auftretens antimykotischer Resistenzen kein signifikanter Unterschied zwischen kontinuierlicher antimykotischer Prophylaxe und intermittierender antimykotischer Behandlung mit Fluconazol.

Definition Eine oropharyngeale Candidiasis (C.) ist eine opportunistische Schleimhautinfektion, die in der Mehrheit der Fälle durch Candida albicans verursacht wird. Die vier Hauptmanifestationsformen der oropharyngealen Candidiasis sind: 1. pseudomembranöse C. (Soor) mit einzelnen weißlichen Belägen auf gerötetem Untergrund im Bereich von Wangen- und Rachenschleimhaut, Zunge und Zahnfleisch; 2. erythematöse C. mit glatten, roten Flecken im Bereich von hartem oder weichem Gaumen, Zungenrücken oder Wangenschleimhaut; 3. hyperplastische C. mit normalerweise beidseitigen, festhaftenden, weißen Pilzbelägen im Bereich der Wangenschleimhaut; 4. Prothesenstomatitis mit glattem oder nässendem Erythem im prothesentragenden Teil des harten Gaumens und häufig einer Lippenentzündung in den Mundwinkeln.[1] Die Symptomatik reicht von fehlenden Beschwerden bis zu brennenden Schmerzen im gesamten Rachenbereich mit Geschmacksstörungen, mit einer erheblichen Beeinträchtigung der Sprechfähigkeit, Nahrungsaufnahme und Lebensqualität.

Inzidenz/ Prävalenz Candida-Spezies gehören zur normalen Bakterienflora des Magen-Darm-Traktes. Die Übertragung erfolgt direkt über infizierte Personen oder über mit Pilzsporen besetzte Materialien. Candida albicans lässt sich auch bei 31–60 % der Gesunden in der Mundhöhle nachweisen.[2] Die Prävalenz einer candidabedingten Prothesenstomatitis liegt bei Trägern von Zahnprothesen bei 65 %. In Phasen medizinisch induzierter Immunsuppression entwickelt sich bei 15–60 % der Tumorpatienten eine oropharyngeale Candidiasis.[3] Bei HIV-Infizierten findet man eine oropharyngeale Candidiasis in 7–48 % der Fälle, bei fortgeschrittener AIDS-Erkrankung sogar in über 90 %. Bei stark immunsupprimierten Patienten sind die Raten für Infektionsrezidive hoch (30–50 %), und diese treten normalerweise bereits innerhalb von 14 Tagen nach Therapieende auf.[4]

Candidiasis, oropharyngeale

Ätiologie/ Risikofaktoren Risikofaktoren für die Entwicklung einer symptomatischen Candidiasis sind: lokal oder systemisch eingeschränkte immunologischen Potenz, Blutbildungsstörungen, Therapien mit Breitspektrumantibiotika, Inhalationssteroiden oder systemischen Steroiden, Xerostomie, Diabetes und schlecht sitzende, schlecht gepflegte Prothesen, Kronen oder Zahnspangen.[1, 5] Ein und derselbe Candida-Stamm kann die Schleimhaut über Monate oder Jahre ohne Infektionszeichen besiedeln. Bei Menschen mit HIV-Infektion lässt sich keine direkte Korrelation zwischen Zahl der Hefepilze und klinischer Manifestation der Infektion feststellen. Bei 5 % der Menschen mit fortgeschrittener AIDS-Erkrankung kommt es zu einer symptomatischen oropharyngealen Candidiasis durch Keime mit In-vitro-Resistenz im Vergleich zu Fluconazol.[6] Azol-Resistenzen entstehen im Zusammenhang mit schwerer Immunsuppression ($\leq$50 CD4-Zellen/mm^3), häufigen vorangegangenen Antimykotikatherapien und langer medianer Dauer einer systemischen Azoltherapie.[7]

Prognose Unbehandelt bleibt eine Candidiasis bei den meisten Patienten über Monate oder Jahre bestehen, wenn die auslösenden Risikofaktoren nicht behandelt oder beseitigt werden können. Bei Neugeborenen kommt es dagegen in der Regel nach 3–8 Wochen zu einer Spontanheilung.

Literatur

1. Ellepola ANB, Samaranayake LP. Antimycotic agents in oral candidosis: an overview: 1. Clinical variants. *Dent Update* 2000;27:111–116.
2. Webb BC, Thomas CJ, Willcox MD, et al. Candida-associated denture stomatitis. Aetiology and management: a review. Part 3. Treatment of oral candidosis. *Aust Dent J* 1998;43:244–249.
3. Ninane JA. Multicentre study of fluconazole versus oral polyenes in the prevention of fungal infection in children with hematological or oncological malignancies. Multicentre study group. *Eur J Clin Microbiol Infect Dis* 1994;13:330–337.
4. Philips P, Zemcov J, Mahmood W, et al. Itraconazole cyclodextrin solution for fluconazole-refractory oropharyngeal candidiasis in AIDS: correlation of clinical response with *in vitro* susceptibility. *AIDS* 1996;10:1369–1376.
5. Wilson J. The aetiology, diagnosis and management of denture stomatitis. *B Dental J* 1998;185: 380–384.
6. Rex JH, Rinald MG, Pfaler MA. Resistance of Candida species to fluconazole. *Antimicrob Agents Chemother* 1995;39:1–8.
7. Maenza JR, Keruly JC, Moore RD, et al. Risk factors for fluconazole-resistant candidiasis in human immuno-deficiency virus-infected patients. *J Infect Dis* 1996;173:219–225.
8. Worthington HV, Clarkson JE, Eden OB. Interventions for preventing oral candidiasis for patients with cancer receiving treatment. In: The Cochrane Library, Issue 2, 2004. Chichester, UK: John Wiley & Sons, Ltd. Search date 2001; Primary sources Medline, Embase, Cinahl, Cancerlit, the Cochrane Controlled Trials Register, and the Cochrane Oral Health Group Specialist Register.
9. Lass-Flöri C, Gunsilius E, Gastl G, et al. Fungal colonization in neutropenic patients: a randomised study comparing itraconazole solution and amphotericin B solution. *Ann Hematol* 2003;82:565–569.
10. Lumbreras C, Cuervas-Mons V, Jara P, et al. Randomized trial of fluconazole versus nystatin for the prophylaxis of Candida infection following liver transplantation. *J Infect Dis* 1996;174:583–588.
11. Ruskin JD, Wood RP, Bailey MR, et al. Comparative trial of oral clotrimazole and nystatin for oropharyngeal candidiasis prophylaxis in orthotopic liver transplant patients. *Oral Surg Oral Med Oral Pathol Oral Radiol Endod* 1992;74:567–571.
12. Ferretti GA, Ash RC, Brown AT, et al. Control of oral mucositis and candidiasis in marrow transplantation: a prospective, double-blind trial of chlorhexidine digluconate oral rinse. *Bone Marrow Transplant* 1988;3:483–493.
13. Epstein JB, Vickars L, Spinelli J, et al. Efficacy of chlorhexidine and nystatin rinses in prevention of oral complications in leukemia and bone marrow transplantation. *Oral Surg Oral Med Oral Pathol Oral Radiol Endod* 1992;73:682–689.
14. Clarkson JE, Worthington HV, Eden OB. Interventions for treating oral candidiasis for patients with cancer receiving treatment. In: The Cochrane library, Issue 2, 2004. Chichester, UK: John Wiley & Sons, Ltd. Search date August 2003; primary sources Cochrane Oral Health Group Specialised Register, Cochrane Controlled Trials Register, Medline, and Embase. Reference lists from relevant articles were searched and the authors of eligible trials were contacted to identify trials.

15. Lefebvre JL, Domenge C. A comparative study of the efficacy and safety of fluconazole oral suspension and amphotericin B oral suspension in cancer patients with mucositis. *Oral Oncol* 2002;38: 337–342.
16. Groll AH, Just-Nuebling G, Kurz M, et al. Fluconazole versus nystatin in the prevention of Candida infections in children and adolescents undergoing remission induction or consolidation chemotherapy for cancer. *J Antimicrob Chemother* 1997;40:855–862.
17. Hoppe J, Burr R, Ebeling H, et al. Treatment of oropharyngeal candidiasis in immunocompetent infants: a randomized multicenter study of miconazole gel vs. nystatin suspension. *Pediatr Infect Dis J* 1997;16:288–293.
18. Hoppe JE, Hahn H. Randomized comparison of two nystatin oral gels with miconazole oral gel for treatment of oral thrush in infants. Antimycotics study group. *Infection* 1996;24:136–139.
19. Goins RA, Ascher D, Waecker N, et al. Comparison of fluconazole and nystatin oral suspensions for treatment of oral candidiasis in infants. *Pediatr Infect Dis J* 2002;21:1165–1167.
20. Flynn PM, Cunningham CK, Kerkering T, et al. Oropharyngeal candidiasis in immunocompromised children: a randomized, multicenter study of orally administered fluconazole suspension versus nystatin. The multicenter fluconazole study group. *J Pediatr* 1995;127:322–328.
21. Nairn RI. Nystatin and amphotericin B in the treatment of denture-related candidiasis. *Oral Surg Oral Med Oral Pathol Oral Radiol Endod* 1975;40:68–75.
22. Konsberg R, Axell T. Treatment of Candida-infected denture stomatitis with a miconazole lacquer. *Oral Surg Oral Med Oral Pathol Oral Radiol Endod* 1994;78:306–311.
23. Budtz-Jorgensen E, Holmstrup P, Krogh P. Fluconazole in the treatment of Candida-associated denture stomatitis. *Antimicrob Agents Chemother* 1988;32:1859–1863.
24. Bissell V, Felix DH, Wray D. Comparative trial of fluconazole and amphotericin B in the treatment of denture stomatitis. *Oral Surg Oral Med Oral Pathol Oral Radiol Endod* 1993;76:35–39.
25. Taillandier J, Esnault Y, Alemanni M, and the multicentre study group. A comparison of fluconazole oral suspension and amphotericin B oral suspension in older patients with oropharyngeal candidosis. *Age Ageing* 2000;29:117–123.
26. Budtz-Jorgensen E, Carlino P. A miconazole lacquer in the treatment of Candida-associated denture stomatitis. *Mycoses* 1994;37:131–135.
27. Parvinen T, Kokko J, Yli-Urpo A. Miconazole lacquer compared with gel in treatment of denture stomatitis. *Scand J Dental Res* 1994;102:361–366.
28. Mahonen K, Virtanen K, Larmas M. The effect of prosthesis disinfection on salivary microbial levels. *J Oral Rehabil* 1998;25:304–310.
29. DePaola LG, Minah GE, Elias SA, et al. Clinical and microbial evaluation of treatment regimens to reduce denture stomatitis. *Int J Prosthodont* 1990;3:369–374.
30. Banting DW, Hill SA. Microwave disinfection of dentures for the treatment of oral candidiasis. *Spec Care Dentist* 2001;21:4–8.
31. Sakki TK, Knuuttila ML, Laara E, et al. The association of yeasts and denture stomatitis with behavioral and biologic factors. *Oral Surg Oral Med Oral Pathol Oral Radiol Endod* 1997;84:624–629.
32. Fenlon MR, Sherriff M, Walter JD. Factors associated with the presence of denture related stomatitis in complete denture wearers: a preliminary investigation. *Eur J Prosthodont Restor Dent* 1998;6:145–147.
33. Patton LL, Bonito AJ, Shugars DA. A systematic review of the effectiveness of antifungal drugs for the prevention and treatment of oropharyngeal candidiasis in HIV positive patients. *Oral Surg Oral Med Oral Pathol Oral Radiol Endod* 2001;92:170–179. Search date 2000; primary sources Medline, Embase, and the Cochrane Library, and a manual check of reference lists of review articles.
34. Leen CLS, Dunbar EM, Ellis ME, et al. Once-weekly fluconazole to prevent recurrence of oropharyngeal candidiasis in patients with AIDS and AIDS-related complex: a double-blind placebo controlled study. *J Infect* 1990;21:55–60.
35. Schuman P, Capps L, Peng G, et al. Weekly fluconazole for the prevention of mucosal candidiasis in women with HIV infection. A randomized, double-blind, placebo-controlled trial. Terry Beirn community programs for clinical research on AIDS. *Ann Intern Med* 1997;126:689–696.
36. MacPhail LA, Hilton JF, Dodd CL, et al. Prophylaxis with nystatin pastilles for HIV-associated oral candidiasis. *J Acquir Immune Defic Syndr* 1996;12:470–476.
37. Marriott DJE, Jones PD, Hoy JF, et al. Fluconazole once a week as secondary prophylaxis against oropharyngeal candidiasis in HIV-infected patients. A double-blind placebo-controlled study. *Med J Aust* 1993;158:312–316.
38. Just-Nubling G, Gentschew G, Meissner K, et al. Fluconazole prophylaxis of recurrent oral candidiasis in HIV-positive patients. *Eur J Clin Microbiol Infect Dis* 1991;10:917–921.
39. Stevens DA, Greene SI, Lang OS. Thrush can be prevented in patients with acquired immunodeficiency syndrome and the acquired immunodeficiency syndrome-related complex. Randomized, double-blind, placebo-controlled study of 100 mg oral fluconazole daily. *Arch Intern Med* 1991;151: 2458–2464.

40. Powderly WG, Finklestein DM, Feinberg J, et al. A randomised trial comparing fluconazole with clotrimazole troches for the prevention of fungal infection in patients with advanced human immunodeficiency virus infection. *N Engl J Med* 1995;332:700–705.
41. Smith D, Midgley J, Gazzard B. A randomised, double-blind study of itraconazole versus placebo in the treatment and prevention of oral or oesophageal candidosis in patients with HIV infection. *Int J Clin Pract* 1999;53:349–352.
42. Smith DE, Bell J, Johnson M, et al. A randomized, doubled-blind, placebo-controlled study of itraconazole capsules for the prevention of deep fungal infections in immunodeficient patients with HIV infection. *HIV Medicine* 2001;2:78–83.
43. Chariyalertsak S, Supparatpinyo K, Sirisanthana, T, et al. A controlled trial of itraconazole as primary prophylaxis for systemic fungal infections in patients with advanced human immunodeficiency virus infection in Thailand. *Clin Infect Dis* 2002;34:277–284.
44. Pagani JL, Chave JP, Casjka C, et al. Efficacy, tolerability and development of resistance in HIV-positive patients treated with fluconazole for secondary prevention of oropharyngeal candidiasis: a randomized, double-blind, placebo-controlled trial. *J Antimicrob Chemother* 2002;50:231–240.
45. Pons V, Greenspan D, Lozada-Nur F, et al. Oropharyngeal candidiasis in patients with AIDS: randomized comparison of fluconazole versus nystatin oral suspensions. *Clin Infect Dis* 1997;24:1204–1207.
46. van Roey J, Haxaire M, Kamya M, Lwanga I, Katabira E. Comparative efficacy of topical therapy with a slow-release mucoadhesive buccal tablet containing miconazole nitrate versus systemic therapy with ketaconazole in HIV-positive patients with oropharyngeal candidiasis. *J Acquir Immune Defic Syndr* 2004;35:144–150.
47. Graybill JR, Vazquez J, Darouiche RO, et al. Randomized trial of itraconazole oral solution for oropharyngeal candidiasis in HIV/AIDS patients. *Am J Med* 1998;104:33–39.
48. Phillips P, De Beule K, Frechette G, et al. A double-blind comparison of itraconazole oral solution and fluconazole capsules for the treatment of oropharyngeal candidiasis in patients with AIDS. *Clin Infect Dis* 1998;26:1368–1373.
49. Murray PA, Koletar SL, Mallegol I, et al. Itraconazole oral solution versus clotrimazole troches for the treatment of oropharyngeal candidiasis in immunocompromised patients. *Clin Ther* 1997;19:471–480.
50. Linpiyawan R, Jittreprasert K, Sivayathorn A. Clinical trial: clotrimazole troche vs. itraconazole oral solution in the treatment of oral candidosis in AIDS patients. *Int J Dermatol* 2000;39:859–861.
51. Revankar SG, Kirkpatrick WR, McAtee RK, et al. A randomized trial of continuous or intermittent therapy with fluconazole for oropharyngeal candidiasis in HIV-infected patients: clinical outcomes and development of fluconazole resistance. *Am J Med* 1998;105:7–11.
52. National Committee for Clinical Laboratory Standards. Reference method for broth dilution antifungal susceptibility testing of yeasts: approved standard. Wayne, Penn: NCCLS, 1997 (document M27-A).
53. Cauda R, Tacconelli E, Tumbarello M, et al. Role of protease inhibitors in preventing recurrent oral candidiasis in patients with HIV infections: a prospective case control study. *J Acquir Immune Defic Syndr* 1999;21:20–25.

Kommentar

Irène Hitz Lindenmüller und Andreas Filippi

Candida albicans führt am häufigsten zu oropharyngealen Pilzinfektionen. Ein intaktes zelluläres Immunsystem schützt wesentlich vor mukokutanen Candida-Infektionen; daher sind insbesondere Patienten mit reduzierter Immunabwehr betroffen.

Ziel einer medikamentösen **Prophylaxe** bezüglich oropharyngealer Candidiasis ist insbesondere die Prävention invasiver Infektionen. Oberflächlicher Befall ist in der Regel leicht zu therapieren. Häufig sind **HIV-Patienten mit fortgeschrittener Erkrankung** betroffen. Um dem Auftreten oder Rezidiven einer Candidiasis vorzubeugen, wird gelegentlich eine antimykotische Prophylaxe empfohlen. Die Wirksamkeit einer solchen Prophylaxe mit Fluconazol, Nystatin, Clotrimazol, Ketaconazol und Itraconazol ist unter den Aspekten einer Evidence-based Dentistry sehr gut dokumentiert (1). Hingegen ist eine Prophylaxe mit Amphotericin B bezüglich der Wirksamkeit unzureichend. Allerdings muss bei dieser Patientengruppe unter längerdauernder Itraconazol-Prophylaxe mit einem Nachlassen der Empfindlichkeit auf den Wirkstoff und mit einer Kreuzresistenz auf Fluconazol gerechnet werden (2). Daher wird heute bei Candidainfektionen zur Prophylaxe ein klassisches Polyen (z. B. Nystatin) (3) oder ein Azol (Fluconazol, 200 mg/d) (4) empfohlen; dabei kommt es selten zu Rezidiven oder einer Resistenzbildung.

Die Wirksamkeit von Fluconazol (5) und Itraconazol (6) in der Prävention oberflächlicher Candidainfektionen ist auch bei **Patienten mit soliden Tumoren, hämatologischen Neoplasien oder chemotherapieinduzierten Neutropenien** belegt. In einzelnen Stellungnahmen wird von einer routinemäßigen Prophylaxe von oberflächlichen Pilzinfektionen auf Grund der minimalen Mortalität, der möglichen Resistenzentwicklung, eventueller Arzneimittelreaktionen und der entstehenden Kosten abgeraten (5). Ausnahmen sind Patienten mit häufigen und ausgeprägten Rezidiven oropharyngealer Candidiasis oder Candidaösophagitis.

Auch bei **abwehrgeschwächten Säuglingen und Kleinkindern** wird Fluconazol zur Prophylaxe empfohlen. Nystatin reduziert zwar die Häufigkeit der Kolonisation und bereits persistierende oropharyngeale Candida-Kulturen, kann aber eine Ausbreitung der Pilzinfektion nicht aufhalten (7). Vom Einsatz von Ketaconazol bei Kindern und Jugendlichen wird wegen vermehrter Häufigkeit signifikanter Arzneimittelreaktionen bzw. hepatischer und endokriner Nebenwirkungen abgeraten (5).

Daten über einen prophylaktischen Einsatz bei **Diabetikern** sind bisher nicht publiziert worden. Zur Prävention einer **Prothesenstomatitis** sollte die Prothesereinigung nach jeder Mahlzeit genügen.

Neben der Prophylaxe von Pilzinfektionen finden sich auch Daten zur **Therapie** von Candidiasis. Bei **abwehrgeschwächten Säuglingen und Kleinkindern** ist eine Fluconazol-Suspension wirksamer als Nystatin (8). Fluconazol scheint auf Grund der guten Verträglichkeit das Präparat der Wahl zu sein; es zeigt eine gute Wirksamkeit bezüglich Elimination von Candida spp. aus dem Orointestinaltrakt, eine große therapeutische Bandbreite sowie eine gute Verträglichkeit (5). Aktuell ist eine liposomale Variante von Amphotericin B untersucht worden, die bei **Neonaten** Erfolg verspricht (9).

Generell wird zur Behandlung einer unkomplizierten oropharyngealen Candidiasis bei **HIV-Patienten** den topischen Therapeutika aus Gründen möglicher Resistenzbildung der Vorzug gegeben (10), allerdings kommt es dabei häufiger zu Rezidiven (11). Dabei zeigte sich, dass die Gabe von mukoadhäsiven Tabletten mit Miconazol ebenso gute Wirkung zeigt wie systemisch verabreichtes Ketoconazol (12). Auf eine systemische Gabe von Ketoconazol, Itraconazol oder Fluconazol sollte erst bei Nichtansprechen auf lokale Medikation oder bei schwer wiegender oropharyngealer Candidiasis mit ösophagealer Beteiligung zurückgegriffen werden. Zudem sollte die Therapie nur kurzzeitig erfolgen (10). Bei systemischer Gabe von Clotrimazol und Ketoconazol ist die Rezidivgefahr vergleichsweise hoch. Um Rezidive zu vermeiden, wird eher auf ebenfalls systemisch wirksame Agenzien wie Fluconazol oder Itraconazol zurückgegriffen (13). Neuere Untersuchungen zeigen, dass Caspofungin eine effektive Alternative für Patienten mit einer refraktären Candidainfektion ist (14) und zudem ein breiteres Spektrum, aber weniger Nebenwirkungen aufweist (15).

Bei **älteren Patienten** hat das Tragen von **Zahn-Prothesen** keinen Einfluss auf den Therapieerfolg mit Antimykotika. Alternativ zu einer Amphotericin-Suspension ist eine fluconazol-haltige Mundspüllösung zur Therapie einer oropharyngealen Candidiasis empfehlenswert (16).

Bei **Diabetikern** wird routinemässig Fluconazol als Antimykotikum eingesetzt; die Erfolgsrate ist bei einer täglichen Gabe von 100–200 mg hoch (17).

Schlusswort: Überlegungen zur medikamentösen Prävention oropharyngealer Candidiasis sollten das Erkrankungsrisiko, eine mögliche Resistenzentwicklung, unerwünschte Nebenwirkungen durch das Präparat sowie ökonomische Aspekte berücksichtigen. Neue systemisch wirksame Antimykotika wie Posaconazol, Ravuvonazol, Voriconazol wie auch Anidulofungin, Caspofungin und Micafungin werden derzeit in Multizenterstudien untersucht (5). Diskutiert wird auch die Therapie der oropharyngealen Candidiasis mittels einer mukoadhäsiven Tablette, die u. a. Lactoferrin enthält, welches hemmenden Einfluss auf das Pilzwachstum hat (18, 19).

Candidiasis, oropharyngeale

1. Patton LL, Bonito AJ, Shugars DA. A systematic review of the effectiveness of antifungal drugs for the prevention and treatment of oropharyngeal candidiasis in HIV-positive patients. *Oral Surg Oral Med Oral Pathol Oral Radiol Endod* 2001;92:170–179.
2. Goldman M, Cloud GA, Smedema M, LeMonte A, Conolly P, McKinsey DS, Kauffmann CA, Moskovitz B, Wheat LJ. Does long-term itraconazole prophylaxis result in vitro azole resistance in mucosal Candida albicans isolates from persons with advanced human immunodeficiency virus infection? The National Institute of Allergy and Infectious Diseases Mycoses study group. *Antimicrob Agents Chemother* 2000;44:1585–1587.
3. Alvarez Alvarez ME, Sanchez-Sousa A, Baquero F. A reevaluation of nystatin in prophylaxis and treatment of oropharyngeal candidiasis. *Rev Esp Quimioter* 1998;11:295–315.
4. Pagani JL, Chave JP, Casjka C, Glauser MP, Bille J. Efficacy, tolerability and development of resistance in HIV-positive patients treated with fluconazole for secondary prevention of oropharyngeal candidiasis: a randomized, double- blind, placebo-controlled trial. *J Antimicrob Chemother* 2002;20:231–240.
5. Groll AH, Ritter FM, Müller C. Prävention von Pilzinfektionen bei Kindern und Jugendlichen mit neoplastischen Erkrankungen. *Klin Paediatr* 2001;213 (Suppl 1):50–68.
6. Lass-Florl C, Gunsilius E, Gastl G, Englisch M, Koch G, Ulmer H, Dierich MP, Petzer A. Fungal colonization in neutropenic patients: a randomized study comparing intraconazole solution and amphotericin B solution. *Ann Hematol* 2003;82:565–569.
7. Taylor TL. Nystatin prophylaxis in immunocompromised children. *Ann Pharmacother* 1996;30: 534–535.
8. Flynn PM, Cunningham CK, Kerkering T, San Jorge AR, Peters VB, Pitel PA, Harris J, Gilbert G, Castagnaro L, Robinson P. Oropharyngeal candidiasis in immunocompromised children: a randomised, multicenter study of orally administered fluconazole suspension versus nystatin. The Multicenter Fluconazole Study Group. *J Pediatr* 1995;127:322–328.
9. Leibovitz E. Neonatal candidosis: clinical picture, management controversies and consensus, and new therapeutic options. *J Antimicrob Chemother* 2002;49 (Suppl 1):69–73.
10. Powderly WG, Mayer KH, Perfect JR. Diagnosis and treatment of oropharyngeal candidiasis in patients infected with HIV: a critical reassessment. *AIDS Res Hum Retroviruses* 1999;15:1405–1412.
11. Albougy HA, Naidoo S. A systematic review of the management of oral candidiasis associated with HIV/AIDS. *SADJ* 2002;57:457–466.
12. Van Roey J, Haxaire M, Kamaya M, Lwanga I, Katabira E. Comparative efficacy of topical therapy with slow-release mucoadhesive buccal tablet containing miconazole nitrate versus systemic therapy with ketoconazole in HIV-positive patients with oropharyngeal candidiasis. *J Acquir Immune Defic Syndr* 2004;35:144–150.
13. Vazquez JA. Therapeutic options for the management of oropharyngeal and esophageal candidiasis in HIV/AIDS patients. *HIV Clin Trials* 2000;1:47–59.
14. Kartsonis NA, Saah A, Lipka CJ, Taylor A, Sable CA. Second-line therapy with caspofungin for mucosal or invasive candidiasis: results from the caspofungin compassionate-use study. *J Antimicrob Chemother* 2004;53:878–881.
15. Maschmeyer G, Glasmacher A. Pharmacological properties and clinical efficacy of a recently licensed systemic antifungal, caspofungin. *Mycoses 2005;48:227–234.*
16. Taillandier J, Esnault Y, Alemanni M. A comparison of fluconazole oral solution and amphotericin B oral suspension in older patients with oropharyngeal candidosis. Multicentre Study Group. *Age Ageing* 2000;29:117–123.
17. Penk A, Pittrow L. Therapeutic experience with fluconazole in the treatment of fungal infections in diabetic patients. *Mycoses* 1999;42 (Suppl 2):97–100
18. Kuipers ME, Heegsma J, Bakker HI, Meijer DK, Swart PJ, Frijlink EW, Eissens AC, de Vries-Hospers HG, van den Berg JJ. Design and fungicidal activity of mucoadhesive lactoferrin tablets for the treatment of oropharyngeal candidosis. *Drug Deliv* 2002;9:31–38.
19. Leibovitz E. Neonatal candidosis: clinical picture, management controversies and consensus, and new therapeutic options. *J Antimicrob Chemother* 2002;49:69–73.

Mund- und Zungenbrennen

Suchdatum: Januar 2004

John Buchanan und Joanna Zakrzewska

Frage | **Welche Effekte haben unterschiedliche Behandlungsmethoden?**

Nutzen wahrscheinlich

Kognitive Verhaltenstherapie[20]

Einer kleinen RCT bei Patienten mit persistierendem Mund- und Zungenbrennen zufolge verringert kognitive Verhaltenstherapie im Vergleich zu Placebo nach 6 Monaten die Intensität der Symptomatik.

Wirksamkeit unbekannt

Antidepressiva; Benzydamin-HCl[20, 27–29]

Zur Wirksamkeit dieser therapeutischen Maßnahmen fanden sich nur unzureichende Belege.

Nahrungsergänzungsmittel[20, 25, 26]

Drei kleine, methodologisch nicht einwandfreie RCTs ergaben keine ausreichenden Belege, um zuverlässige Schlussfolgerungen hinsichtlich der Effekte von Alphaliponsäure bei Patienten mit Mund- und Zungenbrennen zu ziehen. Es fanden sich keine weiteren RCTs, in denen ein anderes Vitamin oder Coenzym als Nahrungsergänzungsmittel ausgewertet worden wäre.

Postmenopausale Hormonersatztherapie[20–24]

Eine kleine, methodologisch nicht einwandfreie RCT ergab begrenze Hinweise darauf, dass Tibolon im Vergleich zu Oryzanol plus Vitamin E die Symptomatik nach 6 Monaten bessert.

Definition Unter „Burning-Mouth-Syndrom" versteht man psychisch bedingte oder idiopathische brennende Schmerzen im Mundraum bei Personen mit klinisch unauffälliger Schleimhaut, bei denen internistische oder dentale Ursachen ausgeschlossen wurden.[1–3] Glossodynie, Glossopyrose, Stomatodynie, Stomatopyrose, wunde Zunge und orale Dysästhesie sind ältere Begriffe für dieses Syndrom.[4] Eine Befragung bei 669 Männern und 758 Frauen, die randomisiert aus einer Population von 48.500 Personen im Alter zwischen 20 und 69 Jahren ausgewählt worden waren, ergab, dass Menschen mit Burning-Mouth-Syndrom häufig zusätzlich ein subjektives Trockenheitsgefühl angeben (66 %), Medikamente (64 %) einnehmen oder von anderen systemischen Erkrankungen berichten (57 %) und unter Geschmacksstörungen leiden (11 %).[5] Viele Studien unterscheiden nicht zwischen dem idiopathischen Syndrom und den Beschwerden auf Grund anderer Ursachen (z. B. Vitamin-B-Mangel), wodurch die Ergebnisse unzuverlässig werden. Lokale und systemische Faktoren, wie z. B. Infektionen, Allergien, schlecht sitzende Prothesen,[6] Überempfindlichkeitsreaktionen[7] sowie Hormon- und Vitaminmangel[8–10] können die Symptomatik eines Burning-Mouth-Syndroms auslösen und sollten ausgeschlossen werden, bevor man diese Diagnose stellt.

Inzidenz/ Prävalenz

Das Burning-Mouth-Syndrom tritt hauptsächlich bei Frauen[11–13] und hier vor allem nach der Menopause auf, wo es eine Prävalenz von 18–33 % erreichen kann.[14] Eine kürzlich in Schweden durchgeführte Studie zeigte für das Symptom der brennenden Schmerzen ohne klinisch sichtbare Schleimhautveränderungen eine Prävalenz von 4 % (11/669 [2 %] Männer, medianes Alter 59 Jahre; 42/758 [6 %] Frauen, medianes Alter 57 Jahre), mit den höchsten Prävalenzwerten (12 %) bei Frauen zwischen 60 und 69 Jahren.[5] Dokumentierte Prävalenzen in Gesamtpopulationen schwanken zwischen 1 %[15] und 15 %.[11] Da Inzidenz- und Prävalenzwerte abhängig sind von den zu Grunde gelegten Diagnosekriterien[4], ist zu beachten, dass viele Studien eher Personen mit dem Symptom „brennende Schmerzen im Mundraum" als mit dem oben definierten Burning-Mouth-Syndrom untersucht haben.

Ätiologie/ Risikofaktoren

Die Ursache des Syndroms ist unbekannt, und es fanden sich auch keine guten ätiologischen Studien. Hormonelle Veränderungen nach der Menopause[12–14] und psychische Faktoren (wie Angst, Depression, Stress, einschneidende Ereignisse, Persönlichkeitsstörungen und Krebsphobie)[6,16,17] sowie Neuropathien bei sog. „Überschmeckern" („supertasters") sind mögliche Kausalfaktoren.[18]

Prognose

Es fanden sich weder prospektive Kohortenstudien noch andere verlässliche Belege, die den natürlichen Verlauf eines Burning-Mouth-Syndroms beschreiben würden.[19] Es fanden sich Einzelfallberichte, wonach es bei etwa der Hälfte der Betroffenen innerhalb von 6–7 Jahren zumindest zu einer spontanen Teilremission kommt.[16]

Literatur

1. Fox H. Burning tongue glossodynia. *N Y State J Med* 1935;35:881–884.Zakrzewska JM. The burning mouth syndrome remains an enigma. *Pain* 1995;62:253–257.
2. Van der Waal I. *The burning mouth syndrome.* 1st ed. Copenhagen: Munksgaard, 1990.
3. Merksey H, Bogduk N, eds. *Classification of chronic pain.* 2nd ed. Seattle: International Association for the Study of Pain Press, 1994.
4. Bergdahl M, Bergdahl J. Burning mouth syndrome: prevalence and associated factors. *J Oral Pathol Med* 1999;28:350–354.
5. Grushka M, Sessle BJ. Burning mouth syndrome. *Dent Clin North Am* 1991;35:171–184.
6. Bergdahl J, Anneroth G, Anneroth I. Clinical study of patients with burning mouth. *Scand J Dent Res* 1994;102:299–305.
7. Maragou P, Ivanyi L. Serum zinc levels in patients with burning mouth syndrome. *Oral Surg Oral Med Oral Pathol Oral Radiol Endod* 1991;71:447–450.
8. Lamey PJ, Allam BF. Vitamin status of patients with burning mouth syndrome and the response to replacement therapy. *Br Dent J* 1986;168:81–84.
9. Hugoson A, Thorstensson B. Vitamin B status and response to replacement therapy in patients with burning mouth syndrome. *Acta Odontol Scand* 1991;49:367–375.
10. Tammiala-Salonen T, Hiidenkarii T, Parvinen T. Burning mouth in a Finnish adult population. *Community Dent Oral Epidemiol* 1993;21:67–71.
11. Basker RM, Sturdee DW, Davenport JC. Patients with burning mouths. A clinical investigation of causative factors, including the climacteric and diabetes. *Br Dent J* 1978;145:9–16.
12. Grushka M. Clinical features of burning mouth syndrome. *Oral Surg Oral Med Oral Pathol Oral Radiol Endod* 1987;63:30–36.
13. Wardrop RW, Hailes J, Burger H, et al. Oral discomfort at the menopause. *Oral Surg Oral Med Oral Pathol Oral Radiol Endod* 1989;67:535–540.
14. Lipton JA, Ship JA, Larach-Robinson D. Estimated prevalence and distribution of reported orofacial pain in the United States. *J Am Dent Assoc* 1993;124:115–121.
15. Rojo L, Silvestre FJ, Bagan JV, et al. Psychiatric morbidity in burning mouth syndrome. Psychiatric interview versus depression and anxiety scales. *Oral Surg Oral Med Oral Pathol Oral Radiol Endod* 1993;75:308–311.
16. Lamey PJ, Lamb AB. The usefulness of the HAD scale in assessing anxiety in patients with burning mouth syndrome. *Oral Surg Oral Med Oral Pathol Oral Radiol Endod* 1989;67:390–392.
17. Bartoshuk LM, Grushka M, Duffy VB, et al. Burning mouth syndrome: damage to CN VII and pain phantoms in CN V. *Chem Senses* 1999;24:609.

18. Zakrzewska JM, Hamlyn PJ. Facial pain. In: Crombie IK, Croft PR, Linton SJ, et al, eds. *Epidemiology of pain.* Seattle: International Association for the Study of Pain Press, 1999:177–202.
19. Zakrzewska JM, Glenny AM, Forsell H. Interventions for the treatment of burning mouth syndrome. In: The Cochrane Library, Issue 2, 2003. Oxford: Update Software. Search date 2000; primary sources Medline, Embase, The Cochrane Library, and The Cochrane Oral Health Group's Specialised Register.
20. Peng JY,Wu YF, Han WN, et al. Clinical efficacy of burning mouth syndrome treated by livial. *Bull Hunan Med Univ* 2001,26:157–158.
21. Pisanty S, Rafaely B, Polshuk WZ. The effects of steroid hormones on buccal mucosa of menopausal women. *Oral Surg Oral Med Oral Pathol Oral Radiol Endod* 1975;40:346–353.
22. Ferguson MM, Carter J, Boyle P, et al. Oral complaints related to climacteric symptoms in oophorectomized women. *J R Soc Med* 1981;74:492–497.
23. Forabosco A, Crisculo M, Coukos G, et al. Efficacy of hormone replacement therapy in postmenopausal women with oral discomfort. *Oral Surg Oral Med Oral Pathol Oral Radiol Endod* 1992;73:570–574.
24. Femiano F, Scully C. Burning mouth syndrome (BMS): double blind controlled study of alpha-lipoic acid (thioctic acid) therapy. *J Oral Pathol Med* 2002:31:267–269.
25. Femiano F. Burning mouth syndrome (BMS): an open trial of comparative efficacy of alpha-lipoic acid (thioctic acid) with other therapies. *Minerva Stomatol* 2002;51:405–409.
26. Maina G, Vitalucci A, Gandolfo S, et al. Comparative efficacy of SSRIs and amisulpiride in burning mouth syndrome: A single–blind study. *J Clin Psychiatry* 2002;63:38–43.
27. McQuay HJ, Tramer M, Nye BA, et al. A systematic review of antidepressants in neuropathic pain. *Pain* 1996;68:217–227.
28. Bogetto F, Maina G, Ferro G, et al. Psychiatric comorbidity in patients with burning mouth syndrome. *Psychosom Med* 1998;60:378–385.

Kommentar

Jens Christoph Türp

In ihrem Beitrag widmen sich Buchanan und Zakrzewska dem idiopathischen (= primären) Mund- und Zungenbrennen (Glossodynie; Stomatodynie; engl.: *burning mouth syndrome*). Idiopathisches Mund- und Zungenbrennen kann lokalisiert (Lippen und/oder Zungenspitze, -ränder, -rücken, Gaumen) oder generalisiert (gesamte Mundhöhle) auftreten. Frauen sind 7-mal häufiger von idiopathischem Mund- und Zungenbrennen betroffen als Männer. Eine solche geschlechtsspezifische Präferenz kommt auch bei den persistierenden schmerzhaften Myoarthropathien (Kaumuskulatur; Kiefergelenke) – den häufigsten nicht-zahnbezogenen chronischen Schmerzen im Kiefer-Gesichtsbereich – vor. Während aber bei den chronischen muskuloskelettalen Gesichtsschmerzen die weitaus höchste Inzidenz und Prävalenz im Zeitraum zwischen Menarche und Menopause festzustellen ist (1), tritt idiopathisches Mund- und Zungenbrennen vor allem während und nach der Menopause auf, typischerweise zwischen dem 38. und 78. Lebensjahr (2).
Kardinalsymptom des idiopathischen Mund- und Zungenbrennens ist ein seit mindestens 4 bis 6 Monaten bestehender persistierender brennender Mundschleimhaut-Schmerz, der z. T. von Kribbeln und Taubheitsgefühl begleitet wird. Hauptlokalisationen sind die vorderen zwei Drittel der Zunge (Zungenspitze, -ränder, -rücken), die Unterlippe, der harte Gaumen, ferner die Unterlippe und Alveolarregion, seltener die Wangen- und Mundbodenschleimhaut (2, 3). Der Schmerz ist bilateral-symmetrisch lokalisiert und von unterschiedlicher, meist aber mittlerer Intensität (2). Essen und Trinken führt in vielen Fällen zu einer Schmerzlinderung. Der Schlaf ist in der Regel nicht gestört.
Als weitere (subjektive) Symptome sind häufig eine veränderte Geschmacksempfindung (Dysgeusie: bitter und/oder metallisch) sowie das Gefühl einer Mundtrockenheit (Xerostomie) vorhanden (4). Das Auftreten dieser symptomatischen Trias (2) rechtfertigt die Verwendung des Begriffs „Syndrom“ (engl.: *burning mouth syndrome*). Es kommen aber auch „oligosymptomatische“ (Schmerz und Dysgeusie oder Schmerz und Xerostomie) oder „monosymptomatische“ Formen (nur Schmerz) vor (2). Darüber hinaus weisen die betroffenen Patienten oft schmerzbezogene psychische Befunde auf, wie Ängstlichkeit und/oder depressive Verstimmung (4–6).
Behandler und Patient stehen diesem Schmerzbild meist hilflos gegenüber:

- Die Schmerzen orientieren sich nicht an neuroanatomisch vorgegebene Grenzen.
- Objektive Symptome sind nicht vorhanden: Pathologische Befunde lassen sich weder klinisch (Mundschleimhaut) noch mikrobiologisch (Pilze: Candida; Bakterien: Klebsiella; Enterobacter; Helicobacter pylori; Fusobacterium; Spirochäten) feststellen. Allerdings schließen pathologische Mundschleimhaut-Befunde ein gleichzeitig vorhandenes idiopathisches Mund- und Zungenbrennen nicht aus. Man spricht in diesem Fall von „kompliziertem Mund- und Zungenbrennen" (2).
- Auf Grund der unbekannten Ätiologie und Pathogenese ist eine kausale Therapie bislang nicht möglich.
- Die symptomatischen Behandlungsmöglichkeiten sind beschränkt.

Damit unterscheiden sich Glossodynie und Stomatodynie in ihren Hauptcharakteristika prinzipiell nicht von den im Urogenitalsystem lokalisierten idiopathischen „Dynien" –Vulvodynie; chronische Orchialgie (Orchidynie); Prostatodynie; Kokzygodynie; Proktodynie (vgl. 7, 8). Es mehren sich Hinweise, dass beim idiopathischen Mund- und Zungenbrennen das nigrostriatale dopaminerge System gestört ist, mit einem verringerten Gehalt an endogenem Dopamin im Putamen (9).

Von der idiopathischen Glossodynie und Stomatodynie (primäres Mund- und Zungenbrennen, 2) ist eine sekundäre Form abzugrenzen. Letztere wird durch lokale (z. B. Candidiasis, bakterielle Infektion, Lichen planus, Leukoplakie, Erythroplakie, Prothesenstomatitis), neurologische (Verletzung des N. lingualis) oder systemische Faktoren (z. B. Vitamin-B_1-, -B_2- -B_6- und/oder -B_{12}-Mangel) hervorgerufen (3, 10). Auf Grund der bekannten Ätiologie ist das „sekundäre Mund- und Zungenbrennen" (2) einer Therapie eher zugänglich. Allerdings schließen (zusätzliche) pathologische Mundschleimhaut-Befunde ein gleichzeitig vorhandenes idiopathisches Mund- und Zungenbrennen nicht aus. Man spricht in diesem Fall von einem „komplizierten Mund- und Zungenbrennen" (2).

Man geht heute davon aus, dass sowohl dem primären als auch dem sekundären Mund- und Zungenbrennen neuropathische Veränderungen zugrunde liegen (2, 11). Jüngst veröffentlichte immunohistochemische und histologische Untersuchungsergebnisse (12) belegen dies. Oberflächenbiopsien von 12 Patienten mit idiopathischem Zungenbrennen zeigten im Vergleich zu gesunden Kontrollpersonen einen signifikanten Verlust unmyelinisierter epithelialer und subpapillärer trigeminaler Nervenendigungen. Ferner waren diffuse morphologische Veränderungen im Sinne einer axonalen Degeneration erkennbar. Diese dem „Syndrom der brennenden Füße" (Burning-Feet-Syndrom, Gopalan-Syndrom) vergleichbaren Befunde sprechen für das Vorliegen einer sensorischen Neuropathie der Zunge (12).

Bis zur korrekten Diagnosestellung kommt es bedauerlicherweise häufig zu unnötigen Verzögerungen, zum Teil aufgrund von falschen oder ausbleibenden Diagnosen (13). Für die klinische Befundung ist die Durchführung einer standardisierten Diagnostik von ausschlaggebender Bedeutung (14), wobei meist ein interdisziplinäres Vorgehen notwendig ist (15, 16). Einen empfehlenswerten diagnostischen Leitfaden haben vor kurzem Scala et al. (2) vorgestellt. Dieser beinhaltet auch eine – bei Patienten mit idiopathischem Mund- und Zungenbrennen für sehr wichtig gehaltene (17) – psychosoziale Evaluation.

Was die Behandlung des idiopathischen Mund- und Zungenbrennens betrifft, so sind die in dem Beitrag von Buchanan und Zakrzewska zusammengefassten Ergebnisse und Schlussfolgerungen eindeutig, und sie entsprechen den Aussagen zweier vor kurzem publizierten Übersichten (18, 19): Das Evidenzniveau der für die Therapie des idiopathischen (primären) Mund- und Zungenbrennens zur Auswahl stehenden Behandlungsmaßnahmen ist schwach. Weder für bestimmte Pharmaka – Antidepressiva (Clomipramin; Minaserin; Trazodon); Benzydamin-Mundspüllösung (0,15 %) – noch für Hormonersatzbehandlung (Östrogen; Östrogen/Progesteron) waren überzeugende Belege für eine Wirksamkeit vorhanden. Dagegen liegen Hinweise für einen therapeutischen Effekt der kognitiven Verhaltenstherapie vor (20).

Zakrzewska et al. (21) bemängeln, dass die wenigen Publikationen zu randomisierten und nichtrandomisierten klinischen Studien zum Teil erhebliche methodische Mängel aufweisen (z. B. keine Kontrollgruppen; keine definierten Ein- und Ausschlusskriterien; keine standardisierten Zielgrößen; zu geringe Patientenzahlen). Diese Kritik – in ähnlicher

Form bereits 1992 in einem narrativen Übersichtsartikel geäußert (22) – gilt auch hinsichtlich einer einfach verblindeten randomisierten Kurzzeitstudie (8 Wochen; keine Placebokontrolle), in welcher sowohl das Benzamid Amisulprid (50 mg/d) als auch die selektiven Serotonin-Wiederaufnahmehemmer Paroxetin (20 mg/d) und Sertralin (50 mg/d) zu einer Verringerung der Schmerzintensität und der schmerzassoziierten Depressivität und Ängstlichkeit führten (23).

Eine randomisierte kontrollierte Doppelblindstudie zur Wirkung von Alpha-Liponsäure (600 mg/d) zeigte viel versprechende Ergebnisse (24): ein Jahr nach Beginn der Studie gaben 21 der 30 Patienten aus der Alpha-Liponsäure-Gruppe, aber niemand aus der Placebogruppe (n = 30), eine Beschwerdebesserung an. Es liegen ferner Anzeichen dafür vor, dass mit der Kombination von Alpha-Liponsäure (600 mg/Tag) und Psychotherapie bessere Ergebnisse erzielen sind als mit einer der beiden Behandlungsoptionen allein (25).

In einer weiteren randomisierten placebokontrollierten Doppelblindstudie lutschten die Patienten über einen Zeitraum von 2 Wochen dreimal täglich für jeweils 3 Minuten eine 1-mg-Tablette des Benzodiazepins Clonazepam. Der Speichel wurde ohne zu schlucken in der Nähe der schmerzenden Bereiche im Mund belassen. Nach 3 Minuten spuckten die Patienten das Speichelgemisch aus. Zwei Wochen nach Therapiebeginn war in der Clonazepam-Gruppe im Vergleich zur Placebogruppe eine statistisch signifikante Verringerung der Schmerzintensität festzustellen. Aufgrund dieser Ergebnisse wird eine lokale Wirkung von Clonazepam vermutet (26).

Es besteht dringender Bedarf an weiteren randomisierten klinischen Studien, in welchen die zur Diskussion stehenden Behandlungsmaßnahmen – aber auch weitere Medikamente, wie systemisch verabreichtes Clonazepam (27) sowie topisch (2, 28, 29) und systemisch (30) appliziertes Capsaicin – auf ihre Wirksamkeit überprüft werden. Angesichts der weiterhin bescheidenen Datenlage ist die Verhinderung einer Polypragmasie bei Patienten mit idiopathischem Mund- und Zungenbrennen oberstes Gebot (31). Der Einsatz zweifelhafter diagnostischer Verfahren und die Durchführung irreversibler Therapiemaßnahmen müssen – wie bei allen chronischen idiopathischen orofazialen Schmerzen (32) – unter allen Umständen verhindert werden (vgl. 33). Solange das idiopathische Mund- und Zungenbrennen ein rätselhaftes Schmerzbild bleibt (10), kommen einer genauen Aufklärung sowie Empathie und Verständnis mit den betroffenen Menschen eine ausschlaggebende Bedeutung zu (2, 3, 10, 21, 22, 34).

1. Howard JA. Temporomandibular joint disorders, facial pain, and dental problems in performing artists. In: Sataloff RT, Brandfonbrener AG, Lederman RJ, eds. Textbook of Performing Arts Medicine. New York: Raven Press, 1991, 111–169.
2. Scala A, Checchi L, Montevecchi M, Marini I, Giamberardino MA. Update on burning mouth syndrome: overview and patient management. Crit Rev Oral Biol Med 2003;14:275–291.
3. van der Waal I, Schulten EAJM. Burning mouth syndrome. Dtsch Zahnärztl Z 2000;55:230–233.
4. Eguia Del Valle A, Aguirre-Urizar JM, Martinez-Conde R, Echebarria-Goikouria MA, Sagasta-Pujana O. Burning mouth syndrome in the Basque Country: a preliminary study of 30 cases. Med Oral 2003;8:84–90.
5. Bogetto F, Maina G, Ferro G, Carbone M, Gandolfo S. Psychiatric comorbidity in patients with burning mouth syndrome. *Psychosom Med* 1998;60:378–385.
6. Al Quran FA. Psychological profile in burning mouth syndrome. *Oral Surg Oral Med Oral Pathol Oral Radiol Endod* 2004;97:339–344.
7. Wesselmann U, Reich SG. The dynias. Sem Neurol 1996;16:63–74.
8. Gaitonde P, Rostron J, Longman L, Field EA. Burning mouth syndrome and vulvodynia coexisting in the same patient: a case report. Dent Update 2002;29:75–76.
9. Hagelberg N, Forssell H, Rinne JO, et al. Striatal dopamine D1 and D2 receptors in burning mouth syndrome. Pain 2003;101:149–154.
10. Zakrzewska JM. The burning mouth syndrome remains an enigma [editorial]. Pain 1995;62:253–257.
11. Forssell H, Jaaskelainen S, Tenovuo O, Hinkka S. Sensory dysfunction in burning mouth syndrome. Pain 2002;99:41–47.
12. Lauria G, Majorana A, Borgna M, et al. Trigeminal small-fiber sensory neuropathy causes burning mouth syndrome. *Pain* 2005;115:332–337.
13. Mignogna MD, Fedele S, Lo Russo L, Leuci S, Lo Muzio L. The diagnosis of burning mouth syndrome represents a challenge for clinicians. *J Orofac Pain* 2005;19:168–173.

14. Danhauer SC, Miller CS, Rhodus NL, Carlson CR. Impact of criteria-based diagnosis of burning mouth syndrome on treatment outcome. *J Orofac Pain* 2002;16:305–311.
15. Maier H, Tisch M. Mundtrockenheit und Mundschleimhautbrennen. Ursachen und Therapiemöglichkeiten. *HNO* 2003;51:739–747.
16. Rhodus NL, Carlson CR, Miller CS. Burning mouth (syndrome) disorder. *Quintessence Int* 2003;34:587–593.
17. Hakeberg M, Hallberg LR-M, Berggren U. Burning mouth syndrome: experiences from the perspective of female patients. Eur J Oral Sci 2003;111:305–311.
18. List T, Axelsson S, Leijon G. Pharmacologic interventions in the treatment of temporomandibular disorders, atypical facial pain, and burning mouth syndrome. A qualitative systematic review. *J Orofac Pain* 2003;17:301–310.
19. Zakrzewska JM, Forssell H, Glenny AM. Interventions for the treatment of burning mouth syndrome. The Cochrane Database of Systematic Reviews, Issue 1. Chichester, UK: John Wiley & Sons, 2005
20. Bergdahl J, Anneroth G, Perris H. Cognitive therapy in the treatment of patients with resistant burning mouth syndrome: a controlled study. J Oral Pathol Med 1995;24:213–215.
21. Zakrzewska JM, Glenny AM, Forssell H. Interventions for the treatment of burning mouth syndrome. The Cochrane Library, Issue 2. Chichester, UK: John Wiley & Sons, 2004
22. Tourne LP, Fricton JR. Burning mouth syndrome. Critical review and proposed clinical management. Oral Surg Oral Med Oral Pathol 1992;74:158–167.
23. Maina G, Vitalucci A, Gandolfo S, Bogetto F. Comparative efficacy of SSRIs and amisulpride in burning mouth syndrome: a single-blind study. J Clin Psychiatry 2002;63:38–43.
24. Femiano F, Scully C. Burning mouth syndrome (BMS): double blind controlled study of alpha-lipoic acid (thioctic acid) therapy. J Oral Pathol Med 2002;31:267–269.
25. Femiano F, Gombos F, Scully C. Burning Mouth Syndrome: open trial of psychotherapy alone, medication with alpha-lipoic acid (thioctic acid), and combination therapy. *Med Oral* 2004;9:8–13.
26. Gremeau-Richard C, Woda A, Navez ML, et al. Topical clonazepam in stomatodynia: a randomised placebo-controlled study. *Pain* 2004;108:51–57.
27. Grushka M, Epstein J, Mott A. An open-label, dose escalation pilot study of the effect of clonazepam in burning mouth syndrome. Oral Surg Oral Med Oral Pathol Oral Radiol Endod 1998;86:557–561.
28. Epstein JB, Marcoe JH. Topical application of capsaicin for treatment of oral neuropathic pain and trigeminal neuralgia. Oral Surg Oral Med Oral Pathol 1994;77:135–140.
29. Grushka M, Epstein JB, Gorsky M. Burning mouth syndrome. Am Fam Physician 2002;65:615–620.
30. Petruzzi M, Lauritano D, De Benedittis M, Baldoni M, Serpico R. Systemic capsaicin for burning mouth syndrome: short-term results of a pilot study. *J Oral Pathol Med* 2004;33:111–114.
31. Reiß M, Reiß G. Einige Gesichtspunkte zur Glossodynie. Schweiz Med Wochenschr 1999;129:1461–1466.
32. Allerbring M, Haegerstam G. Chronic idiopathic orofacial pain. A long-term follow-up study. *Acta Odontol Scand* 2004;62:66–69.
33. Staehle HJ. Fragwürdige Behandlungsmethoden. Der Patientin wurde das Gebiss verstümmelt. Zahnärztl Mitt 2000;90:494–501. [auch unter http://www.zm-online.de/m5a.htm?/zm/5_00/pages2/titel1.htm]
34. Pinto A, Sollecito TP, DeRossi SS. Burning mouth syndrome. A retrospective analysis of clinical characteristics and treatment outcomes. N Y State Dent J 2003;69:18–24.

Mundgeruch

Suchdatum: Dezember 2003

Bazian Ltd.

Frage **Welche Effekte haben Behandlungsmethoden bei physiologischem Mundgeruch?**

Nutzen wahrscheinlich

Regelmäßige Mundspülung[9, 10]
Zwei RCTs zufolge verringert eine regelmäßige Mundspülung (die eine mit Cetylpyridiniumchlorid plus Chlorhexidin und Zinklactat, die andere mit Cetylpyridiniumchlorid) im Vergleich zu Placebo Mundgeruch nach 2–4 Wochen.

Einmalige Mundspülung (nur kurzfristiger Nutzen)[2, 10–12]
Vier kleine RCTs ergaben begrenzte Hinweise darauf, dass eine einmalige Mundspülung verglichen mit destilliertem Wasser, Kochsalzlösung oder keiner Behandlung das Unangenehme des Geruchs und dessen Intensität eine bis 8 Stunden danach verringert. Eine dieser RCTs ergab hinsichtlich des Unangenehmen des Geruchs und dessen Intensität nach 24 Stunden keinen signifikanten Unterschied zwischen einer einmalige Mundspülung und destilliertem Wasser.

Wirksamkeit unbekannt

Künstlicher Speichel; zuckerfreier Kaugummi; Reinigen, Abbürsten oder Abschaben der Zunge; zinkhaltige Zahnpasta
Es fanden sich keine RCTs über die Effekte dieser Interventionen.

Definition Ein unangenehmer, vom Mund ausgehender Geruch wird auch als Halitosis bezeichnet. Diese kann orale Ursachen haben, wie etwa schlechte Mundhygiene und Erkrankungen des Parodontiums, oder durch Erkrankungen außerhalb der Mundhöhle, etwa eine chronische Sinusitis oder Bronchiektasen, bedingt sein.[1,2] In diesem Kapitel geht es nur um den physiologischen Mundgeruch, d. h. um den gesicherten, anhaltend schlechten Atem bei fehlender systemischer Erkrankung oder Erkrankung des Parodontiums bzw. der Gingiva. Ausgeschlossen wurden Halitosis infolge einer Grunderkrankung, die einer krankheitsspezifischen Therapie bedürfte, Pseudohalitosis (bei Personen, die meinen, schlechten Atem zu haben, deren Atem jedoch von anderen nicht als übel riechend empfunden wird) und künstliche Halitosis (z. B. bei Studien, deren Probanden das Zähneputzen unterlassen sollen). Dieses Kapitel bezieht sich daher nur auf Personen, bei denen eine Ursache im Hintergrund sowie eine Pseudohalitosis ausgeschlossen wurden. Hinsichtlich der Dauer des Bestehens eines schlechten Atems bis zur Diagnose „Mundgeruch“ herrscht kein Konsens, auch wenn der organoleptische Standardtest für schlechten Atem beinhaltet, den Atem an mindestens 2 oder 3 verschiedenen Tagen zu riechen.[1]

Inzidenz/ Prävalenz Zuverlässige Schätzungen der Prävalenz fanden sich nicht, auch wenn in mehreren Studien über eine Prävalenz der physiologisch oder durch eine Grunderkrankung bedingten Halitosis in der Bevölkerung von etwa 50 % berichtet wird.[1, 3–5] Einer Querschnittsstudie mit 491 Patienten zufolge haben etwa 5% der Patienten mit Mundgeruch eine Pseudohalitosis, und etwa 40% der Patienten mit Mundgeruch haben einen physiologisch schlechten Atem, der nicht auf eine Grunderkrankung zurückgeht.[6] Hinsichtlich der Alters- und Geschlechtsverteilung einer physiologischen Halitosis fanden sich keine zuverlässigen Daten.

Ätiologie/Risikofaktoren Hinsichtlich der Risikofaktoren einer physiologischen Halitosis fanden sich keine zuverlässigen Daten. Die massenspektrometrische und gaschromatographische Analyse der Ausatemluft von Patienten mit einer Form der Halitosis zeigten, dass die übel riechenden Hauptkomponenten flüchtige Schwefelverbindungen sind, darunter Schwefelwasserstoff, Methylmercaptan und Dimethylsulfid.[7,8]

Prognose Zur Prognose des Mundgeruchs fanden sich keine Hinweise.

Literatur

1. Yaegaki K, Coil JM. Examination, classification, and treatment of halitosis; clinical perspectives. *J Can Dent Assoc* 2000;66:257–261.
2. Frascella J, Gilbert RD, Fernandez P, et al. Efficacy of a chlorine dioxide-containing mouthrinse in oral malodor. *Compend Contin Educ Dent* 2000;21:241–254.
3. Meningaud JP, Bado F, Favre E, et al. Halitosis in 1999 [in French]. *Rev Stomatol Chir Maxillofac* 1999;100:240–244.
4. Bollen CM, Rompen EH, Demanez JP. Halitosis: a multidisciplinary problem [in French]. *Rev Med Liege* 1999;54:32–36.
5. Tomas Carmona I, Limeres Posse J, Diz Dios P, et al. Extraoral etiology of halitosis. *Med Oral* 2001;6:40–47.
6. Delanghe G, Bollen C, van Steenberghe D, et al. Halitosis, foetor ex ore [in Dutch]. *Ned Tijdschr Tandheelkd* 1998;105:314–317.
7. Tonzetich J. Direct gas chromatographic analysis of sulphur compounds in mouth air in man. *Arch Oral Biol* 1971;16:587–597.
8. Kleinberg I, Westbay G. Oral malodor. *Crit Rev Oral Biol Med* 1990;1:247–259.
9. Winkel EG, Roldan S, Van Winkelhoff AJ, et al. Clinical effects of a new mouthrinse containing chlorhexidine, cetylpyridinium chloride and zinc-lactate on oral halitosis. A dual-center, double-blind placebo-controlled study. *J Clin Periodontol* 2003;30:300–306.
10. Borden LC, Chaves ES, Bowman JP, et al. The effect of four mouthrinses on oral malodor. *Compend Contin Educ Dent* 2002;23:531–546.
11. Frascella J, Gilbert R, Fernandez P. Odor reduction potential of a chlorine dioxide mouthrinse. *J Clin Dent* 1998;9:39–42.
12. Schmidt NF, Tarbet WJ. The effect of oral rinses on organoleptic mouth odor ratings and levels of volatile sulfur compounds. *Oral Surg Oral Med Oral Pathol* 1978;45:876–883.

Kommentar

Andreas Filippi und Jürg Meyer

Der englische Original-Beitrag bezieht sich auf eine so genannte „physiologische Halitosis". Viele intraorale und systemische Erkrankungen werden hierbei explizit aber sehr unvollständig ausgeschlossen, was die Definition „physiologische Halitosis" fragwürdig erscheinen lässt. Auch werden die Begriffe „Halitosis" und „Mundgeruch" (Bad breath) synonym verwendet, was sie de facto nicht sind. Als „Foetor ex ore" oder „Mundgeruch" wird in der deutschsprachigen Medizin ein übler, atypischer Geruch beim Ausatmen durch den *Mund* bezeichnet. Man geht hier von einer Erkrankung in der Mundhöhle selbst aus. Der Begriff „Halitosis" ist übergeordnet und bezeichnet ebenfalls eine übel riechende Atemluft, welche aber im Unterschied zum „Mundgeruch" auch bei geschlossenem Mund, also beim Ausatmen durch die Nase wahrgenommen werden kann. Dies kann auf eine ursächliche Erkrankung der Nasennebenhöhlen, des Verdauungstraktes oder der Respirationsorgane hinweisen. Wir gehen daher davon aus, dass der Autor sich auf den Bereich „physiologischen Mundgeruch" konzentriert hat, was sich an der Literaturrecherche über orale Therapeutika ablesen lässt.

Ätiologisch resultiert Mundgeruch aus Zersetzungsprozessen von organischen Substanzen (Proteine, Speichelmuzine), Nahrungsresten und abgeschilferten Epithelzellen durch anaerobe Bakterien. Es entstehen geruchsaktive flüchtige Schwefelverbindungen, organische Säuren und Amine. Ein grosser Anteil dieser Bakterien befindet sich auf der Zungenoberfläche. Die Bedeutung dieser Zungenflora wurde experimentell durch Applikation Cystein- oder Methionin-haltiger Lösungen an verschiedenen intraoralen Arealen erarbeitet: auf dem Zungenrücken wurde die stärkste Produktion flüchtiger Schwefelverbindungen gemessen (1).

Diagnostisch lassen sich die flüchtigen Schwefelverbindungen mit Hilfe von praxistauglichen Geräten quantitativ und reproduzierbar bestimmen (2). **Therapeutisch** können der mikrobiologische Belag der Zunge (als wesentlicher Verursacher von „physiologischem Mundgeruch") und resultierend die flüchtigen Schwefelverbindungen sowohl durch Zungenreiniger (3, Evidenzstärke Ib) als auch durch desinfizierende Mundspüllösungen (4–6, alle Evidenzstärke Ib) deutlich reduziert werden (aktuelle Übersicht bei 7).

1. Waler SM. On the transformation of sulfur-containing amino acids and peptides to volatile sulfur compounds (VSC) in the human mouth. *Eur J Oral Sci* 1997;105:534–537.
2. Shimura M, Watanabe S, Iwakura M, Oshikiri Y, Kusumoto M, Ikawa K, Sakamoto S. Correlation between measurements using a new halitosis monitor and organoleptic assessment. *J Periodontol* 1997;68:1182–1185.
3. Quirynen M, Avontroodt P, Soers C, Zhao H, Pauwels M, van Steenberghe D. Impact of tongue cleansers on microbial load and taste. *J Clin Periodontol* 2004;31:506–510.
4. Roldan S, Winkel EG, Herrera D, Sanz M, van Winkelhoff AJ. The effects of a new mouthrinse containing chlorhexidine, cetylpyridinium chloride and zinc lactate on the microflora of oral halitosis patients: a dual-centre, double-blind placebo-controlled study. *J Clin Periodontol* 2003;30:427–434.
5. Quirynen M, Avontroodt P, Soers C, Zhao H, Pauwels M, Coucke W, van Steenberghe D. The efficacy of amine fluoride/stannous fluoride in the suppression of morning breath odour. *J Clin Periodontol* 2002;29:944–954.
6. Winkel EG, Roldan S, van Winkelhoff AJ, Herrera D, Sanz M. Clinical effects of a new mouthrinse containing chlorhexidine, cetylpyridinium chloride and zinc lactate on oral halitosis: a dual-centre, double-blind placebo-controlled study. *J Clin Periodontol* 2003;30:300–306.
7. Roldan S, Herrera D, Sanz M. Biofilms and the tongue: therapeutical approaches for the control of halitosis. *Clin Oral Invest* 2003;7:189–197.

Weisheitszähne, impaktierte

Suchdatum: August 2004

Marco Esposito

Frage **Sollten asymptomatische und krankheitsfreie impaktierte Weisheitszähne prophylaktisch entfernt werden?**

Unwirksamkeit oder Schädlichkeit wahrscheinlich

Prophylaktische Extraktion[6–21]

Eine anhand einer systematischen Übersicht ausgewiesene RCT ergab keine Belege dafür, dass eine prophylaktische Extraktion asymptomatischer impaktierter Weisheitszähne die Ergebnisse im Vergleich zur Nichtextraktion verbessert. Die Extraktion der unteren Weisheitszähne führt bei etwa 2 % der Patienten zur dauerhaften Empfindungslosigkeit der Unterlippe oder Zunge.

Definition Weisheitszähne sind die dritten Molaren, die sich bei nahezu allen Erwachsenen entwickeln und im Allgemeinen im Alter zwischen 18 und 24 Jahren hervortreten, wobei die Altersbandbreite erheblich ist. Bei manchen Menschen verkeilen sie sich aus Platzmangel, wegen einer Blockade oder auf Grund einer Fehllage im Kiefer. Die Diagnose erfolgt über Schmerzen und Schwellung oder zufällig im Rahmen einer radiologischen Untersuchung der Zähne.

Inzidenz/Prävalenz Impaktierte Weisheitszähne kommen häufig vor. Bei über 72 % der schwedischen Bevölkerung zwischen 20 und 30 Jahren fand man mindestens einen verkeilten unteren Weisheitszahn.[1] Die chirurgische Entfernung impaktierter Weisheitszähne (symptomatisch oder asymptomatisch) ist der von Kieferchirurgen am häufigsten vorgenommene Eingriff. In England und Wales wird er jährlich bei 4/1000 Personen durchgeführt und gehört damit in die Gruppe der 10 häufigsten stationären oder ambulanten Operationen.[2–4] Bis zu 90 % aller Patienten auf den Wartelisten mund- und kieferchirurgischer Kliniken warten auf die Extraktion ihrer Weisheitszähne.[3]

Ätiologie/Risikofaktoren Retention und Impaktierung von Weisheitszähnen sind heute u. U. häufiger als früher, weil die moderne Nahrung tendenziell weicher ist als früher.[5]

Prognose Impaktierte Weisheitszähne können sowohl Schmerzen, Schwellungen und Infektionen verursachen als auch angrenzende Zähne oder den umgebenden Knochen zerstören. Die Entfernung kranker und symptomatischer Weisheitszähne lindert Schmerzen und Beschwerden und verbessert die Mundhygiene. Es fanden sich keine guten Belege für die Prognose von Menschen mit asymptomatischen impaktierten Weisheitszähnen, die nicht therapiert werden.

Literatur

1. Hugoson A, Kugelberg CF. The prevalence of third molars in a Swedish population. An epidemiological study. *Community Dent Health* 1988;5:121–138.
2. Mercier P, Precious D. Risks and benefits of removal of impacted third molars. *Int J Oral Maxillofac Surg* 1992;21:17–27.
3. Shepherd JP, Brickley M. Surgical removal of third molars. *BMJ* 1994;309:620–621.
4. Worrall SF, Riden K, Corrigan AM. UK National Third Molar project: the initial report. *Br J Oral Maxillofac Surg* 1998;36:14–18.

5. Silvestri AR Jr, Singh I. The unresolved problem of the third molar: would people be better off without it? [Comment] *J Am Dent Assoc* 2003;134:450–455.
6. Song F, O'Meara S, Wilson P, et al. The effectiveness and cost-effectiveness of prophylactic removal of wisdom teeth. *Health Technol Assess* 2000;4:1–55. Search date 1999; primary sources Medline, Embase, Science Citation Index, Cochrane Controlled Trials Register, National Research Register, Database of Reviews of Effectiveness, hand searches of paper sources, web-based resources, and contact with relevant organisations and professional bodies.
7. Berge TG, Espeland LV, Klock K, et al. Prophylactic removal of wisdom teeth. Norwegian Health Services Research Centre (NHSRC) 2003 (SMM-Report 10/2003). URL: http://nhscrd.york.ac.uk/online/hta/20031252.htm (last visited 14 October 2004). Search date from 1999 to May 2003; primary sources the Cochrane Controlled Trial Register, DARE, HTA Database, Medline, Embase, National Guideline Clearinghouse, PRODIGY Guidance, NICE, SIGN (Scottish Intercollegiate Guidelines Network), OHE Economic Evaluations Database, NHS Economic Evaluation Database, and hand searches of paper sources and web-based resources.
8. Harradine N, Pearson M, Toth B. The effect of extraction of third molars on late lower incisor crowding: a randomised controlled trial. *Br J Orthodont* 1998;25:117–122.
9. Bramley P. Sense about wisdoms? *J R Soc Med* 1981;74:867–868.
10. Capuzzi P, Montebugnoli L, Vaccaro MA. Extraction of impacted third molars. *Oral Surg Oral Med Oral Pathol Oral Radiol Endod* 1994;77:341–343.
11. Schultze-Mosgau S, Reich RH. Assessment of inferior alveolar and lingual nerve disturbances after dentoalveolar surgery, and recovery of sensitivity. *Int J Oral Maxillofac Surg* 1993;22:214–217.
12. Rood JP. Permanent damage to inferior alveolar nerves during the removal of impacted mandibular third molars: comparison of two methods of bone removal. *Br Dent J* 1992;172:108–110.
13. Blackburn CW, Bramley PA. Lingual nerve damage associated with removal of lower third molars. *Br Dent J* 1989;167:103–107.
14. Robinson PP, Smith KG. Lingual nerve damage during lower third molar removal: a comparison of two surgical methods. *Br Dent J* 1996;180:456–461.
15. Sisk AL, Hammer WB, Shelton DW, et al. Complications following removal of impacted third molars: the role of the experience of the surgeon. *J Oral Maxillofac Surg* 1986;44:855–859.
16. Larsen PE. Alveolar osteitis after surgical removal of impacted mandibular third molars. Identification of the patient at risk. *Oral Surg Oral Med Oral Pathol* 1992;73:393–397.
17. Christiaens I, Reychler H. Complications after third molar extractions: retrospective analysis of 1,213 teeth. *Rev Stomatolo Chir Maxillofac* 2002;103:269–274. [In French]
18. Chiapasco M, Crescentini M, Romanoni G. Germectomy or delayed removal of mandibular impacted third molars: the relationship between age and incidence of complications. *J Oral Maxillofac Surg* 1995;53:418–422; discussion 422–433.
19. Osborn TP, Frederickson G, Small IA, et al. A prospective study of complications related to mandibular third molar surgery. *J Oral Maxillofac Surg* 1985;43:767–769.
20. Bruce RA, Frederickson GC, Small GS. Age of patients and morbidity associated with mandibular third molar surgery. *J Am Dent Assoc* 1980;101:240–245.
21. Management of unerupted and impacted third molar teeth. SIGN (Scottish Intercollegiate Guidelines Network) publication no 43, 2000. Initial search date 1997 updated before 2000; primary sources Medline and Embase for English language papers.

Kommentar

Andreas Filippi und Jens Christoph Türp

Der mit Suchdatum August 2004 aktualisierte Beitrag von Marco Esposito unterstreicht die bereits in den vorherigen Ausgaben von *Clinical Evidence* gemachte Aussage, dass die prophylaktische Entfernung symptomloser und pathologiefreier impaktierter (d. h. vollständig knöchern eingebetteter) Weisheitszähne keine Vorteile gegenüber ihrer Belassung im Knochen bringt.

In einer 2002 veröffentlichten Übersicht, deren Ergebnisse sich auf eine Medline-Suche und eine Handsuche stützte, geben Strietzel und Reichart (1) die Empfehlung, dass untere impaktierte Weisheitszähne wegen der im Alter über 25 Jahre größeren Wahrscheinlichkeit des Auftretens von Sensibilitätsstörungen und Wundinfektionen „bei absehbarer Notwendigkeit ihrer Entfernung im Alter von etwa 20 Jahren entfernt werden" sollten. Zu ähnlichen Resultaten kommt eine 2003 veröffentlichte Untersuchung (RCT) von Bui et al. (2): Mit zunehmendem Alter steigt die Wahrscheinlichkeit postoperativer Komplikationen nach operativer Weisheitszahnentfernung. Eine 2004 publizierte Metaanalyse von Hanson

et al. (3) konnte zeigen, dass nicht entfernte Weisheitszähne des Unterkiefers das Risiko einer Kieferwinkelfraktur bei einem späteren Unfall verdoppeln.
Derzeit wird im Auftrag der Deutschen Gesellschaft für Zahn-, Mund- und Kieferheilkunde (DGZMK) und der Deutschen Gesellschaft für Mund-, Kiefer- und Gesichtschirurgie (DGMKG) die Leitlinie „Operative Entfernung von Weisheitszähnen" erstellt. Sie basiert auf einer nach den Vorgaben der Arbeitsgemeinschaft der Wissenschaftlichen Medizinischen Fachgesellschaften (AWMF) vorgenommenen Literaturrecherche und mehreren Konsensustreffen innerhalb der DGMKG. In Zusammenarbeit mit der Zahnärztlichen Zentralstelle Qualitätssicherung (ZZQ) im Institut der Deutschen Zahnärzte (IDZ) wurde darüber hinaus in den Jahren 2002 und 2005 je ein formales Konsensusverfahren nach dem Prinzip des nominalen Gruppenprozesses durchgeführt. Mit einer Veröffentlichung der Empfehlungen, die unter anderem auf die Frage der Entfernung symptomloser Weisheitszähne eingehen werden, ist in Kürze zu rechnen.

1. Strietzel FP, Reichart PA. Wundheilung nach operativer Weisheitszahnentfernung. Evidenzgestützte Analyse. *Mund Kiefer Gesichtschir* 2002;6:74–84.
2. Bui CH, Seldin EB, Dodson TB. Types, frequencies, and risk factors for complications after third molar extraction. *J Oral Maxillofac Surg* 2003;61:1379–1389.
3. Hanson BP, Cummings P, Rivara, FP, John MT. The association of third molars with mandibular angle fractures: a meta-analysis. *J Can Dent Assoc* 2004;70:39–43.

Acne vulgaris

Suchdatum: April 2004

Sarah Purdy

Frage **Welche Effekte haben unterschiedliche Behandlungsmethoden bei Patienten mit Acne vulgaris?**

Nutzen belegt

Benzoylperoxid[15, 19–23]

Eine systematische Übersicht ergab vier RCTs, primär an Patienten mit mäßig ausgeprägter Akne, die zeigten, dass topisch verabreichtes Benzoylperoxid im Vergleich zur Trägersubstanz nach 4, 11 oder 12 Wochen die Gesamtzahl der Läsionen oder die Anzahl entzündlicher und nichtentzündlicher Läsionen verringert. Diese Ergebnisse werden gestützt durch begrenztere Belege aus einer fünften RCT mit schwachen Analysemethoden. In keiner der RCTs wurde untersucht, wie die Patienten die Besserung wahrnehmen. Einer der RCTs zufolge erhöht Benzoylperoxid im Vergleich zur Trägersubstanz den Anteil der Patienten mit Nebenwirkungen, darunter Trockenheit, Schuppenbildung, Brennen, Kribbeln und Rötung. Eine andere RCT ergab, dass sich unter Benzoylperoxid bei mehr Patienten die Haut schält als bei Patienten unter der Trägersubstanz. Eine dritte RCT ergab hinsichtlich lokaler Nebenwirkungen ähnliche Raten für Benzoylperoxid und Trägersubstanz.

Clindamycin (senkt die Anzahl entzündlicher Läsionen)[6, 15, 20, 34–40]

RCTs an Patienten mit leichter, mäßiger oder schwerer Akne, die anhand einer systematischen Übersicht ausgewiesen wurden, zeigten, dass topisch verabreichtes Clindamycin im Vergleich zu Placebo oder Trägersubstanz die Anzahl entzündlicher Läsionen verringert. Es fanden sich jedoch keine schlüssigen Belege hinsichtlich der Effekte von Clindamycin bei nichtentzündlichen Läsionen. Drei RCTs zufolge erhöht Clindamycin den Anteil an Patienten, die ihre Akne als „deutlich gebessert“ oder „gebessert“ wahrnehmen, und in zwei dieser RCTs war der Unterschied signifikant. Über Nebenwirkungen lieferten die RCTs nur wenig Information.

Erythromycin (senkt die Anzahl entzündlicher Läsionen)[15, 28, 41–47]

RCTs an Patienten mit leichter, mäßiger oder schwerer Akne, die anhand einer systematischen Übersicht ausgewiesen wurden, zeigten, dass topisch verabreichtes Erythromycin im Vergleich zur Trägersubstanz nach 12 Wochen die Anzahl entzündlicher Läsionen verringert. Eine RCT ergab, dass sowohl unter Erythromycin als auch unter der Trägersubstanz ein ähnlicher Anteil der Patienten der Ansicht ist, nach 12 Wochen habe sich die Akne gegenüber der Ausgangssituation gebessert; in den übrigen RCTs wurde die Wahrnehmung der Besserung durch den Patienten nicht untersucht. Hinsichtlich der Nebenwirkungen zeigten die RCTs keinen signifikanten Unterschied zwischen Erythromycin und Trägersubstanz.

Tretinoin[6, 15, 29–33]

Vier großen, anhand einer systematischen Übersicht ausgewiesenen RCTs, primär an Patienten mit leichter bis mäßig ausgeprägter Akne, zufolge verringert topisch verabreichtes Tretinoin im Vergleich zur Trägersubstanz nach 8–12 Wochen die Anzahl entzündlicher und nichtentzündlicher Läsionen, verstärkt jedoch ein Erythem, Schälen der Haut, Brennen und Juckreiz. Einer RCT zufolge berichteten mehr Patienten unter Tretinoin als unter Trägersubstanz über eine Besserung ihrer Akne; in den übrigen RCTs wurde die Wahrnehmung der Besserung durch den Patienten nicht untersucht. Angesichts fehlender Daten zur Gefahr von Fehlbildungen wird empfohlen, topische Retinoide bei Schwangeren oder

Frauen im fortpflanzungsfähigen Alter ohne angemessene kontrazeptive Vorsichtsmaßnahmen nicht einzusetzen.

Nutzen wahrscheinlich

Adapalen[6, 15, 24]

Einer großen RCT an Patienten mit mäßig ausgeprägter Akne zufolge senkt topisch verabreichtes Adapalen im Vergleich zur Trägersubstanz nach 12 Wochen die Anzahl entzündlicher und nichtentzündlicher Läsionen. Die Werte für die Lebensqualität waren bei Patienten unter Adapalen und Trägersubstanz ähnlich. Es fand sich, dass Adapalen im Vergleich zur Trägersubstanz nach 2 Wochen ein Erythem, Trockenheit, Schuppenbildung, Stechen bzw. Brennen und Pruritus verstärkt. Nach 12 Wochen zeigte sich hinsichtlich dieser Endpunkte jedoch kein signifikanter Unterschied zwischen den Gruppen. Angesichts fehlender Daten zur Gefahr von Fehlbildungen wird empfohlen, topische Retinoide bei Schwangeren oder Frauen im fortpflanzungsfähigen Alter ohne angemessene kontrazeptive Vorsichtsmaßnahmen nicht einzusetzen.

Azelansäure[15–18]

Zwei großen, anhand einer systematischen Übersicht ausgewiesenen RCTs, primär an Patienten mit mäßig ausgeprägter Akne, zufolge verringert topisch verabreichte Azelansäure im Vergleich zur Trägersubstanz nach 8–12 Wochen die Anzahl entzündlicher und nichtentzündlicher Läsionen. In keiner der beiden RCTs wurde untersucht, wie die Patienten die Besserung wahrnehmen. Die RCTs sowie kontrollierte und unkontrollierte Studien zeigten, dass Azelansäure mit Jucken, Stechen, Brennen und Erythem einhergeht.

Erythromycin plus Zink[6, 15, 48, 49]

Zwei anhand einer systematischen Übersicht ausgewiesene RCTs zeigten, dass topisch verabreichtes Erythromycin plus Zink im Vergleich zu Placebo den Schweregrad einer Akne verringert. Der einen RCT zufolge verringert topisch verabreichtes Erythromycin plus Zink sowohl entzündliche als auch nichtentzündliche Läsionen; der anderen RCT zufolge verringert es Papeln, nicht jedoch Pusteln. In keiner der beiden RCTs wurde untersucht, wie die Patienten die Besserung wahrnehmen. Über Nebenwirkungen lieferten die RCTs nur wenig Information.

Isotretinoin[6, 15, 22, 26–28]

Zwei anhand einer systematischen Übersicht ausgewiesenen RCTs an Patienten mit leichter bis mäßig ausgeprägter Akne zufolge verringert topisch verabreichtes Isotretinoin im Vergleich zu Placebo die Anzahl entzündlicher und nichtentzündlicher Läsionen. Diese Ergebnisse werden gestützt durch begrenztere Belege aus zwei anderen RCTs mit schwachen Analysemethoden. Eine der RCTs ergab anhand von Intragruppenvergleichen gegenüber dem Ausgangswert begrenzte Belege dafür, dass nach 12 Wochen verglichen mit der Trägersubstanz ein ähnlicher Anteil der Patienten zu dem Schluss gelangte, ihre Akne habe sich gebessert. In den anderen RCTs wurde nicht untersucht, wie die Patienten die Besserung wahrnehmen. Den RCTs zufolge geht topisch verabreichtes Isotretinoin mit schwerem Erythem, Trockenheit, Wundsein und Brennen einher. Angesichts fehlender Daten zur Gefahr von Fehlbildungen wird empfohlen, topische Retinoide bei Schwangeren oder Frauen im fortpflanzungsfähigen Alter ohne angemessene kontrazeptive Vorsichtsmaßnahmen nicht einzusetzen.

Tetracyclin[6, 15, 40, 51–54]

Drei anhand einer systematischen Übersicht ausgewiesenen RCTs an Patienten mit leichter bis mäßig ausgeprägter Akne zufolge verringert topisch verabreichtes Tetracyclin im Vergleich zu Placebo nach 12–16 Wochen den Schweregrad einer Akne. Dies wird gestützt durch begrenztere Belege aus einer vierten RCT mit schwachen Analysemethoden. Einer der RCTs zufolge hält sowohl unter Tetracyclin als auch unter Placebo ein ähnlich großer

Anteil an Patienten „ihre Erkrankung für leichter als vor der Behandlung“. In den anderen RCTs wurde nicht untersucht, wie die Teilnehmenden die Besserung wahrnehmen. Drei der RCTs zeigten, dass topisch verabreichtes Tetracyclin mit Hautverfärbungen einhergeht.

Wirksamkeit unbekannt

Meclocyclin[6, 15, 40, 50]

Es fanden sich keine RCTs, in denen topisch verabreichtes Meclocyclin bei Patienten mit Acne vulgaris mit Trägersubstanz verglichen wird. Einer großen, nichtrandomisiert-kontrollierten Multicenterstudie zufolge verringert Meclocyclin verglichen mit Trägersubstanz nach 11 Wochen die Anzahl entzündlicher Läsionen, nicht jedoch der Komedonen. In der Studie wurde nicht untersucht, wie die Patienten die Besserung wahrnehmen. Es zeigte sich, dass Meclocyclin mit einer Verfärbung der Follikel einhergeht.

Frage **Welche Effekte haben unterschiedliche orale Behandlungsmethoden bei Patienten mit Acne vulgaris?**

Nutzen wahrscheinlich

Erythromycin[57, 61–63]

Eine systematische Übersicht ergab keine RCTs, in denen oral verabreichtes Erythromycin bei Patienten mit Acne vulgaris mit Placebo verglichen wird. Einer RCT zufolge verringern sowohl oral verabreichtes Erythromycin als auch orales Doxycyclin nach 6 Wochen die Anzahl der Papeln und Pusteln, ohne dass zwischen beiden Gruppen ein signifikanter Unterschied bestünde. In den anderen RCTs wurde nicht untersucht, wie die Teilnehmenden die Besserung wahrnehmen. Zwei RCTs an Patienten mit leichter, mäßiger oder schwerer Akne zeigten, dass sowohl Erythromycin als auch oral verabreichtes Tetracyclin eine Akne bessert, jedoch zeigte sich nach 3–6 Monaten weder hinsichtlich der Anzahl der Läsionen noch bezüglich der Gesamtentzündungswerte ein signifikanter Unterschied zwischen den Substanzen. In einer dritten RCT wurden oral verabreichtes Erythromycin und orales Tetracyclin nicht direkt miteinander verglichen, jedoch zeigte sich, dass es in der Gruppe unter Erythromycin weniger Patienten gab, die ihrem behandelnden Arzt zufolge „gut“ oder „sehr gut“ ansprachen, als in der Gruppe unter Tetracyclin, obwohl große Teile beider Gruppen gut ansprachen. Eine der RCTs zeigte hinsichtlich des Anteils der Patienten, die ihre Akne als gebessert wahrnehmen, keinen signifikanten Unterschied zwischen oral verabreichtem Erythromycin und oralem Tetracyclin. In den übrigen RCTs wurde die Wahrnehmung der Besserung durch den Patienten nicht untersucht.

Nutzen und Schaden abzuwägen

Doxycyclin[15, 55–60]

Eine anhand einer systematischen Übersicht ausgewiesene RCT lieferte nur unzureichende Belege für eine Beurteilung von oral verabreichtem Doxycyclin im Vergleich zu Placebo bei Patienten mit Acne vulgaris. Eine nachfolgende RCT zeigte, dass Doxycyclin im Vergleich zu Placebo nach 6 Monaten entzündliche Läsionen und Komedonen verringert. In Bezug auf die Wahrnehmung der Besserung durch den Patienten zeigte sich kein signifikanter Unterschied. Eine systematische Übersicht zeigte weder hinsichtlich entzündlicher Läsionen noch in Bezug auf die Gesamtzahl der Läsionen, die Gesamtwirksamkeit oder die Wahrnehmung der Besserung durch den Patienten einen signifikanten Unterschied zwischen oralem Doxycyclin und oralem Minocyclin. Einer RCT zufolge senken sowohl oral verabreichtes Doxycyclin als auch orales Erythromycin nach 6 Wochen die Anzahl der Papeln und Pusteln, ohne dass zwischen den Gruppen ein signifikanter Unterschied bestünde, und eine andere kleine RCT zeigte hinsichtlich der durchschnittlichen

Anzahl an Läsionen nach 8 Wochen keinen signifikanten Unterschied zwischen oral verabreichtem Doxycyclin und oralem Oxytetracyclin. In keiner der RCTs wurde untersucht, wie die Patienten die Besserung wahrnehmen. Tetracycline können Knochen und Zähne schädigen und sollten von Schwangeren und Stillenden nicht eingenommen werden. In den ersten Behandlungswochen können sie zum Versagen einer Kontrazeption führen.

Lymecyclin[59, 60]

Eine systematische Übersicht wies keine RCTs aus, in denen oral verabreichtes Lymecyclin bei Patienten mit Acne vulgaris mit Placebo verglichen wird. Eine RCT an Patienten mit mäßiger bis schwerer Akne, die in einer weiteren systematischen Übersicht ausgewiesen wird, zeigte hinsichtlich entzündlicher bzw. nichtentzündlicher Läsionen oder der Wahrnehmung einer Besserung durch den Patienten nach 12 Wochen keinen signifikanten Unterschied zwischen oral verabreichtem Lymecyclin und oralem Minocyclin. Tetracycline können Knochen und Zähne schädigen und sollten von schwangeren und stillenden Frauen nicht eingenommen werden. In den ersten Behandlungswochen können sie zum Versagen einer Kontrazeption führen.

Minocyclin[64–67, 69, 70]

Zwei anhand einer systematischen Übersicht ausgewiesene RCTs lieferten nur unzureichende Belege für einen Vergleich zwischen oral verabreichtem Minocyclin und Placebo oder Oxytetracyclin. Weder hinsichtlich entzündlicher und nichtentzündlicher Läsionen noch in Bezug auf die Gesamtzahl der Läsionen, die Gesamtwirksamkeit oder die Wahrnehmung der Besserung durch den Patienten fand sich ein signifikanter Unterschied zwischen oral verabreichtem Minocyclin und jeweils oralem Doxycyclin, Lymecyclin oder Tetracyclin. Zwei systematische Übersichten einer Fallkontrollstudie und Fallberichte sprechen dafür, dass oral verabreichtes Minocyclin mit dem erhöhten Risiko für das Entstehen des seltenen, aber schweren systemischen Lupus erythematodes einhergeht, und eine Übersicht von Fallberichten spricht dafür, dass es die Gefahr einer schweren Leberfunktionsstörung erhöht. Die Belege über Nebenwirkungen sollten mit Vorsicht interpretiert werden, da die Studien hinsichtlich der Anzahl dokumentierter Nebenwirkungen erheblich voneinander abweichen. Tetracycline können Knochen und Zähne schädigen und sollten von Schwangeren und Stillenden nicht eingenommen werden. In den ersten Behandlungswochen können sie zum Versagen einer Kontrazeption führen.

Oxytetracyclin[11, 59, 60]

Eine systematische Übersicht erbrachte keine RCTs, in denen oral verabreichtes Oxytetracyclin bei Patienten mit Acne vulgaris mit Placebo verglichen wird. Einer kleinen RCT zufolge besteht hinsichtlich der durchschnittlichen Anzahl an Läsionen nach 8 Wochen kein signifikanter Unterschied zwischen oral verabreichtem Doxycyclin und oralem Oxytetracyclin. Die Wahrnehmung der Besserung durch den Patienten wurde in der RCT nicht untersucht. Eine andere anhand einer systematischen Übersicht ausgewiesene RCT lieferte nur unzureichende Belege für einen Vergleich zwischen oral verabreichtem Oxytetracyclin und oralem Minocyclin. Tetracycline können Knochen und Zähne schädigen und sollten von Schwangeren und Stillenden nicht eingenommen werden. In den ersten Behandlungswochen können sie zum Versagen einer Kontrazeption führen.

Tetracyclin[15, 37, 51–53, 59, 60, 70, 72]

Vier anhand einer systematischen Übersicht ausgewiesenen RCTs zufolge senkt oral verabreichtes Tetracyclin im Vergleich zu Placebo den Schweregrad einer Akne. Diese Ergebnisse werden gestützt durch begrenztere Belege aus zwei weiteren RCTs mit schwachen Analysemethoden. Einer siebten in der Übersicht ausgewiesenen RCT zufolge besteht hinsichtlich der Anzahl entzündlicher Läsionen kein signifikanter Unterschied zwischen oral verabreichtem Tetracyclin und Placebo, jedoch hatte sie u. U. nicht genügend Aussagekraft, um einen klinisch bedeutsamen Unterschied aufzudecken. Eine der RCTs zeigte, dass oral verabreichtes Tetracyclin im Vergleich zur Trägersubstanz den Anteil an Patienten erhöht, die ihre Akne als „deutlich gebessert“ oder „gebessert“ wahrnehmen. Dies wurd unterstützt durch schwächere Belege aus einer RCT, in der innerhalb der Gruppen Veränderungen gegenüber dem Ausgangswert verglichen wurden. RCTs an Patienten mit leichter, mäßiger oder schwerer Akne, die anhand systematischer Übersichten ausgewiesen wurden, zeigten hinsichtlich des Schweregrades einer Akne keinen signifikanten Unterschied zwischen oral verabreichtem Tetracyclin und oralem Erythromycin oder Minocyclin, die allesamt den Schweregrad verringern. Eine der RCTs ergab hinsichtlich des Anteils an Patienten, die ihre Akne als gebessert wahrnehmen, keinen signifikanten Unterschied zwischen oral verabreichtem Tetracyclin und oralem Erythromycin; in den anderen RCTs wurde die Wahrnehmung der Besserung seitens des Patienten nicht untersucht. Die anhand der Übersichten ausgewiesenen RCTs und kontrollierten Studien ergaben in Verbindung mit oral verabreichtem Tetracyclin nur wenig Nebenwirkungen. Tetracycline können Knochen und Zähne schädigen und sollten von Schwangeren und Stillenden nicht eingenommen werden. In den ersten Behandlungswochen können sie zum Versagen einer Kontrazeption führen.

Definition

Acne vulgaris ist eine häufige entzündliche Erkrankung der Haarfollikel und Talgdrüsen, charakterisiert durch Komedonen, Papeln, Pusteln, entzündete Nodi, eitergefülle oberflächliche Zysten und – in Extremfällen – Bildung von Kanälen und entzündeten, bisweilen purulenten Säcken.[1] Die Läsionen treten am häufigsten im Gesicht auf, jedoch können auch Nacken, Thorax, oberer Rückenbereich und Schultern betroffen sein. Akne kann Narben hinterlassen und eine beträchtliche seelische Belastung darstellen.[2] Sie wird unterteilt in leicht, mäßig und schwer.[1] Eine leichte Akne ist definiert als das Auftreten nichtentzündlicher Läsionen (Komedonen), einiger weniger entzündlicher (papulopustulöse) Läsionen oder von beidem. Eine mäßige Akne ist definiert als stärkeres Auftreten entzündlicher Läsionen, gelegentliche Noduli oder beides sowie durch leichte Narbenbildung. Schwere Akne ist definiert durch ausgedehnte entzündliche Läsionen, Noduli oder beides sowie durch Narbenbildung, ferner durch eine mäßige Akne, die nach 6 Monaten noch nicht abgeheilt ist, und durch Akne eines beliebigen „Schweregrades“ mit ernster psychischer Beeinträchtigung. In dieser Übersicht unberücksichtigt bleiben Acne rosacea, Akne als Folge eines Industrieberufs sowie die Behandlung einer Akne bei Patienten unter 13 Jahren.

Inzidenz/ Prävalenz

Akne ist die häufigste Hauterkrankung im Jugendalter und betrifft über 80 % der Teenager (13–18 Jahre) irgendwann einmal.[3] Schätzungen der Prävalenz schwanken je nach Studienpopulation und Untersuchungsmethode. In einer britischen kommunalen Stichprobe 14- bis 16-Jähriger wurde die Prävalenz der Akne mit 50 % dokumentiert.[4] In einer Stichprobe Jugendlicher in neuseeländischen Schulen fand sich Akne bei 91 % der Jungen und 79 % der Mädchen.[5] Schätzungen zufolge haben bis zu 30 % der Teenager Akne in einem Schweregrad, der ärztlicher Behandlung bedarf.[6] In einer britischen Population war Akne in 3,1 % der Fälle diejenige Beschwerde, welche 13- bis 25-Jährige in ärztliche Behandlung führte.[7] Die Gesamtinzidenz ist bei Männern und Frauen ähnlich und erreicht bei 17-Jährigen ihren Höhepunkt.[6] Die Anzahl Erwachsener mit Akne – einschließlich von Patienten über 25 Jahre – nimmt zu, die Ursachen für diesen Anstieg sind jedoch unklar.[8]

Ätiologie/ Risikofaktoren

Die genaue Ursache der Akne ist unbekannt. Vier Faktoren tragen zu ihrem Entstehen bei: vermehrte Talgsekretion, eine abnorme follikuläre Differenzierung, die zur Verlegung des Talgdrüsengangs führt, die bakteriologischen Verhältnisse im Talgdrüsengang sowie eine Entzündung.[9] Das anaereobe Bakterium *Propionibacterium acnes* spielt eine wichtige Rolle in der Pathogenese der Akne. Hauptauslöse einer Akne bei Jugendlichen ist die Androgensekretion.[10]

Prognose Unbehandelt bleibt eine Akne bei den meisten Betroffenen durchschnittlich über 8–12 Jahre hinweg bestehen.[11]

Literatur

1. Healy E, Simpson N. Acne vulgaris. *BMJ* 1994;308:831–833.
2. Mallon E, Newton JN, Klassen A, et al. The quality of life in acne: a comparison with general medical conditions using generic questionnaires. *Br J Dermatol* 1999;140:672–676.
3. Chu TC. Acne and other facial eruptions. *Medicine* 1997;25:30–33.
4. Smithard A, Glazebrook C, Williams HC. Acne prevalence, knowledge about acne and psychological morbidity in mid-adolescence: a community-based study. *Br J Dermatol* 2001;145:274–279.
5. Pearl A, Arroll B, Lello J, et al. The impact of acne: a study of adolescents' attitudes, perception and knowledge. *N Z Med J* 1998;111:269–271.
6. Garner S. Acne vulgaris. In: Williams H. *Evidence-based dermatology*. London: BMJ, 2003.
7. Purdy S, Langston J, Tait L. Presentation and management of acne in primary care: a retrospective cohort study. *Br J Gen Pract* 2003;53:525–529.
8. Cunliffe WJ. Management of adult acne and acne variants. *J Cutan Med Surg* 1998;2(suppl 3):7–13.
9. Brown SK, Shalita AR. Acne vulgaris. *Lancet* 1998:351:1871–1876.
10. Webster GF. Acne vulgaris: state of the science. *Arch Dermatol* 1999;135:1101–1102.
11. Cunliffe WJ. Doctors should not change the way they prescribe for acne. *BMJ* 1996;312:1101.
12. Burke BM, Cunliffe WJ. The assessment of acne vulgaris – the Leeds technique. *Br J Dermatol* 1984;111:83–92.
13. Cook CH, Centner RL, Michaels SE. An acne grading method using photographic standards. *Arch Dermatol* 1979;115:571–575.
14. Pillsbury DM, Shelley WB, Kligman AM. *A manual of cutaneous medicine 1961*. Philadelphia, Saunders.
15. Lehmann HP, Andrews JS, Robinson KA, et al. Management of acne (Evidence Report/Technology Assessment No 17). Agency for Healthcare Research and Quality Publication No 01-E019. Rockville, MD. Agency for Healthcare Research and Quality, 2001. Search date 1999, primary sources Central, Pubmed, Medline, Healthstar, Psychinfo, Cinahl, hand searches, inclusion criteria: management of acne, English language, human data, prospective controlled, randomised/quasi-randomised allocation.
16. Cunliffe WJ, Holland KT. Clinical and laboratory studies on treatment with 20 % azelaic acid cream for acne. *Acta Derm Venereol Suppl (Stockh)* 1989;143:31–34.
17. Katsambus A, Graupe K, Stratigos J. Clinical studies of 20 % azelaic acid cream in the treatment of acne vulgaris. Comparison with vehicle and topical tretinoin. *Acta Derm Venereol Suppl (Stockh)* 1989;143:35–39.
18. Graupe K, Cunliffe WJ, Gollnick HP, et al. Efficacy and safety of topical azelaic acid (20 % cream): an overview of results from European clinical trials and experimental reports. *Cutis* 1996;57(Suppl 1):20–35.
19. Ede M. A double-blind comparative study of benzoyl peroxide, benzoyl peroxide–chlorhydroxyquinolone, benzoyl peroxide–chlorhydroxyquinolone–hydrocortisone, and placebo lotions in acne. *Curr Ther Res Clin Exp* 1973;15:624–629.
20. Lookingbill DP, Chalker DK, Lindholm JS, et al. Treatment of acne with a combination clindamycin/benzoyl peroxide gel compared with clindamycin gel, benzoyl peroxide gel and vehicle gel: combined results of two double-blind investigations. *J Am Acad Dermatol* 1997;37:590–595.
21. Hunt MJ, Barnetson RS. A comparative study of gluconolactone versus benzoyl peroxide in the treatment of acne. *Australas J Dermatol* 1992;33:131–134.
22. Hughes BR, Norris JF, Cunliffe WJ. A double-blind evaluation of topical isotretinoin 0.05 %, benzoyl peroxide gel 5 % and placebo in patients with acne. *Clin Exp Dermatol* 1992;17:165–168.
23. Smith EB, Padilla RS, McCabe JM, et al. Benzoyl peroxide lotion (20 percent) in acne. *Cutis* 1980;25:90–92.
24. Lucky A, Jorizzo JL, Rodriguez D, et al. Efficacy and tolerance of adapalene cream 0.1 % compared with its cream vehicle for the treatment of acne vulgaris. *Cutis* 2001;68:34–40.
25. Pinnock CB, Alderman CP. The potential for teratogenicity of vitamin A and its congeners. *Med J Australia* 1992;157:805–809.
26. Chalker DK, Lesher JL Jr, Smith JG Jr, et al. Efficacy of topical isotretinoin 0.05 % gel in acne vulgaris: results of a multicenter, double-blind investigation. *J Am Acad Dermatol* 1987;17:251–254.
27. Langner A, Boorman GC, Stapor V, et al. Isotretinoin cream 0.05 % and 0.1 % in the treatment of acne vulgaris. *J Dermatol Treat* 1994;5:177–180.

28. Glass D, Boorman GC, Stables GI, et al. A placebo-controlled clinical trial to compare a gel containing a combination of isotretinoin (0.05 %) and erythromycin (2 %) with gels containing isotretinoin (0.05 %) or erythromycin (2 %) alone in the topical treatment of acne vulgaris. *Dermatology* 1999;199:242–247.
29. Christiansen JV, Gadborg E, Ludvigsen K, et al. Topical tretinoin, vitamin A acid (Airol) in acne vulgaris: a controlled clinical trial. *Dermatologica* 1974;148:82–89.
30. Christiansen J, Holm P, Reymann F. The retinoic acid derivative Ro 11–1430 in acne vulgaris: a controlled multicenter trial against retinoic acid. *Dermatologica* 1977;154:219–227.
31. Krishnan G. Comparison of two concentrations of tretinoin solution in the topical treatment of acne vulgaris. *Practitioner* 1976;216:106–109.
32. Lucky AW, Cullen SI, Jarratt MT, et al. Comparative efficacy and safety of two 0.025 % tretinoin gels: results from a multicenter double-blind, parallel study. *J Am Acad Dermatol* 1998;38:S17–S23.
33. Lucky AW, Cullen SI, Funicella T, et al. Double-blind, vehicle-controlled, multicenter comparison of two 0.025 % tretinoin creams in patients with acne vulgaris. *J Am Acad Dermatol* 1998;38:S24–S30.
34. Braathen LR. Topical clindamycin versus oral tetracycline and placebo in acne vulgaris. *Scand J Infect Dis Suppl* 1984;43:71–75.
35. Ellis CN, Gammon WR, Stone DZ, et al. A comparison of Cleocin T Solution, Cleocin T Gel, and placebo in the treatment of acne vulgaris. *Cutis* 1988;42:245–247.
36. Lucchina LC, Kollias N, Gillies R, et al. Fluorescence photography in the evaluation of acne. *J Am Acad Dermatol* 1996;35:58–63.
37. Gratton D, Raymond GP, Guertin-Larochelle S, et al. Topical clindamycin versus systemic tetracycline in the treatment of acne. Results of a multiclinic trial. *J Am Acad Dermatol* 1982;7:50–53.
38. Becker LE, Bergstresser PR, Whiting DA, et al. Topical clindamycin therapy for acne vulgaris. A cooperative clinical study. *Arch Dermatol* 1981;117:482–485.
39. Kuhlman DS, Callen JP. A comparison of clindamycin phosphate 1 percent topical lotion and placebo in the treatment of acne vulgaris. *Cutis* 1986;38:203–206.
40. Noble WC, Naidoo J. Evolution of antibiotic resistance in *Staphylococcus aureus*: the role of the skin. *Br J Dermatol* 1978;98:481–489.
41. Lesher JL Jr, Chalker DK, Smith JG Jr, et al. An evaluation of a 2 % erythromycin ointment in the topical therapy of acne vulgaris. *J Am Acad Dermatol* 1985;12:526–531.
42. Pochi PE, Bagatell FK, Ellis CN, et al. Erythromycin 2 % gel in the treatment of acne vulgaris. *Cutis* 1988;41:132–136.
43. Jones EL, Crumley AF. Topical erythromycin vs blank vehicle in a multiclinic acne study. *Arch Dermatol* 1981;117:551–553.
44. Dobson RL, Belknap BS. Topical erythromycin solution in acne. Results of a multiclinic trial. *J Am Acad Dermatol* 1980;3:478–482.
45. Rivkin L, Rapaport M. Clinical evaluation of a new erythromycin solution for acne vulgaris. *Cutis* 1980;25:552–555.
46. Hellgren L, Vincent J. Topical erythromycin for acne vulgaris. *Dermatologica* 1980;161:409–414.
47. Prince RA, Busch DA, Hepler CD, et al. Clinical trial of topical erythromycin in inflammatory acne. *Drug Intell Clin Pharm* 1981;15:372–376.
48. Feucht CL, Allen BS, Chalker DK, et al. Topical erythromycin with zinc in acne. A double-blind controlled study. *J Am Acad Dermatol* 1980;3:483–491.
49. Schachner L, Eaglestein W, Kittles C, et al. Topical erythromycin and zinc therapy for acne. *J Am Acad Dermatol* 1990;22:253–260.
50. Knutson DD, Swinyer LJ, Smoot WH. Meclocycline sulfosalicylate. Topical antibiotic agent for the treatment of acne vulgaris. *Cutis* 1981;27:203–204, 208–210.
51. Blaney DJ, Cook CH. Topical use of tetracycline in the treatment of acne: a double-blind study comparing topical and oral tetracycline therapy and placebo. *Arch Dermatol* 1976;112:971–973.
52. Anderson RL, Cook CH, Smith DE. The effect of oral and topical tetracycline on acne severity and on surface lipid composition. *J Invest Dermatol* 1976;66:172–177.
53. Smith JG Jr, Chalker DK, Wehr RF. The effectiveness of topical and oral tetracycline for acne. *South Med J* 1976;69:695–697.
54. Burton J. A placebo-controlled study to evaluate the efficacy of topical tetracycline and oral tetracycline in the treatment of mild to moderate acne. Dermatology Research Group. *J Int Med Res* 1990;18:94–103.
55. Skidmore, R, Kovach R, Walker C, et al. Effects of subantimicrobial-dose doxycycline in the treatment of moderate acne. *Arch Dermatol* 2003;139:459–464.
56. Plewig G, Petrozzi JW, Berendes U. A double-blind study of doxycycline in acne vulgaris. *Arch Dermatol* 1970;101:435–438.
57. Bleeker J, Hellgren L, Vincent J. Effect of systemic erythromycin stearate on the inflammatory lesions and skin surface fatty acids in acne vulgaris. *Dermatologica* 1981;162:342–349.
58. Juhlin L, Liden S. A quantitative evaluation of the effect of oxytetracycline and doxycycline in acne vulgaris. *Br J Dermatol* 1969;81:154–158.

59. The National Prescribing Centre. The treatment of acne vulgaris: an update. *MeReC Bulletin* 1999;10:29–32.
60. Sanchez AR, Rogers RS, Sheridan PJ. Tetracycline and other tetracycline-derivative staining of the teeth and oral cavity. *Int J Dermatol* 2004;43:709–715.
61. Brandt H, Attila P, Ahokas T, et al. Erythromycin acistrate – an alternative treatment for acne. *J Dermatol Treat* 1994;5:3–5.
62. Gammon WR, Meyer C, Lantis S, et al. Comparative efficacy of oral erythromycin versus oral tetracycline in the treatment of acne vulgaris. A double-blind study. *J Am Acad Dermatol* 1986;14:183–186.
63. Al-Mishari MA. Clinical and bacteriological evaluation of tetracycline and erythromycin in acne vulgaris. *Clin Ther* 1987;9:273–280.
64. Garner SE, Eady EA, Popescu C, et al. Minocycline for acne vulgaris: efficacy and safety. (Cochrane Review). In: The Cochrane Library, Issue 2, 2003. Oxford: Update Software. Search date 2002, primary sources Medline, Embase, Biosis, Biological abstracts, International Pharmaceutical Abstracts, Cochrane Skin Group's Trial Register, Theses Online, Bids, hand searches, inclusion criteria: RCTs comparing minocycline with active/placebo in acne.
65. Schlienger RG, Bircher AJ, Meier CR. Minocycline-induced lupus. A systematic review. *Dermatology* 2000;200:223–231. Search date 1999, primary sources Medline, Embase, hand searches, inclusion criteria: participants to have developed minocycline induced systemic lupus erythematosus.
66. Lawrenson RA, Seaman HE, Sundstrom A, et al. Liver damage associated with minocycline use in acne: a systematic review of the published literature and pharmacovigilance data. *Drug Saf* 2000;23:333–349. Search date 1998, primary sources Medline, Cinahl, The Cochrane Library, Embase, Current Contents, Toxline, Bids, hand searches, pharmaceutical and WHO adverse events databases, inclusion criteria: participants to have developed liver damage from taking minocycline for acne.
67. Goulden V, Glass D, Cunliffe WJ. Safety of long-term high-dose minocycline in the treatment of acne. *Br J Dermatol* 1996;134:693–695.
68. Sturkenboom MC, Meier CR, Jick H, et al. Minocycline and lupuslike syndrome in acne patients. *Arch Intern Med* 1999;159:493–497.
69. Heslett C, Chilvers ER, Boon NA, et al. *Davidsons principals and practices of medicine*. 2002, Churchill Livingstone, London.
70. Cooper AJ. Systematic review of *Propionibacterium acnes* resistance to systemic antibiotics. *Med J Aust* 1998;169:259–261. Search date 1998, primary sources Medline, Embase, hand searches, inclusion criteria: English language, *Proprionibacterium acnes* resistance patterns.
71. Lane P, Williamson DM. Treatment of acne vulgaris with tetracycline hydrochloride: a double-blind trial with 51 patients. *BMJ* 1969;2:76–79.
72. Wong RC, Kang S, Heezen JL, et al. Oral ibuprofen and tetracycline for the treatment of acne vulgaris. *J Am Acad Dermatol* 1984;11:1076–1081.

Kommentar

Annkathrin Born, Berthold Rzany und Ulrike Blume-Peytavi

Die Akne ist eine der häufigsten dermatologischen Erkrankungen. Zur Therapie stehen eine Fülle unterschiedlicher oraler und topischer Therapeutika zur Verfügung. Die meisten der Interventionen sind durch gute klinische Studien gesichert.
Im vorliegenden Kapitel werden auch die in Deutschland üblichen therapeutischen Interventionen aufgelistet. Schade ist, dass nicht auf die Kombination der unterschiedlichen Therapeutika eingegangen wird. Verwunderlich auch, dass Adapalen nur unter „ Nutzen wahrscheinlich" gelistet wird, was wohl daran liegt, dass es hier nur eine klinische Studie gibt. Interessant, dass die Wirksamkeit der oralen Antibiotika recht (er)nüchtern(d) beurteilt wird. Lymecyclin ist in Deutschland nicht zugelassen. Was fehlt: orales Isotretinoin – das Mittel der Wahl bei der schweren Akne bei männlichen Jugendlichen und die Hormontherapie bei weiblichen Jugendlichen. Hier fehlen die Antiandrogene und die Antikonzeptiva mit einem Antiandrogenanteil.

Faltenbildung

Suchdatum: Dezember 2003

Miny Samuel, Rebecca Brooke und Christopher Griffiths

Frage Welche Effekte haben Präventivmaßnahmen?

Wirksamkeit unbekannt

Sonnenschutzmittel; Vitamin C oder E (topisch)[7–9]

Es fanden sich keine RCTs zu den Effekten dieser Maßnahmen in der Prävention der Faltenbildung.

Frage Welche Effekte haben unterschiedliche Behandlungsmethoden?

Nutzen belegt

Tazaroten (bessert feine Falten)[27, 28]

Einer RCT bei Patienten mit mittelschweren chronischen UV-Schäden der Haut zufolge verbessert Tazarotencreme feine Falten im Vergleich zu Placebo nach 24 Wochen signifikant. In einer RCT zeigte sich hinsichtlich feiner Falten nach 24 Wochen kein signifikanter Unterschied zwischen Tazaroten- und Tretinoincreme.

Tretinoin (bessert feine Falten)[10–23]

RCTs bei Menschen mit leichten bis mittelschweren UV-Schäden zufolge führt eine topische Tretinointherapie im Vergleich zu Placebocreme über bis zu 12 Monate zu einer Besserung feiner Falten, während die Wirkung von Tretinoin auf grobe Falten in den verschiedenen Studien unterschiedlich war. Drei RCTs bei Patienten mit mittelschweren bis schweren chronischen UV-Schäden zufolge verbessert eine 6-monatige topische Tretinointherapie (0,01–0,02 %) im Vergleich zu Trägercreme feine und grobe Gesichtsfalten. Häufige akute Nebenwirkungen sind Juckreiz, Brennen und die Bildung eines Erythems. Die häufigste persistierende Nebenwirkung ist ein Abschälen der Haut mit einem Häufigkeits- und Intensitätsmaximum um die 12.–16. Woche. Einer RCT zufolge besteht hinsichtlich der Faltenbildung kein signifikanter Unterschied.

Nutzen und Schaden abzuwägen

Isotretinoin[25, 26]

Zwei RCTs bei Patienten mit mittelschweren bis schweren chronischen UV-Schäden zufolge bessert Isotretinoin nach 36 Wochen sowohl feine als auch grobe Falten im Vergleich zu Trägercreme. In 5–10 % der Fälle kam es jedoch zu schweren Irritationen der Gesichtshaut.

Wirksamkeit unbekannt

Kohlendioxid-(CO_2)-Laser[37–41]

Es fanden sich keine RCTs, die CO_2-Laser mit Placebo oder Nichtbehandlung verglichen hätten. Zwei kleine RCTs an Frauen mit perioralen Falten ergaben hinsichtlich der Besserung der Falten nach 4–6 Monaten keinen signifikanten Unterschied zwischen einem CO_2-Laser und der Dermabrasion. Einer dritten RCT zufolge ist der Laser hinsichtlich der Besserung der Falten jedoch etwas wirksamer als die Dermabrasion. Nebenwirkungen traten häufig auf. In allen drei RCTs wurden Erytheme dokumentiert, wobei zwei zu dem

Ergebnis kamen, dass sie nach einer Lasertherapie häufiger auftreten als nach Dermabrasion. Kleine RCTs ergaben nur unzureichende Hinweise auf die Effekte eines CO_2-Lasers im Vergleich zu Dermabrasion, chemischer Schältherapie oder anderen Laserbehandlungen.

Dermabrasion[34–36]

Es fanden sich keine RCTs zum Vergleich von Dermabrasion und Placebo oder Nichtbehandlung. In zwei kleinen RCTs bei Frauen mit perioralen Falten zeigte sich hinsichtlich einer Besserung der Falten nach 4–6 Monaten kein signifikanter Unterschied zwischen Dermabrasion und CO_2-Laser. Einer dritten RCT zufolge ist die Dermabrasion hinsichtlich der Besserung der Falten jedoch etwas weniger wirksam als der Laser. Nebenwirkungen traten häufig auf. In allen drei RCTs wurden Erytheme dokumentiert, wobei zwei zu dem Ergebnis kamen, dass sie nach einer Lasertherapie häufiger auftreten als nach Dermabrasion.

Facelifting

Zu den Effekten eines Facelifting fanden sich keine RCTs.

Orale Therapie mit Polysacchariden aus tierischem Knorpel[30–33]

Eine RCT ergab hinsichtlich des Aussehens der Falten nach 3 Monaten keinen signifikanten Unterschied zwischen einem oralen Polysaccharidpräparat aus Knorpel und Placebo. Kleinere RCTs ergaben, dass ein orales Knorpelpolysaccharidpräparat im Vergleich zu Placebo feine, mäßige oder schwere Falten verringert. Die Studien waren allerdings klein und von begrenzter Reliabilität. Es fanden sich begrenzte Hinweise darauf, dass bestimmte Präparate wirksamer sind als andere.

Retinylester

Es fanden sich weder systematische Übersichten noch RCTs über Retinylester, die Patienten mit Falten klinische Zielkriterien erfasst hätten.

Vitamin C oder E (topisch)[9]

Begrenzten Hinweisen aus einer qualitativ schlechten RCT zufolge verbessern Ascorbinsäurepräparate im Vergleich zu Trägercreme bei täglicher Applikation über 3 Monate sowohl feine als auch grobe Falten. Ein beißendes Brennen und ein Erythem wurden häufig beobachtet, waren in den Studien jedoch nicht eindeutig den Therapien zugeordnet. Aus dieser Studie ließen sich jedoch auf Grund methodologischer Schwächen keine zuverlässigen Schlussfolgerungen ziehen.

Topische Therapie mit Polysacchariden aus tierischem Knorpel[29]

Einer kleinen RCT zufolge verringern handelsübliche lokal wirksame, natürliche Knorpelpolysaccharidpräparate im Vergleich zu Placebo nach 120 Tagen die Zahl feiner und grober Falten. Aus dieser Studie ließen sich jedoch keine zuverlässigen Schlussfolgerungen ziehen.

Definition	Falten sind sichtbare Linien oder Falten in der Haut. Falten von weniger als 1 mm Tiefe und Breite bezeichnet man als feine Falten, breitere oder tiefere Falten als grobe Falten. Die meisten RCTs befassten sich mit Falten im Bereich von Gesicht, Unterarmen und Händen.
Inzidenz/ Prävalenz	Es fanden sich keine Informationen über die spezielle Inzidenz von Falten per se, sondern nur über die Inzidenz chronischer UV-Schäden, zu denen ein ganzes Spektrum von Veränderungen, wie Faltenbildung, Hyperpigmentierung, Trockenheit und Teleangiektasien, gehört. Die Inzidenz UV-bedingter Hautveränderungen steigt mit dem Alter und entwickelt sich über mehrere Jahrzehnte. Eine australische Studie (1539 Patienten zwi-

schen 20 und 55 Jahren, die in Queensland lebten) zeigte bereits bei 72 % der Männer und 47 % der Frauen unter 30 Jahren einen mittelschweren bis schweren UV-bedingten Hautschaden.[1] Das Ausmaß des Hautschadens stieg mit zunehmendem Alter signifikant und, war unabhängig davon, mit der Entstehung aktinischer Keratosen ($p < 0,01$) und Hautkrebs ($p < 0,05$) assoziiert. Die Faltenbildung trat bei hellhäutigen Menschen, besonders solchen mit Hauttyp I oder II, häufiger auf. Eine Studie berichtet, dass die Inzidenz chronischer UV-Schäden in europäischen und nordamerikanischen Bevölkerungsgruppen mit Hauttyp I, II und III nach Fitzpatrick bei 80–90 % liegt.[2] Es fanden sich wenige Untersuchungen über chronische UV-Schäden auf schwarzer Haut (Hauttyp IV und V).

Ätiologie/ Risikofaktoren

Falten können sowohl durch intrinsische Faktoren (z. B. Alterungsprozess, Hormonstatus und Erkrankungen) als auch durch extrinsische Faktoren (z. B. UV-Strahlen und Rauchen) verursacht werden. Alle diese Faktoren führen zu einer Verdünnung der Epidermis, zu Elastizitätsverlust, erhöhter Verletzbarkeit und Faltenbildung. Das Ausmaß der chronischen UV-Schäden ist abhängig vom Hauttyp, der auch Hautfarbe und Bräunungsfähigkeit umfasst.[3] Einer Übersicht aus fünf Beobachtungsstudien zufolge treten Falten bei Rauchern unabhängig vom Geschlecht häufiger auf als bei Nichtrauchern.[4] Es zeigte sich auch, dass das Risiko für mittelschwere bis schwere Falten bei lebenslangen Dauerrauchern mehr als doppelt so hoch liegt wie bei aktuellen Rauchern (RR 2,57; 95 %-CI 1,83–3,09). Bei Frauen in der Postmenopause kann das Östrogendefizit an der Entstehung von Falten beteiligt sein.[5]

Prognose

Obwohl Falten nicht als therapiebedürftige Krankheit zu betrachten sind, können Sorgen bezüglich des Alterns im Allgemeinen die Lebensqualität beeinträchtigen. Solche Sorgen werden wahrscheinlich von geographischen Unterschieden, Kultur und persönlichen Wertvorstellungen beeinflusst. In Einzelfällen kann Unzufriedenheit mit dem körperlichen Erscheinungsbild sogar zu Störungen sozialer Beziehungen, des beruflichen Erfolgs und des Selbstbewusstseins führen.[6] In Gesellschaften, in denen der Anteil älterer Menschen an der Bevölkerung steigt und hoher Wert auf ein jugendliches Aussehen gelegt wird, besteht zunehmend Nachfrage nach ärztlichen Eingriffen, die die sichtbaren Zeichen des Alterns verringern können.

Literatur

1. Green AC. Premature ageing of the skin in a Queensland population. *Clin Exp Dermatol* 1991;155:473–478.
2. Maddin S, Lauharanta J, Agache P, et al. Isotretinoin improves the appearance of photodamaged skin: results of a 36-week, multicenter, double-blind, placebo-controlled trial. *J Am Acad Dermatol* 2000;42:56–63.
3. Nagashima H, Hanada K, Hashimoto I. Correlation of skin phototype with facial wrinkle formation. *Photodermatol Photoimmunol Photomed* 1999;15:2–6.
4. Grady D, Ernster V. Does cigarette smoking make you ugly and old? *Am J Epidemiol* 1992;135:839–842.
5. Affinito P, Palomba S, Sorrentino C, et al. Effects of postmenopausal hypoestrogenism on skin collagen. *Maturitas* 1999;15:239–247.
6. Gupta MA, Gupta AK. Photodamaged skin and quality of life: reasons for therapy. *J Dermatol Treat* 1996;7:261–264.
7. Alsarraaf R. Outcomes research in facial plastic surgery: a review and new directions. *Aesthetic Plast Surg* 2000;24:192–197.
8. Boyd AS, Naylor M, Cameron GS, et al. The effects of chronic sunscreen use on the histologic changes of dermatoheliosis. *J Am Acad Dermatol* 1995;33:941–946.
9. Traikovich SS. Use of topical ascorbic acid and its effects on photodamaged skin topography. *Arch Otolaryngol Head Neck Surg* 1999;125:1091–1098.

10. Weiss JS, Ellis CN, Headington JT, et al. Topical tretinoin improves photoaged skin. *JAMA* 1988;259:527–532.
11. Leyden JJ, Grove GL, Grove MJ, et al. Treatment of photodamaged facial skin with topical tretinoin. *J Am Acad Dermatol* 1989;21:638–644.
12. Lever L, Kumar P, Marks R. Topical retinoic acid for treatment of solar damage. *Br J Dermatol* 1990; 122:91–98.
13. Barel AO, Delune M, Clarys P, et al. Treatment of photodamaged facial skin with topical tretinoin: a blinded, vehicle-controlled half-side study. *Nouv Dermatol* 1995;14:585–591.
14. Lowe PM, Woods J, Lewis A, et al. Topical tretinoin improves the appearance of photo damaged skin. *Australas J Dermatol* 1994;35:1–9.
15. Weinstein GD, Nigra TP, Pochi PE, et al. Topical tretinoin for treatment of photodamaged skin. *Arch Dermatol* 1991;127:659–665.
16. Salagnac V, Leonard F, Lacharriere Y, et al. Topical treatment of actinic aging with vitamin A acid at various concentrations. *Rev Fr Gynecol Obstet* 1991;86:458–460.
17. Olsen EA, Katz HI, Levine N, et al. Tretinoin emollient cream: a new therapy for photodamaged skin. *J Am Acad Dermatol* 1992;26:215–224.
18. Andreano J, Bergfeld WF, Medendorp SV. Tretinoin emollient cream 0.01 % for the treatment of photoaged skin. *Cleve Clin J Med* 1993;60:49–55.
19. Griffiths CEM, Kang S, Ellis CN, et al. Two concentrations of topical tretinoin (retinoic acid) cause similar improvement of photoaging but different degrees of irritation. *Arch Dermatol* 1995;131:1037–1044.
20. Nyirady J, Bergfeld W, Ellis C, et al. Tretinoin cream 0.02 % for the treatment of photodamaged facial skin: A review of 2 double-blind clinical studies. *Cutis* 2001;68:135–143.
21. Nyirady J, Gisslen H, Lehmann P et al. Safety and efficacy of long-term use of tretinoin cream 0.02 % for treatment of photodamage: Review of clinical trials. *Cosmet Dermatol* 2003;3:49–57.
22. Lipson AH, Collins F, Webster WS. Multiple congenital defects associated with maternal use of topical tretinoin. *Lancet* 1993;341:1352–1353.
23. Camera G, Pregliasco P. Ear malformation in baby born to mother using tretinoin cream. *Lancet* 1992;339:687.
24. Jick SS, Terris BZ, Jick H. First trimester topical tretinoin and congenital disorders. *Lancet* 1993;341:1181–1182.
25. Sendagorta E, Lesiewicz J, Armstrong RB. Topical isotretinoin for photodamaged skin. *J Am Acad Dermatol* 1992;27:S15–S18.
26. Maddin S, Lauharanta J, Agache P, et al. Isotretinoin improves the appearance of photodamaged skin: results of a 36-week, multicenter, double blind, placebo-controlled trial. *J Am Acad Dermatol* 2000;42:56–63.
27. Kang S, Leyden JJ, Lowe NJ, et al. Tazarotene cream for the treatment of facial photodamage. *Arch Dermatol* 2001;137:1597–1604.
28. Phillips TJ, Gottlieb AB, Leyden JJ, et al. Efficacy of 0.1 % tazarotene cream for the treatment of photodamage. *Arch Dermatol* 2002;138:1486–1493.
29. Lassus A, Eskelinen A, Santalahti J. The effect of Vivida® cream as compared with placebo cream in the treatment of sun-damaged or age-damaged facial skin. *J Int Med Res* 1992;20:381–391.
30. Kieffer ME, Efsen J. Imedeen® in the treatment of photoaged skin: an efficacy and safety trial over 12 months. *J Eur Acad Dermatol Venereol* 1998;11:129–136.
31. Eskelinen A, Santalahti J. Special natural cartilage polysaccharides for the treatment of sun-damaged skin in females. *J Int Med Res* 1992;20:99–105.
32. Distante F, Scalise F, Rona C, et al. Oral fish cartilage polysaccharides in the treatment of photoageing: biophysical findings. *Int J Cosmet Sci* 2002;24:81–87.
33. Eskelinen A, Santalahti J. Natural cartilage polysaccharides for the treatment of sun-damaged skin in females: a double-blind comparison of Vivida® and Imedeen®. *J Int Med Res* 1992; 20:227–233.
34. Gin I, Chew J, Rau KA, et al. Treatment of upper lip wrinkles: a comparison of the 950–μsec dwell time carbon dioxide laser to manual tumescent dermabrasion. *Dermatol Surg* 1999;25:468–474.
35. Holmkvist KA, Rogers GS. Treatment of perioral rhytides. *Arch Dermatol* 2000;136:725–731.
36. Kitzmiller WJ, Visscher M, Page DA, et al. A controlled evaluation of dermabrasion versus CO2 laser resurfacing for the treatment of perioral wrinkles. *Plast Reconstr Surg* 2000;106:1366–1372.
37. Chew J, Gin I, Rau KA, et al. Treatment of upper lip wrinkles: a comparison of 950–μsec dwell time carbon dioxide laser with unoccluded baker's phenol chemical peel. *Dermatol Surg* 1999; 25:262–266.
38. Reed JT, Joseph AK, Bridenstine JB. Treatment of periorbital wrinkles. *Dermatol Surg* 1997;23: 643–648.
39. Newman JB, Lord JL, Ash K, et al. Variable pulse erbium:YAG laser skin resurfacing of perioral rhytides and side-by-side comparison with carbon dioxide laser. *Lasers Surg Med* 2000;26:208–214.
40. Ross EV, Miller C, Meehan K, et al. One-pass CO2 versus multiple-pass Er:YAG laser resurfacing in the treatment of rhytides: a comparison side-by-side study of pulsed CO2 and Er:YAG lasers. *Dermatol Surg 2001;27:709–715.*

41. Khatri KA, Ross V, Grevelink LM, et al. Comparison of Erbium:YAG and carbon dioxide lasers in resurfacing of facial rhytides. *Arch Dermatol* 1999;135:391–397.
42. McDaniel DH, Lord J, Ash K, et al. Combined CO2/Erbium:YAG laser resurfacing of peri-oral rhytides and side-by-side comparison with carbon dioxide laser alone. *Dermatol Surg* 1999;25:285–293.

Kommentar

Berthold Rzany

Falten sind nicht Falten. Diese Kapitel handelt primär von elastotischen Falten, d. h. Falten, die primär durch übermäßige UV-Exposition hervorgerufen werden, und nicht von mimischen Falten, d. h. Falten, die durch die Aktivität der mimischen Muskulatur entstehen.

Wichtigste Prävention der elastotischen Falten ist eine Vermeidung einer übermäßigen UV-Exposition von früher Kindheit an. Auf den präventiven Benefit von Lichtschutzmittel wird nicht eingegangen. Eine Evidenz für den protektiven Effekt von Vitamin E und C findet sich nicht.

Die Therapie der elastotischen Falten umfasst eine gesamte Bandbreite von chirurgischen (Facelift), ablativen Maßnahmen (Laser und Peels) sowie Externa. Erwartungsgemäß liegen für die operativen Maßnahmen keine oder nur kleinere klinische Studien vor. Die Einordnung der Autoren in „Wirksamkeit unbekannt" geht hier etwas an der Realität vorbei. Gut ist jedoch die klare Herausstellung der Wirksamkeit von Tazaroten und Tretinoin, d. h. den topischen Retinoiden, die auch in Deutschland auf dem Markt sind. Die Wirksamkeit aller anderen Externa kann als nicht belegt gelten.

Fußpilz

Suchdatum: Dezember 2003

Fay Crawford

Frage Welche Effekte haben topische Behandlungsmethoden bei Fußpilz?

Nutzen belegt

Topische Allylamine[8–13]

Eine systematische Übersicht und vier nachfolgende RCTs zeigten, dass Allylamine bei der Heilung von Pilzinfektionen der Haut effektiver sind als Placebo. Die Übersicht ergab nur unzureichende Belege für einen Vergleich verschiedener Allylamine untereinander. Es zeigte sich, dass topische Allylamine im Vergleich zu topischen Azolen nach 3–12 Wochen die Heilungsraten erhöhen. Es fanden sich keine Hinweise auf die Rezidivraten nach klinischer Heilung.

Topische Azole[8, 9, 14, 15]

Einer systematischen Übersicht zufolge erhöhen azolhaltige Cremes, über 4–6 Wochen aufgetragen, im Vergleich zu Placebo die Heilungsraten. Es fanden sich keine RCTs, in denen einzelne Azole miteinander verglichen wurden. Es zeigte sich, dass topische Azole zur Erhöhung der Heilungsraten nach 3–12 Wochen weniger wirksam sind als topische Allylamine. Es fanden sich keine Hinweise auf die Rezidivraten nach klinischer Heilung.

Wirksamkeit unbekannt

Verbesserte Fußhygiene einschließlich Socken und Strumpfwaren[16]

Es fanden sich weder systematische Übersichten noch RCTs zu den Effekten von Fußhygiene und Strumpfwaren in der Behandlung von Fußpilz.

Definition

Fußpilz ist eine Infektion der Haut, verursacht durch Dermatophyten. Sie ist charakterisiert durch Juckreiz, Schuppenbildung und Fissuren der Haut. Fußpilz kann sich auf drei Weisen manifestieren: (1) Die Haut zwischen den Zehen kann mazeriert (weiß) und glitschig-weich erscheinen. (2) Die Fußsohlen können trocken und schuppig werden. (3) Die Haut am gesamten Fuß kann sich röten, und es kann zu bläschenförmigen Hauterscheinungen kommen.[1] In der Dermatologie werden Pilzinfektionen der Haut übereinkunftsgemäß als oberflächlich bezeichnet, um sie von systemischen Pilzinfektionen abzugrenzen.

Inzidenz/ Prävalenz

Epidemiologische Studien haben verschiedene Schätzwerte für die Prävalenz von Fußpilz erbracht. Gewöhnlich werden Studien in Populationen mit Personen durchgeführt, die entweder eine dermatologische Sprechstunde, ein Sport-Center oder ein Schwimmbad aufsuchen oder ihren Wehrdienst ableisten. Britischen Schätzungen zufolge findet sich Fußpilz bei 15 % der Allgemeinbevölkerung.[2] Studien, die in dermatologischen Sprechstunden in Italien[3] und China[4] durchgeführt wurden, ergaben Prävalenzen von 25 bzw. 27 %. Einer populationsbasierten Studie aus Israel zufolge beträgt die Prävalenz unter Kindern 30 %.[5]

Ätiologie/ Risikofaktoren

Nutzer von Schwimmbädern und Industriearbeiter können einem erhöhten Fußpilzrisiko ausgesetzt sein. In einer Studie fand sich jedoch nur bei 9 %

der Schwimmer eine Fußpilzinfektion, wobei die höchste Prävalenz (20 %) bei Männern im Alter von 16 Jahren und darüber zu finden war.[2]

Prognose Bei Menschen mit normalem Immunstatus sind Pilzinfektionen am Fuß nicht lebensbedrohend, können jedoch bei manchen zu anhaltendem Juckreiz und schließlich zu Fissuren führen. Andere Patienten wiederum sind sich einer persistierenden Infektion unter Umständen gar nicht bewusst. Die Infektion kann sich auf andere Teile des Körpers und andere Personen ausbreiten.

Literatur

1. Springett K, Merriman L. Assessment of the skin and its appendages. In: Merriman L, Tollafield D, eds. *The assessment of the lower limb*. New York: Churchill Livingstone, 1995:191–225.
2. Gentles JC, Evans EGV. Foot infections in swimming baths. *BMJ* 1973;3:260–262.
3. Aste N, Pau M, Aste N, et al. Tinea pedis observed in Cagliari, Italy, between 1996 and 2000. *Mycoses* 2003;46:38–41.
4. Cheng S, Chong L. A prospective epidemiological study on tinea pedis and onychomycosis in Hong Kong. *Chin Med J (Engl)* 2002;115:860–865.
5. Leibovici V, Evron R, Dunchin M, et al. Population-based epidemiologic study of tinea pedis in Israeli children. *Pediatr Infect Dis* J 2002;21:851–854.
6. Crawford F, Young P, Godfrey C, et al. Oral treatments for toenail onychomycosis. *Arch Dermatol* 2002;138:811–815.
7. Daniel CR, Elewski BE. The diagnosis of nail fungus infection revisited. *Arch Dermatol* 2000; 136:1162–1164.
8. Crawford F, Hart R, Bell-Syer S, et al. Topical treatments for fungal infections of the skin and nails of the foot. In: The Cochrane Library, Issue 3, 2001. Oxford: Update Software. Search date 1997; primary sources Medline, Embase, Cinahl, Cochrane Controlled Trials Register, Science Citation Index, Biosis, CAB-Health, Healthstar, DARE, the NHS Economic Evaluation Database, Econlit, hand searched references and key journals, and pharmaceutical companies contacted.
9. Hart R, Bell-Syer EM, Crawford F, et al. Systematic review of topical treatments for fungal infections of the skin and nails of the feet. *BMJ* 1999;319:79–82. Search date 1997; primary sources Medline, Embase, Cinahl, Cochrane Controlled Trials Register, Science Citation Index, Biosis, CAB-Health, Healthstar, DARE, the NHS Economic Evaluation Database, Econlit, hand searched references and key journals, and pharmaceutical companies contacted.
10. Korting HC, Tietz HJ, Brautigam M. One week terbinafine 1 % cream (Lamisil) once daily is effective in the treatment of interdigital tinea pedis: a vehicle controlled study. LAS-INT-06 Study Group. *Med Mycol* 2000;39:335–340.
11. Syed TA, Hadi SM, Quereshi ZA, et al. Butenafine 1 % versus terbinafine 1 % in cream for the treatment of tinea pedis. A placebo controlled double-blind comparative study. *Clin Drug Invest* 2000;19:393–397.
12. Lebwohl M, Elewski B, Eisen D, et al. Efficacy and safety of terbinafine 1 % solution in the treatment of interdigital tinea pedis and tinea corporis or tinea cruris. *Cutis* 2001;67:261–266.
13. Hollmen KA, Kinnunen T, Kiilstala U, et al. Efficacy and tolerability of terbinafine 1 % emulsion gel in patients with tinea pedis [letter]. *Eur Acad Dermatol Venereol* 2002;16:87.
14. Schopf R, Hettler O, Brautigam M, et al. Efficacy and tolerability of terbinafine 1 % topical solution used for 1 week compared with 4 weeks clotrimazole 1 % topical solution in the treatment of interdigital tinea pedis: a randomised controlled clinical trial. *Mycoses* 1999;42:415–420.
15. Leenutaphong V, Tangwiwat S, Muanprasat C, et al. Double-blind study of the efficacy of 1 week topical terbinafine cream compared to 4 weeks miconazole cream in patients with tinea pedis. *J Med Assoc Thai* 1999;82:1006–1009.
16. Crawford F. Athletes foot. In: Williams H, Bigby M, Diepgen T, eds. *Evidence based dermatology*. London: BMJ Publishing Group, 2003.

Kommentar

Annkathrin Born und Berthold Rzany

Die übliche Vorgehensweise bei Patienten mit interdigitaler Tinea pedis beinhaltet die topische Applikation von Antimykotika. Nach der Übersicht von F. Crawford ist die Wirksamkeit der topischen Therapie der Tinea pedis mit topischen Antimykotika der Substanzklassen Allylamine und Azole gegenüber Placebo durch zwei systematische Übersicht-

arbeiten und mehrere klinische Studien gesichert. Damit ist der Einsatz dieser Präparate in der topischen Therapie dieser Erkrankung sinnvoll.
Nicht berücksichtigt wird ein in Deutschland häufig verordneter Wirkstoff, Ciclopiroxolamin. Cicloproxolamin gehört der Gruppe der Hydroxypyridone an und ist für den gesetzlich Versicherten im Gegensatz zu den meisten anderen topischen Antimykotika verordnungsfähig. Hier sind auch klinische kontrollierte Studien vorhanden. Ciclopiroxolamin sollte bei der nächsten Aktualisierung dieses Kapitels berücksichtigt werden.

Herpes labialis

Suchdatum: April 2004

Graham Worrall

Frage **Welche Effekte haben Maßnahmen mit dem Ziel der Prävention von Attacken?**

Nutzen wahrscheinlich

Orale Virostatika (Aciclovir)[4–8]

Begrenzte Hinweise aus sechs RCTs deuten darauf hin, dass prophylaktisch verabreichte orale Virostatika im Vergleich zu Placebo Häufigkeit und Schwere von Herpesrezidiven verringern können. Der optimale Zeitpunkt und die optimale Dauer der Therapie sind jedoch noch unklar.

Sonnenschutzmittel[9, 10]

Zwei kleine Cross-over-RCTs ergaben begrenzte Belege dafür, dass ein UV-Schutz Herpesrezidive im Vergleich zu Placebo verringern kann.

Wirksamkeit unbekannt

Lokale antivirale Substanzen

Zur Wirksamkeit lokaler antiviraler Substanzen in der Prophylaxe eines Herpesrezidivs fanden sich keine RCTs.

Frage **Welche Effekte haben Formen einer antiviralen Therapie bei Erstmanifestation eines Herpes labialis?**

Nutzen wahrscheinlich

Orale Virostatika (Aciclovir)[11–15]

Einer kleinen RCT bei Kindern zufolge senkt oral verabreichtes Aciclovir im Vergleich zu Placebo die mittlere Schmerzdauer marginal. Einer weiteren kleinen RCT bei Kindern zufolge verkürzt oral verabreichtes Aciclovir die mittlere Abheildauer.

Wirksamkeit unbekannt

Lokale antivirale Therapie

Es fanden sich keine RCTs zu den Effekten topischer Virostatika.

Frage **Welche Effekte haben unterschiedliche Behandlungsformen eines Herpes-Rezidivs?**

Nutzen wahrscheinlich

Orale Virostatika (Aciclovir und Valaciclovir)[25–27]

Vier kleinen RCTs zufolge verringern jeweils oral verabreichtes Aciclovir und Valaciclovir – zu Beginn des Rezidivs verabreicht – die Dauer der Symptome und der Schmerzen im Vergleich zu Placebo nur marginal. Zwei große RCTs zeigten keinen signifikanten Unterschied zwischen einer eintägigen und einer zweitägigen Therapie mit Valaciclovir und ergaben, dass unter Valaciclovir ein höherer Prozentsatz an Patienten unter Kopfschmerzen leidet als unter Placebo.

Lokale antivirale Therapie (Aciclovir und Penciclovir)[22, 24]

Zwölf RCTs lieferten nur unzureichende Belege dafür, dass jeweils topisch verabreichtes Penciclovir oder Aciclovir die Dauer der Schmerzen und Symptome im Vergleich zu Placebo vermindert. Allerdings fanden sich starke Hinweise darauf, dass es die Heilungszeit verkürzt.

Wirksamkeit unbekannt

Lokalanästhetika[28]

Begrenzten Hinweisen aus einer kleinen RCT zufolge verkürzt eine topische Tetracaintherapie im Vergleich zu Placebo die mittlere Abheildauer und erhöht den Anteil an Patienten, die die Therapie subjektiv als effektiv bewerten. Die klinische Bedeutung dieses Ergebnisses ist jedoch unklar.

Zinkpaste[29]

Begrenzten Hinweisen aus einer kleinen RCT zufolge verringert Zinkoxidcreme die Zeit bis zur Abheilung der Läsionen im Vergleich zu Placebo, jedoch zeigte sich ein erhöhtes Risiko für Hautreizungen.

Definition Bei Herpes labialis handelt es sich um eine leichte, spontan abheilende Infektion mit Herpes-simplex-Virus Typ 1 (HS V-1), die Schmerzen sowie eine labiale und periorale Bläschenbildung (Fieberbläschen) verursacht. Fieber und Allgemeinsymptome sind selten. Bei den meisten Menschen erscheinen die Herpesbläschen ohne Vorwarnung, andere dagegen verspüren deutliche Prodromalerscheinungen.

Inzidenz/Prävalenz Herpes labialis ist jedes Jahr verantwortlich für 1 % aller hausärztlichen Konsultationen in Großbritannien. 20–40 % der Gesamtbevölkerung leiden wenigstens einmal in ihrem Leben an dieser Erkrankung.[1]

Ätiologie/Risikofaktoren Herpes labialis wird durch Herpes-simplex-Virus Typ 1 verursacht. Nach der Erstinfektion, die normalerweise im Kindesalter erfolgt, persistiert das Virus vermutlich latent im Trigeminusganglion.[2] Eine Vielzahl von Faktoren, wie starkes Sonnenlicht, Erschöpfung oder psychischer Stress, können ein Herpesrezidiv auslösen.

Prognose Bei den meisten Menschen ist Herpes labialis eine leichte, spontan abheilende Erkrankung. Rezidive sind normalerweise kürzer und weniger schwer als die Erstinfektion. Innerhalb von 7–10 Tagen heilen die Bläschen im Normalfall vollständig und ohne Narbenbildung ab.[3] Wie hoch die Reaktivierungsraten liegen, ist unbekannt. Bei Menschen mit Abwehrschwäche kann es zu ernsten Erkrankungen kommen.

Literatur

1. Hodgkin K. *Towards earlier diagnosis: a guide to general practice.* Edinburgh: Churchill Livingstone, 1973.
2. Baringer SR, Swoveland P. Recovery of herpes simplex virus from human trigeminal ganglions. *N Engl J Med* 1973;288:648–650.
3. Bader C, Crumpacker CS, Schnipner LE, et al. The natural history of recurrent facial-oral infections with the herpes simplex virus. *J Infect Dis* 1978;138:897–905.
4. Spruance SL, Hammil ML, Hoge WS, et al. Acyclovir prevents reactivation of herpes labialis in skiers. *JAMA* 1988;260:1597–1599.

5. Raborn GW, Martel AY, Grace MG, et al. Oral acyclovir in prevention of herpes labialis: a randomized, double-blind, placebo controlled trial. *Oral Surg Oral Med Oral Pathol Oral Radiol Endod* 1998;85:55–59.
6. Rooney JF, Strauss SE, Mannix ML, et al. Oral acyclovir to suppress frequently recurrent herpes labialis: a double-blind, placebo controlled trial. *Ann Intern Med* 1993;118:268–272.
7. Spruance SL, Rowe NH, Raborn GW, et al. Peroral famciclovir in the treatment of experimental ultraviolet radiation-induced herpes simplex labialis: a double-blind, dose-ranging, placebo-controlled, multicenter trial. *J Infect Dis* 1999;179:303–310.
8. Baker D, Eisen D. Valacyclovir for prevention of recurrent herpes labialis: 2 double-blind, placebo-controlled studies. *Cutis* 2003;239–242.
9. Rooney JF, Bryson Y, Mannix ML, et al. Prevention of ultraviolet-light-induced herpes labialis by sunscreen. *Lancet* 1991;338:1419–1421.
10. Duteil L, Queille-Roussel C, Loesche C, et al. Assessment of the effect of a sunblock stick in the prevention of solar-simulating ultraviolet light-induced herpes labialis. *J Dermatol Treat* 1998;9:11–14.
11. Ducoulombier H, Cousin J, DeWilde A, et al. Herpetic stomatis-gingivitis in children: controlled trial of acyclovir versus placebo. *Ann Pediatr* 1988;35:212–216. [in French].
12. Amir J, Harel L, Smetana Z, et al. Treatment of herpes simplex gingivostomatitis with aciclovir in children: a randomised double blind placebo controlled trial. *BMJ* 1997;314:1800–1803.
13. Raborn GW, Martel WT, Grace M, et al. Herpes labialis treatment with acyclovir modified aqueous cream: a double-blind randomized trial. *Oral Surg Oral Med Oral Pathol* 1989;67:676–679.
14. Fiddian AP, Ivanyi L. Topical acyclovir in the management of recurrent herpes labialis. *Br J Dermatol* 1983;109:321–326.
15. Smith J, Cowan FM, Munday P. The management of herpes simplex virus infection in pregnancy. *Br J Obstet Gynaecol* 1998;105:255–268. Search date 1996; primary sources Medline and hand searched references.
16. Van Vloten WA, Swart RNJ, Pot F. Topical acyclovir therapy in patients with recurrent orofacial herpes simplex infections. *J Antimicrob Chemother* 1983;12(suppl B):89–93.
17. Spruance SL, Schnipper LE, Overall JC, et al. Treatment of herpes simplex labialis with topical acyclovir in polyethylene glycol. *J Infect Dis* 1982;146:85–90.
18. Spruance SL, Rea TL, Thoming C, et al. Penciclovir cream for the treatment of herpes simplex labialis. *JAMA* 1997;277:1374–1379.
19. Raborn GW, McGraw WT, Grace MG, et al. Herpes labialis treatment with acyclovir 5 per cent ointment. *Sci J* 1989;55:135–137.
20. Shaw M, King M, Best JM, et al. Failure of acyclovir ointment in treatment of recurrent herpes labialis. *BMJ* 1985;291:7–9.
21. Boon R, Goodman JJ, Martinez J, et al. Penciclovir cream for the treatment of sunlight-induced herpes simplex labialis: a randomized, double-blind, placebo-controlled trial. Penciclovir Cream Herpes Labialis Study Group. *Clin Ther* 2000;22:76–90.
22. Evans TG, Bernstein DI, Raborn GW, et al. Double-blind, randomized, placebo-controlled study of topical 5% acyclovir-1% hydrocortisone cream (ME-609) for treatment of UV radiation-induced herpes labialis. *Antimicrob Agents Chemother* 2002;46:1870–1874.
23. Spruance SL, Nett R, Marbury T, et al. Acyclovir cream for treatment of herpes simplex labialis: results of two randomized, double-blind, vehicle-controlled, multicenter clinical trials. *Antimicrob Agents Chemother* 2002;46:2238–2243.
24. Horwitz E, Pisanty S, Czerninski R, et al. A clinical evaluation of a novel liposomal carrier for acyclovir in the topical treatment of recurrent herpes labialis. *Oral Surg Oral Med Oral Pathol Oral Radiol Endod* 1999;87:700–705.
25. Spruance SL, Stewart JC, Rowe NH, et al. Treatment of recurrent herpes simplex labialis with oral acyclovir. *J Infect Dis* 1990;161:185–190.
26. Raborn WG, McGraw WT, Grace M, et al. Oral acyclovir and herpes labialis: a randomized, double-blind, placebo-controlled study. *J Am Dental Assoc* 1987;115:38–42.
27. Spruance SL, Jones TM, Blatte MM, et al. High-does, short-duration, early valacyclovir therapy for episodic treatment of cold sores: results of two randomized, placebo-controlled, multicenter studies. *Antimicrobial Agents Chemother* 2003;47:1072–1080.
28. Kaminester LH, Pariser RJ, Pariser DM, et al. A double-blind, placebo-controlled study of topical tetracaine in the treatment of herpes labialis. *J Am Acad Dermatol* 1999;41:996–1001.
29. Godfrey H, Godfrey N, Godfrey J, et al. A randomized clinical trial on the treatment of oral herpes with topical zinc oxide/glycine. *Altern Ther Health Med* 2001;7:49–56.

Kommentar

Annkathrin Born und Berthold Rzany

Prävention und Therapie des rezidivierenden Herpes simplex stehen im Fokus dieses Kapitels. Oral gegebenes Aciclovir kann die Häufigkeit und die Schwere eines rezidivierenden Herpes simplex günstig beeinflussen. Bei welchem Patienten dies sinnvoll ist, bleibt dem behandelnden Arzt überlassen. Häufigkeit und Schwere der Rezidive, wie auch die Lebensqualität des Patienten müssen hier in die Entscheidung miteinbezogen werden. Die Wirksamkeit von topischen Virustatika in der Prophylaxe des rezidivierenden Herpes kann als nicht gesichert gelten.

Hilft eine orale oder eine topisch virusstatische Therapie bei einem akuten Herpesrezidiv? Auch hier sind die Autoren vorsichtig. Jedoch zeigen die untersuchten Studien eine schnellere Abheilung bei topischer virusstatischer Therapie.

Kopfläuse

Suchdatum: Oktober 2003

Ian Burgess

Frage **Welche Effekte haben unterschiedliche Behandlungsmethoden?**

Nutzen wahrscheinlich

Insektizidhaltige Haarshampoos[4–11]

Zwei anhand einer systematischen Übersicht gefundenen RCTs zufolge erhöhen Permethrin und Malathion im Vergleich zu Placebo die Eradikationsraten bei Kopflausbefall. Begrenzte Hinweise aus einer früheren systematischen Übersicht deuten darauf hin, dass Permethrin im Vergleich zu Lindan die Eradikationsraten bei Kopflausbefall erhöht. In drei RCTs fanden sich keine schlüssigen Belege für die vergleichende Wirksamkeit von Insektiziden und Kämmen. Einer RCT zufolge besteht kein signifikanter Unterschied zwischen einem pflanzlichen Produkt und einem Insektizid.

Wirksamkeit unbekannt

Ätherische und essenzielle Öle[24, 25]

Es fanden sich keine RCTs, in denen eine Kräuterbehandlung mit Placebo verglichen worden wäre. Einer RCT zufolge besteht kein signifikanter Unterschied zwischen einem pflanzlichen Produkt (Kokosnuss, Anis und Ylang-Ylang) und einem Insektizid (Permethrin, Malathion und Piperonylbutoxid). Möglicherweise sind die Ergebnisse jedoch nicht auf verschiedene Konzentrationen dieser Komponenten oder auf verschiedene pflanzliche Präparate verallgemeinerbar.

Mechanische Entfernung von Läusen oder lebensfähigen Nissen durch Kämmen[12–17, 23]

In drei RCTs fanden sich keine schlüssigen Belege für die Effekte des Kämmens an Stelle von oder zusätzlich zu Insektiziden.

Repellents

Zu den Effekten dieser therapeutischen Maßnahme fanden sich nur unzureichende Belege.

Definition Kopfläuse sind obligate Ektoparasiten des sozial aktiven Menschen. Sie leben auf der behaarten Kopfhaut und befestigen ihre Eier (Nissen) an den Haarschäften. Juckreiz auf Grund zahlreicher Bisse ist nicht beweisend für die Diagnose, kann aber einen Verdacht erheblich verstärken. Nissen sind nicht beweisend für eine aktive Infektion, da diese auch noch Wochen, nachdem sie abgetötet wurden, einen lebensfähigen Eindruck machen können. Der Läusebefall kann nur durch den Nachweis lebender Läuse abschließend bewiesen werden.

Inzidenz/ Prävalenz Es fanden sich keine Studien zur Inzidenz, und aus keiner einzigen Industrienation gab es aktuelle Prävalenzzahlen. Fallberichte weisen jedoch darauf hin, das die Prävalenz in den letzten Jahren in den meisten Gemeinden Großbritanniens oder der USA gestiegen ist.

Ätiologie/ Risikofaktoren Beobachtungsstudien zeigen, dass Läusebefall am häufigsten bei Schul- und Kindergartenkindern auftritt, obwohl eine kausale Verbindung mit dem Schul- oder Kindergartenbesuch nicht bewiesen ist.[1, 2] Es fanden sich keine Belege für die Behauptung, dass Läuse sauberes Haar schmutzigem vorzögen.

Prognose Die Erkrankung ist an sich harmlos. Eine Sensibilisierung auf Läusespeichel und Kot kann jedoch zu lokalisierten Reizungen und Rötungen (Läuseekzem) führen. Auch Sekundärinfektionen im Bereich der Kratzspuren sind möglich. Man hat Läuse als primäre mechanische Vektoren von durch Staphylokokken und Streptokokken verursachten Kopfhaut-Pyodermien identifizieren können.[3]

Literatur

1. Burgess IF. Human lice and their management. *Adv Parasitol* 1995;36:271–342.
2. Gratz NG. *Human lice. Their prevalence, control and resistance to insecticides.* Geneva: World Health Organization, 1997.
3. Taplin D, Meinking TL. Infestations. In: Schachner LA, Hansen RC, eds. *Pediatric dermatology*, Vol 2. New York: Churchill Livingstone, 1988:1465–1493.
4. Dodd CS. Interventions for treating head lice (Cochrane Review). In: The Cochrane Library, Issue 4, 2003. Oxford: Update Software. Search date 2001; primary sources Cochrane Infectious Diseases Group Trials Register, Cochrane Controlled Trials Register, Medline, Embase, Science Citation Index, Biosis, Toxline, hand searches of reference lists from relevant articles, and personal contact with pharmaceutical companies and UK and US Regulatory Authorities.
5. Vander Stichele RH, Dezeure EM, Bogaert MG. Systematic review of clinical efficacy of topical treatments for head lice. *BMJ* 1995;311:604–608. Search date 1995; primary sources Medline, International Pharmaceutical Abstracts, and Science Citation Index.
6. Ginsburg CM, Lowry W. Absorption of gamma benzene hexachloride following application of Kwell shampoo. *Pediatr Dermatol* 1983;1:74–76.
7. Burgess I. Malathion lotions for head lice: a less reliable treatment than commonly believed. *Pharm J* 1991;247:630–632.
8. Burgess IF, Brown CM, Peock S, et al. Head lice resistant to pyrethroid insecticides in Britain [letter]. *BMJ* 1995;311:752.
9. Pollack RJ, Kiszewski A, Armstrong P, et al. Differential permethrin susceptibility of head lice sampled in the United States and Borneo. *Arch Pediatr Adolesc Med* 1999;153:969–973.
10. Lee SH, Yoon KS, Williamson M, et al. Molecular analyses of *kdr*-like resistance in permethrin-resistant strains of head lice, *Pediculus capitis. Pestic Biochem Physiol* 2000;66:130–143.
11. Chosidow O, Chastang C, Brue C, et al. Controlled study of malathion and *d*-phenothrin lotions for *Pediculus humanus* var *capitis*-infested schoolchildren. *Lancet* 1994;334:1724–1727.
12. Roberts RJ, Casey D, Morgan DA, et al. Comparison of wet combing with malathion for treatment of head lice in the UK: a pragmatic randomised controlled trial. *Lancet* 2000;356:540–544.
13. Plastow L, Luthra M, Powell R, et al. Head lice infestation: bug busting vs. traditional treatment. *J Clin Nurs* 2001;10:775–783.
14. Meinking TL, Clineschmidt CM, Chen C, et al. An observer-blinded study of 1 % permethrin creme rinse with and without adjunctive combing in patients with head lice. *J Pediatr* 2002;141:665–670.
15. Bainbridge CV, Klein GI, Neibart SI, et al. Comparative study of the clinical effectiveness of a pyrethrin-based pediculicide with combing versus a permethrin-based pediculicide with combing. *Clin Pediatr (Phila)* 1998;37:17–22.
16. Clore ER, Longyear LA. A comparative study of seven pediculicides and their packaged nit combs. *J Pediatr Health Care* 1993;7:55–60.
17. Hipolito RB, Mallorca FG, Zuniga-Macaraig ZO, et al. Head lice infestation: single drug versus combination therapy with one percent permethrin and trimethoprim/sulfamethoxazole. *Pediatrics* 2001;107:E30.
18. Korting JC, Pursch EM, Enders F, et al. Allergic contact dermatitis to cocamidopropyl betaine in shampoo. *J Am Acad Dermatol* 1992;27:1013–1015.
19. Niinimaki A, Niinimaki M, Makinen-Kiljunen S, et al. Contact urticaria from protein hydrolysates in hair conditioners. *Allergy* 1998;53:1070–1082.
20. Schalock PC, Storrs FJ, Morrison L. Contact urticaria from panthenol in hair conditioner. *Contact Dermatitis* 2000;43:223.
21. Pasche-Koo F, Claeys M, Hauser C. Contact urticaria with systemic symptoms caused by bovine collagen in hair conditioner. *Am J Contact Dermatol* 1996;7:56–57.
22. Stadtmauer G, Chandler M. Hair conditioner causes angioedema. *Ann Allergy Asthma Immunol* 1997;78:602.
23. Williams LK, Reichert A, MacKenzie WR, et al. Lice, nits, and school policy. *Pediatrics* 2001;107:1011–1015.

24. Mumcuoglu KY, Miller J, Zamir C, et al. The *in vivo* pediculicidal efficacy of a natural remedy. *Isr Med Assoc J* 2002;4:790–793.
25. Veal L. The potential effectiveness of essential oils as a treatment for headlice, *Pediculus humanus capitis. Complement Ther Nurs Midwifery* 1996;2:97–101.

Kommentar

Ulrike Blume-Peytavi, Annkathrin Born und Berthold Rzany

Als wirksam werden nach Studienlage in dieser Übersicht nur Permethrin und Malathion beurteilt. Malathion ist in Deutschland nicht zugelassen. Lindan wird nur als Vergleichspräparat erwähnt. Jedoch ist auch für Kopfläuse von einer guten Wirksamkeit des Präparate auszugehen. Hier gelten die üblichen Einschränkungen.
Die Wirksamkeit des Auskämmen der Nissen mit einem sog. Läusekamm bleibt unklar. Unabhängig davon bietet sie sich jedoch als eine gute Möglichkeit der Therapiekontrolle an, um ggf. eine neue Infestation rechtzeitig erkennen und zu behandeln zu können.

Malignes Melanom, nicht metastatisches

Suchdatum: Oktober 2003

Philip Savage, Thomas Crosby und Malcolm Mason

Frage Welche Effekte haben unterschiedliche Präventivmaßnahmen?

Sonnenschutzmittel[5–9]

Es fanden sich keine RCTs zu den präventiven Wirkungen von Sonnenschutzmitteln. Systematischen Übersicht aus Fallkontrollstudien zufolge sind die Belege zu den Effekten von Sonnenschutzmitteln in der Prävention maligner Melanome nicht konsistent.

Frage Welcher Exzisionsrand ist für unterschiedliche Tumordicken nach Breslow der jeweils optimale?

Nutzen wahrscheinlich

Großzügige Primärexzision (nicht besser als knappe Exzision bei Patienten mit Tumoren mit einer Dicke von <2 mm n. Breslow)[10–17]

Hinsichtlich der Überlebenswahrscheinlichkeit über 4–10 Jahre oder der Gefahr eines Lokalrezidivs ergab eine systematische Übersicht und eine nachfolgende RCT keinen Unterschied zwischen einer großzügigen Primärexzision (4–5 cm Sicherheitsabstand) und einer knappen Exzision (1–2 cm Sicherheitsabstand). Auch hinsichtlich der Rate an Lokalrezidiven ergaben die RCTs keinen signifikanten Unterschied zwischen knapper und großzügiger Exzision. Einer RCT zufolge erhöht eine großzügige im Vergleich zur knappen Exzision die Notwendigkeit einer Hauttransplantation und die Verweildauer im Krankenhaus. Nur 8,9 % der Patienten in den RCTs hatten Tumoren von >2 mm Dicke n. Breslow, daher ließen sich bei diesen Patienten keine Schlussfolgerungen hinsichtlich des optimalen Ausmaßes der Exzision ziehen.

Frage Welche Effekte hat eine diagnostische Lymphknotenbiopsie?

Wirksamkeit unbekannt

Diagnostische Lymphknotenbiopsie[18, 19]

Es fanden sich keine RCTs zur diagnostischen Lymphknotenbiopsie, in denen das Überleben von Patienten mit malignem Melanom untersucht wurde.

Frage Welche Effekte hat eine elektive Lymphadenektomie?

Nutzen unwahrscheinlich

Elektive Lymphadenektomie[20–25]

Einer systematischen Übersicht zufolge besteht hinsichtlich der Gesamtüberlebensrate nach 5 Jahren bei Patienten mit malignem Melanom ohne klinisch nachweisbare Lymphknotenmetastasen kein signifikanter Unterschied zwischen einer elektiven Lymphknotenentfernung und einer späteren oder gar nicht erfolgenden Resektion.

Frage **Welche Effekte haben adjuvante Behandlungsformen?**

Nutzen und Schaden abzuwägen

Hoch dosiertes adjuvantes Interferon alpha-2b [26–29, 35]

Zwei RCTs zufolge verlängert hoch dosiertes Interferon alpha-2b im Vergleich zu Kontrollen ohne adjuvante Therapie die Remissionsphase bei der Nachuntersuchung nach durchschnittlich 6,9 Jahren. Eine der RCTs zeigte auch, dass hoch dosiertes Interferon alpha-2b das Gesamtüberleben verbessern kann. Einer dritten RCT zufolge besteht dagegen hinsichtlich der Rezidiv- und Gesamtüberlebensraten kein signifikanter Unterschied zwischen hoch dosierter adjuvanter Interferontherapie und Kontrolle ohne adjuvante Therapie. Einer RCT zufolge steigert hoch dosiertes Interferon alpha im Vergleich zu Gangliosid-GM2-Vakzine sowohl die rezidivfreie Überlebensrate als auch die Gesamtüberlebensrate. Toxizität (Myelosuppression, Hepato- und Neurotoxizität) und Abbruchraten waren hoch; in einer der RCTs trat Toxizität bei 15–28 % der Patienten auf.

Wirksamkeit unbekannt

Adjuvante Impfstoffe bei Patienten mit malignem Melanom [40–43]

Vier RCTs zufolge besteht hinsichtlich des Überlebens von Patienten mit malignem Melanom kein signifikanter Unterschied zwischen adjuvanten Impfstoffen und alleiniger Operation oder einer Operation plus Placebo-Vakzine. In jeder RCT wurde ein anderer Impfstoff verwandt, was die Verallgemeinerung der Ergebnisse erschwert.

Niedrig dosiertes adjuvantes Interferon alpha-2b [28, 30–35, 38]

RCTs zufolge sind die Belege hinsichtlich der Effekte von niedrig dosiertem Interferon alpha-2b auf die Rezidiv- und Gesamtüberlebensrate im Vergleich zur Behandlung ohne adjuvante Therapie nicht konsistent. In einer RCT kam es in 10 % der Fälle zu toxischen Nebenwirkungen.

Überwachung zur frühzeitigen Behandlung eines Rezidivs [44, 45]

Es fanden sich keine RCTs über die Überwachung zur frühzeitigen Behandlung von Rezidiven eines malignen Melanoms.

Definition Das maligne Melanom der Haut ist ein Tumor, der aus den Melanozyten der Basalis der Haut entsteht. Nach maligner Entartung kommt es zum invasiven Wachstum des Tumors mit Eindringen in die Epidermis (horizontal), aber auch zum Wachstum darüber hinaus.

Inzidenz/ Prävalenz Die Inzidenz in den Industrienationen ist in den letzten 20 Jahren um 50 % gestiegen. In verschiedenen Populationen sind die Inzidenzen unterschiedlich und bei Weißen 10 Mal höher als bei nichtweißen Bevölkerungsgruppen. Trotz des Inzidenzanstiegs ist die Mortalität in etwa gleich geblieben oder in bestimmten Populationen (z. B. Frauen und junge Männer in Australien) sogar gefallen.[1, 2] Im gleichen Zeitraum ist die Inzidenz für ein Carcinoma in situ auf das Sechsfache angestiegen, was auf eine frühere Entdeckung bösartiger Veränderungen hinweist.

Ätiologie/ Risikofaktoren Die Zahl normaler, atypischer oder dysplastischer Nävi steht in enger Korrelation zum Risiko für die Entwicklung eines malignen Melanoms. In 5–10 % aller Fälle liegt eine genetische Prädisposition zu Grunde. Obwohl das Erkrankungsrisiko für hellhäutige, in Äquatornähe lebende Weiße erhöht ist, ist die Beziehung zwischen Sonnenexposition, Sonnenschutz, Hauttyp und Gefährdung nicht eindeutig geklärt. Exposition im Vergleich zu intensiver Sonnenstrahlung und schwerer Sonnenbrand in der Kindheit sind mit einem erhöhten Malignomrisiko im Erwachsenenalter assoziiert. Allerdings entwickeln sich die Tumoren durchaus nicht immer in besonders sonnenexponierten Hautbereichen.

Prognose Die Prognose für Frühmelanome (Stadium I bis III) ist abhängig von der Eindringtiefe in die Haut, vom Auftreten einer Ulzeration und von der Beteiligung regionaler Lymphknoten, wobei sich die Prognose mit zunehmender Zahl befallener Lymphknoten verschlechtert.[3] Ein Mensch mit oberflächlichem Tumor (max. vertikale Tumordicke nach Breslow <0,75 mm) und unauffälligen Lymphknoten hat ein Metastasierungsrisiko von nur 3 % und eine 5-Jahres-Überlebenschance von 95 %. Wenn regionale Lymphknoten bereits sichtbar befallen sind, beträgt die 5-Jahres-Überlebenswahrscheinlichkeit nur noch 20–50 %. In den meisten Studien war die Prognose für Frauen und von Tumoren an den Extremitäten besser als bei Tumoren am Stamm.

Literatur

1. International Agency for Research on Cancer. *Globocan 2000: cancer incidence, mortality and prevalence worldwide, version 1.0. IARC CancerBase No. 5*. Lyon: IARC Press, 2001.
2. Giles GG, Armstrong BK, Burton RC, et al. Has mortality from melanoma stopped rising in Australia? Analysis of trends between 1931 and 1994. *BMJ* 1996;312:1121–1125.
3. Balch CM, Buzaid AC, Soong SJ, et al. Final version of the American Joint Committee on Cancer staging system for cutaneous melanoma. *J Clin Oncol* 2001;19:3635–3648.
4. Balch CM, Smalley RV, Bartolucci AA, et al. A randomised prospective clinical trial of adjuvant *C. parvum* immunotherapy in 260 patients with clinically localized melanoma (stage I): prognostic factor analysis and preliminary results of immunotherapy. *Cancer* 1982;49:1079–1084.
5. Thompson SC, Jolley D, Marks R. Reduction of solar keratoses by regular sunscreen use. *N Engl J Med* 1993;329:1147–1151.
6. Autier P, Dore JF, Negrier S, et al. Sunscreen use and duration of sun exposure: a double-blind, randomized trial. *J Natl Cancer Inst* 1999;91:1304–1309.
7. Bastuji-Garin S, Diepgen TL. Cutaneous malignant melanoma, sun exposure, and sunscreen use: epidemiological evidence. *Br J Dermatol* 2002;146:24–30. Search date and primary sources not reported.
8. Huncharek M, Kupelnick B. Use of topical sunscreens and the risk of malignant melanoma: a meta-analysis of 9067 patients from 11 case-control studies. *Am J Public Health* 2002;92:1173–1177. Search date 1999, primary sources Medline, Cancerlit, Current Contents, and hand searches of bibliographies of published reports, review articles, and textbooks.
9. Gefeller O, Pfahlberg A. Sunscreen use and melanoma: a case of evidence-based prevention? *Photodermatol Photoimmunol Photomed* 2002;18:153–156.
10. Lens MB, Dawes M, Goodacre T, et al. Excision margins in the treatment of primary cutaneous melanoma: a systematic review of randomized controlled trials comparing narrow vs wide excision. *Arch Surg* 2002;137:1101–1105.
11. Khayat D, Rixe O, Martin G, et al. Surgical margins in cutaneous melanoma (2–cm versus 5–cm for lesions measuring less than 2.1-mm thick): long-term results of a large European multicentric phase III study. *Cancer* 2003;97:1941–1946.
12. Veronesi U, Cascinelli N, Adamus J, et al. Thin stage I primary cutaneous malignant melanoma: comparison of excision with margins of 1 or 3–cm. *N Engl J Med* 1988;318:1159–1162.
13. Balch CM, Urist MM, Karakousis CP, et al. Efficacy of 2–cm surgical margins for intermediate-thickness melanomas (1 to 4–mm): results of a multi-institutional randomized surgical trial. *Ann Surg* 1993;218:262–267.
14. Cohn-Cedermark G, Rutqvist LE, Andersson R, et al. Long term results of a randomized study by the Swedish melanoma study group on 2- versus 5–cm resection margins for patients with cutaneous melanoma with a tumour thickness of 0.8–2.0–mm. *Cancer* 2000;89:1495–1501.
15. Banzet P, Thomas A, Vuillemin E, et al. Wide versus narrow surgical excision in thin (–2 mm) stage I primary cutaneous melanoma: long term results of a French multicentric prospective randomized trial on 319 patients [abstract]. *Proc Am Soc Clin Oncol* 1993;12:1320.
16. American Academy of Dermatology Association. Practice management: guidelines of care for primary cutaneous melanoma. American Academy of Dermatology Association, 2001. (http://www.aadassociation.org/Guidelines/CutaneousMel.html, last accessed 2 April 2004).
17. European Society for Medical Oncology Guidelines Task Force. Minimal clinical recommendations for diagnosis, treatment and follow-up of cutaneous malignant melanoma. Lugano, Switzerland: Eu-

ropean Society for Medical Oncology Guidelines Task Force, 2002. (http://www.esmo.org/reference/referenceGuidelines/pdf/ESMO_17_cutaneous_malignant_melanoma.pdf, last accessed 2 April 2004).
18. Morton DL, Thompson JF, Essner R, et al. Validation of the accuracy of intraoperative lymphatic mapping and sentinel lymphadenectomy for early-stage melanoma: a multicenter trial. Multicenter Selective Lymphadenectomy Trial Group. *Ann Surg* 1999;230:453–463.
19. McMasters KM. The Sunbelt Melanoma Trial. *Ann Surg Oncol* 2001;8:41S–43S.
20. Lens MB, Dawes M, Goodacre T, et al. Elective lymph node dissection in patients with melanoma: systematic review and meta-analysis of randomised controlled trials. *Arch Surg* 2002;137:458–461.
21. Balch CM, Soong SJ, Bartolucci AA, et al. Efficacy of an elective regional lymph node dissection of 1–4–mm thick melanomas for patients 60 years of age and younger. *Ann Surg* 1996;224:255–263.
22. Cascinelli N, Morabito A, Santinami M, et al. Immediate or delayed dissection of regional nodes in patients with melanoma of the trunk: a randomised trial. WHO Melanoma Programme. *Lancet* 1998;351:793–796.
23. Sim FH, Taylor WF, Ivins JC, et al. A prospective randomized study of the efficacy of routine elective lymphadenectomy in management of malignant melanoma: preliminary results. *Cancer* 1978;41: 948–956.
24. Veronesi U, Adamus J, Bandiera DC, et al. Inefficacy of immediate node dissection in stage I melanoma of the limbs. *N Engl J Med* 1977;297:627–630.
25. Baas PC, Schraffordt KH, Koops H, et al. Groin dissection in the treatment of lower-extremity melanoma: short-term and long-term morbidity. *Arch Surg* 1992;127:281–286.
26. Lens MB, Dawes M. Interferon alfa therapy for malignant melanoma: a systematic review of randomised controlled trials. *J Clin Oncol* 2002;20:1818–1825.
27. Kirkwood JM, Strawderman MH, Erstoff MS, et al. Interferon alfa-2b adjuvant therapy of high-risk resected cutaneous melanoma: the Eastern Cooperative Oncology Group trial EST 1684. *J Clin Oncol* 1996;14:7–17.
28. Kirkwood JM, Ibrahim JG, Sondak VK. High- and low-dose interferon alfa-2b in high risk melanoma: first analysis of intergroup trial E1690/S9111/C9190. *J Clin Oncol* 2000;18:2444–2458.
29. Creagan ET, Dalton RJ, Ahmann DL. Randomized, surgical adjuvant clinical trial of recombinant interferon alfa-2b in selected patients with malignant melanoma. *J Clin Oncol* 1995;13:2776–2783.
30. Grob JJ, Dreno B, de la Salmoniere P, et al. Randomised trial of interferon alpha-2a as adjuvant therapy in resected primary melanoma thicker than 1.5–mm without clinically detectable node metastases. French cooperative group on melanoma. *Lancet* 1998;351:1905–1910.
31. Pehamberger H, Peter Soyer H, Steiner A, et al. Adjuvant interferon alfa-2a treatment in resected primary stage II cutaneous melanoma. *J Clin Oncol* 1998;16:1425–1429.
32. Cascinelli N, Belli F, Mackie RM, et al. Effect of long-term therapy with interferon alpha-2a in patients with regional node metastases from cutaneous melanoma: a randomised trial. *Lancet* 2001;358:866–869.
33. Hancock BW, Wheatley K, Harrison G, et al. Aim high adjuvant interferon in melanoma (high risk), a United Kingdom Co-ordinating Committee on Cancer Research (UKCCCR) randomised study of observation versus adjuvant low dose extended duration interferon alfa 2a in high risk resected malignant melanoma. *Proc Am Soc Clin Oncol* 2001;20:1393.
34. Cameron DA, Cornbleet MC, Mackie RM, et al. Adjuvant interferon alpha 2b in high risk melanoma – the Scottish study. *Br J Cancer* 2001;84:1146–1149.
35. Wheatley K, Ives N, Hancock B, et al. Does adjuvant interferon-alpha for high-risk melanoma provide a worthwhile benefit? A meta-analysis of the randomised trials. *Cancer Treat Rev* 2003;29: 241–252. Search date not reported; primary sources medical databases such as Medline, protocol databases such as PDQ, and hand searches of oncology journals and meeting proceedings.
36. Kirkwood JM, Ibrahim JG, Sosman JA, et al. High-dose interferon alfa2b significantly prolongs relapse-free and overall survival compared with GM2-KLH/QS-21 vaccine in patients with resected stage IIB–III melanoma: results of the intergroup trial E1694/S9512/C509801. *J Clin Oncol* 2001; 19:2370–2380.
37. Cole BF, Gelber RD, Kirkwood JM, et al. Quality-of-life-adjusted survival analysis of high-risk resected cutaneous melanoma: the Eastern Cooperative Oncology Group study. *J Clin Oncol* 1996;14: 2666–2673.
38. Kleeberg UR, Brocker EB, Lejeune F. Adjuvant trial in melanoma patients comparing rIFN-alfa to rIFN-gamma to Iscador to a control group after curative resection high risk primary (>–3–mm) or regional lymph node metastasis (EORTC 18871). *Eur J Cancer* 1999;35:S82.
39. Miller AB, Hoogstraten B, Staquet M, et al. Reporting results of cancer treatment. *Cancer* 1981;47:207–214.
40. Hersey P, Coates AS, McCarthy WH, et al. Adjuvant immunotherapy of patients with high-risk melanoma using vaccinia viral lysates of melanoma: results of a randomized trial. *J Clin Oncol* 2002;20:4181–4190.

41. Sondak VK, Liu PY, Tuthill RJ, et al. Adjuvant immunotherapy of resected, intermediate-thickness, node-negative melanoma with an allogeneic tumor vaccine: overall results of a randomized trial of the Southwest Oncology Group. *J Clin Oncol* 2002;20:2058–2066.
42. Wallack MK, Sivanandham M, Balch CM, et al. Surgical adjuvant active specific immunotherapy for patients with stage III melanoma: the final analysis of data from a phase III, randomized, double-blind, multicenter vaccinia melanoma oncolysate trial. *J Am Coll Surg* 1998;187:69–77.
43. Bystryn JC, Zeleniuch-Jacquotte A, Oratz R, et al. Double-blind trial of a polyvalent, shed-antigen, melanoma vaccine. *Clin Cancer Res* 2001;7:1882–1887.
44. Shumate CR, Urist MM, Maddox WA. Melanoma recurrence surveillance: patient or physician based? *Ann Surg* 1995;221:566–569.
45. Rogers GS, Kopf AW, Rigel DS, et al. Hazard-rate analysis in stage I malignant melanoma. *Arch Dermatol* 1986;122:999–1002.

Kommentar

Uwe Trefzer

Die Wahl des Sicherheitsabstandes bei der Exzision des Primärtumors geschieht in Abhängigkeit vom Metastasierungsrisiko. Für dünne Melanome bis 2 mm Tumordicke sind 1 cm Sicherheitsabstand ausreichend, für Melanome über 2 mm TD sind trotz der fehlenden Datenlage 2 cm Sicherheitsabstand zu empfehlen. Ein radikaleres Vorgehen ist ohne Einfluss auf eine Fernmetastasierung.

Die Wächterlymphknotenbiopsie muss als eine Staging-Untersuchung und nicht als eine therapeutische Maßnahme verstanden werden. Entsprechend wird nur bei Nachweis einer Mikrometastasierung im Wächterlymphknoten eine weitere Dissektion der regionären Lymphknoten empfohlen. Die sogenannte elektive Lymphknotendissektion ohne vorherige Wächterlymphknotenbiospsie hat keinen nachgewiesenem Wert im Hinblick auf eine Verlängerung der Gesamtüberlebenszeit.

Die klarsten Ergebnisse bei adjuvant behandelten Patienten mit Lymphknoten-metastasierung liegen für die Hochdosis-Interferon α2b-Therapie vor, wobei drei prospektiv-randomisierte Studien einen Vorteil in Bezug auf die rezidivfreie Überlebenszeit zum jeweiligen Vergleichsarm zeigten. Bei einer Tumordicke >1,5 mm ohne Nachweis von Lymphknotenmetastasen zeigt niedrigdosiertes Interferon-alpha eine signifikante Verlängerung der rezidivfreien Überlebenszeit, teilweise auch einen deutlichen Trend zur Verlängerung der Gesamtüberlebenszeit. Eine adjuvante Therapie mit Interferon-alpha sollte allen Patienten mit erhöhtem Metastasierungsrisiko angeboten werden, soweit keine Kontraindikationen bestehen.

Eine adjuvante oder therapeutische Vakzinebehandlung ist bisher von nicht nachgewiesener Wirkung und sollte nur im Rahmen von therapeutischen Studien eingesetzt werden.

Phlegmone und Erysipel

Suchdatum: Mai 2004

Andrew Morris

Frage **Welche Effekte haben unterschiedliche Behandlungsmethoden?**

Nutzen wahrscheinlich

Antibiotika[7–16]

Es fanden sich keine RCTs zum Vergleich von antibiotischer Therapie und Placebo. In RCTs, die verschiedene antibiotische Monotherapien miteinander verglichen, war bei 50–100 % der Betroffenen eine klinische Heilung zu beobachten.

Wirksamkeit unbekannt

Vergleichende Effekte verschiedener antibiotischer Therapieschemata[8–16]

RCTs lieferten unzureichende Informationen über Unterschiede zwischen einzelnen Therapieschemata. Die meisten RCTs beinhalteten jedoch nur wenige Patienten mit Phlegmone und Erysipel und waren vom Design her eher geeignet, eine Äquivalenz zu testen als klinisch signifikante Unterschiede aufzudecken.

Orale versus intravenöse Antibiotikatherapie[16]

Es fanden sich keine zufrieden stellenden RCTs zum Vergleich von oraler und intravenöser Antibiotikatherapie.

Kurzzeit- versus Langzeittherapie

Es fanden sich keine RCTs zum Vergleich von Therapien mit unterschiedlicher Dauer.

Behandlung prädisponierender Faktoren zur Rezidivprophylaxe

Es fanden sich weder RCTs noch Beobachtungsstudien zu den Auswirkungen der Behandlung prädisponierender Faktoren auf ein Phlegmone- oder Erysipelrezidiv.

Definition

Unter **Phlegmone** versteht man eine sich im Bereich von Dermis und subkutanem Fettgewebe ausbreitende bakterielle Infektion. Sie führt zu lokalen Entzündungszeichen, wie Überwärmung, Rötung, Schmerz, Lymphangitis, und häufig zu systemischen Begleitsymptomen, wie Fieber und Leukozytose. Ein **Erysipel** ist eine Form der Phlegmone mit ausgeprägter oberflächlicher Entzündung. Auch wenn die Entzündungen am häufigsten an den Beinen auftreten, kann prinzipiell jeder Körperbereich betroffen sein. Der Begriff „Erysipel“ wird sehr häufig bei einer Infektion des Gesichts verwendet.

Inzidenz/ Prävalenz

Es fanden sich keine spezifischen Daten zur Inzidenz einer Phlegmone. In Großbritannien waren Phlegmonen und Abszesse jedoch im Jahr 1991 für 158 Arztbesuche/10.000 Patientenjahre verantwortlich.[1] 1985 führten Haut- und Unterhautinfektionen zu 29.820 Krankenhauseinweisungen und einer täglichen Durchschnittsbelegung von 664 Klinikbetten.[2]

Ätiologie/ Risikofaktoren

Die häufigsten Erreger von Phlegmonen und Erysipelen bei Erwachsenen sind Streptokokken (vor allem *S. pyogenes*) und *Staphylococcus aureus*.[3] Bei Kindern wurde vor der Einführung der HiB-Impfung häufig *Haemophilus influenzae* als Erreger nachgewiesen. In einer Fallkontrollstudie

(167 Fälle und 295 Kontrollen) wurden folgende Risikofaktoren für die Erkrankungen identifiziert: Lymphödem (OR 71,2; 95 %-CI 5,6–908,0), Ulcera cruris (OR 62,5; 95 %-CI 7,0–556,0), Intertrigo der Zehen (OR 13,9; 95 %-CI 7,2–27,0) und Verletzungen (OR 10,7; 95 %-CI 4,8–23,8).[4]

Prognose

Bei Phlegmone können die Erreger über Blutstrom und Lymphbahnen in den gesamten Körper streuen. Eine retrospektive Fallstudie bei Patienten, die mit einer Phlegmone eingewiesen worden waren, zeigte, dass Allgemeinsymptome, wie Fieber und Leukozytose, in bis zu 42 % der Fälle bei der Eingangsuntersuchung zu beobachten waren.[5] Eine Beteiligung der Lymphgefäße kann zu Vernarbungen führen, die für Entzündungsrezidive anfällig machen. Rezidive können nach kurzer Zeit oder erst nach Monaten oder Jahren auftreten. Eine Studie ergab, dass 29 % der Erysipelpatienten innerhalb von 3 Jahren ein Rezidiv erleiden.[6] Mögliche lokale Folgen der Infektion sind Nekrosen oder Abszesse.

Es ist nicht bekannt, ob sich die Prognose eines Erysipels von der einer Phlegmone unterscheidet. Es fanden sich keine Belege zu prognostischen Faktoren (Rezidiv; schlechtere oder bessere Prognose) und keine guten Belege über die Prognose einer unbehandelten Zellulitis.

Literatur

1. Office of Population Censuses and Surveys. *Morbidity statistics from general practice.* Fourth National Study. London: HMSO (series MB5), 1992, 272.
2. Department of Health, Department of Health and Social Security. *Hospital in-patient enquiry.* London: HMSO (series MB4), 1985, 16, 28.
3. Bernard P, Bedane C, Mounier M, et al. Streptococcal cause of erysipelas and cellulitis in adults. *Arch Dermatol* 1989;125:779–782.
4. Dupuy A, Benchikhi H, Roujeau J-C, et al. Risk factors for erysipelas of the leg (cellulitis): case-control study. *BMJ* 1999;318:1591–1594.
5. Aly AA, Roberts NM, Seipol K, et al. Case survey of management of cellulitis in a tertiary teaching hospital. *Med J Aust* 1996;165:553–556.
6. Jorup-Ronstrom C, Britton S. Recurrent erysipelas: predisposing factors and costs, of prophylaxis. *Infection* 1987;15:105–106.
7. Vinen J, Hudson B, Chan B, et al. A randomized comparative study of once-daily ceftriaxone and 6-hourly flucloxacillin in the treatment of moderate to severe cellulitis. Clinical efficacy, safety and pharmacoeconomic implications. *Clin Drug Invest* 1996;12:221–225.
8. Grayson ML, McDonald M, Gibson K, et al. Once-daily intravenous cefazolin plus oral probenecid is equivalent to once-daily ceftriaxone plus oral placebo for the treatment of moderate-to-severe cellulitis in adults. *Clin Infect Dis* 2002;34:1440–1448.
9. Bernard P, Plantin P, Roger H, et al. Roxithromycin versus penicillin in the treatment of erysipelas in adults: a comparative study. *Br J Dermatol* 1992;127:155–159.
10. Daniel R, Austad J, Debersaques J, et al. Azithromycin, erythromycin and cloxacillin in the treatment of infections of skin and associated soft tissues. *J Int Med Res* 1991;19:433–445.
11. Kiani R. Double-blind, double-dummy comparison of azithromycin and cephalexin in the treatment of skin and skin structure infections. *Eur J Clin Microbiol Infect Dis* 1991;10:880–884.
12. Tack KJ, Littlejohn TW, Mailloux G, et al. Cefdinir versus cephalexin for the treatment of skin and skin-structure infections. *Clin Ther* 1998;20:244–255.
13. Tassler H. Comparative efficacy and safety of oral fleroxacin and amoxicillin/clavulanate potassium in skin and soft tissue infections. *Am J Med* 1993;94:159S–165S.
14. Parish LC, Jungkind DL. Systemic anti-microbial therapy for skin and skin structure infections: comparison of fleroxacin and ceftazidime. *Am J Med* 1993;94:166S–173S.
15. Chan JC. Ampicillin-sulbactam versus cefazolin or cefoxitin in the treatment of skin and skin-structure infections of bacterial etiology. *Adv Ther* 1995;12:139–146.
16. Jorup-Ronstrom C, Britton A, Gavlevik K, et al. The course, costs and complications of oral versus intravenous penicillin therapy of erysipelas. *Infection* 1984;12:390–394.

Kommentar

Berthold Rzany und Peter Schulze

Dieses Kapitel von Clinical Evidence lässt einen etwas hilflos zurück. Klar ist: eine Erysipel muss antibiotisch behandelt werden. Jedoch was ist die beste Therapie? Welches Antibiotikum sollte gewählt werden? Ist die initiale intravenöse Therapie der oralen Therapie vorzuziehen? Hierzu fehlen klare Studien. Die Antwort basiert deshalb auf Erfahrungswissen: Werden als Erreger Streptokokken vermutet, stellt Penicillin das Mittel der Wahl dar, bei Staphylokokken hingegen, die zu etwa 80 % penicillinresistent sind, Beta-Lactamase-feste Penicilline und alternativ Cephalosporine der 1. und 2. Generation. Die Therapie sollte prinzipiell parenteral begonnen werden und kann dann nach dem klinischen Verlauf peroral fortgesetzt werden (Sequenzialtherapie).

Plattenepithelkarzinom der Haut, nicht metastatisches

Suchdatum: Januar 2004

Adèle Green und Robin Marks

Frage	Welche Effekte haben Präventivmaßnahmen?

Nutzen wahrscheinlich

Sonnenschutzmittel zur Prävention eines Plattenepithelkarzinoms (tägliche versus Verwendung nach Bedarf)[8–12]

Einer RCT bei Erwachsenen aus einem Ort im subtropischen Australien (Queensland) zufolge senkt die tägliche Verwendung eines Sonnenschutzmittels im Bereich von Kopf, Nacken, Armen und Händen die Inzidenz von Plattenepithelkarzinomen der Haut nach 4,5 Jahren im Vergleich zu einer (nur gelegentlichen) Verwendung bei Bedarf.

Sonnenschutzmittel zur Verhütung neuer aktinischer Keratosen (im Vergleich zu Placebo oder tägliche Anwendung vs. Anwendung n. Bedarf)[8–12]

Einer RCT bei Menschen über 40 Jahren mit bekannten aktinischen Keratosen (ein Risikofaktor für ein Plattenepithelkarzinom), die in Victoria (Australien) lebten, zufolge senkt die tägliche Anwendung eines Sonnenschutzmittels nach einer Anwendungszeit von 7 Monaten im Vergleich zu Placebo die Inzidenz neuer aktinischer Keratosen. Einer RCT an Erwachsenen einer subtropisch gelegenen Gemeinde in Queensland, Australien, zufolge verringert die tägliche Anwendung eines Sonnenschutzmittels im Vergleich zur Anwendung nach Bedarf nach 2,5 Jahren die Zunahme aktinischer Keratosen am ganzen Körper.

Frage	Welche Effekte haben unterschiedliche Behandlungsmethoden?

Wirksamkeit unbekannt

Mikrographisch gesteuerte Chirurgie (im Vergleich zur Standardexzision)[7]

Es fanden sich weder RCTs noch Beobachtungsstudien von hinreichender Qualität für einen Vergleich der Effekte einer mikrographisch kontrollierten Exzision und der Standardprimärexzision hinsichtlich der Lokalrezidivraten.

Optimaler Sicherheitsabstand bei Primärexzision[7, 13, 15–20]

Es fanden sich weder RCTs noch Beobachtungsstudien von hinreichender Qualität zur Korrelation von Sicherheitsabstand und Lokalrezidivrate.

Postoperative Strahlentherapie (im Vergleich zu alleiniger Operation)[21–25]

Es fanden sich weder RCTs noch Beobachtungsstudien von hinreichender Qualität, in denen eine kombinierte Therapie aus Operation und Bestrahlung mit einer alleinigen operativen Therapie verglichen worden wäre.

Definition Das Plattenepithelkarzinom der Haut ist ein maligner Tumor aus entarteten Keratinozyten der Epidermis mit histologischem Nachweis eines invasiven Wachstums in tiefere Hautschichten.

Inzidenz/ Prävalenz Die Inzidenzraten werden oft aus Befragungsaktionen gewonnen, da die meisten Krebsregister keine routinemäßige Registrierung von Plattenepithelkarzinomen der Haut durchführen. Weltweit variieren die Inzidenzraten auf sonnenexponierter Haut abhängig von Hautfarbe und Breitengrad ausgesprochen stark. Sie reichen von vernachlässigbaren Werten in schwarzen Bevölkerungen und weißen Bevölkerungsgruppen, die in hohen Breitengraden leben, bis zu Werten von etwa 1:100 bei weißhäutigen Bewohnern tropischer Gebiete Australiens.[1]

Ätiologie/ Risikofaktoren

Menschen mit heller Haut, die leicht einen Sonnenbrand bekommen und nicht bräunen, Menschen mit Xeroderma pigmentosum[2–4] und Menschen mit Abwehrschwäche[5] tragen ein besonders hohes Risiko für die Entwicklung eines Plattenepithelkarzinoms der Haut. Der stärkste externe Risikofaktor ist chronische Sonnenexposition. Kohorten- und Fallkontrollstudien zeigten, dass das Risiko eines Plattenepithelkarzinoms bei Personen mit heller Hautfarbe, der Neigung zum Sonnenbrand bei Erstexposition gegenüber Sonnenlicht sowie anamnestisch bekannten häufigen Sonnenbränden ein 3-fach erhöhtes Karzinomrisiko tragen. Auch klinische Befunde einer chronischen Hautschädigung, besonders aktinische Keratosen, sind wichtige Faktoren für die Entstehung eines Plattenepithelkarzinoms der Haut.[2, 3] Bei Menschen mit multiplen aktinischen Keratosen (>15) ist das Risiko für die Entwicklung eines Plattenepithelkarzinoms sogar 10–15 Mal so hoch wie bei Menschen ohne aktinische Keratosen.[2, 3]

Prognose

Die Prognose ist abhängig von Lokalisation und Größe des Tumors, vom histologischen Differenzierungsgrad, von Eindringtiefe, Mitbeteiligung perineuralen Gewebes und Abwehrlage des Patienten.[6, 7] Einer weltweit durchgeführten Übersicht aus 95 Fallserien – jede mit mindestens 20 Teilnehmern – zufolge liegt die allgemeine Metastasierungsrate eines Plattenepithelkarzinoms am Ohr bei 11 % und an der Lippe bei 14 %, während der Durchschnittswert aller möglichen Lokalisationen 5 % beträgt.[7] In einer Übersicht aus 71 Fallserien zeigte sich, dass Tumoren mit einem Durchmesser <2 cm im Vergleich zu Tumoren mit einem Durchmesser >2 cm eine weniger als halb so große Lokalrezidivrate aufweisen (7 % versus 15 %). Das Risiko der Metastasierung beträgt für kleine Tumoren sogar nur bei ein Drittel desjenigen für größere Tumoren (9 % versus 30 %).[7]

Literatur

1. Buettner PG, Raasch BA. Incidence rates of skin cancer in Townsville, Australia. *Int J Cancer* 1998;78:587–593.
2. Green A, Battistutta D, Hart V, et al, the Nambour Study Group. Skin cancer in a subtropical Australian population: incidence and lack of association with occupation. *Am J Epidemiol* 1996;144:1034–1040.
3. English DR, Armstrong BK, Kricker A, et al. Demographic characteristics, pigmentary and cutaneous risk factors for squamous cell carcinoma: a case-control study. *Int J Cancer* 1998;76:628–634.
4. Kraemer KH, Lee MM, Andrews AD, et al. The role of sunlight and DNA repair in melanoma and nonmelanoma skin cancer. The xeroderma pigmentosum paradigm. *Arch Dermatol* 1994;130:1018–1021.
5. Bouwes Bavinck JN, Claas FH, Hardie DR, et al. The risk of skin cancer in renal transplant recipients in Queensland, Australia: a follow-up study. *Transplantation* 1996;15:715–721.
6. Johnson TM, Rowe DE, Nelson BR, et al. Squamous cell carcinoma of the skin (excluding lip and oral mucosa). *J Am Acad Dermatol* 1992;26:467–484.
7. Rowe DE, Carroll RJ, Day CL. Prognostic factors for local recurrence, metastasis, and survival rates in squamous cell carcinoma of the skin, ear, and lip. *J Am Acad Dermatol* 1992;26:976–990.
8. Thompson SC, Jolley D, Marks R. Reduction of solar keratoses by regular sunscreen use. *N Engl J Med* 1993;329:1147–1151.
9. Green A, Williams G, Neale R, et al. Daily sunscreen application and betacarotene supplementation in prevention of basal cell and squamous-cell carcinomas of the skin: a randomised controlled trial. *Lancet* 1999;354:723–729.

10. Darlington S, Williams G, Neale R, et al. A randomized controlled trial to assess sunscreen application and beta carotene supplementation in the prevention of solar keratoses. *Arch Dermatol* 2003;139:451–455.
11. Foley P, Nixon R, Marks R, et al. The frequency of reactions to sunscreens: results of a longitudinal population-based study on the regular use of sunscreens in Australia. *Br J Dermatol* 1993;128: 512–518.
12. Autier P, Dore JF, Negrier S, et al. Sunscreen use and duration of sun exposure: a double blind randomised trial. *J Natl Cancer Inst* 1999;15:1304–1309.
13. Brodland DG, Zitelli JA. Surgical margins for excision of primary cutaneous squamous cell carcinoma. *J Am Acad Dermatol* 1992;27:241–248.
14. Thomas DJ, King AR, Peat BG. Excision margins for nonmelanotic skin cancer. *Plast Reconstr Surg* 2003;112:57–63.
15. de Visscher JGAM, Botke G, Schakenradd JACM, et al. A comparison of results after radiotherapy and surgery for stage 1 squamous cell carcinoma of the lower lip. *Head Neck* 1999:526–530.
16. Ashby MA, Smith J, Ainslie J, et al. Treatment of nonmelanoma skin cancer at a large Australian Center. *Cancer* 1989;6:1863–1871.
17. Eroglu A, Berberoglu U, Berreroglu S. Risk factors related to locoregional recurrence in squamous cell carcinoma of the skin. *J Surg Oncol* 1996;61:124–130.
18. McCombe D, MacGill, Ainslie J, et al. Squamous cell carcinoma of the lip: a retrospective review of the Peter MacCallum Cancer Institute experience 1979–88. *Aust NZ J Surg* 2000;70:358–361.
19. Yoon M, Chougule P, Dufresne R, et al. Localised carcinoma of the external ear is an unrecognised aggressive disease with a high propensity for local regional recurrence. *Am J Surg* 1992;164:574–577.
20. Zitsch RP, Park CW, Renner GJ, et al. Outcome analysis for lip carcinoma. *Otolaryngol Head Neck Surg* 1995;113:589–596.
21. Glass RL, Perez-Mesa C. Management of inadequately excised epidermoid carcinoma. *Arch Surg* 1974;108:50–51.
22. Glass RL, Spratt JS, Perez-Mesa C. The fate of inadequately excised epidermoid carcinoma of the skin. *Surg Gynaecol Obstet* 1966;122:245–248.
23. Shimm DS, Wilder RB. Radiation therapy for squamous cell carcinoma of the skin. *Am J Clin Oncol* 1991;14:381–386.
24. McCord MW, Mendenhall WM, Parsons JT, et al. Skin cancer of the head and neck with clinical perineural invasion. *Int J Radiat Oncol Biol Phys* 2000;47:89–93.
25. Williams LS, Mancuso AA, Mendenhall WM. Perineural spread of cutaneous squamous and basal cell carcinoma: CT and MR detection and its impact on patient management and prognosis. *Int J Radiat Oncol Biol Phys* 2001;49:1061–1069.
26. Holmkvist KA, Roenigk RK. Squamous cell carcinoma of the lip treated with Mohs' micrographic surgery: outcome at 5 years. *J Am Acad Dermatol* 1998;38:960–966.

Kommentar

Annkathrin Born und Berthold Rzany

Was ist die wichtigste Aussage dieser Übersicht? Durch einen konsequenten Lichtschutz lässt sich die Häufigkeit von Stachzellkarzinomen und ihren Vorstufen vermindern. Therapie der Wahl ist die chirurgische Entfernung des Tumors. Ob hier eine mikrographisch kontrollierte Exzision einen therapeutischen Vorteil darstellt, kann anhand der vorliegenden Daten nicht beurteilt werden. Die in der Übersicht erwähnte Radiotherapie nach der operativen Entfernung ist keine Standardoption. Neuere therapeutische Interventionen, wie immunmodulatorisch wirksame Substanzen (Imiquimod), die möglicherweise für kleinere Tumoren auch in Fragen kommen und die photodynamische Therapie mit Aminolaevulinsäure, sind in dieser Übersicht nicht berücksichtigt.

Psoriasis

Suchdatum: Juni 2004

Luigi Naldi und Bethold Rzany

Frage **Welche Effekte haben nichtmedikamentöse Behandlungsmethoden?**

RCTs lieferten nur unzureichende Belege für die Effekte nichtmedikamentöser Behandlungsmethoden bei Psoriasis.

Wirksamkeit unbekannt

Akupunktur[17]
Eine RCT lieferte unzureichende Belege für die Effekte der Akupunktur bei Psoriasis.

Balneotherapie[14–16]
RCTs lieferten unzureichende Belege für die Effekte der Balneotherapie bei Psoriasis.

Lebertran als Nahrungsergänzung[8–13]
RCTs lieferten unzureichende Belege für die Effekte von Lebertran als Nahrungsergänzung bei Psoriasis.

Heliotherapie[5]
Eine RCT lieferte unzureichende Belege für die Effekte der Heliotherapie bei Psoriasis.

Psychotherapie[7]
Eine RCT lieferte unzureichende Belege für die Effekte der Psychotherapie bei Psoriasis.

Solarien[6]
Eine RCT lieferte unzureichende Belege für die Effekte von Solarien bei Psoriasis.

Frage **Welche Effekte haben topische medikamentöse Behandlungsmethoden?**

Nutzen belegt

Vitamin-D-Derivate[19, 28–41]
Einer systematischen Übersicht zufolge bessern topische Vitamin-D-Präparate im Vergleich zu Placebo eine Psoriasis vom Plaquetyp. Hinsichtlich der Wirksamkeit zeigten systematische Übersichten keinen signifikanten Unterschied zwischen topischen Vitamin-D-Derivaten und „potenten" topischen Steroiden, ergaben jedoch, dass Calcipotriol mehr periläsionale und läsionale Reizerscheinungen verursacht. Einer systematischen Übersicht und einer nachfolgenden RCT zufolge bessern topische Vitamin-D-Derivate im Vergleich zu Dithranol nach 4–12 Wochen eine Psoriasis und verursachen weniger Nebenwirkungen. Einer systematischen Übersicht zufolge bessert Calcipotriol im Vergleich zu Steinkohlenteer allein oder kombiniert mit Allantoin und Hydrocortison eine Psoriasis. RCTs zeigten, dass eine Kombinationstherapie mit Vitamin-D-Derivaten und „potenten" topischen Steroiden im Vergleich den jeweiligen Einzeltherapien oder Placebo eine Psoriasis bessert. Kurzfristig verringert die Kombinaton von Vitamin-D-Derivaten und topischen Steroiden im Vergleich zur Monotherapie die Reizerscheinungen. RCTs lieferten nur unzureichende Belege für eine Beurteilung anderer Kombinationstherapien mit Vitamin-D-Derivaten.

Nutzen wahrscheinlich

Dithranol[19, 25]

Einer systematischen Übersicht kleiner RCTs zufolge führt Dithranol bei chronischer Psoriasis (Plaquetyp) im Vergleich zu Placebo nach 4–8 Wochen zu einer Besserung. Eine systematische Übersicht kleiner RCTs zeigte keinen signifikanten Unterschied zwischen konventioneller Therapie und Kurzkontakttherapie mit Dithranol, jedoch hatten die RCTs u. U. nicht genügend Aussagekraft, um klinisch relevante Unterschiede aufzudecken. Einer systematischen Übersicht und einer nachfolgenden RCT zufolge ist Dithranol weniger wirksam als Vitamin-D-Derivate und verursacht mehr Nebenwirkungen.

Topische Retinoide (Tazaroten)[19, 42–49]

RCTs zufolge bessert Tazaroten im Vergleich zu Placebo kurzfristig eine chronische Psoriasis vom Plaquetyp. Eine RCT zeigte hinsichtlich einer Verringerung des Schweregrades von Läsionen nach 12 Wochen keinen signifikanten Unterschied zwischen Tazaroten und Fluocinomid. Drei RCTs zufolge bessern zustzlich zu Tazaroten verabreichte topische Steroide im Vergleich zu einer alleinigen Tazaroten-Therapie das Ansprechen. Eine RCT ergab, dass eine Kombitherapie mit einem topischen Steroid und Tazaroten im Vergleich zu Calcipotriol den Anteil deutlich gebesserter Patienten erhöht.

Nutzen und Schaden abzuwägen

Topische Steroide[19, 26, 27]

Einer systematischen Übersicht zufolge bessern topische Steroide, vor allem „potente“ und „sehr potente“, im Vergleich zu Placebo kurzfristig eine Psoriasis. Systematische Übersichten zeigten hinsichtlich der Wirksamkeit keinen signifikanten Unterschied zwischen „potenten“ topischen Steroiden und Vitamin-D-Derivaten, ergaben aber auch, dass letztere mehr periläsionale und läsionale Reizerscheinungen verursachen. Einer RCT zufolge besteht hinsichtlich einer Abnahme des Schweregrades von Läsionen nach 12 Wochen kein signifikanter Unterschied zwischen Fluocinomid und Tazaroten. Mögliche Nebenwirkungen von Steroiden sind Striae distensae und atrophische Hautveränderungen, die abhängig von der Potenz des Steroids oder der Verwendung von Okklusionsverbänden verstärkt auftreten. Eine Dauertherapie kann außerdem zu einer Suppression der Nebennierenrinde führen, und Fallberichte weisen auf die Möglichkeit schwerer Exazerbationen der Krankheit nach einem Absetzen der Therapie hin.

Wirksamkeit unbekannt

Weichmacher und Keratolytika[18, 19]

RCTs lieferten nur unzureichende Belege für die Effekte von Weichmachern und Keratolytika.

Teerpräparate[19–23]

Eine kleine anhand einer systematischen Übersicht ausgewiesene RCT lieferte nur unzureichende Belege für die Effekte von Steinkohlenteer im Vergleich zu Placebo. Kleine RCTs zeigten widersprüchliche Resultate für die Effekte von Steinkohlenteer in Kombination mit einer UV-B-Exposition oder Dithranol. Einer systematischen Übersicht zufolge ist Steinkohlenteer allein oder kombiniert mit Allantoin und Hydrocortison weniger wirksam als topische Vitamin-D-Derivate (Clacipotriol).

Frage **Welche Effekte haben Behandlungsmethoden mit UV-Licht?**

Nutzen belegt

Psoralen plus UV-A (konsensbasiert)[50, 56–58]

Es fanden sich weder eine systematische Übersicht noch RCTs, in denen das Verschwinden einer Psoriasis unter UV-A plus Psoralen mit Nichtbehandlung verglichen wird. Es herrscht jedoch Übereinstimmung dahingehend, dass Psoralen plus UV-A zur Beseitigung einer Psoriasis wirksam ist. Einer RCT zufolge ist Psoralen plus UV-A zur Beseitigung einer Psoriasis wirksamer als das Ingram-Schema. Einer systematischen Übersicht zufolge verstärken höhere gegenüber niedrigeren Psoralendosen das Verschwinden einer Psoriasis. Eine große RCT zeigte, dass eine Erhaltungstherapie mit Psoralen plus UV-A im Vergleich zu deren Unterlassen Rezidive verringert. Zu den Langzeitnebenwirkungen der Behandlung gehören vorzeitige Hautalterung und Hautkrebs (hauptsächlich Plattenepithelkarzinome).

Nutzen wahrscheinlich

Ingram-Schema (konsensbasiert)[60]

Es fanden sich keine RCTs, in denen das Ingram-Schema mit Placebo oder Nichtbehandlung verglichen wird. Es herrscht jedoch Konsens dahingehend, dass das Ingram-Schema zur Beseitigung einer Psoriasis wahrscheinlich von Nutzen ist. Einer RCT zufolge ist das Ingram-Schema zur Beseitigung einer Psoriasis weniger wirksam als Psoralen plus UV-A.

UV-B-Therapie[50–55]

Es fanden sich keine RCTs, in denen UV-B mit Placebo oder Nichtbehandlung verglichen wird. Es herrscht jedoch Konsens dahingehend, dass UV-B bei Patienten mit Psoriasis vom Plaquetyp wirksam ist. RCTs lieferten nur unzureichende Belege für die Effekte von UV-B im Vergleich zu anderen Therapieformen oder über die Effekte von Breitband-UV-B im Vergleich zu Schmalband-UV-B, und zwar sowohl in der Beseitigung von Hauterscheinungen als auch zur Erhaltungstherapie. Eine RCT ergab begrenzte Hinweise darauf, dass UV-B, 3 Mal wöchentlich appliziert, die Hauterscheinungen einer Psoriasis rascher beseitigt als eine zweimalige Behandlung pro Woche.

Wirksamkeit unbekannt

Goeckermann-Schema

Zu den Effekten des Goeckermann-Schemas fanden sich keine guten Belege.

Frage **Welche Effekte haben systemische medikamentöse Behandlungsmethoden?**

Nutzen wahrscheinlich

Etanercept[50, 79–83]

Zwei RCTs zufolge erhöht Etanercept im Vergleich zu Placebo nach 12–24 Wochen den Anteil an Respondern. Einer der RCTs zufolge bessert sich die Lebensqualität unter Etanercept nach 12 Wochen stärker als unter Placebo. Etanercept ist ein in der Psoriasistherapie relativ neues Medikament, und es gibt nur begrenzte Belege für die Möglichkeit langfristiger oder seltener Nebenwirkungen.

Nutzen und Schaden abzuwägen

Orale Retinoide (Etretinat, Acitretin)[32, 50, 61]

Eine systematische Übersicht ergab begrenzte Belege dafür, dass orale Retinoide bei chronischer Psoriasis vom Plaquetyp im Vergleich zu Placebo das Verschwinden der Hauterscheinungen verbessern. RCTs lieferten nur begrenzte Belege zu den Effekten oraler Retinoide als Erhaltungstherapie. In 10–20 % der Fälle unter oralen Retinoiden kommt es auf Grund von Nebenwirkungen zu einem Therapieabbruch. Auf Grund ihrer Teratogenität sind orale Retinoide für eine therapeutische Anwendung weniger geeignet. Etretinat ist in vielen Ländern nicht mehr am Markt.

Methotrexat (konsensbasiert)[58,61,63–68]

Eine kleine RCT lieferte nur unzureichende Belege für Effekte von Methotrexat im Vergleich zu Placebo. Es herrscht jedoch Konsens dahingehend, dass Methotrexat zur Behandlung einer Psoriasis wirksam ist. Eine RCT ergab hinsichtlich einer vollständigen oder teilweisen Remission oder bezüglich der Dauer einer Remission keinen signifikanten Unterschied zwischen Methotrexat und Ciclosporin. Methotrexat kann eine akute Myelosuppression auslösen. Eine Langzeittherapie ist abhängig von den verwendeten Dosen und außerdem mit der Gefahr einer Leberfibrose oder -zirrhose behaftet.

Ciclosporin[50, 69, 70–72]

Einer systematischen Übersicht zufolge verbessert Ciclosporin im Vergleich zu Placebo das Verschwinden von Hauterscheinungen. Eine RCT ergab hinsichtlich einer vollständigen oder teilweisen Remission oder bezüglich der Dauer einer Remission keinen signifikanten Unterschied zwischen Methotrexat und Ciclosporin. Zwei RCTs zufolge erhöht eine Ciclosporin-Dosis von 5,0 mg/d im Vergleich zu einer Ciclosporin-Dosis von 2,5 mg/d das Ansprechen. Jeder Vorteil durch darüber hinaus gehende Dosen kann durch einen Anstieg dosisabhängiger Nebenwirkungen, vor allem der Nephrotoxizität, konterkariert werden. Der Übersicht zufolge ist eine Ciclosporin-Erhaltungsdosis von 3 mg/kg KG/d wirksamer als niedrigere Dosierungen oder Placebo.

Tacrolimus[75]

Eine RCT ergab begrenzte Belege dafür, dass Tacrolimus im Vergleich zu Placebo eine Psoriasis bessert. Die Nebenwirkungen von Tacrolimus gleichen Berichten zufolge denen des Ciclosporins.

Fumarsäurederivate[50, 84]

Eine systematische Übersicht von vier kleinen RCTs ergab begrenzte Hinweise darauf, dass oral verabreichte Fumarsäureester im Vergleich zu Placebo nach 16 Wochen eine chronische Psoriasis vom Plaquetyp bessern. Allerdings kommt es häufig zu Nebenwirkungen, darunter flüchtige Hautrötungen und gastrointestinale Symptome. Es fanden sich keine Belege für die Effekte von Fumarsäurederivaten zur Erhaltungstherapie.

Wirksamkeit unbekannt

Monoklonale Anti-CD4-Antikörper[76, 77]

Zwei kleine RCTs lieferten unzureichende Belege für die Effekte monoklonaler Anti-CD4-Antikörper.

Infliximab[81]

Einer RCT zufolge verbessert Infliximab im Vergleich zu Placebo nach 10 Wochen das Ansprechen. Infliximab ist ein in der Psoriasistherapie relativ neues Medikament, und es gibt nur begrenzte Belege für die Möglichkeit langfristiger oder seltener Nebenwirkungen.

Psoriasis

Definition

Unter Psoriasis vom Plaquetyp bzw. Psoriasis vulgaris versteht man eine chronisch entzündliche Hauterkrankung, die gekennzeichnet ist durch scharfbegrenzte erythematosquamöse Plaques auf den Streckseiten des Körpers und dem behaarten Kopf. Diese können jucken, schmerzen und bluten. Bei mehr als einem Drittel der Betroffenen findet man zusätzlich dystrophische Nagelveränderungen, bei 1–3 % eine Arthritis psoriatica. Die Krankheit verläuft schubweise mit großer Variationsbreite hinsichtlich Verlauf und Intensität. Andere Formen der Erkrankung, die sich hinsichtlich Erscheinungsbild und Therapie von der chronisch-stationären Psoriasis unterscheiden, werden unter den Bezeichnungen Psoriasis guttata, Psoriasis inversa, Psoriasis pustulosa und Psoriasis erythrodermatica abgegrenzt. In dieser Übersicht wird ausschließlich die Therapie einer chronisch-stationären Psoriasis behandelt.

Inzidenz/ Prävalenz

1–2 % der Gesamtbevölkerung leiden unter Psoriasis. Man nimmt an, dass die Erkrankung bei Afrikanern und Asiaten seltener auftritt; allerdings ließen sich keine zuverlässigen epidemiologischen Daten finden.[1]

Ätiologie/ Risikofaktoren

Bei etwa einem Drittel der Psoriasispatienten findet man familienanamnestisch Hinweise auf die Erkrankung. Man nimmt jedoch an, dass Hautverletzungen, akute Infektionen oder bestimmte Medikamente (z. B. Lithiumsalze und Betablocker) als Triggerfaktoren eine wesentliche Rolle spielen. Einige Beobachtungsstudien haben eine Verbindung zwischen stressreichen Lebensphasen oder persönlichen Angewohnheiten (z. B. Zigarettenrauchen und – weniger eindeutig – Alkoholkonsum) und dem Beginn bzw. dem Wiederaufflammen einer Psoriasiserkrankung aufgedeckt. Andere zeigten eine Assoziation zwischen Psoriasis und Body-Mass-Index und eine inverse Korrelation zum Gemüse- und Obstverzehr.

Prognose

Es fanden sich keine prognostischen Langzeitstudien. Mit Ausnahme der Psoriasis erythrodermatica und der akuten generalisierten Psoriasis pustulosa (schwere Erkrankungen, die in weniger als 1 % der Fälle auftreten und eine intensive stationäre Behandlung erfordern) hat eine Psoriasis nach derzeitigem Wissensstand keinen Einfluss auf die Mortalität. Eine Psoriasis kann jedoch die Lebensqualität erheblich beeinträchtigen, indem sie ein negatives Körper- und Selbstbild bewirkt und tägliche Aktivitäten, Sozialkontakte und die Arbeit einschränkt.[2] Bisher ist eine kausale Therapie der Psoriasis nicht möglich.

Literatur

1. Naldi L. Psoriasis. In: Williams HC, Strachan DP, eds. *The challenge of dermato-epidemiology.* Boca Raton: CRC Press, 1997;175–190.
2. De Korte J, Sprangers MAG, Mombers FMC, et al. Quality of life in patients with psoriasis: a systematic literature review. *J Invest Dermatol Symp Proc* 2004; 9:140–147.
3. Petersen LI, Kristensen JK. Selection of patients for psoriasis clinical trials: a survey of the recent dermatological literature. *J Dermatol Treat* 1992;3:171–176.
4. Spuls PI, Witkamp L, Bossuyt PM, et al. The course of chronic plaque-type psoriasis in placebo groups of randomized controlled studies. *Arch Dermatol* 2004;140:338–344.
5. Snellman E, Aromaa A, Jansen CT, et al. Supervised four-week heliotherapy alleviates the long-term course of psoriasis. *Acta Derm Venereol* 1993;73:388–392.
6. Turner RJ, Walshaw D, Diffey BL, et al. A controlled study of ultraviolet A sunbed treatment of psoriasis. *Br J Dermatol* 2000;143:957–963.
7. Zachariae R, Oster H, Bjerring P, et al. Effects of psychologic intervention on psoriasis: a preliminary report. *J Am Acad Dermatol* 1996;34:1008–1015.
8. Mayser P, Mrowietz U, Arenberger P, et al. Omega-3 fatty acid-based lipid infusion in patients with chronic plaque psoriasis: results of a double blind, randomised, placebo-controlled, multicenter trial. *J Am Acad Dermatol* 1998;38:539–547.

9. Veale DJ, Torley HI, Richards IM, et al. A double-blind placebo controlled trial of Efamol Marine on skin and joint symptoms of psoriatic arthritis. *Br J Rheumatol* 1994;33:954–958.
10. Soyland E, Funk J, Rajka G, et al. Effect of dietary supplementation with very-long-chain n-3 fatty acids in patients with psoriasis. *N Engl J Med* 1993;328:1812–1816.
11. Gupta AK, Ellis CN, Goldfarb MT, et al. The role of fish oil in psoriasis. A randomised, double-blind, placebo-controlled study to evaluate the effect of fish oil and topical steroid therapy in psoriasis. *Int J Dermatol* 1990;29:591–595.
12. Gupta AK, Ellis CN, Tellner DC, et al. Double-blind, placebo-controlled study to evaluate the efficacy of fish oil and low dose UVB in the treatment of psoriasis. *Br J Dermatol* 1989;120:801–807.
13. Bjorneboe A, Smith AK, Bjorneboe GE, et al. Effect of dietary supplementation with n-3 fatty acids on clinical manifestations of psoriasis. *Br J Dermatol* 1988;118:77–83.
14. Gambichler T, Kreuter JA, Altmeyer P, et al. Meta-analysis of the efficacy of balneotherapy. *Aktuelle Dermatologie* 2000;26:402–406. Search date 1999; primary sources Medline and Embase/Excerpta Medica.
15. Leaute-Labreze C, Saillour F, Chene G, et al. Saline spa water or combined water and UVB for psoriasis vs conventional UVB: lessons from the Salies de Bearn randomized study. *Arch Dermatol* 2001;137:1035–1039.
16. Zumiani G, Zanoni M, Agostini G. Evaluation of the efficacy of Comano thermal baths water versus tap water in the treatment of psoriasis. *G Ital Dermatol Venereol* 2000;135:259–263.
17. Jerner B, Skogh M, Vahlquist A. A controlled trial of acupuncture in psoriasis: no convincing effect. *Acta Derm Venereol* 1997;77:154–156.
18. Berne B, Blom I, Spangberg S. Enhanced response of psoriasis to UVB therapy after pretreatment with a lubricating base. *Acta Derm Venereol* 1990;70:474–477.
19. Mason J, Mason AR, Cork MJ. Topical preparations for the treatment of psoriasis: a systematic review. *Br J Dermatol* 2002;146:351–364. Search date 1999; primary sources Medline, Embase, Biosis, Healthstar, SIGLE, IHTA, Cochrane Controlled Trials Register, Conference Papers Index, Derwent Drug File, Dissertation Abstracts, Pascal, International Pharmaceutical Abstracts, Science Citation Index, hand searches of reference lists of trial reports and recent reviews, and personal contact with authors and companies.
20. Smith CH, Jackson K, Chinn S, et al. A double-blind randomized controlled clinical trial to assess the efficacy of a new coal tar preparation (Exorex) in the treatment of chronic, plaque type psoriasis. *Clin Exp Dermatol* 2000;25:580–583.
21. Stern RS, Gange RW, Parrish JA, et al. Contribution of topical tar oil to ultraviolet B phototherapy for psoriasis. *J Am Acad Dermatol* 1986;14:742–747.
22. Menkes A, Stern RS, Arndt KA. Psoriasis treatment with suberythemogenic ultraviolet B radiation and a coal tar extract. *J Am Acad Dermatol* 1985;12:21–25.
23. Eells LD, Wolff JM, Garloff J, et al. Comparison of suberythemogenic and maximally aggressive ultraviolet B therapy for psoriasis. *J Am Acad Dermatol* 1984;11:105–110.
24. Duhra P, Ryatt KS. Lack of additive effect of coal tar combined with dithranol for psoriasis. *Clin Exp Dermatol* 1988;13:72–73
25. Naldi L, Carrel CF, Parazzini F, et al. Development of anthralin short-contact therapy in psoriasis: survey of published clinical trials. *Int J Dermatol* 1992;31:126–130. Search date 1989; primary sources Medline, Index Medicus, and Excerpta Medica.
26. Katz HI, Prawer SE, Medansky RS, et al. Intermittent corticosteroid treatment of psoriasis: a double-blind multicenter trial of augmented betamethasone dipropionate ointment in a pulse dose treatment regimen. *Dermatologica* 1991;183:269–274.
27. Wilson L, Williams DI, Marsh SD. Plasma corticosteroid levels in outpatients treated with topical steroids. *Br J Dermatol* 1973;88:373–380.
28. Veien NK, Bjerke JR, Rossmann-Ringdahl I, et al. Once daily treatment of psoriasis with tacalcitol compared with twice daily treatment with calcipotriol: a double-blind trial. *Br J Dermatol* 1997;137:581–586.
29. Barker JN, Ashton RE, Marks R, et al. Topical maxacalcitol for the treatment of psoriasis vulgaris: a placebo controlled, double-blind, dose-finding study with active comparator. *Br J Dermatol* 1999;141:274–278.
30. Christensen OB, Mork NJ, Ashton R, et al. Comparison of a treatment phase and a follow-up phase of short contact dithranol and calcipotriol in outpatients with chronic plaque psoriasis. *J Dermatol Treat* 1999;10:261–265.
31. van der Kerkhof PC, Green C, Hamberg KJ, et al. Safety and efficacy of combined high-dose treatment with calcipotriol ointment and solution in patients with psoriasis. *Dermatology* 2002;204: 214–221.
32. Ashcroft DM, Li Wan Po A, Williams HC, et al. Combination regimens of topical calcipotriene in chronic plaque psoriasis: systematic review of efficacy and tolerability. *Arch Dermatol* 2000;136: 1536–1543. Search date 1999; primary sources Medline and Embase.

33. Kaufmann R, Bibby AJ, Bissonnette R, et al. A new calcipotriol/betamethasone dipropionate formulation (Daivobet) is an effective once-daily treatment for psoriasis vulgaris. *Dermatology* 2002;205: 389–393.
34. Monastirilj A, Georgiou S, Pasmatzi E, et al. Calcipotriol plus short-contact dithranol: a novel topical combination therapy for chronic plaque psoriasis. *Skin Pharmacol Appl Skin Physiol* 2002;15: 246–251.
35. Gollinck H, Altmeyer P, Kaufmann R, et al. Topical calcipotriol plus oral fumaric acid is more effective and faster acting than oral fumaric acid monotherapy in the treatment of severe chronic plaque psoriasis vulgaris. *Dermatology* 2002;205:46–53.
36. Papp K, Guenther L, Boyden B, et al. Early onset of action and efficacy of a combination of calcipotriene and betametasone diproprionate in the treatment of psoriasis. *J Am Acad Dermatol* 2003; 48:48–54.
37. de Jong EM, Mork NJ, Seijger MM, et al. The combination of calcipotriol and methotrexate compared with methotrexate and vehicle in psoriasis: results of a multicentre placebo-controlled randomized trial. *Br J Dermatol* 2003;148:318–325.
38. Ramsay CA, Schwartz BE, Lowson D, et al. Calcipotriol cream combined with twice weekly broadband UVB phototherapy: a safe, effective and UVB-sparing antipsoriatic combination treatment. *Dermatology* 2000;200:17–24.
39. Ashcroft DM, Li Wan Po A, Williams HC, et al. Systematic review of comparative efficacy and tolerability of calcipotriol in treating chronic plaque psoriasis. *BMJ* 2000;320:963–967. Search date 1999; primary sources Medline, Embase, Cochrane Controlled Trials Register, Bids, hand searches of reference lists, and contact with manufacturer of calcipotriol.
40. Kragballe K, Barnes L, Hamberg K, et al. Calcipotriol cream with or without concurrent topical corticosteroid in psoriasis. Tolerability and efficacy. *Br J Dermatol* 1998;139:649–654.
41. Bruner CR, Feldman SR, Ventrapragada M, et al. A systematic review of adverse effects associated with topical treatments for psoriasis. *Dermatol Online J* 2003;9:2.
42. Weinstein GD, Koo JY, Krueger GG, et al. Tazarotene cream in the treatment of psoriasis: two multicenter, double-blind, randomized, vehicle-controlled studies of the safety and efficacy of tazarotene creams 0.05 % and 0.1 % applied once daily for 12 weeks. *J Am Acad Dermatol* 2003;48:760–767.
43. Krueger GG, Drake LA, Elias PM, et al. The safety and efficacy of tazarotene gel, a topical acetylenic retinoid, in the treatment of psoriasis. *Arch Dermatol* 1998;134:57–60.
44. Weinstein GD, Krueger GG, Lowe NJ, et al. Tazarotene gel, a new retinoid, for topical therapy of psoriasis: vehicle-controlled study of safety, efficacy, and duration of therapeutic effect. *J Am Acad Dermatol* 1997;37:85–92.
45. Green L, Sadoff W. A clinical evaluation of tazarotene 0.1 % gel, with and without a high- or mid-high-potency corticosteroid, in patients with stable plaque psoriasis. *J Cutan Med Surg* 2002;6:95–102.
46. Guenther LC, Poulin YP, Pariser DM. A comparison of tazarotene 0.1 % gel once daily plus mometasone furoate 0.1 % cream once daily versus calcipotriene 0.005 % ointment twice daily in the treatment of plaque psoriasis. *Clin Ther* 2000;22:1225–1238.
47. Gollnick H, Menter A. Combination therapy with tazarotene plus a topical corticosteroid for the treatment of plaque psoriasis. *Br J Dermatol* 1999;140(suppl):18–23.
48. Lebwohl M, Ast E, Callen JP, et al. Once-daily tazarotene gel versus twice-daily fluocinonide cream in the treatment of plaque psoriasis. *J Am Acad Dermatol* 1998;38:705–711.
49. Lebwohl MG, Breneman DL, Goffe BS, et al. Tazarotene 0.1 % gel plus corticosteroid cream in the treatment of plaque psoriasis. *J Am Acad Dermatol* 1998;39:590–596.
50. Griffiths CEM, Clark CM, Chalmers RJG, et al. A systematic review of treatments for severe psoriasis. *Health Technol Assess* 2000;4:1–125. Search date 1999; primary sources Medline, Embase, and Cochrane Register of RCTs.
51. Cameron H, Dawe RS, Yule S, et al. A randomized, observer-blinded trial of twice vs. three times weekly narrowband ultraviolet B phototherapy for chronic plaque psoriasis. *Br J Dermatol* 2002;147: 973–978.
52. Boer J, Hermans J, Schothorst AA, et al. Comparison of phototherapy (UVB) and photochemotherapy (PUVA) for clearing and maintenance therapy of psoriasis. *Arch Dermatol* 1984;120:52–57.
53. Gorden PM, Diffey BL, Mathews JN, et al. A randomised comparison of narrow-band TL-01 phototherapy for psoriasis. *J Am Acad Dermatol* 1999;41:728–732.
54. Stern RS, Armstrong RB, Anderson TF, et al. Effect of continued ultraviolet B phototherapy on the duration of remission of psoriasis. A randomized study. *J Am Acad Dermatol* 1986;15:546–552.
55. Pieternel CM, Pasker-de-Jong M, Wielink G, et al. Treatment with UV-B for psoriasis and nonmelanoma skin cancer. A systematic review of the literature. *Arch Dermatol* 1999;135:834–840. Search date 1996; primary sources Medline, Biosis, and Online Contents.
56. Stern RS, Lunder EJ. Risk of squamous cell carcinoma and methoxsalen (psoralen) and UV-A radiation (PUVA). A meta-analysis. *Arch Dermatol* 1998;134:1582–1585. Search date 1998; primary sources Medline, Healthstar, Aidsline, and Cancerlit.

57. Melski JW, Tanenbaum L, Parrish JA, et al. Oral methoxsalen photochemotherapy for the treatment of psoriasis. A cooperative clinical trial. *J Invest Dermatol* 1977;68:328–335.
58. Stern RS, Laird N. The carcinogenic risk of treatments for severe psoriasis. Photochemotherapy follow-up study. *Cancer* 1994;73:2759–2764.
59. Hannuksela-Svahn A, Sigurgeirsson B, Pukkala E, et al. Trioxsalen bath PUVA did not increase the risk of squamous cell skin carcinoma and cutaneous malignant melanoma in a joint analysis of 944 Swedish and Finnish patients with psoriasis. *Br J Dermatol* 1999;141:497–501.
60. Rogers S, Marks J, Shuster S, et al. Comparison of photochemotherapy and dithranol in the treatment of chronic plaque psoriasis. *Lancet* 1979;i:455–458.
61. Jones G, Crotty M, Brooks P. Interventions for treating psoriatic arthritis. An overview of therapy and toxicity. In: The Cochrane Library, Issue 3, 2001. Oxford: Update Software. Search date 2000; primary sources Medline, Excerpta Medica, and Cochrane Clinical Trials Register.
62. Stern RS, Fitzgerald E, Ellis CN, et al. The safety of etretinate as long-term therapy for psoriasis. Results of the etretinate follow-up study. *J Am Acad Dermatol* 1995;33:44–52.
63. Wilkens RF, Williams HJ, Ward JR, et al. Randomized, double-blind, placebo controlled trial of low-dose pulse methotrexate in psoriatic arthritis. *Arthritis Rheum* 1984;27:376–381.
64. Heydendael VM, Spuls PI, Opmeer BC et al. Methotrexate versus cyclosporine in moderate-to-severe chronic plaque psoriasis. *N Engl J Med* 349:658–665.
65. Whiting-O'Keefe QE, Fye KH, Sack KD. Methotrexate and histologic hepatic abnormalities. *Am J Med* 1991;90:711–716. Search date and primary sources not reported.
66. Cottin V, Tebib J, Souquet PJ, et al. Pulmonary function in patients receiving long-term low-dose methotrexate. *Chest* 1996;109:933–938.
67. Nyfors A, Jensen H. Frequency of malignant neoplasms in 248 long-term methotrexate-treated psoriatics. A preliminary study. *Dermatologica* 1983;167:260–261.
68. Van Dooren-Greebe RJ, Kuijpers AL, Mulder J, et al. Methotrexate revisited: effects of long-term treatment of psoriasis. *Br J Dermatol* 1994;130:204–210.
69. Shupack J, Abel E, Bauer E, et al. Cyclosporine as maintenance therapy in patients with severe psoriasis. *J Am Acad Dermatol* 1997;36:423–432.
70. Ellis CN, Fradin MS, Hamilton TA, et al. Duration of remission during maintenance cyclosporine therapy for psoriasis. Relationship to maintenance dose and degree of improvement during initial therapy. *Arch Dermatol* 1995;131:791–795.
71. Zachariae H, Abrams B, Bleehen SS, et al. Conversion of psoriasis patients from the conventional formulation of cyclosporin A to a new microemulsion formulation: a randomized, open, multicentre assessment of safety and tolerability. *Dermatology* 1998;196:231–236.
72. Ho VC, Griffiths CE, Albrecht G, et al. Intermittent short courses of cyclosporin (Neoral(R)) for psoriasis unresponsive to topical therapy: a 1-year multicentre, randomized study. *Br J Dermatol* 1999;141:283–291.
73. Ozawa A, Sugai J, Ohkido M, et al. Cyclosporin in psoriasis: continuous monotherapy versus intermittent long-term therapy. *Eur J Dermatol* 1999;9:218–223.
74. Grossman RM, Chevret S, Abi-Rached J, et al. Long-term safety of cyclosporin in the treatment of psoriasis. *Arch Dermatol* 1996;132:623–629.
75. The European FK 506 Multicentre Psoriasis Study Group. Systemic tacrolimus (FK 506) is effective for the treatment of psoriasis in a double-blind, placebo-controlled study. *Arch Dermatol* 1996;132:419–423.
76. Gottlieb AB, Lebwohl M, Shirin S, et al. Anti-CD4 monoclonal antibody treatment of moderate to severe psoriasis vulgaris: results of a pilot, multicenter, multiple-dose, placebo-controlled study. *J Am Acad Dermatol* 2000;43:595–604.
77. Skov L, Kragballe K, Zachariae C, et al. HuMax-CD4: a fully human monoclonal anti-CD4 antibody for the treatment of psoriasis vulgaris. *Arch Dermatol* 2003;139:1433–1439.
78. Mihatsch MJ, Kyo M, Morozumi K, et al. The side-effects of cyclosporin A and tacrolimus. *Clin Nephrol* 1998;49:356–363.
79. Gottlieb AB, Matheson RT, Lowe N, et al. A randomized trial of etanercept as monotherapy for psoriasis. *Arch Dermatol* 2003;139:1627–1632.
80. Leonardi CL, Powers JL, Matheson RT, et al. Etanercept as monotherapy in patients with psoriasis. *N Engl J Med* 2003;349:2014–2022.
81. Chaudhari U, Romano P, Mulcahy LD, et al. Efficacy and safety of infliximab monotherapy for plaque-type psoriasis: a randomised trial. *Lancet* 2001;357:1842–1847.
82. Skytta E, Pohjankoski H, Savolainen A. Etanercept and urticaria in patients with juvenile idiopathic arthritis. *Clin Exp Rheumatol* 2000;18:533–534.
83. Kalden JR. How do the biologics fit into the current DMARD armamentarium? *J Rheumatol* 2001;28 (suppl 62):27–35.
84. Nieboer C, de Hoop D, van Loenen AC, et al. Systemic therapy with fumaric acid derivates: new possibilities in the treatment of psoriasis. *J Am Acad Dermatol* 1989;20:601–608.

Kommentar

Berthold Rzany

Die Psoriasis vulgaris ist eine der wichtigsten dermatologischen Erkrankungen. Die zu verfügenden stehenden Interventionen sind zahlreich. Deshalb ist ein unter evidenzbasierten Gesichtspunkten ordnendes Kapitel, wie hier in Clinical Evidence, hilfreich. Hilfreich vor allem, weil es klar sagt, wo die Wirksamkeit nicht bewiesen ist. Dies gilt vor allem für die zahlreichen nichtmedikamentösen Ansätze.
Was hilft: auf der topischen Seite – Vitamin D Derivate mit und ohne Steroide, Dithranol, topische Retinoide. Alles dies sind Präparate, die auf dem deutschen Markt vorhanden sind und auch entsprechend eingesetzt werden. Bei der alleinigen Therapie mit topischen Steroiden gilt es das Für und Wider abzuwägen. Teer kann aufgrund der vorliegenden Datenlage nicht empfohlen werden. Die Lichttherapie hier PUVA und UVB gehören zu den Standards der Therapie. Bei der PUVA-Therapie muss ein erhöhtes Risiko von epithelialen Tumoren mit in die Entscheidung einbezogen werden. Zur systemischen Therapie: Hier überwiegt ein sorgfältiges Abwägen zwischen Wirksamkeit und Nebenwirkungen. Dies gilt für Methothrexat, Cyclosporin, die Fumarsäure und auch für die Retinoide. Aufgrund der geringen Wirksamkeit als Monotherapie und der bekannten Teratogenität gehören sie jedoch nicht zu den Arzneimitteln, die für die systemische Therapie empfohlen werden sollten. Tacrolimus ist keine gebräuchliche Option für die Behandlung der Psoriasis. Die Biologicals sind in dieser Ausgabe von Clinical Evidence nur unzureichend abgebildet. Sie stellen neue durch gute klinische Studien gesicherte Interventionen dar, die mehr und mehr in der Behandlung der mittelschweren und schweren Psoriasis eine Rolle spielen. Aufgeführt werden hier Etanercept und Infliximab. Infliximab, das wirksamste zurzeit auf dem Markt vorhandene Biological ist noch nicht für die Psoriasis zugelassen. Eine Zulassung wird jedoch für Ende 2005 erwartet. Efalizumab, das in Deutschland auch die Zulassung für die Psoriasis hat und in der Wirksamkeit etwas unter Etanercept liegt, ist noch nicht aufgeführt. Dieses Manko wird jedoch bei der nächsten Ausgabe beglichen werden.

Scabies

Suchdatum: Januar 2003

Godfrey Walker und Paul Johnstone

Frage Welche Effekte haben unterschiedliche Behandlungsmethoden?

Nutzen belegt

Permethrin[5, 6, 8]
Einer systematischen Übersicht zufolge führt Permethrin nach 28 Tagen hinsichtlich klinischer und parasitologischer Parameter im Vergleich zu Crotamiton zu einer besseren Heilungsrate. Begrenzten Hinweisen aus einer nachfolgend durchgeführten RCT zufolge erhöht Permethrin im Vergleich zu Ivermectin bei Kontrolle nach 14 Tagen die klinische Heilungsrate.

Nutzen wahrscheinlich

Crotamiton[5]
Einer systematischen Übersicht zufolge ist Crotamiton hinsichtlich der klinischen und parasitologischen Heilungsraten nach 28 Tagen weniger wirksam als Permethrin. Einer in einer systematischen Übersicht identifizierten RCT zufolge besteht dagegen hinsichtlich der klinischen Heilungsraten nach 28 Tagen kein signifikanter Unterschied zwischen Crotamiton und Lindan.

Orale Therapie mit Ivermectin[5, 6, 9, 10, 19, 20, 24–31]
Einer in einer systematischen Übersicht identifizierten RCT zufolge verbessert eine orale Ivermectintherapie im Vergleich zu Placebo die klinischen Heilungsraten nach 7 Tagen. Einer anderen kleinen in der Übersicht identifizierten RCT zufolge besteht hinsichtlich der Heilungsraten nach 30 Tagen kein signifikanter Unterschied zwischen Ivermectin und Benzylbenzoat. Einer nachfolgend durchgeführten RCT zufolge erhöht Ivermectin dagegen im Vergleich zu Benzylbenzoat die klinischen Heilungsraten nach 30 Tagen signifikant. Einer kleinen in einer systematischen Übersicht identifizierten RCT zufolge besteht hinsichtlich der Heilungsraten nach 15 Tagen kein signifikanter Unterschied zu einer Lindantherapie. Einer nachfolgend durchgeführten RCT zufolge ist zwar hinsichtlich der Therapieversagerquote nach 2 Wochen kein signifikanter Unterschied zwischen Lindan und Ivermectin zu beobachten. Nach 4 Wochen senkt eine Ivermectintherapie dagegen die Versagerquote. Begrenzten Hinweisen aus einer RCT zufolge senkt Ivermectin im Vergleich zu Permethrin nach 14 Tagen die klinischen Heilungsraten. Erfahrungen aus der therapeutischen Anwendung bei Onchozerkose weisen darauf hin, dass die Therapie bei jungen Erwachsenen sicher ist. Für die Anwendung bei Kindern liegen jedoch keine entsprechenden Erfahrungen vor, und für ältere Menschen ist ein erhöhtes Mortalitätsrisiko dokumentiert.

Nutzen und Schaden abzuwägen

Lindan[5, 9–15]
Einer in einer systematischen Übersicht identifizierten RCT zufolge besteht bezüglich der klinischen Heilungsraten nach 28 Tagen kein signifikanter Unterschied zwischen Lindan und Crotamiton. Der systematischen Übersicht zufolge sind die Belege zur Wirksamkeit nach 28 Tagen jedoch widersprüchlich. Einer anderen in der Übersicht identifizierten kleinen RCT zufolge besteht hinsichtlich der Heilungsraten nach 15 Tagen kein signifikanter Unterschied zwischen Lindan und Ivermectin. Einer nachfolgend durchgeführten RCT zufolge sind die Versagerquoten der beiden Medikamente zwar nach 14 Tagen vergleichbar,

nach 4 Wochen ist die Versagerquote unter Lindan jedoch geringer. Es fanden sich Berichte über seltene schwere Nebenwirkungen wie Krampfanfälle.

Wirksamkeit unbekannt

Benzylbenzoat[5, 19, 20–23]

Einer in einer systematischen Übersicht identifizierten kleinen RCT zufolge besteht hinsichtlich der klinischen Heilungsraten nach 30 Tagen kein signifikanter Unterschied zwischen Benzylbenzoat und Ivermectin. Eine nachfolgend durchgeführte RCT zeigte, dass Benzylbenzoat im Vergleich zu Ivermectin die klinische Heilungsrate nach 30 Tagen senkt. Einer in einer systematischen Übersicht identifizierten kleinen RCT zufolge besteht hinsichtlich der klinischen Heilungsrate nach 8 oder 14 Tagen kein signifikanter Unterschied zwischen Benzylbenzoat und schwefelhaltiger Salbe.

Malathion[5, 16–18]

Eine systematische Übersicht ergab keine RCTs zur Wirksamkeit von Malathion. In Fallserien bei Scabies werden Heilungsraten von über 80 % beschrieben.

Schwefelverbindungen[13, 21]

Einer in einer systematischen Übersicht identifizierten RCT zufolge besteht hinsichtlich der klinischen Heilungsraten nach 8 oder 14 Tagen kein signifikanter Unterschied zwischen Benzylbenzoat und schwefelhaltiger Salbe.

Definition

Bei Scabies handelt es sich um eine Infestation der Haut mit der Milbe *Sarcoptes scabiei*.[1] Typische Lokalisationen der Infestation sind Hautfalten und die Beugeseiten der Extremitäten. Bei Erwachsenen liegen die Prädilektionsstellen in den Interdigitalräumen und auf den Beugeseiten der Handgelenke, wenngleich sich der Milbenbefall bei älteren Menschen auch als Milbenekzem am ganzen Stamm manifestieren kann. Bei Säuglingen und Kleinkindern sind oft auch Gesicht, Kopfhaut, Handflächen und Fußsohlen befallen.

Inzidenz/ Prävalenz

Scabies ist mit einer geschätzten Prävalenz von weltweit jährlich 300 Mio. Fällen ein häufiges Problem im öffentlichen Gesundheitssystem. Meistens sind Menschen in den Entwicklungsländern betroffen, wo die Prävalenz den Wert von 50 % überschreiten kann.[2] In den Industrienationen tritt die Erkrankung in institutionalisierten Gemeinschaften am häufigsten auf. Fallstudien deuten darauf hin, dass es alle 7–15 Jahre zu epidemieartigen Krankheitszyklen kommt, die zum Teil den Immunstatus der Bevölkerung widerspiegeln dürften.

Ätiologie/ Risikofaktoren

Scabies tritt besonders häufig in desolaten sozialen Verhältnissen, bei engem Körperkontakt auf Grund beengter Lebensverhältnisse und unzureichenden Zugangs zu Wasser auf.[3] Kleine Kinder, bettlägerige ältere Menschen und Menschen mit HIV/AIDS oder anderen Formen einer Abwehrschwäche sind prädisponiert für eine Infestation und weisen bei diagnostischen Untersuchungen besonders hohe Milbenzahlen auf.[4]

Prognose

Scabies ist keine lebensbedrohliche Erkrankung, aber der massive, permanente Juckreiz und Sekundärinfektionen können das Allgemeinbefinden erheblich einschränken. Gelegentlich entwickelt sich eine Scabies norvegica, die auf eine Routinetherapie nicht anspricht und dadurch eine Quelle für kontinuierliche Reinfektionen und eine weitere Übertragung darstellt.

Literatur

1. Meinking TL, Taplin D. Infestations. In: Schachner LA, Hansen RC, eds. *Pediatric dermatology.* New York: Churchill Livingston, 1995.
2. Stein DH. Scabies and pediculosis. *Curr Opin Pediatr* 1991;3:660–666.
3. Green M. Epidemiology of scabies. *Epidemiol Rev* 1989;11:126–150.
4. Meinking TL, Taplin D, Hermida JL, et al. The treatment of scabies with ivermectin. *N Engl J Med* 1995;333:26–30.
5. Walker GJA, Johnstone PW. Interventions for treating scabies. In: The Cochrane Library, Issue 4, 2002. Oxford: Update Software. Search date 1999; primary sources Medline, Embase, records of military trials from UK, USA, and Russia, and specialist register of the Cochrane Diseases Group.
6. Usha V, Gopalakrishnan Nair TV. A comparative study of oral ivermectin and topical permethrin cream in the treatment of scabies. *J Am Acad Dermatol* 2000;42:236–240.
7. Schultz MW, Gomez M, Hansen RC, et al. Comparative study of 5 % permethrin cream and 1 % lindane lotion for the treatment of scabies. *Arch Dermatol* 1990;126:167–170.
8. Meinking TL, Taplin D. Safety of permethrin vs lindane for the treatment of scabies. *Arch Dermatol* 1996;132:959–962.
9. Madan V, Jaskiran K, Gupta U, et al. Oral ivermectin in scabies patients: a comparison with 1 % topical lindane lotion. *J Dermatol* 2001;28:481–484.
10. Chouela EN, Abeldano AM, Pellerano O, et al. Equivalent therapeutic efficacy and safety of ivermectin and lindane in the treatment of human scabies. *Arch Dermatol* 1999;135:651–655.
11. Hall RC, Hall RC. Long-term psychological and neurological complications of lindane poisoning. *Psychosomatics* 1999;40:513–517.
12. Nordt SP, Chew G. Acute lindane poisoning in three children. *J Emerg Med* 2000;18:51–53.
13. Elgart ML. A risk benefit assessment of agents used in the treatment of scabies. *Drug Saf* 1996; 14386–393.
14. WHO Collaborating Centre for International Drug Monitoring. Reported adverse reactions to ectoparasiticodes, including scabicides, insecticides and repellents. Uppsala, Sweden, 2002. The WHO Collaborating Centre receives summary clinical reports from National Centres in countries participating in a collaborative programme. The information is not homogenous at least with respect to origin or likelihood that the pharmaceutical product caused the adverse reaction. The information does not represent the opinion of the World Health Organization.
15. Brown S, Belcher J, Brady W. Treatment of ectoparasitic infections: review of the English-language literature. *Clin Infect Dis* 1995;20(suppl 1):104–109.
16. Hanna NF, Clay JC, Harris JRW. *Sarcoptes scabiei* infestation treated with malathion liquid. *Br J Vener Dis* 1978;54:354.
17. Thianprasit M, Schuetzenberger R. Prioderm lotion in the treatment of scabies. *Southeast Asian J Trop Med Public Health* 1984;15:119–120.
18. Burgess I, Robinson RJF, Robinson J, et al. Aqueous malathion 0.5 % as a scabicide: clinical trial. *BMJ* 1986;292:1172.
19. Nnoruka EN, Agu CE. Successful treatment of scabies with oral ivermectin in Nigeria. *Trop Doct* 2001;31:15–18.
20. Glaziou P, Cartel JL, Alzieu P, et al. Comparison of ivermectin and benzyl benzoate for treatment of scabies. *Trop Med Parasitol* 1993;44:331–332.
21. Gulati PV, Singh KP. A family based study on the treatment of scabies with benzyl benzoate and sulphur ointment. *Indian J Dermatol Venereol Lepr* 1978;44:269–273.
22. Kaur GA, Nadeswary K. Field trials on the management of scabies in Jengka Triangle, Pahang. *Med J Malaysia* 1980;35:14–21.
23. Haustein UF, Hlawa B. Treatment of scabies with permethrin versus lindane and benzyl benzoate. *Acta Derm Venereol* 1989;69:348–351.
24. Pacque M, Munoz B, Greene BM, et al. Safety of and compliance with community-based ivermectin therapy. *Lancet* 1990;335:1377–1380.
25. De Sole G, Remme J, Awadzi K, et al. Adverse reactions after large-scale treatment of onchocerciasis with ivermectin: combined results from eight community trials. *Bull World Health Organ* 1989;67:707–719.
26. WHO Collaborating Centre for International Drug Monitoring. Reported adverse reactions to ivermectin. Uppsala, Sweden, 2002. The WHO Collaborating Centre receives summary clinical reports from National Centres in countries participating in a collaborative programme. The information is not homogenous at least with respect to origin or likelihood that the pharmaceutical product caused the adverse reaction. The information does not represent the opinion of the World Health Organization.
27. Barkwell R, Shields S. Deaths associated with ivermectin treatment of scabies. *Lancet* 1997;349:1144–1145.
28. Diazgranados JA, Costa JL. Deaths after ivermectin treatment. *Lancet* 1997;349:1698.

29. Sullivan JR, Watt G, Barker B. Successful use of ivermectin in the treatment of endemic scabies in a nursing home. *Australas J Dermatol* 1997;38:137–140.
30. Aubin F, Humbert P. Ivermectin for crusted (Norwegian) scabies. *N Engl J Med* 1995;332:612.
31. Haas N, Henz BM, Ohlendorf D. Is single oral dose of ivermectin sufficient in crusted scabies? *Int J Dermatol* 2001;40:599.

Kommentar

Annkathrin Born und Berthold Rzany

Permethrin ist das Mittel der Wahl bei der Behandlung der Scabies. Die Umsetzung der Therapie mit Permethrin ist in Deutschland unproblematisch, da das Präparat auf dem deutschen Markt vorhanden ist und auch in Empfehlungen zur Therapie der Scabies mit enthalten ist (1, 2). In der 2005 veröffentlichten Zusammenfassung (2) wird neben Permethrin auch Allethrin-Spray empfohlen, welches in dem vorliegenden Kapitel nicht berücksichtigt wurde.
Bei der Wahl des Antiscabiosum zur Therapie befallener Patienten sollten sowohl die Wirksamkeit des Präparates als auch dessen möglichst geringe Toxizität gesichert sein. Da bei Lindan, dessen Wirksamkeit als sicher gelten kann, neurotoxische Nebenwirkungen bekannt sind, sollte bei der Therapie von Kindern, Schwangeren und Stillenden auf diese Therapie verzichtet werden. Die Wirksamkeit anderer in der Skabiestherapie eingesetzten Präparate, wie die des Benzylbenzoat, ist nach dieser Übersicht nicht gesichert.
Eine Systemtherapie mit Ivermectin ist in Deutschland erschwert, da das Präparat hier nicht zugelassen ist und nur über die internationale Apotheke bezogen werden kann. Neben der pharmakologischen Therapie sind auch dringend Verfahrensanleitungen zur Sanierung der Umgebung betroffener Patienten einzuhalten. Diese werden in dem Kapitel nicht berücksichtigt.

1. Haustein UF, Deutsches Ärzteblatt.Jg. 102.Heft 18.6. Mai 2005: 1295.
2. Haustein UF, Paasch U; Krätze weiterhin verbreitet. Deutsches Ärzteblatt 2005; 102; A 45–46 [Heft 1–2].

Seborrhoische Dermatitis

Suchdatum: November 2003

Bruce C. Gee

Frage Welche Effekte haben topische Behandlungsformen bei seborrhoischer Dermatitis der Kopfhaut Erwachsener?

Nutzen belegt

Ketoconazol[8–12]
Fünf RCTs zeigten, dass ein Shampoo mit 2 % Ketoconazol im Vergleich zu Placebo über 4 Wochen die Kopfhautsymptomatik (u. a. Schuppenbildung, Juckreiz und Rötung) bessert.

Selensulfid[11]
Einer RCT zufolge verringert selensulfidhaltiges Shampoo im Vergleich zu Placebo eine Schuppenbildung.

Teershampoo[12]
Einer RCT zufolge ist Teershampoo zur Besserung von Schuppenbildung und Rötung wirksamer als Placebo.

Nutzen wahrscheinlich

Bifonazol[13]
Einer kleinen RCT zufolge bessert Bifonazol-Shampoo im Vergleich zu Placebo die Symptomatik auf der Kopfhaut.

Topische Steroide
Es fanden sich keine RCTs, in denen topische Steroide (Hydrocortison, Betamethasonvalerat, Clobetasolbutyrat, Mometasonfurat oder Clobetasolpropionat) mit Placebo verglichen werden. Es herrscht Übereinstimmung dahingehend, dass topische Steroide zur Behandlung einer seborrhoischen Dermatitis der Kopfhaut Erwachsener von Wirkung sind.

Wirksamkeit unbekannt

Weichmacher; Terbenafin
Es fanden sich keine RCTs, in denen diese Interventionen zur Behandlung einer seborrhoischen Dermatitis der Kopfhaut Erwachsener mit Placebo verglichen werden.

Frage Welche Effekte haben topische Behandlungsformen bei seborrhoischer Dermatitis im Gesicht und am Körper Erwachsener?

Nutzen wahrscheinlich

Bifonazol[15]
Einer RCT zufolge bessert Bifonazol im Vergleich zu Placebo nach 4 Wochen die Symptomatik.

Seborrhoische Dermatitis

Ketoconazol[8, 14]

Zwei kleine RCTs ergaben, dass eine Creme mit 2 % Ketoconazol im Vergleich zu Placebo nach 4 Wochen die Symptomatik (Erythem, Schuppenbildung, Papeln und Pruritus) bessert.

Topische Steroide (episodische Kurztherapie)

Es fanden sich keine RCTs, in denen topische Steroide (Hydrocortison, Betamethasonvalerat, Clobetasolbutyrat, Mometasonfurat oder Clobetasolpropionat) mit Placebo verglichen werden. Es herrscht Übereinstimmung dahingehend, dass episodische Kurztherapien mit topischen Steroiden zur Behandlung einer seborrhoischen Dermatitis im Gesicht und am Körper Erwachsener wirksam sind.

Wirksamkeit unbekannt

Weichmacher; Lithiumsuccinat; Selensulfid; Terbenafin

Es fanden sich keine RCTs von hinreichender Qualität für einen Vergleich zwischen diesen Interventionen und Placebo bei Erwachsenen mit seborrhoischer Dermatitis im Gesicht und am Körper.

Definition Die seborrhoische Dermatitis tritt in Bereichen der Haut auf, die reichlich mit Talgdrüsen versorgt sind, und zeigt sich in Form roter, scharf umrandeter Läsionen mit Schuppen von fettigem Aussehen. Im Gesicht sind meist die mediale Fläche der Augenbrauen, der Bereich zwischen den Augenbrauen und die Nasolabialfalten betroffen. Auch die Haut am Thorax (im Allgemeinen prästernal) sowie die Beugen sind befallen. Auf der Kopfhaut zeigt sie sich in Form trockener, flockiger Desquamationen oder als gelbe, fettige Schuppen mit Erythem. „Schuppen" ist ein umgangssprachlicher Begriff, der allgemein im Zusammenhang mit einer leichten seborrhoischen Dermatitis der Kopfhaut verwandt wird. Allerdings ließe sich jede mit Desquamation einhergehende Erkrankung der Kopfhaut als „Schuppen" bezeichnen. Übliche Differenzialdiagnosen der seborrhoischen Dematitis der Haut sind Psoriasis, Ekzem und Tinea capitis.

Inzidenz/ Prävalenz Die seborrhoische Dermatitis betrifft etwa 1–3 % der Allgemeinbevölkerung.[1] Dabei handelt es sich jedoch wahrscheinlich um einen zu niedrig geschätzten Wert, da die Menschen wegen Schuppen nicht unbedingt den Arzt aufsuchen.

Ätiologie/ Risikofaktoren *Malassezia* (*Pityrosporum*) *ovale* gilt als Auslöser einer seborrhoischen Dermatitis und ist verantwortlich für eine entzündliche Reaktion unter Beteiligung von T-Zellen und Complement. Zu den Krankheiten, die erwiesenermaßen für eine seborrhoische Dermatitis prädisponieren, gehören HIV[2], neurologische Erkrankungen, wie etwa M. Parkinson, neurologische Schädigungen, wie etwa eine Fazialislähmung[3], Rückenmarksverletzungen[4], ischämische Herzkrankheit[5] und eine alkoholbedingte Pankreatitis[6]. Dieses Kapitel befasst sich mit der Behandlung immunkompetenter Erwachsener ohne bekannte prädisponierende Faktoren.

Prognose Die seborrhoische Dermatitis ist eine chronische Erkrankung mit der Neigung zu spontanem Aufflackern und Remittieren und tendiert auch nach einer Therapie zu Rezidiven.[1, 7]

Literatur

1. Gupta AK, Bluhm R, Cooper EA. Seborrhoeic dermatitis. *Dermatol Clin* 2003;21:401–412.
2. Berger RS. Cutaneous manifestations of early human immunodeficiency virus exposure. *J Am Acad Dermatol* 1988;19:298–303.

3. Bettley FR, Marten RH. Unilateral seborrhoeic dermatitis following a nerve lesion. *Arch Dermatol* 1956;73:110–115.
4. Wilson CL, Walshe M. Incidence of seborrhoeic dermatitis in spinal injury patients. *Br J Dermatol* 1988;119(suppl 33):48
5. Tager A. Seborrhoeic dermatitis in acute cardiac disease. *Br J Dermatol* 1964;76:367–369.
6. Barba A, Piubello W, Vantini I, et al. Skin lesions in chronic alcoholic pancreatitis. *Dermatologica* 1982;164:322–326.
7. Rook et al. *Textbook of Dermatology*, 6th ed. Blackwell and Synergy: 639–643.
8. Green CA, Farr PM, Shuster S. Treatment of seborrhoeic dermatitis with ketoconazole: II. Response of seborrhoeic dermatitis of the face, scalp and trunk to topical ketoconazole. *Br J Dermatol* 1987; 116:217–221.
9. Carr MM, Pryce DM, Ive FA. Treatment of seborrhoeic dermatitis with ketoconazole: I. Response of seborrhoeic dermatitis of the scalp to topical ketoconazole. *Br J Dermatol* 1987;116:213–216.
10. Berger R, Mills OH. Double blind placebo-controlled trial of ketoconazole 2 % shampoo in the treatment of moderate to severe dandruff. *Adv Ther* 1990;7:247–255.
11. Danby FW, Maddin WS, Margesson LJ. A randomised, double-blind, placebo-controlled trial of ketoconazole 2 % shampoo versus selenium sulfide 2.5 % shampoo in the treatment of moderate to severe dandruff. *J Am Acad Dermatol* 1993;29:1008–1012.
12. Davies DB, Boorman GC, Shuttleworth D. Comparative efficacy of shampoos containing coal tar (4.0 % w/w; TarmedTM), coal tar (4.0 % w/w) plus ciclopirox olamine (1.0 % w/w; TarmedTM AF) and ketoconazole (2.0 % w/w; Nizoral®) for the treatment of dandruff/seborrhoeic dermatitis. *J Dermatol Treat* 1999;10:177–183.
13. Segal R, David A, Ingber R, Lurie R, Sandbank M. Treatment with bifonazole shampoo for seborrhoea and seborrhoeic dermatitis: a randomised, double blind study. *Acta Derm Venereol (Stockh)* 1992;72:454–455.
14. Skinner RB, Noah PW, Taylor RM, et al. Double-blind treatment of seborrheic dermatitis cream with 2 % ketoconazole cream. *J Am Acad Dermatol* 1985;12:852–856.
15. Zienicke H, Korting HC, Braun-Falco O, et al. Comparative efficacy and safety of bifonazole 1 % cream and the corresponding base preparation in the treatment of seborrhoeic dermatitis. *Mycoses* 1993;36:325–331.
16. Cuelenaere C, De Bersaques J, Kint A. Use of topical lithium succinate in the treatment of seborrhoeic dermatitis. *Dermatology* 1992;184:194–197.

Kommentar

Annkathrin Born und Berthold Rzany

Die seborrhoischen Dermatitis ist eine häufige Erkrankung. Nach Lokalisation lassen sich hier die seborrhoische Dermatitis der Kopfhaut und die seborrhoische Dermatitis der Haut unterscheiden.

Für die Therapie der seborrhoischen Dermatitis der Kopfhaut werden drei Präparategruppen als wirksam beurteilt: Ketokonazol, Selen- und Teerpräparate. Eine Wichtung der Wirksamkeit wird nicht vorgenommen. Die Umsetzung der gefundenen Wirksamkeit von Ketokonazol-haltigen Präparaten ist unkompliziert, da diese Präparate bereits zur Standarttherapie gehören. Selen- und Teer-haltige Präparate werden wegen der nachteiligen Wirkstoffeigenschaften im Vergleich zu den topischen Antimykotika eher unterstützend eingesetzt. Standard sind nach wie vor auch topische Steroide, obwohl hier gute Studien zur Wirksamkeit im Bereich der Kopfhaut fehlen. Pyrithion-Zink-Präparate bleiben in dieser Übersicht unberücksichtigt.

Auch für die Therapie der seborrhoischen Dermatitis der Haut gilt die Reihenfolge: Bifonazol, Ketokonazol und topische Sterodie. Auch hier liegt keine Wichtung der Wirksamkeit vor. Die Anwendung von Steroiden im Gesichtsbereich sollte im Gegensatz zum behaarten Kopf mit Vorsicht erfolgen. Potente topische Steroide sollten wegen der bekannten Nebenwirkungen nur kurzzeitig eingesetzt werden. Unberücksichtigt bleiben in diesem Kapitel die Gruppe der Makrolaktame. In einer kleineren offenen Vergleichsstudie wird eine gute Wirksamkeit von Pimecrolimus im Vergleich zu Betamethasone 17-valerat (0,1 %) postuliert (1). Zur Zeit sind weder Tacrolimus noch Pimecrolimus für diese Indikation zugelassen.

Da die meisten der o. a. Präparate Kosmetika (Anti-Schuppenshampoos) bzw. apothekenaber nicht rezeptpflichtige Arzneimittel sind können sie bei dem jetzigen Stand der Rechtslage bei Patienten der gesetzlichen Krankenversicherung nicht zu Lasten der Kasse rezeptiert werden.

1. Rigopoulos D, Ioannides D, Kalogeromitros D, Gregoriou S, Katsambas A. Pimecrolimus cream 1 % vs. betamethasone 17-valerate 0.1 % cream in the treatment of seborrhoeic dermatitis. A randomized open-label clinical trial. Br J Dermatol. 2004 Nov;151(5):1071–5.

Warzen

Suchdatum: September 2003

Mike Bigby, Sam Gibbs, Ian Harvey und Jane Sterling

Frage **Welche Effekte haben unterschiedliche Behandlungsmethoden?**

Nutzen belegt

Topische salicylsäurehaltige Therapieformen[9]

Einer systematischen Übersicht zufolge führt eine einfache topische Therapie mit salicylsäurehaltigen Keratolytika im Vergleich zu Placebo nach 6–12 Wochen bei einer höheren Zahl von Patienten zur vollständigen Abheilung, erfolgreichen Behandlung oder Rückbildung von mindestens einer Warze. In der Übersicht wurden zwei RCTs ausgewiesen, in denen Salicylsäure mit Kryotherapie verglichen wurde. Diese zeigten hinsichtlich des Prozentsatzes an Patienten, deren Warze(n) nach 3–6 Monaten verschwunden waren, keinen signifikanten Unterschied.

Nutzen wahrscheinlich

Kryotherapie[9, 19, 21]

Eine systematische Übersicht von zwei kleinen RCTs ergab hinsichtlich des Prozentsatzes an Patienten, deren Warze(n) nach 2–4 Monaten verschwunden waren, keinen signifikanten Unterschied zwischen Kryotherapie und Placebo oder Nichtbehandlung. Unter Umständen waren die Studien jedoch zu klein, um einen klinisch bedeutsamen Unterschied aufzudecken. Die Übersicht identifizierte auch zwei RCTs, denen zufolge hinsichtlich der Abheilungsraten nach 3–6 Monaten kein signifikanter Unterschied zwischen Kryotherapie und Salicylsäure besteht. Der Übersicht zufolge erhöht eine aggressive Kryotherapie im Vergleich zur Kryotherapie den Prozentsatz an Patienten, deren Warze(n) nach 1–3 Monaten geheilt sind.

Topische Immuntherapie (Dinitrochlorobenzol [DNCB])[9, 27]

Einer systematischen Übersicht zufolge erhöht eine topische Immuntherapie mit Dinitrochlorobenzol (DNCB) bei Warzen im Vergleich zu Placebo die Abheilungsquote.

Wirksamkeit unbekannt

Kohlendioxidlaser[9]

In einer systematischen Übersicht waren keine RCTs über die Effekte von Kohlendioxidlasern zu identifizieren.

Cimetidin[15–18]

Drei kleine RCTs ergaben keine ausreichenden Belege für einen Vergleich zwischen Cimetidin und Placebo. Eine kleine RCT ergab unzureichende Belege beim Vergleich von Cimetidin mit verschiedenen Lokalbehandlungen. Eine kleinen RCT zeigte, dass Cimetidin plus Levamisol im Vergleich zu Placebo die Abheilung von Warzen nach 12 Wochen verstärkt.

Fernheilung[22]

Eine RCT erbrachte nur unzureichende Belege für einen Vergleich zwischen Fernheilung und Nichtbehandlung.

Hypnose[25, 26]

Zur Wirksamkeit einer hypnotischen Suggestivtherapie auf die Abheilungsrate von Warzen fanden sich keine RCTs.

Inosin-Pranobex[28]

In einer RCT fanden sich nur unzureichende Belege über die Wirksamkeit einer Inosin-Pranobex-Therapie auf die Abheilungsrate von Warzen.

Unterspritzen mit Bleomycin[9–14]

RCTs ergaben widersprüchliche Belege für die Effekte einer Unterspritzung mit Bleomycin. Zwei RCTs zufolge erhöht das Unterspritzen mit Bleomycin im Vergleich zu Placebo die Zahl der Heilungen nach 6 Wochen. Eine RCT ergab hinsichtlich des Prozentsatzes geheilter Warzen nach 30 Tagen keinen signifikanten Unterschied zwischen Bleomycin und Placebo, und eine weitere RCT zeigte schwache Belege dafür, dass Bleomycin weniger Warzen heilt als Placebo. In einer RCT zeigte sich im Hinblick auf den Prozentsatz der nach 3 Monaten abgeheilten Warzen kein signifikanter Unterschied zwischen verschiedenen Bleomycinkonzentrationen.

Levamisol[29–32]

Zwei RCTs und eine kontrollierte klinische Studie ergaben hinsichtlich der Wirkungen auf die Abheilungsrate von Warzen unzureichende Belege für die Wirkungen von Levamisol im Vergleich zu Placebo. Einer RCT zufolge erhöht Levamisol plus Cimetidin im Vergleich zu einer alleinigen Cimetidintherapie die Abheilungsrate von Warzen nach 12 Wochen.

Photodynamische Therapie[9, 33–36]

RCTs erbrachten unzureichende Belege für die Wirksamkeit einer photodynamischen Therapie auf die Abheilungsrate von Warzen.

Gepulster Farbstofflaser[9, 37]

In einer RCT fanden sich unzureichende Belege über die Effekte einer Farbstofflasertherapie.

Operative Entfernung[9]

Eine systematische Übersicht konnte keine RCTs über die Effekte operativer Maßnahmen auf die Abheilungsraten von Warzen identifizieren.

Systemische Therapie mit Interferon alpha

Es fanden sich keine RCTs von ausreichender Qualität über die Effekte einer systemischen Therapie mit Interferon alpha.

Nutzen unwahrscheinlich

Homöopathie[23, 24]

Hinsichtlich der Zahl an Patienten, bei denen die Warzen nach 8–18 Wochen abgeheilt waren, ließ sich in zwei RCTs kein signifikanter Unterschied zwischen homöopathischer Behandlung und Placebo erkennen.

Definition

Nichtgenitale Warzen (Verrucae) sind eine extrem häufige, gutartige und normalerweise von selber abheilende Viruskrankheit der Haut. Eine Infektion der epidermalen Zellen mit humanen Papillomviren führt zu einer Zellproliferation mit der Entwicklung eines warzigen Knötchens auf der Haut. Warzen können an allen Stellen des Körpers auftreten, Prädilektionsstellen sind jedoch Hände und Füße. Die Ergebnisse dieser Übersicht gelten nicht für die im Genitalbereich auftretenden Condylomata accuminata (s. S. 506).

Inzidenz/ Prävalenz

Es gibt nur wenige zuverlässige Populationsdaten über die Inzidenz und die Prävalenz von „gemeinen“ Warzen (Verrucae vulgares). Die Prävalenz unterscheidet sich wahrscheinlich in erheblichem Maß zwischen verschiedenen Altersgruppen, Bevölkerungsgruppen und Zeitspannen. Zwei große Bevölkerungsstudien ergaben Prävalenzraten von 0,84 % in den USA[1] und 12,9 % in Russland[2]. Bei Kindern und jungen Erwachsenen sind die Prävalenzraten am höchsten. Zwei Studien in Schulpopulationen kamen zu Prävalenzraten von 12 % bei 4- bis 6-Jährigen in Großbritannien[3] und 24 % bei 16- bis 18-Jährigen in Australien[4].

Ätiologie/ Risikofaktoren

Warzen werden durch humane Papillomviren verursacht, von denen es weltweit über 70 verschiedene Typen gibt. Sie treten am häufigsten an Händen und Füßen auf und sind wahrscheinlich die Folge einer Inokulation von Viren in kleinste Hautverletzungen. Plantarwarzen kann man sich vor allem in öffentlichen Schwimmbädern, Duschen oder Saunas zuziehen, wo allgemein barfuß gegangen wird. In einer Beobachtungsstudie (146 Jugendliche) zeigte sich bei denjenigen, die Gruppenduschen benutzen, eine Inzidenz für Plantarwarzen von 27 % im Vergleich zu einer Inzidenz von 1,3 % bei denjenigen, die in Einzelkabinen duschen.[5] Warzen im Bereich der Hände gelten bei Metzgern und Patienten in der Fleischindustrie auch als beruflich bedingt. Eine Querschnittsumfrage (1086 Teilnehmer) lieferte, in Bezug auf Warzen im Handbereich, Prävalenzwerte von 33 % bei Schlachthausarbeitern, 34 % bei Metzgern im Einzelhandel, 20 % bei Industrieschlossern und 15 % bei Büroangestellten.[6] Eine Immunsuppression ist ebenfalls ein wichtiger Risikofaktor. Eine Beobachtungsstudie bei immunsupprimierten, nierentransplantierten Patienten zeigte, dass sich 5 oder mehr Jahre nach der Transplantation bei 90 % der Teilnehmer Warzen entwickelt hatten.[7]

Prognose

Warzen sind bei immunkompetenten Menschen harmlos und bilden sich auf Grund der Entwicklung einer natürlichen Immunität innerhalb von Monaten bis Jahren von selber zurück. Die Rückbildungsraten sind allerdings sehr unterschiedlich und hängen wahrscheinlich von verschiedenen Faktoren wie Wirtsimmunität, Alter, Virustyp und Infektionsort ab. Eine Kohortenstudie (1000 Kinder aus einer Gemeinschaftseinrichtung) kam zu dem Ergebnis, dass sich zwei Drittel der Warzen innerhalb von 2 Jahren spontan zurückbilden.[8] Eine systematische Übersicht (Suchdatum 2000, 17 RCTs), in der Lokalbehandlungen mit Placebo verglichen wurden, ergab, dass 30 % der Patienten mit Placebotherapie (Spannweite 0,73 %) nach etwa 10 Wochen (Spannweite 4–24 Wochen) warzenfrei waren.[9]

Literatur

1. Johnson ML, Roberts J. Skin conditions and related need for medical care among persons 1–74 years. *US Department of Health Education and Welfare Publication* 1978;1660:1–26.
2. Beliaeva TL. The population incidence of warts. *Vestn Dermatol Venerol* 1990;2:55–58.
3. Williams HC, Pottier A, Strachan D. The descriptive epidemiology of warts in British schoolchildren. *Br J Dermatol* 1993;128:504–511.
4. Kilkenny M, Merlin K, Young R, et al. The prevalence of common skin conditions in Australian school students: 1. Common, plane and plantar viral warts. *Br J Dermatol* 1998;138:840–845.
5. Johnson LW. Communal showers and the risk of plantar warts. *J Fam Pract* 1995;40:136–138.
6. Keefe M, al-Ghamdi A, Coggon D, et al. Cutaneous warts in butchers. *Br J Dermatol* 1995;132:166–167.
7. Leigh IM, Glover MT. Skin cancer and warts in immunosuppressed renal transplant recipients. *Recent Results Cancer Res* 1995;139:69–86.
8. Massing AM, Epstein WL. Natural history of warts. *Arch Dermatol* 1963;87:303–310.
9. Gibbs S, Harvey I, Sterling J, et al. Local treatments for cutaneous warts: systematic review. *BMJ* 2002;325:461–464 [see comments]. Search date 2000; primary sources Medline, Embase, Cochrane Controlled Trials Register, hand searches of references, and contact with pharmaceutical companies and experts.

10. Bunney MH, Nolan MW, Buxton PK, et al. The treatment of resistant warts with intralesional bleomycin: a controlled clinical trial. *Br J Dermatol* 1984;111:197–207.
11. Rossi E, Soto JH, Battan J, et al. Intralesional bleomycin in verruca vulgaris. Double-blind study. *Dermatol Rev Mex* 1981;25:158–165.
12. Munkvad M, Genner J, Staberg B, et al. Locally injected bleomycin in the treatment of warts. *Dermatologica* 1983;167:86–89.
13. Perez Alfonzo R, Weiss E, Piquero Martin J. Hypertonic saline solution vs intralesional bleomycin in the treatment of common warts. *Dermatol Venez* 1992;30:176–178.
14. Hayes ME, O'Keefe EJ. Reduced dose of bleomycin in the treatment of recalcitrant warts. *J Am Acad Dermatol* 1986;15:1002–1006.
15. Rogers CJ, Gibney MD, Siegfried EC, et al. Cimetidine therapy for recalcitrant warts in adults: is it any better than placebo? *J Am Acad Dermatol* 1999;41:123–127.
16. Karabulut AA, Sahin S, Eksioglu M. Is cimetidine effective for nongenital warts: a double-blind, placebo-controlled study [letter]. *Arch Dermatol* 1997;133:533–534.
17. Yilmaz E, Alpsoy E, Basaran E. Cimetidine therapy for warts: a placebo-controlled, double-blind study. *J Am Acad Dermatol* 1996;34:1005–1007.
18. Bauman C, Francis JS, Vanderhooft S, et al. Cimetidine therapy for multiple viral warts in children [see comments]. *J Am Acad Dermatol* 1996;35:271–272.
19. Stender IM, Lock-Anderson J, Wulf HC. Recalcitrant hand and foot warts successfully treated with photodynamic therapy with topical 5-aminolaevulinic acid: a pilot study. *Clin Exp Dermatol* 1999;24: 154–159.
20. Connolly M, Basmi K, O'Connell M, et al. Cryotherapy of viral warts: a sustained 10-s freeze is more effective than the traditional method. *Br J Dermatol* 2001;145:554–557.
21. Bourke JF, Berth-Jones J, Hutchinson PE. Cryotherapy of common viral warts at intervals of 1, 2 and 3 weeks. *Br J Dermatol* 1995;132:433–436.
22. Harkness EF, Abbot NC, Ernst E. A randomized trial of distant healing for skin warts [see comments]. *Am J Med* 2000;108:448–452.
23. Labrecque M, Audet D, Latulippe LG, et al. Homeopathic treatment of plantar warts [see comments]. *CMAJ* 1992;146:1749–1753.
24. Kainz JT, Kozel G, Haidvogl M, et al. Homoeopathic versus placebo therapy of children with warts on the hands: a randomized, double-blind clinical trial [see comments]. *Dermatology* 1996;193:318–320.
25. Spanos NP, Williams V, Gwynn MI. Effects of hypnotic, placebo, and salicylic acid treatments on wart regression. *Psychosom Med* 1990;52:109–114.
26. Spanos NP, Stenstrom RJ, Johnston JC. Hypnosis, placebo, and suggestion in the treatment of warts. *Psychosom Med* 1988;50:245–260.
27. Rosado-Cancino MA, Ruiz-Maldonado R, Tamayo L, et al. Treatment of multiple and stubborn warts in children with 1-chloro-2,4-dinitrobenzene (DNCB) and placebo. *Dermatol Rev Mex* 1989;33: 245–252.
28. Benton EC, Nolan MW, Kemmett D, et al. Trial of inosine pranobex in the management of cutaneous viral warts. *J Dermatol Treat* 1991;1:295–297.
29. Morales-Caballero HG, Ruiz MR, Tamayo L. Levamisole in the treatment of warts (double blind study). *Dermatologia* 1978;22:20–25.
30. Saul A, Sanz R, Gomez M. Treatment of multiple viral warts with levamisole. *Int J Dermatol* 1980;19:342–343.
31. Amer M, Tosson Z, Soliman A, et al. Verrucae treated by levamisole. *Int J Dermatol* 1991;30:738–740.
32. Parsad D, Saini R, Negi KS. Comparison of combination of cimetidine and levamisole with cimetidine alone in the treatment of recalcitrant warts. *Australas J Dermatol* 1999;40:93–95.
33. Fabbrocini G, Di Constanzo MP, Riccardo AM, et al. Photodynamic therapy with topical delta-aminolaevulinic acid for the treatment of plantar warts. *J Photochem Photobiol* 2001;61:30–34.
34. Veien NK, Genner J, Brodthagen H, et al. Photodynamic inactivation of *Verrucae vulgares*. II. *Acta Derm Venereol* 1977;57:445–447.
35. Stender IM, Na R, Fogh H, et al. Photodynamic therapy with 5-aminolaevulinic acid or placebo for recalcitrant foot and hand warts: randomised double-blind trial. *Lancet* 2000;355:963–966.
36. Stahl D, Veien NK, Wulf HC. Photodynamic inactivation of virus warts: a controlled clinical trial. *Clin Exp Dermatol* 1979;4:81–85.
37. Robson KJ, Cunningham NM, Kruzan KL. Pulsed dye laser versus conventional therapy for the treatment of warts: a prospective randomized trial. *J Am Acad Dermatol* 2000;43:275–280.

Kommentar

Annkathrin Born und Berthold Rzany

Die als wirksam indentifizierte keratolytische Therapie mit lokaler Salicylsäure und die Kryotherapie sind bereits seit langem fester Bestandteil der Therapie von unkomplizierten vulgären Warzen. Die Pinselung der Warzen mit kontaktsensibilisierenden Substanzen (DNCB) ist keine Standardtherapie. Hier besteht zudem ein erhöhtes Risiko der Sensibilisierung für den behandelnden Arzt.
Die große Zahl von Warzentherapeutika ohne nachweisbare evidente Wirksamkeit zeigt die Häufigkeit dieser viralen Erkankung und die unzureichende Wirksamkeit der vorhandenen Therapien. Diese Therapien reichen von nebenwirkungsfreien Suggestivtherapien über aus ökonomischer Sicht aufwendigen Lasertherapien (warum gibt es eigentlich so wenig Studien zu operativen Interventionen?!) bis hin zu intraläsionalen Zytostatika, die in Deutschland für diese Indikation nicht zugelassen sind und sicherlich nur in Einzelfällen in Erwägung gezogen werden sollten. Als topisches Zytostatikum ist für die Therapie der Warzen in Deutschland die Kombination von 5 % Fluorouracil mit 10 % Salicylsäure zugelassen. Diese Wirkstoffkombination wurde jedoch im Text nicht berücksichtigt.

Dekubitus

Suchdatum: Januar 2004

Nicky Cullum, E. Andrea Nelson und Jane Nixon

Frage Welche Effekte haben Präventivmaßnahmen?

Nutzen belegt

Spezial-Schaumstoffe (verglichen mit Standard-Schaumstoffmatratze)[6, 7]
Einer systematischen Übersicht zufolge senken Spezial-Schaumstoffe im Vergleich zu Standardklinikmatratzen bei Hochrisikopatienten die Dekubitusinzidenz nach 10–14 Tagen. Eine nachfolgende RCT ergab hinsichtlich der Druckulzera keinen signifikanten Unterschied zwischen einer Standardmatratze und einer Schaumstoffalternative. Es fanden sich keine eindeutigen Belege für eine „beste" Schaumstoffalternative.

Druckmindernde Auflagen auf Operationstischen[6]
Drei anhand einer systematischen Übersicht ausgewiesenen RCTs zufolge senkt die Verwendung druckmindernder Auflagen die Dekubitusinzidenz.

Nutzen wahrscheinlich

Niederdruckbett auf Intensivstationen (verglichen mit Standardbetten)[6]
Einer RCT mit Patienten unter Intensivversorgung zufolge verringert ein Niederdruckbett im Vergleich zu Standardklinikbetten die Gefahr der Entwicklung neuer Druckulzera bzw. eines neuen Dekubitus.

Medizinische Schaffell-Auflagen[6, 10]
Einer RCT an Patienten (≥60 Jahre), die wegen orthopädischer Operationen im Krankenhaus lagen, zufolge verringern medizinische Schaffell-Auflagen im Vergleich zu einer Standardbehandlung die Inzidenz eines Dekubitus.

Wirksamkeit unbekannt

Wechseldruckmatratzen[6, 9]
Zwei anhand einer systematischen Übersicht ausgewiesene RCTs und eine nachfolgende RCT zeigten, dass Wechseldruckmatratzen im Vergleich zu einer Standard-Schaumstoffmatratze oder einem Niederdrucksystem Druckulzera verringern. Sieben weiteren anhand der Übersicht ausgewiesenen RCTs zufolge besteht jedoch kein signifikanter Unterschied zwischen Wechseldrucksystemen und konstanten Niederdrucksystemen.

Verschiedene Sitzkissen[6]
Es fanden sich keine ausreichenden Belege zur Wirksamkeit verschiedener Sitzkissen in der Dekubitusprävention.

Elektrisch verstellbare Betten[8]
Es fanden sich keine ausreichenden Belege zur Wirksamkeit elektrisch verstellbarer Betten in der Dekubitusprävention.

Konstantes Niederdrucksystem[6]
Es fanden sich keine ausreichenden Belege zur Wirksamkeit eines konstanten Niederdrucksystems in der Dekubitusprävention.

Umlagerung (regelmäßiges „Drehen")[11]

Eine systematische Übersicht ergab keine ausreichenden Belege zur Wirksamkeit des Umlagerns (regelmäßiges „Drehen") in der Dekubitusprävention.

Lokaltherapie mit Lotionen und Verbänden[11, 12]

Eine systematische Übersicht ergab keine ausreichenden Belege zur Wirksamkeit einer Lokaltherapie mit Lotionen und Verbänden in der Dekubitusprävention.

Unwirksamkeit oder Schädlichkeit wahrscheinlich

Luftgefüllte Kunststoffschuhe mit Fußstütze[6]

Einer kleinen RCT zufolge führen luftgefüllte Kunststoffschuhe mit Fußstützen im Vergleich zu normalen Kissen zur beschleunigten Entwicklung eines Dekubitalulkus.

Niederdruckbett (Wasser)[6]

Einer RCT zufolge erhöhen Niederdruckbetten im Vergleich zu einer Reihe unterstützender Oberflächen bei Patienten mit Inkontinenz die Gefahr von Druckulzera.

Frage | Welche Effekte haben unterschiedliche Behandlungsmethoden?

Nutzen wahrscheinlich

Luftfluidisierte Stützpolster (im Vergleich zur Standardversorgung)[6]

Zwei RCTs zufolge verringern luftfluidisierte Stützpolster im Vergleich zur Standardversorgung nach 15 Tagen die Bildung von Druckulzera. Eine RCT mit methodischen Schwächen und eine sehr kleine RCT zeigrten keinen signifikanten Unterschied zwischen luftfluidisierten Stützpolstern und Standardversorgung.

Wirksamkeit unbekannt

Wechseldruckmatrazen[6, 13]

Es fanden sich keine ausreichenden Belege zur Wirksamkeit von Wechseldruckmatrazen bei der Heilung eines Dekubitus.

Débridement[23–28]

RCTs ergaben keine ausreichenden Belege zur Wirksamkeit eines Débridements bei der Heilung eines Dekubitus.

Verbände außer Hydrokolloidverbänden[15, 18–22]

Kleine, methodisch schwache RCTs lieferten keine ausreichenden Belege zur Wirksamkeit von Verbänden außer Hydrokolloidverbänden bei der Heilung eines Dekubitus.

Elektrotherapie[6, 31]

Drei RCTs ergaben begrenzte Belege dafür, dass eine Elektrotherapie im Vergleich zu einer Scheinbehandlung die Heilung verstärkt. Die RCTs waren jedoch klein und von begrenzter Qualität, und ihre Schlussfolgerungen sind daher unzuverlässig.

Hydrokolloidverbände[15–17]

Es fanden sich keine schlüssigen Belege zur Wirksamkeit von Hydrokolloidverbänden.

Niederdruckbetten[6]

Es fanden sich keine ausreichenden Belege zur Wirksamkeit von Niederdruckbetten bei der Heilung eines Dekubitus.

Low-Level-Laser-Therapie[33, 34]

Zwei RCTs ergaben unzureichende Belege zur Wirksamkeit einer Low-Level-Laser-Therapie bei der Heilung eines Dekubitus.

Konstantes Niederdrucksystem[6]

Es fanden sich nur unzureichende Belege zur Wirksamkeit eines konstanten Niederdrucksystems bei der Heilung eines Dekubitus.

Nahrungsergänzungsmittel[30]

RCTs zufolge besteht hinsichtlich der Heilung kein signifikanter Unterschied zwischen Nahrungsergänzungsmitteln und Kontrollinterventionen (niedrig dosierte oder keine Nahrungsergänzungsmittel). Die Studien waren jedoch klein, und es fehlte ihnen an Aussagekraft, um klinisch bedeutsame Unterschiede aufzudecken.

Sitzkissen[6]

Es fanden sich keine ausreichenden Belege zur Wirksamkeit von Sitzkissen bei der Heilung eines Dekubitus.

Operation

Es fanden sich keine RCTs zur operativen Behandlung eines Dekubitus.

Ultraschalltherapie[32]

Zwei anhand einer systematischen Übersicht ausgewiesenen RCTs zufolge besteht hinsichtlich der Heilung kein signifikanter Unterschied zwischen einer Ultraschalltherapie und einer Schein-Ultraschalltherapie.

Lokale Unterdrucktherapie[35]

Zwei RCTs ergaben unzureichende Belege für die Effekte einer Lokale Unterdrucktherapie bei der Heilung.

Topische Phenytointherapie[29]

Eine kleine RCT ergab unzureichende Belege für die Effekte einer topischen Phenytointherapie bei der Heilung.

Definition	Ein Dekubitus (auch bekannt als Druckgeschwür, Druckulkus, Dekubitalulkus, Dekubitalgeschwür, Wundliegen) manifestiert sich durch Hyperämie, Blasenbildung, Ulzeration und Nekrose, die sich bis in tiefere Gewebe, einschließlich der Muskeln und Knochen, ausbreiten kann. Ob bereits bei unter Druck abblassenden oder erst bei nicht abblassenden Erythemen von einem Dekubitus gesprochen werden kann, bleibt umstritten.
Inzidenz/ Prävalenz	Die angegebenen Prävalenzraten reichen von 4,7 % bis 32,1 % bei Klinikpopulationen, von 4,4 % bis 33 % bei Populationen in kommunaler Versorgung und von 4,6 % bis 20,7 % bei Populationen in Pflegeheimen.[1]
Ätiologie/ Risikofaktoren	Dekubitalgeschwüre werden durch anhaltenden Druck, Scherkräfte oder Reibung erzeugt. Sie treten am häufigsten unterhalb der Taille und über knochigen Vorsprüngen wie dem Steißbein, den Fersen und den Hüften auf. Druckgeschwüre kommen in allen Sektoren des Gesundheitssystems vor. Fortgeschrittenes Alter, reduzierte Mobilität, unzureichende Ernährung, Gefäßleiden, Stuhlinkontinenz und der prämorbide Zustand der Haut treten konstant als Risikofaktoren in Erscheinung.[2, 3] Die relative Bedeutung dieser und anderer Faktoren ist allerdings noch nicht abschließend geklärt.

Prognose Das Auftreten von Dekubitalulzera führt bei älteren Menschen und Intensivpatienten zu einem 2- bis 4fach erhöhten Mortalitätsrisiko.[4, 5] Die Geschwüre sind dabei allerdings eher ein Indikator für die Schwere der zu Grunde liegenden Erkrankung und anderer Begleiterkrankungen als ein eigenständiger Mortalitätsfaktor.[4]

Literatur

1. Kaltenhaler E, Whitfield MD, Walters SJ, et al UK, USA, and Canada: how do their pressure ulcer prevalence and incidence data compare? *J Wound Care* 2001;10:530–535.
2. Reed RL, Hepburn K, Adelson R et al Low serum albumin levels, confusion and faecal incontinence: are these risk factors for pressure ulcers in mobility-impaired hospitalised adults? *Gerontology* 2003;49:255–259.
3. Allman RM. Pressure ulcer prevalence, incidence, risk factors, and impact. *Clin Geriatr Med* 1997;13:421–436.
4. Thomas DR, Goode PS, Tarquine PH, et al. Hospital acquired pressure ulcers and risk of death. *J Am Geriatr Soc* 1996;44:1435–1440.
5. Clough NP. The cost of pressure area management in an intensive care unit. *J Wound Care* 1994;3:33–35.
6. Cullum N, Nelson EA, Flemming K, et al. Systematic reviews of wound care management: (5) beds; (6) compression; (7) laser therapy, therapeutic ultrasound, electrotherapy and electromagnetic therapy. *Health Technol Assess* 2001;5:1–221. Search date 2000; primary sources 19 electronic databases, including Medline, Cinahl, Embase, and Cochrane Controlled Trials Register and hand searches.
7. Gunningberg L, Lindholm C, Carlsson M, et al. Effect of viscoelastic foam mattresses on the development of pressure ulcers in patients with hip fractures. *J Wound Care* 2000;9:455–460.
8. Keogh A, Dealey C. Profiling beds versus standard hospital beds: effects on pressure ulcer incidence outcomes. *J Wound Care* 2001;10:15–19.
9. Sanada H, Sugama J, Matsui Y, et al. Randomised controlled trial to evaluate a new double layer air cell overlay for elderly patients requiring head elevation. *J Tissue Viability* 2003;13:112–121.
10. McGowan S, Montgomery K, Jolley D, et al. The role of sheepskins in preventing pressure ulcers in elderly orthopaedic patients. *Prim Intention* 2000;8:1–8.
11. Cullum N, Deeks JJ, Fletcher AW, et al. Preventing and treating pressure sores. *Qual Health Care* 1995;4:289–297. Search date 1995; primary sources Medline, Cinahl, and hand searching of five journals.
12. O'Meara SM, Cullum NA, Majid M, et al. Systematic review of antimicrobial agents used for chronic wounds. *Br J Surg* 2001;88:4–21. Search date 2000; primary sources 19 electronic databases, including Medline and Cinahl, hand searches, and a panel of experts.
13. Russell L, Reynolds TM, Towns A, Worth W, Greenman A, Turner R. Randomized comparison trial of the RIK and the Nimbus 3 mattresses. *Br J Nurs* 2003;12:254, 256–259.
14. Bennett RG, Baran PJ, DeVone L, et al. Low airloss hydrotherapy versus standard care for incontinent hospitalized patients. *J Am Geriatr Soc* 1998;46:569–576.
15. Bradley M, Cullum N, Nelson EA, et al. Systematic reviews of wound care management: (2). Dressings and topical agents used in the healing of chronic wounds. *Health Technol Assess* 1999;3:1–35. Search date 1997; primary source Medline.
16. Matzen S, Peschardt A, Alsbjø rn B. A new amorphous hydrocolloid for the treatment of pressure sores: a randomised controlled study. *Scand J Plast Reconstr Hand Surg* 1999;33:13–15.
17. Altman DG, Deeks JJ, Sackett DL. Odds ratios should be avoided when events are common. *BMJ* 1998;317:1318.
18. Thomas DR, Goode PS, LaMaster K, et al. Acemann hydrogel dressing versus saline dressing for pressure ulcers. A randomized, controlled trial. *Adv Wound Care* 1998;11:273–276.
19. Rees RS, Robson MC, Smiell JM, et al. Becaplermin gel in the treatment of pressure ulcers: a phase II randomized, double-blind, placebo controlled study. *Wound Repair Regen* 1999;7:141–147.
20. Seaman S, Herbster S, Muglia J, et al. Simplifying modern wound management for nonprofessional caregivers. *Ostomy Wound Manage* 2000;46:18–27.
21. Price P, Bale S, Crook H, et al. The effect of a radiant heat dressing on pressure ulcers. *J Wound Care* 2000;9:201–205.
22. Graumlich JF, Blough LS, McLaughlin RG, et al. Healing pressure ulcers with collagen or hydrocolloid: a randomized, controlled trial. *J Am Geriatr Soc* 2003;51:147–154.
23. Bradley M, Cullum N, Sheldon T. The debridement of chronic wounds: a systematic review. *Health Technol Assess* 1999;3:1–78. Search date 1998; primary sources 19 electronic databases, including Medline and Embase.
24. Ljunberg S. Comparison of dextranomer paste and saline dressings for the management of decubital ulcers. *Clin Ther* 1998;20:737–743.

25. Burgos A, Gimenez J, Moreno E, et al. Cost, efficacy, efficiency and tolerability of collagenase ointment versus hydrocolloid occlusive dressing in the treatment of pressure sores. A comparative, randomised, multicentre study. *Clin Drug Invest* 2000;19:357–365.
26. Müller E, Van Leen MWF, Bergemann R. Economic evaluation of collagenase containing ointment and hydrocolloid dressing in the treatment of pressure ulcers. *Pharmacoeconomics* 2001;19:1209–1216.
27. Alvarez OM, Fernandez OA, Rogers RS, et al. Chemical debridement of pressure ulcers: a prospective randomized comparative trial of collagenase and papain/urea formulations. *Wounds* 2000;12:15–25.
28. Pullen R, Popp R, Volkers P, et al. Prospective randomized double–blind study of the wound–debriding effects of collagenase and fibrinolysin/deoxyribonuclease in pressure ulcers. Age Ageing 2002;31:126–30.
29. Rhodes RS, Heyneman CA, Culbertson VL, et al. Topical phenytoin treatment of stage II decubitus ulcers in the elderly. *Ann Pharmacother* 2001;35:675–681.
30. Langer G, Schloemer G, Knerr A, Kuss O, Behrens J. Nutritional interventions for preventing and treating pressure ulcers (Cochrane Review). In: The Cochrane Library, Issue 2, 2004. Chichester, UK: John Wiley & Sons, Ltd. Search date 2002; primary sources Cochrane Wounds Group Specialised Trials Register, Cochrane Central register of Controlled Trials, PubMed, Cinahl, reference lists, hand searches of conference proceedings and journals, and contact with manufacturers and experts in the field.
31. Gentzkow GD, Pollack SV, Kloth LC, et al. Improved healing of pressure ulcers using dermapulse, a new electrical stimulation device. *Wounds* 1991;3:158–170.
32. Flemming K, Cullum N. Therapeutic ultrasound for pressure sores. In: The Cochrane Library, Issue 4, 2003. Chichester, UK: John Wiley & Sons, Ltd. Search date 1999; primary sources 19 electronic databases, including Medline, Cinahl, Embase, and Cochrane Controlled Trials Register; hand searches; and contact with companies and experts in the field.
33. Lucas C, Stanborough RW, Freeman CL, et al. Efficacy of low level laser therapy on wound healing in human subjects. A systematic review. *Lasers Med Sci* 2000;15:84–93. Search date 1998; primary sources Medline, Embase, and Cinahl.
34. Lucas C, van Gemert MJ, de Haan RJ. Efficacy of low-level laser therapy in the management of stage III decubitus ulcers: a prospective, observer-blinded multicentre randomised clinical trial. *Lasers Med Sci* 2003;18:72–77.
35. Evans D, Land L. Topical negative pressure for treating chronic wounds. In: The Cochrane Library, Issue 4, 2003. Chichester, UK: John Wiley & Sons, Ltd. Search date 2000; primary sources Cochrane Wounds Group Specialised Trials Register, hand searches of reference lists, and contact with relevant companies and a panel of experts.

Kommentar

Siehe S. 995

Infektionen nach Säugerbissen

Suchdatum: November 2003

Iara Marques de Medeiros und Humberto Saconato

Frage **Welche Effekte haben Interventionen zur Prävention von Säugerbissen?**

Nutzen wahrscheinlich

Schulung[11]

Zur Wirkung von Schulungsprogrammen auf die Inzidenz von Säugerbissen fanden sich keine RCTs. Einer RCT zufolge fördert ein Schulungsprogramm bei Schulkindern im Vergleich zur Kontrollgruppe achtsames Verhalten in der Umgebung von Hunden signifikant.

Wirksamkeit unbekannt

Schulung in der Prävention von Bissen bei bestimmten Berufsgruppen

Zur Schulung in der Prävention von Bissen bei bestimmten Berufsgruppen fanden sich keine RCTs.

Frage **Welche Effekte haben Maßnahmen zur Prävention von Komplikationen nach Säugerbissen?**

Nutzen wahrscheinlich

Antibiotikaprophylaxe[12]

Die Effekte einer Antibiotikaprophylaxe zur Prävention von Komplikationen nach Säugerbissen sind weiterhin unklar. Begrenzte Belege aus einer systematischen Übersicht zeigten nach Kombination aller Ursachen und Lokalisationen von Säugerbissen hinsichtlich der Infektionsrate keine Belege für einen Unterschied zwischen Antibiotika und Placebo. Einer Metaanalyse entsprechend der Lokalisation des Bisses zufolge verringern Antibiotika Infektionen nur an der Hand. Eine kleine RCT in der Übersicht zeigte, dass Antibiotika im Vergleich zu Placebo die Infektionsrate bei Personen mit Menschenbissen senken.

Débridement, Spülung und Dekontamination (keine RCT-Belege, aber Konsens, dass die Behandlung wahrscheinlich von Nutzen ist)

Es fanden sich keine zuverlässigen Studien, in denen Maßnahmen des Débridements, der Spülung sowie der Dekontamination oder der Infiltrationsinjektion von Serum in die Wunde bewertet wurden. Es herrscht jedoch Übereinstimmung dahingehend, dass solche Maßnahmen wahrscheinlich von Nutzen sind.

Wirksamkeit unbekannt

Primärer Verschluss von Hautwunden[13]

Eine RCT von schlechter Qualität, in der an Personen mit Hundebissen ein primärer Wundverschluss mit dem Offenlassen der Wunde verglichen wurde, zeigte hinsichtlich der Infektionsinzidenz keinen signifikanten Unterschied, jedoch war die RCT zu klein, um klinisch bedeutsame Effekte auszuschließen.

Tetanusimpfung nach Säugerbiss

Es fanden sich keine Belege für die Wirksamkeit von Tetanustoxoid oder -immunglobulin zur Prävention von Tetanus nach Menschen- oder Tierbissen.

Infektionen nach Säugerbissen

Frage **Welche Effekte haben Maßnahmen zur Behandlung infizierter Säugerbisse?**

Nutzen wahrscheinlich

Antibiotika[10]

Es fanden sich keine RCTs, in denen Antibiotika zur Behandlung infizierter Säugerbisse mit Placebo verglichen wurden. Es herrscht jedoch Übereinstimmung dahingehend, dass Antibiotika wahrscheinlich von Nutzen sind.

Wirksamkeit unbekannt

Effektivität verschiedener Antibiotika im Vergleich[10]

Eine RCT, in der an Personen mit infizierten und nichtinfizierten Mensch- und Tierbissen Penicillin mit oder ohne Dicloxacillin und Amoxicillin/Clavulansäure miteinander verglichen wurden, zeigte hinsichtlich der (nicht definierten) Therapieversagerrate keinen signifikanten Unterschied zwischen beiden Therapieformen.

Definition Bisswunden werden hauptsächlich durch Menschen, Hunde oder Katzen verursacht. Sie umfassen oberflächliche Abrasionen (30–43 %), Lazerationen (31–45 %) und Perforationen der Haut (13–34 %).[1]

Inzidenz/ Prävalenz In Bereichen, in denen Tollwut unter Haustieren unzureichend unter Kontrolle steht, sind Hunde für 90 % aller Tierbisse am Menschen verantwortlich. Im Gegensatz dazu sind Hunde in Gegenden, wo die Tollwut bei Haustieren unter Kontrolle ist, nur für 5 % aller angegebenen Tierbisse verantwortlich. In den USA kommt es jedes Jahr zu schätzungsweise 3,5–4,7 Mio. Hundebissen.[2] Etwa eine von fünf der von einem Hund gebissenen Personen begibt sich in ärztliche Behandlung, und bei 1 % dieser Personen wird eine Klinikeinweisung erforderlich.[3, 4] Zwischen einem Drittel und der Hälfte aller Hundebisse treten bei Kindern auf.[5]

Ätiologie/ Risikofaktoren In über 70 % der Fälle werden Menschen von ihrem eigenen Haustier oder von einem ihnen bekannten Tier gebissen. Männer werden eher als Frauen und mit größerer Wahrscheinlichkeit von einem Hund gebissen, während Frauen eher von einer Katze gebissen werden.[2] Eine Studie zeigte, dass Kinder unter 5 Jahren ein Tier mit größerer Wahrscheinlichkeit provozieren, bevor sie gebissen werden, als dies bei älteren Kindern der Fall ist.[6] Eine Studie an infizierten Hunde- und Katzenbissen ergab als am häufigsten isolierten Erreger Pasteurella, gefolgt von Streptokokken, Staphylokokken, Moraxella, Corynebakterien und Neisserien.[7] Gemischt aerob-anaerobe Infektionen waren häufiger als ausschließlich anaerobe Infektionen.

Prognose In den USA führen Hundebisse zu etwa 20 Todesfällen pro Jahr.[8] Bei Kindern ist häufig das Gesicht betroffen, was zu schweren Lazerationen und Narbenbildung führen kann.[9] Tollwut, eine lebensbedrohende Virusenzephalitis, kann durch den Biss oder das Kratzen eines infizierten Tiers erworben werden. Über 99 % der Tollwutfälle beim Menschen entstehen in Entwicklungsländern, wo die Tollwut unter Hunden endemisch ist.[10]

Literatur

1. Dire DJ. Emergency management of dog and cat bite wounds. *Emerg Med Clin North Am* 1992;10:719–736.

2. Overall KL, Love M. Dog bites to humans – demography, epidemiology, injury and risk. *JAMA* 2001;218:1923–1934.
3. Sacks JJ, Kresnow M, Houston B. Dog bites: how big a problem? *Injury Prev* 1996;2:52–54.
4. Quinlan KP, Sacks JJ. Hospitalizations for dog bite injuries. *JAMA* 1999;281:232–233.
5. Fishbein DB, Bernard KW. Rabies virus. In: *Mandell, Douglas and Bennett's principles and practice of infectious diseases*. 4th ed. Vol 2:1527–1543. New York: Churchill Livingstone.
6. Avner JR, Baker MD. Dog bites in urban children. *Pedriatrics* 1991;88:55–57.
7. Talan DA, Citron DM, Abrahamian FM, et al. Bacteriologic analysis of infected dog and cat bites. Emergency Medicine Animal Bite Infection Study Group. *N Engl J Med* 1999;340:85–92.
8. Sacks JJ, Sattin RW, Bonzo SE. Dog bite-related fatalities from 1979 through 1988. *JAMA* 1989; 262:1489–1492.
9. Karlson TA. The incidence of facial injuries from dog bites. *JAMA* 1984;251:3265–3267.
10. Goldstein EJC, Reinhardt JF, Murray PM, et al. Outpatient therapy of bite wounds. Demographic data, bacteriology, and prospective, randomized trial of amoxicillin/clavulanic acid versus penicillin +/– dicloxacillin. *Int J Dermatol* 1987;26:123–127.
11. Chapman S, Cornwall J, Righetti J, et al. Preventing dog bites in children: randomised controlled trial of an educational intervention. *BMJ* 2000;320:1512–1513.
12. Medeiros I, Saconato H. Antibiotic prophylaxis for mammalian bites (Cochrane Review). In: The Cochrane Library, Issue 1, 2003. Oxford: Update Software. Search date 2001; primary sources Medline, Embase, Lilacs, the Cochrane Controlled Trials Register and hand searches of Brazilian Infectious Diseases Meetings (1980–1995).
13. Maimaris

C, Quinton DN. Dog-bite lacerations: a controlled trial of primary wound closure. *Arch Emerg Med* 1988;5:156–161.

Kommentar

Markus Vogt

Bisswunden werden am häufigsten durch Hunde, Katzen und Menschen verursacht und sind durch die Mundflora des beißenden Individuums verunreinigt. Trotz der Häufigkeit (ca. 4 Mio. Bisse/Jahr in den USA) und Gefährlichkeit (tödliche Kopfbisse bei Kindern) sowie der lokalen und möglichen systemischen Infektionen finden sich überraschend wenige heutigen Ansprüchen genügende klinische Studien zum Vorgehen hinsichtlich Prävention, Wundmanagement, Antibiotikatherapien und Impfstrategien. Viele Vorgehensweisen sind derart etabliert, dass placebokontrollierte Studien aus ethischen Überlegungen fast unmöglich sind. Bezüglich der Prävention zeigte eine kleine kontrollierte Studie, dass Kinder nach Instruktion ihr Risikoverhalten gegenüber fremden Hunden deutlich modifizieren. Ausgehend vom Wissen der zu erwartenden bakteriellen aeroben und anaeroben Mischflora und verschiedenen Problemkeimen (Pasteurellen, *Capnocytophaga canimorsus*) besteht heute Konsens, dass bei komplikationsträchtigen Situationen (Wunden nach Primärverschluss, Handbisse, Katzen- und Menschenbisse, sog. Punktionswunden, Crush-Wunden mit viel devitalisiertem Gewebe und nach Splenektomie) eine breitspektrige Antibiotikaprophylaxe (primär Amoxicillin/Clavulansäure) gerechtfertigt ist. Eine Antibiotikaprophylaxe ist weiterhin gerechtfertigt in Situationen, die nach neueren Erkenntnissen ebenfalls zu Infektionen nach Bissen prädisponieren, wie z.B. nach Mastektomie, bei Diabetes mellitus, bei Immunsuppression und generell bei Personen mit Kunstgelenken.

Allgemein ist trotz fehlender Studien unbestritten, dass ein angepasstes Wunddebridement und aggressive Wundspülung essenziell sind. Hinsichtlich chirurgischem Management konnte eine kleine randomisierte Studie keinen Unterschied zwischen primärem Wundverschluss und offener Wundpflege finden, doch waren verlässliche Aussagen zu einzelnen Lokalisationen unmöglich. Obwohl keine Studien bestehen, ist der Antibiotikaeinsatz bei etablierter Infektion unbestritten. Generell werden heute eine Tetanusimmunisierung und in Situationen mit einem gesicherten Risiko bei angenommenener Erkrankungschance von ca. 5–15 % auch eine Rabiesimmunisierung befürwortet.

Ulcus cruris venosum

Suchdatum: Juli 2004

E. Andrea Nelson, Nicky Cullum und June Jones

Frage Welche Effekte haben unterschiedliche Behandlungsmethoden?

Nutzen belegt

Kompressionstherapie (Bandagen und Strümpfe)[5–7, 13–21]

Einer systematischen Übersicht und einer zusätzlichen RCT zufolge führen Kompressionsverbände und -strümpfe im Vergleich zu einer Behandlung ohne Kompression zu einer höheren Heilungsrate venöser Ulzera. Eine systematische Übersicht und eine nachfolgende RCT ergaben keine ausreichende Belege, um auf einen Unterschied zwischen einem Mehrlagenkompressionsverband und einem Mehrlagenverband mit hoher Kompression schließen zu können. Einer systematischen Übersicht und vier nachfolgenden RCT zufolge ergibt sich hinsichtlich der Heilungsraten kein signifikanter Unterschied zwischen einem Mehrlagenverband mit hoher Kompression, Kurzzugbandagen und einem mehrschichtigen, spiralförmigen Salbenverband am Bein (Unna's Boot). Einer systematischen Übersicht zufolge verstärkt ein Mehrlagenkompressionssystem im Vergleich zu einlagigen Bandagen die Ulkusheilung. Eine systematische Übersicht und zwei nachfolgende RCTs ergaben hinsichtlich des Prozentsatzes geheilter Patienten keinen signifikanten Unterschied zwischen einem vierlagigen Kompressionsverband und anderen Mehrlagenkompressionsverbänden mit hoher Kompression. Eine kleine RCT ergab nur unzureichende Belege für die Effekte von Kompressionsverbänden im Vergleich zu intermittierender pneumatischer Kompression.

Orales Pentoxifyllin[9, 11, 12, 41–50]

Einer systematischen Übersicht und zwei nachfolgenden RCTs zufolge erhöht eine orale Pentoxifyllintherapie (Oxpentifyllin) im Vergleich zu Placebo über 6–12 Monate die Heilungsrate von Ulzera.

Nutzen wahrscheinlich

Hautersatzverfahren[30]

Einer RCT zufolge erhöht ein zweischichtiges Hautersatzverfahren im Vergleich zu nichtadhäsiven Verbänden die Zahl der nach 6 Monaten geheilten Ulzera.

Orale Flavonoide[11, 12]

Zwei RCTs zufolge verstärken Flavonoide in Verbindung mit Kompressionsmaßnahmen im Vergleich zu Kompressionsmaßnahmen allein die Ulkusheilungsrate nach 2–6 Monaten.

Orales Sulodexid[44, 45]

Zwei RCTs zufolge erhöhen Sulodexid plus Kompression, verglichen mit alleiniger Kompression, die Ulkusheilungsrate nach 60- bis 90-tägiger Behandlung.

Umspritzung mit Granulozyten-Makrophagen-Kolonie-stimulierendem Faktor (GM-CSF)[43]

Einer RCT zufolge erhöht eine Umspritzung des Ulkus mit Granulozyten-Makrophagen-Kolonie-stimulierendem Faktor im Vergleich zu Placebo die Zahl der nach 13 Wochen verheilten Ulzera.

Systemisches Mesoglycan[46]

Einer RCT zufolge erhöht eine kombinierte Behandlung mit systemisch appliziertem Mesoglycan und Kompression nach 24-wöchiger Behandlung im Vergleich zu alleiniger Kompressionstherapie die Heilungsrate.

Wirksamkeit unbekannt

Débridement[38]

Eine systematische Übersicht kleiner RCTs lieferte nur unzureichende Belege für die Effekte eines Débridements auf die Ulkusheilung.

Schaum-, Film- oder (semi-okklusive) Alginat-Verbände[23, 24]

Eine systematische Übersicht lieferte nur unzureichende Belege für einen Vergleich der Effekte semiokklusiver Verbände (Schaum-, Film-, Hyaluronsäurederivat- oder Alginatverbände) und einfachen, nichthaftenden Verbänden bei gleichzeitiger Kompression. Einer systematischen Übersicht und zwei nachfolgenden RCTs zufolge besteht hinsichtlich der Heilungsraten kein signifikanter Unterschied zwischen Semiokklusiv- und Okklusivverbänden.

Intermittierende pneumatische Kompression[22]

Eine kleine RCT lieferte nur unzureichende Belege für einen Vergleich zwischen intermittierender pneumatischer Kompression und Kompressionsverbänden oder -strümpfen. Einer RCT zufolge verbessern intermittierende pneumatische Kompression und Kompressionsstrümpfe im Vergleich zu Kompressionsstrümpfen allein nach 3 Monaten die Ulkusheilung. Zwei anderen RCTs zufolge besteht hinsichtlich der Heilung nach 6 Monaten kein signifikanter Unterschied zwischen intermittierender pneumatischer Kompression plus elastischen Strümpfen, und einem mehrschichtigen, spiralförmigen Salbenverband am Bein (Unna's Boot) sowie zwischen intermittierender pneumatischer Kompression plus Unna's Boot und Unna's Boot allein.

Niedrigenergie-Lasertherapie[58–61]

Zur Wirksamkeit der Niedrigenergie-Lasertherapie hinsichtlich der Ulkusheilung fanden sich keine ausreichenden Belege.

Orale Acetylsalicylsäuretherapie[49]

Zur Wirksamkeit oral verabreichter Acetylsalicylsäure hinsichtlich der Ulkusheilung fanden sich keine ausreichenden Belege.

Orale Rutosidtherapie[50]

Zur Wirksamkeit einer oralen Rutosidtherapie hinsichtlich der Ulkusheilung fanden sich keine ausreichenden Belege.

Orale Thromboxan-A_2-Antagonisten[47]

Zur Wirksamkeit oral verabreichter Thromboxan-A_2-Antagonisten hinsichtlich der Ulkusheilung fanden sich keine ausreichenden Belege.

Orale Zinktherapie[48]

Zur Wirksamkeit einer oralen Zinktherapie hinsichtlich der Ulkusheilung fanden sich keine ausreichenden Belege.

Hauttransplantation[57]

Zur Wirksamkeit einer Hauttransplantation hinsichtlich der Ulkusheilung fanden sich keine ausreichenden Belege.

Operation oberflächlicher Venen[51–56]

Drei RCTs zufolge ist mit einer chirurgischen Behandlung oberflächlicher Venen zur Ulkusheilung kein Nutzen verbunden. Eine systematische Übersicht ergab eine RCT, in der zwei OP-Verfahren verglichen wurden. Hinsichtlich der Heilungsraten zeigte sich kein Unterschied zwischen offener Operation und endoskopischem Vorgehen. Die offene Operation war jedoch von höheren Infektionsraten begleitet.

Ultraschalltherapie[8, 39, 40]

Zur Wirksamkeit der Ultraschalltherapie hinsichtlich der Ulkusheilung fanden sich keine ausreichenden Belege.

Topische antimikrobielle Wirkstoffe[37]

Zur Wirksamkeit topischer antimikrobieller Wirkstoffe hinsichtlich der Ulkusheilung fanden sich keine ausreichenden Belege.

Topisches CGRP (Calitonin related gen peptide) plus VIP (vasoaktives intestinales Polypeptid)[31]

Eine RCT lieferte nur unzureichende Belege für die Effekte von topischem CGRP (Calitonin related gen peptide) plus VIP (vasoaktives intestinales Polypeptid) in der Ulkusheilung.

Topisches Mesoglycan[32]

Zur Wirksamkeit von topischem Mesoglycan hinsichtlich der Ulkusheilung fanden sich keine ausreichenden Belege.

Lokale Unterdrucktherapie[36]

Zur Wirksamkeit der lokalen Unterdrucktherapie hinsichtlich der Ulkusheilung fanden sich keine ausreichenden Belege.

Topischer Keratinozyten-Wachstumsfaktor 2[34]

Zur Wirksamkeit des topischen Keratinozyten-Wachstumsfaktors 2 hinsichtlich der Ulkusheilung fanden sich keine ausreichenden Belege.

Nutzen unwahrscheinlich

Hydrokolloidverbände (Okklusivverbände) bei gleichzeitiger Kompressionstherapie[23–29]

Einer systematischen Übersicht zufolge heilen Hydrokolloidverbände bei gleichzeitiger Kompressionstherapie nicht mehr venöse Ulcera cruris als einfache, nichtadhäsive Verbände plus Kompression. Einer systematischen Übersicht und zwei anschließenden RCTs zufolge besteht hinsichtlich der Heilungsraten kein signifikanter Unterschied zwischen Okklusiv- und Semiokklusivverbänden.

Lokal appliziertes Thrombozytenlysat[33]

In einer RCT war bezüglich des Prozentsatzes an Patienten mit geheilten Ulzera nach 9 Monaten kein signifikanter Unterschied zwischen Thrombozytenlysat und Placebo zu erkennen.

Frage **Welche Effekte haben unterschiedliche Maßnahmen zur Rezidivprophylaxe?**

Nutzen wahrscheinlich

Kompressionsstrümpfe[5–7,13–21]

RCTs zufolge verringern Kompressionsstrümpfe im Vergleich zu keiner Kompression nach 6 Monaten das Auftreten von Rezidiven, allerdings ist die Non-Compliance mit einer Kompressionstherapie ein Risikofaktor für ein Rezidiv.

Wirksamkeit unbekannt

Orale Rutintherapie (Rutosid)[64, 65]

Eine anhand einer systematischen Übersicht ausgewiesene RCT lieferte nur unzureichende Belege für die Effekte einer oralen Rutintherapie auf Ulkusrezidive im Vergleich zu Placebo.

Orale Stanozololtherapie[64, 65]

Eine anhand einer systematischen Übersicht ausgewiesene RCT lieferte nur unzureichende Belege für die Effekte einer oralen Stanozololtherapie auf Ulkusrezidive im Vergleich zu Placebo.

Definition Es gibt verschiedene Definitionen für Unterschenkelgeschwüre (Ulcera cruris), aber die folgende ist weithin akzeptiert: Hautdefekt im Bereich des Unterschenkels oder des Fußes, der mehr als 6 Wochen zur Abheilung benötigt. Einige Definitionen schließen Geschwüre im Fußbereich aus, während andere Geschwüre der gesamten unteren Extremität einschließen. Diese Übersicht behandelt ausschließlich venöse Ulzera bei Patienten ohne die Begleiterkrankungen Diabetes mellitus, arterielle Insuffizienz oder rheumatoide Arthritis.

Inzidenz/ Prävalenz Zwischen 1,5 und 3,0/1.000 Menschen leiden an offenen Unterschenkelgeschwüren. Die Prävalenz steigt mit zunehmendem Alter auf etwa 20/1.000 bei über 80-Jährigen.[1]

Ätiologie/ Risikofaktoren Das Auftreten von Unterschenkelulzera ist eng mit Venenerkrankungen korreliert. In 20 % der Fälle liegt jedoch eine Arterienerkrankung oder eine kombinierte arteriovenöse Durchblutungsstörung vor, was eine Überweisung zum Spezialisten erforderlich machen kann.[1] Ein Ulcus cruris venosum (auch bekannt als Ulcus varicosum oder Stauungsulkus) wird durch einen venösen Reflux oder ein Hindernis (meist Thrombose) in der venösen Blutbahn mit verringertem Blutabfluss und resultierender venöser Hypertonie verursacht.

Prognose Menschen mit Unterschenkelgeschwüren haben auf Grund der Schmerzen, des unangenehmen Geruchs und der reduzierten Mobilität im Vergleich zu altersadaptierten Kontrollpatienten eine schlechtere Lebensqualität.[2] Untersuchungen in Großbritannien ergaben eine große Variationsbreite an Versorgungsformen (stationär, Ambulanzen, Hausbesuche), Therapieformen (Externa, Verbände, Kompressionsverbände, Kompressionsstrümpfe) sowie Heilungs- und Rezidivraten (26–69 % pro Jahr).[3, 4]

Literatur

1. Callam MJ, Ruckley CV, Harper DR, et al. Chronic ulceration of the leg: extent of the problem and provision of care. *BMJ* 1985;290:1855–1856.

2. Roe B, Cullum N, Hamer C. Patients' perceptions of chronic leg ulceration. In: Cullum N, Roe B, eds. *Leg ulcers: nursing management*. Harrow: Scutari, 1995:125–134.
3. Roe B, Cullum N. The management of leg ulcers: current nursing practice. In: Cullum N, Roe B, eds. *Leg ulcers: nursing management*. Harrow: Scutari, 1995:113–124.
4. Vowden KR, Barker A, Vowden P. Leg ulcer management in a nurse-led, hospital-based clinic. *J Wound Care* 1997;6:233–236.
5. Cullum N, Nelson EA, Fletcher AW, et al. Compression for venous leg ulcers. In: The Cochrane Library, Issue 4, 2003. Chichester, UK: John Wiley & Sons, Ltd. Search date 2000; primary sources 19 electronic databases, hand searches, and personal contacts.
6. O'Brien JF, Grace PA, Perry IJ, et al. Randomized clinical trial and economic analysis of four-layer compression bandaging for venous ulcers. *Br J Surg* 2003;90:794–798.
7. Meyer F, Burnand KG, McGuiness C, et al. Randomized clinical RCT comparing the efficacy of two bandaging regimens in the treatment of venous leg ulcer. *Br J Surg* 2002;89:40–44.
8. Flemming K, Cullum N. Therapeutic ultrasound for venous leg ulcers. In: The Cochrane Library, Issue 3, 2004. Oxford: Update Software. Search date 1999; primary sources Cochrane Wounds Group Specialised register and hand searches of citation lists.
9. De Sanctis MT, Belcaro G, Cesarone MR, et al. Treatment of venous ulcers with pentoxfylline: a 12-month double-blind placebo controlled trial. Microcirculation and healing. *Angiology* 2002;53:S49–S51.
10. Berliner E, Ozbilgin B, Zarin DA. A systematic review of pneumatic compression for treatment of chronic venous insufficiency and venous ulcers. *J Vasc Surg* 2003;37:539–544. Search date 2001; primary source Medline, Embase, Amed, hand searches from reference lists, and suggestions from experts.
11. Guilhou JJ, Dereure O, Marzin L, et al. Efficacy of Daflon 500 mg in venous leg ulcer healing: a double-blind, randomized, controlled versus placebo RCT in 107 patients. *Angiology* 1997;48:77–85.
12. Glinski W, Chodynicka B, Roszkiewicz J, et al. The beneficial augmentative effect of micronised purified flavonoid fraction (MPFF) on the healing of leg ulcers: an open, multicentre, controlled randomised study. *Phlebology* 1999;14:151–157.
13. Partsch H, Damstra RJ, Tazelaar DJ, et al. Multicentre, randomised controlled RCT of four-layer bandaging versus short-stretch bandaging in the treatment of venous leg ulcers. *VASA* 2001;30:108–113.
14. Ukat A, Konig M, Vanscheidt W, et al. Short-stretch versus multilayer compression for venous leg ulcers: a comparison of healing rates. *J Wound Care* 2003;12:139–143.
15. Franks PJ, Moody M, Moffatt CJ, et al. Randomized trial of cohesive short-stretch versus four-layer bandaging in the management of venous ulceration. *Wound Repair Regen* 2004;12:157–162.
16. Polignano R, Bonadeo P, Gasbarro S, et al. A randomised controlled study of four-layer compression versus Unna's Boot for venous ulcers. *J Wound Care* 2004;13:21–24.
17. Meyer FJ, Burnand KG, Lagattolla NRF, et al. More venous leg ulcers are healed by three-layer paste than by four-layer bandages: a randomised, controlled, prospective study. Proceedings of the First World Wound Healing Congress, 74–75, 2000. Australian Wound Management Association.
18. Vowden KR, Mason A, Wilkinson D, et al. Comparison of the healing rates and complications of three four-layer bandage regimens. *J Wound Care* 2000;9:269–272.
19. Callam MJ, Ruckley CV, Dale JJ, et al. Hazards of compression treatment of the leg: an estimate from Scottish surgeons. *BMJ* 1987;295:1382.
20. Chan CLH, Meyer FJ, Hay RJ, et al. Toe ulceration associated with compression bandaging: observational study. *BMJ* 2001;323:1099.
21. Nelson EA, Ruckley CV, Barbenel J. Improvements in bandaging technique following training. *J Wound Care* 1995;4:181–184.
22. Mani R, Vowden K, Nelson EA. Intermittent pneumatic compression for treating venous leg ulcers. In: The Cochrane Library, Issue 4, 2003. Chichester, UK: John Wiley & Sons, Ltd. Search date 2001; primary sources The Cochrane Wound Group Trials Register and hand searches of journals, relevant conference proceedings and citations within obtained reviews and papers and personal contact with relevant companies.
23. Bradley M, Cullum N, Nelson EA, et al. Dressings and topical agents for healing of chronic wounds: a systematic review. *Health Technol Assess* 1999;3(17 Pt 2):1–35. Search date 1997; primary sources Cochrane Library, Medline, Embase, and Cinahl.
24. Taddeucci P, Pianigiani E, Colletta V, et al. An evaluation of Hyalofill-F plus compression bandaging in the treatment of chronic venous ulcers. *J Wound Care* 2004;13:202–204.
25. Seeley J, Jensen JL, Hutcherson J. A randomised clinical study comparing a hydrocellular dressing to a hydrocolloid dressing in the management of pressure ulcers. *Ostomy Wound Manage* 1999;45:39–47.
26. Charles H, Callicot C, Mathurin D, et al. Randomised, comparative study of three primary dressings for the treatment of venous ulcers. *Br J Community Nurs* 2002;7:48–54.
27. Thomas S. *Wound management and dressings*. London: Pharmaceutical Press, 1990.

28. Cameron J, Wilson C, Powell S, et al. Contact dermatitis in leg ulcer patients. *Ostomy Wound Manage* 1992;38:10–11.
29. Wu P, Nelson EA, Reid WH, et al. Water vapour transmission rates in burns and chronic leg ulcers: influence of wound dressings and comparison with in vitro evaluation. *Biomaterials* 1996;17:1373–1377.
30. Falanga V, Margolis D, Alvarez O, et al. Rapid healing of venous ulcers and lack of clinical rejection with an allogeneic cultured human skin equivalent. Human Skin Equivalent Investigators Group. *Arch Dermatol* 1998;134:293–300.
31. Gherardini G, Gurlek A, Evans GRD, et al. Venous ulcers: improved healing by iontophoretic administration of calcitonin gene-related peptide and vasoactive intestinal polypeptide. *Plast Reconstr Surg* 1998;101:90–93.
32. La Marca G, Pumilia G, Martino A. Effectiveness of mesoglycan topical treatment of leg ulcers in subjects with chronic venous insufficiency. *Minerva Cardioangiol* 1999;47:315–319.
33. Stacey MC, Mata SD, Trengove NJ, et al. Randomised double-blind placebo controlled RCT of autologous platelet lysate in venous ulcer healing. *Eur J Vasc Endovasc Surg* 2000;20:296–301.
34. Robson MC, Phillips TJ, Falanga V, et al. Randomized trial of topically applied repifermin (recombinant human keratinocyte growth factor-2) to accelerate wound healing in venous ulcers. *Wound Repair Regen* 2001;9:347–352.
35. Krishnamoorthy L, Harding K, Griffiths D, et al. The clinical and histological effects of Dermagraft in the healing of chronic venous leg ulcers. *Phlebology* 2003;18:12–22.
36. Evans D, Land L. Topical negative pressure for treating chronic wounds. In: The Cochrane Library, Issue 3, 2004. Chichester, UK: John Wiley & Sons, Ltd. Search date 2002; primary sources Cochrane Wounds Group specialised register, contact with experts and relevant companies, and hand searches.
37. O'Meara S, Cullum N, Majid M, et al. Systematic reviews of wound care management: (3) antimicrobial agents for chronic wounds. *Health Technol Assess* 2000;4:1–237. Search date 1997; primary sources Cochrane Library, Medline, Embase, and Cinahl.
38. Bradley M, Cullum N, Sheldon T. The debridement of chronic wounds: a systematic review. *Health Technol Assess* 1999;3(17 Pt 1):1–78. Search date 1997; primary sources 19 electronic databases (including the Cochrane Wounds Group Specialised Register); hand searches of specialist wound care journals, conference proceedings, and bibliographies of retrieved relevant publications; and personal contact with appropriate companies and an advisory panel of experts.
39. Peschen M, Vanscheidt W. Low frequency ultrasound of chronic venous leg ulcers as part of an outpatient treatment [abstract]. In: Cherry GW, Gottrup F, Lawrence JC, et al. *Fifth European Conference on Advances in Wound Management*. Macmillan, 1996.
40. Weichenthal M, Mohr P, Stegmann W, et al. Low-frequency ultrasound treatment of chronic venous ulcers. *Wound Repair Regen* 1997;5:18–22.
41. Jull AB, Waters J, Arroll B. Oral pentoxifylline for treatment of venous leg ulcers. In: The Cochrane Library, Issue 3, 2004. Chichester, UK: John Wiley & Sons, Ltd. Search date 2001; primary sources Cochrane Peripheral Vascular Diseases and Wounds Group Specialised Registers; hand searches of reference lists, relevant journals, and conference proceedings; and personal contact with manufacturer of pentoxifylline and experts in the field.
42. Belcaro G, Cesarone MR, Nicolaides AN, et al. Treatment of venous ulcers with pentoxifylline: a 6-month randomized double-blind placebo controlled trial. *Angiology* 2002;53:S45–S47.
43. Da Costa RM, Ribeiro Jesus FM, Aniceto C, et al. Randomized, double-blind, placebo-controlled, dose-ranging study of granulocyte-macrophage colony stimulating factor in patients with chronic venous leg ulcers. *Wound Repair Regen* 1999;7:17–25.
44. Coccheri S, Scondotto G, Agnelli G, et al. Randomised, double blind, multicentre, placebo controlled study of sulodexide in the treatment of venous leg ulcers. *Thromb Haemost* 2002;87:947–952.
45. Scondotto G, Aloisi D, Ferrari P, et al. Treatment of venous leg ulcers with sulodexide. *Angiology* 1999;50:883–889.
46. Arosio E, Ferrari G, Santoro F, et al. A placebo-controlled, double blind study of mesoglycan in the treatment of chronic venous ulcers. *Eur J Vasc Endovas Surg* 2001;22:365–372.
47. Lyon RT, Veith FJ, Bolton L, et al. Clinical benchmark for healing of chronic venous ulcers. Venous Ulcer Study Collaborators. *Am J Surg* 1998;176:172–175.
48. Wilkinson EAJ, Hawke CI. Does oral zinc aid the healing of chronic leg ulcers? A systematic literature review. *Arch Dermatol* 1998;134:1556–1560. Search date 1997; primary sources Medline, Embase, Cinahl, Science Citation Index, Biosis, British Diabetic Association Database, Ciscom, Cochrane Controlled Register of Clinical RCTs, Dissertation Abstracts, Royal College of Nursing Database, electronic databases of ongoing research, hand searches of wound care journals and conference proceedings, and contact with manufacturer of zinc sulphate tablets.
49. Layton AM, Ibbotson SH, Davies JA, et al. Randomised RCT of oral aspirin for chronic venous leg ulcers. *Lancet* 1994;344:164–165.
50. Schultz-Ehrenburg U, Müller B. Two multicentre clinical trials of two different dosages of O-β-hydroxyethyl)-rutosides in the treatment of leg ulcers. *Phlebology* 1993;8:29–30.

51. Warburg FE, Danielsen L, Madsen SM, et al. Vein surgery with or without skin grafting versus conservative treatment for leg ulcers. *Acta Dermatol Venereol* 1994;74:307–309.
52. Zamboni P, Cisno C, Marchetti F, et al. Minimally invasive surgical management of primary venous ulcers vs. compression treatment: a randomized clinical trial. *Eur J Vasc Endovasc Surg* 2003;25:313–318.
53. Barwell JR, Davies CE, Deacon J, et al. Comparison of surgery and compression with compression alone in chronic venous ulceration (ESCHAR study): randomised controlled trial. *Lancet* 2004;363: 1854–1859.
54. Tenbrook JA Jr, Iafrati MD, O'Donnell TF Jr, et al. Systematic review of outcomes after surgical management of venous disease incorporating subfascial endoscopic perforator surgery. *J Vasc Surg* 2004;39:583–589. Search date 2003, primary sources Medline (restricted to English studies), reference lists of review articles and retrieved studies, and consultation with local experts.
55. Pierik EG, van Urk H, Hop WC, et al. Endoscopic versus open subfascial division of incompetent perforating veins in the treatment of venous leg ulceration: a randomized trial. *J Vasc Surg* 1997;26:1049–1054.
56. Ghauri AS, Nyamekye I, Grabs AJ, et al. Influence of a specialised leg ulcer service and venous surgery on the outcome of venous leg ulcers. *Eur J Vasc Endovasc Surg* 1998;16:238–244.
57. Jones JE, Nelson EA. Skin grafting for venous leg ulcers. In: The Cochrane Library, Issue 3, 2004. Chichester, UK: John Wiley & Sons, Ltd. Search date 1999; primary sources Cochrane Wounds Group specialised register; hand searches of reference lists, relevant journals, and conference proceedings; and personal contact with experts in the field.
58. Flemming K, Cullum N. Laser therapy for venous leg ulcers. In: The Cochrane Library, Issue 3, 2004. Chichester, UK: John Wiley & Sons, Ltd. Search date 1998; primary sources 19 electronic databases and hand searches of journals, conference proceedings, and bibliographies.
59. Schneider WL, Hailey D. Low level laser therapy for wound healing. Alberta Heritage Foundation Report 1999. Search date 1999; primary sources Medline, Healthstar, Embase, Dissertation Abstracts, Current Contents, Cinahl, Cochrane Library, and the Internet.
60. Lagan KM, McKenna T, Witherow A, et al. Low-intensity laser therapy/combined phototherapy in the management of chronic venous ulceration: a placebo-controlled study. *J Clin Laser Med Surg* 2002;20:109–116.
61. Franek A, Krol P, Kucharzewski M. Does low output laser stimulation enhance the healing of crural ulceration? Some critical remarks. *Med Eng Phys* 2002;24:607–615.
62. Cullum N, Nelson EA, Flemming K, et al. Systematic reviews of wound care management: (5) beds; (6) compression; (7) laser therapy, therapeutic ultrasound, electrotherapy and electromagnetic therapy. *Health Technol Assess* 2001;5;1–221. Search date 2000; primary sources Cochrane Wounds Group specialised register, 19 electronic databases (up to December 1999); hand searches of relevant journals, conference proceedings, and bibliographies of retrieved publications; and personal contact with manufacturers and an advisory panel of experts.
63. Vandongen YK, Stacey MC. Graduated compression elastic stockings reduce lipodermatosclerosis and ulcer recurrence. *Phlebology* 2000;15:33–37.
64. Cullum N, Fletcher A, Semlyen A, et al. Compression therapy for venous leg ulcers. *Qual Health Care* 1997;6:226–231. Search date 1997; primary sources 18 databases, including Medline, Embase, Cinahl with no restriction on date, hand searches of relevant journals, conference proceedings, and correspondence with experts to obtain unpublished papers.
65. Taylor HM, Rose KE, Twycross RG. A double-blind clinical RCT of hydroxyethylrutosides in obstructive arm lymphoedema. *Phlebology* 1993;8:22–28.

Kommentar zu „Dekubitus" und „Ulcus cruris venosum"

Stefan Wilm

Mit der wachsenden Lebenserwartung der Bevölkerung hat das Risiko für das Individuum zugenommen, besonders im höheren Lebensalter an einer chronischen Wunde zu erkranken. In *Clinical Evidence* werden der Dekubitus und das Ulcus cruris venosum besprochen. Viele Aspekte chronischer Wunden gelten auch für das diabetische Fußsyndrom, das im Zusammenhang mit Diabetes mellitus dargestellt wird (S. 235).
Chronische Wunden bringen Leid über den Betroffenen und über seine Angehörigen. Die Lebensqualität der Patienten wird durch Immobilisierung, Behinderung von Alltagsaktivitäten, Schmerzen und Geruchsbildung beeinträchtigt. Gerade bei Dekubituspatienten kann der ständige Druck auf den pflegenden Angehörigen bei ihm zu einem „Seelen-Dekubitus" führen. Im Umgang mit Patienten mit chronischen Wunden müssen wir also stets das Umfeld mit in unsere Behandlung einbeziehen.

Chronische Wunden haben eine schlechte Heilungstendenz und eine starke Neigung zu Rezidiven. Das wichtigste Ziel in der Betreuung von Risikopatienten ist daher die (Rezidiv-) Prävention eines Dekubitus oder eines Ulcus cruris venosum. Hierzu liegen aber kaum Studien vor, die uns mit externer Evidenz Entscheidungen erleichtern. Das regelmäßige Umlagern von durch einen Dekubitus bedrohten Patienten etwa, das pathophysiologisch und empirisch als die wichtigste Maßnahme zur Verhinderung des Wundliegens gelten kann, ist bisher in Studien kaum untersucht.

Neben der Prävention chronischer Wunden sind rasche Abheilung und Verbesserung der Lebensqualität wesentliche Ziele der Behandlung. Aber auch hier ist die Datendecke für viele täglich angewandte Behandlungsformen dünn. Gerade in der Lokalbehandlung führt das Fehlen klarer Empfehlungen zu einer Polypragmasie, bei der zahllose Salben, Desinfizienzien, Lokalantibiotika und Spülungen im wahrsten Sinne „auf dem Rücken unserer Patienten" ausprobiert werden. Dabei schwört jeder Behandler – Angehöriger, Pflegekraft wie Arzt – auf seine Erfahrung. Die evidenzbasierte Medizin kann dem aus Mangel an Studien nichts entgegensetzen. Gute RCTs sind teuer; und für RCT, die die Ineffektivität oder gar Schädlichkeit lokaler Maßnahmen zeigen, findet sich kaum ein Sponsor.

Deshalb sollten Lagerung, Mobilisation des Patienten und Feuchthalten der Wunde beim Dekubitus ganz im Vordergrund stehen; beim Ulcus cruris venosum kommen der Kompression und dem Feuchthalten der Wunde die Schlüsselrollen zu. Der Verzicht auf Lokalmaßnahmen mit Symbolcharakter („Reinigung" und „Salbung") zwingt uns, das Gespräch mit dem Patienten und seinen Angehörigen zu suchen, die Motivation für die langwierigen Behandlungen regelmäßig zu bestärken und gemeinsam mit dem Patienten und dessen Krankheitskonzept von seiner chronischen Wunde die wenigen, aber klaren Behandlungsprinzipien auszuhandeln. Die Erfahrung bei vielen chronischen Erkrankungen lehrt uns, das dies einen wesentlichen Einfluss auf die Ergebnisse – hier Abheilungszeit und Lebensqualität des Patienten – hat.

Verbrennung

Suchdatum: Dezember 2003

Jason Wasiak und Heather Cleland

Frage **Wekche Effekte haben unterschiedliche Behandlungsmethoden bei kleinen thermischen Verbrennungen?**

Wirksamkeit unbekannt

Antibiotika

Es fanden sich keine RCTs, in denen der Einsatz topisch oder oral verabreichter Antibiotika bei kleineren Verbrennungen mit Placebo oder keiner Behandlung verglichen wird. Routinemäßiger Einsatz von Antibiotika kann allgemein das Auftreten resistenter Erreger fördern.

Chlorhexidin-imprägnierter Paraffingazeverband[8–10]

Zwei RCTs, in denen ein chlorhexidin-imprägnierter Paraffingazeverband mit einem Hydrokolloidverband verglichen wurde, ergab hinsichtlich der Zeit bis zur Wundheilung keinen signifikanten Unterschied, subjektiv hielten jedoch sowohl Untersucher als auch Patienten in einer der RCTs den Hydrokolloidverband für günstiger. Einer RCT zufolge verlängert ein chlorhexidin-imprägnierter Paraffingazeverband die Zeit bis zur Wundheilung und wird im Vergleich zum Polyurethanfilm-Verband als schmerzhafter empfunden.

Hydrokolloidverband[8, 9, 11, 12]

Zwei RCTs, in denen ein Hydrokolloidverband mit paraffin-imprägnierten Gazeverbänden verglichen wurde, zeigten hinsichtlich der Zeit bis zur Wundheilung keinen signifikanten Unterschied zwischen den beiden Behandlungsgruppen, subjektiv hielten jedoch sowohl Untersucher als auch Patienten in einer der RCTs den Hydrokolloidverband für günstiger. Einer RCT zufolge besteht hinsichtlich der Zeit bis zur Wundheilung, der Schmerzen oder der Beeinträchtigung von Aktivitäten des Alltags kein signifikanter Unterschied zwischen einem Hydrokolloidverband und einer Kombination aus chlorhexidin-imprägniertem Paraffingazeverband plus Silbersulfadiazincreme. Einer RCT zufolge verkürzt ein Hydrokolloidverband im Vergleich zu einem Silbersulfadiazinverband die Zeit bis zur Heilung, verringert die Schmerzen und verstärkt Beschränkungen der Aktivität. Einer RCT zufolge war die Heilungszeit unter einem bloßen Hydrokolloidverband kürzer als unter einem Hydrokolloidverband plus Silbersulfadiazincreme, und hinsichtlich eines Wachstums pathogener Bakterien fand sich kein Unterschied zwischen einem bloßen Hydrokolloidverband und einem Hydrokolloidverband plus Silbersulfadiazincreme.

Paraffingazeverband[13]

Einer RCT zufolge besteht weder hinsichtlich der Schmerzen noch bezüglich der Zeit bis zur Wundheilung ein signifikanter Unterschied zwischen Paraffingaze und Polyurethanfilm-Verband.

Polyurethanfilm-Verband[10, 13]

Eine RCT, in der Polyurethanfilm mit Paraffingaze verglichen wurde, ergab weder hinsichtlich der Schmerzen noch bezüglich der Zeit bis zur Wundheilung einen signifikanten Unterschied. Einer RCT zufolge verkürzt Polyurethanfilm die Zeit bis zur Wundheilung und wurde gegenüber chlorhexidin-imprägnierter Paraffingaze als weniger schmerzhaft empfunden.

Silikonbeschichtetes Nylon[14]

Einer RCT zufolge verkürzt ein silikonbeschichteter Nylonverband verglichen mit einem Silbersulfadiazinverband bei Kindern die Zeit bis zur Wundheilung.

Unwirksamkeit oder Schädlichkeit wahrscheinlich

Silbersulfadiazincreme[2, 9, 12, 14]

Eine RCT, in der eine Kombination aus chlorhexidin-imprägnierter Paraffingaze und Silbersulfadiazincreme mit einem Hydrokolloidverband verglichen wurde, zeigte hinsichtlich der Zeit bis zur Wundheilung, der Schmerzgrade oder der Beeinträchtigung von Aktivitäten des täglichen Lebens keinen signifikanten Unterschied zwischen beiden Verbänden. Einer RCT zufolge verlängert ein Hydrokolloidverband im Vergleich zu einem Silbersulfadiazinverband die Zeit bis zur Heilung, verringert die Schmerzen und verstärkt die Einschränkung der Aktivität. Einer RCT zufolge benötigt die Heilung unter einem Hydrokolloidverband plus Silbersulfadiazincreme länger als unter einem Hydrokolloidverband allein, und hinsichtlich eines Wachstums pathogener Bakterien fand sich kein Unterschied zwischen beiden Gruppen. Einer RCT zufolge verlängert ein Silbersulfadiazinverband verglichen mit einem silikonbeschichteten Nylonverband bei Kindern die Zeit bis zur Wundheilung.

Definition

Kleinere thermische Verbrennungen lassen sich wie folgt definieren: verursacht durch Hitzeexposition, die ausreicht, um die Epidermis und das Stratum papillare der Dermis zu schädigen. Sie zeichnen sich durch Schmerzen und Überempfindlichkeit aus. Die Haut erscheint feucht und rosa oder rot und ist stark durchblutet, wie sich anhand des Abblassens bei Druck zeigen lässt. Diese Form der Verletzung führt zur Blasenbildung und heilt innerhalb von 2–3 Wochen unter minimaler Narbenbildung aus, sofern keine Infektion vorliegt.

Inzidenz/ Prävalenz

Die Inzidenz kleinerer thermischer Verbrennungen ist schwer zu bestimmen. Im Allgemeinen benötigen nur 5 % aller behandlungsbedürftigen Verbrennungen eine stationäre Aufnahme.[1] Weltweiten Schätzungen aller thermischen Verbrennungen zufolge erleiden jährlich etwa 2 Millionen Menschen Verbrennungen, bis zu 80000 Patienten werden stationär aufgenommen, und 6500 Patienten sterben an Verbrenungen.

Ätiologie/ Risikofaktoren

Das Verletzungsmuster variiert je nach Altersgruppe. Männer im Alter zwischen 18 und 25 Jahren scheinen aus vielfältigen Gründen anfälliger für Verbrennungen, und zwar hauptsächlich durch Feuer, Elektrizität und zu einem geringeren Ausmaß durch Chemikalien.[2] Viele Verletzungen in dieser Altersgruppe gehen auf einen unangemessenen Umgang mit brennbaren Stoffen wie Benzin zurück, zu den meisten Verbrennungen kommt es jedoch im Haushalt. Thermische Verbrennungen, vor allem Verbrühungen, kommen sowohl bei jungen als auch bei älteren Menschen vor. Die Küche gilt als der Ort, an dem sich vor allem Kinder am häufigsten verbrennen. Bei älteren Menschen ist es das Badezimmer. Stärker gefährdet sind Menschen mit Begleiterkrankungen oder komplizierenden Faktoren wie motorischen oder neurologischen Behinderungen.

Prognose

Oberflächliche thermische Verbrennungen heilen spontan unter minimaler hypertropher Narbenbildung innerhalb von 2–3 Wochen aus, sofern sich die Wunde nicht infiziert.[3] Die Heilungsfähigkeit hängt auch vom Alter und Gesundheitszustand des Betroffenen ab, wobei sich die Heilung bei Älteren Menschen und bei Betroffenen mit Begleiterkrankungen tendenziell verzögert. Nachhaltiges Kühlen der Verbrennung innerhalb von 3

Stunden nach deren Eintritt verringert Schmerzen und Wundödem signifikant. Die optimale Kühldauer kann variieren, jedoch werden Phasen von 20–30 Minuten mit Leitungswasser bei einer Temperatur von 5–25 °C empfohlen.[4] Eiswasser oder längere Kühlphasen können einen Gewebsschaden vertiefen, zu Hypothermie führen und sollten am besten vermieden werden. Reinigungslösungen und Verbände sollen Infektionen verhindern. Der ideale Verband bewirkt ein für die Wundheilung optimales Mikroklima. Er hält Temperatur und Feuchtigkeitsgrad der Wunde aufrecht, erlaubt das Atmen und das Einwandern des Epithels[5] und hält Bakterien aus der Umgebung fern.

Literatur

1. Brigham PA, McLoughlin E. Burn incidence and medical care use in the United States: estimates, trends and data sources. *J Burn Care Rehabil* 1996;17:95–107.
2. Haertsch PA. Burn injuries. *Australian Doctor* 2003;August:37–44.
3. Deitch EA, Wheelahan TM, RoseMP. Hypertrophic burns scars: analysis of variables. *J Trauma* 1983;3:895.
4. McCormick RA, La Hei ER, Martin HCO. First-aid management of minor burns in children: a prospective study of children presenting to the Children's Hospital at Westmead, Sydney. *Med J Aust* 2003;178:31–33.
5. Hayward PG, Morrsion WA. Current concepts in wound dressings. *Australian Prescriber* 1996;19:11–13.
6. Wise R, Hart T, Cars O, et al. Antimicrobial resistance is a major threat to public health [Editorial]. *BMJ* 1998;317:609–610.
7. Brown AP, Khan K, Sinclair S. Bacterial toxicosis/toxic shock syndrome as a contributor to morbidity in children with burn injuries. *Burns* 2003;29:733–738.
8. Wright A, MacKechnie DW, Paskins JR. Management of partial thickness burns with Granuflex 'E' dressings. *Burns* 1993;19:128–130.
9. Thomas SS, Lawrence, JC, Thomas A. Evaluation of hydrocolloids and topical medication in minor burns. *J Wound Care* 1995;4:218–220.
10. Neal DE, Whalley PC, Flowers MW, et al. The effects of an adherent polyurethane film and conventional absorbent dressing in patients with small partial thickness burns. *Br J Clin Pract* 1981;35: 254–257.
11. Afilalo M, Dankoff J, Guttman A, et al. DuoDERM hydroactive dressing versus silver sulphadiazine/ Bactigras in the emergency treatment of partial skin thickness burns. *Burns* 1992;18:313–316.
12. Wyatt D, McGowan DN, Najarian, MP. Comparison of a hydrocolloid dressing and silver sulfadiazine cream in the outpatient management of second-degree burns. *J Trauma* 1990;30:857–865.
13. Poulsen TD, Freund KG, Arendrup K, et al. Polyurethane film (Opsite) vs. impregnated gauze (Jelonet) in the treatment of outpatient burns: a prospective, randomized study. *Burns* 1991;17:59–61.
14. Bugmann PH, Taylor S, Gyger D, et al. A silicone-coated nylon dressing reduces healing time in burned paediatric patients in comparison with standard sulfadiazine treatment: a prospective randomized trial. *Burns* 1998;24:609–612.
15. Kaufman T, Eichealanb EH, Angel MF, et al. Topical acidification promotes healing of experimental deep partial thickness burns. *Burns Incl Therm Inj* 1985; 12:84–90.

[illegible] nach dem Eingriff [illegible] Schmerzen und Wundödem [illegible]
sind. Die optimale Kühldauer [illegible]
20–30 Minuten [illegible] Temperatur von [illegible]
[illegible] Eiswasser [illegible]
[illegible] Hypothermie [illegible]
den werden. [illegible]
[illegible] für die Wundheilung optimales
Mikroklima. [illegible] Temperatur und Feuchtigkeitsgrad der Wunde [illegible]
[illegible]
[illegible]

Literatur

1. [illegible]
2. [illegible]
3. [illegible]

Absencen

Suchdatum: September 2004

Ewa Posner

Frage Welche Effekte haben unterschiedliche Behandlungsmethoden bei typischen Absencen im Kindesalter?

Nutzen und Schaden abzuwägen

Valproat*[1, 4–8]
Es fand sich eine systematische Übersicht. Es fanden sich keine RCTs zum Vergleich von Valproat und Placebo. Es besteht allerdings Konsens über die Nützlichkeit von Valproat (Natriumvalproat oder Valproinsäure), auch wenn es mit seltenen, aber schweren Nebenwirkungen wie Verhaltens- und Wahrnehmungsstörungen, Lebernekrose und Pankreatitis assoziiert ist. Die Übersicht ergab drei kleine RCTs, in denen Valproat mit Ethosuximid verglichen wurde. Zwischen beiden Substanzen zeigte sich hinsichtlich des klinischen Ansprechens (bestimmt durch EEG, telemetrische Aufzeichnungen oder Berichte von Beobachtungspersonen über die Häufigkeit von Krämpfen) kein signifikanter Unterschied. Zum Vergleich von Valproat und anderen Antikonvulsiva fanden sich keine RCTs.

Ethosuximid*[1, 4]
Es fand sich eine systematische Übersicht. Es fanden sich keine RCTs zum Vergleich von Ethosuximid und Placebo. Es besteht allerdings Konsens über die Nützlichkeit von Ethosuximid, das jedoch mit seltenen, aber schweren Nebenwirkungen, wie aplastische Anämie, Hautreaktionen, Leber- und Nierenschäden, assoziiert ist. Die Übersicht ergab drei kleine RCTs, in denen Ethosuximid mit Valproat verglichen wurde. Zwischen beiden Substanzen zeigte sich hinsichtlich des klinischen Ansprechens (bestimmt durch EEG, telemetrische Aufzeichnungen oder Berichte von Beobachtungspersonen über die Häufigkeit von Krämpfen) kein signifikanter Unterschied. Zum Vergleich von Ethosuximid und anderen Antikonvulsiva fanden sich keine RCTs.

Lamotrigin[4, 9–12]
Einer RCT mit Kindern und Jugendlichen, die bereits von Lamotrigin profitiert hatten, zufolge steigert Lamotrigin im Vergleich zu Placebo den Prozentsatz der Kinder in Remission, ist aber mit schweren Hautreaktionen assoziiert. Es fanden sich keine RCTs zum Vergleich von Lamotrigin und anderen Antikonvulsiva.
* Es fanden sich keine Belege aus RCTs für Valproat oder Ethosuximid im Vergleich zu Placebo, jedoch herrscht Konsens dahingehend, dass beide Substanzen bei typischen Absencen von Nutzen sind.

Wirksamkeit unbekannt

Gabapentin[13, 14]
In einer kleinen RCT zeigte sich hinsichtlich der Frequenz typischer Absencen kein signifikanter Unterschied zwischen Gabapentin und Placebo. Allerdings fehlte es der Studie u. U. an Aussagekraft, um klinisch bedeutsame Effekte aufzudecken.

Definition Absencen sind kurze, häufig auftretende Episoden von Bewusstlosigkeit, die ein paar Sekunden dauern und oft von einfachen Automatismen oder klonischen, atonischen oder autonomen Komponenten begleitet sind. Typische Absencen zeigen ein charakteristisches EEG mit regelmäßigen, symmetrischen, 3 Mal pro Sekunde auftretenden generalisierten Spike- und Wave-Komplexen im EEG mit einer Frequenz von 3 Hz und kommen gewöhnlich bei Kindern mit normaler Entwicklung und Intelligenz vor. Typische Absencen werden oft mit komplexen Fokalanfällen verwechselt, vor allem bei prolongierten Krämpfen mit Automatismen. Das abrupte Ende typischer Absencen ohne eine postiktale Phase ist jedoch das nützlichste klinische Merkmal zur Unterscheidung der beiden Anfallsarten. Typische Absencen sollten nicht mit atypischen Absencen verwechselt werden, die sich in den EEG-Befunden und im Anfallsverhalten deutlich unterscheiden und gewöhnlich zusammen mit anderen Anfallsformen bei Kindern mit Lernbehinderungen und schwerer Epilepsie auftreten.[1] Typische Absencen können der einzige Anfallstyp sein, den ein Kind erleidet. In einem solchen Fall und bei normaler Entwicklung des Kindes ohne strukturelle Schäden heißt es, das Kind habe juvenile Absencen-Epilepsie. Alternativ können Absencen bei Kindern aber auch zusammen mit anderen epileptischen Syndromen, wie etwa der juvenilen myoklonischen Epilepsie oder der juvenilen Absencen-Epilepsie, vorkommen. Diese Differenzierung in typische und atypische Absencen ist wichtig, da sich der natürliche Verlauf und das Ansprechen auf die Therapie zwischen den beiden Gruppen unterscheidet. Die Behandlung von atypischen Absencen oder von Absencen infolge struktureller Schäden ist in der oben stehenden Darstellung nicht berücksichtigt.

Inzidenz/ Prävalenz

Bei etwa 10 % der Anfälle epileptischer Kinder handelt es sich um typische Absencen.[1] Die jährliche Inzidenz wurde in der Allgemeinbevölkerung auf 0,7–4,6/100.000 und bei Kindern im Alter von 0 bis 15 Jahren auf 6–8/100.000 geschätzt. Die Prävalenz in der Allgemeinbevölkerung beträgt 5–50/100.000.[2] Die Erkrankung beginnt im Alter von 3–13 Jahren und hat ihren Gipfel bei einem Alter 6–7 Jahren.

Ätiologie/ Risikofaktoren

Es werden genetische Ursachen vermutet. Bei entsprechend empfindlichen Kindern können Anfälle auch durch Hyperventilation ausgelöst werden. Manche Antikonvulsiva, wie Phenytoin, Carbamazepin und Vigabatrin, gehen mit einem erhöhten Risiko von Absencen einher.

Prognose

Bei der juvenilen Absence-Epilepsie mit typischen Absencen als einzigem Anfallstyp enden die Anfälle gewöhnlich spontan im Alter von 12 Jahren oder früher. Weniger als 10 % der Kinder entwickeln seltene generalisierte tonisch-klonische Krämpfe und haben nur noch sehr selten auch weiterhin Absencen.[3] Bei anderen epileptischen Syndromen – bei denen Absencen zusammen mit anderen Anfallsformen vorkommen können – ist die Prognose unterschiedlich und hängt vom jeweiligen Syndrom ab. Absencen beeinflussen die Lebensqualität ganz erheblich. Die Bewusstseinsstörung kann jederzeit und gewöhnlich ohne Vorwarnung auftreten. Betroffene Kinder müssen Vorkehrungen treffen, um Verletzungen während der Absencen zu vorzubeugen, und Aktivitäten meiden, die sie bei einem Anfall gefährden würden, wie z. B. Klettern, unbeaufsichtigtes Schwimmen oder Radfahren auf verkehrsreichen Straßen. Oft sind die Lehrer die Ersten, welche die sich wiederholenden Anfälle bemerken, und die Behandlung wird gewöhnlich auf Grund der negativen Einflüsse auf die Lernfähigkeit begonnen.

Literatur

1. Panayiotopoulos CP. Treatment of typical absence seizures and related epileptic syndromes. *Paediatr Drugs* 2001;3:379–403.

2. Duncan JS, Panayiotopoulos CP. Typical absences and related epileptic syndromes. London: Churchill Communications Europe, 1995.
3. Panayiotopoulos CP. *A clinical guide to epileptic syndromes and their treatment.* Oxfordshire, UK: Bladon Medical Publishing, 2002:132.
4. Posner EB, Mohamed K, Marson AG. Ethosuximide, sodium valproate or lamotrigine for absence seizures in children and adolescents (Cochrane Review). In: The Cochrane Library, Issue 3, 2003. Oxford: Update Software. Search date 2003; primary sources Cochrane Epilepsy Group trials register, the Cochrane Central Register of Controlled Trials, Medline, Embase, and contact with various drug companies.
5. Callaghan N, O'Hare J, O'Driscoll D, et al. Comparative study of ethosuximide and sodium valproate in the treatment of typical absence seizures (petit mal). *Dev Med Child Neurol* 1982;24:830–836.
6. Sato S, White BG, Penry JK, et al. Valproic acid versus ethosuximide in the treatment of absence seizures. *Neurology* 1982;32:157–163.
7. Martinovic Z. Comparison of ethosuximide with sodium valproate as monotherapies of absence seizures. In: Parsonage M, et al. *Advances in epileptology: 14th Epilepsy International Symposium.* New York: Raven Press, 1983:301–305.
8. Suzuki M, Maruyama H, Ishibashi Y, et al. The clinical efficacy of sodium dipropylacetate and ethosuximide for infantile epilepsy by double-blind method: especially focusing on pure minor seizure. *Igakunoayum* 1972;82:470–488.
9. Frank LM, Enlow T, Holmes GL, et al. Lamictal (lamotrigine) monotherapy for typical absence seizures in children. *Epilepsia* 1999;40:973–979.
10. Duchowny M, Gilman J, Messenheimer J, et al. Long-term tolerability and efficacy of lamotrigine in pediatric patients with epilepsy. *J Child Neurol* 2002;17:278–285.
11. Besag FM, Wallace SJ, Dulac O, et al. Lamotrigine for the treatment of epilepsy in childhood. *J Pediatr* 1995;127:991–997.
12. Schlumberger E, Chavez F, Palacios L, et al. Lamotrigine in treatment of 120 children with epilepsy. *Epilepsia* 1994;35:359–367.
13. Trudeau V, Myers S, LaMoreaux L, et al. Gabapentin in naïve childhood absence epilepsy: results from two double-blind, placebo-controlled, multicenter studies. *J Child Neurol* 1996;11:470–475.
14. Anhut H, Ashman P, Feuerstein TJ, et al. Gabapentin (Neurontin) as add-on therapy in patients with partial seizures: a double-blind, placebo-controlled study. *Epilepsia* 1994;35:795–801.

Kommentar

Hans-Christoph Diener

Zur Ersttherapie bei Absencen wird eine Monotherapie mit Valproinsäure empfohlen. Alternativ kann Ethosuximid eingesetzt werden. Bei Versagen der Ersttherapie und Persistenz von Absencen Kombination von Valproinsäure plus Ethosuximid oder Valproinsäure plus Lamotrigin oder Valproinsäure plus Clobazam. Bei Versagen der Zweittherapie andere klinisch und rational sinnvolle Zweifach- oder Mehrfachkombinationen der o. g. Wirkstoffe bzw. Überprüfung der Diagnose. (1)

1. Elger CE, Bauer J, Janzen R, Kurthen M, Lerche H, Stefen H: Epilepsie im Erwachsenenalter. In: Diener H, für die Kommission Leitlinien der DGN (Hrsg.): Leitlinien für Diagnostik und Therapie in der Neurologie. Stuttgart: Thieme; 2003. p. 4–11.

Epilepsie

Suchdatum: November 2003

Anthony Marson und Sridharan Ramaratnam

Frage Sollten einzelne epileptische Anfälle behandelt werden?

Nutzen und Schaden abzuwägen

Antiepileptische Therapie nach einem isolierten Anfall[5–7]

RCTs zufolge verringert die umgehende Behandlung eines Erstanfalls mit Antiepileptika die Anfallshäufigkeit nach 2 Jahren im Vergleich zu Nichtbehandlung. Es fanden sich jedoch keine Belege für eine positive Beeinflussung der Langzeitprognose. Eine antiepileptische Langzeittherapie ist aber in jedem Fall potenziell schädlich.

Frage Welche Effekte hat eine Monotherapie nach Erstdiagnose einer fokalen Epilepsie?

Nutzen belegt

Antiepileptische Monotherapie bei fokaler Epilepsie (Kategorisierung konsensbasiert)[8–14]

Es fanden sich keine placebokontrollierten Studien über die wichtigsten Antiepileptika (Carbamazepin, Phenobarbital, Phenytoin und Natriumvalproat) zur Monotherapie bei Patienten mit fokaler Epilepsie. Es besteht jedoch weithin Konsens darüber, dass diese Medikamente wirkungsvoll sind. Systematische Übersichten lieferten keine guten Belege, auf die man eine Auswahl dieser Medikamente in Hinblick auf eine Anfallskontrolle stützen könnte. Systematischen Übersichten zufolge wird Phenobarbital im Vergleich zu Phenytoin häufiger abgesetzt.

Frage Welche Effekte hat eine Monotherapie nach Erstdiagnose einer generalisierten Epilepsie?

Nutzen belegt

Antiepileptische Monotherapie bei generalisierter Epilepsie (Kategorisierung konsensbasiert)[8, 9, 11, 12]

Es fanden sich keine placebokontrollierten Studien über die wichtigsten Antiepileptika (Carbamazepin, Phenobarbital, Phenytoin und Natriumvalproat); aber es besteht weithin Konsens darüber, dass die Medikamente wirkungsvoll sind. Systematische Übersichten lieferten keine guten Belege, auf die man eine Bewertung dieser Medikamente in Hinblick auf eine Anfallskontrolle stützen könnte.

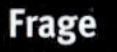

Frage **Ist die zusätzliche Gabe von Mitteln der zweiten Wahl bei Patienten mit therapieresistenter fokaler Epilepsie von Vorteil?**

Nutzen belegt

Kombination mit Mitteln der zweiten Wahl (Gabapentin, Levetiracetam, Lamotrigin, Oxcarbazepin, Tiagabin, Topiramat, Vigabatrin oder Zonisamid) bei therapieresistenter fokaler Epilepsie[15–23]

Systematischen Übersichten bei Patienten mit therapieresistenter Epilepsie zufolge kann eine additive Behandlung mit Gabapentin, Levetiracetam, Lamotrigin, Oxcarbazepin, Tiagabin, Topiramat, Vigabatrin oder Zonisamid im Vergleich zu additiver Placebogabe die Anfallshäufigkeit reduzieren. Den Übersichten zufolge erhöht jede additive Therapie im Vergleich zu zusätzlichem Placebo die Häufigkeit von Nebenwirkungen. RCTs lieferten keine guten Belege, auf denen sich eine Auswahl unter den Medikamenten begründen ließe.

Frage **Welche Patienten in Remission sind bei Absetzen der medikamentösen Therapie rezidivgefährdet?**

Nutzen und Schaden abzuwägen

Absetzen der antiepileptischen Therapie bei erreichter Remission[24–26]

Einer RCT an Patienten, die mindestens 2 Jahre anfallsfrei gewesen waren, zufolge treten erneute Anfälle eher dann auf, wenn die Patienten eine antiepileptische Therapie absetzen als wenn sie sie fortführen. Klinische Prädiktoren für das Rückfallrisiko nach Absetzen der Therapie sind: Alter, Anfallsart, Zahl der eingenommenen Antiepileptika, Auftreten von Anfällen unter Therapie und Dauer der Anfallsfreiheit bis zum Absetzen der Medikamente.

Frage **Welche Effekte haben verschiedene Formen der Verhaltens- und Psychotherapie bei Patienten mit Epilepsie?**

Nutzen wahrscheinlich

Schulungsprogramme[27, 36–39]

Einer RCT zufolge verringert ein zweitägiges Schulungsprogramm die Anfallshäufigkeit nach 6 Monaten im Vergleich zu einer Wartelisten-Kontrolle. Allerdings war hinsichtlich der gesundheitsbezogenen Lebensqualität kein signifikanter Unterschied festzustellen. Zwei RCTs zufolge verbessert ein Schulungspaket bei den Betroffenen im Vergleich zu einer Kontrollgruppe den Kenntnisstand bezüglich Verständnis für und Einstellung zur Erkrankung und zur psychosozialen Funktionsfähigkeit.

Wirksamkeit unbekannt

Biofeedback[27, 33]

Eine systematische Übersicht lieferte nur unzureichende Belege für die Effekte eines Biofeedback.

Kognitive Verhaltenstherapie[27, 34]

In zwei kleinen RCTs zeigten sich unzureichende Belege hinsichtlich der Effekte einer kognitiven Verhaltenstherapie bei Patienten mit Epilepsie.

Familienberatung[43]

Einer kleinen RCT mit schwacher Methodik zufolge gibt es nur unzureichende Belege für die Effekte einer Familienberatung.

Entspannungs- plus Verhaltenstherapie[27, 40–42]

Eine systematische Übersicht lieferte nur unzureichende Belege für die Effekte einer kombinierten Therapie aus Entspannung und Verhaltensänderung in Bezug auf die Anfälle.

Entspannungstherapie[27–30]

In systematischen Übersichten fanden sich keine ausreichenden Belege zu den Effekten einer Entspannungstherapie bei Patienten mit Epilepsie.

Yoga[31, 32]

Eine systematische Übersicht lieferte nur unzureichende Belege für die Effekte von Yoga bei Patienten mit Epilepsie.

Frage | Welche Effekte haben operative Verfahren bei Patienten mit therapieresistenter Temporallappenepilepsie?

Nutzen belegt

Lobektomie des Temporallappens (Kategorisierung konsensbasiert)[44, 45]

Eine anhand einer systematischen Übersicht ausgewiesene RCT zeigte, dass eine Lobektomie des Temporallappens im Vergleich zu medikamentöser Dauertherapie bei Patienten mit schwer beherrschbarer Temporallappenepilepsie nach einem Jahr Anfallskontrolle und Lebensqualität bessert.

Nutzen wahrscheinlich

Amygdalohippocampektomie (Kategorisierung konsensbasiert)

Es fanden sich weder eine systematische Übersicht noch RCTs, in denen die Effekte einer Amygdalohippocampektomie bei Patienten mit therapieresistenter Temporallappenepilepsie untersucht werden. Es herrscht jedoch Übereinstimmung dahingehend, dass die Amygdalohippocampektomie bei Patienten mit therapieresistenter Temporallappenepilepsie wahrscheinlich von Nutzen ist.

Wirksamkeit unbekannt

Läsionektomie[44]

Es fanden sich weder eine systematische Übersicht noch RCTs, in denen die Effekte einer Läsionektomie bei Patienten mit therapieresistenter, auf einen organischen Hirnschaden zurückgeführter Temporallappenepilepsie untersucht werden.

Definition	Mit dem Begriff „Epilepsie" wird eher eine Gruppe von Störungen als eine einzelne Krankheit bezeichnet. Die Anfälle können nach ihrer Art in partielle oder fokale Anfälle (einfache partielle, komplexe partielle und sekundär generalisierte tonisch-klonische Anfälle) und primär generalisierte Anfälle (generalisierte tonisch-klonische Anfälle, Absencen, myoklonische, tonische und atonische Anfälle) unterteilt werden.[1]
Inzidenz/ Prävalenz	Epilepsie ist eine häufig Erkrankung mit einer geschätzten Prävalenz von 5–10/1.000 in den Industrienationen und einer jährlichen Inzidenz von 50/100.000.[2] Bei etwa 3 % aller Menschen wird im Laufe des Lebens die Diagnose „Epilepsie" gestellt.[3]

Epilepsie

Ätiologie/ Risikofaktoren

Epilepsien können auch nach ihrer Ursache zugeordnet werden.[1] Die idiopathischen generalisierten Epilepsien (wie die juvenile myoklonische Epilepsie oder die kindliche Absencen-Epilepsie) sind weitgehend genetisch bedingt. Symptomatische Epilepsien sind die Folge bekannter zerebraler Erkrankungen. So kann z. B. eine Temporallappenepilepsie auf angeborene Defekte, eine mesiale Temporalsklerose oder einen Tumor zurückzuführen sein. Von kryptogener Epilepsie spricht man bei den Formen, die weder zu den idiopathischen noch zu den symptomatischen Epilepsien gezählt werden können und bei denen ein ursächlicher Faktor zwar nicht identifiziert werden konnte, aber angenommen wird.

Prognose

Die meisten Menschen mit Epilepsie haben eine gute Prognose. In etwa 70 % kann mit oder ohne Therapie eine Remission, d. h. eine Anfallsfreiheit über 5 Jahre, erreicht werden. Damit bleiben 20–30 % der Betroffenen, bei denen sich eine chronische Epilepsie entwickelt, die oft mit einer Kombinationstherapie aus mehreren Antiepileptika behandelt werden muss.[4] Nach einem Erstanfall kommt es in 60 % der Fälle innerhalb eines zweijährigen Beobachtungszeitraumes auch ohne Behandlung nicht zu einem weiteren Anfall.[5]

Literatur

1. Commission on classification and terminology of the international league against epilepsy. Proposal for revised classification of epilepsies and epileptic syndromes. *Epilepsia* 1989;30:389–399.
2. Hauser AW, Annegers JF, Kurland LT. Incidence of epilepsy and unprovoked seizures in Rochester, Minnesota 1935–84. *Epilepsia* 1993;34:453–468.
3. Hauser WA, Kurland LT. The epidemiology of epilepsy in Rochester, Minnesota, 1935 through 1967. *Epilepsia* 1975;16:1–66.
4. Cockerell OC, Johnson AL, Sander JW, et al. Remission of epilepsy: results from the national general practice study of epilepsy. *Lancet* 1995;346:140–144.
5. Berg AT, Shinnar S. The risk of seizure recurrence following a first unprovoked seizure: a quantitative review. *Neurology* 1991;41:965–972. Search date not reported; primary sources Cumulated Index Medicus, and bibliographies of relevant papers.
6. First Seizure Trial Group (FIRST Group). Randomized clinical trial on the efficacy of antiepileptic drugs in reducing the risk of relapse after a first unprovoked tonic clonic seizure. *Neurology* 1993;43: 478–483.
7. Musicco M, Beghi E, Solari A, et al, for the FIRST Group. Treatment of first tonic clonic seizure does not improve the prognosis of epilepsy. *Neurology* 1997;49:991–998.
8. Marson AG, Williamson PR, Hutton JL, et al. on behalf of the Epilepsy Monotherapy Trialists. Carbamazepine versus valproate monotherapy for epilepsy. In: The Cochrane Library, Issue 4, 2003. Chichester, UK: John Wiley & Sons, Ltd. Search date 2003; primary sources Medline, Cochrane Library, Cochrane Epilepsy Group Trials Register, and personal contact with the drug manufacturers and investigators of the relevant trials found.
9. Tudur Smith C, Marson AG, Williamson PR. Phenytoin versus valproate monotherapy for partial onset seizures and generalized onset tonic-clonic seizures. In: The Cochrane Library, Issue 4, 2003. Chichester, UK: John Wiley & Sons, Ltd. Search date 2003; primary sources Cochrane Epilepsy Group trial register; Medline; hand searches of the journals *Epilepsia*, *Epilepsy Research*, and *Acta Neurologica Scandinavica*; and personal contact with the drug manufacturers and original investigators of relevant trials.
10. Taylor S, Tudur Smith C, Williamson PR, et al. Phenobarbitone versus phenytoin monotherapy for partial onset seizures and generalized onset tonic-clonic seizures. In: The Cochrane Library, Issue 4, 2003. Chichester, UK: John Wiley & Sons, Ltd. Search date 2002; primary sources Medline; Cochrane Controlled Trials Register; hand searches of the journals *Epilepsia*, *Epilepsy Research*, and *Acta Neurologica Scandinavica*; and personal contact with the pharmaceutical industry and researchers in the field.
11. Tudur Smith C, Marson AG, Williamson PR. Carbamazepine versus phenobarbitone monotherapy for epilepsy (Cochrane Review). In: The Cochrane Library, Issue 4, 2003. Chichester, UK: John Wiley & Sons, Ltd. Search date 2002; primary sources Cochrane Epilepsy Group trial register, Cochrane Controlled Trials Register, Medline, Embase, hand searches, and personal contact with trial investigators and manufacturers of carbamazepine.

12. Tudur Smith C, Marson AG, Clough HE, et al. Carbamazepine versus phenytoin monotherapy for epilepsy (Cochrane Review). In: The Cochrane Library, Issue 4, 2003. Chichester, UK: John Wiley & Sons, Ltd. Search date 2003; primary sources Cochrane Epilepsy Group trial register, Cochrane Controlled Trials Register, Medline, Embase, hand searches, and personal contact with trial investigators and manufacturers of carbamazepine.
13. Mattson RH, Cramer JA, Collins JF. A comparison of valproate with carbamazepine for the treatment of complex partial seizures and secondarily generalized tonic-clonic seizures in adults. The Department of Veterans Affairs Epilepsy Cooperative Study No. 264 Group. *N Engl J Med* 1992;10: 327:765–771.
14. Richens A, Davidson DL, Cartlidge NE, et al. A multicentre comparative trial of sodium valproate and carbamazepine in adult onset epilepsy: adult EPITEG collaborative group. *J Neurol Neurosurg Psychiatry* 1994;57:682–687.
15. Marson AG, Kadir ZA, Hutton JL, et al. Gabapentin add-on for drug-resistant partial epilepsy. In: The Cochrane Library, Issue 4, 2003. Chichester, UK: John Wiley & Sons, Ltd. Search date 2003; primary sources Cochrane Epilepsy Group trials register, Cochrane Controlled Trials Register, hand searches of reference lists of articles, and personal contact with the manufacturers of gabapentin and experts in the field.
16. Chaisewikul R, Privitera MD, Hutton JL, et al. Levetiracetam add-on for drug-resistant localization related (partial) epilepsy. In: The Cochrane Library, Issue 4, 2003. Chichester, UK: John Wiley & Sons, Ltd. Search date 2002; primary sources Cochrane Epilepsy Group trials register, Cochrane Controlled Trials Register, and personal contact with the manufacturers of levetiracetam and experts in the field.
17. Ramaratnam S, Marson AG, Baker GA. Lamotrigine add-on for drug-resistant partial epilepsy. In: The Cochrane Library, Issue 4, 2003. Chichester, UK: John Wiley & Sons, Ltd. Search date 2003; primary sources Cochrane Epilepsy Group trials register, Cochrane Controlled Trials Register, Medline, hand searches of reference lists of articles, and personal contact with the manufacturers of lamotrigine.
18. Castillo S, Schmidt DB, White S. Oxcarbazepine add-on for drug-resistant partial epilepsy. In: The Cochrane Library, Issue 4, 2003. Chichester, UK: John Wiley & Sons, Ltd. Search date 2002; primary sources Cochrane Epilepsy Group trials register, Cochrane Controlled Trials Register, Medline, hand searches of reference lists of articles, and personal contact with the manufacturers of oxcarbazepine and experts in the field.
19. Marson AG, Kadir ZA, Hutton JL, et al. The new antiepileptic drugs: a systematic review of their efficacy and tolerability. *Epilepsia* 1997;38:859–880. Search date 1995; primary sources Medline, hand searches of key journals, and contact with pharmaceutical companies.
20. Jette NJ, Marson AG, Hutton JL. Topiramate add-on for drug-resistant partial epilepsy. In: The Cochrane Library, Issue 4, 2003. Chichester, UK: John Wiley & Sons, Ltd. Search date 2002; primary sources Cochrane Epilepsy Group specialized register, Cochrane Controlled Trials Register, and personal contact with the manufacturers of topiramate and experts in the field.
21. Chadwick DW, Marson AG. Zonisamide add-on for drug-resistant partial epilepsy. In: The Cochrane Library, Issue 4, 2003. Chichester, UK: John Wiley & Sons, Ltd. Search date 2003; primary sources Cochrane Epilepsy Group trial register, Cochrane Controlled Trials Register, and personal contact with the manufacturers/licensees of zonisamide and experts in the field.
22. Pereira J, Marson AG, Hutton JL. Tiagabine add-on for drug-resistant partial epilepsy. In: The Cochrane Library, Issue 4, 2003. Chichester, UK: John Wiley & Sons, Ltd. Search date 2003; primary sources Cochrane Epilepsy Group trials register, Cochrane Controlled Trials Register, Medline, and personal contact with the manufacturers of tiagabine and experts in the field.
23. Kalviainen R, Nousiainen I, Mantyjarvi M, et al. Vigabatrin, a gabaergic antiepileptic drug, causes concentric visual field defects. *Neurology* 1999;53:922–926.
24. Medical Research Council Antiepileptic Drug Withdrawal Study Group. Prognostic index for recurrence of seizures after remission of epilepsy. *BMJ* 1993;306:1374–1378.
25. Medical Research Council Antiepileptic Drug Withdrawal Study Group. Randomised study of antiepileptic drug withdrawal in patients in remission. *Lancet* 1991;337:1175–1180.
26. Berg AT, Shinnar S. Relapse following discontinuation of antiepileptic drugs. *Neurology* 1994; 44:601–608. Search date not reported; primary sources Index Medicus and bibliographies of relevant papers.
27. Ramaratnam S, Baker GA, Goldstein L. Psychological treatments for epilepsy. In: The Cochrane Library, Issue 4, 2003. Chichester, UK: John Wiley & Sons, Ltd. Search date 2003; primary sources Cochrane Epilepsy Group trial register, Cochrane Controlled Trials Register, Medline, and hand searches of reference lists from identified publications.
28. Dahl J, Melin L, Lund L. Effects of a contingent relaxation treatment program on adults with refractory epileptic seizures. *Epilepsia* 1987;28:125–132.
29. Puskarich CA, Whitman S, Dell J, et al. Controlled examination of effects of progressive relaxation training on seizure reduction. *Epilepsia* 1992;33:675–680.

30. Rousseau A, Hermann B, Whitman S. Effects of progressive relaxation on epilepsy: analysis of a series of cases. *Psychol Rep* 1985;57:1203–1212.
31. Ramaratnam S, Sridharan K. Yoga for epilepsy. In: The Cochrane Library, Issue 4, 2003. Chichester, UK: John Wiley & Sons, Ltd. Search date 2002; primary sources Cochrane Epilepsy Group trial register, Cochrane Controlled Trials Register, Medline, Registries of the Research Council for Complimentary Medicine, hand searches of references of identified studies, and personal contact with experts in the field.
32. Panjwani U, Selvamurthy W, Singh SH, et al. Effect of sahaja yoga practice on seizure control and EEG changes in patients of epilepsy. *Ind J Med Res* 1996;103:165–172.
33. Lantz DL, Sterman MB. Neuropsychological assessment of subjects with uncontrolled epilepsy: effects of EEG feedback training. *Epilepsia* 1988;29:163–171.
34. Tan SY Bruni J. Cognitive behavior therapy with adult patients with epilepsy: a controlled outcome study. *Epilepsia* 1986;27:225–233.
35. Davis GR, Armstrong HE Jr, Donovan DM, et al. Cognitive-behavioral treatment of depressed affect among epileptics: preliminary findings. *J Clin Psychol* 1984;40:930–935.
36. Helgeson DC, Mittan R, Tan SY, et al. Sepulveda epilepsy education: the efficacy of a psychoeducational treatment program in treating medical and psychosocial aspects of epilepsy. *Epilepsia* 1990;31:75–82.
37. Lewis MA, Salas I, De La Sota A, et al. Randomized trial of a program to enhance the competencies of children with epilepsy. *Epilepsia* 1990;31:101–109.
38. May TW, Pifflin M. The efficacy of an educations treatment program for patients with epilepsy (MOSES): results of a controlled, randomized study. *Epilepsia* 2002;43:539–549.
39. Olley BO, Osinowo HO, Brieger WR. Psycho-educational therapy among Nigerian adult patients with epilepsy: a controlled outcome study. *Patient Educ Couns* 2001;42:25–33.
40. Dahl J, Melin L, Brorson LO, et al. Effects of a broad-spectrum behavior modification treatment program on children with refractory epileptic seizures. *Epilepsia* 1985;26:303–309.
41. Sultana SM. *A study on the psychological factors and the effect of psychological treatment in intractable epilepsy.* PhD Thesis, University of Madras, India 1987.
42. Dahl J, Brorson LO, Melin L. Effects of a broad-spectrum behavioral medicine treatment program on children with refractory epileptic seizures: an 8-year follow-up. *Epilepsia* 1992;33:98–102.
43. Earl WL. Job stability and family counseling. *Epilepsia* 1986;27:215–219.
44. Engel J Jr, Wiebe S, French J, et al. Practice parameter: temporal lobe and localized neocortical resections for epilepsy: report of the Quality Standards Subcommittee of the American Academy of Neurology, in association with the American Epilepsy Society and the American Association of Neurological Surgeons. *Neurology* 2003;60:538–547. Search date 2001; primary sources Medline and Current Contents. [Erratum in: *Neurology* 2003;60:1396].
45. Wiebe S, Blume WT, Girvin JP, et al. A randomized, controlled trial of surgery for temporal lobe epilepsy. *N Engl J Med* 2001;345:311–318.

Kommentar

Hans-Christoph Diener

Antiepileptische Monotherapie bei **generalisierter Epilepsie**: Es gibt bisher keinen Nachweis, dass die älteren und preiswerteren Antiepileptika wie Carbamazepin, Valproinsäure, Phenytoin oder Phenobarbital schlechter wirksam wären als die neuen und teuren Medikamente. Deshalb sollten in der Monotherapie bei generalisierter Epilepsie zunächst die erstgenannten Medikamente eingesetzt werden.

Aus der Gruppe der sog. neueren Antiepileptika stehen zur Monotherapie bzw. Erstbehandlung inzwischen Gabapentin, Lamotrigin, Oxcarbazepin und Topiramat zur Verfügung. Lamotrigin und Topiramat können auch zur Behandlung generalisierter Epilepsien empfohlen werden.

Die neueren Antiepileptika sind mindestens zur Behandlung **fokaler Epilepsien** gleich wirksam wie die klassischen Wirkstoffe Carbamazepin, Valproinsäure, Phenytoin und Phenobarbital bei vermutlich besserer Verträglichkeit und damit besserer Effektivität, jedoch geringerer Erfahrung und Arzneimittelsicherheit (1). Daher sollten nach individueller Abwägung bezüglich Epilepsiesyndrom und spezifischem Nebenwirkungsprofil bei manchen Patienten zur Ersteinstellung durchaus neuere Antiepileptika eingesetzt werden. Unter Kostengesichtspunkten ist Carbamazepin für fokale Epilepsien das bevorzugte Medikament der ersten Wahl. Als neuestes Antiepileptikum wurde Pregabalin zur Kombinationstherapie fokaler Epilepsien zugelassen. Bei therapierefraktären Epilepsien kann mit dem

Ziel einer geringen Anfallsfrequenz eine alternative Monotherapie statt einer (weiteren) Polytherapie erwogen werden. Bei therapierefraktären fokalen Epilepsien bleibt die Epilepsiechirurgie nach sorgfältiger Indikationsstellung die Therapie der Wahl für die hierzu geeigneten Patienten.

Voraussetzung für eine **Beendigung der Behandlung** ist Anfallsfreiheit über mindestens 24 Monate, ein normaler neurologischer Befund, zuletzt normales EEG (bei idiopathischen Epilepsien), keine fortbestehende ZNS-Erkrankung, keine sekundär-generalisierten tonisch-klonischen Anfälle. Ausschleichen üblicherweise über einen Zeitraum von 6 Monaten. Bei Anfallsrezidiv wieder Einsetzen der zuletzt gegebenen Monotherapie.

1. Elger CE, Bauer J, Janzen R, Kurthen M, Lerche H, Stefen H: Epilepsie im Erwachsenenalter. In: Diener H, für die Kommission Leitlinien der DGN (Hrsg.): Leitlinien für Diagnostik und Therapie in der Neurologie. Stuttgart: Thieme; 2003. p. 4–11.

Fazialisparese, idiopathische

Suchdatum: November 2002

Rodrigo Salinas

Frage **Welche Effekte haben unterschiedliche Behandlungsmethoden?**

Wirksamkeit unbekannt

Virostatika[15, 16]

Zwei systematische Übersichten ergaben keine RCTs zum Vergleich von Aciclovir mit Placebo. Begrenzten Hinweisen aus einer RCT zufolge verringert eine kombinierte Therapie mit Aciclovir plus Prednison im Vergleich zu einer alleinigen Prednisontherapie nach 4 Monaten das Funktionieren der Gesichtsmuskulatur.

Glukokortikoide[12–14]

Eine systematische Übersicht lieferte keine eindeutigen Belege dafür, dass Glukokortikoide die Regeneration der motorischen Fazialisfunktion oder kosmetisch störende Folgen im Vergleich mit Placebo verbessern können.

Dekompressionsoperation[12, 16]

Eine systematische Übersicht ergab keine RCTs zur Dekompression des knöchernen Fazialiskanals.

Definition Unter idiopathischer Fazialisparese (Bell'sche Lähmung) versteht man eine akute einseitige Parese oder Paralyse der Gesichtsmuskulatur ohne erkennbare Ursache, deren Verteilungsmuster zu einer peripheren Nervenschädigung passt.[1] Mögliche Zusatzsymptome sind: Schmerzen im Gehörgang oder retroaurikulär, Sensibilitätsstörungen auf der betroffenen Seite, Hyperakusis und Geschmacksstörungen im homolateralen vorderen Zungenbereich.[2–5]

Inzidenz/ Prävalenz Die jährliche Inzidenz liegt etwa bei 23/100.000 Einwohner, die Lebenszeitinzidenz bei 1/60–70 Einwohner.[6] Die Geschlechtsverteilung ist weitgehend gleich, mit maximalen Inzidenzwerten im Alter zwischen 10 und 40 Jahren. Die Lähmung ist auf beiden Seiten des Gesichtes mit gleicher Häufigkeit zu beobachten.[7]

Ätiologie/ Risikofaktoren Die Ursache der Erkrankung ist unklar. Virusinfektionen, vaskuläre Ischämie, Autoimmunerkrankungen und erbliche Faktoren wurden als ursächliche Faktoren in Erwägung gezogen.[2, 8, 9] Die virale Theorie wird seit der Isolation eines HSV-1-Genoms aus der Endoneuralflüssigkeit des N. facialis bei Patienten mit idiopathischer Fazialisparese häufiger in Erwägung gezogen.[10]

Prognose Bei mehr als zwei Dritteln der Betroffenen kommt es zu einer vollständigen Restitution. In der größten Fallserie von Patienten mit idiopathischer Fazialisparese ohne spezifische Therapie (1011 Patienten) zeigten sich bei 85 % der Betroffenen innerhalb von 3 Wochen nach Lähmungsbeginn erste Anzeichen einer Nervenregeneration.[11] Bei den restlichen 15 % kam es 3–6 Monate später zu einer gewissen Verbesserung der Symptome. Dieser Fallserie zufolge normalisiert sich die Fazialisfunktion bei 71 % der Betroffenen wieder vollständig. Bei 13 % der Fälle bleiben unbedeutende Restausfallerscheinungen bestehen, und bei 16 % kommt es zu dauerhafter Funktionseinschränkung mit Kontrakturen und Synkinesie. Diese Zahlen decken sich im Großen und Ganzen mit den Ergebnissen anderer Fallserien bei Patienten ohne spezifische Therapie.[7, 8, 12]

Literatur

1. Niparko JK, Mattox DE. Bell's palsy and herpes zoster oticus. In: Johnson RT, Griffin JW, eds. *Current therapy in neurologic disease*. St Louis: Mosby, 1993;355–361.
2. Burgess LPA, Capt MC, Yim DWS, et al. Bell's palsy: the steroid controversy revisited. *Laryngoscope* 1984;94:1472–1476.
3. Knox GW. Treatment controversy in Bell's palsy. *Arch Otolaryngol Head Neck Surg* 1998;124: 821–824.
4. May M, Klein SR, Taylor FH. Idiopathic (Bell's) facial palsy: natural history defies steroid or surgical treatment. *Laryngoscope* 1985;95:406–409.
5. Rowland LP. Treatment of Bell's palsy. *N Engl J Med* 1972;287:1298–1299.
6. Victor M, Martin J. Disorders of the cranial nerves. In: Isselbacher KJ, et al. eds. *Harrison's principles of internal medicine* 13th ed. New York: McGraw-Hill, 1994:2347–2352.
7. Prescott CAJ. Idiopathic facial nerve palsy. *J Laryngol Otol* 1988;102:403–407.
8. Adour KK. Diagnosis and management of facial paralysis. *N Engl J Med* 1982;307:348–351.
9. Lorber B. Are all diseases infectious? *Ann Intern Med* 1996;125:844–851.
10. Murakami S, Mizobuchi M, Nakashiro Y, et al. Bell palsy and herpes simplex virus: identification of viral DNA in endoneurial fluid and muscle. *Ann Intern Med* 1996;124:27–30.
11. Peitersen E. The natural history of Bell's palsy. *Am J Otol* 1982;4:107–111.
12. Brown JS. Bell's palsy: a 5 year review of 174 consecutive cases: an attempted double blind study. *Laryngoscope* 1982;92:1369–1373.
13. Salinas RA, Alvarez G, Alvarez MI, et al. Corticosteroids for Bell's palsy (idiopathic facial paralysis) (Cochrane Review). In: The Cochrane Library, Issue 1, 2002. Oxford: Update Software. Search date 2000; primary sources Cochrane Neuromuscular Disease Group register, Medline, Embase, Lilacs, hand searches of reference lists, and personal contact with experts.
14. Akpinar S, Boga M, Yardim M. Akut periferik fasiyel paralizi olgularinda steroid tedavisinin plasebo ile oranlanmasi [Steroid versus placebo treatments in cases of acute peripheral facial paralysis]. *Bulletin of Gulhane Military Medical Academy* 1979:21:45–51.
15. Sipe J, Dunn L. Aciclovir for Bell's palsy (idiopathic facial paralysis) (Cochrane Review). In: The Cochrane Library, Issue 1, 2001. Oxford: Update Software. Search date 2000; primary sources Cochrane neuromuscular disease group register, Medline, Embase, Lilacs hand searches of reference lists, and personal contact with authors and experts.
16. Grogan PM, Gronseth GS. Practice parameter: steroids, acyclovir, and surgery for Bell's palsy (an evidence-based review). *Neurology* 2001;56:830–836. Search date 2000; primary source Medline and hand searches of reference lists.

Kommentar

Hans-Christoph Diener

Wirksam ist wahrscheinlich die Gabe von Prednison/Methylprednisolon 1 mg pro kg über 10 Tage bei kompletter Fazialisparese (1).
Unwirksam nach bisherigen Studien die Gabe von Aciclovir, Famciclovir oder Dextran (1).
Maßnahmen zur Verhütung von Sekundärschäden: künstliche Tränenflüssigkeit oder Corneaschutz durch Augensalbe, Uhrglasverband und Augensalbe bei Lidschlussdefizit von >3–4 mm, weiter bestehender fehlender Lidschluss nach mehr als 8 Wochen: Botulinumtoxin-Injektionen.

1. Hopf HC, Glocker FX, Stöhr M: Periphere Fazialisparese. In: Diener H, für die Kommission Leitlinien der DGN (Hrsg.): Leitlinien für Diagnostik und Therapie in der Neurologie. Stuttgart: Thieme; 2003. p. 301–303.

Höhenkrankheit

Suchdatum: Januar 2004

David Murdoch

Frage	Welche Effekte haben Maßnahmen zur Verhinderung einer akuten Höhenkrankheit?

Nutzen belegt

Acetazolamid[4, 7]
Eine systematische Übersicht und eine nachfolgende RCT zeigten, dass Acetazolamid im Vergleich zu Placebo die Inzidenz der akuten Höhenkrankheit senkt. Der Übersicht zufolge führt Acetazolamid bei einem Drittel der Patienten zu Polyurie und Parästhesie. Es fanden sich keine RCTs von hinreichender Qualität, in denen Acetazolamid mit Dexamethason verglichen wurde.

Dexamethason[4, 8, 9]
Eine systematische Übersicht und weitere RCTs zeigten, dass Dexamethason in der Prävention der akuten Höhenkrankheit besser wirkt als Placebo. Allerdings kommt es der Übersicht zufolge beim Absetzen des Dexamethasons bei einem Viertel der Patienten zu Nebenwirkungen (einschließlich Depression). Es fanden sich keine RCTs von hinreichender Qualität, in denen Dexamethason mit Acetazolamid verglichen wurde.

Langsamer Aufstieg (oder Akklimatisierung)*[4, 6]
Es fanden sich keine RCTs, in denen verschiedene Geschwindigkeiten des Aufstiegs oder der Akklimatisierung miteinander verglichen wurden. Eine nichtrandomisierte Studie, Beobachtungsstudien sowie die herrschende Meinung sprechen dafür, das ein langsamerer im Vergleich zu einem rascheren Aufstieg die Gefahr einer akuten Höhenkrankheit verringert.

Frage	Welche Effekte haben Behandlungsmethoden bei akuter Höhenkrankheit?

Nutzen wahrscheinlich

Abstieg verglichen mit Verbleib in gleicher Höhe
Es fanden sich keine RCTs, in denen bei Patienten mit akuter Höhenkrankheit die Effekte eines Abstiegs mit einem Verbleib in gleicher Höhe verglichen wurden. Der herrschenden Meinung zufolge sollten Patienten mit akuter Höhenkrankheit, wenn möglich, absteigen. Es fanden sich jedoch weder RCTs, in denen die Effekte verschiedener Abstiegsstrecken untersucht wurden, noch RCTs über das Abwägen von Schaden und Nutzen bei Patienten, denen ein Abstieg schwer fallen könnte.

Dexamethason[11]
Eine kleine RCT an Bergsteigern mit Zeichen und Symptomen einer akuten Höhenkrankheit zeigte, dass Dexamethason im Vergleich zu Placebo die durchschnittlichen Scores einer akuten Höhenkrankheit senkt.

Wirksamkeit unbekannt

Acetazolamid[10]

Es fanden sich keine RCTs von hinreichender Qualität, in denen die Effekte von Acetazolamid in der Behandlung von Patienten mit akuter Höhenkrankheit mit Placebo verglichen wurden.

* Auch wenn sich keine RCTs zu den Effekten dieser Interventionen fanden, herrscht allgemein Übereinstimmung, dass sie wirksam sind.

Definition

Höhenkrankheit umfasst die akute Bergkrankheit, das durch große Höhe bedingte Lungenödem und das Hirnödem gleicher Genese. Die akute Bergkrankheit tritt gewöhnlich in Höhen über 2500 Meter auf und ist charakterisiert durch eines oder mehrere der folgenden Symptome: Kopfschmerzen, Schwäche, Erschöpfung, Lustlosigkeit, Übelkeit, Schlaflosigkeit und unterdrückter Appetit. Je nach Geschwindigkeit des Aufstiegs und der erreichten Höhe können sich die Symptome über Tage oder in wenigen Stunden entwickeln. Es gibt auch schwerere Formen der Höhenkrankheit. Ein durch große Höhe bedingtes Lungenöden ist charakterisiert durch die für ein Lungenödem typischen Symtome und Zeichen, wie Kurzatmigkeit, Husten und schaumiges oder blutig tingiertes Sputum. Ein durch große Höhe bedingtes Hirnödem ist charakterisiert durch Verwirrtheit, Ataxie sowie einen abnehmenden Bewusstseinsgrad. In dieser Übersicht wird nur die akute Bergkrankheit behandelt.

Inzidenz/ Prävalenz

Die Inzidenz der akuten Bergkrankheit nimmt mit der erreichten Höhe und der Aufstiegsgeschwindigkeit zu. Eine taiwanesische Studie (93 Personen, die über 3000 Meter hinaus aufstiegen) führte bei 27 % der Probanden zur akuten Bergkrankheit.[1] Einer Studie im Himalaya an 278 unakklimatisierten Rucksacktouristen auf 4243 Höhenmetern ergab bei 53 % der Probanden eine akute Bergkrankheit.[2] In den Schweizer Alpen zeigte eine Studie an 466 Bergsteigern in vier Höhen zwischen 2850 und 4559 Metern eine Prävalenz von zwei oder mehr Symptomen der akuten Bergkrankheit, und zwar bei 9 % der Probanden auf 2850 Metern Höhe, bei 13 % der Probanden auf 3050 Metern Höhe, bei 34 der Probanden auf 3650 Metern Höhe und bei 53 % der Probanden auf 4559 Metern Höhe.

Ätiologie/ Risikofaktoren

In der Studie aus dem Himalaya wurden die Aufstiegsgeschwindigkeit und die absolute erreichte Höhe als einzige Risikofaktoren identifiziert.[2] Es zeigten sich keine Hinweise darauf, dass Männer und Frauen in unterschiedlicher Weise gefährdet sind. Auch fanden sich keine Belege dafür, dass sich frühere Höhenaufenthalte, die Marschlast oder kurze Zeit zurückliegende Atemwegsinfekte auf die Gefährdung auswirken. Die Studie war jedoch zu klein, um diese als Risikofaktoren auszuschließen oder die Risiken zuverlässig zu quantifizieren. Eine systematische Übersicht (Suchdatum 1999), in der Wirkstoffe zur Prophylaxe mit Placebo verglichen wurden, zeigte, dass die Inzidenz der akuten Bergkrankheit bei Personen unter Placebo bei rascherem Aufstieg höher ist (54 % der Probanden bei einer durchschnittlichen Aufstiegsgeschwindigkeit von 91 m/h, 73 % der Probanden bei einer durchschnittlichen Aufstiegsgeschwindigkeit von 1268 m/h und 89 % der Probanden bei einer Aufstiegsgeschwindigkeit von 1647 m/h, die in einer Unterdruckkammer simuliert wurde).[4] In einer Umfrage in der Schweiz (827 Bergsteiger, die auf 4559 m aufsteigen) wurden die Auswirkungen einer Anfälligkeit sowie der Präexposition und Aufstiegsgeschwindigkeit auf die akute Höhenkrankheit untersucht.[5] In dieser Studie wurde Präexposition definiert als ein Aufenthalt von mehr als 4 Tagen in Höhen oberhalb von 3000 m während der vorangegangenen 2 Monate, und ein langsamer Aufstieg wurde definiert als Aufstieg von mehr als 3 Tagen Dauer. Bei anfälligen Personen, die schon früher in großen Höhen akut an Höhenkrankheit gelitten hatten, ergab sich eine Prävalenz der akuten Höhenkrankheit von 58 % bei raschem Aufstieg ohne Präexposition, 29 % bei alleiniger Präexposition, 33 % bei alleinigem langsamem Aufstieg und 7 % bei Präexposition mit langsamem Aufstieg.[5] Bei nichtanfälligen Personen betrugen die entsprechenden Werte 31 %, 16 %, 11 % und 4 %. Die Gesamt-Odds-Ratio für das Auftreten einer akuten Höhenkrankheit bei anfälligen im Vergleich zu nichtanfälligen Personen beträgt 2,9, 95 %-CI 2,1–4,1.[5]

Prognose Zuverlässige Daten zur Prognose fanden sich nicht. Gemeinhin gilt, dass die Symptome einer Bergkrankheit nach einigen Tagen von allein verschwinden, sofern kein weiterer Aufstieg versucht wird. Es fanden sich keine zuverlässigen Daten über langfristige Folgeerscheinungen bei Patienten, deren Symptome vollständig verschwunden waren.

Literatur

1. Kao WF, Kuo CC, Hsu TF, et al. Acute mountain sickness in Jade Mountain climbers of Taiwan. *Aviat Space Environ Med* 2002;73:359–362.
2. Hackett PH, Rennie D. The incidence, importance, and prophylaxis of acute mountain sickness. *Lancet* 1976;2:1149–1155.
3. Maggiorini M, Buhler B, Walter M, et al. Prevalence of acute mountain sickness in the Swiss Alps. *BMJ* 1990;301:853–855.
4. Dumont L, Mardirosoff C, Tramer MR. Efficacy and harm of pharmacological prevention of acute mountain sickness: quantitative systematic review. *BMJ* 2000;321:267–272. Search date 1999; primary sources Medline, Embase, Cochrane Library, and the high altitude bibliography website.
5. Schneider M, Bernasch D, Weymann J, et al. Acute mountain sickness: influence of susceptibility, preexposure, and ascent rate. *Med Sci Sports Exerc* 2002;34:1886–1891.
6. Purkayastha SS, Ray US, Arora BS, et al. Acclimatization at high altitude in gradual and acute induction. *J Appl Physiol* 1995;79:487–492.
7. Basnyat B, Gertsch JH, Johnson EW, et al. Efficacy of low-dose acetazolamide (125 mg BID) for the prophylaxis of acute mountain sickness: a prospective, double-blind, randomized, placebo-controlled trial. *High Alt Med Biol* 2003;4:45–52.
8. Montgomery AB, Luce JM, Michael P, et al. Effects of dexamethasone on the incidence of acute mountain sickness at two intermediate altitudes. *JAMA* 1989;261:734–736.
9. Basu M, Sawhney RC, Kumar S, et al. Glucocorticoids as prophylaxis against acute mountain sickness. *Clin Endocrinol* 2002;57:761–767.
10. Grissom CK, Roach RC, Sarnquist FH, et al. Acetazolamide in the treatment of acute mountain sickness: clinical efficacy and effect on gas exchange. *Ann Intern Med* 1992;116:461–465.
11. Ferrazzini G, Maggiorini M, Kriemler S, et al. Successful treatment of acute mountain sickness with dexamethasone. *BMJ* 1987;294:1381–1383.

Kommentar

Oswald Oelz

Die beste Maßnahme zur Prophylaxe der akuten Bergkrankheit und des Höhenödems ist der sogenannte langsame Aufstieg; dies ist plausibel und durch ungezählte klinische Beobachtungen evident. Acetazolamid reduziert Inzidenz und Schweregrad der akuten Bergkrankheit; dies war in allen kontrollierten Studien nachweisbar. Die Nebenwirkungen sind für die meisten Bergsteiger tolerabel. Das gleiche gilt für Dexamethason, möglicherweise reduziert es auch die Inzidenz des Höhen-Lungenödems.

Bei schwerer akuter Bergkrankheit sind der Abstieg oder Abtransport zweifelsfrei wirksam; in zwei kontrollierten Studien war Dexamethason bei Verbleiben in gleicher Höhenlage wirksam. Dies ist inzwischen in zahlreichen Einzelbeobachtungen bestätigt worden. Auch Acetazolamid reduzierte in einer kontrollierten Studie den Schweregrad der akuten Bergkrankheit.

Migräne

Suchdatum: August 2003

Luis E. Morillo

Frage **Welche Effekte haben medikamentöse Behandlungsmethoden?**

Nutzen belegt

Eletriptan[51–57]

Einer systematischen Übersicht und nachfolgenden RCTs zufolge bessert Eletriptan nach 2 Stunden die Kopfschmerzen im Vergleich zu Placebo. Einer systematischen Übersicht und nachfolgenden RCTs zufolge bessern 40 und 80 mg Eletriptan im Vergleich zu 50 und 100 mg Sumatriptan nach 2 Stunden die Kopfschmerzen. Einer RCT zufolge bessern 40 und 80 mg Eletriptan im Vergleich zu Ergotamin plus Coffein nach 2 Stunden die Kopfschmerzen.

Ibuprofen[32–36]

Fünf RCTs zufolge bessert Ibuprofen im Vergleich zu Placebo Symptome einer Migräne.

Naratriptan[51, 58–60]

Einer systematischen Übersicht und nachfolgenden RCTs zufolge bessert Naratriptan im Vergleich zu Placebo nach 2 Stunden den Kopfschmerz. Einer systematischen Übersicht zufolge bessern 100 mg Sumatriptan im Vergleich zu 2,5 mg Naratriptan nach 2 Stunden den Kopfschmerz. Eine nachfolgende RCT ergab jedoch hinsichtlich des Auftretens von Rezidiven keinen signifikanten Unterschied. Eine RCT zeigte hinsichtlich der Linderung der Kopfschmerzen nach 4 Stunden keinen signifikanten Unterschied zwischen jeweils 2,5 mg Naratriptan bzw. Zolmitriptan. Einer anhand einer systematischen Übersicht ausgewiesenen RCT zufolge verringert Naratriptan im Vergleich zu Nizatriptan nach 2 Stunden die Linderung von Kopfschmerzen.

Rizatriptan[51, 61, 62]

Einer systematischen Übersicht und anschließenden RCTs zufolge lindert Rizatriptan im Vergleich zu Placebo den Kopfschmerz. Zwei RCTs ergaben hinsichtlich der Linderung der Kopfschmerzen nach 2 Stunden keinen signifikanten Unterschied zwischen Rizatriptan und Zolmitriptan. Einer anhand einer systematischen Übersicht ausgewiesenen RCT zufolge bessert Rizatriptan im Vergleich zu Naratriptan nach 2 Stunden den Kopfschmerz. Eine RCT zeigte, dass Rizatriptan im Vergleich zu Ergotamin plus Coffein nach 2 Stunden Kopfschmerz, Übelkeit und Erbrechen verringert.

Salizylate[15–24]

RCTs zufolge bessern p.o. oder i.v. verabreichte Salizylate (allein oder in Kombination mit Metoclopramid, Paracetamol oder Coffein) im Vergleich zu Placebo den Kopfschmerz. Eine RCT ergab hinsichtlich der Linderung der Kopfschmerzen keinen signifikanten Unterschied zwischen Acetylsalicylsäure (ASS) und Paracetamol plus Coffein. Eine RCT zeigte hinsichtlich der Linderung der Kopfschmerzen keinen signifikanten Unterschied zwischen Acetylsalicylsäure plus Metoclopramid und Sumatriptan. Einer RCT zufolge verringert oral verabreichtes Lysin-Acetylsalicylat plus Metoclopramid nach 2 Stunden im Vergleich zu Ergotamin plus Coffein den Kopfschmerz sowie Übelkeit und Erbrechen. Eine RCT zeigte hinsichtlich einer Besserung des Kopfschmerzes keinen signifikanten Unterschied zwischen Acetylsalicylsäure plus Metoclopramid und Zolmitriptan.

Sumatriptan[51, 52, 54, 63–69]

Systematischen Übersichten und nachfolgenden RCTs zufolge lindert sowohl subkutan als auch oral oder intranasal appliziertes Sumatriptan die Kopfschmerzen im Vergleich zu Placebo. RCTs zufolge besteht hinsichtlich der Schmerzlinderung kein signifikanter Unterschied zwischen Sumatriptan und ASS plus Metoclopramid, Tolfenaminsäure oder Zolmitriptan. RCTs zufolge bessert oral oder nasal verabreichtes Sumatriptan im Vergleich zu oral oder nasal verabreichtem Ergotamin den Kopfschmerz. Einer systematischen Übersicht zufolge bessern 100 mg Sumatriptan im Vergleich zu 2,5 mg Naratriptan nach 2 Stunden den Kopfschmerz. Eine nachfolgende RCT ergab jedoch hinsichtlich des Auftretens von Rezidiven keinen signifikanten Unterschied. Einer systematischen Übersicht und nachfolgenden RCTs zufolge bessern 40 und 80 mg Eletriptan im Vergleich zu 50 und 100 mg Sumatriptan nach 2 Stunden die Kopfschmerzen.

Zolmitriptan[26, 51, 70–73]

Einer systematischen Übersicht und zwei nachfolgenden RCTs zufolge bessert oral appliziertes Zolmitriptan die Kopfschmerzen im Vergleich zu Placebo. Eine systematische Übersicht und zwei nachfolgende RCTs zeigten keinen signifikanten Unterschied Zolmitriptan und Sumatriptan. Einer RCT zufolge besteht hinsichtlich der Linderung des Kopfschmerzes kein signifikanter Unterschied zwischen Acetylsalicylsäure plus Metoclopramid und Zolmitriptan. Eine RCT zeigte hinsichtlich der Linderung der Kopfschmerzen nach 4 Stunden keinen signifikanten Unterschied zwischen jeweils 2,5 mg Naratriptan bzw. Zolmitriptan.

Nutzen wahrscheinlich

Diclofenac[27–31]

RCTs zufolge bessert p.o. oder i.m. verabreichtes Diclofenac im Vergleich zu Placebo Kopfschmerzsymptome. Einer RCT zufolge bessert i.m. verabreichtes Diclofenac im Vergleich zu i.m. verabreichtem Paracetamol Migränesymptome.

Ergotamin[25, 46–50]

Eine systematische Übersicht ergab anhand von vier RCTs begrenzte Belege dafür, dass Ergotamin (mit oder ohne Coffein) im Vergleich zu Placebo Kopfschmerzen bessert. Eine Übersicht über die Schäden spricht dafür, dass Ergotamin im Vergleich zu Placebo Übelkeit und Erbrechen verstärkt. RCTs zufolge ist Ergotamin (oder dessen Derivate, mit oder ohne Coffein und Cyclizin) bei Migränesymptomen weniger wirksam als Sumatriptan. Es fanden sich begrenzte Belege für eine geringere Wirksamkeit als unter Sumatriptan. Einer RCT zufolge führen Ergotamin plus Coffein im Vergleich zu oral verabreichtem Lysin-Acetylsalicylat plus Metoclopramid und Rizatriptan nach 2 Stunden zu einer geringeren Linderung der Kopfschmerzen sowie zu einer Verstärkung von Übelkeit und Erbrechen.

Naproxen[37–41, 52]

Drei kleinen RCTs zufolge verringert Naproxen im Vergleich zu Placebo Migränesymptome. Zwei RCTs zeigten, dass Naproxen im Vergleich zu Ergotamin (mit oder ohne Coffein plus Cyclizin) Symptome abschwächt. Einer weiteren RCT zufolge besteht jedoch hinsichtlich der Schmerzlinderung nach einer Stunde kein signifikanter Unterschied zwischen Naproxen und Ergotamin.

Tolfenaminsäure[42–45]

RCTs lieferten begrenzte Hinweise darauf, dass Tolfenaminsäure im Vergleich zu Placebo Dauer und Schweregrad von Kopfschmerzen bessert. RCTs zufolge besteht hinsichtlich der Symptomlinderung kein signifikanter Unterschied zwischen Tolfenaminsäure und Sumatriptan oder Paracetamol.

Definition

Migräne ist eine eigenständige Form von Kopfschmerz. Sie zeigt sich in periodisch wiederkehrenden Attacken, die für gewöhnlich über 4–72 Stunden mit Schmerzen von mäßiger bis hoher Intensität andauern und oft mit Übelkeit, zum Teil auch mit Erbrechen und/oder mit erhöhter Empfindlichkeit auf Licht, Lärm oder andere sensorische Stimuli einhergehen. Nach den Kriterien der International Headache Society (IHS) von 1988 wird zwischen Migräne mit Aura und Migräne ohne Aura differenziert.[1] Soweit nicht anders wiedergegeben, wurden in den RCTs Kriterien der IHS für Migräne mit und ohne Aura verwandt.

Inzidenz/ Prävalenz

Migräne ist eine weltweit vorkommende Erkrankung. Prävalenzwerte für Frauen werden mit 5–25 %, die für Männer mit 2–10 % angegeben. Insgesamt wurden die höchsten Inzidenzwerte für Migräne ohne Aura mit 10/1.000 Patientenjahre in der Altersgruppe der 10- bis 11-Jährigen gemeldet. Die männlichen Spitzenwerte entsprechen diesen, sowohl bezüglich der Altersgruppe als auch hinsichtlich der Höhe. Die weiblichen Spitzenwerte findet man, mit 19/1.000 Patientenjahre, bei den 14- bis 17-Jährigen.[2] Bei den Inzidenzwerten für Migräne mit Aura liegen die männlichen Spitzenwerte um das 5. Lebensjahr (7/1.000 Patientenjahre) und die weiblichen Spitzenwerte um das 12.–13. Lebensjahr (14/1.000).[2] Nach dem 45.–50. Lebensjahr nimmt die Prävalenz für alle Migränearten bei Frauen tendenziell ab.

Ätiologie/ Risikofaktoren

Daten aus unabhängigen repräsentativen Untersuchungen in Kanada[3, 4], den USA[5, 6], verschiedenen lateinamerikanischen Ländern[7], verschiedenen europäischen Ländern[8–11], Hong-Kong[12] und Japan[13] zeigen, dass Frauen im Vergleich zu Männern stärker betroffen sind und der Erkrankungsgipfel bei Frauen mittleren Alters liegt. Es gibt Berichte über ein um 50 % erhöhtes Erkrankungsrisiko für Patienten mit Migräne in der Familienanamnese.[14]

Prognose

Der akute Migräneanfall ist selbstlimitierend und führt nur selten zu dauerhaften neurologischen Komplikationen. Eine chronisch rezidivierende Migräne kann jedoch durch die Schmerzen zu einer Behinderung und Beeinträchtigung im Alltag werden, die die Lebensqualität senkt.

Literatur

1. Headache Classification Committee of the International Headache Society. Classification and diagnostic criteria for headache disorders, cranial neuralgias and face pain. *Cephalalgia* 1988;8:12–96.
2. Stewart W, Linet M, Celentano D, et al. Age and sex specific incidence rates of migraine with and without visual aura. *Am J Epidemiol* 1991;134:1111–1120.
3. O'Brien B, Goerre R, Streiner D. Prevalence of migraine headache in Canada: a population based survey. *Int J Epidemiol* 1994;23:1020–1026.
4. Pryse-Phillips W, Findlay H, Tugwell P, et al. A Canadian population survey on the clinical, epidemiological and societal impact of migraine and tension type headache. *Can J Neurol Sci* 1992;19:333–339.
5. Stewart W, Lipton R, Celentano D, et al. Prevalence of migraine headache in the United States. *JAMA* 1992;267:64–69.
6. Kryst S, Scherl E. A population based survey of social and personal impact of headache. *Headache* 1994;34:344–350.
7. Morillo L, Sanin L, Takeuchi Y, et al. Headache in Latin America: a multination population-based survey. *Neurology* 2001;56(suppl 3):A454.
8. Bank J, Marton S. Hungarian migraine epidemiology. *Headache* 2000;40:164–169.
9. Henry P, Michel P, Brochet B, et al. A nationwide survey of migraine in France: prevalence and clinical features. *Cephalalgia* 1992;12:229–237.
10. Rasmussen B, Jensen R, Schroll, et al. Epidemiology of headache in a general population: a prevalence study. *J Clin Epidemiol* 1991;44:1147–1157.
11. Steiner T, Stewart W, Kolodner K, et al. Epidemiology of migraine in England. *Cephalalgia* 1999;19:305.

12. Cheung RTF. Prevalence of migraine, tension type headache and other headaches in Hong Kong. *Headache* 2000;40:473–479.
13. Sakai F, Igarashi H. Prevalence of migraine in Japan: a nationwide survey. *Cephalalgia* 1997;17:15–22.
14. Stewart W, Staffa J, Lipton R, et al. Familial risk of migraine: a population based study. *Ann Neurol* 1997;41:166–172.
15. Chabriat H, Joire J, Danchot J, et al. Combined oral lysine acetylsalicylate and metoclopramide in the acute treatment of migraine: a multicentre double-blind placebo-controlled study. *Cephalalgia* 2001;14:297–300.
16. Tfelt-Hansen P, Henry P, Mulder L, et al. The effectiveness of combined oral lysine acetylsalicylate and metoclopramide compared with oral sumatriptan for migraine. *Lancet* 1995;346:923–926.
17. Deiner H. Efficacy and safety of intravenous acetylsalicylic acid lysinate compared to subcutaneous sumatriptan and parenteral placebo in the acute treatment of migraine: a double-blind, double-dummy, randomized, multicenter, parallel group study. The ASASUMAMIG Study Group. *Cephalalgia* 1999;19:581–588.
18. Limmroth V, May A, Diener H. Lysine-acetylsalicylic acid in acute migraine attacks. *Eur Neurol* 1999;41:88–93.
19. Tfelt-Hansen P, Olesen J. Effervescent metoclopramide and aspirin (Migravess) versus effervescent aspirin or placebo for migraine attacks: a double-blind study. *Cephalalgia* 1984;4:107–111.
20. Lange R, Schwarz JA, Hohn M. Acetylsalicylic acid effervescent 1000–mg (aspirin) in acute migraine attacks; a multicentre, randomized, double-blind, single dose, placebo-controlled parallel group study. *Cephalalgia* 2000;20:663–667.
21. MacGregor EA, Dowson A, Davies PTG. Mouth-dispersible aspirin in the treatment of migraine: a placebo-controlled study. *Headache* 2002;42:249–259.
22. Lipton R, Stewart W, Ryan RJ, et al. Efficacy and safety of paracetamol, aspirin, and caffeine in alleviating migraine headache pain: three double-blind, randomized, placebo-controlled trials. *Arch Neurol* 1998;55:210–217.
23. Boureau F, Joubert JM, Lasserre V, et al. Double-blind comparison of an acetaminophen 400–mg-codeine 25–mg combination versus aspirin 1000–mg and placebo in acute migraine attack. *Cephalalgia* 1994;14:156–161.
24. The Oral Sumatriptan and Aspirin plus Metoclopramide Comparative Study Group. A study to compare oral sumatriptan with oral aspirin plus metoclopramide in the acute treatment of migraine. *Eur Neurol* 1992;32:177–184.
25. Titus F, Escamilla C, da Costa Palmeira MM, ET AL. A double-blind comparison of lysine acetylsalicylate plus metoclopramide vs ergotamine plus caffeine in migraine effects on nausea, vomiting and headache symptoms. *Clin Drug Invest* 2001;21:87–94.
26. Geraud G, Compagnon A, Rossi A. Zolmitriptan versus a combination of acetylsalicylic acid and metoclopramide in the acute oral treatment of migraine: a double-blind, randomised, three-attack study. *Eur Neurol* 2002;47:88–98.
27. Massiou H, Serrurier D, Lasserre O, et al. Effectiveness of oral diclofenac in the acute treatment of common migraine attacks: a double-blind study versus placebo. *Cephalalgia* 1991;11:59–63.
28. Dahlof C, Bjorkman R. Diclofenac-K (50 and 100–mg) and placebo in the acute treatment of migraine. *Cephalalgia* 1993;13:117–123.
29. Bigal ME, Bordini CA, Speciali JG. Intramuscular diclofenac in the acute treatment of migraine: a double-blind placebo controlled study. *Arq Neuropsiquiatr* 2002;60:410–415. [In Portuguese]
30. The Diclofenac-K/Sumatriptan Migraine Study Group. Acute treatment of migraine attacks: efficacy and safety of nonsteroidal anti-inflammatory drug, diclofenac-potassium in comparison to oral sumatriptan and placebo. *Cephalalgia* 1999;19:232–240.
31. Karachalios G, Fotiadou A, Chrisikos N, et al. Treatment of acute migraine attack with diclofenac sodium: a double blind study. *Headache* 1992;32:98–100.
32. Kellstein D, Lipton R, Geetha R, et al. Evaluation of a novel solubilized formulation of ibuprofen in the treatment of migraine headache: a randomized, double-blind, placebo-controlled, dose-ranging study. *Cephalalgia* 2000;20:233–243.
33. Kloster R, Nestvold K, Vilming S. A double-blind study of ibuprofen versus placebo in the treatment of acute migraine attacks. *Cephalalgia* 1992;12:169–171.
34. Havanka-Kanniainen H. Treatment of acute migraine attack: ibuprofen and placebo compared. *Headache* 1989;29:507–509.
35. Codispoti JR, Prior MJ, Fu M, et al. Efficacy of non-prescription doses of ibuprofen in treating migraine headache. A randomized clinical trial. *Headache* 2001;41:665–679.
36. Sandrini G, Franchini S, Lanfranchi S, et al. Effectiveness of ibuprofen-arginine in the treatment of acute migraine attacks. *Int J Clin Pharmacol Res* 1998;18:145–150.
37. Andersson P, Hinge H, Johansen O, et al. Double-blind study of naproxen v placebo in the treatment of acute migraine attacks. *Cephalalgia* 1989;9:29–32.
38. Nestvold K, Kloster R, Partinen M, et al. Treatment of acute migraine attack: naproxen and placebo compared. *Cephalalgia* 1985;5:115–119.

39. Pradalier A, Rancurel G, Dordain G, et al. Acute migraine attack therapy: comparison of naproxen sodium and an ergotamine tartrate compound. *Cephalalgia* 1985;5:107–112.
40. Treves T, Streiffler M, Korczyn A. Naproxen sodium versus ergotamine tartrate in the treatment of acute migraine attacks. *Headache* 1992;32:280–282.
41. Sargent J, Baumel B, Peters K, et al. Aborting a migraine attack: naproxen v ergotamine plus caffeine. *Headache* 1988;28:263–266.
42. Myllyla V, Havanka H, Herrala L, et al. Tolfenamic acid rapid release versus sumatriptan in the acute treatment of migraine: comparable effect in a double-blind, randomized, controlled, parallel-group study. *Headache* 1998;38:201–207.
43. Hakkarainen H, Vapaatalo H, Gothoni G, et al. Tolfenamic acid is as effective as ergotamine during migraine attacks. *Lancet* 1979;2:326–328.
44. Norrelund N, Christiansen L, Plantener S. Tolfenamic acid versus paracetamol in migraine attacks. A double-blind study in general practice. *Ugeskr Laeger* 1989;151:2436–2438.
45. Tokola R, Kangasniemi P, Neuvonen P, et al. Tolfenamic acid, metoclopramide, caffeine and their combinations in the treatment of migraine attacks. *Cephalalgia* 1984;4:253–263.
46. Dahlof C. Placebo-controlled clinical trials with ergotamine in the acute treatment of migraine. *Cephalalgia* 1993;13:166–171. Search date 1991; primary sources Medline, Embase, and hand searches of reference lists.
47. Multinational Oral Sumatriptan Cafergot Comparative Study Group. A randomized, double-blind comparison of sumatriptan and Cafergot in the acute treatment of migraine. *Eur Neurol* 1991;31: 314–322.
48. Bourea F, Kappos L, Schoenen J, et al. A clinical comparison of sumatriptan nasal spray and dihydroergotamine nasal spray in the acute treatment of migraine. *Int J Clin Pract* 2000;54:281–286.
49. Hakkarainen H. Ergotamine vs. metoclopramide vs. their combination in acute migraine attacks. *Headache* 1982;22:10–12.
50. Lipton R. Ergotamine tartrate and dihydroergotamine mesylate: safety profiles. *Headache* 1997;37: S33–S41.
51. Ferrari MD, Goadsby PJ, Roon KI, et al. Triptans (serotonin, 5-HT1B/1D agonists) in migraine: detailed results and methods of a meta-analysis of 53 trials. *Cephalalgia* 2002;22:633–658. Search date: 2000; primary sources five pharmaceutical companies and systematic review of literature (no details). [Erratum in: *Cephalalgia* 2003;23:71]
52. Sandrini G, Farkkila M, Gurgess G, et al. Eletriptan versus sumatriptan: a double-blind, multiple migraine attack study. *Neurology* 2002;59:1210–1217.
53. Stark R, Dahlos C, Haughie S, et al. Efficacy, safety and tolerability of oral eletriptan in the acute treatment of migraine: results of a phase III, multicentre, placebo controlled study across three attacks. *Cephalalgia* 2002;22:23–32.
54. Mathew NT, Schoenen J, Winner P, et al. Comparative efficacy of eletriptan 40–mg versus sumatriptan 100–mg. *Headache* 2003;43:214–222.
55. Eletriptan Steering Committee in Japan. Efficacy and safety of eletriptan 20–mg, 40–mg and 80–mg in Japanese migraineurs. *Cephalalgia* 2002;22:416–423.
56. Färkkilä M, Olesen J, Dahlöf C, et al. Eletriptan for the treatment of migraine in patients with previous poor response or tolerance to oral sumatriptan. *Cephalalgia* 2003;23:463–471.
57. Sheftell F, Ryan R, Pitman V. Efficacy, safety, and tolerability of oral eletriptan for treatment of acute migraine: a multicenter, double-blind, placebo-controlled study conducted in the United States. *Headache* 2003;43:202–213.
58. Havanka H, Dahlof C, Pop P, et al. Efficacy of naratriptan tablets in the acute treatment of migraine: a dose-ranging study. *Clin Ther* 2000;22:970–980.
59. Stark S, Spierings E, McNeal S, et al. Naratriptan efficacy in migraineurs who respond poorly to oral sumatriptan. *Headache* 2000;40:513–520.
60. Gobel H, Winter P, Boswell D, et al. Comparison of naratriptan and sumatriptan in recurrence-prone migraine patients. *Clin Ther* 2000;22:981–989.
61. Pascual J, Vega P, Deiner H-C, et al. Comparison of rizatriptan 10–mg vs. zolmitriptan 2.5–mg in the acute treatment of migraine. *Cephalalgia* 2000;20:455–461.
62. Christie S, Gobel H, Mateos V, et al. Crossover comparison of efficacy and preference for rizatriptan 10–mg versus ergotamine/caffeine in migraine. *Eur Neurol* 2003;49:20–29.
63. Tfelt-Hansen P. Efficacy and harms of subcutaneous, oral, and intranasal sumatriptan used for migraine treatment: a systematic review based on number needed to treat. *Cephalalgia* 2001;18:532–538. Search date 1997; primary sources Medline and hand searches of *Arch Neurol*, *Neurology*, *Headache*, and *Cephalalgia* from 1990.
64. Boureau F, Chazot G, Emile J, et al. Comparison of subcutaneous sumatriptan with usual acute treatments for migraine. French Sumatriptan Study Group. *Eur Neurol* 1995;35:264–269.
65. Burke-Ramirez P, Asgharnejad M, Webster C, et al. Efficacy and tolerability of subcutaneous sumatriptan for acute migraine: a comparison between ethnic groups. *Headache* 2001;41:873–882.

66. Savani N, Brautaset NJ, Reunanen M, et al. A double-blind placebo-controlled study assessing the efficacy and tolerability of 50-mg sumatriptan tablets in the acute treatment of migraine. Sumatriptan Tablets S2CM07 Study Group. *Int J Clin Pract Suppl* 1999;105:7–15.
67. Peikert A, Becker WJ, Ashford EA, et al. Sumatriptan nasal spray: a dose-ranging study in the acute treatment of migraine. *Eur J Neurol* 1999;6:43–49.
68. Diamond S, Elkind A, Jackson RT, et al. Multiple-attack efficacy and tolerability of sumatriptan nasal spray in the treatment of migraine. *Arch Fam Med* 1998;7:234–240.
69. Ryan R, Elkind A, Baker CC, et al. Sumatriptan nasal spray for the acute treatment of migraine. Results of two clinical studies. *Neurology* 1997;49:1225–1230.
70. Sakai F, Iwata M, Tashiro K, et al. Zolmitriptan is effective and well tolerated in Japanese patients with migraine: a dose–response study. *Cephalalgia* 2002;22:376–383.
71. Dowson AJ, MacGregor EA, Purdy RA, et al. Zolmitriptan orally disintegrating tablet is effective in the acute treatment of migraine. *Cephalalgia* 2002;22:101–106.
72. Gruffyd-Jones K, Kies B, Middleton A, et al. Zolmitriptan versus sumatriptan for the acute oral treatment of migraine: a randomized, double-blind, international study. *Eur J Neurol* 2001;8:237–245.
73. Gallagher R, Dennidh G, Spierings E, et al. A comparative trial of zolmitriptan and sumatriptan for the acute oral treatment of migraine. *Headache* 2000;40:119–128.
74. Lipton RB, Stewart WF, Stone AM, et al. Stratified care vs step care strategies for migraine: the Disability in Strategies of Care (DISC) study: a randomized trial. *JAMA* 2000;284:2599–2605.

Kommentar

Hans-Christoph Diener

Triptane: Eine große Metaanalyse hat alle bisher vorliegenden Studien zum Einsatz von Triptanen in der Akuttherapie der Migräne verglichen (1). Als Standard wurde angesetzt die Wirksamkeit von 100 mg Sumatriptan oral. Eine vergleichbare Wirksamkeit haben 50 mg Sumatriptan, 2,5 und 5 mg Zolmitriptan, 5 mg Rizatriptan und 20 mg Eletriptan. Eindeutig weniger wirksam sind 2,5 mg Naratriptan und 2,5 mg Frovatriptan. Besser wirksam als Sumatriptan sind 10 mg Rizatriptan, 40 mg Eletriptan und 12,5 Almotriptan.
Bei den nicht oralen Anwendungen sind 5 mg Zolmitriptan intranasal rascher wirksam als die entsprechende Applikation des Medikamentes in oraler Form (2). Sumatriptan steht auch als Nasenspray mit 10 und 20 mg und als Suppositorium zur Verfügung. Die Wirksamkeit ist identisch mit der oralen Applikationsform. Die höchste Wirksamkeit aber gleichzeitig die kürzeste Wirkungsdauer und die meisten Nebenwirkungen haben 6 mg Sumatriptan subkutan (3).
Die Triptane sind bei Beachtung der Kontraindikationen relativ sicher. Große retrospektive Datenanalysen mit über 200.000 Patienten ergaben kein erhöhtes Risiko für Myokardinfarkte und Schlaganfälle unter der Einnahme von Triptanen (4–7).
Allodynie zum Zeitpunkt der Einnahme oder Applikation eines Triptans ist ein Indikator für eine schlechtere Wirksamkeit (8). Triptane wirken besser, wenn sie zu Beginn einer Migräneattacke eingenommen werden, solange der Kopfschmerz noch leicht oder mittelschwer ist. Die Empfehlung einer Einnahme von Triptanen, wenn der Kopfschmerz leicht ist, gilt nur für Patienten, die Migräneattacken von Spannungskopfschmerzen differenzieren können.
Analgetika: Belegt ist die Wirksamkeit in der akuten Migräne von Paracetamol, Acetylsalicylsäure, Naproxen, Diclofenac, Diclofenac Kalium und Ibuprofen. Direkte Vergleichsstudien mit Triptanen haben für den Endpunkt Besserung der Kopfschmerzen nach 2 Stunden keine Überlegenheit der Triptane gegenüber Analgetika gezeigt (9). Die Kombination von Acetylsalicylsäure, Paracetamol und Koffein ist wirksamer als die Kombination ohne Koffein und wirksamer als die Einzelsubstanzen (10). Coxibe haben bei der Therapie der Migräneattacke eine ähnliche Wirksamkeit wie Ibuprofen oder Sumatriptan. Bisher ist keines der Coxibe zur Behandlung der Migräneattacke zugelassen. Angesichts des Risikos, vaskuläre Ereignisse hervorzurufen, können sie zur Behandlung von Migräneattacken nicht empfohlen werden.
Mutterkornalkaloide: In den wenigen Placebo-kontrollierten Studien, die verfügbar sind, ist Ergotamin entweder nur marginal oder nicht besser wirksam als Placebo (11, 12). Ange-

sichts dieser Ergebnisse und des Nebenwirkungsspektrums haben die meisten Ergotamin-haltigen Präparate in Deutschland ihre Zulassung verloren.

Migräneprophylaxe: In randomisierten Studien haben ihre Wirksamkeit belegt die Betablocker Propranolol, Metoprolol und Bisoprolol, der Kalziumantagonist Flunarizin und die Antiepileptika Valproinsäure (in Deutschland nicht zugelassen) und Topiramat (13). Pizotifen, Methysergid und Lisurid stehen in Deutschland nicht mehr zur Migräneprophylaxe zur Verfügung.

Möglicherweise wirksam in der Migräneprophylaxe sind Amitriptylin, Pestwurz und Mutterkraut. Nicht wirksam sind Cyclandelat, Gabapentin, Lamotrigin und Magnesium (13).

1. Ferrari MD, Roon KI, Lipton RB, Goadsby PJ. Oral triptans (serotonin 5-$HT_{1B/1D}$ agonists) in acute migraine treatment: a meta-analysis of 53 trials. Lancet 2001;358:1668–1675.
2. Charlesworth B, Dowson A, Purdy A, Becker W, Boes-Hansen S, Farkkila M. Speed of onset and efficacy of zolmitriptan nasal spray in the acute treatment of migraine: a randomised, double-blind, placebo-controlled, dose-ranging study versus zolmitriptan tablet. CNS Drugs 2003;17:653–667.
3. The Subcutaneous Sumatriptan International Study Group. Treatment of migraine attacks with sumatriptan. N Engl J Med 1991;325:316–321.
4. Hall G, Brown M, Mo J, MacRae K. Triptans in migraine: the risks of stroke, cardiovascular disease, and death in practice. Neurology 2004;62:563–568.
5. Dodick D, Lipton R, Martin V, Papademetriou V, Rosamond W, MaassenVanDenBrink A, Loutfi H, Welch K, Goadsby PJ., Hahn S., Hutchinson S., Matchar D., Silberstein S., Smith TR., Purdy RA., Saiers J; Triptan Cardiovascular Safety Expert Panel. Consensus statement: cardiovascular safety profile of triptans (5-HT agonists) in the acute treatment of migraine. Headache 2004;44:414–425.
6. Dodick D, Martin V, Smith T, Silberstein S. Cardiovascular tolerability and safety of triptans: a review of clinical data. Headache 2004;44(Suppl 1):S20-S30.
7. Goldstein JA, Massey KD, Kirby S, Gibson M, Hettiarachchi J, Rankin AJ, Jackson NC. Effect of high-dose intravenous eletriptan on coronary artery diameter. Cephalalgia 2004;24:515–521.
8. Burstein R, Collins B, Jakubowski M. Defeating migraine pain with triptans: a race against the development of cutaneous allodynia. Ann Neurol 2004;55:19–26.
9. Lipton R, Bigal M, Goadsby P. Double-blind clinical trials of oral triptans vs other classes of acute migraine medication – a review. Cephalalgia 2004;24:321–332.
10. Diener H, Pfaffenrath V, Pageler L, Peil H, Aicher B. The fixed combination of acetylsalicylic acid, paracetamol and caffeine is more effective than single substances and dual combination for the treatment of headache: a multi-centre, randomized, double-blind, single-dose, placebo-controlled parallel group study. Cephalalgia 2005;25:in press.
11. Dahlöf C. Placebo-controlled clinical trials with ergotamine in the acute treatment of migraine. Cephalalgia 1993;13:166–171.
12. Tfelt-Hansen P, Saxena PR, Dahlöf C, Pascual J, Lainez M, Henry P, Diener HC, Schoenen J, Ferrari MD, Goadsby PJ. Ergotamine in the acute treatment of migraine. A review and European consensus. Brain 2000;123:9–18.
13. Diener HC, die Kommission Leitlinien der Deutschen Gesellschaft für Neurologie, editors. Leitlinien für Diagnostik und Therapie in der Neurologie. 2. ed. Stuttgart: Thieme; 2003.

Multiple Sklerose (MS)

Suchdatum: November 2003

Mike Boggild und Helen Ford

Frage **Welche Effekte haben unterschiedliche Maßnahmen zur Verringerung der Schubrate und der Behinderung?**

RCTs ergaben keine Belege dafür, das irgendeine Behandlungsform das langfristige Ergebnis einer Multiplen Sklerose (MS) ändert.

Nutzen wahrscheinlich

Glatirameracetat[16]

Eine RCT bei Patienten mit schubförmiger MS zeigte über 2 Jahre im Vergleich zu Placebo eine Reduktion der Schubrate, aber keine Auswirkungen auf die Behinderung. Es fanden sich keine qualitiativ guten RCTs zu den Wirkungen von Glatirameracetat bei chronisch progredienter MS.

Interferon beta[6–15]

Zwei RCTs bei Patienten mit ersten klinischen Demyelinisierungszeichen zufolge senkt eine Therapie mit Interferon beta-1a das Risiko für einen Übergang in eine klinisch definitive Multiple Sklerose im Vergleich zu Placebo über 2–3 Jahre. Eine systematische Übersicht bei Patienten mit aktiver schubförmiger Multipler Sklerose ergab, dass Interferon beta-1a/b im Vergleich zu Placebo Exazerbationen und Krankheitsprogression über einen Beobachtungszeitraum von 2 Jahren verringert. Einer nachfolgend durchgeführten RCT bei Patienten mit aktiver schubförmiger Multipler Sklerose zufolge verringert Interferon beta-1b im Vergleich zu Interferon beta-1a über 2 Jahre den Anteil an Patienten mit Rezidiven. Aus drei RCTs ergaben sich nur unzureichende Belege für eine Beurteilung der Wirksamkeit von Interferon beta auf die Krankheitsprogredienz bei sekundär progredienter Multipler Sklerose.

Wirksamkeit unbekannt

Azathioprin[19–21]

Einer systematischen Übersicht bei Patienten mit schubförmiger oder chronisch progredienter MS zufolge hat Azathioprin über einen zweijährigen Beobachtungszeitraum im Vergleich zu Placebo oder Nichtbehandlung bescheidene Wirkung auf die Schubrate. Es war jedoch kein signifikanter Effekt auf die Behinderung zu erkennen. Auf Grund der klinischen Heterogenität der aufgenommenen RCTs ließen sich allerdings keine zuverlässigen Schlussfolgerungen ziehen.

Immunglobuline i.v.[17, 18]

Eine RCT bei Patienten mit schubförmiger MS lieferte begrenzte Hinweise dafür, dass eine intravenöse Therapie mit Immunglobulinen über 2 Jahre im Vergleich zu Placebo die Behinderung verringert. Die klinische Bedeutung dieser Abnahme ist jedoch unklar. Es fanden sich keine qualitativ guten RCTs zur Wirksamkeit von Immunglobulinen bei chronisch progredienter MS.

Methotrexat[22]

Eine kleine RCT ergab nur unzureichende Belege für eine Beurteilung der Effekte von Methotrexat beim Senken der Rezidivrate und beim Verringern von Behinderung bei Patienten mit MS.

Nutzen und Schaden abzuwägen

Mitoxantron[23–27]

Einer RCT an Patienten mit sich verschlechternder schubförmiger oder mit progressiver MS zufolge verlangsamt Mitoxantron im Vergleich zu Placebo über 2 Jahre das Fortschreiten der Behinderung. Begrenzten Hinweisen aus einer kleinen RCT bei Patienten mit aktiver MS zufolge verringert eine Kombinationstherapie aus Mitoxantron und Methylprednisolon Schübe im Vergleich zu einer Monotherapie mit Methylprednisolon. Mitoxantron geht jedoch mit Leukopenie, Menstruationsstörungen und Arrhythmien einher.

Frage: Welche Effekte haben unterschiedliche Behandlungsmethoden bei aktiven Schüben?

Nutzen wahrscheinlich

Glukokortikoide (Methylprednisolon oder Corticotropin)[28]

Einer systematischen Übersicht bei Patienten, die wegen einer akuten Exazerbation therapiert werden mussten, zufolge bessern Glukokortikoide (Methylprednisolon oder Corticotropin) im Vergleich zu Placebo Symptome in den ersten 5 Behandlungswochen. Es besteht aber noch keine Klarheit über optimale Dosierung, Applikationsform und Therapiedauer.

Wirksamkeit unbekannt

Plasmaaustausch[29]

Eine kleine RCT lieferte keine ausreichenden Belege für die Bewertung einer Plasmaaustauschtherapie bei Patienten im akuten Schub der Multiplen Sklerose.

Frage: Welche Effekte haben unterschiedliche Methoden zur Behandlung des Fatigue-Syndroms?

Wirksamkeit unbekannt

Amantadin[30, 31]

Vier in einer systematischen Übersicht ausgewiesene RCTs von schlechter Qualität ergaben unzureichende Belege für eine Beurteilung der Effekte von Amantadin bei Patienten mit MS-bedingtem Fatigue-Syndrom.

Verhaltensänderung

Es fanden sich keine RCTs zu den Effekten einer Verhaltensänderung bei Patienten mit MS-bedingtem Fatigue-Syndrom.

Übungsbehandlung[32, 33]

In zwei schwachen RCTs fanden sich nur unzureichende Belege für eine Beurteilung der Wirkungen einer Übungsbehandlung bei Patienten mit MS-bedingtem Fatigue-Syndrom.

Pemolin[30]

Zwei in einer systematischen Übersicht ausgewiesene RCTs von schlechter Qualität ergaben unzureichende Belege für eine Beurteilung der Effekte von Pemolin im Vergleich zu Placebo bei Patienten mit MS-bedingtem Fatigue-Syndrom.

Frage Welche Effekte haben unterschiedliche Methoden zur Behandlung der Spastik?

Wirksamkeit unbekannt

Botulinumtoxin[42]

Eine kleine RCT ergab unzureichende Belege zu den Effekten von Botulinumtoxin auf die funktionellen Ergebnisse bei Patienten mit MS-bedingter Spastik.

Intrathekales Baclofen[41]

Eine kleine randomisiert-kontrollierte Cross-over-Studie lieferte nur unzureichende Belege zur Bewertung der funktionellen Effekte von intrathekal verabreichtem Baclofen bei Patienten mit MS-bedingter Spastizität.

Orale medikamentöse Therapie[36–40]

Eine systematische Übersicht lieferte nur unzureichende Belege zu den Effekten von oral verabreichtem Baclofen, Dantrolen oder Tizanidin auf die funktionellen Ergebnisse bei Patienten mit MS-bedingter Spastizität. RCTs lieferten unzureichende Belege zur Bewertung der Wirksamkeit anderer oral wirksamer Medikamente.

Physiotherapie[34, 35]

Zwei kleine RCTs lieferten unzureichende Belege für eine Beurteilung der Effekte einer Physiotherapie bei Patienten mit MS-bedingter Spastizität. Begrenzten Hinweisen aus einer RCT zufolge verbessert eine stationäre oder ambulante Physiotherapie 2 Mal wöchentlich über 8 Wochen im Vergleich zur Behandlung ohne Physiotherapie auf kurze Sicht die Mobilität. Der anderen RCT bei Patienten mit chronisch progredienter MS zufolge besteht in Bezug auf Mobilität oder alltägliche Aktivitäten kein signifikanter Unterschied zwischen frühzeitiger und später einsetzender Physiotherapie.

Frage Welche Effekte hat eine multidisziplinäre Versorgung?

Wirksamkeit unbekannt

Stationäre Rehabilitation[43, 44]

Zwei kleine RCTs lieferten keine ausreichenden Belege zur Bewertung der Wirksamkeit einer stationären Rehabilitation bei Patienten mit MS. In beiden RCTs zeigte sich ein kurzfristiger funktionaler Nutzen, aber keine Verringerung der neurologischen Defizite. Die Langzeitwirkungen sind unklar.

Ambulante Rehabilitation[45, 46]

Eine kleine RCT lieferte keine ausreichenden Belege zur Bewertung der Wirksamkeit einer ambulanten Rehabilitation bei Patienten mit MS.

Definition Bei Multipler Sklerose (MS) handelt es sich um eine chronisch entzündliche Erkrankung des zentralen Nervensystems. Für die Diagnosestellung wird der Nachweis von räumlich und zeitlich getrennt auftretenden Entzündungsherden und der Ausschluss anderer entzündlicher, struktureller oder erblicher Veränderungen gefordert, die ein klinisch ähnliches Bild verursachen könnten. Man unterscheidet drei verschiedene Verlaufsformen der Erkrankung: die schubförmige MS mit einem Wechsel zwischen neurologischen Funktionsstörungen und stabilen Remissionsphasen, die primär chronisch progressive MS, bei der die neurologischen Ausfälle von Krankheitsbeginn an zunehmen und die sekundär chronisch progressive

MS, bei der die progredienten neurologischen Ausfälle erst im späteren Krankheitsverlauf auftreten.

Inzidenz/ Prävalenz

Die MS-Prävalenz unterscheidet sich in Abhängigkeit von geographischen und ethnischen Faktoren.[1] Die höchsten Werte findet man in weißen Bevölkerungsgruppen, die in gemäßigten Klimazonen leben. In Europa und den USA liegt die Prävalenz bei 1/800 Einwohner, mit einer jährlichen Inzidenz von 2–10/100.000, womit MS die häufigste Ursache für neurologische Defizite junger Erwachsener darstellt. Der klinische Beginn der Erkrankung streut über einen weiten Alterbereich mit einem Erkrankungsgipfel zwischen dem 20. und dem 40. Lebensjahr.[2]

Ätiologie/ Risikofaktoren

Die Ursache der MS ist noch nicht geklärt, aber einiges deutet darauf hin, dass es sich um eine Autoimmunerkrankung des zentralen Nervensystems handelt, die bei genetisch prädisponierten Menschen durch einen Umweltstimulus ausgelöst wird. Die MS gilt als Krankheitsentität mit klinischen Variationen, doch es gibt einige Belege dafür, dass es sich um eine Gruppe verwandter Störungen mit unterschiedlichen immunologischen, pathologischen und genetischen Merkmalen handeln könnte.[1,3]

Prognose

Bei 90 % der Betroffenen verläuft die Erkrankung anfangs schubförmig. Auch wenn es in manchen Fällen über viele Jahre zu einem relativ gutartigen Verlauf kommt, geht die Krankheit meist 6–10 Jahre nach ihrem Beginn in eine sekundär progressive Verlaufsform über. Bei 10 % der Betroffenen verläuft die Krankheit von Anfang an primär chronisch progressiv. Abgesehen von einer Minderheit mit aggressiv verlaufender, maligner MS wird die Lebenserwartung der Betroffenen durch die Erkrankung allerdings nicht wesentlich beeinflusst, sodass Krankheitsverläufe über mehr als 30 Jahre keine Seltenheit sind.

Literatur

1. Compston A. Genetic epidemiology of multiple sclerosis. *J Neurol Neurosurg Psychiatry* 1997;62: 553–561.
2. Weinshenker BG, Bass B, Rice GPA, et al. The natural history of multiple sclerosis: a geographically based study. 1. Clinical course and disability. *Brain* 1989;112:133–146.
3. Lucchinetti CF, Bruck W, Rodriguez M, et al. Distinct patterns of multiple sclerosis pathology indicates heterogeneity in pathogenesis. *Brain Pathol* 1996;6:259–274.
4. Kurtzke JF. Rating neurological impairment in multiple sclerosis: an Expanded Disability Status Scale (EDSS). *Neurology* 1983;33:1444–1452.
5. Vickrey BG, Hays RD, Genovese BJ, et al. Comparison of a generic to disease-targeted health-related quality-of-life measures for multiple sclerosis. *J Clin Epidemiol* 1997;50:557–569.
6. Jacobs LD, Beck RW, Simon JH, et al. Intramuscular interferon beta-1a therapy initiated during a first demyelinating event in multiple sclerosis. *N Engl J Med* 2000;343:898–904.
7. Comi G, Fillipi M, Barkhof F, et al. Effect of early interferon treatment on conversion to definite multiple sclerosis: a randomised study. *Lancet* 2001;357:1576–1582.
8. Rice GA, Incorvaia B, Munari L, et al. Interferon in relapsing-remitting multiple sclerosis. In: The Cochrane Library, Issue 3, 2004. Chichester, UK: John Wiley & Sons, Ltd. Search date 2000; primary sources Medline, Embase, hand searches of reference lists, and personal contact with researchers and pharmaceutical companies.
9. Durelli L, Verdun E, Barbero P, et al. Every-other-day interferon beta-1b versus once weekly interferon beta-1a for multiple sclerosis: results of a 2 year prospective randomised multicentre study (INCOMIN). *Lancet* 2002;359:1453–1460.
10. Kappos L, Polman C, Pozzilli C, et al. Placebo-controlled multicentre randomised trial of interferon beta-1b in treatment of secondary progressive multiple sclerosis. *Lancet* 1998;352:1491–1497.
11. King J, McLeod J, Gonsette RE, et al. Randomised controlled trial of interferon beta-1a in secondary progressive MS: clinical results. *Neurology* 2001;56:1496–1504.
12. Cohen JA, Cutter GR, Fischer JS, et al. Benefit of interferon beta-1a on MSFC progression in secondary progressive MS. *Neurology* 2002;59:679–687.
13. Ebers GC, Rice G, Lesaux J, et al. Randomised double-blind placebo-controlled study of interferon beta-1a in relapsing/remitting multiple sclerosis. *Lancet* 1998;352:1498–1504.

14. Duquette P, Girard M, Despault L, et al. Interferon beta-1 b is effective in relapsing–remitting multiple sclerosis. Clinical results of a multicenter, randomised, double-blind, placebo-controlled trial. *Neurology* 1993;43:655–661.
15. Jacobs LD, Cookfair DL, Rudick RA, et al. Intramuscular interferon beta-1 a for disease progression in relapsing multiple sclerosis. *Ann Neurol* 1996;39:285–294.
16. Johnson KP, Brooks BR, Cohen JA, et al. Copolymer-1 reduces relapse rate and improves disability in relapsing-remitting multiple sclerosis: results of a Phase III multicenter, double-blind, placebo-controlled trial. *Neurology* 1995;45:1268–1276.
17. Fazekas F, Deisenhammer F, Strasser-Fuchs S, et al. Randomised placebo-controlled trial of monthly intravenous immunoglobulin therapy in relapsing–remitting multiple sclerosis. *Lancet* 1997;349: 589–593.
18. Stangel M, Hartung HP, Marx P, et al. Side-effects of high-dose intravenous immunoglobulins. *Clin Neuropharmacol* 1997;20:385–393.
19. Yudkin PL, Ellison GW, Ghezzi A, et al. Overview of azathioprine treatment in multiple sclerosis. *Lancet* 1991;338:1051–1055. Search date 1989; primary sources Medline and hand searches of references.
20. Confavreux C, Saddier P, Grimaud J, et al. Risk of cancer from azathioprine therapy in multiple sclerosis: a case-control study. *Neurology* 1996;46:1607–1612.
21. Hughes RAC. Double-masked trial of azathioprine in multiple-sclerosis. *Lancet* 1988;2:179–183.
22. Goodkin DE, Rudick RA, VanderBrug Medendorp S, et al. Low-dose (7.5–mg) oral methotrexate reduces the rate of progression in chronic progressive multiple sclerosis. *Ann Neurol* 1995;37:30–40.
23. Hartung H, Gonsette R, Konig N, et al. Mitoxantrone in progressive multiple sclerosis: a placebo-controlled, double blind, randomised, multicentre trial. *Lancet* 2002;360:2018–2025.
24. Edan G, Miller D, Clanet M, et al. Therapeutic effect of mitoxantrone combined with methylprednisolone in multiple sclerosis: a randomised multicentre study of active disease using MRI and clinical criteria. *J Neurol Neurosurg Psychiatry* 1997;62:112–118.
25. MacDonald M, Posner LE, Dukart G, et al. A review of the acute and chronic toxicity of mitoxantrone. *Future Trends Chemother* 1985;6:443–450.
26. Ghalie RG, Edan G, Laurent M, et al. Cardiac adverse events associated with mitoxantrone (novantrone) therapy in patients with MS. *Neurology* 2002;59:909–913.
27. Ghalie RG, Mauch E, Edan G, et al. A study of therapy-related acute leukaemia after Mitoxantrone therapy for multiple sclerosis. *Mult Scler* 2002;8:441–445.
28. Filippini G, Brusaferri F, Sibley WA, et al. Corticosteroids or ACTH for acute exacerbations in multiple sclerosis. In: The Cochrane Library, Issue 4, 2003. Chichester, UK: John Wiley & Sons, Ltd. Search date 1999; primary sources Medline, Cochrane Controlled Trials Register, hand searches of reference lists, main neurology journals, conference abstracts, dissertations, and personal contact with researchers and manufacturers.
29. Weinshenker BG, O'Brien PC, Petterson TM, et al. A randomised trial of plasma exchange in acute central nervous system inflammatory demyelinating disease. *Neurology* 1999;46:878–886.
30. Branas P, Jordan R, Fry-Smith A, et al. Treatments for fatigue in multiple sclerosis: a rapid and systematic review. The National Coordinating Centre for Health Technology Assessment (NCCHTA). 13665278. *Health Technol Assess* 2000;4:27:1–73. Search date 1999; primary sources Medline, Embase, hand searches of reference lists, and personal contact with experts.
31. Taus C, Giuliani G, Pucci E, et al. Amantadine for fatigue in multiple sclerosis (Cochrane review). In: The Cochrane Library, Issue 3, 2004. Chichester, UK: John Wiley & Sons, Ltd. Search date 2002, primary sources Medline, Embase, hand searches of bibliographies of relevant articles and relevant journals, and personal contact with drug companies and researchers in the field.
32. Petajan JH, Gappmaier E, White AT, et al. Impact of aerobic training on fitness and quality of life in multiple sclerosis. *Ann Neurol* 1996;39:432–441.
33. Mostert S, Kesselring J. Effects of a short-term exercise training program on aerobic fitness, fatigue, health perception and activity level of subjects with multiple sclerosis. *Mult Scler* 2002;8:161–168.
34. Wiles CM, Newcombe RG, Fuller KJ, et al. Controlled randomised crossover trial of the effects of physiotherapy on mobility in chronic multiple sclerosis. *J Neurol Neurosurg Psychiatry* 2001;70:174–179.
35. Fuller KJ, Dawson K, Wiles CM. Physiotherapy in chronic multiple sclerosis: a controlled trial. *Clin Rehabil* 1996;10:195–204.
36. Shakespeare DT, Young CA, Boggild M. Anti-spasticity agents for multiple sclerosis (Cochrane Review). In: The Cochrane Library, Issue 4, 2003. Chichester, UK: John Wiley & Sons, Ltd. Search date 2003; primary sources Medline, Cochrane Controlled Trials Register, Cochrane MS Review Group Specialised Trial Registry, National Health Service National Research Register, Medical Research Council Clinical Trials Directory, hand searches of reference lists, main neurology journals, conference abstracts, dissertations, and personal contact with researchers and manufacturers.
37. Brar S, Smith MB, Nelson LM, et al. Evaluation of treatment protocols on minimal to moderate spasticity in multiple sclerosis. *Arch Phys Med Rehabil* 1991;72:186–189.

38. Smith C, Birnbaum G, Carter JL, et al. Tizanidine treatment of spasticity caused by multiple sclerosis: results of a double-blind, placebo-controlled trial. *Neurology* 1994;44:34–42.
39. Barnes MP, Bates D, Corston RN, et al. A double-blind, placebo-controlled trial of tizanidine in the treatment of spasticity caused by multiple sclerosis. *Neurology* 1994;44:S70–S78.
40. Groves L, Shellenberger MK, Davis CS. Tizanidine treatment of spasticity: a meta-analysis of controlled, double-blind, comparative studies with baclofen and diazepam. *Adv Ther* 1998;15:241–251. Search date not stated; primary source records of Sandoz (now Novartis).
41. Penn RD, Savoy SM, Corcos D, et al. Intrathecal baclofen for severe spinal spasticity. *N Engl J Med* 1989;320:1517–1521.
42. Hyman N, Barnes M, Bhakta B, et al. Botulinum toxin (Dysport) treatment of hip adductor spasticity in multiple sclerosis: a prospective, randomised, double-blind, placebo controlled, dose ranging study. *J Neurol Neurosurg Psychiatry* 2000;68:707–712.
43. Freeman JA, Langdon DW, Hobart JC, et al. The impact of inpatient rehabilitation on progressive multiple sclerosis. *Ann Neurol* 1997;42:236–244.
44. Solari A, Fillipini G, Gasco P, et al. Physical rehabilitation has a positive effect on disability in multiple sclerosis patients. *Neurology* 1999;52:57–62.
45. Patti F, Ciancio MR, Cacopardo M, et al. Effects of a short outpatient rehabilitation treatment on disability of multiple sclerosis: a randomised controlled trial. *J Neurol* 2003;250:861–866.
46. Di Fabio RP, Soderberg J, Choi T, et al. Extended outpatient rehabilitation: its influence on symptom frequency, fatigue and functional status for persons with progressive multiple sclerosis. *Arch Phys Med Rehabil* 1998;79:141–146.

Kommentar

Hans-Christoph Diener

Belegt in ihrer Wirksamkeit als verlaufsmodifizierende Therapeutika sind Interferon Beta 1b, Interferon Beta 1a und Glatirameracetat. Bei schubförmigen Verlauf lässt sich das Auftreten neuer Schübe durch eine dreimal wöchentliche Hoch-Dosis Therapie mit rekombinanten IFN-β (s.c.) signifikant gegenüber der einmaligen Applikation pro Woche (i.m.) senken. Neutralisierende Antikörper (NAB) gegen IFN- β finden sich in zunehmender Häufigkeit bei Avonex®, Rebif® und Betaferon®. Bei anhaltend hoch-titrigen NAB treten wieder vermehrt Schübe auf.

Möglicherweise ist auch Azathioprin wirksam, wobei aber hier die Evidenzlage deutlich schlechter ist als für die Interferone und Glatirameracetat (1). Eine immunmodulatorische Therapie sollte möglichst frühzeitig nach Diagnosestellung bei aktivem Verlauf beginnen. Bei der chronisch progredienten Form ist die Wirksamkeit von Mitoxantron wahrscheinlich (2). Eine kürzlich publizierte Studie widerlegt die Wirksamkeit von intravenösen Immunglobulinen bei chronisch progredienter MS (3).

Ein humanisierter monoklonaler Antikörper gegen das Adhäsionsmolekül VLA-4 (Natalizumab) reduziert Schubzahl und entzündlich bedingte MR-Veränderungen. Nach dem Auftreten von 2 Erkrankungsfällen mit progressiver multifokaler Leukenzephalopathie (PML) unter der Behandlung mit Natalizumab wurde die Vermarktung dieses Antikörpers in den USA und dessen Einsatz in klinischen Studien weltweit zunächst ausgesetzt.

Zur Behandlung des akuten Schubs sollten weiterhin Glukokortikoide in hoher Dosis, d. h. 500–1000 mg über 3–5 Tage eingesetzt werden (1). Niedrigere Dosierungen sind unwirksam. Es gibt keine Wirksamkeitsunterschiede zwischen oraler und parenteraler Applikationsform. Der Nutzen von kurzfristigen hochdosierten Cortisonstößen in der Schubprophylaxe ist bisher nicht belegt.

Die symptomatische Therapie der Multiplen Sklerose ist einer Stellungnahme der Deutschen MS-Gesellschaft zusammengefasst (4). Orale Cannabinoide haben keinen objektivierbaren Effekt auf die Spastik bei MS. Donepezil verbessert Gedächtnisfunktionen bei MS-Patienten mit kognitiven Störungen. Modenafil ist zur Behandlung der „Müdigkeit“ bei MS nicht wirksam.

1. Rieckmann P, für die Multiple Sklerose Konsensusgruppe. Multiple Sklerose. In: Diener H, für die Kommission Leitlinien der DGN, Hrsg.. Leitlinien für Diagnostik und Therapie in der Neurologie. Stuttgart: Thieme; 2003. p. 210–214.

2. Hartung H, Gonsette R, Konig N, Kwiecinski H, Guseo A, Morrissey S, Krapf H, Zwingers T, Mitoxantrone in Multiple Sclerosis Study Group (MIMS). Mitoxantrone in progressive multiple sclerosis: a placebo-controlled, double-blind, randomised, multicentre trial. Lancet 2002;360:2018–2025.
3. Hommes O, Sorensen P, Fazekas F, Enriquez M, Koelmel H, Fernandez O, Pozzilli C, O'Connor P. Intravenous immunoglobulin in secondary progressive multiple sclerosis: randomised placebo-controlled trial. Lancet 2004;364:1149–1156.
4. Multiple Sklerose Therapie Konsensus Gruppe (MSTGK). Symptomatische Therapie der Multiplen Sklerose. Nervenarzt 2004;75 (Suppl 1):S2-S39.

Parkinson

Suchdatum: Mai 2004

Carl Clarke und A. Peter Moore

Frage **Welche Effekte haben medikamentöse Behandlungsmethoden bei Patienten mit M. Parkinson im Frühstadium?**

Nutzen wahrscheinlich

Selegilin[24–38]
RCTs zufolge verbessert Selegilin im Vergleich zu Placebo die Parkinsonsymptome und verzögert die Notwendigkeit des Einsatzes von Levodopa. In einer der RCTs zeigten sich begrenzte Belege für eine erhöhte Mortalität unter Selegilin.

Nutzen und Schaden abzuwägen

Dopaminagonisten (verringern Dyskinesie und Fluktuationen motorischer Symptome im Vergleich zu Levodopa*, gehen jedoch mit vermehrten Therapieabbrüchen und schlechteren motorischen Werten einher)[41–43]
Einer systematischen Übersicht und einer nachfolgend durchgeführten RCT (nur als Abstract veröffentlicht) zufolge verringert eine Monotherapie mit Dopaminagonisten im Vergleich zu einer Levodopa-Monotherapie die Inzidenz für Dyskinesien und motorische Komplikationen. Die anschließende RCT ergab jedoch, dass eine Monotherapie mit Dopaminagonisten im Vergleich zu einer Levodopa-Monotherapie mit schlechteren motorischen Scores und mit einem erhöhten Risiko für einen Therapieabbruch einhergeht. Es herrscht Konsens dahingehend, dass Levodopa die motorische Funktion bessert, dass jedoch Dyskinesien und Fluktuationen im motorischen Ansprechen durch eine Dauertherapie mit Levodopa bedingt und irreversibel sind.

Levodopa* (zur Besserung motorischer Werte wirksamer als Dopaminagonisten, aber vermehrt Dyskinesie und motorische Fluktuationen)
Es fanden sich keine placebokontrollierten Studien, auch wenn die Erfahrung dafür spricht, dass Levodopa die motorische Funktion verbessert, dass jedoch mit einer Langzeitbehandlung mit Levodopa irreversible Dyskiniesien und Fluktuationen motorischer Reaktionen einhergehen.

Dopaminagonisten plus Levodopa* (verringern im Vergleich zu Levodopa die Dyskinesie, verstärken jedoch die Behinderung)[44–49]
Eine systematische Übersicht und nachfolgende RCTs zeigten, dass eine Behandlung mit Dopaminagonisten plus Levodopa im Vergleich zu einer alleinigen Therapie mit Levodopa die Dyskinesie verringert. Einigen RCTs zufolge bessert jedoch Levodopa allein im Vergleich zu Dopaminagonisten plus Levodopa motorische Beeinträchtigungen und Behinderung. Eine nachfolgende RCT ergab hinsichtlich motorischer Komplikationen nach 5 Jahren keinen signifikanten Unterschied zwischen Lisurid (Lysurid) plus Levodopa und Levodopa allein. Einer RCT zufolge erhöhen Pramipexol plus eine Akutmedikation mit Levodopa im Vergleich zu Levodopa allein die Somnolenz und verstärken Halluzinationen. Es herrscht Konsens dahingehend, dass Levodopa die motorische Funktion bessert, dass jedoch Dyskinesien und Fluktuationen im motorischen Ansprechen durch eine Dauertherapie mit Levodopa bedingt und irreversibel sind.

Nutzen unwahrscheinlich

Levodopa*-Retardpräparate (nicht wirksamer als Kurzzeitpräparate)[39, 40]
Zwei RCTs an Patienten mit M. Parkinson im Frühstadium zufolge besteht hinsichtlich der Dyskinesien, motorischer Fluktuationen und der motorischen Behinderung nach 5 Jahren kein signifikanter Unterschied zwischen Depotformen und Kurzzeitpräparaten von Levodopa. Der ersten RCT zufolge besteht hinsichtlich des Score für Aktivitäten des täglichen Lebens auf der Unified Parkinsons Disease Rating Scale (UPDRS) nach 5 Jahren kein signifikanter Unterschied. Der zweiten RCT zufolge verbessert Depot-Co-Careldopa den Score für Aktivitäten des täglichen Lebens auf der UPDRS und wird besser vertragen als Kurzzeit-Co-Careldopa.

Frage **Welche Effekte haben zusätzlich verabreichte Dopaminagonisten bei Patienten mit motorischen Komplikationen durch Levodopa*?**

Nutzen wahrscheinlich

Dopaminagonist zusätzlich zu Levodopa*[50–61]
Systematische Übersichten zeigten, dass bestimmte Dopaminagonisten bei Patienten mit fluktuierenden Reaktionen auf Levodopa die „Off"-Zeit verkürzen, motorische Beeinträchtigungen und Aktivitäten des täglichen Lebens verbessern und die Levodopadosis senken, die dopaminergen Nebenwirkungen und Dyskinesien jedoch verstärken.

Frage **Welche Effekte haben Operationen bei Patienten mit M. Parkinson im Spätstadium?**

Nutzen und Schaden abzuwägen

Pallidotomie[62–76]
Hinweisen aus einer systematischen Übersicht zufolge verbessert eine unilaterale Pallidotomie im Vergleich zu einer medikamentösen Therapie die motorische Untersuchung und Aktivitäten des täglichen Lebens. Die Inzidenz von Nebenwirkungen bei Pallidotomie ist hoch. Eine RCT ergab keine ausreichenden Belege für eine Bewertung der Pallidotomieeffekte im Vergleich zu einer stereotaktischen fokalen Elektrostimulation („deep brain stimulation"). Es fanden sich keine RCTs zum Vergleich einer stereotaktischen fokalen Elektrostimulation und einer medikamentösen Therapie. Drei RCTs lieferten keine ausreichenden Belege zur Bewertung der Effekte einer pallidalen im Vergleich zu einer hypothalamischen fokalen Elektrostimulation. Nebenwirkungen treten unter stereotaktischer fokaler Elektrostimulation möglicherweise seltener auf als unter Pallidotomie.

Wirksamkeit unbekannt

Subthalamotomie[66]
Eine systematische Übersicht ergab keine RCTs zum Vergleich der subthalamischen stereotaktischen fokalen Elektrostimulation mit medikamentöser Behandlung. Einer kleinen RCT zum Vergleich einer pallidalen und einer hypothalamischen Elektrostimulation zufolge ist hinsichtlich der motorischen Scores kein signifikanter Unterschied zu erkennen.

Thalamotomie[62, 66, 73, 77]
Systematische Übersichten ergaben keine RCTs zum Vergleich der Thalamotomie mit medikamentöser Behandlung. Einer RCT zufolge verbessert eine fokale thalamische Elektrostimulation im Vergleich zur Thalamotomie den Funktionsstatus bei gleichzeitig selte-

neren Nebenwirkungen. Fallserien zufolge führt eine Thalamotomie bei 14–23 % der Patienten zu irreversiblen Komplikationen wie Sprechstörungen, Apraxie und Tod.

Frage **Welche Effekte haben Maßnahmen zur Rehabilitation bei Patienten mit M. Parkinson?**

Wirksamkeit unbekannt

Beschäftigungstherapie[81]

Eine systematische Übersicht ergab nur unzureichende Belege für eine Beurteilung der Effekte einer Beschäftigungstherapie bei M. Parkinson im Spätstadium.

Physiotherapie[78–80]

Zwei systematische Übersichten und eine nachfolgende kleine Crossover-RCT ergaben nur unzureichende Belege für eine Beurteilung der Effekte einer Physiotherapie bei M. Parkinson.

Sprech- und Sprachtherapie bei Sprachstörungen[82]

Eine systematische Übersicht ergab nur unzureichende Belege für eine Beurteilung der Effekte einer Sprech- und Sprachtherapie gegen Sprachstörungen bei M. Parkinson im Spätstadium.

Schlucktherapie bei Dysphagie[83]

Es fanden sich keine RCTs zur Schlucktherapie bei Dysphagie.

* Der Begriff „Levodopa“ bezeichnet ein Kombinationspräparat aus Levodopa und einem peripheren Decarboxylase-Hemmer.

Definition Der idiopathische Morbus Parkinson ist eine altersabhängige neurodegenerative Erkrankung und geht mit asymmetrischer Bradykinesie, Hypokinesie und Rigidität, manchmal kombiniert mit Ruhetremor und Haltungsstörungen, einher. Klinische Diagnosekriterien haben, im Vergleich zum Goldstandard der Diagnosestellung bei Autopsie, eine Sensitivität von 80 % und eine Spezifität von 30 % (Wahrscheinlichkeitsquotient: Positivtest 1,14, Negativtest 0,67).[1] Pathologisch liegt der Erkrankung primär ein zunehmender Verlust von dopaminproduzierenden Nervenzellen in der Substantia nigra des Hirnstammes zu Grunde. Therapieansätze zielen deshalb auf einen Ersatz oder eine Kompensation des fehlenden Dopamins. Ein gutes Ansprechen auf die Therapie unterstützt einen Verdacht, bestätigt aber nicht die Diagnose. Auch verschiedene andere katecholaminerge Neurotransmittersysteme sind bei M. Parkinson mitbetroffen. Es gibt keine stimmige Definition des Früh- und Spätstadiums eines M. Parkinson. In diesem Kapitel gelten Patienten im Frühstadium der Erkrankung als diejenigen, bei denen es noch nicht zu motorischen Komplikationen in Zusammenhang mit einer Langzeitbehandlung mit Levodopa, wie z. B. Dyskinesien und motorische Fluktuationen, auch bekannt als „On/Off“-Fluktuationen, gekommen ist. Ein M. Parkinson im Spätstadium bedeutet hier, dass motorische Komplikationen einer Langzeitbehandlung mit Levodopa vorliegen.

Inzidenz/ Prävalenz Morbus Parkinson ist eine weltweit auftretende Erkrankung mit gleichmäßiger Geschlechtsverteilung. Bei 5–10 % der Betroffenen tritt die Krankheit vor dem 40. Lebensjahr auf (früh beginnender M. Parkinson), während das Durchschnittsalter für den Krankheitsbeginn bei etwa 65 Jahren liegt. Die altersadjustierte Gesamtprävalenz liegt weltweit bei 1 % und in Europa bei 1,6 %, mit einem Anstieg von 0,6 % in der Altersgruppe der 60- bis 64-Jährigen und auf 3,5 % bei den 85- bis 89-Jährigen.[2, 3]

Ätiologie/ Risikofaktoren

Die Ursache der Erkrankung ist nicht bekannt. Hinter einer Parkinson-Krankheit verbergen sich aber möglicherweise eine Vielzahl von Erkrankungen mit unterschiedlichen Krankheitsmechanismen, die erst am Ende in ein klinisch einheitliches Erscheinungsbild münden. Möglich ist eine Erkrankung durch unterschiedliche Kombinationen von genetischer Veranlagung und Umweltfaktoren (Viren, Toxine, 1-Methyl-4-Phenyl-1,2,3,6-Tetrahydropyridin, Brunnenwasser, Vitamin E und Rauchen).[4–7] Direkte Verwandte erkrankter Patienten haben ein zweifach höheres Erkrankungsrisiko (17 % Wahrscheinlichkeit für die Entwicklung eines M. Parkinson) als die Normalbevölkerung.[8–10] Rein genetisch bedingte Krankheitsformen machen allerdings wahrscheinlich nur einen kleinen Teil der Parkinsonerkrankungen aus.[11, 12] In Familien mit mindestens einem frühzeitig auftretenden Morbus Parkinson kann eine Assoziation zum Parkinson-Gen auf Chromosom 6 bestehen. Bei idiopathischem Morbus Parkinson mit spätem Krankheitsbeginn können zahlreiche genetische Faktoren, einschließlich des Tau-Gens auf Chromosom 17q21 an der Erkrankung beteiligt sein.[13, 14]

Prognose

Morbus Parkinson ist bis jetzt nicht heilbar. Die Erkrankung verläuft progredient und führt zu einer erhöhten Mortalität (das relative Mortalitätsrisiko liegt im Vergleich mit gematchten Kontrollgruppen zwischen 1,6 und 3).[15] Eine Behandlung kann die Symptome reduzieren und die Progression der Erkrankung verlangsamen, eine komplette Beseitigung der Beschwerden wird aber nur sehr selten erreicht. Die Frage, ob eine Behandlung die Sterblichkeit senken kann, ist nach wie vor umstritten.[16] In Großbritannien schien Levodopa nach seiner Einführung über 5 Jahre hinweg die Mortalität zu senken, bevor es zu einem „Aufhol"-Effekt kam und die Gesamtmortalität wieder auf das ursprüngliche Niveau stieg. Dies weist auf eine nur begrenzte Lebensverlängerung hin.[17] In einer australischen Kohortenstudie wurden 130 Patienten, die über 10 Jahre behandelt wurden, beobachtet.[18] Die standardisierte Mortalitätsrate betrug 1,58 ($p < 0{,}001$). Nach einem Zeitraum von 10 Jahren waren 25 % in ein Pflegeheim eingewiesen worden, und nur vier waren noch beruflich aktiv. Die mittlere Krankheitsdauer bis zum Eintritt des Todes betrug 9,1 Jahre. In einer ähnlich angelegten italienischen Kohortenstudie über einen Beobachtungszeitraum von 8 Jahren lag das relative Mortalitätsrisiko für Betroffene im Vergleich zu gesunden Kontroll-Patienten bei 2,3 (95 %-CI 1,60–3,39).[19] Das Alter bei Ersterhebung war der wichtigste Prädiktor für das zu erwartende Ergebnis (für Patienten <75 Jahre lag das relative Mortalitätsrisiko bei 1,80, 95 %-CI 1,04–3,11; für Patienten >75 Jahre dagegen bei 5,61, 95 %-CI 2,13–14,80).

Literatur

1. Marks W, Chadwick W, Ostrem J, Starr P. A prospective, randomized trial of globus pallidus vs. subthalamic nucleus deep brain stimulation for Parkinson's disease. *Mov Disord* 2004;19:S318–S319.
2. Zhang Z, Roman G. Worldwide occurrence of Parkinson's disease: an updated review. *Neuroepidemiology* 1993;12:195–208.
3. De Rijk MC, Tzourio C, Breteler MMB, et al. Prevalence of parkinsonism and Parkinson's disease in Europe: the EUROPARKINSON collaborative study. *J Neurol Neurosurg Psychiatry* 1997;62:10–15.
4. Ben-Shlomo Y. How far are we in understanding the cause of Parkinson's disease? *J Neurol Neurosurg Psychiatry* 1996;61:4–16.
5. De Rijk M, Breteler M, den Breeilnen J, et al. Dietary antioxidants and Parkinson's disease: the Rotterdam study. *Arch Neurol* 1997;54:762–765.
6. Hellenbrand W, Seidler A, Robra B, et al. Smoking and Parkinson's disease: a case-control study in Germany. *Int J Epidemiol* 1997;26:328–339.

7. Tzourio C, Rocca W, Breteler M, et al. Smoking and Parkinson's disease: an age-dependent risk effect? *Neurology* 1997;49:1267–1272.
8. Marder K, Tang M, Mejia H, et al. Risk of Parkinson's disease among first degree relatives: a community based study. *Neurology* 1996;47:155–160.
9. Jarman P, Wood N. Parkinson's disease genetics comes of age. *BMJ* 1999;318:1641–1642.
10. Lazzarini A, Myers R, Zimmerman T, et al. A clinical genetic study of Parkinson's disease: evidence for dominant transmission. *Neurology* 1994;44:499–506.
11. Gasser T, Müller-Myhsok B, Wszolek Z, et al. A susceptibility locus for Parkinson's disease maps to chromosome 2p13. *Nat Genet* 1998;18:262–265.
12. Tanner C, Ottman R, Goldman S, et al. Parkinson's disease in twins. An etiologic study. *JAMA* 1999;281:341–346.
13. Scott WK, Nance MA, Watts RL, et al. Complete genomic screen in Parkinson disease: evidence for multiple genes. *JAMA* 2001;286:2239–2244.
14. Martin ER, Scott WK, Nance MA, et al. Association of single-nucleotide polymorphisms of the tau gene with late-onset Parkinson disease. *JAMA* 2001;286:2245–2250.
15. Parkinson Study Group. Mortality in DATATOP: a multicenter trial in early Parkinson's disease. *Ann Neurol* 1998;43:318–325.
16. Rajput A, Uitti J, Offord K. Timely levodopa (LD) administration prolongs survival in Parkinson's disease. *Parkinson Relat Disord* 1997;3:159–165.
17. Clarke CE. Does levodopa therapy delay death in Parkinson's disease? A review of the evidence. *Mov Disord* 1995;10:250–256.
18. Hely MA, Morris JGL, Traficante R, et al. The Sydney multicentre study of Parkinson's disease: progression and mortality at 10 years. *J Neurol Neurosurg Psychiatry* 1999;67:300–307.
19. Morgante L, Salemi G, Meneghini F, et al. Parkinson disease survival. A population-based study. *Arch Neurol* 2000;57:507–512.
20. Fahn S, Elton L, for the UPDRS Development Committee. Unified Parkinson's disease rating scale. In: Fahn S, Marsden C, Calne D, et al, eds. *Recent developments in Parkinson's disease*, Vol. 2. Florham Park: Macmillan Healthcare Information, 1987:153–163.
21. Langston JW, Widner H, Goetz CG, et al. Core Assessment Program for Intracerebral Transplantations (CAPIT). *Mov Disord* 1992;7:2–13.
22. De Boer A, Wijker W, Speelman J, et al. Quality of life in people with Parkinson's disease: development of a questionnaire. *J Neurol Neurosurg Psychiatry* 1996;61:70–74.
23. Peto V, Jenkinson C, Fitzpatrick R, et al. The development and validation of a short measure of functioning and well being for individuals with Parkinson's disease. *Qual Life Res* 1995;4:241–248.
24. Tetrud JW, Langston JW. The effect of deprenyl (selegiline) on the natural history of Parkinson's disease. *Science* 1989;245:519–522.
25. The Parkinson's Disease Study Group. Effects of tocopherol and deprenyl on the progression of disability in early Parkinson's disease. *N Engl J Med* 1993;328:176–183.
26. Olanow CW, Hauser RA, Gauger L, et al. The effect of deprenyl and levodopa on the progression of Parkinson's disease. *Ann Neurol* 1995;38:771–777.
27. Lees AJ, for the Parkinson's Disease Research Group of the United Kingdom. Comparison of therapeutic effects and mortality data of levodopa and levodopa combined with selegiline in people with early, mild Parkinson's disease. *BMJ* 1995;311:1602–1607.
28. Przuntek H, Conrad B, Dichgans J, et al. SELEDO: a 5-year long-term trial on the effect of selegiline in early Parkinsonian patients treated with levodopa. *Eur J Neurol* 1999;6:141–150.
29. Larson JP, Boas J, Erdal JE, et al. Does selegiline modify the progression of early Parkinson's disease? Results from a five-year study. *Eur J Neurol* 1999;6:539–547.
30. Palhagen S, Heinonen E, Hagglund J, et al. Selegiline delays the onset of disability in *de novo* parkinsonian patients. *Neurology* 1998;51:520–525.
31. Allain H, Pollack P, Neukirch H, et al. Symptomatic effect of selegiline in *de novo* parkinsonian patients. *Mov Disord* 1993;8:S36–S40.
32. Myllala V, Sotaniemi K, Hakulinen P, et al. Selegiline as the primary treatment of Parkinson's disease-a long term double-blind study. *Acta Neurol Scand* 1997;95:211–218.
33. The Italian Parkinson Study Group. A multicenter Italian randomised study on early treatment of Parkinson disease: comparison of L-dopa, L-deprenyl and dopaminoagonists. Study design and short term results. *Italian J Neurol Sci* 1992;13:735–739.
34. Olanow CW, Myllyla V, Sotaniemi K, et al. Effect of selegiline on mortality in people with Parkinson's disease: a meta-analysis. *Neurology* 1998;51:825–830.
35. Parkinson Study Group. Impact of deprenyl and tocopherol treatment for Parkinson's disease in DATATOP people requiring levodopa. *Ann Neurol* 1996;39:37–45.
36. Ben-Shlomo Y, Churchyard A, Head J, et al. Investigation by Parkinson's Disease Research Group of United Kingdom into excess mortality seen with combined levodopa and selegiline treatment in people with early, mild Parkinson's disease: further results of randomised trial and confidential inquiry. *BMJ* 1998;316:1191–1196.

37. Counsell C. Effect of adding selegiline to levodopa in early, mild Parkinson's disease. *BMJ* 1998;17:1586.
38. Thorogood M, Armstrong B, Nichols T, et al. Mortality in people taking selegiline: observational study. *BMJ* 1998;317:252–254.
39. Dupont E, Andersen A, Boas J, et al. Sustained-release Madopar HBS compared with standard Madopar in the long-term treatment of *de novo* Parkinsonian patients. *Acta Neurol Scand* 1996;93:14–20.
40. Block G, Liss C, Reines S, et al. Comparison of immediate release and controlled release carbidopa/levodopa in Parkinson's disease. *Eur Neurol* 1997;37:23–27.
41. Ramaker C, van Hilten JJ. Bromocriptine versus levodopa in early Parkinson's disease. In: The Cochrane Library, Issue 3, 2003. Oxford: Update Software. Search date 1999; primary sources Cochrane Movement Disorders Group Specialised Register, Cochrane Controlled Trials Register, Medline, Embase, pharmaceutical companies, experts for unpublished studies, and hand searches of references and selected neurology journals.
42. Oertel WH. Pergolide versus levodopa monotherapy (PELMOPET). *Mov Disord* 2000;15(suppl 3):4.
43. Fahn S. Parkinson's disease, the effect of levodopa and the ELLDOPA trial. *Arch Neurol* 1999;56:529–535.
44. Ramaker C, van Hilten JJ. Bromocriptine/levodopa combined versus levodopa alone for early Parkinson's disease (Cochrane Review). In: The Cochrane Library, Issue 3, 2003. Oxford:Update Software. Search date 2000; primary sources Cochrane Movement Disorders Group Specialised Register, Cochrane Controlled Trials Register, Medline, Embase, pharmaceutical companies, experts for unpublished studies, and hand searches of references and selected neurology journals.
45. Rascol O, Brooks D, Korczyn A, et al. A five-year study of the incidence of dyskinesia in people with early Parkinson's disease who were treated with ropinirole or levodopa. *N Engl J Med* 2000;342:1484–1491.
46. Parkinson Study Group. Pramipexole versus levodopa as initial treatment for Parkinson's disease. *JAMA* 2000;284:1931–1938.
47. Rinne U. A 5-year double-blind study with cabergoline versus levodopa in the treatment of early Parkinson's disease. *Parkinsonism Relat Disord* 1999;5(suppl):84.
48. Rinne U. Lisuride, a dopamine agonist in the treatment of early Parkinson's disease. *Neurology* 1989;39:336–339.
49. Allain H, Destee A, Petit H, et al. Five-year follow-up of early lisuride and levodopa combination therapy versus levodopa monotherapy in de novo Parkinson's disease. *Eur Neurol* 2000;44:22–30.
50. van Hilten JJ, Ramaker C, van de Beek WJT, et al. Bromocriptine for levodopa-induced motor complications in Parkinson's disease. In: The Cochrane Library, Issue 3, 2003. Oxford: Update Software. Search date not reported; primary sources Cochrane Controlled Trials Register, Medline, Scisearch, pharmaceutical companies, experts for unpublished studies, and hand searches of references.
51. Clarke CE, Speller JM. Lisuride for levodopa-induced complications in Parkinson's disease. In: The Cochrane Library, Issue 3, 2003. Oxford: Update Software. Search date not reported; primary sources Medline, Embase, Cochrane Controlled Trials Register, pharmaceutical companies, and hand searches of references.
52. Clarke CE, Speller JM. Pergolide for levodopa-induced complications in Parkinson's disease. In: The Cochrane Library, Issue 3, 2003. Oxford: Update Software. Search date 1998; primary sources Medline, Embase, Cochrane Controlled Trials Register, pharmaceutical companies, and hand searches of references.
53. Clarke CE, Speller JM, Clarke JA. Pramipexole for levodopa-induced complications in Parkinson's disease. In: The Cochrane Library, Issue 3, 2003. Oxford: Update Software. Search date not reported; primary sources Cochrane Movement Disorders Group Specialised Register, Cochrane Controlled Trials Register, Medline, Embase, pharmaceutical companies, experts for unpublished studies, and hand searches of references and selected neurology journals.
54. Clarke CE, Deane KHO. Ropinirole for levodopa-induced complications in Parkinson's disease. In: The Cochrane Library, Issue 3, 2003. Oxford: Update Software. Search date not reported; primary sources Cochrane Movement Disorders Group Specialised Register, Cochrane Controlled Trials Register, Medline, Embase, pharmaceutical companies, experts for unpublished studies, and hand searches of references and selected neurology journals.
55. Clarke CE, Deane KH. Cabergoline for levodopa-induced complications in Parkinson's disease. In: The Cochrane Library, Issue 3, 2003. Oxford: Update Software. Search date not reported; primary sources Medline, Embase, Cochrane Controlled Trials Register, hand searches of references and selected neurology journals, and contact with Pharmacia Upjohn.
56. Mizuno Y, Yanagisawa N, Kuno S, et al., Japanese Pramipexole Study Group. Randomized, double-blind study of pramipexole with placebo and bromocriptine in advanced Parkinson's disease. *Mov Disord* 2003;18:1149–1156.
57. Clarke CE, Speller JM. Lisuride versus bromocriptine for levodopa-induced complications in Parkinson's disease. In: The Cochrane Library, Issue 3, 2003. Oxford: Update Software. Search date not reported; primary sources Medline, Embase, Cochrane Controlled Trials Register, hand searches of

the neurology literature, reference lists of identified studies, and contact with pharmaceutical companies.
58. Clarke CE, Speller JM. Pergolide versus bromocriptine for levodopa-induced motor complications in Parkinson's disease. In: The Cochrane Library, Issue 3, 2003. Oxford: Update Software. Search date 1997; primary sources Medline, Embase, Cochrane Controlled Trials Register, pharmaceuticals companies, and hand searches of references.
59. Clarke CE, Speller JM, Clarke JA. Pramipexole versus bromocriptine for levodopa-induced complications in Parkinson's disease. In: The Cochrane Library, Issue 3, 2003. Oxford: Update Software. Search date not reported; primary sources Cochrane Movement Disorders Group Specialised Register, Cochrane Controlled Trials Register, Medline, Embase, pharmaceutical companies, experts for unpublished studies, and hand searches of references and selected neurology journals.
60. Clarke CE, Deane KHO. Ropinirole versus bromocriptine for levodopa-induced complications in Parkinson's disease. In: The Cochrane Library, Issue 3, 2003. Oxford: Update Software. Search date not reported; primary sources Cochrane Movement Disorders Group Specialised Register, Cochrane Controlled Trials Register, Medline, Embase, pharmaceutical companies, experts for unpublished studies, and hand searches of references and selected neurology journals.
61. Clarke CE, Deane KD. Cabergoline versus bromocriptine for levodopa-induced complications in Parkinson's disease. In: The Cochrane Library, Issue 3, 2003. Oxford: Update Software. Search date not reported; primary sources Cochrane Movement Disorders Group Specialised Register, Cochrane Controlled Trials Register, Medline, Embase, pharmaceutical companies, experts for unpublished studies, and hand searches of references and selected neurology journals.
62. Development and Evaluation Committee. Report 105. *Pallidotomy, thalotomy and deep brain stimulation for severe Parkinson's disease.* Southampton: Wessex Institute for Health Research and Development, 1999. Search date 1999; primary sources Cochrane Library, Health Technology Assessment database, Medline, Science Citation Index, Biosis, Embase, Index to Scientific and Technical Proceedings, Inspec, and Best Evidence.
63. Vitek J, Bakay R, Freeman A, et al. Randomised clinical trial of pallidotomy for Parkinson's disease. *Neurology* 1998;50(suppl 4):A80.
64. Vitek JL, Bakay RA, Freeman A, et al. Randomized trial of pallidotomy versus medical therapy for Parkinson's disease. *Ann Neurol* 2003;53:558–569.
65. De Bie R, de Haan R, Nijssen P, et al. Unilateral pallidotomy in Parkinson's disease: a randomised, single-blind, multicentre trial. *Lancet* 1999;354:1665–1669.
66. Medical Services Advisory Committee. Deep brain stimulation for Parkinson's disease. Australian Department of Health and Ageing, Canberra, 2001. Search date 2000; primary sources Cochrane library, Medline, Psycinfo, Cinahl, Current Contents, PreMedline, Healthstar, Trip, and Australasian Medical Index.
67. Merello M, Nouzeilles MI, Kuzis G, et al. Unilateral radiofrequency lesion versus electrostimulation of posteroventral pallidum: a prospective randomized comparison. *Mov Disord* 1999;14:50–56.
68. Esselink R, Bie de R, de Haan R, et al. Unilateral pallidotomy versus bilateral subthalamic nucleus stimulation in PD: A randomized trial. *Neurology* 2004;62:201–207.
69. Burchiel K, Anderson V, Favre J, et al. Comparison of pallidal and subthalamic nucleus deep brain stimulation for advanced Parkinson's disease: results of a randomized, blinded pilot study. *Neurosurgery* 1999;45:1375–1384.
70. Schmand B, de Bie R, Koning-Haanstra M, et al. Unilateral pallidotomy in PD. A controlled study of cognitive and behavioural effects. *Neurology* 2000;54:1058–1064.
71. Green J, McDonald W, Vitek J, et al. Neuropsychological and psychiatric sequelae of pallidotomy for PD. Clinical trial findings. *Neurology* 2002;58:858–865.
72. Gregory R. Posteroventral pallidotomy for advanced Parkinson's disease: a systematic review. *Neurol Rev Int* 1999;3:8–12. Search date 1998; primary sources not stated.
73. Hallett M, Litvan I. The Task Force on Surgery for Parkinson's Disease. Evaluation of surgery for Parkinson's disease. A report of the Therapeutics and Technology Assessment Subcommittee of the American Academy of Neurology. *Neurology* 1999;53:1910–1921. Search date 1998; primary sources Medline, Embase, Biosis.
74. Merello M, Starkstein S, Nouzeilles M, et al. Bilateral pallidotomy for treatment of Parkinson's disease induced corticobulbar syndrome and psychic akinesia avoidable by globus pallidus lesion combined with contralateral stimulation. *J Neurol Neurosurg Psychiatry* 2001;71:611–614.
75. De Bie R, Schuurman P, Bosch D, et al. Outcome of unilateral pallidotomy in advanced Parkinson's disease: cohort study of 32 patients. *J Neurol Neurosurg Psychiatry* 2001;71:375–382.
76. Bronstein JM, DeSalles A, DeLong MR. Stereotactic pallidotomy in the treatment of Parkinson's disease. *Arch Neurol* 1999;56:1064–1069.
77. Schuurman P, Bosch D, Bossuyt P, et al. A comparison of continuous thalamic stimulation and thalamotomy for suppression of severe tremor. *N Engl J Med* 2000;342:461–468.
78. Deane KHO, Jones D, Playford ED, et al. Physiotherapy versus placebo or no intervention in Parkinson's disease. In: The Cochrane Library. Issue 3, 2003. Oxford: Update Software. Search date 2000;

primary sources Medline, Embase, Cinahl, Isi-Sci, Amed, Mantis, Rehabdata, Rehadat, Gerolit, Pascal, Lilacs, MedCarib, Jicst-EPlus, Aim, IMEMR, Sigle, ISI-ISTP, Dissabs, Conference Papers Index, Aslib Index to Theses, Cochrane Library, the CentreWatch Clinical Trials listing service, the metaRegister of Controlled Trials, ClinicalTrials.gov, Crisp, Pedro, Niddr and NRR, and hand searches of references.

79. de Goede CJ, Keus SH, Kwakkel G, et al. The effects of physical therapy in Parkinson's disease: a research synthesis. *Arch Phys Med Rehab* 2001;2:509–515. Search date 1999; primary sources Medline, Cinahl, and hand searches of references.
80. Pohl M, Rockstroh G, Ruckriem S, et al. Immediate effects of speed-dependent treadmill training on gait parameters in early Parkinson's disease. *Arch Phys Med Rehab* 2003;84:1760–1766.
81. Deane KHO, Ellis-Hill C, Playford ED, et al. Occupational therapy for Parkinson's disease. In: The Cochrane Library. Issue 3, 2003. Oxford: Update Software. Search date 2000; primary sources Medline, Embase, Cinahl, Isi-Sci, Amed, Mantis, Rehabdata, Rehadat, Gerolit, Pascal, Lilacs, MedCarib, Jicst-EPlus, Aim, IMEMR, Sigle, ISI-ISTP, Dissabs, Conference Papers Index, Aslib Index to Theses, Cochrane Library, the CentreWatch Clinical Trials listing service, the metaRegister of Controlled Trials, ClinicalTrials.gov, Crisp, Pedro, Niddr and NRR, and hand searches of references.
82. Deane KHO, Whurr R, Playford ED, et al. Speech and language therapy versus placebo or no intervention for dysarthria in Parkinson's disease. In: The Cochrane Library Issue 3, 2003. Oxford: Update Software. Search date 2000; primary sources Medline, Embase, Cinahl, Isi-Sci, Amed, Mantis, Rehabdata, Rehadat, Gerolit, Pascal, Lilacs, MedCarib, Jicst-EPlus, Aim, IMEMR, Sigle, ISI-ISTP, Dissabs, Conference Papers Index, Aslib Index to Theses, Cochrane Library, the CentreWatch Clinical Trials listing service, the metaRegister of Controlled Trials, ClinicalTrials.gov, Crisp, Pedro, Niddr and NRR, and hand searches of references.
83. Deane KHO, Whurr R, Clarke CE, et al. Non-pharmacological therapies for dysphagia in Parkinson's disease. In: The Cochrane Library Issue 3, 2003. Oxford: Update Software. Search date 2000; Primary sources Medline, Embase, Cinahl, Isi-Sci, Amed, Mantis, Rehabdata, Rehadat, Gerolit, Pascal, Lilacs, MedCarib, Jicst-EPlus, Aim, IMEMR, Sigle, ISI-ISTP, Dissabs, Conference Papers Index, Aslib Index to Theses, Cochrane Library, the CentreWatch Clinical Trials listing service, the metaRegister of Controlled Trials, ClinicalTrials.gov, Crisp, Pedro, Niddr and NRR, and hand searches of references.

Kommentar

Hans-Christoph Diener

L-Dopa in fester Kombination mit einem Decarboxylasehemmer ist das wirksamste Medikament für die Behandlung des idiopathischen Parkinson-Syndroms. L-Dopa ist als Monotherapie anderen Parkinson-Medikamenten wie Amantadin und Dopaminagonisten in seiner symptomatischen Wirkung überlegen. L-Dopa verzögert nach heutigem Kenntnisstand jedoch nicht die Krankheitsprogression.

Die Wirksamkeit von Dopaminagonisten für die Behandlung des idiopathischen Parkinson-Syndroms in der symptomatischen Monotherapie ist in methodisch ausreichenden Placebo-kontrollierten Studien belegt. Auch die Wirksamkeit in der frühen Kombinationstherapie mit L-Dopa bei gleichzeitigem L-Dopa-sparenden Effekt und eine Besserung von L-Dopa-assoziierten Fluktuationen bei späterer Kombinationstherapie ist durch Studien belegt. Eine initiale Behandlung mit Dopaminagonisten im Vergleich zu einer L-Dopa-Monotherapie führt zu geringen Dyskinesien im Verlauf von maximal 5 Jahren bei gleichzeitig geringerer klinischer Wirksamkeit. Alle Dopaminagonisten können potenziell zu plötzlichem Auftreten von Somnolenz und plötzlichem Einschlafen führen. Unter der Dauereinnahme von Pergolid wurden z. T. schwerwiegende Herzklappenfibrosen beschrieben. Einzelfall-Berichte über ähnliche Herzklappenveränderungen unter der Therapie mit Bromokriptin und Cabergolin lassen an einen Effekt der Substanzklasse der Ergot-Dopamin-Agonisten denken. Unklar bleibt jedoch, ob dies eine für alle Dopamin-Agonisten gemeinsame Komplikation darstellt. Sowohl Inzidenz, Prävalenz, Pathogenese als auch Dosis- oder Einnahmedauerabhängigkeit, und Reversibilität dieser Veränderungen sind bislang nicht geklärt. Die Wirksamkeit von COMT-Inhibitoren in der Behandlung von Fluktuationen ist durch Studien belegt. Mit der Kombinationstherapie von Levodopa + Carbidopa + Entacapon in einer Tablette steht ein für die Tabletteneinnahme vereinfachtes Therapieregime bei fluktuierenden Parkinson-Patienten zur Verfügung.

Die initiale Therapie bei Patienten unter 70 Jahren ohne wesentliche Komorbidität erfolgt durch eine Monotherapie mit einem Dopaminagonisten. Die initiale Therapie bei Patienten über 70 Jahre und bei multimorbiden Patienten erfolgt durch eine L-Dopa-Monotherapie. Als Alternativen kommen bei leichter Symptomatik Amantadin oder Selegelin in Betracht.

Bei therapierefraktären Patienten im fortgeschrittenen Stadium ist in der Zwischenzeit der Nutzen der tiefen Hirnstimulation des Nucleus subthalamicus belegt (1). Erste 5-Jahres-Studien zeigen eine anhaltende Wirkung auf motorische Symptome im Beobachtungszeitraum für die Stimulation des Nucleus subthalamicus.

Die bereits in einigen offenen Studien nachgewiesene Wirksamkeit des Cholinesterasehemmers Rivastigmin auf kognitive Funktionen bei Parkinson Patienten konnte in einer 24-wöchigen randomisierten, doppelblinden und placebo-kontrollierten Multizenterstudie belegt werden (2).

1. Oertel WH, Deuschl G, Eggert K, Gasser T, Arnold G, Baas H, Przuntek H, Reichmann H, Riederer P, Spieker S, Trenkwalder C. Parkinson-Syndrome. In: Diener H, für die Kommission Leitlinien der DGN, Hrsg. Leitlinien für Diagnostik und Therapie in der Neurologie. Stuttgart: Thieme; 2003. p. 38–57.
2. Emre M, Aarsland D, Albanese A, et al. Rivastigmine for dementia associated with Parkinson's disease. N Engl J Med 2004, 351: 2509–2518

Spannungskopfschmerz, chronischer

Suchdatum: Februar 2003

Peter J. Goadsby

Frage **Welche Effekte haben unterschiedliche Behandlungsmethoden?**

Es fanden sich nur begrenzte Belege über die Behandlung chronischer Spannungskopfschmerzen.

Nutzen belegt

Amitriptylin (nur Kurzzeitbelege)[16–21]
Einer systematischen Übersicht und drei kleinen, kurzen RCTs zufolge verringert Amitriptylin im Vergleich zu Placebo Dauer und Häufigkeit chronischer Spannungskopfschmerzen.

Nutzen wahrscheinlich

Kognitive Verhaltenstherapie[15, 18, 20]
Begrenzten Hinweisen aus einer systematischen Übersicht von drei kleinen RCTs und einer nachfolgend durchgeführten RCT zufolge verringert eine kognitive Verhaltenstherapie im Vergleich zu Nichtbehandlung die Symptome nach 6-monatiger Beobachtungszeit.

Wirksamkeit unbekannt

Akupunktur[37–39]
Heterogene RCTs ergaben nur unzureichende Belege für Effekte der Akupunktur im Vergleich zu Placebo bei Patienten mit episodischen oder chronischen Spannungskopfschmerzen. Viele der RCTs waren qualitativ schlecht und hatten zum Teil eventuell auch zu wenig Aussagekraft, um einen klinisch bedeutsamen Effekt auszuschließen.

Botulinumtoxin; Entspannungstherapie und elektromyographisches Biofeedback; selektive Serotoninwiederaufnahmehemmer (SSRI); trizyklische Antidepressiva (ausgenommen Amitriptylin)[1, 4, 15, 16, 18, 20–25, 27–36, 40–42]
Zur Wirksamkeit dieser therapeutischen Maßnahmen fanden sich keine ausreichenden Belege.

Unwirksamkeit oder Schädlichkeit wahrscheinlich

Benzodiazepine[12–14]
In zwei RCTs fanden sich keine ausreichenden Belege zu den Wirkungen von Benzodiazepinen im Vergleich zu Placebo oder anderen Therapien. Bei regelmäßiger Anwendung führen Benzodiazepine jedoch häufig zu Nebenwirkungen.

Regelmäßiger Schmerzmittelkonsum[11]
Es fanden sich keine RCTs. Eine nichtsystematische Übersicht aus Beobachtungsstudien lieferte keine ausreichende Belege für einen positiven Effekt üblicher Schmerzmittel bei Patienten mit chronischen Spannungskopfschmerzen. Es zeigte sich jedoch, dass ein regelmäßiger und häufiger Konsum einiger Schmerzmittel zu chronischen Kopfschmerzen führt und die Wirksamkeit prophylaktisch wirkender Medikamente verringert.

Spannungskopfschmerz, chronischer

Definition

Die 1988 von der International Headache Society (IHS) festgelegten Kriterien für die Diagnose chronischer Spannungskopfschmerzen (CTTH) sind: Kopfschmerzen an mindestens 15 Tagen im Monat (180 Tage/Jahr) über einen Zeitraum von mindestens 6 Monaten; bilateraler, drückender Schmerz mit Spannungsgefühl („Ring um den Kopf"), leichte bis mäßige Schmerzintensität, die normale körperliche Aktivitäten nicht beeinträchtigt und dadurch auch nicht verstärkt wird; zusätzliches Auftreten von maximal einem weiteren Symptom (Übelkeit, Licht- oder Lärmempfindlichkeit); kein Erbrechen.[1] Chronische Spannungskopfschmerzen sind nicht gleichzusetzen mit dem Begriff „chronische tägliche Kopfschmerzen", der nur als Sammelbegriff für häufig auftretende Kopfschmerzen zu verstehen ist, die monatlich für 15 Tage oder mehr auftreten und auf CTTH, Migräne oder Analgetika zurückzuführen sein können.[2] Im Gegensatz zum CTTH hält der episodische Spannungskopfschmerz über einen Zeitraum von 30 Minuten bis 7 Tage an und tritt an weniger als 180 Tagen im Jahr auf. Begriffe, die auf der Annahme von Pathomechanismen beruhen (Muskelkontraktionskopfschmerz, Spannungskopfschmerz), sind nicht operational definiert. Alte Studien, die diese Begriffe verwenden, können Patienten mit vielen verschiedenen Kopfschmerztypen eingeschlossen haben. Die größte Schwierigkeit bei der Untersuchung von Spannungskopfschmerzen liegt im vollständigen Fehlen eines bewiesenermaßen spezifischen oder zuverlässigen, klinisch oder biologisch definierten Charakteristikums für die Erkrankung.

Inzidenz/ Prävalenz

Die Prävalenz chronischer täglicher Kopfschmerzen lag bei einer Bevölkerungsumfrage in den USA bei 4,1 %. In der Hälfte der Fälle waren die CTTH-Kriterien erfüllt.[3] In einer Umfrage bei 2500 amerikanischen Studenten zeigten sich Prävalenzwerte für CTTH von 2 %.[4] In einer dänischen Befragung von 975 Teilnehmern aus der Allgemeinbevölkerung ergab sich eine CTTH-Prävalenz von 2,5 %.[5] Eine kommunale Umfrage in Singapur (2096 Personen aus der Allgemeinbevölkerung) ergab eine Prävalenz von 1,8 % bei Frauen und 0,9 % bei Männern.[6]

Ätiologie/ Risikofaktoren

Spannungskopfschmerzen treten bei Frauen häufiger auf (65 % der Fälle in einer Umfrage).[7] Bei 15 % der Betroffenen setzen die Symptome vor dem 10. Lebensjahr ein. Die Prävalenz nimmt dann mit zunehmendem Alter ab.[8] Bei 40 % der Betroffenen finden sich auch familienanamnestisch Hinweise auf Kopfschmerzen[9], auch wenn eine Zwillingsstudie zeigte, dass das Risiko von CTTH bei eineiigen und nichteineiigen Zwillingen ähnlich ist.

Prognose

Die Prävalenz chronischer Spannungskopfschmerzen nimmt mit zunehmendem Alter ab.[8]

Literatur

1. Headache Classification Committee of the International Headache Society. Classification and diagnostic criteria for headache disorders, cranial neuralgias and facial pain. *Cephalalgia* 1988;8:1–96.
2. Silberstein SD, Lipton RB, Sliwinski M. Classification of daily and near-daily headaches: field trial of revised IHS criteria. *Neurology* 1996;47:871–875.
3. Schwartz BS, Stewart WF, Simon D, et al. Epidemiology of tension-type headache. *JAMA* 1998;279:381–383.
4. Rokicki LA, Semenchuk EM, Bruehl S, et al. An examination of the validity of the HIS classification system for migraine and tension-type headache in the college student population. *Headache* 1999;39:720–727.
5. Rasmussen BK, Jensen R, Olesen J. A population-based analysis of the diagnostic criteria of the International Headache Society. *Cephalalgia* 1991;11:129–134.
6. Ho KH, Ong BK. A community-based study of headache diagnosis and prevalence in Singapore. *Cephalalgia* 2003;23:6–13.

7. Friedman AP, von Storch TJC, Merritt HH. Migraine and tension headaches: a clinical study of two thousand cases. *Neurology* 1954;4:773–788.
8. Lance JW, Curran DA, Anthony M. Investigations into the mechanism and treatment of chronic headache. *Med J Aust* 1965;2:909–914.
9. Russell MB, Ostergaard S, Bendtsen L, et al. Familial occurrence of chronic tension-type headache. *Cephalalgia* 1999;19:207–210.
10. Svensson DA, Ekbom K, Larsson B, et al. Lifetime prevalence and characteristics of recurrent primary headaches in a population-based sample of Swedish twins. *Headache* 2002;42:754–765.
11. Diener H-C, Tfelt-Hansen P. Headache associated with chronic use of substances. In: Oleson J, Tfelt-Hansen P, Welch KMA, eds. *The headaches.* New York: Raven, 1993:721–727.
12. Paiva T, Nunes JS, Moreira A, et al. Effects of frontalis EMG biofeedback and diazepam in the treatment of tension headache. *Headache* 1982;22:216–220.
13. Shukla R, Nag D, Ahuja RC. Alprazolam in chronic tension-type headache. *J Assoc Physician India* 1996;44:641–644.
14. Holbrook AM, Crowther R, Lotter A, et al. The diagnosis and management of insomnia in clinical practice: a practical evidence-based approach. *CMAJ* 2000;162:216–220.
15. Singh NN, Misra S. Sertraline in chronic tension-type headache. *J Assoc Physicians India* 2002;50:873–878.
16. Bendtsen L, Jensen R, Olesen J. A non-selective (amitriptyline), but not a selective (citalopram), serotonin reuptake inhibitor is effective in the prophylactic treatment of chronic tension-type headache. *J Neurol Neurosurg Psychiatry* 1996;61:285–290.
17. Gobel H, Hamouz V, Hansen C, et al. Chronic tension-type headache: amitriptyline reduces clinical headache-duration and experimental pain sensitivity but does not alter pericranial muscle activity readings. *Pain* 1994;59:241–249.
18. Holroyd KA, O'Donnell FJ, Lipchik GL, et al. Management of chronic tension-type headache with tricyclic antidepressant medication, stress management therapy, and their combination: a randomized controlled trial. *JAMA* 2001;285:2208–2215.
19. Manna V, Bolino F, Di Cicco L. Chronic tension-type headache, mood depression and serotonin: therapeutic effects of fluvoxamine and mianserine. *Headache* 1994;34:44–49.
20. Bogaards MC, Moniek M, ter Kuile M. Treatment of recurrent tension-type headache: a meta-analytic review. *Clin J Pain* 1994;10:174–190. Search date 1994; primary sources Compact Cambridge, Psychlit, and reference lists of relevant articles.
21. Diamond S, Baltes BJ. Chronic tension headache treated with amitriptyline: a double-blind study. *Headache* 1971;11:110–116.
22. Fogelholm R, Murros K. Maprotiline in chronic tension headache: a double-blind cross-over study. *Headache* 1985;25:273–275.
23. Langemark M, Loldrup D, Bech P, et al. Clomipramine and mianserin in the treatment of chronic tension headache. A double-blind, controlled study. *Headache* 1990;30:118–121.
24. Pfaffenrath V, Essen D, Islet H, et al. Amitriptyline versus amitriptyline-*N*-oxide versus placebo in the treatment of chronic tension-type headache: a multi-centre randomised parallel-group double-blind study. *Cephalalgia* 1991;11:329–330.
25. Lance JW. *Mechanism and management of headache.* London: Butterworth, 1973.
26. Holroyd KA, Penzien DB. Client variables and the behavioural treatment of recurrent tension headache: a meta-analytic review. *J Behav Med* 1986;9:515–536. Search date not stated; primary sources Eric, Medlars, Psycinfo, Psycalert, and hand searches of key journals, book reviews, and conference proceedings.
27. Loew T, Sohn R, Martus P, et al. Functional relaxation as a somatopsychotherapeutic intervention: a prospective controlled study. *Altern Ther Health Med* 2000;6:70–75.
28. Reich B. Non-invasive treatment of vascular and muscle contraction headache: a comparative longitudinal clinical study. *Headache* 1988;29:34–41.
29. Andrasik F, Holroyd K. A test of specific and nonspecific effects in the biofeedback treatment of tension headache. *J Consult Clin Psychol* 1980;48:575–586.
30. Blanchard E, Appelbaum K, Guarnieri P, et al. Placebo-controlled evaluation of abbreviated progressive muscle relaxation combined with cognitive therapy in the treatment of tension headache. *J Consult Clin Psychol* 1990;58:210–215.
31. Blanchard E, Andrasik F, Appelbaum K, et al. The efficacy and cost-effectiveness of minimal-therapist-contact non-drug treatment of chronic migraine and tension headache. *Headache* 1985;25:214–220.
32. Bruhn P, Olesen J, Melgaard B. Controlled trial of EMG feedback in muscle contraction feedback. *Ann Neurol* 1979;6:34–36.
33. Collett L, Cottrauz J, Juenet C. GSR feedback and Schultz relaxation in tension headaches: a comparative study. *Pain* 1986;25:205–213.
34. Gada M. A comparative study of efficacy of EMG biofeedback and progressive muscular relaxation in tension headache. *Indian J Psychiat* 1984;26:121–127.

35. Holroyd K, Andrasik F, Westbrook T. Cognitive control of tension headache. *Cognitive Ther Res* 1977;1:121–133.
36. Larsson B, Carlsson J. A school-based, nurse-administered relaxation training for children with chronic tension-type headache. *J Pediatr Psychol* 1996;21:603–614.
37. Melchart D, Linde K, Fischer P, et al. Acupuncture for recurrent headaches: a systematic review of randomized controlled trials. *Cephalalgia* 1999;19:779–786. Search date 1998; primary sources Medline, Embase, Cochrane Field for Complementary Medicine database, Cochrane Controlled Trials Register, and hand searches of individual trial collections or private databases and bibliographies of articles obtained.
38. Vernon H, McDermaid CS, Hagino C. Systematic review of randomized clinical trials of complementary/alternative therapies in the treatment of tension-type and cervicogenic headache. *Complement Ther Med* 1999;7:142–155. Search date 1998; primary sources Medline, PsychInfo, Cinahl, and hand searches of citations and reference lists from other systematic reviews.
39. Karst M, Reinhard M, Thum P, et al. Needle acupuncture in tension-type headache: a randomized, placebo-controlled study. *Cephalalgia* 2001;21:637–642.
40. Schmitt WJ, Slowey E, Fravi N, et al. Effect of botulinum toxin A injections in the treatment of chronic tension-type headache: a double-blind, placebo-controlled trial. *Headache* 2001;41:658–664.
41. Rollnik JD, Tanneberger O, Schubert M, et al. Treatment of tension-type headache with botulinum toxin type A: a double-blind, placebo-controlled study. *Headache* 2000;40:300–305.
42. Smuts JA, Baker MK, Smuts HM, et al. Prophylactic treatment of chronic tension-type headache using botulinum toxin type A. *Eur J Neurol* 1999;6:S99–S102.

Kommentar

Hans-Christoph Diener

Beim chronischen Spannungskopfschmerz sind trizyklische Antidepressiva wie Amitriptylin oder Imipramin wirksam (1). Die Kombination verhaltenstherapeutischer Maßnahmen mit einem Trizyklikum sind wirksamer als jede Methode allein (2). Auch Mirtazapin ist in der Prophylaxe des chronischen Spannungskopfschmerzes wirksam (3). Unwirksam sind die lokale Injektion von Botulinumtoxin in perikranielle oder Halsmuskeln (4–6) sowie die Gabe von selektiven Serotonin-Wiederaufnahmehemmern (7, 8). Wahrscheinlich wirksam ist die Gabe des Muskelrelaxans Tizanidin (9, 10). Wirksam ist auch Physiotherapie und Sport (11, 12).

1. Straube A, Arnold B, May A, Pfaffenrath V, Sommer C, Soyka D. Episodischer und chronischer Spannungskopfschmerz. In: Diener H, für die Kommission Leitlinien der DGN, Hrsg. Leitlinien für Diagnostik und Therapie in der Neurologie. Stuttgart: Thieme; 2003. p. 337–340.
2. Holroyd K, Labus J, O'Donnell F, Cordingley G. Treating chronic tension-type headache not responding to amitriptyline hydrochloride with paroxetine hydrochloride: a pilot evaluation. Headache 2003;43:999–1004.
3. Bendtsen L, Jensen R. Mirtazapine is effective in the prophylactic treatment of chronic tension-type headache. Neurology 2004;62:1706–1711.
4. Rollnik JD, Tanneberger O, Schubert M, Schneider U, Dengler R. Treatment of tension-type headache with botulinum toxin type A: a double-blind, placebo-controlled study. Headache 2000;40: 300–305.
5. Padberg M, de Bruijn SF, de Haan RJ, Tavy DL. Treatment of chronic tension-type headache with botulinum toxin: a double-blind, placebo-controlled clinical trial. Cephalalgia 2004;24:675–680.
6. Schulte-Mattler W, Krack P, for the BoNTTH Study Group. Treatment of chronic tension-type headache with botulinum toxin A: a randomized, double-blind, placebo-controlled multicenter study. Pain 2004;109:110–114.
7. Bendtsen L, Jensen R, Olesen J. A non-selective (amitriptyline), but no a selective (citalopram), serotonin reuptake inhibitor is effective in the prophylactic treatment of chronic tension-type headache. J Neurol Neurosurg Psychiatry 1996;61:285–290.
8. Ashina S, Bendtsen L, Jensen R. Analgesic effect of amitriptyline in chronic tension-type headache is not directly related to serotonin reuptake inhibition. Pain 2004;108:108–114.
9. Murros K, Kataja M, Hedman C, Havanka H, Säkö E, Färkkilä M, Peltola J, Keränen T, for the Finnish Sirdalud Study Group. Modified-release formulation of tizanidine in chronic tension-type headache. Headache 2000;40:633–637.
10. Fogelholm R, Murros K. Tizanidine in chronic tension-type headache: A placebo controlled double-blind cross-over study. Headache 1992;32:509–513.

11. Torelli P, Jensen R, Olesen J. Physiotherapy for tension-type headache: a controlled study. Cephalalgia 2004;24:29–36.
12. Lenssinck ML, Damen L, Verhagen AP, Berger MY, Passchier J, Koes BW. The effectiveness of physiotherapy and manipulation in patients with tension-type headache: a systematic review. Pain 2004;112:381–388.

Tremor, essenzieller

Suchdatum: März 2004

Joaquim Ferreira und Cristina Sampaio

Es fanden sich wenige RCTs, in denen die langfristigen Effekte einer medikamentösen Therapie des essenziellen Tremors untersucht wurde.

Frage **Welche Effekte haben medikamentöse Behandlungsmethoden bei Patienten mit essenziellem Handtremor?**

Nutzen wahrscheinlich

Propanolol[7–19]

Kleinen RCTs zufolge verbessert Propanolol im Vergleich zu Placebo für bis zu einen Monat die Klinik-Scores, die Tremoramplitude und die Selbstevaluation der Schwere der Symptomatik bis zu 6 Wochen. Einer RCT, in der Propanolol mit Clonidin verglichen wird, zufolge ist die anfängliche Verbesserung gegenüber dem Ausgangswert der Besserung nach beiden Substanzen vergleichbar und bleibt während der gesamten 1-jährigen Nachbeobachtung erhalten. RCTs lieferten nur unzureichende Belege für einen Vergleich zwischen Propanolol und anderen Betablockern.

Topiramat (verbessert die Tremor-Scores nach 2 Behandlungswochen, geht jedoch mit Appetitunterdrückung, Gewichtsverlust und Parästhesien einher)[6, 44]

Einer RCT mit begrenzten Belegen zufolge verbessert Topiramat im Vergleich zu Placebo nach 2 Behandlungswochen die Behandlerwertung in einem Tremor-Score, ist aber auch mit Nebenwirkungen wie Appetitunterdrückung, Gewichtsverlust und Parästhesien verbunden. Die klinische Bedeutung der Unterschiede im Tremor-Score ist unklar. Es fanden sich keine RCTs, in denen die Langzeitergebnisse untersucht werden.

Nutzen und Schaden abzuwägen

Phenobarbital (bessert den Tremor nach 5 Wochen, geht jedoch mit Depression und kognitiven Nebenwirkungen einher)[14, 19, 23–27]

Einer kleinen RCT zufolge verbessert Phenobarbital im Vergleich zu Placebo nach 5 Wochen den Tremor-Score. In zwei RCTs zeigte sich jedoch nach 4–5 Wochen hinsichtlich des Tremor-Scores kein signifikanter Unterschied zwischen Phenobarbital und Placebo. Phenobarbital kann jedoch zu Depressionen sowie zu Nebenwirkungen im Verhalten und in kognitiven Bereichen führen.

Primidon (bessert Tremor und Funktion nach 5 Wochen im Vergleich zu Placebo und nach einem Jahr im Vergleich zum Ausgangswert, geht jedoch mit Depression und kognitiven Nebenwirkungen einher)[27]

Begrenzten Belegen aus drei kleinen Kurzzeit-RCTs zufolge verbessert Primidon im Vergleich zu Placebo über 4–10 Wochen Tremor und Funktionsfähigkeit. Es fanden sich keine Langzeit-RCTs. Eine RCT, in der verschiedene Primidondosen miteinander verglichen wurden, zeigte, dass es den Tremor nach einem Jahr gegenüber dem Ausgangswert bessert, wobei hinsichtlich des Ergebnisses kein signifikanter Unterschied zwischen den Gruppen besteht. Primidon kann jedoch zu Depressionen sowie zu Nebenwirkungen im Verhalten und in kognitiven Bereichen führen.

Botulinumtoxin-A-Hämagglutininkomplex (verbessert klinische Rating-Skalen nach 4–12 Wochen, geht jedoch mit Handschwäche einher)[42, 43]

Zwei RCTs an Patienten mit essenziellem Tremor der Hand zufolge verbessert Botulinumtoxin-A-Hämagglutininkomplex nach 4–12 Wochen klinische Rating-Skalen. Es fand sich keine nachhaltige Besserung der motorischen und funktionellen Behinderung. Die dosisabhängige, reversible Schwäche der Hände ist eine häufige Nebenwirkung. Es fanden sich keine RCTs, in denen die Langzeitergebnisse untersucht werden.

Wirksamkeit unbekannt

Benzodiazepine[25, 28, 29]

Schwachen Hinweisen aus zwei kurzen RCTs zufolge kann Alprazolam im Vergleich zu Placebo nach 2–4 Wochen den Tremor und die Funktionsfähigkeit bessern. Es war jedoch nicht möglich, zuverlässige Schlüsse bezüglich der Wirksamkeit zu ziehen. Eine sehr kleine RCT lieferte keine ausreichenden Belege für einen Vergleich zwischen Clonazepam und Placebo. Unerwünschte Nebenwirkungen der Benzodiazepine, wie Abhängigkeit, Sedation, kognitive Störungen und Verhaltensveränderungen, wurden bei anderen Erkrankungen bereits ausführlich beschrieben (siehe „Angststörungen“, S. 1063).

Kalziumantagonisten (Dihydropyridin)[18, 31, 32]

Qualitativ schlechte RCTs lieferten keine ausreichenden Belege für einen Vergleich der Dihydropyridin-Kalziumantagonisten Nicardipin und Nimodipin mit Placebo.

Carboanhydrase-Hemmer[25, 30]

Kleine RCTs lieferten keine ausreichenden Belege für eine Beurteilung von Methazolamid oder Acetazolamid bei Patienten mit essenziellem Tremor. Es fanden sich keine RCTs, in denen die Langzeitergebnisse untersucht werden.

Clonidin[38]

In einer RCT zeigte sich bei essenziellem Tremor der Hand kein signifikanter Unterschied zwischen Clonidin und Placebo. Die Studie hatte aber eventuell keine ausreichende Aussagekraft, um einen klinisch bedeutsamen Unterschied auszuschließen. Einer RCT, in der Propanolol mit Clonidin verglichen wird, zufolge ist die anfängliche Verbesserung gegenüber dem Ausgangswert der Besserung nach beiden Substanzen vergleichbar und bleibt während der gesamten 1-jährigen Nachbeobachtung erhalten.

Flunarizin[33–37]

In einer kleinen RCT fanden sich nur schwache Belege dafür, dass Flunarizin die Symptome eines essenziellen Handtremors im Vergleich zu Placebo nach einmonatiger Behandlung bessert.

Gabapentin[15, 40, 41]

Kleine randomisiert-kontrollierte Cross-over-Studien lieferten keine ausreichenden Belege für einen Vergleich zwischen Gabapentin und Placebo. Es fanden sich keine RCTs, in denen die Langzeitergebnisse untersucht werden.

Isoniazid[39]

In einer RCT zeigte sich bei essenziellem Tremor der Hand kein signifikanter Unterschied zwischen Isoniazid und Placebo. Die Studie hatte aber eventuell nicht genügend Aussagekraft, um klinisch bedeutsame Unterschiede aufzudecken. Es fanden sich keine RCTs, in denen die Langzeitergebnisse untersucht werden.

Betablocker außer Propanolol (Atenolol, Metoprolol, Pindolol, Sotalol)[12, 13, 16, 17, 20–22]

Schwachen Hinweisen aus drei kleinen RCTs zufolge bessern Atenolol oder Sotalol im Vergleich zu Placebo nach 5 Tagen bis 4 Wochen Symptome und den subjektiv bewerteten

Tremor. Eine kleine RCT ergab hinsichtlich der Symptome keinen signifikanten Unterschied zwischen Metoprolol und Placebo, und eine weitere kleine RCT zeigte, dass Pindolol im Vergleich zu Placebo die Tremoramplitude erhöht. Eine dritte, sehr kleine RCT lieferte nur unzureichende Belege für einen Vergleich zwischen Nadolol und Placebo. RCTs lieferten keine ausreichenden Belege für einen Vergleich zwischen anderen Betablockern und Propanolol.

Unwirksamkeit oder Schädlichkeit wahrscheinlich

Mirtazapin[45]

Einer RCT an Patienten unter Substanzen gegen Tremor, wie etwa Propanolol, zufolge besteht hinsichtlich des Tremors kein signifikanter Unterschied zwischen zusätzlich verabreichtem Mirtazapin und Placebo, und es kommt häufig zu Nebenwirkungen.

Definition Unter Tremor versteht man unwillkürliche, rhythmische Zuckungen mindestens eines Körperteils. Den Begriff „essenzieller Tremor" verwendet man für einen persistierenden bilateralen Tremor der Hände und Unterarme oder einen isolierten Kopftremor ohne Haltungsauffälligkeiten, bei dem durch sorgfältige Untersuchungen alle möglichen zu Grunde liegenden Störungen ausgeschlossen wurden. Die Diagnose darf nicht gestellt werden, wenn Hinweise auf neurologische Störungen oder bekannte Ursachen für einen gesteigerten physiologischen Tremor vorliegen, Anzeichen oder anamnestische Hinweise auf einen psychogenen Tremor bestehen oder es zu plötzlichen Änderungen der Tremorstärke kommt. Auch bei primär orthostatischem Tremor, isoliertem Stimmentremor, isoliertem lagerungs- oder aufgabenspezifischem Tremor oder isoliertem Zungen-, Kinn- oder Beintremor darf die Diagnose „essenzieller Tremor" nicht gestellt werden.[1]

Inzidenz/ Prävalenz Essenzieller Tremor ist weltweit eine der häufigsten Bewegungsstörungen mit einer allgemeinen Bevölkerungsprävalenz von 0,4–3,9 %.[2]

Ätiologie/ Risikofaktoren In einigen Fällen handelt es sich bei essenziellem Tremor um eine autosomal-dominante Erbkrankheit. Etwa 40 % der Betroffenen weisen allerdings keine familienanamnestischen Hinweise auf eine erbliche Genese auf. Alkohol führt bei 50–70 % der Betroffenen zu einer symptomatischen Besserung.[3]

Prognose Der essenzielle Tremor ist eine chronisch-progrediente Erkrankung. Er beginnt normalerweise im frühen Erwachsenenalter und nimmt langsam an Intensität zu. Nur ein kleiner Teil der Betroffenen sucht medizinischen Rat, der Anteil aus verschiedenen Umfragen schwankt zwischen 0,5–11 %.[2] Bei den meisten Betroffenen ist der Tremor nur gering ausgeprägt. Von den Betroffenen, die medizinische Hilfe suchen, sind jedoch viele in gewissem Maße behindert und fast alle durch den Tremor sozial benachteiligt.[3] Ein Viertel der Menschen mit therapiebedürftigem Tremor wechselt den Arbeitsplatz oder geht auf Grund der tremorbedingten Behinderung vorzeitig in Rente.[4, 5]

Literatur

1. Deuschl G, Bain P, Brin M, et al. Consensus statement of the Movement Disorder Society on Tremor. *Mov Disord* 1998;13(suppl 3):2–23.
2. Louis ED, Ottman R, Hauser WA. How common is the most common adult movement disorder? Estimates the prevalence of essential tremor throughout the world. *Mov Disord* 1988;13:803–808.
3. Auff E, Doppelbauer A, Fertl E. Essential tremor: functional disability vs. subjective impairment. *J Neural Transm Suppl* 1991;33:105–110.

4. Koller WC, Busenbark K, Miner K. The relationship of essential tremor to other movement disorders: report on 678 patients. Essential Tremor Study Group. *Ann Neurol* 1994;35:717–723.
5. Bain PG, Findley LJ, Thompson PD, et al. A study of hereditary essential tremor. *Brain* 1994; 117:805–824.
6. Fahn SE, Tolosa E, Marin C. Clinical rating scale for tremor. In: Jankovic J, Tolosa E, eds. *Parkinson's disease and movement disorders*, 2nd ed. Baltimore: Williams & Wilkins, 1988:225–234.
7. Winkler GF, Young RR. Efficacy of chronic propranolol therapy in action tremors of the familial, senile or essential varieties. *N Engl J Med* 1974;290:984–988.
8. Tolosa ES, Loewenson RB. Essential tremor: treatment with propranolol. *Neurology* 1975;25:1041–1044.
9. Morgan MH, Hewer RL, Cooper R. Effect of the beta adrenergic blocking agent propranolol on essential tremor. *J Neurol Neurosurg Psychiatry* 1973;36:618–624.
10. Calzetti S, Findley LJ, Perucca E, et al. The response of essential tremor to propranolol evaluation of clinical variables governing its efficacy on prolonged administration. *J Neurol Neurosurg Psychiatry* 1983;46:393–398.
11. Cleeves L, Findley LJ. Propranolol and propranolol-LA in essential tremor: a double blind comparative study. *J Neurol Neurosurg Psychiatry* 1988;51:379–384.
12. Calzetti S, Findley LJ, Perucca E, et al. Controlled study of metoprolol and propranolol during prolonged administration in people with essential tremor. *J Neurol Neurosurg Psychiatry* 1982;45: 893–897.
13. Jefferson D, Jenner P, Marsden CD. Beta-adrenoreceptor antagonists in essential tremor. *J Neurol Neurosurg Psychiatry* 1979;42:904–909.
14. Baruzzi A, Procaccianti G, Martinelli P, et al. Phenobarbitone and propranolol in essential tremor: a double-blind controlled clinical trial. *Neurology* 1983;33:296–300.
15. Gironell A, Kulisevsky J, Barbanoj M, et al. A randomised placebo-controlled comparative trial of gabapentin and propranolol in essential tremor. *Arch Neurol* 1999;56:475–480.
16. Teravainen H, Larsen A, Fogelholm R. Comparison between the effects of pindolol and propranolol on essential tremor. *Neurology* 1977;27:439–442.
17. Larsen TA, Teravainen H, Calne DB. Atenolol vs. propranolol in essential tremor. A controlled, quantitative study. *Acta Neurol Scand* 1982;66:547–554.
18. Jimenez-Jimenez FJ, Garcia-Ruiz PJ, Cabrera-Valdivia F. Nicardipine versus propranolol in essential tremor. *Acta Neurol (Napoli)* 1994;16:184–188.
19. Serrano-Duenas M. Clonidine versus propranolol in the treatment of essential tremor. A double-blind trial with a one-year follow-up. *Neurologia* 2003;18:248–254. [In Spanish]
20. Koller WC. Nadolol in essential tremor. *Neurology* 1983;33:1076–1077.
21. Leigh PN, Jefferson D, Twomey A, et al. Beta-adrenoreceptor mechanisms in essential tremor; a double-blind placebo controlled trial of metoprolol, sotalol and atenolol. *J Neurol Neurosurg Psychiatry* 1983;46:710–715.
22. Lee KS, Kim JS, Kim JW, et al. A multicenter randomized crossover multiple-dose comparison study of arotinolol and propranolol in essential tremor. *Parkinsonism Relat Disord* 2003;9:341–347.
23. Sasso E, Perucca E, Calzetti S. Double-blind comparison of primidone and phenobarbitone in essential tremor. *Neurology* 1988;38:808–810.
24. Findley LJ, Cleeves L, Calzetti S. Primidone in essential tremor of the hands and head: a double-blind controlled clinical study. *J Neurol Neurosurg Psychiatry* 1985;48:911–915.
25. Gunal DI, Afsar N, Bekiroglu N, et al. New alternative agents in essential tremor therapy: double-blind placebo-controlled study of alprazolam and acetazolamide. *Neurol Sci* 2000;21:315–317.
26. Findley LJ, Cleeves L. Phenobarbitone in essential tremor. *Neurology* 1985;35:1784–1787.
27. Serrano-Duenas M. Use of primidone in low doses (250 mg/day) versus high doses (750 mg/day) in the management of essential tremor. Double-blind comparative study with one-year follow-up. *Parkinsonism Relat Disord* 2003;10:29–33.
28. Huber SJ, Paulson GW. Efficacy of alprazolam for essential tremor. *Neurology* 1988;38:241–243.
29. Thompson C, Lang A, Parkes JD, et al. A double-blind trial of clonazepam in benign essential tremor. *Clin Neuropharmacol* 1984;7:83–88.
30. Busenbark K, Pahwa R, Hubble J, et al. Double-blind controlled study of methazolamide in treatment of essential tremor. *Neurology* 1993;43:1045–1047.
31. Garcia-Ruiz PJ, Garcia-de-Yebenes-Prous J, Jimenez-Jimenez J. Effect of nicardipine on essential tremor: brief report. *Clin Neuropharmacol* 1993;16:456–459.
32. Biary N, Bahou Y, Sofi MA, et al. The effect of nimodipine on essential tremor. *Neurology* 1995;45:1523–1525.
33. Biary N, Deeb S, Langenberg P. The effect of flunarizine in essential tremor. *Neurology* 1991;41:311–312.
34. Micheli FE, Pardal MM, Giannaula R, et al. Movement disorders and depression due to flunarizine and cinnarizine. *Mov Disord* 1989;4:139–146.

35. Capella D, Laporte JR, Castel JM, et al. Parkinsonism, tremor, and depression induced by cinnarizine and flunarizine. *BMJ* 1988;297:722–723.
36. Chouza C, Scaramelli A, Caamano JL, et al. Parkinsonism, tardive dyskinesia, akathisia and depression induced by flunarizine. *Lancet* 1986;1:1303–1304.
37. Micheli F, Pardal MF, Gatto M. Flunarizine and cinnarizine induced extrapyramidal reactions. *Neurology* 1987;37:881–884.
38. Koller W, Herbster G, Cone S. Clonidine in the treatment of essential tremor. *Mov Disord* 1986;4:235–237.
39. Hallett M, Ravitis J, Dubinsky RM, et al. A double-blind trial of isoniazid for essential tremor and other action tremors. *Mov Disord* 1991;6:253–256.
40. Pahwa R, Lyons K, Hubble JP, et al. Double-blind controlled trial of gabapentin in essential tremor. *Mov Disord* 1998;13:465–467.
41. Ondo W, Hunter C, Vuong KD, et al. Gabapentin for essential tremor: a multiple-dose, double-blind, placebo-controlled trial. *Mov Disord* 2000;15:678–682.
42. Jankovic J, Schwartz K, Clemence W, et al. A randomised, double-blind, placebo-controlled study to evaluate botulinum toxin type A in essential hand tremor. *Mov Disord* 1996;11:250–256.
43. Brin MF, Lyons KE, Doucette J, et al. A randomized, double masked, controlled trial of botulinum toxin type A in essential hand tremor. *Neurology* 2001;56:1523–1528.
44. Connor G. A double-blind placebo-controlled trial of topiramate treatment for essential tremor. *Neurology* 2002;59:132–134.
45. Pahwa R, Lyons KE. Mirtazapine in essential tremor: a double-blind, placebo-controlled pilot study. *Mov Disord* 2003;18:584–587.

Kommentar

Hans-Christoph Diener

Eindeutig belegt beim essenziellen Tremor ist die Wirksamkeit von Propranolol in Dosierungen zwischen 30 und 320 mg pro Tag, von Primidon in einer Dosis von 30 bis 500 mg am Tag sowie der Kombination von Propranolol und Primidon (1). Ebenfalls belegt sind die Wirkung der tiefen Hirnstimulation im Thalamus (2) und die Thalamotomie. Wahrscheinlich wirksam ist Gabapentin in Dosierungen zwischen 1800 und 2400 mg und Topiramat in Dosierungen bis 200 mg. Gelegentlich eingesetzt aber in der Wirksamkeit nicht belegt und möglicherweise mit Abhängigkeitsproblemen behaftet ist die Gabe von Clonazepam. Clozapin ist wirksam, bedarf aber eines intensiven Monitoring des Blutbildes wegen der Gefahr einer Agranulozytose.

1. Deuschl G, Schultz T, Spieker S. Tremor. In: Diener HC, und die Kommission Leitlinien der DGN, Hrsg. Leitlinien für Diagnostik und Therapie in der Neurologie. Stuttgart: Thieme; 2003. p. 65–79.
2. Schuurman PR, Bosch DA, Bossuyt PM et al. A comparison of continuous thalamic stimulation and thalamotomy for suppression of severe tremor [see comments]. N Engl J Med 2000; 342: 461–8

Trigeminusneuralgie

Suchdatum: November 2003

Joanna M. Zakrzewska und Benjamin C. Lopez

Frage **Welche Effekte haben unterschiedliche Behandlungsmethoden?**

Nutzen wahrscheinlich

Carbamazepin[12–16]
Einer systematischen Übersicht aus drei randomisiert-kontrollierten Cross-over-Studien zufolge verstärkt Carbamazepin im Vergleich zu Placebo die Schmerzlinderung, aber auch die Nebenwirkungen (Benommenheit, Schwindel, Obstipation und Ataxie). Eine kleine RCT lieferte keine ausreichenden Belege für einen Vergleich zwischen Tizanidin und Carbamazepin. Einer RCT zufolge ist Carbamazepin über 8 Wochen zur Schmerzlinderung zwar weniger wirksam als Pimozid, hat jedoch weniger Nebenwirkungen (u. a. Tremor der Hände, Gedächtnisstörungen und unwillkürliche Bewegungen). Eine systematische Übersicht ergab eine RCT über Tocainid im Vergleich zu Carbamazepin, die von unzureichender Qualität war.

Nutzen und Schaden abzuwägen

Pimozid[12, 14, 18, 19]
Einer RCT zufolge senkt Pimozid im Vergleich zu Carbamazepin die Schmerzen über einen Beobachtungszeitraum von 8 Wochen, verstärkt jedoch die Nebenwirkungen (u. a. Tremor der Hände, Gedächtnisstörungen und unwillkürliche Bewegungen). Es gibt Berichte über Kardiotoxizität und plötzliche Todesfälle unter Pimozidtherapie.

Wirksamkeit unbekannt

Kombinierte Nervenblockade mit Streptomycin und Lidocain[28, 29]
RCTs lieferten unzureichende Belege über die Wirksamkeit einer kombinierten Streptomycin/Lidocain-Blockade im Vergleich zu einer einfachen Lidocain-Nervenblockade.

Baclofen, Lamotrigin, andere Antiepileptika (Phenytoin, Clonazepam, Natriumvalproat, Gabapentin, Mexiletin, Oxcarbazepin, Topiramat)[12,22–24, 26, 27]
Es fanden sich nur unzureichende Belege für die Effekte dieser Maßnahmen.

Kryotherapie peripherer Nerven; Nervenblockade; periphere Akupunktur; periphere Alkoholinjektion; periphere Phenolinjektion; periphere Neurektomie; periphere Radiofrequenz-Thermokoagulation
Es fanden sich keine RCTs zu den Effekten dieser Maßnahmen.

Nutzen unwahrscheinlich

Proparacain-Augentropfen[25]
In einer RCT zeigte sich nach einer Beobachtungsphase von 30 Tagen hinsichtlich der Schmerzen kein signifikanter Unterschied zwischen einer einmaligen Applikation von Proparacainhydrochlorid oder von Placebo-Augentropfen in das Auge der betroffenen Seite.

Unwirksamkeit oder Schädlichkeit wahrscheinlich

Tocainid[12, 14, 20, 21]
Eine systematische Übersicht ergab eine RCT zum Vergleich zwischen Tocainid und Carbamazepin, die von unzureichender Qualität war. Die Verwendung von Tocainid ist durch beachtliche Schäden (u. a. hämatologische Nebenwirkungen) eingeschränkt.

Definition

Unter der Trigeminusneuralgie versteht man charakteristische Schmerzattacken im Versorgungsgebiet eines oder mehrerer Äste des V. Hirnnerven. Die Diagnose wird rein klinisch gestellt und basiert auf charakteristischen Schmerzmerkmalen.[1, 2] Die Trigeminusneuralgie äußert sich in Form plötzlicher, wenige Sekunden bis 2 Minuten dauernder Schmerzanfälle. Die Anfallshäufigkeit ist sehr variabel. So kann man neben Patienten mit Hunderten von Anfällen am Tag solche mit langen, mehrjährigen Remissionsphasen beobachten. Zwischen den Anfällen ist der Betroffene symptomlos. Die Schmerzen sind extrem stark und werden als unerträglich, schneidend, oberflächlich, stechend und blitzartig einschießend bezeichnet. Der Schmerzcharakter bleibt bei ein und derselben Person immer gleich. Häufig werden die Anfälle durch so genannte Triggerfaktoren, wie die leichte Berührung bestimmter Hautareale, Essen, Sprechen, Waschen des Gesichtes oder Zähneputzen, ausgelöst. Andere Ursachen für Gesichtsschmerzen müssen ausgeschlossen werden.[1, 3] Bei der Trigeminusneuralgie ist der neurologische Befund bei der Untersuchung normalerweise unauffällig.[1, 2]

Inzidenz/ Prävalenz

Die meisten Belege über Inzidenz und Prävalenz der Trigeminusneuralgie stammen aus den USA.[4] Die jährliche Inzidenz (altersadjustiert auf die Altersverteilung in den USA von 1980) liegt bei 5,9/100.000 Frauen und 3,4/100.000 Männer. Die Inzidenz tendiert in allen Altersstufen zu höheren Werten bei Frauen. Allgemein steigt die Inzidenz mit zunehmendem Alter an. Bei über 80-jährigen Männern liegt sie bereits bei 45,2/100.000.[5] Andere veröffentlichte Umfragen sind klein. Über eine Fragebogenaktion in einem französischen Dorf wurde unter 993 Teilnehmern eine Person mit Trigeminusneuralgie ermittelt.[6]

Ätiologie/ Risikofaktoren

Die genaue Ursache der Trigeminusneuralgie bleibt ungeklärt.[7, 8] Sie tritt gehäuft bei MS-Patienten auf (RR 20; 95 %-CI 4,1–59,0).[5] Hypertonie ist bei Frauen ein weiterer Risikofaktor (RR 2,1; 95 %-CI 1,2–3,4), für das männliche Geschlecht ist die Beleglage weniger klar (RR 1,53; 95 %-CI 0,30–4,50).[5] Eine US-Studie kam zu dem Ergebnis, dass Patienten mit Trigeminusneuralgie weniger rauchen, Alkohol trinken und seltener tonsillektomiert sind. Außerdem fanden sich seltener Menschen jüdischen Ursprungs oder Immigranten als in gematchten Kontrollgruppen.[9]

Prognose

In einer Studie zeigte sich keine Verringerung der 10-Jahres-Überlebensrate durch die Trigeminusneuralgie.[10] Es fanden sich keine Belege über den natürlichen Krankheitsverlauf. Die Krankheit ist gekennzeichnet durch Rezidive und Remissionen. Bei vielen Menschen dauern die schmerzfreien Remissionsperioden über Monate oder Jahre an.[8] Einzelberichte weisen darauf hin, dass die Krankheit bei vielen Menschen mit der Zeit schwerer wird und schlechter auf Behandlung anspricht.[11] In den meisten Fällen wird die Erkrankung zu Beginn medikamentös behandelt. Nur ein Teil der Betroffenen wird später operativ behandelt.[8] Es fanden sich jedoch keine guten Belege über den Anteil der Betroffenen, bei dem ein chirurgischer Eingriff zur Beherrschung der Schmerzen notwendig wird. Belege aus Einzelbeobachtungen deuten darauf hin, dass die Schmerzlinderung nach einer Operation bessr ist als unter medikamentöser Behandlung.[8, 11]

Literatur

1. Classification Subcommittee of the International Headache Society. The international classification of headache disorders. *Cephalalgia* 2004;24(suppl 1):1–160.
2. Katusic S, Williams DB, Beard CM, et al. Epidemiology and clinical features of idiopathic trigeminal neuralgia and glossopharyngeal neuralgia: similarities and differences, Rochester, Minnesota, 1945–1984. *Neuroepidemiology* 1991;10:276–281.
3. Zakrzewska JM. Diagnosis and differential diagnosis of trigeminal neuralgia. *Clin J Pain* 2002; 18:14–21.
4. Zakrzewska JM, Hamlyn PJ. Facial pain. In: Crombie IKCPR, Linton SJ, LeResche L, et al, eds. *Epidemiology of pain*. Seattle: IASP, 1999:171–202.
5. Katusic S, Beard CM, Bergstralh E, et al. Incidence and clinical features of trigeminal neuralgia, Rochester, Minnesota, 1945–1984. *Ann Neurol* 1990;27:89–95.
6. Munoz M, Dumas M, Boutros-Toni F, et al. A neuro-epidemiologic survey in a Limousin town. *Rev Neurol (Paris)* 1988;144:266–271.
7. Devor M, Amir R, Rappaprot ZH. Pathophysiology of trigeminal neuralgia: the ignition hypothesis. *Clin J Pain* 2002;18:4–13.
8. Zakrzewska JM. Trigeminal neuralgia. In: Zakrzewska JM, Harrison SD, eds. *Assessment and management of orofacial pain*, 1st ed. Amsterdam: Elsevier Sciences; 2002:267–370.
9. Rothman KJ, Monson RR. Epidemiology of trigeminal neuralgia. *J Chronic Dis* 1973;26:3–12.
10. Rothman KJ, Monson RR. Survival in trigeminal neuralgia. *J Chronic Dis* 1973;26:303–309.
11. Zakrzewska JM, Patsalos PN. Long term cohort study comparing medical (oxcarbazepine) and surgical management of infractable trigeminal neuralgia. *Pain* 2002; 95:259–266.
12. Wiffen P, Collins S, McQuay H, et al. Anticonvulsant drugs for acute and chronic pain. In: The Cochrane Library, Issue 1, 2003. Oxford: Update Software. Search date 1999; primary sources Medline, Embase, Sigle, Cochrane Controlled Trials Register, and hand searches of 40 medical journals and published reports.
13. McQuay H, Carroll D, Jadad AR, et al. Anticonvulsant drugs for management of pain: a systematic review. *BMJ* 1995;311:1047–1052. Search date 1994; primary sources Medline and hand searches of 40 medical journals, reference lists, and published reports.
14. Sweetman SC (Ed). *Martindale: the complete drug reference.* 33rd ed. London: Pharmaceutical Press, 2002.
15. Campbell FG, Graham JG, Zilkha KJ. Clinical trial of carbamazepine (Tegretol) in trigeminal neuralgia. *J Neurol Neurosurg Psychiatry* 1966;29:265–267.
16. Taylor JC, Brauer S, Espir MLE. Long-term treatment of trigeminal neuralgia with carbamazepine. *Postgrad Med J* 1981;57:16–18.
17. Vilming ST, Lyberg T, Latase X. Tizanidine in the management of trigeminal neuralgia. *Cephalalgia* 1986;6:181–182.
18. Lechin F, van der Dijs B, Lechin ME, et al. Pimozide therapy for trigeminal neuralgia. *Arch Neurol* 1989;46:960–963.
19. Committee on Safety of Medicines/Medicines Control Agency. Cardiac arrhythmias with pimozide (Orap). *Current Problems* 1995;21:2.
20. Lindstrom P, Lindblom V. The analgesic effect of tocainide in trigeminal neuralgia. *Pain* 1987;28: 45–50.
21. Denaro CP, Benowitz NL. Poisoning due to class 1B antiarrhythmic drugs. Lignocaine, mexiletine and tocainide. *Med Toxicol Adverse Drug Exp* 1989;4:412–428.
22. Zakrzewska JM, Chaudhry Z, Patton DW, et al. Lamotrigine in refractory trigeminal neuralgia: results from a double-blind placebo controlled crossover study. *Pain* 1997;73:223–230.
23. Fromm GH, Terrence CF. Comparison of L-baclofen and racemic baclofen in trigeminal neuralgia. *Neurology* 1987;37:1725–1728.
24. Fromm GH, Terrence CF, Chattha AS. Baclofen in the treatment of trigeminal neuralgia: double-blind study and long-term follow-up. *Ann Neurol* 1984;15:240–244.
25. Kondziolka D, Lemley T, Kestle JR, et al. The effect of single-application topical ophthalmic anesthesia in patients with trigeminal neuralgia. A randomized double-blind placebo-controlled trial. *J Neurosurg* 1994;80:993–997.
26. Wooten JM, Earnest J, Reyes J. Review of common adverse effects of selected antiarrhythmic drugs. *Crit Care Nurs Q* 2000;22:23–38.
27. Gilron I, Booher SL, Rowan JS, et al. Topiramate in trigeminal neuralgia: a randomized, placebo-controlled multiple crossover pilot study. *Clin Neuropharmacol* 2001;24:109–112

28. Stajcic Z, Juniper RP, Todorovic L. Peripheral streptomycin/lidocaine injections versus lidocaine alone in the treatment of idiopathic trigeminal neuralgia. A double blind controlled trial. *J Craniomaxillofac Surg* 1990;18:243–246.
29. Bittar GT, Graff-Radford SB. The effects of streptomycin/lidocaine block on trigeminal neuralgia: a double blind crossover placebo controlled study. *Headache* 1993;33:155–160.
30. Lopez BC, Hamlyn PJ, Zakrzewska JM. Systematic review of ablative neurosurgical techniques for the treatment of trigeminal neuralgia. *Neurosurgery* 2004;54:973–982.
31. Lopez BC, Hamlyn PJ, Zakrzewska JM. Stereotactic radiosurgery for primary trigeminal neuralgia: state of the evidence and recommendations for future reports. *J Neurol Neurosurg Psychiatry* 2004;75:1019–1024.
32. Lim JNW, Ayiku L. The clinical efficacy and safety of stereotactic radiosurgery (gamma knife) in the treatment of trigeminal neuralgia. 2004 (http://www.nice.org.uk/pdf/ip/173systematicreview.pdf>).
33. Flickinger JC, Pollock BE, Kondziolka D, *et al.* Does increased nerve length within the treatment volume improve trigeminal neuralgia radiosurgery? A prospective double-blind, randomized study. *Int J Radiation Oncology Biol Phys* 2001;51:449–54.
34. Walker JB, Akhanjee LK, Cooney MM, et al. Laser therapy for pain of trigeminal neuralgia. *Clin J Pain* 1988;3:183–187.

Kommentar

Hans-Christoph Diener

Substanz der ersten Wahl zur Behandlung der Trigeminusneuralgie ist Carbamazepin möglichst in retardierter Form mit langsamem Einschleichen in Dosierungen zwischen 600 bis 1200 mg pro Tag (1). Vergleichbar gut wirksam ist Oxcarbazepin allerdings verbunden mit dem Risiko einer Hyponatriämie. Ungeklärt ist der Stellenwert von Phenytoin und Baclofen sowie Lamotrigin. Gabapentin ist wahrscheinlich wirksam. Zu Topiramat gibt es noch nicht genügend Studien. Valproinsäure ist wahrscheinlich nicht wirksam.

Bei der idiopathischen Trigeminusneuralgie ist die operative Behandlung indiziert, wenn die medikamentösen Therapieverfahren erfolglos sind oder wenn die Nebenwirkungen die Lebensqualität auf Dauer merklich beeinträchtigen. Die drei derzeit zur Verfügung stehenden Verfahren sind:

- perkutane Läsion des Ganglion Gasseri durch temperaturgesteuerte Koagulation, Glyzerinrhizolyse oder Ballonkompression
- die mikrovaskuläre Dekompression des N. trigeminus im Kleinhirnbrückenwinkel nach Janetta (2)
- die radiochirurgische Behandlung mittels Gammaknife oder Linearbeschleuniger (3).

Obsolet sind die Exhärese peripherer Trigeminusäste, die extradurale Durchtrennung von Trigeminusästen an der Basis der mittleren Schädelgrube und die Neurolyse des intrakraniellen N. trigeminus.

1. Förderreuther S, Paulus W. Trigeminusneuralgie und andere Gesichtsneuralgien. In: Diener HC, Hrsg. Kopfschmerzen. Stuttgart: Thieme; 2003. p. 341–347.
2. Barker FG, Jannetta PJ, Bissonette DJ, Larkins MV, Jho HD. The long-term outcome of microvascular decompression for trigeminal neuralgia. New England Journal of Medicine 1996;334:1077–1083.
3. Lopez BC, Hamlyn PJ, Zakrzewska JM. Stereotactic radiosurgery for primary trigeminal neuralgia: state of the evidence and recommendations for future reports. J Neurol Neurosurg Psychiatry 2004;75:1019–1024.

Insomnie, primäre

Suchdatum: Februar 2004

Bazian Ltd.

Frage Welche Effekte haben nichtmedikamentöse Behandlungsmethoden bei älteren Menschen?

Wirksamkeit unbekannt

Kognitive Verhaltenstherapie[8–10]

In einer systematischen Übersicht wurde eine kleine RCT ausgewiesen, der zufolge sich die Schlafqualität durch kognitive Verhaltenstherapie – individuell oder in Gruppen durchgeführt – im Vergleich zu Nichtbehandlung sowohl unmittelbar nach Abschluss der Therapie als auch nach 3 Monaten bessert, obwohl die durchschnittlichen Schlafqualitäts-Scores – mit und ohne Therapie – für eine fortgesetzte Insomnie sprachen.

Programme zur körperlichen Betätigung[11]

In einer systematischen Übersicht wurde eine kleine RCT ausgewiesen, der zufolge sich die Schlafqualität im Anschluss an ein 16-wöchiges Programm regelmäßiger körperlicher Betätigung von mäßiger Intensität, das 4 Mal pro Woche durchgeführt wurde, im Vergleich zu keiner Behandlung verbessert. Die durchschnittlichen Scores der Schlafqualität deckten sich jedoch mit denen einer persistierenden Insomnie, ob mit oder ohne körperliche Betätigung.

Zeitlich abgestimmte Exposition gegenüber hellem Licht[12]

Eine systematische Übersicht ergab keine RCTs über die Effekte einer zeitlich abgestimmten Exposition gegenüber hellem Licht im Vergleich zu anderen Formen der Behandlung oder keiner Therapie.

Definition Insomnie wird von den US-amerikanischen National Institutes of Health definiert als Schlaf von schlechter Qualität mit Ein- und Durchschlafstörungen, frühem morgendlichem Erwachen und fehlendem Erfrischtsein. Chronische Insomnie wird definiert als mindestens 3 Mal pro Woche über einen Monat oder länger auftretende Insomnie.[1] Die primäre Insomnie wird definiert als chronische Insomnie ohne besondere medizinische oder psychiatrische Erkrankungen wie Schlaf-Apnoe, Depression oder Demenz. In diesem Kapitel wird lediglich die primäre Insomnie betrachtet.

Inzidenz/Prävalenz Vierzig Prozent der Erwachsenen aller Altersgruppen haben Schlafstörungen.[2] Die Prävalenz steigt jedoch mit dem Alter an und beträgt schätzungsweise 31–38 % bei Menschen im Alter von 18–64 Jahren und 45 % bei Menschen im Alter von 65–79 Jahren.[3]

Ätiologie/Risikofaktoren Die Ursachen der Insomnie sind nicht ganz klar. Das Risiko einer primären Insomnie steigt mit dem Alter und kann mit altersbedingten Veränderungen zirkadianer Rhythmen zusammenhängen. Psychische Faktoren und Veränderungen der Lebensweise können wahrgenommene Effekte altersbedingter Veränderungen von Schlafmustern verstärken und zu einer Abnahme der Zufriedenheit mit dem Schlaf führen.[4] Weitere Risikofaktoren in allen Altersgruppen sind Übererregtheit, chronischer Stress und das Nickerchen bei Tage.[1,5]

Prognose Hinsichtlich der Langzeitmorbidität und -mortalität von Personen mit primärer Insomnie fanden sich nur wenige zuverlässige Daten. Die primäre Insomnie ist eine chronische und rezidivierende Störung.[6] Zu ihren wahrscheinlichen Folgen gehören eine verminderte Lebensqualität und erhöhte Unfallgefahr infolge von Schläfrigkeit am Tage. Menschen mit primärer Insomnie können stärker für eine Abhängigkeit von Schlafmitteln, Depression, Demenz und Stürze gefährdet sein und erfordern u. U. mit größerer Wahrscheinlichkeit die Versorgung in einer Pflegeeinrichtung.[6,7]

Literatur

1. National Heart, Lung and Blood Institute Working Group on Insomnia. Insomnia: assessment and management in primary care. Am Fam Physician 1999;59:3029–3038.
2. Liljenberg B, Almqvist M, Hetta J, et al. Age and the prevalence of insomnia in adulthood. Eur J Psychiatry 1989;3:5–12.
3. Mellinger GD, Balter MB, Uhlenhuth EH. Insomnia and its treatment. Arch Gen Psychiatry 1985;42:225–232.
4. Bliwise DL. Sleep in normal aging and dementia. Sleep 1993;16:40–81.
5. National Center on Sleep Disorders Research Working Group. Recognizing problem sleepiness in your patients. Am Fam Physician 1999;59:937–944.
6. Reynolds CF, Buysse DJ, Kupfer DJ. Treating insomnia in older adults: taking a long term view. JAMA 1999;281:1034–1035
7. Cricco M, Simonsick EM, Foley DJ. The impact of insomnia on cognitive functioning in older adults. J Am Geriatr Soc 2001;49:1185–1189.
8. Montgomery P, Dennis J. Cognitive behavioural interventions for sleep problems in adults aged 60+ (Cochrane Review). In: The Cochrane Library, Issue 1, 2004. Chichester, UK: John Wiley & Sons Ltd. Search date 2002; primary sources Medline, Embase, Cinahl, Psychinfo, The Cochrane Library, National Research Register, hand searches of references and trial reports, and contacts with experts.
9. Edinger JD, Wohlgemuth WK, Radtke RA, et al. Cognitive behavioural therapy for treatment of chronic primary insomnia: a randomized controlled trial. JAMA 2002;285:1856–1864.
10. Morgan K, Dixon S, Mathers N et al. Psychological treatment for insomnia in the management of long-term hypnotic use: a pragmatic randomised controlled trial. Br J of Gen Pract 2003;53:923–928.
11. Montgomery P, Dennis J. Physical exercise for sleep problems in adults aged 60+ (Cochrane Review). In: The Cochrane Library, Issue 1, 2004. Chichester, UK: John Wiley & Sons Ltd. Search date 2002; primary sources Medline, Embase, Cinahl, Psychinfo, The Cochrane Library, National Research Register, hand searches of references and trial reports, and contacts with experts.
12. Montgomery P, Dennis J. Bright light therapy for sleep problems in adults aged 60+ (Cochrane Review). In: The Cochrane Library, Issue 1, 2004. Chichester, UK: John Wiley & Sons Ltd. Search date 2001; primary sources Medline, Embase, Cinahl, Psychinfo, The Cochrane Library, National Research Register, hand searches of references and trial report, and contacts with experts.

Jetlag

Suchdatum: November 2004

Andrew Herxheimer

Frage **Welche Effekte haben Interventionen zur Vermeidung oder Minimierung eines Jetlags?**

Nutzen wahrscheinlich

Melatonin (Die Nebenwirkungen von Melatonin wurden noch nicht ausreichend untersucht.)[2]
Einer systematischen Studie zufolge senkt Melatonin verglichen mit Placebo die Jetlag-Werte auf Flügen nach Osten und nach Westen. Die Übersicht ergab Fallberichte über Nebenwirkungen, und es wird vorgeschlagen, dass Patienten mit Epilepsie oder unter Warfarin (oder einem anderen Antikoagulans) Melatonin nicht ohne ärztliche Überwachung einnehmen sollten. Man kam zu dem Schluss, dass es der weiteren Untersuchung der Pharmakologie und Toxikologie von Melatonin sowie einer Routinekontrolle der pharmazeutischen Qualität von Melatoninprodukten bedarf.

Nutzen und Schaden abzuwägen

Schlafmittel[3–5]
Drei kleine RCTs ergaben nur begrenzte Belege dafür, dass Hypnotika (Zopiclon, Zolpidem) im Vergleich zu Placebo die Schlafdauer verlängern und die Schlafqualität sowie den Jetlag bessern. Zu den Nebenwirkungen von Schlafmitteln gehören Kopfschmerzen, Benommenheit, Übelkeit, Verwirrtheit und Amnesie. Kurzfristige Vorteile von Schlafmitteln sind unter dem Aspekt potenzieller Nebenwirkungen zu betrachten.

Wirksamkeit unbekannt

Adaptationen der Lebensweise und des Umfeldes (Essen, Meiden von Alkohol oder Koffein, Schlafen, Tageslicht, Wachbleiben)[1, 2, 6, 7]
Es fanden sich keine RCTs zu den Effekten von Essen, Meiden von Alkohol oder Koffein, Schlafen, Tageslicht und Wachbleiben). Es ist auch unwahrscheinlich, dass solche RCTs durchgeführt werden.

Definition Jetlag ist ein Syndrom im Zusammenhang mit schnellen Langstreckenflügen über mehrere Zeitzonen hinweg, charakterisiert durch Schlafstörungen, Tagesmüdigkeit, Leistungsabfall, Magen-Darm-Störungen und allgemeines Unwohlsein.[1] Wie bei den meisten Syndromen müssen nicht in jedem Fall alle Symptome vorliegen. Der Jetlag geht darauf zurück, dass die innere Uhr des Körpers weiter dem Tag-Nacht-Rhythmus des Abflugortes folgt. Vermittelt durch das von der Epiphyse sezernierte Melatonin passt sich der Rhythmus unter dem Einfluss von Licht und Dunkelheit langsam an: Dunkelheit setzt die Melatonin-Sekretion in Gang, helles Licht stoppt sie.

Inzidenz/ Prävalenz Der Jetlag trifft die meisten Flugreisenden, die fünf oder mehr Zeitzonen überqueren. Inzidenz und Ausprägungsgrad eines Jetlags nehmen mit der Anzahl überquerter Zeitzonen zu.

Ätiologie/ Risikofaktoren Wer schon einmal einen Jetlag hatte, wird wahrscheinlich auch wieder davon betroffen. Der Jetlag ist umso stärker ausgeprägt, je mehr Zeitzonen bei einem Flug oder einer Reihe von Flügen innerhalb weniger Tage überquert werden. Eine Reise Richtung Westen führt im Allgemeinen zu einer geringeren Unterbrechung als eine Reise Richtung Osten, da sich der zirkadiane Rhythmus leichter verlängern als verkürzen lässt.[2]

Prognose Ein Jetlag ist unmittelbar nach der Reise am stärksten ausgeprägt und löst sich über 4–6 Tage allmählich auf, sowie sich die betreffende Person an die neue Ortszeit anpasst.[2] Je mehr Zeitzonen überquert werden, desto länger braucht es, bis ein Jetlag wieder verschwunden ist.

Literatur

1. Herxheimer A, Waterhouse J. The prevention and treatment of jet lag. BMJ 2003;326:296–297.
2. Herxheimer A, Petrie KJ. Melatonin for the prevention and treatment of jet lag. In: The Cochrane Library, Issue 4, 2004. Chichester, UK: John Wiley & Sons, Ltd. Search date 2003; primary sources Cochrane Controlled Trials Register, Medline, Embase, Psychlit, Science Citation Index, hand searches of relevant journals, and contact with authors. A systematic search for harms of melatonin outside randomised trials was also made.
3. Daurat A, Benoit O, Buguet A. Effects of zopiclone on the rest/activity rhythm after a westward flight across five time zones. Psychopharmacology 2000;149:241–245.
4. Jamieson AO, Zammit GK, Rosenberg RS, et al. Zolpidem reduces the sleep disturbance of jet lag. Sleep Med 2001;2:423–430.
5. Suhner A, Schlagenhauf P, Hofer I, et al. Effectiveness and tolerability of melatonin and zolpidem for the alleviation of jet lag. Aviat Space Environ Med 2001;72:638–646.
6. Waterhouse JM, Minors DS, Waterhouse ME, et al. Keeping in time with your body clock. Oxford: Oxford University Press, 2002.
7. Boulos Z, Macchi MM, Sturchler MP, et al. Light visor treatment for jet lag after westward travel across six time zones. Aviat Space Environ Med 2002;73:953–963.

Schlafapnoe

Suchdatum: August 2003

Michael Hensley und Cheryl Ray

Frage **Welche Effekte haben unterschiedliche Behandlungsmethoden bei schwerem obstruktivem Schlaf-Apnoe-Hypopnoe-Syndrom (OSAHS)?**

Nutzen belegt

Nasale kontinuierliche Überdruckbeatmung[5, 26–29]

Einer systematischen Übersicht zufolge zufolge verringert eine nasale kontinuierliche Überdruckbeatmung (CPAP) bei Personen mit schwerem obstruktivem Schlaf-Apnoe-Hypopnoe-Syndrom im Vergleich zu Placebo, Nichtbehandlung oder konservativer Therapie die Schläfrigkeit über Tag.

Nutzen wahrscheinlich

Orale Vorrichtungen[32–36]

Zwei kleine RCTs ergaben, dass orale Vorrichtungen, die den Unterkiefer nach vorn schieben, bei Patienten mit schwerem OSAHS eine schlafgestörte Atmung und die Schläfrigkeit über Tag im Vergleich zu Vorrichtungen, die den Unterkiefer nicht nach vorn schieben, bessern.

Wirksamkeit unbekannt

Gewichtsabnahme[30, 31]

Eine systematische Übersicht ergab keine RCTs über die Effekte einer Gewichtsabnahme bei Patienten mit schwerem OSAHS.

Frage **Welche Effekte haben unterschiedliche Behandlungsmethoden bei leichtem bis mäßigem OSAHS?**

Nutzen wahrscheinlich

Nasale kontinuierliche Überdruckbeatmung[5, 26, 37, 38]

Zwei systematischen Übersichten zufolge besteht hinsichtlich der Schläfrigkeit über Tag kein signifikanter Unterschied zwischen nasaler CPAP und konservativer Behandlung, Placebo-Tabletten oder einer subtherapeutischen Schein-CPAP bei Patienten mit leichtem bis mäßigem OSAHS. Allerdings zeigte sich, dass CPAP einige Messgrößen der kognitiven Leistungsfähigkeit, einige funktionale Endpunkte, Symptome, Energie und Vitalität sowie eine Depression bessert. Einer systematischen Übersicht und einer kleinen RCT zufolge bessert nasale CPAP im Vergleich zu einer oralen Vorrichtung den Apnoe-Hypopnoe-Index.

Orale Vorrichtungen[40–44]

Zwei kleine RCTs ergaben, dass orale Vorrichtungen, die den Unterkiefer nach vorn schieben, eine schlafgestörte Atmung und die Schläfrigkeit über Tag im Vergleich zu Nichtbehandlung oder einer Kontrollvorrichtung bessern. Einer systematischen Übersicht und einer kleinen RCT zufolge bessert nasale CPAP im Vergleich zu einer oralen Vorrichtung den Apnoe-Hypopnoe-Index.

Wirksamkeit unbekannt

Gewichtsabnahme[30, 39]

Eine systematische Übersicht ergab keine RCTs über die Effekte einer Gewichtsabnahme bei Patienten mit schwerem OSAHS.

Definition Schlafapnoe ist der umgangssprachliche Begriff für das obstruktive Schlaf-Apnoe-Hypopnoe-Syndrom (OSAHS). OSAHS bedeutet eine abnorme Atmung im Schlaf, die zu wiederholtem Erwachen, ständigen Unterbrechungen des Schlafs und nächtlicher Hypoxämie führt. Das Syndrom umfasst Schläfrigkeit über Tag, beeinträchtigte Vigilanz und Störungen der kognitiven Funktionen sowie eine herabgesetzte Lebensqualität.[1, 2] Apnoe bedeutet das Ausbleiben eines Luftstroms an Nase und Mund für mindestens 10 Sekunden, und Hypopnoe bedeutet eine erhebliche Einschränkung (>50 %) des Luftstroms für ebenfalls mehr als 10 Sekunden. Eine Apnoe kann „zentral" bedingt sein, wobei die Atemanstrengungen sistieren, oder sie kann „obstruktiv" bedingt sein, wobei die Atemanstrengungen fortbestehen, aber infolge einer Verlegung der oberen Atemwege ineffektiv sind. Ein OSAHS wird diagnostiziert, wenn ein Patient mit auch am Tage bestehenden Symptomen eine deutlich schlafgestörte Atmung hat, was durch Polysomnographie (Untersuchung des Schlafzustandes, der Atmung und der Oxygenierung) oder eingeschränktere Untersuchungen aufgedeckt wird. Kriterien für die Diagnose einer signifikant gestörten Schlafatmung wurden noch nicht rigoros beurteilt, aber durch Konsens und Konvention festgelegt.[3, 4] Diagnostische Kriterien sind von unterschiedlicher Sensitivität und Spezifität. So gilt z. B. ein Apnoe-Hypopnoe-Index von weniger als 5 Apnoe- oder Hypopnoe-Episoden pro Stunde Schlaf als normal.[5] Patienten mit einem Upper-Airway-Resistance-Syndrom haben jedoch einen Index von weniger als 5 Episoden pro Stunde[6], und viele gesunde ältere Menschen haben einen Index von über 5 Episoden pro Stunde[7]. Im Bemühen um internationalen Konsens wurden neue Kriterien vorgeschlagen, und werden allmählich in größerem Umfang genutzt.[8] Der Schweregrad eines OSAHS lässt sich anhand des Schweregrades zweier Faktoren klassifizieren: Schläfrigkeit über Tag (siehe Tab. 1, S. 1062) und Apopnoe-Hypopnoe-Index (AHI) (siehe Tab. 2, S. 1062). Ein schweres OSAHS ist definiert als schwer schlafgestörte Atmung (AHI >35 Episoden/h) zusammen mit Symptomen einer exzessiven Schläfrigkeit über Tag (Epworth Sleepiness Scale >10 oder Multiple Sleep Latency Test <5 min). Eine zentrale Schlafapnoe und schlafassoziierte Hypoventilationssyndrome werden in diesem Kapitel nicht behandelt.

Inzidenz/ Prävalenz Die nordamerikanische Wisconsin Sleep Cohort Study an über 1000 Personen im Durchschnittsalter von 47 Jahren ergab bei 24 % der Männer und 9 % der Frauen eine Prävalenz des Apnoe-Hypopnoe-Index von mehr als 5 Episoden pro Stunde und eine Prävalenz des OSAHS mit einem Index von über 5 und exzessiver Schläfrigkeit bei 4 % der Männer und 2 % der Frauen.[9] Bezüglich des Auftretens eines OSAHS, für das auch Übergewicht bzw. Adipositas als wichtige Determinante gilt, bestehen internationale Unterschiede.[10] Nach Angleichung an andere Risikofaktoren wurden auch ethnische Unterschiede der Prävalenz festgestellt.[7, 10] Über die Krankheitsbelastung in Entwicklungsländern ist wenig bekannt.

Ätiologie/ Risikofaktoren Die Einengung der oberen Atemwege beim OSAHS ist etwa auf der Höhe der Zunge, des weichen Gaumens oder der Epiglottis lokalisiert. Störungen, die entweder zur Verengung der oberen Atemwege oder zur Abnahme ihrer Stabilität führen (z. B. Übergewicht/Adipositas, gewisse kraniofaziale Anomalien, Stimmbandanomalien und vergrößerte Tonsillen), wurden mit dem erhöhten Risiko eines OSAHS in Verbindung gebracht. Schätzungen zufolge führt ein Anstieg des BMI von 1 kg/m^2 (3,2 kg bei einer 1,8 m hohen Person) im Laufe von 4 Jahren zu einem 30%igen Anstieg (95%-CI 13–15%) des relativen Risikos für die Entstehung einer gestörten Schlafatmung (AHI ≥5 Episoden/h).[10] Ein ausgeprägter Zusammenhang besteht ferner zu steigendem Alter und zum Geschlecht (das Mann/Frau-Verhältnis beträgt 2:1). Schwächer ausgeprägte Zusammenhänge bestehen zur Menopause, zur Familienanamnese, zum Rauchen sowie zu einer nächtlichen Verstopfung der Nase.[10]

Prognose

Die langfristige Prognose von Patienten mit unbehandeltem schwerem OSAHS ist hinsichtlich der Lebensqualität, der Wahrscheinlichkeit von Verkehrsunfällen, einer Hypertonie sowie einer möglichen Herz-Kreislauf-Erkrankung und des vorzeitigen Todes schlecht.[11] Leider ist sowohl die Prognose des behandelten als auch des unbehandelten OSAHS unklar.[7] Zu den Einschränkungen der Belege gehören ein Bias in der Auswahl der Probanden, eine kurze Nachbetreuungszeit und eine unterschiedliche Messung von Störvariablen (z. B. Rauchen, Alkoholkonsum und andere kardiovaskuläre Risikofaktoren). Therapien sind weit verbreitet, und dies macht es schwierig, Belege für die Prognose eines unbehandelten OSAHS zu finden. Beobachtungsstudien unterstützen einen Kausalzusammenhang zwischen einem OSAHS und einer systemischen Hypertonie, der mit dem Schweregrad des OSAHS zunimmt (OR 1,21 bei leichtem bis mäßigem OSAHS bis zu einer OR von 3,07 für ein schweres OSAHS).[11] Ein OSAHS erhöht das Risiko eines Verkehrsunfalls um das Drei- bis Siebenfache.[11, 12] Es geht ferner einher mit dem erhöhten Risiko eines vorzeitigen Todes, einer Herz-Kreislauf-Erkrankung und einer beeinträchtigten neurokognitiven Funktion.[11]

Literatur

1. Gastaut H, Tassarini CA, Duron B. Polygraphic study of the episodic diurnal and nocturnal (hypnic and respiratory) manifestations of the Pickwick syndrome. Brain Res 1965;2:167–186.
2. Bassari AG, Guilleminault C. Clinical features and evaluation of obstructive sleep apnea hypopnea syndrome. In: Kryger MH, Roth T, Dement WC, eds. Principles and practice of sleep medicine. Philadelphia, PA: WB Saunders, 2000:869–878.
3. Ross SD, Sheinhait IA, Harrison KJ, et al. Systematic review and meta-analysis of the literature regarding the diagnosis of sleep apnea. Sleep 2000;23:519–532.
4. Sackett DL, Straus SE, Richardson WS, et al. Evidence-based medicine. How to practice and teach EBM. Edinburgh: Churchill Livingstone, 2000:69–70.
5. National Health and Medical Research Council of Australia. Effectiveness of nasal continuous airway pressure (nCPAP) in obstructive sleep apnoea in adults. National Health and Medical Research Council of Australia, 2000. http://www.health.gov.au/nhmrc/publications/pdf/hpr21.pdf (last accessed 4 June 2004). Search date 1999; primary sources Medline, Cochrane Library, some Health Technology Assessment websites, Centre for Reviews and Dissemination website, Veteran Affairs Research website, hand searches of reference lists of review articles, and personal contact with experts.
6. Guilleminault C, Stoohs R, Clerk A, et al. A cause of excessive daytime sleepiness. The upper airway resistance syndrome. Chest 1993;104:781–787.
7. Lindberg E, Gislason T. Epidemiology of sleep-related obstructive breathing. Sleep Med Rev 2000;4:411–433.
8. American Academy of Sleep Medicine Task Force (Flemons W, Chair). Sleep-related breathing disorders in adults: recommendations for syndrome definition and measurement techniques in clinical research. Sleep 1999;22:667–689.
9. Johns MW. A new method for measuring daytime sleepiness: the Epworth Sleepiness Scale. Sleep 1991;14:540–545.
10. Carskadon MA, Dement WC, Mitler MM, et al. Guidelines for the Multiple Sleep Latency Test (MSLT): a standard measure of sleepiness. Sleep 1986;9:519–524.

11. Poceta JS, Timms RM, Jeong DU, et al. Maintenance of Wakefulness Test in obstructive sleep apnea syndrome. Chest 1992;101:893–897.
12. Ware JE and Sherbourne CD. The MOS 36–item short form health survey (SF–36). 1. Conceptual framework and item selection. Med Care 1992;30:473–483.
13. NFER website: http://www.nfer-nelson.co.uk/ghq/ghq28.htm
14. Zigmond AS, Snaith RP. The Hospital Anxiety and Depression Scale. Acta Psychiatr Scand 1983;67:361–370.
15. Beck AT, Ward CH, Mendelson M, et al. An inventory for measuring depression. Arch Gen Psychiatry 1961;4:561–571.
16. McNair D, Lorr M, Droppleman L. EITS manual for the profile of mood states. San Diego: Educational and Industrial Test Services, 1971.
17. Matthews G, Jones DM, Chamberlin AG. Refining the measurement of mood: The UWIST Mood Adjective Checklist. Br J Psychol 1990;81:17–42.
18. Hunt SM, McEwen J, McKenna SP. Measuring health stats: a new tool for clinicians and epidemiologists. J R Coll Gen Pract 1985;35:185–188.
19. Weaver TE, Laizner AM, Evans LK, et al. Instrument to measure functional status outcomes for disorders of excessive sleepiness. Sleep 1997;20:835–843.
20. Findley LJ, Fabrizio MJ, Knight H, et al. Driving simulator performance in patients with sleep apnea. Am Rev Respir Dis 1989;140:529–530.
21. Weaver TE. Outcome measurement in sleep medicine practice and research. Part 2: assessment of neurobehavioral performance and mood. Sleep Med Rev 2001;5:223–236.
22. Young T, Palta M, Dempsey J, et al. The occurrence of sleep-disordered breathing among middle-aged adults. N Engl J Med 1993;328:1230–1235.
23. Young TB, Peppard P. Epidemiology of obstructive sleep apnea. In: McNicholas WT, Phillipson EA, eds. Breathing disorders in sleep. London, UK: WB Saunders, 2002:31–43.
24. Redline S. Morbidity, mortality and public health burden of sleep apnea. In: McNicholas WT, Phillipson EA, eds. Breathing disorders in sleep. London, UK: WB Saunders, 2002:222–235.
25. George CFP. Reduction in motor vehicle collisions following treatment of sleep apnoea with nasal CPAP. Thorax 2001;56:508–512.
26. Patel SR, White DP, Malhotra A, Stanchina ML, Ayas NT. Continuous positive airway pressure therapy for treating sleepiness in a diverse population with obstructive sleep apnea: results of a meta–analysis. Arch Intern Med 2003;163:565–571.Search date 2001; primary sources Medline, Cochrane database, reference lists and contact with experts.
27. Brander PE, Soirinsuo M, Lohela P. Nasopharyngeal symptoms in patients with obstructive sleep apnea syndrome. Respiration 1999;66:128–135.
28. Barbe F, Mayoralas LR, Duran J, et al. Treatment with continuous airway pressure is not effective in patients with sleep apnea but no daytime sleepiness. A randomised, controlled trial. Ann Intern Med 2001;134:1015–1023.
29. Jenkinson C, Davies RJO, Mullins R, et al. Comparison of therapeutic and subtherapeutic nasal continuous positive airway pressure for obstructive sleep apnoea: a randomised prospective parallel trial. Lancet 1999;353:2100–2105.
30. Shneerson J, Wright J. Lifestyle modification of obstructive sleep apnoea. In: The Cochrane Library, Issue 4, 2002. Oxford: Update Software. Search date 2000; primary sources Cochrane Airways Group Trials Register, Medline, Embase, Cinahl, and hand searches of reference lists of review articles.
31. Barvaux VA, Aubert G, Rodenstein DO. Weight loss as a treatment for obstructive sleep apnoea. Sleep Med Rev 2000;4:435–452.
32. Hans MG, Nelson S, Luks VG, et al. Comparison of two dental devices for treatment of obstructive sleep apnea syndrome (OSAS). Am J Orthod Dentofac Orthop 1997;111:562–570.
33. Gotsopoulos H, Chen C, Qian J, et al. Oral appliance therapy improves symptoms in obstructive sleep apnea: a randomized, controlled trial. Am J Respir Crit Care Med 2002;166:743–748.
34. Fritsch KM, Iselli A, Russi EW, et al. Side effects of mandibular advancement devices for sleep apnea treatment. Am J Respir Crit Care Med 2001;164:813–818.
35. Schmidt-Nowra W, Lowe A, Wiegand L, et al. Oral appliance for the treatment of snoring and obstructive sleep apnea: a review. Sleep 1995;18:501–510. Search date 1994; primary sources Medline and consultation with experts.
36. Pitsis AJ, Darendeliler MA, Gotsopoulos H, et al. Effect of vertical dimension on efficacy of oral appliance therapy in obstructive sleep apnea. Am J Respir Crit Care Med 2002;166:860–864.
37. McArdle N, Dvereux G, Heidarnejad H, et al. Long-term use of CPAP therapy for sleep apnea/hypopnea syndrome. Am J Respir Crit Care Med 1999;159:1108–1114.
38. Monasterio C, Vidal S, Duran J, et al. Effectiveness of continuous positive airway pressure in non-severe sleep apnea-hypopnea syndrome. Am J Respir Crit Care Med 2001;164:939–943.
39. Peppard PE, Young T, Dempsey J, et al. Longitudinal study of moderate weight change and sleep-disordered breathing. JAMA 2000;284:3015–3021.

40. Bloch KE, Iseli A, Zhang JN, et al. A randomized, controlled crossover trial of two oral appliances for sleep apnea treatment. Am J Respir Crit Care Med 2000;162:246–251.
41. Mehta A, Qian J, Petocz P, et al. A randomized controlled study of a mandibular advancement splint for obstructive sleep apnea. Am J Respir Crit Care Med 2001;163:1457–1461.
42. Wright J, Cates C, White J. Continuous positive airways pressure for obstructive sleep apnoea (Cochrane Review). In: The Cochrane Library, Issue 4, 2003. Chichester, UK: John Wiley & Sons, Ltd. Search date 2001; primary sources Medline, Embase, Cinahl, hand searches of reference lists of identified papers, and personal contact with researchers and clinical experts.
43. Engleman HM, McDonald JP, Graham D, et al. Randomized crossover trial of two treatments for sleep apnea/hypopnea syndrome: continuous positive airway pressure and mandibular repositioning splint. Am J Respir Crit Care Med 2002;166:855–859.
44. Ferguson K. Oral appliance therapy for obstructive sleep apnea. Finally evidence you can sink your teeth into (editorial). Am J Resp Crit Care Med 2001;163:1294–1295.
45. Ayappa I, Norman RG, Krieger AC, et al. Non-invasive detection of respiratory effort-related arousals (RERAs) by a nasal cannula/pressure transducer system. Sleep 2000;23:763–771.

Kommentar

Konrad E. Bloch

Das obstruktive Schlafapnoe-Syndrom (OSAS) manifestiert sich durch Schnarchen und repetitive Atempausen während des Schlafes. Dies beeinträchtigt die Schlafqualität und führt zu vermehrter Einschlafneigung und beeinträchtigten kognitiven Funktionen tagsüber. Patienten mit OSAS haben ein erhöhtes Risiko, Unfälle im Strassenverkehr zu verursachen. Sie leiden zudem gehäuft an kardiovaskulären Erkrankungen, insbesondere der arteriellen Hypertonie. Die wirksamste Therapie besteht in der nächtlichen Überdruckbeatmung (CPAP) über eine Nasenmaske. Mehrere randomisierte, Placebo-kontrollierte Studien zeigen, dass diese Behandlung die Symptome, Lebensqualität und die erhöhten Blutdruckwerte beim OSAS günstig beeinflusst. CPAP ist auch bei leichten OSAS-Formen wirksam, wird aber weniger gut akzeptiert. Asymptomatische Schnarcher ohne Hypersomnie profitieren hingegen auch bei gehäuften nächtlichen Apnoen/Hypopnoen nicht von einer CPAP Therapie (1). Der Leidensdruck muss daher bei der Indikation zur CPAP-Therapie in die Beurteilung einbezogen werden. Für OSAS-Patienten mit wenig ausgeprägter Symptomatik und bei asymptomatischen Schnarchern sind Zahnspangen, welche nachts eingesetzt werden und den Unterkiefer in einer Vorschubposition fixieren, eine wertvolle therapeutische Alternative, die sich in mehreren randomisierten, kontrollierten Studien als wirksam erwiesen hat. Eine Gewichtsabnahme, welche bei Übergewichtigen aus verschiedenen Gründen sinnvoll ist, gelingt oft nicht. Chirurgische Interventionen sind nur in ausgewählten Fällen zur OSAS-Behandlung indiziert, zum Beispiel bei Kindern mit Adenoid- und Tosillenhyperplasie.

1. Barbe F, Mayoralas LR, Duran J et al. Treatment with continuous positive airway pressure is not effective in patients with sleep apnea but no daytime sleepiness. a randomized, controlled trial. Ann Intern Med 2001; 134(11):1015–1023.

Supported by Grants from the Swiss National Science Foundation (3200–067115.01/1)

Tabelle 1 **Schläfrigkeit am Tage** (s. Text, S. 1058)

Schweregrad der Schläfrigkeit am Tage	Aktivitäten beim Auftreten unerwünschter Schläfrigkeit oder unfreiwilligen Schlafes	Funktionelle Effekte
leicht	Aktivitäten, die nur wenig Aufmerksamkeit erfordern (z. B. Fernsehen, Lesen)	nur leichte Beeinträchtigung der sozialen oder beruflichen Funktion
mäßig	Aktivitäten, die eine gewisse Aufmerksamkeit erfordern (z. B. ein Konzertbesuch, die Teilnahme an einer Versammlung oder Präsentation)	mäßige Beeinträchtigung der sozialen oder beruflichen Funktion
schwer	Aktivitäten, die ein mehr aktive Aufmerksamkeit erfordern (z. B. Essen, eine Unterhaltung, Gehen, Autofahren)	deutliche Beeinträchtigung der sozialen oder beruflichen Funktion

Tabelle 2 **Apnoe-Hypopnoe-Index (AHI;** s. Text, S. 1058)

Schweregrad der Atemstörung im Schlaf	AHI (Episoden/Stunde Schlaf)
leicht	5–20
mäßig	20–35
schwer	>35

Angststörung, generalisierte

Suchdatum: Februar 2004

Christopher Gale und Mark Oakley-Browne

Frage Welche Effekte haben unterschiedliche Behandlungsmethoden?

Nutzen wahrscheinlich

Antidepressiva (Imipramin, Opipramol, Paroxetin und Venlafaxin)[47–62]

Einer systematischen Übersicht zufolge bessern Antidepressiva (Imipramin, Opipramol, Paroxetin und Venlafaxin) die Symptome im Vergleich zu Placebo über 4–28 Wochen. Eine nachfolgende RCT zeigte, dass Paroxetin im Vergleich zu Placebo die Ansprechraten erhöht. Einer RCT zufolge besteht hinsichtlich der Ansprechraten nach 28 Tagen kein signifikanter Unterschied zwischen Venlafaxin und Placebo. Eine RCT ergab, dass Opipramol im Vergleich zu Placebo nach 28 Tagen die Ansprechrate erhöht. Den RCTs zufolge besteht dabei kein signifikanter Unterschied zwischen einzelnen Antidepressiva oder zwischen Antidepressiva und Benzodiazepinen oder Buspiron. RCTs und Beobachtungsstudien zufolge kommt es unter Benzodiazepintherapie zu Nebenwirkungen wie Sedierung, Schwindel, Übelkeit, Stürzen und Libidoverlust.

Buspiron[20, 40–43]

RCTs zufolge bessert Buspiron im Vergleich zu Placebo Symptome über 4–9 Wochen. RCTs zufolge besteht hinsichtlich der Symptome über 4–6 Wochen kein signifikanter Unterschied zwischen Buspiron und Antidepressiva, Diazepam oder Hydroxyzin. Die Studien hatten jedoch u. U. nicht genügend Aussagekraft, um klinisch bedeutsame Unterschiede zwischen den Therapien aufzudecken.

Kognitive Verhaltenstherapie[20–29]

Zwei systematischen Übersichten und drei anschließenden RCTs zufolge kann eine kognitive Psychotherapie (mit einer Kombination aus verhaltenstherapeutischen Verfahren wie Reizüberflutung, Entspannung und kognitiver Umstrukturierung) Angst und depressive Verstimmung über 4–12 Wochen im Vergleich zu Nichtbehandlung, alleinigem Angstmanagement, alleiniger Entspannung oder nichtdirektiver Beratung bessern. Drei nachfolgend durchgeführten RCTs zufolge zeigt sich hinsichtlich der Symptome nach 13 Wochen, 6 Monaten oder 24 Monaten kein signifikanter Unterschied zwischen kognitiver Verhaltenstherapie und angewandter Entspannung.

Hydroxyzin[44, 45]

Drei RCTs zum Vergleich von Hydroxyzin und Placebo kamen zu unterschiedlichen Ergebnissen. Zwei RCTs zufolge bessert Hydroxyzin im Vergleich zu Placebo nach 4 oder 12 Wochen Symptome der Angst, jedoch zeigte eine dritte RCT hinsichtlich des Anteils an Patienten mit gebesserter Angstsymptomatik nach 5 Wochen keinen signifikanten Unterschied. Einer der RCTs zufolge verstärkt Hydroxyzin im Vergleich zu Placebo Schläfrigkeit und Kopfschmerzen. Eine RCT zeigte hinsichtlich des Anteils an Patienten, die nach 6 Wochen ansprechen, keinen signifikanten Unterschied zwischen Hydroxyzin und Bromazepam. Eine weitere RCT zeigte hinsichtlich des Anteils an Patienten, die nach 4 Wochen ansprechen, keinen signifikanten Unterschied zwischen Hydroxyzin und Buspiron.

Nutzen und Schaden abzuwägen

Benzodiazepine[20, 29–39]

Einer systematischen Übersicht und einer nachfolgend durchgeführten RCT zufolge bessern Benzodiazepine über eine Beobachtungszeit von 2–9 Wochen die Symptome im Vergleich zu Placebo. Hinsichtlich der Symptome über 3–8 Wochen zeigte eine RCT keinen signifikanten Unterschied zwischen Alprazolam und Bromazepam oder Mexazolam oder zwischen Benzodiazepinen und Buspiron, Hydroxyzin, Abecarnil oder Antidepressiva. RCTs und Beobachtungsstudien zufolge erhöhen Benzodiazepine das Risiko von Abhängigkeit und Sedierung sowie von Arbeits- und Verkehrsunfällen. Bei Einsatz und in der Spätschwangerschaft oder der Stillzeit können Benzodiazepine zu Nebenwirkungen beim Neugeborenen führen. Hinsichtlich der Symptome über 3–8 Wochen zeigten RCTs keinen signifikanten Unterschied zwischen Alprazolam und Bromazepam oder Mexazolam oder zwischen Benzodiazepinen und Buspiron, Hydroxyzin, Abecarnil oder Antidepressiva. Eine systematische Übersicht qualitativ schlechter RCTs lieferte keine ausreichenden Belege zur Beurteilung der Effekte einer Langzeitbehandlung mit Benzodiazepinen.

Kava[65–67]

Einer systematischen Übersicht bei Patienten mit vielfältigen Angststörungen einschließlich generalisierter Angststörung (GAD) zufolge verringert Kava im Vergleich zu Placebo über 1–24 Wochen das Auftreten der Angst. Es ist unklar, ob sich die Ergebnisse der Übersicht auf Menschen mit generalisierten Angststörungen verallgemeinern lassen. Belege aus Beobachtungsstudien deuten jedoch darauf hin, dass Kava hepatotoxisch sein könnte.

Trifluoperazin[63, 64]

Einer großen RCT zufolge verringert Trifluoperazin im Vergleich zu Placebo nach 4 Wochen die Angst, verursacht jedoch mehr Schläfrigkeit, extrapyramidale Reaktionen und andere Bewegungsstörungen.

Wirksamkeit unbekannt

Abecarnil[30, 46]

Eine RCT ergab begrenzte Hinweise darauf, dass niedrig dosiertes Abecarnil im Vergleich zu Placebo Symptome bessert. Einer weiteren RCT zufolge besteht hinsichtlich der Symptome nach 6 Wochen kein signifikanter Unterschied zwischen Abecarnil und Placebo oder Diazepam. Beiden RCTs zufolge verstärkt Abecarnil im Vergleich zu Placebo die Schläfrigkeit.

Angewandte Entspannung[29]

Es fanden sich keine RCTs, in denen angewandte Entspannung mit Placebo oder Nichtbehandlung verglichen wurde. Drei RCTs zufolge besteht hinsichtlich der Symptomatik nach 13 Wochen bzw. 6 oder 24 Monaten kein signifikanter Unterschied zwischen angewandter Entspannung und kognitiver Verhaltenstherapie.

Betablocker

Es fanden sich keine RCTs zu den Wirkungen von Betablockern bei Patienten mit generalisierter Angststörung (GAD).

Definition Unter generalisierter Angststörung (GAD) versteht man Gefühle von übermäßiger Besorgnis und Anspannung gegenüber alltäglichen Ereignissen und Problemen, die über mindestens 6 Monate an den meisten Tagen auftreten und so stark sind, dass der Patient darunter leidet oder deutliche Schwierigkeiten bei der Bewältigung seiner täglichen Aufgaben hat.[1] Mögliche Zeichen und Symptome sind: erhöhte motorische Spannung (leichte

Ermüdbarkeit, Zittern, Ruhelosigkeit und Muskelanspannung); vegetative Übererregbarkeit (Atemnot, Tachykardie, Mundtrockenheit, kalte Hände und Schwindel); Hypervigilanz und erhöhte Aufmerksamkeit (Gefühl des Eingesperrtseins, übermäßige Schreckhaftigkeit, Konzentrationsstörungen), aber keine Panikattacken. Eine nicht systematische Übersicht aus epidemiologischen und klinischen Studien zeigte bei Menschen mit Angststörungen (einschließlich GAD) eine ausgeprägte Verringerung der Lebensqualität und der sozialen Funktionsfähigkeit.[2] Außerdem zeigte sich, dass Menschen mit Angststörungen insgesamt mit ihrem Leben weniger zufrieden und hinsichtlich der Erfüllung ihrer Rolle oder ihrer sozialen Aufgaben beeinträchtigt sind.[2]

Inzidenz/ Prävalenz

Einer Übersicht von Beobachtungsstudien zufolge liegt die Prävalenz der GAD in der erwachsenen Allgemeinbevölkerung bei 1,5–3,0 %.[3] Demzufolge litten 3–5 % aller Erwachsenen im vorausgegangenen Jahr an GAD, und 4–7 % waren irgendwann im Laufe ihres Lebens erkrankt. Die US National Comorbidity Survey ergab bei über 90 % der Patienten mit diagnostizierter GAD andere Erkrankungen, wie Dysthymie (22 %), Depression (39–69 %), Somatisation, andere Angststörungen, Zyklothymie sowie Drogen- oder Medikamentenmissbrauch.[4] Auch das Harvard Brown Anxiety Research Program zeigte, dass nur 30/180 (17 %) ausschließlich eine GAD hatten.[5] Eine Subgruppenanalyse spricht dafür, dass 46/122 (38 %) Patienten mit GAD eine begleitende Persönlichkeitsstörung hatten.[6] Eine systematische Übersicht der Komorbidität von Ess- und Angststörungen (Suchdatum: 2001; 2 Beobachtungsstudien, 55 Patienten) zeigte bei Patienten mit Anorexia nervosa eine lebenslange GAD-Prävalenz von 24 % in der einen und 31 % in der anderen Studie.[7] In der Kontrollgruppe einer der Studien (44 Personen) betrug die lebenslange Prävalenz der GAD 2 %. Die Zuverlässigkeit der in epidemiologischen Studien zur Diagnose einer GAD verwandten Messgrößen ist unbefriedigend.[8, 9] Einer US-Studie mit klar definierten Diagnosekriterien (DSM-III-R) zufolge entwickeln 5 % aller Menschen irgendwann einmal eine GAD.[9] Eine kürzlich durchgeführte Kohortenstudie bei Patienten mit depressiven Störungen und Angststörungen kam zu dem Ergebnis, dass in 49 % der GAD-Fälle die Anfangsdiagnose auch nach 2 Jahren noch gültig war.[10] Die GAD-Inzidenz ist bei Männern nur halb so hoch wie bei Frauen[11] und niedriger bei älteren Menschen[12]. Eine nicht systematische Übersicht mit 20 Beobachtungsstudien bei älteren und jüngeren Menschen deutet darauf hin, dass die vegetative Reaktion auf Stress bei älteren Menschen schwächer ausfällt und sie sich schneller als junge Menschen an Stress auslösende Aufgaben gewöhnen.[10]

Ätiologie/ Risikofaktoren

Man geht davon aus, dass das Auftreten von GAD – unabhängig von demographischen Faktoren[11, 12] – mit dem zahlenmäßigen Anstieg geringfügiger Stressoren assoziiert ist[14, 15], wobei dieser Befund auch bei Patienten mit anderen Diagnosen häufig vorkommt.[10] Eine nicht systematische Übersicht (fünf Fallkontrollstudien) über die psychologischen Folgen eines zivilen Traumas zeigte, dass die dokumentierten Raten für GAD in vier der fünf Studien im Vergleich zu einer Kontrollpopulation signifikant erhöht waren (Ratenverhältnis 3,3; 95 %-CI 2,0–5,5).[16] Einer systematischen Übersicht von Querschnittsstudien (Suchdatum 1997) zufolge ist das gegenseitige Schikanieren im Kindesalter (Peer-Viktimisierung) mit einem signifikanten Anstieg von GAD assoziiert (Effektgröße 0,21; CI n.a.).[17] Einer systematischen Übersicht (Suchdatum nicht angegeben, zwei Familienstudien, 45 Indexfälle, 225 Verwandte ersten Grades) zufolge besteht eine signifikante Korrelation zwischen GAD in den Indexfällen und bei deren Verwandten ersten Grades (OR 6,1; 95 %-CI 2,5–14,9). In der Übersicht wurden auch drei Zwillingsstudien (13.305 Teilnehmer) ausgewiesen, deren Schätzungen zufolge sich 32 % (95 %-CI 24–39 %) der unterschiedlichen Neigung zu GAD durch genetische Faktoren erklären lassen.

Prognose

Einer systematischen Übersicht zufolge sind 25 % der Betroffenen Erwachsenen nach 2 Jahren und 38 % der Betroffenen nach 5 Jahren symptomfrei.[3] Im Harvard-Brown Anxiety Research Program wurde die 5-Jahres-Nachbeobachtung von 167 GAD-Patienten dokumentiert.[19] In diesem Zeitraum betrug die gewichtete Wahrscheinlichkeit einer vollständigen Remission 38 % und einer zumindest teilweisen Remission 48 %; die Wahrscheinlichkeit eines Rezidivs aus der Vollremission heraus betrug 27 %, und aus der Teilremission heraus lag sie bei 39 %.

Literatur

1. American Psychiatric Association. *Diagnostic and statistical manual of mental disorders*, 4th ed. Washington, DC: American Psychiatric Association, 1994.
2. Mendlowicz MV, Stein MB. Quality of life in individuals with anxiety disorders. *Am J Psychiatry* 2000;157:669–682.
3. Kessler RD Wittchen HU. Patterns and correlates of generalized anxiety disorder in community samples. *J Clin Psychiatry* 2002;63(suppl 8):4–10.
4. Stein D. Comorbidity in generalised anxiety disorder: impact and implications. *J Clin Psychiatry* 2001;62(suppl 11):29–34 [review].
5. Goldenberg IM, White K, Yonkers K, et al. The infrequency of „pure culture“ diagnoses among the anxiety disorders. *J Clin Psychiatry* 1996;57:528–533.
6. Dyck IR, Phillips KA, Warshaw MG, et al. Patterns of personality pathology in patients with generalized anxiety disorder, panic disorder with and without agoraphobia, and social phobia. *J Personal Disord* 2001;15:60–71.
7. Godart NT, Flament MF, Perdereau F, et al. Comorbidity between eating disorders and anxiety disorders: a review. *Int J Eat Disord* 2002;32:253–270. Search date 2001; primary source Medline.
8. Judd LL, Kessler RC, Paulus MP, et al. Comorbidity as a fundamental feature of generalised anxiety disorders: results from the National Comorbidity Study (NCS). *Acta Psychiatr Scand* 1998;98(suppl 393):6–11.
9. Andrews G, Peters L, Guzman AM, et al. A comparison of two structured diagnostic interviews: CIDI and SCAN. *Aust N Z J Psychiatry* 1995;29:124–132.
10. Kessler RC, McGonagle KA, Zhao S, et al. Lifetime and 12-month prevalence of DSM-III-R psychiatric disorders in the United States: results from the national comorbidity survey. *Arch Gen Psychiatry* 1994;51:8–19.
11. Seivewright N, Tyrer P, Ferguson B, et al. Longitudinal study of the influence of life events and personality status on diagnostic change in three neurotic disorders. *Depress Anxiety* 2000;11:105–113.
12. Pigott T. Gender differences in the epidemiology and treatment of anxiety disorders. *J Clin Psychiatry* 1999;60(suppl 18):4–15.
13. Jorm AF. Does old age reduce the risk of anxiety and depression? A review of epidemiological studies across the adult life span. *Psychol Med* 2000;30:11–22.
14. Lau AW, Edelstein BA, Larkin KT. Psychophysiological arousal in older adults: a critical review. *Clin Psychol Rev* 2001;21:609–630 [review].
15. Brantley PJ, Mehan DJ Jr, Ames SC, et al. Minor stressors and generalised anxiety disorders among low income patients attending primary care clinics. *J Nerv Ment Dis* 1999;187:435–440.
16. Brown ES, Fulton MK, Wilkeson A, et al. The psychiatric sequelae of civilian trauma. *Comp Psychiatry* 2000;41:19–23.
17. Hawker DSJ, Boulton MJ. Twenty years' research on peer victimisation and psychosocial maladjustment: a meta-analytic review of cross-sectional studies. *J Child Psychol Psychiatr* 2000;41:441–445. Search date 1997; primary sources Psychlit, Social Science Citation Index, OCLC Firstsearch, hand searches of relevant journals, bibliographies, reviews, reference lists of relevant articles, and book chapters, and personal contact with authors.
18. Hettema JM, Neale MC, Kendler KS. A review and meta-analysis of the genetic epidemiology of anxiety disorders. *Am J Psychiatry* 2001;158:1568–1578. Search date not reported; primary source Medline.
19. Yonkers KA, Dyck IR, Warshaw M, et al. Factors predicting the clinical course of generalised anxiety disorder. *Br J Psychiatry* 2000;176:544–549.

20. Gould RA, Otto MW, Pollack MH, et al. Cognitive behavioral and pharmacological treatment of generalized anxiety disorder: a preliminary meta-analysis. *Behav Ther* 1997;28:285–305. Search date 1996; primary sources Psychlit, Medline, examination of reference lists, and unpublished articles presented at national conferences.
21. Westen D, Morrison K. A multidimensional meta-analysis of treatments for depression, panic and generalized anxiety disorder: an empirical examination of the status of empirically supported therapies. *J Consult Clin Psychol* 2001;69:875–889. Search date not reported but only included studies published 1990–1999; primary source hand searches of 10 journals and psychological abstracts.
22. Ost L, Breitholts E. Applied relaxation vs. cognitive therapy in the treatment of generalized anxiety disorder. *Behav Res Ther* 2000;38:777–790.
23. Borkovec TD, Newman MG, Pincus AL. A component analysis of cognitive-behavioural therapy for generalized anxiety disorder and the role of interpersonal process. *J Consult Clin Psychol* 2002;70:288–298.
24. Stanley MA, Beck JG, Novy DM, et al. Cognitive-behavioural treatment of late-life generalized anxiety disorder. *J Consult Clin Psychol* 2003;71:309–319.
25. Wetherall JL, Gatx M, Craske MG. Treatment of generalized anxiety disorder in older adults. *J Consult Clin Psychol* 2003;71:31–40.
26. Arntz A. Cognitive therapy versus applied relaxation as treatment for generalized anxiety disorder. *Behav Res Ther* 2003;41:633–646.
27. Dugas MJ, Ladouceur R, Leger E, et al. Group cognitive-behavioral therapy for generalized anxiety disorder: treatment outcome and long-term follow-up. *J Consult Clin Psychol* 2003;71:821–825.
28. Barrowclough C, King P, Russell E, et al. A randomized trial of effectiveness of cognitive-behavioural therapy and supportive counselling for anxiety disorders in older adults. *J Consult Clin Psychol* 2001;69:756–762.
29. Fisher PL, Durham RC. Recovery rates in generalized anxiety disorder following psychological therapy: an analysis of clinically significant change in the STAI-T across outcome studies since 1990. *Psychol Med* 1999;29:1425–1434. Search date 1998; primary sources Medline, Psychlit, and Cochrane Controlled Trials Register.
30. Rickels K, DeMartinis N, Aufdembrinke B. A double-blind, placebo controlled trial of abecarnil and diazepam in the treatment of patients with generalized anxiety disorder. *J Clin Psychopharmacol* 2000;20:12–18.
31. Figueira ML. Alprazolam SR in the treatment of generalised anxiety: a multicentre controlled study with bromazepam. *Hum Psychother* 1999;14:171–177.
32. Vaz-Serra A, Figuerra L, Bessa-Peixoto A, et al. Mexazolam and alprazolam in the treatment of generalized anxiety disorder. *Clin Drug Invest* 2001;21:257–263.
33. Mahe V, Balogh A. Long-term pharmacological treatment of generalized anxiety disorder. *Int Clin Psychopharmacol* 2000;15:99–105. Search date 1998; primary sources Medline, Biosis, and Embase.
34. Tyrer P. Current problems with the benzodiazepines. In: Wheatly D, ed. *The anxiolytic jungle: where next?* Chichester: Wiley, 1990:23–47.
35. Kilic C, Curran HV, Noshirvani H, et al. Long-term effects of alprazolam on memory: a 3.5 year follow-up of agoraphobia/panic patients. *Psychol Med* 1999;29:225–231.
36. Thomas RE. Benzodiazepine use and motor vehicle accidents. Systematic review of reported association. *Can Fam Physician* 1998;44:799–808. Search date 1997; primary source Medline.
37. Dolovich LR, Addis A, Regis Vaillancourt JD, et al. Benzodiazepine use in pregnancy and major malformations of oral cleft: meta-analysis of cohort and case-control studies. *BMJ* 1998;317:839–843. Search date 1997; primary sources Medline, Embase, Reprotox, and references of included studies and review articles.
38. Bernstein JG. *Handbook of drug therapy in psychiatry*, 3rd ed. St Louis, MO: Mosby Year Book, 1995:401.
39. DeMartinis N, Rynn M, Rickels K, et al. Prior benzodiazepine use and buspirone response in the treatment of generalized anxiety disorder. *J Clin Psychiatry* 2000;61:91–94.
40. Sramek JJ, Transman M, Suri A, et al. Efficacy of buspirone in generalized anxiety disorder with coexisting mild depressive symptoms. *J Clin Psychiatry* 1996;57:287–291.
41. Davidson JR, DuPont RL, Hedges D, et al. Efficacy, safety and tolerability of venlafaxine extended release and buspirone in outpatients with generalised anxiety disorder. *J Clin Psychiatry* 1999;60:528–535.
42. Rickels K, Weisman K, Norstad N, et al. Buspirone and diazepam in anxiety: a controlled study. *J Clin Psychiatry* 1982;12:81–86.
43. Gammans RE, Stringfellow JC, Hvisdos AJ, et al. Use of buspirone in patients with generalized anxiety disorder and coexisting depressive symptoms: a meta-analysis of eight randomized, controlled trials. *Pharmacopsychiatry* 1992;25:193–201.
44. Lader M, Anxiolytic effect of hydroxyzine: a double-blind trial versus placebo and buspirone. *Hum Psychopharmacol Clin Exp* 1999;14:S94–S102.

45. Llorca PM, Spadone C, Sol O, et al. Efficacy and safety of hydroxyzine in the treatment of generalized anxiety disorder: a 3-month double-blind study. *J Clin Psychiatry* 2002;63:1020–1027.
46. Ballenger JC, McDonald S, Noyes R, et al. The first double-blind, placebo-controlled trial of a partial benzodiazepine agonist, abecarnil (ZK 112–119) in generalised anxiety disorder. *Adv Biochem Psychopharmacol* 1992;47:431–447.
47. Kapczinski F, Schmitt R, Lima MS. Antidepressants for generalized anxiety disorder. In: The Cochrane Library, Issue 2, 2003. Oxford: Update Software. Search date 2002; primary sources CCDAN and CSG Controlled Trials Register, Medline, Lilacs, reference searching, personal communication, conference abstracts, pharmaceutical industry, and book chapters on the treatment of generalised anxiety disorder.
48. Rickels K, Zaninelli R, McCafferty J, et al. Paroxetine treatment of generalized anxiety disorder: a double-blind, placebo-controlled study. *Am J Psychiatry* 2003;160:749–756.
49. Lenox-Smith AJ, Reynolds A. A double-blind, randomised, placebo controlled study of venlafaxine XL in patients with generalised anxiety disorder in primary care. *Br J Gen Pract* 2003;53:772–777.
50. Moller HJ, Volz HP, Reimann IW, et al. Opipramol for the treatment of generalised anxiety disorder: a placebo-controlled trial including an alprazolam-treated group. *J Clin Psychopharmacol* 2001;21: 51–65.
51. Rickels K, Downing R, Schweizer E, et al. Antidepressants for the treatment of generalised anxiety disorder: a placebo-controlled comparison of imipramine, trazodone and diazepam. *Arch Gen Psychiatry* 1993;50:884–895.
52. Rocca P, Fonzo V, Scotta M, et al. Paroxetine efficacy in the treatment of generalized anxiety disorder. *Acta Psychiatr Scand* 1997;95:444–450.
53. Montgomery SA, Mahe V, Haudiquet V, et al. Effectiveness of venlafaxine, extended release formulation, in the short-term and long-term treatment of generalized anxiety disorder: results of a survival analysis. *J Clin Psychopharmacol* 2002;22:561–567.
54. Rosenbaum JF, Fava M, Hoog SL, et al. Selective serotonin reuptake inhibitor discontinuation syndrome: a randomized clinical trial. *Biol Psychiatry* 1998;44:77–87.
55. Dukes PD, Robinson GM, Thomson KJ, et al. Wellington coroner autopsy cases 1970–89: acute deaths due to drugs, alcohol and poisons. *N Z Med J* 1992;105:25–27. [Erratum in *N Z Med J* 1992;105:135.]
56. Kerr GW, McGuffie AC, Wilkie S. Tricyclic antidepressant overdose: a review. *Emerg Med J* 2001;18:236–241.
57. Pearn J, Nixon J, Ansford A, et al. Accidental poisoning in childhood: five year urban population study with 15 year analysis of fatality. *BMJ* 1984;288:44–46.
58. Liu BA, Mittmann N, Knowles SR, et al. Hyponatremia and the syndrome of inappropriate secretion of antidiuretic hormone associated with the use of selective serotonin reuptake inhibitors: a review of spontaneous reports. *Can Med Assoc J* 1995;155:519–527. [Erratum in *Can Med Assoc J* 1996;155:1043.]
59. Thapa PB, Gideon P, Cost TW, et al. Antidepressants and the risk of falls among nursing home residents. *N Engl J Med* 1998;339:875–882.
60. Liu B, Anderson G, Mittmann N, et al. Use of selective serotonin-reuptake inhibitors of tricyclic antidepressants and risk of hip fractures in elderly people. *Lancet* 1998;351:1303–1307.
61. Kulin NA, Pastuszak A, Koren G. Are the new SSRIs safe for pregnant women? *Can Fam Physician* 1998;44;2081–2083.
62. Montejo AL, Llorca G, Izquierdo JA, et al. Incidence of sexual dysfunction associated with antidepressant agents: a prospective multicentre study of 1022 outpatients. *J Clin Psychiatry* 2000;62(suppl 3):10–21.
63. Mendels J, Krajewski TF, Huffer V, et al. Effective short-term treatment of generalized anxiety with trifluoperazine. *J Clin Psychiatry* 1986;47:170–174.
64. Van Harten PN, Hoek HW, Matroos GE, et al. Intermittent neuroleptic treatment and risk of tardive dyskinesia: Curacao Extrapyramidal Syndromes study III. *Am J Psychiatry* 1998;155:565–567.
65. Pittler MH, Ernst E. Kava extract for treating anxiety. In: The Cochrane Library, Issue 2, 2003. Oxford: Update Software. Search date 2002; primary sources Medline, Embase, Biosis, Amed, Ciscom, Cochrane Library, hand searches of references, personal files, and contact with manufacturers of kava preparations and experts.
66. Stevensin C, Huntley A, Ernst E. A systematic review of the safety of Kava extract in the treatment of anxiety. *Drug Saf* 2002;25;251–256. Search date 2000; primary sources Medline, Embase, Amed, Cochrane Library, reference lists, departmental files, contact with colleagues in herbal medicine, World Health Organization, US Food and Drug Administration, UK Committee on Safety of Medicines, German Bundesinstitut für Arzneimittel und Medizinprodukte, and 10 manufacturers of kava preparations.
67. National Center for Complimentary and Alternative Medicine. Consumer Advisory. Kava linked to liver damage. Internet 2003 [cited February 10]; (http://www.nccam.nih.gov/health/alerts/kava/index.htm, last accessed 20 October 2003).

68. Rocca P, Fonzo V, Scotta M, et al. Paroxetine efficacy in the treatment of generalized anxiety disorder. *Acta Psychiatr Scand* 1997;95:444–450.

Kommentar zu „Generalisierte Angststörung“ und „Panikstörung“

Wilhelm Dengler

Die Darstellungen zur Behandlung der Panikstörung (Suchdatum September 2003) und der generalisierten Angststörung (Suchdatum Februar 2004) geben einen kurzen und prägnanten Überblick zu Teilaspekten wieder. Die Ausführungen sind bei der Panikstörung leider auch bei dieser Auflage immer noch auf Medikamente begrenzt, bei der generalisierten Angststörung werden auch psychotherapeutische Verfahren (kognitive Therapie, angewandte Entspannung „applied relaxation“) bewertet.

Die zitierten Arbeiten werden in nachvollziehbarer Weise zusammengefasst und beurteilt. Erschwerend ist jedoch, dass die Messinstrumente und Outcome-Kriterien der Studien unterschiedlich sind und so, trotz der Einführung statistischer Maße wie NNH (number needed to harm) oder relativer Risiken die Vergleichbarkeit der einzelnen Studien schwierig ist.

Panikstörung: Serotonin-Wiederaufnahmehemmer (SSRI) und trizyklische Antidepressiva (gute Datenlage vor allem zu Imipramin) und schneiden am besten ab. Wirksame Dosen sind benannt. SSRI bieten in Bezug auf die Rate möglicher Nebenwirkungen Vorteile. Bezüglich der Dauer einer Akut- und einer eventuellen Erhaltungstherapie sowie bezüglich der Dosierung einer Erhaltungstherapie sind noch Fragen offen.

Generalisierte Angststörung: In größerem Maße als bei der Panikstörung ist die Bewertung von Arbeiten und deren Vergleichbarkeit erschwert.

Dies liegt u. a. an den geänderten Diagnosekriterien im Rahmen der Fortentwicklung der gängigen Klassifikationsschemata ICD und DSM, an unterschiedlichen Messinstrumenten und Response-Kriterien und auch daran, dass für viele Substanzen zwar Kurzzeituntersuchungen über einige Wochen, jedoch selten Langzeituntersuchungen zu dieser oft chronisch verlaufenden Erkrankung vorliegen. Generell wird die medikamentöse Behandlung als bestenfalls „wahrscheinlich nützlich“ (likely to be beneficial) eingestuft: hierunter fallen einige Antidepressiva wie Paroxetin, Imipramin, Trazodon, Opipramol, Venlafaxin als auch Buspiron. Einige der aufgeführten Substanzen sind in Deutschland nicht auf dem Markt und spielen keine Rolle (z. B. Kava, Abecarnil).

In Anbetracht der erwähnten Neigung zur Chronizität der Störung sind dringend Langzeitstudien erforderlich bzw. müssen die Folgestudien der in den letzten Jahren durchgeführten Kurzzeitstudien abgewartet werden.

Von den untersuchten psychotherapeutischen Verfahren wird kognitive Therapie als „Nutzen wahrscheinlich“ (likely to be beneficial) eingestuft, angewandte Entspannung als „Nutzen unbekannt“ (unknown effectiveness). Untersuchungen mit positiven Ergebnissen bei katamnestischen Nachuntersuchungen und Vergleiche mit anderen Psychotherapieverfahren liegen vor. Kritisch zu bemerken ist, dass die unter kognitive Therapie subsummierten Verfahren und Therapiebausteine in den einzelnen Studien unterschiedlich gestaltet bzw. gewichtet wurden und sich insbesondere die Frage stellt, inwieweit sich Studienbedingungen mit der Versorgungspraxis vergleichen bzw. sich auf diese übertragen lassen.

Zusammenfassung und Ausblick: In den Arbeiten werden Teilaspekte zur Behandlung von Angststörungen vorgestellt. Bezüglich der medikamentösen Therapie kann pointiert zusammengefasst werden, dass SSRI bei beiden Störungen „first line“- Medikamente sind.

Kognitive Therapieverfahren sind bei der generalisierten Angststörung wirksam. Wenngleich in der vorliegenden Arbeit immer noch nicht dargestellt und erst für ein späteres Update vorgesehen, ist bezüglich der Panikstörung festzustellen, dass kognitiv-verhaltenstherapeutische Verfahren gerade bei dieser Angsterkrankung eindrücklich ihre Wirksamkeit unter Beweis gestellt haben.

Für die Versorgungspraxis wichtige Fragen wurden nicht bearbeitet oder nur gestreift: differenzielle Therapieindikation, Indikation zu Kombinationsbehandlungen, Stellenwert psychodynamischer Psychotherapie, Vorgehen bei Therapieversagern, Problematik der

Komorbidität, Erhaltungstherapie, Langzeitbehandlung, um nur einige zu nennen. Versuche, sich diesen Themen im Sinne einer evidenzbasierten Medizin zu nähern, liegen vor (1).

1. Dengler, W., Selbmann,H.-K. (Hrsg.): Praxisleitinien in Psychiatrie und Psychotherapie. Bd. II: Leitlinien zur Diagnostik und Therapie von Angsterkrankungen. 2000. Darmstadt: Steinkopff.

Anorexia nervosa

Suchdatum: Dezember 2003

Janet Treasure und Ulrike Schmidt

Frage Welche Effekte haben unterschiedliche Behandlungsmethoden bei Anorexia nervosa?

Wirksamkeit unbekannt

Stationäre versus ambulante Behandlungsansätze bei Anorexia nervosa[41–43]
Einer kleinen RCT zufolge besteht in Hinblick auf Gewichtszunahme und Besserung der Krankheit gemäß den Global-Scores der Morgan-Russell-Skala nach 1,2 und 5 Jahren bei PatientInnen, bei denen keine notfallmäßige Intervention notwendig ist, kein signifikanter Unterschied zwischen ambulanter und stationärer Therapie.

Psychotherapie[19–28]
Kleine RCTs ergaben keine ausreichenden Belege für einen Vergleich von Psychotherapien mit der üblichen Therapie oder von Psychotherapien untereinander.

Selektive Serotoninwiederaufnahmehemmer (Fluoxetin)[36–38]
Drei kleine RCTs ergaben keine ausreichenden Belege für die Effekte selektiver Serotoninwiederaufnahmehemmer mit denen von Placebo oder Nichtbehandlung bei AnorexiepatientInnen.

Zink[39]
Begrenzten Hinweisen aus einer kleinen RCT bei PatientInnen einer Klinik für Essstörungen zufolge könnte Zink die tägliche Gewichtszunahme im Vergleich zu Placebo verbessern. Es war jedoch nicht möglich, aus dieser kleinen Studie zuverlässige Schlüsse zu ziehen.

Unwirksamkeit oder Schädlichkeit wahrscheinlich

Cisaprid[33, 34, 45]
Hinsichtlich der Gewichtszunahme nach 8 Wochen zeigte sich in einer kleinen Studie kein signifikanter Unterschied zwischen Cisaprid und Placebo. In vielen Ländern ist die Verwendung von Cisaprid auf Grund von Bedenken bezüglich eines erhöhten Risikos für Herzrhythmusstörungen, einschließlich ventrikulärer Tachykardie, Torsades de pointes und plötzlichem Herzstillstand, eingeschränkt worden.

Cyproheptadin[30, 40]
In zwei RCTs in stationärem Setting war in Bezug auf die Gewichtszunahme kein signifikanter Unterschied zwischen Cryptoheptadin und Placebo auszumachen.

Neuroleptika[31–35]
Es fanden sich keine RCTs zu diesem Thema. Nachdem das QT-Intervall bei anorektischen Patienten jedoch verlängert sein kann und viele Neuroleptika (Haloperidol, Pimozid, Sertindol, Thioridazin, Chlorpromazin u. a.) einen ebenfalls verlängernden Effekt haben, scheint die Therapieeignung fraglich: Die Verlängerung des QT-Intervalls ist mit einem erhöhten Risiko für ventrikuläre Tachykardien, Torsades de pointes und plötzlichem Herzstillstand assoziiert.

Trizyklische Antidepressiva[29–35]

Zwei kleine RCTs lieferten keine Belege für einen positiven Effekt einer Amitryptilintherapie im Vergleich zu Placebo. Eine RCT zeigte jedoch, dass es unter Amitriptylin häufiger zu Nebenwirkungen wie Herzklopfen, Mundtrockenheit und verschwommenem Sehen kommt. Bei PatientInnen mit Anorexia nervosa kann das QT-Intervall verlängert sein, und trizyklische Antidepressiva (Amitriptylin, Protriptylin, Nortriptylin, Doxepin und Maprotilin) verlängern ebenfalls das QT-Intervall. Dieser Effekt kann mit einem erhöhten Risiko einer ventrikulären Tachykardie, Torsades-de-Pointes und plötzlichem Tod einhergehen.

Frage **Welche Effekte haben Maßnahmen zur Prävention oder Behandlung von Komplikationen einer Anorexia nervosa?**

Wirksamkeit unbekannt

Östrogentherapie[46, 47]

Es fanden sich keine RCTs zu den Effekten einer Östrogenbehandlung auf die Frakturraten bei AnorexiepatientInnen. Zwei kleine RCTs zeigten hinsichtlich der Knochendichte von AnorexiepatientInnen keinen signifikanten Unterschied zwischen Östrogen und Placebo oder Nichtbehandlung.

Definition Anorexia nervosa ist gekennzeichnet durch die Weigerung, das Körpergewicht in der Größenordnung des minimalen Normgewichtes oder darüber zu halten (<85 % des auf Alter und Körpergröße bezogenen erwarteten Gewichtes oder Body Mass Index <17,5 kg/m^2) oder durch ein Ausbleiben der zu erwartenden Gewichtszunahme während der Wachstumsphase. Gleichzeitig finden sich häufig intensive Angst vor der Gewichtszunahme, übermäßige Beschäftigung mit Gewichtsproblemen, Verleugnung des aktuellen niedrigen Gewichts und seiner schädlichen Wirkungen auf die Gesundheit sowie Amenorrhoe. Entsprechend der unterschiedlichen Verlaufsformen werden bei der Anorexie zwei Typen unterschieden: der „Binge-Purge"-Typ (Essattacken – gefolgt von induzierter Entleerung) und der restriktive Typ (Verweigerung der Nahrungsaufnahme).[1]

Inzidenz/ Prävalenz Aus zwölf kumulativen Studien ergab sich eine geschätzte mittlere jährliche Inzidenz in der Gesamtbevölkerung von 19/100.000 bei Frauen und 2/100.000 bei Männern.[2] Die höchsten Inzidenzraten zeigten sich bei weiblichen Teenagern (13–19 Jahre). Hier lagen die jährlichen Raten bei 50,8 Fälle/100.000 lagen. In einer großen Kohortenstudie wurden schwedische Schüler (4291 Teilnehmer, Alter 16 Jahre) durch Wiegen und anschließende Interviews gescreent. Dabei zeigte sich eine Prävalenz für Anorexia nervosa (definiert nach DSM-III- und DSM-III-R-Kriterien) von 7/1.000 Mädchen und 1/1.000 Knaben.[3] Über Inzidenzen und Prävalenzen in Asien, Südamerika und Afrika ist wenig bekannt.

Ätiologie/ Risikofaktoren Anorexia nervosa wurde mit familiären, biologischen, sozialen und kulturellen Faktoren in Verbindung gebracht. Studien zufolge ist die Erkrankung mit einer positiven Familienanamnese für Anorexia nervosa (adaptierte HR 11,4; 95 %-CI 1,1–89,0), Bulimie (adaptierte HR 3,5; 95 %-CI 1,1–14,0)[4], Depression, generalisierte Angststörung, Zwangsstörung oder zwanghafte Persönlichkeitsstörung (adaptierte RR 3,6; 95 %-CI 1,6–8,0)[5] verbunden. Eine Zwillingsstudie deutet darauf hin, dass es bei Anorexie erbliche Einflüsse geben kann. Die Studie war jedoch nicht in der Lage, den Einfluss unterschiedlicher Umweltfaktoren verlässlich abzuschätzen.[6] Spezifische kindliche Charaktermerkmale, wie Perfektionismus, negative Selbsteinschätzung und extreme Angepasstheit, scheinen einen Einfluss zu besitzen.[7] Zu den Perinatalfaktoren gehört die Frühgeburtlichkeit, vor allem, wenn es sich um ein Small-for-date-Baby gehandelt hat (Frühgeburtlichkeit: OR 3,2; 95 %-CI 1,6–6,2); Frühgeburtlichkeit und Small-for-date-Baby: OR 5,7; 95 %-CI 1,1–28,7).

Prognose

In einer prospektiven Studie wurden 51 TeilnehmerInnen mit in der Pubertät aufgetretener Anorexie nachbeobachtet, von denen die Hälfte keine oder nur eine Minimalbehandlung (<8 Sitzungen) erhielt. Nach 10 Jahren war bei 14/51 (27 %) PatientInnen eine persistierende Essstörung, bei drei (6 %) PatientInnen eine anhaltende Anorexia nervosa und bei sechs (12 %) eine vorübergehende Bulimie zu beobachten. Bei AnorexiepatientInnen war die Wahrscheinlichkeit für das Auftreten einer affektiven Psychose signifikant höher als bei nach Alter, Geschlecht und Schullaufbahn gematchten Kontrollpersonen (Lebenszeitrisiko für affektive Psychosen bei AnorexiepatientInnen 96 % versus 23 % bei Kontrollpersonen, ARI 73 %; 95 %-CI 60–85 %). Auch Zwangsstörungen waren bei AnorexiepatientInnen signifikant häufiger als bei Kontrollpersonen (30 % vs. 10 %; ARI 20 %; 95 %-CI 10–41 %). Allerdings war bei 35 % der PatientInnen mit beiden Erkrankungen die Zwangsstörung der Anorexie vorausgegangen. Etwa bei der Hälfte aller StudienteilnehmerInnen waren die psychosozialen Funktionsparameter (bewertet mit Morgan-Russell-Skala und Global Assessment of Functioning-Skala) auch nach 10 Jahren noch schlecht.[9] Eine Zusammenfassung von Behandlungsstudien (68 Studien, die zwischen 1953 und 1989 veröffentlicht worden waren, 3104 Teilnehmer, Nachbeobachtungsdauer 1–33 Jahre) ergab, dass 43 % der Betroffenen völlig gesund werden (Reichweite 7–86 %), bei 36 % eine Besserung eintritt (Reichweite 1–69 %), 20 % eine chronische Essstörung entwickeln (Reichweite 0–43 %) und 5 % auf Grund ihrer Anorexie sterben (Reichweite 0–21 %).[10] Prognostisch günstig wirken sich ein früher Erkrankungsbeginn und eine kurze Zeit zwischen dem Auftreten der Symptome und dem Beginn der Behandlung aus. Prognostisch ungünstige Faktoren sind Erbrechen, Bulimie, ausgeprägter Gewichtsverlust, Chronizität und anamnestische Hinweise auf prämorbide Entwicklungs- oder Persönlichkeitsstörungen. Das standardisierte Mortalitätsverhältnis aller Essstörungen (Anorexie und Bulimie) wurde auf 538 geschätzt, etwa 3 Mal so hoch wie bei anderen psychiatrischen Erkrankungen.[11] Die durchschnittliche jährliche Mortalität lag für Frauen in zehn Gruppen mit Essstörungen (1322 Teilnehmerinnen) mit einer minimalen Nachbeobachtungsdauer von bis zu 6 Jahren bei 0,59 % pro Jahr.[12] PatientInnen mit sehr niedrigem Gewicht oder höherem Alter bei der Erstvorstellung hatten eine höhere Mortalität. Junge Frauen mit Anorexia nervosa weisen später ein erhöhtes Frakturrisiko auf.[13]

Literatur

1. American Psychiatric Association. *Diagnostic and statistical manual of mental disorders (DSM-IV)*, 4th ed. Washington, DC: American Psychiatric Association, 1994.
2. Pawluck DE, Gorey KM. Secular trends in the incidence of anorexia nervosa: integrative review of population-based studies. *Int J Eat Disord* 1998;23:347–352.
3. Rastam M, Gillberg C, Garton M. Anorexia nervosa in a Swedish urban region. A population-based study. *Br J Psychiatry* 1989;155:642–646.
4. Strober M, Freeman R, Lampert C, et al. Controlled family study of anorexia nervosa and bulimia nervosa: evidence of shared liability and transmission of partial syndromes. *Am J Psychiatry* 2000;157:393–401.

5. Lilenfeld LR, Kaye WH, Greeno CG, et al. A controlled family study of anorexia nervosa and bulimia nervosa: psychiatric disorders in first-degree relatives and effects of proband comorbidity. *Arch Gen Psychiatry* 1998;55:603–610.
6. Wade TD, Bulik CM, Neale M, et al. Anorexia nervosa and major depression: shared genetic and environmental risk factors. *Am J Psychiatry* 2000;157:469–471.
7. Fairburn CG, Cooper Z, Doll HA, et al. Risk factors for anorexia nervosa: three integrated case-control comparisons. *Arch Gen Psychiatry* 1999;56:468–476.
8. Cnattingius S, Hultman CM, Dahl M, et al. Very preterm birth, birth trauma, and the risk of anorexia nervosa among girls. *Arch Gen Psychiatry* 1999;56:634–638.
9. Wentz E, Gillberg C, Gillberg IC, et al. Ten-year follow-up of adolescent-onset anorexia nervosa: psychiatric disorders and overall functioning scales. *J Child Psychol Psychiatry* 2001;42:613–622.
10. Steinhausen, H-C. The course and outcome of anorexia nervosa. In: Brownell K, Fairburn CG, eds. *Eating disorders and obesity: a comprehensive handbook*. New York, NY: Guilford Press, 1995:234–237.
11. Harri, EC, Barraclough B. Excess mortality of mental disorder. *Br J Psychiatry* 1998;173:11–53.
12. Nielsen S, Møller-Madsen S, Isager T, et al. Standardized mortality in eating disorders: a quantitative summary of previously published and new evidence. *J Psychosom Res* 1998;44:413–434.
13. Lucas A, Melton L, Crowson C, et al. Long term fracture risk among women with anorexia nervosa: a population-based cohort study. *Mayo Clin Proc* 1999;74:972–977.
14. Morgan HG, Russell GF. Value of family background and clinical features as predictors of long-term outcome in anorexia nervosa: four-year follow-up study of 41 patients. *Psychol Med* 1975;5:355–371.
15. Cooper Z, Fairburn CG. The Eating Disorders Examination. A semi-structured interview for the assessment of the specific psychopathology of eating disorders. *Int J Eat Disord* 1987;6:1–8.
16. Garner DM. *Eating Disorder Inventory-2 (EDI-2): professional manual*. Odessa, FL: Psychological Assessment Resources Inc, 1991.
17. Garner DM, Garfinkel PE. The eating attitudes test: an index of the symptoms of anorexia nervosa. *Psychol Med* 1979;9:273–279.
18. Henderson M, Freeman CPL. A self-rating scale for bulimia: the 'BITE'. *Br J Psychiatry* 1987;150: 18–24.
19. Hay P, Bacaltchuk J, Claudino A, et al. Individual psychotherapy in the outpatient treatment of adults with anorexia nervosa (Cochrane Review). In: The Cochrane Library, Issue 1, 2004. Chichester, UK: John Wiley & Sons, Ltd. Search date 2002; primary sources Medline, Extramed, Embase, Psychlit, Current Contents, hand searches of *Int J Eat Disord*, and correspondence with researchers in the field.
20. Dare C, Eisler I, Russell G, et al. Psychological therapies for adult patients with anorexia nervosa: a randomised controlled trial of outpatient treatments. *Br J Psychiatry* 2001;178:216–221.
21. Hall A, Crisp AH. Brief psychotherapy in the treatment of anorexia nervosa. Outcome at one year. *Br J Psychiatry* 1987;151:185–191.
22. Serfaty MA. Cognitive therapy versus dietary counselling in the outpatient treatment of anorexia nervosa: effects of the treatment phase. *Eur Eat Dis Rev* 1999;7:334–350.
23. Eisler I, Dare C, Hodes M, et al. Family therapy for adolescent anorexia nervosa: the results of a controlled comparison of two family interventions. *J Child Psychol Psychiatry* 2000;41:727–736.
24. Robin AL, Siegel PT, Moye AW, et al. A controlled comparison of family versus individual therapy for adolescents with anorexia nervosa. *J Am Acad Child Adolesc Psychiatry* 1999;38:1482–1489.
25. Wallin U, Kronvall P, Majewski ML. Body awareness therapy in teenage anorexia nervosa: outcome after 2 years. *Eur Eat Dis Rev* 2000;8:19–30.
26. Treasure JL, Todd G, Brolly M, et al. A pilot study of a randomized trial of cognitive analytical therapy vs educational behavioral therapy for adult anorexia nervosa. *Behav Res Ther* 1995;33:363–367.
27. Russell GFM, Szmukler G, Dare C, et al. An evaluation of family therapy in anorexia nervosa and bulimia nervosa. *Arch Gen Psychiatry* 1987;44:1047–1056.
28. Eisler I, Dare C, Russell GFM, et al. Family and individual therapy in anorexia nervosa. A 5-year follow-up. *Arch Gen Psychiatry* 1997;54:1025–1030.
29. Biederman J, Herzog DB, Rivinus TM, et al. Amitriptyline in the treatment of anorexia nervosa: a double-blind, placebo-controlled study. *J Clin Psychopharmacol* 1985;5:10–16.
30. Halmi KA, Eckert E, LaDu TJ, et al. Anorexia nervosa. Treatment efficacy of cyproheptadine and amitriptyline. *Arch Gen Psychiatry* 1986;43:177–181.
31. Ackerman MJ. The long QT syndrome: ion channel diseases of the heart. *Mayo Clin Proc* 1998;73:250–269.
32. Becker A, Grinspoon SK, Klibanski A, et al. Current concepts: eating disorders. *N Engl J Med* 1999;340:1092–1098.
33. Yap Y, Camm J. Risk of torsades de pointes with non-cardiac drugs: doctors need to be aware that many drugs can cause QT prolongation. *BMJ* 2000;320:1158–1159.
34. Sheridan DJ. Drug-induced proarrhythmic effects: assessment of changes in QT interval. *Br J Clin Pharmacol* 2000;50:297–302.

35. Reilly JG, Ayis SA, Ferrier IN, et al. QTc interval abnormalities and psychotropic drug therapy in psychiatric patients. *Lancet* 2000;355:1048–1052.
36. Attia E, Haiman C, Walsh BT, et al. Does fluoxetine augment the inpatient treatment of anorexia nervosa? *Am J Psychiatry* 1998;155:548–551.
37. Kaye WH, Nagata T, Weltzin TE, et al. Double-blind placebo-controlled administration of fluoxetine in restricting- and restricting-purging-type anorexia nervosa. *Soc Biol Psych* 2001;49:644–652.
38. Fassino S, Leombruni P, Daga G, et al. Efficacy of citalopram in anorexia nervosa: a pilot study. *Eur Neuropsychopharmacol* 2002;12:453–459.
39. Birmingham CL, Goldner EM, Bakan R. Controlled trial of zinc supplementation in anorexia nervosa. *Int J Eat Disord* 1994;15:251–255.
40. Goldberg SC, Halmi KA, Eckert RC, et al. Cyproheptadine in anorexia nervosa. *Br J Psychiatry* 1979;134:67–70.
41. West Midlands Development and Evaluation Service. *In-patient versus out-patient care for eating disorders.* DPHE 1999 Report No 17. Birmingham: University of Birmingham, 1999. Search date 1999; primary sources Medline, Psychlit, The Cochrane Library, variety of internet sites, and hand searches of relevant editions of relevant journals and references from identified articles.
42. Crisp AH, Norton K, Gowers S, et al. A controlled study of the effect of therapies aimed at adolescent and family psychopathology in anorexia nervosa. *Br J Psychiatry* 1991;159:325–333.
43. Gowers S, Norton K, Halek C, et al. Outcome of outpatient psychotherapy in a random allocation treatment study of anorexia nervosa. *Int J Eat Disord* 1994;15:165–177.
44. Kåchele H for the study group MZ-ESS. Eine multizentrische studie zu aufwand und erfolg bei psychodynamischer therapie von eβstörungen. *Psychother Med Psychol (Stuttg)* 1999;49:100–108.
45. Szmukler GI, Young GP, Miller G, et al. A controlled trial of cisapride in anorexia nervosa. *Int J Eat Disord* 1995;17:347–357.
46. Klibanski A, Biller BMK, Schoenfeld DA, et al. The effects of estrogen administration on trabecular bone loss in young women with anorexia nervosa. *J Clin Endocrinol Metab* 1995;80:898–904.
47. Grinspoon S, Thomas L, Miller K, et al. Effects of recombinant human IGF-I and oral contraceptive administration on bone density in anorexia nervosa. *J Clin Endocrinol Metab* 2002;87:2883–2891.
48. American Psychiatric Association. Practice guideline for the treatment of patients with eating disorders (revision). *Am J Psychiatry* 2000;157(suppl 1):1–39.

Kommentar

Jürgen-Christian Krieg

Ausgangspunkt der Behandlung der Anorexia nervosa ist die Ernährungsrehabilitation mit dem Ziel, bei den Patienten wieder ein normales Körpergewicht herzustellen und ein kalorisch angemessenes, ausgewogenes und strukturiertes Essverhalten zu erlangen. Mit der Normalisierung von Köpergewicht und pathologischem Essverhalten können sowohl medizinische Komplikationen wie neuroendokrine und metabolische Veränderungen, gastrointestinale, kardiovaskuläre und renale Störungen als auch psychopathologische Symptome wie Depressivität, Zwanghaftigkeit, Apathie, Reizbarkeit und auffällige Persönlichkeitsmerkmale beseitigt bzw. in ihrem Ausprägungsgrad vermindert werden. Die günstigsten Kurzzeiterfolge können durch eine Kombination von Gewichtsmanagement, Ernährungsrehabilitation und verhaltensmodifizierenden psychotherapeutischen Maßnahmen erreicht werden, wobei die Erfordernisse einer (anfänglichen) stationären Therapie sich nach dem Ausmaß des Untergewichts, der damit verbundenen medizinischen Komplikationen und der psychiatrischen Komorbidität zu richten haben.
Mit Normalisierung des Körpergewichts und des pathologischen Essverhaltens sind in Anbetracht der Chronizität der Erkrankung im weiteren Behandlungsverlauf psychotherapeutische Behandlungsverfahren wie z. B. kognitiv-verhaltenstherapeutische oder psychodynamisch orientierte Vorgehensweisen entweder als einzel- oder gruppentherapeutische Behandlungsmaßnahmen indiziert. Das Alter der Patienten und deren familiäre Situation werden die Indikation zu einer Familien- oder Paartherapie bestimmen.
Was die medikamentöse Behandlung der Anorexia nervosa betrifft, konnten für die Behandlung mit trizyklischen Antidepressiva, selektiven Serotonin-Wiederaufnahmehemmern oder Neuroleptika bisher keine eindeutigen positiven Behandlungseffekte gezeigt werden. Möglicherweise profitieren jedoch anorektische Patienten mit bulimischer Symptomatik von einer Behandlung mit Antidepressiva. Bei psychiatrischer Komorbidität ist der

Einsatz von Psychopharmaka dem jeweiligen psychopathologischen Syndrom entsprechend angezeigt.

1. American Psychiatric Association. Practice guideline for eating disorders. American Journal of Psychiatry, 1993, 150, suppl 2:212–228
2. American Psychiatric Association. Practice guideline for the treatment of patients with eating disorders (revision). American Journal of Psychiatry, 2000, 157, suppl 1–39
3. Praxisleitlinien in Psychiatrie und Psychotherapie. Band 4, Behandlungsleitlinie Essstörungen. Deutsche Gesellschaft für Psychiatrie, Psychotherapie und Nervenheilkunde (Hrsg.). Steinkopff Verlag, Darmstadt, 2000
4. Fichtner M.M.: Anorektische und bulimische Eßstörungen. In: Psychische Erkrankungen. Klinik und Therapie. M. Berger (Hrsg), 2. Auflage. Urban & Fischer, München – Jena, S. 790–814, 2004

Bipolare Störungen

Suchdatum: August 2003

John Geddes

Frage **Welche Effekte haben Behandlungsmethoden in der manischen Phase einer bipolaren Störung?**

Nutzen belegt

Lithium[6–9]

Eine anhand einer systematischen Übersicht ausgewiesene RCT an Patienten mit bipolarer Störung vom Typ I, die sich in einer manischen Phase befanden, zeigte, dass Lithium im Vergleich zu Placebo den Anteil der Patienten, die nach 3–4 Wochen ansprechen, erhöht. Einer systematischen Übersicht zufolge erhöht Lithium im Vergleich zu Chlorpromazin den Anteil an Patienten, bei denen es nach 3 Wochen zu einer Remission der manischen Symptome kommt. Hinsichtlich der Symptome zeigte sich nach 3–6 Wochen kein signifikanter Unterschied zwischen Lithium und Haloperidol, Olanzapin, Valproat, Carbamazepin oder Clonazepam. Einer anhand der systematischen Übersicht ausgewiesenen RCT zufolge ist Lithium zur Abschwächung manischer Symptome nach 4 Wochen weniger wirksam als Risperidon. Lithium kann eine Reihe von Nebenwirkungen haben. RCTs zufolge besteht hinsichtlich der Symptome nach 4 Wochen kein signifikanter Unterschied zwischen Lithium und Olanzapin oder Lamotrigin. Einer weiteren anhand einer systematischen Übersicht ausgewiesenen RCT zufolge erhöht Lithium plus Olanzapin im Vergleich zu Placebo den Anteil an Patienten, die nach 3–6 Wochen ansprechen. Lithium kann eine Reihe von Nebenwirkungen verursachen, darunter Magen-Darm-Störungen, einen feinschlägigen Tremor, Niereninsuffizienz, Polydipsie, Leukozytose, Gewichtszunahme, Ödem und Hypothyreose. Die RCTs lieferten nur unzureichende Belege für einen Vergleich zwischen den Nebenwirkungen von Lithium und denen anderer Neuroleptika.

Olanzapin[12, 13]

Eine systematische Übersicht und eine nachfolgende RCT an Patienten mit bipolarer Störung vom Typ I zeigte, dass Olanzapin im Vergleich zu Placebo den Anteil der Patienten, die nach 3–6 Wochen ansprechen, erhöht, und zwar sowohl als Monotherapie als auch als Zusatz zu Lithium oder Valproat. Eine RCT zeigte hinsichtlich der Symptome nach 28 Tagen keinen signifikanten Unterschied zwischen Olanzapin und Lithium. Anhand einer systematischen Übersicht ausgewiesener RCTs zufolge ist Olanzapin beim Abschwächen der Symptome wirksamer als Valproinsäure, hat aber auch mehr Nebenwirkungen, wie etwa Sedierung und Gewichtszunahme. Letztere kann die Akzeptanz von Olanzapin einschränken.

Valproat[6]

Eine systematische Übersicht an Patienten mit bipolarer Störung vom Typ I, die sich in einer manischen Phase befanden, zeigte, dass Valproat im Vergleich zu Placebo den Anteil der Patienten, die über 3 Wochen ansprechen, erhöht, aber mehr Schwindel verursacht. Hinsichtlich der Ansprechraten nach 1–6 Wochen fand sich kein signifikanter Unterschied zwischen Valproat und Lithium, Haloperidol oder Carbamazepin. Es zeigte sich, dass Valproat bei der Abschwächung manischer Symptome weniger wirksam ist als Olanzapin, aber auch weniger Nebenwirkungen, wie etwa Sedierung und Gewichtszunahme, hat. Einer anhand einer systematischen Übersicht ausgewiesenen RCT zufolge erhöht Valproat plus Olanzapin im Vergleich zu Placebo nach 3–6 Wochen den Prozentsatz an Respondern.

Nutzen wahrscheinlich

Carbamazepin

Anhand einer systematischen Übersicht ausgewiesene RCTs an Patienten mit bipolarer Störung vom Typ I, die sich in einer manischen Phase befanden, zeigten hinsichtlich manischer Symptome nach 4–6 Wochen keinen signifikanten Unterschied zwischen Carbamazepin und Lithium oder Valproat. Die Übersicht lieferte nur unzureichende Belege für eine Beurteilung der Nebenwirkungen von Carbamazepin.

Clonazepam

Es fanden sich keine RCTs, in denen Clonazepam bei Patienten mit bilolarer Manie mit Placebo verglichen wurde. Anhand einer systematischen Übersicht ausgewiesene RCTs an Patienten mit bipolarer Störung vom Typ I, die sich in einer manischen Phase befanden, sprechen dafür, dass Clonazepam hinsichtlich einer Besserung manischer Symptome nach 1–4 Wochen ebenso wirksam sein kann wie Lithium. Die Übersicht lieferte nur unzureichende Belege für eine Beurteilung der Nebenwirkungen von Clonazepam.

Haloperidol

Es fanden sich keine RCTs, in denen Haloperidol bei Patienten mit Manie mit Placebo verglichen wurde. Anhand einer systematischen Übersicht ausgewiesene RCTs an Patienten mit bipolarer Störung vom Typ I, die sich in einer manischen Phase befanden, zeigten hinsichtlich der manischen Symptome nach 1–3 Wochen keinen signifikanten Unterschied zwischen Haloperidol und Lithium oder Valproat, wobei Haloperidol mehr extrapyramidale Nebenwirkungen hatte und eine stärkere Sedierung bewirkte als Valproinsäure.

Risperidon[11]

Es fanden sich keine RCTs, in denen Risperidon allein bei Patienten mit bilolarer Manie mit Placebo verglichen wurde. Einer RCT an Patienten mit Manie unter Lithium, Valproat oder Carbamazepin zufolge besteht hinsichtlich der Symptome kein signifikanter Unterschied zwischen der zusätzlichen Verabreichung von Risperidon bzw. Placebo, und es zeigte sich, dass zusätzliches Risperidon die extrapyramidalen Nebenwirkungen verstärkt. Eine weitere RCT an Patienten mit bipolarer Störung vom Typ I, die sich in einer manischen Phase befanden, zeigte, dass Risperidon im Vergleich zu Lithium die manischen Symptome nach 4 Wochen verringert.

Ziprasidon[14]

Einer RCT zufolge erhöht Ziprasidon im Vergleich zu Placebo nach 3 Wochen den Anteil an Respondern, verursacht jedoch Sedierung, Kopfschmerzen, Schwindel und Akathisie.

Wirksamkeit unbekannt

Chlorpromazin[10]

Eine sehr kleine RCT mit manischen Patienten ergab begrenzte Hinweise darauf, dass Chlorpromazin manische Symptome über 7 Wochen stärker bessern kann als Placebo oder Imipramin. Eine systematische Übersicht zeigte, dass es nach 3 Wochen unter Chlorpromazin bei weniger Patienten zu einer Remission kommt als unter Lithium. Die Übersicht und die RCT lieferten nur unzureichende Belege für eine Beurteilung der Nebenwirkungen von Chlorpromazin.

Gabapentin[16]

Eine RCT an Patienten mit Bipolar-I-Störung in einer manischen oder gemischten Episode, die bereits Lithium oder Valproat einnahmen, zeigte, das zusätzlich verabreichtes Gabapentin die manischen Symptome über 10 Monate hinweg weniger verringert als Placebo. Gabapentin geht mit Somnolenz, Schwindel, Diarrhoe und Gedächtnisschwund einher.

Lamotrigin

Es fanden sich keine RCTs, in denen Lamotrigin bei Patienten mit bipolarer Manie mit Placebo verglichen wurde. Eine anhand einer systematischen Übersicht ausgewiesene RCT an Patienten mit bipolarer Störung vom Typ I, die sich in einer manischen Phase befanden, zeigte hinsichtlich der manischen Symptome nach 4 Wochen keinen signifikanten Unterschied zwischen Lamotrigin und Lithium. Die Übersicht lieferte nur unzureichende Belege für eine Beurteilung der Nebenwirkungen von Lamotrigin.

Quetiapin[15]

Einer RCT an Jugendlichen zufolge erhöht Quetiapin im Vergleich zu Placebo nach 6 Wochen die Responderrate, führt jedoch zu Sedierung.

Topiramat[17]

Eine systematische Übersicht wies keine RCTs zu Topiramat bei Patienten mit Manie aus.

Frage — Welche Effekte haben Behandlungsmethoden bei bipolarer Depression?

Nutzen wahrscheinlich

Antidepressiva[18–22]

Systematischen Übersichten zufolge bessern Antidepressiva im Vergleich zu Placebo depressive Symptome am Ende der Studie (unspezifiziert). Hinsichtlich des Anteils an Respondern fand sich kein signifikanter Unterschied zwischen Serotoninwiederaufnahmehemmern und trizyklischen Antidepressiva, auch wenn Patienten unter Serotoninwiederaufnahmehemmern mit höherer Wahrscheinlichkeit ansprechen. Hinsichtlich der Symptome ergaben die Übersichten und eine nachfolgende RCT keinen signifikanten Unterschied zwischen MAO-Hemmern und trizyklischen Antidepressiva oder zwischen selektiven Serotoninwiederaufnahmehemmern und Serotonin-Noradrenalin-Wiederaufnahmehemmern. Antidepressiva gehen mit manischen Stimmungsumschwüngen einher, und den Übersichten und einer nachfolgenden RCT zufolge induzieren trizyklische Antidepressiva mit höherer Wahrscheinlichkeit eine Manie als selektive Serotoninwiederaufnahmehemmer.

Lamotrigin[23]

Eine RCT an Patienten mit Bipolar-I-Störung in einer depressiven Episode, ausgewiesen anhand einer systematischen Übersicht, zeigte, das Lamotrigin im Vergleich zu Placebo über 7 Wochen den Anteil an Respondern erhöht. Lamotrigin erhöht im Vergleich zu Placebo den Anteil an Personen mit Kopfschmerzen.

Wirksamkeit unbekannt

Carbamazepin[19]

Eine systematische Übersicht ergab keine RCTs von hinreichender Qualität zur Beurteilung von Carbamazepin bei Patienten mit bipolarer Depression.

Lithium[19]

Eine systematische Übersicht ergab keine RCTs von hinreichender Qualität zur Beurteilung von Lithium bei Patienten mit bipolarer Depression.

Psychotherapie

Es fand sich weder eine systematische Übersicht noch RCTs von hinreichender Qualität zu Psychotherapie bei Patienten mit bipolarer Depression.

Topiramat[17, 24]

Eine systematische Übersicht ergab keine RCTs zu Topiramat bei Patienten mit bipolarer Depression. Einer nachfolgenden RCT an Patienten unter Lithium oder Valproat zufolge besteht hinsichtlich der Symptome nach 8 Wochen kein signifikanter Unterschied zwischen jeweils zusätzlich verabreichtem Topiramat und Buspiron. Der RCT zufolge brach ein Drittel der Patienten unter Topiramat und ein Fünftel der Patienten unter Bupropion infolge von Nebenwirkungen die Studie ab. Zu diesen Nebenwirkungen gehörten auch Angst, Ab- oder Zunahme des Appetits, verschwommenes Sehen, Rückenschmerzen, Kopfschmerzen und Übelkeit.

Valproat

Es fand sich weder eine systematische Übersicht noch RCTs von hinreichender Qualität zu Valproat bei Patienten mit bipolarer Depression.

Frage **Welche Effekte haben Interventionen zur Vorbeugung gegen Rezidive einer Manie oder manisch-depressiven Störung?**

Nutzen belegt

Lithium[31–38]

Systematische Übersichten und nachfolgende RCTs zeigten, dass Lithium im Vergleich zu Placebo die Anzahl der Rezidive über 2 Jahre hinweg verringert. Außerdem fand sich hinsichtlich der Rezidive kein signifikanter Unterschied zwischen Lithium und Valproat, Carbamazepin oder Lamotrigin. RCTs zufolge haben unter Lithium mehr Patienten Nebenwirkungen (nicht spezifiziert) als unter Placebo, und Lithium kann eine Hypothyreose auslösen. Die RCTs zeigten, dass Lithium im Vergleich zu Valproat mehr Polyurie, Durst und Diarrhoe, aber weniger Sedierung und Infektionen. Unter Lithium haben mehr Patienten Nebenwirkungen als unter Carbamazepin, darunter Verschwommensehen, Konzentrationsstörungen, Durst, Handtremor und Muskelschwäche, jedoch hatten unter Carbamazepin mehr Patienten einen verstärkten Appetit. RCTs zufolge haben unter Lithium auch weniger Patienten Kopfschmerzen als unter Lamotrigin.

Nutzen wahrscheinlich

Carbamazepin[40]

Es fanden sich keine RCTs, in denen Carbamazepin im Hinblick auf das Verhindern von Rezidiven mit Placebo verglichen wurde. Eine systematische Übersicht und eine nachfolgende RCT ergaben hinsichtlich des Anteils der Patienten, die über 1–3 Jahre ein Rezidiv erleiden, keinen signifikanten Unterschied zwischen Carbamazepin und Lithium. Der Übersicht und der nachfolgenden RCT zufolge hat Carbamazepin weniger Nebenwirkungen als Lithium.

Kognitive Therapie[25–27]

Zwei RCTs zufolge verringert eine kognitive Therapie im Vergleich zur normalen Versorgung über 6–12 Monate hinweg Rezidive. Eine weitere RCT zeigte hinsichtlich des Anteils an Patienten, die im Laufe von 6 Monaten ein Rezidiv erleiden, keinen signifikanten Unterschied zwischen kognitiver Therapie und üblicher Versorung, auch wenn weniger Patienten unter kognitiver Therapie ein Rezidiv erlitten. Die RCT verfügt jedoch u. U. nicht über die notwendige Aussagekraft, um einen klinisch bedeutsamen Unterschied zwischen den Therapieformen aufzudecken. Die RCTs lieferten nur unzureichende Belege für eine Beurteilung der Nebenwirkungen einer kognitiven Therapie.

Schulung zur Erkennung der Symptome eines Rezidivs[28]

Eine RCT ergab nur begrenzte Hinweise darauf, dass ein Schulungsprogramm zur Erkennung der Symptome eines Rezidivs über 18 Monate die manischen Rezidive verringert. Vielmehr kann es vermehrt zu depressiven Phasen führen.

Lamotrigin (verringert Rezidive bipolar depressiver Phasen)[34, 35, 41]

Drei RCTs zeigten, dass Lamotrigin im Vergleich zu Placebo Rezidive verringert. Sekundäranalysen in zwei der RCTs sprechen jedoch dafür, dass Lamotrigin zwar gegen ein depressives, nicht aber gegen ein manisches Rezidiv schützt. Hinsichtlich des Anteils der Patienten, die ein Rezidiv erleiden, fand sich RCTs zufolge kein signifikanter Unterschied zwischen Lamotrigin und Lithium, und es zeigte sich, dass unter Lamotrigin mehr Patienten Kopfschmerzen haben als unter Lithium.

Valproat[36, 39]

Eine anhand einer systematischen Übersicht ausgewiesene RCT ergab, dass Valproinsäure im Vergleich zu Placebo die Anzahl der Rezidive über 12 Monate hinweg senkt. Der Übersicht zufolge verursacht Valproat mehr Sedierung und Infektionen, aber weniger Polyurie, Durst und Diarrhoe als Lithium.

Wirksamkeit unbekannt

Antidepressiva[42]

Eine systematische Übersicht und eine nachfolgende RCT ergaben nur unzureichende Belege für eine Beurteilung von Antidepressiva in der Vorbeugung gegen Rezidive einer bipolaren Störung.

Familienfokussierte Psychotherapie[29, 30]

Eine RCT zeigte, dass 21 Sitzungen einer familienfokussierten Psychotherapie im Vergleich zu zwei Familiensitzungen plus Krisenmanagement über 12 Monate hinweg die Anzahl der Rezidive verringern. Einer weiteren RCT zufolge kann eine familienfokussierte Psychotherapie im Vergleich zur individuell fokussierten Psychotherapie Rezidive verringern. Die RCTs lieferten keine Informationen zu Nebenwirkungen.

Definition

Eine bipolare Störung (affektive Störung, manisch-depressive Störung) ist charakterisiert durch ausgeprägte Stimmungsumschwünge zwischen Manie (gehobene Stimmungslage) und bipolarer Depression, die erhebliches persönliches Leid und Beeinträchtigungen des sozialen Funktionierens auslösen und weder durch Medikamente noch durch eine bekannte körperliche Erkrankung verursacht werden. Eine **bipolare Störung vom Typ I** wird diagnostiziert, wenn Episoden der Depression von Episoden der Manie oder von gemischten Episoden abgelöst werden. Eine **bipolare Störung vom Typ II** wird diagnostiziert, wenn eine Depression von weniger schweren Episoden einer gehobenen Stimmungslage abgelöst wird, die nicht zur Funktionsstörung oder Behinderung führen (Hypomanie). Bipolare Störungen werden noch auf verschiedene andere Weisen unterteilt.[1]

Inzidenz/ Prävalenz

Eine länderübergreifene, kommunal basierte Studie aus dem Jahre 1996 zeigte für bipolare Störungen Lebenszeitprävalenzraten zwischen 0,3 % in Taiwan und 1,5 % in Neuseeland.[2] Es fand sich, dass Männer und Frauen gleichermaßen gefährdet sind, und das Alter bei Beginn reicht von 19 bis 29 Jahre (im Durchschnitt 6 Jahre früher als der Beginn einer Major-Depression).

Ätiologie/ Risikofaktoren Die Ursache einer bipolaren Störung ist unklar, auch wenn Familien- und Zwillingsuntersuchungen eine genetische Grundlage vermuten lassen.[3] Das Lebenszeitrisiko einer bipolaren Störung ist für Verwandte ersten Grades einer Person mit bipolarer Störung erhöht (40–70 % eines monozygoten Zwillings, 5–10 % für andere Verwandte ersten Grades). Tritt die erste Episode einer Manie bei einem älteren Erwachsenen auf, so kann dies sekundär als Folge einer medizinischen Grunderkrankung oder infolge medikamenten- oder drogeninduzierter Faktoren geschehen sein.[4]

Prognose Bipolare Störungen sind rezidivierende Erkrankungen und weltweit eine der führenden Ursachen von Behinderung, vor allem in der Altersgruppe von 15 bis 44 Jahren.[3] Eine 4-Jahres-Eingangskohortenstudie (173 Patienten, die wegen einer Erstepisode einer Manie oder gemischen affektiven Störung behandelt wurden) zeigte, dass nach 2 Jahren 93 % die Kriterien einer Manie nicht länger erfüllen (durchschnittliche Genesungszeit von einem Syndrom: 4,6 Wochen), dass aber nur 36 % ihre Funktion in der Zeit vor der Erkrankung wieder erreicht hatten.[4] Der Studie zufolge hatten 40 % der Patienten 2 Jahre nach der Genesung von der Erstepisode erneut eine manische (20 %) oder depressive (20 %) Episode. Eine Metaanalyse, in der anhand einer alters- und geschlechtsadaptierten Stichprobe der Allgemeinbevölkerung die beobachtete mit der erwarteten Suizidrate verglichen wurde, zeigte, dass die Lebenszeitprävalenz für Suizid bei Patienten mit bipolarer Störung etwa 2 % beträgt und damit 15 Mal höher ist als erwartet.[5]

Literatur

1. Müller-Oerlinghausen B, Berghöfer A, Bauer M. Bipolar disorder. *Lancet* 2002;359:241–247.
2. Weissman MM, Bland RC, Canino GJ, et al. Cross-national epidemiology of major depression and bipolar disorder. *JAMA* 1996;276:293–299.
3. Murray CJ, Lopez AD. Global mortality, disability, and the contribution of risk factors: Global Burden of Disease Study. *Lancet* 1997;349:1436–1442.
4. Tohen M, Hennen J, Zarate C, et al. Harvard first episodes project: predictors of recovery and relapse. *Bipolar Disord* 2002;4:135–136.
5. Harris EC, Barraclough B. Suicide as an outcome for mental disorders. A meta-analysis. *Br J Psychiatry* 1997;170:205–208.
6. Macritchie K, Geddes JR, Scott J, et al. Valproate for acute mood episodes in bipolar disorder. In: The Cochrane Library, Issue 3, 2003. Oxford: Update Software. Search date 2002; primary sources Cochrane Collaboration Depression, Anxiety and Neurosis Review Group Controlled Trials Register; Cochrane Controlled Trials Register; hand searches of reference lists of relevant papers and textbooks; and personal contact with authors of trials, experts, and pharmaceutical companies.
7. Poolsup N, Li Wan Po A, de Oliveira IR. Systematic overview of lithium treatment in acute mania. *J Clin Pharm Ther* 2000;25:139–156. Search date 1999; primary sources Medline, Embase, Science Citation Index, the Cochrane Library, and hand searches of reference lists of identified RCTs and reviews.
8. Berk M, Ichim M, Brook S. Olanzapine compared to lithium in mania: a double-blind randomized controlled trial. *Int Clin Psychopharmacol* 1999;14:339–343.
9. Ichim L, Berk M, Brook S. Lamotrigine compared with lithium in mania: a double-blind randomized controlled trial. *Ann Clin Psychiatry* 2000;12:5–10.
10. McElroy SL, Keck PE. Pharmacologic agents for the treatment of acute bipolar mania. *Biol Psychiatry* 2000;48:539–557.
11. Yatham LN, Grossman F, Augustyns I, et al. Mood stabilisers plus risperidone or placebo in the treatment of acute mania. International double-blind, randomised controlled trials. *Br J Psychiatry* 2003;182:141–147. [Erratum in: *Br J Psychiatry* 2003;182:369]
12. Rendell JM, Gijsman HJ, Keck P, et al. Olanzapine alone or in combination for acute mania. In: The Cochrane Library, Issue 3, 2003. Oxford: Update Software. Search date 2002; primary sources The Cochrane Collaboration Depression, Anxiety and Neurosis Controlled Trials Register, The Cochrane Central Register of Controlled Trials, Embase, Medline, Cinahl, and Psychinfo.

13. Meehan K, Zhang F, David S, et al. A double-blind, randomized comparison of the efficacy and safety of intramuscular injections of olanzapine, lorazepam, or placebo in treating acutely agitated patients diagnosed with bipolar mania. *J Clin Psychopharmacol* 2001;21:389–397.
14. Keck PE, Versiani M, Potkin S, et al. Ziprasidone in the treatment of acute bipolar mania: a three-week, placebo-controlled, double-blind randomized trial. *Am J Psychiatry* 2003;160:741–748.
15. Delbello MP, Schwiers ML, Rosenberg HL, et al. A double-blind, randomized, placebo-controlled study of quetiapine as adjunctive treatment for adolescent mania. *J Am Acad Child Adolesc Psychiatry* 2002;41:1216–1223.
16. Pande AC, Crockatt JG, Janney CA, et al. Gabapentin in bipolar disorder: a placebo-controlled trial of adjunctive therapy. *Bipolar Disord* 2000;2:249–255.
17. Maidment ID. The use of topiramate in mood stabilization. *Ann Pharmacother* 2002;36:1277–1281. Search date 2001; primary sources Medline 1985–2001 and contact with the manufacturers of topiramate.
18. Gijsman HJ, Geddes JR, Rendell JM, et al. Systematic review of antidepressants for bipolar depression [abstract]. *J Psychopharmacol* 2001;15(suppl):A19. Search date not reported; primary sources Cochrane Collaboration Depression Anxiety and Neurosis Controlled Trials Register.
19. Nolen WA, Bloemkolk D. Treatment of bipolar depression: a review of the literature and a suggestion for an algorithm. *Neuropsychobiology* 2000;42:11–17. Search date 2000; primary sources Medline and hand searches of reference lists and recent congress abstracts books.
20. Vieta E, Martinez-Aran A, Goikolea JM, et al. A randomized trial comparing paroxetine and venlafaxine in the treatment of bipolar depressed patients taking mood stabilizers. *J Clin Psychiatry* 2002;63:508–512.
21. Young LT, Joffe RT, Robb JC, et al. Double-blind comparison of addition of a second mood stabilizer versus an antidepressant to an initial mood stabilizer for treatment of people with bipolar depression. *Am J Psychiatry* 2000;157:124–126.
22. Gijsman HJ, Rendell J, Geddes J, et al. Antidepressants for bipolar depression (protocol for a Cochrane Review). In: The Cochrane Library, Issue 3, 2003. Oxford: Update Software.
23. Calabrese JR, Bowden CL, Sachs GS, et al. A double-blind placebo controlled study of lamotrigine monotherapy in outpatients with bipolar 1 depression. *J Clin Psychiatry* 1999;60:79–88.
24. McIntyre RS, Mancini DA, McCann S, et al. Topiramate versus bupropion SR when added to mood stabilizer therapy for the depressive phase of bipolar disorder: a preliminary single-blind study. *Bipolar Disord* 2002;4:207–213.
25. Scott J, Garland A, Moorhead S. A pilot study of cognitive therapy in bipolar disorders. *Psychol Med* 2001;31:459–467.
26. Lam DH, Watkins ER, Hayward P, et al. A randomized controlled study of cognitive therapy for relapse prevention for bipolar affective disorder: outcome of the first year. *Arch Gen Psychiatry* 2003;60:145–152.
27. Lam DH, Bright J, Jones S, et al. Cognitive therapy for bipolar illness – a pilot study of relapse prevention. *Cognitive Ther Res* 2000;24:503–520.
28. Perry A, Tarrier N, Morriss R, et al. Randomised controlled trial of efficacy of teaching patients with bipolar disorder to identify early symptoms of relapse and obtain treatment. *BMJ* 1999;318:149–153.
29. Miklowitz DJ, Simoneau TL, George EL, et al. Family-focused treatment of bipolar disorder: 1-year effects of a psychoeducational program in conjunction with pharmacotherapy. *Biol Psychiatry* 2000;48:582–592.
30. Rea MM, Tompson MC, Miklowitz DJ, et al. Family-focused treatment versus individual treatment for bipolar disorder: results of a randomized clinical trial. *J Consult Clin Psychol* 2003;71:482–492.
31. Burgess S, Geddes J, Hawton K, et al. Lithium for maintenance treatment of mood disorders. In: The Cochrane Library, Issue 3, 2003. Oxford: Update Software. Search date not reported; primary sources Cochrane Collaboration Depression, Anxiety and Neurosis Review Group Specialised Register; Cochrane Controlled Trials Register; hand searches of reference lists of relevant papers, major textbooks of mood disorder, and the journals *Lithium* and *Lithium Therapy Monographs*; and personal communication with authors, other experts in the field, and pharmaceutical companies.
32. Davis JM, Janicak PG, Hogan DM. Mood stabilizers in the prevention of recurrent affective disorders: a meta-analysis. *Acta Psychiatr Scand* 1999;100:406–417. Search date not reported; primary sources Medline, Psychlit, Pubmed, and hand searches of reference lists of identified studies and personal communication with colleagues.
33. Tondo L, Hennen J, Baldessarini RJ. Lower suicide risk with long-term lithium treatment in major affective illness: a meta-analysis. *Acta Psychiatrica Scand* 2001;104:163–172. Search date 2000; primary sources Medline, Current Contents, Psychlit, Pubmed, hand searches of reference lists of relevant publications and contents lists and/or indices of leading international psychiatric research journals, and personal communication with colleagues who have done research in the field.
34. Bowden CL, Calabrese JR, Sachs G, et al. A placebo-controlled 18-month trial of lamotrigine and lithium maintenance treatment in recently manic or hypomanic patients with bipolar 1 disorder. *Arch Gen Psychiatry* 2003;60:392–400.

35. Bowden CL, Calabrese JR, Baldwin D, et al. Lamotrigine delays mood episodes in recently depressed bipolar I patients. *Eur Neuropsychopharmacol* 2002;12:S216–S217.
36. Macritchie KAN, Geddes JR, Scott J, et al. Valproic acid, valproate and valproate semisodium in the maintenance treatment of bipolar disorder. In: The Cochrane Library, Issue 3, 2003. Oxford: Update Software. Search date not reported; primary sources Cochrane Collaboration Depression, Anxiety and Neurosis Review Group Specialised Register; Cochrane Controlled Trials Register; Embase; Medline; Lilacs; Psychlit; Psyndex; hand searches of reference lists of relevant papers, major textbooks on mood disorder, *Comprehensive Psychiatry*, and relevant conference proceedings; and personal communication with authors, other experts, and pharmaceutical companies.
37. Hartong EG, Moleman P, Hoogduin CA, et al. Prophylactic efficacy of lithium versus carbamazepine in treatment-naive bipolar patients. *J Clin Psychiatry* 2003;64:144–151.
38. Greil W, Ludwig–Mayerhofer W, Erazo N, et al. Lithium versus carbamazepine in the maintenance treatment of bipolar disorders: a randomised study. *J Affect Disord* 43:151–161.
39. O'Donovan C, Kusumaker V, Graves GR, et al. Menstrual abnormalities and polycystic ovary syndrome in women taking valproate for bipolar mood disorder. *J Clin Psychiatry* 2002;63:322–330.
40. Bandeira CA, Lima MS, Geddes J, et al. Carbamazepine for bipolar affective disorders (protocol for a Cochrane Review). In: The Cochrane Library, Issue 3, 2003. Oxford: Update Software.
41. Calabrese, JR Suppes, T, Bowden, CL, et al. A double-blind, placebo-controlled, prophylaxis study of lamotrigine in rapid-cycling bipolar disorder. Lamictal 614 Study Group. *J Clin Psychiatry* 2000;61:841–850.
42. Ghaemi SN, Lenox MS, Baldessarini RJ. Effectiveness and safety of long-term antidepressant treatment in bipolar disorder. *J Clin Psychiatry* 2001;62:565–569. Search date 2000; primary sources Medline, Healthstar, Current Contents, Psychinfo, and hand searches of bibliographies of identified reports and recent reviews.

Kommentar

Michael Bauer

In den letzten Jahren sind die bipolaren Störungen zunehmend in das Blickfeld von Wissenschaftlern und Klinikern gerückt. Das gestiegene Interesse drückt sich unter anderem darin aus, dass sich eine Reihe von randomisierten, Placebo-kontrollierten Studien mit der Behandlung der akuten Manie, bipolaren Depression und Rezidivprophylaxe bipolarer Störungen befasst hat. Einige neuere kontrollierte Studien in der Rezidivprophylaxe sowie eine Meta-Analyse konnten die Wirksamkeit von Lithium bestätigen und seine Rolle als „Goldstandard" in dieser Indikation untermauern. Die inzwischen verbesserte Datenlage hat auch dazu geführt, dass einige neuere Substanzen für spezielle Indikationen die Zulassung in Deutschland erhalten haben. Für die Behandlung manischer Episoden trifft dies für eine Reihe von atypischen Neuroleptika zu: für mässig schwere bis schwere manische Episoden im Rahmen von bipolaren Störungen sind Olanzapin, Quetiapin und Risperidon zugelassen. Valproat wurde sowohl für die Akutbehandlung der Manie als auch zur Rezidivprophylaxe bipolarer Störungen zugelassen, ebenso Olanzapin zur Rezidivprophylaxe für Patienten mit bipolarer Störung, deren manische Phase auf eine Behandlung mit Olanzapin angesprochen hat.

Manie im Rahmen einer bipolaren Störung: Bei der akuten Manie konnte die Wirksamkeit von folgenden atypischen Neuroleptika in Placebo-kontrollierten Monotherapiestudien belegt werden: Olanzapin (Tohen et al. 2000), Aripiprazol (Keck et al. 2003a), Ziprasidon (Keck et al. 2003b) und Risperidon (Hirschfeld et al. 2004). In einer randomisierten, doppelblinden „add-on" Studie war Risperidon, zusätzlich zu „mood stabilizern" gegeben, wirksamer als Placebo (Yatham et al. 2003). Ebenfalls in einer randomisierten Placebo-kontrollierten „add-on" Studie zeigte Quetiapin, ein weiteres atypisches Neuroleptikum, das zusätzlich zu Lithium oder Valproinsäure gegeben wurde, eine effektivere Maniebehandlung im Vergleich zu Placebo (Sachs et al. 2004). Eine randomisierte, doppelblinde Vergleichsstudie fand bei der Behandlung mit Olanzapin gleich gute Wirksamkeit im Vergleich zu Haloperidol (Tohen et al. 2003a). In einer randomisierten, doppelblinden Vergleichsstudie kam es mit Olanzapin im Vergeich zu Valproinsäure zu einem schnelleren Remissionseintritt, allerdings fand sich kein Vorteil im Hinblick auf die Verhinderung manischer oder depressiver Rückfälle in der Rückfallprophylaxe (Tohen et al. 2003b).

Depression im Rahmen einer bipolaren Störung: Eine systematische Übersicht und Meta-Analyse von 5 randomisierten, kontrollierten Studien zur akuten Behandlung depressiver Episoden bestätigte die Wirksamkeit von Antidepressiva gegenüber einer Placebo-Behandlung (Gijsman et al. 2004). In einer randomisierten, doppelblinden Vergleichsstudie bei bipolarer Depression (Typ I) zeigte Olanzapin bessere Wirksamkeit als Placebo; eine Kombination aus Fluoxetin und Olanzapin war darüber hinaus der Monotherapie-Behandlung mit Olanzapin beziehungsweise Placebo überlegen (Tohen et al. 2003c).
Rezidivprophylaxe bei bipolaren Störungen: Eine systematische Übersicht und Meta-Analyse von 5 randomisierten, kontrollierten Studien bestätigte die Wirksamkeit von Lithium in der Rezidivprophylaxe, wobei die Effekte stärker in der Verhinderung manischer Rezidive als depressiver Rezidive ausgeprägt waren (Geddes et al. 2004). In einer randomisierten, doppelblinden Vergleichsstudie mit Lithium vs. Carbamazepin über insgesamt 2 Jahre schnitt Carbamazepin in der Rückfallverhütung deutlich schlechter ab (Hartong et al. 2003). In einer weiteren randomisierten, Placebo-kontrollierten Studie zur Wirksamkeit in der Phasenprophylaxe wurde Lamotrigin gegen Lithium und Placebo getestet: sowohl Lithium als auch Lamotrigin verlängerten gegenüber Placebo signifikant die Zeit bis zum Auftreten einer neuen affektiven Episode (Calabrese et al. 2003; Goodwin et al. 2004). Insbesondere konnte Lamotrigin erfolgreich die Zeit bis zum Auftreten einer depressiven Episode verlängern; hinsichtlich der zeitlichen Verzögerung eines manischen Rezidivs war Lithium der Placebo-Behandlung signifikant überlegen (Calabrese et al. 2003; Goodwin et al. 2004).

1. Calabrese JR, Bowden CL, Sachs G, Yatham LN, Behnke K, Mehtonen OP, Montgomery P, Ascher J, Paska W, Earl N, DeVeaugh-Geiss J; Lamictal 605 Study Group. A placebo-controlled 18-month trial of lamotrigine and lithium maintenance treatment in recently depressed patients with bipolar I disorder. J Clin Psychiatry 2003;64:1013–1024.
2. Geddes JR, Burgess S, Hawton K, Jamison K, Goodwin GM. Long-term lithium therapy for bipolar disorder: systematic review and meta-analysis of randomized controlled trials. Am J Psychiatry 2004;161:217–222.
3. Gijsman HJ, Geddes JR, Rendell JM, Nolen WA, Goodwin GM. Antidepressants for bipolar depression: a systematic review of randomized, controlled trials. Am J Psychiatry 2004;161:1537–1547.
4. Goodwin, G. M., Bowden, C. L., Calabrese, J. R., Grunze, H., Kasper, S., White, R., Greene, P., and Leadbetter, R. A meta-analysis of two placebo-controlled 18-month trials of lamotrigine and lithium maintenance in Bipolar I disorder. J Clin Psychiatry 2004;65:432–441.
5. Hartong EG, Moleman P, Hoogduin CA, Broekman TG, Nolen WA. Prophylactic efficacy of lithium versus carbamazepine in treatment-naive bipolar patients. J Clin Psychiatry 2003;64:144–151
6. Hirschfeld RM, Keck PE Jr, Kramer M, Karcher K, Canuso C, Eerdekens M, Grossman F. Rapid antimanic effect of risperidone monotherapy: a 3-week multicenter, double-blind, placebo-controlled trial. Am J Psychiatry 2004;161:1057–1065.
7. Keck PE Jr, Marcus R, Tourkodimitris S, Ali M, Liebeskind A, Saha A, Ingenito G; Aripiprazole Study Group. A placebo-controlled, double-blind study of the efficacy and safety of aripiprazole in patients with acute bipolar mania. Am J Psychiatry 2003 a;160:1651–1658.
8. Keck PE Jr, Versiani M, Potkin S, West SA, Giller E, Ice K; Ziprasidone in Mania Study Group. Ziprasidone in the treatment of acute bipolar mania: a three-week, placebo-controlled, double-blind, randomized trial. Am J Psychiatry 2003 b;160:741–748.
9. Sachs G, Chengappa KN, Suppes T, Mullen JA, Brecher M, Devine NA, Sweitzer DE. Quetiapine with lithium or divalproex for the treatment of bipolar mania: a randomized, double-blind, placebo-controlled study. Bipolar Disord 2004;6:213–223.
10. Tohen M, Chengappa KN, Suppes T, Baker RW, Zarate CA, Bowden CL, Sachs GS, Kupfer DJ, Ghaemi SN, Feldman PD, Risser RC, Evans AR, Calabrese JR. Relapse prevention in bipolar I disorder: 18-month comparison of olanzapine plus mood stabiliser v. mood stabiliser alone. Br J Psychiatry; 2004;184:337–345.
11. Tohen M, Goldberg JF, Gonzalez-Pinto Arrillaga AM, Azorin JM, Vieta E, Hardy-Bayle MC, Lawson WB, Emsley RA, Zhang F, Baker RW, Risser RC, Namjoshi MA, Evans AR, Breier A. A 12-week, double-blind comparison of olanzapine vs haloperidol in the treatment of acute mania. Arch Gen Psychiatry 2003 a;60:1218–1226.
12. Tohen M, Jacobs TG, Grundy SL, McElroy SL, Banov MC, Janicak PG, Sanger T, Risser R, Zhang F, Toma V, Francis J, Tollefson GD, Breier A. Efficacy of olanzapine in acute bipolar mania: a double-blind, placebo-controlled study. The Olanzipine HGGW Study Group. Arch Gen Psychiatry 2000;57:841–849.

13. Tohen M, Ketter TA, Zarate CA, Suppes T, Frye M, Altshuler L, Zajecka J, Schuh LM, Risser RC, Brown E, Baker RW. Olanzapine versus divalproex sodium for the treatment of acute mania and maintenance of remission: a 47-week study. Am J Psychiatry 2003b;160:1263–1271.
14. Tohen M, Vieta E, Calabrese J, Ketter TA, Sachs G, Bowden C, Mitchell PB, Centorrino F, Risser R, Baker RW, Evans AR, Beymer K, Dube S, Tollefson GD, Breier A. Efficacy of olanzapine and olanzapine-fluoxetine combination in the treatment of bipolar I depression. Arch Gen Psychiatry 2003c;60:1079–1088.
15. Yatham LN, Grossman F, Augustyns I, Vieta E, Ravindran A. Mood stabilisers plus risperidone or placebo in the treatment of acute mania. International, double-blind, randomised controlled trial. Br J Psychiatry 2003;182:141–147.

Bulimia nervosa

Suchdatum: August 2003

Phillipa Hay und Josue Bacaltchuk

Frage Welche Effekte haben unterschiedliche Behandlungsmethoden?

Nutzen wahrscheinlich

Kognitive Verhaltenstherapie speziell für Bulimia nervosa[10, 22–27]

Einer RCT zufolge führt eine auf Bulimie zugeschnittene kognitive Verhaltenstherapie im Vergleich zum Verbleib auf einer Warteliste zu einer Verminderung von bulimischen Symptomen und Depression. Eine RCT ergab nach einem Jahr hinsichtlich der Remission eines Binge-Erbrechens keinen signifikanten Unterschied zwischen einer gelenkten kognitiven Verhaltenstherapie als Selbsthilfe und einer auf Bulimie zugeschnittenen kognitiven Verhaltenstherapie. Einer RCT zufolge besteht in Bezug auf die Remissionsrate oder Symptome kein signifikanter Unterschied zwischen kognitiver Verhaltenstherapie plus Exposition und Reaktionsverhinderung und einer auf Bulimie zugeschnittenen kognitiven Verhaltenstherapie. Eine systematische Übersicht wies zwei RCTs aus, denen zufolge eine interpersonelle Psychotherapie bei Bulimia nervosa ebenso wirksam ist wie eine kognitive Verhaltenstherapie. Eine RCT ergab hinsichtlich bulimischer Verhaltenssymptome keinen signifikanten Unterschied zwischen Hypnotherapie und einer auf Bulimie zugeschnittenen kognitiven Verhaltenstherapie. Einer RCT zufolge besteht hinsichtlich der Binge-Häufigkeit kein klinisch bedeutsamer Unterschied zwischen Motivationsverstärkungstherapie und einer auf Bulimie zugeschnittenen kognitiven Verhaltenstherapie. Zwei RCTs zeigten hinsichtlich der Remission oder der Symptome keinen signifikanten Unterschied zwischen einer auf Bulimie zugeschnittenen kognitiven Verhaltenstherapie und Fluoxetin. Zwei RCTs zum Vergleich trizyklischer Antidepressiva und einer auf Bulimie zugeschnittenen kognitiven Verhaltenstherapie zeigten gemischte Resultate. Eine RCT ergab, dass Imipramin im Vergleich zu einer auf Bulimie zugeschnittenen kognitiven Verhaltenstherapie die Remission verbessert, und die andere zeigte hinsichtlich der Remissionsrate keinen signifikanten Unterschied zwischen einer auf Bulimie zugeschnittenen kognitiven Verhaltenstherapie und Desipramin. Zwei RCTs ergaben hinsichtlich der Remissionsraten oder der Symptome keinen signifikanten Unterschied zwischen einer auf Bulimie zugeschnittenen kognitiven Verhaltenstherapie und einer auf Bulimie zugeschnittenen kognitiven Verhaltenstherapie plus trizyklischen Antidepressiva. Zwei RCTs zufolge besteht hinsichtlich der Remissionsrate oder der Symptome kein signifikanter Unterschied zwischen einer auf Bulimie zugeschnittenen kognitiven Verhaltenstherapie und einer auf Bulimie zugeschnittenen kognitiven Verhaltenstherapie plus Fluoxetin.

Kombinationstherapie (Antidepressiva plus kognitive Verhaltenstherapie, ebenso wirksam, wie jede Therapieform für sich genommen)[29, 37–42]

Zwei RCTs zeigten hinsichtlich der Remissionsraten oder der Symptome keinen signifikanten Unterschied zwischen einer auf Bulimie zugeschnittenen kognitiven Verhaltenstherapie plus trizyklischen Antidepressiva und einer auf Bulimie zugeschnittenen kognitiven Verhaltenstherapie oder trizyklischen Antidepressiva allein. Zwei RCTs zeigten hinsichtlich der Remissionsraten oder der Symptome keinen signifikanten Unterschied zwischen einer auf Bulimie zugeschnittenen kognitiven Verhaltenstherapie plus Fluoxetin und einer auf Bulimie zugeschnittenen kognitiven Verhaltenstherapie oder Fluoxetin allein. Eine RCT ergab hinsichtlich der Remissionsraten oder der Symptome keinen signifikanten Unterschied zwischen einer ungelenkten kognitiven Verhaltenstherapie in Selbsthilfeform plus Fluoxetin und einer ungelenkten kognitiven Verhaltenstherapie in Selbsthilfe oder Fluoxetin allein.

MAO-Hemmer[36]

Drei in einer systematischen Übersicht ausgewiesenen RCTs zufolge bessern MAO-Hemmer im Vergleich zu Placebo die Remissionsrate.

Selektive Serotoninwiederaufnahmehemmer (ausgenommen Fluoxetin)[36–39]

Drei RCTs zufolge verbessert Fluoxetin, 60 mg/d, im Vergleich zu Placebo die Remission. Zwei RCTs zeigten hinsichtlich der Remission oder der Symptome keinen signifikanten Unterschied zwischen einer auf Bulimie zugeschnittenen kognitiven Verhaltenstherapie und Fluoxetin. Studien zu anderen SSRIs (Fluvoxamin, Paroxetin, Sertralin oder Citalopram) fanden sich nicht.

Trizyklische Antidepressiva[36, 37, 41–43]

Einer systematischen Übersicht zufolge bessern trizyklische Antidepressiva (Desipramin und Imipramin) im Vergleich zu Placebo bulimische Symptome und verringern Binge-Eating. Zwei RCTs zum Vergleich trizyklischer Antidepressiva und einer auf Bulimie zugeschnittenen kognitiven Verhaltenstherapie zeigten gemischte Resultate. Eine RCT ergab, dass Imipramin im Vergleich zu einer auf Bulimie zugeschnittenen kognitiven Verhaltenstherapie die Remission verbessert, und die andere zeigte hinsichtlich der Remissionsrate keinen signifikanten Unterschied zwischen einer auf Bulimie zugeschnittenen kognitiven Verhaltenstherapie und Desipramin.

Wirksamkeit unbekannt

Kognitive Orientierungstherapie

Es fanden sich keine RCTs zur kognitiven Orientierungstherapie bei PatientInnen mit Bulimia nervosa.

Kognitive Verhaltenstherapie plus Exposition und Reaktionsverhinderung[23]

Einer RCT zufolge besteht hinsichtlich der Häufigkeit des Erbrechens kein signifikanter Unterschied zwischen kognitiver Verhaltenstherapie plus Exposition und Reaktionsverhinderung und einer Warteliste, auch wenn sich zeigte, dass eine kognitive Verhaltenstherapie plus Exposition und Reaktionsverhinderung im Vergleich zum Verbleib auf einer Warteliste die Depressions-Scores verbessert. Hinsichtlich der Remissionsrate oder der Symptome fand sich kein signifikanter Unterschied zwischen kognitiver Verhaltenstherapie plus Exposition und Reaktionsverhinderung und einer auf Bulimie zugeschnittenen kognitiven Verhaltenstherapie.

Dialektische Verhaltenstherapie[34]

Eine kleine RCT ergab begrenzte Belege dafür, dass eine dialektische Verhaltenstherapie im Vergleich zum Verbleib auf einer Warteliste bulimische Symptome bessert.

Gelenkte kognitive Verhaltenstherapie in Selbsthilfeform[26, 30, 31]

Eine RCT ergab hinsichtlich der Verhaltenssymptomatik keinen signifikanten Unterschied zwischen einer kognitiven Verhaltenstherapie in Selbsthilfeform von Angesicht zu Angesicht oder telefonisch und einer Warteliste. Einer RCT zufolge besteht hinsichtlich der Remission eines Binge-Erbrechens nach etwa einem Jahr kein signifikanter Unterschied zwischen einer gelenkten kognitiven Verhaltenstherapie in Selbsthilfeform und einer auf Bulimie zugeschnittenen kognitiven Verhaltenstherapie. Eine RCT zeigte hinsichtlich der Remission keinen signifikanten Unterschied zwischen gelenkter und ungelenkter kognitiver Verhaltenstherapie in Selbsthilfeform.

Interpersonelle Psychotherapie (ebenso wirksam wie die auf Bulimia nervosa zugeschnittene kognitive Verhaltenstherapie)[10, 22, 27, 32]

Es fanden sich keine RCTs, in denen die interpersonelle Psychotherapie mit Nichtbehandlung, Placebo oder Kontrollen auf einer Warteliste verglichen wird. Eine systematische

Übersicht ergab zwei RCTs, denen zufolge in Bezug auf ein Unterlassen des Binge-Eatings kein signifikanter Unterschied zwischen interpersoneller Psychotherapie und einer auf Bulimie zugeschnittenen kognitiven Verhaltenstherapie besteht.

Hypnotherapie[33]

Eine RCT ergab begrenzte Belege dafür, dass eine Hypnotherapie im Vergleich zu einer Warteliste das Unterlassen von Ess- und Brechattacken verbessert. Dieselbe RCT ergab hinsichtlich bulimischer Verhaltenssymptome keinen signifikanten Unterschied zwischen Hypnotherapie und kognitiver Verhaltenstherapie.

Motivationsverstärkungstherapie[35]

Es fanden sich keine RCTs, in denen die Motivationsverstärkungstherapie mit Nichtbehandlung, Placebo oder einer Warteliste verglichen wird. Einer RCT zufolge besteht hinsichtlich der Binge-Häufigkeit kein klinisch bedeutsamer Unterschied zwischen Motivationsverstärkungstherapie und einer auf Bulimie zugeschnittenen kognitiven Verhaltenstherapie.

Reine oder ungelenkte kognitive Verhaltenstherapie in Selbsthilfeform[22, 28–30]

Zwei RCTs zufolge besteht hinsichtlich der Remission oder einer Abnahme der Häufigkeit von Ess- und Brechattacken kein signifikanter Unterschied zwischen reiner oder ungelenkter kognitiver Verhaltenstherapie in Selbsthilfeform und einer Warteliste. Eine RCT ergab hinsichtlich der Remission keinen signifikanten Unterschied zwischen gelenkter und ungelenkter kognitiver Verhaltenstherapie in Selbsthilfeform. Eine RCT ergab hinsichtlich der Remission keinen signifikanten Unterschied zwischen ungelenkter kognitiver Verhaltenstherapie in Selbsthilfeform und Fluoxetin allein und ungelenkter kognitiver Verhaltenstherapie in Selbsthilfeform plus Fluoxetin.

Mirtazapin, Nefazodon, Reboxetin, Venlafaxin

Es fanden sich keine RCTs.

Frage **Welche Effekte hat das Absetzen einer Therapie mit Antidepressiva bei PatientInnen in Remission?**

Nutzen unwahrscheinlich

Absetzen von Fluoxetin[44]

Einer RCT zufolge ist die fortgesetzte Einnahme von Fluoxetin, 60 mg/d, zur Wahrung einer verminderten Brechhäufigkeit bei PatientInnen, die zuvor gut auf einen 8-wöchigen Initialzyklus mit Fluoxetin angesprochen hatten, effektiver als dessen Absetzen und Ersatz durch ein Placebo.

Definition Bei Bulimia nervosa handelt es sich um eine übertriebene Beschäftigung mit dem Körpergewicht und der Figur, die gekennzeichnet ist durch regelmäßig auftretende Episoden von „Essattacken“ (unkontrollierbare Aufnahme riesiger Nahrungsmengen – so genanntes „Binge Eating“) verbunden mit der Anwendung extremer Methoden, um den gefürchteten Folgen der übermäßigen Nahrungsaufnahme entgegenzuwirken („induzierte Entleerung – so genanntes „Purging“). Wenn bei einer Patientin bzw. einem Patienten zusätzlich die diagnostischen Kriterien für Anorexia nervosa erfüllt sind, wird dieser Diagnose der Vorrang gegeben.[1] Es ist häufig schwierig, eine Bulimie zu erkennen, da Essattacken und induzierte Entleerung stark verheimlicht werden. Das Körpergewicht kann normal sein, oft existieren aber anamnestische Hinweise auf Anorexia nervosa oder Fastenkuren. Bei manchen Menschen existieren wechselnde Phasen von Anorexia nervosa und Bulimia nervosa. Manche RCT umfasste TeilnehmerInnen mit unterschwelliger Bulimia nervosa oder einer entsprechenden Essstörung bzw. unkontrollierten Essattacken. Wo möglich, werden in dieser Übersicht nur Ergebnisse mit Bezug auf Bulimia nervosa angegeben.

Inzidenz/ Prävalenz

Nach Studien in der Allgemeinbevölkerung liegt die Prävalenz für Bulimie bei jungen Frauen zwischen 0,5 % und 1 % mit gleicher Verteilung über alle gesellschaftlichen Schichten.[2–4] In 90 % der Fälle sind Frauen betroffen. Die Zahl an Bulimiefällen ist in den Industrienationen in den 10 Jahren nach ihrer Anerkennung in den späten 70er-Jahren gestiegen, und in Erhebungen unter der Allgemeinbevölkerung wurde ein „Kohorteneffekt" gemeldet, der einen Anstieg der Inzidenz einschließt.[2, 5, 6] Die Prävalenz von Essstörungen wie Bulimia nervosa ist in nichtindustrialisierten Populationen[7] geringer und unterscheidet sich zwischen ethnischen Gruppen. Bei Afroamerikanerinnen beobachtet man seltener Fastenkuren als bei weißen Amerikanerinnen, während die Raten für „Essattacken" weitestgehend gleich sind.[8]

Ätiologie/ Risikofaktoren

Junge Frauen aus Industrienationen, die ihre Nahrungsaufnahme bewusst begrenzen, tragen das größte Risiko für Bulimie oder andere Essstörungen. Eine Fallkontrollstudie in der Allgemeinbevölkerung, in der 102 Patienten mit Bulimie mit 204 gesunden Kontrollpatienten verglichen wurden, ergab bei den Patienten mit Essstörung gehäuft folgende Merkmale: Fettsucht, affektive Psychosen, sexueller Missbrauch, körperliche Misshandlung, elterliche Fettsucht, Drogenmissbrauch, geringes Selbstwertgefühl, Perfektionismus, gestörte Familiendynamik, elterliche Gewichts-/Figursorgen und frühe Menarche.[9] Im Vergleich zu einer Kontrollgruppe von 102 Frauen mit anderen psychischen Erkrankungen litten die Frauen mit Bulimie häufiger unter Problemen mit ihren Eltern oder unter Fettsucht.[9]

Prognose

Eine zehnjährige Nachbeobachtungsstudie (50 Teilnehmerinnen mit Bulimie aus einer placebokontrollierten Studie zur Mianserintherapie) kam zu dem Ergebnis, dass 52 % unter Placebo völlig geheilt waren und nur 9 % weiter unter Bulimiesymptomen litten.[10] Einer größeren Studie (222 Teilnehmerinnen aus einer Studie über Antidepressiva und strukturierte intensive Gruppentherapie, 101 davon aus einer kontrollierten Studie zu Imipramin und einer strukturierten intensiven kognitiven Gruppenpsychotherapie) zufolge erfüllten nach einer mittleren Nachbeobachtungsdauer von 11,5 Jahren 11 % noch die Bulimiekriterien, während sich 70 % in vollständiger oder partieller Remission befanden.[11] Bei den Teilnehmerinnen der kontrollierten Studie war die Zuordnung zu einer Imipramin-, Psychotherapie plus Imipramin- oder Psychotherapie plus Placebogruppe im Vergleich zur reinen Placebogruppe bei der Nachbeobachtung verknüpft mit einer signifikant besseren psychosozialen Anpassung, nicht aber mit geänderten Bulimiesymptomen. Kurzzeitstudien lieferten ähnliche Ergebnisse: In etwa 50 % der Fälle kam es zu einer vollständigen Heilung, in 30 % zu einer Besserung, und in 20 % persistierten die Symptome.[12] Es gab nur wenige schlüssige Prädiktoren für die Langzeitergebnisse. Eine gute Prognose wurde assoziiert mit kürzerer Krankheitsdauer, jüngerem Alter bei Krankheitsbeginn, höherer gesellschaftlicher Stellung und Alkoholmissbrauch in der Familienanamnese.[10] Eine schlechte Prognose wurde assoziiert mit Drogenmissbrauch[13], prämorbider oder elterlicher Fettsucht[14] und – in einigen Studien – Persönlichkeitsstörungen.[15–18] Eine Studie (102 Frauen) über den natürlichen Verlauf einer Bulimia nervosa kam zu dem Ergebnis, dass nach 15 Monaten noch 31 % und nach 5 Jahren noch 15 % an der Erkrankung litten.[19] Nur 28 % der Betroffenen erhielten während der Nachbeobachtung eine Behandlung. In einer Auswertung über das Ansprechen auf eine kognitive Therapie zeigte sich, dass die Anfangsfortschritte (bis zur 6. Sitzung) den besten Ergebnisprädiktor darstellen.[20] Eine nachfolgend durchgeführte systematische Literaturübersicht zu den Ergebnissen lieferte aber keine schlüssigen Belege zur Unterstützung der Hypothese von besserer Prognose bei frühzeitigem Therapiebeginn.[21]

Literatur

1. American Psychiatric Association. *Diagnostic and Statistical Manual of Mental Disorders.* 4th ed. Washington DC: American Psychiatric Press, 1994.
2. Bushnell JA, Wells JE, Hornblow AR, et al. Prevalence of three bulimic syndromes in the general population. *Psychol Med* 1990;20:671–680.
3. Garfinkel PE, Lin B, Goering P, et al. Bulimia nervosa in a Canadian community sample: prevalence, co-morbidity, early experiences and psychosocial functioning. *Am J Psychiatry* 1995;152:1052–1058.
4. Gard MCE, Freeman CP. The dismantling of a myth: a review of eating disorders and socioeconomic status. *Int J Eat Disord* 1996;20:1–12.
5. Hall A, Hay PJ. Eating disorder patient referrals from a population region 1977–1986. *Psychol Med* 1991;21:697–701.
6. Kendler KS, Maclean C, Neale M, et al. The genetic epidemiology of bulimia nervosa. *Am J Psychiatry* 1991;148:1627–1637.
7. Choudry IY, Mumford DB. A pilot study of eating disorders in Mirpur (Pakistan) using an Urdu version of the Eating Attitude Test. *Int J Eat Disord* 1992;11:243–251.
8. Striegel-Moore RH, Wifley DE, Caldwell MB, et al. Weight-related attitudes and behaviors of women who diet to lose weight: a comparison for black dieters and white dieters. *Obes Res* 1996;4:109–116.
9. Fairburn CG, Welch SL, Doll HA, et al. Risk factors for bulimia nervosa. A community-based case-control study. *Arch Gen Psychiatry* 1997;54:509–517.
10. Collings S, King M. Ten year follow-up of 50 patients with bulimia nervosa. *Br J Psychiatry* 1994;164:80–87.
11. Keel PK, Mitchell JE, Davis TL, et al. Long-term impact of treatment in women diagnosed with bulimia nervosa. *Int J Eat Disord* 2002;31:151–158.
12. Keel PK, Mitchell JE. Outcome in bulimia nervosa. *Am J Psychiatry* 1997;154:313–321.
13. Keel PK, Mitchell JE, Miller KB, et al. Long-term outcome of bulimia nervosa. *Arch Gen Psychiatry* 1999;56:63–69.
14. Fairburn CG, Norman PA, Welch SL, et al. A prospective study of outcome in bulimia nervosa and the long-term effects of three psychological treatments. *Arch Gen Psychiatry* 1995;52:304–312.
15. Coker S, Vize C, Wade T, et al. Patients with bulimia nervosa who fail to engage in cognitive behaviour therapy. *Int J Eat Disord* 1993;13:35–40.
16. Fahy TA, Russell GFM. Outcome and prognostic variables in bulimia. *Int J Eat Disord* 1993;14:135–146.
17. Rossiter EM, Agras WS, Telch CF, et al. Cluster B personality disorder characteristics predict outcome in the treatment of bulimia nervosa. *Int J Eat Disord* 1993;13:349–358.
18. Johnson C, Tobin DL, Dennis A. Differences in treatment outcome between borderline and nonborderline bulimics at 1-year follow-up. *Int J Eat Disord* 1990;9:617–627.
19. Fairburn C, Cooper Z, Doll H, et al. The natural course of bulimia nervosa and binge eating disorder in young women. *Arch Gen Psychiatry* 2000:57:659–665.
20. Agras WS, Crow SJ, Halmi KA, et al. Outcome predictors for the cognitive behavior treatment of bulimia nervosa: data from a multisite study. *Am J Psychiatry* 2000;157:1302–1308.
21. Reas DL, Schoemaker C, Zipfel S, et al. Prognostic value of duration of illness and early intervention in bulimia nervosa: a systematic review of the outcome literature. *Int J Eat Disord* 2001;30:1–10. Search date 1999; primary sources not reported.
22. Hay PJ, Bacaltchuk J. Psychotherapy for bulimia nervosa and binging. In: The Cochrane Library, Issue 1, 2003. Oxford: Update Software. Search date 2002; primary sources Medline, Extramed, Embase, Psychlit, Current Contents, Lilacs, Scisearch, Cochrane Controlled Trials Register 1997, Cochrane Collaboration Depression and Anxiety Trials Register, hand searches of *Int J Eat Disord* since its first issue, citation lists in identified studies and reviews, and personal contacts.
23. Agras WS, Schneider JA, Arnow B, et al. Cognitive-behavioral and response-prevention treatments for bulimia nervosa. *J Consult Clin Psychol* 1989;57:215–221.
24. Wilson GT, Fairburn CG. Treatments for eating disorders. In: Nathan PE, Gorman JM, eds. *A Guide to Treatments that Work.* New York: Oxford University Press, 1998:501–530.

25. Wolk SL, Devlin MJ. Stage of change as a predictor of response to psychotherapy for bulimia nervosa. *Int J Eat Disord* 2001;30:96–100.
26. Thiels C, Schmidt U, Troop N, et al. Compliance with a self-care manual in guided self-change for bulimia nervosa. *Eur Eat Disord Rev* 2001;9:115–122.
27. Agras WS, Walsh BT, Fairburn CG, et al. A multicenter comparison of cognitive-behavioral therapy and interpersonal psychotherapy. *Arch Gen Psychiatry* 2000;54:459–465.
28. Carter JC, Olmsted MP, Kaplan AS, et al. Self-help for bulimia nervosa: a randomized controlled trial. *Am J Psychiatry* 2003;160:973–978.
29. Mitchell JE, Fletcher L, Hanson K, et al. The relative efficacy of fluoxetine and manual-based self-help in the treatment of outpatients with bulimia nervosa. *J Clin Psychopharmacol* 2001;21:298–304.
30. Palmer RL, Birchall H, McGrain L, et al. Self-help for bulimic disorders: a randomised controlled trial comparing minimal guidance with face-to-face or telephone guidance. *Br J Psychiatry* 2002;181:230–235.
31. Thiels C, Schmidt U, Treasure J, et al. Guided self-change for bulimia nervosa incorporating use of a self-care manual. *Am J Psychiatry* 1998;155:947–953.
32. Fairburn CG, Jones R, Peveler RC, et al. Three psychological treatments for bulimia nervosa. A comparative trial. *Arch Gen Psychiatry* 1991;48:463–469.
33. Griffiths RA, Hadzi-Pavlovic D, Channon-Little L. A controlled evaluation of hypnobehavioural treatment for bulimia-nervosa: immediate pre-post-treatment effects. *Eur Eating Dis Rev* 1994;2:202–220.
34. Safer DL, Telch CF, Agras WS. Dialectical behavior therapy for bulimia nervosa. *Am J Psychiatry* 2001;158:632–634.
35. Treasure JL, Katzman M, Schmidt U, et al. Engagement and outcome in the treatment of bulimia nervosa: first phase of a sequential design comparing motivation enhancement therapy and cognitive behavioural therapy. *Behav Res Ther* 1999;37:405–418.
36. Bacaltchuk J, Hay P. Antidepressants versus placebo for people with bulimia nervosa. In: The Cochrane Library Issue 1, 2003. Oxford: Update Software. Search date 2001; primary sources Medline, Extramed, Embase, Psychlit, Current Contents, Lilacs, Scisearch, Cochrane Controlled Trials Register, Cochrane Collaboration Depression and Anxiety Trials Register, hand searches of citation lists in identified studies and reviews, and personal contacts.
37. Bacaltchuk J, Hay P. Antidepressants versus psychological treatments and their combination for people bulimia nervosa (Cochrane Review). In: The Cochrane Library Issue 1, 2003. Oxford: Update Software. Search date 2000; primary sources Medline, Extramed, Embase, Psychlit, Current Contents, Lilacs, Scisearch, Cochrane Controlled Trials Register, Cochrane Collaboration Depression and Anxiety Trials Register, hand searches of *Int J Eat Disord* since its first issue, citation lists of identified studies and reviews, and personal contacts.
38. Goldbloom DS, Olmsted M, Davies R, et al. A randomized control trial of fluoxetine and cognitive behavioural therapy for bulimia nervosa: short-term outcome. *Behav Res Ther* 1997;35:803–811.
39. Jacobi C, Dahme B, Dittman R. Cognitive-behavioural, fluoxetine and combined treatment for bulimia nervosa: short- and long-term results. *Eur Eat Disord Rev* 2002;10:179–198.
40. Campanelli M. Cecinella confronto tra gli effetti della terapia farmacologica con fluoxetine e las psicoterapia nel trattamento della bulimia nervosa [in Italian]. *Minerva Psichiatr* 2002;43(suppl 1):1–24.
41. Mitchell JE, Pyle RL, Eckert ED, et al. A comparison study of antidepressants and structured intensive group psychotherapy in the treatment of bulimia nervosa. *Arch Gen Psychiatry* 1990;47:149–157.
42. Agras WS, Rossiter EM, Arnow B, et al. Pharmacologic and cognitive-behavioral treatment for bulimia nervosa: a controlled comparison. *Am J Psychiatry* 1992;149:82–87.
43. Walsh BT, Hadigan CM, Wong LM. Increased pulse and blood pressure associated with desipramine treatment of bulimia nervosa. *J Clin Psychopharmacol* 1992;12:163–168.
44. Romano SJ, Halmi KA, Sarkar NP, et al. A placebo-controlled study of fluoxetine in continued treatment of bulimia nervosa after successful acute fluoxetine treatment. *Am J Psychiatry* 2002;159:96–102.
45. Fairburn CG, Marcus MD, Wilson GT. Cognitive-behavioral therapy for binge eating and bulimia nervosa: a comprehensive treatment manual. In: Fairburn CG, Wilson GT, eds. *Binge Eating: Nature, Assessment, and Treatment*. New York: Guilford Press, 1993:361–404.
46. Bachar E, Latzer Y, Kreitler S, et al. Empirical comparison of two psychological therapies. Self psychology and cognitive orientation in the treatment of anorexia and bulimia. *J Psychother Pract Res* 1999;8:115–128.
47. Leitenberg H, Rosen J, Gross J, et al. Exposure plus response-prevention treatment of bulimia nervosa. *J Consult Clin Psychol* 1988;56:535–541.
48. Williams C. New technologies in self-help: another effective way to get better? *Eur Eat Disorders Rev* 2003;11:170–182.
49. Schmidt U, Treasure J, eds. *Clinician's Guide to Getting Better Bit(e) by Bit(e)*. Hove: Psychology Press, 1997.

Kommentar

Jürgen-Christian Krieg

Wie bei der Behandlung der Anorexia nervosa bilden bei der Bulimia nervosa Ernährungsberatung und Ernährungsrehabilitation einen wesentlichen Bestandteil der therapeutischen Intervention. Viele Formen von psychotherapeutischen Behandlungsverfahren sind im Rahmen von teils unkontrollierten Studien als erfolgreich beschrieben worden, wobei jedoch nur ein geringer Anteil der betroffenen Patienten dauerhaft symptomfrei blieb. Am Spontanerfolg, aber auch am Langzeiteffekt gemessen, scheinen der kognitiven Verhaltenstherapie sowie der Interpersonellen Psychotherapie eine gewisse Überlegenheit gegenüber anderen Therapieformen zuzukommen. Bei spezieller Indikation können zusätzlich familientherapeutische und paartherapeutische Interventionen erforderlich sein.
Eine stationäre Behandlung der Bulimia nervosa ist meist nicht erforderlich, sie ist jedoch indiziert bei zusätzlich bestehender Depression mit Suizidalität, schwerem Substanzmissbrauch bzw. -abhängigkeit oder schwerer Persönlichkeitsstörung.
Placebokontrollierte Studien konnten als Kurzzeiteffekte eine Reduktion der bulimischen Symptomatik unter der Behandlung mit trizyklischen Antidepressiva, MAO-Hemmern und dem selektiven Serotoninwiederaufnahmehemmern Fluoxetin nachweisen, wobei insbesondere SSRIs häufig zur Rückfallprophylaxe bei bisher jedoch noch ungenügendem Wirksamkeitsnachweis angewendet werden. Der Einsatz so genannter „klassischer", das heißt irreversibler MAO-Hemmer muss jedoch bei bulimischen Patienten kritisch abgewogen werden, da es gerade bei dieser Patientengruppe zu Schwierigkeiten mit der einzuhaltenden Diät kommen kann. Vergleichsstudien haben gezeigt, dass sowohl die Psychotherapie als auch die medikamentöse Therapie mit einem Antidepressivum einer Placebotherapie überlegen waren. Vergleiche zwischen kognitiver Verhaltenstherapie und Therapie mit Antidepressiva zeigten keine nennenswerten Unterschiede in ihrer Wirksamkeit, ebenso scheint die Kombination Psychotherapie mit medikamentöser Therapie keine wesentliche zusätzliche Besserung der bulimischen Kernsymptomatik zu bewirken.

1. American Psychiatric Association. Practice guideline for eating disorders. American Journal of Psychiatry, 1993, 150, suppl 2:212–228
2. American Psychiatric Association. Practice guideline for the treatment of patients with eating disorders (revision). American Journal of Psychiatry, 2000, 157, suppl 1–39
3. Praxisleitlinien in Psychiatrie und Pschotherapie. Band 4, Behandlungsleitlinie Essstörungen. Deutsche Gesellschaft für Psychiatrie, Psychotherapie und Nervenheilkunde (Hrsg.). Steinkopff Verlag, Darmstadt, 2000
4. Fichtner M.M.: Anorektische und bulimische Eßstörungen. In: Psychische Erkrankungen. Klinik und Therapie. M. Berger (Hrsg), 2. Auflage. Urban & Fischer, München – Jena, S. 790–814, 2004

Demenz

Suchdatum: Februar 2004

James Warner, Rob Butler und Pradeep Arya

Teilnehmer in Demenz-RCTs sind oft nicht repräsentativ für Patienten mit Demenz. Im ambulanten Bereich und bei Patienten mit anderen Demenzformen als Morbus Alzheimer werden wenige RCTs durchgeführt.

Frage **Welche Effekte haben unterschiedliche Behandlungsmethoden auf die kognitiven Symptome einer Demenz?**

Nutzen belegt

Donepezil[20, 21, 26–30]

Einer systematischen Übersicht von Patienten mit leichter bis mäßiger Alzheimer-Krankheit und einer nachfolgenden RCT an Patienten mit leichter bis mäßiger Alzheimer-Krankheit zufolge führt Donepezil bei Patienten mit leichtem bis schwerem Morbus Alzheimer im Vergleich zu Placebo nach einer Beobachtungsphase von bis zu 52 Wochen zu einer signifikanten Leistungssteigerung und Besserung des medizinischen Gesamtzustandes. Der Übersicht zufolge besteht jedoch hinsichtlich der subjektiven Lebensqualitätswertung nach 12 oder 24 Wochen kein signifikanter Unterschied zwischen Donepezil und Placebo. Eine große, in der Übersicht ausgewiesene RCT zeigte, dass Donepezil im Vergleich zu Placebo die Zeit bis zur „klinisch sichtbaren Funktionsminderung" um 5 Monate hinauszögert. Einer offenen RCT bei Patienten mit leichtem oder mittelschwerem Morbus Alzheimer war nach 12 Wochen hinsichtlich der kognitiven Fähigkeiten kein Unterschied zwischen Donepezil und Rivastigmin zu erkennen, auch wenn die Raten für einen Abbruch jeglicher Ursache in der Donepezilgruppe signifikant geringer waren. Einer RCT an Patienten mit M. Alzheimer zufolge besteht hinsichtlich der kognitiven Funktion oder der Nebenwirkungen nach einem Jahr kein signifikanter Unterschied zwischen Galantamin und Donepezil. Einer systematischen Übersicht an Patienten mit vaskulärer Demenz zufolge verbessert Donepezil im Vergleich zu Placebo nach 24 Wochen die kognitive Funktion.

Galantamin[22, 31]

RCTs zufolge verbessert Galantamin im Vergleich zu Placebo die geistige Leistungsfähigkeit und den klinischen Gesamtzustand über 6 Monate bei Patienten mit Morbus Alzheimer oder vaskulärer Demenz. Eine RCT an Patienten mit Morbus Alzheimer ergab in Bezug auf die kognitive Funktion oder Nebenwirkungen nach einem Jahr keinen signifikanten Unterschied zwischen Donepezil und Galantamin.

Nutzen wahrscheinlich

Ginkgo biloba[54, 55]

Begrenzten Hinweisen aus RCTs zufolge verbessert Ginkgo-Extrakt bei Patienten mit Morbus Alzheimer oder vaskulärer Demenz im Vergleich zu Placebo über 24–26 Wochen die geistige Leistungsfähigkeit. Rezeptfreie Zubereitungen von *Ginkgo biloba* unterscheiden sich hinsichtlich des Reinheitsgrades und der Konzentrationen aktiver Inhaltsstoffe von dem in den meisten RCTs verwandten hoch gereinigten Extrakt (FGb 761).

Memantin[25, 48–53]

Zwei anhand einer systematischen Übersicht ausgewiesenen RCTs zufolge verbessert Memantin im Vergleich zu Placebo nach 12–28 Wochen kognitive Funktionen von Patienten mit leichter oder mittelschwerer vaskulärer Demenz. Nachfolgende RCTs zeigten, dass Memantin das klinische Gesamtergebnis verbessert und die Pflegeabhängigkeit von Patienten mit schwererem Morbus Alzheimer oder vaskulärer Demenz nach 12–28 Wochen verringert.

Realitätsorientierung[61]

Einer systematischen Übersicht kleiner RCTs zufolge verbessert Realitätsorientierung im Vergleich zu Nichtbehandlung die kognitive Funktion von Patienten mit verschiedenen Formen von Demenz.

Nutzen und Schaden abzuwägen

Physostigmin[34]

Begrenzten Hinweisen aus einer RCT bei Patienten mit Morbus Alzheimer zufolge erhöhen lang wirksame Physostigminpräparate im Vergleich zu Placebo die geistige Leistungsfähigkeit über 12 Wochen. Es kommt jedoch häufig zu unerwünschten Nebenwirkungen wie Übelkeit, Erbrechen, Diarrhoe, Schwindelgefühl und Oberbauchbeschwerden.

Rivastigmin[24, 32, 33]

Einer systematischen Übersicht und einer zusätzlichen RCT zufolge verbessert Rivastigmin bei Patienten mit Alzheimer- oder Lewy-Body-Demenz im Vergleich zu Placebo die geistige Leistungsfähigkeit. Nebenwirkungen wie Übelkeit, Erbrechen, Appetitlosigkeit und Diarrhoe sind jedoch häufig. Die Subgruppenanalyse einer RCT bei Alzheimer-Patienten deutet darauf hin, dass Patienten mit vaskulären Risikofaktoren besser auf Rivastigmin ansprechen könnten als andere. Einer offenen RCT bei Patienten mit leichtem oder mittelschwerem Morbus Alzheimer zufolge besteht hinsichtlich der kognitiven Funktionen nach 12 Wochen kein signifikanter Unterschied zwischen Rivastigmin und Donepezil, auch wenn die Rate der Studienabbrüche jeglicher Ursache unter Rivastigmin höher war.

Tacrin[35, 36]

Zwei systematische Übersichten ergaben begrenzte Hinweise darauf, dass Tacrin im Vergleich zu Placebo die kognitive Funktion und den Gesamtzustand bei Patienten mit Morbus Alzheimer nach 3–36 Wochen verbessert. Es kam jedoch oft zu Nebenwirkungen wie Übelkeit und Erbrechen, Diarrhoe, Anorexie und Oberbauchschmerzen.

Wirksamkeit unbekannt

Lecithin[39]

In einer systematischen Übersicht identifizierte kleine, qualitativ schlechte RCTs lieferten keine ausreichenden Belege zur Bewertung von Lecithin in der Therapie von Alzheimer-Patienten.

Musiktherapie (zur Verbesserung der Verhaltensstörungen)[59, 60]

In einer systematischen Übersicht identifizierte, qualitativ schlechte Studien lieferten keine ausreichenden Belege zur Bewertung einer Musiktherapie bei Alzheimer-Patienten.

Nikotin[40]

Eine systematische Übersicht ergab keine RCTs von hinreichender Qualität zur Wirkung von Nikotin bei Patienten mit Demenz.

Nichtsteroidale Antiphlogistika[41–44]

Einer RCT bei Alzheimer-Patienten zufolge besteht hinsichtlich der kognitiven Funktionen nach 25 Wochen kein signifikanter Unterschied zwischen Diclofenac plus Misoprostol und Placebo. Eine andere RCT bei Alzheimer-Patienten lieferte nur unzureichende Belege für einen Vergleich zwischen Indometacin und Placebo bei Alzheimer-Patienten. Eine dritte RCT ergab hinsichtlich der kognitiven Funktion nach einem Jahr keinen signifikanten Unterschied zwischen Refocoxib und Placebo.

Reminiszenztherapie[62]

In einer systematischen Übersicht fanden sich keine ausreichenden Belege zur Bewertung einer Reminiszenztherapie (Motivation des Kranken zum Gespräch über Erinnertes) bei Patienten mit Demenz.

Selegilin[47]

Einer systematischen Übersicht zufolge verbessert Selegilin im Vergleich zu Placebo bei Patienten mit leichtem oder mittelschwerem Morbus Alzheimer für 2–4 Monate die geistige Leistungsfähigkeit. Es fand sich aber kein signifikanter Unterschied hinsichtlich des medizinischen Gesamtzustandes oder der Aktivitäten des täglichen Lebens. RCTs, in denen die über 4 Monate hinausreichenden Ergebnisse beurteilt wurden, zeigten keinen signifikanten Unterschied zwischen Selegilin und Placebo.

Vitamin E[56, 57]

Eine RCT an Patienten mit mittelschwerem bis schweren Morbus Alzheimer ergab hinsichtlich der kognitiven Funktionen nach 2-jähriger Therapie begrenzte Belege für keinen signifikanten Unterschied zwischen Vitamin E und Placebo. Es fanden sich jedoch begrenzte Belege dafür, dass Vitamin E die Mortalität, die Notwendigkeit einer Heimunterbringung, den Verlust der selbstständigen Lebensbewältigung und die Entwicklung einer schweren Demenz verringern kann.

Nutzen unwahrscheinlich

Östrogen (bei Frauen in der Postmenopause)[45, 46]

Eine systematische Übersicht ergab unzureichende Belege dafür, dass Östrogen mit oder ohne Progesteron kognitive Symptome bei postmenopausalen Frauen bessert. Es bestehen jedoch Bedenken dahingehend, dass Östrogen das Risiko eines Mammakarzinoms und kardiovaskulärer Komplikationen erhöhen kann.

Frage **Welche Effekte haben unterschiedliche Behandlungsmethoden auf die psychischen Symptome und die Verhaltensauffälligkeiten bei Demenz?**

Nutzen wahrscheinlich

Carbamazepin[72]

Einer RCT zufolge führt Carbamazepin im Vergleich zu Placebo bei Patienten mit nicht näher spezifizierter Demenz sowie Verhaltensauffälligkeiten und psychischen Symptomen über 6 Wochen zu einer Verringerung von Erregungszuständen und Aggressivität.

Realitätsorientierung[61]

Einer systematischen Übersicht kleiner RCTs zufolge verbessert Realitätsorientierung im Vergleich zu Nichtbehandlung das Verhalten von Patienten mit verschiedenen Formen von Demenz.

Nutzen und Schaden abzuwägen

Haloperidol[63–66]

Eine systematische Übersicht von Patienten mit verschiedenen Formen der Demenz sowie mit Verhaltensauffälligkeiten und psychischen Symptomen ergab hinsichtlich der Agitiertheit nach 6–16 Wochen keinen signifikanten Unterschied zwischen Haloperidol und Placebo. Es zeigte sich jedoch, dass Haloperidol Aggression abschwächen kann, und dass es im Vergleich zu Placebo Häufigkeit und Schweregrad extrapyramidaler Symptome erhöht. Eine weitere systematische Übersicht bei Patienten mit verschiedenen Formen der Demenz sowie mit Verhaltensauffälligkeiten und psychischen Symptomen ergab begrenzte Hinweise darauf, dass Haloperidol und Risperidon hinsichtlich einer Abschwächung der Agitiertheit über 12 Wochen hinweg vergleichtbare Wirksamkeit entfalten, dass jedoch Haloperidol zu häufigeren und schwereren extrapyramidalen Symptomen führt. Zwei RCTs bei Patienten mit demenzbedingt agitiertem Verhalten zeigten hinsichtlich der Agitiertheit keinen signifikanten Unterschied zwischen Trazodon und Haloperidol, waren jedoch u. U. zu klein, um einen klinisch bedeutsamen Unterschied auszuschließen.

Olanzapin[64, 67–69]

Einer in einer systematischen Übersicht identifizierten RCT bei BewohnerInnen eines Pflegeheims mit Morbus Alzheimer oder Lewy-Body-Demenz sowie mit Verhaltensauffälligkeiten und psychischen Symptomen zufolge verringert Olanzapin in niedrigen bis mittleren Dosen im Vergleich zu Placebo über 6 Wochen das Auftreten von Erregungszuständen, Halluzinationen und Wahnvorstellungen. Olanzapin wurde mit zerebrovaskulären Nebenwirkungen in Verbindung gebracht.

Risperidon[64, 68–71]

Eine systematische Übersicht und eine nachfolgende RCT bei Patienten mit verschiedenen Formen von Demenz (primär Morbus Alzheimer) sowie mit Verhaltensauffälligkeiten und psychischen Symptomen zeigte, dass Risperidon im Vergleich zu Placebo über 12 Wochen Symptome bessert. Eine weitere systematische Übersicht an Patienten mit verschiedenen Formen von Demenz und aggressivem Verhalten ergab begrenzte Hinweise darauf, dass Risperidon und Haloperidol hinsichtlich der Abschwächung der Agitiertheit über 12 Wochen ähnlich wirksam sind, Risperidon jedoch zu weniger und weniger schweren extrapyramidalen Symptomen führt. Risperidon wurde mit zerebrovaskulären Nebenwirkungen in Verbindung gebracht.

Wirksamkeit unbekannt

Natriumvalproat[73, 74]

Eine RCT ergab begrenzte Belege dafür, dass Natriumvalproat im Vergleich zu Placebo bei Patienten mit Demenz sowie mit Verhaltensauffälligkeiten und psychischen Symptomen über einen 6-wöchigen Beobachtungszeitraum die Erregungszustände dämpft. Eine andere RCT ergab hinsichtlich der Wirkung auf aggressives Verhalten über 8 Wochen keinen signifikanten Unterschied zwischen Natriumvalproat und Placebo.

Trazodon[75, 76]

Es fanden sich keine RCTs, in denen Trazodon mit Placebo verglichen worden wäre. Eine kleine RCT bei Patienten mit demenzbedingt agitiertem Verhalten zeigte hinsichtlich der Agitiertheit über 9 Wochen keinen signifikanten Unterschied zwischen Trazodon und Haloperidol. Einer weiteren kleinen RCT bei Patienten mit Morbus Alzheimer und agitiertem Verhalten zufolge besteht hinsichtlich der Ergebnisse über 16 Wochen kein signifikanter Unterschied zwischen Trazodon, Haloperidol, Techniken des Verhaltensmanagements und Placebo. Die Studien waren jedoch u. U. zu klein, um einen klinisch bedeutsamen Effekt auszuschließen.

Donepezil; Galantamin[22, 26, 77–79]

RCTs lieferten keine schlüssigen Belege für die Effekte von Donepezil oder Galantamin gegenüber den Verhaltensauffälligkeiten und psychischen Symptomen von Patienten mit leichtem bis mäßigem Morbus Alzheimer im Vergleich zu Placebo.

Definition

Eine **Demenz** ist gekennzeichnet durch eine chronische, umfassende, irreversible Beeinträchtigung der zerebralen Funktionsfähigkeit, die sich normalerweise in einer Verschlechterung des Gedächtnisses (anfangs Kurzzeitgedächtnis), dem Verlust von Exekutivfunktionen (wie die Fähigkeit Entscheidungen zu treffen oder komplexe Aufgaben auszuführen) und Persönlichkeitsveränderungen äußert. Der **Morbus Alzheimer** ist ein spezieller Demenztyp mit schleichendem Beginn und langsamer Verschlechterung, bei dem es zu einer Beeinträchtigung des Sprachvermögens, der motorischen Fähigkeiten, der Persönlichkeit und der Exekutivfunktionen kommt. Morbus Alzheimer ist eine Ausschlussdiagnose, die erst gestellt werden darf, nachdem alle anderen möglichen systemischen, psychiatrischen und neurologischen Demenzursachen klinisch und durch laborchemische oder apparative Untersuchungsverfahren ausgeschlossen wurden. Die **vaskuläre Demenz** (Multiinfarkt-Demenz) äußert sich durch schrittweise Verschlechterung der Exekutivfunktionen (mit oder ohne Sprachstörungen und motorische Symptome) auf Grund arterieller Durchblutungsstörungen. Sie tritt gewöhnlich bei bestehenden vaskulären Risikofaktoren (Diabetes, Hypertonie, Rauchen) auf. Typischerweise ist sie durch einen plötzlicheren Beginn und eine stärkere Progredienz als die Alzheimer-Demenz gekennzeichnet. Die **Lewy-Body-Demenz** manifestiert sich durch eine schleichende Beeinträchtigung der Exekutivfunktionen mit Parkinsonismus, visuellen Halluzinationen, fluktuierenden kognitiven Fähigkeiten und erhöhtem Risiko für Stürze oder Synkopen.[1, 2] Sorgfältige klinische Untersuchungen von Patienten mit leichter oder mittelschwerer Demenz und die Anwendung etablierter Diagnosekriterien haben, verglichen mit dem Goldstandard der autoptischen Diagnose, einen prädiktiven Wert von 70–90 %.[3, 4]

Inzidenz/ Prävalenz

Etwa 6 % der über 65-Jährigen und 30 % der über 90-Jährigen leiden an irgendeiner Form von Demenz. Vor dem 60. Lebensjahr sind demenzielle Erkrankungen selten. Die häufigsten Demenztypen bei älteren Menschen sind – mit unterschiedlichen Werten in Abhängigkeit von geographischen, kulturellen und ethnischen Faktoren – die Alzheimer-Demenz mit geschätzten 35–50 %, die vaskuläre Demenz (einschließlich Mischformen aus vaskulärer Demenz und Morbus Alzheimer) mit 35–50 % sowie die Lewy-Body-Demenz mit 20 %.[1, 5–9]

Ätiologie/ Risikofaktoren

Die Ursachen der **Alzheimer-Krankheit** sind unklar. Ein pathogenetischer Schlüsselprozess ist die pathologisch vermehrte Ablagerung von anormalem Amyloid im Gehirn.[10] Die meisten Menschen mit dem relativ seltenen präsenilen Morbus Alzheimer mit Beginn vor dem 60. Lebensjahr zeigen eine autosomal-dominante Vererbung (familiäre Form) mit Mutationen in Presenelin (PS)- oder Amyloid-Precursor-Protein (APP)-Genen. Verschiedene Gene (APP, PS-1, PS-2) sind identifiziert worden. Beim spät beginnenden (senilen) Morbus Alzheimer kann man manchmal ebenfalls familiäre Häufungen beobachten, es wurden aber bisher keine spezifischen Genmutationen entdeckt (sporadische Form). Schädel-Hirn-Traumata, Down-Syndrom und niedriger prämorbider Intelligenzquotient oder ein geringer Bildungsgrad sind weitere mögliche Risikofaktoren für Morbus Alzheimer. Die **vaskuläre Demenz** steht in Beziehung zu kardiovaskulären Risikofaktoren wie Rauchen, Hypertonie und Diabetes. Die Ätiologie der **Lewy-Body-Demenz** ist unbekannt. Bei vielen Demenzformen kann im Gehirn ein Mangel an Acetylcholin beobachtet werden, dessen Ausmaß mit der Beeinträchtigung der kognitiven Leistungsfähigkeit korreliert.

Viele Therapieansätze bei Morbus Alzheimer zielen aus diesem Grund auf eine Steigerung der cholinergen Aktivität ab.[1, 6]

Prognose

Morbus Alzheimer beginnt normalerweise schleichend und führt zu einer progredienten Abnahme der Hirnfunktionen. Im Frühstadium ist die Diagnose schwierig zu stellen. Die mittlere Lebenserwartung nach der Diagnosestellung liegt bei 5–6 Jahren.[11] Menschen mit **Lewy-Body-Demenz** haben eine mittlere Lebenserwartung von etwa 6 Jahren nach der Diagnosestellung.[5] Verhaltensstörungen, Depressionen und psychotische Symptome sind bei allen Demenzformen häufig zu beobachten.[12, 13] Im Laufe der Zeit können die Betroffenen selbst einfache Aufgaben kaum mehr ohne Hilfe ausführen.

Literatur

1. van Duijn CM. Epidemiology of the dementia: recent developments and new approaches. *J Neurol Neurosurg Psychiatry* 1996;60:478–488.
2. McKeith IG, Galasko D, Kosaka K, et al. Consensus guidelines for the clinical and pathological diagnosis of dementia with Lewy bodies (DLB): report of the consortium on DLB International workshop. *Neurology* 1996;47:1113–1124.
3. Rasmusson DX, Brandt J, Steele C, et al. Accuracy of clinical diagnosis of Alzheimer disease and clinical features of patients with non-Alzheimer's disease neuropathology. *Alzheimer Dis Assoc Disord* 1996;10:180–188.
4. Verghese J, Crystal HA, Dickson DW, et al. Validity of clinical criteria for the diagnosis of dementia with Lewy bodies. *Neurology* 1999;53:1974–1982.
5. Lobo A, Launer LJ, Fratiglioni L, et al. Prevalence of dementia and major subtypes in Europe: a collaborative study of population-based cohorts. *Neurology* 2000;54:S4–S9.
6. Farrer L. Intercontinental epidemiology of Alzheimer's disease: a global approach to bad gene hunting. *JAMA* 2001;285:796–798.
7. Skoog I. A population-based study of dementia in 85 year olds. *N Engl J Med* 1993;328:153–158.
8. McKeith IG. Clinical Lewy body syndromes. *Ann N Y Acad Sci* 2000;920:1–8.
9. Inkeda M, Hokoishi K, Maki N, et al. Increased prevalence of vascular dementia in Japan: a community-based epidemiological study. *Neurology* 2001;57:839–844.
10. Hardy J. Molecular classification of Alzheimer's disease. *Lancet* 1991;1:1342–1343.
11. Corey-Bloom J. The natural history of Alzheimer's disease. In: O'Brien J, Ames D, Burns A, eds. Dementia 2nd ed. London: Arnold, 2000:405–415.
12. Eastwood R, Reisberg B. Mood and behaviour. In: Panisset M, Stern Y, Gauthier S, eds. *Clinical diagnosis and management of Alzheimer's disease.* 1st ed. London: Dunitz, 1996:175–189.
13. Mirea A, Cummings J. Neuropsychiatric aspects of dementia. In: O'Brien J, Ames D, Burns A, eds. *Dementia* 2nd ed. London: Arnold, 2000:61–79.
14. Burns A, Lawlor B, Craig S. Assessment scales in old age psychiatry. London: Martin Dunitz, 1998.
15. Gelinas I, Gauthier L, McIntyre M, et al. Development of a functional measure for persons with Alzheimer's disease: the Disability Assessment for Dementia. *Am J Occup Ther* 1999;53:471–481.
16. Lawton MP, Brody EM. Assessment of older people: self-maintaining and instrumental activities of daily living. *Gerontologist* 1969;9:179–186.
17. Rosen WG, Mohs RC, Davis KL. A new rating scale for Alzheimer's disease. *Am J Psychiatry* 1984;141:1356–1364.
18. Folstein MF, Folstein SE, McHugh PR. Mini Mental State: a practical method for grading the cognitive state of patients for the clinician. *J Psychiatr Res* 1975;12:189–198.
19. Schmitt FA, Ashford W, Ernesto C, et al. The severe impairment battery: concurrent validity and the assessment of longitudinal change in Alzheimer's disease. *Alzheimer Dis Assoc Disord* 1997;11:S51–S56.
20. Birks JS, Melzer D, Beppu H. Donepezil for mild and moderate Alzheimer's disease. In: The Cochrane Library, Issue 3, 2003. Oxford: Update Software. Search date 2003; primary sources Cochrane Dementia and Cognitive Impairment Group Specialized Register of Clinical Trials, Medline, Psychlit, Embase, the Donepezil Study Group, and Eisai Inc.
21. Feldman H, Gauthier S, Hecker J, et al. Efficacy of donepezil on maintenance of activities of daily living in patients with moderate to severe Alzheimer's disease and the effect on caregiver burden *J Am Geriatr Soc* 2003;51:737–744. [Erratum in: *J Am Geriatr Soc* 2003;51:1331].
22. Olin J, Schneider L, Olin J, et al. Galantamine for Alzheimer's disease. In: The Cochrane Library, Issue 3, 2003. Oxford: Update Software. Search date 2002; primary sources Cochrane Dementia Group Specialized Register of Clinical Trials, Cochrane Controlled Trials Register, Embase, Medline, Psychlit, Combined Health Information Database, National Research Register, Alzheimer's Disease

Education and Referral Centre Clinical Database, Biomed (Biomedicine and Health), GlaxoWellcome Clinical Trials Register, National Institutes of Health Clinical Trials Databases, Current Controlled Trials, Dissertation Abstracts, Index to UK Theses, hand searches of reference lists, and additional information collected from an unpublished investigational brochure for galantamine.

23. Rogers SL, Doody RS, Pratt RD, et al. Long term efficacy and safety of donepezil in the treatment of Alzheimer's disease: final analysis of a US multicentre open-label study. *Eur Neuropsychopharmacol* 2000;10:195–203.
24. Birks J, Iakovidou V, Tsolaki M, et al. Rivastigmine for Alzheimer's disease. In: The Cochrane Library, Issue 3, 2003. Oxford: Update Software. Search date 2000; primary sources Cochrane Controlled Trials Register, Cochrane Dementia Group Specialized Register of Clinical Trials, Medline, Embase, Psychlit, Cinahl, and hand searches of geriatric and dementia journals and conference abstracts.
25. Wimo A, Winblad B, Stoffler A, et al. Resource utilisation and cost analysis of memantine in patients with moderate to severe Alzheimer's disease. *Pharmacoeconomics* 2003;21:327–340.
26. Feldman H, Gauthier S, Hecker J, et al. A 24-week, randomized, double blind study of donepezil in moderate to severe Alzheimer's disease. *Neurology* 2001;57:613–620.
27. Mohs, RC, Doody, RS, Morris, JC, et al, and Study Group. A 1-year, placebo-controlled preservation of function survival study of donepezil in AD patients. *Neurology* 2001;57:481–488.
28. Wilkinson DG, Passmore AP, Bullock R, et al. A multinational, randomised, 12-week, comparative study of donepezil and rivastigmine in patients with mild to moderate Alzheimer's disease. *Int J Clin Pract* 2002;56:441–446.
29. Wilcock G, Howe I, Coles H, et al. A long-term comparison of galantamine and donepezil in the treatment of Alzheimer's disease. *Drugs Aging* 2003;20:777–789.
30. Malouf R, Birks J. Donepezil for vascular cognitive impairment (Cochrane Review). In: The Cochrane Library, Issue 1, 2004. Chichester, UK: John Wiley & Sons, Ltd. Search date 2003; primary sources the Specialized Register of the Cochrane Dementia and Cognitive Improvement Group and unpublished trials were requested a drug company.
31. Erkinjuntti T, Kurz A, Gauthier S, et al. Efficacy of galantamine in probable vascular dementia and Alzheimer's disease combined with cerebrovascular disease: a randomised trial. *Lancet* 2002;359: 1283–1290.
32. McKeith I, Del Ser T, Spano P, et al. Efficacy of rivastigmine in dementia with Lewy bodies: a randomised, double-blind, placebo-controlled international study. *Lancet* 2000;356:2031–2036.
33. Kumar V, Anand R, Messina J, et al. An efficacy and safety analysis of Exelon in Alzheimer's disease patients with concurrent vascular risk factors. *Eur J Neurol* 2000;7:159–169.
34. Coelho F, Filho JM, Birks J. Physostigmine for Alzheimer's disease. In: The Cochrane Library, Issue 3, 2003. Oxford: Update Software. Search date 2000; primary sources the Cochrane Dementia Group Specialized Register of Clinical Trials and pharmaceutical companies.
35. Qizilbash N, Whitehead A, Higgins J, et al. Cholinesterase inhibition for Alzheimer disease. *JAMA* 1998;280:1777–1782. Search date not reported; primary sources Cochrane Dementia Group Registry of Clinical Trials, contact with trial investigators, and Parke-Davis Pharmaceuticals.
36. Arrieta JR, Artalejo FR. Methodology, results and quality of clinical trials of tacrine in the treatment of Alzheimer's disease: a systematic review of the literature. *Age Ageing* 1998;27:161–179. Search date 1997; primary sources Cochrane Library and Medline.
37. Koepp R, Miles SH. Meta-analysis of tacrine for Alzheimer's disease: the influence of industry sponsors. *JAMA* 1999;281:2287–2288.
38. Knapp MJ, Knopman DS, Solomon PR, et al. A 30-week randomized controlled trial of high-dose tacrine in patients with Alzheimer's disease. The Tacrine Study Group. *JAMA* 1994;271:985–991.
39. Higgins JPT, Flicker L. Lecithin for dementia and cognitive impairment. In: The Cochrane Library, Issue 3, 2003. Oxford: Update Software. Search date 2002; primary sources Cochrane Dementia and Cognitive Impairment Group Specialized Register of Clinical Trials, Medline, Embase, Psychlit, ISI, Current Contents, and hand searches of reference lists and textbooks.
40. Lopez-Arrieta JM, Rodriguez JL, Sanz F. Nicotine for Alzheimer's disease. In: The Cochrane Library, Issue 3, 2003. Oxford: Update Software. Search date 2001; primary source Cochrane Dementia Group Specialized Register of Clinical Trials.
41. Scharf S, Mander A, Ugoni A, et al. A double-blind, placebo-controlled trial of diclofenac/misoprostol in Alzheimer's disease. *Neurology* 1999;53:197–201.
42. Rogers J, Kirby LC, Hempleman SR, et al. Clinical trial of indomethacin in Alzheimer's disease. *Neurology* 1993;43:1609–1611.
43. Aisen PS, Schafer KA, Grundman M, et al. Effects of rofecoxib or naproxen vs placebo on Alzheimer disease progression: a randomized controlled trial. *JAMA* 2003;289:2819–2826.
44. Williams PS, Spector A, Orrell M, et al. Aspirin for vascular dementia. In: The Cochrane Library, Issue 3, 2003. Oxford: Update Software. Search date 2000; primary sources Medline, Cochrane Library Trials Register, Embase, Cinahl, Psychlit, Amed, Sigle, National Research Register, hand searches of reference lists, and contact with specialists.

45. Hogervorst E, Yaffe K, Richards M, et al. Hormone replacement therapy to maintain cognitive function in women with dementia (Cochrane Review). In: The Cochrane Library, Issue 1, 2004. Chichester, UK: John Wiley & Sons, Ltd. Search date 2002; primary sources Specialised Register of the Cochrane Dementia and Cognitive Impairment Group, Medline, Embase, PsychINFO, and Cinahl.
46. Hogervorst E, Williams J, Budge M, et al. The nature of the effect of female gonadal hormone replacement therapy on cognitive function in post-menopausal women: a meta-analysis. *Neuroscience* 2000;101:485–512. Search date 2000; primary sources Medline, Embase, Psychlit, and hand searches of reference lists.
47. Birks J, Flicker L. Selegiline for Alzheimer's disease. In: The Cochrane Library, Issue 3, 2003. Oxford: Update Software. Search date 2002; primary source Cochrane Dementia and Cognitive Impairment Group Register of Clinical Trials.
48. Areosa Sastre A, Sherriff F. Memantine for dementia. In: The Cochrane Library, Issue 3, 2003. Oxford: Update Software. Search date 2002; primary sources Cochrane Dementia and Cognitive Improvement Group Specialised Trials Register.
49. Winblad B, Poritis N. Memantine in severe dementia: results of the M-Best study (benefit and efficacy in severely demented patients during treatment with memantine). *Int J Geriatr Psychiatry* 1999;14:135–146.
50. Reisberg B, Doody R, Stoffler A, et al. Memantine in moderate to severe Alzheimer's disease. *New Engl J Med* 2003;348:1333–1341.
51. Wilcock G, Mobius HJ, Stoffler A. A double-blind, placebo-controlled multicentre study of memantine in mild to moderate vascular dementia (MMM500). *Int Clin Psychopharmacol* 2002;17:297–305.
52. Gortelmeyer R, Erbler H. Memantine in the treatment of mild to moderate dementia syndrome. A double-blind placebo-controlled study. *Arzneimittelforschung/Drug Research* 1992;42:904–913.
53. Ditzler K. Efficacy and tolerability of memantine in patients with dementia syndrome. A double-blind, placebo controlled trial. *Arzneimittelforschung/Drug Research* 1991;41:773–780.
54. Birks J, Grimley Evans J, Van Dongen M. Ginkgo biloba for cognitive impairment and dementia In: The Cochrane Library, Issue 3, 2003. Oxford, Update Software. Search date 2002; primary source Cochrane Dementia and Cognitive Impairment Group Specialised Register of Controlled Clinical Trials.
55. Le Bars P, Katz MM, Berman N, et al. A placebo-controlled, double-blind, randomised trial of an extract of Ginkgo biloba for dementia. *JAMA* 1997;278:1327–1332.
56. Tabet N, Birks J, Grimley Evans J. Vitamin E for Alzheimer's disease. In: The Cochrane Library, Issue 3, 2003. Oxford: Update Software. Search date 2000; primary sources Cochrane Dementia and Cognitive Impairment Group Specialized Register of Clinical Trials
57. Sano M, Ernesto C, Thomas RG, et al. A controlled trial of selegiline, α-tocopherol, or both as treatment for Alzheimer's disease. *N Engl J Med* 1997;336:1216–1222.
58. Myers DG, Maloley PA, Weeks D. Safety of antioxidant vitamins. *Arch Intern Med* 1996;156:925–935.
59. Koger SM, Chaplin K, Brotons M. Is music therapy an effective intervention for dementia? A meta-analytic review of the literature. *J Music Ther* 1999;36:2–15. Search date 1998; primary sources Medline, Psychlit, and hand searches of reference lists.
60. Koger SM, Brotons M. Music therapy for dementia symptoms. In: Cochrane Library, Issue 3, 2003. Oxford: Update Software. Search date 2000; primary sources Medline, Cochrane Dementia and Cognitive Improvement Group Trials Register, Embase, Cinahl, and Psychlit.
61. Spector A, Orrell M, Davies S, et al. Reality orientation for dementia. In: The Cochrane Library, Issue 3, 2003. Oxford: Update Software. Search date 2000; primary sources Medline, Psychlit, Embase, Cochrane Database of Systematic Reviews, Omni, Bids, Dissertation Abstracts International, Sigle, plus internet searching of HealthWeb, Mental Health Infosources, American Psychiatric Association, Internet Mental Health, Mental Health Net, NHS Confederation, and hand searches of specialist journals.
62. Spector A, Orrell M. Reminiscence therapy for dementia. In: The Cochrane Library, Issue 3, 2003. Oxford: Update Software. Search date 2000; primary sources Cochrane Controlled Trials Register, Medline, Psychlit, Embase, Omni, Bids, Dissertation Abstracts International, Sigle, reference lists of relevant articles, internet sites, and hand searches of specialist journals.
63. Lonergan E, Luxenberg J, Colford J. Haloperidol for agitation in dementia. In: The Cochrane Library, Issue 3, 2003. Oxford: Update Software. Search date 2000; primary sources Cochrane Controlled Trials Register, Cochrane Dementia Group Specialized Register of Clinical Trials, Medline, Embase, Psychlit, Cinahl, and GlaxoWellcome Trials Database.
64. Pwee KH, Shukla VK, Hermann N, et al. Novel antipsychotics for agitation in dementia: a systematic review. Ottawa: Canadian Coordinating Office for Health Technology Assessment; 2003. Technology report No 36. Search date 2002; primary sources Medline, Embase, Psychinfo, Ageline, Biosis Previews, Pascal, Toxfile, Health Technology Assessment website and other relevant websites, hand searches of bibliographies and conference proceedings, and contact with experts in the field.

65. McShane R, Keene J, Gedling K, et al. Do neuroleptic drugs hasten cognitive decline in dementia? Prospective study with necropsy follow up. *BMJ* 1997;314:266–269.
66. McKeith IG. Dementia with Lewy Bodies. *Br J Psychiatry* 2002;180:144–147.
67. Street JS, Clark WS, Gannon KS, et al. Olanzapine treatment of psychotic and behavioural symptoms in patients with Alzheimer's disease in nursing care facilities: a double-blind, randomised, placebo-controlled trial. *Arch Gen Psychiatry* 2000;57:968–976.
68. Food and Drug Association. Medwatch. 2003 Safety Alert Risperdal (risperidone). Available online at (http://www.fda.gov/medwatch/SAFETY/2003/risperdal.htm, last accessed 16 March 2004).
69. Atypical antipsychotic drugs and stroke. Committee on Safety of Medicines. Available online at (http://www.mca.gov.uk, last accessed 17 March 2004).
70. Brodaty H, Ames D, Snowdon J, et al. A randomized placebo-controlled trial of risperidone for the treatment of aggression, agitation, and psychosis of dementia. *J Clin Psychiatry* 2003;64:134–143.
71. Wooltorton E. Risperidone (Risperdal): increased rate of cerebrovascular events in dementia trials. *CMAJ* 2002;167:1269–1270.
72. Tariot PN, Erb R, Podgorski CA, et al. Efficacy and tolerability of carbamazepine for agitation and aggression in dementia. *Am J Psychiatry* 1998;155:54–61.
73. Porsteinsson AOP, Tariot PN, Erb R, et al. Placebo-controlled study of divalproex sodium for agitation in dementia. *Am J Geriatr Psychiatry* 2001;9:58–66.
74. Sival RC, Haffmans PMJ, Jansen PAF, et al. Sodium valproate in the treatment of aggressive behaviour in patients with dementia – a randomised placebo controlled clinical trial. *Int J Geriatr Psychiatry* 2002;17:579–585.
75. Sultzer DL, Gray KF, Gunay I, et al. A double-blind comparison of trazodone and haloperidol for treatment of agitation in patients with dementia. *Am J Geriatr Psychiatry* 1997;5:60–69.
76. Teri L, Logsdon RG, Peskind E, et al. Treatment of agitation in AD: a randomised, placebo-controlled clinical trial. *Neurology* 2000;55:1271–1278.
77. Trinh NH, Hoblyn J, Mohanty S, et al. Efficacy of cholinesterase inhibitors in the treatment of neuropsychiatric symptoms and functional impairment in Alzheimer disease: a meta-analysis. *JAMA* 2003;289:210–216. Search date 2001; primary sources Medline, Dissertation Abstracts Online, Psychinfo, Biosis, Pubmed, Cochrane Controlled Trials Register, and hand searches of references of bibliographies and relevant articles.
78. Tariot PN, Cummings JL, Katz IR, et al. A randomized double blind placebo controlled study of the efficacy and safety of donepezil in patients with Alzheimer's disease in the nursing home setting. *J Am Geriatr Soc* 2001;49:1590–1599.
79. Winblad B, Engedal K, Sonininen H, et al. A 1-year, randomized, placebo-controlled study of donepezil in patients with mild to moderate AD. *Neurology* 2001;57:489–495.

Kommentar

Ralf Ihl

Die Aussagekraft der Analyse hat sich im Vergleich zum Vorjahr erhöht, Die Qualität der Studien wurde umfassender geprüft. Leider fehlen immer noch einige wesentliche Arbeiten.

Die Evidenzeinschätzungen im Bereich „Kognitive Symptome“ sind nicht immer nachvollziehbar. So wird nicht deutlich, weshalb Rivastigmin unter „Nutzen und Schaden abwägen“ geführt wird. Die Einstufung von Memantin hätte auf Grund unterschiedlicher Designs im Vergleich zu anderen Studien durchaus auch als „Nutzen belegt“ vorgenommen werden können.

Zur Behandlung der kognitiven Störungen bei Alzheimerkrankheit können in Übereinstimmung mit den Leitlinien der Deutschen Gesellschaft für Psychiatrie und Nervenheilkunde (1) Donepezil, Galantamin, Ginkgo biloba, Memantine und Rivastigmin Erfolg versprechend eingesetzt werden. Zu Ginkgo wurden erneut zwei systematische Reviews nicht berücksichtig (2, 3). Unter diesen Therapien ist eine Verlaufsverzögerung von ca. einem Jahr zu erwarten. Bei schwerer Demenz ist eine Wirksamkeit lediglich für Memantine belegt. Für eine Reihe weiterer Substanzen (z. B. Östrogene, Selegilin, Vitamin E) konnte die Wirksamkeit nicht hinreichend belegt werden, bzw. das Risiko von Nebenwirkungen überwog den positiven Effekt (z. B. Tacrin).

Die Firma Janssen-Cilag, der Hersteller von Galantamin, hat im Rahmen ihres eigenen weltweiten Entwicklungsprogramms zwei große Studien (n = 2000) im Indikationsbereich MCI durchgeführt. Diese placebo-kontrollierten Doppelblindstudien (Gal-Int-11 und Gal-Int-18) wurden kürzlich abgeschlossen und eine erste Auswertung vorgenommen. Hierbei zeigte sich in beiden Studien, dass der primäre Wirksamkeitsparameter (Konversionsrate vom Zustand des MCI zur Alzheimer-Krankheit) unter den gewählten Studienbedingungen die Wirksamkeit von Galantamin in dieser Indikation nicht belegen konnte. Ebenfalls ergab sich eine Imbalance in der Rate von Todesfällen zu Ungunsten von Galantamin. Keiner der Todesfälle wurde allerdings durch die behandelnden Ärzte auf Galantamin zurückgeführt. Ob sich die statistische Signifikanz der ersten Analyse auch bei Kenntnis der gesamten Studiendaten bestätigt, ist nicht sicher. Dies hat die Firma dazu veranlasst, eine aufwändige retrospektive Studie zu den Drop-outs in den o. g. Studien zu initiieren, um die Gesamtmortalität und die Todesursachen bei MCI vollständig und umfassend aufzuklären. Die Mortalität innerhalb der GAL-INT 11/18 war aber keineswegs gegenüber der Bevölkerungsgruppe vergleichbaren Alters erhöht, wobei zu bedenken ist, dass natürlich Patienten in einer klinischen Studie im Allgemeinen deutlich weniger Erkrankungen aufweisen als die Normalbevölkerung. Eine erhöhte Todesfallrate trat in keiner der früheren Studien in der Demenzindikation auf. In der aktuellen Kompetenznetzstudie in ähnlicher Indikation traten weder unter Placebo noch unter Verum Todesfälle auf.

Hinweisen auf einen mehr als additiven Efffekt von Kombinationstherapien (Galantamin/Memantine) wird derzeit im Kompetenznetz Demenzen bei der Alzheimerkrankheit nachgegangen.

Erste Ergebnisse zu Donepezil und Vitamin E fanden einen additiven Efffekt.

Bei vaskulärer Demenz sind neben dem belegten Nutzen von Memantine und Ginkgo biloba (EGb761; auf die Problematik nicht untersuchter anderer Ginkgo-Präparate geht die Analyse ein) Besserungen kognitiver Störungen nun auch für Donepezil, Galantamin und Rivastigmin belegt (z. B. 4).

Bei Verhaltensstörungen wurde die Kategorie für Carbamazepin und Realitätsorientierungstraining von „Nutzen belegt" auf „Nutzen wahrscheinlich" zurückgenommen. Die Bedeutung der Realitätsorientierung sollte aber durch methodisch optimierte Studien belegt werden, um eine Vergleichbarkeit der Einstufung zu dem Bereich der „Kognitiven Symptome" zu erleichtern. Zu Haloperidol, Risperidon und Olanzapin wird in Übereinstimmung mit den US-amerikanischen und britischen Behörden eine distanzierte Haltung eingenommen. Erfolgt der Einsatz unter Abwägung der spezifischen Nebenwirkungen lässt sich die Entscheidung für die Kategorie „Nutzen wahrscheinlich" nachvollziehen. Zu weiteren atypischen Neuroleptika liegen noch keine Studien vor. Für das Antidepressivum Trazodon ist eine positive Wirksamkeit zumindest als möglich anzusehen. Weitere Antidepressiva wurden nicht geprüft.

Unabhängig von der Art der Demenz finden sich in methodisch noch unzureichenden Untersuchungen Hinweise auf eine Wirksamkeit auch von Unterstützungsmaßnahmen für Angehörige (5). Eine wesentliche Übersicht wurde nicht wahrgenommen (6).

Eine optimale Therapie der Demenz besteht zusammenfassend aktuell in der Kombination der Gabe eines Antidementivums (Donepezil, Galantamin, Ginkgo biloba, Memantine und Rivastigmin), mit der medikamentösen Behandlung von Verhaltensstöungen (Carbamazepin, Risperdal oder Olanzapin) und mit stützenden psycho- und soziotherapeutischen Maßnahmen (Realitätsorientierung und bevorzugt Angehörigentraining). Eine Prävention ist bisher nicht möglich.

1. Deutsche Gesellschaft für Psychiatrie, Psychotherapie und Nervenheilkunde (DGPPN) (2000) Behandlungsleitlinie Demenz. Steinkopff, Darmstadt.
2. Ernst E, Pittler MH. Ginkgo biliba for dementia A systematic review of double-blind, placebo controlled trials. Clin Drug Invest 1999;17(4):301–8.
3. Oken BS, Storzbach DM, Kaye JA. The efficacy of Ginkgo biloba on cognitive function in Alzheimer disease. Arch Neurol 1998;55(11):1409–15.
4. Malouf R, Birks J. Donepezil for vascular cognitive impairment. Cochrane Database Syst Rev. 2004;(1):CD004395.
5. Thompson C, Briggs M. Support for carers of people with Alzheimer's type dementia. Cochrane Database Syst Rev 2000;(2):CD000454
6. Opie J, Rosewarne R, O'Connor DW. The efficacy of psychosocial approaches to behaviour disorders in dementia: a systematic literature review. Aust N Z J Psychiatry. 1999;33:789–99.

Depressive Störungen

Suchdatum: April 2003

Rob Butler, Stuart Carney, Andrea Cipriani, John Geddes, Simon Hatcher, Jonathan Price und Michael Von Korff

Leichte bis mäßige Depression: Es fanden sich keine verlässlichen direkten Belege für die bessere Wirksamkeit einer spezifischen Behandlungsmethode (medikamentös oder nichtmedikamentös) in der Besserung von Symptomen einer Depression. Es fanden sich jedoch für gewisse Therapien starke Wirksamkeitsbelege, während die Wirksamkeit anderer unsicher bleibt.

Schwere Depression: Von den untersuchten Behandlungsmethoden sind rezeptpflichtige Antidepressiva und die Elektrokrampftherapie die Einzigen mit guten Belegen für eine Wirksamkeit bei schweren depressiven Störungen. Es fanden sich keine RCTs zum Vergleich medikamentöser und nichtmedikamentöser Behandlungsansätze bei schweren depressiven Störungen.

Frage | **Welche Effekte haben unterschiedliche Behandlungsmethoden bei leichter bis mäßiger oder schwerer Depression?**

Nutzen belegt

Rezeptpflichtige Antidepressiva (trizyklische Antidepressiva [incl. niedrig dosierte Trizyklika], SSRIs, MAO-Hemmer, Reboxetin oder Venlafaxin) im Vergleich zu Placebo bei leichter bis mittelgradiger Depression)[12–22]

Systematischen Übersichten und anschließenden RCTs an Patienten ≥16 Jahren in der Primär- und Sekundärversorgung zufolge sind verschreibungspflichtige Antidepressiva (trizyklische Antidepressiva [incl. niedrig dosierter Trizyklika], SSRIs, MAO-Hemmer oder Venlafaxin) im Vergleich zu Placebo zur Behandlung aller Grade einer Depression wirksam. Zwei RCTs an Patienten, die wegen einer schweren Depression stationär aufgenommen worden waren, zeigten, dass Reboxetin im Vergleich zu Placebo nach 4–6 Wochen den Anteil an Respondern erhöht. Eine RCT an Patienten mit Major-Depression lieferte nur unzureichende Belege für eine Beurteilung der Wirkungen von Reboxetin auf die depressive Symptomatik im Vergleich zu Placebo, auch wenn sich herausstellte, dass Reboxetin über 8 Wochen das soziale Funktionieren verbessert. Einer systematischen Übersicht an an Patienten ≥55 Jahren mit allen Graden einer Depression zufolge senken trizyklische Antidepressiva, SSRIs oder MAO-Hemmer im Vergleich zu Placebo den Anteil an Patienten, die nach 26–49 Tagen noch nicht genesen sind. Die Übersichten lieferten nur wenig Informationen über schwere Nebenwirkungen von Antidepressiva gegenüber Placebo. In den RCTs zu SSRIs fanden sich Belege für eine verzerrte Publikationsweise, und gegenwärtig werden Wirksamkeit und Sicherheit dieser Subszanzen in mehreren Ländern durch die Regulierungsbehörden überprüft.

Trizyklische Antidepressiva im Vergleich zu anderen rezeptpflichtigen Antidepressiva[15, 23]

Drei systematischen Übersichten zufolge besteht hinsichtlich der Wirksamkeit kein signifikanter Unterschied zwischen verschiedenen Antidepressiva (trizyklische Antidepressiva, SSRIs, oder MAO-Hemmer). Eine systematische Übersicht ergab nach 1–2 Monaten hinsichtlich des Anteils an Respondern keinen signifikanten Unterschied zwischen trizyklischen Antidepressiva und Venlafaxin. Eine weitere systematische Übersicht spricht dafür, dass trizyklische Antidepressiva bei Patienten mit schwerer Depression wirksamer sind als MAO-Hemmer, bei atypischen Depressionen mit biologischen Merkmalen, wie vermehrtem Schlaf und erhöhtem Appetit jedoch u. U. weniger wirksam sind. Einer dritten systematischen Übersicht zufolge gehen trizyklische Antidepresiva mit höheren Nebenwirkungsraten einher als SSRIs, jedoch ist der Unterschied nur gering. Zwei hauptsächlich an Patienten mit schwerer Depression durchgeführte RCTs zeigten hinsichtlich der Symptome nach 4 Wochen keinen signifikanten Unterschied zwischen Desipramin oder Imipramin und Reboxetin, wobei die Ergebnisse jedoch empfindlich für die jeweils verwandten Messgrößenskalen waren. Einer systematischen Übersicht zufolge besteht hinsichtlich des Anteils an Repondern nach 6–8 Wochen kein signifikanter Unterschied zwischen niedrig dosierten und in Standarddosierung verabreichten Trizyklika.

Selektive Serotoninwiederaufnahmehemmer (SSRIs) im Vergleich zu anderen rezeptpflichtigen Antidepressiva[16,25–36]

Drei systematischen Übersichten zufolge besteht hinsichtlich der Endpunkte kein signifikanter Unterschied zwischen trizyklischen Antidepressiva, SSRIs und MAO-Hemmern, obwohl eine systematische Übersicht zeigte, dass SSRIs den Anteil an Respondern weniger stark erhöhen als Venlafaxin. RCTs an Patienten mit Major-Depression zeigten nach 6 Wochen unter Fluoxetin bzw. Reboxetin vergleichbare Ansprechraten, jedoch fand sich, dass Reboxetin das soziale Funktionieren u. U. etwas stärker verbessert. Einer systematischen Übersicht zufolge haben SSRIS weniger Nebenwirkungen als trizyklische Antidepressiva, jedoch ist der Unterschied nur gering. Eine andere systematische Übersicht und eine retrospektive Kohortenstudie ergaben keine nachhaltigen Belege dafür, dass Fluoxetin im Vergleich zu trizyklischen Antidepressiva oder Placebo mit erhöhter Suizidgefahr einhergeht. Eine RCT und Beobachtungsdaten sprechen dafür, dass ein abruptes Absetzen von SSRIs mit Symptomen wie Schwindel und Rhinitis einhergeht, und dass diese Symptome häufiger unter Substanzen mit kurzer Halbwertszeit, wie Paroxetin, eintreten. In den RCTs zu SSRIs fanden sich Belege für eine verzerrte Publikationsweise, und gegenwärtig werden Wirksamkeit und Sicherheit dieser Substanzen in mehreren Ländern durch die Regulierungsbehörden überprüft.

MAO-Hemmer im Vergleich zu anderen rezeptpflichtigen Antidepressiva[16,37]

Drei systematischen Übersichten zufolge besteht hinsichtlich der Wirksamkeit kein signifikanter Unterschied zwischen verschiedenen Antidepressiva (trizyklische Antidepressiva, SSRIs oder MAO-Hemmer). Eine systematische Übersicht spricht dafür, dass MAO-Hemmer bei Patienten mit schwerer Depression weniger wirksam sind als trizyklische Antidepressiva, bei atypischen Depressionen mit biologischen Merkmalen, wie vermehrtem Schlaf und erhöhtem Appetit, jedoch u. U. wirksamer sind.

Venlafaxin im Vergleich zu anderen rezeptpflichtigen Antidepressiva[38]

Einer systematischen Übersicht zufolge besteht hinsichtlich des Anteils an Respondern nach einem Monat bis einem Jahr kein signifikanter Unterschied zwischen Venlafaxin und trizyklischen Antidepressiva. Allerdings zeigte sich, dass Venlafaxin im Vergleich zu SSRIs den Anteil an Respondern erhöht.

Kognitive Psychotherapie (bei leichter oder mittelgradiger Depression)[51–54, 58, 59]

Einer systematischen Übersicht an jüngeren und älteren Erwachsenen zufolge bessert eine kognitive Therapie im Vergleich zu Nichtbehandlung die Symptome. Drei systematische Übersichten an jüngeren und älteren Erwachsenen mit leichter bis mittelgradiger Depression zeigten, dass Psychotherapien (hauptsächlich interpersonelle Psychotherapie und kognitive Therapie) im Vergleich zu Kontrollen (übliche Versorgung, übliche Versorgung plus Placebo-Tabletten oder stützende Therapie) den Anteil an Patienten in Remission über 10–34 Wochen erhöhen. Diese Übersichten machten keine Angaben zu Ergebnissen einer ausschließlich kognitiven Therapie im Vergleich zu Kontrollen. Eine systematische Übersicht ergab begrenzte Belege dafür, dass eine kognitive Therapie zur Hebung der Genesungsraten wirksamer ist als interpersonelle Therapie. Dieser Unterschied verschwand jedoch, wenn Studien von schlechter Qualität oder Studien, die zur Gewinnung von Probanden auf Werbung oder ähnliche Techniken zurückgriffen, ausgeschlossen wurden. Einer systematischen Übersicht qualitativ schlechter Studien an Patienten ≥55 Jahren mit leichter bis mittelgradiger Depression zufolge besteht hinsichtlich der Symptome kein signifikanter Unterschied zwischen Psychotherapien (wie kognitive Therapie oder kognitive Verhaltenstherapie) und Nichtbehandlung. Auch zeigte sich hinsichtlich der Symptome kein signifikanter Unterschied zwischen Psychotherapien und ähnlicher, aber nichtspezifischer Aufmerksamkeit.

Elektrokrampftherapie (bei mittelgradiger bis schwerer Depression)[49, 50]

Eine systematische Übersicht an Patienten mit mittelgradiger bis schwerer Depression, viele davon stationär behandelt, zeigte, dass die Elektrokrampftherapie im Vergleich zu einer simulierten Ekeltropkrampftherapie oder Antidepressiva über 1–6 Wochen Symptome bessert. Der Übersicht zufolge bessert eine beidseitige Elektrokrampftherapie Symptome mehr als eine einseitige, und eine hoch dosierte Elektrokrampftherapie ist wirksamer als eine niedrig dosierte. Der Grad an dokumentierter kurzfristiger kognitiver Beeinträchtigung scheint in umgekehrter Beziehung zur Wirksamkeit der Behandlung zu stehen. Eine weitere systematische Übersicht lieferte nur unzureichende Belege für eine Beurteilung der Elektrokrampftherapie bei älteren Erwachsenen. Da die Elektrokrampftherapie für manche Menschen inakzeptabel sein kann und eine Kurzzeitbehandlung darstellt, herrscht Konsens dahingehend, dass sie normalerweise Patienten vorbehalten bleiben sollte, die Antidepressiva nicht vertragen oder nicht darauf angesprochen haben, auch wenn sie von Nutzen sein kann, wenn rasches Ansprechen erforderlich ist.

Interpersonelle Psychotherapie (bei leichter oder mittelgradiger Depression)[52–54]

Zwei systematische Übersichten an jüngeren und älteren Erwachsenen mit leichter bis mittelgradiger Depression zeigten, dass Psychotherapien (hauptsächlich interpersonelle Psychotherapie und kognitive Therapie) im Vergleich zu Kontrollen (übliche Versorgung, übliche Versorgung plus Placebo-Tabletten oder stützende Therapie) den Anteil an Patienten in Remission über 10–34 Wochen erhöhen. Diese Übersichten machten keine Angaben zu Ergebnissen einer ausschließlich kognitiven Therapie im Vergleich zu Kontrollen. Einer anhand einer dritten systematischen Übersicht ausgewiesenen RCT zufolge erhöht eine interpersonelle Therapie im Vergleich zur üblichen Versorgung die Ansprechraten. Eine systematische Übersicht ergab begrenzte Belege dafür, dass eine kognitive Therapie zur Anhebung der Genesungsraten wirksamer ist als interpersonelle Therapie. Dieser Unterschied verschwand jedoch, wenn Studien von schlechter Qualität oder Studien, die zur Gewinnung von Probanden auf Werbung oder ähnliche Techniken zurückgriffen, ausgeschlossen wurden.

Nutzen wahrscheinlich

Kombinierte medikamentös-psychotherapeutische Behandlung (bei leichter bis mittelgradiger und schwerer Depression)[59–63]

Einer nicht systematischen Übersicht bei Patienten von 18–80 Jahren zufolge verbessert eine additive medikamentöse Therapie in Ergänzung einer interpersonellen Psychotherapie oder Verhaltenstherapie bei Patienten mit schwerer Depression im Vergleich zu alleiniger Psychotherapie die Symptome, während bei leichter bis mittelgradiger Depression kein signifikanter Unterschied zu erkennen ist. Nachfolgend durchgeführten RCTs bei jüngeren und älteren Erwachsenen mit leichter bis mittelgradiger Depression zufolge bessert die kombinierte Behandlung die Symptome signifikant besser als medikamentöse oder psychotherapeutische Monotherapien. Einer RCT bei älteren Erwachsenen zufolge bessert eine kombinierte Therapie aus kognitiver Psychotherapie und Desipramin die Symptome signifikant stärker als eine alleinige Desipramintherapie.

Nichtdirektive Beratung (bei leichter bis mittelgradiger Depression)[55]

Einer systematischen Übersicht bei Patienten über 18 Jahren mit kurz zurückliegendem Beginn psychischer Probleme, wie z. B. depressiver Störungen, zufolge verringert eine kurze, nichtdirektive Beratung im Vergleich zu ärztlicher Routinebetreuung den Symptom-Score zwar kurzzeitig (<6 Monate) signifikant, langfristig (>6 Monate) lässt sich jedoch zwischen beiden Ansätzen kein signifikanter Unterschied im Symptom-Score nachweisen.

Reboxetin im Vergleich zu anderen rezeptpflichtigen Antidepressiva (bei leichter bis mittelgradiger Depression)[18, 19, 39, 40]

Zwei primär an Patienten mit schwerer Depression durchgeführte RCTs ergaben hinsichtlich der Symptome nach 4 Wochen keinen signifikanten Unterschied zwischen Reboxetin und Desipramin oder Imipramin. Die Ergebnisse waren jedoch empfindlich gegenüber den für die Messgrößen verwandten Skalen. RCTs an Patienten mit Major-Depression ergaben nach 6 Wochen vergleichbare Ansprechraten für Reboxetin bzw. Fluoxetin und zeigten, dass Reboxetin das soziale Funktionieren etwas verbessern kann.

Problemlösungstherapie (bei leichter bis mittelgradiger Depression)[54, 56, 57]

Einer systematischen Übersicht an jüngeren und älteren Erwachsenen mit leichter bis mäßiggradiger Depression in der Primärversorgung zufolge bessern Psychotherapien (einschließl. der Problemlösungstherapie) im Vergleich zur üblichen Versorgung die Symptome. Die Übersicht enthielt keine Angaben zu den Ergebnissen einer ausschließlichen Problemlösungstherapie bei Patienten mit mittelgradiger Depression. Bei Patienten mit leichter Depression oder Dysthymie fand sich hinsichtlich der Symptome nach 6–11 Wochen kein signifikanter Unterschied zwischen Problemlösungstherapie und üblicher Versorgung. Einer großen anschließenden RCT zufolge erhöht die Problemlösungstherapie im Vergleich zur üblichen Versorgung den Anteil der Patienten, die nach 6 Monaten nicht mehr depressiv sind. Ein Jahr später war der Unterschied jedoch nicht mehr signifikant. Einer weiteren kleinen RCT zufolge besteht hinsichtlich der Symptome nach 8 oder 28 Wochen kein signifikanter Unterschied zwischen Problemlösungstherapie und üblicher Versorgung.

Johanniskraut (bei leichter bis mittelgradiger Depression)[42–48]

Zwei systematischen Übersichten und einer nachfolgenden RCT bei Patienten mit leichter oder mittelgradiger depressiver Störung zufolge verbessert Johanniskraut (*Hypericum perforatum*) die Symptome im Vergleich zu Placebo über 4–12 Wochen signifikant. Zwei nachfolgende RCTs ergaben jedoch hinsichtlich der Symptome nach 8 Wochen keinen signifikanten Unterschied zwischen Johanniskraut und Placebo. Im Vergleich zu rezeptpflichtigen Antidepressiva zeigte sich in RCTs hinsichtlich der Symptome kein signifikanter Unterschied. Die Ergebnisse der RCTs sollten mit Vorsicht interpretiert werden, da viele der RCTs keine standardisierten Johanniskrautpräparate verwendeten und die Dosierung der Antidepressiva variierte. Einer nachfolgenden RCT bei Patienten über 18 Jahre mit schwerer Depression zufolge besteht hinsichtlich der Symptome nach 8 Wochen kein signifikanter Unterschied zwischen standardisierten Johanniskrautpräparaten und Placebo oder Sertralin. Die Studie hatte jedoch wahrscheinlich keine hinreichende Aussagekraft, um einen klinisch bedeutsamen Unterschied aufzudecken.

Wirksamkeit unbekannt

„Freundschaftliches Gespräch“ (bei leichter bis mittelgradiger Depression)[64]

Eine kleine RCT lieferte keine ausreichenden Belege zur Bewertung des „freundschaftlichen Gesprächs“ („befriending“) bei Patienten mit leichter bis mittelgradiger Depression.

„Bibliotherapie“ (bei leichter bis mittelgradiger Depression)[65, 66]

Begrenzten Hinweisen aus einer systematischen Übersicht bei jüngeren und älteren Erwachsenen – die durch Anzeigen rekrutiert worden waren – zufolge kann eine Bibliotherapie leichte depressive Symptome im Vergleich zu einer Wartelisten-Kontrollgruppe oder zu Standardversorgung verringern. Es ist jedoch nicht klar, ob die Teilnehmer in den in der Übersicht identifizierten RCTs als klinisch repräsentativ für Patienten mit depressiven Störungen gelten können. Einer anderen systematischen Übersicht bei Patienten mit Depressions-Syndrom zufolge kann eine Bibliotherapie die Symptome über 2–6 Monate im Vergleich zu Antidepressiva bessern.

Sport/körperliche Betätigung (bei leichter bis mittelgradiger Depression)[67–69]

Eine systematische Übersicht an jüngeren und älteren Erwachsenen lieferte aus qualitativ schlechten RCTs begrenzte Hinweise dafür, dass Sport die Symptome im Vergleich zu Nichtbehandlung bessern und ebenso wirksam sein kann wie kognitive Psychotherapie. Eine anhand der Übersicht ausgewiesene schwache RCT an Erwachsenen ergab begrenzte Belege dafür, dass Sport zur Besserung der Symptome ebenso wirksam sein kann wie Antidepressiva und Rezidive über 10 Monate verringern kann.

Psychologische Behandlungsformen (kognitive Psychotherapie, interpersonelle Psychotherapie und Problemlösungstherapie) bei schwerer Depression

RCTs lieferten keine ausreichenden Belege zur Bewertung psychologischer Behandlungsformen bei schwerer Depression.

Frage **Welche Effekte haben Maßnahmen bei therapieresistenter Depression?**

Wirksamkeit unbekannt

Lithium-Augmentierung[70, 71]

RCTs lieferten nur unzureichende Belege für die Beurteilung einer Augmentierung rezeptpflichtiger Antidepressiva durch Lithium bei jüngeren und älteren Erwachsenen mit therapieresistenter Depression.

Pindolol-Augmentierung[70]

RCTs lieferten nur unzureichende Belege für die Beurteilung einer Augmentierung rezeptpflichtiger Antidepressiva durch Pindolol bei jüngeren und älteren Erwachsenen mit therapieresistenter Depression.

Frage **Welche Maßnahmen senken die Rezidivraten?**

Nutzen belegt

Erhaltungstherapie mit rezeptpflichtigen Antidepressiva (senkt das Risiko eine Rezidivs nach der Genesung bei Patienten mit leichter bis mittelgradiger Depression)[72–74]

Einer systematischen Übersicht zufolge senkt die nach der Genesung fortgesetzte Einnahme rezeptpflichtiger Antidepressiva im Vergleich zu Placebo den Anteil an Patienten, die im Laufe von 1–3 Jahren ein Rezidiv erleiden. Der Effekt der fortgesetzten Einnahme war unabhängig von dem zu Grunde liegenden Risiko eines Rezidivs, der Dauer der Behandlung vor der Randomisierung und der Dauer einer früheren Behandlung mit Antidepressiva. RCTs an Patienten im Alter über 60 Jahren zufolge senkt eine Fortführung der Therapie mit Dosulepin (Dothiepin) oder Citalopram nach der Genesung im Vergleich zu Placebo das Risiko eines Rezidivs, kann jedoch die Gefahr einer ischämischen Herzkrankheit erhöhen.

Wirksamkeit unbekannt

Kognitive Therapie (schwache Belege für eine Verringerung der Rezidive über 1–2 Jahre nach Absetzen der Therapie bei leichter bis mittelgradiger Depression (verringert das Rezidivrisiko)[51, 76]

Eine systematische Übersicht von jüngeren und älteren Erwachsenen mit leichter bis mittelgradiger Depression ergab durch Kombinieren der Rezidivraten aus verschiedenen RCTs begrenzte Belege dafür, dass eine kognitive Therapie im Vergleich zu Antidepressiva für 1–2 Jahre nach dem Absetzen der Therapie das Risiko eines Rezidivs verringern kann. Einer kleinen RCT senkt eine kognitive Therapie bei Patienten mit depressiven Residualsymptomen nach Antidepressivatherapie 2 Jahre nach der depressiven Erstepisode im Vergleich zur Fortsetzung der Antidepressivatherapie die Rezidivraten. Es fanden sich keine RCTs speziell zu älteren Erwachsenen.

Programm zur Rezidivprophylaxe (bessert die Symptome über 1 Jahr nach Genesung bei Patienten mit leichter bis mittelgradiger Depression; kein signifikanter Unterschied hinsichtlich der Rezidivraten)[77, 78]

Eine große RCT an Patienten, die nach 8-wöchiger Antidepressivatherapie genesen waren, zeigte, dass ein Rezidivpräventionsprogramm im Vergleich zur üblichen Versorgung depressive Symptome über ein Jahr hinweg bessert. Hinsichtlich der Rezidivraten fand sich jedoch kein signifikanter Unterschied.

Frage Welche Effekte haben Maßnahmen zur Verbesserung der Umsetzung von Behandlungsformen?

Nutzen belegt

Strukturierte Krankenversorgung (bei leichter bis mittelgradiger Depression)[77, 79–84]

Einer systematischen Übersicht und fünf anschließenden RCTs bei Patienten über 18 Jahren mit leichter bis mittelgradiger oder Major-Depression zufolge kann die Wirksamkeit einer antidepressiven Behandlung (Antidepressiva oder kognitive Verhaltenstherapie) durch verschiedene Ansätze, wie eine Kooperation zwischen Hausarzt und Psychiater, intensive Patientenschulung, Case-Management und Telefonbetreuung gesteigert werden. Auch zeigte sich, dass klinische Praxisleitlinien und Schulungsstrategien ohne zusätzliche Organisationsprozesse im Vergleich zur Standardbehandlung weder die Aufdeckung noch das Behandlungsergebnis bei Depressionen verbessern. Eine RCT an Patienten über 60 Jahre mit Major-Depression, dysthymer Depression oder beidem, die in verschiedenen Kliniken der Primärversorgung behandelt wurden, zeigte, dass eine kooperative Versorgung depressive Symptome wirksamer verringert als eine Standardversorgung.

Definition **Depressive Störungen** sind charakterisiert durch anhaltend gedrückte Stimmung, Interesse- und Freudlosigkeit und Antriebsmangel. Diese Symptome sind so stark ausgeprägt, dass oft die Alltagsbewältigung beeinträchtigt ist. Die meisten der in dieser Übersicht bewerteten RCTs klassifizieren Depression nach dem Diagnostic and Statistical Manual of Mental Disorders (DSM-IV)[1] oder der International Classification of Mental and Behavioural Disorders (ICD-10)[2]. DSM-IV unterteilt Depressionen in schwere depressive Störungen (Major-Depressionen) und dysthyme Störungen. **Major-Depressionen** sind gekennzeichnet durch das Auftreten von mindestens einer schweren depressiven Episode (z. B. mindestens 2-wöchiger depressiver Verstimmung oder Interessenverlust und mindestens vier weiteren Depressionssymptomen). Eine **dysthyme Verstimmung** ist charakterisiert durch eine mindestens 2-jährige depressive Stimmung an

der überwiegenden Zahl der Tage, begleitet von Depressionssymptomen, die nicht den erforderlichen Kriterien für eine Major-Depression entsprechen.[1]
ICD-10 unterteilt die Depressionen in leichte, mittelgradige und schwere Depressionen.[2] Eine **leichte bis mittelgradige Depression** ist gekennzeichnet durch depressive Verstimmung und eine gewisse funktionelle Beeinträchtigung. Die **therapieresistente Depression** ist definiert als fehlendes klinisches Ansprechen auf die Behandlung mit einem trizyklischen Antidepressivum in einer Dosierung von mindestens 150 mg/d Imipramin (oder einem Äquivalent) für 4–6 Wochen.[3] Eine **schwere Depression** ist durch zusätzliche Erregungszustände oder eine psychomotorische Verlangsamung mit ausgeprägten somatischen Symptomen gekennzeichnet.[2] In dieser Darstellung wurden sowohl das DSM-IV als auch die ICD-10 Klassifikation verwendet. Hinsichtlich der Wirkungen der Behandlungsansätze sind wir allerdings davon ausgegangen, dass bei schweren Depressionen getestet worden waren, wenn stationäre Patienten in die RCTs eingeschlossen waren. **Ältere Erwachsene:** Patienten ab dem 65. Lebensjahr gelten definitionsgemäß als ältere Erwachsene. Bei diesem Patientenkreis kann sich eine Depression atypisch manifestieren. Die gedrückte Stimmung kann maskiert sein, und Angst und Gedächtnisstörungen können als Hauptsymptome imponieren. Eine Demenz sollte in der Differenzialdiagnose einer Depression älterer Menschen immer in Betracht gezogen werden.[4] Maßnahmen bei Frauen mit Wochenbettdepression (siehe „Wochenbettdepression", S. 706) oder mit jahreszeitabhängiger Depression werden in dieser Übersicht nicht abgedeckt.

Inzidenz/ Prävalenz

Depressive Störungen sind häufig. Schwere Depressionen (Major-Depressionen) kann man im ambulanten Versorgungsbereich mit einer Prävalenz von 5–10 % beobachten.[5] Zwei- bis drei Mal so viele Menschen zeigen zwar depressive Symptome, erfüllen aber die DSM-IV-Kriterien einer schweren Depression (Major-Depression) nicht. Frauen sind doppelt so oft betroffen wie Männer. Depressive Störungen sind weltweit die vierthäufigste Ursache für Behinderungen und werden sich bis zum Jahr 2020 wahrscheinlich zur zweithäufigsten Ursache entwickelt haben.[6,7] **Ältere Erwachsene:** Zwischen 10 % und 15 % der älteren Menschen zeigen eine signifikante depressive Symptomatik, auch wenn eine schwere Depression (Major-Depression) in dieser Altergruppe relativ selten ist.[8]

Ätiologie/ Risikofaktoren

Die Ursachen sind unklar, es spielen aber vermutlich sowohl Kindheitsereignisse als auch aktuelle psychosoziale Schwierigkeiten eine Rolle.

Prognose

Etwa die Hälfte der Patienten mit einer ersten schweren depressiven Episode zeigt innerhalb der nächsten 10 Jahre weitere Symptome.[9] **Ältere Erwachsene:** Einer systematischen Übersicht (Suchdatum 1996, 12 prospektive Kohortenstudien, 1268 Teilnehmer, mittleres Alter 60 Jahre) zufolge ist die Prognose bei älteren Menschen mit chronischem oder rezidivierendem Verlauf häufig besonders schlecht.[10] Einer anderen systematischen Übersicht (Suchdatum 1999, 23 prospektive Kohortenstudien bei über 65-Jährigen einschließlich 5 Studien aus der ersten Übersicht) zufolge ist Depression bei älteren Menschen mit einer erhöhten Mortalität korreliert (15 Studien; gepoolte OR 1,73; 95 %-CI 1,53–1,95).[11]

Literatur

1. American Psychiatric Association. *Diagnostic and statistical manual of mental disorders*, 4th ed. Washington, DC: American Psychiatric Association, 1994.

2. World Health Organization. *The ICD-10 classification of mental and behavioural disorders.* Geneva: World Health Organization, 1992.
3. World Psychiatric Association. Symposium on therapy resistant depression. *Pharmacother Bull* 1974;21:705–706.
4. Rosenstein, Leslie D. Differential diagnosis of the major progressive dementias and depression in middle and late adulthood: a summary of the literature of the early 1990s. *Neuropsychol Rev* 1998;8:109–167.
5. Katon W, Schulberg H. Epidemiology of depression in primary care. *Gen Hosp Psychiatry* 1992;14: 237–247.
6. Murray CJ, Lopez AD. Regional patterns of disability-free life expectancy and disability-adjusted life expectancy: global burden of disease study. *Lancet* 1997;349:1347–1352.
7. Murray CJ, Lopez AD. Alternative projections of mortality and disability by cause 1990–2020: global burden of disease study. *Lancet* 1997;349:1498–1504.
8. Beekman AT, Copeland JR, Prince MJ. Review of community prevalence of depression in later life. *Br J Psychiatry* 1999;174:307–311.
9. Judd LL, Akiskal HS, Maser JD, et al. A prospective 12 year study of subsyndromal and syndromal depressive symptoms in unipolar major depressive disorders. *Arch Gen Psychiatry* 1988;55:694–700.
10. Cole MG, Bellavance F, Mansour A. Prognosis of depression in elderly community and primary care populations: a systematic review and meta-analysis. *Am J Psychiatry* 1999;156:1182–1189. Search date 1996; primary sources Medline 1981–1996, Psychinfo 1984–1996, and hand searches of the bibliographies of relevant articles.
11. Saz P, Dewey ME. Depression, depressive symptoms and mortality in persons aged 65 and older living in the community: a systematic review of the literature. *Int J Geriatr Psychiatry* 2001;16:622–630. Search date 1999; primary sources Embase, Medline, personal files, and hand searches of reference lists.
12. Joffe R, Sokolov S, Streiner D. Antidepressant treatment of depression: a meta-analysis. *Can J Psychiatry* 1996;41:613–616. Search date 1995; primary source Medline.
13. Lima MS, Moncrieff J. Drugs versus placebo for dysthymia. In: The Cochrane Library, Issue 2, 2003. Oxford: Update Software. Search date 1997; primary sources Biological Abstracts, Medline, Psychlit, Embase, Lilacs, The Cochrane Library, personal communication, conference abstracts, unpublished trials from the pharmaceutical industry, and book chapters on the treatment of depression.
14. Gill D, Hatcher S. Antidepressants for depression in medical illness. In: The Cochrane Library, Issue 2, 2003. Oxford: Update Software. Search date 1998; primary sources Medline, Cochrane Library Trials Register, Cochrane Depression and Neurosis Group Trials Register, and hand searches of two journals and reference lists.
15. Furukawa TA, McGuire H, Barbui C. Meta-analysis of effects and side effects of low dosage tricyclic antidepressants in depression: systematic review. *BMJ* 2002;325:991–999. Search date 2000; primary sources Cochrane Collaboration Depression, Anxiety and Neurosis Controlled Trials Register, Medline, Embase, Cinahl, Psychinfo, Psychindex, Lilacs, and hand searches.
16. Williams JW, Mulrow CD, Chiquette E, et al. A systematic review of newer pharmacotherapies for depression in adults: evidence report summary: clinical guidelines, Part 2. *Ann Intern Med* 2000;132:743–756. Search date 1998; primary sources Cochrane Collaboration Depression, Anxiety and Neurosis Group's Specialized Registry of Clinical Trials, Medline, Embase, Psychlit, Lilacs, Psychindex, Sigle, Cinahl, Biological Abstracts, The Cochrane Library, hand searches, contacts with pharmaceutical companies, and consultation with experts.
17. Versiani M, Amin M, Chouinard G. Double-blind, placebo-controlled study with reboxetine in inpatients with severe major depressive disorder. *J Clin Psychopharmacol* 2000;20:28–34.
18. Ban TA, Gaszner P, Aguglia E, et al. Clinical efficacy of reboxetine: a comparative study with desipramine, with methodological considerations. *Human Psychopharmacol* 1998;13:S29–S39.
19. Dubini A, Bosc M, PolinV. Noradrenaline-selective versus serotonin-selective antidepressant therapy: differential effects on social functioning. *J Psychopharmacol* 1997;11:S17–S23.
20. Mulrow CD, Williams JW, Chiqueete E, et al. Efficacy of newer medications for treating depression in primary care patients. *Am Med J* 2000;108:54–64. Search date 1998; primary sources Cochrane Depression Anxiety and Neurosis Group Specialised Register of Clinical Trials, hand searches of trials and 46 pertinent meta-analyses, and consultation with experts.
21. Wilson K, Mottram P, Sivanranthan A, et al. Antidepressants versus placebo for the depressed elderly. In: The Cochrane Library, Issue 2, 2003. Oxford: Update Software. Search date 2000; primary sources Psychlit, Medline, Embase, Cinahl, Cochrane Controlled Trials register, Cochrane Collaboration Depression, Anxiety and Neurosis Controlled Trials Register, and hand searches.
22. Stewart LA, Parmar MK. Bias in the analysis and reporting of randomized controlled trials. *Int J Technol Assess Health Care* 1996;12:264–275.
23. Furukawa TA, Streiner DL, Young LT. Antidepressant and benzodiazepine for major depression. In: The Cochrane Library, Issue 2, 2003. Oxford: Update Software. Search date 1999; primary sources Medline, Embase, International Pharmaceutical Abstracts, Biological Abstracts, Lilacs, Psychlit,

The Cochrane Library, Cochrane Depression, Anxiety and Neurosis Group Trial Register, Scisearch, hand searches of reference lists, and personal contacts.

24. Wisner KL, Gelenberg AJ, Leonard H, et al. Pharmacologic treatment of depression during pregnancy. *JAMA* 1999;282:1264–1269. Search date 1999; primary sources Medline, Healthstar, hand searches of bibliographies of review articles, and discussions with investigators in the field.
25. Geddes JR, Freemantle N, Mason J, et al. Selective serotonin reuptake inhibitors (SSRIs) for depression. In: The Cochrane Library, Issue 2, 2003. Oxford: Update Software. Search date 1999; primary sources Medline, Embase, Cochrane Group Register of Controlled Trials, hand searches of reference lists of all located studies, and contact with manufacturers.
26. Anderson IM. Selective serotonin reuptake inhibitors versus tricyclic antidepressants: a meta-analysis of efficacy and tolerability. *J Affect Disord* 2000;58:19–36. Search date 1997; primary sources Medline, and hand searches of reference lists of meta-analyses and reviews.
27. Thompson C, Peveler RC, Stephenson D, et al. Compliance with antidepressant medication in the treatment of major depressive disorder in primary care: a randomized comparison of fluoxetine and a tricyclic antidepressant. *Am J Psychiatry* 2000;157:338–343.
28. Smith WT, Londborg PD, Glaudin V, et al. Is extended clonazepam cotherapy of fluoxetine effective for outpatients with major depression? *J Affect Disord* 2002;70:251–259.
29. Trindade E, Menon D. *Selective serotonin reuptake inhibitors (SSRIs) for major depression. Part I. Evaluation of the clinical literature.* Ottawa: Canadian Coordinating Office for Health Technology Assessment, 1997 August Report 3E. *Evidence-based Mental Health* 1998;1:50. Search date 1996; primary sources Medline, Embase, Psychinfo, International Pharmaceutical Abstracts, Pascal, Health Planning and Administration, Mental Health Abstracts, Pharmacoeconomics and Outcomes News, Current Contents databases, scanning bibliographies of retrieved articles, hand searches of journals, and contact with researchers.
30. Beasley CM Jr, Dornseif BE, Bosomworth JC, et al. Fluoxetine and suicide: a meta-analysis of controlled trials of treatment for depression. *BMJ* 1991;303:685–692. Search date not reported, but included trials that had been completed/analysed by December 1989; primary sources not given in detail but based on clinical report form data from trials and data from the Drug Experience Network Database.
31. Jick SS, Dean AD, Jick H. Antidepressants and suicide. *BMJ* 1995;310:215–218.
32. Mackay FJ, Dunn NR, Wilton LV, et al. A comparison of fluvoxamine, fluoxetine, sertraline and paroxetine examined by observational cohort studies. *Pharmacoepidemiol Drug Safety* 1997;6:235–246.
33. Price JS, Waller PC, Wood SM, et al. A comparison of the post marketing safety of four selective serotonin reuptake inhibitors including the investigation of symptoms occurring on withdrawal. *Br J Clin Pharmacol* 1996;42:757–763.
34. Zajecka J, Fawcett J, Amsterdam J, et al. Safety of abrupt discontinuation of fluoxetine: a randomised, placebo controlled study. *J Clin Psychopharmacol* 1998;18:193–197.
35. Stahl MM, Lindquist M, Pettersson M, et al. Withdrawal reactions with selective serotonin reuptake inhibitors as reported to the WHO system. *Eur J Clin Pharmacol* 1997;53:163–169.
36. Barbui C, Hotopf M, Garattini S. Fluoxetine dose and outcome in antidepressant drug trials. *Eur J Clin Pharmacol* 2002;58:379–386. Search date 2000; primary sources Cochrane Collaboration Depression, Anxiety and Neurosis Controlled Trials Register, Cochrane Controlled Trials Register, Medline, and Embase.
37. Thase ME, Trivedi MH, Rush AJ. MAOIs in the contemporary treatment of depression. *Neuropsychopharmacology* 1995;12:185–219. Search date not reported; primary sources Medline and Psychological Abstracts.
38. Smith D, Dempster C, Glanville J, et al. Efficacy and tolerability of venlafaxine compared with selective serotonin reuptake inhibitors and other antidepressants: a meta-analysis. Br J Psychiatry 2002;180:396–404. Search date 2000; primary sources an existing database (Eccles et al, 2000), Medline, Embase, Biosis, Psychlit, National research Register, Healthstar, Sigle, Cochrane Database of Systematic Reviews, Dare, Cochrane Controlled Trials Register and Current Controlled Trials, hand searches, and contacts with authors and study sponsors for unpublished data.
39. Berzewski H, Van Moffaert M, Gagiano CA. Efficacy and tolerability of reboxetine compared with imipramine in a double-blind study in patients suffering from major depressive episodes. *Eur Neuropsychopharmacol* 1997;7:S37–S47.
40. Massana J, Moller HJ, Burrows GD, et al. Reboxetine: a double-blind comparison with fluoxetine in major depressive disorder. *Int Clin Psychopharmacol* 1999;14:73–80.
41. Kocsis JH, Croughan JL, Katz MM, et al. Response to treatment with antidepressants of patients with severe or moderate nonpsychotic depression and of patients with psychotic depression. *Am J Psychiatry* 1990;147:621–624.
42. Linde K, Mulrow CD. St John's Wort for depression. In: The Cochrane Library, Issue 2, 2003. Oxford: Update Software. Search date 1998; primary sources Medline, Embase, Psychlit, Psychindex, specialised databases: Cochrane Complementary Medicine Field, Cochrane Depression and Neurosis CRG,

Phytodok, hand searches of references of pertinent articles, and contact with manufacturers and researchers.
43. Whiskey A, Werneke U, Taylor D. A systematic review and meta-analysis of *Hypericum perforatum* in depression: a comprehensive clinical review. *Int Clin Psychopharmacol* 2001;16:239–252. Search date 2000; primary sources (in English or German) Medline, Embase, and hand searches of references of primary studies.
44. Davidson JRT, Gadde KM, Fairbank JA. Effect of *Hypericum perforatum* (St John's Wort) in major depressive disorder: a randomized controlled trial. *JAMA* 2002;287:1807–1814.
45. Shelton RC, Keller MB, Gelenberg A, et al. Effectiveness of St. John's wort in major depression: a randomized controlled trial. *JAMA* 2001;285:1978–1986.
46. Lecrubier Y, Clerc G, Didi R, et al. Efficacy of St. John's wort extract WS 5570 in major depression: a double-blind, placebo-controlled trial. *Am J Psychiatry* 2002;159:1361–1366.
47. De Smet P. Drug therapy: herbal remedies. *New Engl J Med* 2002;347:2046–2056.
48. Ernst E, Rand JI, Barnes J, et al. Adverse effects profile of the herbal antidepressant St. John's Wort (*Hypericum perforatum L*). *Eur J Clin Pharmacol* 1998;54:589–594. Search date 1997; primary sources Amed, The Cochrane Library 1997 Issue 2, Embase, Medline, hand searches of reference lists, contact with WHO Collaborating Centre for International Drug Monitoring, UK Committee on Safety of Medicines, and German Bundesinstitut für Arzneimittel und Medizinproducte plus 12 German manufacturers of hypericum products.
49. UK ECT Review Group. The efficacy and safety of electroconvulsive therapy in depressive disorders: a systematic review and meta-analysis. *Lancet* 2003;361:799–808.
50. Van der Wurff FB, Stek ML, Hoogendijk WL, et al. Electroconvulsive therapy for the depressed elderly. In: The Cochrane Library, Issue 2, 2003. Oxford: Update Software. Search date 2000, primary sources Cochrane Collaboration Depression, Anxiety and Neurosis Controlled Trials Register, Medline, Embase, Biological Abstracts, Cinahl, Lilacs, Psychlit, and hand searches of reference lists of relevant papers and of *Journal of ECT* and the *Journal of Geriatric Psychiatry.*
51. Gloaguen V, Cottraux J, Cucherat M, et al. A meta-analysis of the effects of cognitive therapy in depressed people 1998. *J Affect Disord* 1998;49:59–72. Search date not reported; primary sources Medline, Embase, references in books and papers, previous reviews and meta-analyses, abstracts from congress presentations, and preprints sent by authors.
52. Casacalenda N, Perry JC, Looper K. Remission in major depressive disorder: a comparison of pharmacotherapy, psychotherapy, and control conditions. *Am J Psychiatry* 2002;159:1354–1360.
53. Churchill R, Hunot V, Corney R et al. A systematic review of controlled trials of the effectiveness and cost-effectiveness of brief psychological treatments for depression. *Health Technol Assess* 2001;5:1–173. Search date not reported; primary sources Medline, Psychinfo, Embase, Science Scisearch, Social Scisearch, and Cochrane Collaboration Controlled Trials Register.
54. van Schaik DJ, van Marwijk HW, van der Windt DA, et al. Effectiveness of psychotherapy for depressive disorder in primary care. A systematic review. *Tijdschrift voor Psychiatrie* 2002;44:609–619. [In Dutch]
55. Bower P, Rowland N, Hardy R. The clinical effectiveness of counselling in primary care: a systematic review and meta-analysis. *Psychol Med* 2003:33:203–215. An update of the Bower et al Cochrane Review; 7 RCTs, 824 patients; search date not reported.
56. Dowrick C, Dunn G, Ayuso-Mateos JL, et al. Problem solving treatment and group psychoeducation for depression: multicentre randomised controlled trial. *BMJ* 2000;321:1450–1454.
57. Mynors-Wallis L, Davies I, Gray A, et al. A randomised controlled trial and cost analysis of problem-solving treatment for emotional disorders given by community nurses in primary care. *Br J Psychiatry* 1997;170:113–119.
58. McCusker J, Cole M, Keller E, et al. Effectiveness of treatments of depression in older ambulatory people. *Arch Intern Med* 1998;158:705–712. Search date 1995; primary sources Medline, Psychinfo, and hand searches of references.
59. Thase ME, Greenhouse JB, Frank E, et al. Treatment of major depression with psychotherapy or psychotherapy–pharmacotherapy combinations. *Arch Gen Psychiatry* 1997;54:1009–1015. Pooled results of six research protocols conducted in 1982–1992 at the Mental Health Clinical Research Center, University of Pittsburgh School of Medicine.
60. Keller MB, McCullough JP, Klein DN, et al. A comparison of nefazodone, the cognitive behavioral-analysis system of psychotherapy, and their combination for the treatment of chronic depression. *N Engl J Med* 2000;342:1462–1470.
61. De Jonghe F, Kool S, van Aalst G, Dekker J, Peen J. Combining psychotherapy and antidepressants in the treatment of depression. *J Affect Disord* 2001;64:217–229.
62. Browne G, Steiner M, Roberts J, et al. Sertraline and/or interpersonal psychotherapy for patients with dysthymic disorder in primary care: 6-month comparison with longitudinal 2-year follow-up of effectiveness and costs. *J Affect Disord* 2002;68:317–330.

63. Thompson LW, Coon DW, Gallagher-Thompson D, et al. Comparison of desipramine and cognitive behavioural therapy in the treatment of elderly outpatients with mild-to-moderate depression. *Am J Geriatr Psychiatry* 2001;9:225–240.
64. Harris T, Brown GW, Robinson R. Befriending as an intervention for chronic depression among women in an inner city: randomised controlled trial. *Br J Psychiatry* 1999;174:219–224.
65. Cuijpers P. Bibliotherapy in unipolar depression: a meta-analysis. *J Behav Ther Exp Psychiatry* 1997;28:139–147. Search date not reported; primary sources Psychlit, Psychinfo, and Medline.
66. Bower P, Richards D, Lovell K. The clinical and cost-effectiveness of self-help treatments for anxiety and depressive disorders in primary care: a systematic review. *Br J Gen Pract* 2001;51:838–845. Search date 1999; primary sources Psychinfo, Medline, Embase, Cinahl, The Cochrane Library, Counselling in Primary Care Counsel.lit database, National Research Register, personal contact with researchers, and hand searches of reference lists and two journals.
67. Lawlor DA, Hopker SW. The effectiveness of exercise as an intervention in the management of depression: systematic review and meta-regression analysis of randomised controlled trials. *BMJ* 2001;322:763–767. Search date 1999; primary sources Medline, Embase, Sports Discus, Psychlit, The Cochrane Library, and hand searches of reference lists and nine journals.
68. Blumenthal JA, Babyak MA, Moore KA, et al. Effects of exercise training on older people with major depression. *Arch Intern Med* 1999;159:2349–2356.
69. Babyak M, Blumenthal JA, Herman S, et al. Exercise treatment for major depression: maintenance of therapeutic benefit at 10 months. *Psychosom Med* 2000;62:633–638.
70. Stimpson N, Agrawal N, Lewis G. Randomised controlled trials investigating pharmacological and psychological interventions for treatment-refractory depression. Systematic review. *Br J Psychiatry* 2002;181:284–294.
71. Nierenberg AA, Papakostas GI, Petersen T, et al. Lithium augmentation of nortriptyline for subjects resistant to multiple antidepressants. *J Clin Psychopharmacol* 2003;23:92–95.
72. Geddes JG, Carney SM, Davies C, et al. Relapse prevention with antidepressant drug treatment in depressive disorders: a systematic review. *Lancet* 2003;361:653–661.
73. Old Age Depression Interest Group. How long should the elderly take antidepressants? A double-blind placebo-controlled study of continuation/prophylaxis therapy with dothiepin. *Br J Psychiatry* 1993;162:175–182.
74. Klysner R, Bent-Hansen J, Hansen HL, et al. Efficacy of citalopram in the prevention of recurrent depression in elderly patients: placebo-controlled study of maintenance therapy. *Br J Psychiatry* 2002:181:29–35.
75. Hippisley-Cox J, Pringle M, Hammersley V, et al. Antidepressants as risk factor for ischaemic heart disease: case-control study in primary care. *BMJ* 2001;323:666–669.
76. Fava GA, Rafanelli C, Grandi S, et al. Prevention of recurrent depression with cognitive behavioral therapy: preliminary findings. *Arch Gen Psychiatry* 1998;55:816–820.
77. The University of York. NHS Centre for Reviews and Dissemination. Improving the recognition and management of depression in primary care. *Effective Health Care* 2002;7:1–12.
78. Katon W, Rutter C, Ludman EJ, et al. A randomized trial of relapse prevention of depression in primary care. *Arch Gen Psychiatry* 2001;58:241–247.
79. Araya R, Rojas G, Fritsch R, et al. Treating depression in primary care in low-income women in Santiago, Chile: a randomised controlled trial. *Lancet* 2003;361:995–1000.
80. Hedrick SC, Chaney EF, Felker B, et al. Effectiveness of collaborative care depression treatment in Veterans' Affairs primary care. *J Gen Intern Med* 2003;18:9–16.
81. Koike AK, Unutzer J, Wells KB Improving the care for depression in patients with comorbid medical illness. *Am J Psychiatry* 2002;159:1738–1745. [Erratum in: *Am J Psychiatry* 2003;160:204]
82. Miranda J, Azocar F, Organista KC, et al. Treatment of depression among impoverished primary care patients from ethnic minority groups. *Psychiatr Serv* 2003;54:219–225.
83. Rost K, Nutting P, Smith JL, et al. Managing depression as a chronic disease: a randomised trial of ongoing treatment in primary care. *BMJ* 2002;325:934–937.
84. Unutzer J, Katon W, Callahan CM, et al. Collaborative care management of late-life depression in the primary care setting: a randomized controlled trial. *JAMA* 2002:288:2836–2845.

Kommentar

Dietrich van Calker und Mathias Berger

Leichte bis mittelschwere Depressionen sprechen nach dem gegenwärtigen, auf RCTs beruhenden Wissen in etwa gleich gut auf eine Behandlung mit Antidepressiva wie auf die Behandlung mit interpersoneller Psychotherapie (IPT) oder kognitiver Psychotherapie (KT) an. Vorteil der medikamentösen Behandlung ist der meist schnellere Wirkungseintritt, Vorteil der psychotherapeutischen Behandlungen eventuell eine bessere Beeinflussung von psychosozialen Faktoren. Schwere Depressionen sollten immer medikamentös behandelt werden, da bei diesen die Gleichwirksamkeit von KT oder IPT mit Antidepressiva nicht überzeugend gezeigt ist. Eine zusätzlich zur medikamentösen Therapie erfolgende psychotherapeutische Behandlung kann im Einzelfall nützlich sein, ein Trend zur Überlegenheit der Kombinationstherapie über die alleinige medikamentöse Behandlung ist jedoch für die Gesamtgruppe der Depressionen statistisch nicht gesichert. Dagegen ist die Überlegenheit einer Kombinationstherapie in der Akuttherapie chronischer Depressionen erwiesen und bei der Rezidivprophylaxe älterer Patienten zumindest sehr wahrscheinlich. Bei Kindern und Jugendlichen ist die Wirksamkeit von IPT und KT ebenfalls gut, ein Vergleich mit der Wirksamkeit von Pharmakotherapie ist wegen der unzureichenden Datenlage zur Wirksamkeit von Antidepressiva bei diesen jungen Patienten derzeit nicht möglich.

Wirksamkeitsunterschiede zwischen tri- und tetrazyklischen Antidepressiva und SSRIs sowie anderen neueren Antidepressiva sind zwar bezogen auf die Gesamtgruppe der Depressionen nicht statistisch signifikant, es gibt aber Evidenz dafür, dass Antidepressiva die sowohl die Serotonin- als auch die Noradrenalinaufnahme hemmen (die meisten Trizyklika und Venlafaxin) bei schweren Depressionen wirksamer sind als reine SSRIs.

Der in dem Artikel jetzt aufgenommene Hinweis auf „publication bias" in den Studien zu SSRIs und auf die Überprüfung ihrer Wirksamkeit und Verträglichkeit durch Behörden verschiedener Staaten bezieht sich auf (im Einzelnen noch umstrittene) Ergebnisse neuerer Untersuchungen, die auf ein erhöhtes Suizidrisiko unter Behandlung mit SSRIs insbesondere bei Kindern und Jugendlichen hinweisen. Diese Befunde haben die Europäische Arzneimittel Behörde (European Medicines Agency EMEA zu einer Warnung vor dem Einsatz von SSRI's und SNRI's bei der Behandlumg von Kindern und Jugendlichen veranlasst (Br. Med. J. 330, 7498. 984 (2005) vgl. http://www.emea.eu.int). Ein „publication bias" scheint auch bei den Studien zur Wirksamkeit von Reboxetin zu bestehen.

Die Aussagen des Artikels zur Wirksamkeit von Lithiumaugmentierung bei therapieresistenter Depression sind so nicht haltbar. Zwei systematischen Übersichtsarbeiten zufolge ist die Wirksamkeit von Lithiumaugmentierung durch placebokontrollierte Studien gut belegt (11).

Nach jeder erfolgreich medikamentös behandelten depressiven Episode sollte die Therapie zur Verhinderung eines Rückfalles noch 4–6 Monate fortgesetzt werden (Erhaltungstherapie, engl. „continuation therapy"). Bei zwei und mehr depressiven Episoden innerhalb von 2 Jahren sollte zusätzlich eine Rezidivproylaxe zur Verhinderung einer Wiedererkrankung („recurrence") erfolgen. Auch IPT und KT sind in der Erhaltungstherapie und Rezidivprophylaxe wirksam.

Die Veröffentlichung von Therapieleitlinien allein führt noch zu keiner zuverlässigen Verbesserung des Therapieverhaltens in der Praxis. Die konsequente Durchsetzung leitliniengerechten Vorgehens in der Behandlung depressiver Erkrankungen z. B. durch gezielte Fortbildungsmaßnahmen und interdisziplinäre Qualitätszirkel hat sich dagegen auch in Deutschland als erfolgreich erwiesen (12).

1. Anderson, I.M.: Selective serotonon reuptake inhibitors versus tricyclic antidepressant: a meta-analysis of efficacy and tolerability. Journal of Affective Disorders 2000, 58, 19–36 (CRD Abstract)
2. Blacker D. Maintenance treatment of major depression: a review of the literature. Harvard Review of Psychiatry 1996, 4, 1–9. (CRD-Abstract)
3. Gloagen, V., Cottraux, J., Cucherat, M., Blackburn, I.M.: A meta-analysis of the effects of cognitive therapy in depressed patients. Journal of Affective Disorders 1998, 49, 59–72 (CRD Abstract).
4. Keller MB, McCullough JP, Klein DN, Arnow B, Dunner DL, Gelenberg AJ, Markowitz JC, Nemeroff CB, Russell JM, Thase ME, Trivedi MH, Zajecka J.(2000) A comparison of nefazodone, the cognitive behavioral-analysis system of psychotherapy, and their combination for the treatment of chronic depression N Engl J Med. 342, 1462–70.
5. Reynolds CF 3rd, Frank E, Perel JM, Imber SD, Cornes C, Miller MD, Mazumdar S, Houck PR, Dew MA, Stack JA, Pollock BG, Nortriptyline and interpersonal psychotherapy as maintenance therapies for recurrent major depression: a randomized controlled trial inpatients older than 59 years. JAMA 281 (1999) 39–45.

6. Geddes JR, Freemantle N, Mason J, Eccles MP, Boynton J. SSRIs versus other antidepressants for depressive disorder. Cochrane Database Syst Rev. 2000;(2):CD001851.
7. Geddes JR, Carney SM, Davies C, Furukawa TA, Kupfer DJ, Frank E, Goodwin GM. Relapse prevention with antidepressant drug treatment in depressive disorders: a systematic review. Lancet. 2003 Feb 22;361(9358):653–61.
8. Anderson IM. Meta-analytical studies on new antidepressants. Br Med Bull. 2001; 57:161–78.
9. Hollon SD, Jarrett RB, Nierenberg AA, Thase ME, Trivedi M, Rush AJ. Psychotherapy and medication in the treatment of adult and geriatric depression: which monotherapy or combined treatment? J Clin Psychiatry. 2005 Apr;66(4):455–68.
10. Bauer M, Döpfmer S. Lithium augmentation in treatment-resistant depression: meta-analysis of placebo-controlled studies. J Clin Psychopharmacol. 1999;19:427–434.
11. Bauer M, Forsthoff A, Baethge C, Adli M, Berghofer A, Dopfmer S, Bschor T. Lithium augmentation therapy in refractory depression-update 2002. Eur Arch Psychiatry Clin Neurosci. 2003 Jun;253 (3):132–9.
12. Härter, M., Schneider, F., Gaebel, W. & Berger, M. (Hrsg.) (2003). Versorgungsleitlinien für depressive Störungen in der ambulanten Praxis. Supplementband *Zeitschrift für ärztliche Fortbildung und Qualitätssicherung*, 97 (IV), 9–91

Häusliche Gewalt gegen Frauen

Suchdatum: März 2004

Joanne Klevens und Laura Sadowski

Frage **Welche Effekte haben von Gesundheitsfachpersonen initiierte Interventionen bei weiblichen Opfern häuslicher Gewalt?**

Nutzen wahrscheinlich

Fürsprache[22, 24, 30–32]

Eine RCT und eine nichtrandomisierte kontrollierte Studie ergaben, dass Fürsprache im Vergleich zu keiner Behandlung einen erneuten Missbrauch seltener macht. Die RCT zeigte unter der Fürsprache im Vergleich zu Placebo auch eine Verbesserung der Lebensqualität der Frau. Eine kontrollierte Studie mit Frauen hispanischer Abstammung ergab hinsichtlich der Häufigkeit eines erneuten Missbrauchs keinen signifikanten Unterschied zwischen einer Kombination aus Beratung und Mentoring (der Fürsprache ähnlich) und einer Ressourcenkarte, zeigte jedoch, dass Beratung plus Mentoring im Vergleich zu unbegrenzter Beratung die Häufigkeit eines erneuten Missbrauchs senkt.

Sicherheitsplanung[30, 34, 35]

Einer RCT zufolge erhöhen zusätzlich zur üblichen Versorgung durchgeführte telefonische Unterweisungen in Sicherheitsverhalten im Vergleich zur üblichen Versorgung allein nach 6 Monaten das Sicherheitsverhalten. Eine nichtrandomisierte kontrollierte Studie an Schwangeren ergab nach 12 Monaten, dass Unterstützung beim Erstellen eines Sicherheitsplans einen Missbrauch durch den Ehemann seltener macht und das Sicherheitsverhalten erhöht.

Wirksamkeit unbekannt

Kognitiv-verhaltensorientierte Beratung[27]

Einer kontrollierten Studie zufolge erhöht eine kognitiv-verhaltensorientierte Beratung die Selbstsicherheit der Frauen und setzt sie im Vergleich zu den Ausgangswerten seltener einem Missbrauch aus, während eine unspezifische Unterstützung dies nicht bewirkt. Die Effekte von Interventionen wurden in der Studie jedoch nicht direkt miteinander verglichen.

Paarberatung[20–29]

Eine nichtrandomisierte kontrollierte Studie zeigte, dass sowohl eine geschlechtsspezifische Beratung als auch eine Paarberatung die körperliche und seelische Aggression und Depression bei Frauen im Vergleich zu den Ausgangswerten verringert, jedoch fanden sich keine signifikanten Unterschiede zwischen den Behandlungsformen. Eine RCT zeigte weder hinsichtlich der physischen Gewalt noch bezüglich des psychischen Wohlbefindens einen signifikanten Unterschied zwischen Gruppenberatung und individueller Paarberatung.

Auf Trauerbewältigung ausgerichtete Beratung[22]

Eine kontrollierte Studie ergab, dass eine auf Trauerbewältigung ausgerichtete Beratung die Selbstachtung und Selbstwirksamkeit im Vergleich zu den Ausgangswerten hebt, während eine feministisch orientierte Beratung dies nicht tut. Allerdings wurden Effekte von Interventionen in der Studie nicht direkt miteinander verglichen.

Selbsthilfegruppen

Es fanden sich weder systematische Übersichten noch kontrollierte Studien über den Effekt von Selbsthilfegruppen.

Frauenhäuser[20, 33]

Es fanden sich keine zuverlässigen kontrollierten Studien. Eine Kohortenstudie ergab bei Frauen, die sich für den Aufenthalt in einem Frauenhaus entschieden und gleichzeitig auf andere Weise Hilfe suchten, im Vergleich zu Frauen, die sich nicht für einen Aufenthalt im Frauenhaus entschieden, eine verringerte Inzidenz für Gewalt in den Wochen nach dem Aufenthalt im Frauenhaus. Frauen, die sich für einen Aufenthalt im Frauenhaus entschieden und nicht auch an anderer Stelle Hilfe gesucht hatten, erfuhren vermehrt Gewalt.

Nutzen unwahrscheinlich

Unspezifische Beratung[20–29]

Zwei kontrollierte Studien und eine vergleichende Kohortenstudie zeigten im Vergleich zu keiner Behandlung weder hinsichtlich der Häufigkeit einer Inanspruchnahme medizinischer Versorgung noch bezüglich der angegebenen Exposition gegenüber Gewalt und deren Androhung oder Depression, Angst und Selbstachtung einen Effekt.

Definition

Häusliche Gewalt, auch als Gewalt gegen den Intimpartner bezeichnet, ist die tatsächliche oder angedrohte Gewalt oder der emotionale oder psychische Missbrauch (einschließlich von Zwangstaktiken) durch den gegenwärtigen oder einen früheren Ehepartner oder Partner (einschließlich eines Partners gleichen Geschlechts).[1] Weitere häufig verwandte Begriff zur Beschreibung häuslicher Gewalt sind häuslicher Missbrauch, Missbrauch des Ehepartners, Gewalt in der Ehe und Misshandlung.

Inzidenz/ Prävalenz

Zwischen 10 und 69 % der Frauen, die weltweit in 48 Ländern an populationsbasierten Studien teilnahmen, berichteten, von einem Partner körperlich angegriffen worden zu sein.[2] Frauen werden 4,3 Mal häufiger von einem Partner angegriffen als Männer.[3] Fast 25 % der in den USA untersuchten Frauen gaben an, irgendwann einmal von einem gegenwärtigen oder früheren Partner körperlich und/oder sexuell angegriffen worden zu sein, und 1,5 % wurden während der vorangegangenen 12 Monate zum Opfer.[3] Die Raten von Gewalt gegen Schwangere reichen von 0,9 bis 20 %. Zwischen 11,7 und 24,5 % der Frauen in Pränatalsprechstunden[5–8] und 5,5–17 % der Frauen in der Primärversorgung oder in der ambulanten Versorgung gaben an, im vergangenen Jahr von einem Partner missbraucht worden zu sein.[9–12]

Ätiologie/ Risikofaktoren

Eine kürzlich erstellte systematische Übersicht ergab, dass häusliche Gewalt gegen Frauen einhergeht mit niedrigem Bildungsgrad und Arbeitslosigkeit, niedrigem Familieneinkommen, ehelicher Zwietracht, einem geringen Beschäftigungsgrad des Partners, Missbrauchserfahrungen in der Kindheit, dem Erleben von Gewalt zwischen den Eltern, einem hohen Maß an Wut, Depression, schwerem Alkoholismus oder Problemtrinken, Drogenmissbrauch, Eifersucht und einem Mangel an Selbstsicherheit im Umgang mit dem Ehepartner.[13] Eine ähnliche Übersicht zu psychischer Aggression zeigte, dass die wenigen bewerteten demographischen und psychologischen Variablen entweder nur unregelmäßig mit psychischer häuslicher Gewalt verbunden waren oder sich in methodologisch stark limitierten Studien als mit psychischer häuslicher Gewalt verbunden herausstellten.[14]

Prognose

Es gibt nur wenige prospektive Studien, in denen der Verlauf häuslicher Gewalt und ihre Ergebnisse dokumentiert werden. Querschnittsstudien sprechen dafür, dass häusliche Gewalt bei mindestens zwei Dritteln der Frauen fortbesteht.[15, 16] Das Weiterbestehen häuslicher Gewalt bei Personen afrikanischer oder hispanischer Abstammung scheint vom anfänglichen Schweregrad abzuhängen.[17] Bei allen ethnischen Gruppen gab die Hälfte derjenigen, die über mäßige häusliche Geaalt berichtet hatten, bei der 5-Jahres-Nachuntersuchung kein weiteres Auftreten häuslicher Gewalt an. Bei Personen afrikanischer oder hispanischer Abstammung, die über schwere häusliche Gewalt berichtet hatten, gab bei der 5-Jahres-Nachuntersuchung nur ein Drittel kein weiteres Auftreten häuslicher Gewalt an. Eine unter berufstätigen Frauen der Mittelklasse durchgeführte Fallkontrollstudie zeigte, dass Frauen, die während der vergangenen 9 Jahre von ihren Partnern missbraucht worden waren, im Vergleich zu nichtmissbrauchten Frauen signifikant häufiger über folgende Beschwerden klagen: Kopfschmerzen (48 vs. 35 %), Rückenschmerzen (40 vs. 25 %), sexuell übertragbare Krankheiten (6 vs. 2 %), Vaginalblutung (17 vs. 6 %), Scheideninfektionen (30 vs. 21 %), Beckenschmerzen (17 vs. 9 %), Dyspareunie (13 vs. 7 %), Harnwegsinfekte (22 vs, 12 %), Appetitverlust (9 vs. 3 %), Verdauungsstörungen (35 vs. 19 %), Unterleibsschmerzen (22 vs. 11 %) und Gesichtsverletzungen (8 vs. 1 %).[18] Nach Abgleich in Bezug auf Alter, Rasse, Versicherungs- und Raucherstatus ergab eine Querschnittsstudie, dass seelisch missbrauchte Frauen auch häufiger über Folgendes klagen: schlechte körperliche und geistige Gesundheit, Behinderung, die das Arbeiten verhindert, Arthritis, chronische Schmerzen, Migräne und andere häufige Kopfschmerzen, sexuell übertragbare Infektionen, chronische Beckenschmerzen, Magengeschwüre, spastisches Kolon, häufige Verdauungsbeschwerden, Diarrhoe oder Obstipation.[19]

Literatur

1. National Center for Injury Prevention and Control. *Injury fact book 2001–2002*. Atlanta, GA: Centers for Disease Control and Prevention, 2001.
2. Krug EG, Dahlberg LL, Mercy JA, et al. *World report on violence and health*. Geneva: World Health Organization, 2002.
3. Tjaden P, Thoennes N. *Full report of the prevalence, incidence, and consequences of violence against women*. Washington, DC: National Institute of Justice, 2000.
4. Gazmarian JA, Lazorick S, Spitz AM, et al. Prevalence of violence against pregnant women. *JAMA* 1996;275:1915–1920.
5. Savona-Ventura C, Savona-Ventura M, Dregsted-Nielsen S, et al. Domestic abuse in a central Meditarranean pregnant population. *Eur J Obstet Gynecol Reprod Biol* 2001;98:3–8.
6. Purwar MB, Jeyaseelan L, Varhadpande U, et al. Survey of physical abuse during pregnancy GMCH, Nagpur, India. *J Obstet Gynaecol Res* 1999;25:165–171.
7. Lueng WC, Lueng TW, Lam YY, et al. The prevalence of domestic violence against pregnant women in a Chinese community. *Int J Gynaecol Obstet* 1999;66:23–30.
8. Hedin LW, Grimstad H, Moller A, et al. Prevalne of physical and sexual abuse before and during pregnany among Swedish couples. *Acta Obstet Gynecol Scand* 1999;78:310–315.
9. Bauer H, Rodriguez MA, Perez-Stable EJ. Prevalence and determinants of intimate partner abuse among public hospital primary care patients. *J Gen Intern Med* 2000;15:811–817.
10. Richardson J, Coid J, Petruckevitch A, et al. Identifying domestic violence: cross-sectional study in primary care. *BMJ* 2002;324:271–277.
11. McCauley J, Kern DE, Kolodner K, et al. The „battering syndrome“: prevalence and clinical characteristics of domestic violence in primary care internal medicine practices. *Ann Intern Med* 1995;123:737–746.
12. Gin NE, Ruker L, Frayne S, et al. Prevalence of domestic violence among patients in three ambulatory care internal medicine clinics. *J Gen Intern Med* 1991;6:317–322.
13. Schumacher JA, Felbau-Kohn S, Smith-Slep AM, et al. Risk factors for male to female physical abuse. *Aggress Violent Behav* 2001;6:281–352.

14. Schumacher JA, Smith-Slep AM, Heyman RE. Risk factors for male-to female psychological abuse. *Aggress Violent Behav* 2001;6:255–268.
15. Gelles RJ. *Intimate violence in families*, 3rd ed. Thousand Oaks, California: Sage, 1997.
16. Rand MR, Saltzman LE. The nature and extent of recurring intimate partner violence against women in the United States. *J Comp Fam Stud* 2003;34:137–149.
17. Caetano R, Schafer J, Fals-Stewart W. Stability and change in intimate partner violence and drinking among white, black, and Hispanic couples over a 5-year interval. *Alcohol Clin Exp Res* 2003;27: 292–300.
18. Campbell J, Jones AS, Dienemann J, et al. Intimate partner violence and physical health consequences. *Arch Intern Med* 2002;162:1157–1163.
19. Coker AL, Smith PH, Bethea L, et al. Physical health consequences of physical and psychological intimate partner violence. *Arch Fam Med* 2000;9:451–457.
20. Chalk R, King PA (ed). *Violence in families. assessing prevention and treatment programs.* Washington, DC: National Academy Press, 1998. Search date 1997; primary sources National Criminal Justice Reference Section, National Child Abuse and Neglect Data System, Medline, Legal Resource Index, Criminal Justice Periodical Index, ERIC, Social SciSearch, PsychINFO, Dissertation Abstracts Online, A-V Online, PAIS Online, IAC Business, ARTS, US Political Science Documents, British Education Index, Ageline, Religion Index, Public Opinion Online, National Center on Child Abuse and Neglect Clearinghouse, Family Violence and Sexual Assault Institute, National Clearinghouse for the Defense of Battered Women, National Resource enter on Domestic Violence, Family Violence Prevention Fund.
21. Ramsay J, Richardson J, Carter Y, et al. Should health professionals screen women for domestic violence? Systematic review. *BMJ* 2002;325:314–327. Search date 2001; primary sources Medline, Embase, Cinahl.
22. Centre for Clinical Effectiveness. *Is therapy/counseling/group work more effective than no treatment for women who are victims of domestic violence*? Melbourne: Southern Health/Monash Institute of Public Health, 2001. Search date 2001; primary sources Cochrane Library, Best Evidence, Medline, Cinahl, Current Contents, Premedline, PsychINFO, SocioFile, Journals @OVID, National Guideline Clearinghouse, Australasian Medical Index.
23. Bergman B, Brismar B. A 5-year follow-up of 117 battered women. *Am J Public Health* 1991;81:1486–1489.
24. McFarlane J, Soeken K, Wiist W. An evaluation of interventions to decrease intimate partner violence to pregnant women. *Public Health Nurs* 2000;17:443–451.
25. Kim S, Kim J. The effects of group intervention for battered women in Korea. *Arch Psychiatr Nurs* 2001;15:257–264.
26. Mancoske RJ, Standifer D, Cauley C. The effectiveness of brief counseling services for battered women. *Res Soc Work Pract* 1994;4:53–63.
27. Laverde DI. Effects of cognitive-behavioural therapy in controlling wife abuse. *Revista de Analisis del Comportamieno* 1987;3:193–200. [In Spanish]
28. Brannen SJ, Rubin A. Comparing the effectiveness of gender-specific and couples groups in court-mandated spouse abuse treatment program. *Res Soc Work Pract* 1996;6:405–424.
29. O'Leary KD, Heyman RE, Neidig PH. Treatment of wife abuse: a comparison of gender-specific and conjoint approaches. *Behav Ther* 1999;30:475–505.
30. Wathen C, MacMillan H. Interventions for violence against women: scientific review. *JAMA* 2003;289:589–600. Search date 2002; primary sources Medline, PsychINFO, Cinahl, HealthStar, Sociological Abstracts, and hand searches of reference lists from key articles.
31. Sullivan CM, Bybee DI. Reducing violence using community based advocacy for women with abusive partners. *J Consult Clin Psychol* 1999;67:43–53.
32. Bell ME, Goodman LA. Supporting battered women involved with the court system: an evaluation of a law school-based advocacy intervention. *Violence Women* 2001;7:1377–1404.
33. Berk RD, Newton PJ, Berk SF. What a difference a day makes: an empirical study of the impact of shelters for battered women. *J Marriage Fam* 1986;48:481–490.
34. McFarlane J, Malecha A, Gist J, et al. An intervention to increase safety behaviours of abused women: results of a randomised clinical trial. *Nurs Res* 2002;51:347–354.
35. Parker B, McFarlane J, Soeken K, et al. Testing an intervention to prevent further abuse to pregnant women. *Res Nurs Health* 1999;22:59–66.

Kommentar

Anke Rohde

Ziel der dargestellten Literaturrecherche war die Beantwortung der Frage, welche Interventionen bei häuslicher Gewalt nachgewiesen hilfreich sind. Zusammengestellt wurden Untersuchungen, die die Auswirkung von Beratung, „Sicherheitsplanung" (safety planning) und verschiedener psychotherapeutischer Maßnahmen sowie Teilnahme an Selbsthilfegruppen untersuchten. Gerade im Bereich der häuslichen Gewalt stellt sich natürlich das Problem, dass kontrollierte Studien und insbesondere Therapiestudien extrem schwierig durchzuführen sind, sodass die Datenlage insgesamt eher dürftig ist.

Auch wenn gerade häusliche Gewalt ein Thema ist, bei dem soziale und kulturelle Besonderheiten eine Rolle spielen, zeigen doch die genannten Zahlen, dass es sich um ein weltweit relevantes Problem handelt, von dem überwiegend Frauen betroffen sind.

Besonders hervorzuheben sind die Informationen zu den psychischen und physischen Auswirkungen häuslicher Gewalt, sowohl in der Form als körperliche Gewaltausübung, aber auch als psychische Gewalt. Nicht nur Ängste, Depressionen und andere psychische Symptome können die Folge sein, sondern auch verschiedenartige Schmerzen und körperliche Symptome. Unterbauchbeschwerden und Beschwerden im Urogenitalbereich, Migräne, Spannungskopfschmerzen sowie vielfältige andere Schmerzzustände können mit häuslicher Gewalt korreliert werden, und zwar auch dann, wenn begünstigende Faktoren – wie etwa niedriger sozioökonomischer Status, Alkoholprobleme in der Familie etc. herausgerechnet werden. Für die medizinische Realität bedeutet dies, dass alle Fachbereiche verstärkt die Möglichkeit in Betracht ziehen sollten, dass hinter unerklärlichen Schmerzzuständen oder sonstigen körperlichen Beschwerden bis hin zu den Somatisierungsstörungen solche Erfahrungen stecken könnten. Da davon auszugehen ist, dass Frauen aus Schamgefühl auf direktes Nachfragen ihre Gewalterfahrungen eher verschweigen, führt hier wohl nur der Aufbau einer guten therapeutischen Beziehung langfristig zum Ziel, die es dann möglich macht, sich diesem Themenkomplex vorsichtig zu nähern.

Hinsichtlich der Bedeutung von unterstützenden bzw. therapeutischen Maßnahmen konnte herausgearbeitet werden, dass konkrete Beratungs- und Hilfsangebote und therapeutische Maßnahmen, die das Selbstbewusstsein verbessern oder auch den Partner mit einbeziehen, am ehesten präventiv wirksam sind bzw. im längerfristigen Verlauf zu einer Verbesserung der häuslichen Situation führen.

Panikstörung

Suchdatum: September 2003

Shailesh Kumar und Mark Oakley Browne

Frage **Welche Effekte haben medikamentöse Behandlungsmethoden?**

Nutzen belegt

Selektive Serotoninwiederaufnahmehemmer (SSRIs)[14, 20–23]
Einer systematischen Übersicht und einer zusätzlichen RCT zufolge verbessern SSRIs die Symptome einer Panikstörung im Vergleich zu Placebo signifikant. Einer anschließenden RCT zufolge führt das Absetzen einer Sertralintherapie bei Patienten, die gut auf die Therapie ansprechen, zu einer verstärkten Exazerbation der Symptome. Eine zweite nachfolgende RCT zeigte, dass Paroxetin plus kognitive Verhaltenstherapie im Vergleich zu Placebo plus kognitive Verhaltenstherapie Symptome bessert.

Trizyklische Antidepressiva (Imipramin)[14–19]
Eine systematische Übersicht sowie eine nachfolgende und eine zusätzlich durchgeführte RCT ergaben, dass Imipramin die Symptome im Vergleich zu Placebo bessert. Einer nachfolgend durchgeführten RCT zufolge senkt Imipramin über 12 Monate die Rezidivrate.

Nutzen und Schaden abzuwägen

Benzodiazepine [14, 15, 26]
Einer systematischen Übersicht und einer zusätzlichen RCT zufolge reduziert Alprazolam im Vergleich zu Placebo die Zahl der Panikattacken und bessert die Symptome. Benzodiazepine sind jedoch während und nach der Therapie mit vielfältigen Nebenwirkungen behaftet.

Wirksamkeit unbekannt

Buspiron[24, 25]
Es fanden sich nur unzureichende Belege für eine Beurteilung der Effekte von Buspiron.

MAO-Hemmer
Es fanden sich keine RCTs über die Wirksamkeit von MAO-Hemmern.

Definition Eine Panikattacke sind eine anfallsartig auftretende intensive Angst, Furcht oder Schrecken, oft verbunden mit dem Gefühl drohenden Unheils. Von einer Panikstörung spricht man bei wiederholt unvorhersehbar auftretenden Panikattacken, die mindestens einen Monat lang von dauerhafter Angst vor neuen Attacken (Erwartungsangst), Sorge über die Bedeutung der Attacken oder ihre Konsequenzen oder einer deutlichen Verhaltensänderung infolge der Attacken gefolgt sind.[1] Der Begriff „Panikstörung" schließt Panikattacken, die direkt auf die physiologischen Effekte von körperlichen Erkrankungen, Drogen, Medikamenten oder anderen psychischen Störungen zurückzuführen sind, aus. Panikstörungen werden bisweilen unterteilt in solche mit und solche ohne Agoraphobie.[1] Alternative Klassifikationen (ICD-10) legen stärkeres Gewicht auf die phobischen Störungen und sprechen von Agoraphobie mit oder ohne Panikstörung.[2]

Panikstörung

Inzidenz/ Prävalenz

Eine Panikstörung beginnt oft um das 20. Lebensjahr (zwischen der späten Pubertät und der Mitte des 3. Lebensjahrzehnts).[3] Die Lebenszeitprävalenz beträgt 1–3 %. Die Erkrankung ist bei Frauen häufiger als bei Männern.[4] Eine australische Studie in der Allgemeinbevölkerung ergab Einmonats-Prävalenzraten für Panikstörungen (mit oder ohne Agoraphobie) von 0,4 % nach den Kriterien der International Classification of Diseases (ICD-10) und von 0,5 % nach den Kriterien des Diagnostic and Statistical Manual of Mental Disorders (DSM-IV).[5]

Ätiologie/ Risikofaktoren

Häufig scheinen einer Panikstörung einschneidende, Angst verursachende Ereignisse vorauszugehen.[6, 7] Allerdings scheint die negative Auslegung dieser Ereignisse zusätzlich zu ihrem Auftreten ein wichtiger ätiologischer Faktor zu sein.[8] Panikstörungen sind assoziiert mit schweren Depressionen (Major-Depressionen[9]), sozialen Phobien, generalisierten Angststörungen, Zwangsstörungen[10] und einem beträchtlichen Risiko für Alkohol- oder Drogenmissbrauch[11]. Sie treten auch gehäuft gemeinsam mit vermeidenden, histrionischen und dependenten Persönlichkeitsstörungen auf.[10]

Prognose

Die Schwere der Symptomatik bei Panikstörungen wechselt beträchtlich, wobei Patienten attackenfreie Phasen oder leichte Attacken mit geringen Symptomen häufig erleben. Zwischen den ersten Symptomen und der Erstvorstellung beim Arzt liegt oft eine lange Zeitspanne. Die Attacken können sich, vor allem wenn sie mit Agoraphobie verknüpft sind, über mehrere Jahre wiederholen. Das Ausmaß der sozialen und beruflichen Beeinträchtigung ist unterschiedlich, aber generell stärker bei Menschen mit gleichzeitig bestehender Agoraphobie. Bei Panikstörungen findet man auch erhöhte Raten von – in der Regel nicht erfolgreichen – Selbstmordversuchen.[12] Einer Studie, in der Daten aus RCTs und systematischen Übersichten analysiert wurden, zufolge wirkt sich das gleichzeitige Vorliegen von Angst und depressiven Merkmalen nach 12 Jahren verglichen mit einer alleinigen Panikstörung negativ auf das therapeutische Ansprechen aus.

Literatur

1. American Psychiatric Association. *Diagnostic and statistical manual of mental disorders*, 4th ed. Washington, DC: American Psychiatric Association, 1994.
2. World Health Organization. *The ICD-10 classification of mental and behavioural disorders*. Geneva: World Health Organization, 1992.
3. Robins LN, Regier DA, eds. *Psychiatric disorders in America: the epidemiologic catchment area study*. New York, NY: Free Press, 1991.
4. Weissman MM, Bland MB, Canino GJ, et al. The cross-national epidemiology of panic disorder. *Arch Gen Psychiatry* 1997;54:305–309.
5. Andrews G, Henderson S, Hall W. Prevalence, comorbidity, disability and service utilisation. Overview of the Australian National Mental Health Survey. *Br J Psychiatry* 2001;178:145–153.
6. Last CG, Barlow DH, O'Brien GT. Precipitants of agoraphobia: role of stressful life events. *Psychol Rep* 1984;54:567–570.
7. De Loof C, Zandbergen H, Lousberg T, et al. The role of life events in the onset of panic disorder. *Behav Res Ther* 1989;27:461–463.
8. Rapee RM, Mattick RP, Murrell E. Impact of life events on subjects with panic disorder and on comparison subjects. *Am J Psychiatry* 1990;147:640–644.
9. Hirschfield RMA. Panic disorder: diagnosis, epidemiology and clinical course. *J Clin Psychiatry* 1996;57:3–8.
10. Andrews G, Creamer M, Crino R, et al. *The treatment of anxiety disorders*. Cambridge: Cambridge University Press, 1994.
11. Page AC, Andrews G. Do specific anxiety disorders show specific drug problems? *Aust N Z J Psychiatry* 1996;30:410–414.
12. Gorman JM, Coplan JD. Comorbidity of depression and panic disorder. *J Clin Psychiatry* 1996;57:34–41.
13. Tyrer P, Seivewright H, Simmonds S, et al. Prospective studies of cothymia (mixed anxiety-depression): how do they inform clinical practice? *Eur Arch Psychiatry Clin Neurosci* 2001;251:II53–II56.

14. Boyer W. Serotonin uptake inhibitors are superior to imipramine and alprazolam in alleviating panic attacks: a meta-analysis. *Int Clin Psychopharmacol* 1995;10:45–49. Search date not reported; primary sources Medline, Embase, Psychlit, and sponsoring agencies of two trials contacted for supplementary statistical information.
15. Curtis GC, Massana J, Udina C, et al. Maintenance drug therapy of panic disorder. *J Psychiatr Res* 1993;27:127–142.
16. Mavissakalian MR, Perel JM. Long-term maintenance and discontinuation of imipramine therapy in panic disorder with agoraphobia. *Arch Gen Psychiatry* 1999;56:821–827.
17. Barlow DH, Gorman J, Shear MK, et al. Cognitive-behavioral therapy, imipramine, or their combination for panic disorder: a randomized controlled trial. *JAMA* 2000;283:2529–2536.
18. Cassano GB, Toni C, Petracca A, et al. Adverse effects associated with the short-term treatment of panic disorder with imipramine, alprazolam or placebo. *Eur Neuropsychopharmacol* 1994;4:47–53.
19. Bakker A, van Balkom AJLM, Spinhoven P. SSRIs vs TCAs in the treatment of panic disorder: a meta-analysis. *Acta Psychiatr Scand* 2002;106:163–167. Search date 1999; primary sources Medline, Embase, PsychInfo, and hand searches of reference lists of articles obtained.
20. Otto M, Tuby K, Gould R, et al. An effect-size analysis of the relative efficacy and tolerability of serotonin selective reuptake inhibitors for panic disorder. *Am J Psychiatry* 2001;158:1989–1992. Search date not reported; primary sources Medline, Psychlit, and hand searches of references.
21. Lepola UM, Wade AG, Leinonen EV, et al. A controlled, prospective, 1-year trial of citalopram in the treatment of panic disorder. *J Clin Psychiatry* 1998;59:528–534.
22. Rapaport M, Wolkow R, Rubin A, et al. Sertraline treatment of panic disorder: results of a long term study. *Acta Psych Scand* 2001;104:289–298.
23. Kampman M, Keijsers GP, Hoogduin CA, et al. A randomized, double-blind, placebo-controlled study of the effects of adjunctive paroxetine in panic disorder patients unsuccessfully treated with cognitive-behavioral therapy alone. *J Clin Psychiatry* 2002;63:772–777.
24. Bouvard M, Mollard E, Guerin J, et al. Study and course of the psychological profile in 77 patients expressing panic disorder with agoraphobia after cognitive behaviour therapy with or without buspirone. *Psychother Psychosom* 1997;66:27–32.
25. Cottraux J, Note ID, Cungi C, et al. A controlled study of cognitive behaviour therapy with buspirone or placebo in panic disorder with agoraphobia. *Br J Psychiatry* 1995;167:635–641.
26. Posternak M, Mueller T. Assessing the risks and benefits of benzodiazepines for anxiety disorders in patients with a history of substance abuse or dependence. *Am J Addict* 2001;10:48–68.

Kommentar

Siehe S. 1069.

Posttraumatische Belastungsstörung

Suchdatum: Januar 2004

Jonathan Bisson

Frage Welche Effekte haben Präventivmaßnahmen?

Nutzen wahrscheinlich

Mehrere Sitzungen von kognitiver Verhaltenstherapie bei Patienten mit akuter posttraumatischer Belastungsstörung[6–11]

Zwei kleinen RCTs bei Menschen mit akuter Belastungsreaktion nach einem traumatischen Ereignis (Unfall oder Verbrechen) zufolge verringern fünf Sitzungen mit kognitiver Verhaltenstherapie im Vergleich zu supportiver Beratung nach 6-monatiger Beobachtungsphase die Zahl der Patienten mit posttraumatischer Belastungsstörung (PTSD).

Wirksamkeit unbekannt

Hydrocortison[14]

Eine kleine RCT bei Patienten mit septischem Schock auf der Intensivstation lieferte nur unzureichende Belege für eine Beurteilung von Hydrocortison zur Prävention einer PTSD.

Mehrere Sitzungen von kognitiver Verhaltenstherapie bei allen Personen mit Exposition gegenüber einem traumatischen Ereignis[6–11]

Einer RCT an Patienten unter seelischen Belastungen nach körperlicher Verletzung zufolge verringern vier Sitzungen kognitiver Verhaltenstherapie im Vergleich zu keiner psychologischen Intervention nach 13 Monaten posttraumatische Stressymptome. Hinsichtlich des Prozentsatzes an Personen, die den diagnostischen Kriterien des DSM IV für die posttraumatische Belastungsstörung entsprachen, zeigte sich jedoch kein signifikanter Unterschied. Einer RCT bei Busfahrern – die in den vorangegangenen 5 Monaten angegriffen worden waren – zufolge führt eine kognitive Verhaltenstherapie nach 6 Monaten im Vergleich zu Standardversorgung zu einer Reduktion von Angstgefühlen und sich aufdrängenden Erinnerungen („flashbacks"). In Bezug auf Depressionen und Vermeidungstendenzen war aber kein signifikant positiver Effekt zu erkennen. Eine RCT bei Überlebenden von Verkehrsunfällen lieferte nur unzureichende Belege für eine Beurteilung von kognitiver Verhaltenstherapie plus Schulungstechniken zur Prävention einer PTSD. Eine weitere kleine RCT lieferte nur unzureichende Belege für einen Vergleich zwischen kognitiver Umstrukturierung und unterstützendem Zuhören bei Überlebenden von Verkehrsunfällen.

Mehrere Sitzungen interdisziplinärer Trauma-Unterstützung[12, 13]

Zwei RCTs lieferten keine ausreichenden Belege für die Bewertung einer interdisziplinären, über mehrere Sitzungen laufenden kooperativen Versorgung mit emotionaler, sozialer und praktischer Unterstützung von Personen mit 24 Stunden bis 1 Woche zurückliegendem Trauma.

Schulung in mehreren Sitzungen

Es fanden sich weder eine systematische Übersicht noch RCTs, in denen die Effekte einer Schulung in mehreren Sitzungen untersucht werden. Eine RCT lieferte keine ausreichenden Belege für eine Bewertung von Schulungstechniken plus kognitiver Verhaltenstherapie zur Prävention einer PTSD bei Überlebenden von Verkehrsunfällen.

Propanolol[15]
Eine kleine RCT lieferte nur unzureichende Belege für eine Beurteilung von Propanolol zur Prävention einer PTSD bei Patienten mit Frühzeichen einer PTSD nach einem traumatischen Ereignis.

Einmalige psychologische Maßnahmen („Debriefing") bei Gruppen[4,5]
Es fanden sich keine RCTs, in denen einmalige psychologische Maßnahmen („Debriefing") bei Gruppen mit deren Unterlassen verglichen werden. RCTs zufolge schwächt ein frühzeitiges Debriefing (10 Stunden nach dem traumatischen Ereignis) im Vergleich zu einem verzögerten Gruppen-Debriefing (nach 48 Stunden) eine PTSD ab.

Nutzen unwahrscheinlich

Einmalige psychologische Maßnahmen („Debriefing") bei Einzelpersonen[4,5]
Eine systematische Übersicht von RCTs bei einem Monat vorher traumatisierten Patienten zeigte hinsichtlich der Inzidenz einer PTSD nach 3 Monaten bis zu einem Jahr keinen signifikanten Unterschied zwischen individuellem Debriefing (detaillierte Analyse des traumatischen Ereignisses) und Nicht-Debriefing.

Unterstützende Beratung
Zwei RCTs an Patienten mit akuter Stressstörung nach einem traumatischen Ereignis (Verkehrsunfall oder nicht sexuell motivierter Angriff) zufolge ist eine unterstützende Beratung zur Senkung des Prozentsatzes an Personen mit posttraumatischem Stresssyndrom nach 6 Monaten weniger wirksam als fünf Sitzungen kognitive Verhaltenstherapie.

Frage Welche Effekte haben unterschiedliche Behandlungsmethoden?

Nutzen belegt

Kognitive Verhaltenstherapien[17–27]
RCTs zufolge bessern kognitive Verhaltenstherapien im Vergleich zu Nichtbehandlung oder supportiver Beratung die PTSD-Symptome, Angst und Depression unmittelbar nach der Behandlung und bis zu einem Jahr danach. Hinsichtlich der Symptome lieferten RCTs keine schlüssigen Belege für einen Unterschied zwischen kognitiver Verhaltenstherapie und Augenbewegungsdesensibilisierung und -verarbeitung (EMDR).

Augenbewegungsdesensibilisierung und -verarbeitung (EMDR)[26,28–31]
In RCTs zeigte sich, dass eine EMDR die Symptome im Vergleich zu Nichtbehandlung bessert, jedoch fanden sich hinsichtlich der Symptome keine schlüssigen Belege für einen signifikanten Unterschied zwischen EMDR und kognitiver Verhaltenstherapie.

Nutzen wahrscheinlich

Fluoxetin[38–46]
Einer RCT zufolge bessert Fluoxetin die Symptome nach 3 Monaten im Vergleich zu Placebo. Eine kleine RCT ergab hinsichtlich der Ansprechrate nach 3 Monaten keinen signifikanten Unterschied zwischen Fluoxetin und Placebo, hatte jedoch u. U. zu wenig Aussagekraft, um einen klinisch bedeutsamen Unterschied aufzudecken.

Paroxetin[38–46]
Zwei RCTs zufolge bessert Paroxetin die Symptome nach 3 Monaten im Vergleich zu Placebo. Eine kleinere RCT ergab hinsichtlich der Ansprechrate nach 3 Monaten keinen signifikanten Unterschied zwischen Paroxetin und Placebo, hatte jedoch u. U. zu wenig Aussagekraft, um einen klinisch bedeutsamen Unterschied aufzudecken.

Sertralin[38–46]
Drei RCTs zufolge verringert Sertralin im Vergleich zu Placebo nach 3–7 Monaten die Symptome. Zwei kleine RCTs ergaben hinsichtlich der Symptome nach bis zu 3 Monaten keinen signifikanten Unterschied zwischen Sertralin und Placebo, hatten jedoch u. U. zu wenig Aussagekraft, um einen klinisch bedeutsamen Unterschied zwischen den Gruppen aufzudecken. Eine RCT lieferte nur unzureichende Belege für einen Vergleich zwischen Sertralin und Nefazodon.

Wirksamkeit unbekannt

Affektmanagement[32]
Es fanden sich nur unzureichenden Belege für die Effekte dieser Maßnahme zur Besserung der Symptome.

Benzodiazepine[38]
Eine systematische Übersicht ergab keine RCTs von hinreichender Qualität bei Patienten mit posttraumatischer Belastungsstörung.

Brofaromin[38]
Es fanden sich nur unzureichenden Belege für die Effekte dieser Maßnahme zur Besserung der Symptome.

Carbamazepin
Es fanden sich keine RCTs zu Carbamazepin bei Patienten mit posttraumatischer Belastungsstörung.

Psychodrama
Es fanden sich nur unzureichenden Belege für die Effekte dieser Maßnahme zur Besserung der Symptome.

Eklektische Psychotherapie[33]
Es fanden sich nur unzureichenden Belege für die Effekte dieser Maßnahme zur Besserung der Symptome.

Gruppentherapie[34, 35]
Es fanden sich nur unzureichenden Belege für die Effekte dieser Maßnahme zur Besserung der Symptome.

Hypnotherapie[17, 37]
Es fanden sich nur unzureichenden Belege für die Effekte dieser Maßnahme zur Besserung der Symptome.

Stationäre Programme
Es fanden sich nur unzureichenden Belege für die Effekte dieser Maßnahme zur Besserung der Symptome.

Intherapie[36]
Es fanden sich nur unzureichenden Belege für die Effekte dieser Maßnahme zur Besserung der Symptome.

Lamotrigin[38]
Eine RCT ergab nur unzureichenden Belege für eine Beurteilung von Lamotrigin bei Patienten mit posttraumatischer Belastungsstörung.

Mirtazapin[38–46]
Es fanden sich nur unzureichenden Belege für die Effekte dieser Maßnahme zur Besserung der Symptome.

Nefazodon[38–46]
Es fanden sich nur unzureichenden Belege für die Effekte dieser Maßnahme zur Besserung der Symptome.

Olanzapin[48]
Es fanden sich keine RCTs von guter Qualität für eine Beurteilung von Olanzapin bei Patienten mit posttraumatischer Belastungsstörung.

Phenelzin[38]
Es fanden sich nur unzureichenden Belege für die Effekte dieser Maßnahme zur Besserung der Symptome.

Propanolol
Es fanden sich keine RCTs zu Propanolol bei Patienten mit posttraumatischer Belastungsstörung.

Psychodynamische Psychotherapie[17, 37]
Es fanden sich nur unzureichenden Belege für die Effekte dieser Maßnahme zur Besserung der Symptome.

Risperidon
Es fanden sich keine RCTs zu Risperidon bei Patienten mit posttraumatischer Belastungsstörung.

Supportive Beratung
Es fanden sich nur unzureichenden Belege für die Effekte dieser Maßnahme zur Besserung der Symptome.

Trizyklische Antidepressiva[38]
RCTs lieferten nur unzureichenden Belege für die Beurteilung von Imipramin oder Amitriptylin bei Patienten mit posttraumatischer Belastungsstörung.

Definition

Eine **posttraumatische Belastungsstörung (PTSD)** kann nach schweren traumatischen Ereignissen auftreten. Zu den Symptomen gehören: wiederholtes Erleben des Traumas in Erinnerungen und Albträumen („flashbacks"), Vermeidungsverhalten, Teilnahmslosigkeit, erhöhte Reizbarkeit und Hypervigilanz.[1] Um die Kriterien einer PTSD gemäß DSM-IV zu erfüllen, muss die betroffene Person einem traumatischen Ereignis ausgesetzt gewesen sein, dieses zumindest einmal wiedererlebt haben, 3 Mal Vermeidungsverhalten und 2 Mal Hypervigilanz gezeigt haben, über einen Zeitraum von mindestens einem Monat Symptome gehabt haben, die außerdem klinisch bedeutsames Leiden oder herabgesetztes Funktionieren im Alltag gezeigt haben müssen.[1] Patienten mit subsyndromaler PTSD erfüllen alle Kriterien der PTSD außer einem, und zwar entweder Wiedererleben, Vermeidungsverhalten oder Hypervigilanzphänomene. Eine **akute Belastungsreaktion** tritt innerhalb eines Monats nach dem auslösenden Ereignis auf. Für die Diagnose werden klinische Symptome über mindestens 2 Tage gefordert. Die akute Belastungsreaktion ähnelt der PTSD. Für die Diagnosestellung werden aber Dissoziationssymptome gefordert. Behandlungen einer PTSD können unabhängig von dem auslösenden traumatischen Ereignis ähnliche Wirkungen haben. Beim Verallgemeinern von einer Art von Trauma auf eine andere sollte jedoch sehr vorsichtig vorgegangen werden.

Inzidenz/ Prävalenz Eine große Querschnittstudie in den USA kam zu dem Ergebnis, dass 10 % der Frauen und 5 % der Männer irgendwann einmal eine PTSD durchmachen.[2]

Ätiologie/ Risikofaktoren Zu den Risikofaktoren für die Entwicklung einer PTSD gehören schwere traumatische Ereignisse wie z. B. ein Raubüberfall, akute Belastungsreaktion nach dem traumatischen Ereignis, mangelnde soziale Unterstützung und bestimmte Persönlichkeitsfaktoren.[3]

Prognose In einer großen amerikanischen Querschnittstudie zeigte sich, dass mehr als ein Drittel der Betroffenen auch 6 Jahre nach der Erstdiagnose noch die PTSD-Kriterien erfüllten.[2] Querschnittstudien liefern bezüglich prognostischer Aussagen allerdings nur schwache Belege.

Literatur

1. American Psychiatric Association. *Diagnostic and statistical manual of mental disorders.* 4th ed. Washington: APA, 1994.
2. Kessler RC, Sonnega A, Bromet E, et al. Posttraumatic stress disorder in the national comorbidity survey. *Arch Gen Psychiatry* 1995;52:1048–1060.
3. O'Brien S. *Traumatic events and mental health.* Cambridge: Cambridge University Press, 1998.
4. Rose S, Bisson J, Wessely S. Psychological debriefing for preventing post traumatic stress disorder (PTSD). In: The Cochrane Library, Issue 1, 2004. Chichester, UK: John Wiley & Sons, Ltd. Search date 2000; primary sources Medline, Embase, Psychlit, Pilots, Biosis, Pascal, Occupational Safety and Health, Sociofile, Cinahl, Psychinfo, Psyndex, Sigle, Lilacs, Cochrane Controlled Clinical Trials, National Research Register, hand searches of *Journal of Traumatic Stress*, and contact with leading researchers.
5. Campfield KM, Hills AM. Effect of timing of critical incident stress debriefing (CISD) on posttraumatic symptoms. *J Trauma Stress* 2001;14:327–340.
6. Brom D, Kleber RJ, Hofman MC. Victims of traffic accidents: incidence and prevention of post-traumatic stress disorder. *J Clin Psychol* 1993;49:131–140.
7. Bisson JI, Shepherd JP, Joy D, et al. Early cognitive-behavioural therapy for post-traumatic stress symptoms after physical injury. Randomised controlled trial. *Br J Psychiatry* 2004;184:63–69.
8. Andre C, Lelord F, Legeron P, et al. Controlled study of outcomes after 6 months to early intervention of bus driver victims of aggression. *Encephale* 1997;23:65–71. [In French]
9. Bryant RA, Harvey AG, Basten C, et al. Treatment of acute stress disorder: a comparison of cognitive behavioural therapy and supportive counselling. *J Consult Clin Psychol* 1998;66:862–866.
10. Bryant RA, Sackville T, Dang ST, et al. Treating acute stress disorder: an evaluation of cognitive behavior therapy and supportive counselling techniques. *Am J Psychiatry* 1999;156:1780–1786.
11. Gidron Y, Gal R, Freedman S, et al. Translating research findings to PTSD prevention: results of a randomised controlled pilot study. *J Trauma Stress* 2001;14:773–780.
12. Bordow S, Porritt D. An experimental evaluation of crisis intervention. *Soc Sci Med* 1979;13A: 251–256.
13. Zatzick DF, Roy-Byrne P, Russo JE, et al. Collaborative interventions for physically injured trauma survivors: a pilot randomized effectiveness trial. *Gen Hosp Psychiatry* 2001;23:114–123.
14. Schelling G, Briegel J, Roozendaal B, et al. The effect of stress doses of hydrocortisone during septic shock on posttraumatic stress disorder in survivors. *Biol Psychiatry* 2001;50:978–985.
15. Pitman RK, Sanders KM, Zusman RM, et al. Pilot study of secondary prevention of posttraumatic stress disorder with propranolol. *Biol Psychiatry* 2002;51:189–192.
16. Mellman TA, Bustamante V, David D, et al. Hypnotic medication in the aftermath of trauma. *J Clin Psychiatry* 2002;63:1183–1184.
17. Sherman JJ. Effects of psychotherapeutic treatments for PTSD: a meta-analysis of controlled clinical trials. *J Trauma Stress* 1998;11:413–436. Search date not reported; primary sources Psychlit, Eric, Medline, Cinahl, Dissertation Abstracts, and Pilots Traumatic Stress Database.
18. Marks I, Lovell K, Noshirvani H, et al. Treatment of posttraumatic stress disorder by exposure and/or cognitive restructuring: a controlled study. *Arch Gen Psychiatry* 1998;55:317–325.
19. Tarrier N, Sommerfield C, Pilgrim H, et al. Cognitive therapy or imaginal exposure in the treatment of post-traumatic stress disorder. *Br J Psychiatry* 1999;175:571–575.

20. Krakow B, Hollifield M, Johnston L, et al. Imagery rehearsal therapy for chronic nightmares in sexual assault survivors with posttraumatic stress disorder: a randomized controlled trial. *JAMA* 2001;286:537–545.
21. Resick A, Nishith P, Weaver TL, et al. A comparison of cognitive-processing therapy with prolonged exposure and a waiting condition for the treatment of chronic posttraumatic stress disorder in female rape victims. *J Consult Clin Psychol* 2002;70:867–879.
22. Blanchard EB, Hickling EJ, Devineni T, et al. A controlled evaluation of cognitive behavioral therapy for posttraumatic stress in motor vehicle accident survivors. *Behav Res Ther* 2003;41:79–96.
23. Ehlers A, Clarke DM, Hackmann A, et al. A randomized controlled trial of cognitive therapy, a self-help booklet, and repeated assessments as early interventions for posttraumatic stress disorder. *Arch Gen Psychiatry* 2003;60:1024–1032.
24. Bryant RA, Moulds ML, Guthrie RM, et al. Imaginal exposure alone and imaginal exposure with cognitive restructuring in treatment of posttraumatic stress disorder. *J Consult Clin Psychol* 2003;71:706–712.
25. Kubany ES, Hill EE, Owens JA. Cognitive trauma therapy for battered women with PTSD: preliminary findings. *J Trauma Stress* 2003;16:81–91.
26. Power K, McGoldrick T, Brown K, et al. A controlled comparison of eye movement desensitization and reprocessing versus exposure plus cognitive restructuring versus waiting list in the treatment of post-traumatic stress disorder. *Clin Psychol Psychotherapy* 2002;9:299–318.
27. Pitman RK, Altman B, Greenwald E, et al. Psychiatric complications during flooding therapy for posttraumatic stress disorder. *J Clin Psychiatry* 1991;52:17–20.
28. Davidson PR, Parker KC. Eye movement desensitisation and reprocessing (EMDR): a meta-analysis. *J Consult Clin Psychol* 2001;69:305–316. Medline and Psychinfo searched from 1988 to April 2000, and Current Contents searched from 1997 to March 2000, plus reference lists from articles found in these searches.
29. Lee C, Gavriel H, Drummond, et al. Treatment of PTSD: stress inoculation training with prolonged exposure compared to EMDR. *J Clin Psychol* 2002;58:1071–1089.
30. Ironson G, Freund B, Strauss JL, et al. Comparison of two treatments for traumatic stress: a community-based study of EMDR and prolonged exposure. *J Clin Psychol* 2002;58:113–128.
31. Taylor S, Thordarson DS, Maxfield L, et al. Comparative efficacy, speed, and adverse effects of three PTSD treatments: exposure therapy, EMDR, and relaxation training. *J Consult Clin Psychol* 2003;71: 330–338.
32. Zlotnick C, Shea T, Rosen K, et al. An affect-management group for women with posttraumatic stress disorder and histories of childhood sexual abuse. *J Trauma Stress* 1997;10:425–436.
33. Gersons BPR, Carlier IVE, Lamberts RD, et al. Randomised clinical trial of brief eclectic psychotherapy for police officers with posttraumatic stress disorder. *J Trauma Stress* 2000;13:333–348.
34. Classen C, Koopman C, Nevill-Manning K, et al. A preliminary report comparing trauma-focused and present-focused group therapy against a wait-listed condition among childhood sexual abuse survivors with PTSD. *J Aggress Maltreat Trauma* 2001;4:265–288.
35. Schnurr PP, Friedman MJ, Foy DW, et al. Randomized trial of trauma-focused group therapy for posttraumatic stress disorder: results from a department of veterans affairs cooperative study. *Arch Gen Psychiatry* 2003;60:481–489.
36. Lange A, Van de Ven JP, Schrieken B, et al. Interapy: treatment of posttraumatic stress through the Internet: a controlled trial. *J Behav Ther Exp Psychiatry* 2001;32:73–90.
37. Brom D, Kleber RJ, Defares PB. Brief psychotherapy of posttraumatic stress disorders. *J Consult Clin Psychol* 1989;57:607–612.
38. Stein DJ, Zungu-Dirwayi N, Van der Linden GJ, et al. Pharmacotherapy for posttraumatic stress disorder. In: The Cochrane Library, Issue 1, 2004. Chichester, UK: John Wiley & Sons, Ltd. Search date 1999; primary sources Medline; Psychlit; Pilots Traumatic Stress Database; Dissertation Abstracts; trials register of the Cochrane Depression, Anxiety and Neurosis Controlled Group; hand searches of reference lists; and personal contact with post-traumatic stress disorder researchers and pharmaceutical companies.
39. Davidson JR, Rothbaum BO, van der Kolk BA, et al. Multicenter, double blind comparison of sertraline and placebo in the treatment of posttraumatic stress disorder. *Arch Gen Psychiatry* 2001;58: 485–492.
40. Davidson J, Pearlstein T, Londborg P, et al. Efficacy of sertraline in preventing relapse of posttraumatic stress disorder: results of a 28-week double-blind, placebo-controlled study. *Am J Psychiatry* 2001;158:1974–1981.
41. Zohar J, Amital D, Miodownik C. Double-blind placebo-controlled pilot study of sertraline in military veterans with posttraumatic stress disorder. *J Clin Psychopharmacol* 2002;22:190–195.
42. Tucker P, Zaninelli R, Yehuda R, et al. Paroxetine in the treatment of chronic posttraumatic stress disorder: results of a placebo-controlled, flexible-dosage trial. *J Clin Psychiatry* 2001;62:860–868.
43. Marshall RD, Beebe KL, Oldham M, et al. Efficacy and safety of paroxetine treatment for chronic PTSD: a fixed-dose, placebo-controlled study. *Am J Psychiatry* 2001;158:1982–1988.

44. Martenyi F, Brown EB, Zhang H, et al. Fluoxetine versus placebo in posttraumatic stress disorder. *J Clin Psychiatry* 2002;63:199–206.
45. Davidson JRT, Weisler RH, Butterfield MI, et al. Mirtazapine vs. placebo in posttraumatic stress disorder: a pilot trial. *Biol Psychiatry* 2003;53:188–191.
46. Saygin MZ, Sungur MZ, Sabol EU, et al. Nefazodone versus sertraline in treatment of posttraumatic stress disorder. *Bull Clin Psychopharmacol* 2002;12:1–5.
47. Barnett SD, Tharwani HM, Hertzberg MA, et al. Tolerability of fluoxetine in posttraumatic stress disorder. *Prog Neuropsychopharmacol Biol Psychiatry* 2002;26:363–367.
48. Butterfield MI, Becker ME, Connor KM, et al. Olanzapine in the treatment of post-traumatic stress disorder: a pilot study. *Int Clin Psychopharmacol* 2001;16:197–203.
49. Shapiro F. Eye movement desensitisation: a new treatment for post-traumatic stress disorder. *J Behav Ther Exp Psychiatry* 1989;20:211–217.

Kommentar

Mathias Berger

Epidemiologische Studien in europäischen Ländern kommen zu geringeren Einschätzung der Lebenszeitprävalenz der PTSD als die US amerikanischen Untersuchungen.
In klinischen Kontexten kommt es bei Verwendung der ICD-10-Kriterien, die bezüglich der Traumamerkmale und der zeitlichen Persistenz der Symptomatik nicht so präzise gefasst sind, möglicherweise zu einer inflationären Verwendung der Diagnose. Eine genaue Überprüfung potenziell belastender Ereignisse im Bezug auf das Vorliegen der im DSM-IV geforderten Traumakriterien A1 und A2 ist deshalb erforderlich. Auch scheint die Entwicklung anderer psychischer Störungen (Angststörungen, depressive und Schmerzstörungen) in Folge von traumatischen Ereignissen stärker berücksichtig werden zu müssen.
Die Unterscheidung der PTBS nach Traumata von Typ I bzw. Typ II ist für die Diagnostik und Therapie der Traumafolgestörungen von großer Bedeutung. Völlig ungeklärt ist die Frage, ob die Entwicklung einer PTBS nach einem Trauma durch Maßnahmen der Frühintervention verringert werden kann. Das „debriefing" scheint auf Grund der vorliegenden randomisierten, kontrollierten Studien durch die Gefahr der Retraumatisierung nicht in Frage zu kommen. Kognitiv-verhaltenstherapeutische Kurzinterventionen stehen in RCTs in Erprobung. Hier ist durch Untersuchungen weiterführend zu klären, bei welchen Personen mit welchen Risikomerkmalen psychische Beschwerden nach Extrembelastungen nicht remittieren und deshalb einer speziellen Frühintervention oder Therapie bedürfen. Das Zeitfenster für die optimale Platzierung solcher Massnahmen ist genauer zu bestimmen.
Relativ einfach zu implementierende Maßnahmen wie die „narrative Therapie" sind besonders im Hinblick auf Massentraumata und ihre Anwendung in Ländern ohne psychotherapeutische Versorgungsstrukturen weiter zu evaluieren. Bezüglich der Pharmakotherapie sprechen die vorliegenden Studien für die Wirksamkeit von Antidepressiva, jedoch mit hoher Abbruchrate. Von den Patienten werden psychotherapeutische und hier als wirksam belegte kognitive und kognitiv-verhaltenstherapeutische (d. h. Expositionsbehandlungen) Therapien bevorzugt. Die zusätzliche Durchführung von Augenfolgebewegungen (EMDR) hat sich nicht als zusätzlich wirksam erwiesen.
Notwendige nächste Forschungsschritte sind die Therapie der PTBS bei Vorliegen komorbider Störungen, die Entwicklung evidenz-erprobter Therapieverfahren bei Typ II Traumatisierungen sowie die Prävention von PTBS und anderen psychischen Folgestörungen nach unterschiedlichen Traumata.

1. Bisson, J, Andrew, M. Psychological treatment of post-traumatic stress disorder (PTSD). The Cochrane Database of Systematic Reviews. Issue3, 2005. The Cochrane Collaboration.
2. Ozer EJ, Best, SR, Lipsey, TL, Weiss, DS. Predictors of posttraumatic stress disorder and symptoms in adults: A meta-analysis. Psychological Bulletin, 2003, 129(1), 52–73.
3. Perkonigg, A., Kessler, R. C., Storz, S., Wittchen H. U. Traumatic events and post-traumatic stress disorder in the community. Prevalence, risk factors and comorbidity: Acta Psychiatr Scand , 2000, 101, 46–59.
4. Rose, S., J. Bisson, S. Wessely: Psychological debriefing for preventing posttraumatic stress disorder (PTSD). In: : *The Cochrane Library*, Issue 3, 2002. Oxford: Update Software.
5. Stein, D. J., N. Zungu-Dirwayi, G.J.H. van der Linden, S. Seedat: Pharmacotherapy for posttraumatic stress disorder. In: *The Cochrane Library*, Issue 4, 2002. Oxford: Update Software.

Schizophrenie

Suchdatum: April 2004

Zia Nadeem, Andrew McIntosh und Stephen Lawrie

Die meisten Belege stammen aus systematischen Übersichten von RCTs, in denen unvereinbare Ergebnisse dokumentiert werden. Es besteht Bedarf an größeren RCTs über längere Zeiträume, mit gut konzipierten Endpunkten einschließlich standardisierter, validierter Symptomskalen. Es fand sich keine therapeutische Maßnahme, die negative Symptome übereinstimmend verringert hätte.

Frage **Welche Effekte haben medikamentöse Behandlungsmethoden bei positiven und negativen Symptomen?**

Nutzen und Schaden abzuwägen

Amisulprid*[15, 18, 19]

Zwei systematischen Übersichten zufolge bessert Amisulprid Symptome stärker als eine antipsychotische Standardmedikation. Eine Übersicht zeigte, dass extrapyramidale Nebenwirkungen unter Amisulprid seltener auftreten als unter antipsychotischer Standardmedikation. Einer RCT zufolge besteht hinsichtlich der Symptome kein signifikanter Unterschied zwischen Amisulprid und Olanzapin. Eine systematische Übesicht ergab hinsichtlich der Symptome keinen signifikanten Unterschied zwischen Amisulprid und Risperidon.

Chlorpromazin*[9]

Einer systematischen Übersicht zufolge verringert Chlorpromazin im Vergleich zu Placebo den Anteil der Patienten, die nach 6 Monaten auf einer psychiatrischen Bewertungsskala keine Besserung bzw. eine Verschlechterung zeigen. Der Übersicht zufolge führt Chlorpromazin im Vergleich zu Placebo zu mehr Nebenwirkungen wie Sedierung, akute Dystonie und Parkinsonismus.

Clozapin*[14–17]

Einer systematischen Übersicht zufolge verbessert Clozapin im Vergleich zu Standardneuroleptika (überwiegend Haloperidol und Chlorpromazin) die Symptome über 4–10 Wochen und führt seltener zu antipsychotikainduzierten Bewegungsstörungen. RCTs ergaben keine ausreichenden Belege für einen Vergleich zwischen Clozapin und anderen neueren Neuroleptika. RCTs zufolge kann es unter Clozapin zu Blutbildungsstörungen kommen.

Depot-Bromperidoldecanoat[12]

Einer systematischen Übersicht dreier kleiner RCTs zufolge besteht hinsichtlich des Anteils an Patienten, die eine Zusatzmedikation benötigten, die Studie vorzeitig verließen oder Bewegungsstörungen hatten, über 6–12 Monate kein signifikanter Unterschied zwischen Depot-Bromperidoldecanoat und Haloperidol oder Fluphenazindecaonat. Die Übersicht hatte jedoch u. U. nicht genügend Aussagekraft, um einen klinisch bedeutsamen Unterschied aufzudecken.

Depot-Haloperidoldecanoat[13]

Einer systematischen Übersicht einer kleinen RCT zufolge besteht hinsichtlich des klinischen Gesamtzustandes nach 4 Monaten kein signifikanter Unterschied zwischen Depot-Haloperidoldecanoat und oral verabreichtem Haloperidol. Die Studie war jedoch zu klein, um einen klinisch relevanten Unterschied auszuschließen. Haloperidol geht mit akuter Dystonie, Akathisie und Parkinsonismus einher.

Haloperidol*[10]

Einer systematischen Übersicht zufolge führt Haloperidol im Vergleich zu Placebo nach 6 und 24 Wochen zu einer globalen Besserung, ist aber mit Nebenwirkungen wie akuter Dystonie, Akathisie und Parkinsonismus behaftet.

Olanzapin*[22–25]

Einer systematischen Übersicht zufolge besteht hinsichtlich psychotischer Symptome kein signifikanter Unterschied zwischen Olanzapin und einer antipsychotischen Standardmedikation. Die Übersicht und eine nachfolgende RCT zeigten, dass Olanzapin weniger extrapyramidale Nebenwirkungen als eine antipsychotische Standardmedikation hat. In Bezug auf Symptome oder Nebenwirkungen ergaben RCTs keinen eindeutigen Unterschied zwischen Olanzapin, Amisulprid, Risperidon und Clozapin.

Pimozid*[27]

Einer systematischen Übersicht zufolge besteht hinsichtlich des klinischen Gesamteindrucks kein signifikanter Unterschied zwischen Pimozid und einer antipsychotischen Standardmedikation, allerdings zeigte sich, dass Pimozid die Sedierung verringert, den Tremor jedoch verstärkt. In Bezug auf kardiovaskuläre Nebenwirkungen, wie etwa einen Anstieg oder eine Senkung des Blutdrucks und Schwindel, fand sich jedoch insgesamt kein Unterschied zwischen Pimozid und einer antipsychotischen Standardmedikation. In Dosen oberhalb von 20 mg/d wurde Pimozid mit plötzlichem Herztod in Verbindung gebracht.

Risperidon*[15, 29, 30]

Einer großen systematischen Übersicht zufolge bessert Risperidon Symptome stärker als eine antipsychotische Standardmedikation (meist Haloperidol). Eine kleine zusätzliche RCT ergab hinsichtlich der Responder über 8 Wochen keinen signifikanten Unterschied zwischen Risperidon und Haloperidol. Einer systematischen Übersicht zufolge verringert Risperidon verglichen mit einer antipsychotischen Standardmedikation extrapyramidale Nebenwirkungen und die Notwendigkeit einer Antiparkinsonmedikation, erhöht jedoch die Gewichtszunahme. Systematische Übersichten zeigten hinsichtlich der Symptome keinen signifikanten Unterschied zwischen Risperidon und anderen neuen Antipsychotika (Olanzapin, Sulpirid und Clozapin).

Thioridazin*[11]

Einer systematischen Übersicht zufolge bessert Thioridazin im Vergleich zu Placebo über 3–12 Monate den mentalen Globalzustand.

Zotepin*[34]

Eine systematische Übersicht ergab schwache Belege dafür, dass Zotepin verglichen mit einer antipsychotischen Standardmedikation den Anteil an Patieten mit deutlicher klinischer Besserung erhöht und Akathisie, Dystonie und Rigidität verringert. Dieser Befund hielt nicht stand, da die Streichung einer einzigen RCT aus der Analyse dazu führte, dass der Unterschied zwischen Zotepin und einer antipsychotischen Standardmedikation nicht länger signifikant war.

Loxapin*; Molindon*; Quetiapin*; Sulpirid*; Ziprasidon*[15, 20, 21, 28, 31–33]

Systematische Übersichten zeigten hinsichtlich einer Besserung der Symptome keinen signifikanten Unterschied zwischen diesen neueren Antipsychotika und einer antipsychotischen Standardmedikation. Das Nebenwirkungsprofil ist jeweils verschieden.

*) Diese Substanzen sind bei Schizophrenie von Nutzen, haben jedoch allesamt erhebliche Nebenwirkungen, darunter Parkinsonismus, Dystonie, cholinerge Effekte und Gewichtszunahme.

Wirksamkeit unbekannt

Perazin[28]

Einer schwachen RCT zufolge besteht hinsichtlich des klinischen Gesamteindrucks über 28 Tage kein signifikanter Unterschied zwischen Perazin und Haloperidol. Zwei kleine RCTs lieferten nur unzureichende Belege für einen Vergleich zwischen Perazin und Zotepin, und eine kleine RCT ergab hinsichtlich des Geisteszustandes nach 28 Tagen keinen signifikanten Unterschied zwischen Perazin und Amisulprid. Drei RCTs zufolge besteht in Bezug auf extrapyramidale Effekte über 28 Tage kein signifikanter Unterschied zwischen Perazin und Zotepin oder Amisulprid.

Frage — Welche Effekte haben Maßnahmen zur Senkung der Rezidivraten?

Nutzen belegt

Fortsetzen der antipsychotischen Medikation über mindestens 6 Monate nach einer akuten Episode[9, 10, 12–14, 22, 27, 35–41]

In systematischen Übersichten zeigte sich, dass eine Fortführung der antipsychotischen Medikation über mindestens 6 Monate im Vergleich zu Nichtbehandlung oder Placebo nach einer akuten Episode zu einer Senkung der Rezidivrate führt. Acht systematischen Übersichten zufolge besteht hinsichtlich der Rezidivraten kein signifikanter Unterschied zwischen Antipsychotika. Einer systematischen Übersicht zufolge verringert Clozapin im Vergleich zu einer antipsychotischen Standardmedikation über 12 Wochen die Rezidivraten. Eine weitere Übersicht zeigte, dass unter Depot-Zyclopenthixoldecanoat über 12 Wochen bis zu einem Jahr weniger Patienten ein Rezidiv erleiden als unter anderen Depot-Zubereitungen. Einer dritten Übersicht zufolge erhöht Bromperidol im Vergleich zu Haloperidol oder Fluphenazin den Anteil an Patienten, die ein Rezidiv erleiden. Eine zusätzliche RCT ergab, dass Risperidon im Vergleich zu Haloperidol über 2,2 Jahre Rezidive verringert.

Familientherapie in mehreren Sitzungen[43]

Einer systematischen Übersicht zufolge senkt Familientherapie in mehreren Sitzungen im Vergleich zu üblicher Versorgung, Familientherapie in einer einzigen Sitzung oder psychoedukativen Maßnahmen nach 12 Monaten die Rezidivraten.

Psychoedukative Maßnahmen[44]

Einer systematischen Übersicht zufolge führen psychoedukative Maßnahmen im Vergleich zur üblichen Versorgung nach 9–18 Monaten zu einer Senkung der Rezidivraten.

Wirksamkeit unbekannt

Kognitive Verhaltenstherapie[42]

Begrenzten Hinweisen aus einer systematischen Übersicht von zwei RCTs zufolge besteht hinsichtlich der Rezidivraten kein signifikanter Unterschied zwischen einer durch eine kognitive Verhaltenstherapie ergänzten Standardbehandlung und alleiniger Standardbehandlung.

Training sozialer Fertigkeiten[45]

Eine systematische Übersicht kleiner RCTs lieferte keine ausreichenden Belege für eine Beurteilung der Auswirkungen eines Trainings sozialer Fertigkeiten auf die Rezidivraten.

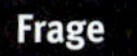

Frage **Welche Effekte haben unterschiedliche Behandlungsmethoden bei Patienten, die gegenüber der Standardtherapie resistent sind?**

Nutzen belegt

Clozapin[14, 46]

Einer systematischen Übersicht bei Patienten, die nicht auf die Standardtherapie mit Antipsychotika angesprochen hatten, zufolge verbessert Clozapin im Vergleich zur neuroleptischen Standardtherapie die Symptome nach einer Beobachtungsphase von 12 Wochen und 2 Jahren. Eine systematische Übersicht zeigte hinsichtlich der Symptome bei Patienten, die nicht auf die Standardtherapie angesprochen hatten, keinen signifikanten Unterschied zwischen Clozapin und anderen neuen Neuroleptika.

Wirksamkeit unbekannt

Olanzapin[22]

Kleinen, anhand einer systematischen Übersicht ausgewiesenen RCTs zufolge besteht hinsichtlich der Symptome über 8 Wochen kein signifikanter Unterschied zwischen Olanzapin und Chlorpromazin bzw. zwischen Olanzapin und Clozapin.

Frage **Welche Effekte haben Maßnahmen zur Verbesserung der Therapietreue?**

Nutzen belegt

Verhaltenstherapie[47]

Begrenzten Belegen aus einer kleinen RCT zufolge verbessern verhaltenstherapeutische Maßnahmen im Vergleich zu der üblichen Behandlung die regelmäßige Einnahme der antipsychotischen Medikation. Begrenzten Belegen aus zwei RCTs zufolge können verhaltenstherapeutische Maßnahmen die Compliance in höherem Maße verbessern als psychoedukative Maßnahmen.

Compliance-Training[48, 49]

Begrenzten Hinweisen aus zwei RCTs zufolge verbessert ein Compliance-Training im Vergleich zu supportiver oder unspezifischer Beratung nach 6–18 Monaten die Compliance gegenüber der antipsychotischen Medikation.

Psychoedukative Maßnahmen[44, 47, 50]

In einer systematischen Übersicht zeigten sich begrenzte Hinweise darauf, dass psychoedukative Maßnahmen die Compliance gegenüber der antipsychotischen Medikation im Vergleich zu der Normalversorgung verbessern können. Begrenzten Belegen aus zwei RCTs zufolge kann der Effekt jedoch geringer sein als bei einer Verhaltenstherapie.

Wirksamkeit unbekannt

Mehrere Sitzungen Familientherapie[43]

Einer systematischen Übersicht zufolge ist die „Medikations-Compliance" über 9–24 Monate bei Patienten, die mehrere Sitzungen Familientherapie erhalten, höher als bei Patienten unter üblicher Versorgung, Einzelsitzungen mit Familientherapie oder psychoedukativen Maßnahmen. Der Unterschied erreichte jedoch nicht statistisches Signifikanzniveau.

Definition Schizophrenie ist gekennzeichnet durch eine so genannte Positivsymptomatik in Form von akustischen Halluzinationen, Wahnvorstellungen und formalen Denkstörungen und eine Negativsymptomatik in Form von Antriebsmangel, Verwahrlosungstendenz und Gefühlsarmut.[1] Patienten gelten als therapieresistent gegenüber der Standardtherapie, wenn sich 1) in den vorangegangenen 5 Jahren unter Standard-Neuroleptika keine klinisch bedeutsame Besserung gezeigt hat, 2) nach 2–3 mindestens 6-wöchigen Behandlungszyklen unter Standard-Neuroleptika (aus mindestens zwei Klassen in einem Dosisäquivalent von ≥1000 mg/d Chlorpromazin) keine klinisch bedeutsame Besserung eingestellt hat und es 3) zu keiner Phase guten Funktionierens gekommen ist.[2,3] Etwa 30 % (10–45 %) der Patienten mit Schizophrenie erfüllen diese Kriterien.[3]

Inzidenz/ Prävalenz

Die Krankheit beginnt typischerweise im frühen Erwachsenenalter (Durchschnittsalter 25 Jahre), und zwar bei Männern früher als bei Frauen. Die Prävalenz liegt bei 2–4/1.000 weltweit. 1/100 Patienten entwickelt irgendwann im Leben Zeichen einer Schizophrenie.[2,3]

Ätiologie/ Risikofaktoren

Zu den Risikofaktoren zählen: positive Familienanamnese (auch wenn noch kein ursächliches Gen identifiziert werden konnte), Geburtskomplikationen, Entwicklungsstörungen, ZNS-Infektionen im Kindesalter, Haschischkonsum und akute einschneidende Erlebnisse.[4] Über den ursächlichen Anteil der verschiedenen Faktoren und ihr Zusammenwirken herrscht allerdings noch Unklarheit.

Prognose

Etwa drei Viertel der Betroffenen leiden an wiederholten Rezidiven und einer dauerhaften Behinderung, auch wenn der Anteil an Patienten mit signifikanter Besserung ab Mitte der 50er-Jahre signifikant gestiegen ist (Durchschnitt 48,5 % von 1956 bis 1985 vs. 35,4 % von 1895 bis 1956).[6] Bei schleichendem Beginn, spät einsetzender Behandlung, sozialer Isolation oder starker familiärer Belastung, bei Menschen in Industrienationen, Männern und Drogenabhängigen sind die Ergebnisse tendenziell schlechter.[5] Die medikamentösen Behandlungsansätze wirken sich im Allgemeinen günstig auf die Positivsymptome aus. Bei einem Drittel der Betroffenen ist der Nutzen allerdings sehr gering, und die Negativsymptome sind notorisch schwer zu behandeln. Etwa die Hälfte der Schizophreniepatienten zeigt bereits auf kurze Sicht eine schlechte Compliance, die sich auch längerfristig weiter deutlich verschlechtert.[7]

Literatur

1. Andreasen NC. Symptoms, signs and diagnosis of schizophrenia. *Lancet* 1995;346:477–481.
2. Kane JM, Honigfeld G, Singer J, et al. Clozapine for the treatment-resistant schizophrenic. *Arch Gen Psychiatry* 1988;45:789–796.
3. Meltzer HY. Treatment-resistant schizophrenia: the role of clozapine. *Curr Med Res Opin* 1997;14: 1–20.
4. Cannon M, Jones P. Neuroepidemiology: schizophrenia. *J Neurol Neurosurg Psychiatry* 1996;61: 604–613.
5. Jablensky A, Sartorius N, Ernberg G, et al. Schizophrenia: manifestations, incidence and course in different cultures. A World Health Organization ten-country study. *Psychol Med* 1992; monograph supplement 20:1–97.
6. Hegarty JD, Baldessarini RJ, Tohen M, et al. One hundred years of schizophrenia: a meta-analysis of the outcome literature. *Am J Psychiatry* 1994;151:1409–1416.
7. Johnstone EC. Schizophrenia: problems in clinical practice. *Lancet* 1993;341:536–538.
8. Thornley B, Adams C. Content and quality of 2000 controlled trials in schizophrenia over 50 years. *BMJ* 1998;317:1181–1184. Search date 1997; primary sources hand searching of conference proceedings, Biological Abstracts, Cinahl, The Cochrane Library, Embase, Lilacs, Psychlit, Psyindex, Medline, and Sociofile.
9. Thornley B, Adams CE, Awad G. Chlorpromazine versus placebo for those with schizophrenia. In: The Cochrane Library, Issue 3, 2004. Chichester, UK: John Wiley & Sons, Ltd. Search date 2002; primary sources Biological Abstracts, Embase, Medline, Psychlit, SciSearch, The Cochrane Library, Cochrane Schizophrenia Group's Register, hand searches of reference lists, and personal contact with pharmaceutical companies and authors of trials.

10. Joy CB, Adams CE, Lawrie SM. Haloperidol versus placebo for schizophrenia. In: The Cochrane Library, Issue 3, 2004. Chichester, UK: John Wiley & Sons, Ltd. Search date 2000; primary sources Biological Abstracts, Cinahl, The Cochrane Schizophrenia Group's Register, Embase, Medline, Psychlit, SciSearch, hand searches of references, and contact with authors of trials and pharmaceutical companies.
11. Sultana A, Reilly J, Fenton M. Thioridazine for schizophrenia. In: The Cochrane Library, Issue 3, 2004. Chichester, UK: John Wiley & Sons, Ltd. Search date 1999; primary sources Biological Abstracts, Cinahl, The Cochrane Library, The Cochrane Schizophrenia Group's Register, Embase, Medline, Psychlit, Sociofile, reference lists, pharmaceutical companies, and authors of trials.
12. Quraishi S, David A, Adams CE. Depot bromperidol decanoate for schizophrenia. In: The Cochrane Library, Issue 3, 2004. Chichester, UK: John Wiley & Sons, Ltd. Search date 2003; primary sources Biological Abstracts, The Cochrane Library, Cochrane Schizophrenia Group's Register, Embase, Medline, Psychlit, hand searches of reference lists, and personal contact with Janssen Cilag.
13. Quraishi S, David A. Depot haloperidol decanoate for schizophrenia. In: The Cochrane Library, Issue 3, 2004. Chichester, UK: John Wiley & Sons, Ltd. Search date 1998; primary sources Biological Abstracts, Embase, Medline, Psychlit, SciSearch, The Cochrane Library, reference lists, authors of studies, and pharmaceutical companies.
14. Wahlbeck K, Cheine M, Essali MA. Clozapine versus typical neuroleptic medication for schizophrenia. In: The Cochrane Library, Issue 3, 2004. Chichester, UK: John Wiley & Sons, Ltd. Search date 1999; primary sources Biological Abstracts, Cochrane Schizophrenia Group's Register, The Cochrane Library, Embase, Lilacs, Medline, Psychlit, SciSearch, Science Citation Index, hand searches of reference lists, and personal communication with pharmaceutical companies.
15. Davis JM, Chen N, Click ID. Meta-analysis of the efficacy second-generation antipsychotics. *Arch Gen Psychiatry* 2003;60:553–564. Search date 2002; primary sources Medline, International Abstracts, Cinahl, Psychinfo, Cochrane database of systematic reviews, reference lists, US Food and Administration website, poster presentations, conference proceedings and manuscripts submitted for publication, and contact with researchers and manufacturers.
16. Meltzer HY, Alphs L, Green AI, et al. Clozapine treatment for suicidality in schizophrenia. International Suicide Prevention Trial (InterSePT). *Arch Gen Psychiatry* 2003;60:82–91.
17. Honigfeld G, Arellano F, Sethi J, et al. Reducing clozapine-related morbidity and mortality: five years of experience of the clozaril national registry. *J Clin Psychiatry* 1998;59(suppl 3):3–7.
18. Mota Neto JIS, Lima MS, Soares BGO. Amisulpride for schizophrenia. In: The Cochrane Library, Issue 3, 2004. Chichester, UK: John Wiley & Sons, Ltd. Search date 2000; primary sources Biological Abstracts Cinahl, The Cochrane Library, The Cochrane Schizophrenia Group's Register, Embase, Lilacs, Medline, Psychlit, Science Citation Index, hand searches of reference lists, and personal contact with the manufacturer of amisulpride.
19. Martin S, Ljo H, Peuskens J, et al. A double blind, randomised comparative trial of amisulpiride versus olanzapine in the treatment of schizophrenia: short term results at two months. *Curr Med Res Opin* 2002;18:355–362.
20. Fenton M, Murphy B, Wood J, et al. Loxapine for schizophrenia. In: The Cochrane Library, Issue 3, 2004. Chichester, UK: John Wiley & Sons, Ltd. Search date 1999; primary sources Biological Abstracts, The Cochrane Library, The Cochrane Schizophrenia Group's Register, Embase, Lilacs, Psyindex, Psychlit, and hand searches of reference lists.
21. Bagnall AM, Fenton M, Lewis R, et al. Molindone for schizophrenia and severe mental illness. In: The Cochrane Library, Issue 3, 2004. Chichester, UK: John Wiley & Sons, Ltd. Search date 1999; primary sources Biological Abstracts, The Cochrane Library, The Cochrane Schizophrenia Group's Register, Cinahl, Embase, Psychlit, pharmaceutical databases, hand searches of reference lists, and personal contact with authors of trials.
22. Duggan L, Fenton M, Dardennes RM, et al. Olanzapine for schizophrenia. In: The Cochrane Library, Issue 3, 2004. Chichester, UK: John Wiley & Sons, Ltd. Search date 1999; primary sources Biological Abstracts, Embase, Medline, Psychlit, The Cochrane Library, hand searches of reference lists and conference abstracts, and personal communication with pharmaceutical companies and authors of trials.
23. Inada T, Yagi G, Miura S. Extrapyramidal symptom profiles in Japanese patients with schizophrenia treated with olanzapine or haloperidol. *Schizophr Res* 2002;57:227–238.
24. Gilbody SM, Bagnall AM, Duggan L, et al. Risperidone versus other atypical antipsychotic medication for schizophrenia. In: The Cochrane Library, Issue 3, 2004. Chichester, UK: John Wiley & Sons, Ltd. Search date 1999; primary sources Biological Abstracts, The Cochrane Library, The Cochrane Schizophrenia Group's Register, Embase, Medline, Lilacs, Psyindex, Psychlit, pharmaceutical databases on the Dialog Corporation Datastar and Dialog services, hand search of reference lists, and contact with pharmaceutical companies and authors of trials.
25. Conley RR, Mahmoud R. A randomized double-blind study of risperidone and olanzapine in the treatment of schizophrenia or schizoaffective disorder. *Am J Psychiatry* 2001;158:765–774.

26. Leucht S, Hartung B. Perazine for schizophrenia. In: The Cochrane Library, Issue 3, 2004. Chichester, UK: John Wiley & Sons, Ltd. Search date 2001; primary sources The Cochrane Schizophrenia Group's register (January 2001), Biological Abstracts, CINAHL, The Cochrane Library, Embase, Medline, Psychlit, Lilacs, Psyindex, Sociological Abstracts, Sociofile, hand searches of reference lists, and personal contact with pharmaceutical companies and authors.
27. Sultana A, McMonagle T. Pimozide for schizophrenia or related psychoses. In: The Cochrane Library, Issue 3, 2004. Chichester, UK: John Wiley & Sons, Ltd. Search date 1999; primary sources Biological Abstracts, The Cochrane Schizophrenia Group's Register, Embase, Janssen-Cilag UK's register of studies, Medline, hand searches of reference lists, and personal contact with pharmaceutical companies.
28. Srisurapanont M, Disayavanish C, Taimkaew K. Quetiapine for schizophrenia. In: The Cochrane Library, Issue 3, 2004. Chichester, UK: John Wiley & Sons, Ltd. Search date 2000; primary sources Biological Abstracts, Embase, Medline, Psychlit, The Cochrane Library, Cinahl, Sigle, Sociofile, hand searches of journals, and personal communication with authors of studies and pharmaceutical companies.
29. Lopez Ibor JJ, Ayuso JL, Gutierrez M, et al. Risperidone in the treatment of chronic schizophrenia: multicenter study comparative to haloperidol. *Actas Luso Esp Neurol Psiquiatr Cienc Afines* 1996;24: 165–172.
30. Hunter RH, Joy CE, Kebbedy E, et al. Risperidone versus typical antipsychotic medication for schizophrenia. In: The Cochrane Library, Issue 3, 2004. Chichester, UK: John Wiley & Sons, Ltd. Search date 2002; primary sources Biological Abstracts, The Cochrane Trials Register, Embase, Medline, Psychlit, hand searches of reference lists, and personal communication with pharmaceutical companies.
31. Soares BGO, Fenton M, Chue P. Sulpiride for schizophrenia. In: The Cochrane Library, Issue 3, 2004. Chichester, UK: John Wiley & Sons, Ltd. Search date 1998; primary sources Biological Abstracts, Cinahl, Cochrane Schizophrenia Group's Register, The Cochrane Library, Embase, Medline, Psychlit, Sigle, and Sociofile.
32. Harnryd C, Bjerkenstedt L, Bjork K, et al. Clinical evaluation of sulpiride in schizophrenic patients – a double-blind comparison with chlorpromazine. *Acta Psych Scand* 1984;311:7–30.
33. Bagnall AM, Lewis RA, Leitner ML, et al. Ziprasidone for schizophrenia and severe mental illness. In: The Cochrane Library, Issue 3, 2004. Chichester, UK: John Wiley & Sons, Ltd. Search date 1999; primary sources Biological Abstracts, The Cochrane Library, The Cochrane Schizophrenia Group's Register, Embase, Lilacs, Psyindex, Psychlit, pharmaceutical databases, hand searches of reference lists, and personal contact with authors of trials.
34. Fenton M, Morris F, De Silva P, et al. Zotepine for schizophrenia. In: The Cochrane Library, Issue 3, 2004. Chichester, UK: John Wiley & Sons, Ltd. Search date 1999; primary sources Biological Abstracts, The Cochrane Library, The Cochrane Schizophrenia Group's Register, Embase, Dialog Corporation Datastar service, Medline, Psychlit, hand searches of reference lists, and personal contact with pharmaceutical companies and authors of trials.
35. Quraishi S, David A. Depot pipothiazine palmitate and undeclynate for schizophrenia. In: The Cochrane Library, Issue 3, 2004. Chichester, UK: John Wiley & Sons, Ltd. Search date 1998; primary sources Biological Abstracts, The Cochrane Library, The Cochrane Schizophrenia Group's Register, Embase, Medline, Psychlit, hand searches of reference lists, and personal communication with pharmaceutical companies.
36. Adams CE, Eisenbruch M. Depot fluphenazine versus oral fluphenazine for those with schizophrenia. In: The Cochrane Library, Issue 1, 2004. Oxford: Update Software. Search date 1999; primary sources Biological Abstracts, The Cochrane Library, The Cochrane Schizophrenia Group's Register, Embase, Medline, Psychlit, Science Citation Index, hand searches of reference lists, and personal communication with pharmaceutical companies.
37. David A, Adams CE, Quraishi SN. Depot flupenthixol decanoate for schizophrenia or similar psychotic disorders. In: The Cochrane Library, Issue 3, 2004. Chichester, UK: John Wiley & Sons, Ltd. Search date 1998; primary sources Biological Abstracts, The Cochrane Library, The Cochrane Schizophrenia Group's Register, Embase, Medline, Psychlit, SciSearch, references, and personal communication with pharmaceutical companies and authors of trials.
38. Quraishi S, David A. Depot fluspirilene for schizophrenia. In: The Cochrane Library, Issue 3, 2004. Chichester, UK: John Wiley & Sons, Ltd. Search date 1998; primary sources Biological Abstracts, The Cochrane Library, The Cochrane Schizophrenia Group's Register, Embase, Medline, Psychlit, and hand searches of reference lists.
39. Quraishi S, David A. Depot perphenazine decanoate and enanthate for schizophrenia. In: The Cochrane Library, Issue 3, 2004. Chichester, UK: John Wiley & Sons, Ltd. Search date 1998; primary sources Biological Abstracts, The Cochrane Library, The Cochrane Schizophrenia Group's Register, Embase, Medline, Psychlit, hand searches of reference lists, and personal communication with pharmaceutical companies.

40. Coutinho E, Fenton M, Quraishi S. Zuclopenthixol decanoate for schizophrenia and other serious mental illnesses. In: The Cochrane Library, Issue 3, 2004. Chichester, UK: John Wiley & Sons, Ltd. Search date 1998; primary sources Biological Abstracts, Cinhal, The Cochrane Library, The Cochrane Schizophrenia Group's Register, Embase, Medline, and Psychlit. References of all eligible studies were searched for further trials. The manufacturer of zuclopenthixol was contacted.
41. Csernansky JG, Mahmoud R, Brenner R; The Risperidone-USA-79 Study Group. A comparison of risperidone and haloperidol for the prevention of relapse in patients with schizophrenia. *New Engl J Med* 2002;346:16–22.
42. Cormac I, Jones C, Campbell C. Cognitive behavioural therapy for schizophrenia. In: The Cochrane Library, Issue 3, 2004. Chichester, UK: John Wiley & Sons, Ltd. Search date 2001; primary sources Biological Abstracts, The Cochrane Schizophrenia Group's Register, Cinahl, The Cochrane Library, Medline, Embase, Psychlit, Sigle, Sociofile, reference lists of articles, and personal communication with authors of trials.
43. Pilling S, Bebbington P, Kuipers E, et al. Psychological treatments in schizophrenia: I. Meta-analysis of family interventions and cognitive behaviour therapy. *Psychol Med* 2002;32:763–782.
44. Pekkala E, Merinder L. Psychoeducation for schizophrenia. In: The Cochrane Library, Issue 3, 2004. Chichester, UK: John Wiley & Sons, Ltd. Search date 2002; primary sources Cinahl, The Cochrane Library, The Cochrane Schizophrenia Group's Register, Embase, Medline, Psychlit, Sociofile, hand searched reference lists, and personal contact with authors.
45. Pilling S, Bebbington P, Kuipers E, et al. Psychological treatments in schizophrenia: II. Meta-analysis of randomised controlled trials of social skills training and cognitive remediation. *Psychol Med* 2002;32:783–791.
46. Tuunainen A, Gilbody SM. Newer atypical antipsychotic medication versus clozapine for schizophrenia. In: The Cochrane Library, Issue 3, 2004. Chichester, UK: John Wiley & Sons, Ltd. Search date 1999; primary sources Biological Abstracts, The Cochrane Schizophrenia Group's Register, The Cochrane Library, Embase, Lilacs, Medline, Psychlit, hand searches of reference lists, and personal contact with pharmaceutical companies and authors of trials.
47. Boczkowski JA, Zeichner A, DeSanto N. Neuroleptic compliance among chronic schizophrenic outpeople: an intervention outcome report. *J Consult Clin Psychol* 1985;53:666–671.
48. Kemp R, Kirov G, Everitt B, et al. Randomised controlled trial of compliance therapy. 18-month follow-up. *Br J Psychiatry* 1998;172:413–419.
49. Kemp R, Hayward P, Applewhaite G, et al. Compliance therapy in psychotic people: randomised controlled trial. *BMJ* 1996;312:345–349.
50. Azrin NH, Teichner G. Evaluation of an instructional program for improving medication compliance for chronically mentally ill outpatients. *Behav Res Ther* 1998;36:849–861.

Kommentar

Wolfgang Gaebel

Gegenüber der vorherigen Auflage sind im Kapitel „Schizophrenie“ (Suchdatum April 2004) wenig neue Aspekte vertreten. Insofern hat der seinerzeitige Kommentar (1) weitgehend Gültigkeit behalten.

In der Zwischenzeit ist die Behandlungsleitlinie zur Schizophrenie vom Royal Australian and New Zealand College of Psychiatrists (2) erneut aktualisiert worden.

Eine vergleichende Übersicht zu internationalen Schizophrenie-Leitlinien und deren Qualität wurde publiziert (3). Zur Langzeitbehandlung schizophrener Ersterkrankungen wurde eine RCT zum Vergleich von Risperidon gegen Haloperidol publiziert (4), die vergleichbar überlegene rezidivprophylaktische Effekte von Risperidon wie bereits die frühere Studie an Mehrfacherkrankten berichtet (5).

In Deutschland sind die im Rahmen des Kompetenznetz Schizophrenie (6) an Ersterkrankten durchgeführten Akut- und Langzeitstudien (7) mittlerweile abgeschlossen und stehen kurz vor der Veröffentlichung.

1. Gaebel W. Kommentar zu Nadeem Z, McIntosh A, Larie S: Schizophrenie. In: G Ollenschläger, HC Bucher, N Donner-Banzhoff, J Forster, W Gaebel, R Kunz, O-A Müller, EAM Neugebauer, J Steurer (Hrsg.) Kompendium evidenzbasierte Medizin. Hans Huber Bern, 2005: 952
2. Royal Australian and New Zealand College of Psychiatrists Clinical Practice Guidelines Team for the Treatment of Schizophrenia and Related Disorders. Royal Australian and New Zealand College of Psychiatrists clinical practice guidelines for the treatment of schizophrenia and related disorders. Australian and New Zealand journal of psychiatry 2005; 39: 1–30

3. Gaebel W, Weinmann S, Sartorius N, Rutz W, McIntyre JS. Schizophrenia practice guidelines – an international survey and comparison. Brit J Psychiatry 2005; 187 (in press)
4. Schooler N, Rabinowitz J, Davidson M, Emsley R, Harvey PD, Kopala L, McGorry PD, Van Hove I, Eerdekens M, Swyzen W, De Smedt G and the early psychosis global working group. Risperidone and haloperidol in first-episode psychosis: a long-term randomized trial. Am J Psychiatry. 2005; 162: 947–53
5. Csernansky JG, Mahmoud R, Brenner R. A comparison of risperidone and haloperidol for the prevention of relapse in patients with schizophrenia. N Engl J Med, 2002;346: 16–22.
6. Wölwer W, Buchkremer G, Häfner H, Klosterkötter J, Maier W, Möller HJ, Gaebel W. German research network on schizophrenia – bridging the gap between research and care. European Archives of Psychiatry and Clinical Neuroscience 2003;253: 321–329
7. Gaebel W, Möller H-J, Buchkremer G, Ohmann C, Riesbeck M, Wölwer W, von Wilmsdorff W, Bottlender R, Klingberg S. Pharmacological long-term treatment strategies in first episode schizophrenia. Study design and preliminary results of an ongoing RCT within the German Research Network on Schizophrenia. European Archives of Psychiatry and Clinical Neuroscience 2004;254: 129–140

Selbstverletzung und Suizidversuch

Suchdatum: Oktober 2004

G. Mustafa Soomro

Wir fanden nur wenige RCT-Belege für irgendeine Intervention bei Patienten, die sich bewusst selbst verletzt haben. Die meisten RCTs und Metaanalysen kleiner RCTs sind wahrscheinlich nicht aussagekräftig genug, um klinisch bedeutsame Unterschiede zwischen den Interventionen aufzudecken.

Frage **Welche Effekte haben Behandlungsmethoden bei Selbstverletzung und Suizidversuch von Erwachsenen und Kindern?**

Wirksamkeit unbekannt

Kontinuität der Versorgung[27]

Eine systematische Übersicht wies eine RCT aus, die nur begrenzte Hinweise darauf ergab, dass eine nachstationäre Betreuung durch denselben im Vergleich zu einem anderen Therapeuten nach 3 Monaten eine erneute Selbstverletzung häufiger macht. Der Unterschied zwischen den Gruppen lässt sich jedoch u. U. durch ein höheres Maß an Risikofaktoren einer Wiederholung in der Gruppe erklären, die zur Nachbetreuung denselben Therapeuten erhält.

Dialektische Verhaltenstherapie[27]

Eine systematische Übersicht mit einer RCT ergab begrenzte und zweifelhafte Belege dafür, dass eine dialektische Verhaltenstherapie den Anteil der Patienten, die sich erneut selbst verletzen, im Vergleich zur üblichen Versorgung nach 12 Monaten senken kann.

Notfallausweis[27]

Eine systematische Übersicht zeigte hinsichtlich des Anteils an Patienten, die sich abermals selbst verletzen, nach 12 Monaten keinen signifikanten Unterschied zwischen einer Notfallkarte (die eine stationäre Notaufnahme und Kontakt zu einem Arzt ermöglicht) und der üblichen Versorgung.

Flupentixol-Depotinjektion[27, 35, 36]

Einer systematischen Übersicht mit einer kleinen RCT zufolge senkt eine Flupentixol-Depotinjektion im Vergleich zu Placebo nach 6 Monaten den Anteil an Patienten, die sich abermals selbst verletzen. Es gelang jedoch nicht, aus dieser Studie zuverlässige Schlussfolgerungen zu ziehen. Typische Neuroleptika wie Flupentixol haben ein beträchtliches Spektrum an Nebenwirkungen.

Stationäre Einweisung[27]

Einer systematischen Übersicht zufolge besteht hinsichtlich des Anteils an Patienten, die sich abermals selbst verletzen, über 16 Wochen kein signifikanter Unterschied zwischen stationärer Einweisung und sofortiger Entlassung.

Intensive ambulante Nachbetreuung plus Outreach[27]

Einer RCT zufolge besteht hinsichtlich des Anteils an Patienten, die sich abermals selbst verletzen, nach 4–12 Monaten kein signifikanter Unterschied zwischen intensiver Nachbetreuung der Patienten plus Outreach und üblicher Versorgung.

Manuell assistierte kognitive Verhaltenstherapie[38]

Einer RCT zufolge besteht hinsichtlich der Rate erneuter Selbstverletzungen nach einem Jahr kein signifikanter Unterschied zwischen manuell assistierter kognitiver Verhaltenstherapie und der üblichen Behandlung (Problemlösungsansätze, dynamische Psychotherapie, Kurzberatung oder Überweisung zu einem Allgemeinmediziner oder einer Selbsthilfegruppe).

Mianserin[27, 32–34]

Eine systematische Übersicht lieferte nur unzureichende Belege für eine Beurteilung von Mianserin.

Case Management durch Pflegepersonen[41]

Eine RCT ergab hinsichtlich des Anteils an Patienten, die auf Grund einer Selbstverletzung in die Notaufnahme eingeliefert wurden, über 12 Monate hinweg keinen signifikanten Unterschied zwischen einem Case Management durch Pflegepersonen und der üblichen Versorgung.

Paroxetin[27–31]

Eine systematische Übersicht von einer RCT mit Patienten, die nach einer Selbstverletzung begleitende Psychotherapie erhielten, zeigte hinsichtlich des Anteils an Patienten, die sich abermals selbst verletzen, über 12 Monate keinen signifikanten Unterschied zwischen Paroxetin und Placebo. Es fand sich, dass Paroxetin Diarrhoe und Tremor im Vergleich zu Placebo versärkt. Wie andere Serotoninwiederaufnahmehemmer (SSRIs) wird auch Paroxetin mit Suizidgedanken in Verbindung gebracht. In klinischen Studien an Kindern und Jugendlichen mit Depression zeigte es höhere Raten suizidbezogener Ereignisse. Ein abruptes Absetzen von SSRIs sollte vermieden werden. Zu den Nebenwirkungen eines Absetzens gehören Kopfschmerzen, Übelkeit, Parästhesien, Schwindel und Angst. Extrapyramidalreaktionen (einschließl. orofazialer Dystonien) und Entzugssyndrom wurden unter Paroxetin häufiger dokumentiert als unter anderen SSRIs.

Problemlösungstherapie[27, 37]

Einer systematischen Übersicht kleiner RCTs zufolge besteht hinsichtlich des Anteils an Patienten, die sich abermals selbst verletzen, über 6–12 Monate kein signifikanter Unterschied zwischen Problemlösungstherapie und der üblichen Versorgung. Eine zweite systematische Übersicht zeigte, dass Problemlösungstherapie im Vergleich zur üblichen Versorgung Symptome einer Depression, Angst und Hoffnungslosigkeit verringert.

Psychodynamische interpersonelle Therapie[39]

Einer RCT zufolge führt die kurze psychodynamische interpersonelle Therapie im Vergleich zur üblichen Versorgung über 6 Monate zu einer Abnahme wiederholter Selbstverletzungen und verringert Depression und Suizidgedanken. Aus dieser einen RCT ließen sich jedoch keine zuverlässigen Schlussfolgerungen ziehen.

Telefonkontakt[42]

Eine RCT ergab hinsichtlich der Wiederholung einer Selbstverletzung, des Gesamtfunktionierens und der Suizidgedanken (suizidale Ideation) über 12 Monate keinen signifikanten Unterschied zwischen einem Telefonkontakt nach 4 Monaten und einem Telefonkontakt nach 8 Monaten.

Nutzen unwahrscheinlich

Richtlinien auf allgemeinmedizinischer Basis[40]

Eine große cluster-randomisierte Studie, in der die Anwendung allgemeinmedizinischer Richtlinien für die Betreuung bei Selbstverletzung mit der üblichen Versorgung verglichen wurde, ergab über 12 Monate weder hinsichtlich des Anteils an Patienten, die sich abermals selbst verletzen, noch in Bezug auf die Zeit bis zur erneuten Selbstverletzung einen signifikanten Unterschied.

Definition

Selbstverletzung ist ein akuter, nicht tödlicher Akt der Selbstschädigung, der von einem Individuum aus unterschiedlichen Motiven in Form einer akuten Verhaltensepisode vorgenommen wird.[1] Die Absicht, dem Leben ein Ende zu machen, kann fehlen oder in unterschiedlichem Maße vorhanden sein. Andere Begriffe zur Beschreibung dieses Phänomens sind „Suizidversuch" und „Parasuizid". Für dieses Kapitel wird durchgehend der Begriff „Selbstverletzung" verwandt. Häufige Methoden der Selbstverletzung sind das Zufügen von Schnitten und die Selbstvergiftung, etwa durch eine Überdosis an Medikamenten. Manche Akte der Selbstverletzung sind gekennzeichnet durch hohe suizidale Intention, nachhaltige Planung (einschließlich von Vorsichtsmaßnahmen gegen ein Auffinden) und hohe Letalität der angewandten Methode. Andere Akte der Selbstverletzung sind charakterisiert durch eine fehlende oder nur schwache suizidale Absicht, mangelnde Planung und fehlendes Verbergen der Tat sowie eine niedrige Letalität der angewandten Methode. Der damit verbundene Begriff „Suizid" ist definiert als Akt mit tödlichem Ausgang, der von der/dem Betreffenden in dem Wissen oder der Erwartung dieses tödlichen Ausgangs bewusst initiiert und durchgeführt wird.[1] Diese Übersicht konzentriert sich auf kürzlich durchgeführte Selbstverletzungen in allen Altersgruppen als das Hauptproblem und schließt RCTs aus, in denen eine Selbstverletzung als Ergebnis in Verbindung mit anderen Erkrankungen, wie Depression oder Borderline-Syndrom, angesehen wird. Die Selbstverletzung ist weder im *Diagnostic and statistical manual of mental disorders* (DSM IV)[2] noch in der *International classification of mental and behavioural disorders* (ICD-10)[3] definiert.

Inzidenz/ Prävalenz

Beruhend auf Daten aus 16 europäischen Ländern zwischen 1989 und 1992 beträgt die Prävalenz einer Selbstverletzung bei Patienten, die stationär oder in anderen medizinischen Einrichtungen einschließlich Allgemeinpraxen behandelt werden, im Laufe des Lebens schätzungsweise etwa 3 % bei Frauen und 2 % bei Männern.[4] In Großbritannien ist die Inzidenz der Selbstverletzung in den vergangenen 50 Jahren gestiegen.[4] Eine vernünftige aktuelle Schätzung liegt bei etwa 400 auf 100000 der Bevölkerung pro Jahr.[5] In zwei kommunalen Studien in den USA gaben 3–5 % der Teilnehmenden an, irgendwann im Leben den Versuch einer Selbstverletzung unternommen zu haben.[6] In Entwicklungsländern ist Selbstvergiftung mit Organophosphaten besonders häufig.[7] Eine große Klinik (mit einem Einzugsbereich von 900000 Menschen) in Sri Lanka berichtete über 2559 stationäre Aufnahmen von Erwachsenen und einer 41 %igen Belegung der Intensivbetten durch Selbstverletzungen mit Organophosphaten in einem Zeitraum von 2 Jahren.[8] Eine internationale Studie mit repräsentativen Stichproben von Erwachsenen (im Alter von 18 bis 64 Jahren) ergab anhand der Eigenangaben über Suizidversuche folgende Lebenszeitprävalenzen: Kanada 3,82 %, Puerto Rico 5,93 %, Frankreich 4,95 %, Westdeutschland 3,44 %, Libanon 0,72 %, Taiwan 0,75 %, Korea 3,2 % und Neuseeland 4,43 %.[6]

Ätiologie/ Risikofaktoren

Familiäre, biologische und psychosoziale Faktoren können zu einer Selbstschädigung beitragen. Zu den Belegen für genetische Faktoren gehören ein familiär höheres Suizidrisiko und eine Konkordanz für Selbstverletzung, die bei monozygoten höher als bei dizygoten Zwillingen ist.[9] Zu den Belegen für biologische Faktoren gehören niedrigere Liquorspiegel für 5-Hydroxyindolessigsäure (5-HIAA) sowie unzureichendes Ansprechen auf den Fenfluramin-Provokationstest, das für eine verminderte Funktion von Serotonin im ZNS spricht.[10] Menschen, die sich selbst verletzen und Suizidversuche unternehmen, zeigen auch Merkmale von Impulsivität und Aggression, einen unflexiblen und impulsiven kognitiven Stil sowie Beeinträchtigungen der Entscheidungsfindung und des Problemlösungsverhaltens.[11] Selbstverletzung kommt häufiger vor bei Frauen, jungen Erwachsenen, Alleinstehenden oder Geschiedenen, bei Personen mit niedrigem Bildungsgrad, Arbeitslosen und Behinderten sowie bei Personen mit psychiatrischem Leiden[12], vor allem Depression[13], Substanzmissbrauch[14], Borderline-Syndrom, antisozialen Persönlichkeitsstörungen[15] und schweren Angstkrankheiten[16], sowie ferner bei Personen mit körperlichen Leiden[17].

Prognose

Zum Suizid kommt es am häufigsten im ersten Jahr nach einer Selbstverletzung.[18] Eine systematische Übersicht ergab für die Selbstverletzung mittlere Wiederholungsraten von 16,0 % (Interquartilbereich [IQR] 12,0–25,0 %) im ersten Jahr, 21,0 % (IQR 12,0–30,0 %) innerhalb von 1–4 Jahren und 23 % (IQR 11–32 %) innerhalb von 4 Jahren oder darüber. Für den Suizid nach Selbstverletzung zeigte sich eine durchschnittliche Mortalität von 1,8 % (IQR 0,8–2,6 %) im ersten Jahr, 3,0 % (IQR 2,0–4,4 %) innerhalb von 1–4 Jahren, 3,4 % (IQR 2,5–6,0 %) innerhalb von 5–10 Jahren und 6,7 % (IQR 5,0–11,0 %) innerhalb von 9 Jahren oder darüber.[18] Wiederholte Selbstverletzungen treten häufiger auf bei Personen mit folgenden Merkmalen: arbeitlos, geschieden, aus niedriger sozialer Klasse stammend, an Substanzmissbrauch, Depression, Hoffnungslosigkeit, Machtlosigkeit und Persönlichkeitsstörungen leidend, in unsicheren Verhältnissen lebend oder allein stehend, vorbestraft, früher psychiatrisch behandelt, anamnestisch bekannte frühere traumatische Lebensereignisse, anamnestisch bekannte Herkunft aus gestörten Familienverhältnissen oder anamnestisch bekannte Gewalt in der Familie.[12] Faktoren in Verbindung mit der Gefahr eines Suizids nach Selbstverletzung sind: Alter über 45 Jahre, männlich, arbeitlos oder im Ruhestand, getrennt lebend, geschieden, verwitwet, allein stehend, schlechter Gesundheitszustand, ein psychiatrisches Leiden (vor allem Depression, Alkoholismus, Schizophrenie und soziopathische Persönlichkeitsstörung) sowie eine hohe suizidale Absicht in der aktuellen Episode einschließlich des Hinterlassens einer schriftlichen Nachricht, einer gewaltsamen Methode beim aktuellen Versuch und anamnestisch bekannter früherer Selbstverletzungen.[19]

Literatur

1. Gelder M, Mayou R, Cowen P. *Shorter Oxford textbook of psychiatry.* Oxford: Oxford University Press, 2001.
2. American Psychiatric Association. *Diagnostic and statistical manual of mental disorders*, 4th ed. Washington, DC: American Psychiatric Association, 1994.
3. World Health Organization. *The ICD-10 classification of mental and behavioural disorders.* Geneva: World Health Organization, 1992.
4. Schmidtke A, Bille-Brahe U, DeLeo D, et al. Attempted suicide Europe: rates, trends and sociodemographic characteristics of suicide attempters during the period 1989–1992. Results of the WHO/EURO Multicentre Study on Parasuicide. *Acta Psychiatr Scand* 1996;93:327–338.
5. The University of York. NHS Centre for Reviews and Dissemination. 1998. Deliberate self harm and attempted suicide. *Effective Health Care* 4:1–12.
6. Weissman MM, Bland RC, Canino GJ, et al. Prevalence of suicide ideation and suicide attempts in nine countries. *Psychol Med* 1999;29:9–17.
7. Eddleston M. Patterns and problems of deliberate self-poisoning in the developing world. *QJM* 2000;93:715–731.

8. Eddleston M, Sheriff MH, Hawton K. Deliberate self harm and attempted suicide in Sri Lanka: an overlooked tragedy in the developing world. *BMJ* 1998;317:133–135.
9. Roy A, Nielsen D, Rylander G, et al. Genetics of suicidal behaviour. In: Hawton K, van Heeringen K, eds. *International handbook of suicide and attempted suicide.* Chichester: Wiley, 2000: 209–221.
10. Traskman-Bendz L, Mann JJ. Biological aspects of suicidal behaviour. In: Hawton K, van Heeringen K, eds. *International handbook of suicide and attempted suicide.* Chichester: Wiley, 2000: 65–78.
11. Williams JMG, Pollock LR. The psychology of suicidal behaviour. In: Hawton K, van Heeringen K, eds. *International handbook of suicide and attempted suicide.* Chichester: Wiley, 2000:79–93.
12. Kerkhof AJFM. Attempted suicide: trends and patterns. In: Hawton K, van Heeringen K, eds. *International handbook of suicide and attempted suicide.* Chichester: Wiley, 2000: 49–64.
13. Lonnqvist JK. Psychiatric aspects of suicidal behaviour: depression. In: Hawton K, van Heeringen K, eds. *International handbook of suicide and attempted suicide.* Chichester: Wiley, 2000:107–120.
14. Murphy GE. Psychiatric aspects of suicidal behaviour: substance abuse. In: Hawton K, van Heeringen K, eds. *International handbook of suicide and attempted suicide.* Chichester: Wiley, 2000:135–146.
15. Linehan MM, Rizvi SL, Welch SS, et al. Psychiatric aspects of suicidal behaviour: personality disorder. In: Hawton K, van Heeringen K, eds. *International handbook of suicide and attempted suicide.* Chichester: Wiley, 2000:147–178.
16. Allgulander C. Psychiatric aspects of suicidal behaviour: anxiety disorders. In: Hawton K, van Heeringen K, eds. *International handbook of suicide and attempted suicide.* Chichester: Wiley, 2000:179–192.
17. Stenager EN, Stenager E. Physical illness and suicidal behaviour. In: Hawton K, van Heeringen K, eds. *International handbook of suicide and attempted suicide.* Chichester: Wiley, 2000:405–420.
18. Owens D, Horrocks J, House A. Fatal and non-fatal repetition of self-harm. Systematic review. *Br J Psychiatry* 2002;181:193–199.
19. Hawton K. Treatment of suicide attempters and prevention of suicide and attempted suicide. In: Gelder MG, Lopez-Ibor JJ Jr, Andreasen NC, eds. *New Oxford textbook of psychiatry.* Oxford: Oxford University Press, 2000:1050–1059.
20. Bridges K, Goldberg D. Self-administered scales of neurotic symptoms. In: Thompson C, ed. *The instruments of psychiatric research.* London: Wiley, 1989:157–176.
21. Derogatis LR. Symptom Checklist-90-Revised (SCL-90-R). In: American Psychiatric Association, eds. *Handbook of psychiatric measures.* Washington, DC: American Psychiatric Association, 2000:81–84.
22. Thompson C. Anxiety. In: Thompson C, ed. *The instruments of psychiatric research.* London: Wiley, 1989:127–156.
23. Beck A, Steer A. Beck Depression Inventory (BDI). In: American Psychiatric Association, eds. *Handbook of psychiatric measures.* Washington, DC: American Psychiatric Association, 2000: 519–523.
24. Snaith RP, Zigmond AS. Hospital Anxiety and Depression Scale (HADS). In: American Psychiatric Association, eds. *Handbook of psychiatric measures.* Washington, DC: American Psychiatric Association, 2000:547–548.
25. Beck A, Kovacs M, Weissman A. Beck Scale for Suicidal Ideation (BSS). In: American Psychiatric Association, eds. *Handbook of psychiatric measures.* Washington, DC: American Psychiatric Association, 2000:264–266.
26. Beck A, Weissman A, Lester D, et al. Beck Hopelessness Scale (BHS). In: American Psychiatric Association, eds. *Handbook of psychiatric measures.* Washington, DC: American Psychiatric Association, 2000:268–270.
27. Hawton K, Townsend E, Arensman E, et al. Psychosocial and pharmacological treatments for deliberate self harm and attempted suicide. In: The Cochrane Library, Issue 2, 2003. Oxford, Update Software. Search date 1999; primary sources Medline, Psychlit, Embase, Cochrane Controlled Trials Register, hand searches of 10 relevant journals, reference lists of relevant papers, and personal contact with trialists and other experts in the field.
28. Verkes RJ, Van der Mast RC, Hengeveld MW, et al. Reduction by paroxetine of suicidal behavior in patients with repeated suicide attempts but not major depression. *Am J Psychiatry* 1998;155:543–547.
29. Waechter F. Paroxetine must not be given to patients under 18. *BMJ* 2003;326:1282
30. British Medical Association and Royal Pharmaceutical Society of Great Britain. *British national formulary.* 48th ed. London: British Medical Association and Royal Pharmaceutical Society of Great Britain, 2004.
31. Stewart LA, Parmar MK. Bias in the analysis and reporting of randomized controlled trials. *Int J Technol Assess Health Care* 1996;12:264–275.
32. Montgomery SA, Roy D, Montgomery DB. The prevention of recurrent suicidal acts. *Br J Clin Pharmacol* 1983;15:183S–188S.
33. Hirsch SR, Walsh C, Draper R. Parasuicide: a review of treatment interventions. *J Affect Disord* 1982;4:299–311.

34. Lasser KE, Alan PD, Woolhandler SJ, et al. Timing of new black box warnings and withdrawals for prescription medications. *JAMA* 2002;287:2215–2220.
35. Montgomery SA, Montgomery DB, Jayanthi-Rani S, et al. Maintenance therapy in repeat suicidal behaviour: a placebo controlled trial. *Proceedings of the 10th International Congress for Suicide Prevention and Crisis Intervention.* Ottawa, Canada 1979:227–229.
36. British Medical Association and Royal Pharmaceutical Society of Great Britain. *British national formulary.* London: British Medical Association and Royal Pharmaceutical Society of Great Britain, 2002.
37. Townsend E, Hawton K, Altman DG, et al. The efficacy of problem-solving treatments after deliberate self-harm: meta-analysis of randomized controlled trials with respect to depression, hopelessness and improvement in problems. *Psychol Med* 2001;31:979–988. Search date not reported; primary sources Embase, Psychlit, Medline, Cochrane Controlled Trials Register, Cochrane Depression, Anxiety and Neurosis Review Group Trials Register, and hand searches of worldwide literature on deliberate self harm and attempted suicide.
38. Tyrer P, Thompson S, Schmidt U, et al. Randomized controlled trial of brief cognitive behaviour therapy versus treatment as usual in recurrent deliberate self-harm: the POPMACT study. *Psychol Med* 2003;33:969–976.
39. Guthrie E, Kapur N, Mackway-Jones K, et al. Randomised controlled trial of brief psychological intervention after deliberate self poisoning. *BMJ* 2001;323:135–138.
40. Bennewith O, Stocks N, Gunnell D, et al. General practice based intervention to prevent repeat episodes of deliberate self harm and attempted suicide: cluster randomised controlled trial. *BMJ* 2002;324:1254–1257.
41. Clarke T, Baker P, Watts CJ, et al. Self-harm in adults: a randomised controlled trial of nurse-led case management versus routine care only. *J Mental Health* 2002;11:167–176.
42. Cedereke M, Monti K, Ojehagen A. Telephone contact with patients in the year after a suicide attempt: does it affect treatment attendance and outcome? A randomised controlled study. *Eur Psychiatry* 2002;17:82–91.

Kommentar

Sabine Herpertz

Der Beitrag stellt pharmakologische, psycho- und soziotherapeutische Interventionen zur Thematik „deliberate self-harm" zusammen und kommt zu dem Schluss, dass bisher kein hinreichender Beweis für die Wirksamkeit irgendeiner Therapieform gegeben ist. Dabei stützen sich die Ausführungen in erster Linie auf eine Literaturrecherche aus dem Jahre 1999. Für das richtige Verständnis dieser Übersicht ist für den deutschsprachigen Leser zu beachten:

1. Die Kategorie „deliberate self-harm" wird definiert als akute, nicht tödlich endende selbstschädigende Handlungen und subsumiert sowohl typisches Selbstverletzungsverhalten als auch schwer wiegendes selbstschädigendes Verhalten mit hohem Planungsgrad und gravierender Letalität. Demgegenüber gehen die Bemühungen nicht nur in der Forschung sondern auch im klinischen Alltag der deutschsprachigen Psychiatrie dahin, zwischen nichtletal angelegtem Selbstverletzungsverhalten und Suizidversuchen zu unterscheiden.
2. Es wurden solche randomisierten klinischen Studien ausgeschlossen, bei denen „deliberate self-harm" als Wirksamkeitskriterium bei der Behandlung von Patienten mit Borderline-Persönlichkeitsstörung erhoben wurde. In der Behandlung dieser Persönlichkeitsstörung nämlich stellt sich die „dialektisch-behaviorale Therapie" in mehreren randomisierten klinischen Studien hinsichtlich selbstschädigendem Verhaltens wirksamer dar als keine Therapie oder aber als andere übliche, nicht-spezifizierte Therapieformen (1, 2).

1. Bohus M, Haaf B, Simms T, Limberger MF, Schmahl C, Unckel C, Lieb K, Linehan MM. Behav Res Ther 2004;42:487–499
2. Verheul R, van den Bosch LM, Loeter MW, de Ridder MA, Stignen t, van den Brink W. Br J Psychiatry 2003;182:135–140

Zwangsstörungen

Suchdatum: September 2003

G. Mustafa Soomro

Frage **Welche Effekte haben unterschiedliche Initialtherapien bei Erwachsenen?**

Nutzen belegt

Verhaltenstherapie[18, 45–47]

Es fanden sich keine RCTs, in denen Verhaltenstherapie mit Nichtbehandlung verglichen worden wäre. Einer systematischen Übersicht und einer nachfolgend durchgeführten RCT zufolge bessert Verhaltenstherapie im Vergleich zu Entspannungstherapie die Symptome. Die Übersicht und eine nachfolgende RCT ergaben hinsichtlich der Symptome über 4–16 Wochen keinen signifikanten Unterschied zwischen Verhaltenstherapie und kognitiver Therapie. Eine anschließende RCT lieferte begrenzte Belege dafür, dass eine als Gruppentherapie durchgeführte Verhaltenstherapie im Vergleich zu einer als Gruppentherapie durchgeführten kognitiven Verhaltenstherapie nach 12 Wochen die Symptome bessert.

Kognitive Therapie oder kognitive Verhaltenstherapie[49]

Es fanden sich keine RCTs, in denen eine kognitive Therapie mit Nichtbehandlung verglichen worden wäre. Einer RCT zufolge verbessert eine als Gruppentherapie durchgeführte kognitive Verhaltenstherapie im Vergleich zu Nichtbehandlung nach 12 Wochen die Symptome. Eine systematische Übersicht und eine nachfolgende RCT zeigten hinsichtlich der Symptome nach 4–16 Wochen keinen signifikanten Unterschied zwischen Verhaltenstherapie und kognitiver Therapie. Begrenzten Belegen aus einer anschließenden RCT zufolge bessert eine als Gruppentherapie durchgeführte Verhaltenstherapie im Vergleich zu einer als Gruppentherapie durchgeführten kognitiven Verhaltenstherapie über 12 Wochen die Symptome.

Serotoninwiederaufnahmehemmer[18–40]

RCTs zufolge verbessern selektive und nichtselektive Serotoninwiederaufnahmehemmer (SRI; Citalopram, Clomipramin, Fluoxetin, Fluvoxamin, Paroxetin) im Vergleich zu Placebo die Symptome. Zwei systematische Übersichten ergaben hinsichtlich der Effekte von Sertralin im Vergleich zu Placebo unstimmige Resultate. RCTs zufolge verbessern selektive und nichtselektive Serotoninwiederaufnahmehemmer (Citalopram, Clomipramin, Fluoxetin, Fluvoxamin, Paroxetin, Sertralin) im Vergleich zu trizyklischen Antidepressiva oder MAO-Hemmern die Symptome. In Bezug auf Unterschiede in der Wirksamkeit verschiedener SRIs fanden sich keine stimmigen Belege, jedoch zeigte sich, dass der nichtselektive Serotoninwiederaufnahmehemmer Clomipramin mehr Nebenwirkungen hat als selektive SRIs.

Wirksamkeit unbekannt

Verhaltenstherapie oder kognitive Therapie plus SRIs (im Vergleich zu alleiniger Verhaltenstherapie oder kognitiver Therapie)[31, 52]

RCTs lieferten unzureichende Belege für eine Beurteilung der Effekte einer Zusatzbehandlung mit SRIs bei Verhaltenstherapie oder kognitiver Therapie.

Elektrokrampftherapie

Es fanden sich keine RCTs zur Elektrokrampftherapie bei Patienten mit Zwangsstörungen.

Venlafaxin[30]
Eine RCT lieferte nur unzureichende Belege für einen Vergleich zwischen Venlafaxin und Clomipramin.

Frage **Welches sind die besten Formen der Erhaltungstherapie bei Erwachsenen?**

Wirksamkeit unbekannt

Optimale Dauer einer Behandlung mit SRIs[53–57]
RCTs lieferten nur unzureichende Belege für die Bestimmung der optimalen Dauer einer Behandlung mit SRIs.

Frage **Welche Effekte haben unterschiedliche Behandlungsmethoden bei Erwachsenen, die auf eine Initialtherapie mit SRIs nicht angesprochen haben?**

Nutzen wahrscheinlich

Additive Neuroleptika-Therapie bei Patienten unter SRIs[58–60]
Drei kleinen RCTs bei Patienten, die nicht auf eine SRI-Therapie angesprochen hatten, zufolge verbessert die zusätzliche Gabe von Neuroleptika im Vergleich zu Placebo die Symptome.

Definition

Zwangsstörungen sind Krankheitsbilder mit Zwangsgedanken und Zwangshandlungen, die nicht durch Drogenkonsum oder körperliche Erkrankungen ausgelöst werden und die den Betroffenen persönlich quälen und in seinem Sozialverhalten erheblich beeinträchtigen.[1, 2] **Zwangsgedanken** (Obsessionen) sind wiederkehrende oder dauerhafte fixe Ideen, Bilder oder Impulse, die ausgeprägte Angstgefühle erzeugen und die der Betroffene als dem eigenen Ich zugehörig empfindet. **Zwangshandlungen** sind unkontrollierbar gegen den eigenen Willen durchgeführte, wiederholte Verhaltensweisen oder gedankliche Handlungen, die als Reaktion auf die Zwangsgedanken oder ritualmäßig durchgeführt werden, um die quälenden Gedanken zu verringern oder bestimmte befürchtete imaginäre Ereignisse zu verhindern. Patienten mit Zwangsstörungen können insofern Krankheitseinsicht haben, als sie Zwangsvorstellungen und -handlungen erkennen und ihnen Widerstand leisten. Hinsichtlich der diagnostischen Kriterien bestehen kleine Unterschiede zwischen der dritten, der überarbeiteten dritten und der vierten Auflage des Diagnostischen und Statistischen Manuals: DSM-III, DSM-III-R und DSM-IV sowie der Classification of Mental and Behavioural Disorders (ICD-10).[2]

Inzidenz/ Prävalenz

Eine nationale Umfrage zu Zwangsstörungen in der Allgemeinbevölkerung (1993, 10.000 Teilnehmer) in Großbritannien ergab eine Prävalenz von 1 % bei Männern und 1,5 % bei Frauen.[3] Eine Erhebung in einem epidemiologischen Erfassungsbereich („epidemiological catchment area survey", ECA) in den USA (18.500 Teilnehmer) lieferte für das Jahr 1984 eine nach Alter und Geschlecht standardisierte jährliche Prävalenz von Zwangsstörungen bei Patienten im Alter von 26 bis 64 Jahren von 1,3 % sowie eine Lebenszeitprävalenz von 2,3 %.[4] Nachfolgende transnationale Erhebungen unter Verwendung einer der ECA vergleichbaren Methodik ergaben folgende alters- und geschlechtsstandardisierten Jahres- und Lebenszeitprävalenzen bei Patienten im Alter von 26 bis 64 Jahren: Kanada (Erhebungsumfang ca. 2200 Personen), Jahresprävalenz 1,4 % (SE 0,25), Lebenszeitprävalenz 2,3 % (SE 0,32); Puerto Rico (Erhebungsumfang ca. 1200 Personen), Jahresprävalenz 1,8 % (SE 0,39), Lebenszeitprävalenz 2,5 % (SE 0,46); Bundesrepublik Deutschland (Erhebungsumfang 4811 Personen), Jahresprävalenz 1,6 % (SE 0,57), Lebenszeitprävalenz 2,1 % (SE 0,66); Taiwan (Erhebungsumfang ca. 7400 Personen), Jahresprävalenz 0,4 % (SE 0,07), Lebenszeitprävalenz 0,7 % (SE 0,10); Korea (Erhebungsumfang ca. 4000 Personen), Jahresprävalenz 1,1 % (SE 0,10), Lebenszeitprävalenz 1,9 % (SE 0,20); Neuseeland (Erhebungsumfang ca. 1200 Personen), Jahresprävalenz 1,1 % (SE 0,31), Lebenszeitprävalenz 2,2 % (SE 0,42).[4]

Ätiologie/ Risikofaktoren

Die Ursachen von Zwangsstörungen sind unklar. Es wurden Verhaltensfaktoren, kognitive, genetische und neurobiologische Komponenten genannt.[5–11] Zu den Risikofaktoren gehören eine anamnestisch bekannte Zwangsstörung, Single-Dasein (das eine Folge der Erkrankung sein könnte) und die Zugehörigkeit zu einer höheren sozioökonomischen Klasse.[12] Weitere Risikofaktoren sind Kokainmissbrauch, weibliches Geschlecht, Arbeitslosigkeit, anamnestisch bekannte Alkoholabhängigkeit, affektive Störungen und Phobien.[4]

Prognose

Eine Studie (144 Teilnehmer mit einer mittleren Nachbeobachtungsdauer von 47 Jahren) kam zu dem Ergebnis, dass zu Beginn der Erkrankung (etwa 1–9 Jahre lang) ein anfallsartiger Verlauf vorherrscht, während später häufiger ein chronischer Verlauf zu beobachten ist.[13] Im Laufe der Zeit kommt es, gemäß den Studienergebnissen, bei 39–48 % der Betroffenen zu einer symptomatischen Besserung. Im Rahmen einer einjährigen Kohortenstudie zeigte sich bei 46 % der Teilnehmer ein anfallsartiger und bei 54 % ein chronischer Verlauf.[14]

Literatur

1. American Psychiatric Association. *Diagnostic and statistical manual of mental disorders,* 4th ed. Washington, DC: APA, 1994:669–673.
2. World Health Organization. *The ICD-10 classification of mental and behavioural disorders.* Geneva: World Health Organization, 1992.
3. Bebbington PE. Epidemiology of obsessive–compulsive disorder. *Br J Psychiatry* 1998;35(suppl.): 2–6.
4. Horwath E, Weissman MM. The epidemiology and cross-national presentation of obsessive-compulsive disorder. *Psychiatr Clin North Am* 2000;23:493–507.
5. Baer L, Minichiello WE. Behavior therapy for obsessive–compulsive disorder. In: Jenike MA, Baer L, Minichiello WE, eds. *Obsessive–compulsive disorders.* St Louis: Mosby, 1998: 337–367.
6. Steketee GS, Frost RO, Rheaume J, et al. Cognitive theory and treatment of obsessive–compulsive disorder. In: Jenike MA, Baer L, Minichiello WE, eds. *Obsessive–compulsive disorders.* St Louis: Mosby, 1998: 368–399.
7. Alsobrook JP, Pauls DL. The genetics of obsessive–compulsive disorder. In: Jenike MA, Baer L, Minichiello WE, eds. *Obsessive–compulsive disorders.* St Louis: Mosby, 1998:276–288.
8. Rauch SL, Whalen PJ, Dougherty D, et al. Neurobiologic models of obsessive compulsive disorder. In: Jenike MA, Baer L, Minichiello WE, eds. *Obsessive–compulsive disorders.* St Louis: Mosby, 1998: 222–253.
9. Delgado PL, Moreno FA. Different roles for serotonin in anti-obsessional drug action and the pathophysiology of obsessive–compulsive disorder. *Br J Psychiatry* 1998;35(suppl.):21–25.
10. Saxena S, Brody AL, Schwartz JM, et al. Neuroimaging and frontal–subcortical circuitry in obsessive–compulsive disorder. *Br J Psychiatry* 1998;35(suppl.):26–37.
11. Rauch SL, Baxter LR Jr. Neuroimaging in obsessive–compulsive disorder and related disorders. In: Jenike MA, Baer L, Minichiello WE, eds. *Obsessive–compulsive disorders.* St Louis: Mosby, 1998: 289–317.

12. Yaryura-Tobias JA, Neziroglu FA. *Obsessive-compulsive disorder spectrum*. Washington, DC: American Psychiatric Press, Inc., 1997.
13. Skoog G, Skoog I. A 40-year follow up of patients with obsessive–compulsive disorder. *Arch Gen Psychiatry* 1999;56:121–127.
14. Ravizza L, Maina G, Bogetto F. Episodic and chronic obsessive–compulsive disorder. *Depress Anxiety* 1997;6:154–158.
15. Goodman WK, Price LH, Rasmussen SA, et al. The Yale-Brown obsessive compulsive scale. I. Development, use, and reliability. *Arch Gen Psychiatry* 1989;46:1006–1011.
16. Goodman WK, Price LH, Rasmussen SA, et al. The Yale-Brown obsessive compulsive scale. II. Validity. *Arch Gen Psychiatry* 1989;46:1012–1016.
17. Goodman WK, Price LH. Rating scales for obsessive–compulsive disorder. In: Jenike MA, Baer L, Minichiello WE, eds. *Obsessive–compulsive disorders*. St Louis: Mosby, 1998:97–117.
18. Piccinelli M, Pini S, Bellantuono C, et al. Efficacy of drug treatment in obsessive–compulsive disorder. A meta-analytic review. *Br J Psychiatry* 1995;166:424–443. Search dates 1994; primary sources Medline and Excerpta Medica-Psychiatry.
19. Ackerman DL, Greenland S. Multivariate meta-analysis of controlled drug studies for obsessive-compulsive disorder. *J Clin Psychopharmacol* 2002;22:309–317. Search date not reported; primary sources Medline, Psycinfo, and hand searches of bibliographies of published reviews and previous meta-analyses.
20. Tollefson GD, Rampey AH, Potvin JH, et al. A multicenter investigation of fixed-dose fluoxetine in the treatment of obsessive–compulsive disorder. *Arch Gen Psychiatry* 1994;51:559–567.
21. Montgomery SA, Kasper S, Stein DJ, et al. Citalopram 20 mg, 40 mg and 60 mg are all effective and well tolerated compared with placebo in obsessive-compulsive disorder. *Int Clin Psychopharmacol* 2001;16:75–86.
22. Hollander E, Koran LM, Goodman WK, et al. A double-blind, placebo-controlled study of the efficacy and safety of controlled-release fluvoxamine in patients with obsessive-compulsive disorder. *J Clin Psychiatry* 2003;64:640–647.
23. Bisserbe JC, Lane RM, Flament MF. A double blind comparison of sertraline and clomipramine in outpatients with obsessive–compulsive disorder. *Eur Psychiatry* 1997;12:82–93.
24. Mundo E, Maina G, Uslenghi C. Multicentre, double-blind, comparison of fluvoxamine and clomipramine in the treatment of obsessive–compulsive disorder. *Int Clin Psychopharmacol* 2000;15:69–76.
25. Mundo E, Rouillon F, Figuera L, et al. Fluvoxamine in obsessive-compulsive disorder: Similar efficacy but superior tolerability in comparison with clomipramine. *Hum Psychopharmacol* 2001;16: 461–468.
26. Bergeron R, Ravindran AV, Chaput Y, et al. Sertraline and fluoxetine treatment of obsessive-compulsive disorder: Results of a double-blind, 6-month treatment study. *J Clin Psychopharmacol* 2002;22: 148–154.
27. Mundo E, Bianchi L, Bellodi L. Efficacy of fluvoxamine, paroxetine, and citalopram in the treatment of obsessive–compulsive disorder: a single-blind study. *J Clin Psychopharmacol* 1997;17:267–271.
28. Jenike MA, Baer L, Minichiello WE, et al. Placebo-controlled trial of fluoxetine and phenelzine for obsessive–compulsive disorder. *Am J Psychiatry* 1997;154:1261–1264.
29. Hoehn-Saric R, Ninan P, Black DW, et al. Multicenter double-blind comparison of sertraline and desipramine for concurrent obsessive–compulsive and major depressive disorders. *Arch Gen Psychiatry* 2000;57:76–82.
30. Albert U, Aguglia E, Maina G, et al. Venlafaxine versus clomipramine in the treatment of obsessive-compulsive disorder: a preliminary single-blind, 12-week, controlled study. *J Clin Psychiatry* 2002;63: 1004–1009.
31. Kobak KA, Greist JH, Jefferson JW, et al. Behavioral versus pharmacological treatments of obsessive compulsive disorder: a meta-analysis. *Psychopharmacology (Berl)* 1998;136:205–216. Search date 1997; primary sources Medline, PsycINFO, Dissertations, and Abstracts International databases.
32. Abramowitz JS. Effectiveness of psychological and pharmacological treatments for obsessive–compulsive disorder: a quantitative review. *J Consult Clin Psychol* 1997;65:44–52. Search date 1995; primary sources Medline and PsycLIT.
33. Goldstein DJ, Sundell K. A review of safety of selective serotonin reuptake inhibitors during pregnancy. *Hum Psychopharmacol Clin Exp* 1999;14:319–324.
34. Trindade E, Menon D. Selective serotonin reuptake inhibitors differ from tricyclic antidepressants in adverse events [abstract]. Selective serotonin reuptake inhibitors for major depression. Part 1. Evaluation of clinical literature. Ottawa: Canadian Coordinating Office for Health Technology Assessment, August 1997 Report 3E. *Evid Based Ment Health* 1998;1:50.
35. Ravizza L, Barzega G, Bellino S, et al. Predictors of drug treatment response in obsessive–compulsive disorder. *J Clin Psychiatry* 1995;56:368–373.
36. Cavedini P, Erzegovesi S, Ronchi P, et al. Predictive value of obsessive–compulsive personality disorder in antiobsessional pharmacological treatment. *Eur Neuropsychopharmacol* 1997;7:45–49.

37. Ackerman DL, Greenland S, Bystritsky A. Clinical characteristics of response to fluoxetine treatment of obsessive–compulsive disorder. *J Clin Psychopharmacol* 1998;18:185–192.
38. Ackerman DL, Greenland S, Bystritsky A, et al. Predictors of treatment response in obsessive–compulsive disorder: multivariate analyses from a multicenter trial of clomipramine. *J Clin Psychopharmacol* 1994;14:247–254.
39. Mundo E, Erzegovesi S, Bellodi L. Follow up of obsessive–compulsive patients treated with proserotonergic agents [letter]. *J Clin Psychopharmacol* 1995;15:288–289.
40. Alarcon RD, Libb JW, Spitler D. A predictive study of obsessive–compulsive disorder response to clomipramine. *J Clin Psychopharmacol* 1993;13:210–213.
41. Greist JH, Marks IM, Baer L, et al. Behavior therapy for obsessive-compulsive disorder guided by a computer or by a clinician compared with relaxation as a control. *J Clin Psychiatry* 2002;63:138–145.
42. McLean PD, Whittal ML, Thordarson DS, et al. Cognitive versus behavior therapy in the group treatment of obsessive-compulsive disorder. *J Consult Clin Psychol* 2001;69:205–214.
43. Cottraux J, Note I, Yao SN, et al. A randomized controlled trial of cognitive therapy versus intensive behavior therapy in obsessive compulsive disorder. *Psychother Psychosom* 2001;70:288–297.
44. Keijsers GP, Hoogduin CA, Schaap CP. Predictors of treatment outcome in the behavioural treatment of obsessive–compulsive disorder. *Br J Psychiatry* 1994;165:781–786.
45. De Araujo LA, Ito LM, Marks IM. Early compliance and other factors predicting outcome of exposure for obsessive–compulsive disorder. *Br J Psychiatry* 1996;169:747–752.
46. Buchanan AW, Meng KS, Marks IM. What predicts improvement and compliance during the behavioral treatment of obsessive compulsive disorder? *Anxiety* 1996;2:22–27.
47. Castle DJ, Deale A, Marks IM, et al. Obsessive–compulsive disorder: prediction of outcome from behavioural psychotherapy. *Acta Psychiatr Scand* 1994;89:393–398.
48. Marks IM, Hodgson R, Rachman S. Treatment of chronic obsessive–compulsive neurosis by in-vivo exposure. A two-year follow up and issues in treatment. *Br J Psychiatry* 1975;127:349–364.
49. Foa EB, Goldstein A. Continuous exposure and complete response prevention in obsessive–compulsive neurosis. *Behav Ther* 1978;9:821–829.
50. Cordioli AV, Heldt E, Bochi DB, et al. Cognitive–behavioral group therapy in obsessive-compulsive disorder: A randomized clinical trial. *Psychother Psychosom* 2003;72:211–216.
51. van Balkom AJ, de Haan E, van Oppen P, et al. Cognitive and behavioral therapies alone versus in combination with fluvoxamine in the treatment of obsessive compulsive disorder. *J Nerv Ment Dis* 1998;186:492–499.
52. Hohagen F, Winkelmann G, Rasche-Ruchle H, et al. Combination of behaviour therapy with fluvoxamine in comparison with behaviour therapy and placebo. Results of a multicentre study. *Br J Psychiatry* 1998;35(suppl):71–78.
53. Rauch SL, Jenike MA. Pharmacological treatment of obsessive compulsive disorder. In: Nathan PE, Gorman JM, eds. *Treatments that work*. New York: Oxford University Press, 1998:359–376.
54. Romano S, Goodman W, Tamura R, et al. Long-term treatment of obsessive-compulsive disorder after an acute response: a comparison of fluoxetine versus placebo. *J Clin Psychopharmacol* 2001;21:46–52.
55. Koran LM, Hackett E, Rubin A, et al. Efficacy of sertraline in the long-term treatment of obsessive-compulsive disorder. *Am J Psychiatry* 2002;159:88–95.
56. Rasmussen S, Hackett E, DuBoff E, et al. A 2-year study of sertraline in the treatment of obsessive–compulsive disorder. *Int Clin Psychopharmacol* 1997;12:309–316.
57. Pato MT, Zohar-Kadouch R, Zohar J, et al. Return of symptoms after discontinuation of clomipramine in patients with obsessive–compulsive disorder. *Am J Psychiatry* 1988;145:1521–1525.
58. McDougle CJ, Goodman WK, Leckman JF, et al. Haloperidol addition in fluvoxamine-refractory obsessive-compulsive disorder. A double-blind, placebo-controlled study in patients with and without tics. *Arch Gen Psychiatry* 1994;51:302–308.
59. McDougle CJ, Epperson CN, Pelton GH, et al. A double-blind, placebo-controlled study of risperidone addition in serotonin reuptake inhibitor-refractory obsessive-compulsive disorder. *Arch Gen Psychiatry* 2000;57:794–801.
60. Atmaca M, Kuloglu M, Tezcan E, et al. Quetiapine augmentation in patients with treatment resistant obsessive-compulsive disorder: a single-blind, placebo-controlled study. Int Clin Psychopharmacol 2002;17:115–119.

Kommentar

Fritz Hohagen

Die Zwangsstörung charakterisiert sich klinisch durch Zwangshandlungen und Zwangsgedanken, wie im englischsprachigen Begriff „obsessive-compulsive disorder“ ausgedrückt wird. Der Verlauf ist unbehandelt in der Regel chronisch, sodass der korrekten Diagnose und Behandlung besondere Bedeutung zukommt. Behandlungsoptionen stellen die Verhaltenstherapie, die Gabe von Serotonin-Wiederaufnahmehemmern und die Kombination beider Therapiestrategien dar.

Die psychopharmakologische Behandlung der Zwangsstörung ist empirisch gut abgesichert. Von allen untersuchten psychopharmakologischen Wirkprinzipien stellen lediglich die Serotonin-Wiederaufnahmehemmer die Behandlungsmethode der Wahl dar, da sie sich in kontrollierten Studien sowohl Placebo als auch trizyklischen Antidepressiva im Vergleich zu signifikant überlegen zeigten. Bezüglich der Wirksamkeit konnten keine überzeugenden Unterschiede zwischen den selektiven Serotonin-Wiederaufnahmehemmern gezeigt werden, sodass bei der Auswahl des Präparates ggfs. das Nebenwirkungsspektrum Bedeutung haben kann. Eine Studie zeigte, dass nach Absetzen des Serotonin-Wiederaufnahmehemmers bei alleiniger Psychopharmakotherapie die Zwangssymptome nach 2–3 Wochen wieder auftreten (1). Eine offene Studie (2) konnte zeigen, dass nach Kombinationsbehandlung von Verhaltenstherapie mit einem Serotonin-Wiederaufnahmehemmer das Medikament abgesetzt werden kann, ohne dass es zu einem Rückfall in die Zwangsstörung kommt, sodass die Kombinationsbehandlung vor einem Wiederauftreten der Zwangssymptome nach Absetzen des Serotonin-Wiederaufnahmehemmers zu schützen scheint. Bei therapierefraktären Patienten, die auf die alleinige Gabe eines Serotonin-Wiederaufnahmehemmers keine klinische Besserung zeigten, kann die Kombination mit einem Neuroleptikum den Behandlungserfolg verbessern (3, 4).

Auch bei der Auswahl des psychotherapeutischen Verfahrens gibt es klare evidenzbasierte Vorgaben. Als Psychotherapieverfahren haben sich die Verhaltenstherapie und die kognitive Therapie als klinisch wirksam erwiesen. Die Symptomreduktion der Verhaltenstherapie bei der Akutbehandlung von Zwangsstörungen liegen etwas über der der Pharmakotherapie. Langzeitkatamneseuntersuchungen konnten zeigen, dass bei ca. 50–70 % der Patienten nach einer Verhaltenstherapie über Jahre eine Symptomreduktion nachzuweisen ist (5). Zwei Studien konnten keine längerfristige Überlegenheit der Kombinationsbehandlung von Verhaltenstherapie mit einem Serotonin-Wiederaufnahmehemmer bzw. Clomipramin in der Akutbehandlung zeigen, während eine Studie eine signifikante Überlegenheit der Kombinationsbehandlung bei der Behandlung von Zwangsgedanken und bei depressiven Zwangspatienten zeigen konnte (6). Rein kognitive Therapieansätze scheinen eine vergleichbar gute klinische Wirksamkeit zu zeigen, wobei hier erst eine Studie vorliegt. Die Kombination von Verhaltenstherapie mit einem Serotonin-Wiederaufnahmehemmer scheint vor einem Wiederauftreten der Zwangssymptome nach Absetzen des Serotonin-Wiederaufnahmehemmers zu schützen, wobei hierzu lediglich eine offene Studie vorliegt (2). Die Monotherapie zeigt in den veröffentlichen Untersuchungen bessere Symptomreduktionen verglichen mit gruppentherapeutischen Ansätzen, die zwar eine signifikante Verbesserung der Zwangssymptomatik zeigen konnten, die in verschiedenen Studien allerdings klinisch nicht relevant war (7).

Zusammenfassend stellen Verhaltenstherapie und die Gabe eines Serotonin-Wiederaufnahmehemmers gut evaluierte evidenzbasierte Therapiestrategien bei der Behandlung von Zwangsstörungen dar. Für andere medikamentöse und psychotherapeutische Behandlungsansätze liegen keine Wirknachweise vor.

1. Pato, M.T, Zohar-Kadouch, R., Zohar, J. et al. (): Return of symptoms after discontiuation of clomipramine in patients with obsessive-compulsive disorder. American Journal of Psychiatry 1988, 145: 1521–1525.

2. Kordon, A, Kahl, K, Broocks, A, Vorderholzer, U, Rasche-Räuchle, H, Winkelmann, G, Hohagen, F: Cognitive behavior therapy combined with SRI treatment protecs agianst relapse after discontinuation of SRI in obsessive-compulsive disorder: results from a two-year-up study.
3. McDougle, CJ, Goodman, W.K, Price, L.H. et al.: Neuroleptic addition in fluvoxamine-refractory obsessive-compulsive disorder. American Journal of Psychiatry 1990, 152: 522–534.
4. McDougle, CJ, Epperson, CN, Pelton, GH, Wasylink, S, Price, LH: A double-blind, placebo-controlled study of risperidone addition in serotonin reuptake inhibitor-refrctory obsessive-compulsive disorder. Arch Gen Psychiatry 2000 Aug; 57(8): 794–801.
5. Hand, I.: Verhaltenstherapie und Kognitive Therapie in der Psychiatrie. In: K.P.Kister, H.Lauter, E. Meyer et al. (Hrsg.): Psychiatrie der Gegenwart. Berlin: Springer Verlag 1986, S. 277–306.
6. Hohagen, F, Berger, M: New perspectives in research and treatment of obsessive-compulsive disorder. British Journal of Psychiatry 1998, 173 (supp. 35), I.
7. Hohagen, F: Cognitive-Behavioral Therapy and Integrated Approaches in the Treatment of Obsessive-Compulsive Disorder. CNC Spectrums Volume 4 – Number 5 (suppl 3) May 1999.
8. Kordon, A., Kahl, Kai G., Broocks, A., Voderholzer, U., Rasche-Räuchle, H., Hohagen, F.: Clinical outcome in patients with obsessive-compulsive disorder after discontinuation of SRI treatment: results from a two-year follow-up. Eur Arch Psychiatry Clin Neurosci (2005) 255: 48–50

Anhang 1: Abschätzung des kardiovaskulären Risikos

Die folgenden Tabellen dienen dazu, das absolute Risiko einer Person für ein kardiovaskuläres Ereignis innerhalb der nächsten fünf Jahre abzuschätzen. Mit „kardiovaskuläres Ereignis" ist gemeint: neu auftretende Angina pectoris, Myokardinfarkt, Tod aus koronarer Ursache, Schlaganfall, TIA, Auftreten einer kongestiven Herzinsuffizienz oder peripherer Gefäßerkrankungen.

Für Personen mit extrem hohem Risiko (> 20 % in 5 Jahren) sind diese Tabellen nicht geeignet. Dazu gehören Patienten mit bereits symptomatischen Herz-Kreislauf-Erkrankungen (Angina pectoris, Myokardinfarkt, kongestiver Herzinsuffizienz, Schlaganfall, TIA oder peripheren Gefäßerkrankungen) oder einer Linksherzhypertrophie im EKG.

Zur Abschätzung des absoluten 5-Jahres-Risikos einer Person:

- Suchen Sie nach der passenden Tabelle: Mann oder Frau; Diabetes mellitus (Therapie mit Insulin oder oralen Antidiabetika oder Nüchternblutzucker > 8 mmol/l) oder nicht; Raucher oder Nichtraucher; Alterskategorie. Die Altersangaben verstehen sich als Mittelwerte einer Kategorie, d. h. 60 bedeutet zwischen 55 und 65 Jahren.
- Suchen Sie innerhalb dieser Tabelle nach dem Blutdruck und dem Verhältnis Gesamtcholesterin zu HDL. Zur Risikoabschätzung genügt eine je zweimalige Blutdruckmessung bei zwei Gelegenheiten und einer Labor- oder zwei Reflotron-Bestimmungen des Cholesterin (nicht nüchtern). Zur Festlegung einer Baseline vor Therapie sind weitere Bestimmungen nötig.
- Die Zahl im Kästchen entspricht dem 5-Jahres-Risiko für ein kardiovaskuläres Ereignis nach dem unten angegebenen Schlüssel.

Anmerkungen: 1. Personen mit einer positiven Familienanamnese für kardiovaskuläre Erkrankungen (vor dem 55. Lebensjahr bei männlichen, vor dem 65. Lebensjahr bei weiblichen Verwandten in direkter Linie) haben wahrscheinlich ein um eine Kategorie höheres Risiko als in der Tabelle angegeben. 2. Bei einem Verhältnis Gesamtcholesterin zu HDL über 8 beträgt das Risiko mindestens 15 %. 3. Personen über 75 Jahren haben fast immer ein absolutes kardiovaskuläres Risiko von mehr als 15 %.

Risikoniveau 5-Jahres-Risiko für tödliche oder nicht-tödliche kardiovaskuläre Ereignisse		therapeutischer Nutzen verhinderte kardiovaskuläre Erkrankungen pro 100 Behandlungen* über 5 Jahre	NNT der Behandlungen* über 5 Jahre, um eine kardiovaskuläre Erkrankung zu verhindern
Sehr hoch	> 30%	> 10 pro 100	< 10
	25–30%	9 pro 100	11
	20–25%	7,5 pro 100	13
Hoch	15–20%	6 pro 100	16
Mäßig	10–15%	4 pro 100	25
Gering	5–10%	2,5 pro 100	40
	2,5–5%	1,25 pro 100	80
	< 2,5%	< 0,8 pro 100	> 120

*Verminderung des Gesamtcholesterins um 20% und des Blutdrucks um 10–15 mmHg systolisch und 5–8 mmHg diastolisch

Risikoniveau: Frauen

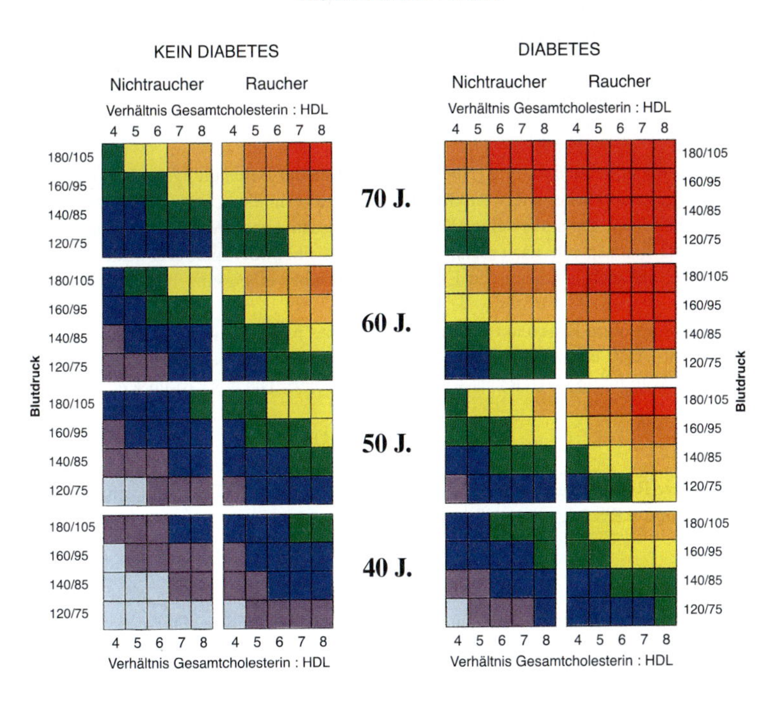

Risikoniveau: Männer

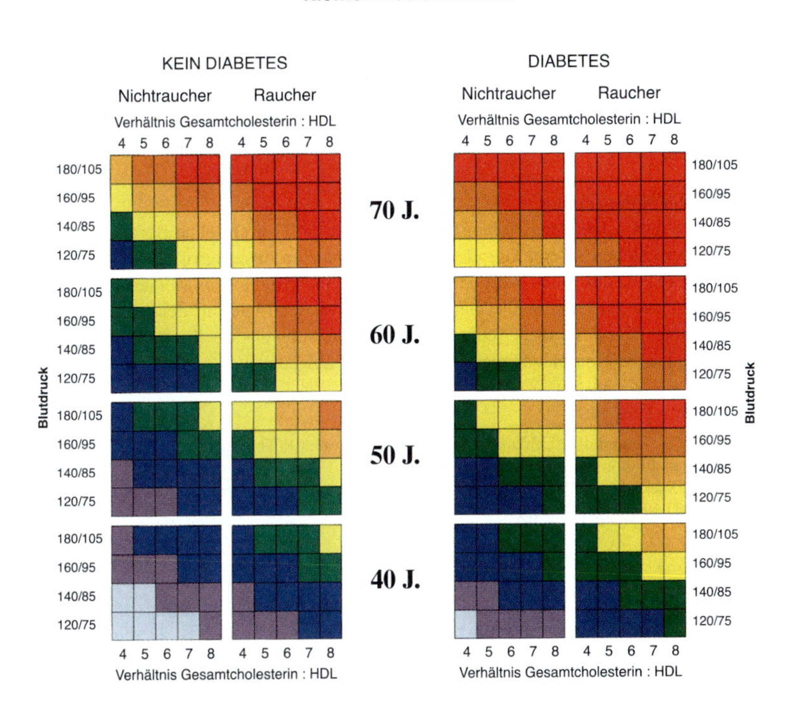

Anhang 2: Berechnung der NNT bei unterschiedlichem Ausgangsrisiko

Mit freundlicher Genehmigung nach Chatellier et al. 19961

Hintergrund
Durch die Number needed to treat (NNT), d. h. die Zahl der Behandlungen, die nötig sind, um ein einziges zusätzliches unerwünschtes Outcome zu verhindern, kann der Nutzen einer aktiven Behandlung gegenüber einer Kontrolle in anschaulicher Weise ausgedrückt werden. Die NNT kann sowohl dazu dienen, das Ergebnis einer oder mehrerer Studie zusammenzufassen, als auch, medizinische Entscheidungen über einen einzelnen Patienten zu erleichtern.
Wenn wir das absolute Risiko unerwünschter Outcomes in der Kontrollgruppe einer Therapiestudie als ARC bezeichnen und das in der Interventionsgruppe als ART, dann ist die absolute Risikoreduktion (ARR) als ARC – ART definiert. Die NNT ist ihr Kehrbruch:

$$NNT = 1/(ARC - ART)$$

Da die relative Risikoreduktion (RRR) als (ARC – ART)/ARC definiert ist, verhalten sich NNT, RRR und ARC folgendermaßen zueinander:

$$NNT \times RRR \times ARC = 1$$

Diese Formel kann benutzt werden, um den wahrscheinlichen Nutzen einer Behandlung in Gruppen mit unterschiedlichem Ausgangsrisiko (d. h. unterschiedlichem ARC) anzuschätzen. Das erlaubt es, die Ergebnisse einer Studie oder einer Metaanalyse auf Personen mit anderen Ausgangsrisiken zu extrapolieren. Im Idealfall sollte für jede Subpopulation die RRR experimentell belegt sein. In vielen Studien zeigt aber eine Subgruppenanalyse, dass die RRR in unterschiedlichen Patientengruppen nahezu konstant ist. Cook und Sackett2 schlagen daher vor, Entscheidungen über einzelne Patienten die NNT zugrunde zu legen, die sich aus der in Studien bestimmten RRR einerseits und dem individuellen Ausgangsrisiko des Patienten ohne Therapie andererseits ergibt.
Die Methode kann nicht auf von den Originalstudien abweichende Therapiedauern angewandt werden.

Benutzung des Nomogramms
Mit Hilfe des nebenstehenden Nomogramms kann die NNT direkt ohne Berechnung gefunden werden: Ziehen Sie eine Gerade von dem geschätzten Ausgangsrisiko des Patienten auf der linken Skala durch den Wert der RRR, der in einer Studie oder Metaanalyse angegeben ist, auf der mittleren Skala. Der Schnittpunkt dieser Linie mit der rechten Skala ergibt die NNT. Wenn Sie die Grenzen des Konfidenzintervalls für die RRR benutzen, können Sie auch das Konfindenzintervall für die NNT abschätzen.

Literatur

1. Chatellier G, Zapletal E, Lemaitre D, Menard J, Degoulet P. The number needed to treat: a clinically useful nomogram in ist proper context. BMJ 1996;312:426–429.
2. Cook RJ, Sackett DL. The number needed to treat: a clinically useful measure of treatment effect. BMJ 1995;310:452–454.

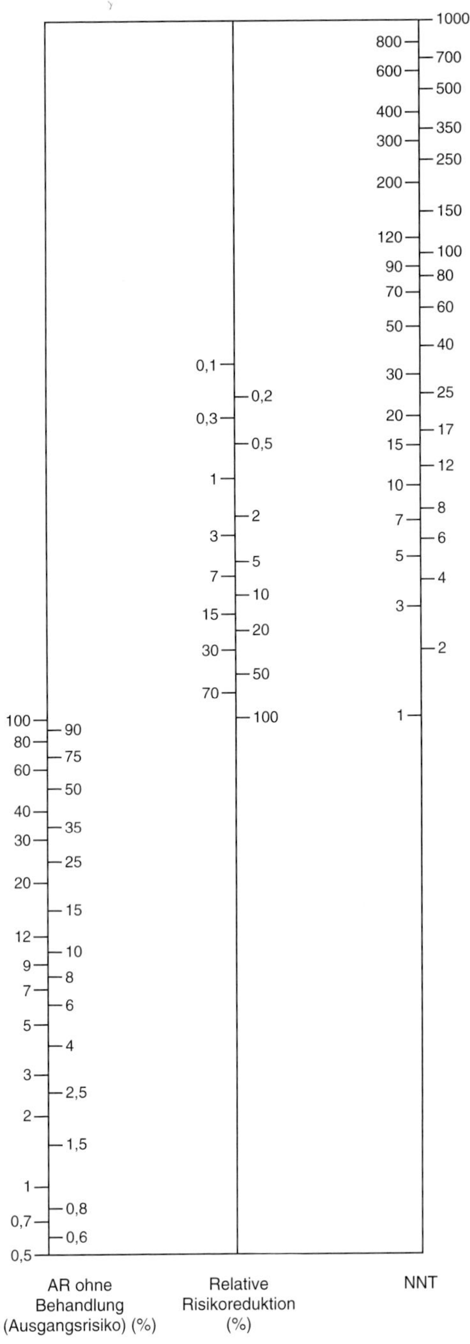

Nomogramm zur Berechnung der NNT (nach 1)

Sachregister

Sachregister

Sachregister

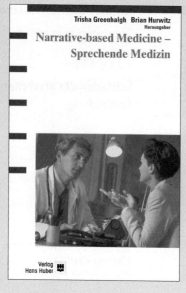

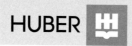

Unser Internet-Angebot: Hintergrundinformationen und kontinuierliche Updates

Mit dieser Ausgabe des *Kompendiums evidenzbasierte Medizin* stellen wir Ihnen kostenlos einen Zugang zum englischen Internet-Angebot von *Clinical Evidence* zur Verfügung. Damit erhalten Sie Zugriff auf kontinuierliche Updates und laufend hinzugefügte neue Themen. Außerdem finden Sie dort eine ausführlichere Darstellung der Belege zu Nutzen und Schaden von Therapieoptionen, auf die sich die Bewertungen im Kompendium stützen.

Schicken Sie einfach ein E-Mail mit Ihrem Namen, Ihrer Adresse und – ganz wichtig – dem gegenüberstehenden Code an:
marketing@hanshuber.com

Sie erhalten dann von uns eine Kundennummer, mit der Sie sich in das Internet-Angebot einloggen können. Wenn Sie sich dort schon einmal umsehen wollen:
www.clinicalevidence.org

Der Zugang ist gültig bis zum Erscheinen der nächsten Auflage des Kompendiums.